BIOSSEGURANÇA
E CONTROLE DE INFECÇÕES
RISCO SANITÁRIO HOSPITALAR

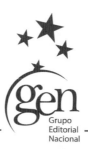

O GEN | Grupo Editorial Nacional – maior plataforma editorial brasileira no segmento científico, técnico e profissional – publica conteúdos nas áreas de ciências da saúde, exatas, humanas, jurídicas e sociais aplicadas, além de prover serviços direcionados à educação continuada e à preparação para concursos.

As editoras que integram o GEN, das mais respeitadas no mercado editorial, construíram catálogos inigualáveis, com obras decisivas para a formação acadêmica e o aperfeiçoamento de várias gerações de profissionais e estudantes, tendo se tornado sinônimo de qualidade e seriedade.

A missão do GEN e dos núcleos de conteúdo que o compõem é prover a melhor informação científica e distribuí-la de maneira flexível e conveniente, a preços justos, gerando benefícios e servindo a autores, docentes, livreiros, funcionários, colaboradores e acionistas.

Nosso comportamento ético incondicional e nossa responsabilidade social e ambiental são reforçados pela natureza educacional de nossa atividade e dão sustentabilidade ao crescimento contínuo e à rentabilidade do grupo.

BIOSSEGURANÇA
E CONTROLE DE INFECÇÕES
RISCO SANITÁRIO HOSPITALAR

Profa. Dra. Sylvia Lemos Hinrichsen
Médica Infectologista.
Professora Titular do Departamento de Medicina Tropical da
Universidade Federal de Pernambuco (UFPE).
Consultora em Qualidade e Segurança do Paciente – Prevenção de Riscos/
Acreditação/*Stewardship* de Antimicrobianos.
Mestre e Doutora em Medicina Tropical pela UFPE.
Fellow's Leadership Partners da America/Kellogg's Foundation –
Leadership Program at North/Central/South Americas.
Master Business Administration (MBA) em Auditoria/Facinter pela
Fatec International – Uninter Grupo Educacional.

4ª edição

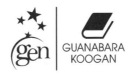

- A autora deste livro e a editora empenharam seus melhores esforços para assegurar que as informações e os procedimentos apresentados no texto estejam em acordo com os padrões aceitos à época da publicação, *e todos os dados foram atualizados pelo autor até a data do fechamento do livro.* Entretanto, tendo em conta a evolução das ciências, as atualizações legislativas, as mudanças regulamentares governamentais e o constante fluxo de novas informações sobre os temas que constam do livro, recomendamos enfaticamente que os leitores consultem sempre outras fontes fidedignas, de modo a se certificarem de que as informações contidas no texto estão corretas e de que não houve alterações nas recomendações ou na legislação regulamentadora.
- Data do fechamento do livro: 21/12/2022.
- A autora e a editora se empenharam para citar adequadamente e dar o devido crédito a todos os detentores de direitos autorais de qualquer material utilizado neste livro, dispondo-se a possíveis acertos posteriores caso, inadvertida e involuntariamente, a identificação de algum deles tenha sido omitida.
- **Atendimento ao cliente: (11) 5080-0751 | faleconosco@grupogen.com.br**
- Direitos exclusivos para a língua portuguesa
Copyright © 2023 by
EDITORA GUANABARA KOOGAN LTDA.
Uma editora integrante do GEN | Grupo Editorial Nacional
Travessa do Ouvidor, 11
Rio de Janeiro – RJ – CEP 20040-040
www.grupogen.com.br
- Reservados todos os direitos. É proibida a duplicação ou reprodução deste volume, no todo ou em parte, em quaisquer formas ou por quaisquer meios (eletrônico, mecânico, gravação, fotocópia, distribuição pela Internet ou outros), sem permissão, por escrito, da EDITORA GUANABARA KOOGAN LTDA.
- Capa: Bruno Gomes
- Imagens da capa: ©iStock (Boyloso – ID: 1266895693)
- Editoração eletrônica: Estúdio Castellani
- Ficha catalográfica

H555b
4. ed.

    Hinrichsen, Sylvia Lemos
       Biossegurança e controle de infecções : risco sanitário hospitalar / Sylvia Lemos Hinrichsen. – 4. ed. – Rio de Janeiro : Guanabara Koogan, 2023.
    : il. ; 28 cm.

       Inclui bibliografia e índice
       ISBN 9788527739290

       1. Infecção hospitalar – Prevenção. 2. Infecção hospitalar – Medidas de segurança. 3. Biossegurança. I. Título.

22-81069
                                       CDD: 363.15
                                       CDU: 351.77:614.21

Meri Gleice Rodrigues de Souza – Bibliotecária – CRB-7/6439

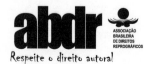

Colaboradores

Armando Marsden Lacerda Filho

Biomédico. Professor e coordenador do Laboratório de Micologia Médica do Departamento de Micologia do Centro de Biociências da Universidade Federal de Pernambuco (UFPE). Mestre em Bioquímica e Fisiologia pela UFPE. Doutor em Bioquímica pela St. Andrews University – Scotland (UK). Especialista em Laboratório de Saúde Pública – Micologia e Parasitologia – pelo Instituto Adolfo Lutz (SP). Consultor e coordenador de programas em Micologia Médica.

Bartolomeu José dos Santos Júnior

Enfermeiro. Mestre em Ciências da Saúde pela Faculdade de Ciências Médicas (FCM) da Universidade de Pernambuco (UPE). Especialista em Enfermagem do Trabalho pelo Instituo Brasileiro de Pós-Graduação Extensão (IBPEX).

Bianca Miranda

Médica Infectologista. Residência médica em Infectologia pelo Hospital do Servidor Público Estadual de São Paulo. Especialista em Infecções em Imunodeprimidos pelo Hospital das Clínicas (HC) da Faculdade de Medicina da Universidade de São Paulo (FMUSP). Participa da gerência de Programas de Controle de Infecção Relacionados à Assistência à Saúde (IrAS).

Bruno Henrique Andrade Galvão

Biomédico. Professor da Universidade Federal da Paraíba (UFPB). Mestre em Medicina Tropical pela Universidade Federal de Pernambuco (UFPE). Doutor em Medicina Tropical pela (UFPE). MBA em Gestão em Saúde e Controle de Infecção Hospitalar pela Faculdade Método de São Paulo (FAMESP).

Bruno Lemos Hinrichsen

Bacharel em Direito pela Universidade Católica de Pernambuco (UNICAP) e em Filosofia pela Universidade Federal de Pernambuco (UFPE). Mestre em Filosofia pela UFPE. Doutorando em Filosofia pela Universidade de Coimbra (UC), Portugal. Especialista em Ensino da Filosofia pelo Centro de Ensino e Pesquisa Contemporâneo.

Camila Guerra Feliciano Morais

Enfermeira. Oficial Militar da Marinha do Brasil. MBA em Gestão em Saúde e Controle de Infecção pelo Instituto Nacional de Ensino e Pesquisa (INESP). Residência de Enfermagem na especialidade de Infectologia do Hospital Universitário Oswaldo Cruz (HUOC). Mestre em Hebiatria – Determinantes de Saúde na Adolescência, pela Universidade de Pernambuco (UPE).

Carlos Eduardo Ferraz Freitas

Médico Intensivista. Especialista em Medicina Intensiva Adulto pela Associação de Medicina Intensiva Brasileira (AMIB) / Associação Médica / Associação Médica Brasileira (AMB). Especialista em Ecografia pela Escola de Ecografia de Pernambuco (ECOPE). MBA em andamento em Gestão de Empresas pela Fundação Getulio Vargas (FGV). Experiência em Gestão-Diretoria Clínica em Hospital Terciário de Alta Complexidade.

Cristina Lúcia Ferraz de Oliveira

Enfermeira. Participa de programas de controle de infecção, gestão de riscos, qualidade e acreditação hospitalar segundo padrões internacionais de segurança do paciente.

Danielly dos Anjos Freschi

Enfermeira. Estomaterapeuta do Hospital e Maternidade Sino Brasileiro – Rede D'OR São Luiz (HMSB). Especialista em Estomaterapia pela Universidade de Taubaté (UNITAU). Especialista em Enfermagem em Unidade de Terapia Intensiva Adulto pelo Centro Universitário São Camilo. Participa como enfermeira de serviços de Estomaterapia em centros de referência no tratamento de feridas complexas e cuidados com a pele, e em serviços de medicina hiperbárica.

Danielly Mouzinho

Enfermeira. Especialista em Controle de Infecção Hospitalar pelo Instituto Nacional de Ensino e Pesquisa (INESP). Atua em programas de prevenção de infecção relacionados à assistência à saúde e gestão de riscos em hospitais terciários de alta complexidade segundo padrões internacionais de qualidade e segurança do paciente.

Denise Temoteo da Rocha

Médica Hematologista Pediatra. Residência médica em Pediatria pela Pontifícia Universidade Católica de São Paulo (PUC-SP) e em Hematologia Pediátrica pela Universidade Estadual de Campinas (UNICAMP) – Centro Infantil Boldrini. Especialista em Hematologia Clínica, Laboratorial e Banco de sangue pela Academia de Ciências e Tecnologia (AC&T).

Edjane Lima da Silva

Enfermeira do trabalho. Participa de programas de educação continuada de equipes multidisciplinares na implantação de processos de qualidade, gestão de ricos e acreditação hospitalar segundo padrões internacionais de segurança do paciente.

Eduardo Caetano Brandão

Médico, Farmacéutico e Bioquímico. Pesquisador e Gerente de qualidade da Fundação Oswaldo Cruz – Ministério da Saúde (MS). Mestre em Medicina Tropical pela Universidade Federal de Pernambuco (UFPE). Doutor em Medicina Tropical pela UFPE.

Edyla Dourado

Enfermeira. Especialista em Gestão Hospitalar pela Universidade de Pernambuco (UPE). Colabora como enfermeira na disciplina de Biossegurança do Centro Acadêmico de Vitória (CAV) da Universidade Federal de Pernambuco (UFPE).

Emmanuelle Tenório Godoi

Médica Angiologista. Cirurgiã Vascular. Ecografista Vascular. Professora do Departamento de Medicina Clínica da Universidade Federal de Pernambuco (UFPE). Professora da Escola de Ultrassonografia de Pernambuco (EUSPE). Mestre em Medicina pela UFPE. Doutora em Cirurgia pela UFPE. Pós-Doutora em Cirurgia pela UFPE. Especialista em Angiologia pela Sociedade Brasileira de Angiologia e Cirurgia Vascular (SBACV) e em Ecografia Vascular pela SBACV e pelo Colégio Brasileiro de Radiologia (CBR). Especialista em Medicina Vascular e Ultrassonografia Doppler Vascular pela Universidade Paul Sabatiér, Toulouse (França).

Ewerton Silva

Profissional da área de Educação Física. Assistente de pesquisas da disciplina de Biossegurança e Controle de Infecção – Risco Sanitário Hospitalar –, Área de sistematização de processos e protocolos assistenciais da Universidade Federal de Pernambuco (UFPE). Experiência em programas de controle de infecções, gestão de riscos e acreditação hospitalar segundo padrões internacionais de segurança do paciente.

Fernanda Rocha de Carvalho

Enfermeira. Oficial Militar da Marinha do Brasil. MBA em Serviços de Saúde e Gestão Hospitalar pela Faculdade de Administração e Direito da Universidade de Pernambuco (UPE). MBA em Gestão em Saúde e Controle de Infecção pelo Instituto Nacional de Ensino e Pesquisa (INESP). Residência em Saúde da Criança pelo Instituto de Medicina Integral Professor Fernando Figueira (IMIP). Especialista em Enfermagem em Estomaterapia pela Universidade Estadual do Rio de Janeiro (UERJ). Participa do time da Comissão de Controle de Infecção Relacionada à Saúde (CCIRAS). Participa de programas de controle de infecções na Comissão de Controle de Infecção Hospitalar – CCIH do Hospital Naval de Recife (HNRe).

Girlayne Batista de Arruda

Enfermeira. Especialista em Saúde Pública pelo Instituto Brasileiro de Pós-Graduação e Extensão (IBPEX). Especialista em Enfermagem – Urgência e Emergência pelo Instituto Nacional de Ensino e Pesquisa (INESP). MBA em Controle de Infecção Hospitalar e Gestão em Saúde pelo Instituto Nacional de Ensino e Pesquisa (INESP). Consultora em Controle de Infecção e Vigilância Epidemiológica.

Gladys Reis e Silva de Queiroz

Médica Alergologista e Imunologista. Mestre em Saúde da Criança e do Adolescente pela Universidade Federal de Pernambuco (UFPE). Especialista em Alergia e Imunologia pela Sociedade Brasileira de Alergia e Imunologia e Associação Médica Brasileira. Alergologista e Imunologista do Centro de Pesquisas em Alergia e Imunologia Clínica pela UFPE. Membro do Departamento Científico de Alergia a Drogas na Associação Brasileira de Alergia e Imunopatologia.

Glaucia Varkulja

Médica Infectologista. Residência médica em Infectologia e Controle de Infecção pelo Instituto de Infectologia Emílio Ribas, de São Paulo (SP). MBA Executivo em Saúde na Fundação Getulio Vargas (FGV). Participa de programas de controle de infecção, gerenciamento de riscos e segurança do paciente.

Grace Kelly Cordeiro da Silva

Farmacêutica clínica. Professora na Pós-Graduação na área de Farmácia Hospitalar e Clínica e Farmácia Clínica, com ênfase em Prescrição Farmacêutica na UniRedentor. Mestre em Ciências Farmacêuticas, na área de Produtos Naturais, pela Universidade Federal de Pernambuco (UFPE). Especialista em Farmácia Hospitalar e Clínica no Instituto Brasileiro de Pós-Graduação e Extensão (IBPEX) – Centro Universitário Internacional (UNINTER). MBA em Gestão em Saúde e Controle de Infecção pelo Instituto Nacional de Ensino e Pesquisa (INESP).

Iracema Cavalcanti Costa

Química pela Universidade Federal de Pernambuco (UFPE). MBA em Gestão e Administração Hospitalar pela Universidade de Valencia (Espanha). Diretora Administrativa do Hospital Esperança – Rede D'Or Recife.

Ivan Silva Marinho

Médico Infectologista. Residência médica em Infectologia pelo Hospital das Clínicas da Faculdade de Medicina da Universidade de São Paulo (HC-FMUSP). Atua como coordenador e responsável técnico por serviços de clínica médica, infectologia, medicina hiperbárica e vacinas. Desenvolve atividades como Gestor-Diretor de centros de referência no tratamento de feridas complexas e cuidados com a pele. Diretor Médico do Instituto Brasileiro para Excelência em Saúde (IBES) nas metodologias ONA e ACSA.

Jackeline Soares Costa

Enfermeira. MBA em Nefrologia pelo Instituto Brasileiro de Pós-Graduação e Extensão (IBPEX) – Centro Universitário Internacional (UNINTER). Participa de programas de controle de infecções em hospitais terciários de alta complexidade segundo padrões internacionais de segurança do paciente.

Jocelene Tenório Godoi

Médica Clínica. Acupunturista. Professora Titular do Departamento de Medicina Clínica da Universidade Federal de Pernambuco (UFPE). Mestre em Medicina Tropical pela UFPE. Doutora em Medicina pela UFPE. Especialista em Acupuntura pelo Colégio Médico de Acupuntura.

Jorge Belém Oliveira Júnior

Biólogo. Mestre em Medicina Tropical pela Universidade Federal de Pernambuco (UFPE). Especialista em Microbiologia Clínica (Cesmac/AL) e em Biossegurança em Ambientes Hospitalares (Multivix/RJ). Doutor em Medicina Tropical pela UFPE. Assistente de pesquisa da disciplina de Biossegurança e Controle de Infecções – Risco Sanitário Hospitalar (UFPE). Coordenador do Comitê de Ética em Pesquisa (Uninassau – Recife/PE). Participa de projetos de pesquisas em agentes bacterianos e fúngicos envolvidos em infecções, fitoterapia e microscopia eletrônica.

José Ribamar Branco Filho

Médico Infectologista. Fundador e Diretor Executivo do Instituto Brasileiro para a Segurança do Paciente (IBSP). Coordenador Técnico de Conselho Consultivo em Acreditação Hospitalar. MBA em Gestão em Saúde pela Fundação Getulio Vargas (FVG). Especialista em Qualidade e Segurança do Paciente pela Universidade Nova Lisboa (Portugal). Especialista em *Patient Safety Executive* pelo Institute for Health Improvement (IHI). Consultor em gestão de programas no gerenciamento de riscos e qualidade segundo padrões internacionais de segurança do paciente, e em programas de medicina hiperbárica.

Juannicelle Tenório Godoi

Médica Pediatra Neonatologista. Residência médica em Pediatria pela Universidade de Santo Amaro (UNISA) e em Neonatologia pela Faculdade de Medicina da Universidade de São Paulo (FMUSP).

Juliana Magalhães Bernardino

Enfermeira. Graduada em Gestão Hospitalar pela Universidade Estácio de Sá. Especialista em Educação Profissional da Área de Saúde: Enfermagem (Escola Nacional de Saúde Pública); em Saúde Pública com ênfase em Gestão de Serviços de Saúde pela Universidade de Pernambuco (UPE); em Gestão da Saúde com Ênfase em Auditoria pelo Centro Universitário Estácio do Recife; e em Avaliação em Saúde Pública aplicada à Vigilância pela Universidade Federal de Pernambuco (UFPE). Mestre (profissional) em Gestão e Economia da Saúde pela (UFPE). MBA em Gestão Hospitalar pela Faculdade Metropolitana do Estado de São Paulo.

Kátia Maria Mendes

Enfermeira. Professora de Enfermagem – Saúde do Recém-Nascido e da Criança – da Faculdade Maurício de Nassau (Uninassau – Recife/PE) e Metodologia do Ensino – Auditoria da UNIFAVIP. Mestre em Enfermagem pela Universidade de Pernambuco (UPE). Especialista em Enfermagem Pediátrica e em Gestão Hospitalar pela Universidade Federal de Pernambuco (UFPE). Especialista em Educação em Enfermagem e em

Estomaterapia pela Universidade de Pernambuco (UPE). Participa de gestão de enfermagem neonatal e de cursos de pós-graduação em enfermagem em UTINEO e UTIPED do Instituto de Desenvolvimento Educacional. Membro do Comitê de mortalidade fetal e infantil de Pernambuco.

Líbia Moura

Médica Infectologista. Mestre e Doutora em Medicina Tropical pela Universidade Federal de Pernambuco (UFPE). Professora do Departamento de Medicina Tropical da UFPE. Membro-colaborador do Colegiado da Pós-Graduação em Medicina Tropical na UFPE.

Lídia Macedo

Graduanda em Enfermagem da Faculdade Integrada de Pernambuco (FACIPE). Assistente de pesquisas da disciplina de Biossegurança e Controle de Infecção – Risco Sanitário Hospitalar –, Área de Enfermagem e Controle de Riscos da Universidade Federal de Pernambuco (UFPE). Participa de programas de controle de infecções e acreditação hospitalar segundo padrões internacionais de segurança do paciente.

Luana Possas

Enfermeira. Participa de programas de controle de infecções e gestão de riscos em hospitais terciários de alta complexidade segundo padrões internacionais de segurança do paciente.

Lucas Santos Zambon

Médico. Diretor científico e fundador do Instituto Brasileiro para a Segurança do Paciente (IBSP). Doutor em Medicina pela Universidade de São Paulo (USP). MBA em Gestão em Saúde pela USP. Experiência em atividades assistenciais de pronto-socorro de clínica médica e programas de residência médica no Hospital Universitário (USP). Atua na gestão de processos assistenciais em hospitais terciários de alta complexidade, desenvolvendo projetos de melhoria em qualidade e segurança do paciente — focados em medicina baseada em evidências segundo padrões internacionais de segurança do paciente.

Luiz Alexandre Ribeiro da Rocha

Médico Pediatra e Alergologista. Médico Alergista e Imunologista do Centro de Pesquisas em Alergia e Imunologia Clínica do Hospital das Clínicas (HC) da Universidade Federal de Pernambuco (UFPE). Especialista em Alergia e Imunologia pela Associação Brasileira de Alergia e Imunologia (ASBAI) pela Associação Médica Brasileira (AMB).

Manoel José Alves da Costa

Farmacêutico e Médico. Residência em Clínica Médica pelo Hospital Otávio de Freitas (HOF) e em Terapia Intensiva pelo Hospital Esperança, da Rede D'OR.

Marcela Coelho de Lemos

Biomédica. Especialista em Biossegurança e Saúde Pública e em Controle de Infecção Hospitalar pela UniBF. Mestre em Microbiologia Aplicada pela Escola Superior de Biotecnologia da Universidade Católica Portuguesa – Porto (Portugal).

Marcos Antônio de Lisboa Miranda
Médico do Trabalho. Bacharel em Direito. Auditor Fiscal do Trabalho – Superintendência Regional do Trabalho e Emprego de Pernambuco (SRTE/PE).

Marcos Gallindo
Médico Intensivista. Residência médica em Clínica Médica pelo Ministério da Educação e Cultura (MEC) no Hospital Agamenon Magalhães, em Pernambuco. Especialista em Cardiologia pela Universidade de Pernambuco (UPE) – Hospital Oswaldo Cruz. Especialista em Medicina Intensiva Adulto pela Associação de Medicina Intensiva Brasileira (AMIB)/Associação Médica/Associação Médica Brasileira (AMB).

Maria da Conceição Alexandre Castro
Enfermeira. Especialista em Urgência e Emergência pela Faculdade Integrada de Patos (FIP). Mestre em Biologia Parasitária pela Universidade Federal do Rio Grande do Norte (UFRN). Doutora em Medicina Tropical pela Universidade Federal de Pernambuco (UFPE). Coordenadora Acadêmica de Saúde e do Comitê de Ética em Pesquisa (CEP) do Centro Universitário Maurício de Nassau (Uninassau – Recife/PE). Assistente de pesquisa da disciplina de Biossegurança e Controle de Infecções – Risco Sanitário Hospitalar da Universidade Federal de Pernambuco (UFPE).

Maria da Conceição Lira
Enfermeira. Professora do Curso de Enfermagem do Centro Acadêmico de Vitória (CAV) da Universidade Federal de Pernambuco (UFPE). Mestre em Tecnologia Ambiental pelo Instituto de Tecnologia de Pernambuco (ITEP). Doutora no Programa de Pós-Graduação de Ciências Farmacêuticas (PPGCF) da UFPE. Especialização em Gestão Ambiental pela Universidade de Pernambuco (UPE).

Maria Luisa do Nascimento Moura
Médica Infectologista. Especialista em Controle de Infecção Hospitalar pelo Hospital das Clínicas da Faculdade de Medicina da Universidade de São Paulo (HC-FMUSP). Participa de programas de controle de Infecções Relacionadas à Assistência à Saúde (IrAS). Doutoranda do Programa de Pós-Graduação em Moléstias Infecciosas e Parasitárias da Faculdade de Medicina da Universidade de São Paulo (USP). Médica assistente da Divisão de Moléstias Infecciosas e Parasitárias do Hospital das Clínicas da FMUSP.

Marília Gabriela dos Santos Cavalcanti
Bióloga. Professora da Universidade Federal da Paraíba (UFPB). Especialista em Patologia Clínica pela Universidade de Pernambuco (UPE). Mestre em Saúde Pública pelo Centro de Pesquisas Aggeu Magalhães/FIOCRUZ. Doutora em Medicina Tropical pela Universidade Federal de Pernambuco (UFPE). Pós-Doutora em Parasitologia pela University of Wisconsin, Madison (EUA).

Martha Maria Romeiro Fonseca
Médica Infectologista. Participa de programas de controle de infecções e gestão de riscos segundo padrões internacionais de segurança do paciente. Participa de programas de HIV/AIDS e infecções sexualmente transmissíveis (ISTs).

Nadja da Silva Ferreira
Enfermeira. Especialista em Enfermagem do Trabalho pela Universidade Federal de Pernambuco (UFPE). Especialista em Habilitação em Enfermagem Médico-Cirúrgica pela UFPE. Especialista em Educação Profissional na Área de Saúde (Enfermagem) pela Fundação Oswaldo Cruz. Atua como enfermeira na área de gestão de central de material e em processos de esterilização e desinfecção.

Niedja Maria Coelho Alves
Farmacêutica e Bioquímica. Especialista em Citologia Clínica pela Faculdade Cathedral de Ensino Superior. Especialista em Saúde Pública pela Faculdade de Ciências Médicas, de Campina Grande. Especialista em Atenção Farmacêutica – Formação em Farmácia Clínica pelo Instituto Racine. Mestre em Saúde Coletiva pela Universidade Federal de Pernambuco (UFPE).

Paulo Sérgio Ramos de Araújo
Médico Infectologista. Mestre e Doutor em Medicina Tropical pela Universidade Federal de Pernambuco (UFPE). Professor do Departamento de Medicina Tropical da UFPE. Coordenador do serviço de Doenças Infecciosas e Parasitárias (DIP) e do Programa de Residência Médica do Hospital das Clínicas (HC) da UFPE. Especialista em Medicina Intensiva pela Associação de Medicina Intensiva Brasileira (AMIB) e em Infectologia pela Sociedade Brasileira de Infectologia (SBI)/Associação Médica Brasileira (AMB). Pesquisador em Doenças Infecciosas e Parasitárias (DIP) do Instituto de Pesquisas Aggeu Magalhães/FIOCRUZ.

Rafael Sacramento
Médico Infectologista. Professor da Faculdade Pernambucana de Saúde Pública (FPS). Mestre em Patologia – Doenças Infecciosas pela Universidade do Ceará (UFC). Participa de programas relacionados a HIV/AIDS, tuberculose, infecções sexualmente transmissíveis, populações indígenas, planos de contingência sanitária e pessoas vivendo em sistemas penitenciários. Médico Referente de Médicos Sem Fronteiras (MSF) para HIV e tuberculose, com experiência em projetos em Moçambique e no Quirguistão.

Rafaella Christine Tenório de Arruda
Enfermeira. Especialista em Didático-pedagógico para Educação em Enfermagem pela Universidade Federal de Pernambuco (UFPE) e em Enfermagem em Cancerologia pelo Instituto de Medicina Integral Professor Fernando Figueira (IMIP). Mestranda em Enfermagem pela UFPE.

Raiana Apolinário de Paula
Biomédica. Professora do Centro Universitário Brasileiro (UNIBRA) e Analista em Saúde do Laboratório Central de Saúde Pública Dr. Milton Bezerra Sobral (LACEN-PE). Mestre em Bioquímica e Fisiologia pela Universidade Federal de Pernambuco (UFPE). Doutora em Bioquímica e Fisiologia pela UFPE.

Raul Szulcsewski Filho

Tecnólogo em Hotelaria pela Universidade de Caxias do Sul. MBA em Gestão de Negócios pelo IBMEC. Experiência em gestão operacional – biossegurança e controle de infecções e infraestrutura de hospitais terciários de alta complexidade segundo padrões internacionais de segurança do paciente.

Reginaldo Gonçalves de Lima Neto

Biólogo. Professor do Departamento de Medicina Tropical da Universidade Federal de Pernambuco (UFPE). Mestre e Doutor em Biologia de Fungos pela UFPE. Doutorado sanduíche no Centro de Engenharia Biológica da Universidade do Minho (Portugal). Consultor em Limpeza e Desinfecção de Superfícies Fixas Hospitalares. Participa de projetos de pesquisas na área de Biossegurança de Controle de Infecções Risco Sanitário Hospitalar

Sandra Hipólito Cavalcanti

Enfermeira. Mestre em Saúde Materno Infantil pelo Instituto de Medicina Integral Professor Fernando Figueira (IMIP). Especialista sanitarista pela Universidade de Ribeirão Preto (SP). Tutora da Faculdade Pernambucana de Saúde (FPS). Avaliadora da Iniciativa Hospital Amigo da Criança (IHAC) pelo Ministério da Saúde (MS). Gerente de Enfermagem do Banco de Leite Humano do Instituto de Medicina Integral Professor Fernando Figueira (IMIP). Coordenadora do Grupo Especializado em Amamentação (GEAME).

Tatiana de Aguiar Santos Vilella

Farmacêutica e Biomédica. Oficial Militar da Marinha do Brasil. Especialista em Virologia pela Universidade Federal do Rio de Janeiro (UFRJ). Especialista em Farmácia Hospitalar pela Sociedade Brasileira de Farmácia Hospitalar (SBRAFH). Mestre em Medicina Tropical pela Universidade Federal de Pernambuco (UFPE). Participa de programas de controle de infecções na Comissão de Controle de Infecção Hospitalar (CCIH) do Hospital Naval de Recife (HNRe).

Viviane de Araújo Gouveia

Enfermeira. Professora no Centro Acadêmico de Vitória (CAV) da Universidade Federal de Pernambuco (UFPE). Mestre e Doutora no Programa de Pós-Graduação em Inovação Terapêutica da UFPE. Especialista em Enfermagem-Cardiologia pela Secretaria de Saúde do Estado de Pernambuco (SES/PE). Especialista em Enfermagem do Trabalho pela Faculdade de Ciências Sociais Aplicadas (FACISA).

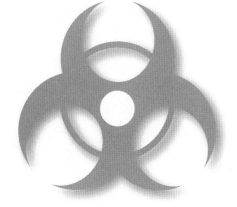

Dedicatória

Quando vamos a um hospital, independentemente da competência do médico,
se ele demonstra verdadeiro sentimento e profundo interesse por nós,
e se ele ou ela sorri, logo nos sentimos bem.
No entanto, se o médico demonstrar pouco afeto humano, nesse caso,
mesmo que ele ou ela possa ser um grande especialista,
nós poderemos nos sentir inseguros e nervosos.
A natureza humana é assim.

Dalai Lama

Foi outro dia, nos corredores do "antigo isolamento de adultos" e na "enfermaria de DIP
(Doenças Infecciosas e Parasitárias)" que tudo começou... E tem sido uma extraordinária caminhada...

Sylvia Lemos Hinrichsen

Agradecimentos

Ao Professor **Rinaldo Azevedo**, ao amigo **Antonio Pereira**, à "doce" **irmã Rosali** e ao **"Grande Chico"**, onde estiverem saibam que vocês me ensinaram os segredos da infectologia, e, principalmente, os da alma humana. Aprendi com cada um que era importante saber, mas, acima de tudo, era importante **ser**. Vocês foram grandes exemplos quando eu começava a aprender a investir em vidas.

Ao longo dos anos, foram muitas pessoas que conheci, com quem trabalhei, aprendi, ensinei, e que sempre estiveram ao meu lado mantendo acesos os meus sonhos... A elas, toda a minha gratidão!

A Paulo e Bruno, todo o meu amor...

*Mudanças ocorrem quando horizontes se abrem... mundos descortinam-se...
e se está receptivo para eles... Assim um novo ciclo começa. Agora... ressignificado!*

Sylvia Lemos Hinrichsen

Prefácio à quarta edição

Não imaginava que, em tão pouco tempo, chegaríamos a esta quarta edição! Sim, o tempo anda rápido, e tudo vai mudando como a vida exige ao longo das caminhadas.

Também não pensava que viveria tempos de ciclos fechados, convivendo, hoje, apenas com as boas lembranças das atividades realizadas como: professora da Faculdade de Ciências Médicas da Universidade de Pernambuco (UPE) (1984-2017); coordenadora do Núcleo de Ensino, Pesquisa e Assistência em Infectologia (NEPAI) da Universidade Federal de Pernambuco (UFPE) (1992-2018); coordenadora da disciplina Biossegurança e Controle de Infecções – Risco Sanitário Hospitalar da UFPE (1998-2019); GeoSentinel/ISTM (International Society of Travel Medicine) Affiliated Member (2015-2019), e, por um curto — mas muito intenso — período (novembro de 2019 a maio de 2020), como superintendente do Hospital das Clínicas (UFPE, filial da Rede Ebserh).

Também adquiri grande experiência com o Projeto PROADI-SUS — Gestão de Alta *Performance* no Hospital Santo Amaro (Santa Casa de Misericórdia de Recife) (2018-2020). Atualmente, exerço atividades com médica infectologista na DASA — Medicina Diagnóstica, o que tem sido muito bom pelo novo olhar direcionado às inovações tecnológicas.

E, como ressignificação de vida, profissional e pessoal, advindas de 2 anos em trabalho remoto, por conta da pandemia de COVID-19 (2020-2022), atuei virtualmente como Médica Infectologista por meio de teleconsultas, aulas de doenças infecciosas/biossegurança no modelo síncrono/assíncrono para a Graduação e a Pós-Graduação da UFPE, e como líder do projeto @psanordeste, totalmente virtual, e que foca a gestão de riscos-controle de infecções/*stewardship* de antimicrobianos nas cidades de Araripina, Ouricuri, Petrolina, no Sertão de Pernambuco (PE) e em Maceió (AL). Certamente, uma experiência indescritível, a qual será relatada em breve.

Sabemos que o tempo passa e, com ele, acumulamos muitas experiências e muitos desafios, vivenciados e trazidos pelas práticas de biossegurança e controle de infecções, sempre prezando a prevenção de riscos de adoecimento e a segurança do paciente, como um time único formado por equipes multidisciplinares das instituições de saúde, pública e/ou privada.

Desde a publicação da terceira edição, não pensava que veria todos os capítulos deste livro vivenciados nas diversas práticas assistenciais em meio a uma pandemia, a do SARS-CoV-2 (COVID-19). Com certeza, o que temos escrito desde 2004 (primeira edição) ainda continua válido e atualizado, o que nos deixa bastante felizes.

No entanto, ao longo desses quase 3 anos, observamos que a pandemia do SARS-CoV-2 manteve as práticas de biossegurança já implantadas segundo as recomendações/legislações existentes, e que, dia a dia, em sua linha do tempo, novos conhecimentos foram gerados, revisados e incorporados.

Assim, para cada capítulo desta quarta edição, relataremos, com um novo olhar, as antigas-novas evidências científicas relacionadas ao que foi vivenciado no período de 2020 a 2022.

Sabemos que ainda existem dúvidas e perguntas sem respostas sobre a "Era COVID-19", mas os fundamentos universais das práticas de biossegurança e controle de infecções/riscos permanecem cabendo, então propomos novas revisões que, no momento, estão focadas no que temos até a data desta publicação. E quanto ao que ainda virá? Só o TEMPO DA CIÊNCIA dirá, para que outras histórias sejam escritas. Enquanto isso, é preciso ficar ATENTO!

Avante... e uma BOA LEITURA!

Sylvia Lemos Hinrichsen
Recife, 2022

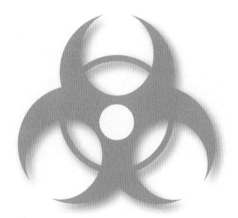

Prefácio à terceira edição

Chegamos à terceira edição! Parece que foi ontem quando tudo começou...

Sim, o tempo passou, muitas experiências foram vividas e novos temas surgiram, mas a essência do nosso trabalho continuou a mesma: *a busca incansável pela biossegurança das pessoas, do ambiente, dos riscos de processos e do controle de infecções.*

Hoje, ao olharmos para o passado, vemos o quanto ele ainda permanece atual, vivo e cheio de novos desafios. Também percebemos que os caminhos continuam sendo difíceis, repletos de normas e legislações, que nos mantêm como eternos *soldados vigilantes*, sempre *reativos* e *focados* no que tem que ser feito e/ou recomendado, mas que nem sempre é prontamente entendido e/ou aceito como deveria ser...

Buscar o controle dos riscos e infecções, bem como a segurança das pessoas, dos pacientes, dos ambientes e de tudo que engloba a assistência à saúde de qualidade com processos sistematizados de acordo com as recomendações e os padrões de segurança, ainda continua sendo uma tarefa diária, de poucos e de difícil execução, pois não é fácil mudar atitudes, hábitos, cenários e, principalmente, os interesses de outros.

No entanto, um *soldado vigilante* da biossegurança, do controle dos riscos e das infecções, segundo padrões de qualidade a serem adotados pelas instituições de saúde/hospitais, dia a dia, tem que se reinventar e conquistar novos espaços, sempre buscando obter de si muita resiliência, paciência e persistência, sem permitir que os sonhos morram, pois, para viver, é preciso sonhar.

Desde 2004, quando a primeira edição deste livro foi lançada, muita coisa aconteceu. Vários foram os movimentos que tivemos que abraçar. Ao longo do tempo, surgiram novas tendências, algumas possíveis e outras intangíveis de serem até entendidas, que precisaram de tempo para se tornarem realidade. Afinal, nem sempre o novo é aceito e/ou incorporado de imediato. Mudanças levam tempo...

Porém, mesmo diante de alguns cenários mais complexos, foram inúmeras as conquistas!

Jamais será esquecida a experiência de termos participado do projeto Hospitais Sentinela (1998-2006) e da Acreditação Hospitalar (iniciada em 2008), na nossa cidade e região, quando acreditamos e recertificamos o primeiro hospital do Norte e Nordeste em padrões internacionais de segurança do paciente. Introduzimos também, a partir de 2011, o modelo de gerenciamento de riscos (clínicos e não clínicos), servindo de base para os propósitos da segurança do paciente, assim como a implementação de pacotes de melhorias/*bundles* do IHI (Institute of Health Improvement). Em 2015, após experiências em Oxford – Dundee (UK), aprendemos e iniciamos projetos pontuais, em várias cidades do Brasil, relacionados aos conceitos do uso de antimicrobianos (*Stewardship*), atualmente considerado uma prioridade em todo o mundo.

No fim de 2016, realizamos projetos de prevenção de riscos de adoecimentos para a usabilidade de ferramentas com tecnologias automatizadas com a Johns Hopkins University (JHU).

No ensino e na pesquisa (entre 2000 e 2006), criamos a disciplina eletiva multidisciplinar de *Biossegurança e Controle de Infecções-Risco Sanitário Hospitalar* nos cursos de graduação e pós-graduação da Universidade Federal de Pernambuco (UFPE). Ao longo desses anos, temos aprendido e ensinado por meio de trocas de experiências e vivências, contribuindo com a formação profissional dos nossos alunos e professores, bem como nas publicações de artigos e livros, os quais têm sido citados por outros autores.

Muito foi feito e ainda é preciso fazer, pois *a pedagogia é a arte da repetição*. E mudanças só ocorrem quando mudamos primeiro a nós mesmos.

Diante disso, a terceira edição do *Biossegurança e Controle de Infecções — Risco Sanitário Hospitalar* foi revisada e ampliada de modo a se adaptar aos novos conceitos e às tendências do mundo de hoje e de amanhã.

Boa leitura e vamos em frente!

Sylvia Lemos Hinrichsen
Recife, 2018

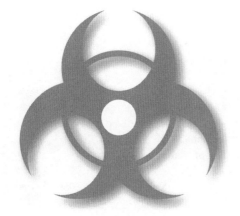

Prefácio à segunda edição

Excelência é um hábito. (Aristóteles)

A biossegurança é um processo funcional e operacional indispensável nos serviços de saúde, não só por abordar medidas de controle de infecções para proteção da equipe de assistência e usuários em saúde, mas por ter papel fundamental na promoção da consciência sanitária, na comunidade em que atua, na importância da preservação do meio ambiente na manipulação e no descarte de resíduos químicos, tóxicos e infectantes, assim como na redução de riscos à saúde e de acidentes ocupacionais.

A higienização das mãos é tradicionalmente o ato mais importante para a prevenção e o controle das infecções relacionadas à assistência à saúde (IrAS). Essa medida histórica, que vem sendo ensinada aos profissionais de saúde, pacientes e visitantes, desde 1848, e que pode reduzir em até 70% os processos infecciosos, é ainda pouco adotada na maioria dos hospitais.

Nos dias atuais, época de instituições de saúde *acreditadas*, isto é, certificadas pela sua qualidade assistencial, uma das metas internacionais de segurança do paciente é a redução do risco de infecções associada aos cuidados de saúde, realizada por meio da promoção, da prevenção e do controle de infecções.

Apesar das periódicas campanhas educativas desenvolvidas pelas equipes de controle de infecções – que enfatizam as precauções e os tipos de isolamento, bem como higienização das mãos, prevenção de acidentes com materiais perfurocortantes, controle de surtos, uso racional de antimicrobianos, controle de microrganismos multirresistentes e gerenciamento do risco sanitário hospitalar –, ainda é alto o índice de infecções relacionadas à assistência à saúde, uma vez que é baixa a adesão das equipes multidisciplinares para as práticas seguras, especialmente a higienização das mãos antes e após a realização de procedimentos no paciente.

Quando um paciente é internado em uma instituição de saúde, é exposto a vários riscos associados, como os relacionados com medicamentos, comunicação, legibilidade de prescrições, identificação, local correto da intervenção/procedimento, bem como infecções e quedas, entre outros.

No momento, é grande a preocupação dos gestores de saúde em relação à qualidade e à segurança dos pacientes. Busca-se, incansavelmente, a excelência assistencial. Os profissionais que têm responsabilidades assistenciais procuram zelar para que tanto o ambiente, os funcionários e o paciente tenham seus riscos monitorados e controlados. Em contrapartida, mesmo com todas as leis e normas, bem como manuais e processos educativos, não tem sido fácil a mudança dos "antigos hábitos", o que torna as práticas assistenciais inseguras em todas as suas fases.

Cabe à sociedade a conscientização da necessidade da gestão dos riscos à saúde, o que, sem dúvidas, fará a diferença na qualidade prestada ao doente. Vigiar não conformidades deverá ser, portanto, uma prática diária e constante de todo cidadão.

Este livro, portanto, procura compartilhar experiências para os que buscam qualidade como um referencial e acreditam na biossegurança e no controle de riscos/infecções como elementos de mudanças de uma realidade.

Boa leitura.

Sylvia Lemos Hinrichsen
Recife, 2012

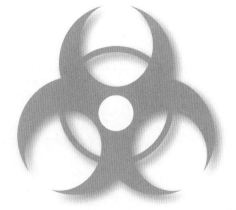

Prefácio à primeira edição

Tudo começou em 1992, quando conheci Carol Sipan, Mel Hoover e Elaine Blumberg, todos da Universidade de San Diego, Califórnia, Estados Unidos da América (EUA).

Foi por intermédio deles que, juntos, fizemos um projeto de práticas assertivas para a prevenção da AIDS, que foi aprovado pela World AIDS Foundation, e com a ajuda do então vice-reitor da Universidade Federal de Pernambuco (UFPE), Prof. Efrém Maranhão, criamos o Núcleo de Ensino, Pesquisa e Assistência em AIDS, depois chamado de Núcleo de Ensino, Pesquisa e Assistência em Infectologia (NEPAI) do Hospital das Clínicas (HC/UFPE). Dois anos depois, aprovamos um novo projeto pela World AIDS Foundation, em Biossegurança para profissionais de saúde do Nordeste do Brasil, em que juntos com uma excelente equipe, todos do Hospital das Clínicas/Universidade Federal de Pernambuco (UFPE) treinamos cerca de 300 pessoas de atividades multidisciplinares.

Com o passar dos anos, alunos a partir do quarto e quinto períodos do curso de Medicina e de Enfermagem juntaram-se a nós para melhorar a biossegurança dos profissionais durante suas atividades assistenciais.

Vários projetos foram executados com apoio institucional e publicados. Em 1999, conheci o Dr. Ronald Cavalcanti, médico oftalmologista e empresário de sucesso em nossa cidade. Ele entendeu que "biossegurança e controle de infecções hospitalares" era assunto extremamente importante e que faria um diferencial para o seu hospital que estava nascendo naquela ocasião, fruto de um sonho dele e de seu sócio, Dr. Marcelo Ventura, também oftalmologista e empresário. Era um hospital geral, supermoderno, que se chamaria "Esperança".

Comecei este novo projeto com a ajuda das enfermeiras Nadja Ferreira, chefe de Esterilização do HC/UFPE, e Elisabeth Senna, da comissão de Controle de Infecção Hospitalar do HC/UFPE, tão bem dirigida pelo Prof. Edmundo Ferraz, um dos precurssores dos estudos do controle de infecções nosocomiais no Brasil.

Nada no hospital estava pronto, sendo, portanto, necessárias obras e também a sistematização de procedimentos. Era preciso definir o uso dos equipamentos de proteção individual (EPI) durante as diversas atividades assistenciais, assim como introduzir conceitos de prevenção de infecções, mostrando a importância de se ter uma unidade de tratamento intensivo humanizada com controle de infecções ou um centro de material de esterilização de artigos com testes biológicos, químicos e físicos validados.

Era necessário adquirir e/ou definir os revestimentos, bem como os móveis/utilidades dentro do critério de lavabilidade, durabilidade e conforto, mas com biossegurança e qualidade. Também era importantíssimo definir os pontos das pias para a lavagem das mãos antes e após cada procedimento ou manuseio do paciente, estabelecendo condutas para uma racionalização do uso dos antimicrobianos.

Foi então que surgiu a ideia de criar protocolos e pareceres técnicos sobre os diversos temas e/ou questionamentos que tivessem como base a literatura existente, introduzindo, desta maneira, conceitos que promoveriam mudanças de comportamento, a sistematização de rotinas com um melhor controle de processos infecciosos. Nasceu assim o livro *Biossegurança e Controle de Infecções — Risco Sanitário Hospitalar*.

Sylvia Lemos Hinrichsen
Recife, 2004

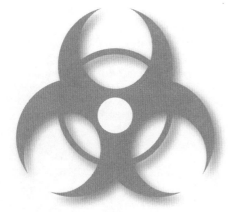

Sumário

Parte 1
Biossegurança

1 Biossegurança | Conceito e Importância, 3

Sylvia Lemos Hinrichsen ▪ Marcela Coelho de Lemos ▪ Bruno Lemos Hinrichsen ▪ Maria da Conceição Alexandre Castro

Introdução, 3
Um pouco de história, 3
Biossegurança | Conceito, 4
Biossegurança e interfaces, 4
Biossegurança e a lei, 4
Biossegurança assistencial, 5
Biossegurança e profissionais de equipes multidisciplinares, 5
Biossegurança e a pandemia de COVID-19, 5
Biossegurança e a imagem percebida, 8
Símbolos da biossegurança, 9
Bibliografia, 9

2 Arquitetura Hospitalar | Orientações Básicas para Estabelecimentos de Saúde, 11

Sylvia Lemos Hinrichsen ▪ Marcela Coelho de Lemos

O ambiente e as infecções, 11
Plantas e flores, 12
Áreas críticas, semicríticas e não críticas, 13
Mapa de risco, 13
"Prédios verdes", 14
Construções e reformas, 15
Bibliografia, 15

3 Níveis de Biossegurança Física em Serviços de Saúde, 17

Sylvia Lemos Hinrichsen ▪ Marcela Coelho de Lemos ▪ Jorge Belém Oliveira Júnior ▪ Bartolomeu José dos Santos Júnior ▪ Marcos Antônio de Lisboa Miranda

Introdução, 17
Níveis de biossegurança, 17
Bibliografia, 24

4 Riscos Relacionados com o Trabalho em Laboratórios, 26

Sylvia Lemos Hinrichsen ▪ Marcela Coelho de Lemos ▪ Jorge Belém Oliveira Júnior ▪ Bruno Henrique Andrade Galvão ▪ Raiana Apolinário de Paula ▪ Marcos Antônio de Lisboa Miranda

Introdução, 26
Tipos de riscos e medidas preventivas, 26
Grau de risco individual, 26

Níveis de biossegurança em laboratórios, 27
Barreiras primárias de contenção e equipamentos de proteção coletiva em laboratórios, 27
Recomendações gerais em laboratórios, 27
Recomendações para os rejeitos perfurocortantes, 28
Recomendações para os rejeitos biológicos, 28
Biossegurança em rotinas de laboratórios, 28
Recomendações durante contaminação com material biológico no laboratório, 29
Premissas básicas de segurança, 29
Gerenciamento de risco em serviços de saúde, 29
Bibliografia, 29

5 Água no Ambiente Hospitalar, 31

Sylvia Lemos Hinrichsen ▪ Ewerton Silva ▪ Lídia Macedo ▪ Marcela Coelho de Lemos ▪ Camila Guerra ▪ Fernanda Rocha de Carvalho

Introdução, 31
Uso racional da água, 32
Água e microrganismos, 33
Qualidade da água, 35
Água em hemodiálise, 36
Bibliografia, 37

6 Higienização das Mãos, 39

Sylvia Lemos Hinrichsen ▪ Maria da Conceição Lira ▪ Jorge Belém Oliveira Júnior ▪ Cristina Lúcia Ferraz de Oliveira ▪ Edjane Lima da Silva ▪ Bartolomeu José dos Santos Júnior ▪ Marcela Coelho de Lemos

História, 39
Importância, 39
Como higienizar as mãos, 40
Procedimentos cirúrgicos e mãos, 42
Metas internacionais para qualidade e segurança do paciente, 42
Por que as pessoas não higienizam/lavam as mãos?, 43
Programas educativos/motivacionais para a higienização das mãos, 44
Bibliografia, 44

7 Uso de Soluções Alcoólicas na Antissepsia das Mãos, 46

Sylvia Lemos Hinrichsen ▪ Maria da Conceição Lira ▪ Jorge Belém Oliveira Júnior ▪ Edyla Dourado ▪ Marcela Coelho de Lemos

Introdução, 46
Higienização das mãos: é possível?, 47
Uso do álcool na higienização das mãos, 48
Por que é baixa a adesão à higienização das mãos?, 49
Recomendações, 49
Bibliografia, 50

8 Uso das Precauções-Padrão | Via de Transmissão de Microrganismos, 51

Sylvia Lemos Hinrichsen ▪ Danielly Mouzinho ▪ Luana Possas ▪ Líbia Moura ▪ Marcela Coelho de Lemos

Introdução, 51
Fluxo de transmissão de microrganismos e assistência à saúde, 51
Precauções e prevenção de transmissão de microrganismos no ambiente de assistência à saúde, 51
Equipamentos de proteção individual, 52
Situações de riscos de transmissão de microrganismos, 54
Vias de transmissão de microrganismos, 56
Isolamento, 57
Transmissão de doenças e necessidade de isolamento, 59
Coorte e área isolada, 61
Tuberculose e precauções, 61
COVID-19 e precauções, 62
Atenção: há vida nas mãos, 63
Transporte de pacientes e exames, 63
Precauções com o corpo do paciente após o óbito, 63
Encefalopatia espongiforme bovina, 64
Precauções e casos suspeitos de doença infectocontagiosa, 65
Precauções com a placenta, 65
Plantas e flores, 65
Pacientes imunodeprimidos, 65
Procedimentos para que não ocorram infecções durante a hospitalização, 66
Bibliografia, 66

9 Recomendações de Ordem Pessoal sobre Norma Regulamentadora 32, 68

Sylvia Lemos Hinrichsen ▪ Jorge Belém Oliveira Júnior ▪ Rafaella Christine Tenório de Arruda ▪ Marcos Antônio de Lisboa Miranda ▪ Bartolomeu José dos Santos Júnior ▪ Edjane Lima da Silva ▪ Raiana Apolinário de Paula ▪ Marcela Coelho de Lemos

Sobre a NR 32, 69
Fundamentos teóricos | Legislações, 69
Legislação trabalhista, 70
Tipos de riscos, 70
Equipamentos de proteção individual, 71
Programa de prevenção de riscos ambientais, 71
Programa de controle médico de saúde ocupacional, 72
NR 32 | Proteção à segurança e à saúde do trabalhador, 72
NR 32 e uso de adornos em estabelecimentos de saúde, 72
Perguntas frequentes sobre a NR 32, 74
Bibliografia, 74

10 Medidas de Biossegurança em Unidade de Isolamento, 76

Sylvia Lemos Hinrichsen ▪ Glaucia Varkulja ▪ Marcela Coelho de Lemos

Introdução, 76
Cadeia e modos de transmissão de microrganismos, 76
Medidas de precaução-padrão e especiais/isolamento, 77
Recomendações para prevenção e controle das enterobactérias produtoras de carbapenemases em ambiente hospitalar, 81
Medidas de biossegurança no transporte de pacientes em ambulâncias, 83
Bibliografia, 85

11 Assistência em Saúde a Pessoas Vivendo com HIV/Diagnóstico de AIDS, 86

Sylvia Lemos Hinrichsen ▪ Glaucia Varkulja ▪ Marcela Coelho de Lemos

Bibliografia, 87

12 Biossegurança de Pacientes Internados em Quartos Compartilhados com Banheiro Único, 89

Sylvia Lemos Hinrichsen ▪ Glaucia Varkulja ▪ Marcela Coelho de Lemos

Introdução, 89
Como fazer na prática?, 89
Bibliografia, 90

13 Controle das Complicações Infecciosas em Hospitais, 91

Sylvia Lemos Hinrichsen ▪ Marcela Coelho de Lemos

Introdução, 91
Controle de infecção, 91
Bibliografia, 93

14 Biossegurança no Manuseio de Roupas em Serviços de Saúde, 94

Sylvia Lemos Hinrichsen ▪ Raul Szulcsewski Filho ▪ Maria da Conceição Lira ▪ Líbia Moura ▪ Camila Guerra ▪ Marcela Coelho de Lemos

Introdução, 94
Estruturas e processos, 94
Controle de infecções, 97
Bibliografia, 98

15 Medidas de Prevenção para Infecções em Unidades Específicas, 99

Sylvia Lemos Hinrichsen ▪ Bianca Miranda ▪ Maria Luísa do Nascimento Moura ▪ Marcela Coelho de Lemos

Introdução, 99
Unidade materno-infantil, 99
Unidade de pronto atendimento (emergência), 103
Unidade de diálise, 103
Setor de queimados, 106
Serviço de anestesiologia, 107
Serviço de clínica geral e cirúrgica, 108
Serviço de psiquiatria, 108
Serviço de geriatria, 108
Creches/escolas, 109
Assistência domiciliar, 110
Bibliografia, 110

16 Infecção do Sítio Cirúrgico, 112

Sylvia Lemos Hinrichsen ▪ Marcela Coelho de Lemos

Introdução, 112
Definições, critérios e classificação, 112
Bibliografia, 114

17 Prevenção de Infecções do Sítio Cirúrgico | Remoção dos Pelos, Banho Pré-Operatório, Antissepsia da Pele e de Mucosas e Outros Procedimentos, 115

Sylvia Lemos Hinrichsen ▪ Marcela Coelho de Lemos

Introdução, 115
Translocação bacteriana, 119

Micobactéria de crescimento rápido, 119
Bibliografia, 121

18 Curativos, 123

Ivan Silva Marinho ▪ Danielly dos Anjos Freschi ▪ Sylvia Lemos Hinrichsen ▪ Fernanda Rocha de Carvalho ▪ Marcela Coelho de Lemos

Introdução, 123
Processo de cicatrização, 123
Etiologia e classificação, 123
Terapia tópica em feridas, 124
Tipos de coberturas para feridas, 125
Feridas e infecções locais e sistêmicas, 129
Bibliografia, 129

19 Biossegurança em Centro Cirúrgico, 130

Sylvia Lemos Hinrichsen ▪ Danielly Mouzinho ▪ Luana Possas ▪ Marcela Coelho de Lemos

Introdução, 130
Limpeza da área cirúrgica, 130
Biossegurança, 130
Instalações | Ambiente, 131
Cuidados com o paciente, 132
Medidas de prevenção à infecção em centro cirúrgico, 132
Checklist de cirurgia segura, 132
Espaço e conforto em centro cirúrgico, 133
Centro cirúrgico e COVID-19, 134
Bibliografia, 135

20 Indicação de Máscaras como Barreira Física, 136

Sylvia Lemos Hinrichsen ▪ Rafael Sacramento ▪ Marcela Coelho de Lemos

Introdução, 136
Máscaras do tipo N95 | Respiradores N95/PFF2, 136
Máscara do tipo cirúrgico (facial), 137
Máscara do tipo cirúrgico tripla, 138
Máscaras e pandemia de COVID-19, 138
Bibliografia, 140

21 Acessos Vasculares, 141

Sylvia Lemos Hinrichsen ▪ Fernanda Rocha de Carvalho ▪ Rafaella Christine Tenório de Arruda ▪ Viviane de Araújo Gouveia ▪ Marcela Coelho de Lemos

Introdução, 141
Classificação, 141
Complicações, 141
Cuidados, 142
Bibliografia, 144

22 Infecções da Corrente Sanguínea Relacionadas com Cateteres Vasculares, 145

Sylvia Lemos Hinrichsen ▪ Fernanda Rocha de Carvalho ▪ Rafaella Christine Tenório de Arruda ▪ Viviane de Araújo Gouveia ▪ Marcela Coelho de Lemos

Introdução, 145
Infecções da corrente sanguínea | Cateteres, 145
Bibliografia, 148

23 Bundles | Pacotes de Medidas e Controle de Infecções na Segurança do Paciente, 149

Sylvia Lemos Hinrichsen ▪ Marcela Coelho de Lemos

Introdução, 149
Bundles | Protocolos gerenciados, 149

Pneumonia associada à ventilação mecânica, 153
Tromboembolismo venoso, 154
Sepse, 155
Infarto agudo do miocárdio, 155
Acidente vascular encefálico, 156
COVID-19, 156
Vigilância das epidemias, 157
Construindo um plano diagnóstico e terapêutico, 157
Buscando dados, evidências, diretrizes, experiência, 158
Bibliografia, 158

24 Prevenção e Controle de Processos Infecciosos em Unidade de Neonatologia, 160

Kátia Maria Mendes ▪ Sylvia Lemos Hinrichsen ▪ Marcela Coelho de Lemos

Introdução, 160
infecções em neonatos, 160
Medidas preventivas às infecções em unidade neonatal, 161
Recém-nascidos e COVID-19, 164
Bibliografia, 165

25 Alojamento Conjunto, 166

Sylvia Lemos Hinrichsen ▪ Denise Temoteo da Rocha ▪ Marcela Coelho de Lemos

Introdução, 166
Alojamento conjunto e COVID-19, 167
Bibliografia, 168

26 Banco de Leite Humano, 169

Sylvia Lemos Hinrichsen ▪ Sandra Hipólito Cavalcanti ▪ Kátia Maria Mendes ▪ Denise Temoteo da Rocha ▪ Marcela Coelho de Lemos

Introdução, 169
Banco de leite humano, 169
Seleção das doadoras | Ordenha do leite materno, 170
Processamento e controle de qualidade do leite humano, 171
Bibliografia, 174

27 Unidade de Terapia Intensiva e o Controle de Infecções, 175

Sylvia Lemos Hinrichsen ▪ Cristina Lúcia Ferraz de Oliveira ▪ Marcela Coelho de Lemos

Introdução, 175
Infecções relacionadas com a assistência à saúde, 175
Estrutura da unidade de terapia intensiva, 176
UTI e COVID-19, 178
Higienização das mãos, 179
Luvas, 179
Bibliografia, 179

28 Interfaces do Controle de Infecções na Gestão Assistencial, 181

Sylvia Lemos Hinrichsen ▪ Marcela Coelho de Lemos

Tendências da gestão assistencial, 181
Desafios na gestão de pessoas, 181
Riscos e oportunidades segundo tendências de gestão, 182
Bibliografia, 190

29 Desafios da Segurança do Paciente, 192

Sylvia Lemos Hinrichsen ▪ Marcela Coelho de Lemos

Introdução, 192
Pensamento enxuto, 193

Sistema *lean*, 193
Gestão com base nos *stakeholders*, 195
Oportunidades de melhorias, 195
Gerenciamento da informação, 196
Cirurgia segura, 198
Controle de infecções, 199
Bibliografia, 200

30 Segurança e Riscos, 201

Sylvia Lemos Hinrichsen ▪ Marcela Coelho de Lemos

Busca da segurança, 202
Definição de riscos, 205
Contingências, 207
Reformas e construções, 210
Saúde ocupacional, 211
Bibliografia, 215

31 Cuidado Centrado no Paciente e Controle de Infecções, 216

Sylvia Lemos Hinrichsen ▪ Marcela Coelho de Lemos

Introdução, 216
Mudanças na abordagem assistencial e no controle de infecções, 217
Como implantar o cuidado centrado no paciente?, 218
A medicina sem pressa, 218
Bibliografia, 219

32 Uso de Telefones Celulares | Riscos e Segurança no Ambiente Hospitalar, 220

Sylvia Lemos Hinrichsen ▪ Jorge Belém Oliveira Júnior ▪ Marcela Coelho de Lemos

Introdução, 220
Telefones celulares em áreas de saúde/hospitais, 220
Telefones celulares e o controle de infecção, 221
Pontos a serem considerados e legislações, 221
Bibliografia, 222

33 Controle e Processo de Armazenamento | Farmácia Hospitalar e Controle de Infecções, 224

Sylvia Lemos Hinrichsen ▪ Juliana Magalhães Bernardino ▪ Marcela Coelho de Lemos

Introdução, 224
Gerenciamento de medicamentos, 226
Bibliografia, 228

34 Limpeza e Desinfecção de Superfícies e Importância no Controle de Infecções, 229

Sylvia Lemos Hinrichsen ▪ Reginaldo Gonçalves de Lima Neto ▪ Marcela Coelho de Lemos

Introdução, 229
O ambiente e as infecções, 229
Serviço de higienização, 230
Equipamentos e materiais usados nas atividades de higienização, 232
Limpeza e desinfecção no ambiente de saúde, 234
Roteiro observacional de higiene e limpeza, 235
Higienização de unidades assistenciais, 237
Higienização em ambiente cirúrgico, 239
Higienização da ambulância, 239
Limpeza no domicílio, 240
Outras interfaces do serviço de higienização, 240
Desinfetantes, 241

Higienização das mãos, 242
Medidas de segurança e prevenção de acidentes com perfurocortantes, 243
Bibliografia, 244

35 Controle de Microrganismos, 246

Sylvia Lemos Hinrichsen ▪ Jorge Belém Oliveira Júnior ▪ Marcela Coelho de Lemos

Laboratório de microbiologia, 246
Culturas de vigilância, 248
Bibliografia, 250

36 Central de Material Esterilizado, 251

Sylvia Lemos Hinrichsen ▪ Nadja da Silva Ferreira ▪ Marcela Coelho de Lemos

Estrutura física da Central de Material Esterilizado, 251
Central de Material Esterilizado e transporte, 252
Central de Material Esterilizado e controle de infecções, 252
Bibliografia, 258

37 Esterilização e Desinfecção de Instrumental Cirúrgico e Outros Produtos para a Saúde, 259

Sylvia Lemos Hinrichsen ▪ Nadja da Silva Ferreira ▪ Marcela Coelho de Lemos

Introdução, 259
Classificação, 259
Processamento dos produtos, 259
Resolução da Diretoria Colegiada nº 8, de 27 de fevereiro de 2009, 262
Bibliografia, 262

38 Utilização da Fita Hipoalergênica/Formaldeído (Formol) na Esterilização de Artigos, 264

Sylvia Lemos Hinrichsen ▪ Marcela Coelho de Lemos

Fita hipoalergênica, 264
Formaldeído (formol) | Pastilhas de paraformaldeído, 264
Sobre a RDC nº 91, de 28 de novembro de 2008, 265
Bibliografia, 265

39 Reprocessamento de Produtos para a Saúde, 266

Sylvia Lemos Hinrichsen ▪ Bruno Henrique Andrade Galvão ▪ Edjane Lima da Silva ▪ Bartolomeu José dos Santos Júnior ▪ Raiana Apolinário de Paula ▪ Marília Gabriela dos Santos Cavalcanti ▪ Marcela Coelho de Lemos

Introdução, 266
Riscos de reprocessamento, 266
Reprocessamento dos produtos médicos durante a pandemia de COVID-19, 269
Bibliografia, 269

40 Controle de Pragas e Vetores no Serviço de Saúde, 270

Sylvia Lemos Hinrichsen ▪ Juliana Magalhães Bernardino ▪ Marcela Coelho de Lemos

Introdução, 270
Vetores/pragas no ambiente hospitalar, 270
Vetores no ambiente da saúde, 271
Prevenção de vetores, 272
Bibliografia, 274

41 Gerenciamento dos Resíduos dos Serviços de Saúde, 275

Sylvia Lemos Hinrichsen ▪ *Reginaldo Gonçalves de Lima Neto* ▪ *Bruno Henrique Andrade Galvão* ▪ *Marcela Coelho de Lemos*

Introdução, 275
Planejamento do gerenciamento de resíduos de saúde, 275
Modo de gerenciamento, 276
Acondicionamento dos resíduos, 279
Coleta, transporte e armazenamento dos resíduos, 280
Disposição final, 283
Indicadores para o programa de gerenciamento de resíduos, 285
Bibliografia, 285

Parte 2
Controle de Infecções

42 Infecção Relacionada à Assistência à Saúde | Importância e Controle, 289

Sylvia Lemos Hinrichsen ▪ *Marcos Gallindo* ▪ *Bruno Henrique Andrade Galvão* ▪ *Iracema Cavalcanti Costa* ▪ *Bruno Lemos Hinrichsen* ▪ *Marcela Coelho de Lemos*

Introdução, 289
Infecção relacionada à assistência à saúde/infecção hospitalar, 291
Caracterização da IrAS/IH, 292
Bundles | Pacotes de medidas para controle de infecções, 295
Bibliografia, 297

43 Infecções em Pediatria, 299

Sylvia Lemos Hinrichsen ▪ *Marcela Coelho de Lemos*

Introdução, 299
Recém-nascido, 299
Pediatria, 301
Onfalite, 301
Conjuntivite, 302
COVID-19, 303
Uso de jalecos/batas individuais, 303
Bibliografia, 304

44 Infecções em Neonatologia, 305

Sylvia Lemos Hinrichsen ▪ *Denise Temoteo da Rocha* ▪ *Marcela Coelho de Lemos*

Introdução, 305
COVID-19 e recém-nascidos, 306
Fatores neonatais, 307
Fatores maternos e obstétricos, 307
Fatores ambientais, 307
Bibliografia, 308

45 Aspectos Éticos e Jurídicos dos Processos Infecciosos Hospitalares e suas Relações com a Vigilância e a Qualidade Assistencial, 309

Sylvia Lemos Hinrichsen ▪ *Marcela Coelho de Lemos* ▪ *Bruno Lemos Hinrichsen*

Introdução, 309
Como prevenir a denúncia, 310
Ética e controle de infecções relacionadas à assistência à saúde, 311
Custos econômicos e infecção hospitalar, 312

Qualidade | Um direito do paciente, um dever da instituição, 312
Definições e as relações com IH/IrAS, 313
Bibliografia, 316

46 Vigilância Epidemiológica, 317

Sylvia Lemos Hinrichsen ▪ *Tatiana de Aguiar Santos Vilella* ▪ *Marcela Coelho de Lemos*

Introdução, 317
Métodos de coleta de dados, 317
Doenças de notificação compulsória, 319
Bibliografia, 322

47 Investigação de Surtos Infecciosos Hospitalares, 323

Sylvia Lemos Hinrichsen ▪ *Tatiana de Aguiar Santos Villela* ▪ *Martha Maria Romeiro Fonseca* ▪ *Girlayne Batista de Arruda* ▪ *Jackeline Soares Costa* ▪ *Marcela Coelho de Lemos*

Introdução, 323
Investigação de surtos, 323
Definição de casos de surto, 325
Notificação e medidas de controle, 325
Microrganismos envolvidos em surtos, 326
Bibliografia, 327

48 Risco Sanitário Hospitalar | Qualidade e Segurança, 329

Sylvia Lemos Hinrichsen ▪ *Lucas Santos Zambom* ▪ *Reginaldo Gonçalves de Lima Neto* ▪ *José Ribamar Branco Filho* ▪ *Maria da Conceição Lira* ▪ *Marcela Coelho de Lemos*

Introdução, 329
Sistema de vigilância, 329
Qualidade e riscos, 330
Qualidade como investimento, 334
Gerenciamento de riscos, 335
Causalidade e investigação de eventos adversos, 340
Segurança na saúde, 341
Bibliografia, 345

49 Microbiologia e Infecções, 347

Sylvia Lemos Hinrichsen ▪ *Marcela Coelho de Lemos* ▪ *Kátia Maria Mendes*

Introdução, 347
Infecções relacionadas à assistência à saúde, 347
Diagnóstico de processos infecciosos respiratórios, 349
Diagnóstico de processos infecciosos urinários, 350
Diagnóstico de processos infecciosos originados de cateter vascular, 350
Diagnóstico de processos infecciosos originados de líquidos de uso parenteral, 351
Diagnóstico de processos infecciosos originados de próteses, 351
Infecções e situações especiais, 352
Bibliografia, 353

50 Papel do Laboratório no Controle das Infecções, 354

Sylvia Lemos Hinrichsen ▪ *Tatiana de Aguiar Santos Vilella* ▪ *Bruno Henrique Andrade Galvão* ▪ *Marcela Coelho de Lemos*

Introdução, 354
Microbiologia e definições, 354
Diagnóstico microbiológico, 355

Liberação de resultados de exames bacteriológicos, 357
Bibliografia, 358

51 Agentes Microbianos Gram-Negativos e Gram-Positivos como Causa de Processos Infecciosos Hospitalares, 360

Sylvia Lemos Hinrichsen ▪ Eduardo Caetano Brandão ▪ Marcela Coelho de Lemos

Introdução, 360
Resistência microbiana, 360
Microrganismos gram-negativos, 361
Microrganismos gram-positivos, 361
Bibliografia, 363

52 Importância dos Microrganismos Multirresistentes no Controle de Infecções Relacionadas com a Assistência à Saúde e no *Stewardship* de Antimicrobianos, 365

Sylvia Lemos Hinrichsen ▪ Marcela Coelho de Lemos

Importância da resistência antimicrobiana, 365
Multirresistência bacteriana e impactos na segurança do paciente, 365
Stewardship, 367
Liderança | *Coaching* | *Stewardship*, 371
Stewardship e equipes multiprofissionais, 374
Elementos essenciais dos programas de gerenciamento do uso de antimicrobianos/*stewardship*, 376
Sistematização do uso de antimicrobianos e *stewardship*, 379
Stewardship e indicadores, 380
Perguntas frequentes sobre como implementar um programa de *stewardship* em antimicrobianos, 381
Considerações finais, 383
Bibliografia, 383

53 Programa de *Stewardship* de Antimicrobianos e as Interações com Programas de Controle de Infecções e Riscos, 385

Sylvia Lemos Hinrichsen ▪ Marcela Coelho de Lemos

Introdução, 385
Programa de *stewardship* de antimicrobianos e outros programas de controle de infecções e riscos, 385
Modelo de um programa de *stewardship* de antimicrobianos, 385
Bibliografia, 389

54 Genotipagem do HIV-1 aos Antirretrovirais, 391

Sylvia Lemos Hinrichsen ▪ Paulo Sérgio Ramos de Araújo ▪ Líbia Moura ▪ Marcela Coelho de Lemos

Introdução, 391
Genotipagem do HIV-1, 391
Indicações clínicas dos testes de genotipagem do HIV-1, 391
Bibliografia, 392

55 Processos Infecciosos Causados por *Candida*, 393

Sylvia Lemos Hinrichsen ▪ Reginaldo Gonçalves de Lima Neto ▪ Marcela Coelho de Lemos

Introdução, 393
Candidemia, 393
Infecção fúngica em cirurgia, 395
Candidúria, 396

Tratamento, 397
Candida auris, 398
Bibliografia, 399

56 Prevenção de Doenças em Unidades de Assistência à Saúde | Doenças Ocupacionais, 401

Sylvia Lemos Hinrichsen ▪ Líbia Moura ▪ Marcela Coelho de Lemos

Introdução, 401
Saúde ocupacional e agentes biológicos perigosos, 402
COVID-19, 411
Situações especiais, 411
Precauções empíricas, 412
Bibliografia, 412

57 Imunização, 413

Sylvia Lemos Hinrichsen ▪ Paulo Sérgio Ramos de Araújo ▪ Marcela Coelho de Lemos

Introdução, 413
Vacinas e soros, 413
Calendário de vacinação do Programa Nacional de Imunização, 413
Tipos de vacinas/ indicações (saúde ocupacional), 414
Vacina contra COVID-19, 420
Vacina para Monkeypox/Varíola dos macacos, 425
Bibliografia, 425

Parte 3
Microrganismos e Antimicrobianos

58 Microrganismos de Interesse Clínico, 429

Sylvia Lemos Hinrichsen ▪ Jorge Belém Oliveira Júnior ▪ Marcela Coelho de Lemos

Introdução, 429
Bactérias aeróbias gram-positivas, 429
Bactérias aeróbias gram-negativas, 434
Outras bactérias aeróbias, 444
Bactérias anaeróbias, 444
Parasitos, 445
Algas, 446
Vírus, 446
Mycobacterium, 453
Outras micobactérias, 455
Mycobacterium xenopi, 455
Micobactérias de crescimento rápido, 455
Parasitos intracelulares, 457
Príons, 458
Plantas transgênicas, 458
Bibliografia, 460

59 Infecções Relacionadas à Assistência à Saúde | Importância e Medidas de Controle, 461

Sylvia Lemos Hinrichsen ▪ Marcos Gallindo ▪ Marcela Coelho de Lemos

Introdução, 461
Infecções de cabeça e pescoço, 461
Infecções/intoxicações alimentares, 464
Infecções causadas por procedimentos endoscópicos, 467
Infecções respiratórias, 468
Infecções urinárias, 472
Infecções da corrente sanguínea, 474

Infecção do sítio cirúrgico, 477
Infecção em pós-operatório de cirurgia cardiovascular, 478
Infecções intracavitárias, 481
Infecções em neutropênicos e transplantados, 481
Infecções e dispositivos/biomateriais/próteses, 487
Gastroplastias, 492
Infecções de pele e partes moles, 492
Infecções em politraumatizados, 495
Infecções nosocomiais e síndrome da
imunodeficiência adquirida, 495
Infecções em queimados, 495
Infecções do acesso vascular, 496
Infecção puerperal, 497
Infecção neonatal, 498
Infecções transmitidas pelo sangue, 499
Infecções em serviço de anatomia patológica, 501
Infecções transmitidas por animais de laboratório, 501
Infecções e serviço de radiologia, 502
Infecções e medicina hiperbárica, 502
Infecções e serviço de radioterapia, 503
Períodos de trocas de dispositivos e materiais
descartáveis, 503
Bibliografia, 503

60 Infecções Fúngicas, 506

Sylvia Lemos Hinrichsen ▪ Armando Marsden Lacerda Filho ▪ Reginaldo Gonçalves de Lima Neto ▪ Marcela Coelho de Lemos

Introdução, 506
Candidíase, 507
Criptococose, 507
Aspergilose, 507
Cromomicose ou cromoblastomicose, 508
Histoplasmose, 508
Esporotricose, 509
Coccidioidomicose, 510
Mucormicose, 510
Paracoccidioidomicose, 511
Outras micoses, 511
Micoses oportunistas, 511
Pneumocistose, 512
Bibliografia, 512

61 Antimicrobianos Profiláticos, 514

Sylvia Lemos Hinrichsen ▪ Jocelene Tenório Godoi ▪ Grace Kelly Cordeiro da Silva ▪ Tatiana de Aguiar Santos Vilella ▪ Líbia Moura ▪ Juannicelle Tenório Godoi ▪ Emmanuelle Tenório Godoi ▪ Marcela Coelho de Lemos

Em cirurgias, 514
Cirurgia geral, 515
Cirurgia de urgência do cólon/reto, 516
Apendicite não perfurada, 516
Cirurgia de obesidade mórbida, 516
Trauma penetrante abdominal, 516
Transplante renal, 517
Transplante hepático, 517
Transplante cardíaco e pulmonar, 517
Doador de órgãos, 517
Cirurgia de cabeça e pescoço, 517
Cirurgia plástica, 517
Fraturas de mandíbula, 517
Cirurgia ortopédica, 517
Cirurgia vascular periférica, 518
Cirurgia cardíaca, cirurgia de revascularização miocárdica,
troca de válvula, torácica/marca-passo definitivo, 518
Neurocirurgia, 518

Derivação ventriculoperitoneal, 518
Pacientes imunocomprometidos, 518
Cirurgia otorrinolaringológica, 518
Cirurgia urológica, 518
Cirurgia ginecológica/obstétrica, 519
Cirurgias oftalmológicas, 519
Outras situações, 519
Profilaxia antimicrobiana de infecções não cirúrgicas, 519
Pacientes com mieloma múltiplo, 522
Profilaxia da endocardite infecciosa, 523
Profilaxia antibiótica em endoscopia digestiva, 523
Bibliografia, 525

62 Profilaxia para Contatos com Meningite Meningocócica e Outros Agentes Infecciosos, 526

Sylvia Lemos Hinrichsen ▪ Jocelene Tenório Godoi ▪ Eduardo Caetano Brandão ▪ Tatiana de Aguiar Santos Vilella ▪ Marcela Coelho de Lemos

Introdução, 526
Precauções e biossegurança, 529
Bibliografia, 530

63 Antibióticos, 531

Sylvia Lemos Hinrichsen ▪ Jocelene Tenório Godoi ▪ Tatiana de Aguiar Santos Vilella ▪ Líbia Moura ▪ Juannicelle Tenório Godoi ▪ Emmanuelle Tenório Godoi ▪ Marcela Coelho de Lemos

Introdução, 531
Aspectos gerais do uso de antibióticos, 531
Antibióticos, 532
Outros antibióticos, 573
Novos antibióticos, 584
Novos antibióticos e futuro, 587
Bibliografia, 587

64 Antimicrobianos de Uso Tópico, 589

Sylvia Lemos Hinrichsen ▪ Jocelene Tenório Godoi ▪ Tatiana de Aguiar Santos Vilella ▪ Juannicelle Tenório Godoi ▪ Emmanuelle Tenório Godoi ▪ Marcela Coelho de Lemos

Bibliografia, 591

65 Tuberculostáticos, 592

Sylvia Lemos Hinrichsen ▪ Jocelene Tenório Godoi ▪ Juannicelle Tenório Godoi ▪ Emmanuelle Tenório Godoi ▪ Tatiana de Aguiar Santos Vilella ▪ Marcela Coelho de Lemos

Introdução, 592
Medicações tuberculostáticas, 593
Bibliografia, 596

66 Antifúngicos, 597

Sylvia Lemos Hinrichsen ▪ Jocelene Tenório Godoi ▪ Juannicelle Tenório Godoi ▪ Emmanuelle Tenório Godoi ▪ Tatiana de Aguiar Santos Vilella ▪ Marcela Coelho de Lemos

Introdução, 597
Anfotericina B (desoxicolato), 597
Anfotericina B | Dispersão coloidal, 598
Anfotericina B lipossomal, 598
Fluconazol, 599
Flucitosina (5-fluorocitosina), 599
Itraconazol, 600
Cetoconazol, 601
Terbinafina, 601
Griseofulvina, 602
Equinocandinas, 602

Voriconazol, 603
Outros triazólicos de segunda geração, 606
Oteseconazol, 607
Bibliografia, 607

67 Antiparasitários, 608

Sylvia Lemos Hinrichsen ▪ Jocelene Tenório Godoi ▪ Juannicelle Tenório Godoi ▪ Emmanuelle Tenório Godoi ▪ Niedja Maria Coelho Alves ▪ Tatiana de Aguiar Santos Vilella ▪ Marcela Coelho de Lemos

Introdução, 608
Mebendazol, 608
Albendazol, 608
Levamizol e tetramisol, 608
Pamoato de pirantel, 609
Praziquantel, 609
Quinino, 609
Tinidazol, 609
Secnidazol, 609
Tiabendazol, 610
Antimoniato de metilglucamina, 610
Cambendazol, 610
Benznidazol, 610
Atovaquona, 610
Artemisina e derivados, 611
Cloroquina, 611
Dapsona, 611
Dicloroacetamida, 612
Dietilcarbamazina, 612
Emetina, 612
Furazolidona, 612
Ivermectina, 612
Niclosamida, 613
Oxamniquina, 613
Pentamidina, 613
Pirimetamina, 613
Piperazina, 614
Mefloquina, 614
Primaquina, 614
Oxipirantel, 614
Nitazoxanida, 614
Anfotericina, 615
Metronidazol, 615
Bibliografia, 615

68 Antivirais, 616

Sylvia Lemos Hinrichsen ▪ Jocelene Tenório Godoi ▪ Juannicelle Tenório Godoi ▪ Emmanuelle Tenório Godoi ▪ Tatiana de Aguiar Santos Vilella ▪ Marcela Coelho de Lemos

Introdução, 616
Aciclovir, 616

Ganciclovir, 617
Valaciclovir, 617
Fanciclovir, 618
Ribavirina, 618
Foscarnet, 618
Cidofovir, 618
Entecavir, 619
Adefovir, 619
Sofosbuvir, 619
Simeprevir, 619
Daclatasvir, 620
Interferona α-2a, 620
Interferona α-2b, 620
Alfainterferonas peguiladas, 620
Interferona β-1b, 621
Oseltamivir, 621
Zanamivir, 621
Amantadina, 621
Molnupiravir, 621
Paxlovid (Nirmatrelvir + ritonavir), 621
Remdesivir, 622
Maribavir, 622
Letermovir, 622
Tecovirimat e brincidofovir, 622
Bibliografia, 622

69 Penicilina | Sensibilidade, 624

Gladys Reis e Silva de Queiroz ▪ Luiz Alexandre Ribeiro da Rocha ▪ Sylvia Lemos Hinrichsen ▪ Marcela Coelho de Lemos

Introdução, 624
Identificação de sensibilidade à penicilina, 625
Tipos de hipersensibilidade, 626
Diagnósticos das reações, 626
Contraindicações ao uso da penicilina, 626
Testes diagnósticos e terapêuticos, 626
Dessensibilização de pacientes alérgicos à penicilina, 627
Anafilaxia, 628
Bibliografia, 629

70 Terapêutica Infecciosa | Microrganismos e Antimicrobianos, 630

Sylvia Lemos Hinrichsen ▪ Carlos Eduardo Ferraz Freitas ▪ Manoel José Alves da Costa ▪ Marcela Coelho de Lemos

Introdução, 630
Bibliografia, 642

Índice Alfabético, 643

Parte 1

Biossegurança

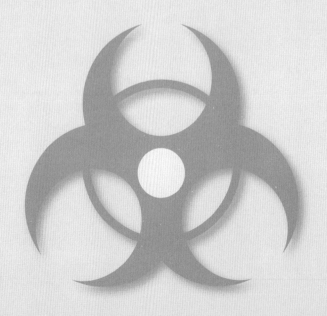

Capítulo 1

Biossegurança | Conceito e Importância

Sylvia Lemos Hinrichsen ▪ **Marcela Coelho de Lemos** ▪ **Bruno Lemos Hinrichsen** ▪
Maria da Conceição Alexandre Castro

O acaso vai me proteger, enquanto eu andar distraído. (Titãs)

INTRODUÇÃO

É fato antigo na história a descrição da associação de doença e trabalho. Entretanto, a sistematização médica da etiologia ocupacional das doenças surgiu em 1700, com a introdução do questionamento sobre a ocupação dos pacientes na anamnese médica.

Foi no transcurso da Revolução Industrial, na Inglaterra, que as relações entre a saúde e o trabalho se traduziram em ações médicas alocadas junto aos ambientes laborais. O primeiro serviço de medicina do trabalho surgiu em 1830, em uma indústria têxtil inglesa, como instrumento utilizado pelo empregador para ser um anteparo do capital às possíveis reivindicações operárias, na tentativa de reduzir as possibilidades de associações causais entre o trabalho e a morbidade operária.

Com o progresso, o modelo medicalizado das relações entre saúde e trabalho teve, então, que sofrer modificações, migrando para uma concepção em que o estudo das causas laborais de dano ao homem voltava-se, prioritariamente, para os ambientes laborais, ampliando-se o sujeito que percebia e compreendia as relações entre saúde e trabalho, e incorporando-se, progressivamente, outros campos disciplinares, como a Engenharia.

Com esta nova abordagem, houve um deslocamento das preocupações da concepção médica para uma valorização, em si, dos ambientes, espaços e agentes neles presentes.

A descoberta dos agentes microbianos promoveu, em todas as áreas do conhecimento em Saúde, uma mudança da compreensão da correlação entre causa e efeito. Na esfera do trabalho, tornou-se predominante a busca de riscos que respondessem por distúrbios específicos, que correspondessem a situações de perigo no ambiente físico, que desconsideravam o trabalho humano enquanto dimensão biopsicossocial e que possibilitavam configurar o centro das atenções fabris sobre equipamentos, máquinas e matérias-primas, ou seja, o ambiente produtivo.

UM POUCO DE HISTÓRIA

Desde os tempos mais remotos, a preocupação em se evitar riscos, em especial os biológicos, sempre existiu. No século XVII, quando a peste negra se instalou na Europa, o médico particular do rei Luiz XIX, Charles Delorme, idealizou uma vestimenta de couro completada por luvas e uma longa haste de madeira a fim de evitar contato próximo e/ou direto com os doentes, sobretudo porque naquela época não eram conhecidos os modos de transmissão das doenças infecciosas.

A partir do século XIX, por meio dos estudos do médico obstetra Ignaz Semmelweiss, foi verificada a íntima relação entre a febre puerperal e os cuidados médicos, tendo sido observada a ausência de hábitos de higiene dos médicos entre autópsia e parto. Dessa maneira, as medidas preventivas, como a higienização das mãos na prevenção de doenças, tornaram-se obrigatórias, principalmente antes e após o contato com pacientes e/ou materiais que os rodeiam; assim como as descobertas de Pasteur, Lister e Koch sobre transmissão de infecções ganharam atenção, por mostrar a existência de microrganismos não visíveis como agentes de doenças.

Nessa mesma época, Floreence Nightingale, por meio de observações de campo durante atendimento aos feridos da Guerra da Crimeia, observou que pacientes com doenças semelhantes melhoravam mais rapidamente quando não colocados no mesmo ambiente que pessoas com quadros clínicos distintos. Com isso, a partir de 1890 a 1900 passaram a ser recomendadas as técnicas de separação de pacientes com doenças diferentes, fundamentando os conceitos de biossegurança, tipos de isolamentos e todas as outras medidas de biossegurança para o controle de riscos, especialmente os assistenciais.

Assim, com esses novos conceitos foram quebrados os primeiros paradigmas no controle de riscos de adoecimento entre pessoas que passavam, então, a ter como base sistemas fundamentados nos tipos de doenças específicas e nas circunstâncias relacionadas com essas patologias e com materiais orgânicos responsáveis por suas transmissões (riscos biológicos).

Dentro desse contexto, os profissionais de equipes multidisciplinares deveriam antecipar o tipo de contato que teriam com o paciente e decidir quanto ao uso de medidas protetoras. A partir de então consolidou-se a ideia de que qualquer paciente, independentemente do tipo de doença e/ou dos riscos que pudesse representar para a comunidade e o ambiente, poderia ser assistido em instituições de saúde/hospitais, desde que medidas preventivas fossem implementadas segundo o tipo de transmissibilidades e suscetibilidades existentes, permitindo, assim, a equidade, a privacidade dos diagnósticos e a segurança dos indivíduos como pessoas e não como apenas "doenças".

Em nossa experiência, no Nordeste do Brasil, o grande marco da introdução do conceito de biossegurança nas práticas assistenciais surgiu nos anos 1990 com a AIDS (síndrome da imunodeficiência humana adquirida) causada pelo retrovírus HIV (vírus da imunodeficiência humana). Nesses anos, era importante e urgente implantar práticas seguras acerca da transmissibilidade de doenças para diminuir o preconceito existente relacionado com essa síndrome e/ou patologias relacionadas. Havia grande recusa nos hospitais públicos e/ou privados para admitir pacientes com HIV/AIDS em virtude do medo do contato entre pessoas, especialmente pelos profissionais de saúde, sendo na maioria das vezes exigidos testes prévios de HIV para internar ou não pacientes.

A partir dos anos 2000, quando já existia maior conhecimento sobre AIDS/HIV e sobre as práticas seguras de biossegurança, ficou mais clara e sistematizada a assistência a esses pacientes e/ou outros que apresentassem potencialidade de transmissibilidade de patógenos/riscos, focando-se a segurança dos procedimentos em qualquer tipo de doença, a fim de promover a saúde do paciente e a segurança da equipe, e não a solicitação de testes laboratoriais, configurando-se um grande avanço para que uma nova cultura na saúde fosse criada.

BIOSSEGURANÇA | CONCEITO

A biossegurança é definida como "um conjunto de ações voltadas para a prevenção, a minimização ou a eliminação de riscos inerentes às atividades de pesquisa, produção, ensino, desenvolvimento tecnológico e prestação de serviços que possam comprometer a saúde do homem, dos animais, do meio ambiente ou a qualidade dos trabalhos desenvolvidos" aplicado a qualquer local que possa trazer riscos ao ser humano.

Outros conceitos referem-se ao ambiente com ações que visem "à segurança no manejo de produtos e técnicas biológicas" ou à prevenção de acidentes em ambientes ocupacionais por meio do "conjunto de medidas técnicas administrativas, educacionais, médicas e psicológicas, empregadas para prevenir acidentes em ambientes biotecnológicos" (Goldim, 1997; Fontes, 1998; Costa, 1996).

A biossegurança, portanto, relaciona-se à tecnologia, aos riscos e ao homem. Em consequência, o risco biológico será sempre uma resultante de diversos fatores e, portanto, seu controle depende de ações em várias áreas, priorizando-se o desenvolvimento e a divulgação de informações, além da adoção de procedimentos correspondentes às boas práticas de segurança para profissionais, pacientes e meio ambiente (Quadro 1.1).

QUADRO 1.1 Relações da biossegurança e conceitos.

- Tecnologia (processos) → risco → homem
- Agente biológico → risco → homem
- Tecnologia (processos) → risco → sociedade (pessoas)
- Biodiversidade → risco → economia (custos/investimentos)

As primeiras diretrizes de biossegurança foram do National Institutes of Health (NIH), que divulgou, em 1976, normas de segurança laboratorial que deveriam ser obrigatoriamente observadas pelos projetos que contassem com verbas federais. A partir daí, outros países, como Inglaterra, França e Alemanha, também definiram normas de biossegurança laboratoriais, desencadeando o trabalho de harmonização dessas normas no âmbito da organização de cooperação e desenvolvimento econômico.

BIOSSEGURANÇA E INTERFACES

A biossegurança pode ser vista:

Como *módulo*, porque não tem identidade própria, não sendo, portanto, uma ciência, mas sim, uma interdisciplinaridade que se expressa nas matrizes curriculares dos seus cursos e programas, e esses conhecimentos diversos oferecem à biossegurança uma diversidade de opções pedagógicas, que a tornam extremamente atrativa

Como *processo*, porque é uma ação educativa, representada por um sistema de ensino-aprendizagem, uma atividade que foca a aquisição de conteúdos e habilidades, com o objetivo de preservação da saúde do Homem, das plantas, dos animais e do meio ambiente

Como *conduta*, enquanto um somatório de conhecimentos, hábitos, comportamentos e sentimentos, que devem ser incorporados ao homem, para que este desenvolva, de maneira segura, sua atividade, estando incorporado à comunicação e à percepção do risco nos diversos segmentos sociais.

A partir do enfoque interdisciplinar, da sua atração curricular e do seu poder de mídia/imagem, a biossegurança passou a ter interfaces no gerenciamento de riscos e controle de infecções com os ambientes ocupacionais antes apenas monitorados pela engenharia de segurança, medicina do trabalho, saúde do trabalhador e, até mesmo, da infecção relacionada à assistência à saúde/comissões de controle de infecções relacionadas à assistência à saúde/infecções hospitalares atuando de modo conjunto, e, em muitos casos, incorporando essas outras atividades (Figura 1.1).

BIOSSEGURANÇA E A LEI

A biossegurança no Brasil está formatada legalmente para os processos envolvendo organismos geneticamente modificados, de acordo com a Lei de Biossegurança – 8.974 de 5 de janeiro de 1995 –, cujo art. 1º estabelece: "normas de segurança e mecanismos de fiscalização no uso das técnicas de engenharia genética na construção, cultivo, manipulação, transporte, comercialização, consumo, liberação e descarte de organismo geneticamente modificado (OGM), visando a proteger a vida e a saúde do homem, dos animais e das plantas, bem como o meio ambiente", tendo como foco os riscos relativos às técnicas de manipulação de organismos geneticamente modificados.

O órgão regulador dessa lei é a Comissão Técnica Nacional de Biossegurança (CTNBio), integrada por profissionais de diversos ministérios e indústrias biotecnológicas. Exemplo

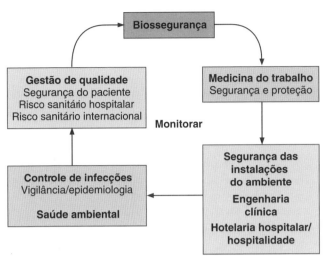

FIGURA 1.1 Interfaces da biossegurança no gerenciamento de riscos e controle de infecções.

típico de discussão legal da biossegurança são os alimentos transgênicos, produtos da engenharia genética, uma poderosa ferramenta para a manipulação de genes, nascida em 1970 com Stanley Cohen e Herbert Boyer, que introduziram um gene de sapo no DNA de uma bactéria com o objetivo de provar que o código genético é universal, tendo como resultado dessa experiência a produção pela bactéria de uma proteína que era apenas verificada nos sapos. A partir daí, a humanidade começou a presenciar o nascimento de uma tecnologia fantástica, principalmente pela sua capacidade infinita de criação de novas formas de vida e bens de consumo.

No Brasil, essa lei vem sendo bastante discutida, existindo argumentos contra e a favor. Os defensores da Lei de Biossegurança apregoam que a ciência não pode ser cerceada, que esses novos produtos podem ser a salvação de muitas populações miseráveis no mundo e que alguns países, como EUA, Espanha, Argentina, entre outros, já os vêm consumindo há algum tempo, e, até o momento, nenhum agravo à saúde foi observado. Já os seus críticos apresentam possíveis efeitos adversos dessa manipulação genética, como processos alergênicos, resistência a antibióticos, agravos à biodiversidade planetária, entre outros. Essa mesma corrente defende a rotulagem desses alimentos como um instrumento de proteção ao consumidor. Apesar da discordância, há de se concorrer que é dever da biossegurança assegurar a saúde de pessoas, ambiente, plantas e animais; dessa maneira é indispensável que todas as etapas relacionadas com os OGM, como cultivo, produção, manipulação, transporte, armazenamento e descarte, sejam devidamente fiscalizadas, assim como os efeitos em curto, médio e longo prazo.

BIOSSEGURANÇA ASSISTENCIAL

Por outro lado, a palavra *biossegurança* também aparece em ambientes nos quais a moderna biotecnologia, referente à tecnologia do DNA recombinante relacionada com organismos geneticamente modificados, não necessariamente está presente – como indústrias, hospitais, laboratórios de saúde pública, laboratórios de análises clínicas, hemocentros, universidades, entre outros – no sentido da prevenção dos riscos gerados pelos agentes químicos, físicos e ergonômicos, envolvidos em processos nos quais o risco biológico se faz presente ou não, confundindo-se com a engenharia de segurança, a medicina do trabalho, a saúde do trabalhador, a higiene industrial, a engenharia clínica e a infecção relacionada à assistência à saúde (IrAS).

BIOSSEGURANÇA E PROFISSIONAIS DE EQUIPES MULTIDISCIPLINARES

A biossegurança ainda não alcançou *status* profissional, como a engenharia de segurança do trabalho e da medicina do trabalho, que têm campos muito bem delimitados de ação, cursos regulares, associações, regulamentação profissional, em que os profissionais necessitam de registro nos Conselhos Regionais de Engenharia e Arquitetura e Conselhos Regionais de Medicina, respectivamente, além de código de ética.

Hoje, a biossegurança é entendida como uma ocupação, agregada a qualquer atividade em que o risco à saúde humana esteja presente. E qualquer profissional pode desenvolver atividades nessa área, respeitando-se, logicamente, os espaços legais envolvidos.

Nunca, em tempo algum, a biossegurança foi tão discutida, valorizada e implementada como padrão-ouro para garantir a vida das pessoas, dentro e fora das instituições de saúde/hospitais como a partir de dezembro de 2019 e, principalmente, no Brasil, a partir de março de 2020.

Nesse período, da pandemia de COVID-19, iniciou-se em todo o mundo, incluindo o Brasil, várias discussões sobre as práticas de biossegurança, assim como a implementação de novos olhares para práticas antigas que sempre foram conhecidas, mas de difícil adesão.

Não foram tempos fáceis, especialmente pelas incertezas geradas diante de um novo momento na vida das pessoas, simultaneamente, e sem muitas evidências científicas definidas, aguardando o tempo da própria ciência. Por outro lado, muitos foram os aprendizados, em especial os voltados para os riscos de adoecimentos físicos, mas principalmente os relacionados com a saúde mental, em virtude dos medos que as incertezas geraram, além das dificuldades dos acessos à assistência à saúde, sem capacidade de atender todos que precisavam dos mesmos tipos de cuidados assistenciais. Não havia leito, EPIs, insumos, medicamentos, infraestruturas e/ou profissionais multidisciplinares em quantidade ideal, suficiente para atender aos pacientes que adoeciam ao mesmo tempo, no mundo todo.

Sim, foram tempos únicos e bastante difíceis.

BIOSSEGURANÇA E A PANDEMIA DE COVID-19

O que aprendemos e continuamos a aprender...

Em 31 de dezembro de 2019, o escritório da OMS na China recebeu a notificação de casos de uma pneumonia de causa desconhecida na cidade de Wuhan, província de Hubei, na China. A partir da análise de amostras dos pacientes inicialmente diagnosticados com pneumonia, foi verificado que o vírus responsável pela infecção pertencia à família *Coronaviridae*, porém a uma nova estirpe viral, tendo sido identificado em 7 de janeiro de 2020.

Os coronavírus (CoV) são uma grande família de vírus que causam ampla variedade de doenças, desde um resfriado comum a doenças mais graves, como a síndrome respiratória do Oriente Médio (MERS) e a síndrome respiratória aguda grave (SARS). O novo coronavírus é uma nova cepa que não havia sido identificada anteriormente em seres humanos. Inicialmente, o novo tipo de coronavírus foi denominado 2019-nCOV, fazendo referência ao ano em que foi isolado; entretanto, por causa da similaridade molecular com o vírus SARS-CoV, o novo coronavírus foi denominado SARS-CoV-2, e a doença causada por esse vírus foi denominada COVID-19.

O que ficamos sabendo sobre a COVID-19

As informações sobre o comportamento do novo vírus foram dinâmicas no decurso da pandemia, já que se tratava de uma nova estirpe viral. De acordo com as observações obtidas conforme o tempo da própria ciência, as estimativas eram ajustadas à medida que os dados disponíveis eram compartilhados:

- Período de incubação do vírus: variando de 1 a 12,5 dias (mediana de 5 a 6 dias), podendo ser até 14 dias. Identificou-se que haveria um período "pré-sintomático", em que algumas pessoas infectadas poderiam transmitir o vírus, caracterizando, assim, uma transmissão pré-sintomática que ocorria antes do início dos sintomas.

  Ainda são e serão necessárias mais informações para determinar o potencial de transmissão de pessoas assintomáticas e se ela é possível ocorrer durante o período de incubação, assim como outros questionamentos que surgem no dia a dia e colocam as equipes de saúde em permanente estado de alerta e de alterações conceituais.
- Modos de transmissão viral: ocorre por meio de gotículas expelidas pelos indivíduos doentes e/ou assintomáticos, contato com secreções respiratórias dos pacientes, superfícies e equipamentos contaminados. Além disso, ainda existem questionamentos sobre a transmissão a partir de animais para humanos e de pessoa para pessoa.

A importância da higienização/limpeza das mãos foi observada como uma das estratégias mais efetivas para reduzir o risco de transmissão e de contaminação pelo novo coronavírus.

Com base nessas evidências, é importante garantir que todos os **colaboradores de equipes multidisciplinares da saúde, docentes, discentes e comunidade** (interna e externa) adotem, de forma universal, durante todas as suas atividades assistenciais e/ou pessoais, procedimentos incluindo a lavagem cuidadosa e frequente das mãos sempre que possível, e, principalmente, depois de:

- Tossir, espirrar, coçar ou assoar o nariz
- Coçar os olhos ou tocar na boca

- Manusear celular, dinheiro, lixo, chaves, maçanetas, entre outros objetos
- Ir ao sanitário
- Retornar dos intervalos.

Outras recomendações implementadas com foco na biossegurança durante a pandemia de COVID-19 foram:

- As instalações da infraestrutura dos ambientes hospitalar/ serviços de saúde deveriam (e devem) estar adequadas e convenientemente localizadas para a realização da lavagem frequente das mãos, sendo fundamental que essas instalações disponham de água e de produtos adequados para esse procedimento (sabonete líquido e, quando usado, álcool gel)
- A secagem das mãos deveria (e deve) ser feita com papel não reciclado ou outros métodos higiênicos, não sendo permitido o uso de toalhas de tecido
- As lixeiras não devem necessitar de acionamento manual
- Os equipamentos de proteção individual (EPIs) devem ser utilizados para proteger o profissional do contato com agentes biológicos, químicos e físicos no ambiente de trabalho e também para evitar a contaminação do material em experimento ou em produção. Seu uso precisa ser obrigatório durante todo atendimento/procedimento laboratorial e ou ambulatorial/assistencial nas unidades hospitalares/ unidades de saúde.

Os EPIs são importantes elementos de contenção primária ou barreiras primárias de proteção, capazes de reduzir ou eliminar a exposição das equipes multidisciplinares de saúde, de outras pessoas, assim como o meio ambiente, a agentes, microrganismos, incluindo o vírus da COVID-19, potencialmente transmissíveis.

o As luvas passaram a ser utilizadas para prevenir o contato da pele das mãos e antebraços com agentes biológicos, químicos e físicos, potencialmente perigosos, durante a prestação de cuidados ou manipulação de instrumentos e superfícies, de forma universal. Convém lembrar que o uso de luvas não elimina a necessidade da adequada higienização das mãos, a qual deve seguir as recomendações elencadas anteriormente e ser realizada antes e depois de seu uso.

Aumentou-se também o cuidado observacional do uso das luvas, diante de situações práticas nas quais houvesse a possibilidade de falhas de qualidade e/ou defeitos/ incidentes, aparentes ou não, especialmente se rasgadas durante o uso, provocando contato e possível contaminação das áreas que deveriam previamente proteger, pois a utilização de luvas defeituosas ou danificadas favorece a multiplicação de microrganismos em virtude das condições favoravelmente criadas por umidade, temperatura e luminosidade.

O uso de luvas ambidestras, de látex, descartáveis, uma a cada atendimento/procedimento, foi instituído universalmente com objetivos de permitir o contato com áreas íntegras ou não, potencialmente contaminadas, em situações que não requeiram o uso de luvas estéreis.

As luvas estéreis, descartáveis, usadas a cada atendimento, comercializadas em pacotes com pares individualizados, foram recomendadas para situações em que houvesse o contato com áreas íntegras e/ou não, potencialmente contaminadas, sítios de procedimentos cirúrgicos com elevada exigência de manutenção asséptica.

As luvas de vinil de uso descartável a cada atendimento/procedimento, para procedimentos gerais, sem látex e talco, hipoalergênicas, foram recomendadas em substituição às luvas de látex de procedimentos gerais ou como barreira de contato das luvas de látex estéreis para profissionais multidisciplinares com alergia a esse material.

Alertas sobre o uso de luvas, já usadas antes da pandemia de COVID-19, foram mantidos e intensificados: (1) o uso de luvas não exclui a lavagem das mãos; (2) nenhum adorno (anéis, pulseiras, relógio) deve estar sob ou em contato com a parte ativa das luvas; (3) enquanto estiver usando luvas, o profissional não deve manipular objetos fora do campo de trabalho; (4) retirar as luvas imediatamente após o término do tratamento do paciente; (5) não tocar na parte contaminada (externa) das luvas ao removê-las; (6) lavar as mãos assim que retirar as luvas; (7) manter as unhas curtas, limpas, sem sujidades aparentes (por isso não se deve usar esmaltes que cubram as unhas pelo fato de dificultarem a visualização destas e/ou poderem gerar fragmentos); (8) não usar unhas postiças, qualquer que seja o material.

o As máscaras são indicadas para a proteção das vias respiratórias e da mucosa oral dos profissionais de saúde durante a realização de procedimentos com produtos químicos e daqueles em que haja possibilidade de respingos ou aspiração de agentes patógenos eventualmente presentes no sangue e/ou outros fluidos corpóreos. Reforça-se que o uso de máscaras também está recomendado para minimizar a contaminação do ambiente com secreções respiratórias geradas pelo próprio profissional da saúde ou pelo paciente. A escolha adequada deve ser feita considerando-se o nível de proteção necessário ao procedimento exigido ou o risco de patógeno infectante envolvido que, no caso da COVID-19, tem grande importância no contexto da transmissibilidade.

Máscaras cirúrgicas descartáveis de tripla proteção são usadas de modo a proteger a boca e o nariz e são recomendadas para a proteção da contaminação por gotículas. Elas não devem ser penduradas ou guardadas, sendo necessário respeitar o tempo de uso, especialmente se úmidas e/ou contaminadas. Devem ser descartadass em recipientes próprios (lixeiras fechadas, de pedal), obedecendo a fluxos e protocolos de descarte de resíduos sólidos gerados pelo hospital/instituição de saúde.

Os respiradores profissionais, recomendados para a proteção por aerossóis, protegem a boca e o nariz e com vedação, para partículas abaixo de 5 μ.

As máscaras descartáveis devem ser usadas entre o atendimento de cada paciente, e sempre que se tornarem úmidas e/ou com contaminação evidente devem ser trocadas e descartadas. As máscaras comercializadas em caixas não estéreis com quantidades diversas, com elástico ou com tiras para amarração, disponíveis em diversas cores, deveriam ser disponibilizadas após treinamentos de uso, pelas equipes multidisciplinares.

Sempre que os respiradores de proteção PFF2/N95, de uso único, descartáveis, recomendados para o atendimento de cada paciente, tornarem-se úmidos ou com contaminação evidente devem ser trocados ou descartados. Esses respiradores de proteção são compostos por seis camadas de proteção e dispõem de filtro eficiente para retenção de contaminantes presentes na atmosfera sob a forma de aerossóis. A N95 é uma certificação adotada nos Estados Unidos e no Canadá que é equivalente às PFF2 (peças faciais filtrantes) adotadas no Brasil.

Em decorrência do aumento da demanda causada pela COVID-19, recomendou-se que os respiradores de proteção PFF2 ou N95 poderiam ser excepcionalmente usados por período maior, dependendo do estado de conservação, especialmente da maneira como são guardados após o uso.

Barba, maquiagem ou cicatriz de face são dificultadores para a vedação correta do EPI.

Uma das orientações importantes é não escrever nome e/ou dados de identificação nas máscaras/respiradores (N94/PFF2), uma vez que algumas canetas podem danificar as fibras, assim como sua capacidade filtrante. Os EPIs sempre devem ser de uso pessoal, não podendo ser emprestados. Também é importante ler as recomendações de cada fabricante.

A máscara de tecido, criada durante o tempo da pandemia de COVID-19, não é um EPI, e por isso não deve ser usada. O ideal é o uso da máscara cirúrgica (durante a assistência ou contato direto, a mais de 1 metro de pacientes) ou da máscara N95/PFF2 ou equivalente (durante a realização de procedimentos potencialmente geradores de aerossóis).

São recomendações importantes sobre as máscaras: (1) devem ser colocadas após o gorro, antes das luvas e dos óculos de proteção; (2) não devem ser ajustadas ou tocadas durante os procedimentos; (3) devem cobrir confortavelmente as narinas e a boca; (4) nunca devem ficar penduradas no pescoço e/ou sustentadas em apenas uma das orelhas e/ou em cordões tipo colares; (5) no momento de sua remoção devem ser manuseadas o mínimo possível e somente pelos cordéis, por estarem contaminadas; (6) o uso de protetores faciais de plástico não exclui a necessidade de utilização das máscaras.

o Os protetores oculares estarão indicados como medida de proteção da mucosa ocular em atividades que possam produzir respingo e/ou aerossóis (de sangue, fluidos corpóreos, água contaminada ou agentes químicos) ou projeção de estilhaços ou fragmentos. Aqueles com fotoproteção também protegem contra fontes luminosas intensas e eletromagnéticas. Necessitam de vedação periférica e adaptação ao rosto, inviabilizando, assim, o uso apenas de óculos comuns para essa finalidade. Após o uso, devem ser lavados com mãos enluvadas, com sabão e água corrente ou álcool 70%. Sua desinfecção pode ser feita com solução de hipoclorito de sódio a 0,1%

o O escudo facial, protetor facial ou *face shield* serão recomendados para proteger a PFF2 de contato com gotículas. É importante lembrar que a viseira não substitui o uso de respiradores e máscaras cirúrgicas, porém o seu uso aumenta a conservação dos respiradores, podendo ser reutilizável após desinfecção

o Não se deve tocar as lentes dos óculos de segurança após o uso, pois estarão bastante contaminados. Os óculos de proteção devem ser oferecidos aos clientes em atendimento, em virtude dos riscos de acidentes e contaminação. Recomenda-se dar preferência àqueles com lentes antiembaçantes. É importante lembrar que existem óculos de proteção específicos para aplicação de *laser*

o Os gorros descartáveis representam uma barreira mecânica capaz de impedir a queda de cabelos no campo operatório ou no ambiente clínico/laboratorial, o que evita contaminações provocadas pelos fios, bem como protege o cabelo e o couro cabeludo do profissional de respingos e aerossóis potencialmente contaminados. Devem ser utilizados no ambiente laboral clínico ou laboratorial, podendo ser descartado apenas ao final do expediente, desde que não sejam removidos, manipulados ou contenham visível contaminação. Para garantir a máxima proteção, devem cobrir todo o cabelo e as orelhas. Pessoas que têm o cabelo longo devem mantê-lo preso. Os adornos (p. ex., brincos) devem ser removidos antes da colocação ou completamente cobertos pelo gorro. Para evitar o risco de contaminação cruzada é adequado proteger também os cabelos dos pacientes que serão submetidos a procedimentos que gerem aerossóis

o O uso de sapatos fechados visa à proteção dos pés do profissional contra acidentes com perfurocortantes ou com substâncias lesivas (ácidas, cáusticas e/ou contaminadas) em eventual queda. Devem ser confeccionados em material sintético ou natural impermeável e resistente. Para máxima proteção, recomenda-se o uso de meias, preferencialmente de cano longo

o A bata ou o jaleco representa uma peça de roupa inteiriça que deve ser vestida por cima da roupa branca de rotina, antes que sejam desempenhadas atividades laboratoriais ou clínicas nas quais exista o risco de contato com material químico ou biológico. Serve, portanto, como barreira física à pele e/ou à roupa com a qual se está vestido. Dessa maneira, as batas devem ser vestidas no interior do laboratório ou clínica e retiradas antes da circulação para outros locais em que não haja risco químico ou de contaminação. De preferência, devem ser confeccionadas em tecido de fácil lavagem e secagem, com mangas compridas presas no punho e com comprimento até os joelhos.

O avental deverá ser de mangas longas e impermeáveis (estrutura impermeável e gramatura mínima de 30 g/m² ou de 40 g/m²).

É importante lembrar sobre as batas/jalecos/avental: (1) a roupa não substitui bata/jaleco/avental; (2) trocar bata/avental diariamente e sempre que houver contaminação visível por fluidos; (3) batas/jalecos devem ser retirados na própria clínica/laboratório e, com pouca manipulação, dobrados pelo avesso e colocados em sacos plásticos, sendo retirados apenas para lavagem; o avental deve ser descartado em lixo infectante; (5) lavar as batas/jalecos separadamente das demais roupas, fazendo um ciclo separado com pré-lavagem com hipoclorito de sódio a 1%

• A paramentação para o uso dos EPIs deve obedecer à seguinte ordem: (1) higienização das mãos; (2) máscara cirúrgica/respirador PFF2 ou N95; (3) avental ou capote; (4) gorro; (5) óculos ou protetor facial; (6) luvas (dependendo da classificação do risco)

• Na desparamentação do uso de EPIs, a ordem de procedimentos será: (1) retirar as luvas; (2) retirar o avental; (3) higienizar as mãos; (4) retirar o protetor facial; (5) retirar o gorro; (6) higienizar as mãos; (7) retirar os óculos de proteção; (8) higienizar as mãos; (9) retirar a máscara ou respirador (não o removendo dentro da área de atendimento do paciente); (10) higienizar as mãos, dependendo da classificação do risco

• São cuidados com o meio ambiente: (1) não tocar nas superfícies usando luvas; (2) evitar tocar na parte externa da máscara; (3) descartar adequadamente os resíduos; (4) não compartilhar objetos pessoais; (5) higienizar as mãos após tocar em superfícies

• O risco de uma pessoa transmitir COVID-19 para outra depende da distância entre elas, da duração da exposição e da eficácia das práticas de higiene adotadas. Na medida do possível, recomenda-se que sejam feitas mudanças nos procedimentos de trabalho de forma a aumentar o espaçamento físico entre as pessoas que frequentam a clínica escola, atendendo às recomendações de separação mínima de 1,5 a 2 metros. Quando não for possível o distanciamento, devem ser reforçadas práticas de higiene eficazes para reduzir as chances de disseminação do vírus (SARS-CoV-2)

• Em casos de acidente com material biológico, consultar manuais específicos e/ou protocolos institucionais validados.

ATENÇÃO

As orientações listadas não substituem as recomendações da Organização Mundial de Saúde (OMS), do Ministério da Saúde (MS) e dos demais órgãos relacionados, podendo ser alteradas a cada momento, baseadas nas evidências científicas obtidas relativas a COVID-19, e procedimentos de biossegurança. E, mesmo adotadas pelas equipes multidisciplinares, não garantem que não haverá contaminação, podendo ser alteradas diante de novas informações.

BIOSSEGURANÇA E A IMAGEM PERCEBIDA

A biossegurança é percebida muito mais em nível de saúde do trabalhador e prevenção de acidentes, ou seja, muito mais voltada à segurança ocupacional frente aos riscos tradicionais do que àqueles que envolvem tecnologia de DNA recombinante. Seu foco tem se voltado para os processos e riscos tradicionais,

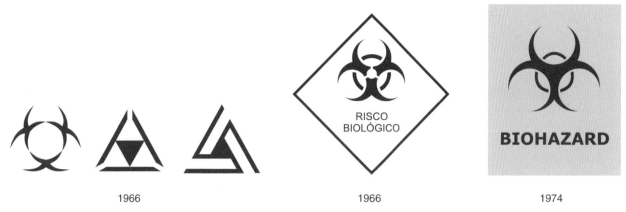

FIGURA 1.2 Símbolos da biossegurança.

representando uma ferramenta fundamental para que os profissionais exerçam suas atividades com segurança individual e planetária, com foco em processos de trabalho e não somente no controle de riscos.

Nos últimos anos, a biossegurança vem ocupando um espaço importante e de destaque nas instituições de saúde que desenvolvem políticas e programas de qualidade/acreditação e controle de riscos de maneira sistemática e efetiva.

Nesse novo cenário, a biossegurança passa a ser prioridade institucional, podendo ser o primeiro caminho para se iniciar um processo de qualidade, em que o gerenciamento de riscos é peça fundamental para a obtenção de uma excelência assistencial multidisciplinar.

Assim, o conhecimento de conceitos relativos à biossegurança e suas interfaces no processo assistencial do cuidado do paciente e mesmo para os prestadores de serviços assistenciais interelacionados tem sido uma estratégia implementada pelas instituições que buscam qualidade em todas as etapas de suas atividades.

SÍMBOLOS DA BIOSSEGURANÇA

Os símbolos da biossegurança representam, na realidade, o símbolo do risco biológico, que foi desenvolvido pelo engenheiro Charles Baldwin, em 1956, a pedido dos Centers for Disease Control (CDC) visando a uma padronização na identificação de agentes biológicos de risco e que não se alterasse com a posição da embalagem. Dessa maneira, ao adotar símbolos universais, seria possível identificar o tipo de risco ao qual a pessoa seria exposta e, assim, adotar medidas de proteção como forma de diminuir o risco individual e coletivo em potencial (Figura 1.2).

BIBLIOGRAFIA

Brasil. Agência Nacional de Vigilância Sanitária (Anvisa). Segurança do paciente: Higienização das mãos. Disponível em: https://www.anvisa.gov.br/servicosaude/manuais/paciente_hig_maos.pdf.

Brasil. Agência Nacional de Vigilância Sanitária (Anvisa). Nota técnica GVIM/GGTES/ANVISA Nº 04/2020 – Orientações para serviços de saúde: medidas de prevenção e controle que devem ser adotadas durante a assistência aos casos suspeitos ou confirmados de infecção pelo novo coronavírus (SARS-CoV-2). Disponível em: https://www.gov.br/anvisa/pt-br/centraisdeconteudo/publicacoes/servicosdesaude/notas-tecnicas/nota-tecnica-gvims_ggtes_anvisa-04_2020-25-02-para-o-site.pdf.

Brasil. Agência Nacional de Vigilância Sanitária (Anvisa). Nota técnica GVIM/GGTES/ANVISA Nº 07/2020 – Orientações para prevenção e vigilância epidemiológica das infecções por SARS-CoV-2 (COVID-19) dentro dos serviços de saúde. Disponível em: https://www.gov.br/anvisa/pt-br/centraisdeconteudo/publicacoes/servicosdesaude/notas-tecnicas/nota-tecnica-gvims-ggtes-anvisa-no-07-2020.

Brasil. Agência Nacional de Vigilância Sanitária (Anvisa). Nota técnica nº 141/2020/SEI/GRECS/GGTES/DIRE1/ANVISA – Hospitais de campanha e estruturas alternativas de assistência à saúde durante a pandemia ocasionada pelo novo coronavírus: orientações complementares. Disponível em: http://antigo.anvisa.gov.br/documents/219201/4340788/NOTA+T%C3%89CNICA+N%C2%BA+141.pdf/e31289b3-ac0e-4571-9fc2-e80f19a2b717.

Brasil. Agência Nacional de Vigilância Sanitária (Anvisa). Nota técnica nº 12/2020/SEI/GGTES/DIREI1/ANVISA – Manifestação sobre o processamento (reprocessamento) de Equipamentos de Proteção Individual (EPIs). Disponível em: https://www.gov.br/anvisa/pt-br/arquivos-noticias-anvisa/505json-file-1.

Brasil. Secretaria Estadual de Saúde. Portaria conjunta GC/SEDETUR/SEFAZ/SESAU nº 001/2020. Dispõe sobre o Protocolo Sanitário de Distanciamento Social Controlado. Diário Oficial Estado de Alagoas. Maceió, 15 de junho de 2020. Disponível em: https://www.legisweb.com.br/legislacao/?id=396987.

Brasil. Ministério da Saúde (MS). Biossegurança em saúde: prioridades e estratégias de ação. Disponível em: https://bvsms.saude.gov.br/bvs/publicacoes/biosseguranca_saude_prioridades_estrategicas_acao_p1.pdf. 2010.

Costa MAF, Costa MFB. Biossegurança: eloestratégico deSST. Disponível em: http://www.fiocruz.br/biossegurancahospitalar/dados/material10.htm.

Costa MAF, Costa MFB. Entendendo a biossegurança: epistemologia e competências para a área de saúde. Rio de Janeiro: Publit; 2006.

Costa MAF. Protegendo a vida. Revista Proteção. 1999;(86):46-7.

Costa MAF. Qualidade e biossegurança: uma necessidade de integração. Revista Biotecnologia. 1998;(4):32-3.

Goldim JR. Conferência do Asilomar. Disponível em: https://www.ufrgs.br/bioetica/asilomar.htm.1997.

Hinrichsen SL. Biossegurança: conceito e importância. In: Hinrichsen SL. Biossegurança e controle de infecções: risco sanitário hospitalar. Rio de Janeiro: Medsi; 2004:3-5.

Hirata MH, Hirata RDC, Mancine Filho J. Manual de biossegurança. 2. ed. São Paulo: Manole; 2012. 384 p.

Hinrichsen SL. Qualidade & segurança do paciente: gestão de riscos. Rio de Janeiro: Medbook; 2012. 325 p.

Hinrichsen SL. Lei de biossegurança nacional: alguns aspectos importantes. In: Hinrichsen SL. Biossegurança e controle de infecções: risco sanitário hospitalar. Rio de Janeiro: Medsi; 2004. 6-13.

Martinello F. Biossegurança laboratorial na pandemia do SARS-CoV-2. Revista Brasileira de Análises Clínicas. 2020. Disponível em: http://www.rbac.org.br/artigos/biosseguranca-laboratorial-na-pandemia-do-sars-cov-2/.

Silva JVDA, Barbosa SEM, Duarte SRMP. Biossegurança no contexto da saúde. São Paulo: Duarte. Iátria; 2013. 168 p.

Sipan CL, Hovell MF, Blumberg EJ et al. Regional training in AIDS prevention for health and behavioural science leaders in north-eastern Brazil. AIDS Care. 1996;8(1):71-84.

Organização Panamericana de Saúde (OPAS). Folha informativa sobre COVID-19. Disponível em: https://www.paho.org/pt/covid19.

Teixeira P, Valle S. Biossegurança: uma abordagem multidisciplinar. Rio de Janeiro: Fiocruz; 1996.

Valle S. Regulamentação da biossegurança em biotecnologia. Rio de Janeiro. Gráfica Auriverde; 1998.

Waissmann W, Castro JAP. A evolução das abordagens em saúde e trabalho no capitalismo industrial. In: Teixeira P, Valle S. Biossegurança: uma abordagem multidisciplinar. Rio de Janeiro: Fiocruz; 1996. 15-25.

World Health Organization (WHO). Laboratory Biosafety Manual. Geneva: 2 ed. 1993.

Capítulo 2

Arquitetura Hospitalar | Orientações Básicas para Estabelecimentos de Saúde

Sylvia Lemos Hinrichsen ▪ Marcela Coelho de Lemos

O AMBIENTE E AS INFECÇÕES

Define-se como arquitetura a arte de idealizar, fantasiar, edificar, dispor um edifício, contexturar, planejar, projetar e criar locais ou ambientes que abriguem as diversas atividades humanas. Ela tem importante papel na prevenção de infecções nas instituições de saúde/hospitais, pois projeta barreiras, proteções, meios e recursos físicos, funcionais e operacionais, relacionados com pessoas, ambientes, circulações, práticas, equipamentos, instalações e rotas/direções/fluxos.

É importante lembrar que a ocorrência de infecções em instituições de saúde/hospitais referentes ao ambiente físico engloba não só os aspectos vinculados à arquitetura, mas também a engenharia de instalações, serviços de limpeza, conservação, administração e corpo clínico, constituindo apenas uma parte de todo esse universo. Portanto, há necessidade de uma abordagem multidisciplinar capaz de identificar os riscos e adotar medidas de controle e prevenção de processos infecciosos nosocomiais.

Observa-se ainda uma grande preocupação, e até supervalorização, do papel da arquitetura em si, da sua beleza, edificação, esquecendo-se de que ela pode ser primordial no controle de infecções.

A importância da instituição de saúde/hospital como um edifício composto por vários agrupamentos de atividades e funções enaltece a importância das circulações internas, que passam a ser consideradas como "esqueleto" ou "estrutura" do ambiente assistencial. É primordial que se veja o hospital como um complexo estabelecimento que abriga pessoas em momentos críticos de suas existências. Nele se vivenciam alegrias, sorrisos, choros, dores e tristezas; há pessoas que nascem, sofrem e morrem, além de profissionais que buscam promover o alívio de dores, a melhoria da saúde e/ou a cura. É um espaço de aprendizado profissional, pessoal e social.

Um hospital deve ser planejado com bom gosto, conforto, funcionalidade, praticidade, modernidade e tecnologia, sem que necessariamente haja luxo. Devem existir nele locais de abstração (terraços, lanchonetes, restaurantes, salas de estar, toaletes, locais para oração, estacionamento e jardins), mas tudo planejado e executado com simplicidade, limpeza e dentro das normas exigidas pelo Ministério da Saúde (MS) e pela Agência Nacional de Vigilância Sanitária (Anvisa) para a construção de estabelecimentos do tipo (Resolução da Diretoria Colegiada [RDC] nº 50/2002).

Muitos dos problemas potenciais podem ser evitados se houver, já desde o início do projeto de construção, uma integração entre arquitetos, engenheiros, médicos, enfermeiros e administradores, trabalhando junto ao setor de controle de infecções relacionadas à assistência à saúde (IrAS). Além disso, o gerenciamento de risco e de qualidade, bem como os custos e as considerações práticas serão, em geral, os maiores determinantes quando da tomada de decisões, o que justifica um trabalho de equipe.

RDC nº 50 e suas atualizações

Desde a publicação da RDC nº 50, em 11 de fevereiro de 2002, pela Agência Nacional de Vigilância Sanitária (Anvisa), como marco referencial na organização e estruturação da legalidade dos edifícios hospitalares no Brasil, no pensar, projetar e construir os seus ambientes de saúde face à evolução das tecnologias para a assistência à saúde, em função da necessidade de se estabelecerem cuidados com a prevenção e o controle de IrAS, tem sido necessária uma revisão da mesma.

Em 11 de novembro de 2014, a Anvisa realizou em Brasília a sua 11ª Reunião Ordinária da Câmara Setorial de Serviços de Saúde, em que, dentre outros assuntos, assumiu a importância de cumprir o compromisso previsto na RDC nº 50/2002, comprometendo-se, em seu Artigo 1º, a proceder à sua revisão "após 5 anos de sua vigência, com o objetivo de atualizá-lo ao desenvolvimento científico e tecnológico do país". Assim, foi criada uma comissão técnica com profissionais e servidores públicos de diversas regiões do Brasil, para estabelecer a metodologia de trabalho e a organização estrutural das ações a serem adotadas, além das respectivas prioridades de atuação, discutida em Consulta Pública de atualização da RDC nº 50/2002.

O Artigo 1º da RDC nº 50/2002 refere-se ao regulamento técnico destinado a planejamento, programação, elaboração, avaliação e aprovação de projetos físicos de estabelecimentos assistenciais de saúde em todo o território nacional, nas áreas pública e privada, incluindo construções novas, ampliações de áreas e/ou reformas de estruturas já existentes.

Minuta da revisão da RDC nº 50/2002. Está disponível em: http://portal.anvisa.gov.br/documents/219201/2782895/Minuta+de+revisao+RDC+50-2002/f1185ff8-1c13-4020-a59e-c5e9200e6575.

A arquitetura hospitalar vem tendo um novo foco, em que os projetos atuais concebem espaços que, além de funcionais, também contribuem para a recuperação dos pacientes. Do ponto de vista prático, ambientes clínicos e assépticos têm sido projetados com um ar mais acolhedor, materiais de acabamento, mobiliários e cores que fogem, na medida do possível, do tradicional padrão hospitalar.

Nesse contexto, o tema sobre os materiais empregados na construção dos ambientes hospitalares, que atende à RDC nº 50, ampliou o escopo de discussão em universidades, congressos e seminários à medida que aumentou a preocupação em atender as necessidades das normas estabelecidas pelos órgãos reguladores, para que estas possam interagir naturalmente com a sociedade.

Todos os projetos de estabelecimentos assistenciais de saúde deverão obrigatoriamente ser elaborados em conformidade com as disposições de normas (particularmente a RDC nº 50/2002), mas também atender a todas as outras prescrições pertinentes ao objeto de uma regulação estabelecida em códigos, leis, decretos, portarias e normas federais, estaduais e municipais, inclusive.

Embora exista uma hierarquia entre as três esferas, o autor ou o avaliador do projeto de construção deverá considerar a legislação mais exigente, que eventualmente poderá não ser a do órgão de hierarquia superior.

Devem ser sempre consideradas as últimas edições ou substitutivas de todas as legislações e/ou normas utilizadas, observando-se as barreiras arquitetônicas que dificultam a estrutura e a dinâmica de funcionamento do espaço físico das unidades de saúde. Assim, considerando que a gerência da unidade de saúde/hospital é a principal responsável por administrar os setores e o funcionamento da unidade, deve-se também atentar para o cumprimento das normas de biossegurança, ambiente e de espaços físicos.

Os estudos dos fluxos de um projeto arquitetônico de uma unidade de saúde são necessários onde tais estudos estão inseridos em um conjunto de etapas a serem consideradas, sendo uma delas as devidas atribuições espaciais e funcionais de seus serviços. Com isso, podem-se determinar as devidas circulações necessárias para os deslocamentos de pacientes, insumos, visitas e funcionários. Consequentemente, após tais considerações, definem-se os acessos principais para o estabelecimento e para o acondicionamento e descarte seguro de resíduos.

Todas as observações citadas anteriormente são importantes para a execução de um bom projeto de saúde; porém, quando se trata de estabelecimentos assistenciais de saúde voltados para a rede pública e financiados por órgãos públicos, um fator a mais aparece, tornando o processo ainda mais complicado. Trata-se da questão de viabilidade econômica do projeto, isto é, torná-lo possível de ser executado, acomodado aos valores financeiros preestabelecidos. Para a Arquitetura e a Engenharia, isso se torna um grande desafio, pois uma obra arquitetônica não é composta apenas da funcionalidade do estabelecimento, mas também da resposta expressiva simbólica que o prédio possa ter, dentre outros fatores.

Existem estudos que buscam evidências da associação entre desenho/arquitetura de unidades assistenciais e a ocorrência de infecção. Entretanto, observa-se que os critérios propostos estão associados a número de camas/unidade e infecção, tamanho das unidades e distância entre pacientes, especialmente em setores com múltiplos leitos, além da detecção de colonização por agentes resistentes, ou infecção causada por qualquer agente. Os quartos individuais reduzem em quase 50% a ocorrência de colonização ou infecção, e em 36% a de bacteriemia.

Diante disso, o controle de infecção não deve ser resumido à higienização das mãos, nem distorcido para atender a necessidade de outros tipos de controle; afinal, o de infecção tem necessidades específicas.

O comportamento dos profissionais, seus hábitos e práticas podem estar associados a aumento de risco, especialmente em locais sem sistematização de processos assistenciais. Assim, é importante compreender outras variáveis que também têm relevância, como a estrutura e a cultura institucional, principalmente quando há déficit de profissionais e/ou sobrecarga de trabalho, condições que elevam as chances de IrAS.

As áreas mais vulneráveis a IrAS são as unidades de terapia intensiva (UTI) neonatais. A situação de sobrecarga e estresse de profissionais, em especial da enfermagem, pode resultar em cuidados não seguros, já que a satisfação, mais do que a resiliência, são determinantes para a qualidade da atenção. A superlotação de unidades (áreas assistenciais) causa uma estrutura física sobrecarregada, pela falta relativa de profissionais, os quais dispõem de menos tempo para todos os cuidados, exercendo atividades sob estresse e insatisfação, o que leva à perda de atenção e concentração nos cuidados.

É importante lembrar que a RDC nº 50 foi elaborada em 2002, e até 2019-2021 não houve atualização, embora a arquitetura hospitalar tenha evoluído, em virtude não só das novas exigências de biossegurança e controle de infecções/riscos, mas também pelas várias inovações e/ou tecnologias, além de novas áreas focadas em ambientes humanizados e/ou novas práticas assistenciais.

A RDC nº 50 é básica para o planejamento de qualquer estrutura de edificações, embora haja, em alguns casos, a necessidade de complementação por meio de outras legislações específicas que, ao longo do tempo, foram recomendadas para garantir a construção de ambientes seguros e adequados às práticas assistenciais.

É importante atentar para a consulta pública nº 725/2019, da Anvisa, que está publicada desde 2019, objetivando a revisão da resolução que dispõe sobre o Regulamento Técnico para planejamento, análise e aprovação de projetos de serviços de saúde. A necessidade da consulta se baseia no parecer da Anvisa que considera a RDC nº 50/2002 fora dos padrões atuais segundo as demandas decorrentes das novas tecnologias em serviços de saúde, bem como o necessário apoio às ações de segurança do paciente.

PLANTAS E FLORES

Plantas naturais, artificiais e ornamentais, bem como folhagem, em unidades de saúde/hospital podem servir de reservatório para microrganismos como *Pseudomonas aeruginosa*, *Acinetobacter baumanni* e *Klebsiella* spp., além de fungos filamentosos como *Aspergillus* spp.

As plantas e/ou flores naturais não estão recomendadas em áreas de doenças transmitidas por água ou mosquitos (arboviroses), assim como em ambientes assistenciais de pacientes graves e imunodeprimidos, como as unidades de transplante, de oncologia e de terapia intensiva, e o berçário.

Quando plantas e flores naturais forem permitidas, deverão permanecer do lado de fora do quarto, no corredor fora do ambiente imediato do paciente, devendo ser limitada a quantidade de vasos. Além disso, será necessário realizar higiene das mãos após o manuseio e trocar a água do vaso no mínimo a cada 2 dias, devendo ser descartada no expurgo e o vaso lavado com água e sabão. O colaborador designado para essa tarefa não deverá ser o mesmo que presta assistência ao paciente. Também é importante orientar os profissionais de equipes multiprofissionais a usarem luvas no manuseio de plantas ou flores (naturais ou artificiais).

ÁREAS CRÍTICAS, SEMICRÍTICAS E NÃO CRÍTICAS

O ambiente de saúde/hospital abriga diversas populações de microrganismos que podem ser detectados no ar, na água e em fômites, mas apenas alguns são responsáveis por colonizar ou causar doença nos seres humanos.

Os serviços de saúde são classificados como críticos, semicríticos e não críticos, com a finalidade de orientar e nortear a limpeza e desinfecção de superfícies tanto para a divisão de atividades como para o dimensionamento de equipamentos, profissionais e materiais de acordo com as complexidades das áreas.

Considera-se área crítica, segundo padrões da Anvisa, todo ambiente onde existir risco aumentado de transmissão de infecção, onde se realizam procedimentos de risco ou onde se encontram pacientes com seu sistema imunológico fora de padrões considerados normais. São áreas críticas ambientes onde ocorrem: procedimentos cirúrgicos e de parto, internação em regime de terapia intensiva, atividades de diálise, internação de recém-nascidos, procedimentos de análises clínicas, desenvolvimento de atividades hemoterápicas, procedimentos relacionados com preparo e cocção de alimentos e mamadeiras e lavagem de roupas. As áreas semicríticas compreendem todos os demais locais ocupados por pacientes com doenças infecciosas de baixa transmissibilidade e/ou doenças não infecciosas, como os de internação e os ambulatórios. As áreas não críticas correspondem a todas as demais áreas dos estabelecimentos de saúde não ocupadas por pacientes: vestiário, copa, áreas administrativas, almoxarifado, secretaria entre outras.

No projeto executivo de áreas críticas, no acabamento de paredes, pisos e tetos, devem ser considerados os requisitos de lavabilidade e higienização de pisos, paredes, pias e balcões, sendo extensivos a todos os ambientes dos estabelecimentos assistenciais de saúde (EAS), segundo as normas contidas no processamento de artigos e superfícies em estabelecimentos de saúde.

Os materiais adequados para revestimento de paredes, pisos e tetos de ambientes de áreas críticas, semicríticas e não críticas são do tipo lavável e resistentes aos desinfectantes. Sua higienização requer produtos de limpeza que atendam às normas e aos requisitos de qualidade (Lei nº 6.360, de 23/09/88, Decreto nº 79.094, de 05/01/77, Portaria nº 15, de 23/08/88).

Em alguns laboratórios, é essencial contar com a luz natural, de modo a proporcionar um meio de trabalho mais agradável e permitir o contato visual com o mundo exterior. As janelas devem ser altas, propiciando maior iluminação contra a parede oposta, localizando-se, no mínimo, a 0,90 m do nível do piso, o que possibilita a instalação de bancadas ou mesas de trabalho abaixo delas.

O piso deve ser liso e sem rejunte com a junção da parede. As paredes devem ter um acabamento fino, sem porosidade e com pintura lavável. Paredes e/ou pisos devem ser de fácil limpeza e desinfecção, bem como resistentes às substâncias químicas utilizadas. Carpetes e madeira devem ser evitados, pois são de difícil limpeza em caso de contaminação com sangue, saliva ou outras substâncias. Não são recomendados tapetes em áreas de contaminação pesada, pois, embora não tenham sido associados à infecção hospitalar, em geral exigem higienização e aspirações regulares, dependendo do tipo de material e das orientações do fabricante. Se expostos a detritos de demolições, devem ser removidos, desinfectando-se a área com solução diluída de hipoclorito.

Os armários, balcões e mesas auxiliares devem ser lisos, sem ranhuras e fáceis de limpar e desinfectar. O rejunte do balcão com as superfícies de trabalho deve ser liso, visando evitar o acúmulo de material contaminado.

Todos os móveis e/ou objetos devem ser lisos e sem locais onde se possam depositar resíduos ou de difícil limpeza. Suas superfícies devem ser também resistentes a substâncias desinfectantes.

Tetos contínuos, sem forros removíveis, possibilitam uma vedação contínua, de modo a evitar que os contamitantes se infiltrem em áreas de difícil acesso. Nas demais áreas semicríticas e não críticas, pode-se utilizar forro removível, inclusive por motivos ligados à manutenção.

Em todas as fases de construção e/ou ambientação de unidades de saúde, devem-se observar os fatores de risco existentes. Os riscos biológicos são frutos ou consequências da atividade humana; portanto, nunca é demais lembrar que todos os esforços devem ser concentrados na formação de recursos humanos, pois somente a questão educacional, articulada a políticas que estimulem a criação de núcleos de excelência, contribuirá para a formação de massa crítica. Deve-se, portanto, trabalhar dentro do nível de risco individualizado elevado e risco coletivo baixo, por conta da circulação de *Mycobacterium tuberculosis* e/ou micobactérias e fungos oportunistas na maioria das áreas onde serão realizados os diversos procedimentos técnicos e assistenciais.

MAPA DE RISCO

A metodologia para mapear os riscos ambientais de cada local de trabalho foi introduzida na Itália nos anos 1970. No Brasil, o mapa de risco é conhecido desde os anos 1980, mas a Portaria nº 25, de 29/12/1994, do Ministério do Trabalho, foi que consolidou esse novo sistema na legislação trabalhista brasileira. Por meio do mapa de risco, é possível identificar os perigos e riscos presentes no ambiente de trabalho e, assim, implementar medidas capazes de prevenir acidentes e doenças relacionadas com a atividade profissional, garantindo o bem-estar do trabalhador.

O mapa de risco é elaborado levando em consideração o *layout* do local, e nele os riscos são apresentados e indicados por círculos de tamanhos, que indicam a quantificação do risco, e de cores diferentes, de acordo com o tipo de risco identificado, seja ele biológico (marrom), físico (verde), químico (vermelho), ergonômico (amarelo) ou de acidente (azul).

Para o desenvolvimento do mapa de risco, é fundamental que sejam identificados os possíveis perigos e riscos relacionados com o ambiente de trabalho e atividade desempenhada, sendo necessário para isso ter conhecimento do processo de trabalho no local analisado. No momento da elaboração do mapa, devem-se levar em consideração os indicadores de saúde do local, o que pode ser verificado pela averiguação dos acidentes ocorridos, das doenças profissionais identificadas, das causas mais frequentes de ausência no trabalho e das queixas mais comuns entre os trabalhadores expostos aos mesmos riscos, assim como conhecimento dos levantamentos ambientais já realizados no local. Além disso, é também necessário saber número, sexo e idade dos profissionais, instrumentos e materiais de trabalho utilizados e atividades exercidas.

A partir do momento que o mapa de risco é desenvolvido, é importante que a Comissão Interna de Prevenção de Acidentes (CIPA) ou funcionário designado, responsável pela elaboração do mapa de risco, indique medidas para eliminar ou minimizar os riscos identificados. Além disso, é fundamental que os riscos e as devidas ações a serem implementadas sejam comunicados aos trabalhadores, assim como que sejam realizados treinamentos de segurança e saúde dos trabalhadores. Dentre as medidas a serem implementadas, podem ser destacadas: ações relacionadas com a proteção coletiva e individual; medidas de organização de trabalho; medidas de higiene e conforto (lavatórios, banheiros, vestiários, refeitórios, áreas de lazer).

Também são partes do processo relacionado com o mapa de risco o monitoramento do risco e a averiguação da eficácia das medidas implementadas.

"PRÉDIOS VERDES"

Em 1994, o inglês John Elkington desenvolveu o conceito Triple Bottom Line (pessoas, planeta e lucro – harmonia entre a questão financeira e o ambiente), que fundamenta os princípios de desenvolvimento sustentável e responsabilidade corporativa/social. Trata-se de ações socioambientais sustentáveis adotadas por empresas/instituições/hospitais, como:

- Estudos de avaliação energética para a redução de consumo de água e energia
- Madeira certificada
- Luminária de baixo consumo
- Tintas à base de água
- Papel reciclado
- Gerenciamento de resíduos (radioativos, biológicos, químicos) tratados até serem convertidos em lixo comum

- Otimização da coleta de sangue (com apenas um tubo, a máquina automatizada define quais os exames podem ser realizados a partir dessa amostra)
- Consumo consciente de água (com aproveitamento da chuva)
- Redução do descarte de resíduos sólidos (plásticos, papéis, vidros, papelões e sobras de alimentos)
- Treinamento focado em sustentabilidade socioambiental.

Assim, empresas/instituições/hospitais produtivos são os que levam em conta o bem-estar dos seus colaboradores, por meio de projetos arquitetônicos ("prédios/edifícios verdes") inseridos em contextos socioambientais.

Os "prédios verdes" aumentam a ventilação nas áreas onde as pessoas circulam, podendo levar a produtividade a crescer até 15%. Além disso, uma iluminação natural pode aumentar em cerca de 30% a capacidade de aprendizado. Os "prédios verdes" podem também gerar mais energia do que consomem, o que representa uma enorme economia de dinheiro, diminuindo, principalmente, a necessidade adicional de energia para manter ligados os aparelhos de ar-condicionado.

Embora sejam projetos mais caros, aos poucos as companhias estão percebendo que o investimento compensa a médio e longo prazos, em termos de redução de custos e ganhos de produtividade dos funcionários.

Com a ameaça do aquecimento global, os prédios terão de passar por mudanças importantes, além de maior flexibilidade de espaços internos, pois são concebidos para facilitar o processo de reordenação dos departamentos, algo muito comum nas empresas/instituições/hospitais, e permitir aos funcionários controlar a seu gosto variáveis como temperatura e luz.

Existem projetos de "edifícios verdes" com:

- Telhados verdes, com jardim, uma vez que a vegetação, além de promover a biodiversidade, ajuda a amenizar a temperatura do prédio ou telhado com cobertura clara, que reflete a luz ajudando a bloquear o calor e, consequentemente, reduzindo o uso do ar-condicionado
- Sistema de irrigação automático com reaproveitamento de água não potável
- Água da chuva ou do esgoto captada para ser usada em vasos sanitários ou na lavagem de pisos
- Aproveitamento de luz e ventilação naturais para iluminar e deixar ambientes mais frescos, ajudando na economia de energia
- Ar-condicionado e outros eletroeletrônicos com selo que garanta melhores níveis de eficiência energética
- Sistema de ar-condicionado com sensor de acordo com o padrão da Anvisa, o que ajuda a economizar energia
- Lâmpadas frias (LED) com melhor compensação energética em comparação às lâmpadas convencionais
- Fontes de energia renováveis (eólica e fotovoltaica)
- Janelas com paisagem e produtos como cola e verniz sem cheiro
- Controle da qualidade do ar por meio de ar-condicionado
- Madeira certificada de reflorestamento ou de ciclo vegetativo rápido (bambu e eucalipto)
- Tintas ecológicas à base de água (epóxi com baixo teor de química e sem cheiro)

- Sistema duplo de envidraçamento que possibilita aproveitar a luz natural com bloqueio de calor
- Gestão de resíduos de obra para não sobrecarregar aterros sanitários (envio de resíduos recicláveis para empresas de reciclagem)
- Sistema de descontaminação do ar
- Vagas preferenciais para carros a álcool ou gás natural, desestimulando o uso de gasolina (para baixa emissão de poluentes), que ficam mais próximas aos acessos principais do prédio.

CONSTRUÇÕES E REFORMAS

Do ponto de vista do controle de IrAS, as construções e reformas são extremamente importantes, além de serem bastante frequentes. Isso exige planejamento, coordenação e monitoramentos para a minimização de riscos transmitidos pela água, pelo ar e por superfícies, tanto durante a execução dos projetos como após a sua conclusão.

Sendo assim, medidas preventivas devem ser implantadas durante o processo de construção e reforma com relação aos riscos relacionados, evitando a transmissão intra-hospitalar de microrganismos, especialmente em áreas com pacientes graves e/ou imunossuprimidos.

Quando é decidido fazer uma construção e/ou reforma, é fundamental que seja avaliado o risco ambiental, assim como determinadas as medidas para conter poeira e umidade durante o período de trabalho. Os pacientes internados no local a ser construído e/ou reformado devem ser retirados do local de origem e relocados em outra área que não esteja passando por obras.

É importante estar atento para o fato de que a dispersão de pó e poeira é um grande problema, pois está estreitamente relacionada à infecção por *Aspergillus* spp., especialmente se pacientes imunossuprimidos. Nesses casos, devem-se estabelecer medidas preventivas que garantam o controle de riscos (Quadro 2.1).

Para que o período de obras transcorra sem problemas, é necessário que as atividades sejam planejadas mantendo um bom relacionamento entre as equipes de engenharia, arquitetura, higiene e limpeza e a de controle de infecções, garantindo a segurança do paciente, dos visitantes e dos profissionais.

BIBLIOGRAFIA

Brasil. Agência Nacional de Vigilância Sanitária (Anvisa). Minuta para revisão da portaria RDC/50 que estabelece os requisitos de projeto de edificações e de suas instalações para os estabelecimentos de saúde. Publicado em: 21 de junho de 2016. Disponível em: https://ccih.med.br/minuta-para-revisao-da-portaria-rdc50-que-estabelece-os-requisitos-de-projeto-de-edificacoes-e-de-suas-instalacoes-para-os-estabelecimentos-de-saude/.

Brasil. Agência Nacional de Vigilância Sanitária (Anvisa). Resolução – RDC nº 50, de 21 de fevereiro de 2002. Disponível em: https://sbim.org.br/images/legislacao/rdc-2002-50.pdf.

Brasil. Agência Nacional de Vigilância Sanitária (Anvisa). Normas para projetos físicos de estabelecimentos assistenciais de saúde. 2. ed. Brasília: Anvisa; 2004. p. 158.

QUADRO 2.1 Recomendações durante construções e reformas.

Divisórias pré-fabricadas	Recomendadas durante reformas a curto prazo
	Em obras a longo prazo, utilizar barreiras rígidas
Janelas e portas	Deverão ser fechadas e lacradas quando não utilizadas
Panos úmidos	Recomendados na porta de entrada em que estiver ocorrendo a construção ou reforma, para manter o chão úmido, evitando a propagação de poeira durante o trânsito de pessoas
Fluxo de entrada e saída de materiais e detritos produzidos pela obra	Deverão ser transportados em carros fechados, de preferência em horário noturno, quando é menor o trânsito de pessoas
Horário e rota para fluxo de pessoas e itens destinados ao cuidado do paciente	Para que não sejam contaminados pela dispersão de poeira
Entrada, corredores e elevador de uso exclusivo para transporte de pessoas e materiais relacionados com a obra	Deverão ser limpos ao final do dia ou sempre que houver sujidade visível
Sistema de água e ar-condicionado	Certificar a integridade durante e após a construção e reforma
Circulação de pessoas em locais de obras	Só permitir acesso aos locais de pessoas autorizadas
Orientações sobre controle de infecções	Deverão ser dadas aos funcionários da construção em linguagem de fácil entendimento, focando temas como limpeza da área, contenção de poeira e fluxo de pessoas
Fluxo de operários da obra	Deverá ser estabelecido um fluxo de circulação para evitar a dispersão de poeira em roupas e sapatos; estes devem ser limpos com água e sabão, com trocas antes da saída da área em obras
Limpeza da área em obra	Deverá ser realizada uma limpeza terminal da área e dos materiais, assim como de equipamentos, de acordo com o procedimento operacional padrão de cada instituição de saúde/hospital

Brasil. Ministério da Saúde (MS). Portaria nº 466, de 4 de junho de 1998, que estabelece o regulamento técnico para o funcionamento e definição dos serviços de tratamento intensivo. Brasília: MS; 1998.

Brasil. Ministério da Saúde (MS). Portaria nº 930, de 27 de agosto de 1992, que dispõe, na forma de anexos, normas para o controle das infecções hospitalares. Brasília: MS; 1992.

Brasil. Norma Regulamentadora nº 9 (NR 09). Programa de Prevenção de Riscos Ambientais. Publicação (Portaria GM nº 3.214, de 08 de junho de 1978). Alterações/atualização (Portaria SSST nº 25, de 29 de dezembro de 1994).

Figueiredo VMO. Arquitetura hospitalar. In: Couto RC, Pedrosa TMG, Nogueira JM. Infecção hospitalar: epidemiologia, controle e tratamento. 3. ed. Rio de Janeiro: Medsi; 2003. p. 359-68.

Hinrichsen SL et al. Recomendações para a biossegurança dos profissionais de saúde. Ars Cvrande. 1998; 20-6.

Hinrichsen SL. Qualidade e segurança do paciente: gestão de riscos. Rio de Janeiro: Medbook; 2012. 335 p.

Matos UAO. Mapa de risco: o controle da saúde pelos trabalhadores. DEP. 1993; 21:60.

Oshiro OCVS, Spadão FS. Limpeza e desinfecção do ambiente. In: Carrara D, Strabelli TMV, Uip DE. Controle de infecção: a prática no terceiro milênio. Rio de Janeiro: Guanabara Koogan; 2017. p. 194-209.

Pinheiro LA. Controle de infecção. In: Pinheiro LA. Atenção odontológica a pacientes com AIDS ou HIV+. Recife: Editora Universitária da UFPE; 1998. p. 63-87.

RDICOM. O que significa a sigla RDC 50 e por que ela é tão importante para as clínicas médicas. Disponível em: https://rdicom.com.br/blog/o-que-e-rdc-50/.

Simas C. Biossegurança e arquitetura. In: Teixeira P, Valle S. Biossegurança: uma abordagem multidisciplinar. Rio de Janeiro: Fiocruz; 1996. p. 75-110.

Stiller A, Salm F, Bischoff P et al. Arquitetura hospitalar e infecções relacionadas aos serviços de saúde. Antimicrobial Resistance and Infection Control. 2016; 5:51.

Teixeira P, Valle S. Riscos biológicos em laboratórios de pesquisa. In: Teixeira P, Valle S. Biossegurança: uma abordagem multidisciplinar. Rio de Janeiro: Fiocruz; 1996. p. 41-64.

Wilson J. Infection control in clinical practice – Updated Edition. Rio de Janeiro: Elsevier; 2018; 84; 240.

Capítulo 3

Níveis de Biossegurança Física em Serviços de Saúde

Sylvia Lemos Hinrichsen ▪ Marcela Coelho de Lemos ▪ Jorge Belém Oliveira Júnior ▪
Bartolomeu José dos Santos Júnior ▪ Marcos Antônio de Lisboa Miranda

INTRODUÇÃO

Os agentes biológicos apresentam um risco real ou potencial para o homem e o meio ambiente. Por essa razão, é fundamental montar uma estrutura que se adapte à prevenção aos riscos encontrados nas diversas unidades de assistência.

Os agentes biológicos dividem-se em quatro grupos ou classes de risco (I, II, III e IV), sendo considerados os critérios: a patogenicidade para o homem, virulência, modo de transmissão, endemicidade, estabilidade do agente infeccioso a condições adversas e existência ou não de profilaxia e de terapêutica efetivas (ver Quadros 3.1 a 3.4).

Os níveis de contenção física estão relacionados com os requisitos, classificados nos quatro grupos de risco.

As principais infecções associadas à assistência à saúde são decorrentes de processos infecciosos de feridas cirúrgicas pós-operatórias; da utilização indiscriminada e/ou inadequada de antimicrobianos; da utilização de procedimentos invasivos para diagnóstico e tratamentos (cateteres venosos ou arteriais, sondagens); e da não higienização das mãos.

A infecção por *Candida*, em geral, decorrente do uso de cateteres e da não higienização das mãos, acomete, sobretudo, pacientes internados em unidades de terapia intensiva (UTI), em pós-operatórios de grandes cirurgias, na vigência de antimicrobianos de largo espectro, em pacientes que estão fazendo nutrição parenteral total, em queimados, neonatos, diabéticos e portadores de neoplasia (especialmente em leucêmicos).

A taxa de infecção, seja em países desenvolvidos ou mesmo no Brasil, é variável e demonstra a necessidade de as medidas necessárias ao controle de infecção relacionada à assistência à saúde serem adotadas, pois a desinformação dos profissionais de saúde é um dos grandes responsáveis por esses processos infecciosos.

Define-se infecção relacionada à assistência à saúde como toda e qualquer infecção adquirida em instituições hospitalares e unidade prestadora de serviço assistencial à saúde após a internação do paciente e que se manifeste durante a internação, ou mesmo após a alta, quando pode ser relacionada com a internação e/ou com procedimentos invasivos.

Entre as diversas medidas de controle de infecções estão incluídos, e até mesmo enfatizados, os níveis de biossegurança (NB) física nos diversos setores dos serviços de saúde, especialmente nas áreas críticas. De forma geral, os níveis de biossegurança são proporcionais à classe dos riscos em que os microrganismos foram classificados, de forma que agentes infecciosos de classe de risco I necessitam de medidas de biossegurança menos rigorosas que para os agentes infecciosos de classe de risco IV, por exemplo. No entanto, alguns procedimentos e/ou protocolos podem exigir medidas de contenção adicional de acordo com o agente infeccioso envolvido.

NÍVEIS DE BIOSSEGURANÇA

Nível I

Apresenta baixo risco individual e coletivo, devido à presença de microrganismos que nunca foram descritos como agentes causais de doenças no homem e com pouca probabilidade de alto risco para os profissionais de um modo geral.

No que se refere à contenção física, esta se aplica aos serviços de ensino básico com manipulação de microrganismos pertencentes ao grupo de risco I (Quadro 3.1).

Do ponto de vista da arquitetura, não é exigido nenhum desenho, apenas um bom planejamento espacial e funcional e a adoção de boas práticas laboratoriais e/ou de biossegurança.

Para a instalação de laboratórios e/ou serviços nesse nível, não há nenhuma restrição particular na localização da instalação quanto à proximidade de áreas de público ou circulações com grande movimentação de trabalho, embora seja necessário que a sala esteja separada por uma porta, que deverá permanecer sempre fechada.

Deve-se planejar o mobiliário para manter uma boa circulação para a limpeza e manutenção. Este precisa ser feito de material impermeável à água e resistente à ação de desinfectantes, ácidos, álcalis, solventes orgânicos e calor moderado.

A área de armazenamento de materiais de uso imediato deve ser adequada, de modo a evitar a ocupação indesejada, de mesas em corredores. Para o armazenamento a longo prazo, deve-se prever um espaço, de preferência fora das áreas de trabalho, bem como destinar áreas para o manuseio seguro e o armazenamento de solventes, materiais radioativos e de gases especiais ou liquefeitos.

Deve haver uma autoclave dentro do edifício que abriga o laboratório.

18 Parte 1 **Biossegurança**

QUADRO 3.1 Classificação dos agentes microbianos (bactérias) de acordo com os diferentes níveis de risco (Ministério da Saúde, 2017)*.

Bactérias – Nível II

Acinetobacter baumannii; Acinetobacter calcoaceticus; Acinetobacter haemolyticus; Acinetobacter junni; Acinetobacter lwoffii; Acinetobacter spp.; *Actinobacillus actinoides; Actinobacillus actinomycetemcomitans; Actinobacilus hominis; Actinobacillus lignieresii; Actinobacillus ureae; Actinobacillus* spp.; *Actinomadura madurae; Actinomadura pelliertieri; Actinomyces gerencserieae; Actinomyces israelii; Actinomyces* spp.; *Aerococcus christensenii; Aerococcus sanguinicola; Aerococcus suis; Aerococcus urinae; Aerococcus urinaeequi; Aerococcus urinaehominis; Aerococcus viridans; Aeromonas caviae;Aeromonas hydrophila;Aeromonas sóbria; Aeromonas* spp; *Aggregatibacter actinomycetemcomitans; Aggregatibacter aphrophilus; Aggregatibacter segnis; Aggregatibacter* spp.; *Amycolata autotrophica; Arcanobacterium autotrophica; Arcanobacterium pyogeness; Arcanobacterium* spp.; *Bacillus cereus; Bacillus coagulans; Bacillus mycoides; Bacillus thurigiensis; Bacteroides caccae; Bacteroides coagulans; Bacteroides coprocola; Bacteroides eggerthii; Bacteroides fragilis; Bacteroides massiliensis; Bacteroides nordii; Bacteroides ovatus; Bacteroides plebeius; Bacteroides pyogenes; Bacteroides salyersiae; Bacteroides stercoris; Bacteroides tectus; Bacteroides thetaitaomicron; Bacteroides uniformis; Bacteroides vulgate; Bacteroides* spp.; *Bartonella bacilliformis; Bartonella henselae; Bartonella quintana; Bartonella vinsonii; Bartonella* spp.; *Bordetella bronchiseptica; Bordetella parapertussis; Bordetella pertussis; Bodertella* spp.; *Borrelia burgdorferi; Borrelia duttoni; Borrelia recurrentis; Borrelia* spp.; *Brachyspira* spp; *Brevibacillus brevis; Brevibacillus* spp.; *Burkholderia cepacia; Burkholderia* spp.; *Campylobacter coli; Campylobacter fetus; Campylobacter jejuni; Campylobacter lari; Campylobacter septicum; Campylobacter upsaliensis; Campylobacter* spp.; *Capnocytophaga canimorsus; Capnocytophaga cynodegmi; Capnocytophaga gingivalis; Capnocytophafa granulosa; Capnocytophaga haemolytica; Capnocytophaga leadbetteri; Capnocytophafa ochraceae; Capnocytophaga sputigena; Capnocytophaga* spp.; *Cardiobacterium hominis; Cardiobacterium valvarum; Chlamydia trachomatis; Chlamydophila abortus; Chlamydophila caviae; Chlamydophila felis; Chlamydophila pneumoniae; Citrobacter amalonaticus; Citrobacter braakii; Citrobacter farmeri; Citrobacter freundii; Citrobacter koseri; Citrobacter sedlakii; Citrobacter werkmanii; Citrobacter youngae; Citrobacter* spp.; *Clostridium difficile; Clostridium haemolyticum; Clostridium histolyticum; Clostridium novyi; Clostridium perfringens; Clostridium septicum; Clostridium sordelli; Clostridium tetani; Clostridium* spp.; *Corynebacterium bovis; Corynebacterium diphtheriae; Corynebacterium haemolyticum; Corynebacterium minutissimum; Corynebacterium pseudodiphteria; Corynebacterium pseudotuberculosis; Corynebacterium pyogenes; Corynebacterium renale; Corynebacterium ulcerans; Corynebacterium xerosis; Corynebacterium* spp.; *Cronobacter sakasakii; Cronobacter* spp.; *Dermatophilus chelonae; Dermatophilus congolensis; Edwardsiella tarda; Edwardsiella* spp.; *Ehrlichia chaffeensis; Ehrlichia sennetsu; Ehrlichia* spp.; *Eikenella corrodens; Elizabehtkingia meningoseptica; Enterobacter aerogenes; Enterobacter asburiae; Enterobacter cloacae; Enterobacter gergoviae; Enterobacter* spp.; *Enterecoccus faeacalis; Enterococcus faecium; Enterococcus* spp.; *Erysipelothrix rhusiopathiae; Escherichia coli (urogenital, enterotoxigênica, enteroinvasora; enteroagregativa); Fusobacterium canifelinum; Fusobacterium gonidiaformans; Fusobacterium mortiferum; Fusobacterium naviforme; Fusobactetium necrogenes; Fusobacterium necrophorum; Fusobacterium nucleatum; Fusobacterium russii; Fusobacterium ulcerans; Fusobacterium varium; Gemella asaccharolytica; Gemella bergeri; Gemella haemolysins; Gemella morbillorum; Gemella sanguinis; Gemella* spp.; *Geobacillus* spp.; *Grimontia hollisae; Haemophilus ducreyi; Haemophilus influenzae; Haemophilus* spp.; *Helicobacter pylori; Helicobacter* spp.; *Klebsiella oxytoca; Klebsiella pneumoniae; Klebsiella* spp.; *Legionella pneumophila; Legionella* spp.; *Leptospira interrogans* (todos os sorotipos); *Leptospira* spp.; *Listeria innocua; Listeria ivanovii; Listeria monocytogenes; Listeria* spp.; *Moraxella catarrhalis; Moraxella* spp.; *Morganella morganii; Morganella* spp.; *Mycobacterium asiaticum; Mycobacterium avium; Mycobacterium bovis* (BCG – cepas vacinais); *Mycobacterium chelonae; Mycobacterium fortuitum; Mycobacterium kansasii; Mycobacterium leprae; Mycobacterium malmoense; Mycobacterium marinum; Mycobacterium paratuberculosis; Mycobacterium scrofulaceum; Mycobacterium simiae; Mycobacterium szulgai; Mycobacterium xenopi; Mycobacterium* spp.; *Mycoplasma caviae; Mycoplasma genitalium; Mycoplasma hominis; Mycoplasma pneumoniae; Mycoplasma* spp.; *Neisseria gonorrhoeae; Neisseria meningitidis; Neisseria* spp.; *Nocardia asteroides; Nocardia brasiliensis; Nocardia farcinica; Nocardia nova; Nocardia otitidiscaviarum; Nocardia transvalensis; Nocardia* spp.; *Paenibacillus alvei; Paenibacillus amyloliticus; Paenibacillus macerans; Paenibacillus* spp.; *Pantoae agllomerans; Pantoea* spp.; *Pasteurella canis; Pasteurella multocida; Pasteurella* spp.; *Peptostreptococcus anaerobius; Peptostreptococcus* spp.; *Photobacterium damsela; Photobacterium* spp.; *Plesiomonas shigelloides; Porphyromonas* spp.; *Prevotella* spp; *Proteus hauseri; Proteus mirabilis; Proteus penneri;Proteus vulgaris; Proteus* spp.; *Providentia alacalifaciens; Providencia rettgeri; Providencia rustigiannii; Providencia stuartii; Providencia* spp.; *Pseudomonas aeruginosa; Pseudomonas* spp.; *Rhodococcus equi; Salmonella enterica* (todos os sorovares, com exceção de *Salmonella enterica subsp. enterica sor. Typhi*, que é classificada como risco III); *Salimicrobius halophilus; Salinivibro costicola; Serratia entomophila; Serratia ficaria; Serratia fonticola; Serratia glossinae; Serratia grimesii; Serratia liquefaciens; Serratia mercescens; Serratia nematodiphila; Serratia odorífera; Serratia plymuthica; Serratia proteamaculans; Serratia rubidaea; Serratia ureilytica; Serratia* spp.; *Sporolactobacillus laevolactilis; Sporosarcina ureae; Sporosarcina pasteurii; Sporosarcina* spp.; *Staphylococcus aureus; Staphylococcus capitis; Staphylococcus caprae; Staphylococcus cohnii; Staphylococcus epidermidis; Staphylococcus filis; Staphylococcus haemollyticus; Staphylococcus hominis; Staphylococcus hyicus; Staphylococcus saprophyticus; Staphylococcus xylosus; Staphylococcus warneri; Staphylococcus* spp.; *Streptobacillus moniliformis; Streptococcus agalactiae; Streptococcus pneumoniae; Streptococcus pyogenes; Streptococcus salivarus; Streptococcus suis; Streptococcus* spp.; *Treponema carateum; Treponema endemicu; Treponema pallidum; Treponema pertenue; Treponema* spp.; *Ureaplasma urealyticum; Ureaplasma* spp.; *Ureibacillus thermosphaericus; Vibrio alginolyticus; Vibrio cholerae (01 e 0139); Vibrio cholerae não 01; Vibrio parahaemolyticus; Vibrio vulnificus; Vibrio* spp.; *Virgibacillus pantothenicus; Yersinia enterocolitica; Yersinia pseudotuberculosis; Yesinia* spp. (com exceção de *Yersinia pestis*, classificada como classe de risco III)

Bactérias – Nível III

Bacillus anthracis; Brucella spp.; *Burkholderia mallei; Burkholderia pseudomallei; Chlamydophila psitacci; Clostridium botulinum; Coxiella burnetti; Escherichia coli* produtora de toxina *Shiga-like*, incluindo a *Escherichia coli* êntero-hemorrágica; *Francisella tulariensis* tipo a; *Mycobacterium africanum; Mycobacterium bovis* (exceto as cepas vacinais BCG); *Mycobacterium canetti; Mycobacterium microti; Mycobacterium tuberculosis; Mycobacterium ulcerans; Orientia tsutsugamushi; Pastteurella multocida; Rickettsia akari; Rickettsia australis; Rickettsia canadensis; Rickettsia conorii; Rickettsia montanensis; Rickettsia prowazekii; Rickettsia rickettsii; Rickettsia sibrica; Rickettsia tsutsugamushi; Rickettsia typhi; Salmonella enterica subsp. enterica sor. Typhy; Shigella dysenteriae* (tipo 1); *Yersinia pestis*

Grupo de risco/nível I: possui baixo risco individual e coletivo. Inclui microrganismos que nunca foram descritos como agente causal de doenças para o homem e que não constituem risco para o meio ambiente.

As instalações para a guarda de roupas e objetos pessoais, bem como o refeitório do pessoal técnico, devem estar localizados fora da área de trabalho.

Casos de emergência de contaminação deverão ser encaminhados ao setor de emergência.

Os acabamentos das paredes, pisos e tetos devem ser feitos de materiais laváveis, resistentes a desinfectantes e sem reentrâncias. Os cantos devem ser arredondados e os pisos não devem ser escorregadios.

As janelas que possam ser abertas não devem estar próximas à área de trabalho ou de equipamentos de contenção e devem ser providas de tela contra insetos. Convém evitar a colocação de claraboias.

As portas devem ter dimensões que permitam a passagem de equipamentos e devem ser feitas de material retardante ao fogo, que se fechem automaticamente, podendo ter visores.

Os lavatórios para a higiene das mãos devem estar localizados, preferivelmente, próximo ao ponto de saída para a área de circulação de público.

Em relação aos sistemas de ventilação, não há nenhum requisito especial de ventilação, além daqueles concernentes à própria funcionalidade das cabines de segurança biológica, se utilizadas, e daqueles requeridos pelos códigos de edificações.

Quanto às linhas de serviço, é indispensável que o sistema de abastecimento de água seja confiável e que a água utilizada no laboratório seja de boa qualidade.

O fornecimento de eletricidade deve ser bem dimensionado, evitando-se assim queda na rede de distribuição.

A iluminação deve ser adequada para todas as atividades, sendo recomendável um bom grau de claridade no nível das superfícies de trabalho, evitando-se reflexos e/ou luz ofuscante.

As canalizações das redes de distribuição, quando aparentes, não devem aderir às paredes, para prevenir o acúmulo de poeira.

Todos os interruptores, tomadas, disjuntores, bem como os painéis de sinalização e comandos, devem ser identificados e etiquetados.

Materiais infecciosos nunca devem ser esgotados em drenos de pias ou de piso. As tubulações de água fria e quente devem ser cobertas com material isolante e fixadas de modo a prevenir deslocamentos.

O fornecimento de gás de rua ou engarrafado deve ser adequado e mantido em condições de bom funcionamento.

Os sistemas de segurança predial precisam da proteção contra o fogo e as emergências elétricas.

As saídas de emergência devem ser localizadas, preferencialmente, na direção oposta à das portas de acesso.

Todas as rotas de saídas de emergência devem estar sinalizadas e iluminadas. Toda a instalação deve ser compatível com as regulamentações de segurança do Corpo de Bombeiros local.

Nível II

Mostra risco individual moderado e risco coletivo limitado por conta de microrganismos que podem provocar doenças no homem, com pouca probabilidade de alto risco para os profissionais do laboratório e das unidades de saúde em virtude da existência de medidas profiláticas eficazes.

O nível II de contenção física é conveniente ao trabalho com agentes do grupo II, sendo necessária a adoção de requisitos físicos, somada às exigências do nível I, que asseguram proteção maior ao pessoal de laboratório clínico ou hospitalar à exposição ocasional e inesperada a microrganismos pertencentes a grupos de risco mais elevados (Quadro 3.2).

O laboratório e/ou outros ambientes com risco II devem estar localizados longe das áreas de público, escritórios em geral e áreas de atendimento a pacientes.

Uma autoclave deve estar disponível dentro do laboratório ou em local próximo.

Devem ser previstos cabides para a guarda de jalecos utilizados nessas áreas e/ou nas próximas a elas.

As áreas de escritório podem estar localizadas dentro do laboratório, próximas à porta de acesso.

As exigências para a construção física de barreiras, higiene pessoal e dispositivos de segurança são as mesmas do nível I.

É recomendada a instalação de um sistema de ventilação mecânica que garanta o suprimento de ar para dentro das áreas, em especial de laboratórios, podendo ser recirculado.

O fornecimento de eletricidade deve ser adequado e confiável. É recomendável que o laboratório e/ou unidade hospitalar disponham de um gerador de reserva, a fim de manter o funcionamento dos equipamentos essenciais e da iluminação de emergência.

A segurança e o monitoramento do nível II são as mesmas do nível I.

Em relação aos requisitos operacionais em laboratórios, as cabines de segurança biológica classe I ou II são requeridas para toda manipulação envolvendo agentes que possam criar aerossóis. Animais ou insetos que vêm sendo infectados experimentalmente devem permanecer em instalações de contenção apropriadas para animais. As cabines de segurança biológica precisam ser colocadas longe das passagens de circulação e fora das correntes de ar procedentes de portas e janelas e de sistemas de ventilação.

O ar extraído das cabines de segurança biológica pode ser recirculado para o laboratório se for filtrado por filtro de partículas de alta eficiência (HEPA).

Nível III

Nesse nível há risco individual elevado e risco coletivo moderado, em que os microrganismos classificados nesse grupo possuem potencial de transmissão, principalmente por via respiratória e de pessoa para pessoa, representando risco para a comunidade quando disseminados, e sendo capazes de causar doenças potencialmente letais nas pessoas, apesar de existirem medidas profiláticas e terapêuticas. A bactéria *Mycobacterium tuberculosis*, o vírus da imunodeficiência humana (HIV) e o SARS-CoV-2 são três dos principais microrganismos desse grupo (Quadro 3.3).

Requer mais cuidados que os níveis I e II, exigindo desenho e construção especializados, devendo-se manter o controle restrito de todas as fases do projeto, construção, inspeção, operação e manutenção das instalações.

20 Parte 1 **Biossegurança**

QUADRO 3.2 Classificação dos agentes microbianos (fungos) de acordo com os diferentes níveis de risco (Ministério da Saúde, 2017).

Fungos – Nível II
Acremonium alabamense; Acremonium potronii; Acremonium recifei; Aphanoascus fulvescens; Apophysomyces elegans; Arthrographis alba; Arthrographis kalrae; Arthrographis lignicola; Arthrographis pinicola; Aspergillus alliaceus; Aspergillus candidius; Aspergillus flavus; Aspergillus fumigatus; Aspergillus glaucus; Aspergillus nidulans; Aspergillus niger; Aspergillus oryzae; Aspergillus thermomutatus; Aspergillus terréus; Aspergillus ustus; Aspergillus versicolor; Aspergillus vitis; Basidiobolus haptosporus; Basidiobolus ranarum; Bipolaris spp.; Blastomyces dermatitidis; Botryomyces caespitosus; Candida albicans; Candida dubliniensis; Candida glabrata; Candida guilliermondii; Candida krusei; Candida lusitaniae; Candida metapsilosis; Candida orthopsilosis; Candida parapsilosis; Candida pelliculosa; Candida tropicalis; Cladophialophora arxii; Cladophialophora bantiana; Cladophialophora boppii; Cladophialophora carrionii; Cladophialophora devriesii; Cladophialophora emmonsii; Cladophialophora modesta; Cladosporium anthropophilium; Cladosporium halotolerans; Conidiobolus coronatus; Conidiobolus incongruus; Cryptococcus gattii; Cryptococcus neoformans;Cunninghamella bertholletiae; Cutaneotrichosporon jirovecii; Emmonsia parva; Emmonsia parva var. crescens; Epidermophyton floccosum; Exserohilum rostratum; Exserohilum spp.; Exophiala dermatitidis; Exophiala jeanselmei; Exophiala spinifera; Fonsecaea monophora; Fonsecaea pedrosoi; Fusarium falciforme; Fusarium oxysporum; Fusarium solani; Fusarium verticillioides; Geotrichum candidum; Geotrichum capitatum; Gymnoascus dankaliensis; Hortaea werneckii; Lacazia loboi; Madurella grisea; Madurella mycetomatis; Malassezia dermatites; Malassezia furfur; Malassezia globosa; Malassezia japônica; Malassezia nana; Malassezia obtusa; Malassezia pachydermatis; Malassezia restricta; Malassezia slooffiae; Malassezia sympodialis; Malassezia yamatoensis; Microascus paisii; Microsporum audouinii; Microsporum canis; Microsporum ferrugineum; Microsporum fulvum; Microsporum gallinae; Microsporum gypsea; Microsporum nanum; Mucor circinelloides; Mucor indicus; Mucor ramosissimus; Neofusicoccum mangiferae; Neoscytalidium dimidiatum; Neotestudina rosatii; Ochroconis humicola; Paecilomyces variotii; Paracoccidioides brasiliensis; Paracoccidioides lutzii; Pithoascus langeronii; Phaeoacremonium parasiticum; Phialemonium curvatum; Phialemonium obovatum; Phialophora americana; Phialophora europaea; Phialophora verrucosa; Phoma cruris-hominis; Phoma dennisii; Pleurostomophora richardsiae; Pneumocystis carinii; Pneumocystis jiroveci; Pseudallescheria boydii; Purpureocillium lilacinum; Pyrenochaeta romeroi; Pyrenochaeta unguis-hominis; Rhinocladiella aquaspersa; Rhinocladiella atrovirens; Rhinosporidium seeberi; Rhizomucor pusillus; Rhizomucor variabilis; Rhizopus azygosporus; Rhizopus microsporus; Rhizopus oryzae; Rhizopus schippereae; Rhizopus stolonifer; Saksenaea vasiformis; Sarocladium kiliense; Sarocladium strictum; Saprochaete clavata; Scedosporium apiospermum; Scedosporium aurantiacum; Scedosporium prolificans; Schizophyllum commune; Scytalidium hyalinum; Scopulariopsis acremonium; Scopulariopsis asperula; Scopulariopsis brevicaulis; Sporothrix albicans; Sporothrix brasiliensis; Sporothrix globosa; Sporothrix luriei; Sporothrix mexicana; Sporothrix schenckii; Stachybotrys chartarum; Stagonosporopsis oculi-hominis; Talaromyces marneffei; Trichophyton ajelloi; Trichophyton concentricum; Trichophyton equinum; Trichophyton erinacei; Trichophyton granulosum; Trichophyton gypseum; Trichophyton interdigitale; Trichophyton mentagrophytes; Trichophyton niveum; Trichophyton pedis; Trichophyton persicolor; Trichophyton proliferans; Trichophyton quinckeanum; Trichophyton radiolatum; Trichophyton rubrum; Trichophyton shcoenleinii; Trichophyton simii; Trichophyton tonsurans; Trichophyton verrucosum; Trichophyton violaceum; Trichosporon asahii; Trichosporon asteroides; Trichosporon coremiiforme; Trichosporon curaneum; Trichosporon dermatis; Trichosporon dohaense; Trichosporon domesticum; Trichosporon faecale; Trichosporon inkin; Trichosporon japonicum; Trichosporon lactis; Trichosporon montevideense; Trichosporon mucoides; Trichosporon ovoides; Verruconis gallopava

Fungos – Nível III
Coccidioides immitis, Coccidioides posadasii; Histoplasma capsulatum; Histoplasma duboisii; Histoplasma farciminosum; Rhinocladiella mackenziei

Os laboratórios e/ou áreas de nível III devem estar localizados longe das áreas de trabalho em geral e das vias de passagem, e ter acesso limitado ao pessoal técnico.

Devem ser dotados de uma autoclave de dupla porta ou de uma autoclave localizada dentro da área de apoio da instalação. Quando não for possível, materiais contaminados podem ser autoclavados ou incinerados fora do laboratório, se forem quimicamente desinfectados, e transportados em *containers* devidamente identificados, hermeticamente fechados, inquebráveis e à prova de vazamento.

As áreas de escritório devem estar fora das instalações de biocontenção, e o acesso dos técnicos desses locais deve ser realizado por câmara pressurizada, com sistema de bloqueio de dupla porta, provido de dispositivos de fechamento automático e de intertravamento. Deve-se prever área destinada à troca de roupa e colocação dos equipamentos de proteção individual (EPI) a serem utilizados na área de biocontenção e aos *containers* de descarte do material utilizado e/ou para o transporte de autoclave para descontaminação.

O piso deve ser de epóxi monolítico, resistente a gases e desinfectantes químicos, revestido com base natural.

O mobiliário deve ser construído em alvenaria reforçada, e os tetos, quando rebaixados, devem ser feitos de malha de gesso reforçada, tipo Gypsum ou equivalente.

Os lavatórios devem ser apropriados, com acionamento de pé, cotovelo ou controles automáticos, e estar localizados na área de apoio da instalação.

As portas devem ter caixilhos de construção sólida e dispositivos de vedação, acionamento de abertura sem utilização das mãos e de intertravamento; devem ser mantidas trancadas, quando fora de uso.

As janelas do laboratório devem ter vidro de segurança, à prova de quebra, e ser hermeticamente fechadas.

Todo o perímetro da área deve ser hermeticamente vedado, assim como todas as penetrações de linhas de serviço no piso, paredes e tetos, para fins de descontaminação.

A pressão deve ser mantida negativa em relação às áreas em torno, por todo o tempo, de modo a criar um fluxo de

QUADRO 3.3 Classificação dos agentes microbianos (vírus) de acordo com os diferentes níveis de risco (Ministério da Saúde, 2017).

Vírus – Nível II

Adenoviridae
Gênero *Adenovirus* – Todas as espécies que infectam o homem

Anelloviridae
Gênero *Alphatorquevirus* – Torque teno vírus (vírus transmitido por transfusão

Arenaviridae
Arenavirus

Astroviridae
Astrovirus

Bornaviridae (com exceção do vírus da doença Borna)
Bunyaviridae
Gênero *Hantavirus* – com exceção de *Andes, Belgrade, Hantaan, Seoul, Sin Nombre* (classe III)
Gênero *Nairovirus* – com exceção de *Crimean Congo hemorrhagic fever* (classe IV)
Gênero *Orthobunyavirus* – com exceção de *Germiston, La Crosse, Ngari, Snowshoe hare* (classe III)
Gênero *Phlebovirus* – com exceção de *Rift Valley fever e SFTS phlebovirus* (classe III)

Caliciviridae
Gênero *Norovirus* – *Calicivirus Norwalk, Calicivirus Humano*
Gênero *Sapovirus* – *Calicivirus Humano NLV*

Circoviridae
Coronaviridae
Gênero *Alphacoronavirus* – *Coronavirus Humano 229E*
Gênero *Betacoronavirus* – *vírus OC43* – com exceção de MERS-CoV, SARS-CoV e SARS-CoV-2 (classe III)
Gênero *Torovirus* – *Torovirus bovino, Torovirus equino, Torovirus humano*

Orhomyxoviridae
Gênero *Influenzavirus A* – *Influenza virus A*, incluindo subtipos H1N1, H2N2, H3N2, linhagem A/goose/Guangdong/1/96
Gênero *Influenzavirus B* – *Influenza virus B*
Gênero *Influenzavirus C* – *Influenza virus C*
Gênero *Thogotovirus* – *Dhori, Thogoto, Araguari*

Papillomaviridae
Gênero *Papillomavirus* – *Papillomavirus humano*

Paramyxoviridae
Gênero *Avulavirus* – Vírus da doença de Newcastle
Gênero *Metapneumovirus* – *Human metapneumovirus*
Gênero *Morbilivirus* – vírus do sarampo
Gênero *Pneumovirus* – vírus respiratório sincicial humano
Gênero Respirovirus – *Human parainfluenza 1, Human parainfluenza 3*
Gênero *Rubulavirus* – vírus da caxumba, *Human parainfluenza 2, Human parainfluenza 4*

Parvoviridae
Gênero *Bocavirus* – *Human bocavirus*
Gênero *Erythrovirus* – *Human parvovirus B-19*
Gênero *Parvovirus* – *Human parvovirus 4, Human parvovirus 5*

Picobirnaviridae
Reoviridae
Gênero *Coltivirus* – *Colorado tick fever*
Gênero *Orbivirus* – *Orbivirus*
Gênero *Orthoreovirus* – *Mamalian orthoreovirus 1, Mamalian orthoreovirus 2, Mammalian orthoreovirus 3*
Gênero *Rotavirus* – *Human rotavírus A, Human rotavirus B, Human rotavirus C*

Rhabdoviridae
Gênero *Lyssavirus* – *Duvenhage, Lyssavirus do morcego australiano, Lyssavirus do morcego europeu 1, Lyssavirus do morcego europeu 2, vírus do morcego de Lagos, Mokola*, vírus da raiva
Gênero *Vesiculovirus* – Vírus da estomatite vesicular, com exceção do Piry vesiculovirus (classe de risco III)

Flaviridae
Gênero *Flavivirus* – *Bussuquara, Cacipore, Dengue* (sorotipos 1, 2, 3 e 4), *Iguape, Ilheus, Japanese encephalitis vírus* (linhagem SA14-14-2), *St. Louis Encephalitis, Usutu, West Nile*, vírus da febre amarela, *Zika*
Gênero *Hepacivirus* – vírus da hepatite C
Gênero *Pegiviurs* – *Pegivirus* (antigo vírus da Hepatite G)

Hepadnaviridae
Gênero *Ortohepadnavirus* – Vírus da hepatite B, vírus da hepatite D

Hepeviridae
Gênero *Hepevírus* – *Hepatitis E* (vírus da Hepatite E)

Herpesviridae
Gênero *Citomegalovirus* – *Herpesvírus humano 5* (citomegalovirus humano)
Gênero *Lymphocryptovirus* – *Herpesvirus humano 4* (vírus Epstein Barr)
Gênero *Rhadinovirus* – *Herpesvirus humano 8* (Herpesvírus associado ao sarcoma de Kaposi)
Gênero *Roseolavirus* – *Herpesvírus humano 6, Herpesvírus humano 7*
Gênero *Simplexvirus* – *Herpes simplex humano 1, Herpes simplex humano 2*
Gênero *Varicellovirus* – *Herpesvírus humano 3* (*Varicella zoster virus*)

Picornaviridae
Gênero *Enterovirus* – vírus da conjuntivite hemorrágica aguda, *Coxsackievirus A, Coxsachievirus B, Echovirus, Enterovirus humano A, Enterovirus humano B, Rhinovirus humano*
Gênero *Hepatotovirus* - Vírus da hepatite A
Gênero *Parechovirus*

Polyomaviridae
Gênero *Polyomavirus* – *Poluomavirus BK, Polyomavirus JC, Simian vírus 40 (SV40)*

Poxviridae
Gênero *Molluscipox* – *Molluscum contagiosum*
Gênero *Orthopox* – *Vaccinia, Buffalopox, Cowpox*
Gênero *Parapox* – *Orf, Pseudocowpox*
Gênero *Yatapox* – *Tanapox*, vírus do tumor de macacos *Yaba*

Reoviridae
Retroviridae
Gêneros *Deltaretrovirus* e *Lentivirus* – classificados em nível II apenas para sorologia
Gênero *Gammaretrovirus* – vírus relacionado à leucemia de ratos xenotrópicos

Togaviridae
Gênero *Alphavirus* – *Aura, Bebaru, Chikungunya, Venezuelan equine encephalitis* (*Vírus da encefalite equina venezuelana*)
Gênero *Rubivirus* – vírus da rubéola

continua

QUADRO 3.3 Classificação dos agentes microbianos (vírus) de acordo com os diferentes níveis de risco (Ministério da Saúde, 2017). (*Continuação*)

Vírus – Nível III

Família *Arenaviridae* – Allpahuayo mammearenavirus; Bear Canyon mammaerenavirus; Flexal mammarenavirus; Mobala mammarenavirus; Mopeia mammarenavirus; Pirital mammarenavirus; Whitewater Arroyo mammarenavirus;

Família *Bornaviridae* – gênero *Bornavirus*

Família *Bunyaviridae* – gênero *Hantavirus*, gênero *Orthobunyavirus*, gênero *Phlebovirus*;

Família *Coronaviridae* – SARS-CoV, MERS-CoV, SARS-CoV-2

Família *Flaviviridae* – gênero *Flavivirus*: Absetlavor, Alkhumra, Hanzalova, Hypr, Kumlinge, Louping ill, Murrey Valley encephalitis, Powassan, Rocio, Tick-borne encephalitis, Wesselsbron

Família *Orthomyxoviridae* – gênero *Influenzavirus* – vírus da *Influenza* A, que incluem os subtipos H5N1, H7N8 e H9

Família *Picornaviridae* – gênero *Enterovirus* – *Poliovirus* (exceto cepas vacinais, que são classificadas como risco de classe II);

Família *Poxviridae* – gênero *Orthopox* (varíola do macaco)

Família *Reoviridae* – gênero *Seadornavirus*

Família *Rhabdoviridae* – gênero *Versiculovirus*

Família *Retroviridae* – gênero *Deltaretrovirus*: HTLV-1, HTLV-2; gênero *Lentivirus*: HIV-1, HIV-2, SIV;

Família *Togaviridae* – gênero *Alphavirus*

Vírus – Nível IV

Família *Arenaviridae* – gênero *Arenavirus*: Chapare mammarenavirus; Guanarito mammarenavirus; Junin mammarenavirus; Lassa mammarenavirus; Lujo mammarenavirus; Machupo mammarenavirus; Sabia mammarenavirus;

Família *Bunyaviridae* – gênero *Nairovirus* – Crimean Congo hemorrhagic fever

Família *Filoviridae* – gênero *Ebolavirus*: todos os *Ebolavirus*; gênero *Marburgvirus*;

Família *Flaviviridae* – gênero *Flavivirus* – Kaysanur forest disease, Omsk hemorrhagic fever, Russian spring-summer encephalitis;

Família *Herpesviridae* – gênero *Simplexvirus* – Macacine herpesvirs 1 (*Herpesvirus simiae* ou *B-virus*)

Família *Paramyxovirirdae* – Hendra, Nipah

Família *Poxviridae* – gênero *Orthopox* – Variola, todas as linhagens

---

ar direcional das áreas de menor risco ao interior da área de biocontenção. As instalações de insuflamento e de exaustão do ar devem ser acessíveis fora da área de contenção do laboratório.

O ar proveniente das áreas do nível III pelo sistema de exaustão não pode ser recirculado para elas nem para outros locais do mesmo prédio.

Os sistemas de insuflamento e de exaustão devem ser projetados de modo a manter o fluxo de ar direcional (interior) e pressões diferenciadas e interligadas para prevenir pressurização na eventualidade de falha no ventilador de exaustão.

Deve ser previsto um sistema de controle, provido de alarmes audiovisuais, para assegurar que as áreas de nível III se tornem positivamente pressurizadas em relação às áreas circunvizinhas.

A entrada para as instalações pelo pessoal de áreas de nível III deve ser realizada por meio de área específica para troca de roupas. Essas roupas devem ser removidas após a conclusão do trabalho e descartadas ou autoclavadas antes de serem encaminhadas à lavanderia.

Todas as atividades que envolvam materiais infecciosos devem ser conduzidas em cabines de segurança biológica ou outra apropriada combinação de protetores individuais ou dispositivos de contenção física.

Nível IV

O nível IV da classificação dos microrganismos por classe de risco agrupa os agentes que causam doenças graves para o homem e representam um grave risco para os profissionais de laboratório e para a coletividade. Inclui agentes patogênicos (vírus e micoplasmas) altamente infecciosos, que se propagam facilmente e para os quais não existem medidas profiláticas e/ou terapêuticas, podendo causar a morte.

É o nível que mais exige medidas de contenção e representa uma unidade geográfica com funcionamento independente das outras áreas. Requer barreiras de contenção e equipamentos de segurança biológica especial, área de suporte laboratorial e um sistema de ventilação próprio, além dos requisitos físicos e operacionais dos níveis I, II e III (Quadros 3.3 e 3.4).

Requer edifício separado ou área isolada, com fluxo de ar negativo dentro do laboratório. Os sistemas de abastecimento e escape devem ser a vácuo e de descontaminação.

Todas as paredes devem ser construídas de alvenaria reforçada ou de concreto, e os tetos, quando rebaixados, executados em malha de gesso reforçada. Devem ter instalações de chuveiro, lava-olhos e lavatórios com dispositivos de funcionamento acionados por pedal ou controle automático (célula fotelétrica) na área de biocontenção. As portas devem ser duplas e ter dispositivos que impeçam a entrada de pessoas não autorizadas nas áreas de alto risco e que permitam sua abertura automática após identificação por cartão ou outro dispositivo de segurança. As áreas de biocontenção mais altas devem ser separadas das de baixa contenção por meio de portas seladas pneumaticamente ou por compressão.

Todos os sifões, ou qualquer outro dispositivo para retenção de líquidos, devem ser mantidos cheios de desinfectante ativo.

QUADRO 3.4 Classificação dos agentes microbianos (parasitos) de acordo com os diferentes níveis de risco (Ministério da Saúde, 2017).

Parasitos (helmintos, protozoários) – Nível II

Acanthocheilonema dracunculoides; Acanthoparyphium tyosenense; Acanthamoeba castellani; Alaria spp.; *Ancylostoma braziliense; Ancylostoma caninum; Ancylostoma ceylanicum; Ancylostoma duodenale; Angiostrongylus cantonensis; Angiostrongylus costaricensis; Anisakis simplex; Anisakis* spp.; *Appophalus donicus; Artyfechinostomum oraoni; Ascaris lumbricoides; Ascaris suum; Ascocotyle (Phagicola) longa; Ascocotyle* spp.; *Babesia divergens; Babesia microti; Balantidium coli; Baylisascaris procyoni; Brachylaima cribbi; Brugia malayi; Brugia pahangi; Brugia timori; Capillaria aerophila; Capillaria hepática; Capillaria philippinensis; Capillaria* spp.; *Cathaemacia cabrerai; Centrocestus armatus; Centrocestus caninum; Centrocestus cuspidatus; Centrocestus. formosanus; Centrocestus kurokawai; Centrocestus longus; Clonorchis sinensis; Contracaecum osculatum; Contracaecum* spp.; *Cotylurus japonicus; Cryptocotyle lingua; Cryptosporidium hominis; Cryptosporidium* spp.; *Dicrocoelium dendriticum; Dicrocoelium osculatum; Diphyllobothrium alascence; Diphyllobothrium cameroni; Diphyllobothrium cordatum; Diphyllobothrium dalliae; Diphyllobothrium dendriticum; Diphyllobothrium ditremum; Diphyllobothrium hians; Diphyllobothrium klebanovski; Diphyllobothrium lanceolatum; Diphyllobothrium latum; Diphyllobothrium nihonkaiense; Diphyllobothrium orcini; Diphyllobothrium pacificum; Diphyllobothrium scoticum; Diphyllobothrium ursi; Diphyllobothrium yonagoense; Diplogonoporus balaenopterae; Dipylidium caninum; Dirofilaria immitis; Dirofilaria repens; Dirofilaria tenuis; Dracunculus medinensis; Echinocasmus fujianensis; Echinocasmus japonicus; Echinocasmus liliputanus; Echinocasmus perfoliatus; Echinococcus granulosus; Echinococcus multilocularis; Echinococcus oligarthus; Echinococcus vogeli; Echinostoma angustitestis; Echinostoma cinetorchis; Echinostoma echinatum; Echinostoma hortense; Echinostoma revolutum; Echinostoma* spp.; *Entamoeba histolytica; Enterobius vermicularis; Enterocytozoon binneusi; Episthmium caninum; Fasciola gigantica; Fasciola hepática; Fasciolopsis buski; Fibricola cratera; Fibricola seolensis; Fischoederius elongatus; Gastrodiscoides hominis; Giardia lamblia; Gnathostoma binucleatum; Gnathostoma doloresi; Gnathostoma hispidum; Gnathostoma malaysiae; Gnathostoma nipponicum; Gnathostoma spinigerum; Gymnophaloides seoi; Haplorchis pleurolophocerca; Haplorchis pumilio; Haplorchis taichui; Haplorchis vanissimus; Haplorchis yokogawai; Heterophyes dispar; Heterophyes heterophyes; Heterophyes nocens; Heterophyopsis continua; Himastla* spp.; *Hymenolepis diminuta; Hymenolepis nana; Isospora belli; Lagochilascaris minor; Leishmania amazonensis; Leishmania brasiliensis; Leishmania chagasi; Leishmania donovani; Leishmania major; Leishmania peruvania; Loa loa; Macracanthorhynchus hirudinaceus; Mansonella ozzardi; Mansonella perstans; Mansonella streptocerca; Metagonimus minutus; Metagonimus miyatai; Metagonimus takahashii; Metagonimus yokogawai; Metorchis conjunctus; Moniliformis moniliformis; Naegleria fowleri; Nanophyetus salminicola; Necator americanos; Onchocerca volvulus; Opisthorchis noverca; Opisthorchis tenuicollis; Opisthorchis viverrini; Paragonimus africanus; Paragonimus kellicotti; Paragonimus skrjabini; Paragonimus uterobilateralis; Paragonimus westermani; Phaneropsolus bonnie; Phaneropsolus spinicirrus; Plagiorchis harinasutai; Plagiorchis javensis; Plagiorchis murinus; Plagiorchis philippinensis; Plasmodium falciparum; Plasmodium malariae; Plamodium ovale; Plasmodium vivax; Procerovum calderoni; Procerovum varium; Prosthodendrium molenkampi; Pseudoterranova decipiens; Pygidiopsis summa; Pygidiopsis* spp.; *Sarcosystir* spp.; *Schistosoma haematobium; Schistosoma intercalatum; Schistosoma japonicum; Schistosoma mansoni; Schistosoma mekongi; Spelotrema brevicaeca; Stellantchasmus falcatus; Stictodora fuscata; Stictodora lari; Strongyloides füllerborni; Strongyloides stercoralis; Strongyloides* spp.; *Taenia brauni; Taenia crassiceps; Taenia hydatigena; Taenia multiceps; Taenia saginata; Taenia serialis; Taenia solium; Taenia taeniformis; Toxocara canis; Toxocara cati; Toxoplasma gondii; Trichinella nativa; Trichinella nelsoni; Trichinella pseudospiralis; Trichinella spiralis; Trichostrongylus orientalis; Trichostrongylus* spp.; *Trichuris trichiura; Trypanosoma brucei brucei; Trypanosoma brucei gambiense; Trypanosoma rhodesiense; Trypanosoma cruzi; Uncinaria stenocephala; Watsonius watsonius; Wuchereria bancrofti*

Os agentes etiológicos humanos e animais pertencentes a esse grupo (risco IV) são vírus e micoplasmas (*Mycoplasma agalactiae* caprina – *Mycoplasma mycoides*/pleuropneumonia contagiosa bovina.

Existem duas modalidades de exposição ocupacional a agentes biológicos: com intenção deliberada e não deliberada.

Para os trabalhos com exposição a agentes biológicos com intenção deliberada, que impliquem a utilização ou manipulação destes, como nos trabalhos em laboratórios de diagnóstico microbiológico, para cada classe de risco corresponde um nível de biossegurança (NB) ou nível de contenção laboratorial. Assim, têm-se NB-1, NB-2, NB-3 e NB-4, correspondendo aos riscos de classes 1, 2, 3 e 4, respectivamente. O termo *contenção* pode ser definido como os meios de segurança utilizados no manuseio de microrganismos em ambiente laboratorial, onde estão sendo manuseados ou mantidos (Quadro 3.5).

A contenção se destina a atenuar, neutralizar ou eliminar a exposição dos trabalhadores e meio ambiente aos agentes biológicos. Essa contenção pode ser primária, quando utiliza a boa técnica e prática laboratorial, obtida por informação, treinamento e capacitação da equipe de profissionais em relação aos riscos potenciais de sua atividade, além das chamadas barreiras primárias. Essas barreiras incluem as cabines de segurança biológica e os EPIs (protetores faciais, óculos de proteção, mascaras respiratórias, luvas, aventais e calçados de segurança). Já a contenção secundária é constituída pelo projeto e construção das instalações laboratoriais. As barreiras secundárias podem dispor de isolamento da área de trabalho para o público, locais para descontaminação e vestiários para os trabalhadores.

A cabine de segurança biológica, também conhecida como cabine de fluxo laminar, é considerada como o principal equipamento de proteção coletiva a ser utilizado, principalmente

QUADRO 3.5 Resumo dos níveis de biossegurança (NB) recomendados para agentes infecciosos.*

NB	Agentes	Práticas	Equipamentos de segurança (barreiras primárias)	Instalações (barreiras secundárias)
1	Que não são conhecidos por causarem doenças em adultos sadios	Práticas-padrão de microbiologia	Não são necessários	Bancadas abertas com pias próximas. NB-1 mais: autoclave disponível
2	Associados a doenças humanas, risco = lesão percutânea, ingestão, exposição da membrana mucosa	Práticas de NB-1 mais: acesso limitado; avisos de risco biológico; precauções com objetos perfurocortantes; manual de biossegurança que defina qualquer descontaminação de dejetos ou normas de vigilância média	Barreiras primárias = cabines de classe I ou II ou outros dispositivos de contenção física usados para todas as manipulações de agentes que provoquem aerossóis ou vazamentos de materiais infecciosos; procedimentos especiais como o uso de aventais, luvas e proteção para o rosto, quando necessário	NB-2 mais: separação física dos corredores de acesso; portas de acesso duplas com fechamento automático; ar de exaustão não recirculante; fluxo de ar negativo dentro do laboratório
3	Agentes exóticos com potencial para transmissão via aerossol; a doença pode trazer consequências sérias ou até fatais	Práticas de NB-2 mais: acesso controlado; descontaminação de todo o lixo; descontaminação da roupa usada no laboratório antes de ser lavada; amostra sorológica	Barreiras primárias = cabines de classe I ou II ou outros dispositivos de contenção usados para todas as manipulações abertas de agentes; uso de aventais, luvas e proteção respiratória, quando necessário	NB-3 mais: edifício separado ou área isolada; sistemas de abastecimento e escape a vácuo e de descontaminação; outros requisitos especiais recomendados
4	Agentes exóticos ou perigosos que impõem um alto risco de doenças ameaçadoras à vida, infecções laboratoriais transmitidas via aerossol ou relacionadas com agentes com risco desconhecido de transmissão	Práticas de NB-3 mais: mudança de roupa antes de entrar; banho de ducha na saída; todo o material descontaminado na saída das instalações	Barreiras primárias = todos os procedimentos conduzidos em cabines de classe III ou classe I ou II juntamente com macacão de pressão positiva com suprimento de ar	Recomendável o uso de um sistema de supervisão informatizado que englobe o monitoramento e comando remoto das instalações. Todos os acessos de ar a qualquer canal de ventilação devem ser adequadamente filtrados com filtro Hepa

*Elaborado pelo Ministério da Saúde, Brasil.

quando em procedimentos microbiológicos, uma vez que grande parte das técnicas utilizadas em microbiologia produz aerossóis passíveis de serem inalados. Essas cabines são utilizadas com o intuito de proteger o trabalhador dos riscos de exposição a agentes biológicos, assim como de evitar a contaminação do ambiente de trabalho. A cabine é um sistema eletromecânico, equipado com um filtro HEPA (*high efficiency particulate air*), que cria um ambiente estéril e remove a contaminação gerada no ambiente de trabalho.

Existem três classes de cabine de segurança biológica: I, II (A, B1, B2, B3) e III. A classe I é recomendada para atividades em laboratório com baixo a moderado risco à exposição com agentes biológicos. A classe II pode recircular o ar da cabine através do filtro HEPA (A, B1 e B3) ou proceder à inteira renovação do ar (B2). A classe III é uma cabine totalmente fechada, com as operações realizadas através de luvas de borracha fixadas no corpo de equipamento e mantidas sob pressão negativa, sendo utilizadas em situações com alto grau de risco, garantindo um perfeito isolamento do material biológico.

Em relação aos trabalhos com exposição não deliberada, como o atendimento a pacientes em serviços de saúde, assim como serviços de nutrição, lavanderias e limpeza, não se utilizam as medidas de contenção existentes nos diversos níveis de biossegurança, e sim aquelas a serem definidas nos programas gerenciais em segurança e saúde ocupacional, como o Programa de Prevenção de Riscos Ambientais (PPRA) e o Programa de Controle Médico de Saúde Ocupacional (PCMSO).

BIBLIOGRAFIA

Brasil. Ministério da Saúde (MS). Classificação de riscos dos agentes biológicos. 2017. Disponível em: https://bvsms.saude.gov.br/bvs/publicacoes/classificacao_risco_agentes_biologicos_3ed.pdf.

Brasil Portaria nº 485, de 11 de novembro de 2005. NR-32-Segurança e Saúde. Disponível em: http://www.fiocruz.br/biosseguranca/Bis/manuais/legislacao/NR-32.pdf.

Centers for Disease Control and Prevention (CDC)/National Institutes of Health (NIH). Biossegurança em laboratórios biomédicos e de microbiologia. 4. ed., 1999.

Cussiol NAM, Lange LC, Ferreira JA. Resíduos de serviços de saúde. In: Couto RC, Pedrosa TMG, Nogueira JM. Infecção hospitalar. Epidemiologia, controle e tratamento. 3. ed. Rio de Janeiro: Medsi; 2003. p. 369-406.

Hinrichsen SL. A biossegurança dos profissionais de saúde. Um grande desafio. Prática Hospitalar. 2002; 14:31-8.

Hinrichsen SL. Níveis de biossegurança física em serviços de saúde. Prática Hospitalar. 2001; 16:23-9.

Hinrichsen SL. Qualidade e segurança do paciente: gestão de riscos. Rio de Janeiro: Medbook; 2012. 335 p.

Hirata MH, Filho JM. Manual de biossegurança. São Paulo: Manole; 2002.

Martinello F. Biossegurança laboratorial na pandemia do SARS-CoV-2. Revista da Sociedade Brasileira de Análises Clínicas. 2020. Disponível em: http://www.rbac.org.br/artigos/biosseguranca-laboratorial-na-pandemia-do-sars-cov-2/.

Richmond JY, Mckinne RW, Santos AR, Millington MA, Althoff MC (Orgs.). Biossegurança em laboratórios biomédicos e de microbiologia. Brasília: Ministério da Saúde; 2002.

Roberto BAD. Isolamento e precauções. In: Couto RC, Pedrosa TMG. Rotinas e procedimentos. Infecção relacionada à assistência (infecção hospitalar) e outras complicações não infecciosas. 3. ed. Rio de Janeiro: Medbook; 2012. p. 197-209.

Teixeira P, Valle S. Riscos biológicos em laboratórios de pesquisa. In: Teixeira P, Valle S. Biossegurança: uma abordagem multidisciplinar. Rio de Janeiro: Fiocruz; 1996. p. 41-64.

Capítulo 4

Riscos Relacionados com o Trabalho em Laboratórios

Sylvia Lemos Hinrichsen ▪ Marcela Coelho de Lemos ▪ Jorge Belém Oliveira Júnior ▪
Bruno Henrique Andrade Galvão ▪ Raiana Apolinário de Paula ▪ Marcos Antônio de Lisboa Miranda

INTRODUÇÃO

Risco é a probabilidade de um perigo se transformar em um acidente em um espaço definido, em que o perigo pode ser definido como sendo qualquer fonte, situação ou ato com potencial de causar dano. O risco é inerente à atividade desenvolvida. Os laboratórios são locais que apresentam inúmeros riscos, independentemente de serem clínicos, de ensino ou de pesquisa. Idealmente, os perigos deveriam estar ausentes no ambiente de saúde, de forma que os riscos também não existiriam. No entanto, isso é improvável de acontecer e, por esse motivo, ao se iniciar o trabalho em um laboratório, é fundamental que se conheçam os procedimentos de segurança, os quais possibilitarão uma atuação com o mínimo de riscos, e os riscos presentes no ambiente, pois assim é possível que a atuação aconteça com o objetivo de minimizar os riscos.

O ambiente de trabalho em laboratórios de análises sempre foi relacionado aos riscos ambientais que podem levar a incapacidade, doenças e até morte, dependendo da maneira como a rotina laboral está organizada e de como ela é executada pelos profissionais de equipes multiprofissionais.

De acordo com a Norma Regulamentadora (NR-9), da portaria nº 3.214/1978 do Ministério do Trabalho, os riscos ambientais podem causar acidentes ou doenças no trabalho, em função da sua natureza, concentração, intensidade ou tempo de exposição, capazes de causar danos à saúde do trabalhador. Dentre os riscos existentes, destaca-se o biológico, pela manipulação diária de material biológico, como sangue e fluidos corpóreos, na realização das análises laboratoriais.

TIPOS DE RISCOS E MEDIDAS PREVENTIVAS

Os riscos são classificados de acordo com a natureza em:

- Risco físico: toda forma de energia a que possam estar expostos os trabalhadores. Exemplos: ruídos, vibrações, temperaturas extremas, radiações ionizantes e não ionizantes, umidade
- Risco químico: é aquele representado por substâncias químicas em qualquer estado físico (sólido, líquido ou gasoso); quando absorvidas pelo organismo, podem produzir reações tóxicas e danos à saúde. Exemplos: poeiras vegetais, fumos metálicos, névoas, gases e vapores

- Risco biológico: é aquele representado por contato direto ou indireto com microrganismos. Exemplos: bactérias, vírus, príons, fungos, protozoários e helmintos, ou toxinas produzidas por esses agentes biológicos
- Risco ergonômico: representado por fatores presentes no ambiente laboral que podem afetar a integridade física ou mental do trabalhador, causando-lhe desconforto ou doença. Exemplos: esforço físico, postura inadequada, controle rígido de produtividade, estresse, jornada de trabalho prolongada, desorganização do trabalho
- Risco de acidentes: são todos os fatores que colocam em perigo o trabalhador ou afetam sua integridade física ou moral. Exemplos: arranjo físico inadequado, máquinas e equipamentos sem proteção, iluminação deficiente, eletricidade, incêndio ou explosão e animais peçonhentos.

Todos os riscos podem ser prevenidos ou minimizados quando são adotadas precauções padrões, como o uso correto de equipamentos de proteção individuais (EPI) e de equipamentos de proteção coletiva (EPC), imunização, adoção de protocolos padronizados e *checklist*, entre outros.

GRAU DE RISCO INDIVIDUAL

O grau de risco individual é estabelecido de acordo com a probabilidade de o agente infeccioso causar doença nas pessoas e com o potencial de transmissão, bem como na existência ou não de medidas de controle e terapêuticas.

- *Grupo de risco 1*: risco individual – nenhum ou baixo; risco para a comunidade – nenhum ou baixo; possibilidade de causar doença – praticamente nenhuma; risco de propagação de infecção – praticamente nenhum. Exemplo: bactérias (*Bacillus subtilis*, *Lactobacillus*) e fungos (*Trichoderma*, *Helminthosporium* spp.)
- *Grupo de risco 2*: risco individual – moderado; risco para a comunidade – baixo; possibilidade de causar doença – baixa; possibilidade de tratamento – existente; possibilidade de prevenção – existente; risco de propagação de infecção – limitado. Exemplo: bactérias (*Neisseria menigitidis*, *Pseudomonas aeruginosa*, *Salmonella enterica*, *Vibrio cholerae*, *Mycobacterium leprae*, *Escherichia coli*, entre outras), fungos (*Candida albicans*, *Malassezia furfur*, *Microsporum fulvum*), protozoários (*Leishmania brasiliensis*, *Plasmodium vivax*, *Trypanosoma cruzi*),

helmintos (*Ancylostoma duodenale*, *Ascaris lumbricoides*, *Trichuris trichiura*, *Schistosoma mansoni*, entre outros), vírus (adenovírus, citomegalovírus)

- *Grupo de risco 3*: risco individual – alto; risco para a comunidade – moderado; possibilidade de causar doença – alta; possibilidade de tratamento – existente; possibilidade de prevenção – existente; risco de propagação de infecção – limitado de uma pessoa a outra. Exemplo: bactérias (*Bacillus anthracis*, *Mycobacterium tuberculosis*, *Mycobacterium bovis*, *Yersinia pestis*), fungos (*Histoplasma capsulatum*, *Coccidioides immitis*), vírus (vírus da imunodeficiência humana [HIV], família *Coronaviridae*, incluindo SARS-CoV-2)
- *Grupo de risco 4*: risco individual – alto; risco para a comunidade – alto; possibilidade de causar doença – alta; possibilidade de tratamento – inexistente; risco de propagação de infecção – limitado de uma pessoa a outra. Exemplo: vírus (Ebola, Junin, Mapucho).

NÍVEIS DE BIOSSEGURANÇA EM LABORATÓRIOS

Os níveis de biossegurança em laboratórios podem ser definidos de acordo com a atividade desempenhada e o microrganismo que será manipulado, sendo fundamental considerar a possibilidade de formação de aerossóis. De maneira geral, os níveis de biossegurança são proporcionais à classe de risco do microrganismo, no entanto alguns procedimentos podem necessitar de maior ou menor grau de segurança.

- *Grupo de risco 1*: laboratório básico 1 (ensino básico). Rotinas de laboratório – boa técnica microbiológica; equipamentos de segurança – nenhum, trabalho em mesa aberta; manipulam-se microrganismos do grupo 1
- *Grupo de risco 2*: laboratório básico 2 (posto de saúde, saúde pública, hospitais de ensino universitário). Rotinas de laboratório – boa técnica microbiológica, roupas de proteção, sinalização de riscos; equipamentos de segurança – trabalho em mesa aberta mais câmara de segurança biológica classes I e II; manipulam-se microrganismos do grupo 2
- *Grupo de risco 3*: laboratório de contenção (laboratórios de diagnósticos especiais). Rotinas de laboratório – boa técnica microbiológica, roupas de proteção especiais, sinalização de riscos, controle de acesso, fluxo de ar direcionado; equipamentos de segurança – câmara de segurança biológica classes I e II de contenção para todas as atividades; manipulam-se microrganismos dos grupos 2 e 3
- *Grupo de risco 4*: laboratório de contenção máxima (unidades de microrganismos patogênicos perigosos). Rotinas de laboratório – boa técnica microbiológica, roupas de proteção especiais, sinalização de riscos, controle de acesso, fluxo de ar direcionado, entrada hermeticamente fechada, chuveiro na saída, tratamento especial do lixo; equipamentos de segurança – câmara de segurança biológica classes II e III ou roupas com pressão positiva, autoclave de duas extremidades, filtração do ar; manipulam-se microrganismos do grupo 4.

BARREIRAS PRIMÁRIAS DE CONTENÇÃO E EQUIPAMENTOS DE PROTEÇÃO COLETIVA EM LABORATÓRIOS

- EPI: é todo dispositivo de uso individual utilizado pelo empregado/colaborador, destinado à proteção de riscos suscetíveis de ameaçar a segurança e a saúde no trabalho. Exemplos: jaleco, máscara, óculos de proteção, luvas, entre outros.
- EPC: é um dispositivo, sistema ou meio, fixo ou móvel, com a finalidade de preservar a integridade física e a saúde de um grupo de trabalhadores que está executando algum serviço em determinado local. Exemplos: dispositivos para prevenção de incêndio, lava-olhos, chuveiro de emergência, capela de exaustão química, entre outros.

RECOMENDAÇÕES GERAIS EM LABORATÓRIOS

A organização e o funcionamento do laboratório deve estar de acordo com as Boas Práticas Laboratoriais (BPL) conforme a NR-32 portaria nº 915/2019, que dizem respeito às condições mínimas necessárias para que o laboratório consiga funcionar adequadamente em prol do seu objetivo, seja de pesquisa, seja de rotina clínica, visando à segurança e à saúde no trabalho.

- Usar calçados fechados de couro ou similar, assim como avental e jaleco sempre abotoado, este de uso restrito ao laboratório
- Não usar roupas de tecido sintético ou inflamável e higienizar as mãos antes e depois de cada procedimento
- Não colocar materiais de laboratório dentro de armários de roupa
- Não levar as mãos à boca nem aos olhos durante o manuseio de produtos químicos e outros
- Não aplicar lentes de contato nem passar maquiagem dentro do laboratório
- Evitar usar maquiagem e adornos em laboratórios de microbiologia
- Nunca pipetar com a boca; usar o pipetador ou a pera. As pipetas de vidro devem conter algodão hidrófobo tamponando sua abertura superior, e as automáticas devem ser guardadas em posição vertical e no volume máximo, para evitar a descalibração
- Usar luvas, óculos, toucas e máscaras descartáveis de segurança quando a técnica exigir
- Usar luvas na manipulação de soro e não abrir nem fechar portas quando estiver usando luvas
- Não se expor a radiações ultravioleta, infravermelha ou de intensa luminosidade sem proteção adequada
- Evitar técnicas que levem à formação de aerossóis
- Não colocar alimentos em bancadas, armários e geladeiras dos laboratórios
- Não utilizar vidraria de laboratório para preparo de alimentos
- Não se alimentar dentro do laboratório
- Não trabalhar com material patogênico caso haja ferimentos na mão ou no pulso
- Se apresentar ferimentos nas mãos, antes de trabalhar, deve-se cobri-los e usar luvas

- Fechar todas as gavetas e portas de abrir
- Desligar todos os equipamentos antes de sair do laboratório
- Manter as bancadas sempre limpas e livres de materiais estranhos ao trabalho
- Rotular e identificar qualquer solução ou reagente quanto ao risco
- Acondicionar e armazenar produtos químicos em locais apropriados
- Limpar previamente com água todo frasco de reagente esvaziado antes de colocá-lo para higienização
- Fazer o descarte dos materiais em locais apropriados segundo riscos
- Limpar a bancada com álcool a 70% antes e após os trabalhos
- Garantir a desinfecção dos equipamentos utilizados
- Ter atenção à data de manutenção dos equipamentos, acionando o setor de engenharia clínica caso seja identificada alguma não conformidade
- Não usar vidraria quebrada nem pinças enferrujadas
- Inspecionar frascos de centrífuga antes de usá-los e verificar os seus períodos de vida útil
- Limpar imediatamente qualquer derramamento de produtos e reagentes
- Proteger-se ao fazer a limpeza
- Limpar produtos orgânicos derramados com estopa ou papel absorvente, que deve ser descartado em vasilhame destinado a esse material
- Neutralizar ácidos e bases fortes com bases e ácidos fracos antes de proceder à sua limpeza
- Em casos de derramamento de produtos inflamáveis, produtos tóxicos ou corrosivos, interromper o trabalho, advertir as pessoas próximas sobre o ocorrido e solicitar ou efetuar a limpeza imediata, alertando o supervisor sobre qualquer acidente de trabalho.

RECOMENDAÇÕES PARA OS REJEITOS PERFUROCORTANTES

- Não retirar agulha da seringa após o uso
- Descontaminar a seringa de vidro juntamente com a agulha
- Não dobrar nem entortar ou recapear agulhas
- Descartar o material perfurocortante em recipientes de paredes rígidas, com tampa e resistentes à autoclavação, contendo solução de hipoclorito de sódio (água sanitária) a 2%. Após 24 h nessa solução, o material deve ser autoclavado e, então, descartado
- Etiquetar devidamente o material (com nome do técnico e do laboratório responsáveis pelo descarte, e data de descarte)
- Fazer o descarte final em lixo comum, caso não sejam incinerados
- Descartar vidraria de laboratório quebrada em *container* de paredes rígidas, separadamente do material perfurocortante contaminado.

RECOMENDAÇÕES PARA OS REJEITOS BIOLÓGICOS

- Embalar como lixo patológico ou infeccioso em sacos plásticos com capacidade máxima de 100 ℓ e etiquetá-los

- Fechar adequadamente o saco de lixo para evitar derramamento, mantendo-o intacto
- Autoclavar o material o mais rápido possível
- Conservar animais no *freezer* até autoclavação
- Fazer o descarte final em lixo comum
- Prover lixeiras de tampa e pedal para esse tipo de resíduo, as quais devem ser higienizadas regularmente
- A manipulação desse material deve ser realizada por pessoal capacitado usando EPI.

BIOSSEGURANÇA EM ROTINAS DE LABORATÓRIOS

- Usar sempre luvas e cabine de biossegurança de fluxo laminar no manuseio de espécimes humanos diluídos, que devem ser sempre considerados como infecciosos
- Realizar procedimentos de inativação ou absorção em tubos tampados
- Fazer a decantação da amostra por aspiração, e não por inversão
- Executar a aspiração de material infeccioso em sistema de armadilhas, com desinfectante
- Autoclavar material descartável antes de ser desprezado; a descontaminação por germicida pode ser necessária antes da autoclavação
- Desinfectantes não corrosivos devem ser adicionados aos banhos de imersão
- No processo de centrifugação, colocar os tubos em posição oposta, sendo balanceados, não ultrapassando a velocidade-limite para o rotor utilizado, que deve, a cada centrifugação, ser enxaguado com água destilada e secado à temperatura ambiente
- Na preparação de gel de poliacrilamida/eletroforese, lembrar que a acrilamida é neurotóxica e pode ser absorvida pela pele e/ou por inalação
- Caso a acrilamida entre em contato com pele e olhos, deve-se lavar a área contaminada com bastante água. Em caso de derramamento, utilizar papel absorvente
- É obrigatório o uso de jaleco, luvas e óculos quando do manuseio do pó de acrilamida
- Não se deve desprezar a acrilamida líquida no ralo da pia. Soluções de acrilamida, para serem desprezadas, devem ser polimerizadas com Temed
- Recomenda-se o uso de cabine de biossegurança de fluxo laminar e de luvas no manuseio de culturas viáveis ou esfregaços de tecidos potencialmente contaminados com microrganismos, mesmo que secos sobre a lâmina, até serem fixados pelo calor ou com produtos químicos (álcool, acetona). Após a visualização, as lâminas devem ser colocadas em germicidas, e as partes do microscópio potencialmente contaminadas devem ser limpas com germicidas do tipo não corrosivo
- Os animais manuseados em laboratórios devem ser anestesiados antes de sua manipulação. Os animais livres de ectoparasitos e doenças devem ser deixados em quarentena antes de serem manipulados. Soros pré-imunes deverão ser obtidos de todos os animais antes da vacinação. Devem ser considerados infecciosos: sangue, soro, tecidos e outros fluidos de animais inoculados com agentes viáveis

- Em caso de contaminação em cabine de biossegurança, deve-se fazer desinfecção química antes de desligar o sistema de ventilação. O desinfetante associado a detergente remove tanto a sujeira quanto os microrganismos. A solução usada pode ser de Iodophor® ou de água sanitária (2:1.000) com 0,7% de detergente. Durante a limpeza, devem-se usar luvas e limpar toda a superfície da cabine e os objetos no seu interior. Todo material utilizado na desinfecção (papel, toalha, luvas) deve ser desprezado em um vasilhame autoclavável.

RECOMENDAÇÕES DURANTE CONTAMINAÇÃO COM MATERIAL BIOLÓGICO NO LABORATÓRIO

- Prender a respiração e deixar o laboratório, que deverá ser interditado
- Remover a roupa, dobrando-a de modo que a área contaminada fique no interior, autoclavando-a posteriormente
- Higienizar mãos, braços e rostos; se possível, tomar um banho
- Retornar ao laboratório após 30 min do acidente, quando o risco de contaminação por aerossóis diminuir. Nesse retorno devem ser usados: jaleco, luvas de borracha, respirador e sapatos autoclavados (se necessário)
- Derramar desinfectante sobre a área contaminada e ao redor dela, evitando espalhar a contaminação. O desinfectante deverá agir por 15 min, para que depois se inicie a limpeza da área externa para o interior da contaminação
- Devem estar acessíveis: vasilhame autoclavável à prova de vazamento, pinças, papel-toalha, esponjas, desinfectantes (solução de hipoclorito com 1.000 ppm de íon cloro, ou 2 a 5%, ou solução de Iodophor® contendo 1.600 ppm de iodo)
- Em caso de contaminação por agulhas e materiais cortantes, deve-se higienizar a área afetada por 5 min com sabão e água, lembrando que as regiões mucosas devem ser higienizadas por 15 min com solução salina.

PREMISSAS BÁSICAS DE SEGURANÇA

- Cumprir as legislações de segurança
- Ter atenção durante as atividades desenvolvidas, evitando atos inseguros
- Manter hábitos de limpeza
- Ter cuidados com a energia elétrica
- Usar sempre EPI e EPC
- Manter uma conduta profissional
- Eliminar todas as condições de insegurança
- Comunicar sempre as situações de riscos e os acidentes aos comitês de segurança.

GERENCIAMENTO DE RISCO EM SERVIÇOS DE SAÚDE

Os riscos podem ser gerenciados de maneira sistemática em qualquer ambiente laboral. O processo pode ser realizado por um profissional da área ou mesmo um consultor em biossegurança. O objetivo do gerenciamento é minimizar ou prevenir os riscos no ambiente de trabalho, com o planejamento e a execução de um plano de biossegurança adequado ao ambiente e que tem início com a identificação do risco e posterior quantificação.

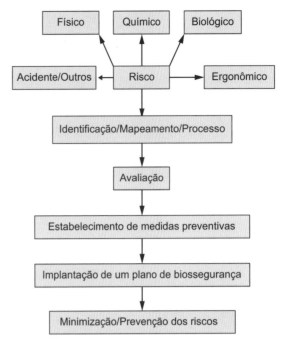

FIGURA 4.1 Fluxograma para gerenciamento de riscos.

É fundamental garantir que o processo de gestão de riscos seja aplicado em todos os níveis da organização; também é importante que seja avaliado o processo de implementação do plano de gerenciamento, bem como os seus resultados. Ou seja, é dever do comitê de gestão de riscos ou profissional designado realizar a mensuração periódica do desempenho do plano de ação, levando em consideração o seu propósito por meio da avaliação de indicadores e comportamentos identificados, assim como é dever determinar se o plano de gerenciamento de riscos continua adequado ao local de trabalho e atividades desempenhadas, e comunicar os resultados. Dessa forma, é possível identificar falhas e/ou pontos a serem melhorados (Figura 4.1).

BIBLIOGRAFIA

Borba CM, Costa MAF, Pereira MEC et al. Biossegurança e boas práticas laboratoriais. Disponível em: http://www.arca.fiocruz.br/handle/icict/13406.

Brasil. Ministério da Saúde (MS). Agência Nacional de Vigilância Sanitária (Anvisa). Normas para projetos físicos de estabelecimentos assistenciais de saúde. 2. ed. Brasília: MS; 2004. p. 158.

Brasil. Ministério da Saúde (MS). Classificação de riscos dos agentes biológicos. 2017. Disponível em: https://bvsms.saude.gov.br/bvs/publicacoes/classificacao_risco_agentes_biologicos_3ed.pdf.

Brasil. Ministério da Saúde (MS). Portaria nº 930, de 27 de agosto de 1992. Diário Oficial da União, Brasília, 4 de setembro de 1992. Seção 1, p. 279-88.

Brasil. Ministério do Trabalho e Emprego (MTE). Portaria nº 3.214, de 08 de junho de 1978. Aprova a Norma regulamentadora nº 09 – Programa de Prevenção de Riscos Ambientais (PPRA). Brasília: MTE; 1978. Disponível em: http://www.trtsp.jus.br/geral/tribunal2/LEGIS/CLT/NRs/NR_9.html.

Brasil. Ministério do Trabalho e Emprego (MTE). Portaria nº 247, de 12 de julho de 2011. Aprova a Norma regulamentadora nº 05 – Comissão Interna de Prevenção de Acidentes (CIPA). Brasília: MTE; 2011. Disponível em: https://www.bauru.unesp.br/Home/CIPA/nr_05.pdf.

Brasil. Ministério do Trabalho e Previdência. NR 32 – Segurança e Saúde no Trabalho em Serviços de Saúde. 2019. Disponível em: https://www.gov.br/trabalho-e-previdencia/pt-br/composicao/orgaos-especificos/secretaria-de-trabalho/inspecao/seguranca-e-saude-no-trabalho/normas-regulamentadoras/nr-32.pdf/view.

Centers for Disease Control (CDC). Biosafety in microbiological and biomedical laboratories. 3. ed. Bethoda: NIH/CDC; 1993. p. 1.

Centers for Disease Control (CDC). Biosafety in microbiological and biomedical laboratories. NIH, Department of Health and Human Services, Bethesda. Rev. 1988.

Centers for Disease Control (CDC). Biosafety in microbiological and biomedical laboratories. NIH, Department of Health and Human Services, Bethesda. Rev. 1984.

Centers for Disease Control (CDC). Laboratory safety. Atlanta. US Department of Health, Education, and Welfare. Public Health Service. HEW publication. CDC; 1979. p. 79-818.

Centro da Qualidade, Segurança e Produtividade (QSP). Norma QSP 31000:2018: Sistemas de Gestão de Riscos – Requisitos. Disponível em: https://www.qsp.org.br/pdf/QSP_31000_apresentacao.pdf.

Faria, VA et al. Perigos e riscos na medicina laboratorial: identificação e avaliação. J Bras Patol Med Lab. 2011; 47(3):241-247.

Hinrichsen SL et al. Recomendações para a biossegurança dos profissionais de saúde. Belo Horizonte: UFMG; 1998. p. 20-6.

Januário GC et al. Occupational accidents with potentially contaminated material involving nursing workers. Cogitare Enferm. 2017; 22(1):1-9.

Mastroeni MF. Biossegurança aplicada a laboratórios e serviços de saúde. Rio de Janeiro: Atheneu; 2005. 338 p.

Prieto AAM et al. Riesgo ergonómico asociado a sintomatología musculo-esquelética en personal de enfermería. Hacia Promoc Salud. 2015; 20(2):132-46. Disponível em: http://www.scielo.org.co/pdf/hpsal/v20n2/v20n2a10.pdf.

Teixeira P, Valle S. Biossegurança: uma abordagem multidisciplinar. 2. ed. Rio de Janeiro: Fiocruz; 2010. 442 p.

Teixeira P, Valle S. Riscos biológicos em laboratórios de pesquisa. In: Biossegurança: uma abordagem multidisciplinar. Rio de Janeiro: Fiocruz; 1996. p. 41-64.

Capítulo 5

Água no Ambiente Hospitalar

Sylvia Lemos Hinrichsen ▪ Ewerton Silva ▪ Lídia Macedo ▪ Marcela Coelho de Lemos ▪ Camila Guerra ▪ Fernanda Rocha de Carvalho

Água é vida e tem vida. (Sylvia Lemos Hinrichsen)

INTRODUÇÃO

A água é fundamental para a vida e encontra-se disponível de várias formas no planeta, sendo uma das substâncias mais comuns existentes na natureza. Desde a sua ingestão para hidratação do organismo, passando pela sua necessidade de irrigação de plantações para a alimentação, até a indústria e diversos outros setores, a água é essencial para que as pessoas possam desempenhar suas atividades e sobreviver. Ela também tem papel de grande importância na higienização pessoal, de ambientes, objetos e equipamentos, entre outros. Em hospitais, restaurantes, hotéis e até mesmo em residências, a água tem a função de possibilitar a limpeza. Na verdade, tudo precisa ser higienizado, e a água tem a função de ser a base para isso, assegurando a saúde do ser humano, ao eliminar sujeiras, detritos, microrganismos e substâncias nocivas.

Segundo dados da Organização Mundial da Saúde (OMS), 25 milhões de pessoas no mundo morrem por ano em função de doenças transmitidas pela água, como cólera e diarreias; além disso, nos países em desenvolvimento, como o Brasil, 70% da população rural e 25% da urbana não dispõem de abastecimento adequado de água potável.

Em estabelecimentos de saúde/hospitais, a água utilizada tem maior exigência de potabilidade para limpeza de ambientes. Os procedimentos/materiais realizados/utilizados na assistência a pacientes que exigem água tratada e de boa qualidade química e microbiológica são: cirúrgicos, de hemodiálise, laboratoriais de análises clínicas, processadores de filmes radiográficos, geração de vapor (central e local), sistemas de condicionadores de ar, lavanderia e central de material e esterilização. É também importante ressaltar que tudo o que estiver em contato com os pacientes e o que afetar diretamente seu tratamento precisa de extrema limpeza e desinfecção para evitar a proliferação de microrganismos (bactérias, vírus, fungos e parasitas) no ambiente hospitalar, o que pode causar infecções relacionadas à assistência à saúde (IrAS). Por isso, a água no hospital é indispensável e extremamente importante, porque praticamente nenhum procedimento pode ser realizado sem ela, direta ou indiretamente, e sua alta qualidade para alguns fins é indispensável.

O monitoramento da água nas instituições de saúde/hospitais facilita a detecção de patógenos específicos, bem como a avaliação da eficiência da limpeza e desinfecção dos reservatórios.

A transmissão de infecções por microrganismos, tais como vírus, bactérias entéricas causadoras da febre tifoide e bactérias esporuladas que podem ser encontradas em águas contaminadas, além de certos tipos de algas responsáveis pelo sabor e odor desagradáveis, pode ser feita por meio de: contato direto, como banho, hidroterapia; ingestão de água ou gelo contaminado; transmissão por contato indireto, por reprocessamento de maneira inadequada de dispositivo médico-hospitalar; e aspiração ou inalação de aerossóis dispersos a partir de fontes de água, como nos casos de *Legionella pneumophila*.

As águas superficiais podem conter endotoxinas bacterianas que não são totalmente removidas em processos convencionais de tratamento. A contaminação da água pode ocorrer no próprio estabelecimento de saúde/hospital, pela falta de manutenção do reservatório, pela sua localização, por ausência de cuidados com manuseio e higiene e até pelo tipo de material empregado na construção da cisterna ou caixa d'água.

A contaminação da água, portanto, provoca consequências graves quando afeta pessoas com a saúde comprometida, especialmente se doentes em hospitais, por estarem mais vulneráveis à ação dos microrganismos, determinando amplo espectro de manifestações clínicas, como septicemia, pneumonia, diarreia e enterocolite.

Uma vez que a água é potencialmente um meio de veiculação de doenças, ela deve estar isenta de patógenos, principalmente quando consumida por pessoas com vírus da imunodeficiência humana/síndrome da imunodeficiência adquirida (HIV/AIDS), imunossuprimidos ou transplantados. Cuidado especial deve ser observado também em relação a crianças e idosos, bem como pessoas com o sistema imune ainda em desenvolvimento ou fragilizado.

Os tratamentos e acompanhamentos da qualidade da água deverão ser executados por técnicos capacitados e devidamente credenciados por órgãos competentes, sendo fundamental a atuação desses profissionais responsáveis pelo controle de todo o tratamento físico-químico e biológico dos diversos tipos de água utilizados nas atividades hospitalares. Os processos de desinfecção em sistemas de tratamento de água são essenciais nas unidades hospitalares para que sua qualidade seja assegurada e atenda aos parâmetros estabelecidos, evitando proliferação microbiana.

As unidades de saúde/hospitais devem, portanto, sistematizar processos, como testes microbiológicos de água, para verificar a presença de microrganismos, assim como os seus aspectos físico-químicos. Isso porque a substância é utilizada para diferentes finalidades e em diferentes áreas, como saneamento, aquecimento, refrigeração do ar, serviços de lavanderia, serviço de nutrição, produção de gelo para consumo ou refrigeração de compostos médicos, piscina para fisioterapia, limpeza e reprocessamento de materiais, e procedimentos laboratoriais.

Diante da importância da utilização da água nas unidades de saúde/hospitais e os seus potenciais riscos de transmissão de doenças vinculadas a ela, tem sido motivo de preocupação o monitoramento da sua qualidade, potabilidade e usabilidade. Diante disso, recomenda-se que sejam implantados programas para monitorar a água, a fim de proporcionar resultados confiáveis com ações corretivas pontuais e preventivas para o controle da disseminação microbiana, além dos seus padrões físico-químicos que poderão ser danosos para materiais utilizados e reprocessados/esterilizados.

USO RACIONAL DA ÁGUA

Qualquer unidade de saúde/hospital precisa se preocupar em reduzir o impacto ambiental e, por isso, deve ter medidas que visem ao uso racional da água entre as suas prioridades.

A questão da água é uma das mais importantes quando se fala em edifícios sustentáveis e comprometidos com o meio ambiente. Grande parte do sucesso de iniciativas para reduzir o consumo de água em hospitais depende de mudanças da conduta das pessoas, especialmente em suas rotinas, para evitar desperdícios. Vazamentos de água ocultos são mais comuns do que se imagina. Assim, as instituições de saúde/hospitais devem sistematizar atividades focadas nesse problema, que aumenta o consumo da água e muitas vezes é difícil de notar e consertar, já que, em geral, ocorre em tubulações embutidas em paredes ou sob o piso.

Entretanto, vazamentos "visíveis", como simples torneiras pingando ou bacias sanitárias com filete de água correndo continuamente, são, muitas vezes, os mais difíceis de resolver; portanto, vistorias preventivas são essenciais. Não se deve esperar que o usuário abra uma Ordem de Serviço para a manutenção. Todos devem ser responsáveis, pois, a cada dia de demora, mais de 100 ℓ de água potável podem ir direto para o esgoto.

Existe uma série de recursos simples (e não tão caros) que promovem menor consumo de água sem que os usuários se deem conta, como:

- Torneiras temporizadas: não requerem eletricidade e são reguladas segundo necessidades para interromper o fluxo de água depois de determinado tempo. Pode ser um pouco desconfortável para o usuário que precisa demorar mais com a torneira aberta, mas a compensação é indiscutível pelo seu valor, pois consome de 30 a 60% menos água que uma torneira normal com exatamente o mesmo uso

- Redutor de vazão: pequena peça instalada dentro da tubulação, nas saídas de chuveiros, por exemplo, que economiza por volta de 30% de água sem alterar o tempo do banho
- Arejador: instalado nas saídas das torneiras, que faz a água correr cheia de bolhas, mas que pode promover um consumo 60% menor sem o usuário fazer nada de diferente
- Torneiras automáticas: trata-se de um investimento mais alto, principalmente se usarem água quente. Requerem a instalação de um misturador embutido, além de ter um sensor de presença que exige eletricidade (tomada ou pilhas). No caso de pilhas, estas devem ser bem guardadas/descartadas, pois produzem resíduo perigoso.

Algumas iniciativas criativas também são indicadas, como o uso de garrafa PET em uma caixa acoplada, preenchida por areia ou pedrinhas. A finalidade é apenas ocupar uma parte do volume que seria ocupado com a água, diminuindo a vazão. Desse modo, se a caixa acoplada tem capacidade para 6 ℓ e é colocada uma garrafa de 1 ℓ, na caixa caberão apenas 5 ℓ de água. Assim, cada vez que se acionar a descarga, serão usados apenas 5 ℓ, em vez de 6 ℓ.

É preciso também ficar atento às bacias sanitárias, pois podem ser a mais importante porta de saída de água do hospital. A descarga de água para higiene da bacia se dá diretamente da tubulação, por meio de uma válvula embutida na parede. O detalhe é que, além de a vazão de água ser grande, o usuário mantém a válvula acionada pelo tempo que lhe parecer adequado. Isso sem falar das bacias de alta *performance*, que, por si sós, consomem muito mais água que aquelas com caixa acoplada (reservatório de água acoplado a elas, seja por encaixe ou monobloco, cuja vantagem é que a quantidade de água despejada na bacia corresponde a não mais que a capacidade do reservatório, tornando o consumo mais contido que nas válvulas de descarga).

O *design* das bacias sanitárias evoluiu muito ao longo dos anos, de modo a promover a total limpeza do vaso com cada vez menos água. O que anos atrás (e hoje ainda, onde há bacias antigas instaladas) consumia 12 ℓ ou até 16 ℓ de água por acionamento hoje precisa de apenas 6 ℓ. Isso só ocorre com bacias com caixa acoplada, e é preciso observar para o volume da caixa na hora da compra.

Bacias embutidas na parede correspondem a uma caixa acoplada; porém, por questões estéticas e de melhor aproveitamento do espaço, são instaladas dentro da parede, e o botão de acionamento fica muito parecido com o de uma válvula de descarga. A vantagem é que o limite de consumo da caixa e a quantidade de água a ser reservada são reguláveis. O cuidado, porém, deve ser com a escolha da bacia, para que ela consiga ficar limpa com pouca água.

Existe ainda uma opção mais radical: bacias com reúso interno da água do lavatório. Em hospitais, pode haver poucas oportunidades de aproveitar esse recurso, mas ele pode ser usado em pequenos banheiros individuais, como de consultórios ginecológicos ou em áreas administrativas, por exemplo. Esse modelo de bacia tem a caixa acoplada ao lavatório e reserva a água utilizada na lavagem de mãos (águas cinza) para uso na higienização da bacia sanitária. Em teoria, reduz o consumo da bacia praticamente a zero, desde que o do lavatório seja igual ou maior que o da bacia.

Embora não diga respeito diretamente à infraestrutura, vale lembrar de algumas condutas básicas que devem ser adotadas, especialmente em unidades de saúde/hospitais:

- Rever o calendário de limpezas: principalmente aquelas que usam muita água, como garagens e áreas externas
- Não usar mangueiras: proibir seu uso no hospital é mais efetivo que tentar controlar esguichos e vazamentos em mangueiras danificadas, lembrando que a economia de água resultante da simples troca das mangueiras por baldes é superior
- Proibir a utilização de vassouras em áreas externas de hospitais
- Utilizar produtos sem enxágue: o mercado oferece materiais de limpeza que dispensam o enxágue e podem ser aplicados a diversos elementos do hospital
- Optar por alimentos preparados: adotada no auge da crise por alguns hospitais, a compra de alimentos preparados economiza muita água no pré-preparo e no preparo de alimentos, mas isso apenas transfere o consumo de água para a empresa que prepara esses alimentos, não o reduz necessariamente
- Prestar atenção aos vazamentos: rever a frequência e os setores atendidos pelas vistorias preventivas da manutenção hidráulica tem efeito direto sobre a redução de vazamento e, principalmente, sobre o tempo que eles duram
- Promover sensibilização para economizar água e educação dos colaboradores/equipes multiprofissionais sobre como fazer.

ÁGUA E MICRORGANISMOS

Apesar de ser fundamental para a sobrevivência dos seres vivos, a água pode carrear diversos microrganismos, inclusive os patogênicos, podendo desencadear doenças graves. Assim, é importante: garantir sua qualidade desde o armazenamento, com reservatórios devidamente protegidos; fazer uso de tubulação adequada; e manter a vigilância sobre a qualidade e os tratamentos específicos a outros usos que não sejam ligados ao uso doméstico.

Como citado anteriormente, a boa qualidade da água e a ausência de contaminação são imprescindíveis em unidades hospitalares e de saúde em geral, pois a mesma é essencial em diversos procedimentos, como limpeza, desinfecção, esterilização de materiais e superfícies, preparo de alimentos e hemodiálise. Ressalta-se que os requisitos de pureza da água variam de acordo com o tipo de uso, conforme as normas regulamentadoras. Dessa forma, é necessário que sejam garantidos os procedimentos relativos ao controle de qualidade da água utilizada, tais como conservação e limpeza de reservatórios e desinfecção, realização de tratamento, quando necessário, a fim de melhorar as características organolépticas (cor, odor, sabor, turvação, pH e cloro residual), físicas, químicas e bacteriológicas, adequando-as ao consumo humano e ao uso nas instituições de saúde.

Após receber a água tratada, em condições de potabilidade, faz-se necessária a limpeza regular dos reservatórios hospitalares, bem como o controle microbiológico, para manter as condições de uso e prevenir o aparecimento de doenças relacionadas com a contaminação da água. A limpeza e desinfecção das caixas d'água e cisternas deve ser feita a cada 6 meses, podendo ser necessário um período menor de acordo com a finalidade do uso da água. No caso do subsistema de distribuição de água tratada para hemodiálise, a Resolução da Diretoria Colegiada – RDC nº 11, de 13 de março de 2014, no Anexo, Quadro III – recomenda que o mesmo seja submetido a limpeza e desinfecção do reservatório e da rede de distribuição de água para esse destino mensalmente. Esse fato destaca que cada serviço deverá sempre equalizar a qualidade da água utilizada, os procedimentos e periodicidades necessários às recomendações vigentes, buscando garantir uma assistência de qualidade e com riscos reduzidos para o paciente. Cabe ressaltar que é atribuição da equipe de controle de IrAS a supervisão/auditoria dessa rotina, bem como a determinação dos resultados microbiológicos necessários.

A limpeza física da água é feita com a retirada das impurezas (iodos e incrustações) e a higienização, utilizando 100 mℓ de hipoclorito de sódio a 10% para cada 5 ℓ de água, renovando-se a lavagem com água potável até que desapareça o cheiro do hipoclorito. Também devem ser observados cuidados especiais na manutenção dos reservatórios, sempre procurando mantê-los fechados, checando a impermeabilização e a existência de infiltrações e vazamentos. A água, mesmo em condições favoráveis e em temperatura adequada, serve como reservatório para a proliferação de microrganismos e protozoários, que podem permanecer em crescimento ativo por longo tempo.

Segundo a OMS, para o controle da qualidade bacteriológica da água, deve-se adotar a pesquisa de organismos indicadores que habitem os intestinos do homem em grande número e que sejam excretados nas fezes humanas. A existência dos indicadores evidencia contaminação fecal e, em decorrência disso, a possibilidade de contaminação por outros organismos patogênicos.

No Brasil, a Portaria nº 2.914, de 12 de dezembro de 2011, antiga nº 518, de 25 de março de 2004, do Ministério da Saúde, estabelece os procedimentos e as responsabilidades relativos ao controle e à vigilância da qualidade da água para consumo humano e seu padrão de potabilidade. Segundo essa portaria, os estabelecimentos que fazem uso de solução alternativa devem obedecer a um número mínimo de amostras e uma frequência mínima de amostragem para o controle da qualidade da água para fins de análises físicas, químicas e microbiológicas em função do tipo de manancial e do ponto de amostragem.

No tocante ao controle bacteriológico, o instrumento legal utiliza como parâmetro coliformes totais, coliformes termotolerantes, *Escherichia coli* (*E. coli*) e bactérias heterózicas.

As bactérias do grupo coliforme compreendem bacilos gram-negativos, aeróbios ou anaeróbios facultativos, não formadores de esporos, oxidase-negativos, capazes de se desenvolver na presença de sais biliares ou agentes tensoativos que fermentam a lactose com produção de ácido, gás e aldeído a $35,0 \pm 0,5°C$ em 24 a 48 h, e que podem apresentar atividade da enzima betagalactosidase.

Grande parte das bactérias do grupo coliforme pertence aos gêneros *Escherichia*, *Citrobacter*, *Klebsiella* e *Enterobacter*, embora vários outros gêneros e espécies pertençam ao grupo, tais como *Enterobacter cloacae* e *Citrobacter freundii*, que podem ser encontradas nas fezes, no meio ambiente e na água potável de elevada concentração de nutrientes, além de *Serratia fonticola*, *Rahnella aquatilis* e *Buttiauxella agrestis*, bactérias raramente encontradas nas fezes e que se multiplicam na água potável de qualidade relativamente boa.

Os bacilos coliformes termotolerantes constituem o subgrupo das bactérias do grupo coliforme, que fermentam a lactose a $44,5 \pm 0,2°C$ em 24 h, tendo como principal representante *E. coli*, de origem exclusivamente fecal. No entanto, o termo *coliforme fecal* é inadequado, uma vez que espécies diferentes de *E. coli* podem ocorrer em águas organicamente enriquecidas, tais como os efluentes industriais ou de solos em decomposição.

É importante estar atento à *E. coli*, uma bactéria do grupo coliforme que fermenta lactose e manitol, com produção de ácido e gás a $44,5 \pm 0,2°C$ em 24 h, produzindo indol a partir do triptofano oxidase-negativo. Abundante nas fezes humanas e de animais, a *E. coli* tem como fontes águas residuais, efluentes tratados e águas e solos com contaminação fecal recente, chegando a concentrações de $10^9/g$.

A contagem de bactérias heterotróficas é a determinação da densidade de bactérias que são capazes de produzir unidades formadoras de colônias (UFC) na presença de compostos orgânicos contidos em meio de cultura apropriado, sob condições preestabelecidas de incubação: $35,0, \pm 0,5°C$ por 48 h. Essas bactérias requerem compostos orgânicos diversos do dióxido de carbono para a síntese de protoplasto. Assim, essa contagem constitui um parâmetro indicador de bactérias aeróbias e anaeróbias facultativas, e o aumento acentuado é norteador da deterioração da qualidade da água.

Altos índices de bactérias heterotróficas podem interferir na quantificação dos coliformes, por meio da produção de fatores de inibição ou pelo próprio desenvolvimento mais intenso desses organismos, mascarando menor população de coliformes.

O padrão microbiológico para a água potável é recomendado pela Portaria nº 2.914 de 12 de dezembro de 2011, sendo considerado o valor máximo permitido para *Escherichia coli* na água para consumo humano a ausência em 100 mℓ (Quadro 5.1).

Outro parâmetro importante para o controle da qualidade da água de consumo são as cianobactérias, microrganismos procarióticos autotróficos também denominados de cianofíceas (algas azuis). São capazes de surgir em qualquer manancial superficial, especialmente naqueles com elevados níveis de nutrientes (nitrogênio e fósforo), podendo produzir toxinas (cianotoxinas) com efeitos adversos à saúde. As cianotoxinas incluem microcistinas, cilindrospermopsina e saxitoxinas.

As microcistinas compreendem hepatotoxinas heptapeptídicas cíclicas, com efeito potente de inibição de proteínas fosfatases dos tipos 1 e 2A promotoras de tumores; a microcistina LR:R pode levar à morte por choque circulatório e hemorragia hepática após 24 h da sua ingestão. A cilindrospermopsina é um alcaloide guanidínico cíclico, inibidor de síntese proteica, predominantemente hepatotóxico, apresentando também efeitos citotóxicos em rins, baço, coração e outros órgãos. As saxitonas formam um grupo de alcaloides carbamatos neurotóxicos, não sulfatados (saxitoxinas) ou sulfatados (goniautoxinas e C-toxinas), e derivados de carbamil, apresentando efeitos de inibição da condução nervosa por bloqueio dos canais de sódio.

QUADRO 5.1 Padrão microbiológico para a água potável*.

Referencial	Valor máximo permitido
Água usada para consumo humano**	
Escherichia coli (indicador de contaminação fecal)	Ausente em 100 mℓ
Água tratadana saída do tratamento	
Coliformes totais (indicador de eficiência de tratamento)	Ausente em 100 mℓ
Água tratada no sistema de distribuição (reservatório e rede)	
Escherichia coli	Ausente em 100 mℓ
Coliformes totais (indicador de integridade do sistema de distribuição (reservatório e rede)).	Sistemas ou soluções coletivas que abastecem menos de 20.000 habitantes → apenas uma amostra, entre as amostras analisadas no mês, pode ser positiva Sistemas ou soluções coletivas que abastecem a partir de 20.000 habitantes → ausência em 100 mℓ, em 95% das amostras examinadas no mês

* Adaptado de: Portaria nº 2.914, de 12 de dezembro de 2011.
**Água para consumo humano em toda e qualquer situação, incluindo poços, minas, nascentes, dentre outras.

O padrão de potabilidade recomendado em relação à presença de cianotoxinas é de $1,0$ mg/ℓ de microcistinas. Sua concentração aceitável é de até 10 mg/ℓ em até três amostras, consecutivas ou não, nas análises realizadas nos últimos 12 meses.

Apesar de não estar contemplada na Portaria nº 518, de 2004, ou na Portaria nº 2.914, de 2011, é importante ressaltar a bactéria *Pseudomonas aeruginosa* (*P. aeruginosa*), que só é patogênica quando atua em infecções mistas ou é introduzida em zonas desprovidas de defesas normais, sendo capaz de provocar septicemia em lactentes ou pessoas debilitadas. Por essas características, a pesquisa de *P. aeruginosa* é um importante indicador para a avaliação das condições sanitárias da água de hospitais, bem como de suas fontes e seus reservatórios, a fim de evitar infecções em pacientes debilitados e imunodeprimidos.

P. aeruginosa é um patógeno nosocomial frequente, amplamente distribuído e capaz de permanecer por longos períodos no ambiente hospitalar e desenvolver resistência a agentes antimicrobianos, como as cefalosporinas de terceira e quarta gerações e os carbapenêmicos (imipenem e meropenem). Portanto, a contaminação das águas superficiais e subsuperficiais, por meio de efluentes hospitalares contendo cepas de *P. aeruginosa* multirresistentes, constitui um grave problema do ponto de vista das infecções e da qualidade da água de abastecimento que é captada para o uso hospitalar.

Os microrganismos encontrados na água e em ambientes são descritos a seguir:

• *Burkholderia cepacia / Stenotrophomonas maltophilia*: água destilada, máquina de diálise, nebulizadores, soluções desinfetantes, circuito de ventilador
• *Ralstonia pickettii*: solução de fentanila, clorexidina, água destilada e contaminante na solução para terapia respiratória

- *Acinetobacter* spp.: ventilador mecânico, vaporizadores e tenda de oxigênio
- *Serratia marcescens*: água potável, contaminante de antissépticos (clorexidina e desinfetantes), quaternário de amônia e glutaraldeído
- *Enterobacter* spp.: água de umidificador, fluidos intravenosos, hastes algodoadas para *swab* não estéreis, sonda de aspiração
- *Pseudomonas aeruginosa*: água destilada e potável, soluções antissépticas, torneiras, pias, piscinas de hidroterapia, chuveiro, água de diálise, lavatório de olhos, vasos de flor e endoscópios que permanecem com umidade nos lumens
- *Legionella*: aspiração e inalação de água aerossolizada – encanamento de água
- *Mycobacterium abscessus*: instrumental cirúrgico com esterilização inadequada
- *Mycobacterium chelonae*: capilar de diálise, instrumental cirúrgico com esterilização inadequada, soluções contaminadas e água de hidroterapia
- *Mycobacterium gordonae*: desionizador de água, gelo e água potável.

Também é fundamental que sejam criadas atividades focadas em identificar, combater e monitorar o desenvolvimento dos biofilmes. Para isso, é necessário que haja análise da água, com a detecção de focos de contaminação; higienização de reservatórios, tubulações, chuveiros, banheiras; sistemas de filtragem da água potável; e controle microbiológico (cloração por meio de bombas dosadoras).

QUALIDADE DA ÁGUA

Além de utilizar a água de abastecimento público, a maioria das unidades hospitalares usa manancial do tipo subterrâneo. Portanto, segundo a Portaria nº 2.914/2011, é necessária a realização de uma frequência de amostragem mensal para avaliação dos parâmetros cor, turbidez, potencial hidrogeniônico (pH) e coliformes totais, e uma frequência de amostragem diária para avaliação do teor de cloro residual livre.

De acordo com o padrão de aceitação para consumo humano, o valor máximo permitido para o parâmetro *cor aparente* deve ser 15 uH (unidade Hazen); para o parâmetro *turbidez*, esse padrão não deve ultrapassar 5,0 uT (unidade de turbidez) em 95% das amostras de água subterrânea submetidas ao tratamento por desinfecção. Com relação ao pH, recomenda-se que, no sistema de distribuição, seja mantido na faixa de 6,0 a 9,5.

O art. 24 da Portaria nº 2.914/2011 indica que "toda a água para consumo humano, fornecida coletivamente, deverá passar por processo de desinfecção ou cloração". Além disso, de acordo com o art. 34 da mesma Portaria, "é obrigatória a manutenção de, no mínimo, 0,2 mg/ℓ de cloro residual livre ou 2,0 mg/ℓ de cloro residual combinado ou de 0,2 mg/ℓ de dióxido de cloro em toda a extensão do sistema de distribuição (reservatório e rede)".

Entre as substâncias encontradas na água, o composto nitrogenado em seus diferentes estados de oxidação (nitrogênio amoniacal, nitrito e nitrato) pode apresentar riscos à saúde. A presença do nitrogênio na água pode ser de origem natural, como matéria orgânica e inorgânica e chuvas, e antrópica, como esgotos domésticos e industriais. O nitrato, um dos mais encontrados em águas naturais, apresenta-se em baixos teores nas águas superficiais, podendo alcançar altas concentrações em águas profundas, como nas fontes minerais, por ser altamente lixiviante nos solos, contaminando corpos d'água e aquíferos subterrâneos. De acordo com a Portaria nº 2.914/2011, o nitrato deve apresentar valor máximo permitido (VMP) de 10 mg/ℓ em águas minerais naturais. Seu consumo está diretamente relacionado com a caracterização de dois fatores adversos à saúde: indução à metemoglobinemia e formação potencial de nitrosaminas e nitrosamidas carcinogênicas.

O íon fluoreto, encontrado em águas minerais, deve apresentar concentrações abaixo de 1,5 mg/ℓ, conforme a legislação. Sua ingestão acima de 2 mg/ℓ é considerada inadequada para lactentes e crianças com até 7 anos de idade, podendo acarretar o surgimento de fluorose dental e óssea. Por outro lado, a presença de fluoreto em água de consumo em níveis recomendados é a maneira mais eficiente e coletiva para a prevenção de cáries.

Metais também podem comprometer a qualidade da água. A intoxicação por metais se desenvolve lentamente e, muitas vezes, só pode ser identificada após anos ou decênios. Sua presença reduz a capacidade autodepurativa da água devido à ação tóxica sobre os microrganismos que realizam esse processo. Os metais existentes na água, quando ingeridos, são absorvidos pelo organismo humano pelo trato gastrintestinal, e a absorção pode ser afetada pelo pH da água, pelas taxas de movimentação no trato digestório e pela presença de outros compostos. Sua ingestão também pode causar distúrbios gastrintestinais e até disfunção mental com degeneração do sistema nervoso central. Entre os mecanismos de sua toxicidade, estão incluídas interações com sistemas enzimáticos, interações com membranas celulares e efeitos específicos sobre certos órgãos e sobre o metabolismo celular em geral.

A presença de cloro, flúor, nitratos, sulfatos e fosfatos com ânions corrosivos, pode causar marcas e oxidação em equipamentos médicos durante processos de limpeza e esterilização. Por esse motivo, as instituições de saúde/hospitais devem sistematizar a coleta da água, não só para o controle biológico, mas também físico-químico, em todos os pontos de entrada de água existentes na Central de Material Esterilizado (CME) que servem ao reprocessamento de materiais. Essas amostras devem ser enviadas para laboratórios de análises específicos, que, depois de análise, deverão emitir relatórios com toda a composição da água coletada e os seus componentes. Esses relatórios apresentarão todas as características da água que será usada nos equipamentos e possibilitarão a escolha da melhor solução de detergentes e lubrificantes. Assim, a instituição de saúde/hospital saberá que terá a melhor produtividade do equipamento sem nenhum dano aos seus instrumentos, já que os agentes químicos utilizados serão compatíveis com o processo de lavagem e os tipos de sujeira que deverão ser eliminados.

Deverão também ser monitorados pelas equipes dos setores de hotelaria, manutenção, engenharia e controle de infecções os níveis de cloro e o pH da água e ser mensalmente apresentados em forma de gráficos, segundo padrões de conformidade ou não conformidade. Deverão ser estabelecidos pontos de coletas, e as correções deverão ser sistematicamente realizadas a partir dos resultados obtidos. Sugere-se periodicidade de 2 vezes/dia (manhã e tarde), seguindo os padrões de referência preestabelecidos pelas equipes conforme índices e métricas padronizadas/legislações.

O pH é um símbolo que foi criado em 1909 pelo químico dinamarquês Soren Peter Lauritz Sorensen, para indicar o grau de acidez ou alcalinidade de uma substância. O "p" vem de *potenz* (em alemão) e significa poder de concentração, e o "H" é para o íon de hidrogênio (H^+). A sigla indica acidez, neutralidade ou alcalinidade. O valor do pH de uma solução pode ser estimado conhecendo-se a concentração em íons H^+; assim, a escala de medição varia de 0 a 14, tendo o 7 como valor neutro, o 0 como acidez máxima e o 14 como alcalinidade máxima. A escala do pH é logarítmica. Em outras palavras, um pH de 4,0 é 10 vezes mais ácido que 5,0, 100 vezes mais ácido que 6,0 e 1.000 vezes mais ácido que 7,0. Portanto, quando a água tem pH inferior a 7, diz-se que é ácida; se é igual a 7, diz-se que é neutra; e se é superior a 7, diz-se que a água é alcalina. É importante saber que, em condições de saúde, os líquidos intracelulares e extracelulares apresentam um pH que oscila entre 7,35 e 7,45, ou seja, levemente alcalino. O organismo humano tende à alcalinidade; assim, manter o pH adequado faz com que as reações biológicas funcionem corretamente.

O mesmo exemplo de monitoramento feito para o pH da água poderá ser usado no acompanhamento dos níveis de cloro. O cloro é uma substância química encontrada em temperatura ambiente em estado gasoso e, em seu estado puro, não está disponível para compra no comércio. Como reage com rapidez com muitos elementos e compostos químicos, é encontrado na natureza apenas formando parte de cloretos e cloratos, sobretudo na forma de cloreto de sódio nas minas de salgema e dissolvido na água do mar. É a partir dele que são feitos o hipoclorito de sódio, o "cloro" de piscina e a água sanitária.

Também deverá existir um monitoramento da limpeza da caixa d'água, que consiste na remoção manual de substâncias e outros objetos indevidos presentes no reservatório. A desinfecção por meio da eliminação de microrganismos potencialmente patogênicos pode ser realizada a um intervalo de 6 meses. O produto mais indicado e seguro é o cloro, a uma concentração de 2,5%.

É importante que os serviços de controle de infecções junto aos setores de controle de fornecimento e qualidade da água das instituições de saúde/hospitais implantem em seus processos mecanismos de avaliação dos padrões microbiológicos físico-químicos por meio de monitoramentos frequentes, com indicadores e/ou outras ferramentas. Uma das mais simples e eficazes medidas de controle de infecções é a higienização das mãos (HM), embora sua adesão ainda seja baixa. Sabe-se que as mãos são um dos veículos mais comuns de disseminação de infecções, no contato de pessoa com pessoa, por falta do hábito de higienizá-las sistematicamente antes e após contatos durante as atividades de assistências e/ou manipulação de insumos, alimentos, assim como em outros momentos. Nesse processo de HM, a água é fundamental, sendo importante garantir a sua segurança para uso.

A Portaria do Ministério da Saúde nº 2.914/2011 aborda o padrão de potabilidade da água e atribui ao setor de controle de infecções a responsabilidade de monitorar a qualidade microbiológica da água potável, filtrada, destilada, desionizada e, quando tiver, do sistema de hemodiálise da instituição de saúde/hospital. Esse controle (com frequência mensal, trimestral, semestral ou anual) deverá ser realizado segundo cronograma estabelecido por ela, englobando todos os pontos de água da instituição/hospital e levando em conta a criticidade do setor. Também deverá ser monitorada a fonte de fornecimento da água para os reservatórios, assim como o fornecedor (companhia municipal de água e esgoto), e se a extração é própria, pela fundação de poços artesianos.

Recomenda-se que sejam criados *checklists* de monitoramento da qualidade da água fornecida e utilizada na instituição de saúde/hospital. Os pontos diários que devem ser observados são:

- Se os reservatórios de água são mantidos tampados, de modo a impedir a contaminação por pássaros, roedores e insetos
- Se há monitoramento do registro de controle de limpeza de todos os reservatórios
- Se os resultados das análises da qualidade da água são regularmente enviados ao serviço de controle de infecções da instituição de saúde/hospital
- Se há um mecanismo de comunicação entre as equipes e o setor de controle de infecções sobre não conformidades existentes no funcionamento dos sistemas de tratamento da água, entre outros
- Se os reservatórios estão mantidos ao abrigo da incidência direta da luz solar e se, em caso de contaminação, são coletadas amostras diárias dos diversos pontos do sistema, enquanto persistirem os sinais de contaminação, devendo ser feita uma desinfecção geral desses pontos
- Se há coleta de amostras para análise da água para exame de potabilidade, com periodicidade mensal ou sempre que houver suspeita de contaminação, priorizando os mesmos pontos de coleta com objetivo de estabelecer parâmetros de comparação entre os exames.

Na análise da água, devem-se estabelecer o tipo de sistema, a frequência de monitoramento e a responsabilidade. Assim, no sistema de reservatório comum, recomenda-se frequência mensal, sob a responsabilidade do serviço de manutenção; na osmose reversa, frequência mensal, sob a responsabilidade da equipe de hemodiálise; e, na osmose, frequência trimestral, sob a responsabilidade da CME.

É fundamental criar uma rotina de coleta para os sistemas de reservatório que incluam observações do procedimento, do transporte, da rotina de limpeza dos reservatórios e dos sistemas de tratamento da água (Quadro 5.2).

ÁGUA EM HEMODIÁLISE

A água usada em hemodiálise e CME, mesmo esterilizada, pode ser origem de endotoxinas ou lipossacarídios, assim como bactérias gram-negativas (*Pseudomonas aeruginosa*) que causam várias respostas fisiológicas agudas, como febre, calafrios, cefaleia,

QUADRO 5.2 Etapas dos procedimentos para o monitoramento das amostras de água coletadas para análise de qualidade microbiológica e físico-química.

Procedimento de coleta da água

- Higienizar as mãos (antes e após)
- Desinfetar a torneira com gaze estéril embebida em álcool a 70%
- Abrir a torneira e deixar a água escoar pelo tempo mínimo de 2 min ou por tempo determinado, de acordo com o projeto hidráulico
- Coletar a amostra em vidro estéril, que deverá ser aberto exatamente no momento da coleta, tendo-se o cuidado de não tocar nas bordas do vidro
- Coletar a água de modo a preencher, no máximo, 2/3 do volume do frasco, para permitir homogeneização da amostra
- Fechar o frasco com a própria tampa e vedar com fita adesiva ou esparadrapo, para evitar vazamentos e/ou derramamento do conteúdo
- Cobrir a tampa com papel protetor e amarrar com barbante
- Identificar o frasco com data, hora, procedência (instituição de saúde/hospital/setor), local (cidade/município/estado), responsável pela coleta, telefone e endereço

Transporte do material (água) coletado

- Realizar o transporte da amostra à temperatura ambiente, não excedendo o intervalo de tempo entre a coleta e a chegada ao laboratório de até 6 h
- Para as amostras transportadas sob refrigeração, o intervalo de tempo entre a coleta e a chegada ao laboratório não poderá ser superior a 24 h. A embalagem deverá conter gelo em sacos plásticos, acondicionados de modo que não molhem e/ou danifiquem o papel protetor do frasco/identificação

Rotina de limpeza dos reservatórios de água

- Limpar os reservatórios de água a cada 3 meses
- Fazer o esvaziamento de água através do encanamento até uma altura de 30 cm. Nesse volume restante irão concentrar-se iodo, minerais, partículas pesadas e outros
- Remover a água restante com bombas de sucção, de modo que detritos e resíduos sejam removidos
- Promover limpeza mecânica das paredes do reservatório, preferencialmente com água sob alta pressão, tendo-se cuidado para não remover a impermeabilização dos reservatórios de água
- Realizar enxágue com jatos de água limpa, aplicando-se solução de hipoclorito de sódio e 50 g de sal para cada 20 ℓ de capacidade de reserva de água, respeitando um tempo de contato de 45 min
- Encher o reservatório

Rotina de limpeza do sistema de tratamento de água

- Manusear com cuidado o filtro de areia para não perder sua eficiência; ele funciona de modo semelhante aos filtros lentos das estações de tratamento de água
- Realizar a limpeza desse tipo de filtro mediante lavagem com água por cerca de 20 min e raspagem de aproximadamente 1 cm da camada superficial de areia
- Fazer a troca da areia do filtro anualmente
- Após 10 limpezas, reconstituir a espessura original do leito filtrante, ou seja, a camada de areia deve ser completada novamente para 25 cm. Recomenda-se uma camada de carvão vegetal, moído e sem pó, na parte inferior do filtro, objetivando a adsorção de compostos responsáveis pela presença de sabor ou odor
- Anotar todo o processo de limpeza com a descrição do procedimento realizado

mal-estar, mialgia, náuseas, além de coagulação de dialisador e/ou complicações a longo prazo, como caquexia e amiloidose, contribuindo para subdiálise. Por esse motivo, nesses casos, tem sido usado o sistema de osmose reversa. O princípio da osmose reversa emprega a utilização de membranas para separação da água, possibilitando que partículas fiquem retidas, tornando mais seguro o tratamento de pacientes renais crônicos.

Com intuito de melhoria das práticas assistenciais, devem ser estabelecidas rotinas de limpeza e desinfecção, assim como o controle microbiológico do sistema de osmose reversa de hemodiálise e/ou CME, de acordo com periodicidade predeterminada, pelos setores responsáveis junto aos serviços de hospitalidade/hotelaria e controle de infecções da instituição/hospital, com equipes treinadas para esse procedimento conforme legislação vigente.

No sentido de atender às recomendações definidas na RDC nº 11, de 13 de março de 2014, que substituiu a RDC nº 154, de 15 de junho de 2004, que estabelece o regulamento técnico para o funcionamento dos serviços de diálise com base nas características físicas e organolépticas da água potável (ausência de cor aparente, de turvação, de sabor, de odor; ocorrência de cloro residual livre > 0,2 mg/ℓ em água da rede pública e em água de fonte alternativa maior que 0,5 mg/ℓ e pH = 6,0 a 9,5) com frequência de verificação diária (a partir de ponto contíguo ao de sua utilização), a água utilizada na preparação da solução para diálise nos serviços deve ter a sua qualidade garantida e monitorada (segundo parâmetros microbiológicos e físico-químicos) em todas as etapas do tratamento.

As análises da água deverão obedecer aos procedimentos de coleta indicados pelo laboratório de referência responsável pelas análises selecionadas pela instituição. A verificação da qualidade bacteriológica da água tratada para diálise deverá ser também realizada sempre que ocorrerem manifestações pirogênicas ou quando surtos de doenças de vinculação hídrica forem observados na instituição de saúde/hospital.

O padrão de qualidade da água tratada utilizada na preparação de solução para diálise deverá ter frequência de verificação mensal e apresentar (valor máximo permitido): ausência de coliforme total em 100 mℓ; contagem de bactérias heterotróficas de 100 UFC/mℓ e contagem de endotoxinas de 0,25 EU/mℓ.

Os procedimentos de manutenção do sistema de armazenamento da água devem ser sistematicamente realizados por profissionais treinados segundo limpeza do reservatório de água potável (semestral), controle bacteriológico do reservatório de água potável (mensal) e limpeza e desinfecção do reservatório de água tratada para diálise (mensal).

São comprovantes de registros monitorados pelo controle de infecções/qualidade do hospital o comprovante de limpeza e desinfecção da caixa d'água e o laudo de análise microbiológica da água.

BIBLIOGRAFIA

Barbosa FG, Wallner-Kersanach M, Baumgarten MGZ. Metais traço nas águas portuárias do estuário da Lagoa dos Patos, RS. Repositório Federal do Rio Grande (RIFURG). Disponível em: http://repositorio.furg.br/handle/1/3193.

Braga B et al. Introdução à engenharia ambiental. 2. ed. São Paulo: Pearson Prentice Hall, 2005.

Brasil. Agência Nacional de Vigilância Sanitária (Anvisa). RDC nº 110, de 6 de setembro de 2016. Disponível em: https://www.in.gov.br/materia/-/asset_publisher/Kujrw0TZC2Mb/content/id/23530048/do1-2016-09-08-resolucao-rdc-n-110-de-6-de-setembro-de-2016-23530032.

Brasil. Agência Nacional de Vigilância Sanitária (Anvisa). RDC nº 11, de 13 de março de 2014. Disponível em https://bvsms.saude.gov.br/bvs/saudelegis/anvisa/2014/rdc0011_13_03_2014.pdf.

Brasil. Agência Nacional de Vigilância Sanitária (Anvisa). Segurança no ambiente hospitalar. Disponível em: https://www.anvisa.gov.br/servicosaude/manuais/seguranca_hosp.pdf.

Brasil. Ministério da Saúde. Portaria GM/MS nº 888, de 4 de maio de 2021 (*). Disponível em: https://bvsms.saude.gov.br/bvs/saudelegis/gm/2021/prt0888_24_05_2021_rep.html.

Brasil. Ministério da Saúde. Portaria de Consolidação nº 5, de 28 de setembro de 2017. ANEXO XX – Do Controle da Vigilância da Qualidade da Água para Consumo Humano e seu Padrão de Potabilidade (Origem: PRT MS/GM 2914/2011). Disponível em: https://www.normasbrasil.com.br/norma/portaria-de-consolidacao-5-2017_356387.html.

Brasil. Ministério da Saúde (MS). Vigilância e controle da qualidade da água para consumo humano. 2006. Disponível em: https://bvsms.saude.gov.br/bvs/publicacoes/vigilancia_controle_qualidade_agua.pdf.

Brasil. Ministério da Saúde. Portaria nº 518, de 25 de março de 2004. Disponível em: http://189.28.128.100/dab/docs/legislacao/portaria518_25_03_04.pdf.

Brasil. Agência Nacional de Vigilância Sanitária (Anvisa). RDC nº 11, de 13 de março de 2014. Disponível em: https://bvsms.saude.gov.br/bvs/saudelegis/anvisa/2014/rdc0011_13_03_2014.pdf.

Brasil. Ministério da Saúde. Portaria nº 2.914, de 12 de dezembro de 2011. Disponível em: https://bvsms.saude.gov.br/bvs/saudelegis/gm/2011/prt2914_12_12_2011.html.

Brasil. Ministério da Saúde. Anexos da Portaria nº 2.914, de 12 de dezembro de 2011. Disponível em: https://bvsms.saude.gov.br/bvs/saudelegis/gm/2011/anexo/anexo_prt2914_12_12_2011.pdf.

Calazans GMT, Vital FAC, Xavier RP. Avaliação da qualidade bacteriológica da água utilizada em hospitais do estado de Pernambuco. Anais do 2º Congresso Brasileiro de Extensão Universitária. Belo Horizonte, 2004.

Carrara D, Straelli TMV, Uip DE. Controle de infecção. A prática no terceiro milênio. Rio de Janeiro: Guanabara Koogan, 2017. 435 p.

Cheung KC, Poon BHT, Lan CY et al. Assessment of metal and nutrient concentrations in river water and sediment collected from the cities in the Pearl River Delta, South China. Chemosphere. 2003; 52:1431-40. Disponível em: https://www.ncbi.nlm.nih.gov/pubmed/12867173.

Cosenza L. Garantia da qualidade da água. In: Couto RC, Pedrosa TMG. Rotinas e procedimentos. Infecção relacionada à assistência (infecção hospitalar) e outras complicações não infecciosas. 3. ed. Rio de Janeiro: Medbook, 2012. p. 302-7.

Cunha HFA, Lima DCI, Brito PNF et al. Qualidade físico-química e microbiológica de água mineral e padrões da legislação. Revista Ambiente e Água 2012; 7(3):155-65. Disponível em: https://www.scielo.br/j/ambiagua/a/75YRQJ7GQhd63s5L9B5kvNK/?format=pdf&lang=pt.

Faintuch J. Contaminação de dieta enteral em ambiente nosocomial. Rev Hosp Clin Med Univ São Paulo. 1990; 45(3):248-52.

Fuentefria DB, Ferreira AE, Gräf T et al. Pseudomonas aeruginosa: disseminação de resistência antimicrobiana em efluente hospitalar e água superficial. Rev Soc Bras Med Trop. 2008; 45(1):470-3.

Giatti LL, Neves NLS, Saraiva GNM et al. Exposição à água contaminada: percepções e práticas em um bairro de Manaus, Brasil. Disponível em: https://scielosp.org/article/rpsp/2010.v28n5/337-343.

Guarda, V.L.M. et al. Segurança hídrica: potabilidade de água de hospital em Minas Gerais, Brasil. Interfaces Científicas – Saúde e Ambiente. 2017;5(2):14-24..

Matner RR, Fox TL, McIver DE et al. Efficacy petrifilm E. coli count plates for E. coli and coliform enumeration. Journal of Food Protection. 1990; 52:145-50.

Noronha TMJ, Freire MR, Hinrichsen SL. Água hospitalar. In: Hinrichsen SL. Biossegurança e controle de infecções. Risco sanitário hospitalar. 2ª ed. Rio de Janeiro: Guanabara Koogan, 2013, p. 21-4.

Oliveira ACS, Terra APS. Detecção de coliformes totais e fecais em águas dos bebedouros do campus I da Faculdade de Medicina do Triângulo Mineiro. Rev Soc Bras Med Trop. 2004; 37(3):285-6.

Sehulster LM, Chinn RYW, Arduino MJ et al. Guidelines for environmental infection control in health-care facilities. Recommendations of CDC and the Healthcare Infection Control Practices Advisory Committee (HICPAC). MMWR Recomm Rep. 2003; 52(RR-10):1-42. Disponível em: https://www.ncbi.nlm.nih.gov/pubmed/12836624.

Capítulo 6

Higienização das Mãos

Sylvia Lemos Hinrichsen ▪ Maria da Conceição Lira ▪ Jorge Belém Oliveira Júnior ▪
Cristina Lúcia Ferraz de Oliveira ▪ Edjane Lima da Silva ▪ Bartolomeu José dos Santos Júnior ▪
Marcela Coelho de Lemos

A partir de hoje, 15 de maio de 1847, todo estudante ou médico é obrigado, antes de entrar nas salas da clínica obstétrica, a lavar as mãos com uma solução de ácido clórico, na bacia colocada na entrada. Esta disposição vigorará para todos, sem exceção.
(Ignaz Philipp Semmelweis, 1818-1865)

HISTÓRIA

No dia 15 de maio de 1847, Ignaz Philipp Semmelweis, médico húngaro, estabeleceu a higienização das mãos como medida obrigatória da instituição na qual trabalhava como diretor, o Lying Hospital, em Viena. Essa importante medida, considerada um marco histórico na prevenção das infecções, baseou-se em resultados de sua investigação epidemiológica, após constatar que, na instituição, havia aumentado o número de óbitos entre mulheres que acabavam de ter bebês (puérperas) em relação à época da inauguração do hospital.

Naquela ocasião, foi observado que o risco de morte (taxa de mortalidade) era 4 vezes maior na enfermaria em que as pacientes eram atendidas por estudantes de medicina em comparação com aquela cujo atendimento era realizado por parteiras. A única diferença encontrada entre as duas enfermarias era que, naquela com maior mortalidade, os estudantes de medicina iam para os partos diretamente da sala de necropsia, sem nenhuma higienização das mãos, enquanto as parteiras não participavam das necropsias. Semmelweis, então, concluiu: "Os estudantes de medicina devem estar trazendo (da sala de necropsia) para as suas pacientes algo que não afeta as parteiras."

Outro fator que reforçou sua ideia foi a morte de seu assistente, devido ao quadro séptico depois de um acidente durante a necropsia de uma paciente com febre puerperal. A partir dessas observações sistemáticas e cuidadosas, ele instituiu como medida de controle de tais infecções a higienização das mãos. Com essa simples medida, houve queda rápida da taxa de mortalidade em níveis equivalentes aos da outra enfermaria.

Em 1865, Semmelweis morreu louco, em um asilo, insistindo que participara de um massacre, pois a comunidade científica, na época, não lhe dera crédito. Após um século e meio, a despeito dos grandes avanços tecnológicos e científicos, a higienização das mãos, apesar de um ato simples e altamente eficaz na prevenção das infecções, continua sendo ainda pouco praticada entre os profissionais da área da saúde em geral.

IMPORTÂNCIA

A higienização das mãos é uma prática simples, individual, pouco dispendiosa e prioritária em todos os programas de prevenção e controle de infecções relacionadas à assistência à saúde (IrAS), visando à redução considerável das taxas de infecções nosocomiais.

O uso de água e sabão, aliado à fricção, remove os microrganismos que colonizam as camadas superficiais da pele e, também, oleosidade, suor e células mortas, além de retirar a sujidade favorável à permanência e à multiplicação de microrganismos e prevenir e reduzir a probabilidade de infecção por transmissão cruzada.

Tem-se preferido usar o termo *higienização das mãos*, em vez de *lavagem das mãos*, por aquele ser mais abrangente, englobando desde a simples higienização até a antissepsia cirúrgica das mãos. É importante lembrar que a aplicação de álcool a 70% e glicerina a 2% deverá ser um procedimento indicado em determinadas situações, e se as mãos estiverem limpas. Portanto, a higienização das mãos envolve a higienização simples com água e sabão, higienização antisséptica, fricção antisséptica e antissepsia cirúrgica das mãos.

Dessa forma, o objetivo principal do processo de higienização das mãos é reduzir a transmissão de microrganismos pelas mãos, prevenindo as infecções, uma vez que elas são os instrumentos mais utilizados no cuidado ao paciente. Além disso, almeja-se prevenir a transmissibilidade entre pacientes, pacientes e mobiliários, profissionais, equipamentos e mobiliários, partindo do pressuposto de que as principais fontes de patógenos no ambiente hospitalar são os pacientes colonizados e/ou infectados, os profissionais de saúde e os equipamentos e mobiliários próximos ao paciente.

De forma geral, a higienização das mãos é preconizada em cinco momentos: antes do contato com o paciente, antes de realizar procedimentos assépticos, após a exposição a fluidos corporais, após tocar o paciente e após o contato com superfícies próximas ao paciente (Quadro 6.1). No entanto, alguns fatores podem dificultar a adesão dessa prática pelos profissionais de saúde, como a falta de conhecimento, a crença de que a higienização das mãos leva tempo e de que o tempo deveria ser utilizado no cuidado com o paciente e a crença de que se as mãos não parecem sujas, não devem ser higienizadas, por exemplo. Além disso, em alguns hospitais brasileiros, ainda se observam problemas relacionados à falta de pias, ou pias em

QUADRO 6.1 Indicação da higienização/lavagem das mãos.

Sempre	• Se as mãos estiverem sujas • Antes e depois do uso de luvas • Depois de ir ao banheiro • No contato com pacientes
Antes e depois	• Da administração de medicação pelas diversas vias • Do preparo de terapia respiratória • De diversos procedimentos realizados em um mesmo paciente (aspiração endotraqueal, mudança de decúbito, curativo) • Do preparo de materiais e/ou equipamentos/mobília próximo ao paciente • Das refeições • Do contato com a pele intacta do paciente ao verificar sinais vitais dele • Da mudança de um local anatômico contaminado para um limpo durante o atendimento ao paciente
Com o uso concomitante de luvas	• Coleta de sangue, fluidos corporais ou excretas, mucosas, pele não íntegra ou coberturas de feridas • Administração de hemoderivados • Higienização do paciente • Retirada e manipulação de cateteres

número insuficiente, como também ausência de dispensadores para papel-toalha e/ou para sabão, fazendo-se necessária a utilização de antissépticos após a higienização das mãos. Nesse caso, é preciso estabelecer uma normatização dessa prática pela equipe de controle de IrAS e gerenciamento de risco/qualidade, bem como é fundamental promover a conscientização da importância dessa prática na rotina.

Sabe-se o quanto é difícil mudar hábitos, costumes, conceitos e, principalmente, comportamentos, mas, se não se investir nessa simples atitude, nada se conseguirá. Para que isso ocorra de maneira efetiva, deverá ser priorizada pela equipe de controle de infecções e gerenciamento de riscos/qualidade e estrutura máxima hospitalar, em parceria com os pacientes, familiares e/ou visitantes, a administração de treinamentos, aulas e pesquisas, além de um trabalho de "corpo a corpo" com as equipes multiprofissionais.

O tema *higiene das mãos* é antigo e vem sendo recomendado por meio de legislações nacionais, como:

• Portaria nº 2.616, de 12 de maio de 1998, que dispõe, no Anexo IV, sobre a importância dos momentos da higienização das mãos
• Resolução da Diretoria Colegiada (RDC) nº 50, de 21 de fevereiro de 2002, que apresenta o regulamento técnico para planejamento, programação, elaboração e avaliação de projetos físicos de estabelecimentos assistenciais de saúde
• RDC nº 42, de 25 de outubro de 2010, que dispõe sobre a obrigatoriedade de disponibilizar preparação alcoólica para fricção antisséptica das mãos nos serviços de saúde, a fim de promover a higienização das mãos.

Entretanto, apesar de recomendações e legislações, não é fácil modificar rotinas que tornem um hábito a higienização das mãos antes e após procedimentos com pacientes, praticada por todos os integrantes de equipes multiprofissionais. Não é fácil, mas também não é impossível, principalmente se existir a consciência de que "ninguém é melhor do que todos nós juntos" (Ray Kroc), pois "nada vencerá o trabalho" (Zerbini), uma vez que "o ideal nunca deve morrer", já que o controle de infecções está em nossas mãos.

COMO HIGIENIZAR AS MÃOS

A higienização das mãos deve acontecer seguindo algumas etapas para garantir que a microbiota transitória seja devidamente eliminada e, assim, seja possível prevenir a contaminação do paciente (Figura 6.1):

• Retirar os adornos (anéis, pulseiras e relógios), uma vez que, nesses objetos, acumulam-se bactérias não removidas com a higienização das mãos
• Abrir a torneira com a mão dominante sem encostar-se na pia, para evitar a contaminação do vestuário, quando não houver torneiras com acionamento por pedal
• Molhar as mãos
• Aplicar de 3 a 5 mℓ de sabão líquido nas mãos
• Ensaboar as mãos, formando espuma por fricção durante 15 a 30 s, atingindo todas as suas faces (palma, dorso, espaços interdigitais, articulações, unhas e extremidades dos dedos). A formação de espuma extrai e facilita a eliminação de partículas
• Enxaguar, deixando a água penetrar nas unhas e nos espaços interdigitais (mão em forma de concha). Retirar toda a espuma e os resíduos de sabão, evitando os respingos da água na roupa e no piso
• Secar as mãos com papel-toalha descartável (duas folhas). Se a torneira for com contato manual para fechamento, usar o mesmo papel-toalha para fechá-la
• Descartar o papel-toalha na lixeira.

Para promover a redução da microbiota residente, que pode ser inoculada no paciente durante a realização de procedimentos invasivos, e que não consegue ser removida facilmente, pode ser necessário associar a higienização com água e sabão a um agente antisséptico, como clorexidina ou composto de iodo, por exemplo.

Sabões

Sabões são sais sódicos formados pela reação de ácidos graxos obtidos de gordura vegetal e animal com metais ou radicais básicos, que têm ação detergente (tensoativa), possibilitando que a água remova sujidade, detritos, impurezas da pele e microrganismos viáveis não colonizadores. São substâncias que agem por ação mecânica e não têm atividade bactericida e/ou residual, cuja capacidade de limpeza varia em função da matéria-prima utilizada em sua fabricação. Apresentam-se nas formas em barra, em pó e líquida.

Deve-se dar preferência ao sabão líquido, pelo seu menor risco de contaminação. Caso seja necessário usar sabão em barra

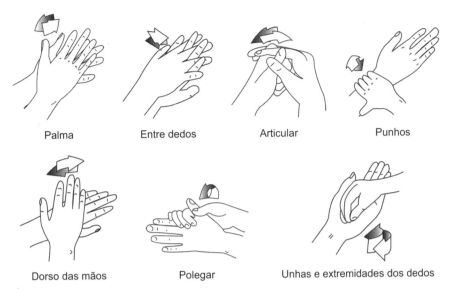

FIGURA 6.1 Etapas da higienização das mãos.

(sempre em pequeno tamanho para substituições frequentes), deve-se sempre enxaguá-lo antes do uso e acondicioná-lo em suporte vazado, evitando, assim, a sua permanência em meio úmido, o que favorece o crescimento bacteriano.

O uso de sabão, que é um produto tensoativo, usado em conjunto com água para lavar e limpar, cuja apresentação é variada, desde barras sólidas até líquidos viscosos, e também pó, está indicado na higienização rotineira das mãos, antes do preparo de materiais, equipamentos, alimentos e medicamentos, para banhos do paciente, em áreas de atendimento a pacientes de baixo risco. As mãos devem ser higienizadas apenas em água corrente, não sendo recomendado o uso de sabão em barra nesse momento.

A higienização do dispensador de sabão líquido ou almotolias deverá ser realizada com água, sabão e secagem, seguida de desinfecção com álcool etílico a 70%, no mínimo uma vez/semana. Nas áreas críticas, são usados os dispensadores com antissépticos em todas as pias, juntamente com papel-toalha. Não estão indicados secadores elétricos, uma vez que raramente se obedece ao tempo para secagem, além de haver grande dificuldade no seu acionamento. Também não está indicado o uso coletivo de toalhas de tecido ou de rolo, pois permanecem úmidas quando não substituídas.

Todos os profissionais que prestam assistência em unidades de saúde devem ter unhas bem aparadas, de preferência sem pintura excessiva, para melhor visualização de sujidades.

A higienização constante das mãos pode causar ressecamento, eczema e rachaduras da pele. Dermatites nas mãos aumentam o risco de infecção para o paciente e para o profissional, devido à presença de grande quantidade de microrganismos que dificilmente são reduzidos com a higienização das mãos. O uso prolongado de luvas, especialmente as talcadas, também pode causar dermatites. Diante disso, recomenda-se que o sabão contenha emoliente em sua formulação, o que evita ressecamentos e/ou dermatites.

Está indicado o uso de cremes hidratantes e loções entre as higienizações das mãos, desde que estejam acondicionados em recipientes individuais e que sejam de uso único, evitando-se, assim, o risco de contaminação por serem reservatórios de microrganismos.

É importante observar que não se deve acrescentar sabonete ou formulação alcoólica em um dispensador praticamente cheio. Se os dispensadores de sabonete líquido forem reutilizados, devem-se seguir os procedimentos de limpeza recomendados.

Antissépticos

Os antissépticos são formulações bactericidas (com boa ação tuberculicida, sendo ativos para gram-positivos e gram-negativos, incluindo a microbiota da pele), fungicidas e virucidas (para alguns vírus encapsulados, entre os quais o vírus da imunodeficiência humana [HIV], que são inativados rapidamente, exceto o vírus da raiva e o vírus da hepatite B, no qual são necessárias concentrações superiores a 80% para sua inativação) e não são considerados esporicidas.

As soluções hipoalérgicas com atividade residual (química persistente sobre a pele) são destinadas à aplicação na pele e nas mucosas, pois atuam na microbiota contaminante e colonizadora com baixa causticidade.

Os antissépticos padronizados pela equipe de controle de infecções e gerenciamento de riscos/qualidade (que deverá ser sempre consultada antes da aquisição de quaisquer produtos) devem ser aceitos pela Divisão de Medicamentos (Dimed) da Secretaria Nacional de Vigilância do Ministério da Saúde, com registro do nome comercial, indicação, concentração e fórmula terapêutica.

Os antissépticos devem ser armazenados em recipientes fechados, higienizados e secos antes do reabastecimento, rotulados e datados com escala de troca semanal.

Entre os de uso hospitalar recomendados pelo Ministério da Saúde, estão:

- As soluções com detergentes que se destinam à degermação das mãos, removendo impurezas e realizando antissepsia, como a polivinilpirrolidona iodo (PVP-I) a 10% (1% de iodo ativo) e a clorexidina a 4% (com 4% de álcool etílico a 70%)

- As soluções com álcool iodado a 0,5 a 1% ou álcool etílico a 70%, com ou sem glicerina a 2%, que devem ser usadas após a higienização das mãos com água e sabão.

É importante lembrar, também, que o álcool é um excelente germicida, com tempo de ação imediato (30 s) e evaporação rápida, não tendo ação residual. Provoca a morte microbiana após exposição por até 3 h, é inativado pela presença de matéria orgânica e sua atividade não parece ser alterada significativamente por pequenas quantidades de sangue. Concentrações de 60 a 90% são bastante efetivas, mas aquelas não superiores a 70% são as mais usadas por causarem menor ressecamento da pele e terem menor custo. Estudos sobre a redução da contaminação microbiana das mãos comprovaram que a fricção com álcool é superior à higienização das mãos, mesmo quando se utiliza um sabão antisséptico.

O uso de soluções alcoólicas está indicado nas seguintes situações:

- Antes e após o contato com o paciente e superfícies com que o paciente possa ter entrado em contato
- Antes da realização de procedimentos assistenciais
- Antes de colocar as luvas e após a sua remoção
- Após o risco de exposição a fluidos corporais.

O álcool é uma substância inflamável, que exige ser estocada em temperatura local adequada. As preparações com emolientes minimizam a desidratação da pele e têm maior aceitabilidade.

A aplicação de álcool após o uso de clorexidina ou da PVP-I anula o efeito residual desses produtos, devendo, portanto, ser evitada.

O iodo é pouco solúvel na água e facilmente solúvel em álcool e em soluções aquosas de potássio (Lugol). O iodo livre tem ação para vírus, com algum efeito esporicida, além de ser tuberculicida, fungicida e bactericida, atuando contra microrganismos gram-positivos e gram-negativos, com atividade levemente reduzida por matéria orgânica; contudo, o sangue e o escarro podem inativar totalmente seu efeito.

As soluções de iodo devem ser preparadas semanalmente e acondicionadas em frasco âmbar, protegidas do calor e da luz. Têm absorção percutânea e pela mucosa, sendo irritantes para a pele.

O complexo, quando dissolvido em água, libera lentamente o iodo, possibilitando maior estabilidade para a solução. A PVP-I a 10% fornece 1% de iodo livre e requer cerca de 2 min de contato para viabilizar essa liberação.

A clorexidina é um germicida do grupo das biguanidas, mais ativa contra bactérias gram-positivas do que gram-negativas, fungos e diversos vírus, tendo pequena atividade contra o bacilo da tuberculose e não sendo esporicida. Causa ruptura das membranas das células microbianas, com precipitação do seu conteúdo. É mais efetiva em pH de 5 a 8, e existem soluções aquosas com álcool e preparações com detergente. Tem efeito residual prolongado de 5 a 6 h, além de baixo potencial de toxicidade e de fotossensibilidade de contato, sendo pouco absorvida pela pele íntegra. Apesar disso, pode ser observada ototoxicidade se instilada no ouvido, sendo indicada para pacientes alérgicos à PVP-I. É pouco afetada pela presença de sangue ou outras matérias orgânicas.

Soluções detergentes a 4% contêm 4% de álcool e são altamente efetivas para degermação cirúrgica.

Hexaclorofeno e quaternários de amônia não são recomendados, e a triclosana tem uso restrito, com aplicabilidade em algumas situações de surtos por *Staphylococcus aureus* resistentes à meticilina.

PROCEDIMENTOS CIRÚRGICOS E MÃOS

O cirurgião e sua equipe deverão higienizar as mãos com o objetivo de reduzir a existência de microrganismos na pele e o risco de contaminação da ferida cirúrgica, havendo, portanto, a remoção e a destruição dos microrganismos da microbiota transitória e a redução da microbiota residente (Figura 6.2).

Os agentes antissépticos utilizados na degermação das mãos devem ter ação contra a microbiota residente e contra as bactérias associadas à infecção de ferida cirúrgica, mantendo baixa a contagem microbiana da pele abaixo das luvas. O tempo recomendado para esse procedimento varia entre 3 e 5 min para a primeira cirurgia, e de 2 a 3 min para a cirurgia subsequente.

A recolonização da pele se inicia nas primeiras 24 h após o preparo cirúrgico, sendo acelerada pela oclusão da pele com luvas ou adesivos impermeáveis e completando-se em torno de 7 dias.

Dentro do centro cirúrgico, as mãos deverão ser higienizadas com água e sabão, para que sejam removidas as sujidades e a microbiota transitória. Durante a degermação das mãos da equipe cirúrgica, são utilizadas escovas individuais próprias de cerdas macias, descartáveis ou esterilizadas. As escovas de cerdas duras não devem ser usadas, pois provocam lesões cutâneas nas mãos e nos antebraços. Não é recomendada a manutenção de escovas em soluções desinfetantes.

Nesses locais, as pias deverão ter acionamento com o pé, cotovelo ou joelho, sendo disponibilizados dispensadores para sabão líquido e antisséptico, assim como porta-papel para papel-toalha descartável, além de compressas estéreis.

As soluções antissépticas recomendadas são: PVP-I degermante a 10% e clorexidina a 4%. As soluções alcoólicas recomendadas são: PVP-I; álcool iodado a 1%; clorexidina a 4%; e álcool a 70%.

Está indicado o uso de soluções à base de álcool nos alérgicos e antissépticos com atividade residual. Poderão ser usadas preparações alcoólicas após a higienização e a secagem das mãos e dos antebraços. Essas soluções deverão ser friccionadas em porções de 3 a 5 mℓ, repetindo-se as aplicações. Normalmente, são necessários 15 a 25 mℓ da solução (álcool etílico a 70%) para o período de 5 min. Em alérgicos ao iodo, pode-se usar o gliconato de clorexidina.

METAS INTERNACIONAIS PARA QUALIDADE E SEGURANÇA DO PACIENTE

Reduzir o risco de infecções associadas aos cuidados de saúde | Meta 5

A Organização Mundial da Saúde (OMS) estima que entre 5 e 10% dos pacientes admitidos em hospitais adquirem uma

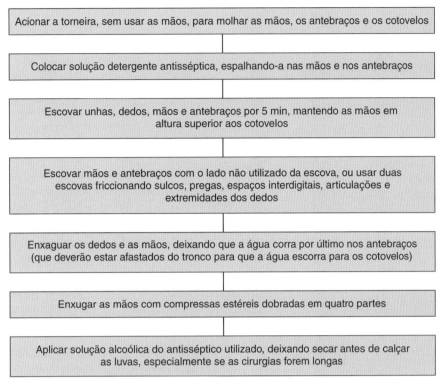

FIGURA 6.2 Etapas da higienização das mãos no preparo cirúrgico.

ou mais infecções. Por isso, de acordo com as diretrizes atuais da OMS ou do Centers for Disease Control and Prevention (CDC), a higienização das mãos é uma medida primária preventiva fundamental.

Os estabelecimentos de saúde, dentre as muitas das suas ações para reduzir o risco de IrAS, deverão implementar estratégias em toda a instituição para educação e treinamento de técnicas para a higienização das mãos extensivas a toda a equipe multiprofissional, além de monitorar o uso de antimicrobianos para profilaxia e tratamento, implementando também medidas de prevenção da infecção para a corrente sanguínea, relacionada com o uso de cateter venoso central.

Para reduzir o risco de IrAS, é necessário desenvolver uma abordagem que promova a prevenção e o controle de infecções em todos os setores de assistência da instituição. Para isso, deve ser implementado um programa efetivo para a higienização das mãos, gerenciando todos os casos identificados de morte inesperada ou perda permanente de função (*major*) como evento sentinela, associado à infecção adquirida na assistência à saúde.

A equipe responsável por alcançar essa meta será todo o corpo profissional, além de pacientes, clientes, acompanhantes e visitantes que circulam pelo hospital. Para sua implementação, serão necessárias atividades que incluam campanhas educativas periódicas com ênfase nos conceitos de controle de infecções, precauções, tipos de isolamentos, higienização das mãos, cuidados com perfurocortantes, controle de surtos e gerenciamento de risco sanitário hospitalar.

A técnica de higienização das mãos deverá ser divulgada com lembretes no local de trabalho, como adesivos nas pias, folhetos, *display* de maçanetas, entre outros.

Nas áreas assistenciais, todo o corpo profissional deverá ser treinado na importância do controle de infecções/higienização das mãos.

Deve-se aumentar a oportunidade de higienização das mãos por meio da instalação de dispensadores de álcool em gel para todos os apartamentos, além de pias.

É preciso, também, rever a padronização dos insumos envolvidos na higienização das mãos, que deverá ser adequada e mais atrativa à realização rotineira da técnica correta. É importante lembrar a todos que a higienização das mãos é a prática mais importante no controle das IrAS.

POR QUE AS PESSOAS NÃO HIGIENIZAM/LAVAM AS MÃOS?

Conhecimento não é garantia de mudança de comportamento.

Embora todos saibam da importância da higienização das mãos no controle de infecções (meta internacional 5 de segurança do paciente), ainda é baixa a adesão das equipes multiprofissionais à prática, tão antiga e, ao mesmo tempo, atual. A garantia de adesão a esse procedimento simples, mas de tanto impacto, está relacionada com estrutura para tal, capacitação de profissionais e monitoramentos.

Quanto à estrutura, é necessário que seja garantido fácil acesso a pias, dispensadores de sabão, papel-toalha e dispensadores de produto alcoólico, os quais devem estar próximo ao ponto de cuidado. Além da acessibilidade, também é importante o tipo de produto padronizado (qualidade técnica microbiológica), assim como a aceitação testada dos produtos entre os usuários, incluindo tolerância dérmica e reações cutâneas, bem como consistência, cor e odor do produto.

Tem sido comum ouvir das pessoas e/ou equipes multiprofissionais diversas razões pelas quais as mãos não são higienizadas durante as práticas assistenciais:

- Falta de conhecimento sobre a importância desse procedimento
- Maus hábitos higiênicos pessoais
- Desvalorização da importância da higienização das mãos como uma realidade de proteção individual e coletiva
- Pensamento de que a higiene das mãos não interfere na assistência à saúde do paciente
- Ausência de exemplos de colegas/lideranças
- Sobrecarga de trabalho
- Pensamento de que a higienização das mãos pode ressecá-las
- Aparência limpa das mãos
- Falta de papel-toalha
- Falta de sabão
- Ausência ou pouca acessibilidade de pias e locais inadequados
- A prioridade é cuidar do paciente
- Perda de tempo, já que a higienização das mãos leva alguns minutos
- Relatos de que o uso frequente de produto alcoólico após a lavagem das mãos com sabonete antimicrobiano pode aumentar a ocorrência de dermatites
- Pensamento de que não é necessário, já que estão usando luvas
- Mãos "cheias", haja vista que não existem espaços reservados para colocar itens durante a execução da higiene das mãos.

Sabe-se que o uso de luvas não substitui a higienização das mãos por fricção com produto alcóolico e/ou lavagem das mãos (com água e sabonete líquido). Também é importante estar atento para as situações reais de dermatite de contato irritativa e/ou outros danos cutâneos. Nesses casos, devem-se oferecer alternativas de produtos de higienização das mãos, assim como cremes para minimizar a ocorrência de dermatite de contato irritante associada à antissepsia ou à lavagem das mãos.

É importante lembrar que os sabonetes líquidos e as preparações alcoólicas para higienização das mãos não devem ser usados concomitantemente.

PROGRAMAS EDUCATIVOS/MOTIVACIONAIS PARA A HIGIENIZAÇÃO DAS MÃOS

As instituições de saúde/hospitais devem desenvolver, implementar e sustentar, dentro dos seus processos de melhores práticas segundo legislações vigentes, políticas e procedimentos como parte de um programa de higienização das mãos.

No ano de 2002, foi publicado pelo CDC uma Guideline for Hand Hygiene in Health-Care Settings, com conceitos focados na adesão à higienização das mãos. Isso ocorreu devido à pouca prática da lavagem das mãos, especialmente em realidades com dificuldades de acessibilidade ou situações decorrentes das dermatites de contato irritativas associadas à frequente exposição a água e sabonete.

Há diversas iniciativas recentes na linha de tempo da higienização das mãos recomendadas por instituições, como: Joint Commission International (JCI), 2003; CDC, 2002/2006/2009; Institute of Healthcare Improvement (IHI), 2015; Agência Nacional de Vigilância Sanitária (Anvisa), 2009/2010, entre outros. No entanto, ainda é baixa a adesão à prática por equipes multiprofissionais, pacientes, familiares e cuidadores.

Para o desenvolvimento de programas educativos e motivacionais de higienização das mãos, são recomendadas estratégias multifacetadas e multimodais (pacotes de medidas) que incluam instrução e suporte a executivos e administradores, para desenvolvimento e implementação de melhorias, com o fornecimento de retroalimentação sobre desempenhos. Os programas devem incluir, além das equipes multiprofissionais, os pacientes, seus familiares e/ou cuidadores, focando em componentes estratégicos que incluam:

- Infraestrutura e acessibilidade para higienização das mãos, tanto para a lavagem como para produto alcóolico
- Instrução e/ou treinamento que incluam os "cinco momentos para higienização das mãos"
- *Feedback* (retroinformação, avaliação e devolução)
- Lembretes no local de trabalho/estação
- Clima institucional seguro.

É fundamental que os administradores assegurem as condições propícias para a promoção de uma estratégia multifacetada e multimodal de higienização das mãos, incluindo uma abordagem que promova cultura de segurança ao paciente.

No processo educativo e motivacional, é necessário que sejam identificadas as barreiras contra a adesão às diretrizes do programa. Entre os principais motivos observados nas instituições de saúde/hospitais, estão:

- Categoria profissional (médico, técnico de enfermagem e fisioterapeutas)
- Atuação em unidades críticas, de cuidados intensivos, cirúrgicas, de urgências e de anestesiologia
- Falta de pessoal/colaboradores em equipes multiprofissionais e superlotação
- Percepção e conhecimento do risco de transmissão e do impacto das IrAS
- Pressão social
- Convicção pessoal quanto à efetividade da higienização das mãos no controle de infecções
- Avaliação dos benefícios e barreiras existentes
- Intenção e execução da ação de higienização das mãos
- Disponibilização de documentos escritos sobre o assunto
- Envolvimento ativo de lideranças/exemplos
- Cultura de segurança institucional
- Grau de esforço das equipes para melhorias na adesão à higienização das mãos
- Uso de avental ou luvas, levando a uma "falsa proteção individual"
- Conscientização e envolvimento dos pacientes, familiares e cuidadores.

BIBLIOGRAFIA

Agência Nacional de Vigilância Sanitária (Anvisa). Nota técnica Nº 01/2018 GVIMS/GGTES/Anvisa: Orientações gerais para higiene das mãos em serviços de saúde. 2018. Disponível em: http://nascecme.com.br/2014/wp-content/uploads/2018/08/545.pdf.

Agência Nacional de Vigilância Sanitária (Anvisa). Higienização das mãos em serviços de saúde. Disponível em: https://so.controllab.com/pdf/manual_anvisa_higienizacaomaos.pdf.

Assadian O, Kramer A, Christiansen B et al. Recommendations and requirements for soap and hand rub dispensers in healthcare facilities. GMS Krankenhaus hygiene Interdisziplinär. 2012; 7(1):1-5.

Barbosa DG. Higienização das mãos. In: Couto RC, Pedrosa TMG. Rotinas e procedimentos. Infecção relacionada à assistência (infecção hospitalar) e outras complicações não infecciosas. 3. ed. Rio de Janeiro: Medbook; 2012. p. 165-7.

Belela-Anacleto AS, Peterlini MAS, Pedreira MFG. Higienização das mãos como prática do cuidar: reflexão acerca da responsabilidade profissional. Rev. Bras. Enferm. 2016. 70(2):461-4.

Biblioteca Virtual de Saúde. Ministério da Saúde. Higienização das mãos na assistência à saúde. Disponível em: https://bvsms.saude.gov.br/higienizacao-das-maos-na-assistencia-a-saude/.

Blom BC, Lima SL. Lavagem das mãos. In: Couto RC, Pedrosa TMG, Nogueira JM. Infecção hospitalar. Epidemiologia, controle e tratamento. Rio de Janeiro: Medsi; 2003. p. 481-96.

Boyce Jr, Pihet D. Guideline for hand hygiene in health-care settings: recommendations of the Healthcare Infection Control Practices Advisory and the HIC PAC/SHEA/APIC/JDSA Hand Hygiene Task Force. Infect Control Hosp Epidemid. 2002; 23(12 Suppl):S3-40.

Carrara D, Strabelli TMV, Uip DE. Controle de infecção: a prática no terceiro milênio. Rio de Janeiro: Guanabara Koogan; 2017. p. 435.

Centers for Disease Control and Prevention (CDC). Diretrizes para higiene das mãos. 2002; 30:1-45.

Conselho Federal de Farmácia. Higienização das mãos para a comunidade em geral: Covid-19. 2020. Disponível em: http://covid19.cff.org.br/wp-content/uploads/2020/05/higienizacao_paciente_versao3.pdf.

Cunha ER, Matos GOA, Silva AM et al. Eficácia de três métodos de degermação das mãos utilizando gluconato de clorexidina degermante (GCH 2%). Rev. Esc. Enferm. USP. 2011; 45(6):1440-5.

Durmond PL, Pedrosa TMG. Lavação das mãos. In: Couto RC, Pedrosa TMG. Guia prático de infecção hospitalar. Rio de Janeiro: Medsi; 1999. p. 63-7.

Hinrichsen SL. Qualidade e segurança do paciente. Gestão de riscos. Rio de Janeiro: Medbook; 2012. 335 p.

Joint Commission International (JCI). Padrões de acreditação da Joint Commission International para hospitais. Consórcio Brasileiro de Acreditação de Sistemas de Saúde. Rio de Janeiro: 2010. 288 p.

Kilpatrick C, Allegranzi B, Pittet D. WHO First Global Patient Safety Challenge: clean care is safer care contributing to the training of health-care workers around the globe. Int J Infect Control. 2011; 7:i2.

Oliveira AC, de Paula AO, Gama CS et al. Hand hygiene compliance among nursing technicians at a university hospital. Rev Enferm UERJ. 2016; 24(2):e9945.

Pitet D, Boyce Jr. Hand hygiene and patient (care pursuing the Semmelweis' legacy). Lancet Infectious Diseases. 2001; 9-20.

Schweizer ML, Reisinger HS, Ohl M et al. Searching for an optimal and hygiene bundle: a meta-analysis. Clin Inf Dis. 2014; 58(2):248-59.

Wilson J. Infection control in clinical practice – Updated Edition. St. Louis: Elsevier; 2018; 244-53.

Capítulo 7

Uso de Soluções Alcoólicas na Antissepsia das Mãos

Sylvia Lemos Hinrichsen ▪ Maria da Conceição Lira ▪ Jorge Belém Oliveira Júnior ▪ Edyla Dourado ▪ Marcela Coelho de Lemos

A higienização das mãos é um hábito simples e efetivo no controle de infecções. (Sylvia Lemos Hinrichsen)

INTRODUÇÃO

A higienização das mãos deve ser um hábito entre os profissionais de saúde (equipe multiprofissional), pois, sem a menor dúvida, tem extrema importância no controle das infecções relacionadas à assistência à saúde (IrAS), uma vez que a mão é considerada a principal via de transmissão de patógenos.

Quanto mais mãos manusearem os pacientes, maior o risco de transmissão e disseminação de microrganismos por fontes múltiplas. Quanto menor a proporção paciente/funcionário, ou seja, menos mãos por paciente, menor é o risco de surto hospitalar, devido à disseminação de infecção por veículo único.

Um surto de infecção por *Klebsiella pneumoniae* produtora de carbapenemase (KPC) ocorrido em uma unidade de tratamento semi-intensivo neonatal no Brasil teve como motivo principal a superlotação da unidade (capacidade para 22 recém-nascidos, com ocupação de 36).

Quanto menor o número de profissionais por paciente, menor adesão na higienização das mãos (cerca de 25%), já que os profissionais podem estar sobrecarregados e/ou considerar que o tempo "gasto" para a higienização das mãos deveria ser usado no cuidado do paciente. Por outro lado, com o aumento do número de profissionais, a taxa de adesão da higienização das mãos sobe para 70% de adesão. Acredita-se que o fato que implica maior adesão dos profissionais à higienização das mãos seja o tipo de acesso de que dispõem para higienizar ou desinfectar as mãos: fácil ou difícil. A colocação de um dispositivo de álcool gel à beira de cada leito hospitalar pode contribuir para maior adesão dos profissionais em desinfectar as mãos.

É preciso também assegurar a qualidade dos produtos, em especial as soluções antissépticas compradas pelo hospital, sendo sugerida a realização de culturas periódicas desses produtos para assegurar o seu controle de qualidade, que deve incluir a pesquisa de bactérias gram-positivas, gram-negativas e fungos, devendo ser realizados por bacteriologista experiente. Já existem publicações de contaminação de solução antisséptica utilizada na higienização das mãos (à base de triclosana) por *Pseudomonas aeruginosa* e *Staphylococcus aureus*.

De acordo com a recomendação para a prevenção de infecções cruzadas, uma enfermeira que trabalhe em uma unidade de terapia intensiva (UTI), higienizando suas mãos todas as vezes que julgar necessário, empregaria 16 h em higienizações, das 40 h semanais de jornada de trabalho, utilizando um tempo mínimo de 15 s por higienização. Em comparação, uma enfermeira com jornada de trabalho de 8 h, em oportunidades de higienização das mãos, gastaria 56 min, em cada lavagem de 60 s. Entretanto, se ela utilizasse a desinfecção com álcool, esse gasto seria minimizado para apenas 18 min, em cada desinfecção de 20 s.

A higienização das mãos deve envolver o uso de água, sabão e solução antisséptica. O sabão tem a ação de limpar a pele removendo a sujidade e a microbiota contaminante (transitória). É tensoativo, de ação mecânica, sem atividade bactericida e residual (sais sódicos: ácidos graxos com radicais básicos). O antisséptico é usado na antissepsia de pele e mucosa, removendo a microbiota contaminante e a microbiota colonizada, tendo ação residual e bactericida (PVP-I a 10%, triclosana, clorexidina a 4 e 2%, álcool etílico a 70%, com ou sem glicerina) (Quadro 7.1). De acordo com o momento da prática clínica e assistencial, algumas recomendações relacionadas com a higienização das mãos são:

- Em áreas de alto risco (UTI, berçário, isolamento, hemodiálise), ou durante procedimentos invasivos e surtos, quando se quer efeito residual desejável, ou na presença de bactéria, deve-se usar o método antisséptico com efeito + água (iodóforos, clorexidina em preparações detergentes)
- Quando o efeito residual não for necessário, a lavagem das mãos não for viável e não houver a presença de matéria orgânica, pode-se utilizar o método antisséptico (álcool a 70%, PVP-I alcoólico)
- Nos procedimentos de risco (preparação de dieta, curativos, quando se deseja efeito residual não prolongado, quando há grande contaminação por matéria orgânica), pode-se usar água e sabão e antisséptico após a secagem das mãos (álcool a 70% glicerinado)
- É recomendada a antissepsia em cirurgias que demorem mais de 2 horas, antes do implante de próteses, em caso de contaminação grosseira com fezes, após o contato com cada paciente ao mudar de um local infectado ou colonizado para outro, enquanto se manipula o mesmo paciente.
- Quando há uso de luvas, as mãos deverão ser lavadas (ou higienizadas por meio de fricção com antisséptico) antes e depois do seu uso, sendo importante retirar joias, anéis, relógios e pulseiras. O uso de luvas não substitui a higienização das mãos. Não se recomenda a reutilização de luvas, devendo-se descartá-las em local adequado.

Capítulo 7 Uso de Soluções Alcoólicas na Antissepsia das Mãos **47**

QUADRO 7.1 Espectro antimicrobiano e características de agentes antissépticos utilizados para higienização das mãos.

Grupo	Bactérias gram-positivas	Bactérias gram-negativas	Micobactérias	Fungos	Vírus	Velocidade de ação	Comentários
Álcool	+++	+++	+++	+++	+++	Rápida	Ótima: 70%; não apresenta efeito residual
Clorexidina (2 ou 4%)	+++	++	+	+	+++	Intermediária	Apresenta maior efeito residual que o iodo, de 6 a 8 h, sendo preferível em cirurgias prolongadas; são raras as reações alérgicas
Iodóforos	+++	+++	+	++	++	Intermediária	Causam queimaduras na pele; irritantes quando usados na higienização antisséptica das mãos
Triclosana	+++	++	+	–	+++	Intermediária	Aceitabilidade variável para as mãos

+++: excelente; ++: bom; +: regular; –: nenhuma atividade antimicrobiana ou insuficiente.

Os microrganismos proliferam nas mãos dentro do ambiente úmido das luvas, que frequentemente podem ser danificadas durante os procedimentos. É importante que as luvas sejam trocadas quando houver perfuração, sendo necessário realizar nova antissepsia.

Recomendam-se, portanto, aos profissionais, a higienização e/ou a fricção com álcool das mãos antes e depois de cada procedimento, de modo rotineiro e habitual.

É também importante que os profissionais de áreas de risco (UTI, berçário, bloco cirúrgico, emergência, laboratório, isolamento, hemodinâmica e unidades de procedimentos invasivos em geral), em especial os que têm maior potencial de contaminação, não usem, dentro das unidades em que estão trabalhando, anéis, pois dificultam a higienização das mãos e rasgam luvas, pulseiras, brincos e relógios (joias ou bijuterias em geral).

Recomenda-se também que esses profissionais tenham unhas curtas e limpas (já existem surtos descritos em que o reservatório são as unhas) e, de preferência, sem esmaltes (reduzem a higienização das mãos). Com isso, evita-se o aumento da carga de bactérias nas mãos, especialmente gram-negativas.

É aconselhado o uso de sapatos fechados, confortáveis, antiderrapantes e/ou baixos para esses profissionais como medida de biossegurança em relação, principalmente, com as unhas dos pés e a prevenção de quedas.

Também estão aconselhados os cuidados com os cabelos, de preferência presos (quando longos), e o uso dos equipamentos de proteção individual (EPI) de acordo com os diversos tipos de isolamento.

É importante lembrar que a escolha entre a higienização básica das mãos, fricção com antisséptico e higienização das mãos com antissépticos deverá ser baseada no grau de contaminação, no tipo de procedimento a ser realizado e na necessidade de reduzir a flora transitória e/ou residente (Quadro 7.1).

HIGIENIZAÇÃO DAS MÃOS: É POSSÍVEL?

A higienização das mãos é feita com água e sabão comum ou com sabão antisséptico, e a fixação, com soluções alcoólicas; tem como principais finalidades: remover sujidade, suor,

oleosidade, pelos, células descamativas e microbiota da pele, interrompendo a transmissão de infecções veiculadas ao contato, além de prevenir e reduzir as infecções causadas pelas transmissões cruzadas.

A higienização das mãos com aplicação de soluções à base de álcool ficou conhecida, durante muito tempo, apenas como uma opção a ser utilizada quando não houvesse disponibilidade de pia com água corrente para lavá-las. Atualmente, essa indicação não é considerada adequada. Para compreender o motivo da mudança, é necessário relembrar os resultados que são obtidos com cada técnica.

A pele das mãos abriga, principalmente, a microbiota residente e transitória. A microbiota residente é constituída por microrganismos de baixa virulência, como estafilococos, corinebactérias e micrococos, pouco associados às infecções veiculadas pelas mãos. A microbiota transitória coloniza a camada mais superficial da pele, sendo representada, tipicamente, pelas bactérias gram-negativas, como enterobactérias (p. ex., *Escherichia coli*), bactérias não fermentadoras (p. ex., *Pseudomonas aeruginosa*), além de fungos e vírus.

A higienização das mãos com água e sabão comum promove a remoção mecânica de sujidades presentes na pele, podendo agir, em menor proporção, na remoção da microbiota transitória. Torna-se mais eficaz com o uso de sabão antisséptico, pois acentua a redução da carga microbiana. Já a higienização das mãos sem a água, obtida pela fricção de soluções alcoólicas na pele, apresenta grande eficácia na redução da carga microbiana, promovendo, também, o arrastamento, mas não a eliminação, de sujidades.

Desse modo, em alguns momentos será essencial lavar as mãos para retirar sujidade; porém, em outros casos, não será necessário, podendo-se apenas proceder à higienização com soluções à base de álcool. Esta última indicação corresponde a cerca de 80% das oportunidades de higienização geradas durante um turno de trabalho de um profissional da área de saúde.

Por outro lado, se as mãos apresentarem sujidade visível ou umidade, é necessário lavá-las, pois, nesse caso, apenas a aplicação do álcool não será suficiente.

Como descrito anteriormente, é importante lembrar que as mãos deverão ser higienizadas após o uso de luvas, porque há proliferação de microrganismos dentro do ambiente úmido das luvas, e elas podem ser danificadas durante os procedimentos. O uso de luvas não substitui a necessidade de higienizar as mãos. As luvas deverão ser usadas para reduzir a incidência de contaminação das mãos com material infectado, como também para reduzir o risco de transmissão da microbiota das pessoas para o paciente durante procedimentos invasivos.

A reutilização de luvas não é recomendada, uma vez que os detergentes e antissépticos não removem totalmente os microrganismos, podendo destruir a integridade das luvas, o que facilitará a passagem de material infectado através das microperfurações não detectáveis, eliminando a função de barreira.

USO DO ÁLCOOL NA HIGIENIZAÇÃO DAS MÃOS

O uso do álcool é uma forma de higienização das mãos. Entretanto, há um desconhecimento praticamente generalizado de que esse produto, para ser utilizado na pele, precisa ter uma pureza química e de formulação que sejam garantidas pelo seu registro no Ministério da Saúde.

De acordo com a legislação atual, produtos à base de álcool têm sido registrados como medicamento, cosmético ou saneante, conforme a finalidade a que se destinam. O álcool saneante deve ser utilizado apenas para a limpeza do ambiente hospitalar, sendo proibida a sua aplicação em seres vivos, pois, para esse produto, os requisitos de pureza e qualidade exigidos são suficientes para aplicação em superfícies inanimadas, mas não o tornam confiável e seguro para ser aplicado na pele. Mesmo usando o álcool adequado, existem algumas considerações que devem ser lembradas ao profissional de saúde, tais como:

- O álcool não é apropriado como antisséptico quando as mãos estão visivelmente sujas
- A quantidade da solução alcoólica aplicada deve ser suficiente para cobrir toda a pele, permanecendo por pelo menos 15 s sem evaporar
- Cuidados devem ser tomados para evitar a contaminação das soluções durante a fabricação, a manipulação e o uso.

O álcool gel ou líquido deve ser aplicado de modo que cubra toda a superfície das mãos e os dedos, friccionando-as por 10 a 15 s deixando-as secas. Após formar uma camada nas mãos, estas devem ser higienizadas com água e sabão (o que corresponde a cerca de 10 desinfecções). Não está ainda estabelecido qual é o volume ideal dos produtos alcoólicos necessários para uma eficaz desinfecção das mãos, assim como a sua formulação ideal.

É importante deixar claro que a desinfecção por álcool gel não substitui a higienização com água e sabão, uma vez que ele não tem muita ação contra alguns vírus lipofílicos, cistos de protozoários e esporos bacterianos.

Quando as mãos não estiverem visivelmente sujas, há algumas indicações relevantes quanto ao uso do álcool na higienização das mãos:

- *Antes de contato com o paciente.* Objetivo: proteção do paciente, evitando a transmissão de microrganismos oriundos das mãos do profissional de saúde. Exemplo: exames físicos (determinação do pulso, pressão arterial, temperatura corporal); contato físico direto (massagem e higiene corporal); e gestos de cortesia e conforto
- *Após contato com o paciente.* Objetivo: proteção do profissional e das superfícies e objetos imediatamente próximos ao paciente, evitando a transmissão de microrganismos do próprio paciente. Exemplo: exames físicos (determinação do pulso, pressão arterial, temperatura corporal); contato físico direto (massagem e higiene corporal); e gestos de cortesia e conforto
- *Antes de realizar procedimentos assistenciais e manipular dispositivos invasivos.* Objetivo: proteção do paciente, evitando a transmissão de microrganismos oriundos das mãos do profissional de saúde. Exemplos: contato com membranas mucosas através da administração de medicamentos pelas vias oftálmica e nasal; com pele não intacta (curativos e injeções); e com dispositivos invasivos (cateteres intravasculares e urinários, tubo endotraqueal)
- *Antes de calçar luvas para inserção de dispositivos invasivos que não requeiram preparo cirúrgico.* Objetivo: proteção do paciente, evitando a transmissão de microrganismos oriundos das mãos do profissional de saúde. Exemplo: inserção de cateteres vasculares periféricos.
- *Após risco de exposição a fluidos corporais.* Objetivo: proteção do profissional e das superfícies e objetos imediatamente próximos ao paciente, evitando a transmissão de microrganismos do paciente a outros profissionais ou pacientes. Exemplos: urina; fezes; sangue; saliva; leite materno; secreções nasais, oculares e de ferimentos ou lenço de papel/objetos contaminados por secreções
- *Ao mudar de um sítio corporal contaminado para outro, limpo, durante o cuidado ao paciente.* Objetivo: proteção do paciente, evitando a transmissão de microrganismos de determinada área para outras áreas de seu corpo. Exemplos: troca de fraldas e subsequente manipulação de cateter intravascular
- *Após contato com objetos inanimados e superfícies imediatamente próximas ao paciente.* Objetivo: proteção do profissional e das superfícies e objetos imediatamente próximos ao paciente, evitando a transmissão de microrganismos do paciente a outros profissionais ou pacientes. Exemplos: manipulação de respiradores, monitores cardíacos, troca de roupas de cama e ajuste da velocidade de infusão de solução intravenosa
- *Antes e após remoção de luvas.* Objetivo: proteção do profissional e das superfícies e objetos imediatamente próximos ao paciente, evitando a transmissão de microrganismos do paciente a outros profissionais ou pacientes. Exemplo: em qualquer situação em que haja o contato com o paciente que exija o uso de luvas (procedimentos estéreis)
- *Outros procedimentos.* Exemplo: manipulação de invólucros de material estéril.

Entretanto, há situações em que o uso de antissépticos na higienização das mãos deverá ser preconizado:

- Higienização antisséptica das mãos:
  ○ Nos casos de precaução de contato recomendada para pacientes portadores de microrganismos multidroga-resistentes
  ○ Nos casos de surtos

- Degermação da pele:
  - No pré-operatório, antes de qualquer procedimento cirúrgico (indicado para toda a equipe cirúrgica)
  - Antes da realização de procedimentos invasivos. Exemplo: inserção de cateter intravascular central, punções, drenagens de cavidades, instalação de diálise, pequenas suturas, endoscopias e outros.

POR QUE É BAIXA A ADESÃO À HIGIENIZAÇÃO DAS MÃOS?

Diversos estudos de comportamento mostram que a não higienização das mãos está relacionada principalmente com a falta de tempo dos profissionais da saúde, pois os processos de trabalho que mais demandam higienização das mãos coincidem com os picos de sobrecarga de trabalho, assistência a pacientes em terapia intensiva e assistência simultânea a vários pacientes. Nessas circunstâncias, a pressão é grande, e a higienização das mãos fica esquecida, especialmente em UTI e/ou em emergências/urgências.

Apesar de a falta de tempo ter sido apontada como o principal fator para a não adesão à higienização das mãos, existem também outros componentes que dificultam essa prática, como a falta de estímulo e a ausência de material disponível para a correta higienização. Às vezes, o profissional se ausenta do recinto em que está desenvolvendo suas atividades para higienizar as mãos e, chegando ao local das pias, verifica que não há sabão ou que a pia está suja. Isso influencia negativamente as decisões tomadas nas próximas vezes em que o profissional necessita higienizar as mãos.

O ideal é que existam pias de fácil acesso ao profissional, limpas e com todos os acessórios e insumos sempre disponíveis e de boa qualidade. Nesse contexto, uma grande vantagem é o baixo custo e a simplicidade apresentados pelo álcool, uma vez que pode ser distribuído estrategicamente em dispensadores para gel alcoólico ou formulações líquidas, próximos aos locais em que são realizadas as atividades assistenciais.

Entretanto, o mais importante ainda é, sem dúvida, que ocorra a mudança de hábitos pelos profissionais de saúde para que não exista uma distância enorme entre o conhecimento da higienização de mãos e a sua prática sistematizada.

Ainda são os profissionais de enfermagem os que mais higienizam as mãos, em comparação aos médicos e técnicos de enfermagem, assim como as mulheres em relação aos homens.

São usados como indicadores de desempenho: o monitoramento do consumo de insumos de higiene das mãos (sabão, álcool, papel-toalha) por 1.000 pacientes/dia e as taxas de higienização das mãos por 100 oportunidades de higienização/profissional/serviço. Na ocorrência de surtos, dever-se-á avaliar a adequação da higiene das mãos.

RECOMENDAÇÕES

É *fortemente recomendado para implantação*, com base em estudos clínicos, experimentais e epidemiológicos bem planejados (CDC-1A):

- Higienizar as mãos com sabonete associado ou não a substância germicida quando na presença de sujidade visível ou contaminação com material proteico, sangue ou fluidos corporais
- Usar álcool para descontaminação das mãos por fricção, se não for possível a higienização com sabonete, associado ou não a substância germicida, quando houver sujidade visível ou contaminação com material proteico ou fluidos corporais
- Descontaminar as mãos após o contato com fluidos corporais, mucosa, pele não intacta, excreção e curativos, se não houver sujidade visível
- Não completar o sabão de dispensadores parcialmente vazios, uma vez que essa prática poderá ocasionar contaminação
- Fornecer aos profissionais de saúde loções e cremes que diminuam a irritação e a dermatite de contato associadas a antissepsia e higienização de mãos
- Não usar extensores ou unhas artificiais em áreas críticas (bloco cirúrgico, berçário, central de esterilização, UTI)
- Monitorar a adesão de trabalhadores à higienização de mãos, retornando a esses seus desempenhos em relação a tal procedimento
- Disponibilizar produtos à base de álcool em locais de fácil acesso (entrada de quarto, beira do leito ou em frascos de bolso) em unidades com intenso contato com o paciente

Está *fortemente recomendado para implantação*, com base em alguns estudos clínicos, experimentais e epidemiológicos e com boa base teórica (CDC-1B):

- Descontaminar as mãos antes de contato direto com os pacientes
- Descontaminar as mãos antes de calçar luvas estéreis para inserir cateteres centrais
- Descontaminar as mãos antes de inserir cateteres venosos periféricos, sondas vesicais ou outros procedimentos invasivos não cirúrgicos
- Descontaminar as mãos após tocar a pele intacta do paciente (mobilização no leito, medida de pulso e de pressão arterial)
- Descontaminar as mãos imediatamente após remover as luvas
- Higienizar as mãos com sabonete associado ou não a germicida antes de alimentar-se e após o uso do banheiro
- Descontaminar as mãos por fricção de substância alcoólica até secagem
- Higienizar as mãos com água e sabão por 15 s, usando toalha para fechar a torneira
- Não usar água quente para higienizar as mãos, por aumentar a incidência de dermatites
- Na antissepsia de mãos e antebraços antes de procedimentos cirúrgicos, usar sabão associado a germicida ou solução de base alcoólica com efeito residual
- Usar produtos para a higiene das mãos que sejam eficientes e com baixo potencial de irritação da pele
- Não usar o fator custo para a escolha dos produtos para a higiene das mãos, mas as características que auxiliem a adesão do uso (odor e tolerância cutânea)
- Solicitar ao fabricante informações sobre as possíveis interações do produto com loções e cremes
- Não higienizar as luvas para cuidar de outros pacientes

- Considerar a higiene das mãos como uma prioridade administrativa e implantar programas multidisciplinares de adesão à higienização de mãos.

Está *recomendada* a implantação por norma regulamentadora governamental (CDC-1C):

- Usar luvas para tocar mucosas, pele lesada e materiais potencialmente infecciosos
- Estocar produtos à base de álcool em locais seguros, quanto a incêndio.

É de *implantação sugerida*, baseada em alguns estudos clínicos, epidemiológicos e com uma base teórica sustentada (CDC-2):

- Descontaminar as mãos ao realizar cuidados com um paciente, se estiver saindo de uma área corporal contaminada para uma área limpa
- Descontaminar as mãos após o contato com objetos/equipamentos próximos aos pacientes
- Higienizar as mãos com água e sabão na suspeita de contato com *Bacillus anthracis*
- Quando usar sabão em barra, dar preferência a pedaços pequenos, usando saboneteira com drenagem de água
- Não usar toalha de pano de uso múltiplo ou em rolo nos estabelecimentos de saúde
- Solicitar ao fabricante do produto informações sobre a interação com luvas e outros produtos de pele
- Avaliar o funcionamento do dispensador, incluindo a dispensação de volumes corretos, antes de adquiri-lo
- Manter as unhas naturais com um tamanho máximo de 0,6 cm. Retirar anéis, braceletes e relógios antes de iniciar a escovação das mãos. Retirar a sujidade debaixo das unhas usando um limpador de unhas em água corrente
- Trocar as luvas durante os cuidados em um mesmo paciente se houver mudança de uma área contaminada para outra limpa
- Implantar programas de educação continuada e encorajar os pacientes a lembrar aos profissionais de saúde sobre a descontaminação das mãos.

Sem recomendações (item não resolvido, prática sem evidências suficientes de eficácia – CDC):

- Fricção de outra substância que não o álcool para a descontaminação das mãos
- Usar anéis durante o trabalho assistencial.

BIBLIOGRAFIA

Assadian O, Kramer A, Christiansen B et al. Recommendations and requirements for soap and hand rub dispensers in healthcare facilities. GMS Krankenhaus Hygiene Interdisziplinär. 2012; 7(1):1-5.

Biblioteca virtual de enfermagem. Higienização das mãos na emergência: por que a adesão no pronto-socorro é tão difícil? Disponível em: http://biblioteca.cofen.gov.br/higienizacao-maos-emergencia/

Blom BC, Lima SL. Lavagem de mãos. In: Couto RC, Pedrosa TMG, Nogueira JM. Infecção hospitalar. Epidemiologia, controle e tratamento. Rio de Janeiro: Medsi; 2003. p. 481-96.

Borges LF et al. Baixa adesão a um programa de higienização das mãos e alta taxa de infecções relacionadas à assistência à saúde num hospital brasileiro. Disponível em: https://proqualis.net/artigo/baixa-ades%C3%A3o-um-programa-de-higieniza%C3%A7%C3%A3o-das-m%C3%A3os-e-alta-taxa-de-infec%C3%A7%C3%B5es-relacionadas-%C3%A0

Centers for Disease Control and Prevention (CDC). Guideline for hand hygiene in health care settings: recommendations of the Healthcare Infection Control Practices Advisory Committee and HICPAC/SHEA/APIC/IDSA Hand Hygiene Task Force. 2002. MMWR; 51(RR-16): 1-45.

Hinrichsen SL. Qualidade e segurança do paciente: gestão de riscos. Rio de Janeiro: Medbook; 2012. p. 335.

Joint Commission International (JCI). Padrões de Acreditação da Joint Commission International para Hospitais. Consórcio Brasileiro de Acreditação de Sistemas de Saúde. Rio de Janeiro; 2010. p. 288.

Junior ACP et al. Métodos e eficácia da antissepsia cirúrgia das mãos pré-operatório. Research, Society and Development. 2021;10 (9).

Oliveira AC, de Paula AO, Gama CS et al. Hand hygiene compliance among nursing technicians at a university hospital. Rev Enferm. 2016; 24(2): e9945.

Prates J et al. Implantação de antissepsia cirúrgica alcoólica das mãos: relato de experiência. Rev. Sobecc, São Paulo. 2016;21(2):116-21.

Wilson J. Infection control in clinical practice – Updated Edition. St. Louis: Elsevier; 2018. p. 244-53.

Capítulo 8

Uso das Precauções-Padrão | Via de Transmissão de Microrganismos

Sylvia Lemos Hinrichsen ▪ **Danielly Mouzinho** ▪ **Luana Possas** ▪ **Líbia Moura** ▪ **Marcela Coelho de Lemos**

Você obtém o melhor espaço dos outros não por acender uma fogueira sob os pés, mas por atear um incêndio dentro deles. (Bob Nelson)

INTRODUÇÃO

Na assistência à saúde, os profissionais de equipes multiprofissionais aplicam diariamente medidas que buscam protegê-los de riscos ocupacionais relacionados a infecções, assim como protegem os pacientes e outros. Dessa forma, os profissionais da área da saúde (PAS) devem ter conhecimentos não só das precauções básicas de proteção, mas também das adicionais, aplicadas a pacientes infectados e/ou colonizados por determinados microrganismos e que, por isso, precisam de "isolamentos" para evitar a transmissão de microrganismos entre pessoas e no ambiente.

Desde os anos 1970, vários têm sido os manuais para precauções e isolamentos em hospitais publicados pelo Centers for Disease Control and Prevention (CDC), com o objetivo de sistematizar práticas assistenciais seguras. As diversas orientações relacionadas à proteção de pessoas e/ou de ambiente contra processos infecciosos em unidades de saúde/hospitais variam, inclusive com a descrição de categorias de isolamentos, identificadas por cores, segundo riscos nas atividades de assistência (se estrito ou absoluto/*blood precautions*, respiratório, protetor, entérico, pele e ferida, efusão e sangue).

No fim dos anos 1980 e início dos anos 1990, com a epidemia de vírus da imunodeficiência humana/síndrome da imunodeficiência adquirida (HIV/AIDS), foram publicadas as precauções universais que preconizavam a aplicação de medidas para sangue e fluidos corporais a todos os pacientes, independentemente do estado infeccioso, não sendo, porém, aplicáveis para fezes, secreções nasais, escarro, suor, lágrima, urina ou vômitos, exceto se estes estivessem visivelmente contaminados com sangue. Também foi acrescida a necessidade do uso de equipamento de proteção individual (EPI) pelos PAS em situação de exposição de mucosa. A higienização das mãos, uma prática antiga e pouco adotada pelos PAS de modo habitual em todas as situações, também foi recomendada logo após a retirada de luvas, além das indicações específicas sobre o manuseio de agulhas e outros dispositivos perfurocortantes, focadas na exposição ocupacional a patógenos transmitidos pelo sangue nos serviços de saúde.

FLUXO DE TRANSMISSÃO DE MICRORGANISMOS E ASSISTÊNCIA À SAÚDE

Na prevenção da transmissão de microrganismos e aquisição de infecções, é fundamental que se compreenda a via de transmissão deles, desde o início do contágio e os elementos que o ocasionam, o que possibilita identificar os pontos nos quais é possível atuar para impedir que a transmissão ocorra.

Na cadeia epidemiológica de transmissão de microrganismos no ambiente hospitalar, é fundamental que ela se complete quando o agente infeccioso atinge o hospedeiro suscetível, lembrando que o resultado da interação do hospedeiro com o agente infeccioso varia. A partir daí, após a exposição a um microrganismo patogênico, vários desfechos poderão ocorrer, como contaminação, doença/infecção ou colonização. É muito importante que se tenha atenção às pessoas que têm contato com agentes infecciosos e tornam-se colonizadas de maneira transitória ou permanente, podendo permanecer assintomáticas durante todo o período em que albergar o agente infeccioso adquirido. A relevância desse grupo na cadeia epidemiológica se deve ao fato de essas pessoas passarem a ser reservatórios de agentes patogênicos nos serviços de saúde/hospitais, fato este de grande impacto quando os microrganismos são bactérias multirresistentes.

A cadeia epidemiológica de transmissão de microrganismos no ambiente hospitalar é composta por:

- Agente infeccioso (bactérias, vírus, fungos, protozoários, parasitas, príons)
- Fonte (pessoas, água, ar, soluções medicamentosas, equipamentos, mobílias)
- Porta de saída (excreção, secreções, gotículas, outros fluidos)
- Modo de transmissão (por contato direto/indireto, gotículas, aérea)
- Porta de entrada (tratos gastrintestinal, urinário, respiratório, pele não íntegra, mucosas)
- Hospedeiro suscetível (imunossuprimidos, idosos, recém-nascidos, queimados, cirúrgicos).

PRECAUÇÕES E PREVENÇÃO DE TRANSMISSÃO DE MICRORGANISMOS NO AMBIENTE DE ASSISTÊNCIA À SAÚDE

O objetivo das precauções (padrão e específicas) consiste na prevenção da transmissão de microrganismos a partir de pacientes/pessoas infectados e/ou colonizados por patógenos para outros pacientes, visitantes, entre outros.

Define-se como *contaminação* a presença de microrganismos em superfícies sem invasão tecidual ou relação de parasitismo, podendo ocorrer tanto em objetos inanimados como em humanos, através da microbiota transitória da mão. A *colonização* é o crescimento de um microrganismo em superfície epitelial do hospedeiro, sem expressão clínica ou imunológica, por meio da microbiota humana normal. A *infecção* são os danos resultantes de invasão e multiplicação microbiana no hospedeiro, ocorrendo a interação imunológica. A ocorrência de sinais e sintomas caracteriza a doença ou síndrome clínica infecciosa.

A transmissão de microrganismos nos serviços de saúde/hospitais pode ser prevenida e/ou controlada por precauções-padrão (PP) e/ou precauções específicas (PE).

Precauções-padrão

As PP (básicas) são consideradas como procedimentos que devem ser adotados em estabelecimentos de saúde durante a assistência a qualquer paciente com processo infeccioso e/ou com suspeita de contaminação (incluindo manipulação de objetos, artigos, equipamentos, sangue e fluidos corpóreos), com o objetivo de reduzir o risco de transmissão de microrganismos fontes de infecção, sejam eles conhecidos ou não. Devem ser aplicadas em todos os pacientes e durante todo o tempo, independentemente do diagnóstico e/ou estado infeccioso, e em todo serviço de saúde/hospital.

São consideradas PP a higienização das mãos com água e sabão e o uso de EPI: máscaras, luvas, avental, óculos protetores ou escudo facial. As vacinas também são consideradas PP.

Para que essas medidas sejam efetivas e aplicadas por todos os profissionais, os serviços de saúde/hospitais devem implementar ações que viabilizem o uso rotineiro das PP, como:

- Suporte administrativo: previsão de recursos financeiros, humanos e de infraestrutura que possibilitem assistências seguras, com monitoramento/*feedback* da adesão, avaliação e correção de falhas que contribuam para a transmissão de microrganismos
- Políticas e procedimentos: descrição clara sobre como aplicar na prática as medidas das PP, que devem estar acessíveis a todos os PAS
- Educação: adesão às políticas e aos procedimentos de práticas seguras de todos os PAS, pacientes, familiares e visitantes
- Cultura institucional de segurança: compromisso compartilhado pela liderança e pelos profissionais com a qualidade e a segurança do paciente e dos PAS.

Precauções específicas

As PEs são medidas adicionais que devem ser aplicadas junto com as PPs, e baseiam-se no modo de transmissão dos agentes etiológicos epidemiologicamente relevantes. São denominadas segundo as vias de transmissão: por aerossóis, por gotículas e por contato. Têm como objetivo proteger PAS e pacientes, interrompendo a transmissão de microrganismos em caso de suspeita e/ou diagnóstico.

Quando aplicadas as precauções (PP e/ou PE), o uso de EPI é essencial. São considerados EPIs: máscaras, luvas, avental e óculos de proteção, que devem estar junto à higienização das mãos (Quadro 8.1).

EQUIPAMENTOS DE PROTEÇÃO INDIVIDUAL

Luvas

As luvas são EPIs importantes, pois protegem a parte do corpo com maior risco de exposição, que são as mãos. Devem ser utilizadas sempre que se entrar em contato com sangue, fluidos corporais, secreções, excreções, produtos de saúde contaminados, mucosas e pele não intacta. As luvas utilizadas nos diversos procedimentos assistenciais são classificadas como cirúrgicas e de procedimentos.

As luvas cirúrgicas são feitas de látex, esterilizadas, descartáveis, e devem ser utilizadas em procedimentos críticos. Mesmo as luvas de melhor qualidade não estão livres de sofrer desgastes, microfuros e rasgos durante a cirurgia. Por isso, uma das principais alternativas é o uso de luvas duplas, cuja eficácia vem sendo comprovada.

O contato e as lesões das mãos com sangue estão diretamente associados ao tempo e ao tipo da cirurgia, e o uso de luvas duplas é capaz de reduzir significativamente esse contato. No entanto, tem-se observado o não uso de luvas duplas em função das queixas da diminuição da sensibilidade tátil ou por apertarem as mãos. Mesmo assim, elas estão recomendadas para qualquer procedimento que dure mais de 1 h. Para que se evite o desconforto, recomenda-se que a segunda luva seja maior do que a primeira; porém, caso elas não sejam usadas, é recomendado que a luva utilizada no procedimento cirúrgico seja trocada a cada hora.

As luvas de procedimentos não críticos têm como objetivo dar proteção ao trabalhador, não sendo necessário que sejam estéreis, mas limpas e trocadas entre um paciente e outro, entre um procedimento e outro, e imediatamente retiradas após o uso. Podem ser de látex ou sem látex.

QUADRO 8.1 Conjunto de melhorias práticas incluídas nas precauções-padrão.

- Higienizar as mãos antes e após procedimentos, depois de contato com o paciente e após o uso de luvas
- Prover, selecionar e utilizar adequadamente os EPIs segundo modos de transmissão dos microrganismos
- Utilizar práticas de higiene respiratória com prevenção adequada
- Prover o processamento seguro de produtos para a saúde, roupas, utensílios de alimentação, entre outros
- Manter o ambiente limpo e higienizado
- Garantir as melhores práticas no preparo e na aplicação de soluções e medicamentos injetáveis, assim como nas punções lombares
- Prevenir acidentes com instrumentos perfurocortantes e/ou materiais biológicos

As luvas de procedimentos estão indicadas durante atividades assistenciais (punções, infusões, transfusões, intubação, extração, aspiração, recebimento de material contaminado com espécimes do paciente, retirada dos campos cirúrgicos) em que as mãos entrarão em contato direto com sangue e outros fluidos orgânicos do cliente, ou quando houver algum risco de exposição a estes.

É importante lembrar que se deve higienizar as mãos antes e depois do uso de luvas, retirando-as sempre após o procedimento (Quadro 8.2).

A substituição das luvas por instrumentos de preensão, como pinça de *Cheron*, deverá ser recomendada para separar papéis, luvas, compressas e roupas do *hamper*, ou para apanhar materiais que caem no chão. O fechamento do *hamper* e de cestos de materiais descartáveis ou lixo com técnica de isolamento tocando no lado externo destes dispensa o uso de luvas.

A sequência de colocação dos itens dos EPIs consiste em: higienizar as mãos, vestir o avental; colocar a máscara (se máscara N95 ou PFF2, colocar fora do quarto); colocar os óculos ou protetor facial; higienizar as mãos; calçar as luvas.

A sequência de retirada dos itens dos EPIs consiste em: retirar as luvas; higienizar as mãos; retirar o avental; retirar os óculos; retirar a máscara (se máscara N95 ou PFF2, retirar fora do quarto); higienizar as mãos.

Máscaras, protetores oculares e protetor de face

As máscaras, os protetores oculares e os protetores da face devem ser usados quando houver riscos de aspersão de fluidos corpóreos para o profissional durante os diversos procedimentos, como intubação traqueal, aspiração traqueal com sistema aberto, retirada de drenos, retirada de cateter vesical, punções arteriais e proximidade com pacientes incontinentes e/ou confusos.

As máscaras podem ser do tipo cirúrgico (descartáveis), devendo ser trocadas a cada 2 h, ou do tipo respirador-N95 (National Institute for Occupational Safety and Health – NIOSH)/PFF2, com eficácia de filtragem de, no mínimo, 95,1% e capacidade de impedir o acesso do agente infeccioso

QUADRO 8.2 Momentos em que se deve higienizar as mãos.*

- Antes e após contato direto com pacientes
- Antes e após uso de EPI
- Após a retirada das luvas
- Após contato com sangue, fluidos corporais ou excretas, mucosas, pele não íntegra e coberturas de feridas/pele não íntegra
- Após contato com a pele intacta do paciente, ao tocá-lo para procedimentos como verificação de pulso/pressão arterial e/ou movimentá-lo na cama/cadeira/banho/outros
- Ao mudar de um local contaminado para um limpo durante o atendimento ao paciente
- Após contato com objetos inanimados/produtos para a saúde próximos ao paciente.

*Técnica de vestir aventais e calçar luvas deve priorizar a sequência: higienizar as mãos; vestir o avental; higienizar as mãos; calçar as luvas.

(bactérias, vírus) às vias respiratórias, sendo desprezível a possibilidade de reaerossolização das partículas aderidas. Essa máscara é recomendada para casos de contato com tuberculose (TB) ou COVID-19 (infecção pelo SARS-CoV-2) e deve ser usada ao se entrar no quarto do paciente, durante o ato cirúrgico, em casos suspeitos ou confirmados de TB ou COVID-19 ou quando forem realizadas necropsias, independentemente do agente infeccioso possivelmente associado ao óbito. O tempo de uso das máscaras pode variar de acordo com o tipo de máscara e procedimento realizado, sendo importante mantê-las limpas e íntegras (sem estar com áreas puídas ou amassadas), devendo-se evitar o seu acondicionamento em sacos plásticos após o uso.

Em locais de risco mais elevado de transmissão de TB (salas de broncoscopia, de escarro induzido e nebulização de pentamidina), estão indicados respiradores como o *high efficiency particulate air* (HEPA).

Antes de colocar a máscara (bem ajustada ao nariz e à boca), deve-se sistematicamente higienizar as mãos. Enquanto o profissional estiver usando-a, não se deve tocá-la nem guardá-la no bolso ou pendurá-la no pescoço após o uso, trocando-a sempre que estiver úmida. Cada vez que retornar ao quarto privativo, o profissional deverá usar uma nova máscara.

A proteção ocular tem sido recomendada para proteger especialmente os trabalhadores, com o objetivo de evitar o contato direto da mucosa ocular com sangue e outros fluidos do paciente. Porém, a sua utilização generalizada em centro cirúrgico tem encontrado resistência, em função de diminuição visual do campo operatório, embaçamento devido ao escape de respiração da máscara para dentro do visor e ausência de respingamentos de fluidos em determinadas cirurgias.

Atualmente, a escolha de protetores oculares inclui viseiras amplas de plástico ou vidro e protetores da face contra fluidos, incluindo a região lateral, sem perda da acuidade visual ou desconforto excessivo. Entretanto, apesar de a viseira ampla poder ser utilizada, o uso de máscara facial ainda é preconizado.

Avental

O avental é um EPI que deve ser utilizado durante procedimentos e/ou atividades em que possa ocorrer contato da roupa com sangue/fluidos corporais e secreções.

O avental para procedimentos de risco ocupacional não precisa ser estéril, mas deve ser limpo, longo e de mangas compridas, para proteger roupas e superfícies corporais sempre que houver risco de contaminação. Ele deve ser colocado e retirado dentro do quarto ou na antessala; após usá-lo, deve-se descartá-lo em local apropriado, higienizando-se as mãos em seguida.

Os aventais não deverão ser pendurados para uso posterior, e não é recomendado utilizar o mesmo avental de um paciente para outro durante os procedimentos.

Considera-se requisito de proteção ocupacional mínima pelo avental a confecção com material que apresente alguma resistência à penetração de líquidos e de microrganismos, ao desgaste e à deformação, seja durante o seu uso único, seja no seu reprocessamento.

Os tipos e repetidos processos de higienização diminuem gradativamente a barreira de proteção do material do avental. A higienização e o calor da esterilização causam dilatação das fibras, e a secagem causa sua contração, aumentando a propensão à perda de fibras e alterando a estrutura do seu material de confecção. Essa situação é agravada em casos de alta rotatividade no seu uso, não permitindo um descanso mínimo às suas fibras.

Em centros cirúrgicos, dependendo do tipo de cirurgia ou tempo de duração, poderão estar indicados os aventais estéreis, compridos até os pés, totalmente impermeáveis ou com reforço localizado na parte anterior do tronco e nos antebraços, além de botas impermeáveis ou sapatos protegidos.

Existem situações específicas em que estão recomendados os aventais impermeáveis: durante a limpeza de material contaminado e em cirurgias nas quais há risco de extravasamento de grandes quantidades de líquidos.

Propés

Atualmente, a real eficácia do uso de propés no controle de infecções relacionadas à assistência à saúde é motivo de controvérsias. Antes, ele era justificado como barreira para prevenir a contaminação do chão de áreas críticas contra microrganismos de áreas externas e carreados nas solas dos sapatos. No entanto, embora alguns estudos já tenham demonstrado que o uso de propés ou de sapatos privativos transfere menos bactérias para as áreas desinfetadas ou mesmo após cirurgias do que os sapatos comuns, isso não foi comprovado por outras pesquisas, uma vez que não foram identificadas diferenças significativas de contaminação do chão utilizando-se sapatos comuns, sapatos privativos ou propés. Outras pesquisas demonstraram que os propés não somente "apanham" bactérias do chão, como, em seguida, transferem-nas para outras áreas, especialmente em centros cirúrgicos onde não existe o hábito de trocar os propés dentro das diversas regiões do bloco. Outro fato de grande importância é que o uso de propés facilita o pisoteamento despercebido ou indiferente de secreções orgânicas presentes no chão e sua disseminação por toda a área restrita e semirrestrita. Também é frequente a circulação de pessoas com propés em áreas nas quais estes não seriam necessários, como vestiários. Nesse sentido, questiona-se: o uso de propés não propiciaria a disseminação de contaminação mais do que a sua contenção?

Os propés de tecido sujam mais facilmente do que aqueles de plástico ou os sapatos privativos. Porém, os de tecido em brim são mais eficientes como barreira microbiológica do que a maioria dos descartáveis, desde que estejam secos.

Muitos propés utilizados na prática apresentam gramaturas no seu tecido suficientes para a passagem de organismos multicelulares, assim como bactérias. Outro perigo são os propés reprochados, que deveriam ser descartáveis com solução de continuidade.

Observou-se também que 79% das pessoas que usavam propés não higienizavam as mãos após sua colocação e retirada, tendo-se detectado os mesmos microrganismos nas mãos e nas solas dos propés e dos sapatos.

Estudos demonstraram que o ato de caminhar é uma das principais causas da dispersão bacteriana do chão, mais do que o movimento do ar e a atividade de limpeza. Também já foi demonstrado que o tipo de sapato ou o uso de propés não influenciariam na contaminação do chão ou do ar, pois as bactérias do chão não vão para a superfície.

Compreende-se, portanto, que a maior chance de contaminação de uma ferida cirúrgica com microrganismos oriundos do chão se dá antes pela sua veiculação ou contato direto e indireto do que pela sua disseminação pelo ar ambiente.

Sobre as evidências & propés...

"...pesquisas disponíveis permitem forte sugestão de que a contaminação do piso não contribui para a contaminação do ar ambiente em condições rotineiras de trabalho em centro cirúrgico, tampouco para a contaminação ou infecção do sítio cirúrgico

Por outro lado, elas permitem fortes evidências quanto a: a) capacidade de barreira microbiana depende do tipo de cobertura de sapatos; b) solas de sapatos comuns, privativos e propés interferem na transferência de microrganismos de uma área do piso para outra; c) propés e sapatos privativos ou limpos transferem menos contaminação do que sapatos comuns; d) dependendo da forma como são realizadas as operações de colocação e a remoção de propés e sapatos privativos, há risco de contaminação ocupacional.

A continuidade de uso de propés ou sapatos privativos exclusivamente para controlar o acesso de pessoal em áreas restritas e evitar exposição ocupacional a substâncias orgânicas ainda é defendida por alguns profissionais.

No entanto, ela pode obter efeitos contrários, se não for técnica e administrativamente bem controlada".

Santos AML, Lacerda RA, Graziano KU. Evidência de eficácia de cobertura de sapatos e sapatos privativos no controle e prevenção de infecção do sítio cirúrgico: revisão sistemática de literatura. Rev Latino-Am Enfermagem. 2005; 13(1). Disponível em: http://www.scielo.br/scielo.php?script=sci_arttext&pid=S0104-11692005000100014.

Gorro

É importante saber que os cabelos soltos dispersam muitas partículas carreadoras de bactérias, sendo a maioria não patogênica. Entretanto, *Staphylococcus aureus* têm sido encontrados nos cabelos de algumas pessoas do *staff* cirúrgico, especialmente nos pelos do nariz.

Embora as evidências científicas sobre a efetividade do gorro na prevenção de infecções sejam poucas, no mínimo previne a queda de cabelos dentro da ferida.

Sabe-se que o gorro não vem sendo usado rotineiramente como parte da paramentação, exceto em circunstâncias que exigem precauções com sangue e outros fluidos corpóreos, com risco de esses fluidos atingirem os cabelos do profissional.

Quando indicado o seu uso, o gorro deve cobrir completamente os cabelos e não deve ser tocado com as mãos contaminadas. Ao ser retirado, é preciso puxá-lo pela parte superior central e descartá-lo no lixo.

SITUAÇÕES DE RISCOS DE TRANSMISSÃO DE MICRORGANISMOS

Roupas e vestimentas cirúrgicas

O risco de transmissão de microrganismos por meio de roupas usadas é diminuído se estas forem transportadas, manuseadas e lavadas adequadamente.

Em salas de cirurgia, deve-se usar máscara que cubra por inteiro a boca e o nariz quando da entrada no ambiente, se a cirurgia estiver por começar, em andamento, ou se houver material cirúrgico exposto. Além disso, deve-se utilizar a máscara durante toda a cirurgia, gorros que cubram por completo os cabelos da cabeça e face quando da entrada na sala cirúrgica.

É preciso também usar luvas estéreis após a escovação das mãos e dos antebraços, as quais devem ser colocadas depois de vestir o capote estéril. Os capotes e as vestimentas cirúrgicas devem ser barreiras efetivas, caso sejam molhados ou contaminados (material que resista à penetração de líquidos). Deve-se trocar as vestimentas que se apresentem visivelmente sujas, contaminadas por sangue ou material potencialmente contaminante.

Não há, até o momento, nenhuma recomendação específica de como ou onde higienizar roupas cirúrgicas, de restringir a sua utilização aos centros cirúrgicos ou abri-las quando fora deles. Na maioria das instituições, a restrição de uso de roupas tem a intenção de limitar a circulação de pessoas e o estabelecimento de disciplinas de trabalho.

Jaleco (avental branco)

O jaleco ou avental é uma vestimenta de proteção recomendada para ser usada dentro da área técnica/assistencial, com o objetivo de proteger a pele e as roupas do profissional nas diversas atividades de assistência à saúde e laboratoriais (coleta de amostras, manuseio de material biológico ou químico) e no contato com superfícies, objetos e equipamentos do laboratório que podem estar contaminados.

É confeccionado em tecido (de algodão, misto, não inflamável) ou não tecido (polipropileno) com comprimento abaixo dos joelhos, com mangas longas (sob as luvas), sistema de fechamento nos punhos por elástico ou sanfona e fechamento até a altura do pescoço. O fechamento é frontal, na maioria das vezes feito com botões, preferencialmente de pressão para o caso de alguma situação de emergência, como derramamento de material contaminado sobre o profissional quando for necessário retirá-lo com rapidez.

O uso do jaleco tem sido recomendado em áreas técnicas/assistenciais. Ele não deve ser usado em locais como elevadores, copas, refeitórios, toaletes e/ou outros locais públicos (devendo até ser proibido), principalmente durante deslocamentos entre ruas. Deve ser deixado no ambiente técnico, em cabides e/ou vestiários específicos e, quando transportado, em bolsas/sacos plásticos. Pode, entretanto, ser usado em áreas comuns quando estiverem sendo transportados materiais biológicos, químicos, estéreis e/ou resíduos.

O Jaleco é um EPI?

"A Norma Regulamentadora 6 (NR 6) considera o Equipamento de Proteção Individual como dispositivo ou produto de uso individual, utilizado pelo trabalhador, destinado à proteção de riscos suscetíveis de ameaça à segurança e à saúde no trabalho. Assim, o uso do jaleco é observado na rotina da equipe multiprofissional durante o contato direto ou indireto com os pacientes com a finalidade de proteção dos profissionais durante a realização de procedimentos que envolvem material biológico.

A biossegurança para os profissionais da saúde é recomendada nos âmbitos de serviços à saúde, devido a esses estarem sob o risco de acidentes de trabalho e obtenção de doenças; assim, é praticamente inevitável à contaminação de roupas (vestimentas) e da pele através do toque ou por respingos no ambiente hospitalar e em outros locais de assistência à saúde.

Diversas pesquisas indicam que o uso do jaleco é uma medida de biossegurança que minimiza a transmissão de microrganismos ao paciente, além de prevenir o profissional da exposição com agentes infecciosos. Ainda ressaltam que o jaleco deve ser utilizado apenas dentro do ambiente de trabalho, necessitando de observação do risco de sua utilização em locais públicos (fora do ambiente de trabalho), sendo considerado veículo de microrganismos do meio interno para o externo ou de modo contrário.

O jaleco é destinado à proteção dos profissionais de saúde; no entanto, uma grande parcela dos profissionais de saúde utiliza-o em diferentes ambientes ao hospital, o que consequentemente pode carrear microrganismos aos pacientes ou terceiros.

Estudos apontam que a vestimenta dos profissionais e mobiliários hospitalares podem tornar-se contaminados por microrganismos de relevância epidemiológica, como *Staphylococcus aureus* resistente à meticilina e bacilos gram-negativos, atuando como veículos de disseminação de patógenos entre diferentes pacientes e ambientes.

Existem referências sobre a identificação de microrganismos em jalecos de profissionais em instituições de saúde/hospitais, tendo sido verificada a presença de *Staphylococcus* spp. *Streptococcus* spp., *Enterococcus faecalis*, *Acinetobacter baumannii* e *Serratia* spp, que apresentaram resistência aos antimicrobianos testados.

Assim, a conscientização das normas de biossegurança, quanto ao uso do jaleco, é necessária, visando diminuir esse comportamento não seguro à prática assistencial, sendo fundamental considerar o jaleco como um EPI.

Jaleco & legislações*

LEI Nº 17.601/2009

EMENTA: PROÍBE O USO DE EQUIPAMENTOS DE PROTEÇÃO INDIVIDUAL, TAIS COMO AVENTAIS E JALECOS, PELOS PROFISSIONAIS DA ÁREA DE SAÚDE, FORA DO AMBIENTE DE TRABALHO.

O povo da cidade do Recife, por seus representantes, decretou, e eu, em seu nome, sanciono parcialmente a seguinte lei:

Art. 1º – Proíbe o uso de aventais e jalecos, pelos profissionais de saúde, fora do ambiente de trabalho, ainda que por um curto período de tempo.

Parágrafo Único – Será considerado profissionais da área de saúde para efeitos legais:

Médicos

Enfermeiros

Odontólogos

Fisioterapeutas

Auxiliares de enfermagem

Instrumentistas

Biomédicos

Radiologistas

Laboratoristas

Art. 2º – V E T A D O.

Parágrafo Único – V E T A DO.

Art. 3º – V E T A D O.

Art. 4º – V E T A D O.

Art. 5º – Esta Lei entrará em vigor na data de sua publicação.

Recife, 30 de dezembro de 2009

JOÃO DA COSTA BEZERRA FILHO
Prefeito do Recife

Projeto de Lei nº 124/2009 Autoria da Vereadora Aline Mariano.

*Disponível em: https://leismunicipais.com.br/a/pe/r/recife/lei-ordinaria/2009/1761/17601/lei-ordinaria-n-17601-2009-proibe-o-uso-de-equipamentos-de-protecao-individual-tais-como-aventais-e-jalecos-pelos-profissionais-da-area-de-saude-fora-do-ambiente-de-trabalho.

Os jalecos devem ser usados limpos, e sua lavagem deve obedecer a uma periodicidade estabelecida, observando-se que, diante de sujidades e/ou contato com material contaminado, não se deve vesti-los. Além disso, recomenda-se, nesse caso, que não sejam levados para outros locais (incluindo casa). Segundo legislações, é recomendado que a instituição ou empresa providencie a higienização das vestimentas utilizadas em ambientes contaminados.

Existem locais de riscos em que o uso de jaleco é exclusivo e/ou descartável (com gramatura especificada e adequada). Nessas situações, deve-se vestir o modelo descartável ao entrar na área de trabalho e retirá-lo/descartá-lo ao sair do ambiente para não levar contaminação para outros locais e/ou contaminar a amostra.

Avental impermeável é utilizado sobre o jaleco para lavação de materiais, evitando que a vestimenta fique molhada.

Resíduos

Todos os resíduos gerados nas diversas unidades devem ser acondicionados em saco branco leitoso resistente. Os artigos perfurocortantes devem ser descartados em recipientes de paredes rígidas, que devem estar disponíveis em locais apropriados, de preferência não sobre áreas que possam estar molhadas ou úmidas.

Os materiais perfurocortantes devem ser descartados separadamente, no local de sua geração, imediatamente após o uso ou necessidade de descarte, em recipientes rígidos, resistentes a punctura, ruptura e vazamento, com tampa, devidamente identificados. É expressamente proibido o esvaziamento desses recipientes para o seu reaproveitamento. As agulhas descartáveis devem ser desprezadas juntamente com as seringas, sendo proibido reencapá-las ou retirá-las manualmente.

O volume dos recipientes de acondicionamento deve ser compatível com a produção diária do tipo de resíduo.

Segundo a norma NBR 13.853/97, da ABNT/RDC-306, de 2004, os recipientes devem ser descartados quando o preenchimento alcançar 2/3 de sua capacidade, ou o nível de preenchimento ficar a 5 cm de distância da sua borda, sendo proibido o esvaziamento ou reaproveitamento.

Mobiliário/Móveis

Todos os móveis devem ser limpos e desinfetados com álcool a 70%, pois há relatos de bactérias (*Enterococcus* sp. e *Acinetobacter*) que, mesmo na ausência de matéria orgânica, sobrevivem por longo tempo no ambiente.

Equipamentos

Todos os equipamentos devem ser processados de acordo com as normas existentes. Estetoscópios, termômetros e esfigmomanômetros devem ser de uso exclusivo dos pacientes (individual) sob precauções, sendo importante realizar a desinfecção após contato com o paciente.

Talheres, pratos, copos

Os talheres, pratos e copos podem ser descartáveis. Quando não forem, podem ser higienizados com água quente e detergentes usados nas máquinas de lavar, o que é suficiente para a sua descontaminação. Outra opção é a sanitização dos utensílios com hipoclorito de sódio a 0,02%.

VIAS DE TRANSMISSÃO DE MICRORGANISMOS

As vias de transmissão de patógenos altamente transmissíveis ou de importância epidemiológica, para os quais são necessárias precauções além das PPs, são: pelo ar, por gotículas e por contato direto ou indireto.

Transmissão por contato (direto ou indireto)

A transmissão de patógenos epidemiologicamente importantes por meio do contato direto (pele a pele) ou indireto (com pacientes ou objetos) exige cuidados como: quarto privativo (indicação relativa), uso de luvas e avental, higienização das mãos com água e sabão e aplicação de álcool glicerinado a 70%.

Esses cuidados estão indicados para pacientes com incontinência fecal ou urinária (em portadores de *Escherichia coli* 0157:H7, *Shigella*, rotavírus e hepatite A), em caso de difteria cutânea, impetigo, rotavírus, norovírus, *Clostridium difficile*, vírus sincicial respiratório, úlceras infectadas, celulites não contidas ou cobertas, abscessos, pediculose, escabiose, herpes-zóster disseminado, conjuntivite hemorrágica ou viral, infecções hemorrágicas virais, rubéola congênita, COVID-19 e pacientes colonizados ou infectados por bactérias multirresistentes (na pele, nos tratos respiratório e gastrintestinal e em ferida cirúrgica).

As bactérias de maior importância são o *Staphylococcus aureus* resistente à meticilina, bactérias gram-negativas resistentes a duas ou mais classes de antimicrobianos, enterococos resistentes à ampicilina mais aminoglicosídios e à vancomicina e *Haemophilus influenzae* resistente à ampicilina e aos macrolídios.

Quando não houver quarto privativo disponível e quando também não for possível a *coorte* dos pacientes, deve-se verificar junto à Comissão de Controle de infecções relacionadas à assistência à saúde (IrAS) a possibilidade de o paciente permanecer junto aos demais, sob precauções de contato. A equipe precisa ser bem orientada; para isso, cartazes com recomendações devem ser colocados junto aos pacientes e/ou acompanhantes/visitantes, e, em alguns casos, podem-se usar cortinas ou biombos para delimitar a área. Os materiais e equipamentos, como esfigmomanômetro e termômetro, devem ser de uso individual ou processados segundo a rotina do serviço (uso de álcool a 70% em esfigmomanômetro, estetoscópio e termômetro que estão à beira do leito e naqueles em contato com o paciente).

As medidas a serem adotadas durante precauções de contato são:

• Acomodação de pacientes agudos: em quarto privativo, se disponível; se não for possível, poderá ser feita coorte (no mesmo ambiente/quarto), redobrando cuidados com os EPIs (fora dos quartos), a distância entre leitos (cerca de 1 m entre as camas), evitando ao máximo o transporte de pacientes entre ambientes

- Uso de EPIs (luvas, avental): certificando-se de não tocar a roupa e a pele quando da remoção do avental potencialmente contaminado. Ele deverá ser vestido ao entrar no quarto ou boxe, e retirado com cuidado e higiene das mãos antes de deixar o ambiente do paciente
- Transporte de pacientes: apenas com propósitos clínicos estritamente necessários. Uma vez realizados, deverá ser assegurado que áreas infectadas ou colonizadas do corpo do paciente estejam contidas e cobertas. A higienização das mãos e o descarte de EPI deverão ser sistematicamente observados segundo técnicas que garantam a não contaminação
- Materiais e equipamentos assistenciais: manusear de acordo com as medidas das PPs, observando a higienização das mãos antes e após manuseios, assim como descarte final adequado e seguro. Todas essas medidas podem ser também aplicadas nas precauções por aerossóis e gotículas, observando em cada uma os EPIs recomendados. Também é importante estabelecer medidas de restrição de pessoas e/ou PAS que estejam suscetíveis a adoecimentos e/ou não imunizados.

A suspensão das precauções de contato deverá ser realizada após o término dos sinais e sintomas de infecção e/ou segundo características de transmissibilidade dos patógenos.

Transmissão pelo ar (aérea)/aerossóis

Devem ser adotadas precauções para evitar a transmissão de microrganismos pelo ar que ocorra pela disseminação de pequenas partículas ressecadas (< 5 m) ou pó contendo microrganismo em suspensão no ar por longos períodos. Essas precauções estão indicadas em doenças como varicela/herpes-zóster (HZV), sarampo, tuberculose pulmonar ou laríngea e COVID-19.

Nesse tipo de transmissão estão indicados quarto privativo (bem ventilado e com portas sempre fechadas), higienização das mãos e aplicação de álcool a 70%, seguida do uso da máscara, especificando o tipo a ser utilizado (N95).

Para pacientes com suspeita ou com diagnóstico de tuberculose pulmonar (TB) ou laríngea, estão indicadas máscaras N95 e quarto com pressão negativa em relação ao interior da unidade (necessitando do uso de exaustores), criando-se um fluxo de troca de ar de 6 a 12 vezes por hora, além de ventiladores e exaustores colocados em locais estratégicos para que haja o aumento do número de trocas de ar por hora. Também é recomendado o uso de filtros do tipo *high-efficiency particulate air* (HEPA) quando o fluxo de ar recicla pelo quarto ou outras áreas dentro do hospital ou locais especiais, como salas de broncoscopia e de escarro induzido, unidade de terapia intensiva (UTI), salas de necropsia, sala de nebulização de pentamidina, laboratórios de micobactérias, pronto-atendimento e salas de espera de consultórios com atendimento diário de TB.

No caso de pacientes diagnosticados com COVID-19, durante a realização de alguns procedimentos assistenciais podem ser gerados aerossóis, que podem conter partículas virais suficientes para causar infecção e, por isso, durante a assistência ao paciente, é recomendado uso de máscara cirúrgica e/ou PFF2 (N95).

A suspensão das precauções de aerossóis deverá ser realizada após o término dos sinais e sintomas de infecção e/ou segundo características de transmissibilidade dos patógenos.

Transmissão por gotículas

As precauções nesse caso objetivam a prevenção da transmissão por gotículas de patógenos com dimensão superior a 5 µm, embora a distância máxima de transmissão por gotículas não esteja definida e dependa da velocidade e do mecanismo pelos quais são impulsionadas a partir do paciente-fonte, da densidade das secreções respiratórias e de fatores ambientais como temperatura e umidade. Nessa situação, devem ser adotadas medidas para reduzir o risco de transmissão de agentes infecciosos por meio de gotículas (partículas > 5 µm que não ficam em suspensão no ar e que percorrem distâncias ≤ 3 pés ou ± 1 m) pelo contato com conjuntivas, mucosas do nariz ou da boca e quando eliminadas por tosse, espirros, fala ou durante a realização de procedimentos como aspiração e broncoscopia.

Essas precauções estão indicadas em doença estreptocócica (pneumonia, escarlatina em crianças, faringite), viroses (adenovírus, *parainfluenza*, rinovírus, metapneumovírus, *influenza*, caxumba, rubéola, parvovírus B19, SARS-CoV-2), infecção por pneumococos resistentes, meningite por *Neisseria meningitidis*, *Bordetella pertussis*, *Mycoplasma pneumoniae* e na doença invasiva por *Haemophilus influenzae* tipo B.

Todas essas doenças requerem quarto privativo (indicação relativa) com porta fechada ou aberta, uso de máscaras para aproximação a menos de 1 m do paciente, higienização das mãos com água, sabão e álcool a 70% e uso de máscara, especificando o tipo (cirúrgica). Entretanto, não é necessário sistema especial de ventilação do ambiente.

No caso da COVID-19, apesar de ser recomendado também o quarto privativo, uma vez que se trata de uma doença com alto potencial infeccioso e elevada morbimortalidade, o número de quartos privativos torna-se limitado. Dessa forma, é indicado que os pacientes positivos para COVID-19 sejam agrupados em um mesmo setor hospitalar, devendo a distância entre os leitos ser de pelo menos 1 metro, separados dos outros pacientes. Além disso, é de extrema importância que os EPIs sejam substituídos quando se deixa o setor destinado à COVID-19 e que as mãos sejam devidamente higienizadas e desinfetadas, pois assim é possível prevenir a transmissão para outros pacientes/visitantes/profissionais de saúde. Outras medidas de precaução indicadas em caso de COVID-19 são a higienização das mãos com água e sabão e com álcool 70% nos cinco momentos de assistência ao paciente, assim como o uso de luvas, avental e máscaras faciais durante a assistência ao paciente, de preferência PFF2/N95.

A suspensão das precauções de aerossóis deverá ser realizada após o término dos sinais e sintomas de infecção e/ou segundo características de transmissibilidade dos patógenos.

ISOLAMENTO

Definição e área física

Isolamento é a separação de pessoas infectadas durante o período de transmissibilidade de uma doença, evitando a transmissão direta ou indireta do agente infeccioso a indivíduos suscetíveis ou que possam transmiti-lo a outros.

A área física de um isolamento consiste em um espaço composto por antessala e quarto privativo. Nesse espaço, deverão ser afixadas as recomendações de biossegurança para os visitantes, e a porta deverá estar permanentemente fechada.

A antessala reduz a circulação do ar do quarto para o corredor da unidade de internação, não sendo considerada como essencial nem obrigatória. Quando existente, deve acondicionar os EPIs limpos, ter pia e local para descarte de EPI usado.

O quarto privativo deverá ter banheiro com vaso, chuveiro e pia. A porta deverá estar sempre fechada. É preciso lembrar que a maçaneta interna da porta é considerada contaminada ao abri-la para sair do quarto.

Quando houver pacientes com doenças transmitidas por perdigotos, que não têm grande capacidade de dispersão nem de transmissão por contato, pode-se delimitar uma área de 1 m do paciente (área isolada).

Coorte é o agrupamento de pacientes colonizados ou infectados pelo mesmo agente, ou profissionais de saúde prestando assistência a um grupo especializado, em um mesmo quarto ou setor, provido de vaso sanitário, pia e chuveiro.

Recomendações em áreas de isolamento

As áreas e/ou quartos de isolamento devem ser organizados e devem ser sistematizadas recomendações e/ou normas de segurança que evitem a disseminação de microrganismos entre pessoas e o ambiente.

O quarto onde for instalado isolamento deve ser, preferencialmente, afastado do posto de enfermagem e da sala de procedimentos, e/ou de locais onde se realiza o preparo de medicações e de áreas de grande circulação de pessoas. Sugere-se o último quarto do corredor e/ou em área afastada e/ou própria para esse fim.

O quarto de isolamento deve possuir: banheiro privativo, porta com visor, janelas teladas, campainha com fácil acesso ao paciente, pia para lavagem das mãos e material para a higienização das mesmas, com preparações alcoólicas, suporte e dispensador para álcool etílico a 70% na forma de gel, além de depósitos para descarte de resíduos.

No interior do quarto de isolamento deve ser mantido um mobiliário restrito a cama, mesa de cabeceira e de refeição, escadinha, suporte para soro e cadeira de material que permita a higienização, além de materiais e equipamentos para uso exclusivo do paciente, como estetoscópio, esfigmomanômetro, termômetro, jarra para água, copos descartáveis, cuba-rim, bacia e jarra de inox, comadre, papagaio, *hamper*, suporte para saco de lixo e balde para desinfecção de materiais contaminados. Todo o material deve permanecer no quarto em quantidade suficiente para uso; entretanto, deve ser evitada a formação de estoque de material, pois, ao final do isolamento, ele deve ser desprezado.

A porta do quarto deve ser mantida fechada e identificada como isolamento. Ela e a maçaneta interna são consideradas como contaminadas; assim, é necessário usar papel-toalha para abri-la ao sair do quarto, desprezando-o em depósito/lixeira.

O quarto deve ser externamente identificado, fixando-se na parte externa da porta as orientações específicas para o tipo de isolamento definido, assinalando somente os quadros necessários, com a data do início e do tempo previsto para o isolamento e a assinatura pelo responsável.

Não é recomendado levar o prontuário do paciente para o quarto de isolamento, assim como fazer reserva de material. Deve-se também evitar levar frascos com grande quantidade de soluções germicidas, além de evitar que profissionais usuários de quimioterapia imunossupressora e grávidas cuidem do paciente em isolamento. Recomenda-se não circular com EPI fora do quarto (luvas, máscara, avental); em hospitais-escola, é preciso controlar a entrada de alunos no quarto, permitindo apenas aqueles que estão diretamente responsáveis pelo paciente e evitando que a mãe ou outro acompanhante desrespeitem as barreiras instaladas.

Os profissionais que prestam assistência ao paciente em isolamento deverão ser exclusivos. Na impossibilidade da equipe exclusiva, o profissional deverá realizar as atividades com o paciente de isolamento somente depois de prestar os cuidados aos outros doentes.

Quando da entrada de alimentos e saída de restos de comida e utensílios do quarto de isolamento, deve-se realizar limpeza e desinfecção das mamadeiras e jarras de água antes de retirá-las do quarto e, sempre que possível, utilizar material descartável ou passível de desinfecção. É recomendado lançar mão da técnica de dupla embalagem para retirada de material do quarto no caso de sujidade no exterior do invólucro, e não se deve permitir entrada de colaboradores do Serviço de Nutrição no quarto privativo.

Os brinquedos utilizados por crianças em isolamento devem permanecer no quarto e ser de plástico ou outro material lavável, para facilitar a limpeza e a desinfecção ao final do isolamento.

Pode-se permitir a entrada de livros e revistas no quarto de isolamento, mas eles devem ser descartados ao final do mesmo, pela impossibilidade de desinfecção.

Plantas e flores em corredores e quartos de pacientes devem ser evitadas e proibidas no caso de isolamento protetor para paciente imunodeprimido.

As visitas aos quartos de isolamento devem ser restritas, e o tempo de visita deve ser limitado. A portaria do hospital deve informar à equipe de enfermagem da unidade de internação sobre a entrada do visitante, que, antes de entrar, deve ser informado sobre os riscos de contrair ou disseminar infecções, sobre como lavar as mãos antes de entrar e após sair do quarto privativo e como utilizar o EPI adequadamente de acordo com o tipo de isolamento.

É importante atentar-se para a presença de apenas um acompanhante no quarto, se necessário e/ou quando indicado, o qual deve receber as seguintes orientações:

- Manter a porta do quarto fechada e não circular pelo corredor ou outras enfermarias
- Realizar higienização sistemática das mãos
- Seguir rigorosamente as medidas indicadas para o tipo de isolamento

- Utilizar avental e não sair do quarto com ele
- Não retirar do quarto nenhum objeto antes da desinfecção
- Evitar tocar em aparelhos e material utilizados pelo paciente
- Não utilizar pratos, copos, talheres e roupas do paciente
- Não se alimentar no quarto de isolamento
- Comunicar imediatamente à equipe de enfermagem se notar presença de água, fezes, urina ou escarro no chão, para que sejam imediatamente providenciadas limpeza e desinfecção
- Não jogar resíduos e roupa suja no chão, mas colocá-las no saco plástico próprio ou *hamper*.

Segundo as normas de acondicionamento dos resíduos de saúde, deve-se sempre utilizar saco plástico branco leitoso para os materiais de risco biológico e descartar todos os materiais não utilizados que eventualmente foram levados para dentro do quarto (e/ou isolamento), assim como o volume residual das soluções germicidas, sabões ou outros produtos. Deve-se também retirar as roupas e encaminhá-las à lavanderia, utilizando saco plástico branco leitoso no interior do *hamper* para identificar a roupa. Para os mobiliários e equipamentos, é preciso fazer a limpeza e desinfecção com álcool 70% antes de retirá-los do quarto. Após a retirada de todos os materiais e mobiliários, deve-se proceder à lavagem e à desinfecção completa do quarto e do banheiro, conforme recomendado anteriormente.

TRANSMISSÃO DE DOENÇAS E NECESSIDADE DE ISOLAMENTO

Existem doenças que requerem medidas de isolamento por serem contagiosas e/ou apresentarem grande ou pequena virulência e que podem ser transmitidas pelo ar (aerossóis), por perdigotos e/ou pelo contato direto ou indireto.

Diante de doenças infectocontagiosas, são recomendados para os pacientes quartos privativos ou, na impossibilidade, áreas comuns (enfermarias) junto com outras pessoas com a mesma doença.

Em situações de isolamento, a porta do quarto/enfermaria deverá estar sempre fechada. Para entrar no recinto, é obrigatório o uso de avental, máscaras, luvas (ao manipular o doente) e objetos descartáveis. A higienização das mãos antes e depois dos procedimentos e/ou manuseio do paciente também é obrigatória.

Os aventais deverão ser individuais (preferencialmente descartáveis), e, antes de deixar o quarto, o profissional de saúde deverá lançá-los em local apropriado.

Deve-se calcular a quantidade de aventais a cada período de 24 h de acordo com o número de profissionais que irão utilizá-los.

Máscaras e luvas deverão ser de uso individual e utilizadas uma única vez (descartáveis), devendo ser colocadas em área limpa e lançadas em área contaminada.

Não é recomendado deixar a máscara pendurada no pescoço, e, ao utilizá-la, deve-se cobrir totalmente a boca e o nariz. Os EPIs deverão ser usados de acordo com os diferentes meios de transmissão dos agentes e seus períodos de transmissibilidade. É também importante conhecer os períodos de incubação das diversas doenças (Quadro 8.3).

Doenças que não precisam de isolamento, mas requerem precauções durante o cuidado prestado ao paciente

Existem doenças que não requerem que o paciente seja isolado, mas podem demandar algumas precauções durante a assistência prestada. Alguns exemplos são:

- *Dengue:* o isolamento em quarto privativo e/ou coorte em enfermaria é desnecessário, mas recomenda-se manter o paciente em quarto com porta fechada e janela telada, além dos cuidados preventivos com mosquitos que devem ser adotados em toda instituição de saúde/hospital
- *Febre amarela:* o isolamento em quarto privativo e/ou coorte em enfermaria é desnecessário, mas recomenda-se manter o paciente em quarto com porta fechada e janela telada, além dos cuidados preventivos com mosquitos que devem ser adotados em toda instituição de saúde/hospital
- *Febre de causa desconhecida:* em geral, não é necessário isolar o paciente em investigação, mas deve-se adotar isolamento quando estiverem presentes manifestações clínicas, como diarreia, disenteria e/ou quando houver suspeita de causas contagiosas (transmissíveis)
- *Sepse:* o isolamento em quarto privativo e/ou coorte em enfermaria é desnecessário se o agente etiológico não for o meningococo. Se houver drenagem de material purulento para o exterior, devem-se adotar precauções segundo riscos de transmissibilidade de agentes infecciosos relacionados à lesão cutânea infectada com supuração. A implantação de precauções de contato com o uso de avental e luvas estará recomendada nos casos em que houver manipulação do paciente, enquanto persistirem a supuração e/ou riscos de transmissão.

Em situações com pacientes com microrganismos multirresistentes (MR), a instituição deverá adotar medidas preventivas, que poderão incluir quarto privativo (priorizar os pacientes que, de alguma maneira, podem estar transmitindo facilmente esses agentes) ou coorte em enfermaria. Na impossibilidade de coorte, os pacientes poderão ser identificados segundo riscos, sendo recomendadas as precauções de contato, com tempo não definido.

Em qualquer que seja a situação e/ou risco de transmissibilidade de agentes infecciosos, é obrigatória a higiene das mãos com álcool gel ou solução antisséptica degermante, antes e após o contato com o paciente, assim como o uso de luvas não estéreis e avental para realizar procedimentos que facilitem o contato com os líquidos corporais do paciente.

Precauções de contato estão recomendadas quando da assistência aos pacientes colonizados por: *Acinetobacter baumannii* resistente a carbapenéns; *Pseudomonas aeruginosa* resistente a carbapenéns; *Enterobacter*, *Klebsiella* e *Escherichia coli* resistentes a cefalosporinas e carbapenéns; estafilococos e enterococos resistentes à vancomicina.

60 Parte 1 **Biossegurança**

QUADRO 8.3 Período de incubação por doença.

Doença	Período de incubação	Doença	Período de incubação
Adenovirose	2 a 14 dias	Granuloma venéreo	15 a 30 dias
Amebíase	14 a 28 dias	Gripe (influenza)	1 a 3 dias
Antraz	2 a 7 dias	Hepatite A	15 a 50 dias
Blenorragia	3 a 5 dias	Hepatite B	50 a 180 dias
Botulismo	12 a 36 h	Herpes-zóster – varicela	14 a 21 dias
Brucelose	Poucos dias a meses (geralmente mais de 30 dias)	Herpangina	3 a 5 dias
		Infecção por rinovírus	2 a 5 dias
		Infecção por rotavírus	1 a 3 dias
Candidíase	Variável de 2 a 5 dias (candidíase do lactente)	Infecções gonocócicas (trato geniturinário)	2 a 7 dias
Caxumba	14 a 21 dias	Infecções gonocócicas (conjuntivite gonocócica – neonatal)	1 a 5 dias
Cancro duro	20 a 30 dias		
Cancro mole	36 a 48 h		
Campilobacteriose	1 a 7 dias	Legionelose	2 a 10 dias
Citomegalovirose	Pessoa para pessoa (desconhecido), sangue (3 a 12 semanas), após transplante (6 semanas a 4 meses)	Legionelose (febre de Pontiac)	24 a 48 h
		Hanseníase	7 meses a 6 anos (média 3 a 6 anos)
Clamídia	7 a 14 dias	Leptospirose	4 a 19 dias
Conjuntivite epidêmica	5 a 12 dias	Linfogranuloma venéreo	4 a 21 dias para lesão primária
Conjuntivite bacteriana aguda	1 a 3 dias	Listeriose	Desconhecido
Conjuntivite hemorrágica epidêmica	1 a 2 dias	Malária	12 a 30 dias (média de 6 a 16 dias)
Coqueluche	7 a 21 dias	Meningite por H. influenzae	1 a 10 dias
Cólera	1 a 3 dias	Meningite meningocócica	1 a 2 dias
COVID-19	2 a 14 dias	Mononucleose infecciosa	30 a 50 dias
Diarreia por E. coli	12 a 72 h, às vezes até 6 dias	Peste bubônica	2 a 10 dias
Diarreia por Shigella	1 a 7 dias	Pneumocystis carinii*	30 a 60 dias
Diarreia por Giardia	7 a 28 dias	Pneumonia pneumocócica	1 a 3 dias
Diarreia por rotavírus	1 a 2 dias	Pneumonia por micoplasma	14 a 21 dias
Difteria	1 a 6 dias		
Erisipela	7 dias	Poliomielite	7 a 14 dias
Eritema infeccioso	6 a 14 dias (?)	Raiva	9 dias a 1 ano
Escabiose	2 a 6 semanas	Rubéola	14 a 21 dias
Escarlatina	3 a 4 dias	Salmonella	6 a 72 h
Estafilococcias	Variável, 4 a 10 dias	Sarampo	2 a 12 dias
Estreptococcias: faringite	2 a 5 dias	Tétano	3 a 18 dias
Estreptococcias: impetigo	7 a 10 dias	Toxoplasmose	10 a 23 dias
		Tracoma	5 a 12 dias
Estreptococcias: escarlatina	2 a 7 dias	Tricomoníase	4 a 20 dias
		Tuberculose	14 dias a 10 semanas
Febre amarela	2 a 5 dias	Varicela	14 a 21 dias
Febre Q	14 a 21 dias	Varíola	7 a 17 dias
Febre tifoide	6 a 14 dias	VSR**	8 dias (mais comum de 4 a 6 dias)
Gangrena gasosa	1 a 5 dias		

*Pneumocistose; **vírus sincicial respiratório.

Doenças que não precisam de isolamento

Existem doenças que não requerem que os pacientes sejam isolados, mas necessitam de medidas de PP e/ou PE quando indicadas. São elas:

- Actinomicose
- Angina de Plant-Vincent
- Cancro mole (cancroide)
- Candidíase
- Celulite anaeróbia
- Cisticercose
- Criptococose
- Doença de Chagas (fase aguda)
- Doença de Kawasaki
- Endocardite infecciosa
- Eritema infeccioso
- Esporotricose
- Esquistossomose
- Exantema súbito
- Gangrena gasosa
- Gonorreia
- Hanseníase
- Hepatite B sem hemorragia
- Herpangina
- Herpes simples labial ou genital
- Infecções causadas por bactérias anaeróbias não esporuladas
- Leptospirose sem hemorragia
- Linfogranuloma venéreo
- Mononucleose infecciosa.

COORTE E ÁREA ISOLADA

Coorte é a maneira de separar, em uma área/enfermaria/quarto, um grupo de pacientes que foram acometidos de doença infecciosa causada pelo mesmo agente durante surto ou epidemia.

Na definição de uma coorte, é importante observar se o microrganismo, isolado de todos os pacientes, apresenta seguramente o mesmo perfil de suscetibilidade aos antimicrobianos para evitar propagação de resistência ou superinfecção.

As recomendações para separar os pacientes em uma coorte são: pacientes infectados ou colonizados pelo mesmo agente etiológico; contactantes suscetíveis de doenças de alta transmissibilidade, como pacientes que entraram em contato com varicela-zóster e não foram vacinados previamente nem tinham antecedente da doença (não imunes).

A duração de uma coorte deve seguir a determinação definida pela doença e/ou agente etiológico específico, variável pelo período de transmissibilidade de cada patologia. Os procedimentos recomendados em uma coorte são estabelecidos a partir da determinação do agente etiológico e das formas de transmissão da doença.

Área isolada é um conceito recentemente introduzido, utilizado para algumas doenças transmitidas por gotículas e por contato, as quais, por não terem grande capacidade de dispersão, podem ser delimitadas em uma área de cerca de 2 m do paciente. Os pacientes incluídos nessa precaução podem ocupar espaços comuns, como a UTI e as enfermarias, desde que a área ao seu redor seja isolada ou ocupe a parte mais distante da entrada da enfermaria. No caso de enfermaria de três leitos, por exemplo, deve-se deixar vago o do meio e manter o paciente em área isolada na parte mais distante da porta, separados por um biombo, que apenas serve como barreira de alerta para a equipe. As orientações específicas para cada isolamento deverão estar afixadas na parede ou na cabeceira do leito do paciente.

Ambiente protetor

O ambiente protetor está destinado a pacientes submetidos à transplante de medula óssea alogênico. Tem o objetivo de impedir a aquisição de esporos fúngicos do ambiente, que ocorre por meio de reformas e construções ou plantas/flores.

Nesse ambiente, recomenda-se: uso de filtro HEPA no ar que entra no quarto e utilização da antessala; fluxo dirigido; pressão positiva em relação ao corredor; 12 trocas ou mais por hora; estratégias para diminuir a poeira; proibição de flores/plantas; reforço das práticas de PP; e transporte limitado. Durante períodos de construções ou reformas no hospital, deve-se utilizar a máscara do tipo respirador (N95/PFF2) ao sair do quarto.

O local de internação deve ter: pressão positiva do quarto/corredores de 2,5 Pa; filtragem do ar entrante com filtro HEPA (99,7%); fluxo de ar bem direcionado (sempre monitorando); quartos bem vedados/fechados; mais de 12 trocas de ar por hora; e utilização de superfícies lisas e laváveis.

TUBERCULOSE E PRECAUÇÕES

Define-se como caso de TB todo indivíduo que tem diagnóstico confirmado por baciloscopia ou cultura, ou aquele cujos dados clínicos e epidemiológicos e o resultado de exames complementares, não microbiológicos, sugiram ou confirmem a hipótese.

Consideram-se como critérios de diagnóstico de TB o *bacilo álcool-acidorresistente* (BAAR) positivo em duas amostras, independentemente de cultura (BAAR positivo em uma amostra com uma cultura positiva; BAAR positivo em uma amostra com radiografia de tórax sugestiva; e BAAR negativo em duas amostras com cultura positiva). Na existência de duas baciloscopias negativas, com imagem radiológica sugestiva e achados clínicos ou outros exames complementares que sugiram o diagnóstico de TB, deve-se avaliar o doente após 7 a 15 dias de tratamento sintomático ou com antibioticoterapia inespecífica. Caso haja regressão da lesão radiologicamente, deve-se classificar o paciente como portador de infecção inespecífica. Nos doentes com sinais e/ou sintomas crônicos, devem-se afastar doença pulmonar obstrutiva crônica (DPOC), câncer de pulmão, micoses pulmonares, outras pneumopatias crônicas e infecções pelo vírus da imunodeficiência adquirida (HIV).

O risco de infecção para a TB na comunidade varia de 0,3 a 2,5%. O risco de transmissão em ambientes fechados é maior em hospitais gerais, com mais de 50 casos/ano. Essa é uma referência para tratamento de imunossuprimidos, com alta prevalência de profissionais de saúde com idade inferior a 29 anos, com função de ensino, sem programa de controle de TB e que realizem procedimentos diagnósticos/terapêuticos, como broncoscopias, intubação orotraqueal, indução do escarro, tratamento com aerossóis e irrigação de abscessos abertos.

Indicações para precaução de transmissão pelo ar devem ser respeitadas nas seguintes situações: casos confirmados de TB de vias respiratórias, com baciloscopia ou cultura positiva; suspeita de TB de vias respiratórias em pacientes com síndrome da imunodeficiência adquirida (AIDS) e sintomas respiratórios, ou que tenham sugestão à radiografia de tórax; pacientes infectados pelo HIV (sem AIDS), mas com imagem radiológica de hipotransparência no terço superior do pulmão ou segmento; pessoas com infiltrado micronodular difuso sugestivo de doença miliar.

É importante observar que, quando tiverem sido solicitadas baciloscopia direta e/ou cultura para *Mycobacterium tuberculosis* no escarro, devem-se indicar precauções aéreas até que o(s) resultado(s) do(s) exame(s) seja(m) conhecido(s).

Em pacientes internados com suspeita e/ou confirmação de TB, deve ser evitada a internação coletiva, sendo excepcional o internamento de dois pacientes no mesmo quarto (coorte).

Não é recomendado que pacientes ocupem um mesmo quarto se diagnosticados como casos suspeitos e/ou portadores de tuberculose multirresistente (TB-MR). Indivíduos com TB, quando necessitarem sair do quarto para a realização de exames ou outras atividades, deverão usar máscara cirúrgica, e o setor deverá ser comunicado para que a espera seja a menor possível.

O número e a permanência de visitantes deverão ser recomendados segundo política institucional. Os visitantes/familiares/acompanhantes deverão usar máscaras do tipo N95/PFF2, avaliando-se a possibilidade de contactante bacilífero, principalmente em caso de paciente pediátrico.

As equipes multiprofissionais que exercem atividades de laboratório e que têm contato com escarro e/ou demais materiais biológicos deverão usar cabines de segurança biológica (de preferência, classe II). O uso de máscaras especiais (N95/PFF2) está recomendado por ocasião da manipulação dos materiais clínicos, e o acesso ao laboratório deve ser restrito ao pessoal essencial.

As precauções aéreas (aerossóis) deverão ser suspensas quando houver três baciloscopias negativas em escarro espontâneo, coletadas em dias consecutivos, após 15 dias de tratamento, ou, caso não haja melhora clínica, pelo tempo mínimo de 72 h. Quando não for possível coletar escarro e não houver melhora clínica evidente, deve-se indicar baciloscopia em material de escarro induzido ou de lavado broncoalveolar. Se uma ou mais baciloscopias forem realizadas, serão considerados como casos suspeitos de TB os que apresentarem três baciloscopias negativas de escarro espontâneo ou uma baciloscopia negativa de escarro induzido ou de lavado broncoalveolar.

A TB pode ser tratada ambulatorialmente. A internação está indicada quando houver TB miliar, meningoencefalite por TB, intolerância medicamentosa não controlada, insuficiência respiratória, hemoptise, pneumotórax, indicações cirúrgicas, complicações graves da doença, imunodeficiência/AIDS ou indicações sociais.

COVID-19 E PRECAUÇÕES

Define-se como COVID-19 a infecção causada pelo vírus SARS-CoV-2 confirmada por meio de testes laboratoriais e de imagem e sintomatologia característica, quando esta se aplica.

O padrão-ouro para diagnóstico da infecção pelo SARS-CoV-2 é o RT-PCR, uma vez que é um exame molecular com alta sensibilidade e especificidade capaz de identificar o material genético viral, sendo realizado a partir de uma amostra nasofaríngea e/ou orofaríngea. Entretanto, apesar de ser um exame sensível e específico, há possibilidade de o teste ser negativo quando a infecção encontra-se em fases iniciais, uma vez que a carga viral é menor, representando um resultado falso-negativo.

Dessa forma, é importante que sejam realizados testes de anticorpo/antígenos para COVID-19, assim como exames laboratoriais, nomeadamente dosagem de D-dímero, proteína-C reativa (PCR), ferritina, VSH, lactato desidrogenase (LDH), bilirrubina e enzimas hepáticas (TGO/TGP). Além disso, nos casos em que são identificados sintomas indicativos de gravidade da doença, como dor no peito, respiração mais rápida e dificuldade para respirar, ou quando os resultados laboratoriais indicam gravidade, é também indicada a medição dos níveis de oxigênio, bem como a realização de raio X de tórax e/ou tomografia computadorizada.

O diagnóstico da COVID-19 pode ser realizado de forma ambulatorial; no entanto, devido ao fato de se tratar de uma infecção altamente transmissível, cuja taxa de transmissão pode ser influenciada diretamente pela ausência de medidas de prevenção e existência de variantes capazes de driblar a ação do sistema imune, é importante garantir no ambiente de testagem protocolos adequados, como: desinfecção adequada do ambiente; distância entre as pessoas de pelo menos 1,5 m; uso de máscaras de proteção individual; disponibilização de álcool 70% para desinfecção das mãos; controle na quantidade de pessoas no mesmo ambiente; os profissionais devem estar devidamente equipados com os EPIs (máscara, óculos de proteção, luvas e jaleco); os objetos que foram tocados pela pessoa a ser testada devem ser também adequadamente desinfetados.

Em caso de teste com resultado positivo, é importante que a pessoa permaneça em isolamento, que pode ser em casa, quando não existem sinais e/ou sintomas de gravidade, ou no hospital, sendo recomendado para pacientes com comorbidades (obesidade, diabetes, alterações cardíacas e/ou renais), doenças crônicas (autoimunes, HIV/AIDS, câncer), transplantados, idosos devido ao sistema imune mais enfraquecido, ou pessoas sem comorbidades e que apresentam sinais e sintomas de infecção grave para COVID-19.

Todo o manejo do paciente com COVID-19 deve ser feito seguindo as recomendações de precaução padrão, de contato, de aerossóis (no caso da realização de procedimentos que envolvam as vias respiratórias e que podem levar à produção de aerossóis) e de gotículas, pois assim é possível prevenir o contágio e a transmissão para outras pessoas. Dessa maneira, é recomendado:

- Uso de luvas durante a realização de testes diagnósticos e/ou atividades assistenciais
- Uso de máscara cirúrgica ou PFF2/N95 durante contato com o paciente
- Higienização das mãos antes e após a colocação das luvas
- Uso de jaleco
- Desinfecção de todos os objetos/equipamentos que entraram em contato com o paciente.

Atualmente, está recomendada a coorte para pacientes positivos para SARS-CoV-2, ou seja, os pacientes com resultados positivos para a infecção permanecem no mesmo ambiente, devendo existir uma distância mínima de 1 metro entre os leitos, sendo também recomendado que os profissionais de saúde prestem assistência apenas àqueles pacientes.

É importante reiterar que, apesar de a vacinação ser eficaz na prevenção do desenvolvimento de formas graves da doença, ela não impede o contágio. Assim, é fundamental que as medidas de proteção individual sejam mantidas, como uso de máscaras faciais de proteção e desinfecção e higienização das mãos, assim como é recomendado evitar permanecer em ambientes fechados e com grande concentração de pessoas.

ATENÇÃO: HÁ VIDA NAS MÃOS

Visitantes, familiares e acompanhantes, assim como equipes multiprofissionais, devem ser estimulados em todas as unidades assistenciais, desde que sob precauções.

Para isso, um trabalho educativo e continuado deve ser implantado e sistematicamente implementado no sentido de manter apenas um acompanhante no quarto, podendo este usar o banheiro do paciente quando em quarto privado.

Desse modo, uma política institucional para visitas e/ou acompanhamento de pacientes deverá ser implantada, e o número de pessoas recomendadas, no máximo, deverá ser de apenas duas de cada vez, devidamente orientadas sobre as condutas e o uso dos EPIs. Em determinadas situações, o acompanhante/familiar/visitante deverá usar os EPIs, enfatizando-se a importância da higienização das mãos antes, durante e após contato/manuseio do paciente. O visitante não deverá usar o banheiro do paciente.

Portadores de sensibilidade intermediária aos glicopeptídios (GISA), enterococo resistente à vancomicina (VER), TB-MR ou COVID-19, não devem ter acompanhantes/visitas/familiares durante o internamento. Desaconselham-se também visitantes em unidades materno-infantis, unidades de transplantes e em áreas de imunodeprimidos/AIDS. Além disso, todo visitante/familiar/acompanhante deverá ter a consciência de não ir à instituição de saúde/hospital se estiver com sinais e/ou sintomas respiratórios, febre e tosse de origem infecciosa, ou se tiver história de contato com doenças transmissíveis em período de incubação (varicela, coqueluche, rubéola), com feridas secretantes não cobertas ou com gastrenterites/diarreias.

A instituição de saúde/hospital deverá normatizar quanto ao número de visitantes e à duração da visita, principalmente em unidades neonatais, em situações de epidemias de infecção do trato respiratório na comunidade.

A higienização das mãos deverá ser sempre uma meta de segurança do paciente, implantada de modo sistemático e continuamente enfatizada, em especial nas crianças, antes de tocarem em recém-nascidos.

Normas de condutas para os acompanhantes/familiares/visitantes deverão estar afixadas na porta do quarto, contendo informações como:

- Manter a porta fechada
- Evitar circular em outras áreas da unidade de internação
- Higienizar sempre as mãos ao entrar no quarto e ao sair e após contato direto com o paciente
- Usar os EPIs, inclusive máscaras do tipo N95/PFF2, em caso de paciente com TB pulmonar ou laríngea
- Não sentar no leito do paciente
- Certificar-se de que qualquer artigo a ser utilizado foi desinfectado
- Usar luvas sempre que houver contato com sangue ou líquidos corpóreos
- Não sair do quarto com luvas, máscaras ou avental
- Higienizar as mãos antes e depois do uso de luvas
- Não usar pratos, copos nem talheres do paciente
- Chamar imediatamente a enfermagem para limpeza e desinfecção quando houver sangue, fezes, urina ou escarro no chão
- Usar sapatos fechados quando estiver no quarto, evitando contaminar os pés
- Não jogar lixo nem roupa suja no chão, mas colocá-los em saco plástico próprio
- Só usar o banheiro do quarto quando este for privativo, e não do tipo compartilhado e/ou de enfermaria.

TRANSPORTE DE PACIENTES E EXAMES

Caso o paciente precise ser transportado para outras áreas do hospital, esse procedimento deverá ser feito com certo cuidado. É importante que, quando possível, ele higienize as mãos antes de sair do quarto e que use máscara se estiver sob precauções com o ar. Em caso do transporte de crianças, a pessoa que as transporta deverá usar máscara e avental, e ele deverá ser feito em cadeiras de rodas ou maca. O profissional do setor onde o paciente fará o exame deverá ser informado sobre o possível diagnóstico e os tipos de isolamento a serem adotados. Todo artigo que tiver tido contato com o paciente, incluindo maca ou cadeira de rodas, deverá ser desinfectado imediatamente.

PRECAUÇÕES COM O CORPO DO PACIENTE APÓS O ÓBITO

Após o óbito, deve-se evitar o manuseio excessivo do corpo, assim como usar EPIs (máscaras, avental, luvas, óculos protetores, se estes forem necessários) durante o preparo e demais procedimentos. Devem-se retirar drenos, cateteres e tubos, e tamponar mucosas, fissuras e orifícios, além de trocar curativos, se necessário, e limpar a sujidade grosseira com o mínimo de manipulação.

É importante vestir a roupa a ser usada para o sepultamento e envolver o corpo, que deverá ser rotulado como possível risco de contaminação em caso de diagnóstico ou suspeita de doença contagiosa. A urna, nesse caso, deverá ser fechada (com visor).

É importante não contaminar documentos e/ou outros objetos, assim como descontaminar a maca usada no ambiente hospitalar, tomando cuidados no seu manuseio.

Rotinas de trânsito e saída de óbitos

A instituição de saúde/hospital deverá padronizar as rotinas de trânsito e saída de óbitos, definindo procedimentos e integrando as áreas envolvidas.

64 Parte 1 **Biossegurança**

Trânsito de óbito é o percurso entre o setor onde ele ocorreu e a *morgue* (necrotério); e *saída de óbito* é a retirada do corpo da *morgue* por agente funerário, pelo Departamento Médico Legal (DML) e/ou pela família no caso de recém-nascidos. A partir do óbito, deverá existir um fluxo sistematizado que agilize o trânsito e a saída com segurança, por meio da adoção dos seguintes procedimentos:

- Sempre que ocorrer óbito em qualquer setor da instituição de saúde/hospital, a central de segurança (ou outra unidade definida como responsável) deverá ser informada por telefone para abertura da *morgue* (necrotério)
- Para entregar o corpo na *morgue* (necrotério), o colaborador do setor envolvido deverá informar, na planilha "Registro de óbito", os dados identificadores, que são: número do registro do óbito; nome do óbito; número do registro/prontuário; data e hora do óbito; unidade onde ocorreu o óbito; nome e número do registro do médico assistente; assinatura do colaborador e seu número de identificação institucional
- O serviço de segurança/outro deverá receber o óbito na *morgue* (necrotério), registrar a hora e colocar o seu nome completo, assinando o campo "Entrega do corpo na *morgue/ necrotério* institucional".

Não se deve receber qualquer pertence que vier junto com o óbito. Ao ser feita a liberação na *morgue* (necrotério), deve-se assinar no campo "Controle de logística de corpos em óbitos" para a liberação, registrando o nome completo do responsável.

O corpo somente deve ser liberado após a certificação do nome correto (para evitar trocas) e a apresentação da 1ª via da guia de autorização para liberação e sepultamento de corpos (GALSC), caso seja retirado por agente funerário. No caso de o óbito ser retirado pelo DML, a "Guia de encaminhamento ao DML" emitida pela instituição de saúde/hospital deve estar disponível na Central de Segurança/outro. O DML deve apresentar, na Central de segurança/outro, o formulário "Solicitação de perícias do Departamento Médico Legal".

O corpo não deverá ficar mais de 12 h na *morgue* (necrotério). A Central de Segurança/outro deve monitorar esse tempo e entrar em contato com a família, caso o período se exceda. A rouparia da instituição de saúde/hospital deve ficar na *morgue* (necrotério).

Quando constatado óbito de recém-nascido, a Central de Segurança/outro deve ser informada por telefone para acompanhamento do óbito até a *morgue* (necrotério), devendo-se registrar na planilha "Registro de óbito" os seguintes dados: nome do óbito ou da mãe; número do registro/prontuário; data e hora do óbito; unidade onde ocorreu o óbito; nome e CRM do médico assistente; assinatura do funcionário e seu número de crachá. Caso os familiares não estejam presentes na *morgue* (necrotério), o óbito deve ser colocado na geladeira (definir local), com acompanhamento da segurança/outro e da equipe de enfermagem. O agente funerário, familiar ou responsável, então, deverá comparecer na Central de Segurança/outro com GALSC, sendo acompanhado até a geladeira (definir local). Em seguida, poderá descer com o óbito para a *morgue* (necrotério) com acompanhamento da segurança.

Imediatamente após a saída de cada óbito da *morgue* (necrotério), a Central de Segurança/outro deve comunicar à hospitalidade (outro) que providenciará a limpeza do local. Apenas os técnicos da hospitalidade/outro estão liberados para retirar a chave para entrada na *morgue* (necrotério). Os mesmos devem definir qual colaborador fará as tarefas no dia respectivo.

O controle de entrega de chaves é feito pela equipe de segurança/hospitalidade/outro. Todas as retiradas de chaves devem ser registradas em um livro de registros padrão que contenha os dados de retirada e devolução.

ENCEFALOPATIA ESPONGIFORME BOVINA

A encefalopatia espongiforme bovina (EEB), também chamada de doença da "vaca louca", é produzida por uma proteína infecciosa chamada príon, mais especificamente príon *scrapie*, que é capaz de modificar a estrutura de outras proteínas (príon celular), expresso na superfície dos neurônios. A EEB se enquadra dentro das encefalopatias espongiformes transmissíveis (EET), que inclui também enfermidades como *scrapie* (que afeta ovelhas e cabras) e a doença crônica do cervo e do alce. Além disso, existe um grupo de EET que afeta o homem, como o "kuru humano" ou a doença de Creutzfeldt-Jakob.

O príon é o único agente infeccioso conhecido que não tem genes e, por isso, não pode reproduzir-se como uma bactéria ou um vírus. Trata-se de uma proteína normal do cérebro, muito parecida nas vacas, nos humanos e em muitos outros animais. Em certas condições, adota uma forma anormal que vai se acumulando no cérebro até provocar a morte. Em um processo muito lento, o príon anormal pode alterar a forma do príon normal, que, por sua vez, propaga o defeito aos demais príons.

Após a morte de paciente de doença de Creutzfeldt-Jakob ou suspeito da doença, devem ser observados os cuidados habituais para controle de infecção no manuseio dos cadáveres.

Recomenda-se a colocação do corpo em bolsa selada antes de sua remoção, forrando-se com material absorvente nos casos de solução de continuidade da caixa craniana ou perda de líquido cefalorraquidiano. O exame pós-óbito é de extrema importância para confirmação do diagnóstico clínico, e não há razão para recusar necropsia de paciente suspeito de EET, haja vista que o risco é considerado mais baixo do que em necropsias em pacientes portadores de hepatites virais ou AIDS.

Idealmente apenas três pessoas devem permanecer durante o exame: o patologista, o técnico e uma pessoa que manipulará a rotulação dos recipientes para colocação dos espécimes. Com exceção dos momentos de treinamento, são proibidos observadores.

Todos devem estar conscientes da possibilidade diagnóstica, dos riscos e cuidados a serem seguidos. A equipe deverá estar devidamente paramentada, incluindo aventais, gorros cirúrgicos, luvas duplas/resistentes a corte (de Teflon® ou metálicas sobre as de borracha) e visor facial que cubra completamente os olhos, o nariz e a boca.

Recomenda-se a utilização de instrumentos descartáveis, bem como de serra manual, para evitar a produção de partículas e aerossóis. Serras elétricas são admitidas se operadas em bolsas específicas para conter os aerossóis ou se os profissionais utilizarem capacetes de "ar mandado" contendo filtros adequados. Salvo em condições especiais de segurança, o exame *post mortem* deverá restringir-se ao cérebro, evitando-se a necropsia completa. Antes da abertura do crânio, devem-se utilizar forros plásticos sob a cabeça, protegidos com material absorvente para garantir a contenção de líquidos e resíduos, além de cobrir a mesa com plástico não permeável. Instrumentos e superfícies de trabalho devem ser descontaminados de acordo com a legislação sanitária vigente e os guias internacionais.

PRECAUÇÕES E CASOS SUSPEITOS DE DOENÇA INFECTOCONTAGIOSA

O médico assistente responsável pelo paciente é quem prescreve ou suspende as precauções que devem ser tomadas durante o manuseio do doente e as comunica à coordenação de enfermagem do setor. Esta deverá orientar a equipe, os acompanhantes e visitantes sobre os cuidados a serem observados, além de informar os setores sobre transferências, providenciar EPI e comunicar o caso à equipe de controle de infecções, que, por sua vez, normatiza indicações e a duração das precauções a serem adotadas, e faz a vigilância microbiológica e o controle de surtos.

Na assistência domiciliar, está recomendado aplicar apenas as PPs e ter atenção aos familiares/acompanhantes que já foram expostos. É indicado limitar a quantidade de equipamentos levados ao domicílio, solicitando que os mesmos sejam deixados na casa do paciente.

Precauções empíricas estão recomendadas para pacientes transferidos de outros hospitais e no caso de quadros de diarreia sem etiologia definida e/ou quadros exantemáticos sem etiologia definida.

PRECAUÇÕES COM A PLACENTA

A placenta deve ser manipulada com luvas e encaminhada imediatamente à anatomia patológica, acondicionada em saco plástico, branco, duplo. Caso não seja possível, deve-se depositá-la em geladeira, na bandeja (que deverá ser descontaminada após o uso), em prateleira separada, sem contato direto com o restante do material que se encontra no local.

PLANTAS E FLORES

Oferecer flores é um sinal de carinho, cuidado e atenção, e no ambiente de saúde/hospital podem ser uma forma de celebrar a chegada de um bebê e/ou animar um amigo que está doente. Porém, em hospitais e maternidades, há restrição à entrada de plantas/flores, devido ao risco de infecção que elas também representam. As recomendações para se evitarem plantas e flores em instituições de saúde/hospitais são definidas pela Anvisa.

Existem relatos de casos de transmissão do fungo *Aspergillus terreus* para pacientes imunodeprimidos (com câncer ou portadores do vírus HIV/AIDS), além de vários outros microrganismos patogênicos devido à presença de plantas e flores no ambiente hospitalar.

A presença de flores e plantas não é recomendada em áreas críticas e semicríticas, especialmente em UTI, neonatologia, oncologia, centro cirúrgico, centro obstétrico e laboratório. Na existência de vasos em áreas não críticas, sua manipulação deve ser realizada por pessoas que não manuseiem o paciente e que utilizem luvas ao contato com o vegetal. A água deve ser trocada pelo menos a cada 24 h e desprezada em expurgo (nunca em pias) para a higienização das mãos. O vaso deve ser lavado com água e sabão após o uso, adicionando-se à nova água hipoclorito de sódio a 1% (10 m/ℓ).

Nos casos em que as flores são presenteadas ao paciente internado, elas não devem permanecer nos quartos, mas sim deixadas em área fora do ambiente assistencial.

Apesar de plantas em vaso com terra representarem risco menor por não terem grande reservatório de água (funcionando como reservatórios de larvas e potencial via de transmissão de arboviroses), podem conter bactérias gram-negativas, tornando-se fontes potenciais de transmissão de infecção. Portanto, devem ser utilizadas com prudência, pois existe a preocupação com a captação de insetos, como abelhas e moscas, além de formigas.

As formigas realizam simbiose com bactérias, sendo consideradas vetores mecânicos de várias espécies desses microrganismos. Além disso, têm uma grande capacidade de locomoção, chegando a percorrer 3 cm por segundo. Por isso, podem transitar em vários locais, como UTI, leitos, cozinhas, salas cirúrgicas e outros ambientes hospitalares, muitas vezes sem serem notadas. Desse modo, representam um fator de risco à saúde pública, uma vez que aumentam as chances de infecções hospitalares.

A existência de formigas pode ocorrer devido à estrutura arquitetônica dos hospitais, à sua localização próxima a residências, às embalagens de alguns medicamentos, que podem conter ninhos de formigas, e ao grande fluxo de pessoas, plantas ornamentais e alimentos, que servem como atrativo para elas.

O controle das formigas é muito difícil, porque o conhecimento de sua biologia em ambientes não naturais ainda é muito escasso. Além disso, não se podem adotar estratégias uniformes devido a sua diversidade e a sua distribuição, que variam muito de hospital para hospital.

Entre os microrganismos que podem ser transportados por formigas, destacam-se o estafilococo, que é uma das bactérias que geralmente realizam simbiose com esses insetos, sendo um importante patógeno do homem. Além disso, a bactéria da espécie *Staphylococcus aureus* já foi descrita como parcialmente resistente à vancomicina e a outros antibióticos. Também já foram encontrados gêneros de outras bactérias carreadas por formigas, como *Serratia spp.*, *Klebsiella spp.*, *Acinetobacter spp.*, *Enterobacter spp.*, *Salmonella spp.*, *Escherichia spp.* e *Enterococcus spp.*

PACIENTES IMUNODEPRIMIDOS

As fontes primárias das infecções de pacientes imunodeprimidos (neutropênicos: menos de 100 a 500 leucócitos/mm^3) são bactérias e fungos de sua própria flora endógena, viroses respiratórias e esporos dispersos no ar, microrganismos das mãos dos funcionários e viroses latentes. São fatores de risco para o desenvolvimento de infecções o uso de glicocorticoides, quimioterapia citotóxica, *mucosites*, condições precárias dos dentes e cateteres intravenosos.

No controle de processos infecciosos nesse grupo de pacientes, estão recomendadas as precauções baseadas no modo de transmissão, para reduzir a aquisição de patógenos de outros pacientes ou do ambiente durante a internação.

O isolamento protetor (uso de EPI), recomendado para todas as pessoas que entram no quarto de um paciente imunocomprometido por doença hematológica maligna, granulocitopenia induzida por quimioterapia ou receptores de transplantes de órgãos sólidos, não se tem mostrado capaz de reduzir o risco de infecção.

Os profissionais que cuidam de imunocomprometidos devem sistematicamente higienizar as mãos antes e depois de cada procedimento. Sempre que possível, devem-se admitir esses pacientes em quarto privativo, separando-os de outros infectados e escolhendo os que dividirão com eles o quarto em caso de enfermarias ou quartos compartilhados.

O isolamento total protetor (quarto privativo, filtração do ar com filtro HEPA, desinfecção ou esterilização de todos os objetos que entram em contato com o paciente, uso de EPI pelos funcionários e visitantes, uso de água estéril e comida semiestéril ou com baixo conteúdo microbiano e descontaminação do trato gastrintestinal) mostrou redução nas taxas de infecção, porém sem aumento da sobrevida, quando comparada às de pacientes internados em quarto comum.

Há consenso para a recomendação de quarto privativo com uso de sistema HEPA de filtração do ar para pacientes com risco aumentado (granulocitopenia prolongada, como nos transplantados de medula) de contrair aspergilose invasiva.

PROCEDIMENTOS PARA QUE NÃO OCORRAM INFECÇÕES DURANTE A HOSPITALIZAÇÃO

As instituições de saúde/hospitais deverão ter políticas, programas e procedimentos operacionais padrão (POP) que promovam a cultura de segurança do paciente e o controle de IrAS, tendo como base conceitos e atividades relacionados com biossegurança e minimização de riscos ligados à assistência ao paciente, com enfoque em: orientação sobre as rotinas e os processos assistenciais; treinamentos e atualizações dos profissionais de equipes multiprofissionais de serviço de limpeza, lavanderia, serviço de copa, nutrição, enfermagem, médicos e outros; normatização do uso de substâncias químicas adequadas à limpeza e à desinfecção das diversas áreas assistenciais e/ou de apoio; investigação das causas das infecções; gestão de riscos de adoecimento.

As ações que evitam a ocorrência de IrAS são:

- Higienizar sempre as mãos antes e depois de cada procedimento
- Evitar sentar na cama do paciente

- Não levar flores nem alimentos para o hospital
- Não visitar alguém no hospital se estiver doente
- Limitar o número de pessoas no quarto do paciente.

Os fatores a seguir contribuem para IrAS:

- Defesas do paciente diminuídas
- Objetos, flores e alimentos levados pelos acompanhantes para os quartos/enfermarias
- Roupas para uso dos pacientes trazidas de casa, não adequadamente lavadas dentro de normas de biossegurança e controle de infecções
- Higienização incorreta das mãos, não só dos profissionais de saúde, como também dos familiares, acompanhantes e visitantes
- Alimentos do tipo açucarado, com caldas e creme, bolos, tortas, salgadinhos, pães, bolachas, biscoitos, chocolates nos quartos/enfermarias, que servem de fontes permanentes para vetores (formigas, moscas e outros).

BIBLIOGRAFIA

Agência Nacional de Vigilância Sanitária (Anvisa). Encefalopatia espongeforme transmissível: caderno técnico. Brasília: Anvisa; 2004. Disponível em: https://bvsms.saude.gov.br/bvs/publicacoes/anvisa/caderno_tecnico_.pdf.

Agência Nacional de Vigilância Sanitária (Anvisa). Pediatria: prevenção e controle de infecção hospitalar. 2006. Disponível em: https://www.anvisa.gov.br/servicosaude/manuais/manual_pediatria.pdf.

Agência Nacional de Vigilância Sanitária (Anvisa). Prevenção de infecções por microrganismos multirresistentes em serviços de saúde. 2021. Disponível em: https://pncq.org.br/wp-content/uploads/2021/03/manual-prevencao-de-multirresistentes7.pdf.

Carvalho CMRS, Madeira MZA et al. Aspectos de biossegurança relacionados ao uso do jaleco pelos profissionais de saúde: uma revisão da literatura. Texto Contexto Enferm. 2009;18(2):355-60.

Eduardo MBP, Katsuya EM, Bassit NP (Coord.). Vigilância da doença de Creutzfeldt-Jakob e outras doenças priônicas: normas e instruções. São Paulo: SES/SP; 2008. 110 p. Disponível em: https://pesquisa.bvsalud.org/portal/resource/pt/biblio-933380.

Gomes DLC. Precauções e isolamento de pacientes. In: Couto RC, Pedrosa TMG, Nogueira JM. Infecção hospitalar: epidemiologia, controle e tratamento. 3. ed. Rio de Janeiro: Medsi; 2003. p. 469-79.

Hinrichsen SL. Níveis de biossegurança física em serviços de saúde. Prática hospitalar. 2001a;16:23-9.

Hinrichsen SL. A biossegurança dos profissionais de saúde: um grande desafio. Prática hospitalar. 2001b; 14:31-8.

Hinrichsen SL. Infecção hospitalar: um grande desafio. O controle em nossas mãos. Âmbito hospitalar. 2001c; 150:3-16.

Hinrichsen SL. Qualidade e segurança do paciente: gestão de riscos. Rio de Janeiro: Medbook; 2012. 335 p.

Hinrichsen SL et al. AIDS e os profissionais de saúde. In: Ferraz E. Infecção em cirurgia. Rio de Janeiro: Medsi; 1997. p. 541-65.

IFF-FIOCRUZ. Medidas de prevenção e controle da Covid-19: limpeza, desinfecção e tipos de precauções. 2020. Disponível em: https://portaldeboaspraticas.iff.fiocruz.br/atencao-mulher/medidas-de-prevencao-e-controle-da-covid-19-limpeza-desinfeccao-e-tipos-de-precaucoes/.

Kawagoe JY, Corrêa L. Precauções e isolamentos hospitalares. In: Carrara D, Strabelli TMV. Controle de infecção: a prática no terceiro milênio. Rio de Janeiro: Guanabara Koogan; 2017. p. 94-110.

Matos JC, Martins MA. Precauções em doenças infectocontagiosas. In: Martins MA. Manual de controle de infecção hospitalar: epidemiologia, controle e prevenção. 2. ed. Rio de Janeiro: Medsi; 2001. p. 587-642.

Pedrosa TMG, Macedo RM. Serviço de limpeza. In: Couto RC, Pedrosa TMG, Nogueira JM. Infecção hospitalar: epidemiologia e controle. 2. ed. Rio de Janeiro: Medsi; 1999. p. 323-6

Pustiglione, M. et al. Doenças causadas por príons e provável nexo ocupacional. Rev. Bras. Med. Trab. 2014;12(2):96-9.

Quirino NEPS. Controle de vetores. In: Couto RC, Pedrosa TMG, Nogueira JM. Infecção hospitalar: epidemiologia e controle. 2. ed. Rio de Janeiro: Medsi; 1999. p. 317-21.

Roberto BAD. Isolamento e precauções. In: Couto RC, Pedrosa TMG. Rotinas e procedimentos. Infecção relacionada à assistência (infecção hospitalar) e outras complicações não infecciosas. 3. ed. Rio de Janeiro: Medbook; 2012. p. 197-209.

Santos AML, Lacerda RA, Graziano KU. Evidência de eficácia de cobertura de sapatos privativos no controle e prevenção de infecção do sítio cirúrgico: revisão sistemática de literatura. Rev. Latino-Am. Enfermagem. 2005;13(1).

Segurança e Medicina do Trabalho. NR 6. Equipamento de proteção individual (EPI). 69. ed. São Paulo: Atlas; 2012; 77-82.

Segurança e Medicina do Trabalho. NR-32. Segurança e saúde no trabalho em serviços de saúde. 69. ed. São Paulo: Atlas; 2012; 675-707.

Sequéria EJE. Saúde ocupacional e medidas de biossegurança. In: Martins MA. Manual de controle de infecção hospitalar: epidemiologia, controle e prevenção. 2. ed. Rio de Janeiro: Medsi; 2001. p. 643-73.

Souza EL, Nascimento JC, Caetano JA et al. Uso dos equipamentos de proteção individual em unidade de terapia intensiva. Rev. Enf. Ref. 2011; (4)

Souza VC, Padoveze MC. O jaleco é um EPI? – Uma questão de conceitos. J Infect Control. 2017;6(1):26-8.

Torres S, Lisboa TC. Limpeza e higiene: lavanderia hospitalar. São Paulo: Balieiro; 1999. p. 3-94.

Vieira GD, Alves TC, Silva OB et al. Bactérias gram-positivas veiculadas por formigas em ambiente hospitalar de Porto Velho, estado de Rondônia, Brasil. Rev Pan-Amaz Saude. 2013; 4(3).

Capítulo 9

Recomendações de Ordem Pessoal sobre Norma Regulamentadora 32

Sylvia Lemos Hinrichsen ▪ Jorge Belém Oliveira Júnior ▪ Rafaella Christine Tenório de Arruda ▪
Marcos Antônio de Lisboa Miranda ▪ Bartolomeu José dos Santos Júnior ▪ Edjane Lima da Silva ▪
Raiana Apolinário de Paula ▪ Marcela Coelho de Lemos

Conhecimento não é garantia de mudança de comportamento.
(Sylvia Lemos Hinrichsen)

As infecções relacionadas à assistência à saúde (IrAS) são frequentes e importantes complicações observadas em pacientes hospitalizados, cuja ocorrência, no Brasil, varia de 3 a 15% dos pacientes internados. Essas infecções aumentam, em média, de 5 a 10 dias o período de internação, assim como os custos hospitalares.

No controle das infecções, é primordial o conhecimento dos mecanismos de transmissão, enfatizando-se na prevenção de todos os profissionais de saúde. Nesse sentido, as recomendações de ordem pessoal são também importantes no controle de infecções, quando sistematizadas e rotineiras. O profissional de saúde de equipe multiprofissional deve, portanto, observar as seguintes recomendações:

- Usar sempre jaleco (bata) ou avental abotoado durante as atividades assistenciais
- Usar jaleco (bata) ou avental restrito às áreas de assistência e/ou laboratórios
- Evitar circular no hospital com roupas de uso restrito (bloco cirúrgico, hemodinâmica, centro obstétrico)
- Evitar sair do hospital trajando ou portando a roupa do bloco cirúrgico, hemodinâmica, centro obstétrico
- Não usar, na área de restaurantes, jaleco (bata), avental, estetoscópio, roupas de blocos cirúrgicos, hemodinâmica, centro obstétrico, propés, máscaras e gorros.

Os profissionais com atividades em áreas críticas (bloco cirúrgico, unidades de terapia intensiva, laboratórios, setor de hemodinâmica, central de material, lavanderia, serviço de nutrição, unidade de neonatologia e setor de emergência) devem calçar sapatos fechados, confortáveis, com solados preferencialmente de borracha e baixos.

Os profissionais não devem se alimentar dentro dos setores assistenciais e/ou laboratórios, especialmente em unidades de terapia intensiva, blocos cirúrgicos, hemodinâmica, centro obstétrico e unidade de neonatologia, assim como não deverão ser colocados alimentos nas bancadas dos setores, armários e/ou geladeiras de uso profissional. Não estão recomendadas comemorações de aniversários (com alimentos, velas ou outras festividades) em áreas assistenciais (principalmente em áreas críticas – unidades de terapia intensiva), estar médico e laboratórios, devendo-se utilizar a área do restaurante.

O controle de vetores (especialmente moscas e formigas) deve ser feito eliminando-se os meios favoráveis à sua procriação, evitando-se, assim, restos de alimentos em refeitórios, apartamentos, lactários e copas.

Deve-se proceder a um processo de educação continuada entre pacientes e familiares, assim como entre os profissionais de saúde do hospital, para que evitem alimentos, especialmente os amanteigados e/ou que esfarelem (açucarados, com cremes, bolos, tortas, salgadinhos, docinhos, pizzas, pães, bolachas, biscoitos, chocolates) e as frutas (estas devem ser evitadas, pois têm maiores riscos pela necessidade de estarem lavadas adequadamente e pela propriedade de se decomporem, necessitando ser desprezadas em locais adequados).

Em relação às frutas, só devem ser oferecidas aos pacientes pelo setor de nutrição do hospital, fazendo parte da sua dieta. É importante lembrar que as frutas exigem higienização antes de seu consumo, e, se ficarem expostas no ambiente do quarto do paciente, necessitarão ser limpas com água, e isso ocorrerá de maneira precária, no banheiro do quarto, o que não é recomendado. As frutas podem ser veículos de bactérias por meio da água e das mãos de quem as manuseia, podendo estar implicadas em surtos de infecções por microrganismos da microbiota intestinal.

Em relação às flores, também deve haver um processo de educação continuada, evitando-as no ambiente hospitalar, sobretudo em quartos de pacientes (imunodeprimidos), uma vez que podem ser veículos de doenças e microrganismos.

Também deve ser feito um trabalho de educação continuada no sentido de controlar o número de visitantes nos apartamentos, limitando-os a três ou quatro no tipo "suíte" (com estar e banheiros separados do paciente). Mesmo quando são utilizadas suítes, deve-se também fazer um trabalho de educação continuada entre pacientes, familiares e profissionais, no sentido de limitar o número de visitantes, diminuir o ruído, evitar festas, *buffets* com profissionais especializados, presença de alimentos e/ou frutas que fiquem expostos sobre mesas, pratos e talheres usados sobre o mobiliário e consumo exagerado de bebidas alcoólicas.

Não estão recomendadas roupas de cama trazidas pelos pacientes, devendo ser utilizadas aquelas cedidas no hospital, pois há processo de higienização específico e adequado para o controle de infecções/riscos de transmissão de doenças.

Quando o profissional apresentar ferimentos nas mãos, antes de trabalhar, deverá cobri-los e usar luvas.

As mãos devem ser higienizadas imediatamente antes de cada contato direto com o paciente e após quaisquer atividades ou contato que, potencialmente, resulte em nova contaminação. A higienização das mãos deve ser realizada com sabão líquido e água. A utilização de sabão com antimicrobianos (clorexidina, iodo) reduz a microbiota da pele transitória. O uso de álcool gel está indicado em locais e procedimentos em que haja dificuldades para higienização das mãos, e quando as mãos não estiverem sujas.

SOBRE A NR 32

Todos os dias, os profissionais de saúde enfrentam várias situações de risco em seu ambiente de trabalho. Muitos desses riscos não são considerados importantes e, por isso, não se dá a eles a devida atenção e pouco se faz para que não se repitam.

Na maioria das vezes, diante de situações de risco, os profissionais da saúde trabalham sem a utilização de equipamentos de proteção individual (EPI), embora saibam da sua importância. Acreditam que nem sempre são necessários, pois são "experientes" nas suas práticas assistenciais.

Os riscos existentes nos estabelecimentos de saúde aos quais estão expostos os profissionais de saúde são: biológicos, físicos, químicos, psicossociais, ergonômicos e outros. E, para que não se adoeça em consequência deles, faz-se necessária a adoção de medidas de segurança em todas as etapas da assistência prestada, seja qual for a área técnica da saúde.

O movimento sindical foi um dos primeiros e o único, durante muito tempo, a denunciar o avivamento de determinadas condições de trabalho que marcam o corpo do trabalhador com o envelhecimento precoce e a incapacidade resultante de acidentes e doenças profissionais.

A partir da Portaria nº 3.214 de 08 de junho de 1978, foram aprovadas as normas regulamentadoras (NR) relacionadas com segurança e medicina do trabalho, que são de observância obrigatória pelas empresas privadas e públicas e pelos órgãos dos poderes Legislativo e Judiciário que tenham empregados regidos pela consolidação das leis do trabalho (CLT).

A NR 32 (Ministério do Trabalho e Emprego [MTE]), que diz respeito à promoção e à preservação da saúde do trabalhador dos serviços de saúde e daqueles que prestam serviços assistenciais em ambiente de saúde, apoia-se em três grandes eixos:

- Programas específicos para identificação/conscientização dos riscos
- Capacitação contínua dos trabalhadores
- Medidas de proteção contra os riscos.

Para a sua implementação, é necessário que existam mudanças comportamentais e culturais, que devem ser feitas por um processo continuado de capacitação focado na qualidade e na segurança em toda unidade de saúde. Dessa forma, a NR 32 deve ser integrada aos seguintes programas:

- Controle de IrAS/riscos ambientais
- Controle médico em saúde ocupacional
- Proteção radiológica
- Gerenciamento de resíduos
- Vacinação
- Segurança das instalações do ambiente.

FUNDAMENTOS TEÓRICOS | LEGISLAÇÕES

A legislação brasileira sobre acidentes de trabalho sofreu importantes modificações ao longo dos anos. A primeira lei a respeito surgiu em 1919 e considerava o conceito de "risco profissional" como um risco natural à atividade profissional exercida. Essa legislação previa a comunicação do acidente de trabalho à autoridade policial e o pagamento de indenização ao trabalhador ou à sua família, calculada de acordo com a gravidade das sequelas do acidente.

Em 1972, o MTE iniciou o programa de formação de especialistas e técnicos em medicina e segurança do trabalho, tendo sido publicada uma portaria que obrigava as empresas a criar serviços médicos para os empregados, dependendo do tamanho e do risco da empresa. Essa portaria ministerial tinha como base a recomendação nº 112 da Organização Internacional do Trabalho (OIT), de 1959, que foi o primeiro instrumento internacional em que foram definidas de maneira exata e objetiva, as funções, a organização e os meios de ação dos serviços de medicina do trabalho, servindo como base para as diretrizes de outras instituições científicas.

Em 1978, o MTE aprovou as NRs relativas à segurança e à medicina do trabalho. Por meio dessas normas, estabeleceu-se, segundo critérios de risco e número de empregados das empresas, a obrigatoriedade de serviços e programas responsáveis pelas questões relativas à saúde e à segurança no ambiente de trabalho.

Os serviços especializados em engenharia de segurança e em medicina do trabalho (SESMT), segundo a NR 4, são responsáveis por aplicar os conhecimentos específicos de engenharia de segurança e medicina do trabalho, de modo a reduzir ou até eliminar os riscos à saúde do trabalhador. Além disso, são responsáveis tecnicamente pela orientação quanto ao cumprimento das normas regulamentadoras de segurança e medicina do trabalho.

As comissões internas de prevenção de acidentes (CIPA) têm os objetivos de conhecer as condições de risco nos ambientes de trabalho, solicitar medidas para reduzir, eliminar os riscos existentes e promover as normas de segurança e saúde dos trabalhadores, conforme descrito na NR 5.

Os programas de controle médico de saúde ocupacional (PCMSO), conforme descrito na NR 7, têm como objetivos a promoção e a preservação da saúde dos trabalhadores, baseando-se em um caráter de prevenção, rastreamento e diagnóstico precoce dos agravos à saúde relacionados com o trabalho, além da constatação de casos de doenças profissional ou danos irreversíveis à saúde dos trabalhadores. Todos os dados obtidos nos exames médicos e as conclusões diagnósticas devem ser registrados em prontuário clínico individual e mantidos os registros por período mínimo de 20 anos após o desligamento do trabalhador.

Os programas de prevenção de riscos ambientais (PPRA) na NR 9 devem incluir o reconhecimento dos riscos ambientais (físicos, químicos e biológicos) existentes nos ambientes de trabalho que sejam capazes de causar danos à saúde do trabalhador, bem como a implantação de medidas de controle.

A legislação sobre acidentes de trabalho atualmente em vigor é de 1991 e foi regulamentada em 1992. Acidente de trabalho é definido como aquele que ocorre pelo exercício do trabalho a serviço da empresa, provocando lesão corporal ou perturbação funcional que cause morte, perda ou redução da capacidade, permanente ou temporária, para o trabalho. Para efeitos previdenciários, equiparam-se ao acidente de trabalho a doença profissional (aquela produzida ou desencadeada pelo exercício do trabalho peculiar a determinada atividade), a doença do trabalho (aquela produzida ou desencadeada em função de condições especiais em que o trabalho é realizado e com ele se relaciona diretamente) e o acidente de trajeto (sofrido no percurso da residência para o local de trabalho, ou vice-versa).

Apesar da legislação brasileira existente, na questão da abordagem dos riscos biológicos no ambiente de trabalho as normas são escassas e inespecíficas, não existindo diretrizes do MTE relacionadas com aspectos de prevenção e de condutas a serem adotadas após a exposição.

LEGISLAÇÃO TRABALHISTA

As NRs foram criadas e aplicadas para manutenção de condições seguras, bem como para potencializar o ambiente de trabalho para redução, ou até mesmo eliminação dos riscos existentes, como é o caso da NR 5. Esta estabelece a obrigatoriedade da elaboração e implantação do PCMSO completando a NR 7, que objetiva a promoção e a prevenção da saúde do conjunto dos seus trabalhadores.

A NR 9 estabelece a obrigatoriedade da elaboração de um PPRA no trabalho e a implementação por parte de todos os empregadores e instituições que admitam trabalhadores como empregados, visando à preservação da saúde e à integridade dos trabalhadores, por meio da antecipação e do reconhecimento, avaliação e, consequentemente, controle da ocorrência de riscos ambientais existentes ou que venham a existir no ambiente de trabalho, tendo em consideração a proteção do meio ambiente e dos recursos naturais, complementando o PPRA. Ressalta o MTE (1997) a realização do exercício laboral com o uso de EPI, representando um recurso utilizado para minimizar os riscos a que estão expostos os trabalhadores.

A NR 15 relaciona-se com a exposição aos agentes insalubres encontrados na atividade laboral, referindo-se ao grau de insalubridade existente no ambiente. A implementação da NR 17 (ergonomia) contribui no processo de trabalho, modificando e atuando nas adaptações e condições de trabalho, bem como nas características psicológicas dos trabalhadores, proporcionando conforto, segurança e desempenho eficiente (MTE, 1997).

O Brasil é o primeiro país do mundo a ter uma norma de ampla abrangência voltada para os trabalhadores da saúde.

A última NR, no final da década de 1990, é a 32, que estabelece diretrizes básicas para a implementação de medidas de proteção em relação à segurança e à saúde dos trabalhadores, bem como daqueles que exercem atividades de promoção e assistência à saúde em geral. Uma das vantagens dessa NR é estabelecer diretrizes relacionadas com os diversos riscos associados à atividade.

A adequação da NR 32 resulta em benefícios para os prestadores de serviço de saúde, proporcionando bem-estar, aumento da produtividade, minimização de riscos potenciais à saúde, redução de morbimortalidade e absenteísmo. Sua implementação nos estabelecimentos de saúde exige certa dose de treinamentos específicos e, principalmente, grande disposição para mudanças de cultura e comportamento.

A saúde do trabalhador constitui uma área da saúde pública, tendo como escopo de estudo e intervenção as relações entre o trabalho e a saúde. Tem o objetivo de promover a proteção da saúde do trabalhador, por meio do desenvolvimento de ações de vigilância dos riscos presentes nos ambientes e condições de trabalho, dos agravos à saúde do trabalhador e a organização e prestação da assistência aos trabalhadores, compreendendo procedimentos de diagnóstico, tratamento e reabilitação de maneira integrada. A eliminação ou a redução da exposição às condições de risco e a melhoria dos ambientes de trabalho para promoção e proteção da saúde do trabalhador constituem um desafio que ultrapassa o âmbito de situação dos serviços de saúde, exigindo soluções técnicas, às vezes complexas e de elevado custo. Em certos casos, medidas simples e pouco onerosas podem ser implantadas, com impactos positivos e protetores para a saúde do trabalhador.

O MTE traz exigências legais aos empregadores na preservação da saúde e integridade física dos empregados que, quando não cumpridas, poderão resultar em multas e processos trabalhistas.

Nos serviços de saúde, a implantação da NR 32 também é avaliada pelo número de empregados e grau de risco, conforme dimensionamento do SESMT (número de empregados no estabelecimento).

Os fatores de riscos biológicos, físicos e químicos presentes no meio hospitalar são os principais caracterizadores da insalubridade e da periculosidade desse setor. Quando não devidamente controlados, esses agentes causam inúmeros acidentes e doenças profissionais ou do trabalho.

TIPOS DE RISCOS

Riscos biológicos (cor marrom)

Os riscos biológicos abrangem doenças transmissíveis agudas e crônicas, parasitoses, reações tóxicas e alérgicas a plantas e animais. Para o trabalhador hospitalar, esse risco é representado principalmente pelas infecções causadas por bactérias, vírus, riquétsias, clamídias e fungos e, em menor grau, pelas parasitoses produzidas por protozoários, helmintos e artrópodes.

Em razão da função reprodutora da mulher, uma vez que o maior contingente de trabalhadores dos hospitais é do sexo feminino, entre os agentes infecciosos são os vírus os que têm maior capacidade para desencadear malformações fetais, sem contar as bactérias que podem alterar a morfologia do feto por meio de seus processos inflamatórios. Também se destacam os riscos biológicos da hepatite B, à qual os profissionais de saúde estão sobremaneira expostos.

Riscos químicos (cor vermelha)

Os trabalhadores de saúde estão expostos a enorme variedade de produtos tóxicos, os quais podem penetrar no organismo, devido a manipulação ou exposição. Centenas dessas substâncias são de uso hospitalar, podendo constituir-se em risco tóxico. Anestésicos, esterilizantes, desinfetantes, solventes, agentes de limpeza, antissépticos, detergentes, poeiras, fungos, gases, vapores, névoas, neblinas e medicamentos diversos podem ser diariamente manipulados pelos trabalhadores de equipe multiprofissional.

Riscos físicos (cor verde)

Os agentes físicos são fatores decorrentes de equipamentos que produzem energia perceptível ao sentido humano. É importante obedecer aos limites de tolerância para cada agente físico. São compreendidos:

- Radiações ionizantes: raios X, raios gama, raios beta, partículas gama, prótons e nêutrons
- Radiações não ionizantes: ultravioleta, raios visíveis (luz solar ou artificial), infravermelho, micro-ondas, frequências de raio, raios *laser*
- Variações atmosféricas: calor, frio e pressão atmosférica
- Vibrações oscilatórias: ruídos e vibrações. A OIT considera radiações ionizantes, ruído, temperatura e eletricidade como principais fatores de risco físico para os trabalhadores de saúde.

Riscos ergonômicos (cor amarela)

A ergonomia é a ciência que estuda a adaptação do ser humano ao trabalho, procurando adaptar as condições de trabalho às características físicas e limitações individuais do ser humano, uma vez que as pessoas são diferentes em altura, estruturas ósseas e musculares; algumas são mais fortes e com capacidade diferenciada para suportar o estresse físico e mental. Esses fatos básicos não podem ser alterados e devem ser utilizados como base para o planejamento das condições de trabalho. São riscos ergonômicos: levantamento e transporte de peso; repetitividade; repouso prolongado; ritmo excessivo; posturas inadequadas; trabalhos em turnos, entre outros.

Riscos de acidentes (cor azul)

Os riscos de acidente são os riscos decorrentes de arranjo físico inadequado, como ferramentas inadequadas ou defeituosas, iluminação, incêndio, explosões, eletricidade, máquinas e equipamentos sem proteção, como também quedas, animais peçonhentos e armazenamento inadequado.

A Portaria nº 1.748/2011 atualizou a NR 32 por meio da aprovação do Anexo III do plano de prevenção de riscos de acidentes com materiais perfurocortantes (PPRAMP). Essa portaria estabelece diretrizes para a elaboração e implementação de um programa relacionado à prevenção de acidentes, a fim de reduzir os riscos de acidentes com perfurocortantes, reforçando a importância do uso dos EPIs.

EQUIPAMENTOS DE PROTEÇÃO INDIVIDUAL

Os equipamentos de proteção individual, também chamados de EPI, são todos os dispositivos de uso individual destinados a proteger a integridade física do trabalhador, incluindo luva, protetores oculares ou faciais, protetores respiratórios, aventais/bata e proteção para os membros inferiores, e devem ser utilizados de acordo com a atividade profissional desempenhada e o risco associado.

Segundo a recomendação de diferentes órgãos, os empregadores são obrigados a fornecer os EPIs adequados ao risco a que o profissional está exposto e a realizar, no momento da admissão do funcionário e periodicamente, programas de treinamento dos profissionais quanto à correta utilização. A adequação desses equipamentos deve levar em consideração não somente a eficiência necessária para o controle do risco da exposição, mas também o conforto oferecido ao profissional, pois, se houver desconforto no uso do equipamento, existe maior possibilidade de o profissional deixar de incorporá-lo no uso rotineiro.

A determinação das características dos acidentes associados à realização de determinado procedimento, obtida a partir da vigilância das exposições ocupacionais a material biológico, tem permitido o desenvolvimento de proteção.

Quem define o uso de EPI é o tipo de procedimento/doença.

PROGRAMA DE PREVENÇÃO DE RISCOS AMBIENTAIS

O PPRA, cuja obrigatoriedade foi estabelecida pela NR 9 da Portaria nº 3.214/78, apesar de seu caráter multidisciplinar, é considerado essencialmente um programa de higiene ocupacional que deve ser implementado nas empresas, articulado com um PCMSO.

Todas as empresas, independentemente do número de empregados ou do grau de risco de suas atividades, estão obrigadas a elaborar e implementar o PPRA, que tem como objetivo a prevenção e o controle da exposição ocupacional aos riscos ambientais, isto é, a prevenção e o controle dos riscos químicos, físicos e biológicos presentes nos locais de trabalho. A NR 9 descreve as etapas a serem cumpridas no desenvolvimento do programa, com itens que compõem o reconhecimento dos riscos, os limites de tolerância adotados a cada avaliação e os conceitos que envolvem as medidas de controle. A norma detalha, ainda, a obrigatoriedade da existência de um cronograma que indique claramente os prazos para o desenvolvimento das diversas etapas para o cumprimento das metas estabelecidas.

Um aspecto importante desse programa é que ele pode ser elaborado dentro dos conceitos mais modernos de gerenciamento e gestão, em que o empregador tem autonomia suficiente para, com responsabilidade, adotar um conjunto de medidas e ações que considere necessárias para garantir a saúde e a integridade física dos seus trabalhadores. A elaboração, a implementação e a avaliação do PPRA podem ser feitas por qualquer pessoa ou equipe de pessoas que, a critério do empregador, sejam capazes de desenvolver o disposto na norma. Além disso, cabe à própria empresa estabelecer as estratégias e as metodologias que serão utilizadas para o desenvolvimento das ações, bem como a forma de registro, manutenção e divulgação dos dados gerados no desenvolvimento do programa.

As ações do PPRA devem ser desenvolvidas no âmbito de cada estabelecimento da empresa, e sua abrangência e profundidade dependem das características dos riscos existentes no local de trabalho e das respectivas necessidades de controle.

A NR 9 estabelece as diretrizes gerais e os parâmetros mínimos a serem observados na execução do programa; porém, estes podem ser ampliados mediante negociação coletiva de trabalho. Procurando garantir a efetiva implementação do PPRA, a norma estabelece que a empresa deve adotar mecanismos de avaliação que permitam verificar o cumprimento das etapas, das ações e das metas previstas, garantindo aos trabalhadores o direito à informação e à participação no planejamento e no acompanhamento da execução do programa.

PROGRAMA DE CONTROLE MÉDICO DE SAÚDE OCUPACIONAL

O PCMSO, cuja obrigatoriedade foi estabelecida pela NR 7 da portaria nº 3.214/78, é um programa médico de caráter de prevenção, rastreamento e diagnóstico precoce dos agravos à saúde relacionados com o trabalho.

Todas as empresas, independentemente do número de empregados ou do grau de risco de sua atividade, estão obrigadas a elaborar e implementar o PCMSO, que deve ser planejado e implantado com base nos riscos à saúde dos trabalhadores, especialmente os riscos identificados nas avaliações previstas no PPRA. Entre suas diretrizes, uma das mais importantes é aquela que estabelece que o PCMSO deva considerar as questões incidentes tanto sobre o indivíduo como sobre a coletividade de trabalhadores, privilegiando o instrumental clínico-epidemiológico. A norma estabelece, ainda, o prazo e a periodicidade para a realização das avaliações clínicas, assim como define os critérios para a execução e a interpretação dos exames médicos complementares (os indicadores biológicos).

Na elaboração do PCMSO, o mínimo requerido é um estudo prévio para reconhecimento dos riscos ocupacionais existentes na empresa, por intermédio de visitas aos locais de trabalho, baseando-se nas informações contidas no PPRA.

Com base nesse reconhecimento de riscos, deve ser estabelecido um conjunto de exames clínicos e complementares específicos para cada grupo de trabalhadores da empresa, utilizando-se de conhecimentos científicos atualizados e em conformidade com a boa prática médica. O nível de complexidade do PCMSO depende basicamente dos riscos existentes em cada empresa, das exigências físicas e psíquicas das atividades desenvolvidas e das características biopsiológicas de cada população trabalhadora. A norma estabelece as diretrizes gerais e os parâmetros mínimos a serem observados na execução do programa, podendo eles ser ampliados pela negociação coletiva de trabalho.

O PCMSO deve ser coordenado por um médico, com especialização em medicina do trabalho, que será o responsável pela execução do programa. Ao empregador, por sua vez, compete garantir a elaboração e efetiva implementação do PCMSO, tanto quanto zelar pela sua eficácia. A NR 7 determina que o programa deverá obedecer a um planejamento em que estejam previstas as ações de saúde a serem executadas durante o ano, devendo estas ser objeto de relatório anual. O relatório anual deverá discriminar, por setores da empresa, os resultados considerados anormais, assim como o planejamento para o ano seguinte.

NR 32 | PROTEÇÃO À SEGURANÇA E À SAÚDE DO TRABALHADOR

A NR 32 tem por finalidade estabelecer as diretrizes básicas para a implementação de medidas de proteção à segurança e à saúde dos trabalhadores em estabelecimentos de assistência à saúde, bem como daqueles que exercem atividades de promoção e assistência à saúde em geral.

A NR 32 traz a obrigatoriedade da elaboração e implementação de dois programas gerenciais em segurança e saúde no trabalho, que são o PPRA (NR 9) e o PCMSO (NR 7).

É a primeira norma no mundo que regulamenta a saúde e a segurança dos profissionais da área de saúde, cujos impactos são:

- Pioneirismo
- Treinamento/capacitação (próprio e terceirizado)
- Caráter organizacional (protocolo de exposição acidental aos agentes biológicos)
- Especificidade técnica (PPRA/PCMSO).

Esta norma tem como pontos fortes: a capacitação; a informação; os treinamentos/educação continuada para todos os profissionais de saúde; a documentação escrita e as atividades multidisciplinares.

Entretanto, são vários os seus desafios na efetiva proteção, no que é tecnicamente exequível e economicamente viável dentro dos diferentes níveis de complexidade para as várias realidades brasileiras e compatibilidade com as legislações já existentes.

Para sua plena implementação, é necessário que todos os profissionais de saúde estejam conscientizados da sua importância na rotina diária assistencial, que se capacitem, estejam comprometidos com as mudanças de "velhos hábitos" e saibam de suas responsabilidades técnicas e éticas.

NR 32 E USO DE ADORNOS EM ESTABELECIMENTOS DE SAÚDE

Tem sido polêmica a adequação da NR 32 e o uso de adornos quando da prática assistencial aos pacientes, sobretudo relativos ao uso de brincos e outros "enfeites".

Sabe-se que continua extremamente indispensável a higienização das mãos como uma das mais importantes rotinas no controle de IrAS. Para que essa medida tenha o efeito esperado, é claro que, se existirem adornos (anéis, pulseiras, relógios), isso poderá dificultar uma boa higiene das mãos. Assim, não é recomendado esse tipo de "enfeite", principalmente quando do uso de luvas durante a assistência.

O uso de adornos na implementação da NR 32 nos estabelecimentos de saúde tem sido muito difícil, tendo em vista as resistências dos profissionais (especialmente do sexo feminino), mesmo sabendo que a pele debaixo de anéis tem concentração maior de bactérias e que servem de fonte carreadora de microrganismos, principalmente gram-negativos, além de os anéis poderem rasgar as luvas. Por isso, o Centers for Disease Control and Prevention (CDC) recomenda não usar adornos nas mãos e/ou ter unhas grandes que possam comprometer a integridade das luvas.

Unhas curtas apresentam menos probabilidades de exibir crescimento bacteriano positivo, em oposição às unhas compridas. Entretanto, o comprimento das unhas pode ser considerado de pouca importância, uma vez que a maioria dos microrganismos vive dentro de 1 mm próximo à unha, perto dos tecidos moles. Contudo, é de boa prática mantê-las curtas e com os cantos aparados para evitar a perfuração de luvas.

As unhas não devem, contudo, estender-se além de 1 a 2 mm (tamanho curto o suficiente para limpar debaixo e prevenir furos em luvas) da ponta dos dedos e devem ser saudáveis e bem-feitas, uma vez que uma quebra na cutícula pode servir de porta de entrada para microrganismos infecciosos.

Unhas artificiais têm sido relacionadas com a proliferação de bacilos gram-negativos (*Pseudomonas aeruginosa*) e fungos, especialmente em salas de cirurgia.

Apesar de não haver referências sobre o uso de esmalte em unhas, sabe-se que esmalte craquelado e/ou quebrado (liberação de microfraturas) nas unhas contribui para a coleção de altas concentrações de bactérias (estafilococos, bacilos gram-negativos e fungos) a despeito da técnica de higiene das mãos (Quadro 9.1).

QUADRO 9.1 Unhas, esmaltes e microrganismos.

- O uso de esmaltes (opacos) dificulta a observação das sujidades das unhas, o que pode acarretar a permanência de microrganismos nestas e nas mãos e/ou no ambiente tocado por elas
- A política/programa de higienização das mãos de uma instituição de saúde/hospital que busca a segurança do seu paciente não deverá recomendar o uso de esmaltes (opacos, independentemente da cor) por profissionais de saúde (multidisciplinar), especialmente os que prestam assistência a pacientes, fazendo procedimentos invasivos, calçando luvas, entre outros
- Por outro lado, o uso contínuo de álcool gel e sabonetes líquidos diminui a textura dos esmaltes (opacos ou não opacos), fazendo com que estes descasquem com mais facilidade, sendo, portanto, um importante veículo de sujidades das unhas e das mãos durante a assistência a pacientes
- Baseados na sobrevivência dos microrganismos e suas possibilidades de transmissão de infecções e nas legislações da Anvisa e NR 32, o controle de infecções e a gestão de riscos não deverá recomendar o uso de esmaltes como também o uso de unhas postiças e outros adornos, que poderão servir de meio de contaminação de processos infecciosos relacionados à assistência à saúde (IrAS)
- As unhas que protegem o colaborador de adquirir alguma infecção e/ou transmiti-la aos pacientes deverão ser:
  - Naturais
  - Limpas
  - Curtas

Uma questão que gera muita discussão refere-se à proibição, nos postos de trabalho, de adornos, como brincos, alianças, anéis, pulseiras, relógios de uso pessoal, colares, broches e *piercings*, além de crachás pendurados com cordão e gravatas.

Em relação a outros adornos, como brincos e colares, estes, por não estarem em contato com o paciente, podem não representar riscos de infecção para ele, exceto quando tiverem comprimento maior e forem do tipo pingente, podendo tocar o doente, sobretudo durante a assistência (como no exame físico, nos banhos, na movimentação de leito, entre outros).

Reflexões sobre hábitos

Existem hábitos que são quase imutáveis; entre eles está o uso de adornos por profissionais de saúde envolvidos diretamente na assistência. Todos sabem que a NR 32 desaconselha o uso desses acessórios por dificultar a higienização das mãos, contribuindo para o abrigo de microrganismos que podem favorecer a ocorrência de IrAS. Além do mais, unhas e anéis podem causar perfurações em luvas cirúrgicas, prejudicando a sua finalidade de barreira contra patógenos, e também machucar os pacientes e constituir um obstáculo em procedimentos de emergência.

Mas como fazer para que haja maior adesão a essa recomendação?

É importante lembrar!

A Agência Nacional de Vigilância Sanitária (Anvisa) recomenda, assim como o NHS (National Health Service), que as unhas dos profissionais de saúde sejam naturais, limpas, curtas, sem esmaltes e sem alongamentos. No ambiente de trabalho, devem-se evitar anéis, pulseiras e outros adornos, pois, tal como as unhas longas, eles podem acumular microrganismos, como fungos ou bactérias.

Considerando o item 32.2.4.5 da NR 32, o empregador deve vetar:

- A utilização de pias de trabalho para fins diversos dos previstos
- O ato de fumar, o uso de adornos e o manuseio de lentes de contato nos postos de trabalho
- O consumo de alimentos e bebidas nos postos de trabalho
- A guarda de alimentos em locais não destinados para esse fim
- O uso de calçados abertos.

A CCIH e a gerência de riscos e qualidade devem estabelecer normas que recomendem:

- O não uso de adornos que dificultem a higiene das mãos e antebraços e/ou que possam entrar em contato com os pacientes em todas as áreas de assistência (críticas, semicríticas e não críticas)
- O uso de calçados fechados em áreas de risco de sangramentos e acidentes perfurocortantes (centro cirúrgico/obstétrico, unidades de terapia intensiva e urgência/emergência)
- O uso de propés para proteção individual dos calçados em centro cirúrgico/obstétrico
- O uso de maquiagem em áreas de assistência, sobretudo de pacientes críticos/oncológicos, também deve ser evitado. Por conter glicerina, mica, titânio, entre outros, pode liberar partículas que funcionam como veículo para a propagação de agentes biológicos e químicos

- O gorro deve ser de uso obrigatório nas áreas de controle microbiológico, produção/manipulação de alimentos, almoxarifado, bloco cirúrgico/hemodinâmica, devendo os cabelos estar permanentemente presos na sua totalidade
- Lentes de contato não deverão ser manuseadas nas áreas de trabalho. Em casos indispensáveis de seu ajuste, lembrar a importância da higienização das mãos durante o manuseio.

PERGUNTAS FREQUENTES SOBRE A NR 32

– Pode-se usar anéis, pulseiras e brincos quando for para o hospital e só retirar no posto de trabalho?

Não. O ideal é retirar os adornos antes de entrar no hospital. Caso haja uma fiscalização, auditoria, o fiscal não vai saber que você acabou de chegar e assim vai considerar que os acessórios/adornos estão sendo usados dentro do ambiente hospitalar.

– Pode-se usar esmalte escuro?

Não é recomendado. O esmalte escuro impede a visualização de sujidades/sujeiras debaixo da unha, além de que não deve estar descascado, uma vez que acaba propiciando que microrganismos fiquem entre o esmalte e a unha. Caso isso venha a acontecer, o esmalte deve ser removido e substituído por base.

– O hospital pode fornecer um *squeeze* para os colaboradores beberem água?

Todo colaborador em atividade laboral na instituição de saúde/hospital deve ter liberdade de ir ao banheiro e de ir beber água. O Ministério do Trabalho pode entender que o *squeeze* serve para coibir o colaborador de sair do seu posto de trabalho. Além disso, a Comissão de Controle de Infecções Relacionadas à Assistência à Saúde (IrAS) não permite o uso dessas garrafas porque também podem ser ambientes de proliferação de microrganismos, especialmente bactérias e fungos.

– Os óculos são considerados um adorno?

Não. Os óculos de grau podem e devem ser utilizados no ambiente da saúde/hospital. Não é aconselhado o uso de lentes de contato porque se a lente se deslocar, automaticamente leva-se o dedo no olho para ajustar e isso pode ser um importante risco, veículo de contaminação por microrganismo, podendo causar infecções. Lembrar que o uso de correntinhas (colar) segurando os óculos no pescoço também não está permitido.

– O uso de luvas dispensa lavar as mãos com frequência?

Não. O uso de luvas não substitui o processo de higienização/lavagem das mãos, de acordo com a NR-32. A perda de integridade, a existência de microfuros não visíveis e/ou a utilização de técnica incorreta na remoção das luvas favorecem a contaminação das mãos, daí a lavagem das mãos ser essencial.

– Pode-se ter unhas compridas, pintadas, artificiais com emprego de arte e joias?

Não são aconselháveis. Unhas compridas diminuem a destreza e a capacidade de apreensão das mãos, podem perfurar luvas e enroscar em artigos, leitos e curativos, além de poder machucar o paciente. As extensões ungueais podem se partir ou perder em cerca de duas a três semanas, se não forem alvo de cuidados especiais. O leito ungueal pode se tornar amarelado, seco, com fissuras, por perda do seu óleo natural e a unha natural pode atrofiar e desenvolver infecção fúngica. Há relatos de paroníquia, alergia, sensibilização a várias substâncias empregadas e até meta-hemoglobinopatia. As unhas artificiais, especialmente as com material de fibra de vidro, exigem manutenção constante, embora não existam referências sobre o risco de infecção relacionado com estas.

Também é importante saber que o uso de unhas artificiais envolve a capa ungueal com uso de gel para cobrir e proteger a unha, o que favorece o seu crescimento. As unhas artificiais aplicadas no leito ungueal são compostas de acrílico, fibra de vidro e ou seda. Também há cobertura ungueal, extensão das unhas naturais de fibra de vidro, e existem técnicas com pinturas das unhas com zircônio, brilhante, pérola e metais dourados, além de *piercing* e pedras preciosas, aplicados a partir de matrizes, como também esculturas (tridimensionais).

As unhas longas e ou artificiais podem albergar microrganismos, especialmente os Gram-negativos. Embora a utilização de esmaltes não altere a carga microbiana ungueal, dificulta a visualização da cor das unhas, e ou acarreta problemas, se aplicados produtos inflamáveis.

– Quais cuidados se deve ter em salões de beleza?

Os cuidados deverão ser focados na higiene e descontaminação de artigos usados nesses ambientes, pela possibilidade de contaminação cruzada, a partir de alicates, cubas, lixas, estiletes, espátulas, pincéis, tesouras, cortadores de unhas, entre outros. Deve-se preferir material de uso individual, e os de uso comum deverão estar esterilizados conforme normas da vigilância sanitária.

BIBLIOGRAFIA

Armond GA. Técnica de lavação das mãos. In: Martins MA. Manual de infecção hospitalar: epidemiologia, prevenção, controle. 2. ed. Rio de Janeiro: Medsi; 2001. p. 319-24.

Atlas. Segurança e medicina do trabalho. NR-6. Equipamento de proteção individual (EPI). 69. ed. São Paulo: Atlas; 2012. p. 77-82; 675-707.

Blom BC, Lima SL. Lavagem de mãos. In: Couto RC, Pedrosa TMG, Nogueira JM. Infecção hospitalar: controle e epidemiologia. 2. ed. Rio de Janeiro: Medsi; 1999. p. 357-67.

Boyce JM, Pittet D. Guideline for hand hygiene in health-care settings. MMWR. 2002; 51(RR16):1-44.

Brasil. Agência Nacional de Vigilância Sanitária (Anvisa). Higienização das mãos em serviços de saúde/Agência Nacional de Vigilância Sanitária. Brasília: Anvisa; 2007. 100 p. Disponível em: https://www.anvisa.gov.br/servicosaude/manuais/paciente_hig_maos.pdf.

Brasil. Ministério do Trabalho e Emprego (MTE). Norma Regulamentadora nº 7: nota técnica. Brasília, 1996. Disponível em: https://www.pncq.org.br/uploads/2016/NR_MTE/NR%207%20-%20PCMSO.pdf.

Brasil. Ministério do Trabalho. Norma Regulamentadora nº 15 – Atividades e operações insalubres. Disponível em: https://www.pncq.org.br/uploads/2019/NR%2015%202018.pdf.

Brasil. Ministério do Trabalho e Emprego (MTE). Segurança e Medicina do Trabalho: lei nº 6.514, de 22 dezembro de 1977, normas regulamentadoras (NR) aprovadas pela Portaria nº 3.214 de 8 de junho de 1978. São Paulo: Atlas; 1997.

Brasil MVB, Steffens F, Lorenzo D. O perfil do acidentado com material biológico no hospital de pronto-socorro. Rev Hosp Pronto-socorro. 2001; 1(1):26-33.

Brasil. Portaria nº 485, de 11 de novembro de 2005. NR 32 – Segurança e saúde no trabalho em serviço de saúde. Diário Oficial da União de 16 de novembro 2005.Disponível em: https://portal.coren-sp.gov.br/sites/default/files/livreto_nr32_0.pdf.

Brasil. Portaria nº 1.748 de 30 de agosto de 2011. Plano de prevenção de riscos de acidentes com materiais perfurocortantes. Diário Oficial da União de 31 de agosto de 2011. Disponível em: http://www.anamt.org.br/site/upload_arquivos/legislacao_-_leis_2011_18122013164611575795186.pdf.

CCIH.MED. Desenhos em unhas: implicação para o controle de infecção. Disponível em: https://www.ccih.med.br/desenhos-em-unhas-implicacao-para-o-controle-de-infeccao/

Conselho Regional de Enfermagem de Santa Catarina. Parecer COREN/SC Nº 004/T/2016 – Uso de adornos e controle de infecção. Disponível em: http://www.corensc.gov.br/wp-content/uploads/2016/08/Parecer--T%C3%A9cnico-004-2016-Uso-de-adornos-e-controle-de-infec%C3%A7%C3%A3o.pdf.

Hinrichsen SL. Qualidade e segurança do paciente: gestão de riscos. Rio de Janeiro: Medbook; 2012. 335 p.

Jacobson G, Thiele JE, McCune JH et al. Handwashing: ring-wearing and number of micro-organisms. Nurs Res. 1985; 34:186-8.

Jeanes A, Green J. Nail art: a review of current infection control issues. J Hosp Infect. 2001;49(2):139-142.

Jusbrasil. Art. 19 da Lei de Benefícios da Previdência Social – Lei 8.213/91 de 24 de julho de 1991. Disponível em: https://www.jusbrasil.com.br/topicos/11357361/artigo-19-da-lei-n-8213-de-24-de-julho-de-1991.

Mattos UAO. Mapa de riscos. O controle da saúde pelos trabalhadores. DEP. 1993; 21:60.

Medeiros EAS, Grimbaum R, Ferraz E et al. Diretrizes da Sociedade Brasileira de Infectologia para a prevenção de infecções hospitalares. Prática Hospitalar. 2002; 22:31-43.

Organização Internacional do Trabalho (OIT). Enciclopédia de saúde e segurança ocupacional. 4. ed. Genebra: OIT; 1998.

Quirino NEPS. Controle de vetores. In: Couto RC, Pedrosa TMG, Nogueira JM. Infecção hospitalar: controle e epidemiologia. 2. ed. Rio de Janeiro: Medsi; 1999. p. 317-21.

Salisbury DM, Hutfiz PE, Treen LM et al. The effect of rings on microbial load of health care workers hands. Am J Infect Control. 1997; 25:24-7.

Siquéria EJD. Saúde ocupacional e medidas de biossegurança. In: Martins MA. Manual de infecção hospitalar: epidemiologia, prevenção, controle. 2. ed. Rio de Janeiro: Medsi; 2001. p. 643-73.

Torres S, Lisboa TC. Limpeza e higiene. Lavanderia. São Paulo: Brasileiro; 1999. p. 5-227.

Trick WE, Vernon MO, Hayes RA. Impact of ring wearing on hand contamination and comparison of hand hygiene agents in a hospital. Clin Infect Dis. 2003; 36:1383-90.

Zarzuela MFM, Pacheco LB, Campos-Familha AEC et al. Avaliação do potencial das formigas como vetores de bactérias em ambientes residenciais e confinhas semi-industriais. Ang Inst Biol. 2002; 69(Suppl): 1-306.

Capítulo 10

Medidas de Biossegurança em Unidade de Isolamento

Sylvia Lemos Hinrichsen ▪ Glaucia Varkulja ▪ Marcela Coelho de Lemos

A primeira necessidade? Comunicar-se. (Madre Teresa)

INTRODUÇÃO

Não é recente a iniciativa de buscar segregar pacientes com maior risco para transmissão de infecção, e a história tem vários exemplos durante a época da peste negra e dos tempos vividos pelas pessoas mantidas isoladas em leprosários. Atualmente, apesar de haver instituições de saúde/hospitais especializados em doenças transmissíveis (infectocontagiosas) e/ou que dividem espaços com hospitais gerais que também assistem pacientes com doenças transmissíveis, ainda se observam medos e atitudes que buscam isolar pessoas com infecções.

Ao longo do tempo, diante de novas doenças e agentes patogênicos (coronavírus associados à síndrome respiratória aguda grave [SARS-CoV], à síndrome respiratória do Oriente Médio [MERS-CoV] e à COVID-19 [SARS-CoV-2]; gripe aviária em seres humanos) e da preocupação renovada com agentes já conhecidos (*Clostridium difficile, Staphylococcus aureus* resistente à oxacilina adquirido em comunidade [CA-MRSA]), conjuntamente aos desafios do ambiente de serviços de saúde, com destaque para os bacilos gram-negativos resistentes a carbapenêmicos, tem sido constante a preocupação com os conceitos e as práticas de barreiras com foco na prevenção e no controle de riscos de adoecimentos outrora inimagináveis.

A transmissão de agentes infecciosos dentro dos serviços de saúde/hospitais requer três elementos:

- Uma fonte (ou reservatório, principalmente humano, mas também ambiente inanimado)
- Um hospedeiro suscetível com porta de entrada ao agente
- Um modo de transmissão.

A ocorrência e a gravidade da doença estão relacionadas com o hospedeiro, e pacientes mais críticos, que em outros tempos não teriam chance de sobrevida (imunocomprometidos graves por doença ou terapia, prematuros extremos), e mais invadidos (seja para diagnóstico ou tratamento), têm maior risco de evoluir de maneira desfavorável em caso de exposição, uma situação que pode contribuir para a ocorrência de infecções relacionadas à assistência à saúde (IrAS) ou infecções hospitalares (IH).

Para maior controle dessa transmissão, é necessário que haja vigilância epidemiológica; que se reconheça a importância de todos os fluidos corporais, secreções e excreções na transmissão de patógenos nosocomiais; que se instituam precauções adequadas no controle infeccioso de doenças transmitidas pelo ar, perdigotos e por contato; e que se desenvolvam todas as atividades assistenciais seguindo as recomendações da equipe de controle de IrAS/gerenciamento de risco/qualidade.

CADEIA E MODOS DE TRANSMISSÃO DE MICRORGANISMOS

Infecção resulta de um desequilíbrio da resposta do hospedeiro à agressão por determinado agente etiológico, de forma que a resposta imunológica é insuficiente para conter os mecanismos empregados pelo microrganismo invasor. A resposta imunológica aos microrganismos varia extremamente entre indivíduos. Alguns podem ser imunes ou capazes de evitar colonização ou infecção por determinado agente; outros, expostos ao mesmo agente, podem estabelecer uma relação comensal com o microrganismo, tornando-se portadores assintomáticos; e outros podem desenvolver doença clínica.

São fatores importantes para a resposta imunológica do hospedeiro a determinado agente etiológico: idade, doença de base, tratamentos com antimicrobianos, corticosteroides ou outros agentes imunossupressores, irradiações e quebra na primeira linha de mecanismos de defesa causadas por fatores semelhantes a intervenções cirúrgicas e dispositivos invasivos, tais como cateteres vasculares e sondagem vesical.

Várias classes de agentes patogênicos podem causar infecção, incluindo bactérias, vírus, fungos, parasitas e príons. Os modos de transmissão (formas pelas quais o agente infeccioso afeta o hospedeiro) variam, a depender do microrganismo, e alguns agentes infecciosos podem ser transmitidos por mais de uma via. Alguns deles, como vírus transmitidos pelo sangue, são mais raramente transmitidos nos serviços de saúde, via percutânea ou exposição a membrana mucosa.

É importante compreender a cadeia de transmissão dos agentes infecciosos e a relação entre os diferentes elementos que a compõem. Conhecê-la permitirá quebrá-la, prevenindo e controlando infecções.

São fontes humanas de microrganismos infectantes: os pacientes; os profissionais e, em certas ocasiões, os visitantes; pessoas com doenças agudas; pessoas que estão colonizadas por um agente infeccioso, mas aparentemente não têm a doença; pessoas que são portadoras crônicas de agentes infecciosos; ou a própria flora endógena do paciente, o que pode dificultar o controle.

Ambiente inanimado, objetos e insumos que se tornaram contaminados, incluindo equipamentos e medicações, também são considerados fontes de infecções.

Os microrganismos podem ser transmitidos por contato direto, ou seja, transferidos pessoa a pessoa, sem necessidade de intermediação, ou indireto, por gotículas (partículas > 5 μm), pelo ar (partículas ≤ 5 μm), veículo comum e por um vetor. A transmissão por contato é o tipo mais comum nos serviços de saúde.

Na transmissão aérea, as partículas que contêm agentes infecciosos podem ser transportadas por longas distâncias. As gotículas expelidas durante atos como tossir, falar, espirrar ou realizar aspiração traqueal podem ganhar acesso às mucosas (nariz, boca, olhos) de pessoas suscetíveis. É importante saber que os perdigotos, por serem maiores, só se mantêm no ar por curta distância (1 m); por isso, essa via de transmissão exige uma proximidade com o paciente (fonte).

As mãos são o centro de transmissão por contato direto e indireto, e os objetos contaminados são importantes fontes de transmissão por contato indireto. Por isso, é fundamental a higienização das mãos antes de contato com paciente, antes da realização de procedimentos, após risco de exposição a fluidos biológicos, após contato com paciente e após contato com áreas próximas ao paciente. Lembrar-se do uso de luvas como barreira (proteção ao profissional) quando houver risco de exposição a sangue, fluidos corpóreos, secreções, excreções, membranas mucosas e pele não intacta. A higienização das mãos deve ser realizada imediatamente antes e após o uso de luvas, respeitando-se as indicações.

MEDIDAS DE PRECAUÇÃO-PADRÃO E ESPECIAIS/ISOLAMENTO

A adoção de medidas de precaução e isolamento é importante para prevenir a transmissão de microrganismos. Seu principal objetivo é melhorar a segurança da prestação de cuidados de saúde, com consequente redução das taxas de IrAS.

As precauções básicas padrão (PP) são medidas que devem ser adotadas para todos os pacientes, independentemente de estarem ou não infectados/colonizados, sempre que houver risco de contaminação com sangue ou outro fluido corporal (que não o suor), e contato com pele não íntegra e mucosas. São compostas por higiene de mãos nos momentos adequados; seleção e uso apropriado dos equipamentos de proteção individual (EPI) conforme risco de exposição; higiene ambiental; cuidados com materiais, equipamentos, roupas e utensílios alimentares; prevenção de acidentes com perfurocortantes e material biológico; práticas seguras na administração de medicamentos; higiene respiratória; e etiqueta da tosse.

Pacientes com doenças com alto potencial de transmissibilidade de agentes infecciosos (riscos biológicos) devem ser mantidos sob medidas de precaução e isolamento, em quartos privativos ou enfermarias/leitos dentro das normas de biossegurança. O isolamento desses pacientes deverá seguir medidas

específicas que sirvam de barreira à passagem do agente etiológico entre pessoas, segundo as categorias de transmissão (aerossóis, gotículas, contato), além de precauções do tipo padrão e empírica (Quadro 10.1).

Sempre que possível, os pacientes com germes altamente transmissíveis devem ser alojados em quarto privativo, com banheiro e pia exclusiva para a higienização das mãos. Pacientes com a mesma doença transmissível podem ser colocados em um mesmo quarto (enfermaria) quando da impossibilidade de quartos individuais. Nesses casos, deve ser redobrada a atenção ao cumprimento das precauções básicas e específicas.

O transporte de pacientes infectados com doenças transmissíveis deve ser evitado, devendo-se restringi-lo a propósitos essenciais, para diminuir a possibilidade de transmissão. Quando necessário, devem-se adotar medidas de barreira conforme o risco existente. Os profissionais de outros setores devem sempre estar cientes quanto à precaução instituída, para reduzir risco de transmissão.

Está recomendado o uso de máscaras, protetores respiratórios, protetores oculares e protetores de face durante procedimentos e cuidados com pacientes que possam produzir respingos com sangue, fluidos corpóreos, secreções ou excreções, para a proteção da membrana mucosa de olhos, nariz e boca de microrganismos. O uso de avental/capote e vestuário protetor está indicado para proteger a pele dos profissionais do contato com sangue, fluidos corpóreos, secreções e excreções durante procedimentos assistenciais.

Os artigos contaminados disponíveis deverão ser empacotados em recipientes ou sacos em embalagens adequadas, resistentes e identificadas como infectantes.

Roupas de cama sujas que podem estar contaminadas com microrganismos patogênicos apresentam um risco insignificante de transmissão de doenças, desde que sejam adequadamente manuseadas, transportadas e higienizadas dentro das normas de biossegurança.

Não são necessárias precauções especiais para pratos, copos, xícaras e talheres se estes forem higienizados com água quente (garantida em equipamento adequado) e detergente, de modo que sejam descontaminados.

O quarto do paciente isolado deve ser limpo como o dos não infectados, de acordo com as normas de biossegurança do hospital, com atenção à troca/limpeza de insumos utilizados. Deve-se avaliar, conforme a instituição, a necessidade de mudança a depender do agente etiológico (p. ex., utilização de hipoclorito de sódio em altas concentrações para quartos que abrigam pacientes com doença por *Clostridium difficile*).

Deve-se ter atenção para o descarte de todo material perfurocortante, que não deve ser reencapado, devendo, após o uso, ser colocado em recipientes de paredes rígidas e localizados o mais próximo possível do leito, ou em locais de preparo de medicamentos e em expurgos.

Pacientes com infecções por microrganismos multirresistentes, em especial enterococos (resistentes a glicopeptídios), e/ou bacilos gram-negativos multirresistentes devem ser colocados em quartos/leitos privativos, sendo obrigatório o uso de luvas e avental para os profissionais de equipe multiprofissional, quando prestando assistência (Quadro 10.2).

78 Parte 1 **Biossegurança**

QUADRO 10.1 Medidas de precaução-padrão (PP) e específicas/isolamento.

Precauções-padrão

Devem ser instituídas para todos os pacientes, independentemente da existência de doenças transmissíveis comprovadas. Nesse tipo de precaução, é importante que sejam observados:

- Higienização das mãos: como rotina e hábito individual; antes e após contato com o paciente; após contato com sangue, outros líquidos orgânicos e itens contaminados; imediatamente após a retirada de luvas e antes de colocá-las; entre um paciente e outro e no mesmo paciente, caso haja risco de contaminação cruzada entre diferentes sítios anatômicos. Na maioria das situações durante assistência, o produto alcoólico é considerado padrão-ouro, devendo ser preferido sempre que as mãos estiverem visivelmente limpas. As unhas devem ser mantidas curtas, e atenção deve ser dada à retirada de adornos
- Luvas: de procedimento e limpas, usadas quando houver possibilidade de contato com sangue, fluido corporal, secreção, excreção, pele não íntegra e mucosa, ou itens e superfícies contaminados, com objetivo de proteger as mãos do profissional. Deve-se trocar de luvas entre procedimentos, retirá-las após término da necessidade de seu uso e higienizar as mãos imediatamente após essa retirada
- Máscara e óculos de proteção: recomendados para proteção individual, durante procedimentos que envolvam riscos de respingos e/ou secreções que possam atingir a face. Devem ser de uso individual. Descartar máscara cirúrgica após seu uso e higienizar as mãos após se desparamentar
- Avental: limpo, de preferência descartável, usado para a proteção individual sempre que houver risco de contaminação com sangue, fluido corporal, secreção e excreção, com objetivo de proteger a roupa do profissional de saúde. Quando houver sujidade visível, retirar o avental o mais rápido possível e higienizar as mãos. Se avental de tecido, desprezar no *hamper* após uso. Se avental descartável, desprezar no lixo. Em casos de antecipação de risco de contato com grandes volumes de sangue ou líquidos corporais, usar avental descartável
- Artigos e equipamentos de assistência ao paciente: durante e após seu uso, devem ser manipulados de maneira cuidadosa para prevenir exposição do profissional e do ambiente. O mesmo cuidado deve ser tomado em caso de transporte. Para artigos reprocessáveis, devem ser realizadas limpeza e desinfecção (com solução desinfetante padronizada no serviço) ou esterilização, de acordo com a classificação do artigo, após o uso e entre pacientes
- Ambiente: adotar procedimentos de rotina para adequadas limpeza e desinfecção das superfícies ambientais, segundo protocolos, respeitando tempo e tipo de higienização, se do tipo terminal ou concorrente
- Roupas: manipular as roupas do paciente e as de cama com mínima movimentação possível. Ensacar (sacos impermeáveis) as roupas usadas e contaminadas com material biológico (sangue, líquidos orgânicos e excreções), de modo a prevenir exposição
- Materiais perfurocortantes: ter bastante cuidado durante seu manuseio, procedendo ao descarte adequado em recipientes rígidos e resistentes à perfuração, seguindo adequadamente as orientações para montagem e preenchimento destes, os quais não devem ultrapassar o limite indicado. Não reencapar agulhas, não desconectá-las da seringa e não dobrá-las. Substituí-las por equivalentes com dispositivos de segurança
- Quarto privativo: indicado conforme orientação do programa de controle de infecções institucional segundo transmissibilidade de doenças e/ou nos casos em que o paciente não tiver condições de manter sua higiene pessoal e do ambiente
- Etiqueta respiratória (da tosse): educação dos profissionais de saúde, pacientes e visitantes quanto à prática de tossir e/ou espirrar com barreira que não diretamente o uso das mãos (priorizar uso do braço, ou lenço descartável) seguido de higiene de mãos
- Práticas seguras de injeção: princípios de controle de infecção e técnica asséptica precisam ser reforçados em programas de treinamento e incorporados em políticas institucionais que sejam monitoradas quanto à sua adesão. Não inserir agulhas usadas em frascos multidose. Usar uma agulha/seringa por paciente, nunca uma única agulha/seringa para múltiplos pacientes

Precauções de contato

Devem ser instituídas quando da suspeita/existência confirmada de infecção e/ou colonização por bactérias multirresistentes e/ou microrganismos epidemiologicamente importantes, como rotavírus, vírus sincicial respiratório, herpes simples mucocutâneo disseminado grave, diarreia aguda em paciente incontinente, furunculose em bebês e crianças pequenas, infecção de ferida operatória com secreção não contida por curativo, escabiose, pediculose, outros passíveis de transmissão por contato direto.

Seguem válidas todas as recomendações de precauções-padrão:

- Quarto privativo: sempre que possível, em quarto privativo ou em quarto com paciente que apresente infecção ou colonização pelo mesmo microrganismo (coorte)
- Higienização das mãos: sistematizar a higiene de mãos com produto antisséptico (alcoólico ou antisséptico degermante, como clorexidina a 2% ou povidona-iodo (PVP-I) a 10% antes e após procedimentos/contatos com pacientes, enfatizando-se a importância dessa ação por todas as equipes multiprofissionais
- Luvas: de procedimentos, limpas, colocadas após higiene de mãos ao entrar no quarto durante o atendimento ao paciente, trocando-as após contato com material biológico ou novo procedimento, e retirando-as antes de deixar quarto/enfermaria/leito
- Avental: deve ser limpo, preferencialmente descartável, usado ao entrar no quarto durante o atendimento ao paciente, lembrando-se de retirá-lo e desprezá-lo após uso, antes de deixar o quarto
- Artigos e equipamentos: o uso de estetoscópio, esfigmomanômetro e termômetro deve ser individual. Caso não seja possível, estes devem ser limpos e desinfetados entre pacientes conforme recomendação institucional (álcool a 70% ou outro desinfetante)
- Ambiente: realizar limpeza concorrente rotineiramente. Sistematizar cuidados com o(s) local(is) com o(s) qual(is) o paciente teve contato e/ou superfícies ambientais relacionadas, que devem ser submetidas à desinfecção com álcool a 70% ou produto compatível com a sua natureza a cada plantão e sempre que necessário
- Visitas: restritas, garantidas por uma política institucional. Visitantes devem ser orientados quanto à higiene de mãos e, em caso de dúvidas, quanto a precauções específicas
- Transporte do paciente: deverá ser, na medida do possível, limitado (casos de procedimentos diagnósticos ou terapêuticos que não possam ser realizados no quarto), observando que o profissional que transportar o paciente deve usar as precauções-padrão e realizar desinfecção das superfícies após o uso do paciente, mantendo as secreções contidas sempre que necessário. Dar ciência à equipe que receberá o paciente da condição de precaução
- Indicações: infecção ou colonização por bactérias multirresistentes e/ou doenças com transmissibilidade por contato, como escabiose e pediculose; pacientes com diarreias de causa infecciosa (adenovírus, *Campylobacter*, cólera, *Cryptosporidium*, E. coli, *Giardia lamblia*, *Shigella*, *Salmonella*, rotavírus); pacientes em uso de fraldas ou incontinentes durante a duração da doença ou para controlar surtos institucionais; hepatite tipo A; pacientes em uso de fraldas ou incontinentes menores de 3 anos durante hospitalização, de 3 a 14 anos por 2 semanas após início dos sintomas e acima de 14 anos por 1 semana após início dos sintomas; hepatite tipo E em pacientes em uso de fraldas ou incontinentes durante período de doença

continua

Capítulo 10 Medidas de Biossegurança em Unidade de Isolamento **79**

QUADRO 10.1 Medidas de precaução-padrão (PP) e específicas/isolamento. (*Continuação*)

Precauções por aerossóis

São indicadas em situações em que houver infecção respiratória suspeita ou confirmada por microrganismos transmitidos por aerossóis (partículas de tamanho menor ou igual a 5 μm), que permanecem suspensos no ar e podem ser dispersados a longas distâncias, como herpes-vírus-zóster, vírus do sarampo e *Mycobacterium tuberculosis*. Seguem válidas todas as recomendações de precauções padrão:

- Quarto privativo: preferencialmente com pressão negativa, filtragem do ar com filtros de alta eficiência (caso seja reabsorvido para o ambiente) e 6 a 12 trocas de ar por hora, mantendo sempre fechadas as portas do quarto. Caso não seja possível e a instituição não tenha quartos com essas características, o paciente poderá ser mantido em quarto privativo, com as portas bem fechadas e boa ventilação. Em caso de surto ou exposição envolvendo grande número de pacientes, considerar colocar juntos (coorte) aqueles em que se presume a mesma infecção (com base em apresentação clínica e diagnóstico, quando conhecido) em áreas do serviço que estejam longe de outros pacientes, especialmente os com maior risco de infecção (p. ex., pacientes imunocomprometidos)
- Proteção respiratória: estão recomendadas máscaras individuais tipo respirador, com capacidade de filtragem de 95% das partículas inferiores a 3 μm e vedação adequada – adaptação aos diferentes tipos e tamanhos de rosto, de maneira que não seja possível a entrada de ar não filtrado (proteção facial filtro [PFF] 2 ou N95). Estas podem ser reutilizadas pelo mesmo profissional por longos períodos, desde que se mantenham íntegras, secas, limpas e adequadamente acondicionadas entre os usos (consultar também orientação do fabricante e parecer da segurança do trabalho). São situações que exigem esse tipo de máscara:
  - Dentro dos quartos de pacientes com tuberculose bacilífera (pulmonar ou laríngea) suspeita ou confirmada, quando estão presentes lesões cutâneas de tuberculose ou quando procedimentos que gerem aerossóis de microrganismos viáveis (irrigação, incisão e drenagem) são realizados
  - Em locais onde ocorram procedimentos indutores de tosse e geradores de aerossóis, como salas de broncoscopia, salas de inaloterapia e laboratórios de micobacteriologia
  - Transporte de paciente, que poderá ser feito, quando necessário, com máscara tipo cirúrgica para o paciente, com o objetivo de conter as partículas no momento em que são geradas. Deve-se dar, à equipe que receberá o paciente, ciência da condição de precaução dele
  - Visitas, que deverão ser restritas e garantidas por uma política institucional. Visitantes devem ser orientados quanto à higiene de mãos e, em caso de dúvidas, quanto a precauções específicas
  - Em casos de tuberculose, sarampo e varicela-zóster. Em pacientes com herpes-zóster (imunocomprometidos) e/ou varicela, deverão ser associadas às precauções de contato

Sobre tuberculose:
Já é documentada a transmissão hospitalar de tuberculose em áreas onde há alta prevalência de pacientes doentes (áreas endêmicas) e/ou locais de atendimento a pacientes vindos dessas regiões, além de locais com altos índices de pessoas com o vírus da imunodeficiência humana (HIV).

São profissionais em maior risco:
- Os que realizam ou assistem a necropsias
- Os que trabalham em locais de procedimentos que estimulam a tosse, principalmente salas de broncoscopia e de inaloterapia
- Os que trabalham com pacientes sintomáticos respiratórios (pneumologia, infectologia, pronto-socorro) sem as devidas medidas de proteção

Devem-se adotar medidas que promovam:
- Detecção precoce dos pacientes suspeitos
- Rápida realização do diagnóstico e início do tratamento
- Estabelecimento das medidas de precaução para transmissão aérea (isolamento)

Programar, sistematicamente, treinamentos dos profissionais da instituição apropriados para as necessidades e responsabilidades de cada membro da equipe, incluindo:
- Dados epidemiológicos
- Transmissão da doença
- Risco ocupacional e práticas para sua minimização
- Normas para precauções e isolamento
- Uso correto dos EPIs
- Dados da avaliação do serviço (indicadores)
- Metas para melhorias

O colaborador de equipes multiprofissionais que apresente tuberculose pulmonar ou laríngea ativa pode ser altamente infectante. Assim, no caso de suspeita ou diagnóstico confirmado, está recomendado o afastamento de suas atividades laborais na instituição de saúde/hospital até que o diagnóstico seja descartado e/ou até que esteja sob terapia antituberculosa eficaz e não seja mais considerado infectante.

Precauções por gotículas

São indicadas para pacientes portadores de infecção por microrganismos transmissíveis por gotículas, que podem ser gerados por tosse, espirro e conversação, como nos casos de parotidite, coqueluche, difteria, rubéola, meningite meningocócica e SARS (pneumonia asiática).

Seguem válidas todas as recomendações de precauções-padrão:
- Internação de paciente: quarto privativo ou, caso não seja possível, em quarto/enfermaria/leito de paciente com infecção pelo mesmo microrganismo (coorte), nesse caso respeitando a distância mínima entre os leitos, que deve ser de 1 metro
- Máscara: deve ser utilizada quando a proximidade com o paciente for inferior a 1 metro. Colocar ao entrar no quarto e retirar após a saída
- Transporte de paciente: limitado; porém, quando necessário, utilizar máscara cirúrgica para o paciente. Dar ciência à equipe que receberá o paciente da condição de precaução dele
- Visitas: restritas, garantidas por uma política institucional. Visitantes devem ser orientados quanto à higiene de mãos e, em caso de dúvidas, quanto a precauções específicas

Indicações: pacientes com rubéola, caxumba, meningite meningocócica (até 24 h do início de antibioticoterapia efetiva), entre outros exemplos de infecções de transmissão respiratória por gotículas.

Precauções empíricas

Indicadas em síndromes clínicas para prevenir a transmissão de patógenos epidemiologicamente importantes, antes da confirmação do diagnóstico: pacientes com diarreia, meningites, exantema generalizado de etiologia desconhecida, infecção respiratória não definida (viral ou por *Mycobacterium tuberculosis*), infecções cutâneas (abscessos ou feridas em drenagem que não podem ser cobertas). Seguem válidas todas as recomendações de precauções-padrão.

80 Parte 1 **Biossegurança**

QUADRO 10.2 Precauções específicas (PE)/isolamento em pacientes com bactérias multirresistentes.

Implantação de política institucional para bactérias multirresistentes

- Estabelecer a prevenção como prioridade na instituição de saúde/hospital
- Rever proporção de recursos humanos para a assistência aos pacientes
- Gerenciar adesão às práticas de biossegurança e isolamento
- Identificar precocemente bactérias multirresistentes com a sistematização de culturas de vigilância em pacientes de risco e/ou procedentes de outras instituições de saúde/hospitais, com o objetivo de evitar a disseminação horizontal aos demais pacientes

Práticas assistenciais de equipes multiprofissionais

Realização de treinamentos e educação continuada focados no risco e na prevenção de transmissão cruzada entre pacientes e profissionais de saúde.

Uso racional de antimicrobianos:

- De acordo com microbiota institucional obtida por meio de culturas de espécimes clínicos de pacientes
- Não tratar colonização nem contaminação
- Vigilância diária dos agentes multirresistentes e seus locais de procedência por meio do monitoramento de culturas desses espécimes clínicos

Local da internação

- Quarto privativo/leito para possíveis pacientes-fonte
- Coorte de pacientes e de funcionários
- Se impossibilidade de coorte, considerar alocar pacientes de menor risco de aquisição e complicação e de provável internação curta para o mesmo local

As precauções deverão ser instituídas quando houver evidências de transmissão contínua ou taxas de incidência de infecção/colonização mantidas acima do nível endêmico, apesar das medidas de controle; ou diante de surgimento de nova bactéria multirresistente epidemiologicamente importante.

Instituir precauções de contato por tempo indefinido, podendo ser até a saída do paciente, seja por alta ou óbito.

Precauções para bactérias multirresistentes

Realizar higiene das mãos com álcool em gel ou solução antisséptica degermante (PVP-I ou clorexidina) antes de contato com paciente, antes da realização de procedimentos, após risco de exposição a fluidos corporais e após contato com paciente ou áreas próximas.

Usar luvas não estéreis (procedimento) e avental não estéril de mangas longas e punho, preferencialmente descartáveis, para todo contato com paciente ou ambiente.

Microrganismos monitorados

Quando de pacientes colonizados (com evidência microbiológica do microrganismo, desprovida de sinais e/ou sintomas de infecção) ou infectados (evidência microbiológica e presença de sinais e/ou sintomas de infecção):

- *Staphylococcus aureus* resistente à oxacilina (MRSA): glicopeptídios (VRSA/GRSA), ainda que intermediários (VISA/GISA)
- *Enterococcus* spp.: resistência a glicopeptídios (VRE)
- *Pseudomonas aeruginosa*: resistência a carbapenêmicos (meropeném/imipeném/doripeném) ou a polimixinas
- *Acinetobacter* spp.: resistência a carbapenêmicos (meropeném/imipeném/doripeném) ou a polimixinas
- Enterobactérias (*Klebsiella* spp., *Escherichia coli*, *Enterobacter* spp., *Proteus* spp., *Morganella* spp., entre outras): resistência a carbapenêmicos (meropeném/imipeném/doripeném/ertapeném) ou a polimixinas

---

Antes de deixar o quarto/leito, o profissional deve retirar a luva e o avental/capote, assim como higienizar as mãos. Após a higienização, não deve tocar em nada no ambiente.

Os resíduos perfurocortantes, objetos e instrumentos contendo cantos, bordas, partes ou protuberâncias rígidas e agudas, capazes de cortar ou perfurar, devem ser manipulados com todo o cuidado para evitar exposições acidentais. Durante seu uso, é importante que sejam adotadas medidas básicas de proteção pelo profissional, como:

- Não reencapar, quebrar ou tentar desconectar agulhas da seringa
- Usar bandejas para transportar objetos perfurocortantes
- Desprezar agulhas e outros materiais perfurocortantes em recipientes próprios
- Usar recipientes de descarte impermeáveis e rígidos
- Preencher somente 2/3 da capacidade do recipiente de descarte, desprezando-os após lacrá-los
- Utilizar EPI.

Em caso de acidentes, devem-se seguir fluxogramas institucionais quando da exposição a materiais biológicos (sangue e/ou secreções).

Para correto manuseio dos EPIs, é importante que, antes de entrar no quarto/leito, o profissional de saúde tenha se certificado da disponibilização dos equipamentos e de como usá-los corretamente, lembrando que primeiro deve colocar a máscara, depois óculos (se indicados), avental e luvas, com bastante atenção ao retirá-los para evitar contaminação do meio ambiente, dos outros e de si mesmo. Primeiramente, devem-se remover os itens mais contaminados, sempre higienizando as mãos em seguida:

- Luvas e avental
- Óculos ou protetor facial (se indicados)
- Máscara.

Está recomendada a higiene respiratória/etiqueta de tosse, educando e treinando os profissionais da equipe multiprofissional sobre a importância de contenção das secreções respiratórias, especialmente durante períodos e/ou surtos de infecções virais do sistema respiratório (gripes, vírus sincicial respiratório, parainfluenza, SARS, COVID-19).

Quando for utilizado isolamento tipo coorte (quarto/enfermaria), deverá ser mantida a distância mínima de 1 m entre os leitos, além da troca da paramentação entre o atendimento aos pacientes, evitando acomodação em quarto de pessoas que possam ter evolução mais grave diante de infecções.

Ambiente protetor está indicado para pacientes de alto risco, como os que passaram por transplante de células-tronco hematopoéticas (TCTH) alogênico, com objetivo principal de impedir a aquisição de esporos fúngicos do ambiente, que podem ser carreados por reformas e construções ou vasos e plantas. Este ambiente consiste em:

- Uso de filtro HEPA (*high-efficiency particulate air*) (99,97%) para o ar que circula no quarto com antessala – filtragem do ar (12 ou mais trocas de ar por hora)
- Fluxo do ar dirigido (monitorado)
- Pressão positiva em relação ao corredor (2,5 Pa)
- Quartos bem lacrados
- Estratégias para diminuir poeira
- Proibição de flores/plantas
- Reforço das práticas de precaução-padrão
- Transporte de pacientes limitado
- Durante períodos de construção ou reformas no hospital, utilizar a máscara do tipo respirador (PFF2/N95) ao sair do quarto
- Superfícies de materiais/mobílias lisas e laváveis.

Os profissionais que assistem pacientes internados nesses ambientes devem seguir precauções básicas e adicionais conforme indicação clínica e laboratorial.

Pacientes admitidos em centro cirúrgico deverão ser submetidos a um ambiente com:

- Pressão positiva (15 a 25 trocas de ar)
- Área fechada
- Sentido do ar: fluxo direcionado para o campo cirúrgico
- Taxa de filtração (90%)
- Recirculação do ar.

A Organização Mundial da Saúde (OMS) considera a resistência aos antimicrobianos uma ameaça crescente à saúde pública e foco de preocupação global. É fato que vivemos a era pós-antibiótica, em que infecções relativamente simples podem levar à morte pela ausência de terapia eficaz. O Quadro 10.2 mostra de maneira mais detalhada pontos cruciais para desenho e implantação de um programa institucional para redução e controle das bactérias multirresistentes.

RECOMENDAÇÕES PARA PREVENÇÃO E CONTROLE DAS ENTEROBACTÉRIAS PRODUTORAS DE CARBAPENEMASES EM AMBIENTE HOSPITALAR

Entre os mecanismos de resistência aos carbapenêmicos (imipenem, meropenem, ertapenem, doripenem), a produção de carbapenemases tem enorme impacto na saúde humana. Essa resistência pode ocorrer por alteração em genes localizados em elementos genéticos móveis, como plasmídeos, principalmente, e transposons, capazes de ser transmitidos entre linhagens bacterianas, promovendo a propagação da resistência. Além de hidrolisar carbapenêmicos, as carbapenemases, que são enzimas produzidas pelas bactérias que apresentam a alteração genética, hidrolisam betalactâmicos (penicilinas, cefalosporinas, monobactâmicos), anulando a atividade desses antimicrobianos e tornando o agente infeccioso multirresistente, daí o enorme desafio terapêutico que acarretam à assistência à saúde.

Atualmente, três classes são encontradas em enterobactérias, as quais implicam diversas enzimas: as metalobetalactamases (MBL) (IMP, VIM, NDM); as OXA-carbapenemases (a mais frequente é a OXA-48); e as carbapenemases do tipo KPC.

A carbapenemase foi primeiro identificada em um isolado de *Klebsiella pneumoniae*, em 1996, na Carolina do Norte, sendo denominada *Klebsiella pneumoniae* produtora de carbapenemase ou simplesmente KPC. No entanto, desde 2001 foram descritas nos EUA, na Grécia, na Ásia, na Colômbia, no Chile, na Argentina e no Brasil outras espécies pertencentes à família *Enterobacteriaceae* produtoras de carbapenemase, como *Klebsiella pneumoniae*, *Klebsiella oxytoca*, *Citrobacter spp.*, *Enterobacter spp.*, *Escherichia coli*, *Serratia spp.*, *Acinetobacter baumanii* e em *Pseudomonas spp*. O uso de cefalosporinas de amplo espectro e/ou carbapenêmico é importante fator de risco para desenvolvimento de colonização e infecção por esse agente, ainda que não seja essencial. Outros fatores de risco são trauma, diabetes, malignidade, transplante de órgão, ventilação mecânica, cateterização vesical e vascular, além de outros que predispõem a ocorrência de bactérias resistentes, como longos períodos de internação. As cepas produtoras de KPC podem causar qualquer tipo de infecção, e a evolução delas está associada a uma alta taxa de mortalidade. Podem também apresentar resultados fenotípicos diferentes frente aos carbapenêmicos.

Diante do real desafio, que é a detecção microbiológica desse fenótipo, além das pouquíssimas opções terapêuticas disponíveis, é essencial que os serviços de saúde e laboratórios no Brasil utilizem os mesmos procedimentos e critérios interpretativos para sua detecção. O teste de Hodge modificado, amplamente utilizado em laboratórios de diagnóstico microbiológico no país, apresenta sensibilidade inferior a 50% para detecção de NDM (do inglês, *New Delhi metalobetalactamase*) e, por isso, até que haja evidências científicas mais robustas, não deve ser utilizado para detecção de carbapenemases (em especial NDM). A detecção fenotípica deve basear-se em uso de bloqueadores enzimáticos. Para as MBLs, a detecção baseia-se no uso de quelantes de zinco, como o ácido etilenodiamino tetra-acético [EDTA]). As KPCs são inibidas pelo ácido fenilborônico (AFB), sem aumento de potência à adição de cloxacilina. As AmpCs plasmidiais são inibidas pelo AFB com potenciação à adição da cloxacilina. Além disso, no CLSI 2017, foi descrito outro teste fenotípico baseado na inativação da carbapenemase, em que um disco de carbapenêmico é incubado em água ou em meio TSB (*Trypticase Soy*

Broth) contendo um agente infeccioso produtor de carbapenemase por 4 horas. A inativação do disco é verificada ao se colocar o disco em meio de cultura contendo uma cepa de bactéria suscetível a carbapenêmicos, sendo verificada ausência de zona de inibição de crescimento bacteriano em 24 h.

São metodologias de detecção rápida de carbapenemases: carba-NP, no CLSI 2016, Blue-Carba, Rapidec, Biomerieux; CabapenemBac e CarbapenemBac Metalo, probac; ou *kit* para detecção de carbapenemases (CECON), conforme a Nota Técnica 01/2013 da Agência Nacional de Vigilância Sanitária (Anvisa).

Para confirmação definitiva de cepas produtoras de KPC, pode ser realizado o teste de reação em cadeia da polimerase (PCR, *polymerase chain reaction*) em laboratório de referência, quando necessário. Em função da positividade do teste fenotípico para MBL (bloqueio enzimático com EDTA), sugere-se realizar PCR para *bla*NDM. A detecção de KPC pode ser realizada por bloqueio enzimático com AFB, método com especificidade superior a 99%; e a confirmação, por PCR, mediante solicitação específica ou envio a laboratório de referência. A detecção de AmpC plasmidial pode ser feita por meio de bloqueio enzimático AFB e potenciação com cloxacilina. A expressão de AmpC plasmidial, quando associada à perda de porinas, pode causar resistência aos carbapenêmicos. Enterobactérias não pertencentes ao grupo CESP (*Citrobacter* spp., *Enterobacter* spp., *Serratia*, spp., *Proteus* spp.), negatividade dos testes fenotípicos para KPC, MBL e AmpC, mas com resistência a carbapenêmicos, podem indicar a presença da carbapenemase OXA-48 e/ou perda de porinas. Outro método de identificação fenotípica de bactérias produtoras de carbapenemase é o MALFI-TOF, que é um teste de espectrometria de massa baseado na detecção da hidrólise de um carbapenêmico quando exposto ao agente infeccioso durante um período de tempo determinado, o que leva à formação de moléculas com peso molecular específico que geram um espectro no equipamento de análise. Para aumentar a sensibilidade do método para identificar OXA-48 e MBL, pode ser adicionado bicarbonato de amônio ou sulfato de zinco, respectivamente. Entretanto, apesar da sensibilidade, os testes moleculares têm limitações em virtude da necessidade de equipe especializada para realizar o teste e tempo para execução do protocolo e obtenção do resultado.

Quando diante de pacientes infectados e/ou colonizados por KPC, devem ser instituídas precauções de contato que permitam manejo de pacientes com segurança. Assim, é importante saber que os profissionais de saúde não correm risco adicional ao atenderem pessoas colonizadas ou infectadas com KPC ou outras bactérias produtoras de carbapenemases. Sugere-se que os pacientes provenientes de outras unidades hospitalares, em terapia dialítica em clínicas-satélites, com história de internação recente nos últimos 6 meses, devam ser mantidos em precaução de contato e submetidos a rastreamento por meio de *swab* retal, somente sendo liberados da precaução se o resultado for negativo.

Aqueles previamente colonizados/infectados deverão ser mantidos em precaução de contato em qualquer reinternação, e os com resultados de *swab* retal ou amostras clínicas positivas para KPC deverão ser mantidos em precaução de contato, preferencialmente em quarto privativo. Caso sejam colocados em quarto coletivo, deverá ser feita coorte de profissionais na assistência ao(s) portador(es) da bactéria multirresistente.

Os pacientes em precaução de contato devem ser orientados a manterem-se em seus leitos e informados de que a deambulação pelos corredores e dependências do hospital deve ser limitada ao estritamente necessário em função de seu tratamento, em virtude do risco de transmissão. Pacientes colonizados deverão ser aconselhados a manterem o mínimo de objetos pessoais e utensílios em sua internação, medida que visa facilitar a limpeza ambiental.

Em unidades onde existam pacientes colonizados ou infectados por KPC, as bancadas e mesas de cabeceira devem ser mantidas com o menor número de objetos possível, para facilitar a limpeza do ambiente. Profissionais de saúde fazendo assistência nesses locais devem ser orientados a portar o mínimo possível de objetos pessoais (celular, pastas e outros), a fim de diminuir a possibilidade de contaminação dos mesmos e a disseminação do microrganismo no ambiente.

As mobilizações hospitalares dos pacientes colonizados/infectados, para fins de realização de exames, intervenções terapêuticas ou cirúrgicas, bem como transferências entre setores, deverão ser previamente informadas ao setor de destino, para que medidas de precaução de contato adequadas sejam adotadas durante o transporte e pelos profissionais na assistência no setor de destino e, por fim, para que medidas de desinfecção e limpeza ambiental sejam executadas no equipamento utilizado e no setor visitado pelo paciente.

Os exames de imagem como radiografia, tomografia, ressonância, ultrassonografia ou outros, como ecocardiograma, em pacientes colonizados/infectados devem preferencialmente ser realizados ao final do dia. Em seguida, deverá ser realizada a desinfecção dos equipamentos (conforme protocolo institucional) e do ambiente visitado pelo paciente. O mesmo cuidado deve ser dispensado às superfícies após o contato do paciente, inclusive macas e cadeiras de transporte.

Caso o paciente seja transferido para outra unidade hospitalar, esta deverá ser devidamente informada da situação de colonização/infecção dele, para que medidas de precaução pertinentes sejam adotadas na unidade de destino.

O número de visitantes aos pacientes colonizados/infectados deverá ser limitado, e eles deverão ser orientados a realizar higiene de mãos antes e após o contato com os doentes. Os profissionais médicos e de enfermagem de assistência a pacientes colonizados/infectados devem ser preferencialmente exclusivos; caso não seja possível, devem iniciar o atendimento dos demais pacientes e, por fim, assistir portadores de KPC. Os demais profissionais de saúde (psicólogos, assistentes sociais, equipe de nutrição, fisioterapeutas e outros) devem organizar o atendimento priorizando pacientes não colonizados/infectados, observando, contudo, a indicação clínica.

Não deverá ser permitida a assistência de profissionais da equipe multiprofissional aos pacientes colonizados/infectados sem treinamento específico sobre precauções, isolamentos e demais rotinas necessárias para o cuidado deles, e com supervisão. O treinamento deve ser elaborado preferencialmente pela equipe de controle de infecção ou educação permanente.

Não deverão ser realizadas discussões ou visitas à beira do leito (quarto/boxe) de colonizados/infectados por equipes multiprofissionais.

Os pacientes colonizados com KPC e sem infecção por este agente não necessitam receber tratamento antibiótico específico. O tempo de internação deverá ser o mais breve possível, tão logo estejam aptos à alta, sem mais portar a doença que originou a internação. Não há uma recomendação específica que impossibilite a alta precoce do paciente em virtude da colonização com KPC. Ao contrário, tem sido fortemente orientada a alta precoce, pela possibilidade de descolonização "espontânea" (natural) após a saída do hospital.

A coleta de *swab* retal de profissionais e de amostras ambientais não é recomendada de maneira rotineira, mas deverá ser sistematizada para pacientes procedentes de outras instituições/hospitais e/ou se colonizados/infectados previamente, a depender da rotina institucional estabelecida para prevenção e controle de novos casos.

O uso prudente de todos os antibióticos pode ajudar a diminuir a incidência de KPC; entretanto, os carbapenêmicos (imipenem, meropenem, ertapenem, doripenem) devem ser de uso restrito, uma vez que são considerados fator de risco para o surgimento de cepas produtoras de KPC.

Os prontuários de pacientes colonizados com KPC deverão ser sinalizados (p. ex., ficha de notificação da equipe de controle de infecções, sinalização eletrônica), e os pacientes colonizados/infectados deverão receber, no momento da alta hospitalar, um resumo de internação em que conste a informação necessária para que medidas de precaução adequadas sejam tomadas em posterior atendimento ambulatorial, hemodiálise, reinternação, entre outros.

Problemas emergentes

Candida auris (*C. auris*)

Candida auris é um fungo emergente e que já representa grave ameaça à saúde global. Em 2009, teve primeira descrição como causador de doença em humanos. Vários países já registraram sua ocorrência (Coreia do Sul, Índia, Paquistão, África do Sul, Quênia, Kuwait, Israel, Venezuela, Colômbia, Reino Unido, EUA, Canadá e Brasil) também em surtos. O agente que sobrevive por meses em fontes bióticas e abióticas já se mostra como um novo desafio no cenário da assistência à saúde, devido à dificuldade de identificação e multirresistência. São fatores de risco para a ocorrência de *C. auris*: internação em unidade de terapia intensiva, uso de cateter vascular central e uso de antimicrobianos prévios. Assim, a colonização ou infecção por esse agente implica precaução de contato e todas as medidas que dela fazem parte. Diante de um caso, deve-se proceder à notificação da Anvisa e Coordenação Estadual de Controle de Infecção, devendo-se pedir a guarda de cepa para encaminhamento ao Laboratório Central de Saúde Pública (Lacen).

Resistência à polimixina mediada por plasmídeos (mcr-1)

No fim de 2015, foi publicada por pesquisadores chineses a identificação de mecanismo de resistência em *Escherichia coli* (*E. coli*), mediada por gene plasmidial em espécimes clínicos e também em animais e alimentos, trazendo a conhecimento mecanismo de resistência a tal antimicrobiano, além do mediado por gene cromossômico. Essa resistência já foi observada no Brasil, apresentando uma grande relevância epidemiológica em função da potencial transferência desses plasmídeos para outros bacilos gram-negativos multirresistentes, como a *Klebsiella pneumoniae* produtora de KPC. O padrão-ouro para a detecção desse gene é o método de PCR. Diante desse agente infeccioso, notificar Anvisa e Coordenação Estadual de Controle de Infecção.

Staphylococcus aureus resistente à meticilina (MRSA)
é também uma preocupação no ambiente de saúde em virtude da resistência dessa bactéria à meticilina e aos demais beta-lactâmicos usados na prática clínica em função da presença do gene mecA. Essa bactéria pode ser facilmente transmitida entre pacientes, apresentando maior risco os pacientes que foram submetidos a procedimentos cirúrgicos e/ou que estão em Unidade de Terapia Intensiva (UTI) e, apesar de a maioria dos casos ser relacionados com colonização, é possível também haver o desenvolvimento de doenças graves, como infecção do sangue, respiratória, ossos e articulações. Assim, é indicado que seja realizada uma vigilância ativa desse agente infeccioso no ambiente de saúde, bem como a educação da equipe profissional e visitantes. É importante que a partir do momento que é identificado MRSA ou *Staphylococcus aureus* sensível à meticilina (MSSA), seja feito o isolamento ou coorte do paciente, bem como a implementação de medidas de precaução-padrão.

SARS-CoV-2 (COVID-19)
A infecção pelo SARS-CoV-2, vírus responsável pela COVID-19, pode favorecer a ocorrência de resistência bacteriana em pacientes internados em Unidades de Terapia Intensiva. Isso porque, em virtude das alterações na imunidade, associadas ao tempo prolongado de internamento hospitalar, pode haver o aumento do risco de infecções secundárias, que costumam ser tratadas com antibióticos, podendo ter como consequência a resistência bacteriana.

Em casos de infecção por KPC, o acionamento das equipes de infectologia e de controle de infecções deve se dar de maneira imediata após conhecimento do quadro para discussão conjunta do caso e escolha do tratamento antibiótico mais apropriado.

MEDIDAS DE BIOSSEGURANÇA NO TRANSPORTE DE PACIENTES EM AMBULÂNCIAS

O transporte de pacientes, dentro ou fora das instituições de saúde/hospitais, pode estar associado a risco de contato com secreções e excreções infectantes, bem como com materiais e equipamentos potencialmente contaminados.

O transporte externo de pacientes em ambulâncias exige medidas estritas de precauções e isolamentos por elas terem espaços limitados, o que exige organização e reorganização frequentes de materiais em curtos períodos de tempo.

As ambulâncias são o meio de transporte para remoções (transferências) de pacientes para a realização de exames e transferências entre instituições de saúde/hospitais, os quais podem ser portadores de doenças infecciosas (confirmadas ou suspeitas) e veículos de transmissão de microrganismos. Daí esse meio ser considerado um ambiente de risco, necessitando que as rotinas em sua utilização tenham incorporada a adoção de medidas de biossegurança.

Entre as normas e os protocolos de segurança para o paciente na utilização de ambulâncias, devem constar medidas de prevenção e de controle de infecções. Deverão ter inspeções sistemáticas do estado de conservação e condições de operação, assim como limpeza interna e desinfecção antes e após o transporte de pacientes, além de uma divisória fixa separando os compartimentos do motorista e dos pacientes/acompanhante.

O transporte por ambulância deve ser realizado a partir da solicitação pela equipe responsável pelo acionamento (comumente a enfermagem), tendo por base relatório médico autorizando saída do paciente (atestando condições clínicas compatíveis com transporte). Um formulário de requisição do uso de ambulância deverá ser preenchido com informação da necessidade de precauções adicionais com o paciente.

Os veículos/viaturas devem ser inspecionados diariamente quanto a limpeza e condições de circulação, observando-se a presença de itens essenciais de segurança, assim como a proibição de transporte concomitante de outros passageiros (carona) e/ou cargas (gêneros alimentícios, medicamentos e materiais hospitalares), que deverá ser realizado em outro veículo destinado para esse fim.

A instituição/hospital necessitará ter, no caso de ambulâncias próprias, um local de apoio administrativo para seus motoristas, onde deverão ser mantidos os EPIs, os materiais e produtos de limpeza e desinfecção das ambulâncias e os lençóis para troca das macas. Esse local precisará contar com: lavatório de mãos, saboneteira e toalheiro (com papel-tolha descartável); cabideiro para jalecos; *hamper* para lençóis usados; mesa e cadeira de apoio e escaninhos para formulários; armário exclusivo para guarda dos EPIs; armário exclusivo para guarda dos lençóis; armário exclusivo para guarda dos equipamentos e produtos de limpeza; lixeira com tampa e pedal para resíduo comum e infectante, estes devidamente identificados segundo padrões reguladores.

Deverá existir uma rotina de higienização e limpeza do ambiente, segundo procedimento operacional padrão (POP) institucional de limpeza concorrente e terminal, realizada pelo colaborador da enfermagem (equipamentos) e do serviço de higienização (ambiente). As equipes de controle de infecções hospitalares/qualidade e segurança do paciente deverão ter uma rotina de inspeção do local e dos veículos.

Em casos de ambulância própria, é preciso observar a necessidade de equipá-la a cada transporte a ser realizado com itens que deverão ser solicitados à farmácia da instituição/hospital: EPI como luvas de procedimento, máscaras cirúrgicas e respirador facial tipo PFF2/N95 (quando houver precauções por aerossóis), antissépticos e desinfetantes, como produtos de base alcoólica, por exemplo. Será necessário que os produtos destinados a limpeza e desinfecção de superfícies e equipamentos das ambulâncias sejam solicitados ao almoxarifado por meio de formulário próprio de requisição de materiais junto à equipe de hotelaria-hospitalidade e/ou setor de transportes.

O profissional técnico de enfermagem deverá providenciar material estéril, como máscara de oxigênio (O_2), umidificadores, látex, entre outros, e desprezá-lo no expurgo, substituindo por outro estéril, se necessário. O transporte do paciente só poderá ser realizado quando acompanhado por profissional tecnicamente competente.

Além de atender precaução-padrão, alguns outros cuidados devem ser observados, como uso de luvas de látex durante atividades de limpeza e desinfecção das ambulâncias; uso de botas de PVC (cano longo, tipo 7 léguas) quando houver risco de contaminação dos pés com água contaminada, e também nas atividades de limpeza e desinfecção das ambulâncias; botina bidensidade, que deverá compor o uniforme (farda) do motorista; e avental impermeável, indicado para atividade de limpeza e desinfecção das ambulâncias e para o transporte de membros e placentas. A ambulância deverá ser posicionada inclinada, para facilitar o escoamento de água e soluções. Além disso, todas as superfícies que tiveram contato com o paciente deverão ser limpas neste momento, especialmente a maca, o assento do acompanhante, as paredes perto da maca e qualquer superfície visivelmente suja. A higienização das mãos durante o transporte é essencial; recomenda-se fazer antissepsia das mãos com produto alcoólico.

Durante o transporte de pacientes em ambulâncias, é fundamental a sistematização de rotinas de precauções com:

- Vômitos: adaptar pequenos sacos plásticos em recipientes cilíndricos e oferecê-los ao paciente que estiver vomitando (cuidado a ser realizado pelo técnico de enfermagem), que, após o uso, deverão ser amarrados e desprezados como resíduos infectantes
- Respingos de sangue e outros materiais infectantes: usar folhas de papel-toalha ou outro material absorvível e luvas de procedimento para limpeza imediata de respingos de sangue e/ou secreções, desprezando os papéis e as luvas usadas como resíduo infectante.

O transporte de paciente em precauções por aerossóis deve ser evitado; porém, quando necessário, o paciente deve sair do quarto utilizando máscara comum (tipo cirúrgica) por todo o percurso. Durante o transporte, o motorista, o técnico de enfermagem e qualquer outro acompanhante deverão usar a máscara PFF2/N95, que poderá ser dispensada quando o paciente usar máscara cirúrgica por todo o percurso. É importante saber que a máscara é de uso individual e intransferível. Se pacientes em precauções por gotículas, será obrigatório o uso de máscara comum (tipo cirúrgica) para pessoas que entrarem na ambulância, que poderá ser dispensada quando o paciente usar máscara cirúrgica por todo o percurso.

O transporte de paciente sob precaução de contato deve ser evitado; porém, quando necessário, o profissional deverá seguir as precauções de contato durante todo o trajeto, para qualquer contato com o paciente. Todo resíduo gerado dentro da ambulância durante o transporte deverá seguir as normas e rotinas de gerenciamento de resíduos de saúde estabelecidas para a instituição, observando:

- Resíduos infectantes: qualquer resíduo com a possível presença de agentes biológicos que podem apresentar risco de infecção, a exemplo de restos de curativos e de punção venosa, saco com vômito, papel-toalha com sangue ou secreções, luva de procedimento e outros. Estes devem ser desprezados em saco branco leitoso na lixeira de resíduo infectante presente na central de apoio

- Resíduos comuns: são todos os resíduos que não necessitam de processo diferenciado de acondicionamento, identificação e tratamento, como lixo de banheiro, e que deverão ser desprezados em saco preto na lixeira de resíduo comum na central de apoio. Resíduos recicláveis devem ser segregados e desprezados em conformidade com a legislação.

BIBLIOGRAFIA

Ahmad, S. e Alfouzan, W. Candida auris: Epidemiology, Diagnosis, Pathogenesis, Antifungal Susceptibility, and Infection Control Measures to Combat the Spread of Infections in Healthcare Facilities. Microorganisms. 2021;9(4).

Beirão EM, Furtado JD, Girarardello R et al. Clinical and microbiological characterization of KPC-producing Klebsiella pneumoniae infections in Brazil. Braz J Infect Dis. 2011;15(1):69-73.

Brasil. Agência Nacional de Vigilância Sanitária (Anvisa). Nota Técnica 01/2013. Disponível em: https://cevs.rs.gov.br/upload/arquivos/201706/30132435-1369161512-nota-tec-01-2013-anvisa.pdf.

Brasil. Agência Nacional de Vigilância Sanitária (Anvisa). Comunicado de risco nº 01/2016 – GVIMS/GGTES/Anvisa. Detecção do gene responsável pela resistência à polimixina mediada por plasmídeos (mcr-1) no Brasil. Brasília: Anvisa; 2016. Disponível em: https://www.gov.br/anvisa/pt-br/centraisdeconteudo/publicacoes/servicosdesaude/comunicados-de-risco-1/comunicado-de-risco-01-2016-gvims-ggtes-anvisa

Brasil. Agência Nacional de Vigilância Sanitária (Anvisa). Comunicado de risco no 01/2017 – GVIMS/GGTES/Anvisa. Relatos de surtos de Candida auris em serviços de saúde da América Latina. Brasília: Anvisa; 2017. Disponível em: https://www.gov.br/anvisa/pt-br/centraisdeconteudo/publicacoes/servicosdesaude/comunicados-de-risco-1/comunicado-de-risco-no-01-2017-gvims-ggtes-anvisa-1.

Brasil. Agência Nacional de Vigilância Sanitária (Anvisa). Nota Técnica no 1/2010. Medidas para identificação, prevenção e controle de infecções relacionadas à assistência à saúde por microrganismos multirresistentes. Brasília: Anvisa; 2010. Disponível em: http://lproweb.procempa.com.br/pmpa/prefpoa/cgvs/usu_doc/nota_tecnica_01-10.pdf.

Brasil. Agência Nacional de Vigilância Sanitária (Anvisa). Medidas de prevenção de infecção relacionada à assistência à saúde. Brasília: Anvisa; 2017. Disponível em: https://portaldeboaspraticas.iff.fiocruz.br/wp-content/uploads/2019/07/Caderno-4-Medidas-de-Preven%C3%A7%C3%A3o-de-Infec%C3%A7%C3%A3o-Relacionada-%C3%A0-Assist%C3%AAncia-%C3%A0-Sa%C3%BAde.pdf.

Brasil. Agência Nacional de Vigilância Sanitária (Anvisa). Critérios diagnósticos de infecção relacionada à assistência à saúde. Série Segurança do Paciente e Qualidade em Serviços de Saúde. 2. ed. Brasília; 2017: Anvisa; Disponível em: http://www.saude.ba.gov.br/wp-content/uploads/2019/06/Crit%C3%A9rios-Diagnosticos-IRAS-vers%C3%A3o-2017.pdf.

Brasil. Agência Nacional de Vigilância Sanitária (Anvisa). Critérios diagnósticos – NNIS. Gerência Geral de Tecnologia em Serviços de Saúde. Gerência de Investigação e Prevenção de infecções e eventos adversos. Bra-

sília: Anvisa; 2005. Disponível em: https://www.anvisa.gov.br/servicosaude/controle/reniss/material_arquivos/criterios_NNISS.pdf.

Brasil. Agência Nacional de Vigilância Sanitária (Anvisa). Programa Nacional de Prevenção e Controle de Infecções Relacionadas à Assistência à Saúde (2016-2020). Gerência Geral de Tecnologia em Serviços de Saúde-GGTES. Brasília: Anvisa; 2016. Disponível em: https://www.saude.go.gov.br/images/imagens_migradas/upload/arquivos/2017-02/pnpciras-2016-2020.pdf.

Brasil. Portaria nº 529, de 1 de abril de 2013. Institui o Programa Nacional de Segurança do Paciente (PNSP). Disponível em: http://bvsms.saude.gov.br/bvs/saudelegis/gm/2013/prt0529_01_04_2013.html.

Brasil. Resolução da Diretoria Colegiada (RDC) nº 36, de 25 de julho de 2013. Institui ações para a segurança do paciente em serviços de saúde e dá outras providências. Disponível em: http://bvsms.saude.gov.br/bvs/saudelegis/anvisa/2013/rdc0036_25_07_2013.html.

Brasil. Agência Nacional de Vigilância Sanitária (Anvisa). Nota técnica nº 01/2013. Medidas de prevenção e controle de infecções por enterobactérias multirresistentes. Brasília: Anvisa; 2013. Disponível em: https://cevs.rs.gov.br/upload/arquivos/201706/30132435-1369161512-nota-tec-01-2013-anvisa.pdf.

Centers for Disease Control and Prevention (CDC). Candida auris. Disponível em: https://www.cdc.gov/fungal/candida-auris/.

Centers for Disease Control and Prevention (CDC). The Intersection of Antibiotic Resistance (AR), Antibiotic Use (AU), and COVID-19 for the Presidential Advisory Council on Combating Antibiotic-Resistant Bacteria. Disponível em: https://www.hhs.gov/sites/default/files/antibiotic-resistance-antibiotic-use-covid-19-paccarb.pdf

Conselho Regional de Medicina do Estado de Santa Catarina (Cremesc). Resolução nº 27, de março de 1997. Regulamenta o transporte de pacientes em ambulâncias e outros veículos. Disponível em: https://sistemas.cfm.org.br/normas/arquivos/resolucoes/SC/1997/27_1997.pdf.

Destra AS, Angelieri DB, Bakowski E et al. Agência Nacional de Vigilância Sanitária (Anvisa). Curso infecção relacionada à assistência à saúde (IrAS). Risco ocupacional e medidas de precauções e isolamento. Módulo 5. São Paulo; 2004. Disponível em: https://www.anvisa.gov.br/servicosaude/manuais/iras/M%F3dulo%205%20-%20Risco%20Ocupacional%20e%20Medidas%20de%20Precau%E7%F5es%20e%20Isolamento.pdf

Hinrichsen SL. Qualidade e segurança do paciente: gestão de riscos. Rio de Janeiro: Medbook; 2012. 352 p.

Hinrichsen SL, Senna E et al. Recomendações para biossegurança dos profissionais de saúde. Ars Cvrandi. 1998; 20-6.

Mahon, CR., Lehman, DC. Textbook of diagnostic microbiology. Amsterdam: Elsevier; 2016; 287; 318.

Santos, SCG. et al. Epidemiologia molecular de Staphylococcus aureus no Brasil: elevada frequência de clones epidêmicos | pandêmicos, CA-MRSA e perspectivas futuras. Brazilian Journal of Development. 2021;7(4):35734-35751.

Secretaria de Saúde do Estado de São Paulo. Plano de Prevenção e Controle de Bactérias Multirresistentes (BMR) para Hospitais do Estado de São Paulo. 2016. Disponível em: http://www.saude.sp.gov.br/resources/cve-centro-de-vigilancia-epidemiologica/areas-de-vigilancia/infeccao-hospitalar/bmr/doc/ih16_bmr_plano.pdf.

Siegel JD, Rhinehart E, Jackson M, Chiarello L. Management of multidrug-resistant organisms in health care settings, 2006. American Journal of Infection Control. 2007; 35(10/Suppl2): 165-93. Disponível em: https://pubmed.ncbi.nlm.nih.gov/18068814/.

Workneh, M. et al. Phenotypic Methods for Detection of Carbapenemase Production in Carbapenem-Resistant Organisms: What Method Should Your Laboratory Choose. Clinical Microbiology Newsletter. 2019;41(2):11-22.

Capítulo 11

Assistência em Saúde a Pessoas Vivendo com HIV/Diagnóstico de AIDS

Sylvia Lemos Hinrichsen ▪ Glaucia Varkulja ▪ Marcela Coelho de Lemos

Se não sabe o que procura, com certeza não vai enxergar o que encontra. O perigo está no hábito. (Sylvia Lemos Hinrichsen)

A síndrome da imunodeficiência adquirida (AIDS) surgiu depois de um período marcado por lutas em prol da liberação feminina, da afirmação da sexualidade fora do casamento, da escolha dos parceiros sexuais e das manifestações de orientações sexuais fora dos parâmetros tradicionais (homossexuais masculinos e femininos).

A AIDS não é uma doença, e sim um conjunto de sinais e sintomas em consequência da deficiência imunológica causada pelo vírus da imunodeficiência humana (HIV), podendo seu portador viver alguns anos sem apresentar nenhum sintoma, ou, até mesmo, sem saber que tem o vírus. A síndrome, porém, não afeta somente o presente das pessoas, mas também seu passado e seu futuro.

A exclusão de pessoas com HIV/diagnóstico de AIDS da sociedade e ainda a discriminação com base em raça/etnia, sexo ou orientação sexual não são maneiras eficazes de prevenção.

É grande o número de pessoas infectadas não só pelo HIV, mas também pelos vírus das hepatites B e C, que não têm o conhecimento de suas condições de saúde e/ou dos riscos de transmissibilidade até serem diagnosticadas.

Considerando a AIDS como um problema, sobretudo na área da assistência e biossegurança, normas e/ou orientações foram criadas visando a maior segurança para os profissionais e/ou doentes, independentemente do conhecimento do diagnóstico sorológico.

O pessoal da área de saúde deve tomar conhecimento de que não há nenhuma evidência de contágio por meio de contatos puramente sociais e/ou ocupacionais (sem exposição direta a sangue e/ou fluidos corpóreos), nem por meio do ar, da comida ou de objetos.

Há relatos na literatura de casos de AIDS entre profissionais de saúde, embora pouco frequentes. A necessidade de se observarem precauções apropriadas para evitar a disseminação da doença deve ser contrabalançada pela necessidade de assegurar ao paciente a não discriminação em decorrência do seu estado de portador ou de doente.

As medidas de biossegurança a serem adotadas para a AIDS são as mesmas recomendadas para a prevenção das hepatites B e C.

As pessoas que têm contato com sangue, tecidos, secreções, excreções ou objetos e superfícies potencialmente contaminados devem usar luvas e, em seguida, lavar bem as mãos com água e sabão. As superfícies contaminadas com sangue ou secreções devem ser desinfetadas imediatamente. Não é necessário o uso rotineiro de máscaras para pacientes com AIDS, mesmo para os profissionais de saúde.

O uso de equipamentos de proteção individual (EPI) deverá ser empregado de acordo com a presença de sangue e/ou secreções do paciente de doença relacionada ao HIV, e/ou de acordo com as suas infecções oportunistas e transmissibilidades.

Algumas infecções podem ocorrer concomitantemente à infecção pelo vírus da AIDS, podendo exigir outras precauções que devem ser somadas às já especificadas. Se o paciente estiver com AIDS e apresentar infecções associadas por *Aspergillus* sp., *Blastomyces dermatitidis*, *Candida* (sem forma cutânea), *Histoplasma capsulatum*, *Mycobacterium avium-intracellulare*, *Nocardia asteroides*, *Pneumocystis jiroveci*, *Toxoplasmose gondii*, citomegalovírus (evitar gestantes) e/ou *Cryptococcus*, não haverá necessidade de nenhum isolamento, mas apenas dos cuidados básicos de biossegurança.

Ao tratar infecções por *Coccidioides immitis* em pacientes com doença relacionada ao HIV, além das precauções básicas deve-se ter cuidado com secreções e material drenado. Exigem precauções entéricas (de contato) com pacientes com AIDS e infecções por *Cryptosporidium*, *Shigella* sp. e *Salmonella* sp.

A tuberculose associada à AIDS passa a exigir biossegurança específica e isolamento respiratório com máscaras apropriadas para o doente e/ou para os profissionais de saúde que prestam assistência a ele. Isolamento de contato é recomendado também para pacientes com doença relacionada ao HIV e infecções por *herpes simples* (localizado ou disseminado), *varicela* e *herpes-zóster* (localizado ou disseminado; neste último caso, o paciente deve ficar em regime de isolamento total).

As seringas e agulhas devem ser colocadas em recipientes rígidos, não passíveis de perfuração, sempre que possível descartáveis. A descontaminação e/ou esterilização de equipamentos clinicocirúrgicos devem ser feitas com as mesmas técnicas de esterilização recomendadas para hepatites B e C. As práticas básicas de biossegurança deverão ser as mesmas utilizadas para todas as doenças e/ou hepatites B e C.

Do ponto de vista da biossegurança, todo paciente internado em um serviço de saúde deverá ser considerado como potencial portador dos vírus das hepatites B, C e/ou HIV, por meio das medidas de isolamento conforme processos infecciosos associados e tipos de transmissão (padrão, contato, gotículas, aérea/aerossóis). Nos pacientes portadores do vírus HIV/

diagnóstico de AIDS, os cuidados de biossegurança devem estar relacionados principalmente com sangue e/ou secreções/fluidos corpóreos.

Todas as medidas de biossegurança aplicadas para atendimento hospitalar de portadores de AIDS e/ou soropositivos devem ser adotadas em nível ambulatorial, no atendimento de emergência e/ou durante qualquer procedimento médico (incluindo laboratórios), não havendo necessidade de áreas separadas, e/ou identificações relacionadas com a situação clínica de pessoas vivendo com HIV/diagnóstico de AIDS.

Os portadores do vírus HIV/diagnóstico de AIDS podem utilizar salas de espera e banheiros comuns para qualquer tipo de paciente, desde que tenham hábitos condizentes de higiene, comportamento e limpeza.

Os registros e resultados dos exames de HIV são confidenciais e não podem ser divulgados, salvo causa justa ou permissão expressa do interessado, por qualquer meio. É proibida a testagem sorológica compulsória para o HIV, que deverá sempre ser oferecida em caráter voluntário e anônimo. Correm em segredo todos os processos e procedimentos judiciais ou administrativos em que, direta ou indiretamente, se discuta matéria relacionada com o fato de alguém ser portador do vírus HIV.

Qualquer pessoa, física ou jurídica, pública ou privada, pode ingressar em juízo para proteger os direitos dos portadores do vírus HIV/AIDS ou pleitear indenização por danos causados (Lei nº 7.347/85).

É vetado discriminar pessoas vivendo com HIV/diagnóstico de AIDS, em especial no acesso a local de trabalho, habitação, educação ou prestação de serviços, públicos ou privados, de qualquer natureza (sob pena de detenção de 6 meses a 2 anos e multa), assim como violar, sem justa causa, a confidencialidade de registro ou o resultado de exame HIV. Além disso, está prevista a detenção (de 6 meses a 2 anos e multa) a profissionais de saúde que se recusarem a atender portador do vírus HIV/diagnóstico de AIDS. pelas condições em que são obrigados a fazê-lo.

Sugere-se que:

• Todo estabelecimento de saúde, seja público ou privado, adote de modo sistemático medidas de biossegurança com práticas básicas, independentemente de conhecer ou não o diagnóstico do cliente/paciente em relação ao vírus HIV, vírus das hepatites B e C e outros

• As medidas de isolamento para o paciente portador do vírus HIV/diagnóstico de AIDS deverão ser baseadas na transmissibilidade dos possíveis agentes etiológicos associados ao HIV, cabendo ao profissional de saúde adotá-las de modo sistemático e universal

• Devem-se evitar constrangimentos aos portadores do vírus HIV/diagnóstico de AIDS, bem como atitudes discriminatórias

• Não se deve aumentar as medidas de biossegurança apenas pelo diagnóstico do vírus HIV, e sim valorizar práticas sistemáticas e adequadas, com competência técnica e de modo universal, visando à assistência ética e humana, respeitando-se sempre os direitos de todos.

Assim, todo paciente portador do vírus HIV/diagnóstico de AIDS deverá receber uma assistência à saúde com a mesma equidade e as medidas de precaução que outros sem sua condição de portador do vírus ou doente.

"No início dos anos 1980, surgiram os primeiros casos de AIDS, que caminhavam na contramão de todas as lutas iniciadas nos anos 1970, em que a liberdade era o padrão.

Com a AIDS, uma doença com um período de incubação longo, surgiu o medo, pois o seu início estava muito associado a perdas de privacidade de escolhas e mortes. Assim, ser livre para ser o que se queria ser passava a ter riscos e culpas, e, logicamente, preconceitos.

Os tempos tornaram-se tensos, e a orientação sexual aparecia, agora, "vestida" por uma doença que podia matar e que, pouco a pouco, saía de alguns grupos (inicialmente os homens que se relacionavam sexualmente com homens) para se tornar uma "doença de todos", e até das famílias, quando os heterossexuais começaram a se infectar pelo vírus do HIV e aumentar as chances de ter filhos com AIDS.

Foi nessa época que eu começava a ser médica e vivenciar novas experiências, que se tornaram mais quotidianas na minha vida nos anos 1990, quando eu estava como responsável pelo serviço de Doenças Infecciosas e Parasitárias (DIP) do Hospital das Clínicas da Universidade Federal de Pernambuco (HC-UFPE). Trabalhar em um serviço desse em um hospital sem uma tradição com esse tipo de paciente não foi uma tarefa fácil, pois os primeiros fatores dificultadores eram o medo e o preconceito. Por tal razão, algum plano de ação precisava ser implementado e implantado para que, por meio do conhecimento, mudássemos atitudes, mesmo sabendo que só o saber não era suficiente para as mudanças que se faziam necessárias.

Sim, naquela época era vital disseminar no hospital e na comunidade que as doenças infectocontagiosas, quando todos usassem práticas seguras e preventivas, poderiam ser tratadas em qualquer ambiente. Também era importante disseminar a importância de se conhecerem as diversas formas de transmissão dos agentes infecciosos, o que, sem a menor dúvida, aumentaria a proteção contra possíveis contaminações, além da importância da higienização das mãos antes e após contatos/procedimentos com pacientes.

Estávamos dando, portanto, os primeiros passos para a biossegurança e o controle de infecções como ferramentas de proteção individual e comunitária, universal, independentemente de se conhecerem diagnósticos."
Sylvia Lemos Hinrichsen
Anos 1980/1990

BIBLIOGRAFIA

Brasil. Agência Nacional de Vigilância Sanitária (Anvisa). Critérios diagnósticos de infecção relacionada à assistência à saúde. Série segurança do paciente e qualidade em serviços de saúde. 2. ed. Corrigida em 03/03/2017. Brasília: Anvisa; 2017. Disponível em: http://www.saude.ba.gov.br/wp-content/uploads/2019/06/Crit%C3%A9rios-Diagnosticos-IRAS-vers%C3%A3o-2017.pdf.

Brasil. Agência Nacional de Vigilância Sanitária (Anvisa). Critérios diagnósticos – NNIS. Gerência geral de tecnologia em serviços de saúde. Gerência de investigação e prevenção de infecções e eventos adversos. Brasília: Anvisa. 2005. Disponível em: https://www.anvisa.gov.br/servicosaude/controle/reniss/material_arquivos/criterios_NNISS.pdf.

Brasil. Agência Nacional de Vigilância Sanitária (Anvisa). Medidas de prevenção de infecção relacionada à assistência à saúde. Brasília: Anvisa; 2017. Disponível em: http://antigo.anvisa.gov.br/documents/33852/3507912/Caderno+4+-+Medidas+de+Preven%C3%A7%C3%A3o+de+Infec%C3%A7%C3%A3o+Relacionada+%C3%A0+Assist%C3%AAncia+%C3%A0+Sa%C3%BAde/a3f23dfb-2c54-4e64-881c-fccf9220c373.

Brasil. Agência Nacional de Vigilância Sanitária (Anvisa). Programa Nacional de Prevenção e Controle de Infecções Relacionadas à Assistência à Saúde (2016-2020). Gerência Geral de Tecnologia em Serviços de Saúde (GGTES). Brasília: Anvisa; 2016. Disponível em: http://antigo.anvisa.gov.br/documents/33852/3074175/PNPCIRAS+2016-2020/f3eb5d51-616c-49fa-8003-0dcb8604e7d9?version=1.0.

Brasil. Ministério da Saúde (MS). Programa Nacional DST/AIDS. Brasília: MS; 1995. p. 642.

Destra AS, Angelieri DB, Bakowski E et al. Agência Nacional de Vigilância Sanitária (Anvisa). Curso Infecção relacionada à assistência à saúde (IRAS). Risco ocupacional e medidas de precauções e isolamento. Módulo 5. São Paulo. 2004. Disponível em: https://www.anvisa.gov.br/servicosaude/manuais/iras/M%F3dulo%205%20-%20Risco%20Ocupacional%20e%20Medidas%20de%20Precau%E7%F5es%20e%20Isolamento.pdf.

Hinrichsen SL. Qualidade & segurança do paciente: gestão de riscos. Rio de Janeiro: Medbook; 2012. 352 p.

Hinrichsen SL et al. AIDS e os profissionais de saúde. In: Ferraz E. Infecção em cirurgia. Rio de Janeiro: Medsi; 1997. p. 541-65.

Hinrichsen SL, Senna E et al. Recomendações para biossegurança dos profissionais de saúde. ARS Cvrandi. 1998; 20-2.

UNAIDS Brasil. Terminologia. Disponível em: https://unaids.org.br/terminologia/.

Capítulo 12

Biossegurança de Pacientes Internados em Quartos Compartilhados com Banheiro Único

Sylvia Lemos Hinrichsen ▪ Glaucia Varkulja ▪ Marcela Coelho de Lemos

A privacidade vale ouro. (Day Anne)

INTRODUÇÃO

Os agentes biológicos apresentam um risco real ou potencial para o homem e para o meio ambiente. Por essa razão, é fundamental montar uma estrutura que se adapte à prevenção dos riscos encontrados em diversas unidades de assistência à saúde.

As principais infecções relacionadas à assistência à saúde (IrAS) são consequência de processos infecciosos em feridas cirúrgicas, da utilização indiscriminada e/ou inadequada de antimicrobianos, da utilização de procedimentos invasivos para diagnóstico e tratamentos (cateteres venosos ou arteriais, sondagens, ventilação mecânica), e da não higienização das mãos.

Define-se como IrAS toda e qualquer infecção adquirida após a internação do paciente, e que se manifeste durante a internação, ou mesmo após a alta, quando esta pode ser relacionada com a internação e/ou procedimentos assistenciais.

A biossegurança consiste em um conjunto de medidas adotadas para formar uma barreira que impeça a disseminação de agentes infecciosos aos pacientes, de um paciente para o outro, aos visitantes e ao ambiente.

Recomenda-se que, em quarto compartilhado (enfermaria), o paciente tenha armário próprio para guardar seus pertences (roupas, sacolas, sapatos), uma mesa lateral de apoio (de cabeceira, individual), mesa de refeição e uma poltrona/cadeira para seu uso (em geral compartilhada pelo acompanhante) e camas com distância de 1 m entre si.

O uso correto e rotineiro de equipamentos para proteção individual (EPI) é uma prática importante como medida de barreira na prevenção de doenças, e deverá ser feito de acordo com a hipótese diagnóstica e os resultados laboratoriais, sendo importante levar em consideração modo de transmissão do agente infeccioso hipotético e/ou confirmado, período de incubação e medidas preventivas existentes.

Todos os profissionais de saúde, em especial os que trabalham em áreas compartilhadas por pacientes com diagnósticos diferentes e com o mesmo sanitário para uso, **devem trabalhar atentos e sistematizados para os diversos tipos de precauções e isolamentos existentes**.

Define-se como precaução e isolamento o conjunto de medidas adotadas para fazer uma barreira que impeça a disseminação de agentes infecciosos a um paciente, de um paciente para outro, para os profissionais de saúde, para os visitantes e/ou para o ambiente.

Todo profissional de saúde e/ou de higiene hospitalar de áreas compartilhadas deverá estar treinado para o uso de EPI de modo adequado, lembrando que o mais importante nem sempre será a confirmação diagnóstica, mas o potencial de transmissão existente (líquidos corpóreos, sangue, feridas, escaras, secreções as mais diversas, vômitos, hemorragias, tosse, escarros e/ou outros).

É importante, ainda, estar atento para o fato de que nem sempre existirão entre os pacientes as mesmas condições de higiene pessoal, sociais, educacionais, o que, sem a menor dúvida será um elemento dificultador que exigirá maior conhecimento da equipe multiprofissional, incluindo equipe de higiene hospitalar responsável por esta área.

Outros aspectos a considerar são os momentos de doença de cada paciente. Riscos potenciais de transmissibilidade em processos infecciosos e de diferentes tipos terapêuticos (curativa definitiva; curativa temporária; paliativa; de suporte; psicológica; preventiva e ética).

COMO FAZER NA PRÁTICA?

Administrativamente, é desafiador definir quais os pacientes que compartilharão do mesmo quarto com um único banheiro: diferentes tipos de seguro-saúde e/ou direitos assegurados por cada paciente; emergência e/ou urgência clínica apresentada na hora da indicação de internação; momentos clínicos vividos por cada um dos pacientes (casos graves, menos graves, pós-cirúrgicos, pós-parto normal, pós-parto cesáreo, com feridas infectadas, abertas e/ou com odor); sexo; hábitos individuais; uso de equipamentos compartilhados (televisão e controle remoto, cadeiras para acompanhante, mesa de apoio para cama, escada, suporte de soro, segurança da saúde dos pacientes e visitantes, cadeira de banho); higiene pessoal do paciente e/ou acompanhante (no quarto, com os alimentos; no banheiro único, com as toalhas de mão e/ou de banho), além da frequência de limpeza do apartamento e/ou banheiro.

Outra tarefa administrativa e técnica que deve ser observada é a guarda do sigilo diagnóstico, inclusive na hora dos procedimentos de saúde com cada doente. Todo o esforço deve ser feito com intuito de garantir a não revelação deste, uma vez que condutas serão informadas e/ou repassadas pelos acompanhantes durante todo o processo de internação.

Ainda se encontra resistência, quer entre os pacientes e/ou familiares, quer entre os próprios profissionais de saúde, quanto a um paciente em processo de tratamento e/ou investigação diagnóstica poder compartilhar um mesmo quarto, com banheiro único e em um ambiente de internação hospitalar, especialmente em hospitais não públicos.

É importante que as lideranças envolvidas tenham previamente critérios de internação baseando-se em pilares técnicos de biossegurança já existentes e no bom senso, de modo que se garantam o menor risco de infecções cruzadas, assim como preservação da privacidade de cada paciente, incluindo o que diz respeito a sigilo.

Todos os setores de um hospital, principalmente a equipe de assistência multiprofissional, em particular nos ambientes compartilhados, deverão conhecer as diversas doenças e sua potencial transmissibilidade para que, caso a caso, sejam decididas as internações, visando garantir a biossegurança dos pacientes e dos que os assistem na unidade hospitalar.

Deverá ser garantida, também de modo universal, independentemente dos diagnósticos, a adoção das precauções-padrão (básicas) na unidade hospitalar de forma sistêmica e rotineira, com vistas ao controle dos processos infecciosos, assim como da saúde dos seus funcionários.

A consolidação dessas práticas de biossegurança deve envolver todas as pessoas que circulam no ambiente hospitalar, sejam pacientes, visitantes, profissionais de saúde, terceiros, voluntários, de forma que todos estejam (e se sintam) seguros.

Prevenção e controle de infecção é uma prioridade para a segurança dos pacientes e deve envolver os profissionais de saúde em todos os níveis, assim como ser parte da organização hospitalar como um todo. A equipe deve ser capacitada e dimensionada para cumprir os requisitos das tarefas sem excesso de carga de trabalho. Os programas de controle de infecção hospitalar precisam conseguir traduzir os principais componentes em documentos viáveis que levem em consideração contexto e realidade locais. Devem ser planejados de maneira interdisciplinar, seguindo estratégia de intervenção multimodal que enfatize o treinamento prático e seja avaliado regularmente e ajustado por novas demandas, sempre que necessário.

BIBLIOGRAFIA

Brasil. Agência Nacional de Vigilância Sanitária (Anvisa). Critérios diagnósticos de infecção relacionada à assistência à saúde. Série Segurança do Paciente e Qualidade em Serviços de Saúde. 2. ed. Corrigida em 03/03/2017. Brasília: Anvisa; 2017. Disponível em: http://www.saude.ba.gov.br/wp-content/uploads/2019/06/Crit%C3%A9rios-Diagnosticos-IRAS-vers%C3%A3o-2017.pdf

Brasil. Agência Nacional de Vigilância Sanitária (Anvisa). Critérios diagnósticos – NNIS. Gerência geral de tecnologia em serviços de saúde. Gerência de investigação e prevenção de infecções e eventos adversos. Brasília: Anvisa; 2005. Disponível em: https://www.anvisa.gov.br/servicosaude/controle/reniss/material_arquivos/criterios_NNISS.pdf

Brasil. Destra AS, Angelieri DB, Bakowski E et al. Agência Nacional de Vigilância Sanitária (Anvisa). Curso Infecção relacionada à assistência à saúde (IrAS). Risco ocupacional e medidas de precauções e isolamento. Módulo 5. São Paulo. 2004 – versão 1.0. Disponível em: https://www.anvisa.gov.br/servicosaude/manuais/iras/M%F3dulo%205%20-%20Risco%20Ocupacional%20e%20Medidas%20de%20Precau%E7%F5es%20e%20Isolamento.pdf

Brasil. Agência Nacional de Vigilância Sanitária (Anvisa). Medidas de prevenção de infecção relacionada à assistência à saúde/Agência Nacional de Vigilância Sanitária – Brasília: Anvisa; 2017. Disponível em: http://antigo.anvisa.gov.br/documents/33852/3507912/Caderno+4+-+Medidas+de+Preven%C3%A7%C3%A3o+de+Infec%C3%A7%C3%A3o+Relacionada+%C3%A0+Assist%C3%AAncia+%C3%A0+Sa%C3%BAde/a3f23dfb-2c54-4e64-881c-fccf9220c373

Brasil. Agência Nacional de Vigilância Sanitária (Anvisa). Grinbaum, RS. Vigilância epidemiológica das infeções hospitalares. Módulo 2. São Paulo. 2004-versão 1.0. Disponível em: https://www.anvisa.gov.br/servicosaude/manuais/iras/M%F3dulo%202%20-%20Vigil%E2ncia%20Epidemiol%F3gica%20da%20Infec%E7%F5es%20Hospitalares.pdf

Brasil. Agência Nacional de Vigilância Sanitária (Anvisa). Programa Nacional de Prevenção e Controle de Infecções Relacionadas à Assistência à Saúde (2016-2020). Gerência Geral de Tecnologia em Serviços de Saúde-GGTES. Brasília. 2016. Disponível em: http://antigo.anvisa.gov.br/documents/33852/3074175/PNPCIRAS+2016-2020/f3eb5d51-616c-49fa-8003-0dcb8604e7d9?version=1.0

Brasil. Ministério da Saúde. Portaria Nº 2616, de 12 de maio de 1998. Disponível em: https://bvsms.saude.gov.br/bvs/saudelegis/gm/1998/prt2616_12_05_1998.html

Departamento de Economia da Saúde e Desenvolvimento. Internação e apoio ao diagnóstico e à terapia (reabilitação). Disponível em: http://files.bvs.br/upload/bvsecos/programacao_arquitetonica_somasus_v2.pdf

Hinrichsen SL. Qualidade & segurança do paciente: gestão de riscos. Rio de Janeiro: Medbook; 2012. 352 p.

Hinrichsen SL. A biossegurança dos profissionais de saúde: um grande desafio. Prática Hospitalar. 2001; 14:31-8.

Hinrichsen SL et al. Recomendações para a biossegurança dos profissionais de saúde. Ars Cvrandi. 1998; 20-6.

Hinrichsen SL et al. AIDS e os profissionais de saúde. In: Ferraz E. Infecção em cirurgia. Rio de Janeiro: Medsi; 1997. p. 541-65.

Pedrosa TMG, Couto RC. Prevenção das infecções nosocomiais ocupacionais. In: Couto RC, Pedrosa TMG, Nogueira JM. Infecção hospitalar. Epidemiologia e controle. Rio de Janeiro: Medsi; 1999. p. 585-611.

Roberto BAD. Isolamento e precauções. In: Couto RC, Pedrosa TMG. Rotinas e procedimentos. Infecção relacionada à assistência (Infecção Hospitalar) e outras complicações não infecciosas. 3. ed. Rio de Janeiro: Medbook; 2012. p. 197-209.

Sequéria EJD. Saúde ocupacional e medidas de biossegurança. In: Martins MA. Manual de infecção hospitalar. Epidemiologia. Prevenção. Controle. 2. ed. Rio de Janeiro: Medsi; 2001. p. 643-73.

Zingg W, Holmes A, Dettenkofer M et al. Hospital organisation, management, and structure for prevention of health-care-associated infection: a systematic review and expert consensus. Lancet Infect Dis. 2015; 15:212-24.

Capítulo 13

Controle das Complicações Infecciosas em Hospitais

Sylvia Lemos Hinrichsen ▪ Marcela Coelho de Lemos

Males são bênçãos, pois trazem mudanças.
(Sylvia Lemos Hinrichsen)

INTRODUÇÃO

O controle das infecções relacionadas com a assistência à saúde (IrAS) baseia-se em vigilância epidemiológica, ou seja, no emprego do método científico para observação e análise das múltiplas causas que constituem o processo desencadeador dessas ocorrências e explicam sua distribuição pela clientela hospitalar: observação levando à ação.

Por meio da análise da clínica, do histórico e dos exames complementares dos pacientes, chega-se a resultados que são expressos sob a forma de indicadores que norteiam as diversas medidas de prevenção e/ou minimizam especificamente o problema identificado.

As atividades de controle de infecções em instituições de saúde/hospitais têm sido consideradas um importante fator de proteção para as pessoas, de modo geral, e em hospitais, para os pacientes. É uma meta internacional de segurança (meta nº 05).

Muitas infecções nosocominais podem ser prevenidas. Quando já existem, são decorrentes de falhas nas barreiras para a adesão às estratégias de prevenção com base em evidências científicas. Processos infecciosos podem ser evitados com medidas simples, como higienização das mãos, uso de equipamentos de proteção individual (EPI), elevação da cabeceira do leito (no caso da prevenção de pneumonia associada à ventilação mecânica [PAV]), limpeza/desinfecção do ambiente, uso racional de antimicrobianos-*stewardship* (gerenciamento) e controle da glicemia no pós-operatório, assim como antibiotico-profilaxia até 60 min após a incisão cirúrgica.

CONTROLE DE INFECÇÃO

Segundo recomendações da Norma Regulamentadora 32 (NR 32) da Agência Nacional de Vigilância Sanitária (Anvisa), Portaria 529 do Ministério da Saúde (MS), assim como o seguimento da Portaria 2.616/98 (MS), no controle da segurança do paciente, é importante que existam nas instituições de saúde/hospitais núcleos de qualidade, além do programa de controle de infecções, um programa de higienização das mãos, uso racional de antimicrobianos (*stewardship*) e de riscos, e seguimento de legislações relacionadas com o ambiente e com a estrutura de ambientes. Assim, uma instituição de saúde/hospital que desenvolva ações de controle de infecções segundo programas e/ou procedimentos operacionais (POP) de atividades ou protocolos gerenciados (com indicadores preestabelecidos), com lideranças identificadas, profissionais bem treinados, métodos/ferramentas de análise de riscos proativos relacionados aos processos infecciosos segundo políticas e procedimentos apropriados, tendo como base uma educação continuada de equipes multiprofissionais, correrá menos riscos de erros e não conformidades. Estes, quando existentes, deverão ser considerados como sistêmicos e não pessoais, oportunidades de melhorias para maior segurança do paciente, que deverá ser o foco da assistência (Quadro 13.1).

Também é fundamental no controle de complicações infecciosas em instituições de saúde/hospitais que todas as equipes multiprofissionais conheçam as fontes de infecções, assim como algumas definições relativas à transmissão de microrganismos resistentes (MR) entre pacientes para que possam desenvolver suas atividades e assistências com maior segurança (Quadros 13.2 e 13.3).

São fatores de risco para IrAS, infecções hospitalares (IH), infecção ou colonização por microrganismos gram-negativos, em especial os multirresistentes aos antimicrobianos: longa permanência hospitalar; uso prévio de antimicrobianos; internação em unidade de terapia intensiva (UTI); gravidade das doenças de base e deficiência imunológica; queimaduras graves ou cirurgias extensas; uso de procedimentos invasivos. São reservatórios dos bacilos gram-negativos: pacientes e profissionais de saúde colonizados e/ou infectados; artigos hospitalares contaminados (estetoscópio, termômetro, torniquetes, nebulizadores, umidificadores, circuito de respirador e outros); locais/ambientes úmidos (pias, panos de chão, medicamentos abertos, vegetais) com constantes variações de temperatura.

QUADRO 13.1 Atividades no controle de complicações infecciosas em hospitais.

Medidas de precaução e isolamento

- Identificação de MR ou de riscos de transmissão intra-hospitalar de IrAS
- Monitoramento da ocorrência de surtos infecciosos
- Vigilância da microbiota hospitalar segundo perfil de sensibilidade aos antimicrobianos usados e testados, determinando o nível endêmico, o limite máximo esperado e a projeção para o mês subsequente

Protocolos/rotinas relacionadas com a prevenção de infecções

- Elaboração e implementação de protocolos e POP relacionados ao controle de infecções segundo evidências científicas atualizadas, que deverão ser disponibilizados para todas as equipes multiprofissionais segundo processo de educação continuada

Visitas técnicas aos serviços

- Suporte técnico-científico aos diversos setores da instituição/hospital relacionados à infraestrutura: engenharia, arquitetura, manutenção/serviços gerais, hospitalidade-hotelaria (lavanderia/rouparia/controle de pragas), nutrição, central de material, farmácia, laboratório geral/microbiologia, banco de sangue, setor de imagem diagnóstica, limpeza/desinfecção de ambiente, gerenciamento de resíduos, saúde ocupacional (imunização, acidentes com objetos perfurocortantes), setor de ambulâncias/transporte, bloco cirúrgico, necrotério (morgue), ambientes assistenciais, entre outros

Serviços utilitários

- Monitoramento da qualidade físico-química/microbiológica da água e do ar climatizado da instituição-hospital

Educação continuada

- Treinamentos focados nas atividades relacionadas ao controle de infecções para equipes multiprofissionais, preferencialmente utilizando práticas ativas para pequenas equipes, com o foco básico e o específico:
  - Foco básico: precauções anti-infecciosas universais que incluem higienização das mãos, barreiras técnicas e biossegurança, além das medidas adicionais e/ou de isolamento
  - Foco específico: conforme a necessidade de cada equipe, segundo temas como processamento de artigos e superfícies, controle de bactérias MR, prevenção de infecções de cateteres vasculares/urinária/pulmonar/cutânea, e outras infecções

Legislações

- Seguimento atualizado de legislações relacionadas à prevenção de IrAS, proteção do ambiente e segurança do paciente, riscos, entre outras

Vigilância sentinela

- Atividades focadas em processos de farmacovigilância/hemovigilância/tecnovigilância/saneantes

Construções em ambientes

- Elaborar e implementar uma política de construções para maior proteção aos pacientes, especialmente imunossuprimidos, para não permitir a dispersão de partículas que possam ser fonte de microrganismos, como *Aspergillus* sp. e outros fungos

QUADRO 13.2 Fontes de infecções em ambiente hospitalar.

Paciente

- Pode estar colonizado por microrganismos provenientes de procedimentos invasivos ou ter usado antimicrobianos de amplo espectro que alterem a microbiota (colonização de flora de orofaringe, da pele ou do trato digestivo), o que favorece o surgimento de agentes multirresistentes (MR) aos antimicrobianos usados

Profissional de saúde

- Pode colonizar-se transitoriamente no manuseio de pacientes infectados/colonizados

Equipamentos/meio ambiente

- Processos infecciosos advindos da quebra de barreiras, a partir de indivíduos colonizados por microrganismos (paciente/profissionais) da microbiota hospitalar, que contaminam instrumentos/materiais como circuitos de ventiladores, termômetros, estetoscópios, cateteres venosos centrais, sondas urinárias, cateteres arteriais, mobílias/ambiente

QUADRO 13.3 Definições de importância no controle de infecções relacionadas à assistência à saúde.

Paciente infectado

- É o paciente que apresenta cultura positiva para microrganismos, incluindo os multirresistentes a dois ou mais antimicrobianos de classes diferentes, que manifestou sinais ou sintomas de processo infeccioso, internado no hospital em determinado período/local

Paciente colonizado

- É o paciente com cultura positiva para microrganismos, incluindo os multirresistentes a dois ou mais antimicrobianos de classes diferentes, que não manifestou sinais ou sintomas de processo infeccioso, internado no hospital em determinado período/local

Cultura de vigilância

- São culturas solicitadas em períodos predeterminados ou culturas periódicas coletadas de pacientes com feridas cirúrgicas, secreção traqueal, queimaduras, *swab* retal, bem como de pacientes hospitalizados ou com história recente de hospitalização, incluindo assistência domiciliar (*home care*) ou internados em UTI

Fonte comum

- Identificação de microrganismos transportados por água, alimentos, ar ou introduzidos por inoculação a partir de um foco infeccioso

Fonte progressiva

- Transmissão direta ou indireta de um microrganismo de um indivíduo colonizado ou com infecção para um indivíduo suscetível (incluindo microrganismos multirresistentes)

BIBLIOGRAFIA

Brasil. Agência Nacional de Vigilância Sanitária (Anvisa). Critérios diagnósticos de infecção relacionada à assistência à saúde. Série Segurança do Paciente e Qualidade em Serviços de Saúde. 2. ed. Brasília: Anvisa; 2017. Disponível em: http://www.saude.ba.gov.br/wp-content/uploads/2019/06/Crit%C3%A9rios-Diagnosticos-IRAS-vers%C3%A3o-2017.pdf.

Brasil. Agência Nacional de Vigilância Sanitária (Anvisa). Critérios diagnósticos – NNIS. Gerência geral de tecnologia em serviços de saúde. Gerência de investigação e prevenção de infecções e eventos adversos. Brasília: Anvisa; 2005. Disponível em: https://www.anvisa.gov.br/servicosaude/controle/reniss/material_arquivos/criterios_NNISS.pdf.

Brasil. Agência Nacional de Vigilância Sanitária (Anvisa). Medidas de prevenção de infecção relacionada à assistência à saúde. Brasília: Anvisa; 2017. Disponível em: http://antigo.anvisa.gov.br/documents/33852/3507912/Caderno+4+-+Medidas+de+Preven%C3%A7%C3%A3o+de+Infec%C3%A7%C3%A3o+Relacionada+%C3%A0+Assist%C3%AAncia+%C3%A0+Sa%C3%BAde/a3f23dfb-2c54-4e64-881c-fccf9220c373.

Brasil. Agência Nacional de Vigilância Sanitária (Anvisa). Grinbaum RS. Vigilância Epidemiológica das Infeções Hospitalares. Módulo 2. São Paulo. 2004. Disponível em: https://www.anvisa.gov.br/servicosaude/manuais/iras/M%F3dulo%202%20-%20Vigil%E2ncia%20Epidemiol%F3gica%20da%20Infec%E7%F5es%20Hospitalares.pdf.

Brasil. Agência Nacional de Vigilância Sanitária (Anvisa). Programa Nacional de Prevenção e Controle de Infecções Relacionadas à Assistência à Saúde (2016-2020). Gerência geral de tecnologia em serviços de saúde-GGTES. Brasília: Anvisa; 2016. Disponível em: http://antigo.anvisa.gov.br/documents/33852/3074175/PNPCIRAS+2016-2020/f3eb5d51-616c-49fa-8003-0dcb8604e7d9?version=1.0.

Brasil. Ministério da Saúde. Portaria nº 2616, de 12 de maio de 1998. Disponível em: https://bvsms.saude.gov.br/bvs/saudelegis/gm/1998/prt2616_12_05_1998.html.

Brasil. Ministério da Saúde. Portaria nº 529 de 1º abril de 2013. Disponível em: https://bvsms.saude.gov.br/bvs/saudelegis/gm/2013/prt0529_01_04_2013.html.

Hinrichsen SL. Qualidade e segurança do paciente: gestão de riscos. Rio de Janeiro: Medbook; 2012. 352 p.

Capítulo 14

Biossegurança no Manuseio de Roupas em Serviços de Saúde

Sylvia Lemos Hinrichsen ▪ **Raul Szulcsewski Filho** ▪ **Maria da Conceição Lira** ▪
Líbia Moura ▪ **Camila Guerra** ▪ **Marcela Coelho de Lemos**

Roupas limpas e lavadas podem ser contaminadas dentro da própria lavanderia, seja durante o transporte, na sala de armazenamento, nos armários acondicionadores de roupas nas diferentes áreas e/ou no quarto do paciente. (Sylvia Lemos Hinrichsen)

INTRODUÇÃO

A lavanderia é um dos serviços de apoio ao atendimento dos pacientes, sendo responsável pelo processamento da roupa suja (coleta, transporte, separação e lavagem) e distribuição de roupa limpa, devendo estar em perfeitas condições de higiene. É um serviço altamente complexo, pois envolve o tratamento da roupa de todo o hospital, inclusive de pacientes críticos e, por isso, é considerada uma área crítica do ambiente hospitalar/de assistência à saúde. Assim, segurança e qualidade no processamento de roupa nas unidades de saúde são importantes, pois não devem trazer riscos, danos ou contaminação para os trabalhadores, pacientes e ambiente.

O objetivo da lavanderia é transformar a roupa suja e contaminada em roupa limpa na quantidade necessária, em tempo adequado e com segurança.

O princípio básico da distribuição física das lavanderias de estabelecimentos assistenciais de saúde (EAS) é que elas tenham dois ambientes isolados: área contaminada ou suja, em que são feitos o recebimento e a manipulação de roupas sujas, e a área limpa, onde se faz o tratamento da roupa limpa, que também envolve serviço de passagem a ferro, separação da roupa e preparo para distribuição para os setores hospitalares. A área física da lavanderia depende do cumprimento das normas técnicas e legais do Ministério da Saúde (Portaria nº 1.884/GM de 11/11/94, revogada pela Portaria nº 554, de 19 de março de 2002).

Todas as ações desenvolvidas na lavanderia visam evitar a infecção cruzada, minimizar o custo operacional e assegurar as boas condições de trabalho dos funcionários (Figura 14.1).

Na localização da lavanderia, devem-se observar uma distância razoável e boa orientação, a fim de que os ventos dominantes não tragam para os demais setores do hospital odores e poeiras e, principalmente, bactérias que venham a contaminar os ambientes.

A lavanderia e a rouparia do hospital deverão estar localizadas longe dos locais de cuidados dos pacientes, das áreas de preparo de alimentos e da central de material e esterilização (CME).

Há um dimensionamento mínimo para a construção de lavanderia em um hospital, em que a área construída deve levar em consideração o número de leitos da instituição e ser distribuída em sala de recepção, separação e pesagem; área de lavagem e centrifugação; e local para armazenamento e distribuição de roupas limpas.

A Comissão de Controle de Infecção relacionada com a assistência à saúde deve atuar junto ao serviço de lavanderia pela atualização de rotinas e procedimentos operacionais padrão de forma periódica, contribuindo, assim, para minimização e transmissão de doenças.

ESTRUTURAS E PROCESSOS

A unidade de processamento de roupas de serviços de saúde com relação a sua estrutura e processos deve ser organizada e estruturada de acordo com a Legislação vigente, o que engloba aspectos da planta física, equipamentos, transporte de roupas, produtos utilizados na lavagem e funcionários.

Deverão ser oferecidos sanitários e chuveiros aos funcionários, separados por gênero, evitando que eles passem às demais dependências sem se descontaminarem.

A área contaminada deverá ter pressão negativa, portanto deve ser dotada de um sistema de ventilação exaustor (ventiladores axiais), para que a pressão interna seja menor do que a externa, o que evitará a propagação de contaminação (sempre que a porta estiver aberta, o ar do ambiente externo entrará na área contaminada).

No local de manuseio de roupas sujas, recomenda-se também a utilização de um sistema de ventilação que produza pressão negativa dentro da área suja, o que impedirá a saída do ar contaminado para o restante do hospital, principalmente para setores vizinhos.

São importantes nas atividades da lavanderia: o peso da roupa, o tipo de tecido, o tipo de equipamento, as instalações hidráulicas, o tipo de hospital, o fluxo da roupa, as técnicas de processamento, a jornada de trabalho e a qualificação do pessoal nela lotado.

Na distribuição do equipamento, a organização do serviço racionaliza o espaço por intermédio de um minucioso estudo de tempos e movimentos.

Os setores de costura, rouparia, distribuição e controle (chefia) concentram 30% do total da área da lavanderia.

Capítulo 14 Biossegurança no Manuseio de Roupas em Serviços de Saúde 95

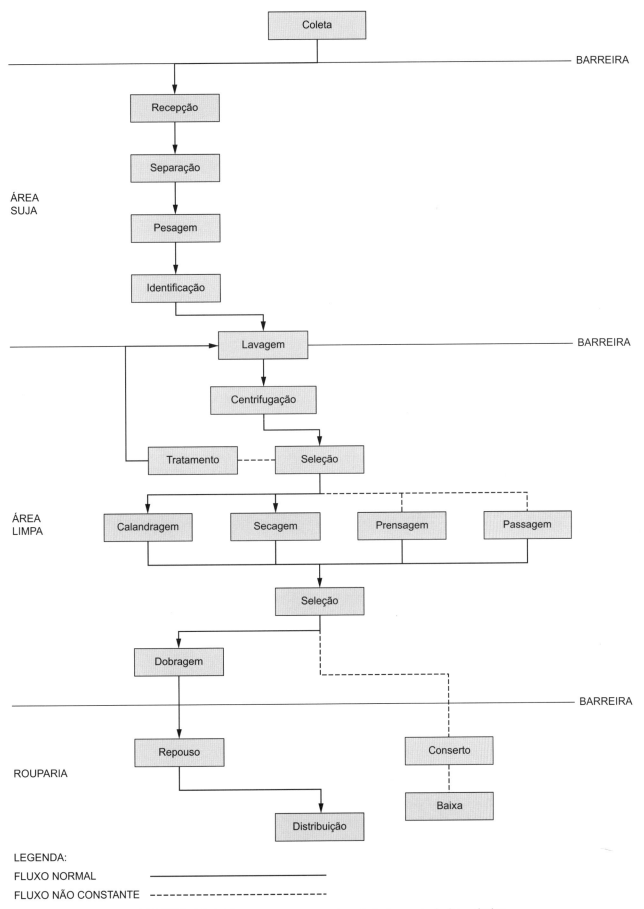

FIGURA 14.1 Fluxograma operacional de lavanderia hospitalar.

Os pisos das áreas molhadas, poluídas e contaminadas devem ser do tipo gradeado removível, com grelha de ferro galvanizado a quente ou de aço inoxidável com desenho entremeado com espaços transversais entre elementos paralelos côncavos, o que favorece a drenagem e a não retenção de água, e com saliências pontuais que previnem escorregamento, indo da frente das máquinas de lavar até as máquinas extratoras e ao redor destas.

As áreas molhadas não poluídas (não contaminadas) compreendem a área de descarga e de retirada de roupa lavada das máquinas de lavar e área de centrifugação de roupa molhada.

Na área suja de uma lavanderia, considerada contaminada, as roupas são recebidas, pesadas, separadas pelo grau de sujidade, pelo tipo de tecido e estocadas até o início do processo de lavagem. Na área limpa, não contaminada, as roupas lavadas são centrifugadas, secas, passadas e armazenadas até o momento de sua distribuição.

O manuseio da roupa suja e molhada na área de separação pode causar contaminação do ar por meio da suspensão de partículas e da formação de aerossóis.

Para prevenir a contaminação do ar, a roupa suja deve ser coletada com um mínimo de movimentação, sendo puxada sempre pelas pontas, cuidadosamente, sem apertar nem recolher as várias peças de uma só vez.

A eliminação do ar para o ambiente deve ocorrer após a sua passagem por filtros.

Em todas as lavanderias, o calor é excessivo, o que favorece a desidratação dos profissionais; por essa razão, recomenda-se disponibilização de reservatórios de água nas proximidades, longe da área suja, com orientação por meio de um processo de educação continuada para que os profissionais não se sirvam de alimentos nem de líquidos nessas áreas.

A higienização das mãos deve ser uma ação frequente realizada pelos funcionários que manuseiam as roupas sujas e limpas, seja na entrada ou na saída do setor, sendo essencial para prevenção de infecção.

Quando houver lavagem de roupas contaminadas, deverá haver uma barreira física entre as áreas (suja e limpa), de modo a evitar contaminações. Essa separação poderá ser feita por meio de lavadoras de barreira, com dupla abertura e sistema de tratamento automático que impeça que as duas portas se abram ao mesmo tempo, isolando completamente os dois ambientes.

Quando não houver máquinas de barreira, deverá haver uma separação funcional rigorosa entre as áreas suja e limpa. A circulação de funcionários entre as duas áreas deve ser controlada por vestiários de barreira.

Não há necessidade do uso de equipamentos de proteção individual (EPI) para se coletarem as roupas secas, sujas apenas de poeira e suor. Enquanto as molhadas por sangue, secreções ou excreções devem ser coletadas com auxílio de luvas de procedimento. Se o grau de umidade for excessivo, é necessário vestir capote, de preferência impermeável, para evitar contaminação do uniforme do profissional.

As roupas não devem ser pré-lavadas nem submetidas a qualquer processo de descontaminação antes de serem encaminhadas à lavanderia. Como estratégia durante a coleta, as roupas mais limpas e secas devem ser utilizadas para envolver os tecidos mais sujos ou molhados, servindo como uma primeira barreira.

Deve-se ter cuidado para não ficarem instrumentos cirúrgicos com as roupas quando estas forem recolhidas nos setores.

Lembrar que acidentes com perfurocortantes em ambiente hospitalar são fonte de doenças como hepatite B e AIDS.

As roupas devem ser ensacadas no local da coleta em sacos plásticos ou de tecido (desde que este seja submetido ao mesmo processo de lavagem da roupa antes de ser reutilizado), dependendo da quantidade e do grau de sujidade. O objetivo do ensacamento é impedir o vazamento de líquidos e a contaminação do ambiente e do funcionário durante o transporte. Os sacos de pano são apropriados para a grande maioria das roupas sujas hospitalares. Todavia, as roupas molhadas, geralmente provenientes dos blocos cirúrgicos e dos setores de trauma, devem ser coletadas em sacos plásticos de único uso, que devem ser bem preenchidos e fechados adequadamente para a estocagem ou para o transporte. Não são recomendados sacos duplos nem solúveis.

É preciso cuidado ao se fazer o transporte dos sacos, de tal modo que o seu conteúdo não contamine o funcionário nem o ambiente.

Deve haver um horário programado para a coleta da roupa de acordo com o funcionamento do hospital. As roupas recolhidas e transportadas devem permanecer o menor tempo possível nos setores aguardando a lavagem.

A demora na lavagem das roupas sujas pode propiciar surtos de infecções pela maior permanência de patógenos nos tecidos, o que também dificulta a retirada de manchas, levando a maior proliferação de fungos na roupa úmida, o que pode determinar pigmentos no tecido.

O local de distribuição de roupa limpa deve estar bem distante do local de recebimento de roupa suja para a lavagem.

Recomendam-se carros exclusivos para o transporte de roupas sujas, que devem ser de material leve, com superfícies lisas para facilitar a higienização, com tampas e um sistema para escoamento de água.

Após a utilização, os carros de roupa suja devem ser submetidos a limpeza e desinfecção com álcool a 70% ou hipoclorito a 1%, dependendo do tipo de material utilizado em sua estrutura.

As roupas limpas devem ser estocadas de modo a prevenir a sua contaminação, estando envolvidas em sacos plásticos. Nos locais de alta rotatividade das peças limpas, o simples empilhamento em armários pode ser suficiente.

Os armários destinados ao armazenamento da roupa devem ser fechados, com superfícies laváveis, sendo limpos e desinfectados rotineiramente.

Os tecidos para o uso hospitalar têm que ter estrutura adequada e composição que ofereça conforto e durabilidade.

A natureza das fibras dos tecidos pode facilitar a desinfecção. A utilização de tecidos descartáveis é uma boa medida para evitar contaminação.

Os cobertores usados pelos pacientes constituem-se em depósitos de microrganismos, sendo a transmissão desses germes de um paciente para o outro inevitável. A umidade os transforma em ótimo ambiente de cultura. Por esse motivo, deve-se, então, lavar e desinfetar regularmente os cobertores e travesseiros na saída dos pacientes.

O uso do papel no mercado de roupas hospitalares é uma ótima contribuição, mas tem elevado custo e não é rotineiro na maioria dos hospitais.

Os bolsos dos uniformes são também depósitos de germes, devendo ser evitados ou simplificados ao máximo.

Atualmente, as lavanderias industriais dispõem de maiores recursos e melhores resultados, sendo uma excelente opção para a lavagem de roupas hospitalares.

O calor é um eficiente meio de desinfecção, daí a importância de a lavanderia dispor de água quente. É um processo técnico de lavagem, com boa garantia de desinfecção, que mantém a água e os tecidos a uma temperatura de 80°C por, pelo menos, 15 min.

A temperatura letal para o *Staphylococcus aureus* é de 63°C, para o *Streptococcus* é de 57°C e para o bacilo da tuberculose, 60°C. Essas temperaturas mantidas durante 25 min têm o mesmo efeito da pasteurização do leite (63/30 min).

O *Staphylococcus aureus* (mesmo não sendo forma esporulada), pode converter o ser humano em portador, criar resistência contra a secagem e atingir facilmente a roupa mal acondicionada e as próprias pessoas.

Não resistem ao frio os gonococos, os estreptococos e os espiroquetas.

A falta de controle bacteriológico do ar e a centrifugação são fatores de risco para a recontaminação.

A alta recontaminação pela centrífuga deve-se ao fato de que esta aspira centenas de metros cúbicos de ar ambiente, o qual, estando contaminado, necessariamente avolumará os germes na roupa, escorrendo pelo efluente grande massa destes.

A reutilização de roupas hospitalares apresenta um custo-benefício com segurança e qualidade quando bem implantada. As roupas não precisam ser estéreis, mas limpas, sem substâncias irritantes/alergênicas, com suas características físicas mantidas e livres da quantidade de microrganismos patogênicos possíveis para causar doença.

Apenas as roupas utilizadas em procedimentos no Centro Cirúrgico deverão ser submetidas ao processo de Esterilização, portanto não devem passar pelo processo da Calandra nem passagem a ferro.

A roupa suja contém grande quantidade de microrganismos (10^6 até 10^8 bactérias por 100 cm^2 de tecido), sendo o doente a grande fonte de contaminação da roupa.

A roupa pode ser recontaminada, logo após lavada, por ar, poeira, manipulação, transporte e guarda.

Atualmente, a maioria dos hospitais terceirizam o serviço de lavanderia, sendo a instituição responsável pelo gerenciamento da rouparia e pela fiscalização do serviço prestado pela lavanderia. A terceirização deve ser comprovada por um contrato e o processamento de roupas não isenta o serviço de saúde contratante da responsabilidade pelo atendimento dos padrões sanitários mínimos estabelecidos. Nessa modalidade, é importante o hospital garantir a correta prestação do serviço, exigindo da empresa cópia de toda a documentação legal (licença de funcionamento emitida pelo órgão sanitário competente de cada estado, licença ambiental, atestado do corpo de bombeiros, análise da qualidade da água utilizada, relação dos produtos químicos utilizados

no processo de higienização das roupas e suas respectivas FISPQs (ficha de informação de segurança de produtos químicos) e os POPs (procedimentos operacionais padrão) de cada processo executado dentro da lavanderia. É necessário comprovação, por meio de documentos que informem data, carga horária e conteúdo, de que todos os funcionários da lavanderia foram capacitados para realizar todas as etapas do processamento de roupas de serviço de saúde; segurança e saúde ocupacional; prevenção e controle de infecção; e uso de produtos saneantes. Recomenda-se, também a aplicação de um SLA (*service level agreement*) ou acordo de nível de serviço, que tem o objetivo de estabelecer os padrões de desempenho exigidos do fornecedor, bem como controle de qualidade e gestão de problemas. O transporte da roupa limpa e suja deve ser realizado em veículos fechados distintos ou com a área de carga dividida em ambientes distintos com acessos independentes e devidamente identificados.

Constituem grande risco de superinfecção a aproximação de roupa infectada ao paciente; a remexida pelos empregados da lavanderia ao receberem a roupa; a seleção e a contagem; a aproximação do leito pelas visitas, pelo pessoal de limpeza, pela enfermagem e pelo médico.

O contato direto com essas roupas pode contaminar os equipamentos, as mãos e uniformes dos profissionais de saúde, como também o ambiente hospitalar.

Durante muito tempo, considerou-se a contagem da roupa como o único modo de evitar a perda ou roubo dos estoques. O local onde é feita a contagem nem sempre é dos mais apropriados (em geral, é muito pequeno, com a porta abrindo para dentro e, não raro, usado para outros fins), devendo ser desinfectado a cada dia e permanecer totalmente vedado. Se constatada a falta de alguma peça, esta é simplesmente reposta, não sendo possível, na maioria das vezes, descobrir quem a fez desaparecer. Atualmente, poucos hospitais procedem à contagem da roupa suja, e os resultados dúbios observados permitem afirmar que é mais interessante descartar esse procedimento, além de se tornar um eficiente meio para aumentar as infecções no hospital, sendo um grave problema sanitário e administrativo.

Para garantir adequado abastecimento e circulação de roupas nos setores da instituição, recomenda-se inventariar todo o enxoval, mensalmente, com a finalidade de identificar as possíveis reduções de peças de cada item e, assim, fazer a reposição do estoque circulante. É apropriado que se tenha cinco mudas de cada item do enxoval para cada leito.

CONTROLE DE INFECÇÕES

Os principais patógenos encontrados em roupas hospitalares são germes gram-negativos (enterobactérias e *Pseudomonas* sp.), além de gram-positivos (*Staphylococcus* sp.), ou vírus (da hepatite B ou da imunodeficiência adquirida), quando associados à presença de sangue/secreções (Quadro 14.1).

Se inadequadamente desinfectada ou se após a limpeza for recontaminada, a roupa de cama e do vestuário usada pelos pacientes de hospitais oferece riscos de infecção ao pessoal que a manipula nas enfermarias, durante o transporte ou processamento na lavanderia, assim como poderá representar um risco para os usuários seguintes.

QUADRO 14.1 Surtos de infecções hospitalares relacionados com as roupas.

Febre Q	Em funcionário de lavanderia, durante o manuseio e separação de roupas sem equipamento de proteção individual (EPI)
Tinea pedis	Em internos de asilos, devido à lavagem de roupas sem aplicação de desinfectantes ou transmitida pelo uso comunitário de meias
Meningite por *Bacillus cereus*	No pós-operatório, pela possível contaminação do microrganismo na roupa embalada em plástico
Salmonelose	Em residentes de asilo, atingindo funcionários de lavanderia pela negligência no uso dos EPIs
Infecções por *Streptococcus pyogenes*	No berçário, devido ao uso de minilavanderia separada para roupas dos neonatos, com possível quebra nas rotinas

Desde que sejam observadas todas as medidas para evitar a contaminação dos profissionais e do meio ambiente, considera-se *desprezível o papel das roupas como fonte habitual de infecções.*

No caso de pacientes com infecção pelo SARS-CoV-2 confirmada, as orientações quanto ao manuseio de roupas provenientes das unidades de casos suspeitos ou confirmados devem seguir o mesmo processo utilizado para as roupas provenientes de outras unidades. No entanto, orientações atualizadas devem ser fornecidas aos funcionários com frequência. As roupas provenientes das unidades de isolamento não devem ser agitadas durante seu manuseio nem colocadas em tubos de queda quando recolhidas. A utilização de medidas de precaução pelos funcionários durante o manuseio das roupas faz-se necessária.

Não há um tempo máximo predeterminado para a estocagem se as roupas forem adequadamente acondicionadas em locais protegidos da circulação de ar dos quartos e ambientes destinados ao material sujo, com armários perfeitamente vedados à penetração de poeira e insetos, para guardar cobertores e roupas de inverno que só são usados no frio, evitando-se que fiquem permanentemente expostos. Entretanto, é importante saber que a contaminação aérea aumenta em razão direta do período de estocagem, não devendo ultrapassar 24 h.

As roupas limpas devem ser distribuídas em carros com tampas, semelhantes aos utilizados para o transporte de roupas sujas. O transporte manual das roupas limpas facilita a contaminação por microrganismos presentes no meio ambiente, na roupa do profissional e em suas mãos.

Todos os funcionários envolvidos no manuseio de roupas limpas ou sujas devem receber treinamento continuado em relação à biossegurança. Assim, é importante evitar que toda roupa suja coletada dos setores seja manuseada fora da área de recebimento da própria lavanderia. A roupa coletada é colocada em sacos, que deverão ser fechados adequadamente, e abertos apenas na área da lavanderia.

Não deve haver demora entre o recolhimento da roupa suja e a lavagem.

Todos os profissionais envolvidos no manuseio de roupas sujas, em especial os que fazem a sua *separação*, devem ser continuamente treinados, obedecendo às normas de biossegurança, especialmente quanto à maneira correta de recolher as peças, evitando agitá-las.

Recomenda-se profilaxia (vacinação) a todos os funcionários envolvidos no manuseio de roupas sujas para evitar doença de transmissão aérea, por sangue ou líquidos corpóreos (hepatite B, sarampo, rubéola, caxumba, *influenza*, tétano e pólio). Funcionários com mais de 65 anos ou portadores de doença pulmonar crônica devem ser vacinados contra pneumococos e hemófilos.

Os funcionários responsáveis pelo manuseio de roupas sujas devem trabalhar usando EPI (óculos, gorro, máscara, avental impermeável, botas e luvas cobrindo os braços) e devem estar cientes dos riscos de adquirir doenças nessa atividade, especialmente se houver negligência em relação às normas de biossegurança.

A lavagem das roupas deve obedecer às normas do Ministério da Saúde e ser realizada por lavanderias especializadas e credenciadas.

Recomenda-se, de modo rotineiro, a higienização das mãos antes e depois dos procedimentos por todos os profissionais envolvidos nessa atividade.

Todo acidente profissional deverá ser imediatamente comunicado à equipe de controle de infecções relacionadas à assistência à saúde (IrAS)/gerenciamento de riscos/qualidade/segurança do trabalho, que procederá de acordo com cada caso no que se refere à profilaxia de doenças.

BIBLIOGRAFIA

Barrie D, Hoffman PN, Wilson JA. Contamination of hospital linen by Baccilus cereus. Epidemiol Infect. 1994; 113(2):297-306.

Brasil. Agência Nacional de Vigilância Sanitária (Anvisa). Nota técnica nº 04 de 30 de janeiro de 2020.Orientações para serviços de saúde: medidas de prevenção e controle que devem ser adotadas durante a assistência aos casos suspeitos ou confirmados de infecção pelo novo coronavírus (SARS-CoV-2) atualizada em 25/02/2021. Disponível em https://www.gov.br/anvisa/pt-br/centraisdeconteudo/publicacoes/servicosdesaude/notas-tecnicas/nota-tecnica-gvims_ggtes_anvisa-04_2020-25-02-para-o-site.pdf.

Brasil. Agência Nacional de Vigilância Sanitária (Anvisa). Processamento de roupas de serviços de saúde: prevenção e controle de riscos. 2009. Disponível em: https://www.anvisa.gov.br/servicosaude/manuais/processamento_roupas.pdf.

Brasil. Ministério da Saúde (MS). Agência Nacional de Vigilância Sanitária (Anvisa). Resolução – RDC nº 6, de 30 de janeiro de 2012. Dispõe sobre as boas práticas de funcionamento para as unidades de processamento de roupas de serviços de saúde. Disponível em: https://bvsms.saude.gov.br/bvs/saudelegis/anvisa/2012/rdc0006_30_01_2012.html.

Brasil. Ministério da Saúde. Portaria nº 554, de 19 de março de 2002. Disponível em: https://bvsms.saude.gov.br/bvs/saudelegis/gm/2002/prt0554_19_03_2002.html.

Gicewicz, G. Rigorous standards ensure linen protection during all phases of health laundry process-says HLAC. Chicago: Healthcare Laundry accreditation Council; 2015. Disponível em: http://www.hlacnet.org/frequently-asked-questions-faqs.

Marques G, Marques CCS. Reprocessamento de roupas. In: Couto RC, Pedrosa TMG. Rotinas e procedimentos. Infecção relacionada à assistência (infecção hospitalar) e outras complicações não infecciosas. 3. ed. Rio de Janeiro: Medbook; 2012. p. 279-86.

Mezzomo AA. Lavanderia hospitalar. Organização técnica. 5. ed. São Paulo: Cedas; 1980. p. 3-334.

Santos AAM. Lavanderia e o controle de infecções hospitalares. In: Couto RC, Pedrosa TG, Nogueira JM. Infecção hospitalar: epidemiologia e controle. Rio de Janeiro: Medsi; 1999. p. 239-46.

Torres S, Lisboa TC. Limpeza e higiene. Lavanderia hospitalar. São Paulo: Balieiro; 1999. p. 95-180.

Capítulo 15

Medidas de Prevenção para Infecções em Unidades Específicas

Sylvia Lemos Hinrichsen ▪ **Bianca Miranda** ▪ **Maria Luísa do Nascimento Moura** ▪ **Marcela Coelho de Lemos**

INTRODUÇÃO

Toda instituição de saúde/hospital, no Brasil, segue legislações específicas para o controle de infecções e a prevenção de riscos de adoecimentos. Desse modo, garante-se a sistematização do monitoramento de processos infecciosos, que se baseiam em programas que capacitam e educam as equipes multiprofissionais, com promoção de maior segurança para os pacientes e os profissionais.

A equipe multiprofissional de controle de infecções relacionadas à assistência à saúde/hospitalares (IrAS/IH) deve conhecer e atualizar-se regularmente quanto às legislações inerentes à prática de controle de infecção, assim como desenvolver atividades diárias programadas e com focos específicos (Quadros 15.1 e 15.2).

Também é importante que seja conhecida a permanência dos microrganismos nas superfícies, pelo relevante papel que desempenham na contaminação ambiental, podendo sobreviver por tempos variados e prolongados (Quadro 15.3).

UNIDADE MATERNO-INFANTIL

Além das recomendações das precauções básicas (padrão) na prevenção da transmissão de doenças, é de grande importância que seja enfatizada a necessidade da adesão de técnicas assépticas nos procedimentos adotados em todos os pacientes da unidade. Se o mínimo de higiene não for adotado, o contato com sangue e/ou secreções aumentará o risco ocupacional e de transmissão de infecções entre os pacientes.

A assistência ao parto é uma situação de alto risco ocupacional. Por isso, é recomendado o uso rotineiro de luvas, óculos protetores e aventais (de preferência impermeáveis) em partos vaginais ou cesáreos. É importante estar atento para a ocorrência de doenças na mãe que contraindiquem a amamentação.

Para as pacientes portadoras de hepatites B e C ou do vírus da imunodeficiência humana (HIV), está indicado o uso de precauções básicas em quarto privativo ou *coorte* no período pós-parto (vaginal ou cesáreo), enquanto persistir sangramento.

QUADRO 15.1 Foco de atividades da equipe de controle de infecções relacionadas à assistência à saúde (IrAS).

- Realizar a vigilância das infecções hospitalares conforme os procedimentos e componentes previamente estabelecidos, segundo programa de controle de infecções (IrAS/IH)
- Ministrar treinamentos para os demais colaboradores de equipes multiprofissionais conforme Programa, seguindo um cronograma previamente estabelecido e conhecido institucionalmente
- Participar ativamente das reuniões e da composição de comitês como representante do serviço de controle de infecções/ infectologia
- Realizar inspeções setoriais (unidades específicas) conforme cronograma do Programa, orientando sobre as políticas e situações que envolvam o controle de infecção e/ou riscos relacionados às atividades assistenciais e aos diagnósticos clínicos dos pacientes, entre outros
- Garantir normas de conduta em situações de surto
- Participar da investigação e do controle de surtos de processos infecciosos/outros
- Implementar, monitorar e garantir o cumprimento de política de precauções e isolamentos, contribuindo para otimização de leitos
- Participar da elaboração dos relatórios periódicos referentes às infecções (IrAS/IH)
- Participar das campanhas de promoção de controle de infecção (IrAS/IH)
- Desenvolver atividades correlatas a critério do superior imediato
- Cumprir e fazer cumprir as normas de segurança e higiene segundo programa de prevenção de infecções, visando manter a integridade física dos colaboradores, pacientes e/ou outros
- Viabilizar as diretrizes relacionadas aos Programas de Qualidade e Gestão do Risco em sua área de atuação, participando das atividades de prevenção
- Acompanhar e garantir o cumprimento das políticas do programa de controle de infecção (IrAS/IH), a fim de reduzir os riscos de infecções, por meio de avaliações, treinamentos, visitas técnicas e desenvolvimento de normas de conduta
- Participar do Programa de Vigilância das Doenças de Notificação Compulsória, incluindo busca ativa de casos, ações de notificação e adoção de medidas de controle
- Realizar busca ativa das doenças de notificação compulsória
- Participar ativamente em pesquisas desenvolvidas na área de atuação

QUADRO 15.2 Legislações relevantes para o controle de infecções (IrAS/IH)*

Qualidade da água

- Potabilidade da água
- Distribuição para o consumo humano
- Quantidade mínima e frequência de coletas
- Parâmetros e limites permitidos
- Sistema ou solução alternativa coletiva de abastecimento de água para consumo humano
- Requisitos de documentações/laudos de análise dos parâmetros de qualidade da água

Portaria nº 2.914, de 12 de dezembro de 2011 – revogando a Portaria nº 518/2004

Boas práticas do funcionamento dos serviços de saúde

- Qualificação, humanização da atenção e do gerenciamento
- Redução e controle de riscos para os usuários e o meio ambiente
- Estabelecimento de política de qualidade envolvendo estrutura, processo e resultado, além de estratégias e ações voltadas para a segurança do paciente e a proteção à saúde das equipes multiprofissionais

Resolução da Diretoria Colegiada (RDC) nº 63, de 25 de novembro de 2011

Controle de Infecções (IrAS/IH)

- Obrigatoriedade da implementação e manutenção de programa de controle de infecções (IrAS/IH) pelos hospitais/instituições de saúde, objetivando a sua adequada execução por intermédio de equipes/comissão
- Conceitos
- Competências
- Atividades
- Métodos de vigilância epidemiológica

Lei nº 9.431, de 6 de janeiro de 1997

Portaria nº 2.616, de 12 de maio de 1998 – revogando a Portaria nº 930/1992

RDC nº 48, de 2 de junho de 2000

Higiene das mãos

- Momentos, recursos, medidas para a higienização das mãos
- Planejamento, programação, elaboração e avaliação de projetos físicos de estabelecimentos assistenciais de saúde
- Obrigatoriedade de disponibilização de preparação alcoólica para fricção antisséptica das mãos

Portaria nº 2.616, de 12 de maio de 1998

RDC nº 50, de 21 de fevereiro de 2002

RDC nº 42, de 25 de outubro de 2010

Antimicrobianos

- Controle de medicamentos à base de substâncias classificadas como antimicrobianos, de uso sob prescrição, isoladas ou em associação
- Estabelecimento de receita de antimicrobianos com validade em todo o território nacional por 10 dias, a contar da data de emissão
- Lista das substâncias antimicrobianas que deverão ter a receita retida
- Diretrizes para o gerenciamento do uso de antimicrobianos

RDC nº 20, de 5 de maio de 2011 – revogando a RDC nº 44/2010

Diretriz Nacional para Elaboração de Programa de Gerenciamento do Uso de Antimicrobianos em Serviços de Saúde GVIMS/GGTES/Anvisa

Saneantes

- Normas técnicas para uso, manuseio, cadastro, instalações e condições-limite de operação e segurança do ambiente e do pessoal em unidade de esterilização de materiais pelo processo de gás de óxido de etileno puro ou de suas misturas com gás inerte liquefeito
- Condições mínimas de área física, de instalações e de segurança ambiental
- Medidas de controle do uso de glutaraldeído (toxicidade e segurança)
- Produtos desinfetantes (características gerais, substâncias, formas de apresentação, rótulos, minimização de riscos)
- Registro de rotulagem de produtos com ação antimicrobiana
- Notificação e registro de produtos com fins de garantir segurança de riscos à saúde
- Lista de substâncias de ação conservante permitidas para formulações
- Indicação de produtos saneantes
- Detergentes enzimáticos de uso restrito nos estabelecimentos de saúde
- Boas práticas de fabricação de produtos saneantes

Portaria interministerial nº 482, de 16 de abril de 1999

Resolução SS nº 27, de 28 de fevereiro de 2007

RDC nº 34, de 16 de agosto de 2010

RDC nº 35, de 16 de agosto de 2010

RDC nº 59, de 17 de dezembro de 2010

RDC nº 31, de 4 de julho de 2011

RDC nº 55, de 14 de novembro de 2012

RDC nº 47, de 25 de outubro de 2013

Gerenciamento de resíduos

- Elaboração de um Programa com as ações relativas ao manejo dos resíduos sólidos e os riscos
- Segregação dos resíduos na fonte e no momento da geração segundo suas características e proteção ambiental

RDC nº 306, de 7 de dezembro de 2004

Resolução Conama nº 358, de 29 de abril de 2005

continua

Capítulo 15 Medidas de Prevenção para Infecções em Unidades Específicas **101**

QUADRO 15.2 Legislações relevantes para o controle de infecções (IrAS/IH)* (*Continuação*).

Processamento de produtos para saúde	
• Registro, rotulagem, reprocessamento • Lista de produtos de saúde de uso único, com reprocessamento proibido • Proíbe o uso isolado de produtos que contenham paraformaldeído ou formaldeído, para desinfecção e esterilização • Boas práticas de funcionamento dos serviços que realizam o processamento de produtos para a saúde • Dimensionamento do centro de material esterilizado	RDC nº 156, de 11 de agosto de 2006 – revogando a RDC nº 30/2006 RE nº 2605, de 11 de agosto de 2006 – revogando a RE nº 515/2006 RE nº 2.606, de 11 de agosto de 2006 RDC nº 91, de 28 de novembro de 2008 – revogando a RDC nº 37/2008 RDC nº 15, de 15 de março de 2012

Reprocessamento de roupas em serviços de saúde	
• Boas práticas de funcionamento • Especificação de ambientes/área de descarga/recebimento de roupa suja e de processamento de roupa limpa	RDC nº 6, de 30 de janeiro de 2012

Diálise	
• Regulamento técnico para planejamento, programação, elaboração, avaliação e aprovação dos sistemas de tratamento e distribuição de água para hemodiálise • Tipos de subsistema de abastecimento, tratamento e distribuição de água • Boas práticas de funcionamento e segurança do paciente • Descarte após uso de todas as linhas arteriais e venosas utilizadas nos procedimentos hemodialíticos	RDC nº 33, de 3 de junho de 2008 RDC nº 11, de 13 de março de 2014

Projetos físicos	
• Padrões referenciais de qualidade do ar interior em ambiente climatizado artificialmente • Regulamento técnico para planejamento, programação, elaboração e avaliação de projetos físicos de estabelecimentos assistenciais, incluindo construções novas, áreas a serem ampliadas já existentes e reformas	RDC nº 9, de 16 de janeiro de 2003 RDC nº 50, de 21 de fevereiro de 2002 RDC nº 307, de 14 de novembro de 2002

Endoscopia	
• Requisitos de boas práticas de funcionamento (tipos de serviços, recursos humanos, infraestrutura física, recursos materiais, processamento de equipamentos e acessórios)	RDC nº 6, de 1º de março de 2013

Serviço de nutrição e dietética	
• Indicação de prescrição médica/dietética/preparação dietética/conservação/armazenamento/transporte/administração • Controle clínico laboratorial/avaliação final • Formação de equipe multiprofissional de terapia nutricional (médico, nutricionista, enfermeiro, farmacêutico) • Dimensionamento mínimo para lactários • Regulamento técnico para o funcionamento de bancos de leite humano (BLH) e postos de coleta de leite humano (PCLH) • Regulamento técnico de fórmulas para nutrição enteral	RDC nº 63, de 6 de julho de 2000 RDC nº 307, de 14 de novembro de 2002 RDC nº 171, de 4 de setembro de 2006 RDC nº 21, de 13 de maio de 2015

Segurança profissional	
• Obrigatoriedade da elaboração e implementação de um programa de prevenção de riscos ambientais (PPRA) • Fornecimento gratuito de equipamentos de proteção individual (EPI) aos empregados pela empresa, que devem ser adequados ao risco, em perfeito estado de conservação e funcionamento; aos empregados cabem o uso e a guarda adequados • Diretrizes básicas para a implementação de medidas de proteção à segurança e à saúde dos trabalhadores dos serviços de saúde segundo riscos • Relação de doenças, agravos e eventos em saúde pública de notificação compulsória • Fluxo, critérios, responsabilidades e atribuições dos profissionais de saúde • Lista de notificação compulsória e acidente com exposição a material biológico relacionado com o trabalho • Diretrizes para elaboração e implementação de um plano de prevenção de riscos de acidentes com materiais perfurocortantes com probabilidade de exposição a agentes biológicos	Norma Regulamentadora (NR) nº 9, autorizada pela Portaria nº 3.214, de 8 de junho de 1978 e alterada pela Portaria SSST nº 25, de 29 de dezembro de 1994 Portaria nº 485, de 11 de novembro de 2005 – aprova a NR nº 32, de 2005 Portaria nº 104, de 25 de janeiro de 2011 – revogando a Portaria nº 2.472/2010 Portaria MTE nº 1.748, de 30 de agosto de 2011 – altera a NR nº 32/2005 e revoga a Portaria MTE nº 939/2008

*É importante salientar que algumas Portarias foram revogadas por consolidação, de forma que o seu conteúdo está contido na Portaria de Consolidação nº 5, de 28 de setembro de 2017, que diz respeito à "consolidação das normas sobre as ações e os serviços de saúde do Sistema Único de Saúde". A consolidação corresponde à integração de todas as leis pertinentes sobre determinado assunto em um único documento legal, sendo necessário revogar formalmente todas as leis incorporadas à consolidação, porém sem que exista modificação ou interrupção da validade das normas.

QUADRO 15.3 Tempo estimado da permanência de microrganismos nas superfícies.

Bactérias

Acinetobacter spp.: 3 dias a 11 meses
Bordetella pertussis: 3 a 5 dias
Campylobacter jejuni: > 6 dias
Chlamydia peneumoniae/C. trachomatis: ≤ 30 h
Chlamydia psittaci: 15 dias
Corynebacterium diphtheriae: 7 dias a 6 meses
Clostridium difficile (esporos): 5 meses
Escherichia coli: 1,5 h a 16 meses
Enterococcous spp.: 5 dias a 4 meses
Enterococcus resistente a vancomicina: 5 dias a 46 meses
Helicobacter pylori: ≤ 90 min
Haemophilus influenzae: 12 dias
Klebsiella spp.: 2 h a 30 meses
Listeria spp.: 1 dia a meses
Mycobacterium bovis: > 2 meses
Mycobacterium tuberculosis: 1 dia a 4 meses
Neisseria gonorrhoeae: 1 a 3 dias
Proteus vulgaris: 1 a 2 dias
Pseudomonas aeruginosa: 6 h a 16 meses/no chão seco: 5 semanas
Salmonella typhi: 6 h a 4 semanas
Salmonella typhimurium: 10 dias a 4,2 anos
Salmonella spp.: 1 dia
Serratia marcescens: 3 dias a 2 meses/no chão seco: 5 semanas
Shigella spp.: 2 dias a 5 meses
Staphylococcus aureus resistente a meticilina (*MRSA*): 7 dias a 7 meses
Streptococcus pneumoniae: 1 a 20 dias
Streptococcus pyogenes: 3 dias a 6,5 meses
Vibrio cholerae: 1 a 7 dias

Vírus

Adenovirus: 7 dias a 3 meses
Astrovirus: 7 a 90 dias
Citomegalovirus: 8 h
Virus ECHO: 7 dias
Herpes-virus simples: 4,5 h a 8 semanas
Norovirus: 8 h a 7 dias
Parvovirus: > 1 ano
Papilomavirus 16: > 7 dias
Poliovirus tipo 1: 4 h a menos de 8 dias
Poliovirus tipo 2: 1 dia a 8 semanas
Pseudorabies virus: > 6 h
Rhinovirus: 2 h a 7 dias
Rotavirus: 6 a 60 dias
Sindrome respiratória aguda grave (SARS): 72 a 96 h
Vaccinia vírus: 3 semanas a mais de 20 semanas
Vírus Coxsackie: > 2 semanas
Vírus da *influenza*: 1 a 2 dias
Vírus da hepatite A: 2 h a 60 dias
Vírus da hepatite B: > 1 semana
Vírus sincicial respiratório: > 6 h

Fungos

Candida albicans: 1 a 130 dias
Candida glabrata: 102 a 150 dias
Candida parapsilosis: 14 dias

Fonte: Kramer et al., 2006.

O recém-nascido (RN) permanecerá em berçário quando o estado de higiene da mãe ou a adesão às recomendações não forem suficientes. O RN deverá permanecer com a mãe em alojamento conjunto, e a amamentação estará contraindicada em casos de HIV. Nessa situação, o leite poderá ser retirado por expressão, pasteurizado e administrado ao RN.

Apesar da detecção do HbsAg no leite materno, a amamentação não aumenta de maneira significativa o risco de infecção vertical nos casos de hepatite B, desde que o RN seja imunizado nas primeiras 12 h após o nascimento. Também está indicada a administração da imunoglobina hiperimune para hepatite B aos RNs de mãe HBsAg-positiva. Não há necessidade de espera para o início da amamentação até que o RN tenha sido imunizado.

Em pacientes com hepatite C, é possível a transmissão do vírus pelo leite materno. Desse modo, deve-se avaliar risco *versus* benefícios de se contraindicar a amamentação. Na hepatite A, ela é permitida em qualquer fase da doença, apenas com a necessidade de serem intensificados os cuidados higiênicos (higiene anal), principalmente a higienização das mãos.

Pacientes com vírus linfotrópico humano 1 (HTLV1) não deveriam amamentar, uma vez que dados epidemiológicos sugerem que a transmissão ocorre principalmente por essa via. No HTLV2, há também a possibilidade da transmissão mãe-filho, motivo pelo qual também é desaconselhada a amamentação.

No caso de covid-19 (infecção por SARS-CoV-2), a amamentação continua sendo indicada, haja vista que não existem evidências de que o vírus consegue passar pelo leite materno. No entanto, apesar de a amamentação ser considerada segura nesse período, é recomendado que sejam adotadas as medidas de prevenção, como uso de máscara cirúrgica e higienização das mãos antes e depois de tocar no bebê.

Em casos de sífilis, a amamentação é recomendada desde que a mãe esteja em tratamento e não tenha lesões primárias nem secundárias, nem localizadas nos seios ou mamilos. Quando houver lesões na mama, a amamentação não deve ser permitida em pacientes com varicela. Em caso de varicela neonatal grave, deve-se proceder à ordenha do leite materno, que será oferecido ao RN após pasteurização. Em mães com quadro de varicela, deve-se evitar a amamentação se a infecção foi adquirida 5 dias antes e 3 dias após o parto.

O aleitamento será permitido quando não houver lesões herpéticas (herpes simples) no mamilo, e se as lesões em qualquer parte do corpo estiverem cobertas. No caso de herpes labial, devem-se usar máscaras e luvas, assim como realizar rigorosa higienização das mãos, além de evitar contatos íntimos (beijos) até que todas as lesões estejam secas.

Em caso de estafilococcias disseminadas (incluídos abscessos mamários), estará contraindicada a amamentação até 24 h de tratamento específico e/ou drenagem cirúrgica.

Mulheres portadoras de bactérias multirresistentes podem amamentar. Apenas orientam-se os cuidados higiênicos e a higienização das mãos.

Em chagásicas crônicas, não há contraindicação da amamentação. Porém, em casos de parasitemia intermitente, sobretudo se houver sangramentos nos mamilos, não é recomendado o aleitamento materno.

Em casos de gonococcias, a amamentação deve ser iniciada após 24 h de tratamento. Na gonococcia, o RN deverá receber profilaxia ocular e penicilina ou ceftriaxona em dose única por via intramuscular (IM).

Mãe hansênica não contagiante poderá amamentar. Todavia, a contagiante não tratada há menos de 3 meses com sulfona, ou há menos de 3 semanas com rifampicina, deverá evitar contato íntimo com o filho e amamentar com máscara. Nas hansênicas, os cuidados higiênicos (principalmente a higienização das mãos) deverão ser reforçados. A possível passagem dos medicamentos utilizados no tratamento para o leite materno não contraindica a amamentação.

Mãe com tuberculose pulmonar bacilífera não tratada ou com tratamento inferior a 3 semanas deverá diminuir o contato íntimo até que se torne não contagiante e amamentar com máscara. O RN deverá receber isoniazida por 3 meses e depois se submeter a teste tuberculínico (PPD). Mãe com tuberculose pulmonar não bacilífera com tratamento superior a 3 semanas deve amamentar, e a criança deve ser vacinada com BCG.

Quando o diagnóstico de tuberculose for feito após o início da amamentação, o lactente deverá ser considerado potencialmente infectado, estando indicada a investigação. A tuberculose extrapulmonar não contraindica o aleitamento materno.

Na citomegalia, pode-se manter a amamentação. Isso porque a transmissão pós-natal pode ocorrer pelo leite materno, mas não costuma ocorrer doença, pois, junto ao vírus, passam também anticorpos maternos passivos. A malária também não contraindica a amamentação, bem como o uso de medicamentos antimaláricos.

Mastite não contraindica a amamentação, assim como o uso de antibióticos (exceto tetraciclinas), analgésicos e anti-inflamatórios, exceto indometacina e temilatazona.

No sarampo, se confirmada a doença na nutriz, está indicado o uso de imunoglobina no bebê e isolamento da mãe até 72 h após o início do exantema. Entretanto, o leite materno ordenhado pode ser dado à criança, porque a imunoglobulina A (IgA) secretória começa a ser produzida com 48 h do início do exantema materno.

Na caxumba, a infecção é rara em crianças menores de 1 ano, devido à transmissão passiva de anticorpos via placenta.

Se a nutriz suscetível contrair a doença, a amamentação deverá continuar, porque a exposição já ocorreu 7 dias antes do desenvolvimento da parotidite, e a IgA do leite humano pode ajudar a minimizar os sintomas da criança.

Na rubéola, na criptococose e na paracoccidioidomicose, não está contraindicada a amamentação. Porém, na fase aguda da brucelose, ela deve ser evitada, podendo ser usado leite humano ordenhado e pasteurizado.

A escabiose não é, *per se*, contraindicação à amamentação, mas é preciso atentar para a sua grande transmissibilidade e para o potencial neurotóxico dos medicamentos usados para o seu tratamento.

UNIDADE DE PRONTO ATENDIMENTO (EMERGÊNCIA)

A permanência do paciente no setor de emergência de um hospital não deve ultrapassar 24 h. O objetivo dos profissionais de saúde de unidades de pronto atendimento é fornecer medidas de suporte a fim de manter as funções vitais do paciente, garantindo a sua sobrevivência.

A área física deve ter: paredes de fácil limpeza, sem áreas de rejunte; ralos fechados e sifonados; ventilação adequada; pias, sabão líquido e papel-toalha nos consultórios; lençóis descartáveis; luvas estéreis para o toque vaginal; recipientes fechados para os espéculos e materiais cirúrgicos que serão encaminhados à Central de Material Esterilizado (CME); recipientes para o descarte de perfurocortantes; acessórios para a terapêutica inalatória, que, após a utilização, devem ser desinfectados, não sendo reutilizados por outros pacientes; leitos de espera com distância mínima entre si de 70 cm; fonte de oxigênio (O_2) exclusiva; suporte de soro; lixeiras com tampa e pedal; área destinada ao isolamento de pacientes com suspeita de doenças infectocontagiosas; e sala de expurgo, materiais de procedimentos descartáveis e/ou estéreis.

São considerados de risco para aquisição de infecções os seguintes procedimentos realizados pelos profissionais de saúde durante o atendimento na unidade: punção venosa central; dissecção venosa; colocação de traqueostomia; implante de cateter de diálise peritoneal; implante de cateter de hemodiálise; drenagem de abscessos; punção venosa e capilar; punção lombar; medicações por via muscular/intradérmica/subcutânea e inalatória; sondagem gástrica/enteral/vesical de alívio; sondagem vesical de demora; aspiração de tubo traqueal/de traqueostomia; curativos de acesso venoso central/dissecção/punção e/ou toque vaginal.

UNIDADE DE DIÁLISE

A diálise consiste na remoção de solutos do sangue pela exposição a uma solução balanceada de diálise, por meio de uma membrana semipermeável.

As técnicas de diálise utilizadas são: *hemodiálise*, que utiliza a difusão para retirar solutos e a ultrafiltração para retirar líquidos, ocorrendo a remoção de toxinas urêmicas devido ao gradiente de concentração gerado entre o sangue e a solução de diálise por meio da membrana do dialisador; *diálise peritoneal* (infusão de uma solução estéril, balanceada com íons e glicose, na cavidade peritoneal por meio de cateter, com remoção das toxinas urêmicas do sangue e dos tecidos vizinhos para a solução de diálise por fusão e por ultrafiltração intermitente); e *hemoperfusão*, que é a remoção de substâncias e seus metabólitos em casos de intoxicações por medicamentos e por substâncias químicas.

A Comissão de Controle de Infecções Relacionadas à Assistência à Saúde/Hospitalar (IrAS/IH) da instituição de saúde/hospital é responsável pela vigilância epidemiológica sistematizada dos episódios de infecção, reações pirogênicas e investigação nos casos de alteração da curva endêmica para as intervenções necessárias.

As unidades de diálise autônomas devem dispor de uma equipe de controle de infecção hospitalar própria ou consorciada. Os concentrados químicos utilizados para o preparo da solução de diálise devem ter registro como medicamento no Ministério da Saúde e ser de uso específico, observando-se os prazos de validade.

Os dialisadores e linhas utilizados no tratamento dialítico devem ter registro no Ministério da Saúde (MS). As máquinas de diálise precisam ser limpas e desinfectadas e estar em plenas condições de uso, inclusive com todos os alarmes funcionando.

O controle do processo de descontaminação do sistema de hemodiálise deve ser realizado semestralmente, com a determinação do número de unidades formadoras de colônias (UFC) da solução para diálise (< 2.000 UFC/mℓ), coletada da saída da máquina ao final da sessão.

Durante a realização de procedimentos nos pacientes, assim como durante o reprocessamento dos dialisadores ou a manipulação de produtos químicos, todos os funcionários devem usar os EPIs. Paredes, pisos, tetos e bancadas das unidades de diálise devem ter acabamento liso, resistente, impermeável, lavável e de fácil manutenção. Além disso, deve ser sistematizado o monitoramento microbiológico e físico-químico da água utilizada para o preparo da solução de diálise.

Há relatos de casos de toxicidade pela água utilizada na hemodiálise por: alumínio, caracterizada por demência, doença óssea, piora da anemia; cloramina; chumbo; cálcio e magnésio (síndrome da água dura); flúor; e a toxina originária de uma cianobactéria (*blue-green algae*).

Os microrganismos que podem ser encontrados nos sistemas de diálise são bactérias gram-negativas, como *Pseudomonas*, *Flavobacterium*, *Acinetobacter*, *Alcaligenes*, *Aeromonas*, *Serratia*, *Moraxella* e micobactérias (*M. chelonae*, *M. fortuitum*, *M. gordonae*, *M. scrofulaceum*, *M. kansasii*, *M. avium*, *M. abscessus*, *M. intracellulare*).

A remoção de substâncias químicas pode ser feita por meio de filtros especiais (pré-filtros que removam as partículas maiores passíveis de danificar os equipamentos do tratamento), abrandadores (removem cálcio e magnésio), desionizadores (contêm resinas catiônicas e aniônicas que trocam vários íons por hidrogênio e hidroxila) e osmose reversa (aplicação de altas pressões hidrostáticas a membranas que rejeitam 98 a 100% dos contaminantes: as bactérias e as endotoxinas).

As superfícies da máquina de hemodiálise devem ser limpas com água e sabão diariamente, sempre que houver sujidade e no intervalo das sessões (de acordo com as normas estabelecidas pelo fabricante), aplicando-se posteriormente álcool etílico a 70%.

Compostos à base de cloro (hipoclorito de sódio a 1%) são desinfetantes eficientes, porém corrosivos para a maioria das máquinas de hemodiálise. As soluções de formaldeído aquoso a 4%, ácido peracético ou glutaraldeído também são eficazes, com menor poder corrosivo, sendo bons germicidas e podendo permanecer no sistema de hemodiálise por períodos mais longos, mesmo quando a máquina estiver desligada. O ácido peracético é eficaz na redução de microrganismos do biofilme, e o formaldeído é prejudicial para o meio ambiente (é carcinogênico, causa irritação da pele e das mucosas).

O processo hemodialítico requer um acesso vascular. São tipos de acesso vascular permanente: fístula arteriovenosa, cateter venoso central de duplo lúmen com *cuff* e prótese de politetrafluoretileno (PTFE).

Todas as medidas de proteção individual, como uso de EPI, higienização das mãos dos profissionais, preparação do local e inserção do cateter venoso central, manipulação do cateter,

canulação da fístula arteriovenosa e monitoramento dos pacientes colonizados ou infectados, devem ser sistematizadas e descritas em documentos específicos. O rastreio e a descolonização dos pacientes portadores de *Staphylococcus aureus* em unidades de diálise são controversos.

Os vírus B, C, delta e HIV podem ser transmitidos pelo contato com o sangue do portador, tanto para os pacientes quanto para os profissionais de saúde. São fatores de risco de infecção pelo vírus C em diálise: tempo de diálise (risco > 10% de permanência); número de transfusões sanguíneas (risco diminuído após o uso da eritropoetina); tipo de diálise (risco aumentado nos submetidos a hemodiálise); história anterior de transplante renal; uso inalatório ou intravenoso de drogas ilícitas; e sexo masculino.

Nos pacientes com hepatite B (HbsAg-positivos), o tratamento hemodialítico deve ser realizado em sala específica. Devem existir salas separadas para o reprocessamento de dialisadores de pacientes HBsAg-positivos e portadores do vírus da hepatite C. O reúso de dialisadores e das linhas arteriais e venosas não é permitido para os pacientes portadores de HIV.

Pacientes com sorologia ainda não confirmada para HIV e hepatites virais devem ter seu tratamento realizado em máquinas diferenciadas das demais, específicas para esse atendimento, e o reprocessamento dos dialisadores deve ser realizado na própria máquina. As superfícies que forem respingadas com sangue e derivados devem ser limpas, com desinfecção com hipoclorito de sódio a 1% em seguida. A limpeza das poltronas e pinças usadas na diálise após cada sessão deverá ser feita com álcool a 70%.

Todo material contaminado deverá ser autoclavado ou incinerado. São obrigatórios o uso do EPI e a higienização das mãos durante toda a assistência ao paciente no centro de diálise.

No caso de pacientes positivos para SARS-CoV-2, a diálise deve acontecer normalmente, sobretudo devido ao fato de que o vírus pode comprometer o funcionamento renal, principalmente de pacientes portadores de comorbidades, representando risco para a saúde. Assim, para que aconteça de forma segura tanto para o paciente quanto para os profissionais de assistência à saúde, é fundamental que seja utilizada máscara de proteção individual do tipo cirúrgica ou N95/PFF2 e que exista maior frequência da higienização e desinfecção das mãos e dos equipamentos que tenham entrado em contato com o paciente positivo para covid-19. Além disso, é recomendado que esses pacientes realizem a diálise em ambiente separado de pessoas não infectadas.

O profissional da sala de hemodiálise, ao puncionar um acesso de circulação ou aplicar uma injeção em um paciente, deve ter certeza de que sua luva não tocou os objetos e/ou superfícies, que podem estar contaminados, evitando, assim, a transmissão do vírus B (HBV).

Recomenda-se a vigilância rotineira dos membros no centro de diálise e dos pacientes. Para os suscetíveis (HbsAg-negativos), devem-se fazer as dosagens de transaminases e a pesquisa do HbsAg-negativo (considerando-se imunidade o título do anti-HbsAg ≥ 20 UI).

Há referências sobre a necessidade de isolamento da máquina e a realização de diálises em salas especiais em relação ao vírus da hepatite delta (HDV). O vírus G (RNA semelhante ao do vírus C, mas distinto do HCV) é também transmitido pelo sangue (taxas de prevalência de 1,7% na população de doadores nos EUA e de 20 a 28,6% em centros de diálise nos EUA e na Bélgica, respectivamente). Ainda é controversa a história natural dos pacientes com viremia positiva para hepatite G, assim como a indicação para que os doadores de sangue sejam testados para esse vírus.

O HIV tem baixa capacidade de transmissão. Há relato de um caso de funcionário de centro de diálise infectado por meio de agulha contaminada. No entanto, recomenda-se que exames sorológicos para HIV sejam realizados antes do início do tratamento dialítico e que sejam repetidos anualmente e/ou quando houver suspeitas de contaminação.

Na remoção do cateter temporário (jugular interna, subclávia, femoral), deve-se coletar sangue para hemocultura e fazer cultura da ponta do cateter se o paciente apresentar febre sem uma fonte evidente de infecção, presença de bacteriemia com hemocultura positiva ou cateter com sinais de infecções de túnel.

O cateter (com *cuff*) permanente de paciente com febre persistente ou hemocultura positiva 48 h após uso de antibióticos deve ser removido, mantendo o antibiótico por 2 semanas.

São fatores de risco de infecção em pacientes hemodialisados: uso prolongado do cateter temporário (> 3 semanas); existência de doenças prévias (diabetes, hepatites virais, neoplasias e AIDS); uso prolongado de corticosteroides; cirurgias recentes; idade; estado nutricional; uso prévio de antibióticos; técnica de inserção do cateter e tipo de acesso vascular implantado.

A ocorrência de tremores e/ou de febre (30 a 60 min após o início da sessão em paciente previamente afebril, sem sinais ou sintomas de infecção pré-diálise), hipotensão, calafrios, cefaleia, mialgias, náuseas e vômitos pode estar associada à reação pirogênica, decorrente de contaminação bacteriana, endotoxina do dialisador, rupturas da membrana do dialisador, concentração inadequada do germicida ou tempo insuficiente do germicida durante o tratamento dialítico.

A presença de hiperemia superior a 2 cm e/ou de drenagem purulenta pode caracterizar infecção no local da inserção vascular. É sugestiva de bacteriemia a ocorrência de febre com calafrios, com ou sem cultura positiva.

É sugestiva de sepse a presença de febre, calafrios, hipotensão e comprometimento do estado geral que persistem após o término da sessão de diálise. Nesses casos, recomendam-se hemoculturas, cultura do líquido de diálise e antibioticoterapia sistêmica.

É indicativa de infecção relacionada com o cateter venoso central (subclávia, jugular interna ou femoral) cultura semiquantitativa de ponta de cateter vascular > 15 UFC, associada à hemocultura periférica positiva para o mesmo agente.

A maioria das infecções decorrentes de acesso vascular é causada por *Staphylococcus aureus* (80 a 88%), *Staphylococcus epidermidis*, *Streptococcus* sp. e, raramente, bactérias gram-negativas.

O agente etiológico das infecções (bacteriemia ou sepse) da fístula arteriovenosa local ou sistêmica é o *Staphylococcus aureus*, seguido em menor frequência por *Staphylococcus epidermidis*, *Streptococcus* sp. e gram-negativos.

O acesso à cavidade peritoneal é feito por meio de cateteres (tipo estilete: rígido, de calibre reduzido, com orifícios laterais e fundo cego; tipo flexível ou *tenkhoff*: mais calibroso, usado em caráter permanente). Na diálise peritoneal ambulatorial contínua (DPAC), usa-se a força da gravidade para infundir e drenar a solução (4 vezes/dia), e o próprio paciente é quem efetua as trocas.

Há também a diálise peritoneal por ciclos contínuos (DPCC), que usa uma máquina cicladora para preparar, infundir e drenar a solução, e a diálise peritoneal automatizada (DPA), que é um processo intermitente realizado no período noturno por 10 h, mediante uma cicladora que aquece, infunde e drena a solução.

Como medidas preventivas de infecção em pacientes em diálise peritoneal, recomendam-se: limpeza da sala de procedimentos; degermação das mãos dos profissionais com clorexidina degermante; uso de EPI; antissepsia do local de inserção do cateter (que deverá ser implantado 2 a 3 cm abaixo da cicatriz umbilical, na linha mediana, e/ou lateralmente, à esquerda ou à direita); e preparo do paciente, com lavagem intestinal, esvaziamento da bexiga, tricotomia (quando necessária) na região de implantação do cateter, escovação com polivinilpirrolidona-iodo (PVP-I) degermante ou clorexidina (se alérgico) até o mesogástrio, os flancos, o hipogástrio e as fossas ilíacas, além do uso de soro fisiológico a 0,9% para enxugar, secagem e campo cirúrgico.

São sugestivos de peritonite sinais e sintomas de inflamação peritoneal, efluente opacificado (> 100 células/mℓ com predomínio de mais de 50% de polimorfonucleares), bem como coloração de gram e/ou cultura do líquido positiva para bactérias.

A principal complicação da peritonite é a aderência fibrosa, que compromete a eficiência do procedimento por redução da superfície de trocas (mais frequente quando o agente etiológico é o *Staphylococcus aureus* e/ou polimicrobiano).

Também podem ocorrer celulite (infecção do túnel subcutâneo) e infecção na via de saída do cateter, capazes de evoluir para abscessos abdominais e sepse grave, com alta mortalidade.

Os modos de contaminação podem ser transluminal (penetração do microrganismo na cavidade peritoneal juntamente com o fluido de diálise, consequente à contaminação manual da ponta do equipo nas trocas dos banhos ou de descontinuidades do cateter ou fluido de diálise contaminado manualmente ou durante a fabricação) e periluminal (prevalência de 50 a 70%), cujos agentes etiológicos são os que residem normalmente na pele (*Staphylococcus* coagulase-negativo; *Staphylococcus aureus*).

Caso haja peritonite por *Bacteroides* spp., *Enterobacter* spp. ou polimicrobiano, deve-se pensar em perfuração intestinal.

A peritonite ocorre com uma frequência de 0,6 episódio por paciente por ano, e sua recorrência (20 a 30%) representa a falência da diálise peritoneal. O tratamento da peritonite é iniciado antes mesmo dos resultados das culturas, com cefalosporinas de primeira geração, por exemplo, associadas a aminoglicosídios (uma dose de ataque por via intraperitoneal seguida de manutenção) ou dependendo do perfil de sensibilidade das bactérias do hospital (ajustando-se segundo o resultado do antibiograma, podendo-se usar glicopeptídios). O uso concomitante de heparina pode inativar a gentamicina, induzindo a um raciocínio de falsa falha terapêutica.

As recidivas por *Staphylococcus* spp. podem ocorrer devido à tendência que esse patógeno tem de se ocultar no interior de uma película biológica (biofilme) formada nas paredes interior e exterior do cateter.

A peritonite por *Pseudomonas aeruginosa* requer tratamento mais agressivo. Assim, podem ser usados cefalosporina de terceira geração, aminoglicosídios ou carbopenêmicos. A antibioticoprofilaxia não reduz as taxas de peritonites pós-implantação do cateter, nem precoce nem tardiamente. A profilaxia com nistatina oral durante o tratamento de peritonite bacteriana pode reduzir a incidência de episódios subsequentes de peritonites por fungo (*Candida* sp.). Fungos têm grande capacidade de aderir ao cateter no peritônio, obrigando a sua retirada.

Nas peritonites refratárias e sem diagnóstico etiológico, deve-se pensar em infecções por micobactérias. Nesses casos, pode ser indicada a biopsia peritoneal. A remoção do cateter pode ser considerada nas peritonites refratárias causadas por micobactérias e nas peritonites fúngicas e/ou polimicrobianas, que podem até ser indicativas de laparotomia. É recomendada a espera de 3 semanas para o implante de um novo cateter.

SETOR DE QUEIMADOS

O paciente queimado tem maior predisposição para IrAS. As queimaduras podem ser decorrentes de agentes térmicos (mais comuns), agentes químicos, frio (raras) e eletricidade (maior gravidade). É a equipe de controle de infecções/gestão do risco/qualidade que deve estabelecer um programa de controle de infecções em pacientes queimados, considerando sempre a fonte e o reservatório dos microrganismos, o modo de transmissão e os fatores de risco.

O risco de infecções em queimados aumenta com a perda da pele (barreira de defesa do organismo), que deixa o paciente queimado com sua imunidade celular e humoral comprometida. Na escara do queimado ocorre a colonização por microrganismos da flora residente do paciente e da flora contaminante do hospital, que podem invadir os tecidos, causando infecção local da ferida ou sepse.

O risco de infecção em queimados aumenta de acordo com: extensão da superfície corporal queimada; profundidade das lesões; inalação; idade (extremos); doenças prévias; condições locais da ferida; falhas nas rotinas básicas e nos cuidados com as feridas; tempo de internação; demora na abordagem cirúrgica; hemotransfusão; uso de antimicrobianos/resistência; leucopenia/plaquetopenia; procedimentos invasivos e presença de microrganismos de maior virulência.

As queimaduras desencadeiam uma resposta inflamatória sistêmica, seguida de falência de múltiplos órgãos sem foco infeccioso determinado. A infecção é a causa mais comum de óbito em queimados, sendo as feridas e os pulmões os principais locais infecciosos. Os agentes microbianos mais prevalentes em queimados são os gram-negativos.

O suporte nutricional deverá ser iniciado precocemente, e o paciente, ao se alimentar, deverá estar com a cabeça elevada (30°) para diminuir o risco de aspiração. As bombas de infusão de dieta devem ser limpas com o pano úmido em água para enxágue, devendo ser, em seguida, secas com pano seco e limpo para posterior desinfecção com álcool a 70%, friccionando-as por 3 vezes. As geladeiras devem ser desinfetadas semanalmente, com álcool a 70%, friccionando-se 3 vezes, para posterior higienização com água e sabão e secagem. A contaminação de alimentos ocorre após serem abertos; por isso, devem ser utilizados dentro de 24 h, estocados em refrigerador (a temperatura de 4 a 8°C diminui o risco de proliferação de microrganismos) e aquecidos à temperatura ambiente, 1 h antes de serem oferecidos ao paciente.

A existência de microrganismos na ferida é sugestiva de colonização com potencial risco de invasão, e não diagnóstico de infecção. Na primeira semana da colonização da ferida, predominam bacilos gram-positivos; porém, a partir da segunda semana, aumenta o número de gram-negativos. As bactérias mais encontradas em pacientes queimados são: *Staphylococcus aureus*, *Enterococcus* spp., *Pseudomonas* spp., *Enterobacter* spp., *Escherichia coli*, *Proteus* spp., *Klebsiella* spp. e *Acinetobacter* spp. Os fungos e os vírus também são causas de infecção.

A biopsia de feridas estará recomendada se houver mudança inexplicada na sua aparência ou sinais clínicos sugestivos de infecção no paciente, para que se proceda à identificação na ferida e no tecido viável de microrganismos. Uma amostra com contagem de microrganismos igual ou superior a 10^5 UFC/g de tecido e o exame histológico mostrando invasão de tecido viável subjacente à ferida indicam infecção.

São sinais precoces de infecção em ferida de queimado: escurecimento, desprendimento da escara, aprofundamento da lesão, arroxeamento e edema da pele na margem da ferida; ectima gangrenoso; piocianose abaixo da escara e descoloração hemorrágica do tecido subcutâneo. Na pessoa, observa-se dificuldade de distinguir se há a síndrome da resposta inflamatória sistêmica (taquicardia, taquipneia, febre, leucocitose/leucopenia) com ou sem microrganismos circulantes.

São fatores que auxiliam na distinção da síndrome da resposta inflamatória (SIRS) com ou sem microrganismos: biopsia da lesão com 10^5 UFC/g de tecido, mostrando invasão por microrganismos em tecido viável; hemoculturas positivas na vigência de sepse; uroculturas positivas; infecção pulmonar; taquipneia (mais de 40 incursões respiratórias/min para adultos); íleo paralítico prolongado; hipotermia; alteração do estado mental; trombocitopenia; leucocitose/leucopenia; acidose inexplicada; e hiperglicemia.

A presença de pus isoladamente na ferida não indica infecção em pacientes queimados, mas reflete cuidados incompletos com a ferida. A ocorrência de febre isolada em paciente queimado não significa infecção em ferida, podendo ser resultado do trauma ou infecção em outro local.

No controle de infecções pulmonares hospitalares em pacientes queimados, são importantes os cuidados com os procedimentos respiratórios e o menor tempo dos procedimentos invasivos. O uso prolongado de sondagem vesical aumenta o risco de infecções urinárias. Deve-se evitar o cateterismo, mesmo no período de reanimação volêmica. Se for indicada sondagem, esta deverá ser feita dentro dos critérios de assepsia. As infecções em acesso vascular resultam em migração de microrganismos pelo local de inserção. O risco de infecção é tanto maior quanto mais próxima da lesão do queimado estiver a inserção do cateter. Os procedimentos invasivos devem ser evitados em queimados.

Os pacientes queimados, imunossuprimidos, submetidos a procedimentos invasivos e/ou cirúrgicos têm maior risco de desenvolver endocardite. Além disso, a sinusite pode ser facilitada pelo uso da sondagem para nutrição enteral no grande queimado (mais de 20% da superfície corpórea). Há riscos de infecção nos pacientes com queimaduras em córnea com perfuração ou ulceração.

Os curativos deverão ser diários, feitos com técnica asséptica, com profissionais usando EPI, podendo ser do tipo contensivo (evita perda de calor e evaporação e facilita a mobilização do paciente) ou aberto. Têm o objetivo de prevenir a invasão bacteriana. Os antibióticos sistêmicos não chegam aos tecidos desvitalizados (trombose arteriocapilar). A antibioticoterapia sistêmica deverá ser instituída assim que for feito o diagnóstico clínico de infecção.

O tratamento tópico, que consiste em assepsia e proteção da ferida, deve ser iniciado após a estabilização hemodinâmica. As lesões devem ser lavadas com água corrente e, em seguida, cuidadosamente friccionadas com gaze, retirando-se restos de tecido necrótico e de pomada. Sabão ou PVP-I degermante ou clorexidina podem ser usados apenas em pele íntegra. O creme de sulfadiazina de prata é um antimicrobiano tópico de escolha e deve ser aplicado a cada 24 h. Apresenta amplo espectro, sendo ativo contra gram-positivos e negativos.

A pomada de PVP-I é uma solução aquosa, de amplo espectro, que apresenta odor forte. Deve ser misturada ao óleo mineral (este impede a liberação do iodo), e sua ação é prejudicada pelo exsudato e pela dificuldade de penetração na crosta. Pode causar iodismo, hipotireoidismo reversível e lesão de queratinócitos.

A nitrofurazona é usada de 24 em 24 h ou a cada 2 dias no pequeno queimado. É efetiva contra estafilococos, *Enterobacter* e *Proteus*, mas não tem efeito contra fungos e *Pseudomonas aeruginosa*. As enzimas proteolíticas não têm ação bactericida, o que favorece a invasão bacteriana.

À remoção precoce (3 a 5 dias após o trauma) está indicada a associação de aminoglicosídios e oxacilina. Após esse período, as infecções são decorrentes da assistência, devendo então ser usados glicopeptídios, carbapenêmicos e/ou antimicrobianos segundo a flora hospitalar. O uso indisciplinado de antibióticos favorece a destruição da flora residente, selecionando cepas de microrganismos resistentes.

As principais medidas preventivas utilizadas no controle de infecções em unidades de queimados são: utilização de quartos individuais; assistência profissional individualizada (prevenção de infecções cruzadas); uso de EPI; higienização das mãos antes e uso de luvas; utilização individual de estetoscópios e esfigmomanômetros; disponibilização de, além de água e sabão, papel-toalha descartável e antissépticos (clorexidina ou PVP-I degermante) para a higienização das mãos dos profissionais; limpeza e desinfecção de todos os artigos/equipamentos da unidade/banheiros/serviço de nutrição (diária/semanal/terminal) e auditoria de antimicrobianos, segundo flora hospitalar.

SERVIÇO DE ANESTESIOLOGIA

Nos serviços de anestesiologia, são possíveis fontes de contaminação: os dispositivos anestésicos; sangue e hemoderivados; o campo cirúrgico; a pele da própria equipe anestésica (mãos e narinas); e as secreções traqueais dos circuitos ventilatórios.

Também é importante que sejam observadas as barreiras de proteção da pele quando rompidas para a instalação de acessos venosos e arteriais, ou para implantação de cateteres para monitoramento, ou analgesia, em função dos riscos do desenvolvimento de infecção peroperatória. São barreiras de proteção: a pele, a mucosa intestinal e a mucosa respiratória.

Entre os fatores relacionados à infecção em anestesiologia, estão:

- Organização do ambiente de trabalho e higienização das mãos
- Antibioticoprofilaxia em tempo e dose corretos: 1 hora antes da incisão, ou 2 horas no caso de uso de vancomicina. Indicação correta de antibiótico profilático e suspensão após 24 horas depois da cirurgia. No caso de cirurgia colorretal, realizar normoterapia pós-operatória imediata)
- Ventilação mecânica protetiva
- Fatores relacionados ao paciente (diabetes melito com controle inadequado, tabagismo, uso de corticosteroides, tipo e local de cirurgia, internação prolongada, infecção a distância, doença associada, hipoxemia, má nutrição, duração do procedimento, obesidade, alcoolismo, idades extremas, controle glicêmico inadequado, não controle da dor/analgesia, transfusão/reposição hídrica inadequada, hipotermia/oxigenação dos tecidos, tipos de procedimento invasivo e uso de materiais inadequados/fora de padrão)
- Estresse, eixo hipotálamo-hipófise-adrenal
- Hipoxia tecidual, isquemia e oxigenação
- Hidratação
- Nutrição
- Hipotermia, sangramento e transfusão
- Resistência à insulina/hiperglicemia
- Sondas, drenos e punções (cateter venoso central [CVC], cateter urinário, sonda nasogástrica).

A transmissão de microrganismos para o paciente ocorre por via direta (dispositivos contaminados que entram em contato com a pele, a mucosa ou o sangue), pelo fluxo retrógrado da água condensada no circuito que retorna para as vias respiratórias do paciente e as mãos e narinas dos profissionais, ou pelo manuseio inadequado de equipamentos.

No controle de infecções, é de extrema importância a higienização das mãos antes da aplicação do anestésico e antes/depois do contato com o paciente. O anestesista deverá usar gorro (cobrindo totalmente os cabelos), máscara (cobrindo totalmente as narinas e a boca) e uniforme específico para o bloco cirúrgico. O acesso vascular periférico deve ser precedido pela antissepsia da pele do paciente, com fricção de álcool a 70% durante 30 s, seguida de secagem e introdução do cateter.

O acesso venoso central (ou arterial periférico) deve ser precedido da antissepsia da pele, com fricção de antisséptico e uso de barreira máxima de precaução (gorro, máscara, avental, luvas estéreis e campos estendidos).

Estão recomendados os frascos de medicamentos de uso único, mas é preciso anotar a data em que foram abertos os medicamentos de uso múltiplo.

Na raquianestesia e na epidural, a pele do paciente deve ser friccionada com álcool a 70% durante 30 s, sendo depois seca antes de se proceder ao bloqueio, utilizando rigorosa técnica asséptica. Os perfurocortantes devem ser acondicionados em recipientes de paredes rígidas.

SERVIÇO DE CLÍNICA GERAL E CIRÚRGICA

As medidas básicas de biossegurança deverão ser sistematizadas, a saber: higienização das mãos; uso de EPI; cuidados no manuseio de material perfurocortante; medidas de controle de doenças infectocontagiosas; medidas de prevenção de infecções relacionadas com o ambiente; cuidados no acondicionamento e manuseio de solução; medidas de prevenção relacionadas com os processos de limpeza; desinfecção e esterilização de instrumentos e equipamentos; cuidados com roupas e resíduos; prevenção das infecções relacionadas com endoscópios e broncoscópios, bem como das associadas a cateteres vasculares. Além disso, todo consultório deverá ter pia, sabão líquido, álcool a 70%, sabão glicerinado a 2% e toalha de papel.

Deve-se evitar a colocação de plantas e flores no ambiente, uma vez que elas podem ser reservatórios de fungos e bactérias ou de vírus, como dengue em áreas endêmicas. Os lençóis devem ser descartáveis e substituídos após o uso para cada paciente.

Em relação aos perfurocortantes, não se devem reencapar as agulhas nem retirá-las da seringa para descarte.

São fatores de risco relacionados com os cateteres: uso prolongado, manipulação frequente, idade e estado imunológico do paciente. A retirada do CVC deverá ser feita tão logo ele não seja mais necessário, ou em casos de sinais de infecção local.

Os cateteres periféricos podem ser trocados a cada 48 a 72 h.

Está recomendada a desinfecção química de alto nível para os endoscópios. Os agentes relacionados com infecção pelo uso inadequado de endoscópios (endoscopias gastrintestinais) mais encontrados foram *Salmonella* sp. e *Pseudomonas aeruginosa*, e, nas broncoscopias, *Mycobacterium* spp.

As almotolias com antisséptico devem ser monitoradas e mantidas tampadas; após abertura, devem ser descritas data em que foram abertas e validade de acordo com recomendação do fabricante.

SERVIÇO DE PSIQUIATRIA

As unidades psiquiátricas têm como objetivo o controle das doenças mentais por meio de medicamentos e/ou modificações comportamentais. A clientela dessas unidades é constituída, em sua maioria, por alcoólicos, pessoas que vivem nas ruas e usuários de substâncias ilícitas intravenosas. Em função disso, há maior prevalência de infecções sexualmente transmissíveis (IST).

Entre as atividades utilizadas nas práticas terapêuticas, enfatiza-se a interação de pacientes e profissionais, que pode ser interna ou externa. O trânsito dos pacientes não é limitado a uma área específica. A realização de procedimentos invasivos é limitada ou ausente. Os principais procedimentos realizados são medicação intravenosa e pequenas suturas.

As taxas de IrAS em unidades mentais podem variar de 2,8 a 6,7 por 1.000 pacientes/dia. Os principais locais acometidos por IrAS nesses pacientes são: trato respiratório, olhos, ouvidos, nariz, garganta, boca, pele e partes moles. São frequentes as queixas odontológicas, e há uma elevada taxa de infecções/infestações comunitárias (parasitoses, IST, lesões de pele e partes moles, pediculose e escabiose).

É importante estar atento para a correlação de alguns sintomas apresentados pelos pacientes e seus diagnósticos psiquiátricos, sem necessariamente significarem processos infecciosos adquiridos durante o internamento. Alguns exemplos são: tosse relacionada com o alto consumo de cigarros; rouquidão observada em fase maníaca de doença bipolar; anorexia/mal-estar, presentes em depressivos e anoréxicos; hiperemia ocular, frequente em usuários de substâncias ilícitas intravenosas e insones; otalgia, que pode acometer esquizofrênicos como consequência de manipulação e trauma secundário; diarreia, pela reintrodução da alimentação após períodos de recusa, ou em alcoólicos, tabagistas ou como sintoma em histéricos; e piora do estado mental, pelo uso de medicações, sedação ou como agravamento da doença psiquiátrica.

Há maior preocupação em relação à biossegurança e à prevenção de contágios com viroses, tuberculose pulmonar e IST. Por isso, devem ser estabelecidos programas de educação continuada para os profissionais de saúde da unidade, enfatizando-se a importância da higienização das mãos; do uso de EPI; de precauções básicas, como evitar acidente com perfurocortantes; do uso racional de antimicrobianos; e de imunização (hepatite B e tétano).

Deve-se também estabelecer um programa de higiene para os pacientes, com a sistematização do corte de unhas e cabelos, escovação de dentes, banhos supervisionados ou auxiliados, cuidados com feridas e traumas, imunização para tétano e hepatite B e prevenção das ISTs. Rotinas de limpeza devem ser estabelecidas nas diversas áreas da unidade, assim como controle das condições higiênico-sanitárias no preparo dos alimentos, no armazenamento, no cozimento e na distribuição.

SERVIÇO DE GERIATRIA

Os serviços de geriatria caracterizam-se pela longa permanência dos seus usuários (idosos) em regime de internação ou não. As infecções correlacionam-se a 23 a 67% das mortes institucionais, sendo sua principal causa. Sua ocorrência varia de 1,6 a 3,8 milhões por ano.

Os indicadores de IrAS variam de 1,4 a 13,8 por 1.000 pacientes/dia, e os principais locais acometidos variam em função do tipo de instituição e da clientela preponderante.

A identificação da infecção não deve ser baseada em evidências parciais; o diagnóstico deve ser acompanhado de sinais e sintomas compatíveis com ela. Os achados microbiológicos e radiológicos devem ser usados somente para confirmar as evidências clínicas de infecção.

As infecções mais observadas em unidades de longa permanência são: resfriados comuns/faringites, *influenza*, bronquites, traqueobronquites, pneumonias, infecções urinárias sintomáticas (paciente sem sonda vesical ou sondado), conjuntivite, otite, problemas dentários, sinusite, celulites, gastrenterites, infecção primária da corrente sanguínea e febre inexplicada. Assim, devem ser estabelecidos programas de cuidados específicos com os pacientes em relação a higiene pessoal, prevenção e abordagem precoce de úlceras de decúbito, cuidados com relação à aspiração e práticas de isolamento e imunização/prevenção de viroses, *influenza*, pneumonia, covid-19 e tétano. É também importante que se instituam programas de educação continuada e treinamentos para os profissionais de saúde quanto a higienização das mãos antes e depois de qualquer procedimento, uso de EPI, prevenção de acidentes com material biológico, limpeza, desinfecção, esterilização, lavanderia, serviço de nutrição e prescrição racional de antimicrobianos.

CRECHES/ESCOLAS

A área dos berçários não deve ser inferior a 6 m², reservando-se, no mínimo, 3 m² para cada criança. Entre os berços e entre estes e as paredes, deve haver uma distância mínima de 50 cm. A saleta para a amamentação deve ter área mínima de 6 m² e ser provida de cadeiras ou bancos com encosto. A cozinha para preparo de mamadeiras ou suplementos dietéticos para as crianças ou para as mães deve ter área de 4 m². O compartimento de banho e higiene das crianças deve ter uma área de 3 m², no mínimo.

Os asilos, orfanatos, albergues e outras instituições similares devem ter um refeitório com área mínima de 5 m², na proporção de 0,50 m² por pessoa assistida. Devem ter também áreas para recreação, salas de aula (quando for o caso), paredes revestidas até a altura mínima de 2 m² de material resistente, lavável, impermeável e liso, com o restante da parede pintado em cor clara. Os pisos devem ser feitos de material liso, resistente, impermeável e lavável, com inclinação suficiente para o escoamento de águas de lavagem.

As doenças mais observadas nessas unidades são: varicela, caxumba, coqueluche, rubéola, sarampo, tuberculose, diarreia, conjuntivite purulenta e piodermites. A hepatite A é um dos principais problemas de saúde em creches e escolas, uma vez que seu modo de transmissão é fecal-oral, ou seja, por meio de alimentos ou qualquer objeto contaminado, pessoa-pessoa, mãos contaminadas por fezes e sangue ou urina (raramente). O período de transmissão, em geral, é de 2 semanas antes e 2 semanas depois do aparecimento da icterícia, com risco diminuído após a primeira semana. Crianças pequenas (2 a 6 anos de idade) podem não apresentar icterícia. O período de incubação vai desde o contato com o vírus até o aparecimento da doença (15 a 50 dias; em geral, de 25 a 30 dias).

São medidas preventivas da hepatite A: manter afastada a criança doente; proceder a melhorias das medidas higiênicas para a prevenção das doenças; observar limpeza/desinfecção adequada do ambiente e do reservatório de água; evitar aglomerações de crianças, uso de piscina até 50 dias após o aparecimento do caso de hepatite e trocas de chupetas e brinquedos; não comer alimentos crus; lavar mãos e utensílios; lavar mamadeiras e bicos, que deverão ser imersos por 60 min em solução de hipoclorito de sódio a 0,02%; manter controle de vetores, proteção de curativos e roupas sujas em sacos plásticos individuais fechados; lavar roupas com fezes usando luvas; e pôr o lixo em sacos plásticos fechados.

Em caso de epidemias pelos vírus da hepatite A, as crianças que entraram em contato íntimo com doentes deverão procurar assistência médica para a avaliação do uso de imunoglobulina *standard*; porém, ela não está recomendada após 2 semanas da última exposição. Na ocorrência de hepatite B, é fundamental usar luvas para qualquer contato com sangue, secreções ou outros fluidos corpóreos, além da vacina específica.

O uso de máscaras e o distanciamento são indicados em caso de covid-19, sendo também fundamental estimular a higienização das mãos com frequência. Além disso, no caso de suspeita de infecção pelo SARS-CoV-2, é indicado que a criança não frequente a creche ou a escola até que receba o resultado negativo do exame. Em casos confirmados, orienta-se que a turma em que a criança está inserida na escola deve ser isolada e que as outras crianças permaneçam em isolamento por 7 dias ou de acordo com a orientação da Secretaria de Saúde.

O HIV não é transmitido por ar, tosse, espirro ou insetos/outros animais. Portanto, pessoas adultas ou crianças com HIV/AIDS podem compartilhar vaso sanitário, banheiro, toalha, roupas em geral (desde que observados os cuidados de higiene), copo, prato e talheres limpos, contanto que não tenham ferimentos na boca/sangue.

Na existência de sangue e/ou secreção em roupa, piso, vaso sanitário ou outro local, deve-se proceder à limpeza e à desinfecção com hipoclorito de sódio a 1%. Para desinfecção de artigos, usar álcool 70% ou soluções de quaternário de amônio com biguanida.

No entanto, o portador de HIV não deve doar órgãos, amamentar e compartilhar agulhas, seringas, lâminas, alicates e outros instrumentos de corte, assim como não deve escovar os dentes com escovas compartilhadas nem misturá-las com as de outras pessoas. O uso de luvas é recomendado se houver sangue, ferimentos, curativos e objetos/roupas/artigos/superfícies contaminados. Além disso, a higienização das mãos com água e sabão antes de qualquer procedimento deverá ser uma rotina.

Devem-se também evitar situações que provoquem sangramentos (quedas, cortes), e toda ferida precisa ser coberta (não se deve permitir que a criança retire crostas de ferimentos).

O uso de avental é recomendado quando houver risco de contato com sangue e/ou outros líquidos contaminados para as pessoas que estão cuidando da criança.

Todo material descartável usado (lençóis, fraldas, fio dental, algodão) deve ser desprezado em saco impermeável, resistente e fechado, e todo material perfurocortante contaminado deve ser colocado em recipiente fechado, resistente à perfuração, antes de ser desprezado no lixo.

Na lavagem de roupas contaminadas com fezes, urina e secreções em geral, deve-se primeiro retirar a sujidade grossa com água corrente e, depois, lavar a roupa com água quente. Se for usada água fria, é preciso deixá-la de molho no primeiro enxágue durante 10 min em solução de hipoclorito de sódio a 1%.

Pisos e superfícies contaminados com sangue, vômitos, fezes, urina e outras secreções devem ser limpos com hipoclorito de sódio a 1%.

O recém-nascido de mãe portadora de HIV deve ser tratado com todas as precauções adotadas para qualquer portador do vírus HIV, até que exames comprovem ou não a contaminação. Todas as precauções básicas deverão ser sistematizadas/padronizadas, independentemente do diagnóstico do paciente.

ASSISTÊNCIA DOMICILIAR

O Ministério da Saúde (Portaria nº 2.416, de 23 de março de 1998) definiu critérios para o credenciamento de hospitais para a assistência domiciliar, que compreende os cuidados exercidos pelos profissionais de saúde na residência do paciente. No atendimento domiciliar, há visitas programadas para a realização de procedimentos e exames, além de orientações e treinamentos dos profissionais, cuidadores e paciente. A internação domiciliar está indicada para pacientes com nível maior de dependência de cuidados, que necessitam de assistência de enfermagem por 24 h.

Na internação domiciliar, a assistência prestada pela equipe de enfermagem é orientada, acompanhada e supervisionada pelo enfermeiro, e materiais e medicamentos específicos são transferidos para a residência do paciente.

Vários são os fatores que têm contribuído para a assistência de pacientes em seus domicílios: o aumento da prevalência de doenças crônico-degenerativas; o crescente envelhecimento da população; o aumento da sobrevida dos pacientes decorrente dos avanços tecnológicos e de novos medicamentos; os custos da assistência hospitalar; e o aumento da demanda de pacientes em fase terminal.

Para que seja instituída a assistência domiciliar, é necessária uma indicação médica, segundo a condição clínica do doente, além de recursos financeiros institucionais e/ou próprios, aceitação e confiança do paciente e dos familiares no modelo assistencial, infraestrutura assistencial, incluindo disponibilidade de serviços de transporte, de urgências e/ou leito hospitalar disponível, se necessário, ambiente físico adequado e apoio familiar.

Na assistência domiciliar, há também o risco de processos infecciosos decorrentes de: infusão de soroterapia e administração de medicamentos; traqueostomias; sondagem vesical de demora e intermitente; sondagem gástrica e nasoentérica; cateterismo venoso; terapia respiratória; nutrição parenteral e enteral; curativos e exames laboratoriais.

Os procedimentos de maior risco para infecção são a sondagem vesical e a traqueostomia (eliminação das barreiras protetoras do trato respiratório), assim como o cateterismo venoso de longa permanência para infecções sistêmicas.

A nutrição parenteral, normalmente infundida por acesso venoso central, também representa um risco para o desenvolvimento de infecções, devido à manipulação do sistema de infusão e à contaminação da solução estéril.

Na assistência domiciliar é frequente o uso de antimicrobianos, o que requer um sistema de auditoria para evitar o uso indiscriminado, prevenindo, assim, o surgimento e

a disseminação de cepas de microrganismos multirresistentes na comunidade. É necessário também que sejam implantados programas educativos continuados, enfatizando os cuidados com: os resíduos gerados, as noções de higiene pessoal, as precauções básicas e os modos de prevenção segundo as vias de transmissão das infecções (uso de EPI), a sistematização da higienização das mãos antes e depois de cada procedimento de limpeza, desinfecção, esterilização e armazenamento dos artigos/equipamentos usados durante a assistência; os princípios de assepsia e limpeza do ambiente; os cuidados com acidentes por objetos perfurocortantes; os esquemas de imunização (de paciente, familiares e profissionais contra hepatite B e tétano); o diagnóstico de processos infecciosos e as principais vias de contágio dos microrganismos.

No ambiente domiciliar, o álcool a 70% é considerado um desinfetante satisfatório.

Na limpeza do ambiente domiciliar, as medidas relacionadas com a higienização do mobiliário e do domicílio em geral visam diminuir a carga microbiana por meio da remoção de poeira e matéria orgânica, além de prevenir acidentes, tornando o ambiente mais agradável. A limpeza do teto, de paredes, portas e janelas deve ser feita a cada 15 dias, usando-se água e sabão. O piso deve ser limpo diariamente com varredura úmida, evitando-se a formação de partículas.

Todos os materiais usados na limpeza do quarto (guardados após lavagem e secagem) devem ser de uso exclusivo, não podendo ser utilizados no banheiro coletivo.

A roupa de cama deve ser trocada frequentemente, evitando-se a umidade.

O banho do paciente deve ser diário e de chuveiro, com sabonete e bucha de uso individual. O banho no leito só deverá ser realizado em graves acamados. É preciso ter cuidado ainda com o corte das unhas (cortadas após o banho, quando amolecidas, em linha reta para evitar inflamação e infecção), a higiene íntima (realizada após as eliminações, seguida de secagem para evitar dermatites), a higienização do couro cabeludo e a hidratação da pele, evitando ressecamento, fissuras e condições que predisponham a infecções.

Na terapia intravenosa, pode-se usar cateterização periférica ou central, tomando-se os devidos cuidados com o local de inserção, com a antissepsia da pele (utilizar álcool a 70%) e com o local de inserção, diariamente observado quanto aos sinais flogísticos e/ou à ocorrência de febre.

No caso de secreção no local de inserção, deve-se encaminhar o paciente para avaliação médica. A troca de curativos no local da inserção do cateter (tunelizado) deve seguir as normas preestabelecidas.

BIBLIOGRAFIA

Almeida EA, Costa MHM. Infecção hospitalar associada à diálise peritoneal. In: Couto RC, Pedrosa TMG, Nogueira JM. Infecção hospitalar: epidemiologia e controle. 2. ed. Rio de Janeiro: Medsi; 1999. p. 571-9.

Almeida RC. Prevenção e controle de infecção em centros de assistência geriátrica. In: Martins MA. Manual de infecção hospitalar: epidemiologia, prevenção e controle. 2. ed. Rio de Janeiro: Medsi; 2001. p. 843-54.

Almeida RC. Prevenção e controle de infecção na assistência psiquiátrica. In: Martins MA. Manual de infecção hospitalar: epidemiologia, prevenção e controle. 2. ed. Rio de Janeiro: Medsi; 2001. p. 855-61.

Blom BC, Lima SL. Infecções no paciente queimado. In: Couto RC, Pedrosa TMG, Nogueira JM. Infecção hospitalar: epidemiologia e controle. 2. ed. Rio de Janeiro: Medsi; 1999. p. 547-56.

Brasil. Agência Nacional de Vigilância Sanitária. Medidas de Prevenção de Infecção Relacionada à Assistência à Saúde/Agência Nacional de Vigilância Sanitária – Brasília: Anvisa, 2017. Disponível em: https://portaldeboas-praticas.iff.fiocruz.br/wp-content/uploads/2019/07/Caderno-4-Medidas-de-Preven%C3%A7%C3%A3o-de-Infec%C3%A7%C3%A3o-Relacionada-%C3%A0-Assist%C3%AAncia-%C3%A0-Sa%C3%BAde.pdf.

Brasil. Ministério da Saúde. Portaria nº 2.616, de 12 de maio de 1988. Estabelece Regulamento Técnico para controle de infecção hospitalar. Disponível em: https://bvsms.saude.gov.br/bvs/saudelegis/gm/1998/prt2616_12_05_1998.html.

Brasil. Ministério da Saúde. Portaria nº 82, de 3 de janeiro de 2000/17 de abril de 2003. Estabelece regulamento técnico para funcionamento dos serviços de diálise. Disponível em: https://bvsms.saude.gov.br/bvs/saudelegis/gm/2000/prt0082_03_01_2000.html.

Brasil. Ministério da Saúde. Portaria de Consolidação Nº5, de 28 de setembro de 2017. Disponível em: https://portalarquivos2.saude.gov.br/images/pdf/2018/marco/29/PRC-5-Portaria-de-Consolida----o-n---5--de-28-de-setembro-de-2017.pdf.

Centers for Disease Control (CDC). Covid-19 – Newborns. Disponível em: https://www.cdc.gov/coronavirus/2019-ncov/hcp/caring-for-newborns.html.

Cosenza L. Prevenção de infecção associada aos procedimentos anestesiológicos. In: Couto RC, Pedrosa TMG. Rotinas e procedimentos: infecção relacionada à assistência (infecção hospitalar) e outras complicações não infecciosas. 3. ed. Rio de Janeiro: Medbook; 2012. p. 426-8.

Favero MS, Alter MJ, Bland LA. Nosocomial infections associated with hemodialysis In: Mayhall CG. Hospital epidemiology and infection control. Baltimore: Williams & Wilkins; 1997. p. 647-88.

Fernandes AT, Ribeiro Filho N. Infecção em queimados. In: Fernandes AT, Fernandes MOV, Ribeiro Filho N. Infecção hospitalar e suas interfaces na área da saúde. São Paulo: Atheneu; 2000. p. 1657-69.

Filho LT. Diálise e hemodiálise. In: Fernandes AT, Fernandes MOV, Ribeiro Filho N. Infecção hospitalar e suas interfaces na área da saúde. São Paulo: Atheneu; 2000. p. 1771-88.

Kramer A, Schwebke I, Kampf G. How-long do nosocomial pathogens persist on inanimate surfaces? A systematic review. BMC Infectious Diseases. 2006; 130(6):1-8.

Kritski AL, Conde MB, Souza GRM. Controle dos contactantes de indivíduos sob risco de adoecer por tuberculose. In: Kritski AL, Conde MB, Souza GRM. Tuberculose: do ambulatório à enfermaria. São Paulo: Atheneu; 2000. p. 141-55.

Lamounier JA, Moulin ES, Xavier CC. Recomendações quanto à amamentação na vigência de infecção materna. J Pediatr. 2004; 80(5 Supl):5181-88.

Lemos ATO, Costa DM, Blom BC. Infecções no paciente queimado. In: Martins MA. Manual de controle de infecção hospitalar: epidemiologia, prevenção e controle. 2. ed. Rio de Janeiro: Medsi; 2001. p. 300-11.

Marinho GH, Rezende EM, Lima EM. Prevenção e controle de infecção hospitalar em unidade de diálise. In: Martins MA. Manual de controle de infecção hospitalar: epidemiologia, prevenção e controle. 2. ed. Rio de Janeiro: Medsi; 2001. p. 419-31.

Martins MA, Moulin ZS. Prevenção e controle de infecção em centros infantojuvenis: creches e escolas. In: Martins MA. Manual de infecção hospitalar: epidemiologia, prevenção e controle. 2. ed. Rio de Janeiro: Medsi; 2001. p. 833-42.

Matos JC, Martins MA. Precauções em doenças infectocontagiosas. In: Martins MA. Manual de controle de infecção hospitalar: epidemiologia, prevenção e controle. 2. ed. Rio de Janeiro: Medsi; 2001. p. 587-642.

Moore DL. Nosocomial infections in newborn nurseries and neonatal intensive care units. In: Mayhall GC. Hospital epidemiology and infection control. Baltimore: Williams & Wilkins; 1996. p. 535-64.

Moura-Neto JA, et al. Recomendações de boas práticas da Sociedade Brasileira de Nefrologia às unidades de diálise em relação à pandemia do novo coronavírus (Covid-19). J. Bras. Nefrol. 2020; 42(2 Supl.1):1517.

National Kidney Foundation. Dialysis & COVID-19. Disponível em: https://www.kidney.org/coronavirus/dialysis-covid-19.

Onorato IM, Morens DM, Stansfield SK. Epidemiology of cytomegaloviral infections: recommendations for prevention and control. Rev Infect Dis. 1985; 479-94.

Oshiro ICV, Spadão FS. Limpeza e desinfecção do ambiente. In: Carrara D, Strabelli TMV, UIP DE. Controle de infecção: a prática no terceiro milênio. Rio de Janeiro: Guanabara Koogan; 2017. p. 194-209.

Pedrosa TMG, Couto RC. Serviço de anestesiologia. In: Martins TMG. Manual de controle de infecção hospitalar: epidemiologia, prevenção e controle. 2. ed. Rio de Janeiro: Medsi; 2001. p. 581-3.

Peres LAB, Matsuo T, Ann HK et al. Peritonites em diálise peritoneal ambulatorial contínua. Rev Bras Clin Med. 2011; 9(5):350-3.

Pickering LK (ed.). Red Book 2000. Report of the Committee on Infectious Diseases. 25th ed. Elk Grove Village, IL. American Academy of Pediatrics; 2000. p. 855.

Roberto BAD. Isolamento e precauções. In: Couto RC, Pedrosa TMG. Rotinas e procedimentos: infecção relacionada à assistência (infecção hospitalar) e outras complicações não infecciosas. 3. ed. Rio de Janeiro: Medbook; 2012. p. 197-209.

Rocha LCM. Prevenção e controle de infecção hospitalar em unidade de emergência – pronto atendimento. In: Martins MA. Manual de controle de infecção hospitalar: epidemiologia, prevenção e controle. 2. ed. Rio de Janeiro: Medsi; 2001. p. 413-8.

Salgado FR. Prevenção de infecção associada a diálise peritoneal. In: Couto RC, Pedrosa TMG. Rotinas e procedimentos: infecção relacionada à assistência (infecção hospitalar) e outras complicações não infecciosas. 3. ed. Rio de Janeiro: Medbook; 2012. p. 419-25.

Salum R. Prevenção da infecção em centro de diálise. In: Couto RC, Pedrosa TMG, Nogueira JM. Infecção hospitalar: epidemiologia e controle. 2. ed. Rio de Janeiro: Medsi; 1999. p. 557-69.

Sierra DB, Carrara D. Principais legislações nacionais sobre controle de infecção. In: Carrara D, Strabelli TMV, UIP DE. Controle de infecção: a prática no terceiro milênio. Rio de Janeiro: Guanabara Koogan; 2017. p. 6-11.

Sociedade Brasileira de Pediatria. Como fica a amamentação em mães covid-19 suspeitas ou confirmadas?. Disponível em: https://www.sbp.com.br/especiais/pediatria-para-familias/nutricao/como-fica-a-amamentacao-em-maes-covid-19-suspeitas-ou-confirmadas/.

Vaz M. Prevenção de infecção em centros de diálise. In: Couto RC, Pedrosa TMG. Rotinas e procedimentos: infecção relacionada à assistência (infecção hospitalar) e outras complicações não infecciosas. 3. ed. Rio de Janeiro: Medbook; 2012. p. 413-8.

Capítulo 16

Infecção do Sítio Cirúrgico

Sylvia Lemos Hinrichsen ▪ Marcela Coelho de Lemos

INTRODUÇÃO

A infecção do sítio cirúrgico (ISC) tem sido relacionada com os riscos à segurança dos pacientes nos serviços de saúde/hospital, com ocorrências evitáveis entre 14 e 16% das encontradas em pacientes hospitalizados, podendo essa ocorrência ser mais alta devido à subnotificação de casos, principalmente em virtude da falta de seguimento do paciente.

A cada dia, observa-se maior complexidade dos procedimentos cirúrgicos relativos à colocação de implantes/próteses (cardíacas, ortopédicas, vasculares, mamárias, neurológicas, penianas e outras). Quando associadas a infecções, tais cirurgias resultam em sintomas dolorosos persistentes, reoperações, potencial perda do implante com limitações da qualidade de vida e aumento considerável nos custos do tratamento, podendo, em algumas situações, apresentar graves desfechos, como óbito.

Os microrganismos mais isolados das ISCs são: *Staphylococcus aureus*, *Enterococcus* spp., *Escherichia coli*, *Streptococcus* spp., *Klebsiella pneumoniae*, *Acinetobacter baumannii*, *Pseudomonas aeruginosa* e *Candida sp*. Entretanto, a microbiota responsável pela infecção varia de acordo com cada instituição e/ou setor. *Staphylococci* são comuns em cirurgias limpas, oriundos da pele do paciente, enquanto enterobactérias, enterococos e anaeróbios são prevalentes em cirurgias contaminadas, como a de cólon.

DEFINIÇÕES, CRITÉRIOS E CLASSIFICAÇÃO

É fundamental a definição de procedimento cirúrgico, seus critérios e a classificação de infecções segundo potencialidades de contaminação, assim como indicadores, como base no controle de infecções relacionadas à assistência à saúde/hospitalares (IrAS/IH), possibilitando a sistematização das ações de vigilância das ISCs (Quadros 16.1 a 16.3). A cirurgia é um procedimento que aumenta o risco de desenvolvimento de infecção devido ao rompimento da barreira epitelial, que corresponde à primeira linha de defesa contra agentes infecciosos, resultando em desenvolvimento de resposta imunológica e alteração no pH e distribuição de oxigênio no corpo, o que poderia favorecer a evolução de patógenos. Assim, pode ser considerada infecção de sítio cirúrgico qualquer infecção que surge 4 a 6 dias após o procedimento ou 30 dias a 1 ano, no caso da colocação de próteses.

QUADRO 16.1 Definições de tipos de cirurgia.

Cirurgia/Procedimento | Paciente internado
- Realizada dentro do centro cirúrgico
- Há pelo menos uma incisão em regime de internação superior a 24 h
- Estão excluídos os procedimentos de desbridamento cirúrgico, drenagem, episiotomia e biopsias que não envolvam vísceras ou cavidades

Cirurgia/Procedimento | Paciente em hospital-dia/ambulatório
- Realizada em regime de não internação, mas admissão em ambulatório/hospital-dia e/ou com permanência no serviço de saúde inferior a 24 h
- Há pelo menos uma incisão
- Estão excluídos procedimentos de desbridamento cirúrgico, drenagem e biopsias que não envolvam vísceras ou cavidades

Cirurgia endovascular
- Há um procedimento terapêutico realizado por acesso percutâneo, por via endovascular, com inserção de prótese, exceto *stents*

Cirurgia endoscópica com penetração de cavidade
- Há um procedimento terapêutico, por via endoscópica, com manipulação de cavidade ou víscera através da mucosa
- Estão incluídas as cirurgias transvaginais e transnasais

Fonte: Brasil, 2017.

A Resolução da Diretoria Colegiada (RDC)/Anvisa nº 185, de 22 de outubro de 2013, incluiu os implantes e próteses na família dos produtos médicos e definiu os implantáveis como "qualquer produto médico projetado para ser totalmente introduzido no corpo humano ou para substituir uma superfície epitelial ou ocular, por meio da intervenção cirúrgica, e destinado a permanecer no local após a intervenção. Também é considerado um produto médico implantável qualquer produto médico destinado a ser parcialmente introduzido no corpo humano através de intervenção cirúrgica e permanecer após essa intervenção a longo prazo".

Para efeitos de vigilância epidemiológica de ISC, considera-se implante todo corpo estranho implantável não derivado de tecido humano, exceto drenos cirúrgicos.

São tipos de ISC incisional superficial (IS): incisional superficial primária, identificada na incisão primária em paciente com mais de uma incisão; e incisional superficial secundária,

QUADRO 16.2 Critérios para definição das infecções do sítio cirúrgico.

ISC | Incisional superficial (IS)

- Ocorre nos primeiros 30 dias após a cirurgia
- Considera-se como primeiro dia aquele em que foi realizado o procedimento; acomete pele e tecido celular subcutâneo

O diagnóstico é baseado na existência de pelo menos um dos critérios:

- Drenagem purulenta da incisão superficial
- Cultura positiva obtida em condições assépticas da incisão superficial ou do tecido subcutâneo
- Abertura da incisão superficial pelo cirurgião em procedimento cirúrgico em caso de cultura microbiana positiva ou ausência de cultura na vigência de pelo menos:
  - Dor, aumento da sensibilidade
  - Edema local
  - Hiperemia
  - Calor (exceto se a cultura for negativa)
  - Diagnóstico de infecção superficial pelo cirurgião ou médico assistente

ISC | Incisional profunda (IP)

- Ocorre 30 a 90 dias após a cirurgia
- Considera-se como primeiro dia aquele em que foi realizado o procedimento; acomete tecidos moles profundos à incisão (fáscia e músculos)
- O diagnóstico é baseado na existência de pelo menos um dos critérios:

Drenagem purulenta da incisão profunda

- Deiscência espontânea da incisão profunda ou abertura da ferida pelo cirurgião, em caso de cultura microbiana positiva ou ausência de cultura, na vigência de pelo menos um dos seguintes sinais ou sintomas:
  - Febre > 38°C
  - Dor
  - Sensibilidade aumentada local, exceto se a cultura for negativa
  - Existência de abscesso ou outra evidência de que a infecção envolva os planos profundos da ferida, identificada por meio de exame clínico, histopatológico ou de imagem

ISC | Órgão ou cavidade (OC)

- Ocorre 30 a 90 dias após a cirurgia
- Considera-se como primeiro dia aquele em que foi realizado o procedimento; acomete camadas mais profundas do corpo do que os músculos e a fáscia, órgãos que tenham sido abertos ou manipulados durante a cirurgia

O diagnóstico é baseado na existência de pelo menos um dos critérios:

- Drenagem purulenta proveniente de algum dreno que esteja posicionado no órgão ou cavidade
- Cultura microbiológica positiva de secreção ou tecido do órgão ou cavidade obtido em condições assépticas
- Presença de abscesso ou outra evidência de que a infecção envolva os planos profundos da ferida, identificada por meio de exame clínico, histopatológico ou de imagem

Fonte: Brasil, 2017.

identificada na incisão secundária em paciente com mais de uma incisão. Em cirurgia oftalmológica, a conjuntivite deverá ser definida como infecção incisional superficial, não devendo ser relatada inflamação mínima e drenagem de secreção limitada aos pontos de sutura.

Não são definidos com ISC superficial: diagnóstico ou tratamento de celulite (hiperemia, calor, edema) (uma incisão que é drenada ou com microrganismo identificado em cultura ou por método molecular de diagnóstico microbiológico não é considerada uma celulite); abscesso do ponto (inflamação mínima ou drenagem confinada aos pontos de penetração de sutura); infecção de episiotomia ou de circuncisão do neonato.

São tipos de ISC incisional profunda (IP): incisional profunda primária, identificada na incisão primária em paciente com mais de uma incisão; e incisional profunda secundária, identificada na incisão secundária em paciente com mais de uma incisão.

Osteomielite do esterno após cirurgia cardíaca ou endoftalmites são consideradas infecções de órgão/cavidade.

Em pacientes submetidos a cirurgias endoscópicas com penetração de cavidade, deverão ser utilizados os mesmos critérios de ISC do tipo órgão/cavidade. Toda infecção do trato urinário após cirurgia urológica deverá ser considerada infecção de sítio cirúrgico – órgão/cavidade (ISC-OC). Não se deve considerar que a eliminação de secreção purulenta através de drenos seja necessariamente sinal de ISC-OC. Sinais clínicos (febre, hiperemia, dor, calor, calafrios) ou laboratoriais (leucocitose, aumento de proteína C reativa [PCR] quantitativa ou velocidade de hemossedimentação [VHS] são inespecíficos, mas indicam infecção.

Não deverão ser considerados os resultados de culturas positivas quando coletadas por meio de *swabs* (hastes com ponta de algodão). Caso a infecção envolva mais de um plano anatômico, deverá ser relatado apenas o local de maior profundidade.

Em caso de identificação de micobactéria de crescimento rápido (MCR), deve-se considerar até 24 meses após realização do procedimento cirúrgico como critério para diagnóstico de ISC.

114   Parte 1   **Biossegurança**

QUADRO 16.3 Classificação das feridas segundo os tipos de cirurgia em relação ao potencial infeccioso.

Tipos de ferida quanto ao grau de contaminação	Comentários
Feridas Limpas Cirurgias realizadas em tecidos estéreis ou passíveis de descontaminação, na ausência de processo infeccioso e inflamatório local; cirurgias eletivas não traumáticas; fechamento por primeira intenção; sem penetração nos tratos respiratório, digestório e geniturinário; sem qualquer falha na técnica asséptica e sem drenos	Risco de infecção de 1 a 5% Eletiva, fechada primeiramente, não drenada, não traumática, não infectada, não encontrada inflamação, sem falha técnica na assepsia Tipos de procedimento: • Implante de próteses ou qualquer corpo estranho articular, cardíaco e neurológico; enxertos vasculares; craniotomia exploratória; microcirurgia neurológica; plásticas; amputações de membros; hemorragia incisional; cirurgia em imunodeprimido; transplantes de órgãos e tecidos
Feridas limpas contaminadas **(Potencialmente contaminada)** Cirurgias realizadas em tecidos colonizados por flora microbiana residente pouco numerosa ou em tecidos de difícil descontaminação; cirurgias com drenagem aberta; cirurgias com discretas falhas técnicas no transoperatório; procedimentos em que ocorre penetração/abertura nos tratos respiratório, digestório ou geniturinário sob condições controladas, sem contaminação significativa	Risco de infecção de 3 a 11% Tipos de procedimento: • Oftalmológicos; cirurgias de: esôfago, duodeno, delgado baixo, cólon, reto, ânus, vesícula biliar, uretra, próstata, vulva, vagina, útero (histerectomia, cesáreas); feridas traumáticas recentes e feridas penetrantes abdominais (arma branca) • Apendicectomia (sem necrose/perfuração); penetração em orofaringe; falhas menores na técnica; drenagem
Feridas contaminadas Cirurgias realizadas em tecidos colonizados por abundante flora bacteriana, cuja descontaminação seja difícil; incisão na presença de inflamação aguda sem supuração local; quebra grosseira da técnica asséptica; tecidos traumatizados e abertos recentemente; cicatrização por sua segunda intenção, ou que tiveram contato com material contaminado, como fezes/poeira/ outro tipo de sujidade	Risco de infecção de 10 a 17% Tipos de procedimento: • Cirurgias com grande quebra de assepsia; trato biliar com bilecultura positiva; trato urinário com urinocultura positiva; cirurgias colorretais; presença de inflamação sem pus • Feridas traumáticas, abertas, já passadas 6 h do ato que produziu a ferida/traumatismo e o atendimento; falha na técnica; contaminação grosseira a partir do trato geniturinário, em trato biliar na presença de infecção
Feridas infectadas Cirurgias realizadas em tecidos ou órgãos com supuração local (pus), agente infeccioso local e lesão com evidência de intensa reação inflamatória e destruição de tecidos, podendo haver secreção purulenta	Tipos de procedimento: • Envolvendo traumatismo penetrante, recente ou tardio; procedimentos que envolvam feridas contaminadas; feridas traumáticas de abordagem tardia (mais de 6 h de exposição); tecido isquêmico/desvitalizado ou necrótico; presença de pus, de corpo estranho ou víscera perfurada • Ferida traumática; aberta; antiga (mais de 6 h); presença de tecidos desvitalizados; corpos estranhos; contaminação fecal; presença de pus no sítio cirúrgico

A notificação de MCR é obrigatória e deve ser realizada de acordo com a orientação do Ministério da Saúde/Sistema Único de Saúde.

Ações de vigilância possibilitam o cálculo e a análise de indicadores de resultado (prevalência e incidência de ISC), que favorecem a identificação de correlação entre as ações de prevenção executadas e os seus impactos sobre a ocorrência dessas infecções. A vigilância epidemiológica das ISCs também favorece o diagnóstico precoce de surtos de infecções, assim como a avaliação dos processos relacionados para a prevenção. Desse modo, cada instituição de saúde/hospital deverá escolher os procedimentos de vigilância a partir dos critérios definidos pela Anvisa para o cálculo das taxas de ISC.

BIBLIOGRAFIA

Albert Einstein. Sociedade Beneficente Israelita Brasileira. Zero Infecção. Manual de prevenção de infecção de sítio cirúrgico. Disponível em: https://medicalsuite.einstein.br/pratica-medica/guias-e-protocolos/Documents/manual_infeccao_zero_compacto.pdf.

Brasil. Agência Nacional de Vigilância Sanitária (Anvisa). Critérios diagnósticos de infecções relacionadas à assistência à saúde. Brasília: Anvisa; 2017. Disponível em: http://www.saude.ba.gov.br/wp-content/uploads/2019/06/Crit%C3%A9rios-Diagnosticos-IRAS-vers%C3%A3o-2017.pdf.

Brasil. Agência Nacional de Vigilância Sanitária (Anvisa). Medidas de prevenção de infecção relacionada à assistência à saúde. Brasília; 2017. Disponível em: https://portaldeboaspraticas.iff.fiocruz.br/wp-content/uploads/2019/07/Caderno-4-Medidas-de-Preven%C3%A7%C3%A3o-de-Infec%C3%A7%C3%A3o-Relacionada-%C3%A0-Assist%C3%AAncia-%C3%A0-Sa%C3%BAde.pdf.

Brasil. Agência Nacional de Vigilância Sanitária. Sítio Cirúrgico – Critérios Nacionais de Infecções relacionadas à assistência à saúde. 2009. Disponível em: https://www.anvisa.gov.br/servicosaude/manuais/criterios_nacionais_isc.pdf.

Oliveira AC, Gama CS. Infecção do sítio cirúrgico. In: Carrara D, Strabeli TMV, UIP DE. Controle de infecção: a prática no terceiro milênio. Rio de Janeiro: Guanabara Koogan; 2017. p. 273-89.

Maia, AMS. Riscos das infecções cirúrgicas segundo o potencial de contaminação das feridas operatórias. Dissertação. Disponível em: http://livros01.livrosgratis.com.br/cp019773.pdf. Oliveira AC et al. Estudo comparativo do diagnóstico da infecção do sítio cirúrgico durante e após a internação. Rev. Saúde Pública. 2002; 36(6):717-22.

Capítulo 17

Prevenção de Infecções do Sítio Cirúrgico | Remoção dos Pelos, Banho Pré-Operatório, Antissepsia da Pele e de Mucosas e Outros Procedimentos

Sylvia Lemos Hinrichsen ▪ Marcela Coelho de Lemos

INTRODUÇÃO

O centro cirúrgico é considerado um setor crítico, pois nele são realizados procedimentos específicos, complexos, invasivos e, geralmente, de longa duração. Além disso, vale lembrar que o ato cirúrgico é um dos procedimentos de maior risco para a ocorrência de processos infecciosos relacionados com a assistência à saúde.

Portanto, o ambiente do centro cirúrgico deve ser seguro e contar com uma equipe multiprofissional capacitada e treinada em biossegurança e precauções básicas (padrão) e específicas.

A equipe multiprofissional deve ser treinada para aplicar medidas de controle e prevenção de possíveis infecções relacionadas com o sítio cirúrgico durante uma cirurgia. É fundamental saber que as infecções de sítio cirúrgico (ISC) ocorrem como complicação de uma cirurgia, comprometendo a incisão, os tecidos, os órgãos ou as cavidades manipuladas. Essas infecções podem ser diagnosticadas de acordo com o local e o tempo de ocorrência, e podem ser classificadas em incisional/superficial (quando acometem pele e tecido celular subcutâneo); incisional profunda (quando acometem fáscia e músculo) e órgão/espaço (quando acometem locais inferiores à camada muscular, ou seja, a cavidade peritoneal).

A microbiota do paciente presente na pele, nas mucosas e no trato gastrintestinal constitui fonte importante de patógenos, capazes de contaminar o local manipulado. Em virtude disso, o risco de desenvolvimento de ISC pode variar de acordo com o potencial de contaminação da ferida cirúrgica. Os fatores de risco para ISC são descritos a seguir.

• Paciente: idade, obesidade, desnutrição, estadia pré-operatória prolongada, infecção a distância (de pele, urinária, pulmonar), neoplasia, controle glicêmico inapropriado (modificável), imunossupressão, classificação da *American Society of Anesthesiologists* (ASA) e comorbidades (diabetes, hipertensão, doença pulmonar crônica, outras)
• Procedimento: degermação cirúrgica das mãos, potencial de contaminação da ferida, duração da cirurgia, cirurgia de urgência, remoção dos pelos (modificáveis), preparo inadequado da pele do paciente (modificável), profilaxia cirúrgica inadequada (modificável), contaminação intraoperatória (modificável), cirurgia prévia, hemostasia deficiente, cirurgia colorretal devido a preparo inadequado do cólon (modificável), hipotermia, excesso de pessoas na sala (modificável), ausência ou inadequação do protocolo de curativos (modificável), oxigenação (modificável)
• Microrganismo: colonização prévia (modificável), virulência, aderência, inóculo.

As principais fontes de microrganismos capazes de contaminar os tecidos manipulados durante a cirurgia e favorecer o desenvolvimento da ISC são endógenas, isto é, provenientes da microbiota do próprio paciente. Por vezes, esses microrganismos atingem o local operatório a partir de alguma infecção apresentada pelo paciente durante a cirurgia. Os cocos gram-positivos presentes na pele, como os estafilococos coagulase-negativos e *Staphylococcus aureus*, são os agentes mais comuns em cirurgias limpas, e as bactérias gram-negativas e anaeróbias estão presentes em ISC após procedimentos contaminados ou potencialmente contaminados (Quadro 17.1).

As fontes exógenas de microrganismos também são importantes e podem estar relacionadas com a equipe cirúrgica, a partir de sujidade nas vestimentas, quebras na técnica asséptica, degermação cirúrgica ou higiene inadequada das mãos, excesso de pessoas na sala e/ou decorrentes do ambiente (ventilação e espaço físico), equipamentos, instrumentais e outros materiais em contato ou próximos ao campo cirúrgico. Os fatores de risco modificáveis são passíveis de intervenção, ou seja, podem ser corrigidos e são o foco das medidas preventivas a serem implantadas e/ou implementadas sistematicamente pelas equipes multiprofissionais do centro cirúrgico, junto à equipe de controle de infecções e riscos da instituição (Quadro 17.1).

O Institute of Healthcare Improvement (IHI), criado em 1991, é uma organização independente sem fins lucrativos, que baseia as suas ações e iniciativas na melhoria da assistência em saúde ao redor do mundo. Em 2006, dando continuidade a várias ações, foi lançada a campanha "Protegendo 5 milhões de vidas", cujo objetivo é diminuir um terço dos eventos adversos causados em hospitalizações, protegendo os pacientes de 5 milhões de eventos ocasionados pela assistência

QUADRO 17.1 Microbiota humana.

Pele

- Estafilococos coagulase-negativos (ECN)
- *Streptococcus*
- Presença ou não de *Staphylococcus aureus*
- *Corynebacterium*
- *Propionibacterium*

Sistema geniturinário*

- *Lactobacillus*
- *Candida*
- *Escherichia coli*
- *Streptococcus*
- *Corynebacterium*

Cavidade oral

- *Streptococcus viridans*
- *Peptococcus*
- *Peptostreptococcus*
- *Eikenella*
- *Haemophilus*

Estômago

- Presença ou não de *Helicobacter pylori*

Intestino grosso e reto

- Bacterioides
- *Fusobacterium*
- *Bifidobacterium*
- *Clostridium*
- *Enterococcus*
- *Lactobacillus*
- *Streptococcus bovis*
- Coliformes – *Escherichia coli* – *Enterobacter* – *Citrobacter*

Intestino delgado proximal

- *Enterococcus*
- *Lactobacillus distal*
- *Enterococcus*
- *Lactobacillus*
- Coliformes – *Escherichia coli* – *Enterobacter* – *Citrobacter*

Vias respiratórias superiores

- *Streptococcus pneumoniae*
- *Staphylococcus pyogenes*
- *Neisseria* sp.
- *Haemophilus influenzae*
- Presença ou não de *Staphylococcus aureus* (em narinas)

Vias respiratórias inferiores

- Microbiota normal e estéril

*É importante lembrar que apenas a uretra anterior é colonizada por microrganismos.

em saúde durante 2 anos. O pacote de medidas de prevenção de ISC sugerido pelo IHI inclui antibioticoprofilaxia e tricotomia adequadas, controle glicêmico no pós-operatório para pacientes de cirurgia cardíaca e manutenção de normotermia em pós-operatório de cirurgia colorretal.

As recomendações para se alcançar o sucesso dessas medidas do IHI são listadas a seguir.

- Adequação da profilaxia antimicrobiana: é preciso envolver anestesistas, farmacêuticos e enfermeiros na infectologia e na equipe de controle de infecções para administração do antibiótico profilático segundo protocolos compulsórios para as cirurgias indicadas. Esse item deve ser incluído no *checklist* de controle do centro cirúrgico (*timeout*)
- Tricotomia adequada: de forma geral, a tricotomia não é indicada, sendo apenas recomendado que o pelo seja aparado, uma vez que pode aumentar o risco de infecção; entretanto, caso seja necessário, deve-se optar pelo uso de tricotomizadores elétricos. Assim, para garantir a padronização adequada de materiais aparadores elétricos (tricotomizador), deve haver um processo de educação continuada e a exposição de cartazes e sinalizações, além de educação do paciente, removendo-se navalhas e/ou barbeadores do hospital
- Controle glicêmico: deve-se implementar um protocolo para controle da glicemia de todos os pacientes cirúrgicos, verificando-se regularmente o nível de glicose no sangue em pacientes com hiperglicemia e, dependendo do resultado, fazer o tratamento, definindo responsabilidades quanto ao controle da glicose
- Normotermia: devem ser usados cobertores elétricos no pré-operatório, durante a cirurgia e na recuperação pós-anestésica, fluidos intravenosos aquecidos e mantas sobre os pacientes nas mesas cirúrgicas, além de toucas e meias desde o pré-operatório, com rígido controle do ar-condicionado, a fim de evitar o resfriamento excessivo da sala cirúrgica (Quadro 17.2).

Para o uso profilático de antimicrobianos, é importante saber que a administração do antibiótico somente deve ser feita quando indicado e no momento adequado para atingir níveis séricos e teciduais apropriados durante a incisão e manipulação do sítio cirúrgico (nível de recomendação IB). A escolha do antibiótico deve basear-se nas recomendações do protocolo institucional que deve ser disponibilizado a todos da equipe multiprofissional. O antibiótico deve ser infundido completamente em até 60 min antes da incisão e/ou do garrote pneumático, exceto quando usadas fluoroquinolonas e vancomicina, que devem ser iniciadas 2 h antes da incisão. Recomendam-se a suspensão da prescrição do antibiótico profilático em 24 h de pós-operatório na maioria dos procedimentos (48 h para cirurgias cardíacas) e a administração profilática antimicrobiana em parto cesáreo até 1 h antes do início da incisão (nível de evidência IA).

Em 2007, a Organização Mundial da Saúde (OMS) e a Harvard Universisty criaram o programa "Cirurgias seguras salvam vidas" e assumiram a liderança no estabelecimento de normas globais e padronizações para políticas públicas e práticas de segurança do paciente. Em 2008, a assistência cirúrgica segura foi escolhida pela Aliança Mundial para Segurança do Paciente, criada em 2004, como o "segundo desafio global para a segurança do paciente". O programa "Cirurgias seguras salvam vidas" visa a melhoria da segurança e redução do número de mortes e complicações cirúrgicas por meio de quatro frentes de trabalho: prevenção de ISC, anestesia segura, equipes eficientes e mensuração de complicações ocorridas após assistência

Capítulo 17 Prevenção de Infecções do Sítio Cirúrgico **117**

QUADRO 17.2 Modelo de ficha das observações de conformidades dos processos de centro cirúrgico (CC) segundo medidas de controle de infecções e riscos associados.

Sala	Observação	Conforme (C) Não conforme (NC)	Plano de ação
	Tricotomia realizada antes do encaminhamento do paciente ao centro cirúrgico		
	• Se necessária		
	• Uso de lâminas proibido		
	Banho com água e sabão (neutro) antes do procedimento cirúrgico, na noite anterior ou na manhã da cirurgia*		
	Temperatura da sala aferida, registrada e monitorada, antes e após procedimento cirúrgico		
	Ventilação na sala cirúrgica com pressão positiva em relação ao corredor e áreas adjacentes, com no mínimo 15 trocas de ar por hora, e uso de filtro HEPA (*high-efficiency particulate air*)		
	Degermação das mãos da equipe cirúrgica de acordo com a técnica antes da paramentação		
	Todos os adornos das mãos e dos antebraços (anéis, relógios, pulseiras, outros) removidos antes do início da degermação ou antissepsia cirúrgica das mãos		
	Durante o procedimento, a equipe multiprofissional/instrumentador usou paramentação (vestimentas e equipamentos de proteção individual) adequada (a fim de estabelecer uma barreira microbiológica contra a penetração no local cirúrgico do paciente de microrganismos oriundos dele mesmo ou dos profissionais), produtos para saúde e ar ambiente, além de proteger a equipe cirúrgica do contato com sangue e fluidos dos pacientes		
	Paramentação completa: avental e luvas estéreis, touca, óculos, máscara, nenhum adorno (anéis, pulseiras, relógios, outros), máscara cirúrgica cobrindo totalmente a boca e o nariz (ao entrar na sala cirúrgica, se o instrumental estiver exposto ou se a cirurgia estiver em andamento)		
	Unhas curtas e limpas		
	Uso de unhas artificiais proibido		
	Pertences pessoais das equipes multiprofissionais em embalagens/sacos próprios		
	Ausência de celular, bolsas e alimentos na sala cirúrgica		
	Embalagens dos materiais cirúrgicos, íntegras e dentro da validade		
	Ausência de excessos de materiais/outros durante o procedimento cirúrgico		
	Montagem da mesa realizada pela equipe/instrumentador com porta da sala cirúrgica fechada e com número adequado de pessoas e sem a presença do paciente		
	Todo o instrumental cirúrgico esterilizado		
	Proibido o uso de esterilização *flash* como rotina ou alternativa para redução do tempo		
	Limpeza terminal mecânica do piso na última cirurgia do dia**		
	Limpeza e desinfecção concorrente entre procedimentos, com ênfase nas superfícies mais tocadas e na limpeza de equipamentos		
	Durante todo o procedimento cirúrgico, a porta da sala cirúrgica esteve fechada e/ou pouco aberta (evitou-se abrir e fechar desnecessariamente)		
	O número de pessoas dentro da sala cirúrgica esteve sempre dentro do mínimo recomendado (necessário para atender o paciente e realizar o procedimento)		
	Antibioticoprofilaxia		
	• Indicação apropriada		
	• Fármaco adequado ao local a ser operado		
	• Administração da dose efetiva em até 60 min antes da incisão cirúrgica		
	• Se uso de vancominica ou ciprofloxacino, administração 1 a 2 h antes da incisão		
	• Dose total administrada antes de insuflar o torniquete (quando usado)		
	• Antibiótico descontinuado em 24 h		
	• Dose de antibiótico ajustada em pacientes obesos		
	• Dose de antibiótico repetida em cirurgias prolongadas		
	• Se cirurgia colorretal, administração de antibiótico (intravenoso e por via oral)		
	• Não houve uso rotineiro de vancomicina, suturas impregnadas com antissépticos e/ou curativos impregnados com antissépticos		
	• Não houve postergação da cirurgia para prover nutrição parenteral		

(continua)

118 Parte 1 Biossegurança

QUADRO 17.2 Modelo de ficha das observações de conformidades dos processos de centro cirúrgico (CC) segundo medidas de controle de infecções e riscos associados. (*Continuação*)

Sala	Observação	Conforme (C) Não conforme (NC)	Plano de ação
	Controle glicêmico no pré e no pós-operatório imediato com objetivo de níveis glicêmicos < 180 mg/dℓ		
	Manutenção da normotermia em todo o peroperatório com objetivo > 35,5°C		
	Uso da Lista de Verificação de Segurança Cirúrgica (LVSC) da Organização Mundial da Saúde para reduzir a ocorrência de danos ao paciente***		
	Uso de preparações com álcool no preparo da pele pelo efeito bactericida, por sua ação rápida e persistência (alcoólicas com clorexidina ou iodo)		
	Oxigenação tecidual otimizada no peri e no pós-operatório		
	Uso de protetores plásticos de ferida em cirurgia do trato gastrintestinal e biliar		
	Inserção de drenos no momento da cirurgia, preferencialmente em uma incisão separada diferente da incisão cirúrgica – sistema de drenagem fechado removido o mais breve possível		
	Se recomendada a avaliação de colonização nasal ou microbiota endógena realizada: • Descontaminação nasal com mupirocina intranasal associada à descolonização extranasal com clorexidina degermante em paciente portador nasal de *Staphylococcus aureus* resistente à meticilina (MRSA) • Mupirocina nasal aplicada nas narinas a cada 12 h, durante 5 dias seguidos • Uso de clorexidina degermante em todo o corpo, durante o banho, por 5 dias seguidos, exceto em mucosas ocular e timpânica		
	Internação pré-operatória realizada no dia da cirurgia ou anterior (exceto preparo de cólon/desnutrição)		
	Fatores de risco presentes identificados • Obesidade: ajuste de antibióticos profiláticos • Diabetes melito: controle da glicemia • Tabagismo: abstenção pelo menos 30 dias antes • Uso de esteroides/imunossupressores: evitar ou reduzir a dose ao máximo possível no período peroperatório		
	Focos infecciosos no peroperatório • Sistema urinário: repetição, sintomática, bacteriúria assintomática, incontinência, menopausa, prostatismo, imunodeprimido • Pele e partes moles: focos cutâneos, feridas, curativos • Dentes: focos/tratamentos preexistentes		

*Não há consenso na indicação de banho com agente antisséptico para redução do risco de infecção do sítio cirúrgico. O banho com antisséptico (clorexidina 2%), corpo total, 2 h antes do procedimento cirúrgico, está reservado a situações especiais, como antes de cirurgias de grande porte, cirurgias com implantes ou em situações especiais, como surtos. Nas cirurgias de urgência, banho com água e sabão (neutro) fica a critério da avaliação da equipe de assistência médica (Brasil, 2017).

**Não há indicação de técnica de limpeza diferenciada após cirurgias contaminadas ou infectadas (Brasil, 2007).

***Orientações da Organização Mundial da Saúde para cirurgia segura 2009. Disponível em: http://apps.who.int/iris/bitstream/10665/44185/8/9789241598552_por.pdf

cirúrgica. Dez objetivos essenciais foram definidos para todas as equipes, o que resultou na lista de verificação (ou *checklist* padronizado) na qual esses 10 itens são abordados de modo direto ou indireto. A ideia é que as equipes tenham em mente o que de fato é importante e cobrem, umas das outras, a execução das melhores práticas. O objetivo número 6 diz respeito à prevenção de ISC: "A equipe usará, de maneira sistemática, métodos conhecidos para minimizar o risco de infecção do sítio cirúrgico." Para essas questões, existem vários itens de verificação propostos no *checklist,* como preparo da pele do paciente no pré-operatório; tricotomia adequada; equipamentos necessários disponíveis em sala da operação (SO) e submetidos a manutenção preventiva; antibiótico profilático administrado até 1 h antes da incisão cirúrgica e, caso necessário, repetido

no intraoperatório; esterilização de instrumental controlada; número de pessoas, entre outras medidas.

Tendo como base vários aspectos técnicos, observa-se que prevenção de ISC, banho pré-operatório, antissepsia da pele e de mucosas, assim como outros procedimentos relacionados são importantes e têm a finalidade de reduzir o risco de infecção pós-operatória pela contaminação da microbiota da pele ao redor do sítio cirúrgico em curto espaço de tempo e com irritação mínima do tecido, por meio da retirada de sujidade, destruição dos microrganismos transitórios e/ou redução da microbiota residente.

Defende-se que esse procedimento seja realizado o mais próximo possível da cirurgia para evitar a recolonização da microbiota transitória e a reprodução da microbiota residente, com a limpeza imediata do sítio cirúrgico antes do preparo da pele, por meio de banho geral e lavagem com água e sabão do sítio cirúrgico e das áreas circunvizinhas. Todos os processos relacionados devem ser avaliados segundo o potencial de contaminação da cirurgia: *limpa* (estimativa de ocorrência de ISC de 1 a 5%); *potencialmente contaminada* (estimativa de ocorrência de ISC de 3 a 11%); *contaminada* (estimativa de ocorrência de ISC de 10 a 17%) e/ou *infectada*.

É importante identificar a suscetibilidade individual a infecção relacionada com a assistência à saúde, que pode ser **endógena** (a partir de microrganismos do próprio paciente, induzidas por doenças e/ou medicamentos, como antibióticos, corticosteroides, anti-helmínticos, gases anestésicos, imunossupressores e/ou translocação bacteriana) ou **exógena** (a partir de microrganismos estranhos ao paciente, sendo veiculada pelas mãos da equipe de saúde, nebulização, uso de respiradores, vetores, por medicamentos e/ou alimentos contaminados, assim como outros fatores, como os relacionados com micobactéria de crescimento rápido – MCR).

TRANSLOCAÇÃO BACTERIANA

Define-se como translocação bacteriana a passagem de bactérias viáveis ou endotoxinas pela mucosa e lâmina própria do trato gastrintestinal para os linfonodos mesentéricos e outros órgãos. Esse fenômeno tem sido associado à bacteriemia e à síndrome da falência de múltiplos órgãos e sistemas. Acredita-se que, para que ocorra a passagem de microrganismos e endotoxinas do lúmen intestinal para a corrente sanguínea, é necessária a existência isolada ou em conjunto de queda da imunidade do paciente, alteração da microbiota intestinal e quebra da barreira defensiva do intestino, representada pela mucosa intestinal.

Diversas situações clínicas, entre as quais a obstrução intestinal, têm sido implicadas na ocorrência de translocação bacteriana. Estudos mostram a presença de bactérias gram-negativas em linfonodos mesentéricos em pacientes com obstrução intestinal. A translocação bacteriana também tem sido demonstrada na obstrução experimental do intestino delgado tanto nos linfonodos quanto no fígado, baço e sangue. Há evidências também, experimentalmente, de que a obstrução aguda do cólon esquerdo facilita a translocação bacteriana.

A função intestinal normal inclui um complexo processo de digestão e absorção de alimentos. Devido à imensa quantidade de bactérias em seu lúmen, o intestino grosso também apresenta um intricado sistema de defesa, capaz de reconhecer nutrientes que serão absorvidos de endotoxinas e bactérias a serem excluídos. Esse mecanismo de prevenção inclui um sistema imune ativo, a barreira mucosa e a peristalse, entre outros.

Translocação bacteriana para linfonodos mesentéricos tem sido demonstrada em casos de deficiência imunológica, podendo causar a quebra física da barreira mucosa, o aumento da permeabilidade mucosa e a estase intestinal. Configuram esses casos de deficiência imunológica:

- Idade avançada
- Doenças associadas como diabetes melito, depressão e epilepsia

- Instabilidade hemodinâmica pós-procedimentos cirúrgicos prolongados (maiores que 3 h), com grande perda sanguínea (sangramentos durante cirurgias e ou após estas), com necessidade de reposição sanguínea (hemotransfusões de concentrado de hemácias)
- Desnutrição
- Episódios de constipação intestinal com uso de medicamentos laxantes capazes de causar desequilíbrio hídrico (desidratação), seguidos de diarreia e/ou alterações gastrintestinais.

Na ocorrência de obstrução intestinal, as prováveis causas para o aumento da translocação bacteriana seriam a estase fecal, que determina quebra de balanço ecológico da microbiota intestinal com rápido aumento da população bacteriana, e a isquemia, que causa déficit de irrigação e lesão da barreira mucosa.

Os linfonodos, ou gânglios linfáticos, são pequenos órgãos perfurados por canais espalhados por diversos pontos da rede linfática, uma rede de ductos que faz parte do sistema linfático, atuando na defesa do organismo humano e produzindo anticorpos.

Escherichia coli, *Proteus mirabilis* e *Klebsiella pneumoniae* são bactérias gram-negativas, aeróbicas, muito identificadas em culturas; são as bactérias, especialmente a *E. coli*, as que mais se translocam, sobretudo quando existem fatores de risco associados, que afetam a imunidade do indivíduo.

Os patógenos mais frequentemente envolvidos nas infecções de pacientes graves são *E. coli*, *Pseudomonas aeruginosa*, *Staphylococcus aureus* e *Enterococcus* spp., ocorrendo especialmente em infecções ginecológicas, obstétricas e intraperitoneais.

Existe um consenso de que, para a avaliação da translocação bacteriana, sejam pesquisadas bactérias de contaminação fecal e, dentre muitas, *E. coli* e *Enterococcus faecalis* são as indicadoras desse processo.

As principais bactérias encontradas no intestino delgado são: lactobacilos, *Streptococcus viridans*, *E. coli*, *Proteus* sp., *Enterococcus* sp., *Klebsiella* sp., *Clostridium* sp., *Bacteroides fragilis*. O aumento da população bacteriana parece ser outro fator importante na incidência de translocação bacteriana, principalmente porque o intestino delgado apresenta maior suscetibilidade à translocação bacteriana do que o cólon, dadas as diferenças estruturais e fisiológicas entre os intestinos delgado e grosso e, ainda, porque o intestino delgado um órgão frequentemente afetado nos estados de hipoperfusão ou na evolução de doenças infamatórias abdominais.

MICOBACTÉRIA DE CRESCIMENTO RÁPIDO

O gênero *Mycobacterium* é caracterizado como bacilos aeróbicos, imóveis, não esporulados e não encapsulados. Essas bactérias apresentam elevado teor de lipídios, sobretudo na parede celular, o que altera sua permeabilidade à água, às soluções corantes usadas em laboratório e a agentes desinfetantes. Há muito tempo essas micobactérias ambientais são também conhecidas como micobactérias atípicas ou micobactérias não tuberculosas e são distintas dos agentes etiológicos responsáveis pela tuberculose e pela hanseníase.

As micobactérias requerem métodos especiais para estudo, pois muitas crescem lentamente; outras necessitam de meios especiais na diferenciação das espécies. As espécies de cresci-mento rápido podem ser identificadas com mais facilidade, enquanto as de crescimento lento são mais difíceis. A distinção entre as espécies com crescimento lento e rápido é determi-nada pelos seguintes critérios: (a) as espécies com crescimento lento requerem mais de 7 dias em meios ricos para produzir colônias, facilmente visíveis de inóculos diluídos; (b) a espécie rápida evidencia crescimento em menos de 7 dias. Certas espé-cies são intermediárias quanto à velocidade de crescimento.

As MCRs anteriormente classificadas como *Mycobacterium fourtuitum* foram recentemente designadas *M. fortuitum, M. pere-grinum, M. chelonae* e *M. abscessus*. Para se estabelecer a terapêu-tica adequada, é preciso identificar a micobactéria, visto que elas apresentam diferentes padrões de resistência aos fárma-cos. A literatura refere que essas micobactérias são ambientais, porém patogênicas. Comumente, encontram-se no solo, em lagos e na água tratada, sendo possível infectar artigos médi-cos e causar doenças pulmonares, infecções de ferida cirúr-gica, doenças de pele e de tecidos.

No ser humano, são isoladas na saliva e na pele, por exemplo. Os componentes do grupo das MCRs são bastante resistentes a muitos antibióticos, com alguns sendo resistentes a desin-fetantes e microbicidas clorados, mercuriais e glutaraldeído.

Em um estudo com 302 amostras de águas naturais de ori-gem diversa, de várias regiões do estado de São Paulo, a maior frequência de positividade para micobactérias deu-se nas águas dos aquários (88,6%), seguidas pelas amostras de águas de poços rasos (33,3%), de lagos e rios (29,4%), de piscinas (28,2%) de tanque de piscicultura (16,6%), de minas (12,5%) e de água de torneira (4,2%). Não foram encontradas micobactérias em águas de poços artesianos. Verificou-se que a maioria das águas examinadas estava contaminada por micobactérias potencial-mente patogênicas ou saprofíticas. Das cepas isoladas, 63,3% eram MCR e as demais de crescimento lento.

Outro estudo demonstrou crescimento de micobactérias atí-picas em águas, que foram isoladas em 27% das 128 amostras coletadas a partir de torneiras, em 17,6% de bebedouros, em 16,6% de piscinas, em 28,5% de reservatórios, em 21,4% de mananciais, em 58,5% de águas de contato animal, em 27,2% de lagoas salgadas e em 17,6% de água do mar.

Em estudo realizado em Córdoba, com o objetivo de demonstrar a existência de micobactérias em solos da cidade de La Pampa, das 120 amostras, 20 apresentaram crescimento de bacilo álcool-resistente, em especial nas regiões de parques e em solos habitados por animais. A cidade foi dividida em nove regiões e as amostras foram selecionadas em lugares de fácil acesso e solos orgânicos, em uma área quadrada de 10 cm de lado por 1 cm de profundidade.

As micobactérias podem contaminar produtos e dispositi-vos médicos. *Mycobacterium abscessus,* por exemplo, causa uma variedade das infecções sérias que requerem atenção médica, atingindo, em geral, a pele e os tecidos subcutâneos. A infecção com *M. abscessus* costuma ser causada por injeções das substân-cias contaminadas com a bactéria ou por procedimentos invasi-vos com equipamento ou material contaminado e não pode ser transmitida de pessoa a pessoa. A infecção ocorre também após ferimento acidental, quando a ferida é contaminada pelo solo.

Em uma investigação sobre as ocorrências de infecções por micobactérias foram coletadas amostras de possíveis fontes, como água, equipamentos e materiais cirúrgicos, marcadores de pele e antissépticos, sem registro de crescimento de MCR em meios de cultura. Os autores comentam que se tornara uma prática comum entre grupos que realizam pequenos pro-cedimentos ambulatoriais banhar os instrumentos com água e sabão e esterilizá-los por submersão em soluções comer-ciais de amoniatos quaternários por várias horas. Em um caso de infecção por *Mycobacterium wolinskyi,* mesmo com referên-cia de mamoplastia prévia, a paciente fez uso de bandagens em casa usando água, sabão e antisséptico à base de gliconato de clorexidina. Esses casos contrastam com a experiência de um grande ambulatório de cirurgia estética reconhecido por seguir rigorosamente os procedimentos de esterilização, onde foi realizada investigação, no qual não havia registro de sequer um caso de infecção por MCR em 15 anos e mais de 15 mil procedimentos.

As características clínicas da ISC causada por micobactérias em cirurgia plástica tendem a aparecer várias semanas ou alguns meses após o procedimento, entre 4 e 6 semanas, embora seja difícil estabelecer esse período com precisão, especialmente porque os estudos de caso existentes foram obtidos por regis-tros de caso feitos à Agência Nacional de Vigilância Sanitária (Anvisa), nos quais se observaram vários padrões de infecções por MCR, relacionados, em sua maioria, com cirurgias por vídeo e por implantes/biomateriais. Nos casos associados a procedimentos invasivos não cirúrgicos estudados entre 1998 e 2009, o período médio de incubação foi de 70 dias (média de 67, mediana de 28,5, máxima de 664) após os procedimen-tos. Já nos casos associados a procedimentos com acesso por videocirurgia, o período de incubação observado foi de 84 dias (média de 53,1, mediana de 31, com mínimo de 0 e máxima de 1.091). Em procedimentos de mama (61,9% sem infor-mação de existência de implante e 37,7% com implante), o período de incubação foi de 84 dias (mediana de 35 e máxima de 848). Todos esses dados são provenientes apenas de relatos, sem análises de casos e sem informações detalhadas de como os procedimentos foram realizados; da existência de outras situa-ções de risco após os procedimentos iniciais em instituições de saúde diferentes; dos locais de curativos, punções e tipos de soluções usadas nestes, e condições de armazenamento de depósitos/almotolias; do uso de água, sabões, entre outros, o que dificulta o estabelecimento da real causa dos casos.

O quadro clínico de infecções por MCR envolve eritema local, enduração, microabscessos e drenagem serosa, esta última muito frequente como queixa inicial. Febre, calafrios ou outras manifestações de infecção sistêmica são raros. A drenagem pode ser purulenta, mas tende a ser incolor e inodora, lem-brando um seroma estéril. Geralmente, o diagnóstico não é suspeitado de início, e as lesões são tratadas com incisão sim-ples, drenagem e antibioticoterapia oral de curto período, não espécie-específica para a micobactéria, o que leva a uma evolução do processo inflamatório crônico e granulomatoso, podendo formar abscessos. Na maioria dos casos, o paciente não responde a esse esquema de tratamento inicial, o que difi-culta o diagnóstico.

Uma importante indicação de suspeita da infecção por micobactéria é a deiscência de uma ferida previamente cicatrizada ou com cicatrização difícil. A ausência de resposta clínica após a administração de antimicrobianos contra as bactérias comuns de infecção da pele (estafilococos e estreptococos) e a negatividade das culturas de rotina do local cirúrgico devem alertar para ampliação de procedimentos microbiológicos para o isolamento de micobactérias, *Nocardia* e fungos.

M. wolinskyi é uma MCR do mesmo grupo da *Mycobacterium smegmatis* (que inclui *M. smegmatis* em sentido estrito e duas espécies descritas em 1999, que são *M. goodii* e *M. wolinskyi*), sendo menos frequente em ambientes clínicos do que outras espécies de micobactérias não tuberculosas. No entanto, seu significado clínico tem aumentado recentemente em infecções oportunistas.

É MCR mais encontrada em infecções de feridas pós-traumáticas, especialmente após fraturas expostas e em associação com osteomielite, também já observada em processos faciais dos tecidos moles após vários procedimentos cosméticos de injeção de preenchimento e *laser*-lipólise, pela sua relação com ambiente de pneumonia lipoide (no qual lipídio é o fator), seja de maneira crônica ou secundária a ingestão de óleo ou aspiração crônica (geralmente acalasia).

Não há evidências científicas de que *M. wolinskyi* seja originário de um único ponto estabelecido, embora existam relatos de fontes potenciais, incluindo jateamento de ar frio e um sistema de água autossuficiente, a partir de amostras contaminadas usadas em máquinas de coração-pulmão para operações cardiotorácicas, retiradas como potenciais fontes. Mas após vigilância ativa posterior, não ocorreram quaisquer outros casos de *M. wolinskyi*.

BIBLIOGRAFIA

Agência Nacional de Vigilância Sanitária (Anvisa). Comunicado de Risco nº 002/2014 – GVIMS/GGTES/ANVISA – Revisado: Infecções por Micobactérias de Crescimento Rápido (MCR) relacionadas a procedimentos invasivos em serviços de saúde e clínicas cosméticas, no período de Janeiro de 2010 a setembro de 2014. Disponível em: https://www.gov.br/anvisa/pt-br/centraisdeconteudo/publicacoes/servicosdesaude/comunicados-de-risco-1/comunicado-de-risco-002-2014-revisado.

Associação Paulista de Cirurgiões-Dentistas. OMS divulga novas recomendações para evitar infecções cirúrgicas. Disponível em: https://www.apcd.org.br/index.php/noticias/681/em-foco/16-01-2017/oms-divulga-novas-recomendacoes-para-evitar-infeccoes-cirurgicas

Ballarino GJ, Eseverri MV, Salas AV et al. Aislamiento de micobacterias medioambientales en suelos de la ciudad de Córdoba/Argentina. Rev Fac Cienc Méd. 2002; 59(1):39-44.

Brasil. Agência nacional de Vigilância Sanitária (Anvisa). Critérios Diagnósticos de Infecções Relacionadas à Assistência à Saúde/ Agência Nacional de Vigilância Sanitária. Brasília: Anvisa; 2017. Disponível em: http://www.saude.ba.gov.br/wp-content/uploads/2019/06/Crit%C3%A9rios-Diagnosticos-IRAS-vers%C3%A3o-2017.pdf.

Brasil. Agência Nacional de Vigilância Sanitária (Anvisa). Medidas de Prevenção de Infecção Relacionadas à Assistência à Saúde. Brasília: Anvisa; 2017. Disponível em: https://portaldeboaspraticas.iff.fiocruz.br/wp-content/uploads/2019/07/Caderno-4-Medidas-de-Preven%C3%A7%C3%A3o-de-Infec%C3%A7%C3%A3o-Relacionada-%C3%A0-Assist%C3%AAncia-%C3%A0-Sa%C3%BAde.pdf.

Brasil. Lei 9.431, de 6 de janeiro de 1997. Dispõe sobre a obrigatoriedade de manutenção do programa de controle de infecção hospitalar pelos hospitais do País. Disponível em: http://www2.camara.leg.br/legin/fed/lei/1997/lei-9431-6-janeiro-1997-352339-veto-19786-pl.html.

Brasil. Ministério da Saúde. Portaria 2.616/MS/GM, de 12 de maio de 1998. Disponível em: https://bvsms.saude.gov.br/bvs/saudelegis/gm/1998/prt2616_12_05_1998.html.

Brown BA. Mycobacterium wolinskyi sp. nov. and Mycobacterium goodi sp. nov., two new rapidly growing species related tp Mycobacterium smegmatis and associated with human wound: a cooperative study from the international Working Group on Mycobacterial Taxonomy. Int J Syst Bacteriol. 1999; 49:1493-511.

CELDRÁN A, Esteban J, Mañas J, Granizo JJ. Wound infections dua to Mycobacterium fortuitum after polypropylene mesh inguinal hernia repair. J Hosp Infected. 2007; 66(4):374-7.

Centers for Diseases Control and Prevention. General information about Mycobacterium abscessos. Disponível em: https://www.cdc.gov/hai/organisms/mycobacterium.html.

Chadha R, Grover M, Shama A et al. An outbreak of post-surgical wound infections due to Mycobacterium abscessos. Pediatr Surg Int. 1998; 13(5-6):406-10.

Covert TC, Rodgers MR, Reyes AL et al. Occurrence of nontuberculous mycobacteria in environmental samples. Appl Environ Microbiol. 1999; 65(6):2492-6.

Fontana RT. As micobactérias de crescimento rápido e a infecção hospitalar: um problema de saúde pública. Rev Bras Enferm. 2008; 61(3): 371-6. Disponível em: http://www.scielo.br/scielo.php?pid=S0034-71672008000300016&script=sci_arttext.

Gebrim, CFL et al. Tricotomia pré-operatória: aspectos relacionados à segurança do paciente.Enfermería Global. 2014;34:264-75.

Gravante G, Caruso R, Araco et al. Infections after plastic procedures: incidences, etiologies, risk factors, and antibiotic prophylaxis. Aesthetic Plast Surg. 2008; 32(2):243-51.

Haiavy J, Tobin H. Mycobacterium fortuitum infection in prosthetic breast implants. Plast Reconstr Surg. 2002; 109(6):2124-8.

Heinstein JB, Mangino JE, Ruberg Rl et al. A prosthetic breast implant infected with Mycobacterium fortuitum. Ann Plast Surg. 2000; 44(3):330-3.

Hinrichsen SL. Biossegurança e controle de infecções. Risco sanitário hospitalar. Rio de Janeiro: Guanabara Koogan; 2013.

Hinrichsen SL. Micobactéria de crescimento rápido – MRC. Prática Hospitalar. Ano IX. 2007; 53:106-11.

Instituto Brasileiro para Segurança do Paciente. Diretrizes para prevenção de infecção de sítio cirúrgico: pré-operatório. Disponível em: https://segurancadopaciente.com.br/protocolo-diretrizes/diretrizes-para-prevencao-de-infeccao-de-sitio-cirurgico-pre-operatorio/.

Institute for Healthcare Improvement (IHI). How-to guide: prevent surgical site infections. Disponível em: http://www.ihi.org/knowledge/Pages/Tools/HowtoGuidePreventSurgicalSiteInfection.aspx.

Kingma JOP, Santos RO, Oliveira AC. Prevenção e controle de infecção hospitalar em centro cirúrgico. In: Martins MA. Manual de infecção hospitalar. Epidemiologia, prevenção, controle. 2. ed. Rio de Janeiro: Medsi; 2001. p. 377-85.

Kjoller K, Hölmich LR, Jacobsen PH et al. Epidemiological investigation of local complications after cosmetic breast implant sugery in Denmark. Ann Plast Surg. 2002; 48(3):229-37.

Lacerda RA. Centro cirúrgico. In: Fernandes AT, Fernandes MOV, Filho NR. Infecção hospitalar e as interfaces na área de saúde. São Paulo: Atheneu; 2000. p. 789-818.

Leite CQF, Ferracini Júnior R, Falcão DP et al. Prevalência e distribuição de micobactérias nas águas de algumas regiões do Estado de São Paulo – Brasil. Rev Microbiol. 1989; 20(4):432-41.

Macedo JLS, Henriques CMP. Infecções pós-operatórias por micobactérias de crescimento rápido no Brasil. Rev Bras Cir Plast. 2009; 24(4):544-51. Disponível em: http://www.rbcp.org.br/detalhe_artigo.asp?id=538.

Mangram AJ, Horan TC, Pearson ML et al. Guideline for prevention of surgical site infection, 1999. Hospital Infection Control Practices Advisory Committee. Infect Control Hosp Epidemiol.1999; 20(4):250-78.

Medeiros EAS, Grimbaum R, Ferraz E, Machado A et al. Diretrizes da Sociedade Brasileira de Infectologia para a prevenção de infecções hospitalares. Prática Hospitalar. 2002; 22:31-43.

Murillo J, Torres J, Bofill L et al. Skin and wound infection by rapidy growing mycobacteria: an unexpected complication of liposuction an liposculpture. Arch Dematol. 2000; 136(11):1347-52.

Nagpal A, Wentink J, Berbari E et al. A cluster of Mycobacterium wolinskyi surgical site infection at an academic medical center. Infect Control Hosp Epidemiol. 2014; 35(9):1169-75.

Newman MI, Camberos AE, Ascherman J. Mycobacteria abscessos outbreak in US patients linked to offshore surgicenter. Ann Plast Surg. 2005; 55(1):107-10.

Pitombo MB, Lupi O, Duarte, RS. Infecções por micobactérias de crescimento rápido resistentes a desinfetantes: uma problemática nacional? Rev Bras Ginecol Obstet. 2009; 31(11):529-33.

Proqualis. Diretrizes Globais para Prevenção de Infecções de Sítio Cirúrgico. Disponível em: https://proqualis.net/sites/proqualis.net/files/Diretrizes%20globais%20para%20a%20preven%C3%A7%C3%A3o%20de%20infec%C3%A7%C3%B5es%20de%20s%C3%ADtio%20cir%C3%BArgico.pdf.

Roberto BAD. Isolamento e precauções. In: Couto RC, Pedrosa TMG. Rotinas e procedimentos. Infecção relacionada à assistência (Infecção Hospitalar) e outras complicações não infecciosas. 3. ed. Rio de Janeiro: Medbook; 2012. p. 197-209.

Rodrigues MAG, Almeida GN. Infecções do local cirúrgico. In: Martins MA. Manual de infecção hospitalar. Epidemiologia, prevenção, controle. 2. ed. Rio de Janeiro: Medsi; 2001. p. 171-89.

Sociedade Beneficente Israelita Brasileira. Hospital Albert Einstein. Manual de prevenção de infecção de sítio cirúrgico. São Paulo; 2014. Disponível em: https://medicalsuite.einstein.br/pratica-medica/guias-e-protocolos/Documents/manual_infeccao_zero_compacto.pdf.

Tortoli E. Impacto of genotypic studies on mycobacterial taxonomy: the new mycobacteria of the 1990s. Clin Microbiol Rev. 2003; 16(2):319-54.

Wallace RJ JR, Nash DR, Tsukamura M, Blacklock ZM, Silcox VA. Human disease due to Mycobacterium smegmatis. J Infect Dis. 1988; 158(1):52-9

World Health Organization. Global Guidelines for the Prevention of Surgical Site Infection. Disponível em: http://apps.who.int/iris/bitstream/handle/10665/250680/9789241549882-eng.pdf?sequence=8.

Yoo SJ, Lee KH, Jung SN et al. Facial skin and soft tissue infection caused by Mycobacterium wolinskyi associated with cosmetic procedures. BMC Infect Dis. 2013; 13:479.

Capítulo 18

Curativos

Ivan Silva Marinho ▪ Danielly dos Anjos Freschi ▪ Sylvia Lemos Hinrichsen ▪
Fernanda Rocha de Carvalho ▪ Marcela Coelho de Lemos

"A cicatrização é uma questão de tempo, mas também é por vezes uma questão de oportunidade."(Hipócrates)

INTRODUÇÃO

Pode-se definir ferida como qualquer lesão que leve à solução de continuidade da pele. Pode atingir a epiderme, a derme, o tecido subcutâneo e a fáscia muscular, chegando a expor estruturas profundas.

O tratamento da ferida é uma expectativa do paciente e um desafio para todos da equipe hospitalar. Para sua realização, devem ser considerados vários fatores, tais como o estado nutricional e a idade do paciente, a patologia de base, o uso de medicamentos, entre outros. A busca por mais conhecimento sobre o tratamento de feridas tem impulsionado o avanço tecnológico e contribuído para o desenvolvimento científico dos profissionais que se dedicam a esse cuidado.

PROCESSO DE CICATRIZAÇÃO

O processo cicatricial é comum a todas as feridas, independentemente do agente causador; apresenta caráter sistêmico, dinâmico e tem relação direta com as condições gerais do organismo. A cicatrização de feridas está relacionada a uma cascata de eventos celulares, moleculares e bioquímicos que interagem para que ocorra a reconstituição tecidual. As primeiras descrições dos mecanismos de cicatrização em sequência ordenada de eventos datam de 1910, sendo posteriormente divididas em cinco elementos principais: inflamação, proliferação celular, formação do tecido de granulação, contração e remodelamento da ferida. Atualmente existe uma reclassificação em três fases separadas com objetivos didáticos; são elas:

- Fase inflamatória: inicia-se imediatamente após o surgimento da lesão, quando há liberação de substâncias vasoconstritoras (tromboxana A2 e prostaglandinas) pelas membranas celulares
- Fase de proliferação ou de granulação: é constituída por epitelização, angiogênese, formação de tecido de granulação e disposição de colágeno. Inicia-se por volta do 4º dia após a lesão e estende-se até cerca do término da 2ª semana
- Fase de remodelamento ou de maturação: nesta fase há a disposição de colágeno de forma organizada, que reflete ao final com o aumento da força tênsil da ferida.

A lesão tecidual, considerada como estímulo inicial para o processo de cicatrização, coloca elementos sanguíneos em contato com o colágeno e outras substâncias da matriz extracelular, o que promove a degranulação de plaquetas e a ativação das cascatas de coagulação e do complemento. Com isso, há liberação de vários mediadores vasoativos e quimiotáticos que conduzem o processo cicatricial mediante atração de células inflamatórias para a região da ferida.

ETIOLOGIA E CLASSIFICAÇÃO

Diversas são as causas das lesões teciduais. Usualmente, os fatores que as provocam também auxiliam no diagnóstico, na evolução e na definição do tipo de tratamento. Didaticamente, as lesões são classificadas em cirúrgicas, traumáticas e ulcerativas.

Cirúrgicas

Essas feridas, provocadas por instrumentos cirúrgicos, com finalidade terapêutica, podem ser:

- Incisivas: quando há perda mínima de tecido
- Excisivas: quando há remoção de áreas de pele.

Traumáticas

Essas lesões são provocadas acidentalmente por agentes que podem ser:

- Mecânicos: prego, espinho, por pancadas, objetos perfurocortantes
- Físicos: temperatura, pressão, eletricidade
- Químicos: ácidos, soda cáustica
- Biológicos: contato com animais, penetração de parasitas.

Ulcerativas

Lesões escavadas, circunscritas, com profundidade variável, podendo atingir desde camadas superficiais da pele até músculos.

Lesões por pressão

Consistem em dano localizado na pele e/ou tecidos moles subjacentes em áreas, em geral provenientes e/ou relacionados ao uso de dispositivo/artefato.

As lesões por pressão são classificadas de acordo com as camadas de tecido atingido, conforme apresentado:

- Estágio I: pele íntegra avermelhada que não embranquece, não rompida, mácula eritematosa bem delimitada, atingindo a epiderme
- Estágio II: pequenas erosões na epiderme ou ulcerações na derme. Apresenta-se normalmente com abrasão ou bolha intacta
- Estágio III: afeta a derme e o tecido subcutâneo
- Estágio IV: perda total da pele atingindo músculos, tendões e exposição óssea
- Úlceras não classificáveis: lesões com perda total de tecido, nas quais a base da úlcera está coberta por esfacelo (amarelo, marrom, cinza, esverdeado ou castanho) e/ou há escara (marrom, castanha ou negra) no leito da lesão
- Suspeita de lesão tissular profunda: área localizada de pele intacta de coloração púrpura ou castanha ou bolha sanguinolenta por dano no tecido mole, decorrente de pressão e/ou cisalhamento.

Pé diabético

Trata-se de uma complicação do diabetes melito (DM). O termo é empregado para nomear as diversas alterações e complicações ocorridas, isoladamente ou em conjunto, nos pés e nos membros inferiores dos diabéticos. A classificação das úlceras do pé diabético é descrita a seguir.

Classificação de Wagner

- Grau 0: pé em risco de ulceração, mas com ausência de úlceras
- Grau 1: úlceras superficiais com perda total da pele; sem infecção e comumente de etiologia neuropática, presentes em áreas de pressão, tais como as extremidades metatársicas, mas podem ocorrer nos dedos ou em outros locais
- Grau 2: principalmente neuropáticas e mais profundas, frequentemente penetrando o tecido subcutâneo. Têm infecção, mas sem envolvimento ósseo
- Grau 3: celulite, formação ocasional de abscesso, osteomielite
- Grau 4: presença de gangrena no antepé
- Grau 5: presença de gangrena em todo o pé.

Úlceras vasculogênicas

Lesões com comprometimento venoso, arterial ou misto.

Queimaduras

- Primeiro grau: atingem apenas a epiderme e o local apresenta hiperemia ou vermelhidão, calor, edema discreto, ardência e ressecamento da pele
- Segundo grau: atingem a derme, podendo ser superficiais e profundas. Têm como característica a presença de flictenas ou bolhas com conteúdo líquido ou coloide. O paciente com queimadura de segundo grau apresenta edema que atinge regiões circunvizinhas, resultando em dor intensa, por sua relação íntima com vasos e terminações nervosas periféricas
- Terceiro grau: destroem todas as camadas da pele, atingindo tecidos adjacentes e profundos, originando cicatrização

hipertrófica por segunda intenção, e podem ser causadas por chama direta do fogo. A pele apresenta-se endurecida, de coloração acinzentada. Podem ser indolores e não apresentar sangramento.

TERAPIA TÓPICA EM FERIDAS

Embora a reparação tecidual seja um processo sistêmico, é necessário favorecer condições locais propícias, por meio de terapia tópica adequada para viabilizar o processo fisiológico. Essa terapia é fundamentada em estudos científicos sobre a fisiologia de reparação tecidual, e norteada pelos seguintes princípios:

- Remover tecidos necróticos e corpos estranhos do leito da ferida
- Identificar e eliminar processos infecciosos
- Obliterar espaços mortos
- Absorver o excesso de exsudato
- Manter o leito da ferida úmido
- Promover isolamento térmico
- Proteger a ferida de traumas e invasão bacteriana.

A limpeza e a cobertura também caracterizam as etapas da terapia tópica.

Limpeza e desbridamento

Entre os diversos princípios da terapia tópica, a remoção não somente da necrose como também de corpos estranhos do leito da ferida constitui um dos primeiros e mais importantes componentes a serem considerados no tratamento da ferida. A limpeza refere-se ao uso de fluidos para suavemente remover bactérias, fragmentos, exsudato, corpos estranhos e resíduos de agentes tópicos. O desbridamento, por sua vez, consiste na remoção de tecidos necrosados aderidos ou de corpos estranhos do leito da ferida, usando técnicas mecânicas e/ou químicas.

A limpeza da ferida deve ser realizada com técnica e fluido que minimizem trauma mecânico e químico. As soluções usadas devem ser preferencialmente aquecidas para evitar a redução da temperatura no leito da ferida. Uma temperatura constante de 37°C estimula a mitose durante a granulação e epitelização. A *Agency for Health Care Policy and Research* preconiza a irrigação suave da solução em feridas granuladas e limpas, de maneira a não danificar o tecido neoformado. No Brasil, para essa irrigação, usam-se agulha de calibre 40 × 12 e seringa de 20 mℓ, ou frasco de soro perfurado. Em feridas profundas, estreitas ou com espaço morto, a limpeza é eficaz com o uso de cateter conectado a uma seringa, o qual deve ser introduzido com cuidado no local e irrigado. As soluções empregadas variam, podendo ser solução fisiológica, solução de papaína ou solução de poli-hexametileno de biguanida (PHMB), desde que seja de qualidade e livre de contaminantes.

Existem diversos métodos de desbridamento cujas indicações, contraindicações, vantagens e desvantagens devem ser conhecidas para se tomar a decisão mais adequada às necessidades do paciente. Alguns desses métodos são descritos a seguir.

- Desbridamento autolítico: processo que usa os próprios leucócitos e enzimas para a degradação do tecido necrótico.

É seletivo, confortável, porém lento, e para que ele ocorra é necessária a manutenção do meio úmido
- Desbridamento enzimático ou químico: envolve o uso de enzimas proteolíticas que estimulam a degradação do tecido desvitalizado. É pouco agressivo e requer a manutenção do meio úmido
- Desbridamento mecânico: remoção dos tecidos desvitalizados com o uso de força física, como na fricção com gazes ou esponja, ou na remoção de gazes secas, porém previamente aderidas à lesão
- Desbridamento cirúrgico/instrumental com tesoura ou lâmina de bisturi: dependendo da lesão e das condições do paciente, pode ser realizado à beira do leito, no ambulatório ou no centro cirúrgico. Por remover extensas áreas em curto tempo, é considerado o método mais eficaz, apesar de poder resultar em complicações como dor ou sangramento.

TIPOS DE COBERTURAS PARA FERIDAS

Hidrocoloide

- Composição: curativo composto de gelatina, pectina e carboximetilcelulose sódica
- Mecanismo de ação: estimula a angiogênese, absorve pequena quantidade de exsudato, mantém a umidade, proporciona alívio da dor, mantém a temperatura em torno de 37°C (ideal para o crescimento celular) e promove o desbridamento autolítico
- Indicações: tratamento de lesão por pressão estágio I ou II, feridas rasas (com mínimo ou sem exsudato) e superficiais, e para prevenir de lesão por pressão
- Contraindicações: feridas infectadas, com tecido desvitalizado e altamente exsudativas; queimaduras
- Aplicação:
  - Proceda à limpeza com soro fisiológico em jato com agulha 40 × 12
  - Remova o exsudato e/ou tecido desvitalizado, se necessário
  - Seque a pele adjacente à lesão
  - A placa deve ultrapassar a borda da ferida em pelo menos 3 cm
  - Oclua com curativo secundário (filme transparente)
- Periodicidade de trocas: de 1 a 7 dias, dependendo da saturação.

Alginato de cálcio

- Composição: fibras originárias de algas marinhas marrons, compostas pelos ácidos hialurônico e manurônico, com íons cálcio e/ou sódio incorporados em suas fibras
- Mecanismo de ação: o sódio presente no exsudato e no sangue interage com o cálcio presente no curativo de alginato. A troca iônica auxilia no desbridamento autolítico. O curativo tem alta capacidade de absorção, resulta na formação de um gel que mantém o meio úmido para a cicatrização e induz a hemostasia
- Indicações: contra lesões sangrantes, altamente exsudativas sem infecção, até a redução do exsudato, úlceras diabéticas, úlceras venosas, úlceras por pressão, úlceras causadas por etiologias vasculares mistas, feridas traumáticas e cirúrgicas

- Contraindicações: tratamento de lesões superficiais sem ou com pouca exsudação; lesões por queimaduras
- Aplicação:
  - Proceda à limpeza com soro fisiológico em jato com agulha 40 × 12
  - Remova o exsudato e/ou tecido desvitalizado, se necessário
  - Seque a pele adjacente à lesão
  - Aplique diretamente sobre o leito da ferida, evitando contato com a pele íntegra, a fim de evitar laceração da pele
  - Oclua com curativo secundário estéril
  - Se a ferida for cavitária, preencha toda a cavidade com alginato
- Periodicidade de trocas:
  - Troque o curativo secundário sempre que necessário
  - Feridas limpas com sangramentos: troque a cada 48 h
  - Feridas muito exsudativas: troque a cada 24 h.

Carvão ativado com prata

- Composição: tecido carbonizado e impregnado com nitrato de prata a 0,15%, envolto por camada de tecido
- Mecanismo de ação: o carvão ativado absorve o exsudato e filtra o odor. A prata exerce ação bactericida e bacteriostática
- Indicação: feridas com odor fétido, infectadas e exsudativas; úlceras diabéticas; úlceras venosas; úlceras por pressão; úlceras causadas por etiologias vasculares mistas; feridas traumáticas e cirúrgicas
- Contraindicação: feridas limpas e lesões de queimaduras
- Aplicação:
  - Proceda à limpeza com soro fisiológico em jato com agulha 40 × 12
  - Remova o exsudato e/ou tecido desvitalizado, se necessário
  - Seque a pele adjacente à lesão
  - Aplique diretamente sobre o leito da ferida, evitando contato com a pele íntegra, a fim de evitar laceração da pele
  - Oclua com curativo secundário estéril
  - Se a ferida for cavitária, preencha toda a cavidade com carvão ativado
- Periodicidade de troca: a cada 1 a 4 dias, dependendo da quantidade de exsudação.

Papaína

- Composição: enzima proteolítica, de origem vegetal, extraída de *Carica papaya*; após o seu preparo, torna-se um pó de cor leitosa, com odor forte e característico
- Mecanismo de ação: atua como desbridante químico, facilitando o processo cicatricial. Tem ações bacteriostáticas, bactericidas e anti-inflamatórias e proporciona alinhamento das fibras de colágeno, promovendo crescimento tecidual uniforme
- Indicações: contra
  - Úlceras diabéticas
  - Úlceras venosas
  - Queimaduras
  - Úlceras por pressão
  - Úlceras causadas por etiologias vasculares mistas
  - Feridas traumáticas e cirúrgicas

- Em caso de necrose de coagulação, deve ser usada em concentração de 8 a 10%. Na presença de necrose de liquefação, a ferida deve ser lavada em jatos com solução de papaína de 4 a 6% diluída em solução fisiológica. Quando houver tecido de granulação, a concentração deve ser de 2%
- Contraindicação: pacientes com sensibilidade à substância ou a outro componente da formulação
- Aplicação: na forma em gel, coloque em cima da lesão e oclua com cobertura antiaderente e fixe. Na forma em pó, realize banho com solução fisiológica em recipiente plástico
- Periodicidade de troca: a troca deve ser a cada 24 h.

Hidrogel

- Composição: gel transparente, incolor, composto por água (77,7%), carboximetilcelulose (CMC: 2,3%) e propilenoglicol (PPG: 20%)
- Mecanismo de ação: amolece e remove tecido desvitalizado por meio de desbridamento autolítico. A água mantém o meio úmido; a CMC facilita a reidratação celular e o desbridamento; já o PPG estimula a liberação de exsudato
- Indicações: tratamento de lesões com pouca exsudação; para remover crostas, fibrina, tecidos desvitalizados ou necrosados; contra úlceras diabéticas, úlceras venosas, úlceras por pressão, queimaduras, úlceras causadas por etiologias vasculares mistas e feridas traumáticas e cirúrgicas
- Contraindicações: lesões excessivamente exsudativas
- Aplicação:
  - Proceda à limpeza com soro fisiológico em jato com agulha 40 × 12
  - Remova o exsudato e/ou tecido desvitalizado, se necessário
  - Seque a pele adjacente à lesão
  - Aplique diretamente sobre o leito da ferida, evitando contato com a pele íntegra, a fim de impedir laceração da pele
  - Oclua com curativo secundário antiaderente estéril
- Periodicidade de trocas: no máximo a cada 24 h.

Gaze impregnada com biguanida

- Composição: a gaze é impregnada com PHMB, um antisséptico poderoso, mas seguro, eficaz contra microrganismos gram-positivos e gram-negativos, incluindo algumas cepas resistentes a vários fármacos, como *Staphylococcus aureus* resistente à meticilina
- Mecanismo de ação: além dos recursos antimicrobianos, oferece rápida ação de absorção, aeração superior
- Indicações: tratamento de úlceras diabéticas, úlceras venosas, úlceras por pressão, úlceras causadas por etiologias vasculares mistas, feridas traumáticas e cirúrgicas
- Contraindicações: reação alérgica a um dos componentes
- Aplicação:
  - Proceda à limpeza com soro fisiológico em jato com agulha 40 × 12
  - Remova o exsudato e/ou tecido desvitalizado, se necessário
  - Seque a pele adjacente à lesão
  - Aplique diretamente sobre o leito da ferida
  - Oclua com curativo secundário para fixação
- Periodicidade de trocas: pode permanecer até 72 h.

Curativo com colágeno

- Composição: cobertura macia, absorvente e adaptável composta de 90% de colágeno e 10% de alginato de cálcio
- Mecanismo de ação: garante redução da atividade de proteases maior do que o colágeno puro, gera um ambiente úmido favorável à formação de tecido de granulação e melhora as propriedades hemostáticas da cobertura
- Indicações: tratamento de úlceras diabéticas, úlceras venosas, úlceras por pressão, úlceras causadas por etiologias vasculares mistas, feridas traumáticas e cirúrgicas
- Contraindicações: feridas infectadas, altamente exsudativas
- Aplicação:
  - Proceda à limpeza com soro fisiológico em jato com agulha 40 × 12
  - Seque a pele adjacente à lesão
  - Aplique diretamente sobre o leito da ferida
  - Oclua com curativo antiaderente estéril
  - Aplique curativo secundário para fixação
- Periodicidade de trocas: pode permanecer de 48 a 72 h, dependendo da quantidade de exsudato.

Curativo antiaderente

- Composição: é uma compressa estéril não aderente formada por malha de acetato de celulose, que não desfia nem deixa filamentos quando em contato com a ferida
- Mecanismo de ação: levemente impregnado com uma emulsão especial de petrolato líquido, uma vaselina purificada, para transmitir à ferida a umidade necessária
- Indicações: tratamento de úlceras diabéticas, queimaduras, úlceras venosas, lesão por pressão, úlceras causadas por etiologias vasculares mistas, feridas traumáticas e cirúrgicas
- Contraindicações: feridas com cicatrização por primeira intenção
- Aplicação:
  - Proceda à limpeza com soro fisiológico em jato com agulha 40 × 12
  - Remova o exsudato e/ou tecido desvitalizado, se necessário
  - Seque a pele adjacente à lesão
  - Aplique diretamente sobre o leito da ferida
  - Oclua com curativo secundário para fixação
- Periodicidade de trocas: pode permanecer por um período de até 7 dias, variando conforme o nível de exsudato e associação com outras coberturas.

Protetor cutâneo

- Composição: película polimérica cutânea estéril sem ardor ou desconforto
- Mecanismo de ação: proporciona a formação de película protetora transparente e uniforme que funciona como barreira contra o excesso de umidade
- Indicações: tratamento de úlceras diabéticas, queimaduras, úlceras venosas, lesão por pressão ou fricção, dermatites, úlceras causadas por etiologias vasculares mistas, feridas traumáticas e cirúrgicas
- Contraindicações: reação alérgica aos componentes da fórmula

- Aplicação:
  - A pele deve estar limpa e seca antes da aplicação
  - Aplique na região que requer proteção contra fluidos corpóreos, adesivos ou fricção. Deixe-o secar
- Periodicidade de trocas: pode ser reaplicado em até cada 72 h.

Curativo hidrocelular

- Composição: almofada de espuma composta de camadas sobrepostas de não tecido e hidropolímero, revestida por poliuretano
- Mecanismo de ação: proporciona um ambiente úmido e estimula o desbridamento autolítico. Absorve o exsudato e expande-se à medida que a absorção se faz
- Indicações: tratamento de úlceras diabéticas, queimaduras, úlceras venosas, lesão por pressão ou fricção, úlceras causadas por etiologias vasculares mistas, feridas traumáticas e cirúrgicas
- Contraindicações: tecido necrosado, feridas altamente exsudativas
- Aplicação:
  - Proceda à limpeza com soro fisiológico em jato com agulha 40 × 12
  - Remova o exsudato e/ou tecido desvitalizado, se necessário
  - Seque a pele adjacente à lesão
  - Aplique diretamente sobre o leito da ferida
  - Oclua com curativo secundário para fixação
- Periodicidade de trocas: pode permanecer até 7 dias, dependendo da quantidade de exsudato.

Curativo hidrocelular com prata

- Composição: almofada de espuma composta de camadas sobrepostas de não tecido e hidropolímero, revestida por poliuretano e impregnado com prata
- Mecanismo de ação: proporciona ambiente úmido e estimula o desbridamento autolítico. Absorve o exsudato e expande-se à medida que a absorção se faz
- Indicações: tratamento de úlceras diabéticas, queimaduras, úlceras venosas, lesão por pressão ou fricção, dermatites, úlceras causadas por etiologias vasculares mistas, feridas traumáticas e cirúrgicas
- Contraindicações: tecido necrosado, feridas altamente exsudativas
- Aplicação:
  - Proceda à limpeza com soro fisiológico em jato com agulha 40 × 12
  - Remova o exsudato e/ou tecido desvitalizado, se necessário
  - Seque a pele adjacente à lesão
  - Aplique diretamente sobre o leito da ferida
  - Oclua com curativo secundário para fixação
- Periodicidade de trocas: pode permanecer por, no máximo, 5 dias.

Terapia multicamadas

- Composição: bandagem elástica e inelástica colocada sobre curativo primário
- Mecanismo de ação: terapia compressiva multicamada, composta por bandagens, que exerce a pressão terapêutica recomendada, facilitando o retorno venoso e diminuindo o edema
- Indicações: tratamento de úlceras causadas por etiologias vasculares venosas ou mistas (com indicação do médico vascular)
- Contraindicações: úlceras arteriais
- Aplicação: restrita a profissionais habilitados
- Periodicidade de trocas: pode permanecer por até 7 dias, dependendo da quantidade de exsudato.

Óleo com ácido graxo essencial (AGE)

- Composição: ácido linoleico, ácido caprílico, ácido cáprico, vitaminas A, E e lecitina de soja
- Mecanismo de ação: promove quimiotaxia e angiogênese, mantém o meio úmido e acelera o processo de granulação tecidual. A aplicação em pele íntegra tem grande absorção, forma uma película protetora na pele, previne escoriações (devido à alta capacidade de hidratação) e proporciona nutrição celular local
- Indicações: úlceras diabéticas, queimaduras, úlceras venosas, lesão por pressão ou fricção, dermatites, úlceras causadas por etiologias vasculares mistas, feridas traumáticas e cirúrgicas
- Contraindicações: reação alérgica ao princípio ativo do produto
- Aplicação:
  - Proceda à limpeza com soro fisiológico em jato com agulha 40 × 12
  - Remova o exsudato e/ou tecido desvitalizado, se necessário
  - Seque a pele adjacente à lesão
  - Aplique diretamente sobre o leito da ferida
  - Oclua com curativo secundário para fixação, se necessário
- Periodicidade de trocas: a cada 24 h.

Filme de poliuretano

- Composição: cobertura não estéril, composta por filme transparente de poliuretano, semipermeável, ou seja, permeável a gases como o O_2, o CO_2 e vapor de água, e impermeável a líquidos e bactérias
- Mecanismo de ação: é constituído de adesivo acrílico hipoalergênico, promovendo aderência somente à pele íntegra, sem aderir à superfície úmida, o que evita o trauma durante a sua retirada
- Indicações: medidas de prevenção para fricção e fixação para todos os curativos
- Contraindicações: alergia ao produto
- Aplicação: após a pele estar limpa e seca ou após curativo primário, para fixação
- Periodicidade de trocas: conforme necessário.

Alginato de prata

- Composição: curativo estéril, composto por fibras de alginato de cálcio, CMC e um complexo de prata iônica, embalado em envelope de alumínio
- Mecanismo de ação: interage com exsudato da ferida, liberando a prata no leito da lesão

- Indicações: tratamento de queimaduras, úlceras diabéticas, úlceras venosas, lesão por pressão ou fricção, dermatites, úlceras causadas por etiologias vasculares mistas, feridas traumáticas e cirúrgicas
- Contraindicações: feridas secas e possíveis reações alérgicas à prata
- Aplicação:
  - Proceda à limpeza com soro fisiológico em jato com agulha 40 × 12
  - Remova o exsudato e/ou tecido desvitalizado, se necessário
  - Seque a pele adjacente à lesão
  - Aplique diretamente sobre o leito da ferida, evitando contato com a pele íntegra, a fim de evitar laceração da pele
  - Oclua com curativo secundário para fixação, se necessário
- Periodicidade de trocas: pode permanecer até 7 dias, dependendo da quantidade de exsudato.

Protetores cutâneos para ostomias

- Composição: gelatina, pectina, carboximetilcelulose sódica e polissobutileno
- Mecanismo de ação: a gelatina faz a hidrólise parcial do colágeno e é um agente hemostático e absorvente, enquanto a pectina é uma substância mucilaginosa com poder de absorção da água que forma soluções coloidais viscosas e opalescentes (gel) com propriedades protetoras sobre as mucosas. A carboximetilcelulose sódica proporciona viscosidade e estabilidade à emulsão, e o polissobutileno é um elastômero derivado da polimerização do isobutileno resistente aos ácidos drenados pelo organismo
- Indicações: para prevenção de lesões por fricção, tratamento de dermatite úmida e escoriações periestomais e correção de imperfeições do estoma, funcionando como selante dele
- Contraindicações: feridas secas e possíveis reações alérgicas
- Aplicação:
  - Proceda à limpeza com soro fisiológico
  - Remova toda sujidade visível
  - Seque a pele adjacente ao estoma
  - Aplique o pó se a área estiver lesada ou escoriada, retirando da pele o excesso
  - Aplique a pasta nas imperfeições da pele ao redor do estoma
  - Demarque a região do estoma e recorte milimetricamente a placa para a perfeita adaptação ao estoma
  - Aplique a placa ou bolsa coletora com placa sobre a pele
- Periodicidade de trocas: de acordo com a necessidade.

Oxigenoterapia hiperbárica

Em 1995, a oxigenoterapia hiperbárica (OHB) foi regulamentada como modalidade terapêutica no Brasil pelo Conselho Federal de Medicina, com a Resolução 1.457/95. Em 2003, com base nas diretrizes de segurança e qualidade, a Sociedade Brasileira de Medicina Hiperbárica (SBMH) normatizou que os serviços que dispusessem de câmaras hiperbáricas deveriam operá-las com técnicos de enfermagem e, em 2008, o enfermeiro passou a integrar o quadro de profissionais exigido pela SBMH e pela Undersea and Hyperbaric Medical Society (UHMS). Há 90 centros de OHB cadastrados no Brasil, e 2.500 no mundo.

A OHB é um método terapêutico fundamentado na inalação de oxigênio a 100%, em pressões acima de 1,4 atmosfera absoluta, levando à hiperoxigenação de tecidos normais e isquêmicos. A OHB tem sido usada para auxiliar no fechamento de feridas complexas, sendo adotada como tratamento adjuvante nessas situações por muitos centros médicos no Brasil e no exterior.

As feridas complexas constituem parte importante do cuidado com o paciente. Novas tecnologias têm sido propostas e incorporadas na busca por melhores resultados no tratamento desses pacientes, pois um tratamento inadequado pode gerar danos e sofrimento, além de aumento significativo nos gastos para as instituições financiadoras. A cicatrização das feridas é multicausal e ainda está sendo estudada, registrando-se a influência do oxigênio tissular em vários estágios. Feridas que ocorrem em leitos hipóxicos são sabidamente de difícil cicatrização.

Os efeitos fisiológicos do oxigênio hiperbárico em seres humanos têm sido extensamente estudados e podem ser resumidos em:

- Vasoconstrição com efeito antiedematogênico
- Compensação da hipoxia tecidual com melhoria dos processos de combate a infecções (melhor ação de polimorfonucleares e efeito potencializador para alguns antibióticos)
- Melhoria do processo de cicatrização em alguns tecidos isquêmicos, com estímulo à formação de novos vasos sanguíneos (neovascularização)
- Diminuição do efeito de lesão pós-reperfusão em tecidos isquêmicos
- Modulação da reação inflamatória e da resposta imunológica, por ação sobre a biologia molecular da célula (prostaglandinas, cininas, entre outros).

A terapia hiperbárica está regulamentada no Brasil pelo Conselho Federal de Medicina, por meio da Resolução 1.457/95, que estabelece que este é um tratamento médico e que deve ser realizado com supervisão médica. Essa resolução também estabelece os principais grupos de condições patológicas passíveis de tratamento por tal técnica (anexo 1). Na maioria das situações, exceto em acidentes de mergulho (acidentes descompressivos) e na intoxicação por monóxido de carbono, a OHB é considerada um tratamento adjuvante às medidas já estabelecidas de tratamento de cada doença. Em 2011, a OHB passou a fazer parte dos procedimentos e eventos em saúde da Agência Nacional de Saúde Suplementar. Atualmente, é uma terapia aceita e realizada em vários países, por sociedades médicas e instituições bem estabelecidas e ativas. Das sociedades médicas que atuam na área, a mais conhecida é a já mencionada UHMS, dos EUA. No Brasil, a principal referência é a SBMH, fundada em 1982, que ativamente promove a difusão do conhecimento sobre a medicina hiperbárica e suas aplicações clínicas.

As complicações da OHB são pouco frequentes, sendo a mais comum o barotrauma de orelha média, devido à variação do volume gasoso dentro da orelha média durante a flutuação de pressão ambiental e quando não há condições de o paciente equalizar as pressões dentro desses espaços (geralmente realizado por manobra de Valsalva). A incidência do barotrauma de orelha média, normalmente de pequena gravidade, varia de 1,9 a 8% dos pacientes tratados. As demais complicações relatadas em literatura (claustrofobia, hipoglicemia, alterações visuais após tratamentos muito prolongados, intoxicações pulmonar e neurológica pelo oxigênio a 100% e embolia arterial gasosa) são eventos considerados raros (entre 0,5 e 1,5% dos pacientes) e normalmente ocorrem em situações de fraca avaliação médica prévia do paciente e/ou má condução da sessão de tratamento hiperbárico quanto à atenção ao paciente.

FERIDAS E INFECÇÕES LOCAIS E SISTÊMICAS

Determinar colonização, colonização crítica e infecção tanto clínica como laboratorialmente é um grande desafio.

A colonização refere-se à presença de bactérias no tecido, mas com número e patogenicidade insuficientes para causar manifestações clínicas, ou mesmo para inibir o processo de cicatrização. Tem como característica a falta de resposta imunológica do hospedeiro.

Na colonização crítica, as bactérias presentes no tecido estão em número e patogenicidade capazes de inibir o processo cicatricial normal por vários fatores, entre eles, competitividade por nutrientes e oxigênio, bem como pela liberação de toxinas no leito da lesão. Nesse momento, as lesões apresentam-se com tecido de granulação friável, fundo amarelado, esverdeado ou vinhoso, além de excesso de exsudação e odor fétido.

Muitas vezes, quando há colonização crítica, o único sinal é atraso da cicatrização, quando são necessários o uso de coberturas à base de prata e o desbridamento cirúrgico ou químico da lesão, dependendo do caso. Nessa situação, não está indicado o uso de antibióticos sistêmicos, pois eles não atuam nessas bactérias.

A infecção somente ocorre quando há invasão, profunda penetração e proliferação de bactérias nos tecidos, tanto na lesão propriamente dita quanto nas margens, quando há uma resposta imunológica. Tal resposta acarreta sinais locais, como dor, edema, eritema e calor local, bem como respostas sistêmicas como febre, taquicardia, hipotensão e leucocitose. O tratamento deve ser acrescido de antibioticoterapia sistêmica.

Diversas técnicas podem ser usadas na realização de testes bacteriológicos das lesões, sendo elas: biopsia tecidual (padrão-ouro), aspiração por agulha, *swabs* e hemoculturas. Exames bacteriológicos com *swabs* não devem ser coletados sistematicamente, pois na maioria das vezes não diferenciam colonização de infecção (Quadro 18.1).

QUADRO 18.1 Técnicas de coleta para exames bacteriológicos das lesões.

Técnica	Como é feita	Vantagens	Desvantagens
Biopsia	Remoção de fragmento livre de tecido inviável, adquirido assepticamente	Padrão-ouro	Dor, podendo haver dano ao processo cicatricial; requer treinamento
Swab	Umedecimento de haste de algodão no leito da ferida	Fácil de realizar; treinamento mínimo	Superestima a contagem quando comparada à biopsia Na maioria das vezes retrata apenas colonização, que pode ser útil apenas para o conhecimento da microbiota local
Aspiração	Agulha e seringa introduzidas nas margens da lesão	Informação adicional sem dano à lesão	Subestima a contagem quando comparada à biopsia

BIBLIOGRAFIA

Abreu AM, Oliveira BGRB. Estudo da Bota de Unna comparado à bandagem elástica em úlceras venosas: ensaio clínico randomizado. Rev Latino-Am Enfermagem. 2015; 23(4):571-7.

Andrade MNB, Steward R, Melo JRC. Curativos. Rev Med Minas Gerais. 1992; 2(4):228-36.

Andrade SM, Vieira Santos ICR. Oxigenoterapia hiperbárica para tratamento feridas. Rev Gaúcha Enferm. 2016; 37(2):e59257.

Brasil. Ministério da Saúde. Área Técnica de Dermatologia Sanitária. Manual de condutores para úlceras neutróficas e traumáticas. Brasília; 2002. Disponível em: http://bvsms.saude.gov.br/bvs/publicacoes/manual_feridas_final.pdf

Campos ACL, Borges-Branco A, Groth AK. Cicatrização de feridas. ABCD Arq Bras Cir Dig. 2007; 20(1):51-8.

Campos ACL, Borges-Branco A et al. Cicatrização de feridas. ABCD Arq Cir Dig São Paulo. 2007; 20(1). Disponível em: http://www.scielo.br.php?script=sci_artlextipid=50102-67202007000100011.

Centers for Disease Control and Prevention (CDC). Guideline for the prevention of surgical site infection, 2017. Disponível em: https://www.cdc.gov/infectioncontrol/guidelines/ssi/index.html.

Dantas SRPE, Jorge AS. Abordagem multiprofissional do tratamento de feridas. São Paulo: Atheneu; 2005.

Dealy C. Cuidado de feridas. São Paulo: Atheneu; 2008.

Garner JS. Guideline for prevention of surgical wound infections. Atlanta: Centers for Disease Control; 1985.

Geovanni T, Junior AGO, Palerso TCS. Manual de curativos. São Paulo: Corpos; 2007.

Hinrichsen SL. Infecção hospitalar: um grande desafio. O controle em nossas mãos. Âmbito Hospitalar. 2001; 150:3-26.

Johnson A. Dressings for deep wounds. Nurs Times. 1992; 88(4):55-8.

Lima ALLM, Oliveira PRD, Cimerman S. Directrieces panamericanas para el tratamiento de las osteomielitis e infecciones de tejidos blandor. Rev Panan Infectoe. 2013; 15(1 Suppl 1):510:1-59.

Löndahl M, Katzman P, Nilsson A et al. Hyperbaric oxygen therapy facilitates healing of chronic foot ulcers in patients with diabetes. Diabetes Care. 2010; 33(5):998-1003.

Machado ML. Feridas e curativos. In: Couto RC, Pedrosa TMG. Rotinas e procedimentos. Infecção relacionada à assistência (Infecção Hospitalar) e outras complicações não infecciosas. 3. ed. Rio de Janeiro: Medbook; 2012. p. 397-412.

Malagutti W, Kakihara CT. Curativos, estomias e dermatologia: uma abordagem multiprofissional. São Paulo: Martinari; 2014.

Martinho GH, Oliveira, AC. Feridas e curativos. In: Couto RC, Pedrosa TMG, Nogueira JM. Infecção hospitalar. Epidemiologia e controle. Rio de Janeiro: Medsi; 1999. p. 435-45.

Oliveira AA. Feridas e curativos. In: Martins MA. Manual de infecção hospitalar. Epidemiologia, prevenção e controle. 2. ed. Rio de Janeiro: Medsi; 1999. p. 325-35.

Santos VLCG. Assistência em estomaterapia: cuidando do ostomizado. São Paulo: Atheneu; 2005.

Capítulo 19

Biossegurança em Centro Cirúrgico

Sylvia Lemos Hinrichsen ▪ Danielly Mouzinho ▪ Luana Possas ▪ Marcela Coelho de Lemos

INTRODUÇÃO

O centro cirúrgico é considerado uma área crítica dentro da estrutura hospitalar, por apresentar risco aumentado de transmissão de infecção, por receber pacientes com sistema imunológico deprimido e porque nele são realizados procedimentos de risco.

Convenciona-se dividir a área cirúrgica em zonas asséptica, limpa e de proteção, podendo-se subclassificar as áreas em não restrita, semirrestrita e restrita. A divisão de zonas é menos importante que a promoção da disciplina e a inibição da entrada de pessoas não essenciais em áreas limpas e, especialmente, em áreas assépticas.

Na área não restrita, que corresponde ao corredor de acesso à parte externa do centro cirúrgico, vestiário e secretaria, pode haver circulação de profissionais de saúde e pacientes com roupas comuns.

Na área semirrestrita, que corresponde ao expurgo, ao conforto e à de preparo de material, o tráfego é limitado a pessoas do próprio setor, sendo necessário o uso de roupa privativa. A limpeza de manutenção deve ser realizada pelo menos a cada plantão e, sempre que necessário, com água, sabão e desinfetante, conforme padronizado pelo serviço de controle de infecção e pelo procedimento operacional padrão (POP) do setor de limpeza e, desinfecção da instituição/serviço terceirizado. Equipamentos de proteção individual (EPI) devem ser usados.

A área restrita, que corresponde a sala operatória, sala de recuperação pós-anestésica e corredor interno, tem tráfego restrito, o uso de roupas é privativo e máscaras (cirúrgicas) são recomendadas.

LIMPEZA DA ÁREA CIRÚRGICA

A limpeza na sala de operação deve ser realizada entre uma cirurgia e outra, além da limpeza terminal, no fim do dia, após a última cirurgia. A limpeza terminal deve ser realizada tanto em superfícies horizontais quanto verticais, e sempre ao término do último procedimento cirúrgico. Deve ser iniciada pelo lugar mais limpo e seguir para o mais sujo (teto, paredes, portas e chão), sendo realizada por profissional do serviço de higiene e limpeza, com EPI adequado. Antes de iniciar a limpeza da sala de cirurgia, todo o material sujo deve ser colocado fora da sala, incluindo instrumental, resíduos gerados e roupas.

A limpeza de foco, monitores, aparelho de anestesia e mesa cirúrgica deve ser realizada pelos profissionais de enfermagem, usando produtos e EPI adequados.

A limpeza concorrente, que é a limpeza entre um procedimento e outro, deve ser realizada para remoção de sujidade em equipamentos, mobiliário e superfícies.

Quando procedimentos cirúrgicos são realizados em pacientes com precauções de contato, recomenda-se que permaneça na sala somente o material necessário para o ato cirúrgico. O material que não for usado deve ser retirado da sala antes de o paciente chegar. Após o término da cirurgia, está recomenda a limpeza terminal.

Se o paciente for portador de doença transmitida por aerossol, é obrigatório o uso de máscara N95/PFF2 durante o procedimento de limpeza da sala operatória na qual ele será atendido.

A limpeza das salas pré-operatórias e de recuperação anestésica deve ser realizada diariamente após o último paciente ser atendido, entre procedimentos (concorrente) e terminal. A limpeza inclui as áreas físicas do centro cirúrgico (salas), superfícies e equipamentos com esfregões molhados ou aspiração úmida. A desinfecção deve ser realizada quando houver sujidade visível ou contaminação das superfícies por sangue ou demais fluidos corporais, com desinfetantes previamente aprovados pela instituição. As equipes multiprofissionais e interdisciplinares devem ser envolvidas e seguir protocolos e POP institucionais. Em situações específicas e definidas, pode ser realizada a contagem de colônias aeróbicas das superfícies, assim como podem ser implementados sistemas de marcadores fluorescentes, método adenosina trifosfato bioluminescência e/ou *checklists*.

BIOSSEGURANÇA

Não é fácil disciplinar pessoas/colaboradores e/ou equipes cirúrgicas quanto à adoção de medidas de biossegurança, especialmente quanto à circulação com roupas de uso exclusivo para áreas críticas (salas cirúrgicas) em outras dependências do hospital.

É comum observar profissionais vestindo roupas de centro cirúrgico circulando em outras áreas do hospital e retornando com elas para áreas limpas e/ou assépticas e realizando procedimentos cirúrgicos. Também é comum observar profissionais portando bolsas, telefones celulares e até outros objetos de uso pessoal no ambiente considerado limpo e/ou asséptico (sala cirúrgica).

Devido às dificuldades do processo de mudança de hábitos mais seguros para esses profissionais, tem-se convencionado a divisão dos ambientes por meio de barreiras físicas, para graduar os acessos às zonas de segurança. Entretanto, sabe-se que a separação de corredores de entrada e de saída não é necessária para o controle de infecção.

A colonização bacteriana na equipe cirúrgica em pacientes e equipamentos é mais importante como causa de contaminação. As bactérias carreadas do piso das diferentes zonas do bloco cirúrgico para a cirurgia, via carrinhos das enfermarias ou macas, parecem não contribuir significativamente para a infecção pós-operatória, desde que haja controle absoluto nas medidas de biossegurança adotadas por todos os profissionais.

A transferência de pacientes para bloco cirúrgico na mesma maca parece uma opção simples e eficiente, desde que realmente disciplinada. Entretanto, existem referências de infecção por meio do ambiente inanimado, inclusive pisos. Há registros também de menor contaminação de pisos vinílicos e de concreto quando tratados com impermeabilizante metalizado de acrílico.

A sobrevivência de microrganismos em pisos depende da capacidade orgânica do agente em relação aos nutrientes, umidade, fatores físicos e químicos, em especial por temperatura, pH, dessecação e irradiação.

São os estafilococos os agentes que melhor sobrevivem no meio inanimado devido à sua espessa parede celular (envoltório). Os pisos de hospitais rapidamente adquirem bactérias, que se sedimentam a partir do ar e por meio do contato com sapatos e macas.

A contaminação está diretamente correlacionada com a quantidade de pessoas que transitam no local, assim como com os projetos arquitetônicos de estabelecimentos de saúde bastante complexos, especialmente o sistema de climatização, que demanda precauções para seu correto dimensionamento. Setores destinados à assepsia e ao conforto, como as salas de cirurgias, devem atender às exigências da Norma Brasileira de Regulamentação (NBR) 7256 da Associação Brasileira de Normas Técnicas (ABNT).

A higienização das mãos antes e depois de cada procedimento deve ser uma rotina entre os profissionais, especialmente os de áreas críticas.

Estão recomendadas as macas de transferência, sempre que possível, e o treinamento dos profissionais para o uso adequado destas, de modo que atuem correta e eficazmente por ocasião do transporte do paciente.

Tem sido preconizada técnica asséptica e cirúrgica, focada na manipulação cuidadosa do tecido, hemostasia com suprimento sanguíneo adequado e normotermia, diminuição e/ou eliminação do tecido desvitalizado ou corpos estranhos, além da prevenção de entrada em vísceras ocas, assim como a erradicação do espaço morto no local cirúrgico, uso de drenos apenas quando necessário e material de sutura adequado.

O tempo de duração do procedimento cirúrgico deve ser monitorado para minimizar a exposição e a manipulação de tecidos ao máximo, o que favorece a contaminação e, consequentemente, aumenta o risco de infecção do local cirúrgico.

INSTALAÇÕES | AMBIENTE

Apesar de proporcionarem um ambiente mais agradável para quem trabalha por horas seguidas dentro do centro cirúrgico, janelas não são recomendadas em salas de cirurgias, pois a corrente de ar aumenta as chances de risco de infecção. Quando existentes, devem ser de vidro, hermeticamente fechadas e capazes de ser escurecidas e acessíveis interna e externamente para limpeza, com a única finalidade de promover entrada de iluminação natural, impedindo a entrada de poeira e insetos. As janelas devem ser dotadas de tela, não apresentar parapeitos dentro ou fora da sala nem cortinas ou persianas.

Adequada iluminação artificial é um requisito essencial no centro cirúrgico. A iluminação do ambiente hospitalar é tratada legalmente pela NR-17 da Portaria nº 3.214/78, e através da NBR ISO/CIE 8995-1:2013 da ABNT. Na sala de operação, o objetivo da iluminação é minimizar a tarefa visual das equipes médicas e enfermagem e oferecer condições para que a operação seja realizada com precisão, rapidez e segurança. Devem ser considerados os seguintes aspectos: eliminação de sombras e reflexos; eliminação do excesso de calor no campo operatório; proteção contra ocasional interrupção devido à falta de energia elétrica. Está recomendada a iluminação de emergência por sistemas interligados e automáticos, que acionem imediatamente geradores de reserva na eventualidade de uma interrupção do fornecimento de força para o centro cirúrgico.

O ar do centro cirúrgico (salas operatórias) deve ser tratado segundo legislações e parâmetros (filtração, entrega, troca e pressão positiva) que devem nortear também o comportamento das equipes multiprofissionais envolvidas (quantidade, circulação, conversas entre pessoas e aberturas de portas). Portais e portas devem ficar fechados na maior parte do tempo do procedimento cirúrgico, pois reduzem o risco de infecção, e ser protegidos contra impactos de carrinhos e macas por meio de batentes metálicos, de madeira ou policloreto de vanila (PVC). Corredores também necessitam dessa proteção.

A sala operatória deve dispor de sistema de ventilação com pressão positiva em relação aos corredores e áreas adjacentes, além de filtros de ar. O sistema de ventilação pode ser do tipo convencional ou laminar, este último com maior impacto na redução da contagem microbiana de partículas aéreas, apesar de não existirem evidências de associação à queda da taxa de infecção do local cirúrgico.

Fluxo laminar com filtros HEPA (*high-efficiency particulate arresting*) tem sido preferível aos filtros-padrão, por ser mais eficaz em remover partículas menores (< 3 µm) em 99,97%, com troca de ar até 300 vezes por hora, criando um direcionamento homogêneo do ar (horizontal ou vertical para o campo operatório, por meio da combinação de alta velocidade de fluxo de ar uniforme de 0,3 a 0,5 µm/s e filtração de alta eficiência de partículas) com pouca turbulência. No entanto, os custos de instalação e manutenção são elevados, além de demandarem energia e manutenção técnica contínua.

CUIDADOS COM O PACIENTE

É importante estabelecer processos de controle da temperatura durante o ato operatório, com monitoramento e manutenção da normotermia (> 35,5°C) dos pacientes no intraoperatório, por meio da administração de soluções aquecidas, mantas térmicas, sistema de ar forçado aquecido, aquecimento por radiação, almofadas e vestimentas térmicas e a estabilidade da temperatura ambiente entre 18 e 25°C.

Os pacientes cirúrgicos devem ter glicose sérica controlada no pós-operatório e no pós-operatório imediato, mantendo níveis < 80 mg/dℓ. Em cirurgias cardíacas, essa taxa deve ser mantida e avaliada 18 a 24 h após o fim do efeito da anestesia. Em pacientes diabéticos, a manutenção da hemoglobina glicosilada deve ser mantida, se possível abaixo de 7% antes do procedimento cirúrgico.

Também é importante realizar a internação no dia da cirurgia ou na véspera, exceto em casos especiais que necessitem de tempo para tratamento e/ou avaliação de doença, comorbidades, desnutrição/obesidade e/ou que precisem de preparação de cólon para o procedimento.

Quando o procedimento envolver ventilação mecânica, deve ser garantida suplementação de oxigênio suficiente para manter a saturação de hemoglobina em níveis superiores a 95%.

Em caso de paciente imunossuprimido, deve-se evitar o uso de imunossupressores no peroperatório e/ou corrigir sua administração, quando possível.

A descolonização nasal está recomendada em procedimentos de alto risco com agentes antiestafilocócicos no período pré-operatório, após rastreamento e confirmação de portador nasal de *Staphylococcus aureus*, embora não existam evidências conclusivas para a implementação de protocolo rotineiro. A perda de sangue no período peroperatório deve ser mínima, para evitar a necessidade de transfusão.

Não está recomendada a preparação intestinal como rotina em cirurgias colorretais, a fim de reduzir o risco de infecção do local cirúrgico.

MEDIDAS DE PREVENÇÃO À INFECÇÃO EM CENTRO CIRÚRGICO

Estão recomendados treinamentos continuados em relação às normas de biossegurança entre os profissionais do setor, incluindo-se equipes cirúrgicas, assim como protocolos e POP relacionados com todos os momentos cirúrgicos.

A seguir são apresentadas algumas medidas de prevenção de infecção do local cirúrgico no pré-operatório que devem ser sistematizadas junto às equipes multiprofissionais:

- Remoção de pelos do local cirúrgico: não devem ser removidos a menos que interfiram na cirurgia e, quando recomendado, devem ser removidos com tricotomizadores elétricos pouco antes da cirurgia, em outro ambiente que não a sala operatória, com bastante atenção à integridade da pele
- Banho pré-operatório: é preciso orientar pacientes quanto ao uso ou não de antisséptico, momento do banho e modo (leito ou aspersão), de acordo com o procedimento a ser realizado e as condições clínicas

- Preparo pré-operatório da pele: deve ser realizado imediatamente antes da incisão cirúrgica, com antisséptico degermante seguido de antisséptico alcoólico, segundo padronização institucional, considerando a duração do procedimento e o efeito residual pretendido do produto, potenciais reações alérgicas ao produto, prevalência e perfil dos agentes causais de infecção do local cirúrgico mais observados
- Antissepsia cirúrgica das mãos da equipe cirúrgica: deve ser feita de acordo com as técnicas recomendadas, tendo atenção para o não uso de adornos e unhas artificiais. As mãos devem estar hidratadas, e as unhas, curtas, limpas e claras (sem esmaltes)
- Antibioticoprofilaxia: deve seguir protocolos e diretrizes de uso de antimicrobianos padronizados pela instituição, que deve considerar o tipo de cirurgia, o padrão de resistência local e o custo, devendo ser feita a administração dentro de 60 min antes da incisão cirúrgica por via intravenosa para manter a concentração tissular e sérica até o fim do procedimento, não estendendo por mais de 24 h
- *Checklist* para cirurgia segura: deve ser sistematizado segundo padrões da Organização Mundial da Saúde, de acordo com os diferentes momentos (antes da indução anestésica – identificação; antes da incisão cirúrgica – confirmação; e antes de o paciente sair da sala de operação – registro)
- Paramentação cirúrgica: uso de uniformes privativos e EPI, com o objetivo de fornecer barreiras contra microrganismos provenientes dos profissionais envolvidos na cirurgia e contra fluidos corporais do paciente.

Campos estéreis, descartáveis, devem ser colocados pelos profissionais da equipe cirúrgica, após paramentação, em volta do local operatório, com objetivo de isolar a área estéril da não estéril. Entretanto, a indicação de campos e aventais descartáveis como medida preventiva de infecção do local cirúrgico ainda não é definida com base em evidências científicas.

Os curativos da ferida operatória, de uma incisão fechada por primeira intenção, devem ser estéreis por 24 a 48 h no pós-operatório. Em curativos de feridas fechadas, por segunda ou terceira intenção, estão indicadas coberturas estéreis segundo indicação/padronização institucional, com colocação e trocas de acordo com padrões assépticos.

O planejamento da alta hospitalar também deve ser uma prioridade, e deve ser feito mediante educação dos pacientes e familiares quanto aos cuidados com a ferida operatória, com o propósito de prevenir a infecção do local cirúrgico, quanto a sinais e sintomas infecciosos e quanto a medidas a serem adotadas em caso de intercorrências relacionadas com o procedimento cirúrgico realizado.

CHECKLIST DE CIRURGIA SEGURA

A OMS (Organização Mundial de Saúde), em 2009, elaborou um modelo de *checklist*, como medidas de segurança do paciente para ser usado, de forma sistematizada, em todos os procedimentos cirúrgicos realizados nas instituições de saúde/hospitais. Esse *checklist* de cirurgia segura da OMS foi construído para três momentos:

1. **Entrada:** antes da indução anestésica
2. *Time Out* ou **Pausa:** antes da incisão
3. **Saída:** antes de o paciente deixar o centro cirúrgico.

Em cada fase do *checklist* existem processos, guiados por perguntas, que permitirão conhecer todos os processos relacionados com cada tipo de procedimento a ser realizado no paciente.

A primeira etapa, da entrada, tem como objetivo confirmar a identidade do paciente e as informações necessárias para a realização do procedimento correto no sítio cirúrgico correto, além de revisar particularidades do paciente, como alergias, dificuldades respiratórias, risco de aspiração e de perdas sanguíneas significativas. Inclui-se também a verificação dos equipamentos e das providências planejadas para casos de emergências.

Na segunda etapa, do *time-out*, confirmam-se novamente as informações básicas do paciente e do procedimento, sendo também conferidos os itens relacionados com os procedimentos de esterilização, bem como a realização da antibioticoterapia profilática, quando indicada, e se os exames necessários dos pacientes estão disponíveis para consultas.

Na terceira etapa, antes da saída do paciente do centro cirúrgico, faz-se então a confirmação, que é a contagem de agulhas, instrumentos e esponjas cirúrgicas tendo como base a conferência inicial. Também é realizada a revisão relativa aos cuidados que o paciente possa vir a precisar durante o pós-operatório. Nessa ocasião, relata-se se houve problemas com equipamentos que precisem ser revisados.

São itens importantes que devem ser contemplados em qualquer *checklist* de cirurgia segura:

1. Certificar de que é o paciente certo e o sítio cirúrgico correto
2. Avaliar e proteger o paciente da dor, minimizando os riscos da anestesia
3. Avaliar e reconhecer possíveis dificuldades respiratórias do paciente e elaborar um plano terapêutico, caso venha a ser necessário
4. Identificar se poderá haver necessidade de reposição sanguínea durante o procedimento cirúrgico e/ou haver disponibilidades para fazer reposição em caso de grande perda sanguínea não planejada
5. Identificar história pregressa de reações alérgica e monitorar os medicamentos usados de possíveis riscos ao paciente
6. Seguir as normas de biossegurança e controle de infecções de sítio cirúrgico
7. Monitorar a possibilidade de retenção de compressas e/ou instrumentos no sítio cirúrgico
8. Identificar corretamente todos os espécimes cirúrgicos
9. Estabelecer comunicação efetiva sobre o paciente e possibilidades de criticidades em seu estado/saúde
10. Os hospitais e sistemas públicos de saúde deverão estabelecer um processo de vigilância sistemática relacionada com seus resultados, volumes e capacidade cirúrgica, bem como deverão garantir que todas as necessidades identificadas sejam comtempladas em tempo hábil, antes, durante e após todas as atividades assistenciais que se façam necessárias, garantindo, assim, a segurança do paciente.

O *checklist* de cirurgia segura está contido nas seis metas internacionais de segurança do paciente que foram estabelecidas pela *Joint Commission International* (JCI), em parceria com a Organização Mundial da Saúde (OMS), e que são:

- META 1: identificar o paciente corretamente
- META 2: melhorar a eficácia da comunicação
- META 3: melhorar a segurança dos medicamentos de alta vigilância
- META 4: assegurar cirurgias com local de intervenção correto, procedimento correto e paciente correto
- META 5: reduzir o risco de infecções associadas a cuidados de saúde
- META 6: reduzir o risco de danos ao paciente, decorrente de quedas.

O objetivo dessas metas é promover melhorias específicas na segurança do paciente por meio de estratégias que melhorem a assistência à saúde, mediante soluções baseadas em evidências para esses problemas.

O Ministério da Saúde instituiu o Programa Nacional de Segurança do Paciente (PNSP), por meio da Portaria 529, de 1º de abril de 2013, que também define diretrizes importantes sobre essas metas, e inclui, na META 6, procedimentos de prevenção relacionados com lesão por pressão.

ESPAÇO E CONFORTO EM CENTRO CIRÚRGICO

As equipes cirúrgicas necessitam de áreas de conforto e de um local agradável de trabalho, o que melhora sua disposição e auxilia na organização e na disciplina, evitando que essas equipes circulem com roupas privativas e/ou EPI em outros ambientes.

Os espaços de conforto devem ser instalados dentro (de maneira contígua) da área do centro cirúrgico, e ser amplos e reservados para atender às equipes cirúrgicas que muitas vezes realizam procedimentos demorados, precisando permanecer no ambiente por longo tempo.

Os espaços de conforto podem ser construídos com acesso a uma lanchonete que ofereça refeições e lanches 24 h por dia, além de atividades de relaxamento, como massagens, local de descanso e acesso à televisão e internet.

Além da área de conforto para a equipe no centro cirúrgico, algumas instituições de saúde e hospitais oferecem aos profissionais outro espaço localizado em outro ambiente, com serviços e facilidades para quem dispõe de pouco tempo, funcionando como um ponto de encontro e de convivência das equipes multiprofissionais. Nesse local, os profissionais podem ter à disposição copa com serviço de garçons para lanches rápidos, bebidas e frutas, além de computadores com acesso à internet, jornais e revistas. Também pode existir nesse espaço uma área de descanso com TV a cabo, podendo ser programadas refeições periódicas temáticas com pratos especiais da cozinha internacional. Em datas comemorativas, podem ser realizados eventos especiais, além de promoções com empresas parceiras de diversos produtos usados na gastronomia.

O auxílio administrativo do espaço, em geral, é prestado gratuitamente, podendo contemplar as atividades elencadas a seguir.

- Agenda de procedimentos cirúrgicos: fornecimento de informações quanto à agenda de cirurgias
- Documentos para o cadastramento: disponibilização da relação de documentos necessários para cadastramento do médico na controladoria do hospital
- Documentos para o credenciamento: análise de documentos pendentes para o credenciamento do médico no hospital junto ao Serviço de Arquivo Médico e Estatística (SAME) e/ou outro setor exclusivo para esse fim
- Entrega de jalecos e documentos: local para retirada de jalecos e para entrega de documentos para produção do crachá
- Liberação da guia de autorização: as *concierges* fazem a ponte entre o departamento responsável pela liberação de guias e os médicos a fim de agilizar o processo do paciente
- Localização e listagem de pacientes internados: auxílio na localização e impressão da lista de pacientes internados
- Prontuário e aviso de seguro: facilitação junto ao SAME para o preenchimento de prontuários incompletos e avisos de seguro
- Preenchimento de relatórios: facilitação junto à central de autorizações no preenchimento de relatórios.

Algumas dessas áreas contam, ainda, com facilidades bancárias e apoio de *concierges* que prestam auxílio em relação a questões administrativas e outros serviços, como envio de jalecos para a lavanderia, serviços de entrega, correios, cópias, digitalização de documentos, conveniências, farmácia, produção de carimbos e despachante.

Todos os profissionais de apoio, incluindo os de limpeza de ambiente com atividades laborais nesse espaço de conforto, devem ser exclusivos e precisam seguir normas de biossegurança de controle de infecções segundo padrões e processos institucionais.

CENTRO CIRÚRGICO E COVID-19

Antes da realização da cirurgia é preciso que seja feita uma avaliação do estado geral de saúde da pessoa e dos riscos e benefícios da cirurgia, isso porque pacientes com COVID-19 apresentam maior índice de morbimortalidade, de forma que o procedimento cirúrgico poderia comprometer ainda mais a sua saúde.

Além disso, antes da cirurgia é feita uma triagem por meio da realização do exame RT-PCR para verificar a presença ou ausência da infecção, além de também poder ser indicada, em alguns casos, a realização de tomografia computadorizada. Em caso de suspeita ou exposição ao SARS-CoV-2, é recomendado que o procedimento cirúrgico seja adiado por 14 dias. Caso seja verificado resultado positivo no exame de RT-PCR, a orientação para marcação de cirurgias acontece da seguinte forma:

- Pacientes assintomáticos ou com sintomas leves não respiratórios: marcar para após 4 semanas
- Pacientes sintomáticos e que não necessitaram de hospitalização: marcar para após 6 semanas
- Paciente sintomático, diabético, imunocomprometido ou hospitalizado: marcar para 8 a 10 semanas após o resultado positivo
- Paciente internado na UTI COVID-19: marcar cirurgia para após 12 semanas do resultado positivo.

Essas orientações têm como objetivo garantir que o paciente não está mais no período de transmissibilidade da doença e permitir a sua recuperação.

Garantir a biossegurança durante a pandemia de COVID-19 é essencial devido ao fato de que o vírus SARS-CoV-2 já demonstrou permanecer estável em aerossóis e superfícies, o que poderia favorecer a ocorrência de infecção. Assim, é importante adequar esse ambiente para que as cirurgias que precisem ser realizadas em um paciente COVID-19 positivo ou suspeito aconteçam de forma segura para ele e para os profissionais envolvidos no procedimento. Dessa forma, são algumas indicações relacionadas com o ambiente cirúrgico:

- Descontaminação da sala cirúrgica antes e após o procedimento
- A sala deve ser exclusiva para o paciente covid
- A sala cirúrgica deve, preferencialmente, ser afastada das outras salas cirúrgicas e próxima à ala covid do hospital e ter fácil acesso
- Manter a temperatura da sala com pressão neutra ou negativa
- Manter as portas fechadas durante o procedimento
- Sinalizar na entrada da sala cirúrgica as precauções recomendadas, que no caso da COVID-19 são de contato e aerossol
- Ter na sala apenas os equipamentos e mobiliários necessários para a realização do procedimento
- Dar preferência aos materiais e equipamentos médicos descartáveis
- Proteger os aparelhos presentes na sala, como aparelho de ultrassom e monitores, com um plástico descartável
- Utilizar filtro HEPA no circuito de anestesia.

Além disso, para assegurar a biossegurança, é importante conscientização da equipe de prestação de cuidados, sendo recomendado:

- Realizar a higienização das mãos antes e após colocar os EPIs
- Fazer uso de EPI adequado, como touca, avental impermeável, óculos, máscara N95/PFF2, protetor facial, luvas e sapatos fechados
- Colocar máscara cirúrgica nos pacientes durante o transporte e a transferência entre setores
- Garantir que o paciente seja imediatamente encaminhado para a sala cirúrgica, evitando que permaneça em áreas comuns.

Durante a realização do procedimento, é indicado que se opte pela anestesia na forma de bloqueios, evitando a manipulação das vias aéreas em virtude da possibilidade de liberação de aerossóis. Para diminuir a produção de aerossóis, é também recomendada a aspiração contínua.

É importante também que na sala cirúrgica apenas os profissionais essenciais estejam presentes e que durante a manipulação das vias aéreas, ou seja, durante a intubação e a extubação, apenas os profissionais relacionados com esse procedimento estejam presentes na sala. É fundamental também que os profissionais da equipe cirúrgica ou anestésica não participem do procedimento caso apresentem sinais e sintomas possivelmente indicativos de infecção SARS-CoV-2 ou outra condição respiratória.

BIBLIOGRAFIA

ABNT. NBR 7256:2021. 2021. Disponível em: https://www.abntcatalogo.com.br/norma.aspx?Q=399CB95A5A678ED7CA01C1F90723A655DE9CC371660E4914E325B53B8F6C3EA4.

ABNT. ABNT NBR ISO/CIE 8995-1:2013. 2013. Disponível em: https://www.abntcatalogo.com.br/norma.aspx?Q=51BAC8A861C0D482CA01C1F90723A655A4F8FCD476596C3B13257D49B15AC016.

Agência Nacional de Vigilância Sanitária (Anvisa). Conforto Ambiental em Estabelecimentos Assistenciais de Saúde/Agência Nacional de Vigilância Sanitária. Brasília: Anvisa; 2014. 165 p. Disponível em: https://conforlab.com.br/legislacao/manual_conforto_ambiental.pdf.

Agência Nacional de Vigilância Sanitária (Anvisa). Critérios Diagnósticos de Infecção Relacionada à Assistência à Saúde. Brasília: Anvisa; 2017. Disponível em: http://www.saude.ba.gov.br/wp-content/uploads/2019/06/Crit%C3%A9rios-Diagnosticos-IRAS-vers%C3%A3o-2017.pdf.

Agência Nacional de Vigilância Sanitária (Anvisa). Medidas de Prevenção de Infecção Relacionada à Assistência à Saúde. Brasília: Anvisa; 2017. Disponível em: https://portaldeboaspraticas.iff.fiocruz.br/biblioteca/medidas-de-prevencao-de-infeccao-relacionada-a-assistencia-a-saude/.

Agência Nacional de Vigilância Sanitária (Anvisa). Medidas de Prevenção e Critérios Diagnósticos de Infecções Puerperais em Parto Vaginal e Cirurgia Cesariana. Brasília: Anvisa; 2017. Disponível em: http://antigo.anvisa.gov.br/documents/33852/3507912/Caderno+8+-+Medidas+de+Preven%C3%A7%C3%A3o+e+Crit%C3%A9rios+Diagn%C3%B3sticos+de+Infec%C3%A7%C3%B5es+Puerperais+em+Parto+Vaginal+e+Cirurgia+Cesariana/08dee73e-ffef-433f-8fb8-c5f7fc8053a0.

Agência Nacional de Vigilância Sanitária (Anvisa). Nota técnica GVIMS/GGTES/ANVISA Nº 06/2020 – Orientações para a prevenção e o controle das infecções pelo novo coronavírus (SARS-CoV-2) em procedimentos cirúrgicos. Disponível em: https://portaldeboaspraticas.iff.fiocruz.br/wp-content/uploads/2021/04/NOTA-TECNICA-06_2020-CIRURGIAS-30.03.2021-para-o-site.pdf.

Alex B. Haynes et al. A Surgical Safety Checklist to Reduce Morbidity and Mortality in a Global Population; N Engl J Med. 2009;360:491-9.

Askarian M, et al. Effect of surgical safety checklists on postoperative morbidity and mortality rates, Shiraz, Faghihy Hospital, a 1-year study. *Qual Manag Health Care* 2011;20(4): 293-7.

Bergs J, Lambrechts F et al. Barriers and facilitators related to the implementation of surgical safety checklists: a systematic review of qualitative evidence. BMJ Quality & Safety. 2015;24(12):776-86.

Bohmer AB et al. The implementation of a perioperative checklist increases patients' perioperative safety and staff satisfaction. Acta Anaesthesiol Scand. 2011;56(3):332-8.

Cunha, AG. et al. Como preparar o centro cirúrgico para pacientes COVID-19. Rev Col Bras Cir 47, 2020.

Gagliardi AR, Straus SE, Shojania KG, Urbach DR. Multiple interacting factors influence adherence, and outcomes associated with surgical safety checklists: a qualitative study. PloS One. 2014;9(9).

Governo do Brasil. Metas Internacionais de Segurança do Paciente. Disponível em: https://www.gov.br/ebserh/pt-br/hospitais-universitarios/regiao-sudeste/hc-ufmg/saude/metas-internacionais-de-seguranca-do-paciente/metas-internacionais-de-seguranca-do-paciente.

Haugen et al. Effect of the World Health Organization Checklist on Patient Outcomes: A Stepped Wedge Cluster Randomized Controlled Trial. Ann Surg; 2015;261(5):821-28.

Kawano T, et al. Improvement of teamwork and safety climate following implementation of the WHO surgical safety checklist at a university hospital in Japan. J Anesth. 2014;28:467-470.

Kearns RJ, et al. The introduction of a surgical safety checklist in a tertiary referral obstetric centre. BMJ Qual Saf. 2011;20(9):818-22.

Haynes AB, et al. Changes in safety attitude and relationship to decreased postoperative morbidity and mortality following implementation of a checklist-based surgical safety intervention. BMJ Qual Saf. 2011;20(1):102-7.

Ministério da Saúde. Documento de referência para o Programa Nacional de Segurança do Paciente. Disponível em: https://bvsms.saude.gov.br/bvs/publicacoes/documento_referencia_programa_nacional_seguranca.pdf.

Oliveira AC, Gama CS. Infecção do sítio cirúrgico. In: Carrara D, Strabelli TMV, Uip DE. Controle de infecção. A prática no terceiro milênio. Rio de Janeiro: Guanabara Koogan; 2017. p. 273-89.

Organização Mundial de Saúde (OMS). Segundo desafio global para a segurança do paciente: Manual – cirurgias seguras salvam vidas (orientações para cirurgia segura OMS). Disponível em: https://bvsms.saude.gov.br/bvs/publicacoes/seguranca_paciente_cirurgias_seguras_guia.pdf.

Oshiro ICVS, Spadão FS. Limpeza e desinfecção do ambiente. In: Carrara D, Strabelli TMV, Uip DE. Controle de infecção. A prática no terceiro milênio. Rio de Janeiro: Guanabara Koogan; 2017. p. 194-209.

Reis UOP. Controle da infecção hospitalar no centro cirúrgico: revisão integrativa. Rev Baiana Enferm. 2014; 28(3):303-10.

Roberto BAD. Isolamento e precauções. In: Couto AC, Pedrosa TMG. Rotinas e procedimentos. Infecção relacionada à assistência (Infecção Hospitalar) e outras complicações não infecciosas. 3. ed. Rio de Janeiro: Medbook; 2012. p. 197-209.

Russ S, Rout S, Sevdalis N, Moorthy K, Darzi A, Vincent C. Do safety checklists improve teamwork and communication in the operating room? a systematic review. Ann Surg. 2013;258(6):856-71.

Semel ME, et al. Adopting a surgical safety checklist could save money and improve the quality of care in U.S. Hospitals. Health Affairs. 2010; 29: 1593-9.

Sewell M, et al. Use of the WHO surgical safety checklist in trauma and orthopaedic patients. International Orthopaedics. 2010;35(6):897-901.

Silva DC, Alvim NAT. Ambiente do Centro Cirúrgico e os elementos que o integram: implicações para os cuidados de enfermagem. Rev Bras Enferm. 2010; 63(3):427-34.

Tostes MFP, Galvão CM. Lista de verificação de segurança cirúrgica: benefícios, facilitadores e barreiras na perspectiva da enfermagem. Rev. Gaúcha Enferm. 2019;40.

Treadwell JR, Lucas S, Tsou AY. Surgical checklists:a systematic review of impacts and implementation. BMJ Qual Saf. 2014;23(4):299-318.

Trevilato, DD. et al. Centro cirúrgico: recomendações para o atendimento de pacientes com suspeita ou portadores de COVID-19. Rev. Sobecc, São Paulo. 2020;25(3):187-93.

de Vries EN, et al. Effect of a comprehensive surgical safety system on patient outcomes. N Engl J Med. 2010;363:1928-37.

Zambon LS, Daud-Gallotti R, Novaes HMD. Manual de Implementação da Campanha: Cirurgias Seguras Salvam Vidas.

Capítulo 20

Indicação de Máscaras como Barreira Física

Sylvia Lemos Hinrichsen ▪ **Rafael Sacramento** ▪ **Marcela Coelho de Lemos**

As máscaras são usadas para proteger os profissionais da área de saúde. (Sylvia Lemos Hinrichsen)

INTRODUÇÃO

O uso correto de máscara como barreira física para proteção respiratória, como equipamento de proteção individual (EPI), evita ou reduz a eliminação de microrganismos no ambiente e protege o profissional contra respingos de secreções oriundas do paciente. É utilizada como EPI em instituições de saúde, hospitais, visitas domiciliares e locais com risco de contaminação ambiental, como asilos, unidades prisionais etc. Pode ser do tipo cirúrgico, N95 ou cirúrgica tripla.

A máscara do tipo cirúrgico, facial, descartável, está indicada para a proteção da mucosa oronasal, bem como para a proteção ambiental de secreções respiratórias do profissional e/ou pacientes/familiares/cuidadores. Em média, tem vida útil máxima de 2 h e deve ser trocada quando alcançado esse tempo ou antes, se estiver visivelmente suja, úmida ou com suspeita de contaminação. Deve apresentar resistência, gramatura efetiva de barreira e resistência à passagem de gotas e fluidos ao contato (não são equipamentos impermeáveis). Usada como EPI, pode ser estéril, em particular para uso em centros cirúrgicos, ou não.

Por serem consideradas como EPI, as máscaras são passíveis de registro na Agência Nacional de Vigilância Sanitária (Anvisa), sendo as Resoluções da Diretoria Colegiada (RDC) 185/2001 e 56/2001 (Brasil, 2001) os instrumentos legais utilizados para a análise do processo. A Certificação de Boas Práticas deve ser solicitada à Unidade de Inspeção, que também é parte da Anvisa. Apesar de o uso de máscaras não garantir 100% de proteção das vias respiratórias, quando se pretende maior eficiência na filtração de contaminantes presentes no ar, a especificação técnica oferecida pelo fabricante ou distribuidor do produto deve ser observada.

No caso de risco de contato com tuberculose ou outros aerossóis, indica-se a máscara tipo respirador (máscaras respiratórias com filtro *high-efficiency particulate air* [HEPA] e N95-NIOSH/PFF2), cuja eficácia é de, no mínimo, 95% de filtragem. Além disso, no caso da COVID-19 não é recomendado o uso de máscaras com válvulas, uma vez que pode proteger o profissional, mas não o paciente, já que a válvula permite a saída do ar exalado e de gotículas, sendo, por isso, indicado o uso de máscaras cirúrgicas e/ou do tipo N95/PFF2,

principalmente durante a realização de procedimentos que podem levar à produção de aerossóis. Em ambientes não hospitalares, as máscaras de tecido podem ser utilizadas, desde que possuam camada dupla e sejam higienizadas após o uso.

MÁSCARAS DO TIPO N95 | RESPIRADORES N95/PFF2

A máscara conhecida como N95 refere-se a uma classificação de filtro para aerossóis adotada nos EUA, que equivale, no Brasil, à peça facial filtrante (PFF) 2 ou ao equipamento de proteção respiratória (EPR) do tipo peça semifacial com filtro P2, pois ambos apresentam o mesmo nível de proteção. A PFF2 é usada também para proteção contra outros materiais particulados, como poeiras, névoas e fumos, encontrados nos ambientes de trabalho das áreas agrícola e industrial. Ela é recomendada tanto para proteção contra aerossóis contendo agentes biológicos quanto para proteção contra outros materiais particulados, pois tem como característica a capacidade de capturar, pelo filtro, partículas não biológicas (poeiras, névoas e fumos) e microrganismos (esféricos, cilíndricos, filamentosos) na forma de aerossóis, dependendo dos parâmetros físicos da partícula (tamanho e forma), não sendo importante se a mesma é "viva" ou não. Apresentam eficiência de filtração equivalente ao modelo N95 (PFF2) cirúrgico e atendem aos mesmos requisitos que o Respirador 1860 para proteção contra agentes biológicos, incluindo importante redução do risco de infecção pelo vírus da *influenza* tipo A H1N1.

Essas máscaras foram especialmente desenvolvidas para controle de exposição à tuberculose, tendo sido testadas e certificadas pelo National Institute for Occupational Safety and Health (NIOSH), seguindo orientações dos Centers for Disease Control (CDC). Têm eficiência de filtragem no nível de 95% (N95) para partículas com diâmetro de 1 milésimo de milímetro (µm) até partículas sólidas maiores, sendo descartáveis e resistentes a fluidos. São projetadas para reduzir a exposição do usuário a contaminantes biológicos no ar, embora não os eliminem. Formam uma vedação sobre a boca e o nariz, retendo poeiras, fumos e névoas. Porém, elas exigem testes de encaixe e precisam ser ajustadas à face a fim de proporcionar a eficácia desejada. São indicadas para proteção contra o bacilo da tuberculose e contra o vírus SARS-CoV-2 (responsável pela covid-19) e para manipulação de hipoclorito, odores fétidos, benzina, ácido acético e no preparo/sessões de quimioterápicos. O tempo de uso está condicionado à sua integridade, mas não deve superar 8 h.

É importante estar atento quanto ao uso dessas máscaras, cuja eficiência está relacionada às suas condições de preservação e adaptação ao rosto. Testes de encaixe (*fit test*) são fundamentais para decidir o modelo mais adequado para cada formato de rosto, sendo importante observar que a presença de barba na área de contato da máscara impede a vedação e invalida o uso do respirador N95. Os respiradores podem ser usados por até 8 h se forem mantidos secos, sem sujidade visível e com a vedação perceptível na inspiração. Eles podem ser reutilizados várias vezes se observadas as condições citadas, e por um período de até 2 semanas. Podem também ser guardados em envelopes de papel com furos para ventilação, e identificados com o nome do usuário e a data do início do uso, lembrando que não se deve escrever ou fazer marcas ou adaptações nos respiradores.

Os testes de encaixe e adaptação são conhecidos como *fit test* e se caracterizam pela avaliação prévia do uso correto do respirador e da confirmação da vedação, garantindo que o ar inalado seja exclusivamente filtrado pelo tecido do equipamento e não passe pelas bordas em falhas de contato. O teste consiste em borrifar substâncias adocicadas, cítricas ou amargas em um microambiente criado por um capuz de material plástico com visor transparente. Se o usuário do respirador N95 não identificar qualquer sabor ou odor, o teste confirma que o equipamento é o modelo correto e que está adequadamente encaixado, garantindo a proteção. Caso se perceba odor ou sabor, o teste deverá ser repetido até que se encontre o modelo adequado. A pessoa não deverá ser exposta ao risco até que se garanta o correto uso do equipamento. O *fit test* deverá ser repetido caso haja alguma mudança importante no formato facial (cirurgias, ganho ou perda ponderal, entre outras) ou diante de um novo modelo de respirador.

Embora o uso de respiradores (N95/PFF2) seja frequentemente relacionado a desconforto, dificuldades de comunicação e redução da capacidade laboral, ainda não existem substitutos minimamente eficientes, e seu uso deve ser compulsório em situações de risco sanitário. O uso correto de respiradores é eficaz na proteção contra a tuberculose, covid-19 e outros aerossóis, mas ainda se discute sua real eficiência contra doenças virais.

As máscaras PFF2 ou N95 devem ser, portanto, usadas sempre que os colaboradores de equipe multiprofissional, profissionais de saúde ou qualquer outra pessoa entrarem em um ambiente com pacientes em precaução respiratória para aerossóis e/ou gotículas (tuberculose, sarampo, varicela, covid-19), devendo ser retiradas somente após a sua saída do recinto. Recomenda-se o uso da máscara N95 se o contato incluir risco de produção de aerossóis e ou se o risco para tuberculose não tiver sido recentemente avaliado e afastado.

Para os respiradores N95/PFF2, em relação a influenza e outros vírus, ainda não existe garantia e mais estudos são necessários para confirmar sua eficácia. Porém, o senso comum é que sejam suficientes para proteger as mucosas nasal-oral no caso do uso correto.

Um respirador N95/PFF2 deve ser usado, portanto, para evitar a inalação de pequenas partículas que possam conter agentes infecciosos transmitidos por aerossóis e/ou durante procedimentos de geração de aerossóis que exponham a equipe a tuberculose não diagnosticada, por exemplo, incluindo: indução de tosse para coleta de escarro, broncoscopia diagnóstica e necropsia.

MÁSCARA DO TIPO CIRÚRGICO (FACIAL)

A máscara do tipo cirúrgico descartável, facial, é uma barreira física de uso individual que cobre o nariz e a boca. É indicada para proteger profissional de saúde, pacientes, familiares, cuidadores e pessoas em geral de doenças de transmissão respiratória por gotículas infecciosas (partículas grandes > 5 μm) a curta distância (até 1 m) e pela projeção de sangue ou outros fluidos corpóreos que possam alcançar suas vias respiratórias. Essa máscara impede que gotículas respiratórias grandes afetem as mucosas e, por isso, tem sido usada por pessoas que tratam de pacientes com as doenças infecciosas transmitidas por tais gotas, como coqueluche e covid-19, embora as partículas aéreas menores transportadas pelo ar e associadas a doenças como tuberculose, influenza e sarampo possam atravessar ou circundar as máscaras. Elas servem também para minimizar a contaminação do ambiente com secreções respiratórias produzidas pelo próprio profissional de saúde ou pelo paciente em condições de transporte, além de proteger o cliente/paciente de contaminação na incisão cirúrgica.

É importante lembrar que a máscara cirúrgica descartável:

- Não protege adequadamente o usuário contra doenças transmitidas por aerossóis (apenas minimiza sua incidência), pois, independentemente de sua capacidade de filtração, a vedação no rosto é precária nesse tipo de máscara
- Não é considerada um EPR, mas sim um EPI
- No uso de máscaras cirúrgicas, deve-se ter atenção para não deixar abertura nas laterais quando colocadas na face. Além disso, é preciso: não permitir que sua fixação fique abaixo do nariz, não usá-las se estiverem sujas, e amarrá-las corretamente, evitando amarração apenas da fita superior, devendo ser adequadamente usadas por todos da equipe profissional.

Existe máscara cirúrgica dupla, confeccionada em tecido não tecido (TNT), além daquelas com três camadas (triplas).

As máscaras cirúrgicas faciais permitem a passagem de 14 a 84,5% de vírus *influenza* (ou partículas influenza-*like*) em um fluxo de 85 ℓ/min. Portanto, elas não podem ser consideradas como protetoras contra vírus em geral, ou pelo menos contra *influenza*.

O uso adequado das máscaras (tipo cirúrgico) inclui:

- Selecionar a máscara apropriada para a atividade (risco de transmissibilidade por gotículas)
- Usar de modo que cubra o nariz e a boca de maneira segura
- Não tocar na máscara enquanto estiver em uso
- Trocar se molhada
- Retirar pelas tiras e logo após a conclusão da tarefa, e descartá-la no recipiente apropriado para resíduo
- Após a retirada, realizar a higiene das mãos
- Não reutilizar

- Não usar pendurada em torno do pescoço, queixo, testa ou presa à mão ou ao cotovelo
- Não dobrar ou colocar no bolso da roupa para uso posterior
- Observar o tempo de uso por cada tarefa.

As máscaras faciais de tipo cirúrgico deverão ser usadas não somente quando houver possibilidade de respingos (material biológico ou químico), mas também em ambientes com odor forte ou fétido ou sob risco de inalação de pó ou poeira de área de construção e reforma. Também estão indicadas para o profissional de equipe multiprofissional que entrar no quarto de um paciente em precaução respiratória para gotículas, como, por exemplo, portador de meningite e H1N1.

O uso desse tipo de máscara está recomendado também para colaboradores de equipes multiprofissionais em ambiente cirúrgico (blocos/salas), quando estão diante de instrumentos esterilizados, como boa prática, e, sobretudo, quando estiver sendo realizado um procedimento cirúrgico. Seu uso evitará contato de secreções dos cirurgiões/equipes com pacientes e vice-versa, pois a máscara tem o potencial de filtrar gotículas superiores a 5 µm de diâmetro. Recomenda-se que sejam trocadas quando úmidas/sujas e usadas no tempo máximo de 2 h.

MÁSCARA DO TIPO CIRÚRGICO TRIPLA

A máscara cirúrgica tripla é descartável, confeccionada em TNT 100% polipropileno em suas camadas externas e uma camada interna com filtro bacteriano. Tem formato retangular, com medidas aproximadas de 18 cm de largura × 10 cm de altura, em tamanho único, com acabamento em todas as extremidades. O corpo da máscara apresenta três pregas que se ajustam ao aumento ou à diminuição do tamanho. Quando inteiramente abertas, elas protegem desde o topo do nariz até a cobertura total do queixo, cobrindo a maior parte das conformações faciais, mantendo-as protegidas. Na parte superior frontal da máscara, internamente, há um clipe nasal embutido, que se destina ao ajuste na face (Quadro 20.1).

A aplicação está indicada para áreas médico-odonto-hospitalares, por oferecer segurança em ambientes higiênicos que necessitam de cuidados contra agentes contaminantes.

A máscara deve ser colocada após a higienização das mãos, sendo bem ajustada ao nariz e à boca; recomenda-se não tocá-la enquanto estiver sendo usada. Nos casos em que haja contato com alto grau de proximidade física entre o profissional e o paciente durante o procedimento clínico, estão indicadas máscaras cirúrgicas com tripla proteção.

Também estão disponíveis máscaras do tipo cirúrgico descartáveis, desenhadas para proteção de barba e bigode. Elas são confeccionadas em TNT, têm acabamento com elásticos em toda a sua volta, estão disponíveis em tamanho único, com dimensão suficiente para abrigar toda a área facial, desde o topo do nariz até a cobertura total do queixo, cobrindo a maior parte das conformações faciais, mas totalmente respirável. O protetor de barba é inteiriço e encaixa-se confortavelmente em toda a área da barba. Está indicada para reduzir risco de contaminação por queda de pelos, formando uma barreira física que protege o ambiente em trabalhos que não requeiram barreiras filtrantes. Indicada para uso nas áreas gastronômica, estética, de saúde e industrial.

QUADRO 20.1 Características da máscara cirúrgica tripla.

Material utilizado
Tecido não tecido (TNT) de fibras de polipropileno; filtro de retenção bacteriana *meltblown*; clipe para ajuste nasal

Características físicas
TNT de estrutura plana, flexível e porosa, 100% polipropileno; excelente distribuição e homogeneidade dos filamentos; boa resistência mecânica, não libera fiapos; hipoalergênica e atóxica; metal galvanizado totalmente revestido com plástico

Características químicas
TNT composto por grânulos de resina de polipropileno unidos por processo térmico; baixa condutividade térmica e baixa flamabilidade; material inerte e antisséptico; barreira contra passagem de microrganismos; eficiência de retenção bacteriológica (EFB) = 99,8%

MÁSCARAS E PANDEMIA DE COVID-19

A máscara de proteção respiratória tornou-se um dos mais importantes símbolos da pandemia de covid-19 e, consequentemente, do ano de 2020. Antes da pandemia de COVID-19, as máscaras eram utilizadas rotineiramente apenas em alguns países asiáticos – fato que era visto com curiosidade pelo Ocidente –, entretanto vêm sendo utilizadas em todo o mundo como um item de barreira preventiva, consagrando-se como importante medida na contenção do SARS-CoV-2.

O uso de máscaras tem sido considerado muito importante no controle da pandemia de covid-19, uma vez que previne a transmissão do vírus pelas pessoas sintomáticas e assintomáticas. Quando as máscaras são utilizadas por grande parte da população, é possível verificar um efeito protetor cientificamente comprovado, fornecendo medida de proteção simultânea para várias pessoas, beneficiando principalmente aquelas que se encontram em grupo de risco.

Durante o período pandêmico e pós-pandêmico, as máscaras foram associadas a outras medidas de proteção, como distanciamento social, higienização constante das mãos, das superfícies e dos ambientes. A junção de todas essas medidas foi e é de grande importância para o controle da pandemia de covid-19.

O QUE APRENDEMOS SOBRE O USO DAS MÁSCARAS DURANTE A PANDEMIA DE COVID-19?

O uso das máscaras faciais é essencial para o controle eficaz da pandemia de covid-19, uma vez que atua diretamente na prevenção da transmissão do SARS-CoV-2.

A **PFF2**, cuja sigla significa "peça facial filtrante", é uma máscara descartável, que na pandemia tem sido reutilizada em ambientes não hospitalares, já que é capaz de filtrar partículas muito pequenas como as do novo coronavírus. Nos Estados Unidos (EUA), elas são conhecidas sob o nome de N95. No Brasil, não se vê essa sigla na embalagem de uma PFF2, mas elas são equivalentes.

Em termos de proteção, a PFF2 é, para a população em geral, a melhor opção para evitar o contágio pelo coronavírus. Isso porque ela alia os fatores filtragem + vedação da forma mais eficiente, ou seja, tem alta capacidade de filtragem e, se ajustada corretamente, não deixa folgas no rosto pelas quais o vírus pode entrar.

As PFF2 requerem relativamente poucos cuidados de uso: é preciso checar se o ajuste está correto, é possível deixar a máscara "descansando" por alguns dias antes de reutilizar e, em caso de reutilização, verificar se está em boas condições, ou seja, sem rasgos ou com os elásticos frouxos. Se a pessoa não consegue se adaptar aos elásticos na cabeça, também há opções de PFF2 certificadas com elásticos nas orelhas.

A **máscara elastomérica** pode ser semifacial (quando cobre o nariz e a boca) ou inteira (cobre também os olhos). Geralmente é feita de materiais como silicone e/ou borracha. No Brasil, esse tipo de máscara costuma ter uma **válvula de exalação**.

Entre as principais vantagens da máscara elastomérica com relação a outros tipos de máscara – inclusive as PFF2 – estão melhor vedação, possibilidade de reutilização por mais tempo, são mais leves, ajustam-se melhor ao rosto, sendo, portanto, mais confortáveis, permitindo melhor respiração, além do potencial de filtragem maior. Também têm elásticos mais fortes e o silicone se amolda ao rosto. Em médio e longo prazos, têm menores custos.

Com a pandemia, alguns especialistas e órgãos internacionais recomendaram essas máscaras também para profissionais de saúde – principalmente em contextos em que há falta de máscaras do tipo PFF2/N95. Em alguns países, como nos EUA e no Canadá, já existem elastoméricas disponíveis sem válvulas de exalação. Os modelos desse tipo ainda não estão regulamentados no Brasil.

Justamente por terem a válvula de expiração, as máscaras elastoméricas não são recomendadas para uso em serviços de saúde, nem de forma geral, segundo a Agência Nacional de Vigilância Sanitária (Anvisa): "As máscaras com válvula de expiração não são indicadas para uso na assistência à saúde durante a pandemia e nem para controle de fonte (incluindo na comunidade), pois ela permite a saída do ar expirado pelo seu usuário que, caso esteja infectado, poderá contaminar outras pessoas próximas e o ambiente". Além da questão da válvula, a elastomérica também requer alguns cuidados de higienização adicionais – que as PFF2 não têm – e a troca do cartucho de filtragem periodicamente. É importante atentar para o tamanho delas, por serem grandes e assim cortarem o campo de visão de quem está usando. Originalmente, as máscaras elastoméricas foram projetadas para serem usadas em ambientes industriais e/ou de minas, com objetivos de proteger quem as utiliza das substâncias que estão no ambiente.

A pessoa que usa as **PFF2 valvuladas** está protegida de forma similar à que estaria se usasse uma PFF2 sem válvula (o ar não entra pela válvula). Se ajustada corretamente – assim como as PFF2 sem válvula – a valvulada fornece boa proteção, porque tem os mesmos índices de filtragem das não valvuladas. O problema é que, como a válvula é de exalação, ela serve para facilitar a saída de ar. Nessa saída, se a pessoa que está usando a máscara estiver com o novo coronavírus, pode expelir partículas virais, ainda que em pequena quantidade, e infectar outras pessoas.

Dessa forma, a Anvisa **NÃO** recomenda o uso de máscaras com válvula nem por profissionais de saúde, nem de forma geral. O uso de máscaras com válvula na pandemia só

é permitido por profissionais de saúde de forma excepcional, quando houver escassez das máscaras não valvuladas. Mesmo assim, a exceção não se aplica a centros cirúrgicos, conforme uma nota técnica de fevereiro de 2020 da Agência:

"No cenário atual da pandemia e em situações de escassez, em que só tenha disponível este modelo de máscara com válvula expiratória no serviço de saúde, recomenda-se o uso concomitante de um protetor facial, como forma de mitigação para o controle de fonte. Porém, a exceção a esta medida de mitigação é o Centro Cirúrgico, onde estas máscaras NÃO devem ser utilizadas, por aumentar o risco de exposição da ferida cirúrgica às gotículas expelidas pelos profissionais e assim podem aumentar o risco de infecção de sítio cirúrgico." (Anvisa)

É importante saber que a válvula da máscara facilita a expiração do ar – torna mais fácil respirar durante esforço físico intenso. Assim, se uma pessoa está usando uma máscara valvulada e vai praticar exercícios, como correr, por exemplo, em um ambiente em que não vai entrar em contato com outras pessoas, poderá facilitar a sua exalação de ar.

Um estudo de simulação feito pelo NIOSH, nos Estados Unidos, com 13 modelos de máscaras valvuladas (N95 ou N99), apontou que, mesmo que deixassem passar mais da metade das partículas emitidas pelo usuário simulado (até 55%), as N95 ou N99 com válvula ainda conseguiam conter melhor as partículas, de forma geral, do que as máscaras cirúrgicas, de procedimentos ou de pano, que não tinham certificação. No Brasil, as máscaras com válvula estão proibidas pela Anvisa em aviões e aeroportos.

Depois das PFF2 – com ou sem válvulas – as **máscaras cirúrgicas e/ou de procedimentos** são as mais eficientes na filtragem de partículas. Isso porque elas são feitas de tecido não tecido (TNT), que podem ser de vários tipos e ter várias camadas. Estudos mostraram que as máscaras PFF2 apresentam 98% de eficiência de filtragem de partículas e as máscaras cirúrgicas e/ou de procedimentos tiveram eficiência de 87 a 91% na filtragem, conforme a quantidade de camadas, observando que, quanto maior a quantidade de camadas, maior será a eficiência.

Embora tenham a seu favor a eficiência de filtragem, o problema das máscaras cirúrgicas e de procedimentos costuma ser a vedação – elas acabam deixando folgas no rosto. Nesse sentido, para mitigar o problema da vedação dessas máscaras, existem algumas opções como:

1. Escolher máscaras que têm um clipe nasal – pedaço de arame ou plástico que ajuda a ajustar a máscara ao nariz e evitar folgas
2. Combinar a máscara cirúrgica com máscaras de tecido
3. Fazer um nó nos elásticos da máscara, para ajustá-la mais rente ao rosto, tendo cuidado de não deixar uma folga
4. Ajustar a máscara cirúrgica no rosto com uma "cinta de máscara".

As **máscaras de tecido** são aquelas produzidas artesanalmente em casas ou confecções com materiais não médicos, como tecido, malha ou retalhos. É o tipo mais visto nas ruas, variando muito em forma, cor, material e estilo. Elas podem ser lavadas e reutilizadas. Devem ser utilizadas por todos ao sair de casa, em ambientes abertos ou fechados com muitas pessoas, como ônibus, metrôs e supermercados, entre outros. Alguns estudos demonstraram a eficiência de filtragem das máscaras de tecido de acordo com o material que foi produzido:

- **Máscaras de algodão:** tiveram, no geral, 40% de eficiência de filtragem – o que significa que 60% das partículas conseguiam passar pela máscara. Algumas máscaras testadas filtravam apenas 20% das partículas; outras alcançavam 60%. Essa diferença ocorreu por causa de diferenças na grossura, malha e outras propriedades do tecido. No caso das máscaras de algodão, adicionar uma segunda camada ajudou a aumentar a eficiência de filtragem, mas uma terceira camada não mudou significativamente essa eficiência
- **Máscaras de espuma de poliuretano laminado**: tiveram, no geral, 25% de eficiência de filtragem (75% das partículas passavam pela máscara)
- **Máscara com mistura de 70% poliéster e 30% resina**: no geral, tiveram apenas 12% de eficiência de filtragem (88% das partículas passavam pela máscara).

Em todas essas máscaras foi observada a necessidade de adicionar um clipe nasal na máscara, independentemente do material. Isso porque o clipe ajuda a aumentar a vedação; sem ele, pode-se acabar respirando o ar não filtrado pelas folgas entre o nariz e o rosto.

A Organização Mundial de Saúde (OMS) recomenda que as máscaras de tecido tenham, no mínimo, 70% de eficiência de filtragem. Também foram testados outros materiais que, entretanto, não alcançaram percentual mínimo nos testes, como o **papelão**, com 69%, e a **microfibra**, com 51%. Outros materiais, como o **neoprene** e **misturas de tecidos**, tiveram alta eficiência (78% e 83%, respectivamente), mas, em compensação, acabavam dificultando a respiração.

No decorrer da pandemia covid-19, o Centers for Disease Control and Prevention (CDC) dos Estados Unidos anunciou que deveriam ser usadas duas máscaras: uma de procedimento e uma de tecido por cima, com objetivos de bloquear até 96% das partículas que carregavam o coronavírus, desde que as pessoas usassem essa combinação. Se apenas uma pessoa estivesse usando essas máscaras simultaneamente, a exposição era reduzida em 83%.

Também durante a pandemia covid-19 surgiram as **máscaras KN95** (equivalente chinês das PFF2 brasileiras e das N95 dos EUA). Entretanto, muitas eram falsificadas, importadas sem certificação e/ou não testadas, não apresentando comprovação de uma eficiência de filtragem mínima.

Foram **máscaras não recomendadas para uso**: tricô, crochê, poliuretano, poliéster, microfibra, papelão e similares, uma vez que esse tipo de material apresenta furos/buracos, por onde o vírus pode entrar, além de não terem capacidade de filtragem suficiente. Também não foram indicadas máscaras de vinil, transparente ou do tipo M85, assim como as que não bloqueiam a luz.

O *face shield*, um escudo de acrílico que protege os olhos, teve boa utilização protetora durante a pandemia de covid-19 para os profissionais de saúde e para quem tinha contato com o público. Seu uso, porém, não elimina a necessidade das máscaras.

BIBLIOGRAFIA

Bałazy A, Toivola M, Adhikari A et al. Do N95 respirators provide 95% protection level against airborne viruses, and how adequate are surgical masks? Am J Infect Control. 2006; 34(2):51-7.

Brasil. Agência Nacional de Vigilância Sanitária (Anvisa). Resolução RDC nº 477/2021. Disponível em: https://www.in.gov.br/en/web/dou/-/resolucao-rdc-n-477-de-11-de-marco-de-2021-308019310

Brasil. Agência Nacional de Vigilância Sanitária (Anvisa). Manual do usuário da resolução – RDC nº 185/2001. Disponível em: https://aeap.org.br/wp-content/uploads/2019/10/resolucao_rdc_185_de_22_de_outubro_de_2001_manual_do_usuario.pdf.

Brasil. Agência Nacional de Vigilância Sanitária. Orientações gerais – Máscaras faciais de uso não profissional. Disponível em: https://www.gov.br/anvisa/pt-br/assuntos/noticias-anvisa/2020/covid-19-tudo-sobre-mascaras-faciais-de-protecao/orientacoes-para-mascaras-de-uso-nao-profissional-anvisa-08-04-2020-1.pdf.

Brasil. Ministério da Saúde. Nota informativa nº 3/2020 – Estabelece medidas de prevenção, cautela e redução de riscos de transmissão para o enfrentamento da COVID-19 e fixa a utilização de Equipamentos de Proteção Individual (EPI). Disponível em: https://www.epitacio.swop.com.br/arquivos/nota_informativa_06055810.pdf.

Brasil. Ministério do Trabalho. Norma Regulamentadora número. Disponível em: https://www.gov.br/trabalho-e-previdencia/pt-br/composicao/orgaos-especificos/secretaria-de-trabalho/inspecao/seguranca-e-saude-no-trabalho/ctpp-nrs/norma-regulamentadora-no-6-nr-6

Carrara D, Straelli TMV, Uip DE. Controle de infecção: a prática no terceiro milênio. Rio de Janeiro: Guanabara Koogan; 2017. p. 435.

CDC. Your Guide to Masks. 2021. Disponível em: https://www.cdc.gov/coronavirus/2019-ncov/prevent-getting-sick/about-face-coverings.html

Conde MB, Mello F, Lima MA et al. Sociedade Brasileira de Pneumologia e Tisiologia. Sociedade Brasileira de Medicina de Família e Comunidade.

Duarte LGP et al. Estado de conservação de respiradores PFF-2 após uso na rotina hospitalar. Rev Esc Enferm USP. 2010; 44(4):1011-6.

Fox G, Schaaf H, Mandalakas A et al. Preventing the spread of multidrug-resistant tuberculosis and protecting contacts of infectious cases. Clinical Microbiology and Infection. 2017; 147-53.

Governo do Estado da Bahia. Nota técnica COE Saúde Nº 42 de 31 de março de 2020. Uso de máscaras artesanais. Disponível em: http://www.saude.ba.gov.br/wp-content/uploads/2020/04/NOTA-T%C3%89CNICA-COE-SA%C3%9ADE-N%C2%BA-42-DE-31-DE-MAR%C3%87O-DE-2020.pdf.

Governo do Estado do Paraná. Fabricação de Equipamentos de Proteção Individual (EPI) no contexto da pandemia de COVID-19 (nota orientativa 12/2020). Disponível em: https://www.saude.pr.gov.br/sites/default/arquivos_restritos/files/documento/2021-08/NO_12_FABRICACAO_EPI_V10.pdf.

Kingma JOIP, Santos RO, Oliveira AC. Prevenção e controle de infecção hospitalar em centro cirúrgico. In: Martins MA. Manual de infecção hospitalar: epidemiologia, prevenção e controle. 2. ed. Rio de Janeiro: Medsi; 2001. p. 377-90.

MacIntyre CR, Wang Q, Cauchemez S et al. A cluster randomized clinical trial comparing fit-tested and non-fit-tested N95 respirators to medical masks to prevent respiratory virus infection in health care workers. Influenza and Other Respiratory Viruses. 2011; 5:170-9.

Martinello, F. Biossegurança laboratorial na pandemia do SARS-CoV-2. Revista Brasileira de Análises Clínicas. 2020. Disponível em: http://www.rbac.org.br/artigos/biosseguranca-laboratorial-na-pandemia-do-sars-cov-2/.

Matos JC, Martins MA. Precauções em doenças infectocontagiosas. In: Martins MA. Manual de infecção hospitalar: epidemiologia, prevenção e controle. 2. ed. Rio de Janeiro: Medsi; 2001. p. 587-642.

Paz MSO, Lacerda RA, Monteiro CEC et al. Paramentação cirúrgica: avaliação de sua adequação para a prevenção de riscos biológicos em cirurgias. Parte I: a utilização durante as cirurgias. Rev Esc Enferm USP. 2000; 34(1). Disponível em: https://www.scielo.br/j/reeusp/a/Wq4wBYPTyD9sh7vMSZm8qJL/?lang=pt.

Smith JD, MacDougall CC, Johnstone J et al. Effectiveness of N95 respirators versus surgical masks in protecting health care workers from acute respiratory infection: a systematic review and meta-analysis. CMAJ. 2016; 188:567-74.

World Health Organization. Interim guidance – Mask use in the context of COVID-19. Disponível em: https://apps.who.int/iris/bitstream/handle/10665/337199/WHO-2019-nCov-IPC_Masks-2020.5-eng.pdf?sequence=1&isAllowed=y.

Capítulo 21

Acessos Vasculares

Sylvia Lemos Hinrichsen ▪ Fernanda Rocha de Carvalho ▪ Rafaella Christine Tenório de Arruda ▪
Viviane de Araújo Gouveia ▪ Marcela Coelho de Lemos

INTRODUÇÃO

Os cateteres vasculares são essenciais na assistência de cuidados aos pacientes em instituições de saúde e hospitais. Apesar de sua necessidade, esses dispositivos estão associados a risco de infecção de corrente sanguínea (ICS, a maior parte evitável), o que aumenta a morbimortalidade dos pacientes e os custos institucionais.

O acesso vascular é usado para a administração de fluidos, nutrientes, medicações, hemoderivados e contrastes; e para monitoramento hemodinâmico, hemodiálise, nutrição parenteral e quimioterapia. No ambiente hospitalar, cerca de 90% dos pacientes recebem esse recurso ou necessitam dele em determinado período da internação.

CLASSIFICAÇÃO

Os acessos vasculares podem ser classificados quanto ao vaso sanguíneo (arterial ou venoso), ao tipo de punção (punção, dissecção ou cirúrgico) e à localização do cateter (periférico, central, além do cateter central de inserção periférica, mais conhecido como PICC). São diversos os tipos de cateteres: periféricos de agulha de aço ou plástico, cateter venoso central (CVC), semi-implantável, totalmente implantável, para hemodiálise e de *Sawn-Ganz*, cada qual com sua indicação.

O cateter venoso periférico, em geral, é inserido em veias nos membros superiores, sendo o dispositivo vascular de curta duração o mais usado para monitorar o estado hemodinâmico e promover análises gasométricas em pacientes críticos.

O CVC é inserido por via percutânea em veias centrais (jugulares internas, femorais ou subclávias). O cateter de artéria pulmonar (*Swan-Ganz*) é introduzido pela veia subclávia ou jugular interna, atravessa as valvas tricúspide e pulmonar, chega à artéria pulmonar, onde permanece por 3 dias em média, para monitorar as condições hemodinâmicas do paciente. O cateter central de inserção periférica é inserido nas veias cefálica, basílica ou braquial e atinge a veia cava superior. O cateter umbilical é inserido na veia ou artéria umbilical e tem taxas de infecção semelhantes entre veia e artéria umbilical.

O CVC totalmente implantado é cirurgicamente implantado como um túnel abaixo da pele e, tem uma bolsa subcutânea (*port*) com membrana autosselante que pode ser acessada por agulha inserida através da pele. Em geral, é implantado nas veias jugular ou subclávia e é retirado via procedimento cirúrgico.

O procedimento cirúrgico de implantação de cateter vascular em veias periféricas para inserção de cateteres centrais é chamado flebotomia. Esse procedimento tende a ser realizado somente na impossibilidade de acesso venoso central em urgência. É uma opção de curta duração (em geral 4 a 5 dias em populações adultas) e com alto risco de complicações infecciosas.

COMPLICAÇÕES

As principais complicações relacionadas com o acesso vascular são: celulite periorifício, trombofebite séptica, septicemia, endocardite, osteomielite, endoftalmite, artrite e flebite.

A flebite, por ser um evento frequentemente observado durante a assistência ao paciente, é descrita como um processo inflamatório da camada íntima das veias causado por irritação mecânica, irritação química e infecções bacterianas.

O risco de infecção varia de acordo o tipo de cateter, com os CVCs não tunelizados registrando a maior taxa de incidência. A magnitude do uso de dispositivos vasculares, sejam centrais ou periféricos, tem contribuído significativamente para o aumento do número de ICS, de maneira que várias estratégias preventivas e tecnologias complementares têm sido aplicadas a todos os dispositivos.

São fatores de risco de infecções relacionados com o paciente: idade < 1 ano ou > 60 anos, sexo feminino, perda de integridade da pele (psoríase ou queimaduras), granulocitopenia, quimioterapia imunossupressora, foco infeccioso a distância; gravidade da doença de base, tempo de hospitalização, contato com cepas transportadas pelas mãos da equipe e umidade local.

São fatores de risco relacionados com o cateter: tempo de permanência do cateter, habilidade do profissional de saúde na punção, localização, cuidados com o cateter e número de lumens.

A ICS relacionada com o uso de cateteres é uma das mais graves complicações resultantes da má execução da técnica, do manuseio e da manutenção dos acessos vasculares. Entretanto, entre as infecções relacionadas com a assistência, esta é a de mais fácil prevenção. Frente a tal cenário, é preciso evidenciar a importância desse procedimento, que exige definição de protocolos específicos, formulados a partir de consensos, diretrizes e da prática com base em evidências, determinando o mínimo de riscos.

As medidas preventivas para esse tipo de infecção devem abordar o processo de armazenamento e estocagem dos produtos relacionados com a técnica de punção, o desenvolvimento correto da técnica de punção venosa central ou periférica (local da inserção, tipos de curativo e fixação do cateter, inspeção cutânea diária, trocas de equipo, troca por cateter fio-guia e troca de local), além do gerenciamento de riscos por meio da avaliação dos indicadores de qualidade.

CUIDADOS

A técnica de inserção deve seguir as normas de antissepsia, devendo ser realizada por profissional treinado, usando-se medida de barreira máxima (campos cirúrgicos estéreis longos, luvas estéreis, máscaras, gorros e avental), em caso de punção venosa central ou arterial periférica. A veia subclávia e a jugular interna, esta última com maior risco de infecções; são os locais de inserção mais usados por punção percutânea.

Os curativos podem ser do tipo semioclusivo, com gaze seca estéril ou transparente semipermeável. Não há diferença de superioridade entre eles, no que se refere à prevenção de infecções; no entanto, o curativo transparente semipermeável apresenta a vantagem de possibilitar a visualização do óstio, o que contribui positivamente para o monitoramento do local de inserção. Os curativos devem ser inspecionados diariamente e trocados a cada 48 h, quando feitos com gaze seca, e a cada 7 dias, quando feitos com cobertura transparente, ou quando houver secreção e/ou febre, umidade ou sujidade visível.

Além do curativo, a estabilização do cateter reduz 95% do deslocamento dele, e em até 63% o risco de perda e todas as complicações decorrentes de instabilidade de cateter (como flebites, infiltrações e extravasamentos), contribuindo para a migração e a perda do cateter, prejudicando a integridade cutânea. Vale salientar que sua estabilização não deve interferir no monitoramento do local de inserção nem na infusão de soluções e medicamentos. A estabilização deve ser feita de modo asséptico.

Além disso, a não estabilização do cateter contribui para a exposição do paciente a um novo procedimento e, consequentemente, leva o profissional a uma nova condição de risco ocupacional, o que eleva os custos hospitalares. É necessário, portanto, ressaltar a importância de protocolos para estabilização de cateteres a partir do conhecimento prévio das normas e recomendações sobre o assunto.

A limpeza e a antissepsia da pele no local de inserção do cateter central constituem as mais importantes medidas preventivas a se tomarem durante o procedimento. Segundo recomendações do Centers for Disease Control and Prevention dos EUA, contidas nas *Guidelines for the Prevention of Intravascular Catheter-Related Infections*, em 2011, deve-se dar preferência à clorexidina alcoólica > 0,5%. A solução de povidona-iodo (PVP-I) alcoólica e o álcool a 70% devem ser reservados a pacientes alérgicos à clorexidina, ou que apresentam alguma contraindicação ao seu uso. Deve-se aguardar a secagem do antisséptico antes de inserir o cateter. Não estão recomendados, rotineiramente, cremes com antibióticos previamente à inserção do cateter.

As trocas de equipo devem ser feitas no mínimo a cada 96 h, e, se houver infusão lipídica, a cada 24 h, ou imediatamente, quando houver suspeita de infecção relativa à solução e após infusão de hemoderivados. No caso de infusão de propofol, deve-se proceder à troca a cada 6 a 12 h.

A troca por cateter fio-guia deve ser realizada apenas quando o cateter estiver danificado ou obstruído, e na ausência de sinais locais de infecção, devendo-se proceder com o uso de barreira máxima na inserção do novo cateter. O procedimento raramente é realizado em pediatria devido às suas dificuldades técnicas. Não há dados disponíveis que indiquem a troca por cateter fio-guia como modo de prevenir a infecção.

A troca de local deve ocorrer se houver sinais de infecção local ou sepse sem foco evidente em uso de CVC por período prolongado, havendo suspeita de infecção de túnel em cateter de longa permanência e infecção não responsiva à antibioticoterapia.

Não está recomendado o uso rotineiro de antibiótico para profilaxia de colonização ou infecção relacionada com o cateter. Há controvérsias quanto ao uso de cateter periférico impregnado com antimicrobianos, uma vez que, além de não diminuírem o risco de infecção, ocasionam seleção da microbiota e aumento desnecessário dos custos.

As conexões do tipo *three-way* (dânulas) devem ser racionalizadas, por aumentarem o risco de contaminação intraluminal. No entanto, caso sejam a única opção, devem-se adotar medidas como: trocar o *three-way* junto com o sistema de infusão, cobrir as entradas com tampas estéreis e de uso único, desinfectar a conexão antes do seu manuseio, entre outras. São crescentes as recomendações do uso de conectores sem agulha, mas ainda não há consenso sobre o modelo que impacta diretamente nas ICS. No entanto, é fato que os conectores trazem risco potencial de contaminação intraluminal, de maneira que o seu uso requer adesão às boas práticas de prevenção de infecção primária de corrente sanguínea.

Deve-se evitar o uso de cateteres de múltiplos lumens, que aumentam o risco de infecção devido ao maior número de portas de entrada.

A inserção de CVC pode ser feita pela femoral ou jugular, exceto se clinicamente contraindicada (coagulopatia). A inserção na veia femoral está associada ao aumento na colonização do cateter e a maior risco de trombose. A veia jugular interna deve ser usada apenas como acesso a curto prazo, pelo maior risco de infecção, e parece apresentar maior risco infeccioso que na subclávia, devido à sua maior proximidade com secreção orofaríngea. No entanto, a inserção na veia jugular apresenta menor probabilidade de complicações mecânicas.

O uso de cateteres adaptados com balonete impregnado com prata não demonstrou ser superior ao de cateteres convencionais em prevenir infecções. Recomendam-se os cateteres tunelizados ou de acesso totalmente implantado em pacientes com 4 anos ou mais, quando previsto o uso de acesso vascular prolongado (> 30 dias). Em pacientes com menos de 4 anos de idade que requerem acesso vascular prolongado, estão indicados os dispositivos vasculares totalmente implantáveis.

Os cateteres de nutrição parenteral só devem ser usados para esse fim. Os cateteres venosos periféricos devem ser irrigados rotineiramente com solução salina. Não devem ser aplicados solventes orgânicos (acetona, éter) na pele antes da inserção de cateter para nutrição parenteral.

Em 2017, a Agência Nacional de Vigilância Sanitária (Anvisa) publicou novas recomendações sobre medidas de prevenção de ICS, dando-se preferência a cateteres de menor calibre para redução de flebite mecânica (irritação pela cânula) e obstrução do fluxo sanguíneo dentro do vaso. A melhora do fluxo sanguíneo favorece a distribuição dos medicamentos e diminui o risco de flebite química (irritação por produtos químicos).

A principal causa de bacteriemia hospitalar é a sepse relacionada com o cateter vascular (40% das bacteriemias em unidades de terapia intensiva). A incidência varia de acordo com os setores da instituição, tipo do cateter empregado, tempo de cateterismo, coexistência de fatores de risco e experiência da equipe.

O perfil da microbiota responsável pelas sepses nosocomiais, nos dias atuais, sugere maior prevalência de bactérias gram-positivas (*Staphylococcus aureus, Staphylococcus* coagulase-negativo, *Enterococcus*, inclusive resistente à vancomicina) e fungos (*Candida albicans* e não *albicans*). Entretanto, no Brasil, as gram-negativas (*Enterobacter, Serratia* e *Acinetobacter*) ocupam uma considerável posição no *hall* de agentes causadores dessa síndrome. Isolados de *Klebsiella pneumoniae* e de *Acinetobacter* spp. são responsáveis, respectivamente, pelo terceiro e quarto lugar entre os causadores de ICS.

A Anvisa publicou recentemente dados nacionais que monitoram perfis de suscetibilidade de isolados microbianos, evidenciando que, entre amostras clínicas de hemoculturas, cerca de 40% dos isolados de *Klebsiella* spp. no Brasil já sejam resistentes aos carbapenêmicos. Já o *Acinetobacter* spp. mostrou-se resistente aos carbapenêmicos em quase 80% dos pacientes brasileiros com ICS por esse agente.

O cateter pode ser contaminado pela microbiota presente na pele do próprio paciente (contaminação extraluminal, que ocorre pouco tempo após a inserção do cateter) ou nas mãos da equipe que manuseia o sistema, na junção entre cateter, equipo e canhão. Essa contaminação envolve o lúmen interno do cateter, e a bacteriemia resultante é a mais tardia, ocorrendo entre 10 e 14 dias após a inserção do cateter.

Embora menos comuns, a colonização da ponta do cateter por disseminação hematogênica de foco a distância e a colonização por soluções contaminadas são outras duas causas de sepse relacionada com os CVCs não tunelizados.

A colonização do cateter se faz por meio do mecanismo de aderência microbiana. Em geral, a colonização é feita pelo *S. aureus*, que adere às proteínas do paciente presentes no cateter, e pelo *Staphylococcus* coagulase-negativo, que adere à superfície polimérica do cateter. O *Staphylococcus* coagulase-negativo produz um polissacarídio extracelular (*slime*) que potencializa sua patogenicidade por inibir a atuação dos mecanismos de defesa e dos antimicrobianos. Algumas espécies de *Candida,* na presença de soluções com glicose, também produzem *slime*, o que explicaria as infecções fúngicas associadas à nutrição parenteral.

Os cateteres de polivinil ou de polietileno *in vitro* parecem menos resistentes à aderência microbiana do que os de *Teflon®*, silicone ou poliuretano. No entanto, o de silicone mostra-se mais resistente a dobras, mais flexível e com maior estabilidade a longo prazo.

Quando há falha nas medidas de prevenção de ICS decorrentes de cateteres vasculares e infecção instalada, o tratamento inclui o uso de antimicrobianos sistêmicos e o manejo do cateter e/ou a tentativa de salvamento desse dispositivo por meio de *lock*. O *lock* diz respeito à aplicação nos lumens dos cateteres de um produto antimicrobiano, antibiótico ou antisséptico, em geral associado a um produto anticoagulante, heparina ou algum quelante iônico, como citrato ou ácido etilenodiaminotetracético (EDTA). O uso de *lock* é recomendado de modo universal para todos os pacientes submetidos à diálise por cateter por períodos prolongados e/ou pacientes com cateteres de longa permanência, nos quais a via intraluminal predomina na gênese da infecção. Para reduzir o risco de toxicidade, o produto usado para selamento deve ser removido antes do uso da via, em vez de se realizar lavagem (*flushing*). Produtos como taurolidina e etanol, que atuam como antissépticos e não como antibióticos, são mais vantajosos pelo potencial de não serem associados à resistência microbiana. O ideal é que o produto escolhido apresente concentração necessária para manter ação microbiana contra concentração inibitória mínima equivalente a 100 a 1.000 vezes as concentrações apresentadas pelo microganismo plantônico. O espectro de ação do agente, a concentração escolhida, seu grau de penetração no biofilme, eventual sinergia com quelantes iônicos (EDTA e citrato) e capacidade de manter ação contra bactérias sésseis são variáveis importantes para o resultado final. Independentemente do agente escolhido, todas as vias do cateter devem-se manter fechadas com o produto no mínimo de 8 a 12 h, devendo-se passar outro dispositivo de curta permanência para acesso central provisório. Caso haja progressão da doença, complicações clínicas e locais ou falha terapêutica em erradicar a infecção, o dispositivo deve ser removido.

A remoção do dispositivo é preconizada, de modo quase universal, nas infecções a partir de dispositivos de curta permanência, exceto em episódios causados por *Staphylococcus* coagulase-negativo ou *Candida* sp., nos quais se pode tentar o resgate com uso de *lock*. A remoção também está indicada, independentemente do tipo de dispositivo, nos seguintes cenários:

- Todos os casos de instabilidade hemodinâmica
- Presença de infecção local (local de inserção, túnel ou reservatório)
- Endocardite, tromboflebite séptica, osteomielite, outras infecções sistêmicas
- Na falência da abordagem de resgate, com manutenção do isolamento do microrganismo causador, recorrência da infecção, ou progressão clínica mesmo em uso de antibioticoterapia sistêmica e *lock*.

O Quadro 21.1 mostra as ações fundamentais na inserção do acesso venoso periférico.

144 Parte 1 **Biossegurança**

QUADRO 21.1 Procedimentos a serem seguidos na inserção e manutenção dos acessos venosos.

- Lave as mãos com água e sabão, antes e após a punção venosa
- Vista luvas de procedimento, como medida de biossegurança. O uso de luvas não substitui a necessidade de higienização das mãos
- Escolha o local (um dos aspectos mais importantes), considerando o calibre e a localização da veia, o tipo e a duração do tratamento intravenoso. Deve-se iniciar a punção sempre da extremidade distal para a proximal (menor calibre para o maior). As veias mais apropriadas são as do dorso da mão, cefálica, basílica e veias medianas
- Evite as veias mais próximas às articulações, pois a imobilização da articulação é necessária. Também devem ser evitadas as veias dos membros inferiores em adultos, devido ao aumentado risco de flebite e trombose. Prefira o membro não dominante (menos incômodo ao paciente)
- Realize técnica adequada e evite a contaminação da pele e dos dispositivos
- Torniquete e garrote são fontes potenciais de infecção cruzada e, portanto, devem ser desinfetados com álcool 70% antes e após cada procedimento. Caso o paciente esteja em precauções de contato, seu uso deve ser destinado somente a esse paciente
- Em caso de sujidade visível no preparo da pele, deve-se lavar a área antes com água e sabão, e secar. Use álcool a 70%, no sentido do retorno venoso. É importante lembrar-se de não palpar o local de punção após a antissepsia. Se necessário, apare os pelos com tesoura. O uso de lâminas não é recomendado, pois elas provocam microlacerações na pele, aumentando o risco de infecção
- O profissional deve datar e assinar a troca do acesso e da linha venosa

- Remova os dispositivos intravasculares assim que seu uso não for necessário e monitore o local de inserção dos cateteres a cada plantão
- Realize curativo diário com clorexidina alcoólica 0,5% no cateter venoso central. Para o cateter venoso periférico, use álcool 70%. Troque o curativo sempre que estiver úmido, sujo ou solto. Na troca de curativo, realize inspeção do local de inserção, atentando para sinais de infecção local
- Para prevenir a contaminação do sistema, não perfure o frasco de solução parenteral com agulha. Ampolas de uso único devem ser descartadas depois de abertas, pois não apresentam conservantes. Desinfecte o frasco ou ampola com álcool a 70% antes de abri-lo
- Prepare a medicação injetável imediatamente antes do uso, observando a temperatura, o horário e a dose corretos. Toda solução deve ser inspecionada antes da administração, observando-se turvação, alteração da cor e modificação do aspecto habitual
- Nunca use a mesma seringa entre pacientes, mesmo trocando as agulhas. Desinfecte os injetores e as conexões do circuito com gaze estéril e álcool a 70%, usando a própria gaze para abrir a conexão. O número de conexões deve ser o menor possível, reduzindo a manipulação do sistema. Caso aconteça a saída de parte do cateter, este não deve mais ser reposicionado. Em caso de refluxo de sangue para o equipo, é preciso lavá-lo imediatamente. Na presença de sangue aderido, troque o equipo
- A equipe de enfermagem deve trocar o acesso venoso na presença de sinais flogísticos (hiperemia, calor, dor, edema e/ou secreção purulenta) e/ou febre sem foco definido. Realize cultura de ponta de cateter somente em caso de coleta simultânea de hemocultura

Fonte: Fernandes e Filho, 2000.

BIBLIOGRAFIA

Bovento M. Acessos vasculares e infecção relacionada com a cateter. Rev Bras Ter Intensiva. 2007; 19(2):226-230.

Brasil. Agência Nacional de Vigilância Sanitária (Anvisa). Critérios Diagnósticos de Infecções Relacionadas à Assistência à Saúde/Agência Nacional de Vigilância Sanitária. Brasília: Anvisa; 2017. Disponível em: https://bvsms.saude.gov.br/bvs/publicacoes/criterios_diagnosticos_infeccoes_assistencia_saude.pdf.

Cal RG, Knobel E, Camargo LFA. Infecção da corrente sanguínea relacionada com cateter. In: Knobel E. Terapia intensiva. Infectologia e oxigenoterapia hiperbárica. São Paulo: Atheneu; 2003. p. 48-64.

Cechinel RB, Zimerman A. Infecção da corrente sanguínea relacionada a cateteres vasculares. In: Carrara D, Strabelli TMV, Uip DE. Controle de infecção. A prática no terceiro milênio. Rio de Janeiro: Guanabara Koogan; 2017. p. 235-44.

Centers for Disease Control and Prevention. Guideline for prevention of intravascular device-related infections. Draft: Fed Reg. 1995; 60(187): 49978-50006.

Fernandes AT, Filho NR. Infecção do acesso vascular. In: Fernandes AT. Infecção hospitalar e suas interfaces na área da saúde. São Paulo: Atheneu; 2000. p. 557- 75.

Hinrichsen SL, Gouveia VA, Souza KRF. Acessos vasculares. In: Biossegurança e controle de infecções: risco sanitário hospitalar. 2. ed. Rio de Janeiro: Guanabara Koogan; 2013. p. 88-90.

Hospital Infection Control Practices Advisory Committee. Guideline for prevention of intravascular device-related infections. Part II. Recommendations for the prevention of nosocomial intravascular device-related infections. Am J Infect Control. 1996; 24(4):277-93.

Martins KA, Tipple AFV, Souza ACS et al. Adesão às medidas de prevenção e controle de infecção de acesso vascular periférico pelos profissionais da equipe de enfermagem. Cienc Cuid Saude. 2008; 7(4):485-92.

Medeiros EAS, Guimbaum R, Ferraz E et al. Diretrizes da Sociedade Brasileira de Infectologia para a prevenção de infecções hospitalares. Prática Hospitalar. 2002; 22:31-43.

Montalvo LHV, Caiafa AALS. Prevenção das infecções associadas aos dispositivos intravasculares e boas práticas de administração de Nutrição parenteral. In: Couto RC, Pedrosa TMG. Rotinas e procedimentos. Infecção relacionada à assistência (Infecção Hospitalar) e outras complicações não infecciosas. 3. ed. Rio de Janeiro: Medbook; 2012. p. 353-72.

O'Grady NP, Alexander M, Burns LA et al.; Healthcare Infection Control Practices Advisory Committee. Guidelines for the Prevention of Intravascular Catheter-Related Infections. Clin Infect Dis. 2011; 52(9):e162-93.

Pearson ML; The Hospital Infection Control Practices Advisory Committee. Guideline for prevention of intravascular device-related infections. Part I. Intravascular device-related infections: an overview. Am J Infect Control. 1996; 24(4):262-77.

Pedrosa TMG, Couto RC. Prevenção de infecção relacionada com os dispositivos intravasculares. In: Couto RC, Pedrosa TMG, Nogueira JM. Infecção hospitalar. Epidemiologia e controle. Rio de Janeiro: Medsi; 1999. p. 387-99.

Rocha LCM, Martinho GH. Prevenção de infecções relacionadas com acesso vasculares. In: Martins MA. Manual de infecção hospitalar. Epidemiologia. Prevenção. Controle. 2. ed. Rio de Janeiro: Medsi; 2001. p. 354-65.

Torres MM. Punção venosa periférica: avaliação do desempenho dos profissionais de enfermagem de um hospital geral do interior paulista. [dissertação]. Ribeirão Preto: USP; 2003.

Torres M, Andrade D, Santos CB. Punção venosa periférica: avaliação de desempenho dos profissionais de enfermagem. Rev Latino-Am Enfermagem. 2005; 13(3):299-304.

Zacharioudakis IM, Zerou FN, Arvanitis M et al. Antimicrobial lock solutions as a method to prevent central line-associated bloodstream infections; a meta-analysis of randomized controlled trials. Clin Infect Dis. 2014; 59:1741-9.

Capítulo 22

Infecções da Corrente Sanguínea Relacionadas com Cateteres Vasculares

Sylvia Lemos Hinrichsen ▪ Fernanda Rocha de Carvalho ▪ Rafaella Christine Tenório de Arruda ▪ Viviane de Araújo Gouveia ▪ Marcela Coelho de Lemos

INTRODUÇÃO

O primeiro relato na literatura científica sobre a cateterização intravascular data de 1733, quando o reverendo Stephen Hales realizou a medida direta das pressões arterial e venosa em animais, usando cânulas de latão antes, durante e após a indução de choque hemorrágico. Em seres humanos, o primeiro registro é de Faivre, de 1856, que mediu de maneira direta a pressão arterial, canulando a artéria de um membro amputado. Bleichroder fez as primeiras descrições de cateterizações venosa central e arterial em seres humanos para estudos fisiológicos e manuseio terapêutico em 1905, mas elas foram publicadas somente em 1912.

A cateterização intravascular (venosa ou arterial), para monitoramento hemodinâmico, manutenção de uma via de infusão de soluções ou medicações, nutrição parenteral prolongada, hemodiálise ou mesmo coleta de amostras sanguíneas para análises laboratoriais, é um procedimento muito frequente em unidades assistenciais críticas, especialmente em unidades de terapia intensiva (UTI).

INFECÇÕES DA CORRENTE SANGUÍNEA | CATETERES

As infecções das correntes intravasculares são altamente representativas no contexto das infecções durante uma hospitalização, não só pelo seu alto custo, mas também pela alta taxa de mortalidade, que varia de 14 a 38%. No Brasil, o estudo *Brazilian Surveillance and Control of Pathogens of Epidemiological Importance* (SCOPE) encontrou 40% de taxa de mortalidade entre pacientes com infecção da corrente sanguínea (ICS).

Para se definir um processo infeccioso no local em que esteve inserido cateter venoso central (CVC) por mais de 2 dias consecutivos (sendo o dia da inserção do cateter o dia 1 [D1] e estando o CVC instalado no local na data do evento ou retirado no dia anterior) como ICS laboratorialmente confirmada, é necessário que:

- O paciente tenha um patógeno reconhecido isolado a partir de uma ou mais hemoculturas e o patógeno não esteja relacionado com infecção em outro local
- O paciente > 1 ano apresente pelo menos um dos sintomas como febre (> 38°C), calafrios ou hipotensão e o mesmo microrganismo comensal seja cultivado a partir de duas ou mais hemoculturas em diferentes ocasiões e não esteja relacionado com infecção em outro local

- O paciente tenha menos de 1 ano e > 28 dias e apresente febre (> 38°C), hipotermia (< 36°C), apneia ou bradicardia, e o mesmo microrganismo comensal seja cultivado a partir de duas ou mais hemoculturas em diferentes ocasiões e não esteja relacionado com infecção em outro local, além de os sinais/sintomas e as hemoculturas positivas ocorrerem no Período de Janela de Infecção.

A infecção da corrente sanguínea relacionada com cateteres vasculares (CRBSI) é uma definição clínica usada no diagnóstico e no tratamento de pacientes, que exige testes laboratoriais específicos que comprovem que a fonte de ICS é o dispositivo intravascular. Nesse caso, é necessário:

- Isolamento do mesmo microrganismo a partir de cultura da ponta do cateter acima do ponto de corte para a técnica escolhida quantitativa (> 10 unidades formadoras de colônias – UFC/mℓ) ou semiquantitativa (> 15 UFC/placa) e da coleta de amostra periférica para hemocultura
- Hemoculturas quantitativas pareadas, coletadas simultaneamente pelo dispositivo e por vaso periférico, com uma contagem de colônias de bactérias ou fungos pelo menos três vezes maior no sangue coletado do CVC em comparação ao sangue periférico
- Tempo diferencial de positivação de hemoculturas com crescimento bacteriano ocorrendo pelo menos 2 h antes no sangue coletado do CVC em comparação ao sangue coletado por vaso periférico.

Apesar de ser um diagnóstico mais específico, a CRBSI não é usada com objetivos de vigilância epidemiológica, face às dificuldades de preenchimento dos critérios, especialmente devido à falta de métodos microbiológicos automatizados ou de hemoculturas quantitativas.

São fatores de risco associado aumentado para a CRBSI:

- Internamento em UTI
- Internamento prolongado antes da cateterização
- Duração prolongada da cateterização
- Colonização microbiana aumentada do local de inserção e do canhão do cateter (*hub* – conexão de plástico rosqueada no fim do cateter que interliga seringa, equipo, entre outros dispositivos)
- Cateterização da veia jugular e femoral em adultos
- Neutropenia
- Prematuridade (idade gestacional precoce)

- Reduzida proporção entre enfermeiros e pacientes em UTI
- Nutrição parenteral total
- Manipulação excessiva do cateter, que pode ter o risco aumentado quando os profissionais de saúde têm baixa habilidade nessa manipulação
- Transfusão de hemoderivados (crianças).

São fatores de risco associado diminuído para a CRBSI: sexo feminino e administração de antibióticos e cateteres impregnados com minociclina e rifampicina.

São dois os tipos de dispositivos de cateter intravascular: periférico (local de inserção: vasos periféricos) e central (inserção em vasos centrais por meio de punção periférica ou central), que podem ser de longa ou curta permanência.

Os cateteres centrais podem ser inseridos por uma veia periférica (CVC de inserção periférica) ou por uma veia central proximal (mais comumente a veia jugular interna, subclávia ou femoral).

Os CVCs podem ser subclassificados em não tunelizados (curta permanência), tunelizados (semi-implantáveis, longa permanência) e totalmente implantados (longa permanência). Quanto ao tempo de cateterização, os CVCs de inserção periférica podem ser de curta permanência ou de média a longa permanência. O tipo de cateter é selecionado a partir da indicação e da duração prevista de uso.

Quanto à composição, os CVCs podem ser feitos de diversos materiais, como: politetrafluoretileno (PTFE), poliuterano, silicone, poliamida ou poliéster, contendo um ou mais lumens. Existem cateteres que incluem impregnação ou revestimento com substâncias antimicrobianas.

Cerca de 60% dos pacientes hospitalizados nos EUA fazem uso de cateter intravenoso. Dados apontam a existência de 15 milhões de dias de cateter vascular central nas UTIs a cada ano e cerca de 850 mil casos de infecções associadas a cateteres, com taxas de infecção estimadas entre 0,2 e 20%.

O uso de cateteres associa-se a potenciais complicações de origem mecânica, embólica ou infecciosa. As principais complicações do uso de cateteres periféricos incluem flebite (30%, devido a processo físico-químico), que não costuma ser causa de infecção sistêmica (por ser de curta permanência). São fatores associados à infecção em cateteres venosos periféricos: inserção de emergência (técnica asséptica comprometida) e solução com pH baixo.

Os fatores de risco associados à infecção de cateteres intravasculares podem estar relacionados com o hospedeiro ou com o cateter. São fatores relativos ao hospedeiro: doença de base, doenças não associadas ao diagnóstico primário, duração e/ou intensidade da neutropenia, antibioticoterapia (doses e duração), uso de imunossupressores e tempo de internação. Os fatores relativos ao cateter ou a seu uso são: tipo do cateter implantado; técnica de inserção do cateter; tempo de permanência; tamanho e lúmen; local da inserção; cuidados com o cateter.

Em geral, os cateteres centrais são inseridos nas veias subclávias, jugular interna ou femorais por períodos inferiores a 30 dias, sendo a sepse a complicação mais frequente de seu uso, com risco calculado entre 0,9 e 8%.

Os cateteres de longa permanência tendem a ser indicados na vigência de tratamento de doenças hematológicas e neoplásicas.

Os dispositivos para acesso vascular de longa permanência podem ser tunelizados ou totalmente implantáveis, tendo como vantagens a comodidade e a segurança do acesso venoso, além do baixo risco de infecção associada ao cateter.

Os cateteres arteriais periféricos apresentam menos riscos que os venosos no que se refere às infecções (pressão vascular mais alta), e têm como fatores predisponentes a processos infecciosos o uso de cateterismo por mais de 4 dias, inserção por dissecção e manipulação aumentada.

São meios de contaminação dos cateteres: microbiota da pele do paciente, mãos dos profissionais de saúde que manuseiam o sistema, disseminação hematogênica de foco a distância ou soluções contaminadas.

Se houver contaminação extraluminal, ocorre infecção precoce após a inserção do cateter. Se houver contaminação intraluminal, a bacteriemia ocorre mais tardiamente (10 a 14 dias após a inserção).

A colonização do cateter ocorre por mecanismo de aderência microbiana a proteínas do hospedeiro presentes no cateter ou diretamente à superfície polimérica do cateter.

Os agentes mais isolados em culturas de cateteres são os cocos gram-positivos (*Staphylococcus aureus*, *Staphylococcus* coagulase-negativo, *Enterococcus*) e os bacilos gram-negativos (*Klebsiella*, *Serratia* e *Acinetobacter*), com padrão de multirresistência.

O diagnóstico de infecções associadas aos cateteres de longa permanência pode ser feito com o cateter *in situ*, por meio de técnicas microbiológicas, como cultura de sangue aspirado do cateter, em análise pareada com hemocultura (sangue aspirado de outro local) e cultura de secreção da pele do local de inserção do cateter. A maioria dessas infecções (80%) é tratada com êxito, sem a necessidade de remoção do cateter.

A infecção no local de inserção é definida como eritema, tumoração ou secreção purulenta a menos de 2 cm da saída do cateter. Sinais de enduração e/ou eritema a mais de 2 cm do local de inserção são indicativos de infecção do túnel de implantação do cateter.

O diagnóstico laboratorial de ICS associada ao cateter vascular é definido por meio da quantificação do número de UFC. Cultura semiquantitativa com crescimento > 15 UFC é indicativa de infecção, enquanto o crescimento < 15 UFC é sugestivo de colonização do cateter.

Os métodos de diagnóstico que dispensam a remoção do cateter são hemoculturas pareadas de sangue refluído de cateter e de outro local, além de cultura de secreção do local de inserção do cateter.

A hemocultura pareada considera sepse associada ao cateter se a densidade bacteriana, expressa em UFC/mℓ obtida por sangue refluído, for três vezes superior à obtida por meio de punção venosa de outro local.

Na suspeita de infecção clínica, recomenda-se a retirada do cateter, que será encaminhado ao laboratório para exames microbiológicos. A retirada do cateter de longa permanência costuma considerar a não resposta à antibioticoterapia empírica venosa, a presença documentada de infecção fúngica ou por *Pseudomonas* sp., além do achado de infecção de túnel purulenta.

Resultados > 1.000 UFC/mℓ obtidos de sangue refluído de cateter de longa permanência são indicativos de sepse associada ao uso do cateter.

Em 2021, a Agência Nacional de Vigilância Sanitária (Anvisa) publicou novas recomendações sobre critérios diagnósticos de infecções relacionadas com a assistência à saúde. Os critérios relacionados com as ICS foram mantidos quando comparados aos divulgados em 2019 e contemplam: critérios diagnósticos para as ICS primárias associadas ao cateter, ICS relacionadas com o cateter e ICS laboratorialmente confirmadas associadas a dano de barreira mucosa.

São considerados fatores preventivos importantes no controle de infecções em cateteres: a higienização das mãos antes e depois de cada procedimento, o uso de luvas, a implantação de cateteres por profissionais experientes, além de medidas educativas sistemáticas, critérios bem definidos de indicação de uso, coberturas, fixação e estabilização do cateter.

A terapia intravenosa convencional é composta por um sistema aberto que, mesmo com o uso de materiais de boa qualidade, ainda possibilita a ocorrência de altos riscos de contaminação, devido às diversas oportunidades de contato com o meio ambiente.

O sistema aberto é vulnerável, pois obriga à manipulação excessiva, requer mais tempo do profissional de saúde, apresenta mais oportunidades de risco de contaminação, expõe mais os profissionais aos riscos ocupacionais, além de causar estresse pelo estado de atenção constante.

São fatores de risco de contaminação para o profissional e o paciente no sistema aberto de terapia intravenosa: o cateter (antes, no decorrer e depois do procedimento), as conexões com saída para adaptador plugue, plugue de látex, as agulhas de ventilação, o acesso às bolsas e as punções nos adaptadores plugues.

O sistema fechado de terapia intravenosa reduz a possibilidade de ocorrência de lesão mecânica da parede interna da veia, devido ao material do cateter. Esse material diminui as rotas de contaminação, reduz o índice de infecção e a possibilidade de desconexão, bem como os riscos de acidentes durante a manipulação do sistema intravenoso, por não usar agulhas convencionais, com melhores resultados clínicos. Há menor incidência de flebite/tromboflebite mecânica, melhor penetração na pele, redução do traumatismo dos tecidos, manipulação mais distante do local de punção, empunhadura e fixação mais fáceis, duas vias de acesso possibilitando a pré-conexão do equipo e um procedimento sem contato com sangue. Além disso, o sistema fechado de terapia intravenosa possibilita infusões simultâneas de medicações e apresenta um dispositivo de segurança que protege automaticamente a agulha, menor custo, maior segurança e possibilidade de permanência prolongada do cateter.

As soluções intravenosas usadas no sistema fechado garantem uma infusão uniforme, mantendo o sistema fechado e eliminando os riscos de ruptura ou microfuros, garantindo uma solução estéril e apirogênica, preservando a qualidade do produto durante a armazenagem. O sistema fechado é feito de material reciclável quimicamente inerte aprovado pela Food and Drug Administration dos EUA. Possibilita adição de até 40% do volume da bolsa, assim como de medicamentos de maneira prática e segura, reduzindo o risco de contaminação durante o preparo e o transporte, determinando a ausência de contato com o ar ambiente após a conexão.

Para que haja benefícios para os pacientes e menor risco ocupacional, no que se refere à terapia intravenosa e ao melhor controle de ICS e infecções do acesso vascular, sugere-se o sistema fechado de infusão.

Os acessos vasculares centrais devem ser praticados por profissionais experientes, de preferência com *expertise* cirúrgica, evitando-se manipulações desnecessárias (Quadro 22.1).

QUADRO 22.1 Tempo de trocas de dispositivos/cateteres.

Dispositivo/cateter	Tempo de troca	Comentários
Cateter venoso central de curta permanência	Não há indicação de troca pré-programada; não recomendado se a previsão de uso for superior a 30 dias	Troque, se houver: secreção purulenta no local de inserção, suspeita de IPCS com instabilidade hemodinâmica ou IPCS confirmada ou mau funcionamento
Swan-Ganz	5 dias	Não use o introdutor como via de acesso
Periférico de poliuretano	96 h	Sem rotina de troca em pacientes com acesso venoso difícil, neonatos e crianças A troca por indicação clínica pode ser instituída em caso de boa adesão às boas práticas de inserção, manipulação e manutenção de cateteres vasculares
Periférico de Teflon®	72 h	Sem rotina de troca em pacientes com acesso venoso difícil, neonatos e crianças
Equipo para infusão: Contínua Intermitente Sangue e hemocomponentes	96 h 24 h A cada uso	Use equipo único para NPT, hemoderivados ou lipídios Troque a cada 24 h
Cânulas do sistema intravenoso	72 a 96 h	A presença de coágulos requer troca imediata
Extensores	96 h	A presença de coágulos requer troca imediata

(continua)

QUADRO 22.1 Tempo de trocas de dispositivos/cateteres. *(Continuação)*

Dispositivo/cateter	Tempo de troca	Comentários
Transdutores de pressão	96 h	Despreze se houver rachaduras
Conectores	72 a 96 h	Troque junto com o sistema
Cateter semi-implantável	Não há indicação de troca pré-programada	Troque, se houver: secreção purulenta no túnel ou em local de inserção com falha do tratamento sistêmico, IPCS suspeita com instabilidade hemodinâmica ou mau funcionamento
Cateter totalmente implantado	Não há indicação de troca pré-programada	Troque, se houver: manifestações locais infecciosas (punção de pus no reservatório), IPCS com instabilidade hemodinâmica ou mau funcionamento
Cateter central de inserção periférica	Não há indicação de troca pré-programada	Troque, se houver: secreção purulenta no local de inserção, IPCS suspeita com instabilidade hemodinâmica, IPCS confirmada ou mau funcionamento
Cateter umbilical	Arterial: 5 dias Venoso: 14 dias	Retire, se houver: secreção purulenta no local de inserção, IPCS suspeita com instabilidade hemodinâmica, IPCS confirmada ou mau funcionamento
Cobertura com gaze MTS	48 h 7 dias	Deve ser trocada imediatamente caso haja suspeita de contaminação, quando o curativo estiver úmido, solto ou sujo

Fonte: Brasil, 2017. *IPCS*: infecção primária de corrente sanguínea; *MTS*: membrana transparente semipermeável; *NPT*: nutrição parenteral total.

É fundamental que sejam observadas as normas de biossegurança, com uso de técnica asséptica no momento da inserção de cateteres (periféricos ou centrais), sistematizando, especialmente, a higienização das mãos antes e depois do procedimento.

Em relação ao local de preferência dos CVCs de curta permanência, devem-se escolher a punção venosa periférica e os membros superiores, evitando locais de dobras cutâneas; o acesso venoso central de inserção periférica percutânea (PICC, bastante utilizado atualmente em pediatria e em adultos); o acesso subclávio; o acesso jugular, a ser evitado quando houver traqueostomia; o acesso femoral; a veia umbilical ou supraumbilical em recém-nascidos e, em último caso, a dissecção venosa em membros superiores.

BIBLIOGRAFIA

Araújo S. Acessos venosos centrais e arteriais periféricos – Aspectos técnicos e práticos. Rev Bras Ter Intensiva. 2003; 15(2):70-82.

Bleichroeder F. Intra-arterielle therapie. Berl Klin Wchschr. 1912;1503-5.

Brasil. Agência Nacional de Vigilância Sanitária (Anvisa). Manual de infecção de corrente sanguínea. Brasília: Anvisa; 2010.

Brasil. Agência Nacional de Vigilância Sanitária (Anvisa). Manual de medidas de prevenção infecção relacionadas à assistência à saúde. Brasília: Anvisa; 2017.

Brasil. Agência Nacional de Vigilância Sanitária. NOTA TÉCNICA VIMS/GGTES/ANVISA nº 02/2021 - Critérios Diagnósticos das Infecções Relacionadas à Assistência à Saúde/Agência Nacional de Vigilância Sanitária. Brasília: Anvisa; 2021.

Cal RG, Knobel E, Camargo LFA. Infecção da corrente sanguínea relacionada com cateter. In: Knobel E. Terapia intensiva. Infectologia e oxigenoterapia hiperbárica. São Paulo: Atheneu; 2003. p. 48-64.

Faivre J. Études experimentales sur les lesions organique du cöeur. Gaz Med Paris. 1856; 727.

Hinrichsen SL. Qualidade e segurança do paciente – Gestão dos riscos. Rio de Janeiro: Medbook; 2012.

Hinrichsen SL, Gouveia VA, Souza KRF. Infecções da corrente sanguínea e do acesso vascular. In: Biossegurança e controle de infecções: risco sanitário hospitalar. 2. ed. Rio de Janeiro: Guanabara Koogan; 2013. p. 91-3.

Major RH. The history of physical diagnosis. In: Delp MH, Manning RT (Eds). Major's physical diagnosis. Philadelphia: WB Saunders; 1968. p. 1-12.

Marra AR, Camargo LF, Pignatari AC et al. Brazilian SCOPE Study Group Nosocomial bloodstream infections in Brazilian hospitals: analysis of 2,563 cases from a prospective nationwide surveillance study. J Clin Microbiol. 2011; 49(5):1866-71.

Medeiros EAS, Grimbaum R, Ferraz E, Machado A et al. Diretrizes da Sociedade Brasileira de Infectologia para a prevenção de infecções hospitalares. Prática Hospitalar. 2002; 22:31-43.

Medeiros EAS, Stempliuk VA, Santi LQ et al. Curso uso racional de antimicrobianos para prescritores. São Paulo: CG/AB/SVS/MS e Disciplina de Infectologia da Universidade Federal de São Paulo; 2008.

O'Grady NP, Alexander M, Burns LA et al; Healthcare Infection Control Practices Advisory Committee. Guidelines for the prevention of intravascular catheter-related infections. Clin Infect Dis. 2011; 52(9): e162-93.

Pedrosa TMG, Couto RC. Prevenção de infecção relacionada com os disponíveis intravasculares. In: Cout RC, Pedrosa TMG, Nogueira JM. Infecção hospitalar, epidemiologia, controle, gestão para a qualidade. Rio de Janeiro: Medsi; 1999. p. 387-99.

Rocha LCM. Infecções da corrente sanguínea e do acesso vascular. In: Martins MA. Manual de infecção hospitalar. Epidemiologia. Prevenção. Controle. 2. ed. Rio de Janeiro: Medsi; 2001. p. 200-7.

Zacharioudakis IM, Zerou FN, Arvanitis M et al. Antimicrobial lock solutions as a method to prevent central line-associated bloodstream infections; a meta-analysis of randomized controlled trials. Clin Infect Dis. 2014; 59(12):1741-9.

Capítulo 23

Bundles | Pacotes de Medidas e Controle de Infecções na Segurança do Paciente

Sylvia Lemos Hinrichsen ▪ Marcela Coelho de Lemos

Nós somos aquilo que fazemos repetidamente. Excelência, então, não é um modo de agir, mas um hábito. (Aristóteles)

INTRODUÇÃO

A fim de sistematizar as intervenções para melhorar a segurança do paciente, o Institute of Healthcare Improvement (IHI) introduziu o conceito de *bundle* (pacote): um conjunto pequeno e simples de práticas baseadas em evidências (em geral, três a cinco) que, quando executadas coletivamente, de maneira uniforme e confiável, melhoram os resultados para os pacientes.

Apesar de inicialmente parecer uma lista de atividades (tarefas), um *bundle* é mais do que isso, pois apresenta elementos específicos que o tornam único. Nesse sentido, não deve ser aplicado isoladamente, e sim de modo coeso, sendo necessário seguir todos os passos para se alcançarem os melhores resultados.

Todas as ações elencadas nos *bundles* baseiam-se em estudos clínicos randomizados de nível 1 de evidência e têm como objetivo fornecer o melhor cuidado ao paciente e não apenas descrever como ele deve ser.

Um *bundle* é, portanto, uma ferramenta específica com parâmetros claros, com um pequeno número de elementos cientificamente comprovados que, quando realizados em conjunto, criam resultados muito melhores.

Um *checklist* é um conjunto de elementos. Muitas vezes é uma mistura de tarefas ou processos (atividades) indicados, mas não necessariamente ações com base em evidências comprovadas por estudos controlados, como são os *bundles*. São 13 as intervenções (*bundles*) para a segurança do paciente, focadas em medidas que reduzem a mortalidade e potenciais danos (Quadro 23.1).

Para que os resultados desses *bundles* sejam obtidos e consistentes, é fundamental o envolvimento de equipes multiprofissionais para mudar e reduzir os riscos oriundos das práticas assistenciais e dos sinais de gravidade do paciente, principalmente as infecções (Quadro 23.2).

BUNDLES | PROTOCOLOS GERENCIADOS

Isso não é tudo. Assim como é essencial que conheças a fundo o lugar em que deves combater, não é menos importante que saibas o dia, a hora, o momento exato do combate. Trata-se de um cálculo que não convém negligenciar. (Sun Tzu)

Protocolos

Estabelecem um conjunto de critérios que permite determinar o diagnóstico de doenças e o tratamento correspondente, com os medicamentos disponíveis e as respectivas doses. Constituem documentos científicos que vinculam e orientam a assistência médico-farmacêutica, sistematizando o padrão de manejo clínico para determinado problema.
Artigos 19-N e 19-O da Lei nº 12.401, de 28 de abril de 2011.

Protocolos clínicos gerenciados

São diretrizes/*guidelines* já validadas, assistenciais, com a participação dos diversos setores/equipes multidisciplinares envolvidos no atendimento ao paciente que monitoram continuamente indicadores de qualidade para garantir uma prática clínica com qualidade e segurança ao paciente.

Os protocolos gerenciados buscam, por meio da criação de diretrizes/*guidelines* assistenciais e do monitoramento contínuo de indicadores de qualidade, garantir a implementação na prática clínica da melhor evidência científica disponível.

Têm o propósito de influenciar as decisões profissionais em situações clínicas específicas, especialmente quando da ocorrência de mudanças do cenário (gravidade, prevalência, incidência ou custo), servindo como suporte para a seleção de indicadores de acompanhamento estratégico, a fim de garantir uma prática clínica segura.

Devem ser construídos e utilizados baseados no perfil epidemiológico da instituição, estando adequados à estrutura física, administrativa e de recursos humanos existentes na unidade em que serão implementados, e tendo como premissas: ética, relação profissional-paciente e doenças prioritárias.

Para implantar protocolos gerenciados, é necessário:

- Estabelecer o planejamento (estabelecer os objetivos do protocolo)
- Definir os contextos da sua aplicação, garantindo os recursos necessários para sua construção, distribuição, implementação e revisão periódica
- Formar equipe multiprofissional, com a participação dos diversos setores envolvidos no processo de trabalho, definindo a responsabilidade de cada um
- Estabelecer um coordenador
- Estabelecer claramente os critérios metodológicos
- Descrever os critérios de inclusão e exclusão e a sequência de atuação multiprofissional, bem como os instrumentos de anotação e mensuração da aplicação do protocolo
- Estabelecer a data da implantação da aplicação do protocolo.

Também será necessário que os profissionais envolvidos sejam capacitados, estabeleçam uma boa comunicação entre

150 Parte 1 **Biossegurança**

QUADRO 23.1 *Bundles*: pacote de medidas/intervenções para a segurança do paciente.

Medidas que reduzem danos

- Prevenir infecção por *Staphylococcus aureus* resistente à oxacilina: práticas de prevenção cientificamente comprovadas
- Prevenir danos por medicações de alto risco (anticoagulante, sedativos, insulina): criação de um sistema de reconciliação medicamentosa
- Reduzir complicações cirúrgicas (infecções e trombose venosa profunda): implementação das medidas recomendadas pelo *Surgical Care Improvement Project*
- Tratamento com base em evidências para insuficiência cardíaca congestiva: prevenção de descompensações e reinternações
- Prevenir úlceras por pressão: com base em diretrizes
- *Get Boards on Board*/Governança (envolvimento da governança): envolvimento da direção e das lideranças da instituição/hospital no processo de melhoria de segurança do paciente

Medidas que reduzem mortalidade

- Implementar equipe de resposta rápida: intervenções rápidas em pacientes com sinais de deterioração clínica
- Prevenir eventos adversos com medicações (reconciliação medicamentosa): foco em anticoagulantes, sedação, opioides e insulinoterapia
- Melhorar os cuidados no infarto agudo do miocárdio: prevenção de mortes por essa causa
- Prevenir infecções do local cirúrgico: antibioticoprofilaxia adequada e no tempo correto
- Prevenir infecções relacionadas com cateter venoso central: medidas simples e eficazes
- Prevenir pneumonia associada à ventilação mecânica: medidas simples e eficazes
- Prevenir infecção urinária associada ao cateter: medidas simples e eficazes

Fonte: http://www.iqg.com.br e http://www.ihi.org/IHI/Programs/Campaign. A Campanha "5 milhões de vidas" do Institute of Healthcare Improvement (IHI) teve como objetivo evitar 5 milhões de eventos adversos relacionados com a assistência em saúde nos EUA entre 2006 e 2008. O IHI é uma organização sem fins lucrativos que busca colaborar para melhorias na assistência à saúde, com atuação também no Brasil.

QUADRO 23.2 *Bundles* que previnem infecções (Institute for Health Improvement).

Pneumonia associada à ventilação mecânica

- Elevação da cabeceira da cama entre 30 e 45°
- Interrupção diária da sedação e avaliação diária das condições de extubação
- Profilaxia de úlcera péptica (úlcera de estresse)
- Profilaxia de tromboembolismo venoso (a menos que contraindicado)

Infecção urinária

- Inserção e manutenção asséptica do cateter
- Remoção precoce do cateter – lembretes
- Ultrassonografia da bexiga – pode evitar cateterização vesical
- Cateterização apenas quando extremamente necessário
- Uso de preservativos ou cateterismo intermitente em pacientes adequados

Infecção associada a cateter central (CVC)*

- Higienização das mãos
- Precaução de barreira máxima (gorro, máscara, avental e luvas estéreis além de campo estéril duplo com mínima área descoberta para a passagem do cateter)
- Antissepsia da pele com clorexidina a 2% aplicada por pelo menos 30 min antes de passar o CVC (é necessário relatar alergia a clorexidina e substituir por outro antisséptico)
- Seleção do melhor local para passagem do CVC (evitando a cateterização da veia femoral em adultos) – preferência por subclávia (CVC não tunelados)
- Revisão diária da necessidade de permanência do CVC – retirando os que não têm mais indicação de permanência. Deve-se anotar data da passagem

Infecção de local cirúrgico

- Uso adequado de antibióticos profiláticos – 60 min antes da incisão
- Tricotomia adequada
- Controle glicêmico
- Manutenção da normotermia

Infecção por *Staphylococcus* aureus resistente à metilcilina

- Higienização das mãos
- Descontaminação do ambiente e equipamentos
- Vigilância ativa
- Precauções de contato para pacientes colonizados e infectados
- *Bundle* (*bundle* de cateter central e *bundle* de ventilação)

*Outros grupos/centros incluíram na lista: evitar a cateterização da veia femoral.
Outras medidas e *bundles* são de extrema importância para redução do risco de adoecimentos relacionados com a assistência (Quadros 23.3 e 23.4).
Fonte: http://www.iqg.com.br e http://www.ihi.org/IHI/Programs/Campaign. A Campanha "5 milhões de vidas" do Institute of Healthcare Improvement (IHI) teve como objetivo evitar 5 milhões de eventos adversos relacionados com a assistência em saúde nos EUA entre 2006 e 2008. O IHI é uma organização sem fins lucrativos que busca colaborar para melhorias na assistência à saúde, com atuação também no Brasil.

Capítulo 23 *Bundles* | Pacotes de Medidas e Controle de Infecções na Segurança do Paciente **151**

QUADRO 23.3 Outros *bundles* do Institute of Healthcare Improvement (IHI).

Tromboembolismo venoso

- **Fatores de risco** (indicativos de profilaxia medicamentosa/mecânica para tromboembolismo venoso)
  - Acidente vascular encefálico
  - Câncer
  - Cateteres centrais e *Swan-Ganz*
  - Doença inflamatória intestinal
  - Doença respiratória grave
  - Doença reumática ativa
  - Gravidez e pós-parto
  - História prévia de tromboembolismo venoso
  - Infarto agudo do miocárdio
  - Insuficiência cardíaca congestiva classe III ou IV
  - Idade ≥ 55 anos
  - Infecção
  - Insuficiência arterial
  - Internação em unidade terapia intensiva
  - Obesidade
  - Paresia/paralisia de membros inferiores
  - Quimioterapia/hormonoterapia
  - Reposição hormonal
  - Síndrome nefrótica
  - Tabagismo
  - Trombofilias
  - Varizes/insuficiência venosa crônica
- **Comorbidades** (impedem profilaxia medicamentosa)
  - Sangramento ativo
  - Úlcera péptica ativa
  - Hipertensão arterial não controlada (< 180 × 110 mmHg)
  - Coagulopatia (plaquetopenia ou INR > 1,5)
  - Insuficiência renal (*clearance* ≤ 30 mℓ/min)
  - Cirurgia craniana ou ocular < 2 semanas
  - Coleta de líquido cefalorraquidiano < 24 h

Lesão por pressão

- Avaliação de lesão de pressão na admissão de todos os pacientes
- Reavaliação diária de risco para todos os pacientes
- Inspeção diária da pele
- Controle da umidade (manter o paciente seco e a pele hidratada)
- Melhorar a nutrição e a hidratação (pois podem acarretar perda de peso e massa muscular, o que torna as proeminências ósseas mais salientes e dificulta a mobilidade do paciente)
- Minimizar pressão
  - Mudança de decúbito/reposicionamento do paciente a cada 2 h
  - Uso de superfícies para redistribuição da pressão (com colchões, camas, almofadas)
  - Lembretes sobre a necessidade de mudanças/reposicionamento

Redução de complicações cirúrgicas

- Prevenção de infecção em local cirúrgico
  - Uso apropriado de antibiótico profilático na primeira hora antes da incisão cirúrgica
  - Tricotomia adequada
  - Controle glicêmico (6 h da manhã para pacientes em pós-operatório de cirurgia cardíaca)
  - Manutenção de normoterapia em pós-operatório imediato de pacientes submetidos a cirurgia colorretal
- Betabloqueadores para pacientes em uso de betabloqueadores previamente à admissão (para garantir a continuidade terapêutica durante a transição do pré para o pós-operatório)
- Profilaxia de tromboembolismo venoso
- Prevenção de pneumonia associada à ventilação mecânica
- Aplicação do *checklist* de cirurgia segura (*sign in – time out – sign out*) da Organização Mundial da Saúde

(continua)

QUADRO 23.3 Outros *bundles* do Institute of Healthcare Improvement (IHI). (*Continuação*)

Infarto agudo do miocárdio

- Administração precoce de ácido acetilsalicílico (dentro de 24 h antes ou após a chegada do hospital)
- Ácido acetilsalicílico na alta
- Betabloqueador na alta
- Inibidor da enzima conversora da angiotensina (ECA) ou bloqueadores dos receptores da angiotensina na alta para pacientes com disfunção sistólica
- Início precoce da reperfusão (trombólise ou intervenção percutânea) (pacientes com infarto agudo do miocárdio que receberam trombolíticos em 30 min de chegada ao hospital ou intervenção coronária percutânea dentro de 90 min da chegada ao hospital)

Insuficiência cardíaca congestiva

- Na ausência de contraindicações ou intolerância:
  - ○ Avaliação da função sistólica do ventrículo esquerdo
  - ○ Inibidor da ECA ou bloqueadores dos receptores da angiotensina na alta de pacientes com insuficiência cardíaca congestiva e disfunção sistólica (fração de ejeção do ventrículo esquerdo < 40%)
  - ○ Anticoagulante na alta para pacientes com insuficiência cardíaca congestiva crônica ou recorrente com fibrilação atrial
  - ○ Interrupção e aconselhamento de cessação do tabagismo
  - ○ Orientações para: nível de atividade, dieta, medicamentos de descarga, consulta de acompanhamento, monitoramento de peso e o que fazer se os sintomas piorarem
  - ○ Imunização para influenza (sazonal)

Fonte: http://www.iqg.com.br e http://www.ihi.org/IHI/Programs/Campaign. A Campanha "5 milhões de vidas" do Institute of Healthcare Improvement (IHI) teve como objetivo evitar 5 milhões de eventos adversos relacionados com a assistência em saúde EUA entre 2006 e 2008. O IHI é uma organização sem fins lucrativos que busca colaborar para melhorias na assistência à saúde, com atuação também no Brasil.

QUADRO 23.4 Pacotes de medidas para redução de riscos.

Fast hug (conjunto de quesitos [*checklist*] fundamentais de avaliação diária)

- Sedação
- Úlcera
- Suspensão (elevação) da cabeceira: reduz em 50% o risco de pneumonia associada à ventilação mecânica
- Períneo
- Escara: verificar se existe prevenção para úlceras de pressão, como mudança de decúbito e colchão piramidal. Se presentes, confirmar se estão sendo tratadas
- Infecção de cateter
- Trombose venosa profunda farmacológica ou mecânica
- Alimentação
- Pressão de vias respiratórias
- Analgesia: retirar do leito
- Antibiótico (tempo de uso)
- Oftalmoproteção
- Balonete
- Extubação
- Metabólico (controle glicêmico)

Prevenção de broncopneumonia aspirativa

- Manutenção do paciente sempre em decúbito elevado (30 a 40°)
- Ao início da terapia nutricional, durante as primeiras 24 h, é preciso observar se o paciente tolera a fórmula (não apresenta vômitos, distensão abdominal, diarreia)
- Uso da sonda liberado apenas após a confirmação de sua posição pelo método da radiografia de abdome
- Avaliação do posicionamento inicial da sonda por aspiração do conteúdo gástrico e radiografia abdominal
- Reavaliação do posicionamento da sonda periodicamente (a posição deve ser anotada em prontuário)
- Aspiração do resíduo gástrico antes de administração da dieta
- Não administração em caso de resíduo ≥ 200 mℓ em 6 h
- Identificação dos pacientes com maior risco de apresentar complicações (ventilação mecânica, sedação, trauma neurológico, inibição de reflexo motor)
- Monitoramento da motilidade intestinal e do esvaziamento gástrico por meio de volume residual (menor que 200 mℓ por 6 h)
- Sondas com menor diâmetro parecem reduzir a incidência de refluxo gastresofágico
- Administração intermitente de dieta enteral parece ser mais segura
- Administração pós-pilórica parece reduzir riscos de complicações
- Acidificação de dietas enterais não tem mostrado benefícios na prevenção de infecções respiratórias

(*continua*)

QUADRO 23.4 Pacotes de medidas para redução de riscos. *(Continuação)*

Cirurgia segura (meta 4)

- A equipe cirúrgica é da responsabilidade direta do cirurgião titular e deve ser composta exclusivamente por profissionais de saúde devidamente qualificados e credenciados pelo hospital ou instituição de saúde
- Deve ser observada a qualificação de um auxiliar médico, pelo cirurgião titular, visando ao eventual impedimento do titular durante o ato cirúrgico
- Em cirurgias eletivas o médico deve se assegurar previamente das condições indispensáveis à execução do ato (antes/*sign in*, durante/*time out*, após/*sign out*), inclusive quanto à necessidade de ter como auxiliar outro médico capaz de substituí-lo em seu impedimento
- Não realização simultânea de anestesias em pacientes distintos, pelo mesmo anestesiologista
- Para a prática da anestesia, o anestesiologista deve avaliar previamente as condições de segurança do ambiente
- Após a anestesia, o paciente deve ser transferido para a sala de recuperação pós-anestésica ou para o centro (unidade) de terapia intensiva, conforme o caso
- Enquanto aguarda a transferência, o paciente deve permanecer no local onde foi realizado o procedimento anestésico, sob a atenção do anestesiologista
- O anestesiologista que realizou o procedimento anestésico deve acompanhar o transporte do paciente para a sala de recuperação pós-anestésica e/ou unidade de terapia intensiva, conforme o caso
- A alta da sala de recuperação pós-anestésica é de responsabilidade exclusiva do médico anestesiologista

CANDIDA SCORE

Variáveis/Riscos	Pontuação/Score*
Colonização por *Candida* em múltiplos locais	1
Cirurgia	1
Uso de nutrição parenteral	1
Sinais clínicos de sepse grave	2
Sinais de deterioração clínica	Modificação do nível de consciência: sonolência, confusão mental, agitação, convulsão
	Pressão arterial sistêmica < 90 mmHg ou > 200 mmHg
	Frequência cardíaca < 50 bpm ou > 100 pbm
	Frequência respiratória < 8 irpm ou > 20 irpm
	Temperatura < 36,0°C
	Saturação < 90% (mesmo que com O_2)
	Ausência de diurese por mais de 6 h (ou < 50 mℓ/h em 6 h)
	Enchimento capilar 2 s
	Dor nova ou piora de dor preexistente
	Sangramento agudo
	Impressão de que o paciente não está bem

Candida Score > 2,5 foi associada com um aumento 7 vezes maior na probabilidade documentada de infecção por *Candida*. Disponível em: http://www.hosp.uky.edu/pharmacy/formulary/criteria/CandidemiaTreatmentGuidelines-2009.pdf.

Fonte: adaptado de Vincent, 2005; Zambon, 2008; Hinrichsen, 2012.

os envolvidos e identifiquem os pacientes dentro dos critérios de inclusão (*e-mail* para Comissão de Gerenciamento de Protocolo). Além disso, é preciso monitorar a adesão e realizar revisões regulares e programadas, cuja periodicidade depende do avanço dos conhecimentos na área.

O monitoramento dos protocolos gerenciados pode ser feito por meio de reunião semanal para acompanhamento, revisão de todos os casos incluídos, discussão com equipe multiprofissional e análise das não conformidades com registro em relatório observando o passado, a meta presente, assim como a ocorrência e o futuro para as ações corretivas.

PNEUMONIA ASSOCIADA À VENTILAÇÃO MECÂNICA

A pneumonia associada à ventilação mecânica (PAV) é uma complicação bastante frequente, especialmente em unidades de terapia intensiva (UTI). É um evento que aumenta o custo hospitalar, o tempo de internação e, possivelmente, a mortalidade.

Ainda não há dados de PAV no Brasil, mas segundo as diretrizes da American Thoracic Society e da Infectious Diseases Society of America, sua ocorrência é de 9 a 27% dos pacientes ventilados, e está relacionada com a gravidade, a doença de base do paciente em ventilação mecânica e o tempo desta.

A PAV pode surgir após 48 h da intubação endotraqueal e instituição da ventilação mecânica invasiva, podendo ser precoce em alguns casos se surgir até o quarto dia de internação hospitalar, e tardia após o quinto. Seu diagnóstico é obtido com auxílio de um padrão de referência absoluto (dados epidemiológicos, de imagem e laboratoriais, que pouco representam isolados, mas sugerem o evento em conjunto).

Estudos mostram que a mortalidade global dos pacientes com PAV pode ser de 25%, com letalidade atribuída de 1,0 a 1,5% (podendo chegar a mais de 10% em caso de aumento do período de ventilação, hospitalização, uso excessivo de antimicrobiano), podendo representar um incremento de cerca de US$ 40.000 nos custos de internação hospitalar.

Os principais objetivos da prevenção de PAV são: reduzir a duração da exposição ao fator de risco (ventilação mecânica invasiva), reduzir a frequência de aspiração e a colonização bacteriana orofaríngea, que dependem muito da assistência da enfermagem, dos médicos e de toda a equipe multiprofissional.

Entre os cuidados que mais desafiam a equipe assistencial na rotina diária quando da implantação do *bundle* de PAV está a vigilância constante da elevação da cabeceira do paciente a 30 a 45° (fator de risco para aspiração pela cavidade oral de secreções com bactérias do ambiente hospitalar que, ao penetrarem na via respiratória, facilitam a ocorrência de pneumonia). Manter o paciente nessa posição não é fácil, pois alguns procedimentos exigem mudanças de posicionamento do paciente e nem sempre a equipe está atenta e ou sistematizada para essa medida.

Pacientes em ventilação mecânica são sedados e o tempo de sedação pode contribuir para o desenvolvimento de PAV. Por isso, é importante diminuir o tempo de permanência no ventilador, com a técnica de despertar diário, segundo a qual a sedação é interrompida diariamente (para verificar se há condição de rápido desmame ou extubação, o que poderia passar despercebido ao manter-se a sedação alterando o sensório do paciente) e a interação do paciente com o aparelho e com o médico é observada, tornando possível que se avalie a retirada do aparelho.

Manter os *bundles*/pacotes de medidas/protocolos é uma tarefa árdua em qualquer unidade assistencial. Motivar pessoas a se sistematizarem requer uma permanente educação entre as lideranças e todos os colaboradores. Mostrar resultados, por meio de indicadores, pode incentivar os envolvidos a manter as conquistas e melhorar sua atuação.

TROMBOEMBOLISMO VENOSO

O tromboembolismo venoso (TEV) vem sendo trabalhado por meio de *bundles*/pacotes de medidas na tentativa de prevenir sua ocorrência entre pacientes clínicos e cirúrgicos, por seu alto índice de mortalidade. Associado a significativa morbidade e mortalidade, o TEV representa um custo substancial em termos de qualidade de vida e recursos no sistema de saúde. O desenvolvimento de tromboembolismo venoso profundo (TVP) ou embolia pulmonar (EP) está associado a mortalidade aumentada em 30 dias. A taxa de letalidade para a TVP é de 5% e para EP, de 33%.

São complicações da falta de prevenção para TEV: aumento de 5% de sangramento em EP e TVP (anticoagulação prolongada), recorrência de TEV em 5 anos (30%) e síndrome pós-trombótica dentro de 10 anos em 30 a 50%.

Protocolos internacionais de prevenção de TEV existem há muitos anos nos EUA e desde 2005-2006 no Brasil. No entanto, embora existam protocolos claros, na prática há controvérsias e dificuldades para consensos, mesmo que sejam reconhecidos os riscos para a prevenção de TEV.

Um dos fatores que aumentam as chances de ocorrência de TEV é a falta de mobilidade. Já o tromboembolismo pulmonar ocorre quando o coágulo desloca-se de seu ponto de origem e atinge os pulmões, ocasionando a síndrome de *cor pulmonale* aguda, que pode levar à falência cardíaca e à necessidade de trombectomia pulmonar, complicações que poderiam ser evitadas com o protocolo de TEV, capaz de reduzir o risco em até 90%.

Segundo diretrizes e protocolos, pacientes com mais de 18 anos de idade que vão se submeter a uma cirurgia devem ser avaliados, quanto ao risco de TEV, já na admissão. Para os pacientes clínicos, a orientação é avaliar todos com mais de 40 anos e histórico de cardiopatias, acidente vascular encefálico (AVE), doença inflamatória intestinal, enfisema pulmonar, reumatismo, síndrome nefrótica e varizes. Mulheres em reposição hormonal ou uso de anticoncepcional, com antecedentes de trombose na família também devem ser investigadas, além de pacientes com câncer, em função dos níveis maiores de fatores de coagulação, o que aumenta em 4 a 8 vezes o risco de TEV.

A implantação de medidas preventivas para TEV requer uma política institucional e o envolvimento de equipes multiprofissionais. Há necessidade de acompanhamento diário de todos os pacientes internados na instituição, clínicos e cirúrgicos (especialmente aqueles com mais de 40 anos de idade), que devem ter uma ficha de riscos avaliada e preenchida com a conduta preventiva a ser tomada.

A profilaxia medicamentosa deve ser recomendada (após avaliação de riscos individualizada) para todos os pacientes de risco médio ou alto, clínicos ou cirúrgicos. Por meio de um algoritmo, no momento da internação, a equipe de enfermagem deve avaliar o paciente e definir o grau de risco existente. Quando de baixo risco, a principal medida deve ser o estímulo à deambulação precoce ou pelo menos a tentativa de movimentar os membros inferiores. Nas cirurgias de pequeno porte, de duração de menos de 60 min e tempo de anestesia geral menor que 30 min (cirurgias de ombro, artroscopia de joelho, ginecológicas e urinárias simples), associadas a baixa taxa de TEV, se não houver restrições de mobilidade, nenhum fator de risco adicional e alta rápida (menos de 48 h), não é necessário administrar anticoagulantes. Mas caso haja contraindicação para esses medicamentos, deve ser feita a profilaxia mecânica (com dispositivo de compressão pneumático intermitente, que envolve a perna do paciente do tornozelo até a coxa, fazendo pressão para reduzir a estase venosa ou com bomba plantar, que massageia os pés).

Uma dificuldade na condução do protocolo de TEV é o fato de sua profilaxia não se limitar ao período de internação, principalmente em idosos com dificuldade de deambular, que costumam apresentar complicações vários dias após a alta hospitalar. É importante, portanto, a manutenção da profilaxia com heparina de baixo peso molecular injetável ou com anticoagulantes orais, além do estímulo à movimentação dos membros inferiores, mesmo que estejam no leito (com ajuda da fisioterapia ou enfermagem).

São indicadores de TEV monitorados pela International Library of Measures da Joint Commission International (JCI): pacientes (clínicos e cirúrgicos) que receberam profilaxia para TEV (ou motivos pelos quais isso não foi feito) no dia ou no dia após a admissão no hospital ou cirurgia (incluindo artroplastias de joelho/quadril que tiveram cirurgia no dia ou após a admissão na UTI ou transferência); pacientes em UTI que receberam profilaxia para TEV (ou motivos pelos quais isso não foi feito) no dia ou no dia após a admissão no hospital ou cirurgia.

SEPSE

No Brasil, são previstos cerca de 400 mil casos de sepse por ano com altas taxas de mortalidade em prontos-socorros e UTIs. A implementação de um protocolo de sepse é essencial, especialmente pelas dificuldades de diagnóstico, dada a ausência de sintomas e/ou sinais claros, mesmo em pacientes graves.

A sepse é uma resposta inflamatória exacerbada do organismo a um quadro infeccioso, que qualquer pessoa com uma infecção pode desenvolver, de maneira grave, com piora do funcionamento de órgãos (pulmão, rins) ou choque séptico que gera a queda da pressão arterial associada à infecção (Quadro 23.5).

Várias são as tentativas de melhoria para o diagnóstico de sepse e o seu precoce tratamento, que vão desde fluxogramas informativos, sinais de alerta, até ronda diária em busca de melhorias no tempo de coleta de exames e de antibioticoterapia.

No protocolo de sepse, é fundamental o gerenciamento dos casos, identificados por busca ativa e acionamento do código amarelo, assim como o monitoramento da efetividade, feito por meio de fluxos de atendimento, fichas de acompanhamento, procedimentos operacionais padrão, protocolos clínicos e exames laboratoriais (com agilidade na entrega dos resultados).

São indicadores propostos para sepse: média de permanência (dias), taxa de mortalidade e taxa de antibioticoterapia adequada, além de outras critérios clínicos.

Os pacientes com qSOFA ≥ 2 têm risco elevado de infecção, disfunção orgânica associada, internação prolongada em UTI e morte, servindo como base para a validação da sepse clínica. Para as UTIs, os critérios também podem basear-se no SOFA.

A solicitação de exames comprobatórios para o diagnóstico de sepse/choque séptico não é considerada fator de exclusão à avaliação clínica inicial dos pacientes elegíveis ao protocolo, que apresentam sinais de infecção e, pelo menos, dois critérios qSOFA.

QUADRO 23.5 Sepse e critérios de definições.

Síndrome de resposta inflamatória sistêmica (SIRS)

- Presença de, pelo menos, dois dos seguintes itens:
- Temperatura central > 38,3°C ou < 36°C
- Frequência cardíaca > 90 bpm
- Frequência respiratória > 20 irpm ou $PaCO_2$ < 32 mmHg ou necessidade de ventilação mecânica
- Leucócitos totais > 12.000/mm³ ou < 4.000/mm³ ou > 10% de formas jovens

Sepse

- Síndrome de resposta inflamatória sistêmica secundária a infecção confirmada ou presumida (não é necessária hemocultura positiva)

Sepse grave

- Presença de critérios de sepse associada a hipoperfusão ou disfunção de pelo menos um órgão (hipoxemia, oligúria, insuficiência renal, coagulopatia, outros)

Choque séptico

- Sepse grave associada a hipotensão arterial não responsiva à adequada reposição volêmica, sendo necessário o uso de substâncias vasoativas

Fonte: Adaptado de Bone et al., 1992.

Hemocultura aeróbica (duas a três amostras coletadas por punção vascular em acessos diferentes) com intervalo de 20 min com coleta deve ser realizada antes do início da antibioticoterapia.

Outros tipos de culturas podem ser necessários para pesquisa de foco primário (urocultura para diagnóstico de infecção do trato urinário ou outras, segundo clínica apresentada pelo paciente, como pele, local cirúrgico etc.).

Os exames comprobatórios para o diagnóstico de sepse/choque séptico devem ser solicitados com urgência (com resultados até 1 h após a coleta) e monitorados durante a evolução do paciente: cloro, sódio, potássio, gasometria venosa ou arterial, cálcio ionizado, glicose, lactato, hemograma, enzimas hepáticas, função renal e bilirrubinas.

Os fatores de risco associados à sepse são listados a seguir:

- Extremos de idade: prematuros, crianças com menos de 1 ano e idosos com mais de 65 anos de idade
- Imunodeficiências/AIDS: portadores de imunodeficiências por câncer, em quimioterapia, em uso de corticosteroides, doenças crônicas
- Uso de drogas: ilícitas e álcool
- Traumatismo/politrauma
- Queimaduras/ferimentos por arma de fogo
- Infarto agudo do miocárdio (IAM)
- Longo tempo de internamento hospitalar.

INFARTO AGUDO DO MIOCÁRDIO

Seja no setor público ou privado, as doenças cardiovasculares (insuficiência cardíaca e IAM) são responsáveis pela maioria dos internamentos em serviços de cardiologia, com alta mortalidade, que variam de acordo com a assistência prestada.

Os indicadores para IAM são: ácido acetilsalicílico recebido dentro de 24 h da chegada ao hospital para pacientes com IAM; ácido acetilsalicílico prescrito na alta para pacientes que sofreram IAM; aconselhamentos/assistência para adultos que parem de fumar, dados a pacientes que sofreram IAM, e betabloqueador prescrito na alta para pacientes que sofreram IAM; além de outros, tais como: tempo de porta-balão (IAM com supradesnivelamento – média: 86 min); taxa de angioplastia primária (com supradesnivelamento – média: 72,2%); taxa de ácido acetilsalicílico na alta (média: 66,9%); tempo de permanência (média: 7,4 dias); e taxa de mortalidade (média: 3,7%).

Entretanto, para haver índices melhores e mais efetividade na assistência a pacientes com IAM, é necessário que a instituição desenhe fluxos dos processos de atendimento desses pacientes, incluindo definições dos pontos críticos e dos indicadores. Para melhores resultados assistenciais no IAM, devem ser, portanto, sistematizadas atividades entre o pronto-socorro e a hemodinâmica junto às equipes multiprofissionais e paciente/familiares que precisam de aconselhamento sobre a importância da aderência ao tratamento e de hábitos saudáveis. Outro ponto de relevância é que todos os processos (atividades) devem ser registrados no prontuário do paciente para que as evidências sejam identificadas, monitoradas e analisadas como oportunidades de melhorias/qualidade.

ACIDENTE VASCULAR ENCEFÁLICO

O AVE é uma doença tempo-dependente; por isso, cada minuto é vital para o paciente. Segundo protocolos, a janela terapêutica para o tratamento com trombolítico é de 4,5 h, momento em que todos da equipe multiprofissional focam seus esforços para minimizar as sequelas decorrentes da doença, que também tem alta mortalidade.

No entanto, para que haja melhor sistematização das ações para o AVE e também para outras situações mais críticas para a segurança do paciente, se faz necessário que haja na instituição um time de resposta rápida treinado e adequado aos diversos protocolos.

Na hora de um atendimento a um paciente com suspeita de AVE (pré, intra-hospitalar e até na ambulância), aciona-se time de resposta rápida (disponível 24 h) por meio de alertas e mensagens (SMS) com o código AVE. Esse time terá cerca de 20 min para realizar a tomografia e, após isso, administrar o medicamento.

Todas as ações diante de um paciente com AVE, assim como em outras situações diagnósticas, devem ser registradas no prontuário do paciente.

São indicadores da *International Library of Measures* da Joint Commission International (JCI): pacientes com derrame isquêmico que receberam prescrição de terapia antitrombótica na alta; pacientes com fibrilação atrial recebendo terapia de anticoagulação; pacientes que sofreram derrame instruídos sobre essa condição durante a estadia no hospital e pacientes com derrames isquêmicos ou hemorrágicos avaliados para os serviços de reabilitação. São outros indicadores sugeridos para AVE isquêmico: tempo de porta-tomografia (média: 53 min); taxa de tomografia (média: 60,4%); média de permanência (média: 7,6 dias); tempo de porta-trombólise (média: 69 min) e taxa de mortalidade (média: 6,1%).

Outros protocolos clínicos

No processo de qualidade e segurança do paciente devem ser gerenciadas outras doenças, tais como: pneumonia adquirida na comunidade (importante causa de óbitos, por diagnóstico tardio e uso inadequado de antibióticos e tempo de uso), com risco de evolução para sepse, tendo como principais fatores de risco a sazonalidade dos meses frios, os extremos de idade e comorbidades associadas como asma e bronquite; colecistectomia videolaparoscópica e herniorrafia inguinal (tempo de permanência em horas); histerectomia abdominal (tempo de permanência em dias); insuficiência cardíaca congestiva (média de permanência e taxa de mortalidade); parada cardíaca; cuidados de enfermagem (úlcera de pressão e quedas); cuidado perinatal (partos eletivos normais/naturais ou eletivos cesárea > 37 e < 39 semanas de gestação completadas); mulheres nulíparas com o bebê em uma posição de vértice; posição de parto por seção cesárea; e amamentação exclusiva durante a hospitalização do recém-nascido); cuidado cirúrgico (antibióticos profiláticos recebidos adequadamente 1 h antes da incisão cirúrgica para artroplastia de quadril/joelho).

São indicadores para pneumonia: pacientes com pneumonia com 65 anos de idade ou mais selecionados para o *status* de vacina pneumocócica e com vacina administrada antes da alta, se indicado; aconselhamento e assistência para cessação do tabagismo a pacientes hospitalizados com pneumonia que fumam cigarros e a pacientes com pneumonia com 50 anos de idade ou mais, que durante a temporada de gripe foram selecionados para o *status* de vacina de influenza e vacinados antes da alta, se indicado. Também podem ser incluídos outros indicadores para pneumonia adquirida na comunidade, como: média de permanência; taxa de antibioticoterapia adequada e taxa de mortalidade para adultos.

São indicadores para parada cardíaca: pacientes com documentação registrada cuja função sistólica do ventrículo esquerdo tenha sido avaliada antes da chegada, durante a hospitalização, ou planejada após alta, e aconselhamento/assistência dado a adultos que sofreram parada cardíaca.

COVID-19

A COVID-19 é uma doença infecciosa altamente transmissível e que está associada a elevados índices de morbimortalidade. Assim, o *bundle* para COVID-19 é essencial para promover a saúde dos profissionais de saúde e do paciente. As medidas indicadas de acordo com a Organização Mundial de Saúde são:

- Isolamento do paciente, sendo importante durante esse processo que o profissional utilize máscara, bata, luvas e óculos de proteção; podem ser também aplicadas medidas de precaução para aerossóis caso esteja sendo realizado algum procedimento relacionado com a via respiratória
- Realizar triagem do paciente, em que devem ser avaliados os sinais vitais, como temperatura, taxa de respiração, pulso, pressão arterial e oximetria
- Na presença de sinais e sintomas e resultados de exames laboratoriais e/ou de imagens indicativos da forma grave de COVID-19, deve ser iniciada oximetria imediatamente
- Poderão ser administrados corticosteroides no caso de o paciente apresentar a forma grave de COVID-19 segundo avaliação clínica e protocolos baseados em evidências científicas institucionais
- Iniciar o protocolo de profilaxia para trombose, sendo indicada a administração de anticoagulantes caso não exista contraindicação, conforme avaliação clínica e protocolos baseados em evidências científicas institucionais

É importante também que os quadros clínicos sejam bem estabelecidos. Considera-se que o paciente (adolescente ou adulto) apresenta a forma grave de COVID-19 quando ocorrerem sinais de pneumonia, como febre, tosse e falta de ar, e alguma alteração respiratória, como taxa de respiração maior que 30 respirações por minuto, dificuldade respiratória grave ou saturação de oxigênio menor que 90% em temperatura ambiente. No caso das crianças, é considerada doença grave quando apresenta tosse ou dificuldade para respirar associada a cianose central, saturação de oxigênio menor que 90% ou dificuldade respiratória grave.

Considera-se a forma gravíssima de COVID-19 quando o paciente apresenta dificuldade respiratória grave, sepse, choque séptico, trombose e/ou outra condição que exija medidas de suporte de vida.

VIGILÂNCIA DAS EPIDEMIAS

No processo da qualidade e segurança do paciente também é fundamental que as instituições estabeleçam mecanismos de controle de eventos infecciosos que possam configurar risco não só no ambiente hospitalar, mas também para a comunidade na qual o paciente está inserido (risco sanitário hospitalar).

Além de atendimento eficaz aos pacientes independentemente da doença de base que motivou o internamento, incluindo as relacionadas com epidemias (transmissibilidades), também deve haver uma interface com os órgãos sanitários (municipais, estaduais, federais e/ou internacionais).

São estratégias a serem implementadas segundo protocolos de doenças com risco de transmissibilidades e notificação compulsória: uso de *folders*, cartazes, faixas e outras peças de *marketing*; canais digitais (para esclarecimentos e/ou recomendações das autoridades públicas da área de saúde/especialistas do corpo clínico); criação de um comitê de contingência em crises, composto por lideranças, governança e setor de comunicação para a troca de informações sobre a situação externa e interna, planejamento e prevenção; treinamentos permanentes de equipes multiprofissionais do corpo clínico e de áreas administrativas, além de recepção, *concierge* e segurança; manuais informativos, normas e procedimentos operacionais de fácil acesso por qualquer colaborador; palestras dentro e fora da instituição (comunidade); monitoramento constante sobre as informações divulgadas na imprensa e nas redes sociais, identificando riscos e elaborando medidas preventivas (medidas de isolamento).

CONSTRUINDO UM PLANO DIAGNÓSTICO E TERAPÊUTICO

Se vês algum interesse em meus planos, cria situações que contribuam para sua realização. (Sun Tzu)

Estabelecer um plano diagnóstico e terapêutico é uma medida que não só confere transparência e rastreabilidade, como também reduz as chances de complicações, o tempo de permanência hospitalar e promove maior segurança ao paciente.

Desde a admissão do paciente é preciso formalizar um plano diagnóstico e terapêutico de acordo com protocolos clínicos e evidências científicas, para tratar comorbidades ou condições clínicas que exijam sequências de atividades assistenciais.

Um plano diagnóstico e terapêutico contém sequências de protocolos clínicos que devem estar cronologicamente ordenadas, interdependentes entre si, algumas vezes com marcos predecessores obrigatórios ou excludentes, podendo também ter propostas de abordagem preestabelecidas, antevendo situações clínicas segundo especialidades (Quadro 23.6).

São desafios para a construção de um plano diagnóstico e terapêutico: o compartilhamento de equipes de maneira formal no prontuário do paciente junto ao médico responsável (ainda é comum a prática individual na decisão de condutas); a não supervalorização das evidências científicas e da experiência pessoal; o não engessamento das metas estabelecidas que devem ser diariamente avaliadas segundo a evolução do

---

QUADRO 23.6 Entendendo o plano diagnóstico e terapêutico.

Definição

É um conjunto de alternativas diagnósticas e terapêuticas, definidas a partir da avaliação de cada caso, com enfoque multiprofissional e interdisciplinar, que visa obter maior adesão do paciente e de seus responsáveis ao tratamento

Objetivos

- Controle de quadro agudo
- Controle de riscos
- Remissão ou redução de sintomas
- Preparação para a alta hospitalar e/ou transferência (outra instituição hospitalar ou domiciliar)

Áreas/Especialidades

- Medicina interna
  - Presta atendimento complementar ao paciente
  - Visa à análise de aspectos clínicos capazes de interferir no processo terapêutico
  - Minimiza a necessidade de o paciente sair da clínica para avaliações externas
- Enfermagem
  - Incentiva o paciente a praticar o autocuidado
  - Realiza o plano de cuidados
  - Presta trabalho de prevenção à integridade física e mental do paciente
- Farmácia
  - Promove o uso racional de medicamentos, atentando para a obtenção do efeito terapêutico adequado
  - Presta orientação sobre o uso correto dos medicamentos
- Nutrição e dietética
  - Realiza avaliação nutricional dos pacientes
  - Presta orientação nutricional pós-alta aos pacientes
- Psicologia
  - Realiza psicoterapia individual e em grupo
  - Orienta, na alta, quanto à importância da continuidade do tratamento iniciado no hospital
- Psiquiatria
  - Avalia os riscos do paciente, eliminando causas orgânicas
  - Estabelece uma sequência adequada de tratamento, voltada à prevenção do reaparecimento da doença ou à minimização do quadro do paciente
  - Encaminha para tratamento pós-alta
- Terapia ocupacional
  - Estimula o potencial saudável do paciente
  - Promove novas vivências e experiências
  - Possibilita a superação de dificuldades e desafios
  - Favorece a percepção de comportamentos, atitudes e hábitos, para desenvolver a iniciativa, a autonomia e ampliar a integração social
- Cuidados paliativos
  - Atendem às expectativas biológicas previsíveis para cada paciente
  - Definem os objetivos da terapêutica e os benefícios de cada tratamento
  - Preveem os efeitos adversos de cada tratamento
  - Definem a necessidade de não prolongar a agonia, bem como de não abreviar a morte
  - Controlam sintomas, promovendo conforto, com comunicação efetiva, em um trabalho em equipe com apoio à família
- Outros
  - Realizam avaliações e estabelecem sequência adequada

Fonte: Adaptado de Plano terapêutico. Disponível em: http://www.clinica-saojose.com.br/?sessao=planos. Manual de cuidados paliativos. Disponível em: http://www.santacasasp.org.br/upSrv01/up_publicacoes/8011/10577_Manual%20de%20Cuidados%20Paliativos.pdf.

paciente e os indicadores de desempenho do plano adotado (o quanto foi ou não bem-sucedida cada uma das etapas estabelecidas); a contextualização do quadro clínico do paciente com as variáveis que possam ter existido no decorrer da internação; a criação de canais de comunicação entre as equipes e o registro desses canais no prontuário do paciente de maneira objetiva, seguindo uma cronologia; o desenho dos protocolos clínicos, com seleção e construção criteriosas e validação institucional (servindo de referência para posterior personalização do atendimento); a qualidade das informações contidas no prontuário do paciente sobre o histórico clínico, psicológico e social obtido em uma boa anamnese e o repasse dessas aos pacientes e familiares de modo adequado, garantindo a compreensão e a adesão às etapas planejadas.

BUSCANDO DADOS, EVIDÊNCIAS, DIRETRIZES, EXPERIÊNCIA

Ama o teu próximo como a ti mesmo, pois tu és o teu próximo. É ilusão acreditar que teu próximo é outro, e não tu. (Radhakrishnan)

Em geral, a definição de uma nova política (seja no setor público ou privado) resulta em novos processos, conflitos e discordâncias, que podem dificultar as decisões das viabilidades administrativas.

São pontos a serem discutidos ao se elaborar uma política (diretriz) ou um programa: quais seriam as melhores estratégias quanto a definição do problema, projetos de solução, ideias e valores, e quais os caminhos e formas de atuação a serem percorridos.

Na prática, quando se formula uma política e definem-se os seus objetivos, inicia-se uma tempestade de ideias e de interesses (*brainstorming*), repletos de influências.

Quando se tem um problema, muitas vezes a instituição de uma política é necessária para que haja organização.

A definição de um problema é uma construção intelectual que tem como base a percepção individual e coletiva da realidade em que se está inserido. Dessa maneira, buscam-se fundamentos em modelos mentais e ideologias para definir os problemas e suas soluções.

Decidir com racionalidade significa alcançar o máximo de serviço em função dos recursos alocados pela sociedade. Os modelos administrativos buscam auxiliar os dirigentes a fazer uso eficaz das informações e percepções disponíveis no momento da escolha. Um bom processo é o que valoriza a busca eficiente de dados e de objetivos, instituindo com equilíbrio as reflexões e dando chance a todas as ideias, os sentimentos e as percepções.

No processo de políticas são fundamentais: contexto social e organizacional (limites estruturais); interesses e recursos de poder; aspectos sociopsicológicos, modelos mentais já estabelecidos e tendenciosidades humanas, que podem funcionar como armadilhas, pois os decisores raramente estão conscientes dos potenciais vieses (por modelos simplificados; violação da utilidade e probabilidade; confiança excessiva e apego às próprias crenças e hábitos; atribuição distorcida da causalidade; grupismo); busca de consenso das controvérsias básicas;

definição do problema; escolha; ideação; e, por fim, obtenção do consenso.

Na gestão estratégica devem ser incluídas: análise do ambiente (interno e externo para adquirir oportunidades de melhorias e/ou ameaças); formulação estratégica (posicionamento e mercado); execução da estratégia (capilarização até a base das ações e metas operacionais na construção dos planos de ações); gerenciamento da estratégia (controle adequado dos resultados do planejamento e avaliação de tendências no médio e longo prazos).

São processos relacionados com a gestão de projetos:

- Planejamento (escopo; definição, sequenciamento e duração de atividades; cronograma; recursos e orçamentos; integração do resultado das etapas e padrões de qualidade; registro de papéis e responsabilidades dos participantes; definição das equipes e pessoas; comunicação; identificação e quantificação dos riscos e registros de suas características e respostas; o que comprar e quando; e requisitos para cada aquisição e fontes potenciais)
- Execução (de atividades, verificação do escopo, desenvolvimento da equipe, distribuição da informação, solicitação de compras, escolha dos fornecedores e gestão de contratos)
- Controle (das mudanças como um todo e no escopo; cronograma; custos; resultados específicos; desempenho, indicadores e previsão de continuidade; plano de resposta aos riscos)
- Encerramento (administrativo e de contrato, incluindo relatórios).

Para a construção de um projeto de qualidade e segurança do paciente sustentável, é preciso buscar fundamentos filosóficos que se relacionem com os objetivos propostos, e com base nos dados, nas evidências, nas diretrizes e na experiência, para que protocolos e novas políticas sejam seguidos nos diferentes planos terapêuticos formulados. As equipes devem ser constantemente motivadas para adotar rotineiramente as práticas seguras.

Também devem ser formuladas hipóteses para a idealização, assim como se faz necessário buscar evidências que fundamentem as decisões organizacionais e de beira do leito. Todos devem ser incluídos e em todas as etapas devem prevalecer a ética e a transparência.

Os serviços de assistência direta ao paciente concentram a maior parte das ações de cuidado à saúde oferecidas à população. Essas ações caracterizam-se por uma forte interação do usuário com profissionais de saúde, e têm impacto direto no estado de saúde do paciente. A constante e forte relação cliente-fornecedor é determinante para a concentração de processos críticos nessas unidades e na construção da imagem da instituição junto ao cliente e na sua satisfação. (Gonzalo Vecina Neto)

BIBLIOGRAFIA

Associação Médica Brasileira e Conselho Federal de Medicina. Tromboembolismo venoso: profilaxia em pacientes clínicos – Parte III. Projeto Diretrizes; 2005. Disponível em: https://amb.org.br/files/_Biblioteca Antiga/tromboembolismo-venoso-profilaxia-em-pacientes-clinicos-parte-iii.pdf.

Associação Nacional de Hospitais Privados. Observatório ANAHP. 2012. 144 p. Disponível em: https://www.abramge.com.br/portal/files/observatorio_anahp_2012_4.pdf.

Boccardo ACS, Zane FC, Rodrigues S et al. O projeto terapêutico singular como estratégia de organização do cuidado nos serviços de saúde mental. Rev Ter Ocup Univ São Paulo. 2011; 22(1):85-92.

Bone RC, Balk RA, Cerra FB et al. Definitions for sepsis and organ failure and guidelines for the use of innovative therapies in sepsis. The ACCP/SCCM Consensus Conference Committee. American College of Chest Physicians/Society of Critical Care Medicine. Chest. 1992;101(6):1644-55.

Consórcio Brasileiro de Acreditação (CBA). Padrões de Acreditação da Joint Commission International para Hospitais. Manual de Acreditação. 2010. 288 p.

Crosby PB. Qualidade é investimento. Rio de Janeiro: José Olympio; 1979.

Dias G. Melhor prevenir do que remediar. Melhores Práticas. 2012; 2(6):46-9.

Evans L, Rhodes A, Alhazzani W et al. Surviving sepsis campaign: international guidelines for management of sepsis and septic schock 2021. Intensive Care Med. 2021;47(11):1181-247.

Feijó SD. Perigo nas veias. Melhores Práticas. 2012; 2(6):50-3.

Felicio Z. Estratégia à vista. Melhores Práticas. 2012; 1(3):32-5.

Gomes AM, Silva RCL. Bundle de prevenção da pneumonia associada à ventilação mecânica: o que sabem os enfermeiros a esse respeito? Rev Enferm UFPE on line. 2010; 4(2):605-14.

Hinrichsen SL. Qualidade e segurança do paciente – Gestão dos riscos. Rio de Janeiro: Medbook; 2012.

Hinrichsen SL, Gallindo M, Oliveira CLF et al. Controle de Infecções relacionadas à assistência à saúde em uma unidade de terapia intensiva através da sistematização de Bundles do IHI. Poster-Resumo (TL103). Anais do 4º Congresso Norte/Nordeste de Infectologia e da 4ª Conferência Brasileira de HIV/AIDS e Hepatites Virais; 2012.

Hinrichsen SL, Oliveira CLF, Campos M et al. Gestão da qualidade e dos riscos na segurança do paciente: estudo-piloto. RAHIS. 2011; (7):10-7.

Ibrahim EH, Tracy L, Hill C et al. The occurrence of ventilator-associated pneumonia in a community hospital: risk factors and clinical outcomes. Chest. 2001; 20(2):555-61.

ILAS – Instituto Latino Americano de Sepse. Roteiro de implementação de protocolo assistencial gerenciado. 2019. Disponível em: http://www.ilas.org.br/assets/arquivos/ferramentas/roteiro-de-implementacao.pdf.

Institute of Healthcare Improvement – Campanha 5 Milhões de Vidas. Disponível em: http://www.ihi.org/IHI/Programs/Campaign/.

Motta PR. Formulação de políticas e definição de objetivos: imposições do contexto administrativo. In: Vecina Neto G, Malik AM. Gestão em Saúde. Rio de Janeiro: Guanabara Koogan; 2011. p. 105-12.

Organização Mundial da Saúde. Aliança Mundial para a segurança do paciente. Disponível em: http://www.who.int/patientsafety/en/.

Pharmacype.com. Candida Score Calculator. Disponível em: https://www.pharmacyjoe.com/candida-score-calculator/.

Rello J, Ollendorf DA, Oster G et al. Outcomes Scientific Advisory Group. Epidemiology and outcomes of ventilator-associated pneumonia in a large US database. Chest. 2002; 22(6):2115-21.

Smith V, Devane D, Nichol A, Roche D. Care bundles for improving outcomes in patients with COVID-19 or related conditions in intensive care – a rapid scoping review. Cochrane Database Syst Rev. 2020; 12(12):CD013819.

Tablan OC, Anderson LJ, Besser R et al. CDC; Healthcare Infection Control Practices Advisory Committee. Guidelines for preventing healthcare-associated pneumonia, 2003: recommendations of CDC and the Healthcare Infection Control Practices Advisory Committee. MMWR Recomm Rep. 2004; 53(RR-3):1-36.

The National Quality Forum. Safe Practices for Better Healthcare 2006 Update: a consensus report (table 1). Disponível em: https://psnet.ahrq.gov/resources/resource/1588.

Vincent JL. Give your patient a fast hug (at least) once a day. Critical Care Med. 2005; 33(6):1225-9.

World Health Organization. WHO COVID-19 Clinical Care Bundle. Disponível em: https://www.who.int/publications/m/item/who-covid-19-clinical-care-bundle.

Zambon LS. Equipe de Resposta Rápida e Sinais de Alerta. 2008. Disponível em: https://www.medicinanet.com.br/conteudos/qualidade-e-seguranca/1289/equipe_de_resposta_rapida_e_sinais_de_alerta.htm.

Capítulo 24

Prevenção e Controle de Processos Infecciosos em Unidade de Neonatologia

Kátia Maria Mendes ▪ Sylvia Lemos Hinrichsen ▪ Marcela Coelho de Lemos

INTRODUÇÃO

A Unidade Neonatal é um serviço de internação responsável pelo cuidado integral ao recém-nascido (RN) grave ou potencialmente grave, sendo dividida, de acordo com as necessidades do cuidado, em Unidade de Terapia Intensiva Neonatal (UTIN) e Unidade de Cuidado Intermediário Neonatal (UCIN), que possui duas tipologias: Unidade de Cuidado Intermediário Neonatal Convencional (UCINCo) e Unidade de Cuidado Intermediário Neonatal Canguru (UCINCa). Essas unidades são dotadas de estruturas assistenciais adequadas à prestação de assistência especializada.

O período neonatal tem início ao nascimento e se estende até 28 dias de vida pós-natal. A maioria dos RNs admitidos na unidade neonatal são pré-termos, aqueles posicionados na curva entre 22 e 36 semanas de gestação, ou seja, menos de 37 semanas de gestação, independentemente do peso ao nascer. A idade gestacional (IG) é inversamente proporcional à maturidade anatômica e fisiológica, levando à necessidade de cuidados ventilatórios, hidroeletrolítico, nutricionais, monitoramento, tudo isso em um ambiente termoneutro (incubadora), sob vigilância constante de uma equipe multiprofissional, que precisa manusear pele e mucosa realizando procedimentos invasivos necessários às correções dos distúrbios orgânicos exacerbados conforme a idade pós-natal.

Nas últimas décadas, têm sido observadas ações de melhorias na estrutura das unidades neonatais com acesso às tecnologias duras, semiduras e leves, assim como uma busca para implementação de protocolos clínicos, procedimentos operacionais padrão e pacotes de medidas para adesão de boas práticas no processo da assistência multiprofissional neonatal, visando integralizar e padronizar o cuidado, aumentando a sobrevida de RNs cada vez menores, com qualidade de vida. No entanto, a infecção relacionada com a assistência à saúde (IrAS) ainda é uma das principais causas que mantêm elevadas as taxas de morbidade e mortalidade neonatal.

Segundo a Organização Pan-Americana de Saúde, as IrAS são infecções ocorridas no período neonatal, à exceção daquelas transmitidas por via transplacentária, e são classificadas como precoces quando se manifestam nas primeiras 48 horas de vida, e como tardias quando se manifestam após 48 horas de vida. Infecção comunitária é conhecida como uma das transmitidas por via transplacentária, ou que foi comprovada e se tornou evidente logo após o nascimento (como toxoplasmose, sífilis, rubéola, AIDS) ou associada à bolsa rota em período superior a 24 horas.

Portanto, a avaliação e classificação de risco da mulher antes da gestação, da mãe durante a gestação e durante o parto, bem como do recém-nascido no momento do parto, favorece adequado manejo e traz impactos positivos à saúde neonatal. Dessa forma, é essencial considerar os cuidados de prevenção das IrAS ao nascimento, e a equipe do Centro Obstétrico deve estar atenta aos cuidados de infecção de cruzada, considerando os cinco (5) momentos de higienização das mãos e a adesão das boas práticas de precaução-padrão e especiais (contato, gotículas e aerossóis) preconizadas pela Organização Mundial de Saúde (OMS).

A estrutura adequada e o alinhamento dos processos assistenciais são tão importantes quanto o acesso aos resultados por parte da equipe que direta e indiretamente realiza ações de cuidado neonatal, pois o conhecimento multiprofissional favorece ação conjunta e ampliada a todo contexto hospitalar com apoio da Gerência de Risco, Vigilância Epidemiológica, Comissão de Controle de Infecção Hospitalar e Serviço de Educação Permanente.

INFECÇÕES EM NEONATOS

São fatores de risco para IrAS tardia em neonatologia:

- Prematuridade – baixo peso
- Defesa imunológica diminuída
- Necessidade de procedimentos invasivos, como, por exemplo, dispositivos de terapia intravenosa e arterial, dispositivos ventilatórios, dispositivos de suporte enteral e nutrição parenteral
- Jejum prolongado
- Ausência de LHO/LHP
- Ambiente onde o RN está internado
- Número de pacientes internados acima da capacidade do local
- Tempo de permanência hospitalar aumentado
- Alteração da microbiota bacteriana do RN por obtenção da microbiota hospitalar
- Relação desproporcional entre o número de profissionais e de RN
- Não adesão às medidas de biossegurança por parte de todos que compõem a equipe multiprofissional
- Uso prolongado de antibióticos.

É oportuno salientar o sistema tegumentar, onde a pele se apresenta como o maior órgão do corpo humano. A epiderme é a camada mais externa da pele e nesta superfície está o estrato córneo, "manto ácido", barreira funcional química e biológica responsável pela proteção, dificultando a proliferação de microrganismos devido ao baixo teor de água e ao mecanismo de acidificação da pele.

Quanto menor a idade gestacional mais imatura são as estruturas anatômicas e fisiológicas da pele, dando-lhe um aspecto fino, delgado, gelatinoso, brilhante e altamente permeável em virtude da ausência ou deficiência de estrato córneo que deixa o pH com tendência a neutro, ao contrário do pH ácido dos adultos (pH <5). Essa fragilidade tegumentar constitui uma barreira não efetiva, aumentando o risco de lesões cutâneas, entrada de microrganismos, infecções locais e/ou sistêmicas graves.

Verifica-se que, apesar da importância da pele, dificilmente esse órgão é o foco de atenção da equipe multiprofissional. Todos os procedimentos realizados no RN ocorrem por meio da manipulação desse órgão, como na punção venosa e arterial, na adaptação de dispositivos ventilatórios, na fixação de tubos, cateteres e sensores, no uso de soluções antissépticas e na retirada de adesivos potencialmente danosos. O dano cutâneo tem efeito drástico na absorção de substâncias, perda transepidérmica de água e de calor (risco de hipotermia e desidratação).

A microbiota normal do RN saudável é estabelecida entre o segundo e o terceiro dia de vida, com predomínio de gram-positivo na faringe, de estafilococos coagulase-negativos no umbigo e na microbiota gastrintestinal (bifidobactérias, anaeróbios, *Escherichia coli*). Entretanto, a microbiota da UTI neonatal é única, de acordo com o perfil de cada serviço. Além disso, o mecanismo mais comum e importante na colonização e/ou infecção do RN é por contato (direto ou indireto).

O RN colonizado funciona como reservatório, principalmente o sistema gastrintestinal, e, quando antibióticos são usados ou quando o início da dieta é retardado, observa-se um predomínio de bacilos aeróbicos gram-negativos (*Klebsiella*, *Enterobacter* ou *Citrobacter*) em múltiplos locais, como nariz, garganta, fezes e umbigo. As cepas de estafilococos coagulase-negativos são partes da microbiota normal, mas o RN em UTI neonatal pode adquirir cepas hospitalares caracterizadas pela maior resistência aos antibióticos.

A transmissão de infecção no ambiente hospitalar depende, portanto, da fonte de infecção, do hospedeiro e das rotas de transmissão, o que reforça a importância de a equipe considerar o fato de o RN ter contato direto (físico) com seus pais, familiares e profissionais de saúde, e contato indireto com materiais e equipamentos. Além disso, outras formas de transmissão devem ser contempladas: fluidos contaminados, vias respiratórias, aerossóis e vetores.

As epidemias por gram-negativos, *Staphylococcus aureus*, *Enterococcus faecium* e enterovírus, já foram relatadas em unidade neonatal associada à transmissão pelas mãos da equipe multiprofissional. Alguns estudos consideram, inclusive, os telefones celulares como fatores de risco de infecções nosocomiais, sendo o *Staphylococcus* coagulase-negativo e o *Staphylococcus aureus* as bactérias mais comumente identificadas em tais dispositivos.

A maioria dos contaminantes bacterianos isolados é misturada com mais de um organismo; por isso, mesmo que os profissionais de saúde higienizem as mãos, ainda persiste um alto risco de transferência de germes de suas mãos para os telefones e vice-versa. Dispositivos médicos inadequadamente limpos ou desinfetados também demonstraram causar problemas de saúde associados a infecções.

Uma vez que as partículas não têm grande capacidade de dispersão, a transmissão por perdigotos (partículas > 5 µm carreadas por curtas distâncias: < 1 m) ocorre por meio de tosse, espirros, conversas e durante procedimentos como aspiração de secreções.

A transmissão pelo ar (partículas < 5 µm, aerossóis suspensos no ar por longos períodos e carreados por grandes distâncias) é pouco frequente em unidades de neonatologia, entretanto é importante considerar a possibilidade da ocorrência desse tipo de evento, principalmente quando o RN tem mãe positiva para SARS-CoV-2 e/ou apresenta sinais e sintomas que possam ser sugestivos de COVID-19. Assim, nesses casos, é importante manter o RN sob precaução contra o contato com gotículas/aerossóis e estimular o uso de luvas para troca das fraldas, uso de máscara e higinização e desinfecção das mãos.

MEDIDAS PREVENTIVAS ÀS INFECÇÕES EM UNIDADE NEONATAL

Ambiente

A ambiência da unidade neonatal é fonte indireta de infecção, em especial as superfícies ao redor do leito neonatal, incluindo parede, teto, piso, mobiliários e equipamentos. É essencial evitar superfícies úmidas ou molhadas por facilitarem a proliferação de bactérias gram-negativas, fungos e a formação de biofilmes, superfícies empoeiradas por facilitarem a proliferação de bactérias gram-positivas e micobactérias, revestimento com perda da integridade, presença de material orgânico não removido adequadamente e uso de solução desinfetante com técnica errada.

No processo de limpeza ocorre a retirada da sujidade, reduzindo a carga microbiana do artigo ou da superfície, e na desinfecção ocorre a eliminação de microrganismos, exceto esporos. A desinfecção do ambiente geralmente é realizada utilizando produtos químicos. Apesar de não existir um desinfetante ideal, é considerado bom aquele que na mesma concentração e no mesmo espaço de tempo elimina bactérias, vírus, fungos, protozoários e parasitas.

Os materiais empregados para limpeza e desinfecção devem ser de uso exclusivo e armazenados em depósito de material de limpeza (DML) da própria unidade. Da mesma forma, o funcionário responsável, também exclusivo da unidade neonatal, deve ser treinado e ter conhecimento do cronograma de limpeza e desinfecção terminal preestabelecido pela gerência neonatal junto ao serviço de limpeza do hospital, e controlado por meio de *checklist*.

É essencial manter adequada distância entre os leitos neonatais. Berços e/ou incubadoras devem cumprir os seguintes critérios: 6,5 m² por berço, sendo a distância entre parede e berço igual a 1 m, exceto cabeceira, e a distância entre berços, 2 m.

As superfícies do espaço perileito (bancadas e mobiliários) devem ser limpas nos três períodos ou de acordo com a orientação da CCIH empregando água, sabão e álcool a 70% ou solução de quaternário de amônio (baixa toxicidade).

Equipamentos

Havendo leito ocupado, a limpeza dos equipamentos deve ocorrer diariamente (limpeza concorrente) com água e sabão líquido; porém, é importante que a equipe considere as condições clínicas do neonato, avaliando a relação risco-benefício antes de proceder com as rotinas de limpeza e desinfecção do leito.

A limpeza terminal realizada após a alta hospitalar, transferência ou óbito neonatal, deve ocorrer em local apropriado, com produto desinfetante, avaliando-se as condições e a integridade das peças do equipamento. Caso o RN esteja no leito, a limpeza terminal do leito deve ser semanal e sem uso de desinfetante.

Toda incubadora possui filtro de ar, que deve ser trocado sempre que necessário, e conforme instruções do fabricante. Outras, além do filtro de ar, possuem reservatório de água para umidificação. É necessário verificar as recomendações do fabricante quanto à desinfecção ou esterilização do reservatório de água, e assim estabelecer rotinas. A integridade do colchão deve ser avaliada constantemente. Vale reforçar que não deve ser usado álcool nem outras soluções abrasivas em acrílico e poliuretano dos equipamentos.

Existem incubadoras cujo painel é removível, sendo necessário imergir a ventoinha no tanque de desinfecção com água e sabão, ligando o motor até a remoção dos resíduos, seguindo o enxágue da mesma forma e secando com pano limpo (verifique as orientações do fabricante).

É essencial a etiqueta de limpeza em todos os equipamentos que compõem o leito neonatal. Essa identificação garante o controle da data de desinfecção terminal e abertura do leito para uso, bem como o responsável pela execução.

Materiais

Alguns materiais como estetoscópio, termômetro e manguito de pressão não invasiva (PNI) deverão ser, preferencialmente, de uso individual, mantendo também a rotina de desinfecção diária no mínimo uma vez por plantão. Caso a individualização desses materiais não seja possível, realizar desinfecção com álcool a 70% antes e depois do uso no paciente. O manguito de PNI deve ser lavado com água e sabão, se houver sujidade visível, ou a cada 7 dias.

Assim como a incubadora, o ventilador mecânico emite calor e umidade, podendo também veicular germes como *Pseudomonas, Serratia* e *Flavobacterium*. Materiais de assistência ventilatória, quando críticos (contato com lesões de mucosas) ou semicríticos (mucosa íntegra ou fluídos corpóreos) necessitam, respectivamente, de esterilização e desinfecção de alto nível, conforme sua utilização.

A orientação atual é trocar o circuito somente quando estiver visivelmente sujo ou com mau funcionamento; porém,

havendo estabelecido rotina de troca, esta não deve ser realizada com intervalo inferior a 48 horas. Deve-se preencher o copo do umidificador com água estéril utilizando sistema fechado para reposição do volume; trocar o copo do umidificador no momento da troca total do circuito; e manter o circuito ventilatório livre de condensados, usando luvas de procedimentos ao remover o condensado.

Pessoal

No ambiente da unidade neonatal circulam profissionais de saúde, residentes, estudantes, pais, familiares e visitantes. Todos devem ser orientados e monitorados quanto às situações de risco, como: lesões dermatológicas, especialmente nas mãos; quadros infecciosos agudos, especialmente por vias respiratórias; conjuntivite; e diarreia. Aqueles que realizam procedimentos no RN devem ser treinados quanto ao uso de técnica adequada, segundo as normas de segurança do paciente.

É importante observar a relação entre o número de profissionais e RN, considerando-se as recomendações legais vigentes. Além disso, a implementação de protocolos assistenciais multiprofissionais, procedimentos operacionais padrão (POP), treinamentos e monitoramento da adesão pela equipe é fundamental na gestão de risco.

As visitas devem ser administradas da melhor maneira possível, conforme as condições da estrutura física. Os pais têm acesso livre à unidade, porém precisam ser acolhidos pela equipe, desde a primeira visita, em que são repassadas as normas e rotinas, como: retirada total de adornos; forma correta de higienização das mãos até o cotovelo; cuidados que estão sendo realizados ao seu filho e a importância da participação dos pais, que se inicia a partir do toque e evolui gradativamente conforme critério do Cuidado Canguru.

Higienização das mãos é a medida mais importante para evitar a transmissão de microrganismos de um paciente para outro. Portanto, todo pessoal que circula dentro da unidade deve receber orientações quanto à técnica de lavagem das mãos com água e sabão. A observância dos cinco (5) momentos preconizados pela OMS para higienização das mãos: (1) antes do contato com o paciente; (2) antes da realização de procedimentos assépticos; (3) após contato com fluidos corporais; (4) após contato com o paciente; (5) após contato com o ambiente próximo ao paciente.

As luvas não excluem a lavagem das mãos. A falta de higienização das mãos e da troca das luvas entre um paciente e outro pode disseminar microrganismos nos serviços de saúde. É importante que o profissional com uso de luvas nunca toque em superfícies e materiais como telefones, maçanetas e portas.

Apesar de não haver comprovação de que o uso rotineiro de batas ou aventais por todos os que circulam na unidade neonatal previna infecção, é importante seu uso nas situações em que há risco de contaminação com sangue e líquidos corporais, e em precauções de transmissão por contato.

A paramentação cirúrgica (capote, gorro, máscara e luvas) é recomendada em pequenos procedimentos invasivos realizados na unidade (p. ex., acesso venoso central, cateter central de inserção periférica, drenagem torácica), que requer rigorosa técnica de assepsia.

Procedimentos

A grande variedade de procedimentos realizada no RN internado (punção venosa, acessos intravasculares, intubação traqueal, sondagem gástrica, adaptação de sensores) aumenta o risco de integridade da pele prejudicada. E a ocorrência de lesão cutânea aumenta o risco de contaminação por microrganismos presentes no ambiente e na própria pele do pré-termo. Portanto, os cuidados devem estar voltados em manter a integridade cutânea e prevenir a toxicidade por produtos químicos decorrente da destruição da barreira lipídica protetora.

O banho corporal representa um cuidado simples; porém, considerando a IG, o tempo de vida, as condições clínicas e o grau de maturidade tegumentar, esse procedimento poderá trazer consequências graves ao RN. De tal forma, o banho diário é desnecessário e contraindicado em pré-termos, devendo apenas higienizar a região genital com água morna, e, naqueles com IG < 32 semanas ou com peso <1.500 gramas, considerar os cuidados preconizados para o toque mínimo. Caso haja necessidade de higiene corporal, utilizar somente água morna aplicada com bolas ou compressas de algodão. Se o RN estiver fazendo uso de cateter venoso, não mergulhar o cateter ou o sítio de inserção do cateter em água.

Os sabonetes utilizados no banho são agentes tópicos que podem alterar o pH da pele do RN, desfazendo o manto ácido, e dissolver a gordura da superfície da epiderme, influenciando nas condições de hidratação, que predispõem a pele a secura e descamação. Assim, é ideal que os agentes de limpeza sejam líquidos, suaves, sem sabão, sem fragrância, com pH neutro ou ligeiramente ácido.

O curativo umbilical deve ser realizado duas a três vezes ao dia, com álcool a 70% ou clorexidina alcoólica a 0,5%, sendo instilado apenas sobre superfície gelatinosa do coto, protegendo a pele ao redor. O coto umbilical deve ser mantido livre de qualquer cobertura, mesmo após ter sido cateterizado, permanecendo seco e limpo, visando a mumificação rápida e redução de infecção. É importante fechar a fralda abaixo do umbigo, evitando assim a contaminação do coto por urina e fezes. A cada troca de fralda, o coto umbilical deve ser avaliado, com atenção para a presença de secreções na base do coto ou eritema da pele ao redor.

Na antissepsia, as soluções usadas inadequadamente podem provocar lesões (queimaduras) além de atravessar a barreira epidérmica. Esse procedimento deve ser realizado de forma delicada, evitando fricções e lesões na pele. O álcool a 70% ou clorexidina alcoólica a 0,5% é a primeira escolha para punção venosa periférica ou arterial. Em caso de hemocultura, LCR, urocultura por punção suprapúbica, é importante o uso da clorexidina alcoólica a 0,5%.

A clorexidina degermante a 2% deve ser usada na antissepsia das mãos, em procedimentos invasivos de risco (drenagem de tórax, cateter para diálise peritoneal, exsanguineotransfusão). No preparo da pele do RN para procedimentos vasculares invasivos (inserção de cateter venoso e arterial umbilical, PICC e flebotomia) após a degermação, pode ser usado o soro fisiológico a 0,9% seguido de clorexidina alcoólica a 0,5%. Porém, naqueles RNs de extremo baixo peso, é importante discutir com critério o uso de solução alcoólica.

Procedimentos invasivos são aqueles nos quais ocorre o rompimento de barreira epitelial ou o contato com mucosa. A realização de procedimentos invasivos de risco e inserção de cateter central requer a utilização de barreira máxima e técnica asséptica.

RN em uso de nutrição parenteral (NP) deve ter uma via exclusiva para o sistema de infusão (bolsa e equipo) trocado a cada 24 horas. É recomendada a via central quando houver necessidade de alta oferta de nutrientes, concentração de glicose > 12%, osmolaridade > 900 mOsm/ℓ, tempo prolongado de parenteral e dificuldade de estabelecer acesso venoso.

A NP deve ser mantida sob refrigeração (2 a 8° C) em geladeira exclusiva para medicamentos e em condições higiênicas, assegurando sua estabilidade físico-química e livre de contaminação. A instalação da NP deve ser realizada sob técnica asséptica, garantindo a qualidade do produto. Portanto, após higienizar as mãos cuidadosamente e paramentar-se com gorro, máscara, bata e luva estéril, a bolsa deve ser limpa com álcool 70%, especialmente na região próxima ao local de instalação do equipo. Realizar antissepsia das conexões com álcool a 70% ou clorexidina alcoólica antes de instalar a NP.

A contaminação do medicamento pode ocorrer nas fases de reconstituição, diluição e administração do fármaco. Na ausência da capela de fluxo laminar, as soluções parenterais devem ser preparadas em áreas privativas para esse fim e realizadas por profissionais habilitados que devem fazer uso de gorro e máscara. As ampolas ou frascos devem ser friccionados com álcool a 70% antes da abertura e a administração desses fluidos deve ser em cateteres intravenosos (periférico e central), conforme cuidados específicos para prevenção de infecção primária de corrente sanguínea (IPCS) relacionada com o cateter.

Ao realizar uma punção venosa periférica é essencial o uso de luva de procedimento não estéril e considerar a possibilidade de inserção do cateter PICC, evitando assim múltiplas punções. É ideal que os dispositivos sejam de poliuretano ou silicone, e que a fixação estéril com adesivo transparente seja trocada sempre que estiver úmida, solta, suja, ou com a integridade comprometida. Não há rotina de troca de cateter venoso periférico, desde que observados o local da inserção, se há sinais inflamatórios e a permeabilidade do acesso venoso. Realizar antissepsia das conexões com álcool a 70% ou clorexidina alcoólica antes da administração de medicamentos ou por ocasião da troca de equipos.

Alguns cuidados são necessários no local de inserção e curativo de fixação. Se há presença de cateter no coto umbilical, são essenciais a limpeza com clorexidina alcoólica a 0,5% três vezes ao dia ou mais, se necessário, a avaliação da pele periumbilical e a remoção do cateter o mais breve possível (tempo máximo de 7 dias). Garantir uma adequada fixação do cateter umbilical para evitar o uso de adesivos na parede abdominal.

O cateter central de inserção periférica (PICC) é a primeira escolha após a retirada do cateter umbilical. O primeiro curativo do PICC e da flebotomia deve ser feito com gaze estéril, após limpeza com soro fisiológico 0,9% e solução alcoólica de clorexidina a 0,5%. A troca para curativo transparente deve ocorrer com 48 h, ou antes, se necessário. Não há recomendação de troca do curativo com filme transparente, o qual deve ser trocado somente na presença de sangue ou descolamento. O curativo deve ser feito com técnica asséptica, e a avaliação é diária, interrogando a necessidade de manter o cateter com objetivo de removê-lo.

O uso de equipamento ventilatório e suas interfaces requer vigilância. Dispositivos como máscara e prong exercem pressão sobre estruturas vulneráveis como pele e cartilagem, portanto devem ser de tamanho adequado. O uso de cobertura que promova uma segunda pele (como hidrocoloide fino, filme transparente), bem como a avaliação constante da pele local, são medidas imprescindíveis na prevenção de danos cutâneos.

A fisioterapia respiratória, com aspiração de vias respiratórias, é um procedimento invasivo e, portanto, também deve seguir técnica de execução qualificada e com todo o rigor de assepsia, atentando-se à pressão negativa do sistema de aspiração, que não deve exceder 100 mmHg ou 10 cmH$_2$O, durante a aspiração de secreções, para se evitar lesão da mucosa nasal. Aspirar vias aéreas deve ser precedido da avaliação clínica com evidência de obstrução ou risco de obstrução por secreção.

A alimentação por via enteral deve ser considerada e iniciada o mais precocemente possível. A colostroterapia protege o RN por meio de IgA, transferrina e lactoferrina, favorecendo a instalação de *Lactobacilli*, dificultando a colonização por microrganismos, estimulando o trofismo da mucosa do sistema gastrintestinal.

Nos serviços com banco de leite humano (BLH), o fluxo de atividades desde a retirada (ordenha), estocagem, processamento até a distribuição do leite humano ordenhado cru e do leite humano ordenhado pasteurizado deve ser seguido sob rigoroso controle de qualidade, com foco na manutenção da cadeia de frio e no controle microbiológico do leite humano ordenhado pasteurizado, conforme as normatizações dos bancos de leite humano.

Na primeira visita da mãe ao seu filho internado na unidade neonatal, é essencial a orientação verbal e escrita quanto à importância do aleitamento materno e à localização do BLH, que deverá assumir todo o processo de orientação sobre técnica de ordenha e estocagem do leite humano ordenhado.

A sondagem gástrica é um procedimento frequentemente utilizado na unidade neonatal, devendo ser realizado pelo enfermeiro sob técnica asséptica, da maneira menos traumática possível e com fixação adequada. A troca desse dispositivo pode ocorrer entre 48-72 horas ou em intervalos maiores segundo rotina. Após cada gavagem é essencial lavar a sonda com água estéril, visando reduzir a contaminação microbiana e a formação de biofilmes. Se a sonda gástrica sair, não repassar a mesma sonda.

O cateterismo vesical não é comumente recomendado em neonatos; porém, diante da necessidade desse procedimento, é necessário o uso de um sistema fechado, além de rigorosa técnica asséptica no preparo: clorexidina degermante a 2%, seguida de soro fisiológico a 0,9% e clorexidina aquosa a 1%. O cateter vesical deve ser retirado o mais rapidamente possível.

A quantidade de soluções usadas na antissepsia da pele e o tamanho dos adesivos não devem exceder a real necessidade do neonato, sendo requeridos critérios para que o excesso não venha lhe trazer danos, dor, estresse, totalmente evitáveis. Além disso,

a organização do RN em decúbito semielevado 30° a 45°, com uso de coxim na região subescapular, rolinhos de apoio, cabeça e pescoço alinhados ao tronco, sem tração gerada por dispositivos assistenciais aderidos à pele; o agrupamento dos procedimentos em determinados horários; o respeito à hora do soninho; e o uso de medidas farmacológicas (analgesia/sedação) ou não farmacológicas prevenindo a dor e minimizando o estresse devem fazer parte do pacote de prevenção de risco de IrAS.

As boas práticas devem ser supervisionadas e os eventos adversos, como, por exemplo, queimadura química, erosões, extubação não programada, lesões cutâneas, lesão de septo nasal, lesão por pressão, flebite, dermatites, devem ser monitorados e apresentados à equipe, servindo de direcionamento no planejamento de educação permanente. Essas ações têm se mostrado eficazes na redução das infecções locais e sistêmicas.

RECÉM-NASCIDOS E COVID-19

A unidade de neonatologia pode ser considerada uma área crítica em razão da probabilidade de ocorrência de doenças, incluindo a infecção pelo SARS-CoV-2, nos recém-nascidos por causa da imaturidade do sistema imune, principalmente dos prematuros. Dessa forma, é fundamental que medidas de precaução básicas sejam adotadas nessas unidades, como uso de máscara, lavagem e desinfecção das mãos e uso de luvas para a troca de fraldas, principalmente quando o RN apresenta sinais ou sintomas de infecção, quando é de mãe positiva para COVID-19 ou quando o RN apresenta teste RT-PCR ou de antígeno positivo para COVID-19 mesmo que não tenha sinais ou sintomas que possam ser relacionados com essa infecção.

As condutas assistenciais a serem tomadas dependem do resultado de teste RT-PCR ou de antígeno para COVID-19 do recém-nascido, assim como do local em que ele está inserido. No caso dos RNs internados em alojamento conjunto, as recomendações são:

- **RN assintomático e mãe positiva para SARS-CoV-2:** manter a mãe e o RN em quarto privativo ou em coorte de COVID-19; manter a mãe e o RN separados por no mínimo 1 metro; a mãe deve higienizar as mãos antes de tocar no RN e usar máscara durante a amamentação, além de luvas para trocar a fralda; após a alta, o RN deve permanecer em isolamento domiciliar até o 14º dia de vida, sendo importante monitorar o desenvolvimento de sinais e sintomas característicos de COVID-19
- **RN assintomático e mãe assintomática, mas que apresentou COVID-19 durante a gestação por mais de 14 dias antes do parto:** a mãe e o RN podem permanecer em alojamento conjunto sem que seja necessária a realização de RT-PCR; é recomendado manter as medidas de precaução-padrão, incluindo o uso de máscara.

No caso dos RNs internados em Unidade de Terapia Intensiva ou Unidade de Cuidado Intermediário Neonatal:

- **RN assintomático com teste para COVID-19 positivo:** implementar as medidas de precaução-padrão por pelo menos 14 dias após a coleta do exame; realizar teste RT-PCR

14 dias após o primeiro resultado positivo, podendo descontinuar as medidas de precaução em caso de resultado negativo ou continuar as medidas até completar 20 dias em caso de resultado positivo

- **RN sintomático e com teste para COVID-19 positivo:** implementar as medidas de precaução padrão por pelo menos 14 dias após a coleta do exame. Caso os sintomas persistam, é indicado manter as precauções por, no mínimo, 20 dias

- **RN sintomático e com teste para COVID-19 negativo:** implementar as medidas de precaução para SARS-CoV-2 e realizar novo teste para COVID-19 24 horas após o primeiro exame. Caso o resultado seja positivo, devem ser instituídas as medidas para RN positivo sintomático, enquanto no resultado negativo é indicado que sejam realizados exames para verificar o agente viral responsável pelos sintomas. Na impossibilidade de ser realizado novo exame, é indicado manter as precauções por no mínimo 14 dias e testar para outros vírus, caso exista outra condição clínica que justifique o quadro sintomático do RN

- **RN assintomático e com teste para COVID-19 negativo, mas com mãe positiva:** implementar as medidas de precaução padronizadas para SARS-CoV-2 e realizar novo exame após 24 horas. Caso o resultado seja negativo, as medidas de precaução devem ser descontinuadas, porém em caso de resultado positivo, devem-se implementar as orientações para RN positivo assintomático

- **RN sintomático, com teste para COVID-19 negativo e com mãe positiva para COVID-19:** implementar as medidas de precaução padronizadas para SARS-CoV-2 e realizar novo exame após 24 horas. Caso o resultado seja negativo e os sintomas possam ser atribuídos a outra condição clínica, devem-se realizar testes específicos; porém, caso os sintomas não possam ser relacionados com outra condição viral, é indicado que sejam seguidas as recomendações para RN positivo sintomático.

É importante ressaltar que os RNs com sintomas respiratórios devem ser mantidos em incubadora aquecida e em precaução de contato e de gotículas/aerossóis. No caso de necessidade de assistência ventilatória, a recomendação é que seja colocado em quarto privativo com pressão negativa ou em coorte de casos comprovado, sendo também indicada a instalação de filtro tipo HEPA em equipamentos para suporte respiratório.

BIBLIOGRAFIA

Brasil. Agência Nacional de Vigilância Sanitária (Anvisa). Critérios Diagnósticos de Infecção Relacionada à Assistência à Saúde. Série Segurança do Paciente e Qualidade em Serviços de Saúde. 2 Ed. Brasília: Anvisa; 2017.

Corrigida em 03/03/2017. Disponível em: http://antigo.anvisa.gov.br/resultado-de-busca?p_p_id=101&p_p_lifecycle=0&p_p_state=maximized&p_p_mode=view&p_p_col_id=column-1&p_p_col_count=1&_101_struts_action=%2Fasset_publisher%2Fview_content&_101_assetEntryId=3507957&_101_type=document.

Brasil. Agência Nacional de Vigilância Sanitária (Anvisa). Medidas de Prevenção de Infecção Relacionada à Assistência à Saúde/Agência Nacional de Vigilância Sanitária. Brasília: Anvisa; 2017. Disponível em: https://portaldeboaspraticas.iff.fiocruz.br/wp-content/uploads/2019/07/Caderno-4-Medidas-de-Preven%C3%A7%C3%A3o-de-Infec%C3%A7%C3%A3o-Relacionada-%C3%A0-Assist%C3%AAncia-%C3%A0-Sa%C3%BAde.pdf.

Brasil. Agência Nacional de Vigilância Sanitária. Nota técnica GVIMS/GGTES/ANVISA nº 04/2020 – Orientações para serviços de saúde: medidas de prevenção e controle que devem ser adotadas durante a assistência aos casos suspeitos ou confirmados de infecção pelo novo coronavírus (SARS-CoV-2) – atualizada em 09/09/2021. Disponível em: https://portaldeboaspraticas.iff.fiocruz.br/wp-content/uploads/2021/09/nota-tecnica-gvims_ggtes_anvisa-04-2020-09-09-2021.pdf.

Brasil. Ministério da Saúde. Portaria nº 529, de 1º de abril de 2013. Institui o Programa Nacional de Segurança do Paciente (PNSP). Disponível em: https://bvsms.saude.gov.br/bvs/saudelegis/gm/2013/prt0529_01_04_2013.html.

Brasil. Ministério da Saúde. Portaria nº 930, de 10 de maio de 2012. Dispõe diretrizes e objetivos para a organização da atenção integral e humanizada ao recém-nascido grave ou potencialmente grave e os critérios de classificação e habilitação de leitos de Unidade Neonatal no âmbito do Sistema Único de Saúde. Disponível em: https://bvsms.saude.gov.br/bvs/saudelegis/gm/2012/prt0930_10_05_2012.html.

Brasil. Ministério da Saúde. RDC nº 7, de 24 de fevereiro de 2010. Dispõe sobre os requisitos mínimos para funcionamento de Unidades de Terapia Intensiva e dá outras providências. Disponível em: https://bvsms.saude.gov.br/bvs/saudelegis/anvisa/2010/res0007_24_02_2010.html.

Brasil. Ministério da Saúde. RDC nº 63, de 25 de novembro de 2011. Dispõe sobre os Requisitos de Boas Práticas de Funcionamento para os Serviços de Saúde. Disponível em: https://bvsms.saude.gov.br/bvs/saudelegis/anvisa/2011/rdc0063_25_11_2011.html.

Brasil. Sociedade Brasileira de Pediatria. Consenso de cuidado com a pele do recém-nascido. 1ª edição. 2015. Disponível em: https://www.sbp.com.br/fileadmin/user_upload/flipping-book/consenso-cuidados-pele/cuidados-com-a-pele/assets/downloads/publication.pdf.

BRASIL. Ministério da Saúde. Secretaria de Atenção à Saúde. Departamento de Ações Programáticas Estratégicas. Atenção humanizada ao recém-nascido de baixo peso: Método Canguru: manual técnico – 2. ed., 1. reimpr. – Brasília: Editora do Ministério da Saúde, 2013.

FIOCRUZ. Atenção ao recém-nascido em tempos da pandemia de COVID-19: cuidados respiratórios e uso de filtros bacterianos/virais. Disponível em: https://portaldeboaspraticas.iff.fiocruz.br/atencao-recem-nascido/covid-19-cuidados-respiratorios-filtros-bacterianos-virais/.

Kirby S, Biggs C. Cell Phones in the Neonatal Intensive Care Unit: How to Eliminate Unwanted Germs. Clinical Issues in Neonatal Care. 2016; 16(6):404-9.

Organização Pan-Americana da Saúde. Centro Latino-Americano de Perinatologia, Saúde da Mulher Reprodutiva. Prevenção de infecções relacionadas à assistência à saúde em neonatologia. Montevidéu: CLAP/SMR-OPS/OMS, 2016. Disponível em: https://www.caism.unicamp.br/PDF/Guia_Prevencao_IRAS_PORTUGUES_1.pdf.

Capítulo 25

Alojamento Conjunto

Sylvia Lemos Hinrichsen ▪ Denise Temoteo da Rocha ▪ Marcela Coelho de Lemos

A cada dia observa-se a importância do contato precoce do recém-nascido com a mãe, após o parto.

Estudos sobre o comportamento humano relacionados com o estímulo-resposta entre a mãe e o filho passaram a ter um interesse maior, demonstrando que o contato precoce entre ambos é muito benéfico, refletindo-se positivamente no desenvolvimento emocional da criança; e, se ineficiente, insuficiente ou negativo, pode ocasionar futuros problemas no relacionamento da criança com outros indivíduos do seu convívio social.

O amor da mãe é como um alimento e deve ser dado regularmente, aos poucos e com frequência.

Deutch H. La psicologia de la mujer. 4 ed, v. 2.
Buenos Aires: Losada; 1960.

INTRODUÇÃO

O alojamento conjunto (AC) é um sistema de assistência hospitalar prestada à mãe e ao recém-nascido (RN) simultaneamente, realizado por uma equipe multiprofissional, com o objetivo principal de proporcionar e fortalecer o vínculo mãe-filho e estimular o aleitamento materno (Quadro 25.1). Em face às vantagens que esse tipo de estrutura oferece para a criança, os pais e a família, considera-se que o AC é a melhor maneira de um RN começar a vida.

A Organização Mundial da Saúde (OMS) define o AC como um sistema hospitalar em que o RN sadio, imediatamente após o nascimento, permanece com a mãe, em um mesmo quarto do hospital, 24 h por dia, até a alta hospitalar. Recomenda-se o AC para o RN com peso ≥ 1.800 g a 2.000 g, idade gestacional ≥ 35 semanas e Apgar ≥ 7 no quinto minuto, com capacidade de sucção, controle térmico, além de a genitora ter condições de cuidar/amamentar. Nada impede que um RN de menor peso e idade gestacional, ou vice-versa, seja mantido em AC, desde que haja equipe multiprofissional capacitada e em número adequado para monitorar intercorrências e supervisionar cada mamada.

O AC não estaria recomendado a RN com Apgar < 7 no primeiro e no quinto minuto, com peso acima do percentil 90 ou abaixo do percentil 10 para a idade gestacional, com malformações que impeçam a amamentação, riscos de infecção, icterícia precoce, doenças associadas e mãe diabética.

Quanto à permanência do RN junto à mãe, o sistema de AC pode ser contínuo ou descontínuo, sendo opcional a escolha.

O AC pode estar localizado dentro da maternidade, de preferência próximo à área de puerpério, podendo estar em enfermaria ou quartos compartilhados.

O Ministério da Saúde estabelece uma área de 6 m² para cada conjunto de leito materno/berço, mas de acordo com as disponibilidades locais, essa metragem pode ser modificada para dar prioridade ao AC.

Ainda de acordo com o Ministério da Saúde, uma enfermaria deve comportar, no máximo, seis mães-filhos. Os berços devem ser separados uns dos outros por, no mínimo, 2 m, sendo a sua disposição variável (ao lado do leito da mãe, berço-gaveta, berço com rodízio para facilitar o deslocamento etc.).

As instalações sanitárias devem estar de acordo com as normas do Ministério da Saúde: uma para cada quarto ou enfermaria, devendo estar disponíveis em número e qualidade satisfatórios, acessíveis, sempre que necessário, a essas mulheres em fase de puerpério imediato.

São necessários ao atendimento do RN em AC: cama ou berço hospitalar; cadeira ou poltrona; mesa de cabeceira; armário; *hamper*, pia, lavatório e sanitário. O material de uso, de preferência, individual, deve conter, no mínimo: roupas, bacia para banho, produtos de higiene e material de suporte assistencial (incluindo fita métrica, antropômetro, termômetro, esfigmômetro, entre outros). Devem também existir um posto de enfermagem e uma sala de procedimentos, assim como sala de guarda de materiais e de visitas. Os recursos humanos devem ser compostos por equipe multiprofissional, com treinamento específico.

As visitas ao RN em AC devem obedecer às rotinas preestabelecidas pelo hospital, sendo permitida a permanência por 2 h, com mínimo manuseio do RN.

QUADRO 25.1 Objetivos do alojamento conjunto.

- Promover estímulo ao aleitamento materno
- Possibilitar o acompanhamento da amamentação
- Esclarecer dúvidas sobre o recém-nascido aos pais
- Promover o aprendizado materno sobre como cuidar do recém-nascido
- Favorecer o vínculo entre os pais e o filho
- Estimular a participação do pai no cuidado com o recém-nascido
- Reduzir a incidência de infecção no recém-nascido
- Promover o bem-estar familiar
- Promover maior inserção do recém-nascido no plano de cuidados à saúde e ao bem-estar familiar

Fototerapia pode ser feita no AC, devendo-se orientar a mãe quanto à manipulação do RN nesse período.

No AC, o RN permanece com a mãe até a alta hospitalar, que tende a ocorrer após um período de 48 h, considerado mínimo para que a mãe tenha condições de receber orientações básicas. Quando a mãe recebe alta e o bebê não tem condições de deixar o hospital, ele é automaticamente internado no berçário.

O contato pele a pele mãe-filho deve iniciar imediatamente após o nascimento, ser contínuo, prolongado e estabelecido entre mãe e filho saudáveis. Há descrição de muitos benefícios para mãe e filho provenientes dessa prática. Tal contato confere proteção contra infecções, estabilidade emocional, melhora a interação da mãe com o bebê, fornece mais oportunidade para uma amamentação bem-sucedida e para boa compreensão da fisiologia natural do bebê.

Os cuidados do RN em berço aquecido não diferem muito dos cuidados proporcionados ao RN em incubadora. O berço aquecido facilita o manejo, principalmente em situações de urgência.

Recomenda-se berço aquecido para RNs estáveis ou durante a realização de procedimentos médicos. Lactentes normais a termo podem ser enrolados em cobertores aquecidos e ir diretamente para os braços da mãe sem nenhuma perda significativa de calor.

Em geral, as incubadoras são usadas para lactentes com peso < 1.800 g. Caso haja indicação de AC para RN de menor peso e de maior idade gestacional, ou vice-versa, o AC deve disponibilizar equipe de enfermagem específica e em número adequado para monitorar intercorrências e/ou supervisionar cada mamada, além de intensificar as precauções-padrão e/ou de biossegurança por parte dos profissionais de saúde ou familiares/visitas.

Na execução da higiene corporal antes da queda do coto umbilical, deve-se observar o risco de infecção do coto por manuseio e pelas mãos. A queda do coto umbilical tende a ocorrer entre o 7º e o 10º dia, embora possa cair antes ou depois. Até a sua queda deve ser feita uma higienização diária e adequada. Quanto mais seco estiver o coto umbilical, mais rápido ele se desprenderá.

A OMS defende o uso do cuidado seco do coto umbilical, mantendo-o limpo e exposto ao ar. Sua limpeza deve ser feita com água e sabão. Não é recomendada a aplicação de agentes antimicrobianos no coto umbilical, pois não há evidência clara de seu benefício na prevenção de infecções. São sinais de alerta do coto: odor fétido, secreção (amarelada, escura ou purulenta), edema, eritema, granuloma e/ou sangramento. A alimentação do RN no seio materno deve ser em livre demanda, sem a oferta de bicos ou chupetas, permitindo-se leite ou outros alimentos apenas sob prescrição médica. Amamentação compartilhada é proibida.

A interrupção do AC pode ser feita por determinação médica por motivos maternos ou do RN, com reencaminhamento do RN ao berçário, com possibilidade de retorno. A mãe deve ser informada do motivo da transferência.

O sistema de AC deve ser avaliado sistematicamente no que diz respeito de resultados de incentivo ao aleitamento materno, ao desempenho da equipe, à aceitação do sistema pelos pais e familiares, aos resultados sobre a morbimortalidade neonatal no serviço; sobre o conhecimento materno adquirido e o cuidado com a criança.

ALOJAMENTO CONJUNTO E COVID-19

O contato precoce e próximo entre a mãe e o recém-nascido tem muitos benefícios bem estabelecidos. O ambiente ideal para cuidar de um recém-nascido a termo saudável, enquanto está no hospital, é no alojamento conjunto. A evidência atual sugere que o risco de um recém-nascido adquirir o SARS-CoV-2 de sua mãe é baixo. Além disso, os dados sugerem que não há diferença no risco de infecção por SARS-CoV-2 para o recém-nascido, independentemente de o recém-nascido ser cuidado em um quarto separado ou permanecer no quarto da mãe.

Há, no entanto, um risco potencial de transmissão de SARS-CoV-2 ao recém-nascido por meio do contato com secreções respiratórias infecciosas da mãe, do cuidador ou de outra pessoa com infecção de SARS-CoV-2, inclusive logo antes de o indivíduo desenvolver sintomas quando a replicação viral pode ser alta. Como tal, todos os cuidadores devem praticar medidas de prevenção e controle de infecção (ou seja, usar máscara, praticar a higiene das mãos) antes e enquanto cuidam de um recém-nascido.

Mães com infecção suspeita ou confirmada de SARS-CoV-2 podem se sentir desconfortáveis com esse risco potencial. Idealmente, cada mãe e seus profissionais de saúde devem discutir se ela gostaria que o recém-nascido fosse cuidado em seu quarto ou em um local separado, se houver suspeita ou confirmação de que ela apresenta COVID-19. É mais fácil começar esta conversa durante o cuidado pré-natal e continuá-la durante o período intraparto. Os profissionais de saúde devem respeitar a autonomia materna no processo de tomada de decisão médica.

As mães que optam por amamentar devem tomar medidas, incluindo uso de máscara e prática de higiene das mãos, para minimizar o risco de transmissão do vírus durante a amamentação.

Não se deve considerar que as mães com infecção suspeita ou confirmada de SARS-CoV-2 apresentam risco potencial de transmissão do vírus para seus recém-nascidos, se atenderem aos critérios para interrupção do isolamento e precauções: após pelo menos 10 dias desde o aparecimento dos primeiros sintomas (até 20 dias se eles tiverem uma doença grave ou crítica ou estiverem gravemente imunocomprometidos), e após pelo menos 24 horas desde a última febre sem o uso de antipiréticos, e com melhora dos outros sintomas.

A separação pode ser necessária para mães que estão muito doentes para cuidar de seus filhos ou que precisam de níveis mais elevados de cuidados, além de também poder ser necessária para recém-nascidos com maior risco de doenças graves (p. ex., recém-nascidos prematuros, com condições médicas subjacentes, que precisam de níveis mais elevados de cuidados).

A separação para reduzir o risco de transmissão de uma mãe com suspeita ou confirmação de SARS-CoV-2 para o recém-nascido pode não ser necessária, se o teste do recém-nascido for positivo para SARS-CoV-2. O teste é recomendado para todos os recém-nascidos de mães com suspeita ou confirmação de COVID-19, independentemente de haver sinais de infecção no recém-nascido. O diagnóstico deve ser confirmado pelo teste de RNA da SARS-CoV-2 por reação em cadeia da polimerase de transcrição reversa (RT-PCR). A detecção do RNA do SARS-CoV-2 pode ser obtida por meio de amostras de naso-faringe, orofaringe ou esfregaço nasal. O teste sorológico não é recomendado neste momento para diagnosticar infecção aguda em recém-nascidos. Tanto recém-nascidos sintomáticos quanto assintomáticos de mães com suspeita ou confirmação de COVID-19, independentemente dos sintomas da mãe, devem ter o teste realizado por volta de 24 horas após o nascimento. Se os resultados do teste inicial forem negativos ou não estiverem disponíveis, o teste deve ser repetido com 48 horas.

As taxas de infecção por SARS-CoV-2 em recém-nascidos não parecem ser afetadas pelo tipo de parto, método de alimentação do lactente ou contato com a mãe com suspeita ou confirmação de infecção por SARS-CoV-2. Todos os recém-nascidos de mães com suspeita ou confirmação de infecção devem ser considerados como tendo suspeita de infecção por SARS-CoV-2 quando os resultados dos testes não estiverem disponíveis.

Em geral, mães com infecção suspeita ou confirmada de SARS-CoV-2 e seus recém-nascidos devem ser isolados de outras mães e recém-nascidos saudáveis e receber cuidados de acordo com as práticas recomendadas de prevenção e controle de infecção para a prestação de cuidados de saúde de rotina. Se um recém-nascido não permanecer no quarto da mãe, devem-se considerar a capacidade e os recursos da instituição, bem como o risco potencial de transmissão de SARS-CoV-2 a outros recém-nascidos de alto risco ao determinar onde esse neonato deve ser isolado.

O isolamento de recém-nascidos com suspeita ou confirmação de infecção por SARS-CoV-2 em Unidade de Terapia Intensiva Neonatal (UTIN) deve ser evitado, a menos que a condição clínica do recém-nascido justifique a admissão na UTIN. Internar recém-nascidoss com infecção suspeita ou confirmada de SARS-CoV-2 em uma UTIN pode aumentar desnecessariamente o risco de exposição de outros recém-nascidos vulneráveis e da equipe da UTIN ao SARS-CoV-2. Em alguns hospitais, uma UTIN pode ser o único ambiente adequado para o cuidado de um recém-nascido isolado. Portanto, a determinação sobre o melhor posicionamento deve ser feita no nível do estabelecimento.

Se o recém-nascido permanecer no quarto da mãe, as medidas que podem ser tomadas para minimizar o risco de transmissão de uma mãe, com suspeita ou confirmação de COVID-19, para seu recém-nascido incluem que as mães usem máscara e pratiquem a higiene das mãos durante todo o contato com seus neonatos.

É importante notar que protetores faciais de plástico para recém-nascidos não são recomendados e máscaras não devem ser colocadas em neonatos ou crianças menores de 2 anos.

Manter uma distância física maior que 1,8 m entre a mãe e o recém-nascido ou colocar o recém-nascido em uma incubadora pode ser feito quando possível. Se a opção for uma incubadora, é importante educar a mãe e outros cuidadores, incluindo o pessoal do hospital, sobre o uso adequado (ou seja, portas de travamento) para evitar quedas de recém-nascidos.

Um cuidador saudável que não tem risco aumentado de doença grave, usando as precauções de prevenção de infecção adequadas (p. ex., usar máscara, praticar a higiene das mãos), deve cuidar do recém-nascido, se possível.

BIBLIOGRAFIA

Almeida JS. Alojamento Conjunto para a família. Saúde Neonatal – Enfermagem Neonatal. Disponível em: http://www.hospvirt.org.br/enfermagem/port/alojfam.html.

Amaral DB. Prevenção de Infecção em Unidades Neonatais. In: Couto RC, Pedrosa TMG. Rotinas e procedimentos. Infecção relacionada à assistência (Infecção Hospitalar) e outras complicações não infecciosas. 3. ed. Rio de Janeiro: Medbook; 2012. p. 383-96.

Araújo AMP, Zambrano CMB. Cuidados gerais e especiais do recém-nascido em incubadora e em berço aquecido. In: Miura E, Procianoy RS. Neonatologia. Princípios e práticas. 2. ed. Porto Alegre: Artes Médicas; 1997. p. 71-3.

Brasil. Ministério da Saúde. Normas Básicas para Alojamento Conjunto. Portaria MS/GM nº 1.016, 26 de agosto de 1993. DOU nº 167 de 1/9/93, seção I, p. 13.066.

Brenelli MA. Alojamento conjunto. In: Marba STM, Filho FM. Manual de Neonatologia. São Paulo: Revinter; 1998. p. 24-9.

Brito I, Sousa R, Sanches B et al. Rooming-in, Breastfeeding and Neonatal Follow-up of Infants Born to Mothers with COVID-19. Acta Med Port, 2021;34(7-8):507-16.

Centers for Disease Control and Prevention (CDC). Evaluation and Management Considerations for Neonates At Risk for COVID-19. Disponível em: https://www.cdc.gov/coronavirus/2019-ncov/hcp/caring-for-newborns.html.

Feldman-Winter L, Goldsmith JP, Committee on fetus and newborn, task force on sudden infant death syndrome. Safe Sleep and Skin-to-Skin Care in the Neonatal Period for Healthy Term Newborns. Pediatrics. 2016; 138(3):e1-e10.

Lee YM, Song KH, Kim YM et al. Complete rooming-in care of newborn infants. Korean J Pediatr Soc. 2010; 53(5):634-8.

Pizzato MG, Pian VRL. Enfermagem em sistema de alojamento conjunto para RN e mãe. In: Enfermagem neonatológica. Porto Alegre: D.C. Luzzato Ed.; 1982. p. 101-28.

Stewart D, Benitz W, Committee on Fetus and Newborn. Umbilical cord care in the newborn infant. Pediatrics. 2016; 138(3):e1-e5.

Vaz FAC, Gualda DMR. Alojamento conjunto. In: Leone CR, Tronchin DMR. Assistência integrada ao recém-nascido. São Paulo: Atheneu; 1996. p. 43-50.

Capítulo 26

Banco de Leite Humano

Sylvia Lemos Hinrichsen ▪ **Sandra Hipólito Cavalcanti** ▪ **Kátia Maria Mendes** ▪
Denise Temoteo da Rocha ▪ **Marcela Coelho de Lemos**

INTRODUÇÃO

O leite humano é um biofluido específico individual, caracterizado por uma composição extremamente variada de componentes nutricionais e bioativos. Essa composição evoluiu ao longo do tempo, para fornecer ao bebê uma alimentação bem equilibrada e para protegê-lo contra patógenos potencialmente infecciosos, enquanto seu sistema imunológico está em desenvolvimento. O tempo de lactação, a duração da gestação, as doenças maternas, os genótipos e as dietas influenciam a composição do leite.

O leite materno oferece ótimo suprimento de nutrientes e compostos bioativos que trazem benefícios em saúde a curto e longo prazos associados à amamentação, diretamente relacionados com a duração da amamentação, sugerindo um potencial efeito cumulativo.

É composto por carboidratos, proteínas, lipídios, sais minerais e vitaminas, sendo a lactose seu principal açúcar. Os lipídios representam as principais fontes de energia e contribuem com 44% do total de energia fornecida pelo leite humano.

As proteínas representam o terceiro sólido abundante no leite humano e atuam não apenas na nutrição, mas também em várias funções bioativas. Elas são essenciais para o crescimento saudável do bebê, mas também atuam como transportadores para outros nutrientes (lactoferrina, haptocorrina, alfa-lactalbumina, proteína de ligação a folato, betacaseína), promovem o desenvolvimento intestinal (fatores de crescimento e lactoferrina) e a absorção de nutrientes (lipase estimulada por sal biliar, amilase, alfa1-antitripsina) e desempenham atividade imune e antimicrobiana (lactoferrina, IgA-secretora, osteopontina, citocinas, lisozima etc.). As proteínas do leite podem ser agrupadas em três classes principais: caseínas, soro e mucinas, que estão envolvidas nos mecanismos responsáveis pelo risco reduzido de infecções.

Os principais constituintes do leite humano que agem como fatores de proteção no organismo do recém-nascido (RN) são as imunoglobulinas, como IgA secretória (de ação antigênica de amplo espectro e que atua contra vírus, protozoários e antígenos de *Salmonella* e toxinas bacterianas) e IgG.

Há evidências de que as crianças alimentadas com leite humano apresentam menor risco de desenvolver diabetes melito tipo I, linfoma e doença de Crohn durante a infância. Entre os resultados a curto prazo, pode-se citar uma redução em mortalidade e morbidade relacionada com diarreia, infecções respiratórias, otite média aguda e, inclusive, hospitalizações. No entanto, parece não haver uma proteção clara contra distúrbios alérgicos (eczema ou alergia alimentar).

A amamentação também está relacionada com efeitos a longo prazo, como resultado cognitivo positivo (especialmente aumento do quociente de inteligência), redução do excesso de peso e obesidade, diabetes tipo II e leucemia infantil. Não há evidência significativa de um efeito protetor da amamentação em relação a hipertensão e/ou hipercolesterolemia.

O leite humano não apenas promove fornecimento nutricional perfeitamente adaptado à criança, mas também desempenha um papel crucial na promoção de crescimento e desenvolvimento saudáveis.

O leite humano está indicado para crianças prematuras e RN de baixo peso que não sugam, hospitalizados em unidade neonatal; RN com processos infecciosos, especialmente por enteroinfecções; imunodeprimidos e/ou com alergias a proteínas heterólogas, doenças maternas e baixa produção de leite e outras situações, a critério médico.

BANCO DE LEITE HUMANO

Os bancos de leite humano (BLH) têm se configurado como uma das estratégias mais importantes na política pública em favor da amamentação. Para funcionar, os BLHs devem dispor de licença sanitária atualizada, emitida pelo órgão de vigilância sanitária competente, observando as normas legais e regulamentares pertinentes. Esse é um serviço especializado vinculado a um hospital materno-infantil, que atua na promoção, na proteção e no apoio ao aleitamento materno, além de executar atividades de coleta da produção láctica da nutriz, seleção, classificação, processamento, controle de qualidade e distribuição, sendo proibida a comercialização dos produtos por ele distribuídos.

Para funcionamento do BLH, é necessário que o mobiliário, os equipamentos e os utensílios atendam a sua demanda, de acordo com a legislação vigente, e em perfeitas condições de conservação e limpeza, com calibração dos instrumentos, registros e manutenções preventivas.

Além dos requisitos já mencionados, o BLH demanda uma estrutura física adequada que obedeça a um leiaute com fluxo unidirecional de pessoas e produtos. Os recursos humanos vêm desempenhando papel cada vez mais importante nas unidades voltadas para atenção à saúde; por isso, para o ideal funcionamento do BLH, é necessário que haja funcionários que desenvolvam as atividades de acordo com a complexidade do atendimento à doadora, variando também com o processamento do leite coletado.

O aleitamento materno é importante por proporcionar vínculo, afeto, proteção e nutrição para a criança e constitui a intervenção mais sensível, econômica e eficaz para redução da morbimortalidade infantil. De acordo com a Organização Mundial da Saúde e o Ministério da Saúde, as crianças com até 6 meses de vida devem ser alimentadas exclusivamente com leite materno, sem outros líquidos ou sólidos, com exceção de gotas ou xaropes contendo vitaminas, sais de reidratação oral, suplementos minerais e medicamentos. Após os 6 meses, o aleitamento deve ser complementado com outros alimentos de maneira oportuna e saudável até os 2 anos ou mais, o que justifica a necessidade de BLH, pois eles apoiam a mulher na manutenção dessa lactação e treinam os profissionais sobre os benefícios do leite materno para mãe, bebê, família, ambiente e governo.

Apesar da variedade da alimentação entre as pessoas, o leite materno apresenta composição semelhante para todas as mulheres. O leite humano é considerado um produto de grande complexidade biológica, com numerosos fatores que protegem a criança contra infecções e alergias e outras doenças até a fase adulta.

A qualidade do leite humano ordenhado (LHO) em um BLH é fundamental para garantir a saúde e a sobrevivência dos RNs; por isso, é necessário avaliar diariamente a qualidade do LHO de doadoras de um BLH para conservar os componentes nutricionais do leite.

Na primeira semana, o leite humano, colostro, é rico em proteínas protetoras, especialmente a IgA secretória, que age contra infecções e alergia alimentar. O leite maduro contém mais proteínas nutritivas que o colostro, como caseína e proteínas do soro. O leite humano fornece ao ser humano todos os aminoácidos essenciais, quantidades adequadas de lipídios e água (fundamental na regulação da temperatura corporal e dissolução de proteínas), carboidratos, proteínas, entre outros.

O primeiro banco de leite humano (BLH) do Brasil foi implantado em outubro de 1943, no então Instituto Nacional de Puericultura, denominado posteriormente de Instituto Fernandes Figueira.

Na época, seu principal objetivo era coletar e distribuir leite humano visando atender os casos considerados especiais, como RNs prematuros, com problemas nutricionais e/ou alergias a proteínas heterólogas. Com esses mesmos objetivos, entre a década de 1940 e o início dos anos 1980, foram implantadas mais cinco unidades no país.

No entanto, foi com o desenvolvimento do Programa Nacional de Incentivo ao Aleitamento Materno, a partir de 1985, que os BLHS passaram a ter um novo papel na saúde pública brasileira, como elementos estratégicos para as ações de promoção, proteção e apoio à amamentação.

Almeida JAG, Maia PRS, Novak FR. Os bancos de leite humano como suporte para a redução da mortalidade infantil: a experiência brasileira. In: Anais do II Congresso Uruguayo de Lactancia Materna; 2004 setembro 1-4; Montevideo, Uruguay. Montevideo: Sociedad Uruguaya de Pediatria; 2004.

Almeida JAG. A evolução dos bancos de leite no Brasil [videocassete]. Rio de Janeiro: Núcleo de Vídeo do Centro de Informação Científica e Tecnológica da Fundação Oswaldo Cruz; 1992.

São indiscutíveis e indispensáveis as contribuições do leite humano para a nutrição da criança, pois proporciona um adequado crescimento e desenvolvimento, fator imunológico, maturação gastrintestinal, fonte energética, defesa antioxidante, desenvolvimento neuropsicomotor, propriedades anti-infecciosas, ação anti-inflamatória e antialérgica.

Alguns cuidados são recomendados para se manterem as propriedades do LHO, que vão desde a coleta pela doadora até a distribuição do leite pasteurizado (para RN prematuro e/ou de baixo peso sem reflexo de sucção satisfatório, RN com enteroinfecções, lactentes portadores de deficiências imunológicas, lactentes portadores de patologias do trato gastrintestinal, e casos excepcionais, não contemplados pelos itens anteriores, mediante justificativa médica).

SELEÇÃO DAS DOADORAS | ORDENHA DO LEITE MATERNO

Existem normas que estabelecem os aspectos a serem observados na triagem e seleção das doadoras para BLH, assim como seu acompanhamento durante o período de doação. Em princípio, a doadora é uma nutriz sadia com exames analisados e aprovados pela médica responsável pelo BLH que apresenta excedente de secreção láctea e se dispõe a doá-lo.

O lactente deve receber o leite de sua própria mãe, mas infecção e/ou prematuridade podem inviabilizar essa recomendação. Nesse caso, está indicado o uso de leite de doadoras.

A doadora deve ser informada sobre boas práticas de manipulação do LHO, seguindo os devidos procedimentos higiênico-sanitários para efetuar a adequada coleta hospitalar/domiciliar do leite. A doadora é orientada a realizar técnica de ordenha, que vai desde a higienização das mãos e paramentação até a ordenha propriamente dita. As mães doadoras não devem estar infectadas pelo HIV-1/2, HTLV-1/2 nem pelos vírus das hepatites B e C. Não podem ter sorologia positiva ou sugestiva para sífilis e/ou infecção ativa.

A doadora de leite materno deve estar disposta a doá-lo espontaneamente, após anamnese e exame físico para levantamento de manifestações clínicas relevantes. Devem ser temporariamente excluídas:

- Mulheres que tenham desenvolvido infecção suspeita de rubéola ou outro exantema viral ou que tenham entrado em contato com alguma infecção desse tipo
- Mulheres que tenham recebido imunização contendo vírus da rubéola ou febre amarela (podendo retornar para doar até 4 semanas após a vacinação ou até 48 h após a última dose de medicação quando da existência de infecção)
- Mulheres que apresentem mastite
- Mulheres que tenham feito uso de substâncias não permitidas
- Mulheres com doenças crônicas e/ou sistêmicas
- Tabagistas
- Mulheres que consumam diariamente mais de 2 doses de álcool
- Mulheres que não tenham amamentado por período superior a 6 meses antes da primeira doação por apresentarem níveis baixos dos fatores imunológicos no leite
- Mulheres com alguma doença infectocontagiosa.

O nível aceitável de bactérias da microbiota normal da pele é de até 10^8 unidades formadoras de colônias (UFC)/mℓ de leite. O total de microrganismos não patogênicos no leite não deve ultrapassar 10^5 UFC/mℓ.

A ordenha deve ser realizada em condições higiênico-sanitárias satisfatórias, em ambientes isentos de fatores de risco que levem à ocorrência de não conformidades no LHO. A rotulagem e a pré-estocagem do LHO cru devem obedecer ao disposto nas normas específicas.

A técnica de ordenha precisa ser realizada adequadamente, seguindo os passos descritos a seguir:

1. Faça antissepsia das mãos com água e sabão
2. Seque as mãos e mamas com toalha limpa
3. Faça massagens circulares da base da mama em direção ao mamilo e, depois, movimentos suaves em direção aos mamilos
4. Coloque o polegar sobre a mama, onde termina a aréola e os outros dedos abaixo, na borda da aréola
5. Comprima a aréola e a mama subjacente contra as costelas, com os dedos polegar e indicador
6. Extraia o leite e despreze os primeiros jatos de cada lado
7. Repita o movimento de maneira rítmica, rodando a posição dos dedos ao redor da aréola para esvaziar todas as áreas
8. Repita a massagem e o ciclo tantas vezes se fizerem necessárias até a mama amolecer.

Depois da ordenha, o leite é identificado e guardado em *freezer* ou congelador.

A ordenha em casa também é uma opção segura, desde que os padrões higiênicos-sanitários sejam respeitados.

PROCESSAMENTO E CONTROLE DE QUALIDADE DO LEITE HUMANO

O leite materno atende perfeitamente às demandas nutricionais, imunológicas e afetivas do RN até o sexto mês de vida do RN. Entretanto, existem situações especiais nas quais a criança não pode e/ou é incapaz de sugar o seio materno, como é o caso de prematuros, neonatos de baixo peso, portadores de patologias respiratórias, cardíacas, gastrintestinais, entre outras. Nessas circunstâncias, a ordenha frequente da mama das nutrizes possibilita o uso do leite da própria mãe para seu filho.

Quando o volume ordenhado não supre o volume necessário para o RN, o uso de leite humano por doação passa a ser a melhor alternativa. Um modo de garantir a qualidade do leite é assegurar-se de que ele seja proveniente de um BLH.

Todo leite humano recebido pelo BLH deve ser submetido aos processos de seleção e classificação. Na etapa da seleção, verificam-se: as condições da embalagem, a presença de sujidades no recipiente e na caixa de transporte, a cor do leite, o *off-flavor* e a acidez Dornic. Após a seleção, o leite é classificado a partir do período de lactação, da acidez Dornic e do conteúdo energético avaliado por meio do crematócrito.

Os produtos que não preencherem as especificações determinadas quantos aos aspectos sensoriais (ausência de sujidades, cor e *off-flavor* característicos), físico-químicos (acidez) e microbiológicos (ausência de coliforme a 35°C) devem ser descartados. Produtos que atendem a todas as especificações são pasteurizados e categorizados de acordo com seu valor energético para depois serem descongelados (em banho-maria a uma temperatura de 40°C), porcionados, encaminhados à unidade de terapia intensiva neonatal e administrados conforme a necessidade.

Todo LHO em BLH deve passar por um controle microbiológico, dada a possibilidade de transmissão de agentes infecciosos ao lactente.

Os oligossacarídios constituem um fator de crescimento da microbiota bífida (*Bifidobacterium*: *bifidum*, *longum* e *infantis*), bactérias que exercem ação seletiva, inibindo microrganismos patogênicos (especialmente as enterobactérias).

As principais bactérias isoladas nas fezes de crianças alimentadas com leite materno são *B. bifidium*, *Clostridium*, *Streptococcus* sp. e *Escherichia coli*.

Têm sido implicados em infecções neonatais por meio da contaminação do LHO: *Staphylococcus aureus*, *Streptococcus* beta-hemolíticos do grupo B, *Mycobacteria* e *Salmonella* sp.

Por meio da amamentação, pode haver a transmissão de: citomegalovírus, vírus das hepatites B e C, herpes simples, vírus da rubéola e do sarampo, vírus linfotrópico da célula T humana, vírus da imunodeficiência humana, *Toxoplasma gondii*, bacilo de Hansen, *Mycobacterium tuberculosis*, *Plasmodium* (picada do *Anopheles*), *Treponema pallidum* e doença de Chagas (Quadro 26.1). As doadoras devem ser mantidas sob controle clínico, observando-se se elas apresentam ou não doenças.

Caso haja infecção puerperal, deve-se proteger a criança do contato com secreções, manter a amamentação e fazer a vigilância clínica do recém-nascido (RN), com ordenha manual para alívio. Em mães com hepatite B, os RNs devem receber gamaglobulina específica nas primeiras 12 h de vida.

Caso haja lesões de herpes simples nos mamilos, a mãe não deve amamentar. Mas se a mãe apresentar lesões herpéticas nos lábios ou nas mãos, deve higienizar as mãos antes de pegar o RN, usar máscara ou luvas, e pode amamentar. O RN pode receber quimioprofilaxia para tuberculose se esta estiver indicada.

Nos casos de mastite, a mãe deve receber tratamento específico (deve-se prestar atenção aos antimicrobianos adequados ao aleitamento). Na mama afetada, deve ser realizada a ordenha manual para o esvaziamento e alívio.

Infecções maternas virais pelos vírus da rubéola, da caxumba, do sarampo e da dengue não contraindicam a amamentação. Em caso de rubéola, caxumba e sarampo, a mãe precisa ser isolada de seu filho, e o leite materno deve ser ordenhado durante o período de isolamento.

Embora o aleitamento materno possa permitir a passagem de anticorpos maternos para o SARS-CoV-2, não há dados suficientes para uma recomendação firme sobre o aleitamento materno em mulheres infetadas com SARS-CoV-2. A Sociedade Italiana de Neonatologia recomenda a amamentação nos casos de mães positivas ou em estudo, com sintomatologia leve ou assintomáticas em alojamento conjunto com o recém-nascido, respeitando as medidas de isolamento de contato e gotículas.

172 Parte 1 Biossegurança

QUADRO 26.1 Transmissão de processos infecciosos pela amamentação.

Doença/ microrganismos/outros	Amamentação
Toxoplasmose	Não há evidências de transmissibilidade para contraindicar a amamentação
Malária	Não há nenhuma evidência indicando que a malária possa ser transmitida pelo aleitamento materno Em mães que necessitam tratamento, são recomendadas cloroquina, quinina e tetraciclina Sulfonamidas devem ser evitadas no primeiro mês de lactação A mãe com malária e em lactação pode amamentar durante o tratamento com substâncias específicas
Doença de Chagas	Não há contraindicação de amamentação Embora possam aparecer sequelas tardias, a doença aguda no lactente tende a evoluir de modo benigno; além da raridade da transmissão da doença, justifica-se a manutenção do aleitamento materno em mulheres com a forma crônica da doença, exceto se houver sangramento e fissura no mamilo. Nos casos de doença aguda, a nutriz não deve amamentar
Sífilis	Amamentação está permitida se a mãe estiver em tratamento e não apresentar lesões primárias e/ou secundárias que possam conter o *Treponema*
Tuberculose	Pode haver tuberculose congênita se a mãe, durante a gestação, tiver infecção primária, tuberculose miliar ou meningite tuberculosa A mãe com tuberculose deve usar máscara durante a amamentação se for bacilífera não tratada e/ou com tratamento inferior a 3 semanas antes do parto A amamentação não está contraindicada na tuberculose extrapulmonar/abacilífera
Doença de Hansen	A transmissão da doença ocorre por contato pessoal, preferencialmente prolongado, por meio das secreções nasais e da pele O bacilo pode ser isolado no leite materno nos casos de doença de Hansen não tratada, bem como em pacientes com duração do tratamento inferior a 3 meses com sulfona (dapsona ou clofazamina) ou inferior a 3 semanas com rifampicina Lesões de pele na mama também podem ser fonte de infecção para o recém-nascido Não há contraindicação para a amamentação se a mãe estiver sob tratamento adequado O recém-nascido deve ser tratado o mais precocemente possível e simultaneamente com a mãe Os fármacos usados são os mesmos da mãe e podem passar para o leite humano em baixas concentrações, não havendo relato de efeitos colaterais graves Estão recomendados os seguintes cuidados na amamentação: lavagem rigorosa das mãos, uso de máscara ao manusear a criança e oclusão de lesões nas mamas
Citomegalovírus	Difícil diagnóstico por ser, em geral, assintomática Pode haver soroconversão materna durante a lactação, com desenvolvimento de sintomatologia em neonatos e prematuros durante a amamentação Não há contraindicação para amamentar
Vírus da hepatite B	A amamentação não está contraindicada desde que: • A vacina contra a hepatite B tenha sido aplicada, de preferência antes de 12 h de vida • Imunoglobulina espécie-específica contra hepatite B ou imunoglobulina-padrão, se prescritas, administrar nas primeiras 12 h de vida Nos casos de mães com hepatite B diagnosticada durante a amamentação, recomenda-se manter a amamentação A decisão de amamentar deve ser particularizada para cada caso, em que pese ao papel da amamentação na vida dessa criança, pois não se sabe ao certo o papel do aleitamento na transmissão desse vírus
Vírus da hepatite C	Não está contraindicada a amamentação Em casos de carga viral elevada ou lesões mamilares, deve-se considerar a interrupção temporária da amamentação até a estabilização do quadro ou cicatrização do trauma mamilar A decisão de amamentar deve ser particularizada para cada caso, em que pese ao papel da amamentação na vida dessa criança, pois não se sabe ao certo o papel do aleitamento na transmissão desse vírus
Vírus da hepatite A	Pode ser mantida a amamentação Se o parto ocorrer na fase aguda da doença, o recém-nascido deve receber imunoglobulina humana em dose adequada segundo prescrição A decisão de amamentar deve ser particularizada para cada caso, em que pese ao papel da amamentação na vida dessa criança, pois não se sabe ao certo o papel do aleitamento na transmissão desse vírus
Herpes simples	Amamentar, exceto se houver lesões na mama

(continua)

QUADRO 26.1 Transmissão de processos infecciosos pela amamentação. (*Continuação*)

Doença/microrganismos/outros	Amamentação
Herpes-zóster/varicela	Pode ser mantida a amamentação, exceto: • Se a infecção for adquirida entre 5 dias antes e 3 dias após o parto • Quando houver lesões nas mamas • Deve-se ordenhar e pasteurizar o leite materno • O recém-nascido deve ser isolado da mãe no período de risco de infecção
Vírus linfotrópico da célula T humana (HTLV-1 e HTLV-2)	Transmissão pela amamentação, sendo, portanto, contraindicada
Vírus da imunodeficiência humana (HIV-1)	Transmissão pela amamentação, sendo, portanto, contraindicada
Sarampo	A amamentação deve ser temporariamente suspensa
Rubéola	Amamentação mantida
Caxumba	Amamentação mantida
Bactérias: *Staphylococcus aureus*, *Staphylococcus epidermidis*, *Streptococcus* beta-hemolítico, *Mycobacteria*, *Enterococcus faecalis*, *Escherichia coli*, *Salmonella* sp./outras*	Causam infecções neonatais e, quando contaminam o leite materno, este deve ser descartado Na doença diarreica, a amamentação pode ser indicada após tratamento adequado Há relato de isolamento de *Brucella melitensis* no leite humano, bem como de casos de doença em lactentes amamentados exclusivamente ao seio, o que confirma a possibilidade de a brucelose ser transmitida via leite materno. Na fase aguda da doença grave na mãe, o aleitamento materno deve ser evitado, podendo-se optar pelo leite humano ordenhado e pasteurizado. Quando a doença for tratada com antimicrobianos e a nutriz apresentar melhora clínica, a amamentação pode ser restabelecida
Medicamentos/outros: ciprofloxacino, norfloxacino, ofloxacino, cloranfenicol, metronidazol, isoniazida, ácido nalidíxico, nitrofurantoína, sulfapiridina, sulfixazol, inseticidas organoclorados (DDT), anticorpos anti-Rh	Podem causar efeitos indesejáveis (observe a avaliação do Committee on Drugs) e/ou apresentar efeitos desconhecidos, mas possíveis, que podem contraindicar a amamentação
Infecções fúngicas	Paracoccidiomicose Não há contraindicação para o aleitamento materno se a doença acometer a nutriz. Entretanto, é importante lembrar que o cotrimoxazol, comumente usado no tratamento, é excretado no leite materno e pode causar efeitos colaterais graves no recém-nascido Criptococose O aleitamento materno não é contraindicado

*Pode-se aceitar a existência de bactérias da microbiota normal da pele até 10^8 UFC/mℓ de leite. O total de microrganismos não patogênicos no leite não deve ultrapassar 10^5 UFC/mℓ.

A OMS recomenda a manutenção da amamentação nos casos de mães positivas ou em investigação mantendo medidas de controlo da infeção.

A extração mecânica de leite materno pode ser uma alternativa nas mães com covid-19 em estado grave. Nesses casos, este deve ser administrado por copo, colher ou seringa, respeitando as medidas de prevenção de infeções em todos os momentos. Nas mães a amamentar após o período pós-natal imediato e que se infectam ou em que exista suspeita de infeção por SARS-CoV-2 recomendam-se medidas extremas de isolamento (higiene das mãos e máscara facial) para amamentar o recém-nascido ou fazer a extração do leite tomando as precauções de isolamento máximo (higiene das mãos e máscara), sendo este administrado ao recém-nascido por um cuidador saudável. Não é necessário pasteurizar o leite extraído para a sua administração ao recém-nascido. Nos prematuros internados, preferir utilizar leite humano, se disponível. Essas recomendações podem variar de acordo com as indicações das autoridades de saúde.

A Rede Brasileira de Banco de Leite Humano tem sido considerada a maior e mais complexa do mundo pela Organização Mundial da Saúde, contribuindo para a redução da mortalidade infantil e promoção do aleitamento materno no mundo durante a década de 1990.

Até março de 2013, existiam 327 unidades, divididas em 211 bancos e 116 postos de coleta espalhados por todos os estados do país, além do Distrito Federal. A sede fica no Instituto Fernandes Figueira, na cidade do Rio de Janeiro.

Entre 2007 e 2011 foram distribuídos 616,5 mil litros de leite humano pasteurizado, de 744,2 mil doadoras, com o atendimento de 793,2 mil bebês. Somente em 2012, a coleta obteve 161,9 mil litros, de 142,2 mil doadoras.

O Dia Mundial de Doação de Leite Humano, celebrado em 19 de maio, foi criado com o objetivo de unificar as mobilizações nos países da América do Sul, América Central, Europa e África.

A data é um momento especial para a realização de ações de sensibilização da sociedade sobre a importância da doação do leite materno, que pode salvar a vida de recém-nascidos, principalmente de crianças prematuras e bebês de alto risco internados em hospitais.

Fundação Oswaldo Cruz. Maior rede de bancos de leite humano. Disponível em: http://www.rankbrasil.com.br/Recordes/Materias/06K2/Maior_Rede_De_Bancos_De_Leite_Humano

BIBLIOGRAFIA

Bellù R, Condò M. Breastfeeding promotion: evidence and problems. Pediatr Med Chir. 2017; 39(156):54-6.

Borges MS, Oliveira AMM, Hattori WT et al. Quality of human milk expressed in a human milk bank and at home. J Pediatr (Rio J). 2017 Aug 30. doi: 10.1016/j.jped.2017.07.004.

Brasil. Resolução RDC nº 171, de 4 de setembro de 2006 da Agência Nacional de Vigilância Sanitária. Dispõe sobre o Regulamento Técnico para o Funcionamento de Bancos de Leite Humano. Diário Oficial [da] República Federativa do Brasil, Poder Executivo, Brasília, DF, 5 set. 2006.

Brasil. Agência Nacional de Vigilância Sanitária (Anvisa). Resolução RDC nº 171, de 4 de setembro de 2006. Dispõe sobre o Regulamento Técnico para o Funcionamento de Bancos de Leite humano. Diário Oficial da União, Brasília, DF, 5 set. 2006.

Brasil. Ministério da Saúde. Agência Nacional de Vigilância Sanitária (Anvisa). Banco de leite humano. Funcionamento, prevenção e controle de riscos. Brasília: Anvisa; 2008.

Brasil. Ministério da Saúde. Secretaria de Atenção à Saúde. Aleitamento materno, distribuição de leites e fórmulas infantis em estabelecimentos de saúde e a legislação/Ministério da Saúde. Secretaria Atenção à Saúde. Departamento de Ações Programáticas e Estratégicas. Departamento de Atenção Básica. Brasília: Ministério da Saúde; 2014.

Brasil. Ministério da Saúde. Secretaria de Atenção à Saúde. Departamento de Atenção Básica. Saúde da criança: aleitamento materno e alimentação complementar/Ministério da Saúde, Secretaria de Atenção à Saúde, Departamento de Atenção Básica. 2. ed. Brasília: Ministério da Saúde; 2015.

Brasil. Ministério da Saúde (MS). Secretaria de Atenção à Saúde. Departamento de Atenção Básica. Saúde da criança: nutrição infantil: aleitamento materno e alimentação complementar/Ministério da Saúde, Secretaria de Atenção à Saúde, Departamento de Atenção Básica. Brasília: MS; 2009.

Ferreira CK, Sousa CL, Soares CM et al. Composição do leite humano e sua relação com a nutrição adequada a recém-nascidos pré-termos. Temas em Saúde. 2017; 17(1):118-46.

Hinrichsen SL, Souza KRF. Banco de Leite Humano. In: Biossegurança e controle de infecções: risco sanitário hospitalar. 2. ed. Rio de Janeiro: Guanabara Koogan; 2013. p.102-4.

Lamounier JA, Moulin ZS, Xavier CC. Recomendações quanto à amamentação na vigência de infecção materna. J Pediatr (Rio J). 2004; 80(Suppl 5): S181-8.

Maia PRS, Almeida JAG, Novak FR et al. Rede Nacional de Bancos de Leite Humano: gênese e evolução. Rev Bras Saúde Matern Infant. 2006; 6(3):285-92.

Mosca F, Gianni ML. Human milk: composition and health benefits. Pediatr Med Chir. 2017; 39(155):47-52.

Secretaria de Estado da Saúde. Caderno de atenção à saúde da criança aleitamento materno. Disponível em: https://www.saude.pr.gov.br/sites/default/arquivos_restritos/files/documento/2020-07/pdf3.pdf

Sociedade Portuguesa de Neonatologia. Recomendações para a abordagem do recém-nascido em contacto com a infecção por SARS-CoV-2 (COVID-19). 2020. Disponível em: https://www.spneonatologia.pt/wp-content/uploads/2020/03/COVID-19_170320.pdf.

Capítulo 27

Unidade de Terapia Intensiva e o Controle de Infecções

Sylvia Lemos Hinrichsen ▪ Cristina Lúcia Ferraz de Oliveira ▪ Marcela Coelho de Lemos

INTRODUÇÃO

A unidade de terapia intensiva (UTI) é um setor de alta complexidade que presta assistência a pacientes graves, com ou sem doenças prévias, pós-operatórios e politraumatizados. Esta unidade, portanto, é lugar de sofrimento, dores físicas, perdas e situações de grande estresse, tanto para os prestadores de atenção à saúde quanto para pacientes, familiares, cuidadores, entre outros.

A assistência prestada pelas equipes multiprofissionais em uma UTIs tem como objetivo comum a recuperação do paciente em tempo hábil, em ambiente físico e psicológico adequado. Nesse contexto, a atitude individual de cada membro da equipe (grupo de pessoas com determinado nível de conhecimentos e habilidades em sua interação) que trabalha nessa unidade está orientada a aproveitar da melhor maneira possível os recursos técnicos existentes e atuar com bom relacionamento humano.

INFECÇÕES RELACIONADAS COM A ASSISTÊNCIA À SAÚDE

A incidência de infecções relacionadas com a assistência à saúde (IrAS) em UTIs brasileiras pode variar de 5 a 10%. São fatores de risco para IrAS em UTI: longa permanência hospitalar; uso de ventilação mecânica; uso de sonda vesical de demora; cateterismo venoso central ou em artéria pulmonar; profilaxia de úlcera de estresse e/ou uso inadequado de antimicrobianos. Além disso, são fatores intrínsecos de IrAS nesse contexto: os próprios pacientes, imunodepressão e comprometimento dos mecanismos de defesa do organismo.

As vias respiratórias apresentam movimento ciliar, secreções e macrófagos responsáveis pela defesa local, porém podem sofrer interferências das próteses, como tubos oro e nasotraqueais, sondas nasogástricas e nasoentéricas e outras.

O sistema gastrintestinal apresenta contratilidade e acidez que inibem o crescimento bacteriano e são influenciadas pelo uso de antiácidos e bloqueadores de H_2.

São fatores extrínsecos associados ao ambiente, aos cuidados e procedimentos invasivos: o suporte ventilatório, os cateteres vasculares e a cateterização vesical. Nos cateteres vasculares, os curativos devem ser inspecionados diariamente, trocados a cada 72 h ou sempre que estiverem úmidos ou com sujidades, sem indicação de trocas rotineiras de cateteres centrais, exceto os de monitoramento de artéria pulmonar. A punção de veia jugular apresenta maior risco de infecção do que a de subclávia, devido à proximidade da orofaringe. O sistema aberto de cateterização vesical pode favorecer em até 100% a ocorrência de IrAS até o 4º dia de uso, enquanto o uso de sistemas fechados pode causar infecções em até 2 a 16% a partir do 10º dia.

As IrAS são causadas por microrganismos da microbiota endógena do paciente ou exógena. A adaptação dos microrganismos ao meio ambiente (temperatura e umidade), a sua aderência ao tecido do hospedeiro (colonização e posterior infecção), a proteção das colônias por meio da produção de *slimes* (substância amorfa ou biofilme que protege as bactérias), a produção de toxinas e a resistência antimicrobiana são fatores que favorecem a permanência das bactérias no ambiente hospitalar.

A higienização rigorosa das mãos é uma medida de suma importância na prevenção de infecções em UTI, assim como o uso racional de antimicrobianos e o controle microbiológico. Deve-se ter atenção também para a área física, o fluxo de pacientes e visitantes, a área limpa/expurgo e as unidades de isolamento.

A maquinaria interna dos ventiladores não é fonte importante de contaminação do ar inalado. A colocação de filtro ou condensado no circuito expiratório diminui a contaminação do ambiente próximo ao paciente, mas parece não ser eficaz na prevenção de pneumonia. Já os nebulizadores são fonte de contaminação, e aqueles com grandes reservatórios (> 500 mℓ) são os de maior risco. O risco de pneumonia está associado ao tamanho da partícula gerada pelo nebulizador; aquelas com mais de 4 mm de diâmetro alcançam os brônquios terminais e alvéolos, enquanto as maiores de 10 mm não ultrapassam a nasofaringe nem a traqueia.

A maioria dos microrganismos não sobrevive em água destilada ou salina acima de 50°C. A água de torneira ou destilada pode conter *Legionella* sp. resistente ao calor.

Tanto o circuito dos respiradores como o condensado que se forma no lúmen interno do circuito do respirador colonizam-se por bactérias gram-negativas provenientes do paciente e introduzidas nas vias respiratórias baixas durante procedimentos de aspiração.

A face externa e as conexões do ambu (bolsa ventilatória manual) contaminam-se durante o uso, podendo causar transmissão cruzada (pessoa a pessoa), por meio da aerossolização das secreções para as vias respiratórias baixas do paciente.

Os frascos de aspiração de secreções de vias respiratórias podem causar pneumonias pela produção de aerossóis com microrganismos patogênicos. A transmissão ocorre por meio das mãos dos profissionais ou por disseminação retrógrada durante a aspiração.

Há pouca evidência do papel do espirômetro como veículo de transmissão cruzada de infecção, embora as peças bucais tornem-se contaminadas com a microbiota oral do paciente após o uso.

Embora não seja comum, pneumonia pode ser causada pela instalação direta de medicamentos aerossolizados contaminados. Pode haver contaminação pelas mãos durante o manuseio dos frascos de soluções salinas usadas para a instilação do tubo endotraqueal nas manobras de aspiração ou para preenchimento do sistema de ventilação.

Os umidificadores de parede podem favorecer o crescimento de *Pseudomonas aeruginosa*, causando pneumonia por esse agente.

São reservatórios potenciais para microrganismos patogênicos os sabões, as soluções e a água, mas têm importância quando da ocorrência de surtos/epidemias. As dietas também podem ser responsáveis por infecção por microrganismos patogênicos.

As pneumonias relacionadas com os procedimentos invasivos (ventilação mecânica) são a segunda maior causa de IrAS (18% de todas IrAS nos EUA e 37 a 54% das infecções de UTI médico-cirúrgica). No Brasil, a prevalência é de 24% do total de infecções em UTI médico-cirúrgica, sendo 58% delas relacionadas com a ventilação mecânica.

A incidência/prevalência de infecções e/ou de microrganismos que compõem a microbiota hospitalar variam segundo o local, o tipo de paciente, a idade, o diagnóstico e a política de controle de infecções, biossegurança e qualidade institucionais.

No geral, os microrganismos relacionados com as pneumonias em pacientes em ventilação mecânica são *P. aeruginosa*, *Staphylococcus aureus* e *Acinetobacter* sp. Cerca de 25 a 46% das pneumonias associadas à ventilação mecânica são polimicrobianas. Pacientes que fizeram uso de antibióticos são mais propensos a apresentar pneumonia por *Haemophilus* sp. e pneumococo. O uso prévio de cefalosporinas na profilaxia de cirurgia cardíaca parece ser fator de risco para pneumonia por *Enterobacter* sp. No caso de aspiração pulmonar, são prevalentes os anaeróbios. Influenza, outros vírus respiratórios, *Mycoplasma pneumoniae* e *Chlamydia pneumoniae* são menos comuns. Em caso de contaminação pela água usada no hospital, a *Legionella* é o microrganismo mais prevalente. *Aspergillus* sp. (relacionado com as reformas ou construção próximas ao setor de internação) e citomegalovírus são observados em imunodeprimidos.

Sepse relacionada com o cateter vascular é a principal causa de bacteriemia nosocomial, podendo representar 40% dos casos (UTI coronariana: 1%; UTI neonatal: 20%). As infecções do trato urinário podem corresponder a 35 a 45% do total de infecções, sendo 70 a 80% delas relacionadas com a sondagem vesical.

A *Escherichia coli* tem sido responsável por cerca de 50% dos casos de infecção do trato urinário nosocomial relacionada com a sondagem, seguida de *Klebsiella* sp., *Pseudomonas* sp., *Enterobacter* sp., *Candida* sp., *Enterococcus* sp. e *Staphylococci* coagulase-negativos.

ESTRUTURA DA UNIDADE DE TERAPIA INTENSIVA

Na planta física de uma UTI devem estar contempladas áreas específicas de internamento e para outras atividades e finalidades, como se descreve a seguir:

- Área de internação: abriga leitos (camas) e/ou boxes (fechados com visores amplos para pacientes que necessitem confinamento/isolamento), dispostos de modo equidistante de um ponto central que favoreça a observação contínua dos pacientes, além de uma central de monitoramento para monitores/canais duplos, área de preparo de medicação e armazenamento de material (com armários e balcões) e quarto para repouso de plantonista(s). O número de leitos da UTI em cada hospital deve corresponder a um mínimo de 6% do total de seus leitos, não podendo ser inferior a cinco leitos por unidade. Os lavatórios para higienização das mãos podem ter formatos e dimensões variadas, porém a profundidade deve ser suficiente para que se lavem as mãos sem encostá-las nas paredes laterais ou bordas da peça e tampouco na torneira

- Ambientes de apoio: podem ser situados fora do ambiente da UTI, desde que sejam de fácil acesso, compreendendo sala de entrevistas, copa, sanitários com vestiários para colaboradores multidisciplinares, depósito de material de limpeza e rouparia. Deve existir um local para laboratório de urgência, dotado de aparelhos que propiciem a realização de exames como gasometria, osmolaridade, hematócrito, além de sala de conforto e secretaria (com arquivo próprio da unidade)

- Recursos humanos: equipe multiprofissional, composta por indivíduos com experiência técnica profissional em UTI. Todos das equipes lotadas na unidade devem ser treinados, sistematicamente, quanto ao uso de equipamentos e produtos para saúde, assim como para realizar atividades práticas segundo rotinas e procedimentos operacionais padrão. É fundamental o bom relacionamento entre a equipe multidisciplinar e o paciente, seus familiares e cuidadores.

A UTI deve cumprir as medidas de prevenção e controle de infecções definidas pelo Programa de Controle de Infecção do serviço de saúde institucional. A equipe da UTI deve orientar os familiares e demais visitantes dos pacientes sobre ações de controle de infecção e eventos adversos, devendo disponibilizar os insumos, os produtos, os equipamentos e as instalações necessários para as práticas de higienização de mãos de profissionais de saúde e visitantes. Os lavatórios para higienização das mãos devem dispor de provisão de sabonete líquido, além de papel-toalha com boa propriedade de secagem. As preparações alcoólicas para higienização das mãos devem estar disponíveis na entrada da unidade, entre os leitos e outros locais estratégicos definidos pelo Programa de Controle de Infecção do serviço de saúde institucional. O(s) coordenador(es) da unidade deve(m) estimular a adesão às práticas de higienização das mãos pelos profissionais de saúde e demais usuários.

Os saneantes para uso hospitalar e os produtos usados nos processos de limpeza e desinfecção devem ser empregados de acordo com as especificações do fabricante e estar regularizados junto à Agência Nacional de Vigilância Sanitária (Anvisa), de acordo com a legislação vigente. As UTIs que realizam processamento de produtos para a saúde devem atender às regulamentações listadas a seguir:

- RE/Anvisa nº 2.606/2006, que dispõe sobre as diretrizes para elaboração, validação e implantação de protocolos de reprocessamento de produtos médicos
- RE/Anvisa nº 2.605/2006, que estabelece a lista de produtos médicos enquadrados como de uso único, de reprocessamento proibido
- RDC/Anvisa nº 156/2006, que dispõe sobre o registro, a rotulagem e o reprocessamento de produtos médicos.

As normas e rotinas técnicas relacionadas com a biossegurança devem contemplar: condutas de segurança biológica, química, física, ocupacional e ambiental; instruções de uso para os equipamentos de proteção individual (EPI) e de proteção coletiva; procedimentos em caso de acidentes; manuseio e transporte de material e amostra biológica.

A UTI deve implantar as ações do Plano de Gerenciamento de Resíduos de Serviços de Saúde, atendendo aos requisitos da RDC/Anvisa nº 306, de 07 de dezembro de 2004, e da Resolução Conama nº 358, de 29 de abril de 2005.

A equipe da UTI deve implantar e implementar ações de farmacovigilância, tecnovigilância, hemovigilância e vigilância do controle de infecção e de eventos adversos. O monitoramento dos eventos adversos ao uso de sangue e componentes deve ser realizado em parceria e de acordo com o estabelecido pelo serviço de hemoterapia da instituição ou serviço fornecedor de sangue e hemocomponentes. A equipe da UTI deve notificar os casos suspeitos, surtos e eventos adversos graves à coordenação do Programa de Controle de Infecção do serviço de saúde/Núcleo de Segurança do Paciente. O coordenador do Programa de Controle de Infecção do serviço de saúde deve notificar surtos e casos suspeitos de eventos adversos graves à vigilância sanitária local no prazo de até 24 h. A notificação não isenta o coordenador do Programa de Controle de Infecção do serviço de saúde de realizar investigação epidemiológica e adotar medidas de controle do evento. A equipe da UTI deve colaborar com a equipe de controle de infecção em serviços de saúde e com a vigilância sanitária, na investigação epidemiológica e na adoção de medidas de controle.

Devem ser implantados, implementados e mantidos os registros de avaliação de desempenho e qualidade do funcionamento da UTI, buscando-se um processo contínuo de melhoria da qualidade. A avaliação precisa ser realizada considerando-se os Indicadores para a Avaliação dos Serviços de Atenção Obstétrica e Neonatal e as demais disposições estabelecidas na Instrução Normativa da Anvisa. A UTI deve disponibilizar à vigilância sanitária as informações referentes ao monitoramento dos indicadores durante o processo de inspeção sanitária ou de investigação de surtos e eventos adversos. É necessário que a UTI encaminhe à vigilância sanitária local o consolidado dos indicadores do semestre anterior, nos meses de janeiro e julho. O consolidado do município deve ser enviado à Secretaria Estadual de Saúde e o consolidado dos estados, à Anvisa.

As atividades desempenhadas pelas equipes multiprofissionais da UTI devem ser do tipo concorrente e/ou colaborativa, com autonomia na condução dos casos e na assistência aos pacientes, mas partilhada entre o médico intensivista e o médico assistente, segundo protocolos e diretrizes institucionais, especificamente os focados em ventilação mecânica e assistência ventilatória, hemodinâmica intensiva e não intensiva, reanimação cerebrocardiorrespiratória, sedação, anestesia e antibioticoterapia.

Deve-se considerar que as UTIs são um grande foco gerador e disseminador de cepas bacterianas multirresistentes e de IrAS. Por isso, a unidade deve ter uma política própria de uso de antibióticos, definida em estreita colaboração com a equipe de controle de infecções da instituição, segundo a microbiota e o perfil de sensibilidade.

A RDC nº 7, de 24 de fevereiro de 2010, da Anvisa, dispõe sobre os requisitos mínimos para funcionamento de UTI com objetivo de estabelecer padrões mínimos para o funcionamento das UTIs, visando à redução de riscos aos pacientes, visitantes, profissionais e meio ambiente.

Quando necessário, deve ser instituído um plano de ação preventivo pela equipe multiprofissional da UTI, em que devem ser observados fatores determinantes de infecção durante o cuidado ao paciente, como:

- Definição do que é risco intrínseco (imunossupressão) dos pacientes
- Riscos extrínsecos (procedimentos invasivos)
- Dispositivos respiratórios
- Ventiladores
- Nebulizadores
- Ventilação mecânica
- Bolsa ventilatória manual (ambu)
- Equipamentos de aspiração
- Espirômetro
- Umidificador de parede
- Medicamentos e solução para inalação
- Dispositivos intravasculares
- Dispositivo para acesso de curta permanência (< 30 dias)
- Dispositivo para acesso de longa permanência (> 30 dias)
- Dispositivo intravascular totalmente implantável
- Cateterismo vesical
- Sistema de drenagem aberto × fechado
- Duração de cateterismo
- Riscos extrínsecos, meio ambiente inanimado
- Riscos extrínsecos, qualidade de cuidados
- Microbiota das infecções nosocomiais em terapia intensiva (microbiota endógena e translocação bacteriana, microbiota exógena)
- Prevalência das infecções relacionadas com os procedimentos invasivos (pneumonia associada à ventilação mecânica, sepse relacionada com o cateter vascular, infecção do trato urinário)
- Racionalização do uso de antibióticos
- Higienização das mãos (cronograma de treinamento entre os funcionários).

Atividades e recomendações que promovem o controle de processos infecciosos em UTI são listadas a seguir:

- Implantação de um plano de ação nas UTIs para precauções de contato e outras precauções, com revisão sistemática dos procedimentos gerenciais (procedimentos operacionais padrão), observando se estes são conhecidos e executados por todas as equipes multiprofissionais. É importante dar maior atenção aos treinamentos de novos colaboradores, mantendo um processo de educação continuada permanente
- Revisão do uso de adornos entre as equipes multiprofissionais, especialmente nos setores fechados, segundo a NR 32.2.4.5, letra "b". Não podem ser usados: alianças, anéis, pulseiras, relógios de uso pessoal, colares, brincos, broches, *piercings* expostos, gravatas e crachás pendurados com cordão. Deve-se recomendar aos profissionais que usam luvas e/ou estão em procedimentos com pacientes o uso de unhas curtas e sem esmaltes, cabelos presos (se longos), além da higienização das mãos (água e sabão + álcool gel como complementação)
- Deve-se recomendar aos profissionais que manuseiam equipamentos elétricos e/ou têm contato com líquidos e secreções de pacientes o uso de sapatos fechados (cobrindo ponta e dorso dos pés), emborrachados (proteção contra choques) e confortáveis e sem riscos de quedas
- Celulares não devem ser usados em setores que tenham equipamentos, uma vez que as ondas eletromagnéticas podem interferir nestes, além do fato de os celulares poderem estar colonizados por microrganismos, especialmente *Staphylococcus aureus, Streptococcus* e *Acinetobacter*
- Os profissionais de equipe multiprofissional não devem usar jalecos ou aventais fora das áreas de suas assistências, especialmente entre setores e/ou restaurantes, pois há evidências (Lei nº 17.601/2009) de colonizações em roupas por até 12 h (no caso de *Acinetobacter*)
- Implementação de ações que deem sustentabilidade à sistematização da higiene das mãos, antes e depois de cada procedimento, e/ou antes e depois de calçar luvas, assim como uso adequado de EPI segundo transmissibilidade de microrganismos e precauções de barreiras
- Revisão da adequação do gerenciamento dos resíduos sólidos (lixo hospitalar) ao plano de ação institucional, além de avaliar se todos os colaboradores sabem os tipos de resíduos gerados e como descartá-los segundo legislações: RDC 306/Conama e Lei Municipal nº 16.377/98/nº 16.478/99 (Recife/PE)
- Revisão da sistematização da rotina de coleta das culturas de vigilância (hemoculturas, *swab* retal, urocultura, secreção traqueal se em ventilação mecânica) para pacientes admitidos e internados, de modo a monitorar a microbiota de cada unidade
- Revisão dos procedimentos de coleta de culturas, especialmente as de secreções ou urina, até a chegada do laboratório ao setor e o envio destas ao serviço de microbiologia do laboratório de apoio do hospital
- Preferência a coletas de ponta de cateter se pareadas e se clínicas, que indique esse procedimento
- Monitoramento de microbiota mensal atual e/ou retroativo (mês anterior) enviada pela microbiologia do laboratório de apoio

- Até o terceiro dia de cada mês, a equipe de controle de infecções deve enviar os indicadores de infecções das unidades, estratificados por setor e por microrganismo prevalente e perfil de sensibilidade, sobretudo de bactérias multirresistentes, como: *Staphylococcus, Pseudomonas, Acinetobacter* e *Klebsiella* produtora de carbapenemase (KPC)
- Implantação de sistema de padronização de baldes de lixo por cores e segundo definições dos tipos de resíduos gerados e legislações seguidas
- Revisão do devido credenciamento de todos os profissionais de equipe multiprofissional que prestam assistência ao paciente, segundo suas áreas de atuação e privilégios concedidos pelo hospital
- Monitoramento junto à equipe de controle de infecções do tempo de uso de antimicrobianos e precauções de barreira a serem adotadas em caso de microrganismos multirresistentes, anotando-as no prontuário do paciente
- Monitoramento da higienização das mãos para familiares e equipes profissionais em visita aos pacientes no leito
- Seguimento dos protocolos do uso racional de antimicrobianos segundo diretrizes disponíveis nos setores
- Adoção de medidas (*bundles*) para reduzir e prevenir o tromboembolismo, incluindo fichas de controle nos prontuários
- Revisão de limpeza e desinfecção da unidade, assim como monitoramento de manutenção predial e equipamentos, especialmente para microrganismos multirresistentes
- Adoção de medidas (*bundles*) para reduzir e prevenir IrAS com foco em pneumonia associada à ventilação mecânica, prevenção de infecções em cateter venoso central, higienização das mãos (água e sabão + álcool gel como complementação) com meta 5 de segurança do paciente, e uso de EPI para procedimentos com cateteres, precauções máximas de barreira.

UTI E COVID-19

Durante a pandemia de COVID-19, as Unidades de Terapia Intensiva foram o setor hospitalar com maior impacto em virtude do aumento da concentração de pessoas; isso porque poucas eram as informações a respeito do novo vírus circulante, de forma que o manejo do paciente logo no início dos sintomas foi raro de ser observado. Pelo contrário: cada vez mais havia mais casos de pessoas com alterações respiratórias graves em decorrência da infecção pelo SARS-CoV-2 e que necessitavam de suporte para a respiração.

Assim, a UTI passou a ser um setor de maior complexidade, uma vez que destinou-se principalmente aos pacientes positivos para COVID-19 grave, que necessitam de cuidados paliativos, uma vez que apresentam sintomas mais graves e que podem comprometer a vida. Além disso, foi verificado durante a pandemia que a maior parcela dos pacientes positivos para COVID-19 possuía idade avançada ou comorbidades, de forma que o controle de infecção nesse setor hospitalar tornou-se ainda mais indispensável. De acordo com o Conselho Federal de Medicina, as Unidades de Terapia Intensiva destinadas aos pacientes positivos para COVID-19 foram denominadas Leitos Dedicados para Pacientes Críticos – COVID-19, ou simplesmente LDPCC-19, durante o período de epidemia dessa doença no Brasil.

Os protocolos institucionais e nacionais implementados para a COVID-19 (principalmente precaução de aerossóis) foram complemento às medidas de controle de infecção já adotadas nesse setor, uma vez que se trata de uma unidade em que os pacientes costumam passar um longo período e possuem o sistema imunológico mais comprometido, havendo maior risco de infecções relacionadas com o ambiente de saúde. Algumas recomendações são:

- O paciente deve permanecer em um ambiente com pressão negativa e filtro HEPA. Caso não exista esse ambiente, deve permanecer em um quarto com portas fechadas e janelas abertas e com restrição de acesso
- A equipe de assistência deve ser exclusiva para atendimento de pacientes covid-19, não devendo ter contato com os outros setores da unidade de saúde e outros pacientes
- O profissional de saúde deverá utilizar equipamento de proteção individual (EPI) de acordo com o tipo de assistência a ser prestado, assim como atentar à ordem de paramentação e desparamentação e higienização adequada das mãos
- O preparo dos medicamentos deve acontecer fora do local em que o paciente se encontra
- A coleta de amostras para exames laboratoriais deve ser feita por uma equipe dedicada, evitando a exposição de outros profissionais
- A amostra de secreção traqueal deve ser desprezada após 24 h
- A realização de nebulização, que é um procedimento gerador de aerossóis, pode ser realizada desde que seja essencial para o paciente e que sejam utilizados EPIs adequados
- Evitar entrar no setor com prancheta, caderno, caneta, prescrição ou outro material que possa servir de veículo para transmissão do vírus e/ou outros microrganismos
- Todo o material que possa ter entrado em contado com o paciente deve ser devidamente desinfetado
- A limpeza do ambiente com álcool 70% deve acontecer pelo menos três vezes ao dia
- O profissional de limpeza deve usar os mesmos equipamentos de proteção individual que os profissionais de saúde (máscara N95/PFF2, avental e luvas)
- Identificar devidamente os descartes, sendo importante ter áreas separadas para o descarte de pacientes com suspeita de infecção e pacientes confirmados.

HIGIENIZAÇÃO DAS MÃOS

A higienização das mãos é fundamental para evitar a proliferação e a contaminação por bactérias e fungos (especialmente *Staphylococcus, Acinetobacter,* KPC e *Candida*) em ambiente hospitalar, principalmente em UTI.

A Anvisa (RDC nº 42) recomenda que todos os hospitais, consultórios médicos e centros de saúde ofereçam álcool (líquido ou gel) para a higienização das mãos dos profissionais de saúde, pacientes e visitantes, em local visível e de fácil acesso, com reposição contínua e programada.

O uso do álcool gel para assepsia das mãos não deve substituir a higienização das mãos com água e sabão, mas complementá-la.

É importante observar que o álcool gel tem pouca ação contra esporos bacterianos fecais, como os de *Clostridium difficile*, assim como os cistos de protozoários e alguns vírus não lipofílicos, como o poliovírus. Para o uso de álcool gel, as mãos não devem ter sujidades.

LUVAS

O uso de luvas não substitui a higienização das mãos, o que deve ocorrer, no mínimo, antes e depois de usá-las. Tem sido observado que, com o uso de luvas, especialmente em unidades críticas, onde o consumo destas é maior, é menor a adesão à higienização das mãos.

No entanto, a perda de integridade, a existência de microfuros não perceptíveis ou o uso de técnica incorreta na remoção das luvas possibilitam a contaminação das mãos.

BIBLIOGRAFIA

Associação de Medicina Intensiva Brasileira (AMIB). Regulamento técnico para funcionamento de unidades de terapia intensiva. Disponível em: https://www.amib.org.br/fileadmin/user_upload/amib/2018/abril/23/RecomendacoesAMIB.pdf.

Associação de Medicina Intensiva Brasileira (AMIB). Recomendações da Associação de Medicina Intensiva Brasileira para a abordagem do COVID-19 em medicina intensiva. 2020. Disponível em: https://www.amib.org.br/fileadmin/user_upload/amib/2020/abril/04/Recomendacoes_AMIB04042020_10h19.pdf.

Associação de Medicina Intensiva Brasileira (AMIB). Resolução RDC nº 7. Disponível em: https://www.amib.org.br/defesa/principal/resolucao-rdc-no-7/.

Brasil. Ministério da Saúde (MS). Agência Nacional de Vigilância Sanitária (Anvisa). Higienização das mãos em serviços de saúde. Brasília: MS; 2007. Disponível em: https://www.anvisa.gov.br/servicosaude/manuais/paciente_hig_maos.pdf.

Brasil. Ministério da Saúde (MS). Agência Nacional de Vigilância Sanitária. RDC nº 7, de 24 de fevereiro de 2010. Brasília: Diário Oficial da União; 2010. Disponível em: https://bvsms.saude.gov.br/bvs/saudelegis/anvisa/2010/res0007_24_02_2010.html.

Brasil. Ministério da Saúde (MS). RDC 42/2010. Dispõe sobre a obrigatoriedade de disponibilização de preparação alcoólica para fricção multisséptica das mãos. Brasília: MS; 2010. Disponível em: https://bvsms.saude.gov.br/bvs/saudelegis/anvisa/2010/res0042_25_10_2010.html.

Brasil. Ministério do Trabalho. NR32. Dispõe sobre segurança e saúde no trabalho em serviços de saúde. Brasília: Ministério do Trabalho; Disponível em: https://www.gov.br/trabalho-e-previdencia/pt-br/composicao/orgaos-especificos/secretaria-de-trabalho/inspecao/seguranca-e-saude-no-trabalho/normas-regulamentadoras/nr-32.pdf.

Brasil. Ministério da Saúde. Protocolo de Manejo Clínico da COVID-19 na Atenção Especializada. 2020. Disponível em: https://bvsms.saude.gov.br/bvs/publicacoes/manejo_clinico_covid-19_atencao_especializada.pdf.

Brasil. Ministério da Saúde. Nota técnica GVIMS/GGTES/ANVISA nº 04/2020 – Orientações para serviços de saúde: medidas de prevenção e controle que devem ser adotadas durante a assistência aos caoss suspeitos ou confirmados de infecção pelo novo coronavírus (SARS-CoV-2). Disponível em: https://www.gov.br/anvisa/pt-br/centraisdeconteudo/publicacoes/servicosdesaude/notas-tecnicas/nota-tecnica-gvims__ggtes_anvisa-04_2020-25-02-para-o-site.pdf.

Campello RVCB. Considerações preliminares para uma proposta de regime interno da UTI do Hospital das Clínicas/UFPE. Protocolo nº 1834 (7/12/01).

Conselho Federal de Medicina. Ofício CFM nº 1749/2020 – GABIN. Assunto: Funcionamento de Unidade de Terapia Intensiva no Brasil (UTI) – Coronavírus. Disponível em: https://www.amib.org.br/fileadmin/user_upload/amib/2020/marco/21/Ofi__cio_CFM_no_1749-2020-GABIN.pdf.

Conselho Nacional do Meio Ambiente. Resolução CONAMA nº 275/2011. Dispõe sobre resíduos e tratamento de resíduos. Brasília: Diário Oficial da União; 2011. Disponível em: https://www.legisweb.com.br/legislacao/?id=97507.

Guimarães MP, Orlando JMC, Falcão LFR. Guia prático de UTI. São Paulo: Atheneu; 2008.

Institute for Healthcare Improvement. 5 million lives campaign. Disponível em: http://www.ihi.org/Engage/Initiatives/Completed/5MillionLives Campaign/ Pages/default.aspx.

Keele University. Dress code. Disponível em:http://www.keele.ac.uk/nursingardridwifeny/globaldocs/dresscode.

Knobel E, Kühl SD. Organização e funcionamento das UTIs. In: Knobel E. (Editor). Condutas no paciente grave. 2. ed. São Paulo: Atheneu; 1998. p. 1316-31.

Pedrosa TM, Couto RC. Prevenção de infecção em terapia intensiva de adultos e pediátrica. In: Couto RC, Pedrosa TMG, Nogueira JM. Infecção hospitalar. Epidemiologia e controle. 2. ed. Rio de Janeiro: Medsi; 2001. p. 527-37.

Prefeitura de Recife. Lei Municipal nº 16.377/98. Dispõe sobre coleta de resíduos volumosos. Recife: Diário Oficial da Cidade do Recife; 1998. Disponível em: https://leismunicipais.com.br/a/pe/r/recife/lei-ordinaria/1998/1637/16377/lei-ordinaria-n-16377-1998-introduz-modificacoes-na-lei-n-14903-de-03-de-outubro-de-1986-e-da-outras-providencias.

Prefeitura de Recife. Lei Municipal nº 16.478/99. Dispõe sobre resíduos produzidos nos serviços de saúde. Recife: Diário Oficial da Cidade do Recife; 1999. Disponível em: https://leismunicipais.com.br/a/pe/r/recife/lei-ordinaria/1999/1647/16478/lei-ordinaria-n-16478-1999-estabelece-a-obrigatoriedade-de-correta-separacao-e-identificacao-de-residuos-produzidos-nos-servicos-de-saude.

Prefeitura de Recife. Lei Municipal nº 17.601/2009. Dispõe sobre o não uso de jalecos/aventais de trabalho fora do ambiente. Recife: Diário Oficial da Cidade do Recife; 2009. Disponível em: https://leismunicipais.com.br/a/pe/r/recife/lei-ordinaria/2009/1761/17601/lei-ordinaria-n-17601-2009-proibe-o-uso-de-equipamentos-de-protecao-individual-tais-como-aventais-e-jalecos-pelos-profissionais-da-area-de-saude-fora-do-ambiente-de-trabalho.

Relatório do Grupo de Ética – Fórum de Maceió. In: Othero JCB et al. Atualidades. AMIB, 1999, p. 14.

Capítulo 28

Interfaces do Controle de Infecções na Gestão Assistencial

Sylvia Lemos Hinrichsen ▪ Marcela Coelho de Lemos

TENDÊNCIAS DA GESTÃO ASSISTENCIAL

Em todo processo existencial do ser humano, tudo vai e volta, tudo passa e ressurge, às vezes com novas roupagens, como tendências. Isso também ocorre na ciência e na saúde, pois tendências ditam o hoje e o amanhã, e também voltam do passado, como no próprio sistema filosófico.

Entende-se como sistema filosófico pensamentos e estudos de base, cujo objetivo era o de encontrar respostas para todas as questões importantes. A Antiguidade teve grandes sistemas elaborados por Platão e Aristóteles. A Idade Média teve São Tomás de Aquino, que se dedicou à tarefa de aliar a filosofia de Aristóteles e a teologia cristã. No Renascimento surgiram muitos pensamentos novos e velhos sobre a natureza e a ciência, sobre Deus e o homem. Somente no século XVII a filosofia tentou reacomodar os novos pensamentos em um sistema filosófico, sendo Descartes o primeiro a fazer essa tentativa (*Cogito, ergo sum* [penso, logo existo]). Ele questionava a segurança dos conhecimentos humanos e a relação entre o corpo e a alma, o que debateu ao longo de 50 anos, sendo seguido por Spinoza, Leibniz, Locke, Berkeley, Hume e Kant.

No sistema de saúde do Brasil, vários foram os momentos e as tendências. Em todas essas fases o que se buscou foi a melhor forma de se ter uma saúde universal, com acesso, equidade, filas transparentes e aceitáveis.

Entre 1970 e 1980, construiu-se o modelo brasileiro do Serviço Nacional de Saúde, o Sistema Único de Saúde (SUS), definido constitucionalmente em 1988 e regulamentado em lei a partir de 1990, com princípios universais, integrais e de equidade, descentralizado e de participação social. Ao longo dos anos o SUS evoluiu, mas ainda apresenta problemas que são desafios para os administradores e formuladores de política do país.

A Constituição Brasileira coloca o setor privado como complementar ao sistema estatal e a assistência à saúde como suplementar ao SUS. A assistência médica supletiva hoje é uma realidade e tendência de modelo assistencial no país.

Um dos principais desafios do Brasil é a inclusão social, traduzida na área da saúde por acesso universal integral (horizontal e vertical) e com qualidade, o que depende da equação do financiamento, sendo necessários mais recursos, inovações, macroações (reforma política, reforma fiscal, reforma tributária, reforma administrativa, reforma sanitária) e microações de caráter operacional e voltadas para a gestão das unidades sanitárias (Quadro 28.1).

DESAFIOS NA GESTÃO DE PESSOAS

Várias foram e serão as gerações com seus momentos, histórias e buscas. Na gestão de pessoas, considerar a linguagem de cada geração é fundamental para o êxito na liderança e na retenção de talentos.

Os processos organizacionais resultam do ambiente da empresa e das relações interpessoais dos seus colaboradores, pois as pessoas são alicerces para sua prosperidade e sustentabilidade. Colaboradores motivados demonstram melhor suas habilidades e a gestão de pessoas deve priorizar o capital humano dentro das organizações.

As organizações e seus colaboradores precisam estar em harmonia para se alcançar o crescimento tanto da empresa (lucro e oportunidades), quanto dos colaboradores (satisfação profissional e pessoal). O mercado de trabalho atual é multigeracional, pois além dos efeitos da globalização e dos avanços da tecnologia da informação e comunicação, ele é formado por profissionais de diferentes gerações.

Alguns dos desafios na gestão de pessoas em empresas e hospitais são:

- Gestão de desempenho e competências humanas alinhada às estratégias de negócio
- Desenvolvimento e capacitação dos gestores
- Retenção dos atuais talentos e conquista de outros
- Busca pelo comprometimento da alta direção com a gestão de pessoas.

Diante disso, são algumas tendências de gestão:

- Gestão de talentos
- Avaliação de resultados em gestão de pessoas
- Gestão estratégica de pessoas
- Gestão do conhecimento e aprendizagem organizacional
- Integração das novas gerações no trabalho.

Estar preparado para as novas tendências na gestão de pessoas é, portanto, fundamental para se orientarem os profissionais, estimulando-os, incentivando-os, treinando-os, desenvolvendo-os, reconhecendo-os e premiando-os, buscando subsídios e ferramentas para realização de atividades planejadas, com a qualidade esperada. Nesse processo, também é importante identificar fragilidades na organização, como a departamentalização e o não reconhecimento das diferentes gerações.

182 Parte 1 **Biossegurança**

QUADRO 28.1 Ações operacionais voltadas para a gestão das unidades sanitárias.

Ações	Comentários
Autonomia	Resultados da área administrativa refletidos na assistência
Evitar o clientelismo	Conhecer quem são os clientes, a missão e a visão da organização, com clareza no preenchimento de posições e transparência às carreiras
Profissionalização	Gestão do conhecimento
Eficiência	Conhecimento dos processos que geram resultados
Resultados	Indicadores com significado
Humanização	Modelos de acolhimento que reduzam a fragmentação assistencial, em um trabalho em equipe, de pessoas cuidando de pessoas
Capacitação permanente	Treinamentos continuados de equipes multiprofissionais segundo políticas institucionais e simulações
Criatividade e inovação	Buscar novos conceitos que promovam mudanças adequadas às realidades existentes
Planejamento contínuo	Estruturar atividades planejadas conhecendo todos os passos intermediários segundo prazos
Flexibilidade e adaptação	Identificar a capacidade de atuação aos objetivos propostos segundo planejamentos e percepção do ambiente e de suas necessidades
Transparência	Visibilidade do que é de interesse à organização, sem esconder dados, que devem estar disponíveis aos diferentes interessados
Parcerias	Promover ações para criar sinergias entre os setores público e privado com o objetivo de oferecer saúde e não apenas prestar serviços para a população
Capacidade de negociar	Reconhecer e compreender os objetivos legítimos dos outros, mesmo se contrários aos de sua organização
Uso de tecnologia da informação	Na realização de diagnósticos, tratamentos, cuidados e na comunicação entre pacientes, operadoras de saúde e a organização
Gerenciamento da complexidade	Desenvolver a capacidade de lidar com o complexo, com as dificuldades
Inovação na prestação do cuidado	Preparação específica dos profissionais e mudanças da organização segundo processos que auxiliem a prestação do cuidado e a tomada de decisões
Modelos de relacionamento com a força do trabalho	Contratos de trabalho com remuneração fixa com cargas horárias conhecidas, com estímulo ao trabalho dentro da legalidade, com criatividade, flexibilidade e inovação
Trabalho em equipe e capacidade de liderar	Desenvolver habilidade de liderança, para além dos cargos ocupados
Compromisso com a qualidade	Oferecer processos sistematizados e com rastreabilidade, segundo resultados e planos de melhorias focados na segurança do paciente, dos profissionais e no meio ambiente no qual a instituição está inserida

Fonte: adaptado de Vecina Neto e Malik, 2012.

Gerenciar pessoas não é algo intuitivo, mas profissional, que exige ampla gama de conhecimentos, habilidades e sensibilidade (compreensão, tolerância e até orientação – *coaching*), que contribui para melhor eficácia no planejamento e na execução das atividades segundo políticas, programas e processos, promovendo um ambiente de confiança, de colaboração, com potencialização de experiências e vivências individuais, o que propicia o desenvolvimento das pessoas e facilita o atingimento dos objetivos institucionais.

RISCOS E OPORTUNIDADES SEGUNDO TENDÊNCIAS DE GESTÃO

Ensino e pesquisa

O conceito de academias surgiu quando Platão (427 a.C. a 347 a.C.) fundou sua própria escola de filosofia nos arredores de Atenas, em um bosque que levava o nome do herói grego *Academe* (origem de academia). Nessa escola, além de ensinar e registrar os seus escritos filosóficos (o mundo das ideias), Platão também dialogava sobre matemática e ginástica.

A cada dia vive-se em um mundo de academias, onde o conhecimento fundamenta as mudanças do próprio indivíduo, tecnológicas, de mercado e do mundo como um todo, mundo este que está cada vez mais globalizado.

É grande o desafio de gerar e absorver conhecimentos e inovações para se manter atualizado e competitivo, o que exige investimentos pessoais (desenvolvimento), educação e capacitação permanente nos diversos setores de uma organização.

As tendências da prática médica e da educação médica são listadas no Quadro 28.2.

Tem sido uma tendência a criação de institutos de ensino e pesquisa em hospitais, voltados para a capacitação permanente dos seus próprios profissionais, com o objetivo de transformar o processo de trabalho, orientando-o para a melhoria contínua da qualidade dos serviços e para a equidade no cuidado e no acesso aos serviços de saúde, com flexibilidade de estruturação e atuação, dinâmica aberta para a ação interdisciplinar e

QUADRO 28.2 Tendências da prática médica e da educação médica.

Prática médica

- Redefinição do modelo de atenção à saúde: implementação de sistemas gerenciados de atenção (integrados), descentralização dos serviços com formação de redes de atenção à saúde, melhoria da atenção médica na atenção primária com ênfase à prática de médicos gerais e de família
- Explosão tecnológica: incorporação de tecnologia biomédica, informática (com acesso aos bancos de dados bibliográficos e clínicos, arquivos de prontuários clínicos e sistemas inteligentes de diagnósticos)
- Relevância dos aspectos psicossociais: melhora da intervenção médica, diminuindo o uso de terapias alternativas e a automedicação
- Prevenção de doenças e promoção da saúde: prática de medicina preventiva, com relação médico-paciente longitudinal, onde em cada consulta sejam identificados fatores de risco individuais e familiares, hábitos de saúde, estilo de vida e oportunidades preventivas
- Saúde com base em evidências científicas: otimizando a equação custo/qualidade por meio de normas e protocolos de atenção médica com base na evidência correspondente
- Acreditação de instituições de prática e formação médica e certificação e recertificação dos médicos para melhorar a qualidade da atenção à saúde mediante melhoras na estrutura da prática hospitalar e no produto formado pelas escolas médicas

Educação médica

- Prática clínica precoce: desde o início de formação no curso médico
- Descentralização das experiências clínicas (aprendizado clínico no período de formação no âmbito ambulatorial e comunitário, e menos intra-hospitalar)
- Ensino e aprendizagem com base em problemas: busca e análise de informação para solucionar problemas clínicos e aprendizagem de princípios, fazendo uso da informática médica
- Novos temas do ensino médico: medicina com base em evidências; modelo biopsicossocial do tipo teórico-prático enfatizando a relação médico-paciente; atenção primária orientada à comunidade; prevenção clínica e promoção da saúde; ética médica
- Currículos orientados por competência: para uma prática mais efetiva e eficiente e um novo sistema de atenção à saúde

multiprofissional, com possibilidade de internação no sistema de formação de recursos humanos em saúde, e atuando no processo de ensino-aprendizagem, desenvolvendo habilidades e produzindo conhecimento por meio da pesquisa experimental e clínica.

Isso se apresenta como melhoria educacional na reorientação da capacitação profissional na saúde, principalmente na atualização, especialização e produção de conhecimentos orientados à demanda gerada por um modelo assistencial mais eficaz, como resposta às novas necessidades educacionais da saúde (no universo de ciência e tecnologia, medicina e saúde e gestão do conhecimento), e cujos objetivos são: contribuir para o avanço do conhecimento científico e tecnológico; atualizar, aperfeiçoar e especializar a assistência; apoiar o desenvolvimento do corpo docente e profissional da organização; e disseminar conhecimentos científicos e tecnológicos com inserção na troca do saber.

Ética

A ciência médica grega, cujo objetivo era buscar explicações naturais para a saúde e as doenças, foi fundada por Hipócrates, nascido na ilha de Cós, por volta do ano de 460 a.C. De acordo com a tradição médica de Hipócrates, os meios mais eficazes para prevenção de doenças eram a moderação e um modo de vida saudável. O surgimento da doença seria, então, decorrente de um desequilíbrio corporal ou anímico.

Remontam a Hipócrates (460 a.C. a 370 a.C.) as ideias sobre a ética médica, segundo a qual um médico não deveria receitar a pessoas sadias medicamentos que causassem dependência, e deveria manter sigilo profissional, sendo impedido de transmitir a outras pessoas informações que um paciente lhe desse sobre o seu estado. Também tem origem em Hipócrates o juramento dos médicos feito por Apolo, o médico, e por Asclépio, Higia, Panacea e todos os deuses e deusas.

Ética é a parte da filosofia dedicada aos estudos dos valores morais e princípios ideais do comportamento humano. Diferencia-se por fundamentar as ações morais exclusivamente pela razão, enquanto a moral fundamenta-se na obediência a costumes e hábitos recebidos. Vale frisar que a ética não deve ser confundida com a lei, embora esta tenha como base princípios éticos.

Os serviços de saúde têm responsabilidades morais para implantar políticas e ações orientadas por princípios éticos na busca do aperfeiçoamento dos padrões de qualidade organizacional, seja no setor público ou privado. É um imperativo ético agir no melhor interesse do usuário, de modo que ele seja o centro do cuidado ou da inovação, sendo-lhe oferecido um atendimento digno e humano (atencioso, acolhedor, respeitoso), com tratamento identificado (sempre usando o seu nome ou sobrenome), individual e sem preconceitos. Como já mencionado, todas as informações geradas durante a sua assistência devem ser confidenciais (resguardado o segredo sobre dados pessoais), desde que não acarrete riscos a terceiros ou à saúde pública.

Os pacientes devem identificar as pessoas responsáveis por sua assistência, receber delas informações claras, objetivas e compreensivas sobre hipóteses diagnósticas, exames solicitados e ações terapêuticas. Devem ser também criadas condições adequadas para o consentimento ou a recusa, de maneira livre, voluntária e esclarecida, com adequada informação, não podendo ser obtido mediante práticas de coação física, psíquica ou moral, ou por meio de simulação, manipulação de informações ou práticas enganosas.

As tecnologias oferecidas devem ser usadas segundo princípios éticos, considerando sua disponibilização quando indicadas com base nas evidências científicas, respeitando-se os princípios de equidade e não fatores econômicos e/ou de outros interesses.

A prática da ética é, portanto, uma tendência nos serviços de saúde em todas as etapas do cuidado do paciente, e deve ser vista como um valor da organização.

Erro | Sem medo ou culpa

À semelhança dos humanistas da Antiguidade, como Sócrates (Atenas, 469 a.C. a 399 a.C.) e os estoicos (Atenas, 300 a.C), segundo os quais o homem deveria aprender a aceitar o seu destino e nada acontece por acaso) a maioria dos filósofos do Iluminismo (Era da Razão, movimento cultural de intelectuais do século XVIII, na Europa, como Spinosa, John Locke, Montesquieu, Voltaire, David Hume, Jean-Jacques Rosseau, Immanuel Kant, Benjamin Franklin, entre outros) tinha uma crença inabalável na razão humana (período do racionalismo). Os filósofos iluministas consideravam, portanto, sua tarefa criar um alicerce para a moral, a ética e a religião que estivesse em sintonia com a razão imutável do homem. Na época, acreditava-se que era chegado o momento de iluminar as pessoas, de esclarecê-las, condição *sine qua non* para uma sociedade melhor, pois havia muita incerteza e superstição, sinalizando para a necessidade de educação (nesse período, surgiu a pedagogia como ciência).

Segundo os filósofos iluministas, somente quando a razão e o conhecimento estivessem difundidos entre todos a humanidade faria progressos, pois era apenas uma questão de tempo para que a irracionalidade e a ignorância desaparecessem e surgisse uma humanidade iluminada, esclarecida.

Foram ideias do Iluminismo francês: a revolta contra as autoridades; o racionalismo; o otimismo cultural; o retorno à natureza; o cristianismo humanista; e os direitos humanos.

Buscar a razão dos fatos, lembrando que todos têm direito ao melhor que as pessoas ou instituições possam oferecer, é uma tendência na assistência focada na qualidade e segurança do paciente. Vários têm sido os movimentos nesse sentido.

Em 1999, o Institute of Medicine dos EUA publicou "To Err is Human: Building a Safer Health Care System", mostrando dados sobre o impacto dos eventos adversos no sistema de saúde norte-americano, que atendia cerca de 1 milhão de pacientes com sequelas de dano e quase 100.000 morrendo por ano, em função de uma assistência inadequada, insegura.

Apesar de todos os movimentos, como os do Institute for Healthcare Improvement e da própria Organização Mundial da Saúde (OMS), realizados para a segurança do paciente nas instituições de saúde, ainda são registradas cerca de 100 mil mortes ao ano por complicações em cirurgia nos EUA, com uma em cada dez admissões em ambiente hospitalar resultando em um evento adverso evitável. Em unidades de terapia intensiva, pacientes sofrem, em média, dois erros relacionados com a assistência por dia. Dado o grau cada vez maior de complexidade na assistência, o risco de erros também se eleva.

Apesar dos processos educativos e de desenvolvimento das equipes multiprofissionais, a aprendizagem ainda é deficiente, seja pela dificuldade dos médicos em trabalhar em equipe, seja pelas estruturas de ensino antiquadas, hierarquizadas, das escolas médicas. Além disso, a enfermagem está presa a uma burocracia que a tira do lado do paciente e a faz ficar mais tempo presa ao registro de atividades. Os profissionais (médicos, enfermeiros, fisioterapeutas, terapeutas ocupacionais, fonoaudiólogos, nutricionistas, psicólogos) trabalham muito focados em seu próprio desempenho, e a comunicação entre eles é muito deficitária, o que dificulta um bom trabalho de equipe. Ademais, os pacientes raramente são incluídos no planejamento organizacional ou na análise dos eventos adversos que os prejudicaram.

Na década de 1990, o psicólogo britânico James Reason disseminou a ideia de que os erros são não apenas individuais, dos profissionais que tocam por derradeiro o paciente que sofre um dano, mas também sistêmicos, oriundos de processos falhos, em sua maioria que dão margem a erros.

No livro *Compreendendo a segurança do paciente*, publicado em 2008, Robert Wachter sinaliza que 90% dos erros são sistêmicos e 10% são erros humanos. Nessa época, a ênfase estava em medir erros. Com o passar dos anos, observou-se que a questão maior era mensurar danos, balanceando sistemas e uma abordagem sem culpa com responsabilidade, combinando medição com intervenção (*mesure-intervention*), por um processo eletrônico que possibilite a mensuração do desempenho em tempo real e o fornecimento de *feedback* imediato. Esse processo pode ser aplicado na higienização das mãos ou na implementação dos pacotes de medidas para prevenção de pneumonia associada à ventilação mecânica monitorados por câmeras.

Errar é parte da condição humana, por isso é necessário trabalhar os limites ou normas para uma política de não culpabilização, pois se todos os que cometem erros durante um processo assistencial fossem penalizados ou demitidos, não haveria mais um profissional para assistir aos pacientes. O ideal é que um erro por negligência leve ao aconselhamento e a uma análise para se avaliar se o sistema pode ser mais forte, fazendo com que o próximo erro não gere um dano ao paciente.

Por isso, é importante que as lideranças mostrem-se abertas à não culpabilização. Dessa maneira, as pessoas passarão a não ter medo das possíveis punições e repassarão a informação com mais transparência, promovendo o rastreio dos dados e o tratamento da não conformidade com mais rapidez.

Mesmo que a notificação de erros seja importante, Lucina Leape, da Harvard School of Public Health, mostrou que a notificação é um dos métodos que menos identificam eventos adversos, sugerindo a implementação de uma cultura centrada no trabalho em equipe, fundamentada na missão e no propósito, do tipo aberto, transparente, solidário e comprometido com o aprendizado, no qual as equipes multiprofissionais tratem umas às outras e a seus pacientes com competência e respeito. Uma cultura em que o interesse no paciente seja fundamental, em que pacientes e famílias estejam envolvidos em seus cuidados, e em que os gestores das organizações se considerem responsáveis pela segurança do paciente. No entanto, para o estabelecimento dessa cultura, são necessárias algumas transformações, como se comenta a seguir:

- Transparência interna e externa entre as organizações, tornando possível que profissionais especializados analisem todo e cada evento ocorrido
- Plataforma de cuidados integrados para garantir eficiência, segurança, qualidade e confiabilidade de modo a produzir desfechos consistentemente de alto impacto e com menores custos, ao longo de todo o sistema de saúde, centrando tudo no paciente, reconhecendo o trabalho de cada profissional de modo a potencializar os desempenhos de cada um, segundo as melhores evidências apropriadas às necessidades de cada paciente, de maneira individualizada para cada grupo de doenças

- Engajamento do paciente e da família no reconhecimento de problemas e para o desenvolvimento de respostas a estes, dividindo suas experiências, como o planejamento terapêutico, convidando-os a fazer parte da equipe para que possam participar das decisões sobre sua saúde e sua vida
- Alegria e significado no trabalho, com valorização dos profissionais, estímulo a ideias, respeito, educação permanente, e disponibilização de ferramentas de gestão
- Reforma da educação médica, para reduzir o foco na aquisição de conhecimento sobre fatos clínicos e científicos, e ampliação do desenvolvimento de habilidades, comportamentos e atitudes necessárias para a prática médica, incluindo saber lidar com informações, entender conceitos das interações humanas, de segurança do paciente, de teorias sobre sistemas e qualidade, além de habilidades de gerenciamento, comunicação e de trabalho em equipe.

Além das notificações, outras técnicas são importantes para captar e mensurar as informações, como: revisão de óbitos, análise das queixas dos pacientes e revisão de prontuário, que passam a ser trabalhados como indicadores. São ferramentas usadas pela gestão de riscos:

- *Failure mode and effect analysis* (FMEA)
- Gráfico de Ishikawa, em espinha de peixe, que estuda seis aspectos do problema, como mão de obra, matéria-prima e meio ambiente
- *What IF,* técnica de *brainstorming* para levantar erros potenciais e barreiras de defesa
- *Bow tie,* que estuda o problema com causas e potenciais falhas de um lado e riscos e medidas de barreira do outro
- Causa-raiz, estratégia de análise retrógrada, observando as razões que levaram a um erro ou quase erro.

Define-se como erro todo ato voluntário ou de omissão que leve a desfecho involuntário, evento adverso como qualquer lesão ou dano causado pela assistência à saúde e evento sentinela que cause morte ou dano permanente.

Outro ponto importante é a necessidade de se trabalhar na saúde da mesma maneira como trabalham outros segmentos, como o da aviação. Com esse entendimento, a OMS convidou o cirurgião Atul Gawande, professor associado da Harvard Medical School, a contribuir com a melhoria da segurança do paciente cirúrgico, por meio de um estudo elaborado junto a indústrias que envolvem riscos, como a da aviação. Nesse estudo, mostrou-se que essas empresas não só faziam uso de treinamentos e tecnologia, como também trabalhavam com a sistemática de *checklists.*

Desse estudo, surgiu um *checklist* de 19 itens que pode ser verificado em 2 min, aplicado em oito hospitais, em todos os continentes, por 3 meses. A aplicação do *checklist* resultou em uma queda de 35% das complicações cirúrgicas e 47% da mortalidade, mas ele exige uma revisão de valores, em direção à humildade, à disciplina e ao trabalho em equipe.

Criar uma cultura de segurança para o paciente é um processo difícil, e os líderes devem envolver todos, para que seja disseminada em toda a instituição, e não apenas em setores. Também é fundamental que se considere a política de zero dano (ou de 10 a 20%, sendo mais realista), com base em evidências científicas e com metas factíveis, como prevenção de quedas, de erros de medicamento ou diagnóstico, de pneumonia associada à ventilação mecânica e de infecção de cateter.

É importante também lembrar que erros podem trazer custos (como indenizações) e pôr em risco a imagem institucional, muitas vezes consolidada ao longo de anos e de muito trabalho.

A melhor maneira de se proteger contra processos é trabalhar cada vez mais a qualidade, sabendo que erros e danos existirão, mas que podem ser evitados e minimizados de maneira consistente quando processos são sistematizados segundo políticas e programas de segurança do paciente.

Outras tendências de gestão
Mapeamento do fluxo de valor

A produção enxuta (porta a porta), que constrói cenários segundo ícones e normas e engloba uma série de práticas, técnicas e ferramentas no sentido da eliminação de desperdício no sistema produtivo, tem proporcionado maior flexibilidade e qualidade em indústrias de diversos setores, incluindo a área da saúde.

Uma das principais técnicas é a do mapeamento do fluxo de valor, ferramenta capaz de representar visualmente (visão geral) todas as etapas envolvidas nos fluxos de material e informação à medida que o produto segue o fluxo de valor, o que ajuda a entender o que agrega valor (e o que não), desde o fornecedor até o consumidor.

Essa é, portanto, uma ferramenta de modelagem de empresas de manufatura, com um procedimento que envolve ações de prevenção de defeitos em vez da correção posterior, sendo flexível, organizado por meio de times de trabalhos formados por profissionais e operadores multifuncionais. O mapeamento do fluxo de valor busca um envolvimento ativo na solução das causas de problemas, para maximizar o valor agregado ao produto final, a fim de alcançar a qualidade, a excelência, sem desperdícios.

Cultura *lean*

Outra tendência é a cultura *lean*, um movimento de futuro (metodologia de melhoria) na saúde, pois mostra sustentabilidade na qualidade do cuidado e nos resultados de custos. Quando implantada com sucesso, pode levar a 100% de reabilitação nos resultados do cuidado com o paciente.

A cultura *lean* baseia-se na estrutura organizacional: a liderança tem de querer implantar e pensar enxuto (*lean thinking*), sendo esse também o compromisso de todos.

Foi desenvolvida pela Toyota, representando uma quebra em relação ao pensamento ocidental tradicional, que separa o pensar do agir, que considera inevitáveis os defeitos, que acredita na estrutura hierárquica e na ideia de que estoques são um mal necessário para segurar a produção frente às variações de mercado (Quadro 28.3). O sistema *lean* é capaz de integrar princípios, práticas e técnicas que reduzem perdas, sincronizam fluxos e se adéquam às variações desse fluxo.

QUADRO 28.3 Principais focos dos sistemas tradicional e *lean*.

Sistema tradicional	Sistema *lean*
• Departamentos	• Equipe multiprofissional
• Gerentes com papel direcionador	• Gerentes facilitam o trabalho das pessoas e ensinam
• Comparações para justificar que não é necessário melhorar	• Busca contínua da excelência
• Buscar erros nas pessoas (culpa e vergonha)	• Busca contínua de erros nos processos (análise de causa-raiz)
• Recompensa aos indivíduos	• Recompensa para grupos e equipes
• Fornecedores não como parceiros	• Fornecedores como parceiros
• O importante é o próprio negócio	• O importante é o cliente

Um profissional alinhado à cultura *lean* está, portanto, mais atento a detectar desperdícios e melhorar processos. Para se ter uma mentalidade enxuta e ser mais eficiente no dia a dia, é preciso:

- Pensar diferente e desenvolver habilidades para promover mudanças de mentalidade com atitudes proativas, observando mais as oportunidades de melhorias
- Buscar o melhor e ter o hábito de fazer melhor, ir atrás das oportunidades, saindo do escritório e indo aonde as coisas acontecem, conversando com pessoas de outras áreas para detectar oportunidades de melhorias
- Pensar verde e desenvolver conceitos de sustentabilidade, pensar nos impactos ambientais e riscos associados às práticas assistenciais praticadas.

Ouvidoria

Outra importante ação para a manutenção da qualidade e segurança do paciente é a criação de uma ouvidoria (agente de mudança) com papel proativo e resolutivo e com ligação direta com a alta direção (autonomia), que atua diferentemente do Serviço de Atendimento ao Consumidor, este com viés passivo em relação às queixas e dúvidas e sem a responsabilidade de acompanhar o desfecho das reclamações recebidas.

Nos dias atuais, a ouvidoria está implementada em várias instituições públicas e privadas, como um setor de grande relevância na segurança do paciente, no controle de infecções e riscos.

Núcleo de economia da saúde

Seja no setor público, seja no privado, os recursos arrecadados para cuidar das pessoas são limitados e, em um sistema de mutualismo de repartição simples, distribuir esses recursos entre os beneficiários exige cálculos para se decidir o que realmente é eficiente, com baixo custo e de menor risco ao paciente, conceitos que fundamentam a criação de núcleos de economia da saúde em hospitais. Esses núcleos têm como objetivo, portanto, conhecer os resultados da assistência prestada e seus custos, observando inclusive resultados após a alta hospitalar.

A economia da saúde surgiu como um ramo da economia aplicado ao estudo da organização, do funcionamento e do financiamento do setor saúde. Nos últimos anos, ela vem ganhando força como área de conhecimento específica, cujos modelos e instrumentos são de grande auxílio na análise e no equacionamento dos problemas do setor.

É uma área bastante desenvolvida e importante nos EUA, na Europa e em alguns outros países desenvolvidos, como Canadá e Austrália, onde constitui parte indispensável do trabalho de formulação e avaliação de políticas de saúde. No Brasil, a economia da saúde engatinha. Ainda é desconhecida por muitos profissionais da saúde e conta com um número muito pequeno de profissionais atuantes (Quadro 28.4).

Algumas instituições gerenciam as informações com base em alguns parâmetros, como:

- *Availability bias*, que parametriza as informações disponíveis, em uso, e não no que tem potencial de ser adotado
- Avaliação tecnológica em saúde, observando a custo-efetividade antes da adoção
- Estudo das tecnologias, sem estabelecimento de metas de desempenho prévias, usando referências advindas de simulações feitas com tecnologias semelhantes, com custos comparados.

Na prática, o que se busca não é cercear a decisão médica, mas sinalizar ao profissional se a escolha está ou não sendo custo-eficiente, a partir de um processo de conscientização do desempenho do profissional (médico) quanto a sua adesão a protocolos, rotinas, qualidade do preenchimento do usuário e dos procedimentos adotados (qualidade e efetividade), assim como informar sobre custos do hospital, impacto de determinada tecnologia, de uma diária ou de horas extras nos diversos setores assistenciais.

É preciso que o profissional entenda que a meta é ter o máximo de saúde com o mínimo de recursos, tendo-se o cuidado com a ânsia de reduzir custos, mas olhando-se o processo como um todo e não itens isolados. Já existem no Brasil núcleos de economia da saúde, compostos por um médico e uma enfermeira.

Práticas de aquisição

Não é fácil que as instituições de saúde mantenham a qualidade, a competitividade e o poder de negociação quando da aquisição de suprimentos. Com o intuito de reduzir preços, as instituições têm implantado modelos de aquisição de suprimentos diferenciados, como leilão reverso e compras coletivas de alguns artigos.

O leilão reverso de origem (*reverse auction* – LeRO) é uma plataforma de negócios *on-line* pela qual os fornecedores dão lances dentro de prazos determinados e o menor valor é contratado. Tem como vantagem a redução dos custos por meio da concorrência de diferentes empresas, sendo de especial interesse para instituições de grande porte, que já tenham alto poder de atração de fornecedores no mercado. Os suprimentos adquiridos são produtos de curva A, de menos volume, mas de grande valor agregado, e a economia pode ser entre 10 e 20% do valor inicialmente proposto. Exige, entretanto, uma variedade de fornecedores potenciais.

QUADRO 28.4 Temas de investigação em economia da saúde.

Demanda de serviços de saúde e seus determinantes	Como se comporta o usuário de serviços de saúde; o que o faz escolher tal prestador ou tal tipo de serviço; até que ponto o preço do serviço é fator impeditivo no seu uso; qual a importância do tempo de espera e da distância
Oferta de serviços e comportamento dos produtores	Qual o comportamento de um prestador de saúde; como ele decide quais serviços ou produtos oferecer; como se decide qual tecnologia adotar; como as formas de remuneração afetam o comportamento do prestador
Mercado de serviços de saúde: características e intervenção do Estado	Quais as características do mercado de serviços de saúde; o que o diferencia do mercado para um bem de consumo comum; por que o Estado intervém na saúde; quais os objetivos e as formas da regulamentação
Financiamento do setor e alocação de recursos	Quanto realmente se gasta em saúde; se existe um nível adequado de gasto em saúde; como são financiados os serviços de saúde públicos e privados; quais as implicações de cada modo de financiamento; aonde e como os recursos são alocados no setor de saúde; qual a relação entre alocação, eficiência e custo
Produção da saúde e sua relação com o desenvolvimento	Quais fatores afetam a saúde das pessoas; como o setor de saúde se relaciona com os demais setores sociais e com os setores produtivos; qual a sua relação com o nível de desenvolvimento de um país
Avaliação econômica dos serviços de saúde	Como assegurar um bom uso dos recursos existentes; como avaliar a viabilidade econômica de um programa de saúde; qual é a melhor intervenção contra determinada doença; como avaliar se um programa vale o investimento
Organização, eficiência e custo dos sistemas de saúde	Como são estruturados e organizados os serviços públicos e privados de saúde; se existem formas de organização melhores do que outras; o que é o *managed care*; o que determina o custo de um serviço; como é possível controlar esse custo?
Reforma do setor de saúde e busca da eficiência	O que é uma reforma do setor de saúde, e quais são seus objetivos; o que os diferentes países têm feito para reformar seu setor de saúde; qual o papel da eficiência e do custo nas reformas sanitárias

Por meio do LeRO, o consumidor informa o que quer comprar, quanto pretende pagar (no máximo) por aquele produto ou serviço e o prazo para o fim da negociação. A partir daí, as empresas cadastradas disputam o seu pedido com as melhores ofertas para o cliente, e ainda podem acompanhar, anonimamente, os preços informados pela concorrência.

O consumidor é beneficiado, pois pode contar com uma gama de preços, vantagens e condições que mais se adéquem à sua necessidade. Também é vantajoso para o fornecedor, pois ele tem a chance de estabelecer contato direto com o público-alvo, medir o aquecimento do mercado a partir dos lances dados pela concorrência e, ainda, melhorar suas propostas e ofertas para destacar-se dos demais fornecedores.

A compra coletiva ocorre quando um grupo de consumidores se reúne e usa uma prática de mercado, a de agrupar várias pessoas para alcançar o menor preço possível por um produto ou com um estabelecimento, por meio de um *website* cuja função é servir como lugar para se negociar com as empresas a oferta que será oferecida e divulgá-la para seus usuários.

A vantagem da compra coletiva é a possibilidade de negociação do preço, ao potencializar a demanda para o fornecedor. Os produtos adquiridos são de curvas B e C, de menor complexidade, mas com grande volume, gerando uma economia média de 8% sobre o valor obtido individualmente. É um bom modelo para instituições de pequeno porte, que não conseguem uma boa negociação ou fornecedor em função da baixa demanda. Tem como particularidades a perda parcial da autonomia de negociação e a dificuldade em firmar contratos mais complexos.

Riscos de glosas

Uma dificuldade no desenvolvimento hospitalar é o repasse do dinheiro dos planos de saúde aos hospitais, dados os problemas com prazos médios de recebimento e o índice de glosa dos serviços prestados pelas organizações de saúde.

Glosa médica é o termo que se refere ao não pagamento, por parte dos planos de saúde, de valores referentes a atendimentos, medicamentos, materiais ou taxas cobradas pelas empresas prestadoras (hospitais, clínicas, laboratórios, entre outros) e por profissionais liberais da área de saúde. É uma prática comum e representa um problema crescente em toda a rede privada de saúde, gerando grandes prejuízos a empresas e profissionais liberais que prestam atendimento aos pacientes de convênio.

A ocorrência de glosas é resultante de uma série de fatores que variam de falta de documentação adequada a incorreção dos valores cobrados, entre outros. Ao reconhecer um item glosado, o prestador tem um prazo determinado para recorrer da decisão do convênio. O convênio, por sua vez, avalia o pedido em um prazo de até 2 meses a partir do pedido do prestador de recorrer da decisão. Por isso, é fundamental identificar essas glosas com agilidade, assim como melhorar o seu controle. Na maioria dos casos esse processo é manual e, dependendo do volume de contas a serem conferidas, isso pode impedir a geração de recursos em tempo hábil.

São considerados causas de glosas: o preenchimento incorreto de uma conta, a ausência da assinatura do médico, a divergência entre os valores cobrados pelo prestador e os valores constantes na tabela do convênio. Mensurar os principais responsáveis por essas ocorrências é importante para diminuir o número de glosas e, consequentemente, de recursos gerados pelo prestador.

No sentido de diminuir o impacto financeiro causado pelo intervalo entre o desembolso por materiais e medicamentos e o recebimento dos convênios, algumas instituições realizam ações junto aos fornecedores, renegociando prazos e preços, revendo a maneira de adquirir suprimentos (práticas de consignação de produtos e ajustes de rotatividade de estoques, para melhorar o giro) e estabelecendo um processo de autorização prévia dos procedimentos para redução de glosas.

Outras práticas para reduzir as glosas são:

- Identificar os setores mais glosados
- Implantar monitoramento de cobrança, que identifique oportunidades de otimização da receita
- Analisar fluxos e causas da recusa
- Definir e monitorar metas
- Verificar medicações e anotações corretas dos materiais usados e procedimentos realizados, especialmente nos primeiros contatos com o paciente
- Fazer recomendações médicas
- Treinar as equipes multiprofissionais.

Sustentabilidade

Define-se como sustentabilidade a habilidade de sustentar ou suportar uma ou mais condições, exibida(s) por algo ou alguém, caracterizada(s) como um traço ou condição de um processo ou de um sistema que possibilite a sua permanência, em certo nível, por determinado prazo, e/ou a capacidade do ser humano de interagir com o mundo, preservando o meio ambiente para não comprometer os recursos naturais das gerações futuras.

O princípio da sustentabilidade aplica-se a um único empreendimento ou até ao planeta inteiro, estando fundamentado em princípios como: ecologicamente correto, economicamente viável, socialmente justo, culturalmente diverso.

O tripé da sustentabilidade, também chamado de *triple bottom line* (pessoas, planeta e lucro), corresponde aos resultados de uma organização medidos em termos sociais, ambientais e econômicos, conceito criado na década de 1990 por John Elkington, cofundador da organização não governamental internacional SustainAbility.

Na área de saúde, ações socioambientais vêm sendo desenvolvidas por várias instituições, empresas e hospitais ainda de maneira isolada, o que sinaliza a longa caminhada a ser seguida por todos desse setor, embora todos já comecem a ter a consciência da importância para a sobrevivência e o desenvolvimento não só das organizações, mas do planeta.

Para melhorar a qualidade da assistência ao paciente vêm sendo criadas ações efetivas e duradouras de responsabilidade social e ambiental, como:

- Criação de gerências de sustentabilidade
- Otimização de exames radioativos, químicos e biológicos, com automação a partir de uma mesma amostra
- Coleta seletiva e reciclagem de resíduos gerados
- Controle de sobras de alimentos
- Consumo consciente de água, energia e papel
- Equipamentos médicos eficientes no uso de energia elétrica
- Redução de uso de produtos com mercúrio, que devem ser descartados criteriosamente após o uso

- Redução de toxinas químicas bioacumulativas associadas ao ciclo de vida de matérias do edifício, como chumbo, cádmio e cobre
- Flexibilidade para reformas e ampliações
- Boa acústica e conforto para pacientes
- Tintas, vernizes e selantes com baixo VOC (compostos orgânicos voláteis)
- Substituição de garrafas plásticas por embalagens Tetra-Pak®, entre outros.

Governança clínica

O conceito de *gestão do corpo* clínico aos poucos vem sendo substituído ou incorporado ao de governança clínica, com o objetivo de sensibilizar organizações, gestores e diretores para a necessidade de sua implantação.

O termo *governança clínica* remete a um sistema pelo qual as organizações são responsáveis por melhorar continuamente a qualidade dos seus serviços e por garantir elevados padrões de atendimento, criando um ambiente de excelência de cuidados clínicos. A ideia surgiu das mudanças que o Sistema de Saúde do Reino Unido (National Health System – NHS) vem implantando ao atendimento de seus usuários. Esse sistema foi rapidamente absorvido por alguns outros países de língua inglesa, como Austrália e Nova Zelândia. A governança clínica propõe, portanto, a fusão no sentido mais amplo de iniciativas voltadas para a melhoria da assistência, tomando como base os processos de qualidade (especialmente a hospitalar) e a governança organizacional para se alcançarem os resultados. O sistema é fundamentado em seis pilares: efetividade da intervenção clínica, auditoria clínica eficaz e participativa, gestão eficiente do risco de eventos adversos, educação e treinamento de profissionais, desenvolvimento e pesquisa clínica, transparência em todos os processos e relações interpessoais.

O conceito de gestão do corpo clínico baseia-se na premissa de que os serviços de saúde precisam incentivar os profissionais (principalmente o corpo clínico, ou seja, médicos) a seguirem normas elementares de qualidade assistencial em benefício dos pacientes para os quais sua atividade-fim é voltada. Para tanto, são preconizadas atitudes de incentivo à regimentação, à criação de comissões, ao resgate e à valorização do papel do auditor, adoção de diretrizes e protocolos clínicos, regras de relacionamento multiprofissional, à valorização da percepção do paciente a respeito do seu tratamento e de sua experiência dentro da organização e registro adequado de todos os eventos relacionados com a sua prática (documentos, prontuários justificativas, entre outros). Ou seja, nada além daquilo que se esperaria de um profissional de cultura e técnica acima da média.

Entretanto, na prática, isso não ocorre nas organizações de saúde, pois as ações e regras mais simples e elementares são as mais difíceis de serem seguidas, as mais complicadas de se mensurar, as mais desprovidas de significado para a alta direção e as que mais impactam na saúde financeira da organização.

Os gestores, por sua vez, precisam estar alinhados com os conceitos de qualidade em geral, e mais especificamente compreender que os profissionais, notadamente médicos, são muito mais que agentes produtivos nessa cadeia. Eles são corresponsáveis pela saúde organizacional e os grandes beneficiários desse conjunto de ações, além dos pacientes sob seus cuidados.

A OMS propõe que o conceito de governança clínica englobe: desempenho dos profissionais (qualidade técnica), adequado uso dos recursos (eficiência), gestão do risco (doenças associadas à assistência e danos causados por ela) e satisfação dos pacientes com o serviço prestado.

A infraestrutura do hospital deve estar, portanto, a serviço da governança clínica por meio de:

- Tecnologia da informação
- Educação e formação dos profissionais
- Apoio administrativo
- Núcleos de qualidade para as equipes pensarem e analisarem sobre a qualidade dos seus serviços e danos
- Planos de melhorias e diretrizes assistenciais (protocolos clínicos) de avaliação e decisão sobre as diversas tecnologias, sempre envolvendo o paciente em processos voltados para ele.

Ferramentas de pesquisa de cultura de segurança

A partir da publicação, em 1999, do já mencionado relatório do *Institute of Medicine* dos EUA *"To Err is Human: Building a Safer Health Care System"*, que sinalizou que cerca de 44 mil a 98 mil pessoas morreriam por ano em função de eventos adversos evitáveis, o setor da saúde tem trabalhado para adotar estratégicas a fim de aumentar a segurança do paciente e, consequentemente, a qualidade assistencial.

Ao longo dos anos tem sido grande o crescimento da busca pela acreditação no Brasil. Vários são os hospitais e instituições de saúde que buscam ter um selo de qualidade e de segurança do paciente, não só como diferencial, mas como prioridade, política institucional.

Contudo, para os especialistas em segurança do paciente e qualidade, a obtenção do certificado é apenas o primeiro passo de um longo caminho a ser percorrido até que todos os colaboradores, pacientes, fornecedores e clientes tenham a segurança como valor incorporado pela instituição acreditada e presente em todas as suas decisões operacionais, como premissa da organização. Isso significa ter uma cultura de segurança passível de ser avaliada, mensurada e constantemente reforçada, fazendo parte do processo diário de todas as equipes multiprofissionais.

Estabelecer uma cultura de segurança e qualidade em uma instituição de saúde parece algo simples, mas pragmaticamente depende, antes de tudo, da vontade de mudar as práticas assistenciais relacionadas com o conhecimento sobre o que é qualidade e segurança do paciente, alinhada à motivação das lideranças e governança clínica, o que se traduz, no dia a dia, em atitudes e agendas positivas e na responsabilidade por seus atos (*accountability*).

A cultura da segurança de uma instituição pode ser forte ou fraca e depende do entendimento quanto à cultura, à comunicação e ao trabalho e se estes estão sendo ou não realizados em processos frágeis, mais propensos a erros. Uma cultura de segurança do paciente é forte quando os colaboradores mantêm um clima de confiança mútua, com base na percepção compartilhada da importância dos procedimentos de verificação e na crença da eficácia das medidas preventivas, que dependem da maneira como cada pessoa ou equipe pensa, isto é, também das suas convicções e crenças sobre o tema.

Introspectar uma cultura de qualidade e segurança do paciente em uma instituição e em equipes não é uma tarefa fácil e leva tempo, em torno de 4 a 7 anos. Nesse contexto, é fundamental disseminar o conhecimento sobre quais são as práticas de assistência comprovadamente seguras e estimular a comunicação interna, para que as alterações nas rotinas (com base no princípio da segurança) sejam percebidas como efetivas e benéficas para o paciente e para todos.

O papel das lideranças é um dos principais nesse processo de mudança de cultura de qualidade e segurança do paciente. As lideranças devem estar motivadas a rever seus processos e conseguir envolver todas as equipes multiprofissionais (inclusive os pacientes e familiares), ouvindo-as, convidando-as e treinando-as de modo sistemático e permanente.

Para conhecer as possíveis lacunas entre o discurso e a prática assistencial, avaliando o grau de maturidade em relação ao processo de segurança do paciente, existem ferramentas que auxiliam na tomada de decisão, na elaboração de planos de melhorias, na própria metodologia de qualidade e no diagnóstico (em sentido amplo, no nível de conhecimento das equipes), mesmo que a instituição seja acreditada. A escolha por determinada ferramenta deverá ser feita com base na realidade e nas necessidades de cada instituição.

São ferramentas de pesquisa de cultura de segurança do paciente:

- *Manchester Patient Safety Framework* (MaPSaF), que inclui um questionário a respeito do que pode ser aprimorado, avaliando o progresso no desenvolvimento de uma cultura da segurança
- *Agency for Healthcare Research and Quality* (AHRQ), questionário com perguntas sobre segurança do paciente, erros médicos e notificação de eventos adversos
- *Accreditation Canada*, questionário com temas como trabalho em equipe, *feedback* e comunicação sobre eventos adversos, percepção da segurança, grau de comunicação entre as diferentes equipes, grau de envolvimento do líder de cada grupo com os eventos que afetam a segurança do paciente e sua relação com críticas e sugestões, grau de comprometimento da liderança institucional com as diretrizes de segurança e frequência de eventos adversos notificados
- Pesquisa de Cultura de Segurança/IQG Health Services, criada para o mercado brasileiro, incluindo entrevistas com dez categorias de colaboradores de equipes multiprofissionais, com a intenção de identificar em cada setor ou unidade operacional as expectativas e resistências e compartilhar com os líderes os problemas a serem trabalhados.

A ferramenta MaPSaF usa dimensões críticas da segurança do paciente e para cada uma delas são descritos cinco níveis de cultura em direção a uma segurança organizacional cada vez mais madura. As dimensões dizem respeito a áreas nas quais atitudes, valores e comportamentos sobre a segurança do paciente podem se refletir em práticas de trabalho da organização, pois são investigados os incidentes de segurança do paciente, assim como a formação de pessoal e o treinamento em gestão de risco.

Avaliação é realizada em oficinas, conduzida por um facilitador da organização de saúde, podendo ser usada com várias finalidades, como: para facilitar a reflexão sobre a cultura da segurança do paciente, para estimular a discussão sobre os pontos fortes e fracos da cultura de segurança do paciente, para revelar as diferenças de percepção entre equipes, para ajudar a entender como uma cultura de segurança mais madura pode parecer e para ajudar a avaliar qualquer intervenção específica necessária a fim de mudar a cultura de segurança do paciente.

A AHRQ é uma agência do governo dos EUA, parte do Departamento de Saúde e Serviços Humanos, para apoiar a investigação, cuja finalidade é ajudar a melhorar a qualidade dos cuidados de saúde. Usa um sistema de indicadores de qualidade para determinar os padrões de cuidados de saúde de qualidade e se determinado fornecedor está cumprindo essas normas. Tais indicadores são divididos em quatro subcategorias, cada uma delas monitorando aspectos diferentes de qualidade de cuidados de saúde, como descrito a seguir:

- Indicador de Prevenção da Qualidade (PQI): é usado para identificar as internações que poderiam ter sido evitadas por maior atendimento de qualidade ambulatorial, principalmente as relativas a pacientes que retornam
- Indicador de Qualidade *In-patient* (IQI): relativo à qualidade do atendimento ao paciente em um hospital, cujos números refletem as taxas de mortalidade de pacientes em um hospital causadas por falta de cuidados ou procedimentos cirúrgicos
- Indicadores de Segurança do Paciente (PSI): dizem respeito à qualidade do atendimento de pacientes em um hospital, mas ao contrário dos IQI, tratam especificamente da mortalidade associada a complicações evitáveis, tais como aquelas causadas por equipamentos hospitalares desatualizados
- Indicadores de Qualidade Pediátricos: têm os mesmos objetivos do anterior, mas se referem à população pediátrica.

Os resultados hospitalares de desempenho com base nesses indicadores de qualidade são relatados em um *website* do Departamento de Saúde e Serviços Humanos dos EUA chamado *Hospital Compare* e são publicados em uma pesquisa anual da AHRQ. No entanto, como uma organização de pesquisa, a AHRQ não tem autoridade para penalizar as organizações que recebem notas baixas para esses indicadores.

Além de seus indicadores de qualidade, a AHRQ publica os resultados de sua pesquisa como relatórios, ferramentas ou outros recursos para os prestadores de cuidados de saúde. Outro projeto da AHRQ, por exemplo, é uma ferramenta que ajuda a padronizar a troca de informação de saúde e do armazenamento de informações pessoais de saúde. Esse documento da AHRQ ajuda a proporcionar uma abordagem mais racionalizada para o armazenamento de dados de informação de saúde e intercâmbio de tecnologia.

Governança × *accountability*

A gestão hospitalar vem sofrendo influências das mais diversas, a começar pelo movimento de padronização e estabelecimento de métodos assistenciais uniformes.

Várias são as ações relacionadas com a seleção do trabalhador e seu treinamento, o planejamento da organização e especializações de trabalho.

Desenvolver uma atividade assistencial em uma instituição de saúde depende de uma estrutura complexa, integrada, envolvendo vários atores de diferentes equipes com foco no negócio e nas pessoas, dentro, preferencialmente, de uma agenda positiva de trabalho, balanceada, na qual qualidade e segurança sejam prioridades.

Uma organização de saúde, ideologicamente, pode ser estratificada em áreas operacionais, linha de mando intermediária, ápice estratégico, tecnoestrutura e equipe de suporte.

São características que distinguem a estrutura das organizações profissionais de saúde das demais:

- Padronização das habilidades e não dos processos de trabalho
- Habilidades dos profissionais desenvolvidas fora da organização, com treinamento formal em instituições de ensino
- Outorga de privilégios profissionais segundo capacitação técnica com autonomia e controle do trabalho
- Relativa independência entre os profissionais, mas interligação com os clientes a que atendem
- Dificuldade em definir e mensurar o produto hospitalar
- Existência de dupla autoridade, o que gera conflitos
- Preocupação dos médicos com a profissão e não com a organização
- Alta variabilidade e complexidade da natureza do trabalho especializado e dependente de diferentes grupos profissionais.

Um hospital é uma estrutura considerada imprescindível para o desenvolvimento da ciência e para a formação de capital humano, pois é lugar de descoberta de novos conhecimentos, por meio da pesquisa usada no aprimoramento multiprofissional integrado ao cuidado do paciente e à responsabilização (*accountability*).

Uma organização com foco nos *stakeholders* (parte interessada, interveniente) que conquiste a paixão dos clientes atuais ou futuros deve mostrar que se importa com as pessoas e que cuida delas com eficiência técnica e de custos (mantendo a qualidade), alinhada às diversas realidades e sem perda da sua identidade e com sustentabilidade.

BIBLIOGRAFIA

Accreditation Canada. Disponível em: https://accreditation.ca/.

Agency for Healthcare Research and Quality (AHRQ). Disponível em: http://searchhealthit.techtarget.com/definition/Agency-for-Healthcare-Research-and-Quality-AHRQ.

Altini MZ. Evolução das gerações. Disponível em: http://phmp.com.br/artigos/evolucao-das-geracoes/.

Andreatta D. Conhecendo as gerações. Disponível em: http://managemanager.wordpress.com/2011/08/23/conhecendo-as-geracoes/.

Balbino M. De olho na saúde dos negócios. Melhores Práticas. 2001; 1(1): 40-42.

Brasil. Agência Nacional de Vigilância Sanitária (Anvisa). Programa nacional de prevenção e controle de infecções relacionadas à assistência à saúde (2016-2020). Disponível em: https://www.saude.go.gov.br/images/imagens_migradas/upload/arquivos/2017-02/pnpci-ras-2016-2020.pdf.

Brasil. Agência Nacional de Vigilância Sanitária (Anvisa). Resolução nº 7, de 24 de Fevereiro de 2019. Dispõe sobre os requisitos mínimos para funcionamento de unidades de terapia Intensiva. Disponível em: https://bvsms.saude.gov.br/bvs/saudelegis/anvisa/2010/res0007_24_02_2010.html.

Brasil. Ministério da Saúde. Portaria nº 529, de 1º de abril de 2013. Institui o Programa Nacional de Segurança do Paciente (PNSP). Disponível em: https://bvsms.saude.gov.br/bvs/saudelegis/gm/2013/prt0529_01_04_2013.html

Brasil. Ministério da Saúde. Portaria nº 2616, de 12 de maio de 1998. Dispõe sobre a obrigatoriedade da manutenção pelos hospitais do país, de Programa de Controle de Infecções Hospitalares. Disponível em: https://bvsms.saude.gov.br/bvs/saudelegis/gm/1998/prt2616_12_05_1998.html.

Camargo H. Na linha de frente. Melhores Práticas. 2010; 2(5):42-6.

Cardioli LP, Perlatto L. Mapeamento do fluxo de valor; uma ferramenta da produção enxuta. Anuário da Produção Acadêmica Docente. 2008; 2(3):369-89.

Cassiano C. Para a conta fechar. Melhores Práticas. 2012; 1(4):50-3.

Cassiano C. Sem medo do erro/responsabilidade, não culpa. Melhores Práticas. 2013; 2(5):28-35.

Centers for Disease Control and Prevention. Core Elements of Hospital Antibiotic Stewardship Programs. Disponível em: https://www.cdc.gov/antibiotic-use/healthcare/pdfs/core-elements.pdf.

Chiuzi RM, Peixoto BRG, Fusari GL. Conflito de gerações nas organizações: um fenômeno social interpretado a partir da teoria de Erik Erikson. Temas Psicol. 2011; 19(2):579-90.

Fernandes NE. Prazos em xeque. Melhores Práticas. 2013; 2(6):12-4.

Fortes PAC. Breve reflexão ética sobre aspectos da gestão de serviços de saúde. In: Vecina Neto G, Malik AM. Gestão em Saúde. Rio de Janeiro: Guanabara Koogan; 2011. p. 343-5.

Furoni E. Estratégias para pagar menos. Melhores Práticas. 2013; 2(5):16-9.

Gaarder J. O Mundo de Sofia. São Paulo: Companhia das Letras; 1991.

Gawande A. Checklist. Como fazer as coisas benfeitas. Rio de Janeiro: Sextante; 2011.

Gerard R, Toussaint J. Uma transformação na saúde. São Paulo: Bookman; 2012.

Hinrichsen SL. Qualidade e segurança do paciente. Gestão de riscos. Rio de Janeiro: Medbook; 2012.

Institute of Medicine. To Err is Human: Building a safer health system. 200. Disponível em: https://pubmed.ncbi.nlm.nih.gov/25077248/.

Lopes CD, Paula Lopes FF. Do risco à qualidade. A vigilância sanitária nos serviços de saúde. Brasília. Anvisa. 2008. 200 pp.

Makary M. Unaccountable: what hospitals won't tell you and how transparency can revolutionize health care. New York: Bloomsbury Press; 2012.

NHS. Manchester patient safety framework. Disponível em: http://www.ajustnhs.com/wp-content/uploads/2012/10/Manchester-Patient-Safety-Framework.pdf.

Osmo AA. Processo gerencial. In: Vecina Neto G, Malik AM. Gestão em Saúde. Rio de Janeiro: Guanabara Koogan; 2011. p. 127-37.

Padilha, RQ. Ensino e pesquisa nos hospitais. In: Vecina Neto G, Malik AM. Gestão em saúde. Rio de Janeiro: Guanabara Koogan; 2011. p. 346-50.

Pulcini C, Binda F, Lamkang AS et al. Developing core elements and checklist itens for global hospital antimicrobial stewardship programmes: a consensus approach. 2018. Disponível em: http://www.chinicalmicrobiologyandinfection.com/article/S1198.743X(18)3029J-7/fullhxy.

Salvi K, Feijó, SD. Seu hospital é seguro? Melhores Práticas. 2013; 2(6):28-32.

Silva HMS, Kaemmerer A, Schout D. Gestão do corpo clínico. Experiência dos hospitais da Anvisa. Rio de Janeiro: Medbook; 2008. 286 p.

Taboza V. Prevenção de glosas hospitalares: proposta de manual de orientação da equipe de enfermagem para o preenchimento correto do prontuário. Webartigos; 2011. Disponível em: https://www.webartigos.com/artigos/prevencao-de-glosas-hospitalares-proposta-de-manual-de-orientacao-da-equipe-de-enfermagem-para-o-preenchimento-correto-do-prontuario/59109/.

Vecina Neto G, Malik AM. Gestão em saúde. Rio de Janeiro: Guanabara Koogan; 2012. 383 p.

Vecina Neto G, Malik AM. O futuro dos serviços de saúde no Brasil. In: Gestão em Saúde. Rio de Janeiro: Guanabara Koogan; 2012. p. 351-7.

Wachter R. Compreendendo a segurança do paciente. São Paulo: Artmed; 2010.

Zambom LS. Como transformar a assistência à saúde em um processo seguro? Disponível em: http://www.medicinanet.com.br/conteudos/gerenciamento/2719/como_transformar_a_assistencia_a_saude_em_um_processo_seguro.htm.

Zambom LS. Metodologias para melhoria de qualidade – lean thinking. Disponível em: http://www.medicinanet.com.br/conteudos/biblioteca/1789/metodologias_para_melhoria_de_qualidade_%E2%80%93_lean_thinking.htm.

Capítulo 29

Desafios da Segurança do Paciente

Sylvia Lemos Hinrichsen ▪ Marcela Coelho de Lemos

Quando os problemas se tornam absurdos, os desafios se tornam apaixonantes. (Dom Helder Câmara)

Verdades inconvenientes

Os diversos atores do sistema de saúde têm agendas diferentes. Não existe uma cultura de segurança do paciente no atual sistema. O modelo de pagamento e remuneração dos diversos atores é inadequado. (Al Gore, 2006)

Vive-se em um mundo onde vários são os filósofos, e várias são as teorias, nem sempre integradas ou analisadas em sua totalidade, mas, muitas vezes, de modo separado, por grupos.

O pensamento de grupo é excludente, pois tenta minimizar conflitos e chegar ao consenso sem testar, analisar e avaliar criticamente as ideias. Quando se está em grupo e se pensa coletivamente, os componentes evitam promover pontos de vista fora do pensamento consensual, em função do desejo de não ser considerado fora do contexto, ou do desejo de evitar ser um elemento perturbador no grupo.

Entretanto, o pensamento de grupo pode fazer com que as pessoas tomem decisões precipitadas e irracionais, excluindo dúvidas individuais que são postas de lado para não se perturbar o equilíbrio coletivo.

Portanto, ao se executarem as atividades, é preciso ter o pensamento de equipe e não de grupo, evitando-se, sempre que possível, este último, pois em geral segue sua trilha e não dá lugar ao ceticismo ativo (quando não apenas se aceita ou rejeita uma ideia nova, mas também se busca o máximo de dados objetivos para comprová-la ou refutá-la), mantendo os indivíduos em uma zona de conforto (inertes, sem criar qualquer tipo de risco e/ou fazer as mudanças necessárias).

Para se ter criatividade em uma equipe, e não em um grupo, é preciso deixar o pensamento de grupo, ter ceticismo ativo e sair da zona de conforto.

Repetir ações passadas não ajuda a se ter melhorias e, na verdade, piora tudo. Portanto, persistir nas mudanças contínuas e diárias, fazer novas coisas e trabalhar em equipe é um caminho a ser sempre perseguido.

Para manter as conquistas e a credibilidade, é necessário, mais do que nunca, pensar como equipe!

Atuar cada vez mais como uma equipe que busca incansavelmente a segurança do paciente.

INTRODUÇÃO

Em um modelo de gestão da qualidade, garantir a segurança do paciente é um desafio constante, especialmente em momentos de incertezas na economia, quando o foco tende a estar em números, resultados mais factíveis sobre o desempenho da empresa como *business* (negócio). No entanto, em qualquer país, as mudanças no cenário econômico promovem fortes transformações, com impacto significativo nas organizações, que inicialmente recorrem a estratégias de redução de pessoal a fim de reduzir os custos e manter negócios, sem grande preocupação em reter talentos ou garantir processos de qualidade, que passam a ser considerados dispendiosos, caros.

Em um ambiente de contenção financeira, é difícil manter os colaboradores motivados e aproveitar ao máximo suas habilidades em meio a uma reorganização interna, quando surgem muitos desafios.

O termo *capital humano*, que recentemente vem substituindo o termo *recursos humanos*, indica uma mudança na maneira como as organizações percebem e interagem com seus talentos (ativos valiosos).

O gestor da atualidade é quem cuida não só de pessoas, mas de outros ativos intangíveis da instituição, como inovação e conhecimento, que auxiliam na administração de eventuais crises.

Para garantir a rentabilidade, as organizações precisam reconsiderar o seu modelo de geração de valor e avaliar a necessidade de redução de equipe, identificando os profissionais com maior capacidade de lidar com o imponderável e de buscar soluções em ambientes mais complexos e adversos.

As pessoas talentosas valorizam instituições com uma estratégia de negócio clara, transparente e compartilhada, que atuem de acordo com as boas práticas de governança e com ética. Também apreciam ter um líder inspirador e condição agradável de trabalho (incluindo flexibilidade de horário, *home office*, entre outros), além de possibilidade de desenvolvimento profissional e de contribuição efetiva para o negócio.

Ao se analisar o capital humano de uma instituição, devem ser consideradas a idade das pessoas e a sua capacidade de absorver mudanças e quebra de paradigmas, especialmente para não se repetirem modelos antigos, que podem não mais ser aceitos diante de novos parâmetros.

Antes de decidir por cortes com base numérica, uma instituição de qualidade, que busca a segurança do seu paciente, dos colaboradores e do meio ambiente, deve rever seus processos de trabalho. É preciso considerar, primeiro, o número de pessoas necessário para manter atividades seguras, se esses profissionais podem ser remanejados, redistribuídos e se podem assumir outras funções (segundo seus talentos) e responsabilidades de acordo com os princípios (políticas) da governança.

A missão de reduzir custos deve ser um trabalho de equipe, pelo qual todos se sintam envolvidos e responsáveis. Nesse cenário, a criatividade pode se revelar uma importante arma de luta por melhores resultados numéricos, sem perda da qualidade. São estratégias criativas o desenvolvimento de ferramentas de *e-learning*, programas de *mentoring* (orientação ao desenvolvimento de carreira) e compartilhamento do conhecimento de modo sistemático e periódico, a partir dos recursos internos disponíveis.

Investir na comunicação entre todos de maneira respeitosa e preservando a imagem institucional e das lideranças é fundamental para a escolha e a manutenção de talentos.

Quando desafios estão por vir, especialmente os numéricos, é importante que todos os colaboradores participem do planejamento estratégico institucional. Dessa colaboração podem ser encontradas alternativas que substituam, por exemplo, demissões (como licenças não remuneradas) e outros gastos. Agindo-se dessa maneira, cria-se uma corrente de confiança na organização, além de energia positiva, bem opostas às decisões mais enérgicas, como uma demissão coletiva.

Outro aspecto a se considerar é que reduzir custos, só pelos números, é fácil. O principal desafio é manter o valor da organização, e continuar fiel a sua missão e políticas, especialmente, a sua qualidade.

O gestor dos dias atuais acumula a cada dia mais desafios em sua rotina. Cabe a ele promover as mudanças na capacitação da organização para novas oportunidades de crescimento, e também estruturar programas de sucessão e de retenção de talentos, vitais para a estratégia institucional. Identificar líderes capazes de influenciar as pessoas a abraçarem uma causa deve ser uma prioridade da governança corporativa.

Também não se deve esquecer das necessidades de reorganização interna, alinhada à estratégia competitiva das instituições. São causas de reorganização de processos: necessidade de expansão, redução da lucratividade, busca de novos mercados, aumento da concorrência e perda da competitividade.

Várias têm sido as estratégias das instituições para se manterem em forma, como a adoção do sistema *lean* (também conhecido como pensamento enxuto), que melhoram serviços, evitam desperdícios, otimizam fluxos e enxugam os custos.

PENSAMENTO ENXUTO

Mude, antes que seja preciso. (Michael Porter)

O gestor ideal é o que sonha; apaixona-se; dá o exemplo; consegue desenvolver pessoas; tem inteligência emocional, social e ecológica; sabe resolver problemas; tem pensamento sistêmico; cumpre metas; e pensa enxuto.

Nos processos e atividades de uma organização, é preciso gerenciar os resultados, que se tornam uma das principais fontes de motivação da equipe.

Alguns dos motivos para não se atingirem os resultados esperados são: erro no estabelecimento das metas (problemas não bem definidos); falha na elaboração de bons planos de ação (por desconhecimento dos métodos de análise, ou por não se ter acesso às informações necessárias ou por falta de conhecimento técnico); execução incompleta, e fora do tempo, dos planos de ação; circunstâncias fora de alcance da equipe.

Quatro tipos de pessoas são considerados ao se traçarem os objetivos de qualquer organização, que costumam ser chamadas de *stakeholders* ou partes interessadas: clientes, colaboradores, acionistas e sociedade. A sobrevivência da instituição a longo prazo é garantida pela satisfação simultânea das necessidades (em algumas situações até antagônicas) das partes interessadas. Entretanto, há uma métrica que indica a eficiência no cumprimento da missão: o desempenho financeiro, que também é a métrica do acionista e do governo.

A sustentabilidade das métricas de satisfação do cliente, dos colaboradores e da sociedade são consequências da métrica de desempenho financeiro institucional.

Manter um programa, uma certificação de qualidade e segurança do paciente só é possível por meio do estabelecimento de um processo organizacional no qual todas as métricas (cliente, colaboradores, sociedade e desempenho financeiro) estejam integradas e alinhadas à missão e aos valores da instituição (Quadro 29.1).

O principal desafio é gerenciar a rotina com qualidade e segurança, dentro de orçamentos enxutos planejados estrategicamente em todos os níveis operacionais.

SISTEMA *LEAN*

Inspirado no Sistema Toyota de Produção, o sistema *lean* (produção enxuta ou *lean manufacturing*) é um conjunto de ferramentas pelo qual se podem identificar os problemas de um processo e resolvê-los com melhoria da qualidade, aumentando a produtividade, fazendo mais com menos.

A base de sustentação do Sistema Toyota de Produção é a absoluta eliminação do desperdício e os dois pilares necessários à sustentação são o *just-in-time* e a automação. Os sete desperdícios que o sistema visa eliminar são:

- Superprodução, a maior fonte de desperdício
- Tempo de espera, relacionado com materiais que aguardam em filas para serem processados
- Transporte, que nunca gera valor agregado ao produto
- Processamento, pois algumas operações de um processo poderiam nem existir
- Estoque, cuja redução pode ser feita resolvendo-se sua causa-raiz
- Movimentação
- Defeitos, ou seja, desperdício de materiais, mão de obra, movimentação de materiais defeituosos e outros.

Como se pode aplicar a metodologia industrial à gestão hospitalar? Da mesma maneira: pensando-se enxuto, com aumento de eficiência, traduzidos como menos mortes, menos erros, menos gastos, menos riscos e mais qualidade.

De acordo com essa metodologia, as atividades supérfluas são eliminadas, com foco em prevenir problemas em vez de combater as consequências. Evitando-se desperdício em processos e rotinas que não criam valor nem para o cliente/paciente nem para a instituição, sobram mais tempo, dinheiro e energia para se trabalhar com foco no que é realmente importante.

QUADRO 29.1 Métricas organizacionais.*

Foco financeiro

Ao se falar em custos, principalmente em redução deles, é necessário que todos os indicadores físicos tenham relação, em paralelo, com indicadores em valores monetários, a fim de sensibilizar mais o executivo e as equipes técnicas

Na prática, observam-se projetos de redução de custos iniciados sem que as pessoas envolvidas nos diversos setores saibam quanto gastam e o valor financeiro desses gastos

Para melhor compreensão e sustentabilidade das métricas com foco financeiro, cada projeto deve ser avaliado pelo *controller* (gestor da controladoria) da instituição segundo práticas de qualidade e segurança do paciente e de todos, conforme políticas e metas relacionadas

Foco no cliente

Um importante capital da instituição é o seu cliente ou paciente

Muitas instituições não consideram necessário o foco na satisfação desse cliente ou paciente ao escolher aquela instituição para um serviço, uma assistência à sua saúde

É preciso que uma atitude e cultura organizacional com foco na qualidade permeiem os serviços voltados ao cliente/paciente, até se tornarem algo habitual e estratégico

Foco no colaborador

A alta rotatividade (*turn-over*) de profissionais prejudica a produtividade das equipes e é fatal para a qualidade dos processos, programas e políticas institucionais

É frequente ouvir que o *turn-over* é natural em qualquer organização, mas um número elevado de perda de colaboradores indica a insatisfação das pessoas com as condições de trabalho e com suas atividades

O *turn-over* causa perdas importantes, como a do conhecimento explícito e tático (prático ao longo do tempo)

A perda de talentos dificulta a manutenção de um processo de qualidade e da segurança do paciente, o que está associado a um elevado custo

Acidentes de trabalho também são inaceitáveis. Para que sejam monitorados de modo eficaz e eficiente, é necessário um bom gerenciamento de rotina

Foco na sociedade

O relacionamento de uma instituição com a sociedade envolve questões éticas e comportamentais. Essas questões são desrespeitadas em caso de práticas assistenciais não seguras, não cumprimento das legislações, poluição, sonegação de tributos e uso de artigos de baixa qualidade

Desempenho financeiro

Existem alguns indicadores financeiros da gestão, como os listados a seguir:

- EBTIDA (*earnings before interest, taxes, depreciation and amortization*): demonstra a capacidade operacional da empresa de gerar caixa, a eficiência de seus equipamentos, a capacidade de sua equipe operacional e de vendas, a eficiência de seus sistemas e de sua localização, o nível de gastos com o *overhead*, a capacidade do sistema de compras, entre outros. Esse indicador exclui o nível de endividamento, bem como a eficiência da gestão financeira, principalmente a gestão do capital empregado. Evidencia a competência da máquina produtiva da organização

- Margem de EBITDA: é o valor do percentual do EBITDA em relação à receita operacional líquida (ROL). Possibilita comparações entre empresas

- Lucro líquido: é o indicador financeiro final da empresa, mas, dada a sua amplitude, não oferece isoladamente indicações mais específicas para tomada de ação gerencial

- Valor econômico adicionado: é o valor da rentabilidade do capital empregado em excesso ao custo médio ponderado do capital empregado. Compara o rendimento do capital empregado da empresa com o empregado no mercado de capitais. Pode-se obter ao capital empregado calculando-se o ROCE (*return on capital employed*)

- Fluxo de caixa livre: indica a evolução dos recursos financeiros disponíveis no caixa da empresa a cada momento

*Todos esses indicadores devem ser não apenas acompanhados pela administração, mas também desdobrados por toda a organização de maneira que todos possam ser entendidos e trabalhados continuamente. No momento de decisão (p. ex., se é melhor a manutenção com trocas preventivas de peças para evitar quebras com um custo maior, usando o capital empregado, ou deixar que quebrem, para minimizar o custo de peças de reposição, embora com mais quebras e menor uso do capital empregado) é fundamental a compreensão de todos de que o capital empregado e os custos são de grande importância e que se tenha claro qual deles é o mais relevante a cada momento.

Processos enxutos podem ser trabalhados em todas as áreas da organização, como recepção, triagem, consultas, gerenciamento de leitos (redução de etapas), faturamento, logística e farmácia clínica.

Para a execução do sistema *lean* são criados mapas de fluxo de valor, uma das principais ferramentas ligadas ao pensamento enxuto, registrando-se o processo a melhorar (Mapa do Processo) para enxergar os desperdícios e os problemas.

Na sequência é elaborado o Mapa do Estado Futuro, que representa um processo ideal de trabalho desejado, para se alcançar o objetivo final, que é elaborar um plano de ação que: coloque sempre o paciente em primeiro lugar; identifique e elimine os desperdícios sistematicamente; conecte as etapas, sincronizando os processos e as pessoas, fazendo o necessário e buscando a perfeição por meio de esforços contínuos de melhora (Quadro 29.2).

QUADRO 29.2 Ferramentas do sistema *lean*.

Enxergar problemas
Mapeamento de fluxo de valor, gestão visual, monitoramento hora a hora, 5S

Identificar a causa-raiz dos problemas
Cinco porquês com validação, diagrama de Ishikawa, A3

Resolver problemas
Desdobramento de objetivos estratégicos (*hoshin kanri*), KAIZEN* (trabalho de curta duração, no qual as equipes atuam para melhorar um processo específico, sendo realizado em parceria com objetivos definidos e integrados), trabalho em equipe

*Exemplo KAIZEN: a meta seria criar um projeto para otimizar o centro obstétrico de um hospital, com aumento da produtividade, manutenção da qualidade e foco no *setup* (tempo decorrido entre o fim de uma cirurgia e a liberação da sala para o próximo trabalho), por meio de ações multidisciplinares (equipes médicas, de enfermagem, de farmácia, central de agendamento cirúrgico, central de regulação, informática, higiene e apoio operacional).

GESTÃO COM BASE NOS *STAKEHOLDERS*

O termo *stakeholder* (parte interessada ou interveniente, conjunto de interessados) é bastante usado nas áreas de administração e arquitetura de *software*. Foi empregado pela primeira vez pelo filósofo Robert Edward Freeman, sendo citado como elemento essencial do planejamento estratégico de negócios.

O sucesso de qualquer empreendimento depende da participação dos interessados e, por isso, é necessário assegurar que suas expectativas e necessidades sejam conhecidas e consideradas pelos gestores. Muitas vezes essas expectativas e necessidades estão associadas a compensação financeira e comportamento ético. Cada interveniente ou grupo de intervenientes representa determinado tipo de interesse no processo. O envolvimento de todos os intervenientes não maximiza obrigatoriamente o processo, mas torna possível chegar a um equilíbrio de forças e minimizar riscos e impactos negativos na execução desse processo.

Uma organização que pretenda ter uma existência estável e sustentável deve atender simultaneamente às necessidades de todas as suas partes interessadas. Para tanto, ela precisa gerar valor, isto é, a aplicação dos recursos usados deve gerar um benefício maior do que seu custo total.

São exemplos de *stakeholders*: acionistas, proprietários, investidores, colaboradores, fornecedores, terceirizados, sindicatos, associações de classes ou profissionais, comunidades ou associações, grupos normativos, governos (municipal, estadual ou federal), organizações não governamentais e concorrentes.

Embora possa ser feita em hospitais (como fizeram a Mayo Clinic e a Cleveland Clinic, nos EUA), a implementação de um modelo de negócios com base nos *stakeholders* não é fácil, mesmo quando se tem conhecimento do conceito.

A chave do conceito é subordinar a motivação do negócio a identificar e concordar com um propósito comum a todos (equipe, administração, pacientes e instituições financiadoras), que pode ser centrado em cuidados de saúde a preços acessíveis, por exemplo. Para se implementar esse tipo de gestão, é necessário modelar e mensurar as expectativas dos *stakeholderes*, cujo propósito deve estar acima e além dos negócios.

A análise dos *stakeholders* é um processo sistemático de coleta e análise de informação sobre os interesses, objetivos e preferências dos interessados para se mapearem os riscos e as necessidades de comunicação do projeto, cujas etapas são:

- Determinar quem pode afetar o projeto (a partir de uma extensa lista)
- Identificar os pontos de contato de cada interessado com o projeto (pessoas que estão realizando o trabalho diariamente têm mais influência que fornecedores pontuais)
- Identificar como cada interessado pode ajudar e atrapalhar o andamento do projeto (influências positivas e negativas)
- Quantificar os graus de poder, influência e interesse de cada interessado (subjetivo, obtido a partir do comportamento passado; ou mais objetivo, a partir de um modelo probabilístico).

Na sistematização da análise, é feita uma planilha com os nomes e cargos dos interessados em uma primeira coluna; na segunda coluna são listadas as influências positivas e, na terceira, negativas. Na quarta coluna são colocadas notas de 1 a 10 para dimensionar o grau de poder (influência) de cada interessado no projeto (10 é o máximo) e na quarta e quinta colunas é colocado o grau de interesse (de 0 a 10) no projeto.

Pode-se, ainda, incluir uma sexta coluna indicando as ações para cada interessado, que podem ser: monitorar (acompanhar a distância), manter informado (compartilhamento formal do Plano de Comunicação), manter satisfeito (além de informar, é preciso acompanhar as expectativas) e gerenciar (nível máximo de acompanhamento, com contato frequente e muita transparência). Como o patrocinador tem poder total sobre todas as etapas do projeto, ele é um *stakeholder* crítico a ser gerenciado com acompanhamento muito próximo.

Em um processo de gestão com processos de qualidade e segurança do paciente (acreditados), é um desafio o amadurecimento da cultura organizacional, o que demanda tempo (5 a 7 anos). Auditorias internas podem ser de ajuda até que os processos estejam sustentáveis a identificar as más rotinas, especialmente a negação dos problemas e as disputas territoriais.

A governança deve, portanto, apoiar um plano de qualidade e segurança do paciente e monitorar regularmente os indicadores gerados pelos diversos processos segundo padrões éticos que darão suporte às decisões nos processos do cuidado segundo o seu conjunto de interessados (*stakeholders*). Desse modo, a sustentabilidade dos processos é mais factível, uma vez que os interesses são identificados, discutidos, analisados, monitorados e informados de maneira contínua.

OPORTUNIDADES DE MELHORIAS

- É grande o número de pessoas com plano de saúde. Entretanto, o número de profissionais (médicos) conveniados e de leitos hospitalares não vem aumentado na mesma proporção
- É difícil a convivência dos profissionais com as operadoras de planos de saúde na prestação de serviços, especialmente quando há processos de qualidade e estratégias de segurança para o paciente
- São várias as dificuldades burocráticas ao se buscar assistência em qualquer instituição (pública ou privada), que vão desde exigências de documentos, laudos médicos para

liberação de procedimentos (principalmente cirúrgicos), à negação do serviço ou à sua liberação sem previsão dos requisitos de eficácia, eficiência

- Há falta de leitos, o que acarreta filas de espera nos prontos-socorros (urgência e emergências) e para internações ou transferências
- Em determinadas situações, dada a dificuldade de receber honorários, muitos profissionais optam por trabalhar apenas em regime de plantões e, como consequência, faltam especialistas disponíveis para pareceres ou acompanhamento de pacientes hospitalizados
- Há uma expansão do número de escolas na área de saúde com baixa qualidade de ensino, fazendo com que poucos bons profissionais sejam formados. Os mais experientes, por sua vez, recusam-se a entrar em uma rotina na qual as dificuldades impossibilitam um bom plano diagnóstico-terapêutico
- A cobrança por conta aberta tem aumentado o conflito entre hospitais e operadoras de plano de saúde
- As glosas chegam a atingir 5% do faturamento dos hospitais.

Esses são apenas alguns desafios que se refletem em dramas diários de baixa autoestima entre todos da cadeia da saúde, sendo o paciente o mais prejudicado.

A seguir, são apresentadas possíveis soluções a alguns dos desafios listados.

Acreditação das operadoras de saúde. Já se observam tendências no mercado das operadoras para a sistematização da rotina de práticas seguras, de qualidade e acreditadas. A Agência Nacional de Saúde Suplementar publicou em novembro de 2011 a norma regulamentadora 277, atualmente revogada pela RN nº 452, de março de 2020, que instituiu o programa de acreditação para as operadoras de saúde. É um programa voluntário, mas tornará possível que o consumidor, ao exercer a sua livre escolha, valorize a qualidade da operadora. Entretanto, só a regulamentação não será suficiente para garantir a qualidade de uma operadora de planos de saúde, pois o cumprimento de leis não garante práticas seguras e de qualidade, apesar de ser o início de um movimento para tal. Estima-se que o tempo de preparação para uma operadora atender aos padrões exigidos e obter acreditação seja em torno de 18 meses, tendo validade de 3 anos a ser renovada sob reavaliação. A acreditação de operadoras de saúde já é uma realidade no Brasil.

Cobrança unificada. Poderá ser feita por meio da tabela única da Terminologia Unificada da Saúde Suplementar (TUSS), que estabelecerá preço fixo para eventos de alta previsibilidade e impacto sobre posicionamento competitivo da instituição.

O modelo de remuneração passará a ter um fluxo: evento hospitalar, baixa previsibilidade dos processos assistenciais; alta previsibilidade dos processos assistenciais (evento clínico: diária global; evento cirúrgico: pacote).

Pagamento por desempenho. Muitas das causas da baixa qualidade da assistência à saúde estão na estrutura de remuneração, que resultam em um desincentivo à qualidade. Esse cenário incitou o Institute for Healthcare Improvement (IHI) a propor a criação e implementação, em larga escala, de métodos de pagamento que recompensem os prestadores pela qualidade (resultados) e pela adequação (eficiência), em lugar do volume e da complexidade, chamados de pagamento por *performance* (P4P), que ainda enfrentam desafios culturais, legais, éticos, operacionais e de gestão. Em um primeiro momento, é sugerida a implantação de uma estratégia de desempenho (a adoção de incentivos viria quando gestores e prestadoras estivessem mais maduros) que teria como características: simples, de fácil aplicação e entendimento para quem estiver sendo avaliado; centrada no paciente; estruturada segundo complexidade; aplicável a qualquer setor da saúde (Sistema Único de Saúde, hospitais, planos de saúde); e ética (valorização das evidências).

GERENCIAMENTO DA INFORMAÇÃO

O gerenciamento de informações é uma preocupação para todas as lideranças de instituições de saúde. Integrar dados geados pelos diferentes setores e atores é um desafio constante, que exige muito treinamento e ferramentas de gestão (*softwares*).

Uma instituição que visa à qualidade e à segurança do paciente deve buscar informações de modo a estabelecer uma comunicação aberta e transparente entre os pacientes, seus familiares e todos da instituição. Para tanto, é necessária uma política de comunicação focada na identificação das demandas de informação, na elaboração de um sistema de gerenciamento de informação, na análise e transformação de dados em informações, na transmissão e divulgação de dados e informações e na integração e no uso das informações.

O gerenciamento da comunicação e informação deve pautar-se em ações que busquem a qualidade, entre as quais pode-se citar:

- Comunicação com a comunidade
- Comunicação com pacientes e familiares
- Comunicação entre profissionais dentro e fora da instituição
- Prontuário clínico do paciente (com política para período de arquivamento, dados e informações, além de proteção contra perda, destruição, adulterações e acesso ou uso não autorizado)
- Dados e informações agregadas (com privacidade e confiabilidade).

A instituição deve planejar e elaborar o processo de gerenciamento da informação para atender às necessidades internas e externas a ela, garantindo a segurança e a preservação da integridade das informações, com códigos padronizados de diagnósticos e procedimentos, símbolos, abreviações e definições.

Prontuário médico

Uma das mais importantes fontes de informações sobre o paciente e sua assistência é o prontuário. Nele estão contidos todos os dados que possibilitam a avaliação do seu plano diagnóstico e terapêutico, além dos registros das diversas fases e equipes envolvidas durante todo o período de internação.

Ainda é grande o número de instituições no Brasil que fazem uso do prontuário escrito, em papel. Poucas são as que têm acesso ao registro eletrônico. Uma importante falha na transmissão de dados nos prontuários em papel é a possível ilegibilidade das informações registradas. Também é frequente a falta de organização dos componentes do prontuário em papel, assim como a falta de identificação correta e de descrição detalhada do plano diagnóstico e terapêutico do paciente.

Ainda é uma prática usual a falta de identificação dos profissionais de equipes multiprofissionais (nome e número de registro de conselhos/especialidades), assim como rasuras, falta de data e hora, uso de siglas não padronizadas e preenchimento do sumário de alta.

O prontuário clínico do paciente é um dos itens com maior grau de não conformidade em qualquer processo de qualidade ou acreditação, e a fim de minimizar esses problemas, incentiva-se o uso de prontuário eletrônico.

São vantagens do prontuário eletrônico sobre os feitos em papel:

- Eliminar problemas de identificação relacionados com escrita manual
- Agilizar a entrega das prescrições à farmácia
- Eliminar a chance de troca de medicamentos por falta de legibilidade ou confusões com medicamentos com nomes parecidos
- Promover maior integração a sistemas de registros médicos e de suporte à decisão
- Minimizar o risco de erros causados pelos procedimentos em farmácia
- Gerar alertas de interação medicamentosa e de reações adversas
- Identificar o prescritor credenciado na instituição segundo política de outorgas
- Evitar erros de especificação, como zeros complementares
- Promover apropriados treinamento e educação
- Fornecer imediata análise de dados, incluindo relatórios de resultados
- Quando há *prompts on-line* disponíveis, é possível associar o prontuário a algoritmos para enfatizar medicamentos custo-efetivos, reduzir a super e a subprescrição e reduzir a opção por medicamentos incorretos
- Reduzir os custos (total da operação, do número de exames em duplicidade e/ou sem necessidade)
- Possibilitar o acesso de qualquer parte do hospital a partir de um terminal e, de maneira simultânea por dois ou mais usuários no mesmo prontuário. Todos os acessos são registrados, atestando-se a identidade do profissional, horário, local onde foi efetuado o acesso e as alterações realizadas pelas equipes multiprofissionais.

A eliminação do prontuário em papel também reduz o tamanho do prontuário, que, em pacientes crônicos, de longa permanência, pode ser composto por várias páginas de laudos, exames, evoluções, prescrições e outros termos/impressos. Também propicia a eliminação dos carrinhos de prontuários, assim como locais para seu armazenamento (armários, prateleiras, arquivos temporários) e funcionários para esse tipo de atividade. Ademais, a eliminação do prontuário em papel facilita o trabalho de auditoria pela comissão de revisão de prontuários e/ou de faturamento.

Apesar de todas as vantagens, o prontuário eletrônico ainda enfrenta alguns desafios, como: sistemas de fadiga de alertas (os profissionais podem se cansar deles e passar a ignorar até os mais importantes); protocolos clínicos rígidos (que limitam a decisão diagnóstica quanto à falha de homogeneidade do processo de alimentação, no qual os melhores são os que carregam seus dados diretamente do prontuário eletrônico); alto custo de implantação e manutenção; e barreiras culturais dos usuários.

Outras soluções

Além do prontuário eletrônico, estão disponíveis outras soluções em tecnologia da informação que auxiliam na segurança do paciente, como:

- Sistema de código de barras (BCMA) e radiofrequência (RFID) para a administração de medicamentos
- Microfones sem fio, ativados por voz, ou sistemas de mensagem de texto ou telefones celulares para facilitar a comunicação instantânea entre cuidadores
- Sistemas de armazenamento e comunicação de imagens (PACS), que permitem a revisão a distância de radiografias digitais, além de reduzirem a chance de erros de interpretação dos exames radiológicos por facilitar a dupla avaliação, promover melhor resolução da imagem e acesso a exames prévios
- Ultrassons portáteis que diminuem os riscos da colocação de cateteres centrais ou toracocentese
- Bombas de infusão inteligentes desenvolvidas para terem alertas de perigo interno, calculadoras clínicas e um formulário de fármacos com informação das concentrações-padrão de medicamentos frequentemente usados
- Sistema de informação de radiologia (RIS)
- Sistema de gestão de todos os dados do paciente (HIS).

As possibilidades de informatizar uma instituição de acordo com os investimentos podem ocorrer aos poucos, com o planejamento de informatização por partes, começando por infraestrutura, logística, estoque, administração, para finalmente chegar à área clínica.

Na logística de implantação, o mais comum é começar pelo HIS, que custa, em média, 50% do total da implantação, seguido do PACS e do RIS (cada um responsável por 20% do custo total).

O tempo de implantação oscila de acordo com as prioridades de investimentos da instituição, a modalidade de contrato, a adesão aos treinamentos, o estudo do fluxo de trabalho (para avaliar quem poderá ajustar o sistema em direção às necessidades da instituição) e o tipo de plataforma (*on-line* ou com *softwares* instalados).

Também é importante definir:

- Se serão usadas soluções fechadas de *hardware*, para maior controle dos resultados
- *Milestones*, ou marcos, que sirvam como indicadores de finalização, por etapas (quando são selecionados *key users* para testes, com parâmetros de avaliação para contabilizar acertos)

- Se serão necessárias licenças ilimitadas, ou seja, tecnologia sem barreiras de uso em termos de plataformas tecnológicas, quantidade de servidores, número de usuários conectados ou mesmo de acesso remoto ao sistema BYOD (*bring your own device* – traga o seu próprio equipamento, em inglês), que em caso de hospital com corpo clínico aberto, oferece acesso aos exames a distância (interessante para os médicos)
- A necessidade de contratar ferramentas de assinatura eletrônica como *smart card*, *token* ou senhas que deem acesso à informação apenas aos *key users*, como colaboradores e equipes multiprofissionais credenciadas segundo outorgas.

No processo de digitação é importante fazer a transição com as equipes multiprofissionais e as de tecnologia da informação, que constituirão um núcleo de apoio. Este deve incluir representantes da radiologia e da diretoria clínica, além de lideranças multiplicadoras, de modo a garantir a implantação das ferramentas. É fundamental o uso de uma linguagem clara combinada a recursos multimídia, plataforma amigável e pessoas da área assistencial no apoio. Caso se compre uma licença, também é importante o treinamento da equipe de tecnologia da informação, para que tenha autonomia na gestão do sistema.

Devem ser previstos pacotes de melhorias e ajustes da própria versão (*updates*), além de atualizações para novas versões do mesmo produto (*upgrades*) e ser estudada a expectativa de tempo de uso do *hardware* atual, que pode se tornar limitado com o tempo, sendo válido planejar o tempo de ampliação. Todas essas medidas tendem a promover soluções a longo prazo.

A decisão por informatizar a informação não é simples e requer uma pequena curva de eficiência, em função do período de aprendizado. Por isso, durante esse período de mudanças e adaptações, deve-se aumentar a vigilância dos riscos inerentes aos processos relacionados.

Graças à telemedicina (surgida na década de 1960, estimulada pela corrida espacial e a Guerra Fria, para levar saúde por meios eletrônicos a astronautas e soldados), é possível contar com um corpo clínico virtual, com compartilhamento de conhecimentos entre especialistas, que pode oferecer atendimento de alta complexidade a cidades ou instituições antes restritas ao atendimento básico.

Várias são as instituições que fazem parte da Rede Universitária de Telemedicina (RUTE), iniciativa que apoia o aprimoramento da infraestrutura para telemedicina já existente em hospitais universitários, promovendo a integração de projetos entre instituições. A telessaúde, ramo da telemedicina que melhora a qualidade de vida do paciente e contribui para a prevenção de doenças, também tem avançado, especialmente na geolocalização, podendo auxiliar na melhoria do fluxo de pacientes às instituições (em prontos-socorros, urgências e emergências), assim como melhorar a assistência em domicílios, entre outros.

CIRURGIA SEGURA

Segundo a Organização Mundial da Saúde (OMS), são realizadas milhões de cirurgias por ano em todo o mundo. Do total de procedimentos, 3 a 17% dos pacientes sofrem algum tipo de complicação, dependendo da complexidade da cirurgia, o que poderia ser evitado caso fossem garantidas todas as medidas de segurança para o paciente. Para evitar esse problema e ajudar na redução da mortalidade por cirurgia, a OMS desenvolveu o Protocolo de Cirurgia Segura, com base na adoção de um *checklist* antes, durante e após o procedimento cirúrgico.

O Protocolo de Cirurgia Segura é composto por três etapas, descritas a seguir.

- *Sign in:* antes da indução anestésica, quando são confirmados a identificação do paciente e o sítio cirúrgico, e são avaliados o risco de problemas respiratórios e a perda de sangue
- *Time out:* realizado antes do início da cirurgia, quando se confirmam novamente o procedimento do paciente, a administração do antibiótico profilático antes da incisão, materiais necessários e os exames de imagem disponíveis
- *Sign out: checkout* feito antes que o paciente seja retirado do centro cirúrgico, quando são identificadas as biopsias e é feita a contagem das compressas, das agulhas e dos instrumentos. Ao todo são 19 itens com base nos problemas mais comuns em procedimentos cirúrgicos.

Esse protocolo, entretanto, não se restringe às cirurgias, devendo ser implementado em outros procedimentos invasivos, como endoscopia digestiva, tomografia com biopsia, cateterismo coronariano e arteriografia, entre outros.

Apesar dos benefícios, ainda é baixa a adesão ao *checklist* pela equipe cirúrgica, médica, especialmente em hospitais com corpo clínico aberto, pois falta essa cultura, que não é ensinada como rotina nas escolas de medicina.

Para a implementação do Protocolo de Cirurgia Segura, há muitas estratégias, que englobam desde palestras e cursos para esclarecimentos, treinamentos, material lúdico (como cartazes e *fôlderes*), mudanças de rotina até remuneração variável para quem atingir as metas setoriais.

Outros protocolos e rotinas também têm sido adotados, como:

- Correta identificação do paciente
- Políticas de assinatura dos termos de consentimento informando dos procedimentos anestésicos e cirúrgico, pelo paciente ou seu responsável
- Certeza de entrada no centro cirúrgico com local da cirurgia demarcado pelo cirurgião
- Protocolos que assegurem a disponibilidade e a integridade dos equipamentos nas salas operatórias
- Protocolo de visita pré-anestésica antes da cirurgia, assegurando que o paciente seja submetido ao procedimento cirúrgico correto, no local certo.

Segundo Atul Gawande, cirurgião da Harvard Medical School, que desenvolveu o protocolo, a dificuldade dos médicos em aderir ao *checklist* deve-se ao fato de o processo de verificação ser algo simples, barato e sem muito charme. Para alguns, é algo óbvio, já feito de modo sistemático, mas informal e sem registros.

A OMS estima que esse simples protocolo pode reduzir em 37% as complicações pós-operatórias e em 42% a taxa de mortalidade, mas as equipes médicas ainda resistem a ele.

CONTROLE DE INFECÇÕES

A Meta Internacional de Segurança do Paciente nº 5, estabelecida pela OMS em conjunto com a *Joint Commission International*, que aborda os aspectos sobre a redução do risco de infecções associadas aos cuidados à saúde, pode ser trabalhada com um programa de controle de infecções integrado com a gestão de riscos e qualidade, junto a todos das equipes multiprofissionais, segundo indicadores selecionados.

Apesar da existência de boas práticas para o controle de infecções, segundo legislações e experiências acumuladas, ainda há dificuldade em se cumprir com essa meta, especialmente no que diz respeito à rotina da higienização das mãos, prática reconhecidamente eficaz e segura na redução de riscos infecciosos, mas de pouca adesão pelos profissionais no dia a dia.

As medidas para melhorar o controle de infecções vão desde campanhas, *e-learning* (com informações que podem ser acessadas a qualquer hora, de qualquer computador e/ou *e-mails* enviados ao corpo clínico) a palestras, oficinas com atividades lúdicas, cartazes e *fôlderes*.

Outro ponto de extrema importância no controle de infecções é o uso racional de antimicrobianos, em especial os profiláticos, para prevenir infecção em sítio cirúrgico. Uma das principais complicações do ato cirúrgico é a infecção e vários fatores estão associados a ela, como: sobrepeso ou obesidade, extremo de idades (neonatos e idosos), potencial intrínseco de contaminação da cirurgia, doenças prévias (como diabetes melito e neoplasias), uso de corticosteroides ou imunossupressores, doenças que alteram a imunidade, infecção a distância (urinária ou bacteriúria assintomática) e a técnica operatória do cirurgião.

As cirurgias são classificadas quanto ao seu potencial de contaminação em: limpas (eletivas sem invasão de mucosas ou outro sistema digestório), potencialmente contaminadas (atingem mucosas, sistema digestório ou genital feminino ou colo com preparo), contaminadas (envolvimento de tecidos altamente contaminados) ou infectadas (tecidos com infecção). O risco de infecção é maior quanto maior for o potencial de contaminação.

A profilaxia antibiótica em cirurgia tem como objetivo reduzir o risco de infecção em sítio cirúrgico, não sendo indicada para prevenir outras infecções pós-cirúrgicas, como pneumonia ou infecção de sistema urinário.

Considera-se que o principal momento de contaminação da ferida operatória é durante o ato operatório, por isso deve haver um bom nível sérico e tecidual no momento da incisão, a ser mantido até o fim do procedimento cirúrgico.

O uso precoce de antibiótico com finalidade profilática não deve ser feito, pois leva à seleção de microbiota do paciente, contribuindo para a ineficácia do esquema antimicrobiano prescrito. Normalmente não se deve recorrer à profilaxia antimicrobiana em cirurgias limpas, de baixo risco de infecção, exceto em cirurgias limpas com implante de prótese.

A profilaxia costuma ser indicada para cirurgias potencialmente contaminadas ou contaminadas. No caso de cirurgias infectadas, já é feito o tratamento da infecção.

Desse modo, as bases da profilaxia antibiótica em cirurgia devem estar focadas nos seguintes tópicos:

- Administração por via intravenosa
- Início do esquema profilático até 1 h antes da incisão ou indução anestésica (no caso de obstetrícia, a primeira dose deve ser dada após clampeamento do cordão umbilical)
- Manutenção das doses suplementares durante toda a cirurgia segundo tempo e meia-vida do antibiótico indicado
- Suspensão da profilaxia após o fim da cirurgia ou, no máximo, com 24 h de uso.

Na maioria das indicações administram-se cefalosporinas de primeira geração (cefazolina inicial de 1 a 2 g, e 1 g 6/6 h). No caso das cirurgias envolvendo o sistema gastrintestinal, o fármaco mais usado é a cefoxitina (inicial de 1 a 2 g e 1 g 4/4 h). Deve ser evitado o uso profilático de substâncias usadas na terapêutica.

Em caso de infecção pós-cirúrgica, o fármaco administrado para tratamento deve ser diferente daquele usado para a profilaxia, lembrando que não há benefícios em se prolongar a profilaxia além de 24 h, o que, em realidade, aumenta o risco de infecção.

O uso de antimicrobianos não deve ser, portanto, a principal medida para a prevenção de infecção do sítio cirúrgico. Devem ser incluídos como medidas preventivas: diagnóstico e tratamento de infecções a distância antes da cirurgia (investigar bacteriúria assintomática); tratar (quando possível) ou compensar as doenças de base; fazer bom preparo pré-operatório e antissepsia de pele; usar técnicas cirúrgicas adequadas.

O uso racional de antimicrobianos em pacientes internados, especialmente em unidades de terapia intensiva, deve ser feito segundo a microbiota hospitalar e o perfil de sensibilidade de cada setor. É fundamental a atuação de um infectologista, não só como auditor, mas também como consultor para as equipes.

Dentro do programa de controle de infecções e gerenciamento de riscos, a Central de Material e Esterilização (CME) é uma área estratégica, pois até 90% dos problemas de um centro cirúrgico podem vir dela.

No passado, as CMEs eram consideradas áreas de apoio, anexas às salas de cirurgia. Atualmente, as CMEs desempenham um novo papel, estabelecido nas Resoluções RDC 50 e 307 (que regulamentam o projeto físico), na RDC 156 (que dispõe sobre o registro, a rotulagem e o reprocessamento de produtos médicos), na RE 2005 (que estabelece a lista de produtos médicos de uso único proibidos de reprocessamento), na RE 2006 (que dispõe sobre as diretrizes para elaboração, validação e implantação de protocolos de reprocessamento de produtos médicos) e na RDC 8 (estabelecida em resposta aos danos causados pelas micobactérias de crescimento rápido associadas a procedimentos como videocirurgia, lipoaspirações ou exames diagnósticos por videoscopia, relacionados com processos de limpeza, desinfecção e esterilização dos materiais como cânulas finas, de difícil higienização, colocadas em contato com mucosas, tecidos e secreções do paciente).

As CMEs passaram, portanto, a ter um novo padrão de exigência de qualidade, que vai desde a seleção dos seus colaboradores técnicos (capacitação e avaliações de desempenho) a práticas seguras que garantam não só a segurança dos processos, mas também sua rastreabilidade segundo indicadores.

São melhorias implantadas nas CMEs:

- Informatização de toda a central e dos equipamentos de suporte e *software*
- Código de barras por peça, caixa e mesa
- Peças bipadas dentro do centro cirúrgico
- Sistematização de *checklists* de controle para o uso de materiais
- Protocolos norteadores para processamento e orientação quanto à responsabilidade das partes envolvidas
- Controle de eventos adversos relacionados com os processos de esterilização e desinfecção
- Monitoramento de cancelamentos cirúrgicos relacionados com os materiais
- Controle, monitoramento, rastreamento de caixas e equipamentos
- Execução orçamentária, prestação de serviços internos e externos como uma unidade autônoma e industrial.

Existem situações em que terceirizações para alguns tipos de esterilização são exigidas, como a de óxido de etileno (proibida na estrutura hospitalar). Nesses casos, a instituição deve exigir não apenas os padrões de qualidade e segurança de processos, mas também prazos de entrega, penalidades para erros, avaliação continuada do serviço, transporte e logística adequados e indicadores e relatórios.

BIBLIOGRAFIA

Abicalaffe CL Pagamento por performance um caminho sem volta. Melhores Práticas. 2012; 4(1):22-3.

Agência Nacional de Saúde Suplementar (ANS). Resolução Normativa – RN nº 452, de 09 de março de 2020. Disponível em: http://www.ans.gov.br/component/legislacao/?view=legislacao&task=TextoLei&format=raw&id=Mzg2NA==.

Alves A. A dois botões da solução. Melhores Práticas. 2012; 4(1):54-8.

Associação Brasileira de Acreditação; Consórcio Brasileiro de Acreditação. Acreditação em Saúde. Informativo do CBA sobre Qualidade e Desempenho Econômico. 1º Semestre. Rio de Janeiro: SB Comunicação; 2012.

Barbi FC. Análise dos Stakeholders. Disponível em: http://www.gestaodeprojeto.info/analise-dos-stakeholders.

Brasil. Agência Nacional de Vigilância Sanitária (Anvisa). Regras para reprocessamento de produtos médicos são atualizadas. Disponível em: https://bvsms.saude.gov.br/bvs/saudelegis/anvisa/2012/re0515_15_02_2006.pdf.

Brasil. Ministério da Saúde. Portaria nº 529, 1º de abril de 2013. Institui o Programa Nacional de Segurança do Paciente (PNSP). Disponível em: https://bvsms.saude.gov.br/bvs/saudelegis/gm/2013/prt0529_01_04_2013.html.

Brasil. Ministério da Saúde. Portaria nº 2.616, de 12 de maio de 1998. Dispõe sobre a obrigatoriedade da manutenção pelos hospitais do país, de Programa de Controle de Infecções Hospitalares. Disponível em: https://bvsms.saude.gov.br/bvs/saudelegis/gm/1998/prt2616_12_05_1998.html.

Brasil. Agência Nacional de Vigilância Sanitária (Anvisa). Programa nacional de prevenção e controle de infecções relacionadas à assistência à saúde (2016-2020). Disponível em: https://www.saude.go.gov.br/images/imagens_migradas/upload/arquivos/2017-02/pnpciras-2016-2020.pdf.

Brasil. Agência Nacional de Vigilância Sanitária (Anvisa). Resolução nº 7, de 24 de fevereiro de 2019. Dispõe sobre os requisitos mínimos para funcionamento de Unidades de Terapia Intensiva. Disponível em: https://bvsms.saude.gov.br/bvs/saudelegis/anvisa/2010/res0007_24_02_2010.html.

Campos TLC. Políticas para stakeholders: um objetivo ou uma estratégia organizacional? Rev Adm Contemp. 2006; 10(4).

Cassiano C. Em ritmo industrial. Melhores Práticas. 2012; 1(3):44-9.

Centers for Disease Control and Prevention. Core Elements of Hospital Antibiotic Stewardship Programs. Disponível em: https://www.cdc.gov/antibiotic-use/healthcare/implementation/core-elements.html.

Consórcio Brasileiro de Acreditação. Padrões de Acreditação da Joint Commission International para Hospitais. Rio de Janeiro: CBA; 2010.

Crosby PB. Qualidade é investimento. Rio de Janeiro: José Olympio; 1992.

Cruz ED, Pimenta FC, Palos MA et al. Higienização de mãos: 20 anos de divergências entre a prática e o idealizado. Cienc Enferm. 2009; 15(1):33-8.

Dell'Isola A. Mentes Brilhantes. Como desenvolver todo o potencial do seu cérebro. São Paulo: Universo Livros; 2012.

Faé T. Hospitais em forma. Melhores Práticas. 2012; 1(3):56-8.

Faé T. Para acertar na era digital. Melhores Práticas. 2012; 1(4):38-41.

Falconi V. O verdadeiro poder. Nova Lima: INDG Tecnologia e Serviços; 2009.

Fernandes FO, Marinho LA, Germolglio AH. Antimicrobianos: Uso profilático. In: Tavares W, Marinho LAC. Rotinas de diagnóstico e tratamento das doenças infecciosas e parasitárias. 3. ed. Rio de Janeiro: Atheneu; 2012. p.1071-5.

Gaarder J. O Mundo de Sofia. São Paulo: Companhia das Letras; 1995.

Gawande A. Checklist. Como fazer as coisas benfeitas. Rio de Janeiro: Sextante; 2011.

Hinrichsen SL. Biossegurança e controle de infecções. Risco sanitário hospitalar. Rio de Janeiro: Medsi; 2004.

Hinrichsen SL. Qualidade e segurança do paciente. Gestão de riscos. Rio de Janeiro: Medbook; 2012.

Hinrichsen SL, Hinrichsen PE, Vilella TAS et al. Seleção de indicadores assistenciais para o monitoramento da qualidade em saúde. Rev Adm Saúde. 2011; 13(53):199-206.

Hinrichsen SL, Oliveira CLF, Campos M et al. Gestão da qualidade e dos riscos na segurança do paciente: estudo-piloto. RAHIS. 2011; (7):10-7.

Hunter JC. O monge e o executivo. Uma história sobre a essência da liderança. Rio de Janeiro: Sextante; 2004.

Kinukawa AS, Bento SL. Rumo à cobrança unificada. Melhores Práticas. 2012; 4(1):20-1.

Locks L, Lacerda JT, Gomes E et al. Qualidade da higienização das mãos de profissionais atuantes em unidades básicas de saúde. Rev Gaúcha Enferm (Online). 2011; 32(3):569-75.

Longo A. Estamos atuando para garantir o atendimento correto ao usuário. Movimento Médico. 2012; 9(23):12-13.

Lopes CD, Paula Lopes FF. Do risco à qualidade. A vigilância sanitária nos serviços de saúde. Brasília: Anvisa, 2008. 200 p.

Machado E. A difícil convivência com as operadoras de planos de saúde. Movimento Médico. 2012; 9(23):8-11.

Martinez MR, Campos LA, Nogueira, PCK. Adesão à técnica de lavagem de mãos em unidade de terapia intensiva neonatal. Rev Paul Pediatr. 2009; 27(2):179-85.

Neiva HM. Conciliação medicamentosa. Disponível em: http://www.amfar.com.br/apresenta/AulaConciliacaoModif_301108.pdf.

Pulsini C, Binda F, Lamkang AS et al. Developing core elements and checklist itens for global hospital antimicrobial stewardship programmes: a consensus approach. 2018. Disponível em: https://www.clinicalmicrobiologyandinfection.com/article/S1198-743X(18)30295-7/fulltext.

Sales A. Novos tempos, novos papéis. Mundo Corporativo. 2009; (24):26-9.

Sheth J. De volta ao propósito inicial. Melhores Práticas. 2012; 1(4):8-11.

Silva HMS, Kaemmerer A, Schout D. Gestão do corpo clínico. Experiência dos hospitais da Anvisa. Rio de Janeiro: Medbook; 2008. 286 p.

Vecina Neto G, Malik AM. Gestão em saúde. Rio de Janeiro: Guanabara Koogan; 2012. 383 p.

Watcher RM. Compreendendo a segurança do paciente. Porto Alegre: Artmed; 2010. 320 p.

Capítulo 30

Segurança e Riscos

Sylvia Lemos Hinrichsen ▪ **Marcela Coelho de Lemos**

Mudanças após a certificação

Não há a menor dúvida de que um processo de certificação ou acreditação agrega valor não só para a imagem da instituição, mas também para todas as equipes profissionais e, principalmente, para os pacientes.

Mesmo após mais de 20 anos desde o desenvolvimento do modelo brasileiro de Acreditação pelo Ministério da Saúde, esses benefícios ainda são pouco percebidos pelos pacientes e pelo próprio mercado de saúde. Poucos são os hospitais com alguma certificação de qualidade, sejam públicos ou privados.

Trabalhar qualidade, excelência certificada, é um processo longo, que requer investimentos de pessoas e financeiros, além de mudança na cultura organizacional. Ainda não há também uma formatação adequada das relações comerciais entre o pagador e o prestador de serviços. Não há o reconhecimento financeiro pela qualidade.

Também não está universalizada a prática sistematizada, documentada e monitorada por indicadores da rotina assistencial com base na gestão de riscos segundo processos de trabalho (atividades). Ainda se pratica uma assistência à saúde informal e, muitas vezes, fundamentada apenas em experiência, sem evidências científicas.

É essencial que todos que prestam assistência a pacientes busquem oportunidades de melhorias em suas práticas e comparem-nas com outras instituições (*benchmarking*), de modo a reverem seus processos, melhorando-os cada vez mais.

Entretanto, trabalhar de modo sistemático e seguindo políticas, processos, programas e indicadores leva tempo, burocratiza a rotina e requer comprometimento individual e institucional.

Quando se quer promover a mudança e tornar as instituições seguras e com qualidade, sejam elas públicas ou privadas, é necessário promover mudanças, quebrar paradigmas, vencer as resistências não só para implantar novas práticas, mas principalmente para mantê-las após consegui-las.

Quando já se tem uma certificação ou acreditação, espera-se que a rotina fique fluida dentro dos processos criados e implantados durante a fase de projeto de acreditar. Em realidade, pós-certificação é bem diferente, pois traz à tona questões relativas à mensuração do retorno do investimento e aos impactos das mudanças no negócio.

A sensação de êxtase ao obter a certificação ou acreditação vem a curto prazo, acompanhada, inclusive, de um sentimento de surpresa, pois se observam não conformidades.

Não porque elas não existissem antes, mas porque depois do processo adquire-se um olhar mais acurado para identificá-las, mais bem treinado para enxergar o que antes não se sabia como olhar!

Para manter um padrão de excelência, de acreditação, a instituição deve ter ciência de que o processo de investimentos não para ao se obter a certificação. Esse padrão de excelência deve fazer parte da missão e dos valores institucionais, assim como do planejamento estratégico (e, consequentemente, financeiro).

A instituição deve investir tempo e recursos para manter a equipe motivada, envolvida e integrada à governança, à alta gestão. Todos devem estar conscientes da necessidade de treinamentos contínuos dos gestores e colaboradores, assim como reconhecer que os benefícios do processo são para sempre, e não apenas momentâneos, não apenas para a conquista da certificação.

É preciso instituir práticas de auditorias internas entre todas as equipes multiprofissionais, além de projetos de comunicação eficiente para integrar todos da organização. Também deve ser trabalhado o risco de rotatividade (*turn-over*) de lideranças por meio de práticas de benefícios e de reconhecimento.

Para melhorar o desempenho da equipe multiprofissional é preciso investir em mais horas de treinamentos, pois quanto mais capacitada a equipe, mais eficiente ela será.

No processo de manutenção da segurança do paciente e da qualidade institucional, devem ser previstos o aumento da equipe (em função dos novos processos e protocolos para a certificação) e os investimentos em manutenção de infraestrutura ou em expansões e novas tecnologias.

Com o processo de certificação, a instituição passa a trabalhar com:

- Indicadores alinhados com a estratégia da organização, estruturados segundo riscos predefinidos (como *bundles* do *Institute of Healthcare Improvement* e diretrizes da Associação Nacional de Hospitais Privados)
- Sistemática definida de rastreabilidade dos riscos a partir de notificações obtidas ativamente, passivamente ou de modo sentinela, oriundos da própria equipe executora (qualidade e gestão de riscos, controle de infecções) ou dos colaboradores (equipes multiprofissionais), serviço de atendimento ao cliente, entre outros
- Sistemática de gerenciamento de riscos com base nos padrões preconizados em manuais das certificadoras ou outros predefinidos
- Implementação de ações preventivas, a fim de evitar eventos indesejáveis, como a construção de matrizes de tolerância, pela análise de modos de falhas e seus efeitos (FMEA — *failure mode and effect analysis*), tendo em mente as Metas Internacionais de Segurança do Paciente estabelecidas pela Organização Mundial da Saúde (OMS) em conjunto com a *Joint Commission International* (JCI)

- Sistemática de qualificação e avaliação de fornecedores garantindo a qualidade e a otimização de custos (viabilizando melhores práticas e negócios)
- Pesquisa de satisfação do cliente interno, garantindo melhoria contínua dos processos e de relacionamento entre equipes.

A instituição acreditada deve passar a ter uma cultura da qualidade, o envolvimento e o compromisso de toda a equipe clínica profissional, com a qualidade de seus processos (atividades), sendo medida e acompanhada por indicadores, que servem de base para a tomada de decisão e para os planos de melhorias e investimentos. Também é implementada a cultura da não punição, na qual a falha não é encarada como erro, mas como oportunidade de melhoria, de ajuste no processo (Quadro 30.1).

Os pacientes que escolhem uma instituição acreditada, por sua vez, sentem-se mais seguros durante os seus internamentos, pela existência de processos e protocolos, além da integração de equipes, mais capacitadas e habilitadas. Essas equipes também se sentem satisfeitas por trabalhar em um bom clima organizacional, com respaldo legal às suas ações.

BUSCA DA SEGURANÇA

O compartilhamento das responsabilidades de todas as equipes multiprofissionais é uma boa maneira de abordar os erros associados às práticas assistenciais. Para se gerenciarem riscos e manter a qualidade, é fundamental entender que muitos dos erros, incidentes, eventos adversos e sentinela são consequentes da falta ou deficiência de entrosamento entre as equipes.

Monitorar toda a cadeia do cuidado ao paciente da sua entrada à saída (alta ou óbito) é de extrema importância e deve ser uma rotina entre os profissionais multidisciplinares. Uma instituição segura trabalha com transparência e senso de responsabilidade (*accountability*).

Várias são as oportunidades de erros na prática assistencial. Os mais comuns são os relacionados com a administração de medicamentos pela equipe de enfermagem, principalmente os intravenosos. No processo de eventos com medicamentos, é importante estar atento a todas as suas fases, que vão desde a fabricação (boas práticas das indústrias farmacêuticas)

até as equipes de compras, estoque, dispensação, prescrição e administração.

Para se ter segurança institucional é preciso fundamentar a assistência na busca contínua do aperfeiçoamento do seu corpo clínico, além de boa comunicação clínica, estruturada e sistematizada, por meio de protocolos que garantam a instrumentalização da comunicação entre aqueles que se relacionam com o paciente.

É fundamental, ainda, a gestão de riscos, com monitoramento de indicadores de qualidade, normas de segurança assistencial e estratégias de gestão de pessoas, com avaliação de desempenho multiprofissional.

Desde que foi publicado o relatório do Institute of Medicine "To Err is Human: Building a Safer Health Care System", em 1999, muitas mortes ainda ocorrem anualmente nos EUA devido a eventos adversos evitáveis, e várias estratégias foram elaboradas a fim de aumentar a segurança do paciente em diferentes países, inclusive no Brasil. Uma das maneiras de trabalhar esses eventos é pela implantação do sistema de processos, segundo programas de certificações e acreditações nacionais ou internacionais.

Entretanto, vale frisar que obter uma certificação é apenas o início de um longo caminho a ser percorrido, mesmo que já se tenha incorporado a cultura da qualidade e segurança mensurada.

A OMS considera segura uma instituição quando ela promove as seis Metas Internacionais de Segurança do Paciente, que também podem estar associadas a uma política de boas práticas de qualidade. A Meta 5 está relacionada com o controle de infecções e está descrita no Quadro 30.2. Várias são as recomendações de boas práticas assistenciais com base em

QUADRO 30.1 Erro, incidente, evento adverso e sentinela.

Visão individualizada	Visão sistêmica
Pessoa *A falha é do profissional*	**Processo** *A falha é do processo*
Medidas punitivas Humilhações	Erro: evidência de falha no processo*
Negação de futuros erros (omissão do fato)	Oportunidade de revisão do processo
Ausência de mecanismo de prevenção	Mecanismo de prevenção

*Erro: qualquer evento evitável que leve ao uso inadequado de medicamento, tecnologia ou tratamento, ou que ponha em risco a segurança do paciente. Incidente ou evento adverso: ocorrência imprevista, indesejável ou potencialmente perigosa na instituição de saúde. Evento sentinela: ocorrência inesperada que implique morte ou perda grave e permanente de função.

Fonte: adaptado de Carvalho e Vieira, 2002.

QUADRO 30.2 Meta Internacional de Segurança do Paciente nº 5.

Meta 5 – Reduzir o risco de infecções associadas aos cuidados de saúde

Tem o objetivo de desenvolver uma abordagem para reduzir os riscos de infecções associadas aos cuidados de saúde em todos os setores de assistência.

A Organização Mundial da Saúde (OMS) estima que entre 5 e 10% dos pacientes admitidos em hospitais adquirem uma ou mais infecções. Por isso, implementar um programa efetivo para a higienização das mãos é uma prioridade.

Além de ações para reduzir o risco de infecções associadas aos cuidados de saúde, devem ser implementadas estratégias para educação e treinamento de técnicas para a higienização das mãos e para o monitoramento do uso de antibióticos de profilaxia e tratamento. Também deve ser instituído e seguido em toda a instituição um pacote de medidas (*bundles*) para prevenir: infecção da corrente sanguínea relacionada com o cateter venoso central, pneumonia associada à ventilação mecânica, infecção do trato urinário e infecção de local cirúrgico.

As etapas para se cumprir essa meta incluem: campanhas educativas periódicas, divulgação da técnica de higienização das mãos para aumentar as oportunidades dessa prática, e a padronização dos insumos envolvidos na higienização das mãos.

Todos os colaboradores, pacientes, acompanhantes e visitantes que circulam na instituição são responsáveis por esse cuidado seguro.

padrões de segurança do paciente que auxiliam na sistematização de processos e atividades segundo realidades e culturas locais e institucionais, como apresentado no Quadro 30.3.

Parâmetros para garantir a segurança do paciente

Programas que priorizem a segurança do paciente ou o controle de infecções, entre outros, são fundamentais para a prática assistencial com qualidade. O Protocolo de Manchester pode ser implantado no pronto-socorro com objetivo de classificar os pacientes pelo grau de complexidade, garantindo atendimento no momento adequado a todos que buscam solução para os seus problemas de saúde. Conforme a complexidade apresentada pelo paciente, recebe um adesivo de uma cor específica que representa sua gravidade para fins de atendimento: vermelho (emergência); amarelo (urgência); verde (não urgente, havendo priorização de acordo com a lei – idosos, cadeirantes, gestantes); e azul (consulta de baixa complexidade). Para a implantação desse sistema é necessário dispor de uma enfermeira triadora 24 h por dia.

A Classificação de Grave Complexidade dos Pacientes (SCP) deve ser implantada em todas as unidades de internação do hospital, com o sistema de classificação de pacientes. Esse trabalho deve ser realizado diariamente e determina a evolução da complexidade dos quadros de saúde dos respectivos pacientes.

A partir da classificação, a equipe de enfermagem realiza a prescrição dos cuidados necessários, adequando-se constantemente às novas exigências.

O programa de controle de infecções e gestão de riscos deve ter como principal foco a segurança do paciente, identificando, sistematicamente:

- As formas de organização do hospital
- Os processos de notificação de eventos adversos
- As atividades de notificação
- O registro nos prontuários e no sistema
- As orientações e formas de gerenciamento para casos de queda, úlcera de pressão, flebites, alergias, tromboembolismo, broncoaspiração, demarcação de lateralidade, vulnerabilidade emocional, perda de cateter, extubação acidental, transfusão sanguínea e infecções relacionadas com a assistência à saúde
- A saúde ocupacional dos seus colaboradores, seguindo conceitos de risco sanitário hospitalar, ambiental e assistencial
- Todos os processos infecciosos relacionados com assistência à saúde e os riscos sanitários relacionados com hemovigilância, tecnovigilância, farmacovigilância e saneantes, incorporados à epidemiologia hospitalar, usando as ferramentas epidemiológicas para identificar, mensurar, acompanhar e implementar melhorias em processos técnico-assistenciais, além dos conhecidos indicadores de infecção hospitalar.

QUADRO 30.3 Recomendações de boas práticas e segurança assistencial.

- Para atender aos requisitos de qualidade e segurança do paciente, segundo padrões internacionais, somente médicos e profissionais multidisciplinares credenciados e com outorgas dadas pela instituição de saúde segundo suas habilidades podem assistir o paciente e prescrever medicamentos
- Em caso de ausência do médico, plantonista ou outro profissional habilitado, os coordenadores de equipes devem comunicar ao setor de credenciamento o nome do substituto (caso ainda não seja credenciado no hospital) por escrito, 48 h antes da substituição para que ele seja credenciado provisoriamente por 30 dias (prazo para atender às solicitações de documentos). Em fins de semana, o prazo de antecedência é de 72 h
- Todos os médicos, equipes multiprofissionais e plantonistas credenciadas, sejam de unidade aberta (urgência) ou fechada (unidade de terapia intensiva) devem usar roupas privativas ou fardamentos fornecidos pela instituição de saúde segundo áreas e dependências, juntamente com crachá de identificação. Deve ser evitado o uso de jalecos (aventais brancos) e de uniformes de outras instituições. Também não devem ser usados adornos (brincos, anéis, pulseiras, relógios, colares) pelos profissionais de setores críticos (unidade de terapia intensiva, bloco cirúrgico e urgências) e durante procedimentos com pacientes. Está recomendado o uso de sapatos fechados (preferencialmente baixos, para evitar risco de quedas), assim como unhas curtas (sem esmalte, para controle de infecções) e cabelos presos (se longos)
- Deve-se evitar o uso de telefones celulares em unidades críticas (unidades de terapia intensiva e blocos cirúrgicos), pois há estudos que demonstram a interferência causada pelas ondas eletromagnéticas em equipamentos, e que demonstram a atuação de celulares como veículos de microrganismos multirresistentes e de transmissibilidade de infecções
- No controle de infecções, a higienização das mãos (lavagem com água e sabão, complementada por álcool gel, em caso de mãos limpas) deve ser uma prática para todos os profissionais, antes e após procedimentos com pacientes
- As práticas assistenciais devem seguir protocolos e diretrizes institucionais, e o uso de antimicrobianos deve basear-se em estudos de microbiota do hospital
- Todo registro feito pelo profissional ou por equipes multiprofissionais no prontuário do paciente deve ser feito incluindo: data, hora, assinatura e carimbo com número do registro profissional
- O prontuário do paciente deve conter informações suficientes para identificar o paciente, apoiar o diagnóstico, justificar o tratamento, documentar a evolução e os resultados do tratamento e promover a continuidade do cuidado entre os diversos prestadores de cuidados de saúde, de modo a garantir a comunicação de informação sobre o paciente e a capacidade dos profissionais de verificar o curso e o resultado do tratamento, e também para promover continuidade na assistência
- Deve existir um prontuário do paciente, especialmente em unidades de internação e urgência, assim como em todos os serviços terceirizados que prestam assistência ao paciente, incluindo serviços de imagem, hemodinâmica e endoscopia
- Todos os pacientes, tanto internados como externos, devem ser triados para dor e avaliados quando a avaliação evidenciar dor. Essa evidência deve ser registrada no prontuário do paciente

(continua)

204 Parte 1 **Biossegurança**

QUADRO 30.3 Recomendações de boas práticas e segurança assistencial. (*Continuação*)

- O plano de cuidado (prescrição de enfermagem e médica) deve ser documentado no prontuário do paciente como metas mensuráveis e deve existir uma assistência planejada (multiprofissional) revisada e verificada pelo médico responsável com registro da evolução contida no prontuário, de modo a garantir o cuidado planejado

- Pacientes que necessitem de sedação moderada ou profunda, ou de anestesia, internados no hospital ou em assistência em serviços terceirizados (imagem, endoscopia, hemodinâmica) devem ser previamente avaliados (pré-sedação, pré-anestesia e pré-indução) e ter suas avaliações registradas no prontuário do paciente

- Resultados de exames laboratoriais ou de imagem devem ser analisados e registrados no prontuário do paciente, pelo médico solicitante ou especialista

- Por questão de segurança ao paciente, não deve ser permitido o preenchimento do resumo de alta para o dia seguinte assinado na véspera da data provável da saída do paciente

- Todo paciente deve ser avaliado nas 24 h do seu internamento pelo médico assistente, seja na instituição de saúde e/ou em serviços terceirizados que prestam assistência aos pacientes

- O sumário de alta do paciente deve conter orientações sobre as medicações importantes recebidas durante o internamento, bem como instruções que garantam a continuidade da assistência prestada, incluindo medicamentos a serem usados (dose, tempo de uso, via)

- Para segurança do paciente, é obrigatória a descrição cirúrgica imediata após o procedimento, assim como a descrição das condições diárias do paciente, seu plano diagnóstico e terapêutico

- Nenhum procedimento invasivo, cirurgia, transfusão de sangue e hemocomponentes, anestesia e de alto risco pode ser realizado sem o preenchimento do termo de consentimento específico pelo paciente, seja no hospital ou em serviços terceirizados de assistência a pacientes

- Para a segurança do paciente, as prescrições não devem ser apenas faladas, e sim registradas por escrito

- A política da instituição de saúde deve priorizar o não uso de siglas. Mas, em caso de uso, deve-se consultar o siglário institucional. Por medida de segurança do paciente, não devem ser usadas, em nenhuma circunstância, siglas que, se pouco legíveis, possam ser confundidas com outros termos como: U (unidade)
    - IU (unidade internacional)
    - Q.D/QD/q.d/qd. (diariamente)
    - Q.O.D/QOD/qod/q.o.d. (dias ou horas alternados)
    - zero (p. ex., Omg)
    - MS (pode significar morfina, sulfato de magnésio)
    - MSO_4/$MgSO_4$ (para sulfato de magnésio)

- Resultados críticos de exames de laboratório ou serviços de imagem e outros devem ser fornecidos ao médico solicitante, que, ao receber a informação, se por telefone, deve repetir ao informante o resultado dado (para confirmar a compreensão) e registrar no prontuário do paciente a informação, assim como a conduta tomada. Deve ser anotado pelo informante o nome do médico contatado, assim como o do profissional que informou (vice-versa), em acordo com a Meta Internacional de Segurança do Paciente n° 1 (comunicação efetiva)

- A política da instituição de saúde deve ser a de não reprocessar material de uso único nem os contidos na lista negativa da Agência Nacional de Vigilância Sanitária

- As outorgas de privilégios para assistência aos pacientes na instituição de saúde devem seguir a política de avaliação e desempenho, segundo comprovação de habilidades básicas ou específicas

- As condutas diagnósticas e terapêuticas devem seguir protocolos clínicos preestabelecidos pela instituição

- Todo medicamento prescrito para o paciente deve ser especificado (nome, dose, via, horário) para a sua administração segundo política institucional, especialmente os quimioterápicos

- No sentido de manter a privacidade e a segurança do paciente, os exames laboratoriais e de imagem devem ser realizados pelos médicos assistentes com o uso de senhas individuais

- Os laboratórios e serviços de imagem devem fornecer ao hospital a lista de peritos de suas unidades, com o telefone de contato para esclarecimentos

- A identificação do paciente (nome e número de prontuário) é obrigatória em todos os impressos e materiais relativos a seu período de internamento

- Todo procedimento invasivo ou cirúrgico deve usar a lista de cirurgia segura da OMS (*sign in*: antes da anestesia; *time out*: antes da incisão; e *sign out*: após procedimento)

A vigilância epidemiológica deve ser realizada com o processo de busca ativa internamente e, após a alta hospitalar, por meio de vários componentes, como: terapia intensiva e cirúrgica, vigilância microbiológica, programa de controle de multirresistentes e antimicrobianos.

Todos os dados são trabalhados com o desenvolvimento de indicadores sensíveis, específicos e reprodutíveis, que levam a novas informações e suscitam medidas de melhorias, que fazem com que a cooperação entre as equipes assistencial, técnica e administrativa seja cada vez mais estimulada no trabalho constante de vigilância e combate a possíveis casos de infecções ou riscos.

Os programas de epidemiologia e controle de infecção e riscos devem refletir a qualidade dos processos assistenciais implantados no hospital. Esses processos devem ser bem estruturados e consistentes, para reduzir os custos e as taxas de infecção e riscos durante o tempo de hospitalização.

A taxa de infecção deve ser comparada a outras preestabelecidas e validadas segundo a estratificação do porte e do nível de complexidade. Uma análise histórica deve demonstrar se o hospital alcançou ou não o nível excelente de desempenho esperado.

As informações referentes aos serviços prestados ao paciente devem ser registradas em prontuários físicos ou informatizados. Quando existente, o prontuário eletrônico do paciente deve armazenar o histórico clínico em um banco de dados, integrando todos os setores da área hospitalar. Esse trabalho favorece a agilidade no registro das informações no momento do atendimento, caracterizando-se, sobretudo, pela legibilidade e objetividade do conteúdo, o que facilita o acesso às informações e proporciona a realização de consultas diversas sobre indicadores. O prontuário eletrônico possibilita, ainda, a impressão de relatórios operacionais, gerenciais e personalizados a fim de apoiar a decisão clínica e gerencial.

O setor de recepção deve constantemente promover melhorias, visando agilizar e qualificar o atendimento a todos os pacientes e visitantes. Entre elas, destacam-se:

- No controle de visitas deve ser rotina exigir a apresentação de documento de identidade a todas as pessoas, além do preenchimento de cadastro e do controle com uma etiqueta fixada na roupa do visitante (ou crachá de acesso), a fim de garantir mais segurança e o melhor serviço de atendimento e identificação de quem entra na instituição de saúde
- A instituição deve implantar um setor de acolhimento na recepção do pronto-atendimento, com privacidade e agilidade
- A fidelização do cliente por meio de visita a todos os clientes internados pelos diversos convênios de saúde, visando aprimorar o atendimento, esclarecer as possíveis dúvidas e obter sugestões para melhorar o serviço prestado
- A central telefônica com isolamento acústico, proporcionando as melhores condições possíveis para o trabalho da equipe de telefonistas. Implantação de um tarifador, a fim de controlar as ligações telefônicas realizadas, tornando possível que os clientes confiram as ligações solicitadas
- O serviço de atendimento ao cliente deve funcionar 24 h para que os clientes possam fazer reclamações, apresentar sugestões e elogios pessoalmente ou por meio de telefone e *e-mail*
- A instalação de guichês na recepção do pronto-atendimento, com retirada de senha eletrônica, para agilizar e aperfeiçoar o atendimento
- A implantação de serviço de caixa 24 h facilita o fechamento e pagamento das contas dos clientes, sem a necessidade de deslocamento a outras áreas do hospital
- O trabalho de atendimento burocrático dos serviços ambulatoriais executado pela recepção, e não só pelo escritório, promovendo a centralização dos atendimentos também para fins de orçamento e pacotes solicitados pelos clientes
- O controle efetivo das altas hospitalares aumentando a agilidade na gestão dos leitos para novas internações.

O serviço de nutrição com prioridade de atendimento ao paciente crônico (portadores de diabetes, cardiopatias, hipertensão, neoplasias, entre outras doenças) pode otimizar os recursos ao identificar, definir e acompanhar os pacientes em diferentes categorias, conforme maior ou menor grau de necessidade desde a triagem nutricional. O paciente é avaliado a partir de parâmetros como peso, altura, perda de peso, ingestão alimentar, exames laboratoriais, entre outros e, a partir daí, classificado em um dos três níveis descritos a seguir.

- Nível 1: corresponde a risco mínimo. Este paciente tem peso dentro dos limites normais, exames laboratoriais normais, ingestão alimentar adequada e passou por cirurgias de pequeno porte ou situações clínicas de baixo estresse metabólico. Neste caso, a conduta nutricional é dieta hospitalar padrão com adaptações necessárias à ingestão adequada. O acompanhamento do paciente, pelo nutricionista, ocorre 1 vez/semana
- Nível 2: corresponde a risco médio. Este paciente pode apresentar perda de peso de até 10% em 1 mês, dados laboratoriais alterados e deficiência na ingestão alimentar. Este caso envolve cirurgias de médio porte (como obstrução intestinal, prostatectomia etc.) e situações clínicas de médio estresse metabólico (como fratura de quadril, fêmur, infarto sem complicação, diabetes melito, tuberculose etc.). A conduta nutricional é indicação de suporte nutricional específico à situação clínico-nutricional e o acompanhamento, pelo nutricionista, ocorre 3 vezes/semana
- Nível 3: corresponde a risco alto. Este paciente pode apresentar perda de peso superior a 10% em 1 mês e dados laboratoriais alterados. O paciente pode estar sem se alimentar por 3 dias ou com dieta líquida por mais de 3 dias. Este nível envolve cirurgias de grande porte (como gastrectomias, esofagectomias, cirurgias cardíacas etc.) e situações clínicas de alto risco metabólico (infarto complicado, insuficiência renal crônica em diálise, infecções graves etc.). A conduta nutricional é de suporte específico à situação clínico-nutricional e o acompanhamento, pelo nutricionista, é diário.

Com o método de classificação por níveis assistenciais, o serviço de nutrição pode garantir segurança a pacientes que exigem maior cuidado, pois eles são efetivamente assistidos, por meio da minimização das perdas nutricionais e de adequado suporte nutricional, evitando-se desnutrição intra-hospitalar.

Para treinamento e desenvolvimento de pessoas, há o setor de treinamento e desenvolvimento, com vários programas para o constante aprimoramento técnico, profissional e humanístico dos funcionários, especialmente os da área assistencial.

DEFINIÇÃO DE RISCOS

Os riscos em uma instituição de saúde podem ser clínicos e não clínicos e são fundamentais para a certificação da qualidade e para a segurança do paciente.

São riscos clínicos todos aqueles focados no paciente e associados à ação direta ou indireta dos profissionais da área da saúde (incluindo suas capacitações, habilidades e atitudes), resultantes da ausência ou deficiência de políticas e ações organizadas na prestação de cuidados de saúde. Quase sempre resultam em eventos sentinela, que podem determinar danos irreversíveis à saúde física ou psicológica dos pacientes ou morte.

Riscos não clínicos são os que decorrem das políticas institucionais e de governança e que têm influência nos processos de cuidado aos pacientes ou na saúde ocupacional dos profissionais

206 Parte 1 **Biossegurança**

da instituição em todas as situações que possam ser causa de adoecimento, estando relacionados com:

- Estrutura física, arquitetura ou engenharia
- Equipamentos médicos
- Ar-condicionado ou barreiras físicas
- Riscos elétricos e de incêndio, emergências ou contingências
- Gases medicinais ou sistemas utilitários (água, luz)
- Higiene, limpeza, desinfecção ou esterilização
- Qualidade dos insumos, medicamentos ou equipamentos não médicos
- Segurança, saúde ocupacional e proteção

- Gerenciamento de resíduos e de materiais perigosos
- Governança (valores, missão, ética).

Riscos clínicos e não clínicos requerem a aplicação sistemática de políticas, procedimentos e práticas de gestão das atividades relacionadas com a manutenção da estrutura dos processos que garantam de maneira universal a segurança, não só do paciente, mas de todas as equipes multiprofissionais atuantes na cadeia do cuidado ao paciente.

Para que riscos sejam evitados ou monitorados, é preciso manter a política de qualidade e segurança do paciente (Quadro 30.4).

QUADRO 30.4 Políticas de qualidade e segurança do paciente: riscos clínicos e não clínicos.

Foco da política	O que deve ser mantido
Acesso ao cuidado	Assistência multidisciplinar ao paciente como parte de um sistema integrado de serviços, profissionais de saúde e níveis de cuidado, garantindo a continuidade do cuidado adequado aos serviços disponíveis com as necessidades de saúde dos pacientes, por meio de uma coordenação que inclui a admissão, o planejamento da alta, da referência e do acompanhamento, transferências e transportes
Avaliação da assistência prestada	Identificação de todas as necessidades dos pacientes por um processo de avaliação bem estabelecido, com base em padrões profissionais, leis e regulamentos, com a avaliação de fatores físicos, psicológicos, sociais e econômicos, inclusive o exame físico e histórico de saúde
	Esse processo também abarca as situações de emergência completadas nas primeiras 24 h de internação e/ou transferências para outras instituições quando não for possível a assistência no hospital, além de serviços de laboratório, radiologia e diagnóstico por imagem, de alto risco, terapia nutricional, de dor, assim como suporte em fim de vida
Medicamentos	Uso de medicamentos de acordo com as leis e os regulamentos aplicáveis e organizado de modo eficiente para atender às necessidades do paciente, realizado por farmacêutico, técnicos e outros profissionais treinados e devidamente licenciados que supervisionem a lista, garantindo o acesso aos medicamentos quando não estocados e/ou disponíveis na instituição
	Prescrição, requisição e transcrição orientadas por procedimentos seguros e sistematizados, que identificam os profissionais qualificados e autorizados a prescrever ou solicitar medicamentos, que são registrados no prontuário e acompanhados por indicadores, usados na melhoria dos processos, com monitoramento para a automedicação e possíveis erros que possam ser relatados
Anestesia e cirurgia	Serviços efetuados segundo legislação por um profissional qualificado, responsável pelo gerenciamento dos processos de anestesia, assim como procedimentos que orientam o cuidado aos pacientes sob sedação moderada ou profunda, incluindo avaliação pré-anestésica, avaliação pré-indução e estado pós-anestésico, documentados no prontuário do paciente, além do planejamento e do registro de todos os procedimentos relativos à cirurgia (*sign in*/antes – *time out*/durante – *sign out*/após procedimento cirúrgico)
Direitos e deveres do paciente e dos familiares	Cuidado do paciente considerando e respeitando suas crenças e valores, assim como a necessidade de privacidade e confiabilidade de suas informações e doença, além do zelo aos seus pertences contra perda ou furto
	Existência de processos relativos aos direitos e deveres do paciente e de familiares, bem como a suas responsabilidades quando da recusa ou interrupção do tratamento e do gerenciamento da dor e terminalidade
	Um processo educativo deve ser mantido para garantir a participação dos pacientes e familiares nas decisões e nos processos relativos à assistência prestada
Comunicação e informação	Os prontuários dos pacientes devem estar disponíveis aos prestadores de cuidado para facilitar a comunicação das informações essenciais, transferidas junto ao paciente, de modo confidencial e integral, protegidas contra perda, destruição, adulterações e acesso ou não uso autorizado
	Registros do plano diagnóstico e terapêutico, além da identificação dos profissionais com assinaturas e carimbos, bem como data e horário da anotação legível sobre o cuidado prestado
Qualificação e educação de profissionais	Os profissionais de equipes multiprofissionais devem ser qualificados, treinados e avaliados continuamente (atualizações a cada 3 anos) em relação a suas credenciais (licenças, formação, treinamentos e experiências) de acordo com as exigências regulamentais para poderem prestar cuidado aos pacientes segundo privilégios concedidos
Segurança das instalações e infraestrutura	Deve ser oferecida uma estrutura segura, funcional e assistencial aos pacientes, familiares, profissionais e visitantes, focada em redução e controle de perigos e riscos, prevenção de acidentes e lesões e manutenção das condições de segurança, segundo políticas, programas e planos para: estrutura predial; materiais perigosos (substâncias químicas, agentes quimioterápicos, materiais e resíduos radioativos, gases, vapores perigosos, outros resíduos biológicos infectantes ou controlados); gerenciamento de emergências, contingências e incêndio (detecção rápida de fogo e fumaça e evacuação segura do prédio em caso de fogo ou outras emergências); equipamentos médicos (inspeção, manutenção preventiva e recolhimento) e sistemas utilitários (água, luz, gases, ar, vigilância, prevenção, controle de infecções e apoio ambiental)

Fonte: adaptado de Consórcio Brasileiro de Acreditação, 2010.

CONTINGÊNCIAS

A instituição deve ter um programa de segurança e proteção que garanta um ambiente físico seguro e protegido. Nesse sentido, deve dispor de um processo de inspeção sistematizado em todos os locais, em todos os prédios nos quais se prestam cuidados aos pacientes, além de um plano para reduzir riscos a todas as pessoas que circulam neles.

Contingência aqui é entendido como eventualidade ou possibilidade de que algo ocorra ou não, ou incerteza se algo ocorrerá ou não. Ao se pensar sobre as contingências em instituições de saúde, devem ser considerados:

- Plano de materiais perigosos
- Gerenciamento de emergências
- Segurança contra incêndios
- Equipamento médico (engenharia clínica)
- Sistemas utilitários (água; luz; gases; ar; vigilância, prevenção e controle de infecções; apoio ambiental).

No gerenciamento de emergências é fundamental sistematizar a vigilância de prováveis epidemias (como dengue, meningite, tuberculose, varicela, hepatite, caxumba, rubéola, coqueluche, H1N1, leptospirose e doença priônica) e também desastres naturais ou outras calamidades na comunidade, onde a instituição possa vir a ser uma referência na prestação de serviços ou vítima da própria situação emergencial, como ocorreu na década de 1970 no Recife.

Em relação à segurança contra incêndios, o programa deve garantir que todos os ocupantes da instituição estejam protegidos contra fogo, fumaça e outras emergências em suas instalações. Para tanto, o programa deve englobar ações como prevenção e detecção rápida; e eliminação, redução e evacuação segura das instalações em resposta a emergências relacionadas ou não com incêndios (desde o armazenamento e manipulação seguros de materiais potencialmente inflamáveis, incluindo gases medicinais, como oxigênio). Essas ações e o programa devem ser testados regularmente, documentando-se os seus resultados.

Devem ser também sistematizados de modo universal uma política e um plano para eliminar ou restringir o tabagismo, aplicados para pacientes, familiares, visitantes e profissionais, incluindo um processo para as exceções.

Todo o parque tecnológico do hospital (equipamentos médicos) deve ser de responsabilidade da engenharia clínica da instituição, que precisa sistematicamente fazer um inventário e a inspeção (por meio de testes) para garantir o bom uso da tecnologia não só pela sua correta indicação, mas também pela sua manutenção (preventiva) e pelo manuseio dos profissionais, garantindo não só segurança, mas a saúde dos equipamentos e artigos, além de vigilância (tecnovigilância).

Mapas de riscos (biológico, físico, químico, de acidentes, ergonômico) devem ser disponibilizados em todas as áreas, assim como as rotas de fuga. Devem ser formalmente instituídos programas de brigada de incêndio, ou seja, de um grupo organizado de pessoas voluntárias ou não, treinadas e capacitadas para atuar na prevenção, no abandono de área, no combate a princípio de incêndio e incêndio, e para prestar os primeiros socorros, dentro de uma área preestabelecida.

Além da rotina de segurança e proteção das instalações, é fundamental testar anualmente os planos de contingências para eventos de massa (desastres, eventos), incêndio, rotas de fugas e de utilitários (água, luz, ar e gases), crises (qualquer evento ou circunstância que prejudique ou interrompa o andamento de um processo considerado normal, podendo haver mais de uma emergência em uma situação de crise) (Quadro 30.5).

Também é necessário monitorar os níveis de crises a fim de estabelecer ações coerentes com a gravidade das situações a abordar, segundo classificação em níveis e de acordo com a matriz de eventos (Quadros 30.6 a 30.8).

A efetividade das ações executadas para conter contingências deve ser registrada e acompanhada no documento "Relatório de Evento de Crise", no qual são relatadas as situações ocorridas, a análise de suas causas, as ações tomadas, as pessoas e os materiais envolvidos e, principalmente, uma análise da efetividade de como foi controlada a situação e futuras ações para minimizar ou restringir novas ocorrências.

O não cumprimento da norma pode acarretar graves danos à estrutura do hospital, bem como colocar em risco a segurança de pacientes, acompanhantes e funcionários.

QUADRO 30.5 Foco do sistema de contingências para utilitários.

Sistema	Aplicação	Principais itens
Central de vácuo	Sistema usado para operações de aspiração durante procedimentos médicos e para pacientes internados	Central de vácuo, rede de tubulações
Central de ar comprimido	Abastecimento do hospital com ar comprido para uso medicinal Processo regulamentado pela Agência Nacional de Vigilância Sanitária Caso haja alguma ocorrência, qualquer pessoa pode relatar para a agência reguladora Tanto os funcionários responsáveis pela produção quanto transporte são obrigados a receber treinamento Por causa das normas de etiquetação e processos das empresas, é possível rastrear todos os processos do produto, desde quando e onde foi enviado até quem o aprovou	Compressores de ar, rede de tubulações
Energia elétrica	Equipamentos responsáveis por garantir o abastecimento de energia elétrica em caso de pane no fornecimento por parte da prestadora externa desse serviço	Subestação elétrica, grupos motor-gerador

(continua)

QUADRO 30.5 Foco do sistema de contingências para utilitários. (*Continuação*)

Sistema	Aplicação	Principais itens
Climatização e bebedouros	Serviço de climatização dos ambientes do hospital, bebedouros e sistemas de refrigeração e conservação São tipos de poluentes químicos: • Gerais (móveis, papel de parede, tintas, adesivos, solventes e produtos de limpeza) • Específicos (gases anestésicos, produtos tóxicos usados em citologia, esterilizantes como glutraldeído e óxido de etileno, medicamentos como antibióticos e antineoplásicos e ozônio (O_3), usados em equipamentos eletrônicos, raio *laser*, ultrassons e computadores São tipos de poluentes físicos e biológicos: Matéria particulada em suspensão (forma líquida como gotículas e aerossol ou sólida no ar) Matéria particulada inalada (não passa pelas vias respiratórias superiores) Aqueles formados pelo atrito entre partes que se movimentam, peças, ao varrer, tirar a poeira ou limpar com aspiração a vácuo (que produzem partículas sólidas) Partículas líquidas produzidas por umidificadores e *sprays* Esporos de mofo, amianto, fibras sintéticas, restos de comida, insetos, pólen, aerossóis de produtos de consumo São agentes biológicos: • *Aspergillus* sp. em surtos relacionados com obras, ductos e filtros de ar-condicionado) • *Legionella* sp. em sistemas de climatização e rede de distribuição de água hospitalar • *Mycocterium tuberculosis* por meio de aerossóis primários expelidos diretamente da cavidade oronasal ou de aerossóis secundários originados de gotículas que caem no chão, ressecam e são envolvidas por micropartículas de poeira, formando o núcleo de *Wells*	Ar-condicionado, bebedouros, purificadores de água, frigobar, refrigerador e *freezer*, câmara fria, centrais de ar-condicionado
Elevadores	Transporte de pessoas e materiais entre os andares das instalações	Elevadores, plataforma de cadeiras de rodas, monta-cargas
Água	Consumo geral: água potável para consumo humano, bem como para banho e demais aplicações em geral Devem-se observar as características físicas e organolépticas da água potável no que concerne a: • Cor aparente (parâmetro aceitável, ausência e frequência de verificação diária) • Turvação (parâmetro aceitável, ausência e frequência de verificação diária) • Sabor (parâmetro aceitável, ausência e frequência de verificação diária) • Odor (parâmetro aceitável, ausência e frequência de verificação diária) • Cloro residual livre (> 0,2 mg/ℓ e frequência de verificação diária) • pH (6,5 a 8,5 e frequência de verificação diária) Hemodiálise: é água usada para o processo de hemodiálise, que deve ter ausência de coliforme total em 100 mℓ (frequência de verificação mensal) e contagem de bactérias heteróficas (valor máximo permitido 200 UF/mℓ e verificação mensal) e endotoxinas (valor máximo permitido de 1 ng/mℓ com verificação mensal) Os procedimentos de manutenção do sistema de armazenamento da água para hemodiálise incluem: • Limpeza do reservatório de água potável (mensal) • Controle bacteriológico do reservatório de água potável (mensal) • Limpeza e desinfecção do reservatório de água tratada para diálise (mensal) São necessários controles de limpeza e desinfecção da caixa d'água e laudo de análise microbiológica da água	Limpeza dos reservatórios, análise microbiológica, bombas de recalque
Predial	Tudo aquilo que diz respeito à estrutura física do hospital	Apartamentos, telhados, paredes, pisos, forros, instalações elétricas, instalações hidráulicas, instalações de gás, áreas externas (estacionamento, calçadas, acessos, jardins etc.), aberturas, áreas médicas e consultórios, quartos, telefonia, TV, corredores, mobiliário

QUADRO 30.6 Nível de crise.

Nível de crise	Tipo de incidente/acidente
1 – Baixo	Incidente, anomalia ou suspeita que, pelas dimensões ou confinamento, não é uma ameaça para além do local onde foi produzida
2 – Médio	Acidente que pode evoluir para situação de emergência se não for levada a cabo uma ação corretiva imediata, mantendo-se, contudo, a empresa em funcionamento
3 – Alto	Acidente grave ou catastrófico, descontrolado ou de difícil controle que originou ou pode originar danos pessoais, materiais ou ambientais. Requer ação corretiva imediata para recuperação do controle e minimização das suas consequências

QUADRO 30.7 Matriz de eventos e equipe de atendimento.

Tipo de contingência	Tipo de evento	Causas prováveis	Nível de criticidade
Fornecimento de energia elétrica	Falta de energia	Falha no fornecimento da prestadora deste serviço	3
Refrigeração e climatização	Temperatura do ambiente muito alta ou baixa	Problema de regulagem do equipamento ou equipamento defeituoso	2
	Geladeira, *freezer* ou frigobar não mantém a temperatura estipulada	Problema de regulagem do equipamento ou equipamento defeituoso	2
	Contaminação da rede de fluxo de ar	Bioterrorismo	3
Fornecimento e contaminação de ar comprimido	Falta de ar comprimido para o usuário	Equipamento central ou compressor defeituoso	1
		Válvula defeituosa	3
		Rompimento de rede	3
Fornecimento do serviço de vácuo	Falta de vácuo	Equipamento defeituoso	2
		Válvula de aspiração defeituosa	3
		Rompimento de rede	3
Sistemas de transporte vertical (elevador)	Equipamento não responde adequadamente	Equipamento defeituoso	1
	Pessoas presas	Equipamento defeituoso	3
Abastecimento e contaminação de água para consumo geral	Falta de água	Problema nas bombas de abastecimento	2
		Falha no fornecimento da prestadora deste serviço	1
		Rompimento de rede	3
	Contaminação de água, riscos químicos, biológicos ou físicos	Bioterrorismo (interno/externo), ação de corrosão nas tubulações, desprendimento dos revestimentos dos reservatórios, ou tampa dos reservatórios aberta	3
Fornecimento de água para processos dialíticos	Falta de água	Problema nas bombas de abastecimento	2
		Rompimento de rede	3
	Padrões fora de especificação para este tipo de aplicação	Filtros ou reservatórios contaminados	3
Instalações e estruturas prediais, esgoto	Transbordo de esgoto	Entupimento das redes	2
Fornecimento de gases medicinais	Falta de gás	Equipamento defeituoso	3
		Rompimento de rede	3

São ações de contramedida: envolvimento dos gestores das áreas e chefias dos colaboradores envolvidos, manutenções preventivas executadas de acordo com os prazos e programações definidas nos planos específicos de cada sistema utilitário, segundo contratos e registros.

O processo de contingências deve ser monitorado segundo cronograma flexível no sentido de que, caso haja situações reais, estas possam substituir os testes programados, desde que haja, no mínimo, dois registros anuais.

Todos na instituição devem estar inseridos na captura de eventos adversos e eventos sentinela de modo que a equipe de gestão de riscos possa construir um banco de dados para alimentar os gráficos de tendências a serem analisados mensalmente pela comissão.

210 Parte 1 **Biossegurança**

QUADRO 30.8 Matriz de evento e equipe de atendimento.

Contingência	Equipe interna definida e ramal de contato para acionamentos
Fornecimento de energia elétrica	
Refrigeração e climatização	
Fornecimento e contaminação de ar comprimido	
Fornecimento do serviço de vácuo	
Sistemas de transporte vertical (elevador)	
Abastecimento e contaminação de água para consumo geral	
Fornecimento de água para processos dialíticos	
Instalações e estruturas prediais, esgoto	
Fornecimento de gases medicinais	

REFORMAS E CONSTRUÇÕES

Reformas e construções são muito frequentes no ambiente de saúde. Ao planejar a realização de demolições, construções ou reformas, a instituição deve ter uma política com critérios de riscos relativos ao impacto da reforma ou da nova construção sobre a qualidade e segurança do paciente, do colaborador, de visitantes, de familiares e da comunidade na qual se está inserido.

Todo e qualquer risco e, consequentemente, seus impactos advindos da infraestrutura (qualidade do ar; ruído; vibração; riscos biológicos, químicos, ergonômicos e de infecções; acidentes; danos psicológicos etc.) devem ser previstos e monitorados durante todo o processo de mudanças junto ao setor de manutenção e engenharia da instituição.

Nenhum tipo de obra de engenharia, do mais simples ao mais complexo, pode ser iniciado sem o aval da comissão de reformas e construção institucional (Quadros 30.9 a 30.11).

QUADRO 30.9 Modelo de formulário de autorização para reformas e construção.

Autorização da comissão de reformas e construção					
Autorização nº:					
Localização da construção:	Data de início do projeto:				
Coordenador do projeto:	Prazo estimado:				
Nome da empreiteira:					
Supervisor:	Telefone:				
Avaliação da planta:	Alterações necessárias:				
Sim Não	Atividade da construção*	Sim	Não		Grupo de risco do controle de infecções**
	Tipo A Inspeção, atividade não invasiva				**Grupo I** Risco baixo
	Tipo B Pequena escala, curta duração, mínima geração de poeira				**Grupo II** Risco médio
	Tipo C Atividade gera poeira moderada ou demasiada, exige mais de um turno de trabalho para conclusão				**Grupo III** Risco alto
	Tipo D Prazo e atividades da construção exigem turnos consecutivos de trabalhos				**Grupo IV** Risco muito alto
Autorização pelas equipes envolvidas					

*Tipo de atividade da construção

Tipo A
- Inspeção e atividades não invasivas. Inclui, mas não se limita a:
- Remoção de telhas para inspeção visual limitada a 1 telha por 4,5 m²
- Pintura (não inclui lixamento)
- Revestimento de paredes
- Serviços elétricos
- Instalações de canos e atividades que não gerem poeira ou exijam perfuração de paredes ou acesso aos tetos a não ser para inspeção visual

Tipo B
- Atividades de pequena escala ou de curta duração que produzam quantidade mínima de poeira. Inclui, mas não se limita a:
- Instalação de cabos de telefones ou de computador
- Acesso a fendas ou rachaduras
- Perfuração de paredes ou de tetos com controle de migração de poeira

(continua)

QUADRO 30.9 Modelo de formulário de autorização para reformas e construção. (*Continuação*)

Tipo C
- Trabalhos que produzam pó moderado ou demasiado ou que exigem demolição ou remoção de componentes ou conjuntos fixos de prédios. Inclui, mas não se limita a:
  - Lixamento de paredes para pintura ou revestimento
  - Remoção de revestimento de pisos, telhas e caixilhos
  - Construção de paredes novas, trabalhos menores executados em ductos ou serviços de eletricidade realizados acima de tetos
  - Qualquer tipo de atividade que não possa ser concluída em apenas um turno de trabalho

Tipo D
- Grandes demolições e projetos de construção de grande porte. Inclui, mas não se limita a:
  - Atividades que exijam turnos consecutivos de trabalho
  - Atividades que exijam demolições pesadas ou remoção de sistemas completos de cabos, construções novas

**Grupos de pacientes de risco
Grupo I: Risco baixo
- Áreas administrativas
- Áreas sem pacientes

Grupo II: Risco médio
- Áreas com pacientes, não relacionadas nos grupos III e IV
- Gestão de materiais
- Internação e alta
- Corredores onde circulam pacientes, suprimentos e roupas de cama
- Laboratório (não especificado no grupo III)
- Lanchonete, nutrição

Grupo III: Risco alto
- Sala de emergência
- Radiologia
- Laboratório de microbiologia e virologia
- Berçário, Endoscopia
- Pediatria
- Farmácia
- Sala de recuperação e unidades cirúrgicas

Grupo IV: Risco muito alto
- Qualquer área de tratamento de pacientes imunocomprometidos
- Unidades de terapia intensiva (adulto, pediátrica, neonatal, cirúrgica, cardiológica, imunossuprimidos)
- Cateterização cardíaca
- Áreas de angiografias
- Central de material esterilizado
- Oncologia
- Centro cirúrgico
A equipe escalada para o serviço deve:
- Usar uniforme adequado e equipamentos de proteção individual
- Deixar o local sempre limpo após o término do turno com recolhimento dos entulhos em contêineres fechados
- Não remover as barreiras de proteção até a conclusão e inspeção do projeto pela comissão e total limpeza pela equipe de higienização
- Remover as barreiras com muito cuidado para não espalhar sujeira e entulho proveniente da construção. Higienizar novamente, se necessário

Cabe a essa comissão avaliar o momento do início e término do processo, assim como os seus impactos aos riscos clínicos e não clínicos do paciente, dos trabalhadores e da comunidade.

SAÚDE OCUPACIONAL

As pessoas que trabalham em hospitais devem estar cientes dos riscos (biológicos, químicos, físicos, ergonômicos e de acidentes) aos quais estão expostas, especialmente às doenças infectocontagiosas, principalmente quando em contato direto com pacientes, artigos ou equipamentos contaminados por material orgânico, além de serem fontes de infecções para outros indivíduos (internos e/ou externos).

A instituição de saúde deve desenvolver um programa de controle de saúde ocupacional a fim não só de promover a educação continuada sobre medidas preventivas e segurança relativas aos riscos (principalmente os biológicos), como também imunizar e controlar epidemias (Quadro 30.12).

A todo trabalhador dos serviços de saúde deve ser fornecido, gratuitamente, programa de imunização ativa contra tétano, difteria, hepatite B e os que estiverem estabelecidos no Programa de Controle Médico de Saúde Ocupacional, especialmente àqueles que terão contato com pacientes imunossuprimidos ou críticos e que possam não só adoecer, mas também transmitir doenças.

Os vários riscos aos quais as pessoas que trabalham em hospitais estão expostas no ambiente de trabalho são apresentados nos Quadros 30.13 e 30.14.

212 Parte 1 **Biossegurança**

QUADRO 30.10 Modelo de *checklist* para prevenção de processos infecciosos e riscos relacionados com reforma e construção.

Checklist observacional | Reformas e construção			
Obra visitada:			
Data: / / Hora:			
Nº	**Itens a serem verificados**	**Conforme**	**Não conforme**
1	Há tapumes forrados com fórmica para completa vedação dos locais em obra?		
2	Há vedação completa do chão ao teto com panos úmidos?		
3	Se a obra usar barreira de contenção, há na saída e entrada dos operários uma antessala?		
4	Há tapetes úmidos na saída da construção do lado externo da obra?		
5	Há tapetes úmidos na saída da construção do lado interno da obra?		
6	Os trabalhadores estão com vestimenta e equipamentos de proteção individual (EPI) adequados?		
7	Os trabalhadores retiram a vestimenta e os EPIs antes de saírem da obra?		
8	Portas, janelas e qualquer outra via que sirva como passagem de ar para dentro do hospital estão devidamente vedadas?		
9	O acesso dos funcionários da obra é pelo lado externo?		
10	Há uma alternativa para os profissionais de saúde e os demais funcionários da instituição para que não transitem pelo meio da obra?		
11	A área da construção é limpa com panos úmidos?		
12	A área da construção é aspirada 1 vez ao dia?		
13	Os entulhos são transportados pela área externa?		
14	Os entulhos são transportados em carrinhos fechados com tampa, com sacos plásticos ou cobertos com plástico completamente vedados?		
15	Os entulhos são acondicionados em carros ou caçamba com tampa, com plásticos completamente vedados mesmo em área externa?		
16	Os materiais de demolição que estiverem mofados, enegrecidos, com suspeita de conter fungos, estão acondicionados em saco de cor branca com inscrição de resíduo infectante?		
17	O entulho é removido ao fim do dia?		
18	Durante a obra, o setor de controle de infecções foi notificado em qualquer situação não conforme?		
19	Ao término da obra, foram realizadas limpeza e desinfecção em todas as superfícies?		
20	Ao término da obra, após limpeza e desinfecção, as janelas foram abertas para possibilitar a entrada de ar limpo?		
21	Ao término da obra, após limpeza e desinfecção, o sistema de ventilação ficou ligado durante 1 h com ambiente vazio?		
22	Ao término da obra, após a limpeza, as torneiras ficaram ligadas por 5 min?		
23	Ao fim da obra, o setor de controle de infecções foi chamado para um parecer final para dar início ao funcionamento do setor?		
Responsável pela obra:			
Responsável pela visita e executor do *checklist*:			

QUADRO 30.11 Itens incluídos na atividade de controle de infecções em reformas e construções hospitalares.

Itens	Descrição da atividade
Projeto gerencial para a obra	Devem ser definidas as responsabilidades e a autoridade para coordenação interna da obra, incluindo demolição e preparo da construção interna e impactos externos, operações e manutenção dentro e fora da obra, conclusão do projeto de limpeza e gerenciamento
	Após definido o projeto, deve-se identificar o responsável pela comunicação de como ocorrerão a obra e o fechamento das áreas onde serão trabalhadas, incluindo o planejamento apropriado dos sistemas de ar, água e esgoto
	Toda a obra deve ser realizada segundo contrato sobre responsabilidades tanto para a execução como também sobre possíveis falhas nas práticas de controle de infecções e riscos
	Devem ser avaliadas as áreas de risco para pacientes e outros, incluindo planos de emergências para interrupções da obra (quando suspender ou reiniciar)
	Devem ser previstas medidas que definam a circulação de pessoas (incluindo trabalhadores) e especialmente de pacientes segundo diagnósticos e riscos de adoecimento (principalmente em áreas de imunossuprimidos)
	A logística de remoção e transporte de materiais (novos ou que sobrem), assim como planos de emergência em caso de falha no programa de controle de riscos e infecções; devem ser previstos e monitorados por meio de formulários específicos de controle
	Todas as pessoas envolvidas no projeto, na obra, devem ser treinadas pelas equipes de educação continuada, controle de infecções e riscos, segurança do trabalho sobre biossegurança e saúde ocupacional
Controle de poeira	Antes do início da obra devem ser previstos o nível de poeira a ser causado pela construção ou reforma
	Em obras pequenas que gerem o mínimo de poeira, a área a ser trabalhada deve ser isolada com plástico, selando até o teto em altura e pelo menos 50 cm de sobra para acesso à entrada
	Em obras que gerem poeira, com moderado ou altos índices, pode ser necessário isolamento mais rígido à prova de pó, selando-se inclusive as janelas externas para minimizar a infiltração de pó proveniente dos escombros
	Deve haver controle de tráfego, com entrada, saída e caminhos livres de entulhos. Apenas pessoas autorizadas podem circular na área
	Um processo de limpeza diária dos entulhos deve ser realizado com carrinhos cobertos em rota de tráfego com horários preestabelecidos
	Tapetes úmidos no limite da área de construção estão indicados e limpeza com pano úmido nas áreas usadas pelos trabalhadores
Medidas preventivas para contaminação do ambiente ou do paciente	Os trabalhadores devem retirar suas roupas de proteção antes de sair do local da obra, assim como limpar ferramentas e equipamentos antes e após as atividades
	As áreas com pacientes devem estar protegidas com barreiras. As portas dos quartos adjacentes à construção devem ser mantidas fechada e limpeza do local deve ser feita por varrição ou aspiração diária
	Os locais para armazenamento de materiais da construção devem ser previstos e o uso de tapetes para minimizar a disseminação da sujeira pesada pode ser indicado
Proteção do paciente durante obras (acomodação e transporte)	Pacientes imunossuprimidos devem ser realocados em áreas distantes da obra segundo planejamento de intervenção
	Dependendo da extensão da obra e criticidade (transplantados de medula, imunossuprimidos e críticos em unidade de terapia intensiva), os pacientes podem não ter admissões eletivas suspensas
	Medidas de barreiras que exponham o paciente às atividades da obra devem ser implementadas segundo condições clínicas (máscaras respiratórias, cobertura de feridas), assim como o tempo de espera e duração de procedimentos em áreas próximas à obra devem ser diminuídos
	Transporte e transferências devem ser planejados com antecedência
Sinalização da área	Devem ser colocados avisos de perigo e advertência nas áreas de construção e perigos potenciais, possibilitando desvios dos usuários da área da obra
Rotas alternativas para trânsito de pessoas durante a obra	As rotas alternativas devem ter como base a avaliação de riscos, priorizando corredores, elevadores, entradas e saídas
	Deve existir um elevador dedicado ao transporte de entulhos, que não deve ser usado por pacientes
Ventilação adequada	As janelas da área da obra devem estar fechadas, assim como o retorno de ar e o lacre ao redor da grelha
	Deve haver exaustão do ar para a área externa, se possível, e devem ser estabelecidos diferenciais de pressão de modo que a área de trabalho fique com pressão negativa
	Podem ser usados filtros de recirculação do ar da área em construção (pré-filtro e filtro HEPA [*high-efficiency particularte air*] antes do retorno ao sistema)
Controle de entulhos e escombros	Limpezas diárias devem ser sistematizadas segundo rota de remoção e transporte em carros cobertos, de preferência em horários de menor exposição de poeira aos pacientes e outras pessoas
Ações de higienização	Devem ser colocados panos molhados na entrada e na saída da obra, além de limpeza de acordo com a demanda. Um limpeza terminal ao fim da construção deve ser realizada
Logística da obra	Devem ser incluídos detalhes sobre as ações dos sistemas de água, esgoto e ar
	Devem ser definidas as áreas de risco para pacientes e critérios de interrupção do trabalho ou obra

214   Parte 1   **Biossegurança**

QUADRO 30.12 Vacinas e profissionais em situações especiais de risco

Vacinas	Quem se beneficia
Tétano, difteria, coqueluche, hepatite B, rubóla, sarampo e caxumba (tríplice viral), varicela (sem história prévia doença)	Todos os profissionais de equipes multiprofissionais
Hepatite A	Manipuladores de alimentos
	Profissionais das áreas de pediatria, gastrenterologia, infectologia, laboratórios de análises e outros
Pneumococo	Pessoas com mais de 50 a 60 anos de idade
	Portadores de doenças crônicas
	Diabéticos, etilistas, asplênicos, portador de HIV-AIDS, transplantados
	Profissionais de saúde – limitada
Influenza	Todos os profissionais de equipes multiprofissionais
Meningite A+C	Todos os profissionais de equipes multiprofissionais, especialmente os que trabalham em pronto-atendimentos e unidades críticas, incluindo as especialidades de pediatria, infectologia e neurologia, pelo maior risco de exposição a esse agravo

QUADRO 30.13 Doenças ocupacionais.

Perda auditiva	Causas: exposição prolongada a ruídos acima de 85 dB
	Sintomas: dificuldade de audição
	Prevenção: usar equipamentos abafadores de ruído
Conjuntivite consequente à radiação	Causas: exposição a fontes de luz ultravioleta ou infravermelha
	Sintomas: vermelhidão e ardor nos olhos
	Prevenção: uso de óculos protetores
Lesões por esforço repetitivo (LER)	Causas: execução constante de movimentos repetitivos por longos períodos
	Sintomas: dores nos punhos, cotovelos e ombros
	Prevenção: fazer pausas regulares e alongamentos
Embolia gasosa	Causas: trabalho em condições hiperbáricas (embaixo d'água)
	Sintomas: confusão mental, perda repentina da consciência, convulsões
	Prevenção: passar por descompressão paulatina antes de retornar à superfície
Reumatismo	Causas: exposição à umidade excessiva
	Sintomas: dores nas articulações
	Prevenção: uso de botas de borracha e roupas feitas de material impermeável
Intoxicação química	Causas: exposição prolongada a tintas ou solventes químicos
	Sintomas: fraqueza, náuseas
	Prevenção: uso de máscara
Pneumoconioses (silicose, asbestose)	Causas: inalação de partículas (sílica ou amianto)
	Sintomas: falta de ar e tosse, causadas por alterações nos pulmões
	Prevenção: uso de máscara
Doenças infecciosas (vírus, bactérias, fungos, parasitas, príons)	Causas: contato com microrganismo em ambientes de trabalho insalubres, como esgoto, ou durante contatos (infecções cruzadas)
	Sintomas: depende do microrganismo adquirido
	Prevenção: uso de máscara e demais equipamentos de proteção de acordo com a transmissibilidade dos microrganismos
Dores lombares (lombalgia)	Causas: carregamento de peso de modo inadequado
	Sintomas: dores na musculatura vertebral
	Prevenção: evitar carregar peso em excesso, usar equipamento de transporte
Dermatite de contato	Causas: exposição a bicromato, um alergênio do cimento
	Sintomas: vermelhidão, coceira e surgimento de vesículas nas mãos e nos pés
	Prevenção: usar luvas, botas e demais equipamentos de proteção para evitar contato direto com o cimento
Insolação	Causas: exposição prolongada aos raios solares ou outras fontes de calor
	Sintomas: queimaduras, sentimento de desorientação
	Prevenção: uso de capacete e ingestão regular de líquidos não alcoólicos, protetor solar

QUADRO 30.14 Doenças virais transmitidas pelo sangue.

Doença	Comentários
Hepatite vírus B (HBV)	Risco de transmissão por contato com sangue no ambiente de trabalho
	Risco de transmissão por acidente perfurocortante: 23 a 62%
	Risco de transmissão por contato com pele lesada ou mucosa: não quantificado
	Materiais infectantes documentados: sangue e hemoderivados
	Materiais infectantes possíveis: sêmen, secreção vaginal, saliva, fluidos com sangue
	Materiais infectantes incomuns: urina, fezes
Hepatite vírus C (HCV)	Risco ambiental não significativo, exceto nas unidades de hemodiálise sem controle de infecções
	Risco de transmissão por acidente perfurocortante: 0 a 7% (x = 1,8%)
	Risco de transmissão por contato com pele lesada ou mucosa: não quantificado
	Material infectante documentado: sangue
	Materiais infectantes possíveis: sêmen, secreção vaginal, saliva, fluidos com sangue
	Materiais infectantes incomuns: saliva, urina, fezes
Vírus da imunodeficiência humana (HIV)	Risco no acidente percutâneo está diretamente associado ao volume de sangue do paciente-fonte: dispositivo visivelmente contaminado com o sangue do paciente; procedimento no qual a agulha foi diretamente usada na veia ou artéria; acidente com perfuração profunda; aumentado se o paciente estiver em estado terminal da doença
	Risco de transmissão por acidente perfurocortante: 0,2 a 0,5% (x = 0,3%)
	Risco de transmissão por contato com pele lesada e mucosa: 0,09%
	Materiais infectantes documentados: sangue e derivados, fluidos corpóreos com sangue
	Materiais infectantes possíveis: sêmen, secreção vaginal, líquido cefalorraquidiano, leite humano, exsudatos, líquidos serosos, saliva durante o tratamento dentário
	Materiais infectantes incomuns: saliva, urina e fezes

BIBLIOGRAFIA

Agência Nacional de Vigilância Sanitária. Reprocessamento de produto para saúde deve seguir regra. Disponível em: https://www.gov.br/anvisa/pt-br/assuntos/noticias-anvisa/2016/reprocessamento-de-produto-para-saude-deve-seguir-regra.

Associação Nacional de Hospitais Privados. Observatório ANHP. 2012; (4).

Brasil. Ministério do Trabalho. NR 32 – Segurança e saúde no trabalho em serviços de saúde. Brasília: Diário Oficial da União; 2019. Disponível em: https://www.gov.br/trabalho-e-previdencia/pt-br/composicao/orgaos-especificos/secretaria-de-trabalho/inspecao/seguranca-e-saude-no-trabalho/normas-regulamentadoras/nr-32.pdf.

Brasil. Ministério da Saúde. Manual Brasileiro de Acreditação Hospitalar. 2002. Disponível em: https://bvsms.saude.gov.br/bvs/publicacoes/acreditacao_hospitalar.pdf.

Brigada & Prevenção. Treinamento de brigada de incêndio. Disponível em: http://www.brigadaeprevencao.com.br/treinamentos/

Carvalho M, Vieira A. Erro médico em pacientes hospitalizados. J Pediatr (Rio de J). 2002; 784:261-8.

Cedar Neto AJ. Ar ambiente e infecção relacionada à assistência. In: Couto RC, Pedrosa TM. Rotinas e procedimentos. Infecção relacionada à assistência (infecção hospitalar) e outras complicações não infecciosas. Rio de Janeiro: Medbook; 2012. p. 308-30.

CNN Wire Staff. Chicago Hotel shuts fountain, spa after fatal Legionnaires' outbreak. Disponível em: http://edition.cnn.com/2012/08/31/health/chicago-hotel-legionnaires-disease/index.html

Consórcio Brasileiro de Acreditação. Padrões de Acreditação da Joint Commission International para Hospitais. Rio de Janeiro: CBA; 2010.

Cosenza, L. Garantia da qualidade da água. In: Couto RC, Pedrosa TM. Rotinas e procedimentos. Infecção relacionada à assistência (infecção hospitalar) e outras complicações não infecciosas. Rio de Janeiro: Medbook; 2012. p. 202-307.

Equipe Atlas. Segurança e Medicina do Trabalho. Manuais de Legislação. 69 ed. São Paulo: Atlas; 2012.

Falconi V. O verdadeiro poder. Nova Lima: INDG; 2009.

Furoni E. Novos ares para gases medicinais. Melhores Práticas. 2012; 2(6):34-7.

Hinrichsen SL. Biossegurança e controle de infecções. Risco sanitário hospitalar. Rio de Janeiro: Medsi; 2004.

Hinrichsen SL. Princípios da administração de qualidade e controle de infecções. Gerenciamento de riscos. Prática Hospitalar. 2008; 60:57-63.

Hinrichsen SL. Qualidade e segurança do paciente. Gestão de riscos. Rio de Janeiro: Medbook; 2012.

Institute of Medicine Committee on Quality of Health Care in America. To Err is Human. Building a safer health system. Washington: National Academies Press; 2000.

Joint Commission. Official "do not use" list. Disponível em: https://www.jointcommission.org/-/media/tjc/documents/resources/patient-safety-topics/patient-safety/do_not_use_list_9_14_18.pdf.

Machado B. Retornos tangíveis. Melhores Práticas. 2011; 1(1):18-21.

Malloch K, Canovaloff A. Patient classification systems. Part I. Third generation. J Nurs Adm. 1999; 29(7/8):49-56.

Pedrosa TMG, Couto FC, Barbosa DG. Prevenção de infecções nosocomiais ocupacionais. In: Couto RC, Pedrosa TM. Rotinas e procedimentos. Infecção relacionada à assistência (infecção hospitalar) e outras complicações não infecciosas. Rio de Janeiro: Medbook; 2012. p. 466-97.

Phillips Cy, Castorr A, Prescott PA et al. Nursing intensity. Going beyond patient classification. J Nurs Adm. 1992; 22(4):6-52.

Pulcini C, Binda F, Lamkang AS et al. Developing core elements and checklist items for global hospital antimicrobial stewardship programmes: a consensus approach. 2018. Disponível em: https://www.clinicalmicrobiologyandinfection.com/article/S1198-743X(18)30295-7/fulltext.

Silva WR. Controle de infecção em construções e reformas hospitalares. In: Couto RC, Pedrosa TM. Rotinas e procedimentos. Infecção relacionada à assistência (infecção hospitalar) e outras complicações não infecciosas. Rio de Janeiro: Medbook; 2012. p. 331-6.

Tranquitelli AM, Padilha KG. Sistemas de classificação de pacientes como instrumentos de gestão em unidades de terapia Intensiva. Rev Esc Enferm USP. 2007; 41(1):14-6. Disponível em: www.scielo.br/pdf/reeesp/v41n1/v41n1a18.pdf.

Vasconcelos FO. Com a cara da instituição. Melhores Práticas. 2012; 1(3):50-4.

Capítulo 31

Cuidado Centrado no Paciente e Controle de Infecções

Sylvia Lemos Hinrichsen ■ **Marcela Coelho de Lemos**

INTRODUÇÃO

À primeira vista, o processo organizacional da prestação de cuidados de saúde em torno das necessidades do paciente pode parecer simples, de abordagem óbvia e fácil. Mas isso não é verdade.

Na realidade, trata-se de um sistema muito complexo, com muitas variáveis e interfaces que obrigam à busca de novas maneiras de cuidar, de prestar assistência aos pacientes que dependem do sistema e das pessoas.

Há 30 anos, quando a ideia de cuidados centrados no paciente emergiu como um retorno às raízes holísticas dos cuidados de saúde, ela foi rapidamente rechaçada por todos, exceto pelos prestadores assistenciais mais filosóficos, progressivos, superficiais ou pouco realistas.

O que caracteriza os cuidados centrados no paciente é a personalização do cuidado de saúde, que é feito por especialistas, segundo as rotinas dos pacientes (tanto quanto possível), com envolvimento e acolhimento deles próprios junto às famílias, aos cuidadores e outros, respeitando culturas, hábitos, preferências ou escolhas.

O resultado é que, hoje, a maioria dos cuidados de saúde é centrada no paciente, o que vem promovendo mudanças nas declarações de missão organizacional, que passam a considerar o *feedback* do paciente sobre si mesmo.

O conceito de cuidados centrados no paciente (*patient-centered care*) foi elaborado pelo *Institute for Healthcare Improvement* dos EUA, em 2001, sendo considerado um dos seis atributos em saúde. Segundo preconizam os cuidados centrados no paciente, a assistência prestada pelas equipes multiprofissionais nas instituições de saúde deve considerar e incluir em suas práticas o respeito às tradições culturais, as preferências e os valores pessoais dos pacientes, assim como sua família e seu estilo de vida.

A adoção dessas práticas como rotina ainda é um desafio para os serviços de saúde. A participação do paciente no cuidado é vista como oportunidade de exercício de cidadania do paciente em busca de autonomia (relacionada com ideia de liberdade, protagonismo, respeito à subjetividade), além de ser uma condição importante para o autocuidado. Autocuidado é aqui entendido como uma proposta de gestão do cuidado que inclui colaboração entre a equipe de saúde e os usuários, em vez da atuação meramente prescritiva por parte dos profissionais de saúde.

Entre as principais estratégias e propostas das organizações para colocar em prática o cuidado centrado no paciente estão a capacitação das equipes multiprofissionais, a facilitação do acesso dos pacientes às informações sobre sua saúde e o monitoramento do cuidado.

O termo *patient-centered* foi usado pela primeira vez por Carl Rogers, um psicoterapeuta norte-americano que nomeou sua proposta teórica como psicoterapia não diretiva e, posteriormente, passou a denominá-la terapia centrada no cliente. Nessa abordagem psicoterápica buscava-se, por meio da empatia, perceber e compreender a perspectiva do cliente sobre o seu problema. O conceito de medicina centrada no paciente foi introduzido na literatura médica em 1955 por Balint, que propunha aos médicos que dessem atenção às necessidades individuais do paciente, em contraste à medicina centrada na doença.

Os três principais elementos do cuidado centrado no paciente são: participação e envolvimento dos pacientes no cuidado; relação entre o paciente e o profissional de saúde; e contexto em que são oferecidos os cuidados.

O principal objetivo dos cuidados centrados no paciente é o desenvolvimento de uma cultura institucional que considere o paciente como parte da equipe assistencial, por meio de atitudes respeitosas, eficientes e coordenadas otimizando processos não desejáveis e que possam gerar danos aos pacientes, especialmente emocionais.

Os cuidados centrados no paciente envolvem os próprios pacientes no planejamento, na execução e na avaliação dos cuidados de saúde da organização.

Ao centrar os cuidados no paciente, a instituição de saúde e as equipes multiprofissionais convidam o paciente a participar da sua própria recuperação. Ao se sentir tratado como o membro mais importante da sua equipe de cuidados de saúde, o paciente tende a aderir aos cuidados, o que contribuirá para o sucesso do seu processo e para a redução de custos (e menos reinternações).

São características dos cuidados centrados no paciente:

- Respeito às necessidades do usuário e à sua singularidade
- Autonomia
- Autocuidado
- Participação do usuário
- Humanização da assistência
- Participação social
- Integralidade da atenção.

Quando a assistência é centrada no paciente, várias são as oportunidades de adesão às recomendações de biossegurança e controle de infecções, assim como de redução de riscos. Melhores resultados podem ser vistos na prática de higienização das mãos e no uso de equipamentos de proteção individual; por exemplo, quando indicadas precauções ou isolamentos, bem como no uso de antimicrobianos.

A instituição de saúde, ao centrar os cuidados no paciente, deve ter especial atenção e respeito a:

- Preferências e conforto do paciente
- Acesso do paciente à informação
- Envolvimento da família e dos amigos
- Resposta às preocupações do paciente ou da família
- Envolvimento de pacientes nos processos assistenciais
- *Feedback* do paciente.

O cuidado centrado no paciente é, portanto, um tema de relevância atual, principalmente na agenda dos governos para o planejamento de diretrizes a serem adotadas pelos sistemas de saúde (público e privado).

Tem sido proposta como objetivo estratégico para os próximos anos a integração dos serviços de saúde dos diversos países, com a visão de colocar pessoas e comunidades como elemento central na assistência, respondendo às necessidades e preferências dos pacientes, o que melhorará os resultados clínicos, proporcionando melhor gestão organizacional, assim como a condição clínica do paciente, pelo aumento da sua satisfação com o cuidado e com os profissionais envolvidos com o trabalho, reduzindo custos.

Em resumo, são objetivos estratégicos dos cuidados centrados no paciente:

- Empoderar e engajar indivíduos, famílias e comunidades
- Ouvir e valorizar a opinião dos pacientes, compreendendo o que eles experimentam e esperam da assistência prestada
- Adequar os serviços ao atendimento das necessidades identificadas como elemento-chave da melhoria da qualidade em saúde
- Considerar a realidade dos serviços de saúde, observando a importância de dar continuidade à realização de pesquisas de satisfação dos pacientes e divulgação dos resultados para a população
- Implantar ações para promover o letramento em saúde da população.

MUDANÇAS NA ABORDAGEM ASSISTENCIAL E NO CONTROLE DE INFECÇÕES

Quando existem processos infecciosos, centrar o cuidado no paciente é um desafio, especialmente quando são exigidas mudanças de comportamento ou o uso de barreiras para evitar a transmissão de microrganismos. Muitas das doenças infecciosas e parasitárias causam medo e isolamento, exigindo forte controle emocional em muitas das ocasiões. Paciente, família, cuidadores, amigos, visitantes, equipes multiprofissionais e políticas institucionais são envolvidos no processo diagnóstico, terapêutico e preventivo (individual ou comunitário).

Não é fácil implantar medidas de vigilância diante de situações de risco de infecções, principalmente quando se trata de microrganismos multirresistentes ou sem tratamento e/ou prevenção. O medo é o principal elemento que une todos diante do perigo iminente de contrair ou transmitir alguma doença. Esse cenário pôde ser observado durante a pandemia de COVID-19, que inicialmente estava restrita a uma província na China e era descrita como uma pneumonia de causa desconhecida. Entretanto, em virtude do rápido aumento de casos no local e em outras partes do mundo, teve início um momento de incertezas e preocupações, uma vez que havia poucas informações relativamente ao comportamento do vírus. O que se sabia era que se tratava de um vírus com alto potencial infeccioso e com elevada morbimortalidade. A resposta das pessoas frente a essa angústia constante e crescente foi adotar toda e qualquer medida profilática e de tratamento, mesmo que não houvesse comprovação científica. Isso representou um desafio para os profissionais da saúde que, ao tentarem implementar protocolos para prevenção e manejo da COVID-19 com evidências científicas, encontraram resistência dos pacientes, tornando o processo de recuperação longo.

Em muitas culturas há também uma relação entre doença e religião. Na Europa, durante a Idade Média, foi forte a influência da religião cristã, que manteve a concepção da doença como resultante do pecado e a cura como advento da fé. A palavra *peste* era sinônimo de morte, relacionada com uma doença que acometia várias pessoas ao mesmo tempo (epidemia), com alto índice de mortalidade. Muitas doenças foram chamadas de peste ou praga, como: peste negra ou bubônica (mais célebre pela mortalidade no século XIV), gripe (espanhola, aviária, H1N1), tifo, tuberculose cólera, varíola, ebola, bactérias multirresistentes e até bioterrorismo.*

A epidemia do ebola alastrou-se em alguns países da África em diferentes períodos, principalmente em decorrência dos hábitos locais, como dar banho e beijar os corpos de pessoas mortas. Os profissionais de saúde são vistos, em algumas culturas, como monstros quando vão às vilas com suas vestimentas preventivas (nível IV de biossegurança). As pessoas assustam-se e acreditam que os profissionais da saúde são os que trazem a doença. Por isso, há quem envie e encaminhe mensagens que estimulam o medo entre as pessoas e influenciam a adesão ao tratamento.

Muitas das informações sobre biossegurança e prevenção de doenças são conhecidas pelos moradores dos locais em risco de transmissibilidade de microrganismos. Mas a conscientização dos riscos e barreiras preventivas não é um elemento final ou único quando os conhecimentos não são aceitos pela população e incorporados a seus hábitos. Ademais, as contingências podem sinalizar a incorporação de novos comportamentos, novas disciplinas individuais ou sociais em cenários com suas próprias tradições, que podem bloquear os movimentos necessários para contenção dos riscos.

Não se podem culpar os códigos de condutas, normas e hábitos de uma população. Sabe-se que todo comportamento pode ser adaptável e que a sua manutenção mesmo com contradições tem objetivos e funções específicas. O mundo tem passado por várias situações de risco (exploratórias, militares, fugas, migrações) que afetam a sobrevivência das pessoas e de

---

* Entende-se bioterrorismo aqui como atos deliberados de natureza física ou psicológica contra determinado grupo de pessoas, com o propósito de obter uma mudança ao afetar o estado físico de um grupo, causando medo, pânico e intimidação, mas sem eliminar este grupo-alvo.

sua cultura. Dessa maneira, quando alguém se depara com pessoas vestidas com trajes protetores de contaminação de microrganismos, nem sempre há compreensão, de imediato, da necessidade de proteção. Consequentemente, há muita relutância em também usar determinados equipamentos de proteção individual.

Diante do novo, da necessidade de adesão a novas práticas, costumes, formas de agir, pensar e/ou viver, as ferramentas de intervenção no apoio ao problema desempenham papel importante. Para que essas ferramentas sejam mais efetivas, o indivíduo, o paciente, deve ser o centro de atenção. Além disso, as equipes multiprofissionais envolvidas precisam estar treinadas para uma abordagem diferente, menos impositiva e mais inclusiva.

Diante da necessidade de intervenção preventiva em um grupo, é fundamental a aplicação de metodologias com o objetivo de esclarecer valores e obstáculos que movem o grupo para a direção desejada. Também é necessária a criação de ambientes sociais favoráveis à cooperação, tendo como bases:

- Identidade grupal com compreensão dos propósitos, limites e recursos do grupo
- Distribuição justa dos privilégios e custos
- Decisões consensuais e inclusivas
- Monitoramento do funcionamento e dos comportamentos do grupo
- Educação continuada e sansões graduadas para transgressões
- Resolução rápida e justa de conflitos
- Autonomia do grupo local/autogoverno segundo tamanho da organização para buscar seus objetivos
- Relações adequadas segundo princípios entre grupos e entidades.

É importante lembrar que a sobrevivência de uma população ou de pessoas em risco de adoecimento muitas vezes depende de mudanças nas práticas culturais. Por isso é importante conhecer os valores do grupo ou pessoas em questão para mantê-los, descartá-los ou mudá-los, quando os tempos assim exigirem. A forte resistência em manter as tradições e o medo excessivo da novidade podem ser determinantes para a contenção de riscos iminentes à saúde das pessoas, do mundo.

Diferentes perspectivas de abordagens no cuidado ao paciente

Perspectivas da equipe multiprofissional: Sr. Silva, o senhor está indo muito bem, considerando que faz apenas 10 horas desde que retornou da cirurgia. Vou verificar meu paciente ao lado agora e volto para vê-lo em cerca de 1 h. Como eu disse antes, a Srta. Alves, que está cuidando do senhor, virá ajudá-lo no banho e o fisioterapeuta chegará depois. É importante que o senhor comunique qualquer ocorrência nova, como dor ou secreção no curativo cirúrgico, e exija a higienização das mãos antes e após os cuidados com o senhor. Por favor, me ligue se precisar de alguma coisa. Posso ajudá-lo de mais alguma maneira?

Perspectivas do paciente: Srta. Alves, ontem à noite finalmente me deram um comprimido para dormir às 1h30 e acordei às 5 h para colherem meu sangue para fazer exames de culturas. Sei que a senhora não vem ao hospital para descansar, mas deve haver alguma maneira de informar ao laboratório que durante uma noite eu não dormi e não despertei adequadamente.

Adaptado de: Institute for Healthcare Improvement. Patient-centered care improvement guide. London: Picker Institute; 2008. Disponível em: http://patient-centeredcare.org/

COMO IMPLANTAR O CUIDADO CENTRADO NO PACIENTE?

A instituição de saúde que definir o cuidado centrado no paciente como política assistencial deve ouvir e considerar o que importa para os pacientes, por meio de mecanismos de *inputs* e *feedbacks* (desde pesquisas a sistemas de medição). Analisar os elogios e as reclamações é importante, pois pode orientar como fazer o melhor para pacientes e seus familiares/cuidadores, uma vez que auxilia no entendimento de seus conceitos.

É fundamental, portanto, que a assistência prestada seja direcionada e realizada para e com o paciente e de modo compartilhado. Não deve ser objetiva, perguntando apenas ao paciente qual é o problema, mas sim o que importa para ele, de acordo com os seus valores, prioridades e necessidades.

As equipes multiprofissionais devem começar a engajar os pacientes nessa nova abordagem assistencial, de maneira regular, para obter maior envolvimento dos pacientes na estrutura dos cuidados. Se os pacientes e familiares/cuidadores entenderem que estão trabalhando com os serviços de saúde nas estratégias para melhorar a própria experiência, eles serão mais participativos.

Todos da equipe multiprofissional devem ser treinados para desenvolver a habilidade de escuta ativa e empatia. O cuidado que cada um de nós quer para si deve ser o mesmo que quer para as pessoas estimadas e pacientes. Todos devem estar engajados para coestruturar mudanças que melhorem a experiência do paciente, tornando os processos confiáveis dentro das instituições de saúde.

Nesse novo processo assistencial existem custos, mas os benefícios são maiores e devem, portanto, ser considerados como investimentos, com resultados imensuráveis, pois uma vida humana é algo intangível.

Para ter participação ativa nos cuidados que recebe na instituição de saúde, o paciente deve:

- Compartilhar dúvidas ou preocupações
- Prestar atenção aos cuidados que recebe
- Educar-se sobre a sua doença
- Pedir que alguém da sua confiança seja seu defensor, protetor, se necessário
- Saber quais medicamentos está tomando e por que os toma
- Escolher uma instituição de saúde de sua confiança
- Participar de todas as decisões do seu tratamento.

A MEDICINA SEM PRESSA

O termo *slow medicine* (medicina sem pressa) foi criado em 2002 por Alberto Dolara, um cardiologista italiano, como uma proposta para que se tivesse mais tempo com o paciente e um uso mais comedido de tecnologia para exames. A *slow medicine* não é, portanto, uma especialidade, mas um movimento que se transpõe ao conceito geral da *slow food*, criado em 1986 também por um italiano, Carlo Petrini, como reação à *fast food*, defendendo um ritmo de vida mais lento, com mais espaço para o usufruto de prazeres, como a bebida e a comida, além da qualidade de vida.

A *slow medicine* tem se propagado por diversos países, focada e preocupada com uma medicina mais humana. No Brasil, desde 2010 vem sendo discutida com base em princípios de uma assistência à saúde mais próxima, atenta, sóbria, respeitosa, cautelosa, ponderada e justa para todas as idades, independentemente do perfil cultural ou socioeconômico, com atendimento tanto em consultórios, como no pronto-socorro ou no hospital.

A medicina sem pressa, como é chamada aqui no Brasil, busca resgatar o tempo na ciência e na arte de cuidar. Ela valoriza a escuta do paciente, da sua pessoa, com toda a sua cultura e experiências de vida. Ela também prioriza o tempo para refletir, para construir relações sólidas e duradouras entre médicos, equipes multiprofissionais, pacientes, famílias e comunidade. Na realidade, trata-se de uma filosofia e de uma prática médica que buscam oferecer o melhor cuidado, com base nas melhores evidências científicas, centrando o foco no paciente e em seus valores, elaborando decisões ponderadas, cautelosas e, sempre que possível, compartilhadas.

A medicina sem pressa também propõe uma assistência, um cuidado que busca a tecnologia apropriada de acordo com as necessidades de cada paciente e de sua situação vivencial, tendo como premissa que nem sempre fazer mais significa fazer o melhor. Nesse contexto, são também fundamentais para que se pratique um cuidado individualizado, além do tempo para escutas e decisões compartilhadas:

- A autonomia do paciente
- O conceito positivo de saúde, com foco no autocuidado e na resiliência
- A prevenção
- A prioridade para a qualidade de vida
- A medicina integrativa
- A segurança para não intervir quando houver dúvida
- A paixão e a compaixão
- O uso parcimonioso da tecnologia, que deve servir ao homem e não o contrário.

Nos EUA surgiu o projeto *ChoosingWisely* (escolhendo acertadamente, escolhendo certo), que reúne comunidades de diversas especialidades da saúde para a elaboração de listas de práticas de rotina nas instituições de saúde, mas buscando promover a discussão de procedimentos ou condutas assistenciais necessárias ao explicar, ouvindo profissionais e pacientes. Os pacientes passam, também, a ter um cuidado centrado em si mesmos (o paciente como o centro do cuidado).

Nesse contexto, as equipes multiprofissionais atuam sem pressa em áreas como:

- Medicina preventiva
- Segurança do paciente
- Aceitação da história natural de doenças
- Uso de antimicrobianos (*stewardship*)
- Respeito ao período de convalescença
- Acompanhamento de doenças crônicas
- Uso apropriado da tecnologia em situações de maior risco
- Busca de mudanças de hábitos para o controle adequado dos riscos de adoecimentos
- Assistência hospitalar aos idosos, incluindo os cuidados de final de vida e o planejamento de sua alta ou situações nas quais a pressa e a falta de um seguimento adequado possam resultar em reinternações precoces.

O doente deseja ser conhecido, percebido e escutado como um ser humano e não apenas identificado como um código de um conjunto de doenças. (Bernard Lown)

BIBLIOGRAFIA

American board of internal medicine foundation. Choosing wisely. Disponível em: https://www.choosingwisely.org/.

Barry MJ, Edgman-Levitan S. Shared decision making: pinnacle of patient-centered care. N Engl J Med. 2012; 366(9):780-81.

Gerteis M., Edgman-Levitan S., Daley J. et al. Through the patient's eyes: understanding and promoting patient-centered care. San Francisco: Jossey-Bass; 1993.

Gomes PH. O cuidado centrado no paciente (na pessoa?) Nos serviços de saúde: as estratégias utilizadas pelos governos. [dissertação de mestrado] Rio de Janeiro: Fundação Oswaldo Cruz; 2016.

Institute for Healthcare Improvement. Patient-centered care improvement guide. London: Picker Institute; 2008. Disponível em: http://patient-centeredcare.org/.

Organização Panamericana de Saúde (OPAS). Folha informativa sobre COVID-19. Disponível em: https://www.paho.org/pt/covid19.

Preston R. Zona quente. Rio de Janeiro: Rocco; 1994.

Rowland K. You don't know me. Lancet. 2018; 390(10114):2869-70.

Capítulo 32

Uso de Telefones Celulares | Riscos e Segurança no Ambiente Hospitalar

Sylvia Lemos Hinrichsen ▪ Jorge Belém Oliveira Júnior ▪ Marcela Coelho de Lemos

INTRODUÇÃO

Os telefones celulares utilizam a faixa de 850 MHz a 1.900 MHz do espectro de frequência (bandas A, B, D, E, M e L).

Os sistemas de comunicação pessoal (PCS – *personal communication systems*) utilizam a faixa de 1.850 a 19.990 MHz – potência máxima de 600 a 800 mW.

As transmissões de registro são de modo *stand by*, de curta duração, que verifica a qualidade do sinal recebido da estação rádio base (ERB) para aumentar a potência de transmissão, modificando a frequência de operação do celular, mudando para operação a partir de outra célula ou término da conexão.

Estão sendo realizados estudos nos EUA, no Japão e na Holanda para a avaliação de detectores, interferência causada por celulares, rádios transreceptores, PCS, *personal handyphone systems* (PHS) e medição de campos "típicos" em uma unidade assistencial de saúde.

Os telefones celulares são hoje muito úteis, mas não devem ficar próximos a equipamentos médicos, pois a energia invisível de radiofrequência (RF) emitida por eles pode causar problemas em equipamentos eletrônicos próximos.

A interferência eletromagnética (IEM) é a ocorrência de alterações funcionais em determinado equipamento devido à sua exposição a campos eletromagnéticos.

Os efeitos da IEM em um ambiente não determinam o aparecimento de interferência nos equipamentos presentes, mas aumentam a probabilidade de sua ocorrência, especialmente quando se dão em equipamentos eletromédicos, sobretudo se estão monitorando ou dando suporte à vida de um paciente. Assim, do mesmo modo que acontece com aviões comerciais, o uso de celulares também deveria ser evitado no ambiente hospitalar, próximo a equipamentos eletrônicos.

Sistemas de comunicação pessoal, rádios transreceptores e telefones sem fio também oferecem riscos equivalentes.

Os *pagers* podem ser utilizados (do tipo *one-way*), pois estes apenas recebem mensagens, uma vez que não transmitem, não emitindo os níveis perigosos de energia de RF que poderão afetar o funcionamento de equipamentos médicos.

Os *two-way pagers* (que enviam e recebem mensagens), entretanto, devem ser desligados.

Além disso, em virtude do risco de interferência nos equipamentos médicos eletrônicos, os telefones celulares também podem ser veículos de transmissão de microrganismos, uma vez que os profissionais de saúde fazem uso desses dispositivos antes, após e até mesmo durante procedimentos assistenciais, sem que seja realizada a higienização e desinfecção das mãos e do celular. Dessa forma, o uso desse tipo de dispositivo poderia também aumentar a chance de transmissão de microrganismos potencialmente patogênicos para pacientes do ambiente de assistência à saúde, havendo maior risco para aqueles com sistema imunológico comprometido, pacientes com idade mais avançada, recém-nascidos e/ou pacientes com tempo de internamento prolongado.

TELEFONES CELULARES EM ÁREAS DE SAÚDE/HOSPITAIS

As áreas em que o uso de telefones celulares, sistemas de comunicação pessoal e rádios transreceptores deverá ser evitado, ou até mesmo proibido, são quaisquer lugares em que o cuidado com o paciente dependa da operação correta de equipamentos médicos, como unidade de terapia intensiva [UTI]; unidade coronária [UCO]; hemodinâmica [HEMO]; pronto-socorro [PS]; centro cirúrgico [CC]; centro de diagnósticos [CD]; e apartamentos de paciente.

Como a energia de RF pode penetrar paredes, colunas, janelas, pisos e viajar em qualquer direção, é importante prevenir a utilização de celulares e rádios transreceptores, mesmo em alguns ambientes em que não haja equipamentos médicos. Se essas áreas de espera estiverem imediatamente adjacentes, abaixo ou acima de áreas com equipamentos médicos sensíveis, elas estarão indicadas com a devida sinalização visual, sendo proibida a utilização de celulares.

Os telefones celulares emitem energia de RF mesmo quando não estão sendo utilizados, mas estão ligados, o que significa que os celulares deverão ser completamente desligados (*off*) nas áreas restritas, e não apenas deixados no modo *stand by*.

Existem pessoas que não compreendem e/ou não acreditam que os telefones celulares tenham ações que possam pôr em risco a segurança dos pacientes, e os utilizam mesmo em áreas restritas; nesses casos, essas pessoas deverão ser informadas, disponibilizando material referente ao assunto para consulta.

Para maior conscientização das pessoas sobre os riscos de telefones celulares em ambiente hospitalar com equipamentos médicos, deve-se utilizar sinalização visual nas áreas restritas ao uso de celulares, para melhor indicar aos funcionários, visitantes e pacientes e, em especial, à equipe médica essas restrições.

O hospital deverá também definir a sua política em relação à IEM em eletromédicos, definindo todas as áreas que serão consideradas restritas.

Todas as decisões tomadas deverão ser repassadas às diversas unidades do hospital, e um trabalho de educação continuada deverá ser implantado por meio da Comissão Interna de Prevenção de Acidentes (CIPA), panfletos, treinamentos e disponibilidade de informações. Além disso, deve-se ficar atento ao fato de que o uso de celular pode levar à divulgação de imagens não autorizadas de pacientes, especialmente em tempos de mídias sociais, gerando problemas institucionais relacionados à privacidade e à segurança do paciente.

TELEFONES CELULARES E O CONTROLE DE INFECÇÃO

Existem evidências que os telefones celulares, principalmente os dos profissionais de saúde, podem estar contaminados por microrganismos, como o *Staphylococcus aureus* resistente à meticilina (MRSA), *Staphylococcus epidermidis, Staphylococcus* coagulase-negativo, *Pseudomonas, Streptococcus, Acinetobacter, Serratia marcescens*, enterococos resistentes à vancomicina, fungos (*Candida spp., Mucor spp., Aspergillus spp., Penicillium spp.*) e vírus como rotavírus, vírus sincicial respiratório e metapneumovírus. Além disso, existem evidências de que o SARS-CoV-2, vírus responsável pela covid-19, é capaz de permanecer em superfícies inanimadas, incluindo vidro e plástico, de forma que esses materiais representam potenciais veículos de transmissão do vírus. Assim, os telefones celulares também podem representar maior risco de transmissão e infecção pelo SARS-CoV-2 em razão do contato excessivo com esse dispositivo e posterior contato com mucosas. O potencial de infecção pelos telefones celulares por causa do carreamento de agentes patogênicos é também favorecido pela baixa adesão à prática de limpar os telefones celulares, não só pelas pessoas, em geral, mas principalmente pelos profissionais de saúde (apenas 10% limpam). Assim, pelos riscos de interferências em equipamentos e de possíveis infecções cruzadas por meio de telefones celulares, é importante que seja revista essa prática, passível de comprometer a segurança dos pacientes.

A contaminação ambiental pode contribuir para a transmissão de microrganismos associados ao cuidado à saúde, quando profissionais contaminam suas mãos ou luvas tocando em superfícies contaminadas ou quando pacientes têm contato direto com essas áreas. Superfícies contaminadas manipuladas por pacientes e/ou profissionais podem atuar como fontes, devido à transferência de microrganismos através das mãos. Entre os fatores que podem colaborar para a colonização de telefones celulares por microrganismos, especialmente em unidades críticas (cirúrgicas e/ou de terapia intensiva), estão ausência e/ou baixa adesão às medidas de higienização das mãos pelas equipes multiprofissionais, que facilitam a disseminação dos microrganismos do paciente/equipamento para as superfícies inanimadas pela frequência de toque pelos profissionais e pessoas que transitam no setor, além de inadequada limpeza do ambiente, equipamentos e/ou outros materiais.

PONTOS A SEREM CONSIDERADOS E LEGISLAÇÕES

Atualmente, as ferramentas de tecnologia têm sido utilizadas de forma sistemática, especialmente na área de saúde/hospitais, de forma que o monitoramento de riscos advindos do uso de celulares (por exemplo, em ambiente hospitalar, principalmente no que diz respeito ao controle de infecções no ambiente assistencial), pode ser prejudicado.

A Portaria nº 529/2013, que institui o Programa Nacional de Segurança do Paciente (PNSP) aborda a necessidade de gestores, profissionais e usuários da saúde em todas as suas áreas de atuação, desenvolverem estratégias, produtos e ações direcionadas à segurança do paciente, possibilitando a promoção da mitigação da ocorrência de evento adverso na atenção à saúde.

A mesma portaria (nº 529/2013) recomenda a sistematização de um processo de gestão de riscos com foco na qualidade e segurança do paciente englobando princípios e diretrizes, que objetivam:

1. A criação de cultura de segurança
2. A execução sistemática e estruturada dos processos de gerenciamento de risco
3. A integração com todos os processos de cuidado e articulação com os processos organizacionais dos serviços de saúde
4. As melhores evidências disponíveis
5. A transparência, a inclusão, a responsabilização, a sensibilização e capacidade de reagir a mudanças.

Com relação ao clima de segurança das instituições de saúde/hospitais, observa-se a necessidade da criação de um ambiente e de percepções que promovam a sensibilização das pessoas inseridas nele sobre a segurança do paciente, especialmente sobre a higiene das mãos, considerada como alta prioridade em todos os níveis, para a minimização da disseminação de microrganismos que podem atuar como fonte de recuperação de patógenos potencialmente causadores de infecções relacionadas à assistência à saúde (IRaS), particularmente os microrganismos multirresistentes.

Assim, é fundamental que o uso de telefones celulares, assim como de outras ferramentas de tecnologia da informação (TI), siga as recomendações institucionais relativas à eficácia da higiene das mãos e do risco de contaminação ambiental, sendo importante observar se os dispositivos, equipamentos e aparelhos para a saúde compartilhados são higienizados e/ou desinfetados após cada uso do paciente, ou dos profissionais de equipes multidisciplinares. É importante lembrar que apenas a higienização das mãos não é suficiente para prevenir a infecção hospitalar, uma vez que existem outros riscos relacionados com o ambiente assistencial à saúde na cadeia de transmissão, que devem ser considerados em cada situação. Dessa forma, deverá ser dada atenção máxima à limpeza do ambiente e à limpeza, desinfecção e esterilização de itens críticos, semicríticos e não críticos nos diversos serviços/unidades assistenciais.

Os aparelhos celulares e/ou outras ferramentas de comunicação deverão estar entre os objetos de uso pessoal com alto nível de contaminação e de difícil desinfecção. É essencial que sejam criadas políticas e treinamentos continuados, incluindo a utilização de telefones celulares e outros afins, demonstrando as relações do uso destes e as possibilidades existentes de transmissibilidade de agentes infecciosos quando não há uma rotina de limpeza/desinfeção adequada e sistematizada.

São fatores que devem ser considerados pelos gestores com relação ao uso de aparelhos celulares e outras tecnologias de comunicação durante a assistência aos pacientes:

- A possibilidade de interferência na frequência de equipamentos médicos, como o eletrocardiógrafo
- O uso excessivo do celular interferindo na produtividade do profissional
- O atendimento a uma chamada de celular como causa de distração, interferindo na concentração do profissional de saúde, além da interrupção de suas atividades laborais, que podem ter como consequências falha humana, com riscos de causar danos ao paciente e, consequentemente, um evento adverso.

Como o aparelho celular é um instrumento particular, de uso individual, deve-se atentar para o seu uso segundo políticas institucionais, enfatizando que sua utilização durante a jornada de trabalho deverá ser exclusivamente profissional, e não pessoal, não sendo permitidas ligações, mensagens de texto, navegação na internet e/ou jogos não vinculados à atividade de trabalho.

Quanto ao direito de veiculação de fotografias e ou imagens feitas no local de trabalho, o artigo 85 do Código de Ética dos Profissionais de Enfermagem diz que é proibido "*divulgar ou fazer referência a casos, situações ou fatos de forma que os envolvidos possam ser identificados*" com objetivos de preservar a identidade e a imagem da pessoa aludida nesse tipo de veiculação. Também é importante estabelecer políticas relacionadas com a nominação da instituição e dos profissionais envolvidos com a situação em exposição.

ATENÇÃO:

É importante que cada instituição normatize ou restrinja o uso dos aparelhos celulares e/ou outras tecnologias, com objetivos de promover a proteção e a segurança dos pacientes, assim como de todas as pessoas que estiverem na instituição de saúde/hospital. É importante salientar as normas de ética e etiqueta relativas à exposição de pacientes e/ou profissionais durante atividades laborais, evitando escutas de conversas particulares dos que estão ali para prestar cuidado.

Os gestores e as lideranças dos serviços de saúde/hospital deverão promover o apoio e o incentivo à higiene das mãos e dos ambientes por meio de processos educativos e observacionais, além de darem suporte à disponibilização de recursos humanos e materiais para que haja uma cultura voltada ao controle de riscos e ou infecções (IrAS).

É fundamental que todos os profissionais de saúde se comprometam e se responsabilizem pela qualidade da assistência a ser prestada ao usuário e que, ao fazerem uso, de acordo com as políticas institucionais, dos aparelhos celulares e outros, que os mesmos estejam higienizados após cada uso, e que esse uso não interfira na falta de etiqueta, que pode quebrar a técnica de higienização adequada das mãos dos profissionais, contaminando-as e levando agentes infecciosos aos pacientes, bem como ser um fator de distração, facilitador de risco que pode causar erro e/ou dano ao paciente, o que, sem a menor dúvida, comprometerá a segurança do paciente.

Deverão ser vetadas a divulgação e/ou referências a casos, situações e/ou fotos de pacientes especialmente em mídias sociais e/ou privadas.

BIBLIOGRAFIA

Amanah A Apriyanto DR, Fitriani H. Isolation of surveillance pathogenic fungal microbial contaminant on mobile hone. J Med Sci. 2019; 7(20): 3493-6.

Baba I et al. Experimental study of electromagnetic interference from cellular phone with electronic medical equipment. J Clin Eng. 1998; 23(2):122-34.

Bhoonderowa A, Gookool S, Biranjia-Hurdoyal SD. The importance of mobile phones in the possible transmission of bacterial infections in the community. J Community Health. 2014; 39(5):965-7.

Brasil. Agência Nacional de Vigilância Sanitária (Anvisa). Medidas de Prevenção de Infecção Relacionada à Assistência à Saúde. 2017. Disponível em: https://www.gov.br/anvisa/pt-br/centraisdeconteudo/publicacoes/servicosdesaude/publicacoes/caderno-4-medidas-de-prevencao-de-infeccao-relacionada-a-assistencia-a-saude.pdf/@@download/file/Caderno%204%20-%20Medidas%20de%20Preven%C3%A7%C3%A3o%20de%20Infec%C3%A7%C3%A3o%20Relacionada%20%C3%A0%20Assist%C3%AAncia%20%C3%A0%20Sa%C3%BAde.pdf.

Brasil. Agência Nacional de Vigilância Sanitária (Anvisa). Segurança do paciente – higienização das mãos. Disponível em: https://www.anvisa.gov.br/servicosaude/manuais/paciente_hig_maos.pdf.

Brasil. Ministério da Saúde. Portaria nª 529, de 1ª de abril de 2013 – Institui o Programa Nacional de Segurança do Paciente (PNSP). Disponível em: https://bvsms.saude.gov.br/bvs/saudelegis/gm/2013/prt0529_01_04_2013.html.

Borer A et al. Cell phones and Acinetobacter transmission. Emerg Infect Dis. 2005; 11:1160-61.

Cabral SCB, Mühlen SS. Interferência eletromagnética em equipamentos eletromédicos ocasionada por telefonia celular. Rev Bras Enga Bioméd. 2002; 18(3).

Conselho Federal de Enfermagem. Resolução COFEN nª 564/2017. Disponível em: http://www.cofen.gov.br/resolucao-cofen-no-5642017_59145.html

Conselho Regional de Enfermagem de Santa Catarina. Parecer COREN/SC nª 005/CT/2016 – Uso de aparelho celular no ambiente hospitalar. Disponível em: http://www.corensc.gov.br/wp-content/uploads/2016/08/Parecer-T%C3%A9cnico-005-2016-Uso-de-aparelho-celular-no-ambiente-hospitalar.pdf.

Cunha CBC et al. Microbiological evaluation of the cell phones of the professionals of a Surgical Center in a beneficent Hospital. R Epidemiol Control Infec. 2016; 6(3):120-4.

Espinoza EPS. et al. Are mobile phones part of the chain of transmission of SARS-CoV-2 in hospital settings? Rev Ins Med Trop São Paulo. 2021; 63:e74.

Ibrahim T. et. al. Mobile phones: a forgotten source of SARS-CoV-2 transmission. Disponível em: https://www.ncbi.nlm.nih.gov/pmc/articles/PMC7247981/pdf/main.pdf.

Lee Y J et al. Contamination rates between smart cell phones and non-smart cell phones of healthcare workers. J Hosp Med. 2013; 8(3):144-7.

Mark D et al. Mobile phones in clinical practice: reducing the risk of bacterial contamination. Int J Clin Pract. 2014; 68:1060-4.

Missri L. et al. Bacterial colonization of healthcare worker's mobile phones in the ICU and effectiveness of sanitization. J Occup Environ Hyg. 2019; 16(2):97-100.

Oliveira MAF, Pontes D, Vital DPA. Análise de celulares como fator de risco para infecções. Disponível em: https://docplayer.com.br/amp/30141735-Analise-de-celulares-como-fator-de-risco-para-infeccoes.html

Organização Mundial de Saúde. Salve vidas: Higienize suas mãos – Higiene das mãos na assistência à saúde extra-hospitalar e domiciliar e nas instituições de longa permanência. Disponível em: https://proqualis.net/sites/proqualis.net/files/Manual%20HM%20OMS%20extra%20hospitalar%202014.pdf.

Pillet S et al. Contamination of healthcare worker's mobile phone by epidemic viruses. Clin Microbiol Infect. 2016; 22;456.e1-456.e6.

Reis LE et al. Contaminação de telefones celulares da equipe multiprofissional em uma unidade de terapia intensiva. Saber Digital. 2015; 8(1): 68-83.

Riddell S. et al. The effect of temperature on persistence of SARS-CoV-2 on common surfaces. Virology Journal. 2020; 17:145.

Rodrigues & Ferrari Sociedade de Advogados. Parecer jurídico: Uso de celular no trabalho – Ambiente hospitalar. Disponível em: http://www.rf-associados.adv.br/img/artigos/PARECER_JURIDICO_Uso_do_Celuar_no_Ambiente_de_Trabalho.pdf.

Sadat-Ali M et al. Bacterial flora on cell phones of health care providers in a teaching institution. Am J Infect Control. 2010; 38:404-5.

Saloio JA et al. Análise microbiológica de aparelhos celulares em estudantes de medicina. Brazilian Journal of Development. 2021; 7(3):20911-22.

Singh D, Kaur H, Gardner WG et al. Bacterial contamination of hospital pagers. Infect Control Hosp Epidemiol. 2002; 23(5):274-6.

Sociedade Brasileira de Cardiologia. I Diretriz de Ressuscitação Cardiopulmonar e Cuidados Cardiovasculares de Emergência da Sociedade Brasileira de Cardiologia. Disponível em: http://publicacoes.cardiol.br/consenso/2013/Diretriz_Emergencia.pdf.

Stuchi RAG, Oliveira CHA, Soares BM et al. Bacterial and fungal contamination of mobile phones belonging to the health team of a hospital in Minas Gerais. Cien Cuid Saúde. 2013; 12(4):760-7.

Uger F, Saben E, Ahmet D et al. Are we aware how contaminated our mobile phones with nosocomial pathogens? Ann Clin Microbiol Antimicrob. 2009; 8:7.

Yusha'u M, Bello M, Sule H. Isolation of bacteria and fungi from personal and public mobile cell phones: a case study of Bayero University, Kano. Sciences. 2010; 6(1).

Capítulo 33

Controle e Processo de Armazenamento | Farmácia Hospitalar e Controle de Infecções

Sylvia Lemos Hinrichsen ▪ Juliana Magalhães Bernardino ▪ Marcela Coelho de Lemos

INTRODUÇÃO

A farmácia hospitalar é a unidade da instituição de saúde responsável pela administração e pelo gerenciamento de produtos farmacêuticos, participando da seleção, da aquisição e do controle da movimentação do estoque de medicamentos e outros correlatos, além da sistematização de processos relacionados com manipulação, armazenamento e distribuição de todos os insumos adquiridos e usados institucionalmente. Os medicamentos são, portanto, considerados um dos insumos usados no processo assistencial, dos mais importantes, representando um poderoso instrumento capaz de curar, remediar e prevenir doenças.

O uso adequado de medicamentos é a principal atividade de um programa de assistência farmacêutica e o ambiente da farmácia deve contribuir para que os medicamentos estejam disponíveis ao paciente respeitando as "nove certezas": paciente certo, medicamento certo, validade certa, dose certa, hora certa, tempo certo, via de administração certa, abordagem certa e registro certo. Além disso, é fundamental assegurar as características físicas, químicas e microbiológicas de cada medicamento.

O medicamento não deve ser considerado sinônimo de saúde, pois sua efetividade só é garantida quando usado de modo adequado, sob o gerenciamento de um profissional responsável por todo o ciclo do medicamento dentro da instituição de saúde, desde sua seleção, negociação com fornecedores, armazenamento, controles até a dispensação e o uso pelo paciente (Quadro 33.1).

Em 1973, a Lei nº 5.991/73 estabeleceu que toda farmácia (inclusive a hospitalar) deve ser assistida por farmacêutico responsável técnico, mas alguns gestores fazem interpretação equivocada da Lei e alegam que hospitais de pequeno porte (com menos de 50 leitos) estariam isentos de cumprir essa exigência, por disporem apenas de dispensários de medicamentos e não de farmácias.

Além da Lei nº 5.991/73, a assistência farmacêutica é parte integrante do direito à saúde, assegurado pela Constituição Federal (1988) e reafirmado pela Lei Orgânica de Saúde (Lei nº 8.080/90) e pela Política Nacional de Assistência Farmacêutica (Resolução CNS nº 338/2004). Em relação aos hospitais públicos, em 2002, a Portaria nº GM/MS 1.017, publicada pelo Ministério da Saúde, tornou explícita a obrigatoriedade da presença de farmacêutico responsável técnico inscrito no Conselho Regional de Farmácia para o funcionamento das farmácias hospitalares ou dispensário de medicamentos integrantes do Sistema Único de Saúde, independentemente do número de leitos.

A farmácia hospitalar também tem o objetivo de contribuir no processo de cuidado à saúde, por meio da prestação de assistência ao paciente com qualidade, visando ao uso seguro e racional de medicamentos, conforme preconiza a Política Nacional de Medicamentos, regulamentada pela Portaria nº 3.916/98, do Ministério da Saúde.

As atividades desenvolvidas pela farmácia hospitalar podem ser observadas sob o ponto de vista da organização sistêmica da assistência farmacêutica. Segundo a Resolução nº 338/2004, do Conselho Nacional de Saúde, a assistência farmacêutica é "um conjunto de ações voltadas à promoção, proteção e recuperação da saúde, tanto individual como coletiva, tendo o medicamento como insumo essencial e visando ao acesso e ao seu uso racional. Este conjunto envolve a pesquisa, o desenvolvimento e a produção de medicamentos e insumos, bem como a sua seleção, programação, aquisição, distribuição, dispensação, garantia da qualidade dos produtos e serviços, acompanhamento e avaliação de sua utilização, na perspectiva da obtenção de resultados concretos e da melhoria da qualidade de vida da população".

A Portaria nº 2, de 2017, do Ministério da Saúde estabeleceu diretrizes e estratégias, objetivando organizar, fortalecer e aprimorar as ações da assistência farmacêutica em hospitais, tendo como eixos estruturantes a segurança e a promoção do uso racional de medicamentos e de outras tecnologias em saúde.

O gerenciamento de riscos, especialmente risco sanitário hospitalar, remonta a um conjunto de atividades que visam reduzir ao mínimo os efeitos indesejáveis causados pelos produtos de saúde aos usuários e que podem interferir na segurança e qualidade da assistência à saúde. De acordo com as diversas realidades institucionais, na implementação de um programa de gerenciamento de riscos, deve-se incluir a farmacovigilância no escopo a ser trabalhado sistematicamente, além de hemovigilância, tecnovigilância, saneantes e controle de infecções.

A farmacovigilância é a ciência das atividades relativas a detecção, avaliação, compreensão e prevenção de efeitos adversos ou quaisquer outros possíveis problemas relacionados com medicamentos. Para execução das ações de

Capítulo 33 Controle e Processo de Armazenamento | Farmácia Hospitalar e Controle de Infecções **225**

QUADRO 33.1 Recomendações relacionadas com a segurança do paciente para a farmácia hospitalar.*

- O uso de medicamentos na instituição de saúde deve seguir as leis e os regulamentos aplicáveis, estando organizado para atender às necessidades do paciente
- Existência de um farmacêutico, técnico ou outro profissional treinado e licenciado para supervisionar a farmácia ou o serviço farmacêutico, bem como outros profissionais qualificados ou autorizados para administrar medicamentos
- Existência de processo para melhorar a segurança de medicamentos com aparência/grafia ou sons semelhantes (*look-alike/sound-like*)
- Existência de uma seleção adequada de medicamentos armazenados ou prontamente disponíveis para serem prescritos ou solicitados para prescrição
- Existência de um método de supervisão da lista e do uso de medicamentos na instituição
- Os medicamentos estão protegidos contra perda ou furto em toda a instituição de saúde
- Existência de um processo no qual os profissionais de saúde envolvidos com os processos de prescrição, dispensação, administração e monitoramento do paciente participem da avaliação e manutenção da lista de medicamentos
- As decisões de inclusão ou exclusão de medicamentos da lista institucional são orientadas por critérios discutidos junto às equipes multiprofissionais
- No caso de exclusão de medicamentos da lista institucional, existe um processo ou mecanismo para monitorar a substituição e a ocorrência de quaisquer eventos adversos não previstos
- A lista de medicamentos institucional é revisada pelo menos anualmente, com base em informações sobre a eficácia e segurança segundo política institucional
- Existência de lista de medicamentos de alta vigilância com base nos padrões de utilização de medicamentos da instituição
- A lista de medicamentos de alta vigilância deve estar atualizada, conhecida pelo corpo clínico e acompanhada por estratégias de redução de riscos
- A guarda dos psicotrópicos nas unidades de cuidado é garantida por meio de um processo sistematizado e seguro (protegido), incluindo dispensação e devolução daqueles usados durante o ato anestésico
- Há um processo para aprovar e adquirir os medicamentos necessários e fora de estoque ou não disponíveis habitualmente no hospital segundo política institucional
- Existência de um processo para obter medicamentos nos horários em que a farmácia se encontra fechada ou o estoque não está acessível
- Os profissionais da farmácia conhecem os processos e procedimentos operacionais padrão da farmácia
- Os medicamentos são armazenados em condições adequadas para a estabilidade do produto
- As substâncias controladas são precisamente contabilizadas, segundo legislações e regulamentos
- Os medicamentos e substâncias químicas usados para a preparação de medicamentos são adequadamente etiquetados com relação a conteúdo, prazo, validade e recomendações
- Todos os locais de armazenamento de medicamentos são periodicamente inspecionados, segundo política institucional, de modo a garantir a segurança quando do uso
- A política institucional define como os medicamentos trazidos pelo paciente (uso habitual e procedentes de domicílio) são identificados e armazenados
- A instituição define os elementos de uma prescrição ou receita completa e os tipos de requisições considerados aceitáveis
- A instituição identifica os profissionais qualificados e autorizados a prescrever ou solicitar medicamentos
- Os medicamentos prescritos e administrados são anotados no prontuário do paciente
- Existe uma política institucional que orienta o armazenamento e o controle de medicamentos (radioativos, investigativos e similares) e de produtos de nutrição parenteral, incluindo amostras de medicamentos
- Medicamentos de emergência seguem política institucional que contempla armazenamento, proteção, antes e após o uso, observando se há deterioração ou perda da validade
- Existência de uma política institucional para o recolhimento de medicamentos, incluindo qualidade, prazo de validade ou fora de uso
- Existência de um sistema uniforme de dispensação e distribuição de medicamentos na instituição, incluindo suporte preciso ou oportuno
- Existência de farmácia clínica para o uso de medicamentos (em especial antimicrobianos), que incluem: paciente certo, dose certa, via certa, hora certa, tempo de uso definido segundo diagnóstico clínico, de acordo com um programa de *stewardship* para antimicrobianos**
- As medicações são preparadas ou dispensadas em ambiente limpo e seguro, com materiais e equipamentos adequados, segundo padrões e regulamentos da prática profissional, conforme treinamentos nas técnicas de assepsia
- As prescrições e solicitações de medicamentos são revisadas quanto à sua pertinência

*Fonte: The Joint Commission International Accreditation Standards for Hospitals, 2020.
**Hinrichsen SL, 2017.

farmacovigilância, é necessária a coleta de informações junto aos profissionais diretamente envolvidos com o medicamento no ambiente hospitalar.

Em 1998, foi publicada a Portaria GM/MS nº 2.616, que institui o farmacêutico como parte fundamental na prevenção e no controle das infecções hospitalares, sendo obrigatória a participação de um profissional de nível superior representante do serviço de farmácia do hospital como membro consultor da Comissão de Controle de Infecção Hospitalar (CCIH). As principais atribuições desta comissão são:

- Participar da elaboração do guia de uso de antimicrobianos e do manual de germicidas
- Observar os indicadores de controle de infecção e sensibilidade dos antimicrobianos, consumo e taxa de letalidade
- Monitorar as prescrições de antimicrobianos
- Verificar a ocorrência de resistência microbiana e estabelecer rotina de dispensação de antimicrobianos
- Monitorar as prescrições de antimicrobianos
- Auxiliar no controle de custos
- Elaborar relatórios de consumo.

A farmácia hospitalar tem papel de grande importância e impacto no controle das infecções relacionadas com assistência à saúde, devendo observar alguns requisitos básicos como:

- Localização afastada das áreas críticas e/ou semicríticas
- Espaço físico compatível com volume, peso e demais características dos produtos a serem adquiridos e mantidos em estoque
- Área de localização com ventilação e sem incidência de luz solar direta
- Espaço apropriado à movimentação de pessoas e de materiais sem atropelos e comunicação com as unidades do hospital que dependem de atendimento rápido e permanente.

A farmácia hospitalar apresenta-se como um setor estratégico no cuidado com o paciente, pois a prevenção de erros nesta unidade diminui a chance de erros na administração de medicamentos.

A carga de trabalho excessiva e o reconhecimento da impossibilidade de se atender à demanda do setor podem aumentar a chance de ocorrência de erros de dispensação por superar os limites cognitivos e de memória dos colaboradores. A preocupação com as condições de trabalho no setor, com a eficácia das operações desenvolvidas, com a possibilidade de melhor aproveitamento do tempo dos colaboradores e com a menor carga física e cognitiva possível deve orientar decisões institucionais e ser uma prioridade dos farmacêuticos responsáveis ao planejarem ações estratégicas em seu setor.

Toda farmácia hospitalar deve ter uma comissão de padronização composta por profissionais envolvidos no uso dos medicamentos (e de produtos para saúde, saneantes e equipamentos), que deve colaborar efetivamente na seleção das aquisições, adotando critérios científicos, técnicos e econômicos, a fim de consumir o menor número possível de itens.

A seleção e a padronização de medicamentos devem ser dinâmicas e contínuas, fundamentadas em critérios científicos e de acordo com as reais necessidades do hospital, com custos adequados, para melhorar a assistência.

Nos critérios de seleção de medicamentos devem ser incluídos:

- Medicamentos considerados disponíveis, de eficácia e segurança
- Medicamentos que, entre todos de mesma indicação e eficácia, apresentem menor toxicidade e maior comodidade posológica
- Aqueles com um único princípio ativo, excetuando-se as associações justificadas nos ensaios clínicos

- Aqueles com o nome genérico da substância ativa, adotando-se a Denominação Comum Brasileira (DCB)
- Os que apresentam formas farmacêuticas que proporcionem a maior possibilidade de fracionamento e adequação de dose à faixa etária.

A seleção dos medicamentos antimicrobianos deve ser feita em conjunto com o Serviço de Controle de Infecção Relacionada a Assistência à Saúde (SCIRAS), observando-se a microbiota hospitalar quanto à sensibilidade dos microrganismos isolados.

Na seleção e padronização de produtos para a saúde, SCIRAS e a farmácia devem participar da seleção do material e da definição dos critérios de uso na instituição. Deve haver também estudo e seleção de fornecedores, apresentação de registro de produto aprovado pelo Ministério da Saúde, funcionamento e método de esterilização.

Na aquisição dos medicamentos e de produtos para a saúde, devem-se exigir, dos fabricantes e distribuidores de produtos farmacêuticos e correlatos, certificados de Registro de Empresa e de Produtos que comprovem o cumprimento das "Boas Práticas de Fabricação", "Boas Práticas de Armazenamento" e "Boas Práticas de Transportes" expedidos pela Secretaria Nacional de Vigilância Sanitária do Ministério da Saúde, pela Agência Nacional de Vigilância Sanitária ou órgão equivalente dos estados e municípios, quando autorizados. Também deve ser solicitado o certificado de análise, química e microbiológica, dos lotes de medicamentos adquiridos, com realização de testes específicos para cada forma farmacêutica, de acordo com as farmacopeias. Para os hemoderivados, é necessário o documento de liberação para venda e uso, expedido pelo Ministério da Saúde.

A avaliação prévia da qualidade das amostras de produtos ainda não vendidos para o hospital, verificando-se caracteres organolépticos e adequação, também deve ser exigida.

A farmácia hospitalar deve seguir as "Boas Práticas de Armazenamento de Medicamentos" e apresentar padrões atualizados que definam regras para o armazenamento, privilegiando a segurança do processo de dispensação, a estabilidade química, física e microbiológica dos medicamentos, além de permitir a fácil localização dos mesmos. Em centrais de abastecimento é importante ainda respeitar a lógica do PVPS: "primeiro que vence, primeiro que sai". Pode-se lançar mão de ordenamento alfabético e/ou por forma farmacêutica associado à identificação, com etiquetas coloridas dos medicamentos com elevado risco de troca e os potencialmente perigosos ou de alta vigilância. Devem ser identificados os locais de armazenamento de medicamentos que apresentam grafias e sons semelhantes, com etiquetas de alerta, nas quais esteja escrita parte do nome do medicamento com letras maiúsculas e em negrito, destacando-se a diferença entre nomes parecidos.

GERENCIAMENTO DE MEDICAMENTOS

Há medicamentos para toda espécie de doenças, mas, se esses medicamentos não forem dados por mãos bondosas que desejam amar, não será curada a mais terrível das doenças. (Madre Teresa de Calcutá)

Prescrição de antimicrobianos

"Os antimicrobianos são um dos principais medicamentos usados em instituições de saúde e, em especial, em unidades de terapia intensiva.

Observa-se que ao longo da história os antimicrobianos foram e ainda são responsáveis por salvar vidas, reduzindo infecções e contribuindo para o bem-estar da população, quando usados de maneira adequada. Mas, quando administrados de forma não adequada e/ou por tempo prolongado, representam um dos principais fatores envolvidos no surgimento de bactérias multirresistentes, com aumento da incidência em todos os continentes.

Paralelamente a isso, há uma redução da disponibilidade de novos antimicrobianos no mercado. Isso se deve, também, ao rápido surgimento de cepas resistentes aos novos fármacos, o que possivelmente desestimula mais investimentos.

O Centers for Disease Control and Prevention (CDC) dos EUA concluiu que 262 milhões de pessoas receberam prescrições de seus médicos de 2010 a 2011. Cerca de 30% ainda foram desnecessárias."

Erickson A. A third of people given antibiotics don't actually need them. Collective Evolution; 2017.

Estima-se que mais de 50% dos medicamentos em todo o mundo são prescritos, dispensados ou vendidos de modo inadequado, que 15% da população consuma mais de 90% da produção farmacêutica, que um terço da população não tenha nenhum acesso a medicamentos, que em 50% dos casos os pacientes tomem os medicamentos de maneira incorreta e que usem medicamentos sem evidência científica.

Na assistência ao paciente, a correta identificação do paciente (Meta Internacional de Segurança do Paciente nº 1 estabelecida pela Organização Mundial da Saúde em conjunto com a Joint Commission International) e o uso seguro de medicamentos de alta vigilância (Meta Internacional de Segurança do Paciente nº 3) exigem máxima atenção dos profissionais e gestores no dia a dia, a fim de reduzir riscos inerentes ao cuidado prestado.

Várias são as experiências relatadas pelos diversos serviços relacionados com a segurança de medicamentos (Meta Internacional de Segurança do Paciente nº 3), como a concentração da manipulação destes em uma farmácia central, evitando que ampolas fiquem nas áreas assistenciais, assim como outros mecanismos de barreiras no processo (seleção, administração, dupla verificação e identificações especiais de eletrólitos, insulina, anticoagulantes e antibióticos).

A segurança na utilização de medicamentos em uma instituição é precedida pelas etapas farmacêuticas de seleção, programação, aquisição, recebimento, armazenamento, fracionamento e/ou unitarização, distribuição/dispensação adequadas dos medicamentos.

Além do controle dos medicamentos potencialmente perigosos definidos pela instituição e incorporados na lista de medicamentos padronizados da unidade, também devem ser monitorados os eventos adversos e a adesão do paciente ao tratamento prescrito.

Os medicamentos potencialmente perigosos devem ser padronizados por cores (verde, amarelo, azul, vermelho e rosa), o que facilita a identificação do tipo de medicamento e seus potenciais riscos (p.ex., citostáticos com fita adesiva amarela e eletrólitos com fita verde).

É uma medida de extrema segurança durante todo o cuidado a adoção do conceito de farmácia clínica, segundo o qual o farmacêutico, durante a visita, realiza a conciliação medicamentosa, que é parte importante da avaliação farmacêutica, pois garante que todos os medicamentos necessários sejam prescritos, prevenindo possíveis omissões, duplicidades terapêuticas e outras inconsistências.

A implementação de programas de farmacovigilância ativa pode gerar, além de benefícios para os pacientes, economia para os sistemas de saúde, ao identificar de forma precoce a ocorrência de reações adversas a medicamentos (RAM), permitindo a adoção de medidas preventivas.

O uso de métodos ativos para identificação de RAM tem se destacado nas atividades de farmacovigilância, pois são capazes de detectar um número maior de reações e, consequentemente, reduzir a subnotificação de eventos adversos relacionados com medicamentos. Sistemas de vigilância ativa ao redor do mundo utilizam dados existentes dos pacientes para a identificação de RAM. Para estruturar os dados, a maioria desses sistemas utiliza modelos comuns de dados, usando *linkage* entre as bases de dados.

Por meio de um sistema rastreador, é possível investigar o que realmente ocorreu em caso de um evento adverso e quais foram os danos causados.

Também é importante não só listar as possíveis interações medicamentosas dos medicamentos padronizados pela instituição, assim como fazer o manejo destas segundo protocolos de análise de prescrição médica (reconciliação medicamentosa, seguimento farmacoterapêutico, monitoramento do efeito de medicamentos, farmacovigilância e orientação de alta).

Em uma gestão planejada, além dos ganhos na segurança do paciente (redução nos erros de medicação e melhor integração com equipes multiprofissionais), também podem ser obtidas: redução da compra de medicamentos não padronizados, diminuição das solicitações de medicamentos de urgência e diminuição das devoluções de medicamentos.

A sistematização da avaliação de prescrição pelo farmacêutico ao investigar problemas relacionados com medicamentos aumenta a segurança nos processos clínicos e oferece maior respaldo nos processos administrativos.

Outros processos importantes em intervenções farmacêuticas para a segurança do paciente são:

- Aprazamento de medicamentos, segundo características pessoais do paciente
- Alertas de monitoramento laboratorial (mediante alterações causadas por medicamentos) e clínico (segundo sinais e sintomas de intoxicação, reações adversas, interação medicamentosa)
- Monitoramento do quinto sinal vital, a dor
- Substituição de medicamento em prescrição e identificação de medicamentos que causem quedas (Meta Internacional de Segurança do Paciente nº 6).

Um ponto que merece muita atenção e controle é o carrinho de emergência, fundamental no atendimento a pacientes com parada cardiorrespiratória. Na maioria das vezes, os carrinhos de emergência estão desorganizados e poluídos por excesso de medicamentos, dispostos em gavetas de difícil manejo.

Seguindo a norma para padronização de medicamentos NBR 14.490, da Associação Brasileira de Normas Técnicas, e a RDC nº 9, de 2001, da Agência Nacional de Vigilância Sanitária, cada ampola deve ser colocada em uma cavidade com cores diferentes e descrições com letras maiores para diferenciar as dosagens. Ademais, todos os materiais (como cânulas de intubação traqueal, cabos e lâminas de laringoscópio, fixadores de tubo endotraqueal, cânulas de Guedel e fio-guia estéril) e seringas devem estar identificados e acondicionados de modo individualizado.

A avaliação dos carrinhos de emergência, bem como de sistemas de maletas de medicamentos em centros cirúrgicos, enfermarias e ambulâncias, deve fazer parte da rotina da farmácia, de modo a garantir a correta identificação e validade dos medicamentos. Os medicamentos devem estar organizados em *kits* (contendo o medicamento, seringa, agulha, todos identificados), que devem estar no carrinho (lacrado) junto ao um *checklist* a ser verificado diariamente pelo enfermeiro e pela equipe responsável pelo controle diário.

Para o bom uso de todas as ferramentas de melhorias, as equipes devem ser continuamente treinadas, segundo políticas e protocolos.

Reflexões

Eventos indesejados decorrentes do uso de antibióticos manifestados individualmente, como reações adversas ou de hipersensibilidade, que implicam gastos e desgaste da saúde dos usuários, bem como os prejuízos que geram ao meio ambiente e a tão temida resistência bacteriana, constituem uma preocupação mundial.

A Organização Mundial da Saúde, a Agência Nacional de Vigilância Sanitária e os profissionais de saúde têm se esforçado para que os antimicrobianos sejam usados de modo seguro, seguindo processos sistematizados junto à farmácia hospitalar e à prescrição de antimicrobianos.

A busca da adequação do consumo de antibióticos precisa ser um objetivo de todos os profissionais da saúde, em especial dos prescritores (médicos, veterinários e odontólogos), de farmacêuticos e seus auxiliares, usuários, governo e, inclusive, da indústria farmacêutica.

Oferecer educação continuada aos prescritores e dispensadores, favorecer a comunicação entre eles, buscar apoio junto aos órgãos regulamentadores e fiscalizadores das ações em saúde e compartilhar informações com os usuários de medicamentos sobre os riscos inerentes ao uso de antibióticos podem ser estratégias para minimizar a emergência de cepas de microrganismos resistentes e preservar a eficácia dos antibióticos disponíveis, assim como para diminuir a exposição das pessoas, em geral, às reações adversas ou de hipersensibilidade inerentes ao uso desses medicamentos.

A farmácia hospitalar e a equipe de controle de infecções das instituições de saúde são, portanto, de extrema importância para as práticas seguras de uso de medicamentos e, consequentemente, para a redução de microrganismos multirresistentes.

BIBLIOGRAFIA

Brasil. Lei nº 5.991/73 – Dispõe sobre o controle sanitário do comércio de drogas, medicamentos, horário do farmacêutico, insumos farmacêuticos e correlatos, e dá outras providências. Brasília: Diário Oficial da União; 1973. Disponível em: http://www.planalto.gov.br/ccivil_03/leis/l5991.htm.

Brasil. Lei nº 8.666/93 – Regulamenta o art. 37, inciso XXI, da Constituição Federal, institui normas para licitações e contratos da Administração Pública e dá outras providências. Brasília: Diário Oficial da União; 1993. Disponível em: http://www.planalto.gov.br/ccivil_03/leis/l8666cons.htm.

Brasil. RDC Anvisa nº 50/02 – Dispõe sobre Regulamento Técnico para projetos físicos em estabelecimentos assistenciais de saúde. Brasília: Agência Nacional de Vigilância Sanitária; 2002. Disponível em: https://bvsms.saude.gov.br/bvs/saudelegis/anvisa/2002/rdc0050_21_02_2002.html

Brasil. Conselho Regional de Farmácia do Estado de São Paulo. Farmácia Hospitalar. São Paulo: Conselho Regional de Farmácia do Estado de São Paulo; 2019. Disponível em: http://www.crfsp.org.br/images/cartilhas/hospitalar.pdf.

Brasil. Conselho Regional de Farmácia do Estado de São Paulo. Departamento de Apoio Técnico e Educação Permanente. Grupo Técnico de Trabalho Regional de Farmácia Hospitalar de Piracicaba. Farmácia Hospitalar. / Conselho Regional de Farmácia do Estado de São Paulo. – São Paulo: Conselho Regional de Farmácia do Estado de São Paulo, 2020. Disponível em: http://portal.crfsp.org.br/documentos/materiaistecnicos/ManualdeOrientacaoaoFarmaceutico-SegurancadoPaciente.pdf.

Brasil. Ministério da Saúde. Portaria de Consolidação nº 2, de 28 de setembro de 2017: consolidação das normas sobre as políticas nacionais de saúde do Sistema Único de Saúde. Disponível em: https://www.saude.pr.gov.br/sites/default/arquivos_restritos/files/documento/2020-05/10_portaria_de_consolidacao_n_2_2017_contratualizacao_cosems.pdf.

Brasil. Ministério da Saúde. Agência Nacional de Vigilância Sanitária. Boletim de Farmacovigilância nº 10, março/2020. Disponível em: http://antigo.anvisa.gov.br/documents/33868/2894786/Boletim+de+Farmacovigil%C3%A2ncia+n%C2%BA+10/edccfdd4-0645-418a-92d5-b328df8639e9?version=1.2.

Brasil. Ministério da Saúde. Agência Nacional de Vigilância Sanitária. Protocolo de segurança na prescrição, uso e administração de medicamentos. Anexo 03. Brasília: Ministério da Saúde. Disponível em: http://www.hospitalsantalucinda.com.br/downloads/prot_medicamentos.pdf.

Brasil. Ministério da Saúde. Coordenação de Controle de Infecção Hospitalar. Guia Básico para a Farmácia Hospitalar. Brasília: Ministério da Saúde; 1994. Disponível em: https://bvsms.saude.gov.br/bvs/publicacoes/partes/guia_farmacia1.pdf.

Brasil. Ministério da Saúde. Portaria nº 2.616 de 12 de maio de 1998. Brasília: Diário Oficial da União; 1998. Disponível em: https://bvsms.saude.gov.br/bvs/saudelegis/gm/1998/prt2616_12_05_1998.html.

Hessem MN. Conciliação Medicamentosa. Disponível em: http://www.amfar.com.br/apresenta/AulaConciliacaoModif_301108.pdf.

Hinrichsen SL. Programa de stewardship de antimicrobianos (ASP): "o que e como"? Boletim da SBI. 2017; (11):6-8.

Hinrichsen SL. Qualidade e segurança do paciente. Gestão de riscos. Rio de Janeiro: Medbook; 2012.

Lima CR, Souza ZP. Farmácia hospitalar. In: Martins MA. Manual de infecção hospitalar. Epidemiologia. Prevenção. Controle. 2. ed. Rio de Janeiro: Medsi; 2001. p. 763-81.

Rodrigues FA, Bertoldi AD. Perfil da utilização de antimicrobianos em um hospital privado. Ciênc Saúde Coletiva. 2010; 15(Suppl 1):1239-47.

Silva CD, Silva Júnior M. Estratégias para uso adequado de antibioticoterapia em unidade de terapia intensiva. Einstein. 2015; 13(3):448-53.

The Joint Commission International Accreditation Standards for Hospitals. 7. ed. Oak Brook: JCI; 2020.

Usberco LMP, Gastaddi SR, Santos GAA et al. Farmácia hospitalar. In: Fernández AT, Fernández MOV, Ribeiro Filho N. Infecção hospitalar e suas interfaces na área da saúde. São Paulo: Atheneu; 2000. p. 1079-102.

Capítulo 34

Limpeza e Desinfecção de Superfícies e Importância no Controle de Infecções

Sylvia Lemos Hinrichsen ▪ Reginaldo Gonçalves de Lima Neto ▪ Marcela Coelho de Lemos

INTRODUÇÃO

A limpeza de ambientes em instituições de saúde consiste na remoção de sujidades orgânicas e inorgânicas e, consequentemente, na redução da carga microbiana nas diversas áreas da estrutura assistencial e não assistencial.

Na atualidade, o termo *higienização hospitalar* engloba todos os processos envolvidos na limpeza e desinfecção de superfícies fixas em estabelecimentos de assistência à saúde. Muitas instituições de saúde contam com serviços específicos (próprios ou terceirizados) para a higiene e limpeza de ambiente. A execução segue um cronograma previamente estabelecido e monitorado por meio de auditorias, a partir de planilhas de planejamento profissional, de responsabilidade dos membros da equipe de controle de infecções, junto aos representantes da administração predial e aos representantes da gerência de enfermagem. Todos têm participação ativa na logística das tarefas relacionadas com higienização, readequação de ambientes e dimensionamento de recursos humanos quando necessário, e com o descarte de materiais, equipamentos e mobiliário.

O AMBIENTE E AS INFECÇÕES

As superfícies limpas e desinfetadas conseguem reduzir o número de microrganismos em até 99%, enquanto as superfícies apenas limpas o reduzem em menos de 80% (estatisticamente não significante). No entanto, após 2 h as superfícies voltam a se contaminar, retornando à contagem inicial de microrganismos.

Há evidências de que infecções por rotavírus e *Candida* spp. possam ser transmitidas pelo meio ambiente, pois o primeiro sobrevive por mais de 12 dias, e o segundo, por mais de 1 semana. Além disso, algumas evidências sugerem que o SARS-CoV-2, vírus responsável pela COVID-19, consiga permanecer estável durante sete dias em superfícies de plástico, aço inoxidável, vidro, cerâmica, madeira, luvas de látex e máscaras cirúrgicas; entretanto, a sua capacidade infecciosa diminui drasticamente ao longo do tempo, de forma que o vírus encontrado nas superfícies de plástico e aço deixa de se tornar infectante após 72 horas. Já o vírus da imunodeficiência humana (HIV) consegue sobreviver em superfícies com matéria orgânica ressequida por até 3 dias, e o vírus da hepatite, nas mesmas condições, até 1 semana.

Toda matéria orgânica deve ser descontaminada ou desinfetada, independentemente de sua localização (crítica, semicrítica ou não crítica). A higienização mais recomendada, sobretudo em locais mais próximos ao paciente, é feita com álcool a 70%.

No tocante à transmissão de infecções, além da higienização, também são importantes a sistematização das precauções-padrão (em todos os pacientes e sempre que houver contato com sangue ou fluidos corpóreos) para todos os profissionais de saúde e também da higienização, assim como a instituição de isolamentos (pelo ar, por gotículas e por contato), quando indicado.

A finalidade do serviço de limpeza e desinfecção hospitalar depende da filosofia e da política da administração da instituição para que sejam evitados conflitos de interesse.

O serviço de higiene deve ajudar a prevenir a deterioração de superfícies, objetos e materiais, promovendo conforto e segurança aos pacientes e funcionários, por intermédio de um meio limpo. Esse serviço deve sempre ter em mente a importância de manutenção das superfícies limpas, diminuindo o número de microrganismos e promovendo o bem-estar, com otimização de custos.

Para diminuir a interferência do ambiente nas infecções, devem ser evitados:

- Atividades que favoreçam o levantamento de partículas em suspensão
- Uso de vassouras e aspiradores de pó (estes permitidos somente em áreas administrativas)
- Instalação de ventiladores e ar-condicionado comum (sendo indicado apenas o de tipo central com filtros HEPA (*high-efficiency particulate air*) com sistemas de ventilação apropriados)
- Arrumação das camas sem técnicas de dobraduras de lençóis
- Limpeza a seco
- Reformas ou construções com áreas não isoladas.

Esses procedimentos visam, portanto, evitar a formação ou piora de processos alérgicos, surtos de aspergiloses e a disseminação de algumas doenças, como síndromes respiratórias agudas, varicela e tuberculose.

No sentido de evitar fontes de fungos, é importante retirar vasos com flores e plantas dos quartos ou não permiti-los no hospital, principalmente em áreas de pacientes imunodeprimidos.

As precauções de contato e as precauções-padrão para microrganismos com alto potencial de contaminação devem ser sistematizadas para *Clostridium difficile, Enterococcus cloacae, Staphylococcus aureus* resistentes à meticilina, rotavírus e gram-negativos (especialmente *Acinetobacter* sp. e *Burkholderia cepacia*).

SERVIÇO DE HIGIENIZAÇÃO

O serviço de limpeza e desinfecção em instituições de saúde pode ser próprio ou terceirizado.

Serviço de higienização da própria instituição

São vantagens do serviço de higienização próprio:

- Os colaboradores fazerem parte do quadro da instituição, possibilitando maior controle e inexistência de diferenças entre os direitos e deveres destes com os demais do hospital
- A política de benefícios ser igual para todos os colaboradores, o que tende a diminuir a rotatividade destes
- A liderança do serviço pertencer ao quadro funcional e ser mais presente, com melhor controle dos processos de qualidade e confiança do cliente.

É difícil estabelecer o número de funcionários ideal para o serviço de higienização. Além da área construída, outras variáveis devem ser consideradas no momento do cálculo da equipe, tais como:

- Número de leitos em enfermarias e apartamentos
- Número de leitos de unidade de terapia intensiva
- Número médio de cirurgias ao dia
- Quantidade média de altas
- Tipo de pisos e existência de pisos com muitas emendas, que dificultam e aumentam o tempo de limpeza
- Complexidade e detalhes na arquitetura hospitalar que podem requerer maior gasto de movimentos e energia
- Condições física e de saúde entre os funcionários, capazes de interferir em seu desempenho.

Serviço de higienização terceirizado

Caso se opte por um serviço de limpeza terceirizado, é importante que a jornada de trabalho em número de funcionários oferecidos para o hospital assegure que todos os turnos estejam supridos e em número compatível com a demanda de trabalho.

Na escolha da empresa, é importante considerar as referências anteriores, a idoneidade, os recursos humanos e materiais, a especialidade na área de higienização e a avaliação de custos e benefícios.

Os colaboradores do período noturno não devem apenas cobrir as intercorrências, mas também cumprir as rotinas existentes como em qualquer outro turno. A carga horária deve seguir a mesma rotina da instituição.

Os produtos químicos escolhidos pela empresa bem como o seu uso devem ser normatizados pela Comissão de Controle de Infecção Hospitalar (CCIH). O nível de escolaridade da chefia deve ser discutido e definido antes da assinatura do contrato, e a liderança do setor de limpeza e desinfecção deve participar das reuniões com a equipe de controle de infecções.

A empresa é quem deve fornecer os materiais e equipamentos necessários para o serviço e especificar as atividades a serem executadas, embora existam instituições que forneçam alguns insumos, como sacos de resíduos e descartáveis.

Os colaboradores da limpeza e desinfecção não devem ter funções do serviço de lavanderia ou enfermagem. Eles precisam ser vacinados contra hepatite B e tétano, além da vacina sazonal (influenza) e da vacina contra COVID-19.

O acompanhamento pós-acidentes deve ser sistematizado junto à CCIH. Os acidentes com perfurocortantes podem ser notificados à CCIH do hospital, porém deve constar no contrato quem é o responsável pelo custo dos exames realizados. Muitas empresas de mão de obra terceirizada do setor de higienização hospitalar mantêm na unidade de saúde contratante dois *vouchers* de táxi, para que no momento do sinistro um deles seja usado para conduzir o funcionário acidentado ao serviço hospitalar de referência em doenças infectocontagiosas e o outro, para levar o colaborador a sua residência após o atendimento médico.

Quanto menos insatisfeito estiver o colaborador da empresa contratada, menor a chance de conflitos internos, o que pode afetar a imagem da empresa no hospital.

Deve haver um programa de treinamento continuado (demonstrando o que precisa ser feito, com qual técnica, com qual periodicidade e o motivo de ser executado, seja qual for a maneira) com base nas necessidades reais da instituição, respeitando o ritmo de cada um, valorizando o profissional.

Ao serem recrutados, recomenda-se que os candidatos ao serviço de higienização cursem pelo menos 20 h de treinamento em temas específicos, inteiramente relacionados com a empresa e seu ramo de atividade, conforme sugerido a seguir:

- Integração, de pelo menos 2 h teóricas, com a equipe de recursos humanos da empresa
- Sistema de gestão da qualidade, de 4 h teóricas, com um auditor de qualidade interno ou por consultoria especializada contratada pela empresa
- Segurança do trabalho, de 4 h teóricas, com um engenheiro ou técnico em segurança de trabalho
- Operacional, de 6 h teórico-práticas, com a coordenação operacional ou liderança determinada pela referida coordenação
- Prevenção e controle de microrganismos, de 4 h teóricas, com uma consultoria técnica especializada contratada pela empresa (é recomendado que o instrutor seja microbiologista ou enfermeiro com conhecimento microbiológico).

Ao fim de cada treinamento, o candidato deve realizar uma avaliação teórica e obter bom aproveitamento para ser admitido.

Além disso, deve ser realizada uma capacitação contínua no mínimo a cada 12 meses de trabalho efetivo na empresa, contemplando conteúdos motivacionais, reintegração à empresa e procedimentos operacionais com foco em abordagens práticas.

Boas práticas

Em um serviço de higienização, é importante que tanto os colaboradores quanto as lideranças sejam bem treinados e disponham de bons equipamentos para pronto uso. Os colaboradores devem ter disponíveis os equipamentos de proteção individual (EPI) e precisam estar motivados para trabalhar visando à qualidade total do estabelecimento. Também é necessária uma política de valorização profissional, a fim de aumentar a produtividade e diminuir a ocorrência de acidentes ou desperdícios.

O líder (coordenador, supervisor e/ou encarregado) do serviço de higienização deve:

- Exercer liderança perante o grupo
- Ter postura compatível com o cargo
- Ser pontual e assíduo
- Conhecer as técnicas de limpeza e desinfecção, bem como os produtos, materiais e equipamentos
- Realizar as tarefas com técnica correta
- Demonstrar fácil relacionamento
- Ter equilíbrio emocional e pessoal
- Atuar de maneira ética
- Ter humildade para admitir falhas
- Ter capacidade para ouvir e tomar decisões
- Ser criativo e estratégico
- Saber solucionar problemas e ser apaziguador.

Os auxiliares de higiene devem ter ensino fundamental completo; os supervisores ou encarregados, ensino médio completo; e aqueles com cargos de coordenação ou chefia, nível superior. Quando houver funcionários antigos que não atendam a essa exigência, a instituição deve proporcionar condições para que eles se equiparem aos novos, preservando um horário específico para estudo, dando-lhes um turno de trabalho adequado que favoreça a nova atividade escolar.

É fundamental que o colaborador de limpeza saiba identificar os produtos químicos de uso, calcular corretamente as diluições na falta de uma central de diluição ou de um diluidor automático, assim como as devidas precauções de uso. É importante que todos estejam motivados, e se sintam fazendo parte da instituição, mantendo essa postura no seu dia a dia. Os exemplos de respeito a hierarquias, aos colaboradores, aos pacientes e à instituição devem vir das lideranças, dos *steakholders*.

Os cuidados básicos de higiene e aparência pessoal são extremamente importantes. É fundamental que os colaboradores tenham cuidado com as unhas (limpas, bem tratadas, não esmaltadas e curtas), não estejam despenteados e não trajem uniformes sujos.

Vale mencionar que alguns colaboradores podem não ter local para banho em suas casas, sendo importante que a liderança maior, ao detectar esse problema, viabilize o banho no hospital.

O crachá é de uso obrigatório para identificação de todos os colaboradores da instituição. Segundo a Norma Regulamentadora 32 (NR 32) do Ministério do Trabalho, os crachás não devem ser pendurados.

Os cabelos dos colaboradores devem estar penteados, limpos e presos (quando longos). Os cabelos longos e soltos podem desprender-se e ser encontrados em locais inadequados, como pratos de pacientes, roupas de cama ou outros locais, podendo levar à contaminação.

Cada colaborador deve ter no mínimo três fardamentos fornecidos pela instituição, evitando improvisações inadequadas. Os uniformes devem ser confortáveis, estar sempre limpos e sem manchas. Devem ser de cor clara, para que apareça a sujidade.

O tecido deve ser apropriado à temperatura da região. As calças compridas (de preferência com elástico na cintura) e os jalecos (de manga curta e com bolso no comprimento dos quadris) devem ser folgados, possibilitando movimentos amplos.

Todos os profissionais devem trabalhar calçados. Os sapatos devem ser fechados, impermeáveis e com sola antiderrapante, para evitar quedas e acidentes com eletricidade. Não deve ser permitido o uso de chinelos, sandálias, tênis de pano ou lona, ou qualquer modelo que possibilite acúmulo de umidade e contato direto da pele com substâncias.

O uso de acessórios (como anéis, pulseiras, broches e brincos) não é recomendado para o colaborador de higienização, pois favorece o acúmulo de sujidades e a proliferação de microrganismos, possibilitando a contaminação (NR 32). Àqueles com mais oportunidade de calçar luvas e durante determinadas técnicas (como higienização das mãos), anéis e pulseiras são totalmente contraindicados, pois impedem a remoção completa dos microrganismos das áreas em que se encontram, além do constante acúmulo de sujidades abaixo deles. Também são comuns processos alérgicos por brincos que provocam prurido, fazendo com que as mãos não higienizadas sejam levadas ao local lesionado, propiciando a contaminação do colaborador.

O suor excessivo durante algumas atividades é um problema difícil de ser abordado junto ao colaborador, mas pode ser trabalhado durante treinamentos, evitando-se o constrangimento ou a discriminação. Nessas ocasiões, deve-se enfatizar que o suor não representa uma falta de higiene, mas pode constituir um problema de saúde (distúrbio hormonal) ou ser resultante da falta de desodorante adequado (o que pode ser resolvido ao se disponibilizar um para quem precise).

De acordo com a Lei Federal Antifumo nº 8.078/90 – nº 12.546/2011, fumar no ambiente hospitalar é proibido. Há vários motivos para a proibição, como:

- Risco de incêndios provocados por cigarros em lixeiras, pisos e outros locais
- Deformação de pisos, especialmente os do tipo Paviflex®, quando os cigarros são jogados no chão
- Poluição ambiental
- Menor produtividade do colaborador (pausa nas atividades para fumar)
- A fumaça contribui para existência de fumantes passivos, causando irritação das vias respiratórias superiores dos pacientes.

Todo hospital deve manter avisos visíveis para que não se fume nos seus diversos ambientes, podendo até designar uma área para fumantes ventilada e provida de cinzeiros. Devem-se fazer campanhas contra o tabagismo, colocar cinzeiros do lado externo em todas as portas de acesso do hospital e retirar todos os cinzeiros de mesa.

Também é importante, para a produtividade do colaborador, que lhe sejam concedidas três pausas (uma antes do início da jornada, uma durante e uma ao fim) para descanso ou relaxamento (podendo ser incluídos exercícios físicos orientados por professores de educação física) de 10 min (tempo suficiente para o alongamento dos principais músculos). Com essas pausas, o colaborador fica mais descontraído por aliviar suas tensões e diminuir o estresse, o que torna a jornada de trabalho mais agradável.

232 Parte 1 Biossegurança

Os programas de qualidade de vida para colaboradores não só humanizam o trabalho, mas também previnem doenças ocupacionais, além das decorrentes do estresse.

EQUIPAMENTOS E MATERIAIS USADOS NAS ATIVIDADES DE HIGIENIZAÇÃO

É grande o número de materiais e equipamentos necessários para a execução das diversas técnicas de limpeza e desinfecção em ambientes de saúde. Seu uso deve ter base em procedimentos operacionais padrão, ferramentas de uniformização de processos, que devem estar acessíveis a todos. O uso correto tanto do maquinário quanto do material nos processos de higienização objetiva não só a economia de tempo, mas também o custo financeiro (Quadro 34.1).

Equipamentos de proteção individual e coletiva

Os EPIs são usados pelo colaborador que faz a limpeza para evitar riscos à sua saúde durante a atividade laboral. Devem ser certificados pelo Ministério do Trabalho e Emprego, conforme estabelece a NR 6 desse ministério.

QUADRO 34.1 Equipamentos, utensílios, materiais e maquinário usados na higiene e limpeza na área de saúde.

Equipamentos, utensílios, materiais e maquinários	Comentários
Rodos	Devem ser do tipo profissional, com cabos mais longos e lâmina de borracha de maior extensão, que permitam maior abrangência da área a ser limpa, aumentando a produtividade com menos tempo e desgaste físico reduzido
	As lâminas de borracha tornam possível que, simultaneamente, os líquidos sejam puxados e a área fique seca. A borracha esponjosa dupla acomoda-se às irregularidades do piso
Tecido multiúso para limpeza	Devem ser exclusivos para cada modalidade e área de limpeza, de preferência descartáveis (tipo multiúso perfex ou wiper), quando de custo acessível, para diminuir o risco de transmissão cruzada. Caso não sejam descartáveis, devem ser limpos, alvejados e secos após cada uso
	Os panos devem ter algum tipo de identificação para que sejam usados apenas nas áreas designadas (com cores diferentes para cada tipo de área, por exemplo)
	Devem ser processados na lavanderia da instituição e, caso soltem fiapos, devem ser substituídos.
	Os panos de chão precisam cobrir toda a extensão do rodo quando usado no piso
	Podem ser substituídos por conjunto *mop*, usados úmidos, para evitar dispersão de partículas. Contudo, panos de chão não devem ser deixados nos ambientes, como ocorre comumente em WCs, pois podem se tornar fonte de contaminação.
Conjunto *mop*	É formado por cabo, luva e refil
	O cabo deve ser de alumínio ou PVC, facilitando a higienização, com comprimento de 1,40 cm
	As luvas (do tipo cabeleira) podem ser descartáveis ou passíveis de reúso, podendo ser fabricadas com microfibra, algodão ou material sintético (de raiom ou poliéster) ou outros materiais especiais, adaptadas a armações articuladas, presas a cabos e que podem ser de alumínio ou madeira, possibilitando manobras de limpeza com agilidade e facilidade. Devem ser planas para função úmida (servindo tanto para ensaboar quanto para reter e absorver líquidos) e pó (indicada para remoção de sujidade aderida ao piso, do tipo eletrostática, impedindo a dispersão de partículas de poeira). Podem ter as pontas cortadas e dobradas. As luvas reutilizadas devem ser monitoradas quanto à efetividade (após 150 lavagens são menos efetivas)
	As principais vantagens do uso do *mop* são eliminar o contato manual do colaborador com produtos químicos e evitar acidentes com perfurocortantes, uma vez que não é torcido manualmente
	Também torna possível que o colaborador não realize movimentos de abaixar-levantar repetitivos e perigosos, promovendo aumento da produtividade em comparação ao uso do pano e rodo
	O *mop* úmido (conjunto balde-espremedor e *mop*) está indicado na limpeza concorrente de pisos com solução ou sem uso de produtos químicos. O material consta de: carrinho com rodízio giratório contendo dois baldes; baldes de cores diferentes (um com solução e outro com água para enxágue) e espremedor (peça acoplada ao carrinho para torcer o *mop* sem contato manual). É próprio para limpezas que envolvam líquidos, substituindo o pano de chão. Está indicado na remoção de sujidade e detritos não aderidos ao piso, substituindo a varredura úmida com panos de chão
	O *mop* seco remove o pó sem levantar nem espalhar poeira
	Na sua manutenção, pode ser lavado em máquinas de lavar a quente ou a frio
	O *mop* tipo *lamello* ou gruda-pó é descartável e usado para substituir o *mop* seco, pois também pode ser empregado na varredura seca. A maioria dos fabricantes de *mop* tipo *lamello* umedece o refil (feito com material de TNT) com óleo mineral para promover maior adesão de sujidades e materiais particulados. No *mop* gruda-pó (ou pega-pó), o refil é confeccionado com filme adesivo similar ao que existe nos papéis autoadesivos usados para lembrete (*post it*). Ambos eliminam qualquer possibilidade de revolver, dispersar ou levantar poeira
	Quanto à manutenção, é preciso enxaguar o *mop* em água limpa após o uso e deixá-lo secar em local ventilado com suas fibras separadas e em posição contrária à do uso. Tem duração equivalente a 40 panos de chão usados no mesmo tipo de piso

(continua)

Capítulo 34 Limpeza e Desinfecção de Superfícies e Importância no Controle de Infecções **233**

QUADRO 34.1 Equipamentos, utensílios, materiais e maquinário usados na higiene e limpeza na área de saúde. (*Continuação*)

Equipamentos, utensílios, materiais e maquinários	Comentários
Kits para limpeza de vidros e tetos	São compostos por cabos metálicos reguláveis com lâminas de borracha substituíveis ou de cabeleira plana para função úmida Os cabos para lavagem com luvas também devem ser substituíveis
Escada	Deve ter plataforma de apoio para garantir maior segurança ao usuário e dispositivos laterais para guardar materiais
Baldes	Devem ser de cores diferentes (um para a solução e outro para o enxágue) São preferíveis aqueles confeccionados com materiais que não corroam com o tempo nem provoquem ruídos
Escova de cerdas	Deve ser consistência dura, com cabo longo para uso na limpeza pesada de pisos e banheiros, possibilitando a retirada de crostas, lodo e sujidades
Estação de limpeza ou carro funcional	Usado para facilitar a organização e o transporte seguro de equipamentos e saneantes durante a limpeza e desinfecção do ambiente Deve conter suporte para rodos, *mop* e sacos de lixo; plataforma para baldes; placa de sinalização; prateleiras para luvas, aventais, panos de limpeza manuais, escovas, esponjas de dupla face, papéis higiênicos, papel-toalha, sabonetes, produto para descontaminação de superfícies com matéria orgânica e recipiente com álcool Todo carro deve ser dotado de puxadores e rodízios. Cada unidade deve ter seu próprio carro
Carros para transporte de lixo	Podem ser confeccionados em aço inoxidável, plástico e fibra de vidro Os de fibra de vidro têm-se mostrado mais indicados por fazerem menos ruído e serem mais fáceis de limpar (com produtos químicos), e apresentarem menos riscos de corrosão ao serem limpos Os carros devem ser: impermeáveis; com portas frontais; com dreno de escoamento de líquidos após lavagem; totalmente lisos e sem reentrâncias ou saliências que dificultem a limpeza; com cantos arredondados; com identificação (símbolo de substância infectante); com puxadores; com rodas giratórias estanques e de tamanho compatível com o volume de resíduos e o esforço ergométrico O tamanho do carro depende do volume de lixo gerado
Aspirador de pó ou de líquidos	O aspirador de pó deve ser restrito a áreas administrativas É indicado quando há necessidade de aspirar pó, tendo-se o cuidado de trocar o filtro O aspirador de líquido deve ser seco antes do uso
Máquinas lavadoras e extratoras	Lavam pequenas e grandes áreas com substituição de escova de acordo com o tamanho da área Economizam tempo, movimento e energia, o que beneficia o funcionário e a instituição. Apresentam várias vantagens, pois ao esfregar, limpar, sugar a solução do piso e secar em uma única operação, não interferem no tráfego local As máquinas lavadoras com injeção automática de solução removem sujidade impregnada na superfície, injetando a solução automaticamente no piso. É necessária a aspiração posterior de água da superfície por aspiração mecânica ou manual
Enceradeiras	As enceradeiras de baixa rotação com discos abrasivos são de fácil manuseio e podem ser usadas com produtos químicos, tendo a função de remover a sujidade As enceradeiras de alta rotação com discos podem ser usadas em resinas acrílicas especiais, formando películas duras, e têm função de dar brilho
Depósito de material e limpeza (DML)	É uma área destinada a guardar material e produtos de limpeza e desinfecção, que facilita a organização do setor Deve ser de uso exclusivo para essa finalidade, estar sempre limpo e organizado de acordo com as práticas de higienização É necessário que disponha de um tanque com torneira, ralo no piso, paredes revestidas de material lavável (azulejo), boa ventilação e iluminação e fácil acesso em relação à área que serve Deve ficar trancado quando o colaborador responsável pela higienização estiver ausente e ter um tamanho projetado para a guarda de materiais, equipamentos, máquinas e produtos químicos, possibilitando o movimento de pessoas com ergonomia Não deve ser permitida a presença de roupas ou artigos de uso pessoal dos colaboradores, assim como alimentos e bebidas Todo o material usado na higiene e limpeza (tecidos multiúso, esfregões, rodos, pás de lixo, baldes, lavadoras de pisos, e outros utensílios) após uso deve ser higienizado e acondicionado nessa área, e mantido bem conservado, identificado, separado de acordo com local e tipo de uso

Os EPIs são classificados em:

- Luvas de borracha (de material resistente, de cano longo ou curto, para a proteção de mãos e antebraços), selecionadas de acordo com a atividade. Se reutilizáveis, devem ser lavadas e desinfetadas após uso, lembrando que o colaborador deve higienizar as mãos antes e após o uso de luvas
- Máscara cirúrgica, usada em caso de odor fétido forte e quando houver a possibilidade de respingos de material biológico ou químico, ou sempre que o colaborador entrar no quarto de um paciente em precaução respiratória para gotícula. Para aerossóis está indicada a máscara PFF2 ou NR 95
- Óculos de proteção, de uso individual e que possibilitem limpeza e desinfecção após uso com produto compatível com o material, usando-os quando houver diluição de produto químico manual ou em situações de limpeza de superfície posicionada acima da altura da cabeça, especialmente se houver risco de respingos de líquidos, poeira ou partículas nos olhos
- Botas e sapatos para proteger os pés, de material impermeável, de cano longo e solado antiderrapante, usados sempre que houver atividades envolvendo água e produtos químicos
- Aventais devem ser de material impermeável, usados sempre que houver produtos químicos, podendo ser usados por cima do uniforme. Se reutilizáveis, devem ser lavados em lavanderia. Em ambiente com risco de irradiação, devem ser de chumbo, com proteção do pescoço e com dosímetro
- Gorro, usado em atividades que exijam paramentação completa. Os cabelos devem ser presos (se longos) e a barba, feita.

Os equipamentos de proteção coletiva (EPC) visam à proteção de acidentes com pacientes, colaboradores e visitantes. Consistem em:

- Placas ilustrativas, pelas quais os transeuntes podem identificar a situação da área delimitada
- Cones de sinalização e fita demarcatória, para sinalização e delimitação de área
- Fita antiderrapante, para evitar quedas e escorregamentos, especialmente em rampas e escadas
- Barreira plúmbica, ao redor do leito do paciente
- Coletores de materiais perfurocortantes, destinados ao descarte de acordo com a Resolução da Diretoria Colegiada da Anvisa nº 222, de 28 de Março de 2018
- Sinais de perigo
- Sinalização com instruções de segurança ou sinais que indiquem a direção.

LIMPEZA E DESINFECÇÃO NO AMBIENTE DE SAÚDE

O ambiente de saúde está relacionado com processos infecciosos, podendo ser um reservatório e ocasionar a transmissão direta ou indireta de microrganismos. A limpeza é um método usado para assegurar que as superfícies fiquem livres de matéria orgânica e de microrganismos, rompendo a cadeia epidemiológica de processos infecciosos e infecções relacionados com a assistência à saúde. A limpeza consiste na remoção de sujidades depositadas nas superfícies inanimadas, por

meio mecânico (fricção), físico (temperaturas elevadas) ou químico (desinfetantes).

A desinfecção é um processo que destrói microrganismos, patogênicos ou não, que estejam em superfícies por meios físicos ou químicos após a remoção prévia de toda matéria orgânica, para o desinfetante atuar corretamente.

Na higienização do ambiente de saúde, não se devem varrer superfícies a seco, pois esse ato favorece a dispersão de microrganismos que podem estar veiculados às partículas de pó. Por esse motivo, está recomendada a varredura úmida, realizada com *mop* padronizado com cores distintas para cada setor hospitalar (crítico, semicrítico e não crítico). Devem ser sempre usados dois baldes de cores diferentes (um para solução e outro para água limpa de enxágue).

Para a limpeza de superfícies, devem-se usar água e detergente. Os demais produtos químicos ficam reservados apenas para a desinfecção ou descontaminação na presença de matéria orgânica ou em caso de surtos, com a indicação da CCIH. Todos os produtos químicos devem ser aprovados pelo Ministério da Saúde e notificados ou registrados na Agência Nacional de Vigilância Sanitária (RDC nº 14/2007).

Devem-se separar os tecidos multiúso para as diferentes superfícies e áreas (cores diferentes para a limpeza de teto e paredes, pisos, mobílias e demais superfícies úmidas, como pias). As luvas também devem ser distintas; aquelas usadas para procedimentos leves como limpeza e desinfecção dos leitos e mobílias devem ter cor diferente das usadas em procedimentos pesados como limpeza e desinfecção de banheiros e lixeiras.

A limpeza de paredes e anexos deve ser feita de cima para baixo, enquanto a de tetos, no sentido unidirecional; a de piso de quartos ou enfermarias, do fundo para a porta de entrada; e a de corredores ou saguões, de dentro para fora e de trás para a frente.

A limpeza deve sempre ser iniciada da área menos contaminada para a mais contaminada, e nunca devem ser realizados movimentos de vaivém (sentido unidirecional). Deve-se iniciar a limpeza pelo teto, posteriormente as paredes e, por último, o piso.

Deve-se realizar a desinsetização periódica de acordo com a necessidade de cada instituição com empresa que possui alvará de órgão estadual regulador do meio ambiente. Recomenda-se que a gestão do serviço de saúde observe se os produtos químicos utilizados contra animais sinantrópicos e/ou peçonhentos estão de acordo com a legislação e se um responsável técnico legalmente habilitado responde pela empresa.

Não tem sido recomendada a impermeabilização de pisos de sala de cirurgia, em função da condutibilidade. As demais áreas podem ser impermeabilizadas.

Considera-se matéria orgânica toda substância com sangue ou fluido corporal (fezes, vômito, escarro). Caso haja qualquer um desses componentes, recomenda-se a descontaminação, que é a pulverização de liberados inorgânicos a base de cloro (p. ex., hipoclorito de sódio a 1%), deixando-o agir sobre ao material biológico por no mínimo 10 min. Os tecidos multiúso ou papéis-toalha utilizados na descontaminação devem ser desprezados em seguida no saco de resíduo infectante.

A desinfecção é feita retirando-se o excesso da matéria orgânica com tecidos multiúso (tipo perfex ou wiper) e usando luvas. O tecido multiúso deve ser desprezado em saco plástico branco-leitoso com o símbolo de substância infectante. Deve-se aplicar o desinfetante na área que foi recentemente limpa com detergente, deixando-o agir durante o tempo necessário para a desinfecção antes de utilizar a superfície novamente. O tempo de ação deve ser observado na ficha técnica de cada desinfetante.

Na descontaminação, aplica-se o produto desinfetante diretamente na matéria orgânica, deixando o produto agir durante o período preconizado. Após esse período, ele deve ser removido com papel-toalha ou panos velhos usando luvas. Os resíduos devem ser desprezados em saco plástico adequado, e o restante da área deve ser limpo com água e sabão e seco ao fim.

Em relação à limpeza e à desinfecção de superfícies, recomenda-se o aumento da frequência de limpeza e desinfecção das superfícies próximas aos pacientes, principalmente em relação às precauções com a transmissão por contato, bem como a descontaminação da matéria orgânica, em função de todos os fluidos corpóreos e outros (Quadros 34.2 a 34.4).

ROTEIRO OBSERVACIONAL DE HIGIENE E LIMPEZA

Os processos infecciosos e infecções relacionadas com a assistência à saúde representam um importante problema por sua abrangência, pelos elevados custos sociais e econômicos e por sua influência na segurança do paciente.

Falhas nos processos de adesão à higiene das mãos e à limpeza e desinfecção de superfícies podem contribuir para a disseminação e transferência de microrganismos do ambiente para o paciente.

A limpeza do ambiente e superfícies, assim como a higiene das pessoas, são fundamentais no processo de controle de infecções no ambiente da saúde. Dessa maneira, convém implantar um programa de monitoramento contínuo de técnicas de limpeza tanto do ambiente como de higiene pessoal, e que este esteja relacionado às rotinas, com foco em pontos específicos ou gerais, que possam ser corrigidos sistematicamente segundo periodicidades (Quadro 34.5).

A unidade de internação de um paciente é composta por leito, régua de gases medicinais, painel de comunicação, cortinas, suporte de soro, escada para maca, mesa de refeições e de cabeceira, cesto para lixo e outros mobiliários que podem ser usados durante a assistência.

A limpeza das unidades de assistência pode ser concorrente ou terminal (após a saída do paciente por alta, óbito ou transferência).

A limpeza concorrente é diária e tem como objetivo a limpeza ou a desinfecção. Deve ser feita, preferencialmente, por pessoa específica contratada para esse fim (camareira, auxiliar de hotelaria ou funcionário de serviços gerais), usando água e detergente.

Caso haja matéria orgânica nas superfícies metálicas, deve-se usar álcool a 70% ou quaternário de amônio. Não se deve, entretanto, usar hipoclorito de sódio em superfícies metálicas pelo risco de corrosão. Ao usar desinfetante, é preciso

QUADRO 34.2 Limpeza e desinfecção de superfícies.

Tipo de superfície	Periodicidade	Tipos de produtos*	Procedimentos de execução
Aparelhos e equipamentos	Diária e após contaminação	Água e sabão, papel descartável, álcool a 70%	Limpeza mecânica, remoção de secreções; fricção por 30 s
Baldes de lixo, suporte *hamper*, suporte soro	Diária e após contaminação	Água e sabão	Limpeza mecânica
Berços, incubadora, calor radiante	Diária e após contaminação; desinfecção a cada 7 dias	Água e sabão	Limpeza mecânica
Cama, maca, colchão, cadeira de rodas	Diária e após contaminação com matéria orgânica	Água e sabão, álcool a 70%	Limpeza mecânica por 30 s
Comadre, papagaio, cuba-rim	Após o uso e alta hospitalar	Água, sabão, álcool a 70%	Limpeza mecânica; fricção por 30 s
Geladeira	Após alta	Água e sabão, álcool a 70%	Limpeza mecânica; fricção por 30 s
Mesa de refeição, cabeceira, poltrona, cadeiras, móveis	Diária e após contaminação com matéria orgânica	Água e sabão, álcool a 70%	Limpeza mecânica; fricção por 30 s
Parede, teto	Segundo a rotina do serviço	Água e sabão	Limpeza mecânica
Pias, vaso sanitário, banheiros	Diária, se necessário na presença de matéria orgânica	Água e sabão, hipoclorito a 1%	Limpeza mecânica
Filtros	Semanalmente	Água e sabão	Limpeza mecânica
Condicionador de ar	Mensalmente	Água e sabão	Retirar filtro
Lixeira, escadinha	Diária, após alta	Água e sabão	Limpeza mecânica
Luminárias	Mensalmente	Água e sabão	Limpeza mecânica

*São também usados produtos com a substância ativa glucoprotamina (cloreto de alquil-dimetil-amônio, surfactante, anticorrosivo e água) na desinfecção de superfícies, compatíveis com materiais e com alta capacidade de limpeza e desinfecção em um único procedimento. Pertence ao grupo de compostos de amônio quaternário, sendo ativo em bactérias gram-positivas e negativas, fungos, vírus com envelope lipofílico e micobactérias.

Fonte: adaptado de Pedrosa et al., 2003.

236 Parte 1 **Biossegurança**

QUADRO 34.3 Produtos de limpeza e desinfecção ambiental.

Produtos de limpeza e desinfecção		Comentários
Água e sabão	Limpeza para remoção de sujidade	Fricção três vezes consecutivas quando do uso do álcool
Quaternário de amônia*	Desinfecção de equipamentos e superfícies	Retirar excessos com pano úmido
Hipoclorito de sódio a 1% (10.000 ppm)	Desinfecção de superfícies não metálicas, contaminadas com matéria orgânica	Deixar agir por 10 min e retirar o excesso com pano úmido

Limpeza diz respeito à remoção de sujeira local e desinfecção, à remoção de agentes infecciosos de uma superfície, podendo ser concorrente (diária, ainda com paciente internado) ou terminal (após alta, óbito ou transferência do paciente).

*Cloreto de alquil-dimetil-benzila-amônio ou cloreto de alquil-dimetil-etil-amônio.

QUADRO 34.4 Processos de higiene e limpeza em serviços de saúde/hospital.

Limpeza com detergente ou limpeza com desinfetante	Parece não haver diferença estatisticamente significante entre os resultados obtidos com relação à limpeza realizada com água e detergente em comparação àquela feita com desinfetantes, o que significa que a redução dos microrganismos após a limpeza com detergente com ou sem desinfetante é praticamente igual. Em situação em que não sejam necessárias precauções, deve-se optar sempre por limpeza apenas com água e detergente
	É importante atentar para que o crescimento de microrganismos se dá após 2 h, igualando-se aos níveis iniciais, o que faz com que se adotem sistematicamente as precauções em caso de derramamento de sangue ou fluidos corpóreos (recomendando-se a descontaminação ou desinfecção das superfícies com desinfetantes)
Vaporização da sala cirúrgica com formol antes de sua liberação ou da sala cirúrgica disponível logo após a limpeza	Está contraindicado o uso de bombas de formol para vaporização de ambientes, pois o formol é tóxico e cancerígeno. O bombeamento de formol, além de não garantir o processo, deixa resíduos tóxicos no ar e nas superfícies
	A técnica de limpeza com água e detergente é, portanto, mais eficiente e cientificamente comprovada
Limpeza da sala cirúrgica após cirurgia contaminada ou limpeza de sala não contaminada	Deve-se proceder à limpeza, com o mesmo rigor, tanto da sala cirúrgica contaminada quanto da não contaminada
	A limpeza de salas contaminadas e não contaminadas deve ser feita com água e detergente em todas as superfícies, com desinfecção ou descontaminação caso haja matéria orgânica
	Supervalorizar apenas a limpeza da sala contaminada contribui para o falso senso de segurança do funcionário, que se torna descuidado e mais propenso a causar contaminação
Fluxos distintos de serviços e pessoal ou fluxos iguais	A redução cada vez maior dos espaços nos hospitais tem dificultado a implantação de fluxos distintos para a equipe, o material e os pacientes. Nesse sentido, não são necessários fluxos distintos
	Em vez de fluxos distintos, o que se deve fazer é implantar um sistema de transporte adequado (seguro e dentro de técnicas) que ofereça total proteção e confiança, usando horários distintos para diferentes fins
Cantos arredondados ou cantos retos	O uso de cantos arredondados na união entre paredes e pisos com o objetivo de facilitar e evitar acúmulo de pó e sujidade nas frestas resultantes do encontro do piso com parede reduziria as fontes de infecção, mas isso não é observado na prática, sendo, inclusive, de difícil limpeza
	Para que ocorra a infecção relacionada com a assistência à saúde, é necessário um carreador, ou seja, um veículo para o transporte do microrganismo, pois ele não se movimenta sozinho
Placas para controle microbiológico	As placas usadas de rotina em ambientes para controle do crescimento dos microrganismos em ambientes são dispensáveis, pois os microrganismos presentes nas superfícies necessitam de carreadores para ocasionar infecções. Essas placas são recomendadas apenas em situações de surtos
Tapetes com desinfetantes	Tapetes ou panos embebidos em desinfetantes levemente torcidos não parecem ser eficazes. Ao contrário do que se imagina, os transeuntes, as macas, as cadeiras de rodas e os equipamentos que passam pelo tapete levam seu rastro para todas as áreas do hospital, deixando-as com marcas de sujeira no piso
Trifosfato de adenosina (ATP)	O ATP é uma molécula de energia presente em todas as células vivas, incluindo bactérias e vírus, e encontrada em resíduos orgânicos depositados nas superfícies em geral
	A ATP-bioluminescência é um método quantitativo para detectar carga de microbianos a fim de avaliar se, após a limpeza, ainda há resíduos de matéria orgânica nas superfícies
	Cloro, materiais de microfibra e plásticos podem interferir no resultado do ATP (aferido por meio de um luminômetro e expresso como unidades relativas de luz – RLU)
	É um método simples e de fácil aplicação que usa um *swab* passado na superfície a ser avaliada que oferece resultados imediatos com sensibilidade de 57% para fins de monitoramento de rotina em tempo real

(continua)

QUADRO 34.4 Processos de higiene e limpeza em serviços de saúde/hospital. (*Continuação*)

Fluorescência ultravioleta	Esse método simples, de rápida aplicação e de baixo custo usa um marcador fluorescente para avaliar o desempenho da limpeza em tempo real, por meio da inspeção visual, embora não seja determinado o tipo de microrganismo que está contaminando a superfície testada
	Nessa metodologia é usada uma lâmpada ultravioleta
Novas tecnológias	É contínua a inovação tecnológica na limpeza e desinfecção. Em mudanças de processo, é fundamental optar por um novo produto ou técnica, observando sua eficácia, facilidade de manuseio, implementação, toxicidade e custo
	São alguns dos novos produtos para a desinfecção de ambiente que podem ser usados nas áreas de saúde:
	Vapor de peróxido de hidrogênio. É seguro e promove a descontaminação a baixas temperaturas de áreas fechadas que possam conter microrganismos. É efetivo contra esporos de *Clostridium difficile*, mas tem custo elevado, ainda está em pesquisas e apresenta menor eficácia diante de matéria orgânica
	Gás de ozônio, com propriedade bactericida e baixo custo, mas que se dissocia rapidamente na presença de oxigênio, podendo ser usado na desinfecção da água, especialmente no controle de *Legionella*. Mas altas concentrações podem ser tóxicas; ainda está em pesquisas para comprovar sua real eficácia
	Radiação ultravioleta. É usada em unidades de isolamento para *Mycobacterim tuberculosis*, sendo método automático que não deixa resíduo, mas pouco efetivo para matéria orgânica e de custo elevado
Clostridium difficile (***C. difficile***)	É uma bactéria naturalmente presente na microbiota intestinal de cerca de 3% dos adultos e 66% das crianças, mas que pode causar um quadro de diarreia grave. Pode sobreviver em superfícies do mobiliário por meses, assumindo a forma de esporos para se proteger e resistir à limpeza e às medidas de desinfecção
	Quando presente, a limpeza deve ser realizada 2 vezes/dia com uso exclusivo de equipamentos ou panos a serem trocados e não enxaguados
	Antes da limpeza, devem ser removidos todos os itens sujos usados, assim como resíduos, cortinas de janela e chuveiro (enviar para lavanderia). O quarto deve ser higienizado com substituição de sabão, papel higiênico, papel-toalha, caixa de luvas, entre outros
	Devido ao seu poder esporicida, a limpeza pode ser feita com hipoclorito de sódio ou peróxido de hidrogênio, ou de modo concomitante e de acordo com o material a ser limpo

observar a compatibilidade do revestimento das superfícies com o produto a ser aplicado.

A limpeza de superfícies deve ser feita em sentido unidirecional. Em caso do uso de álcool a 70%, a fricção mecânica (3 vezes) é necessária. Quando houver transmissão de contato, deve-se aumentar a frequência da limpeza e da desinfecção.

É importante atentar que a permanência dos microrganismos nas superfícies varia de horas, dias, meses a anos. De acordo com a cadeia epidemiológica das infecções, as superfícies podem servir como reservatório, sendo facilitadoras de transmissão cruzada, de agentes patogênicos das mãos dos profissionais da área de saúde para os pacientes, podendo também ocorrer a contaminação do ambiente.

São pilares para o controle das infecções no ambiente da saúde a adesão à higienização das mãos, a higienização do ambiente e a combinação de ambos.

HIGIENIZAÇÃO DE UNIDADES ASSISTENCIAIS

A limpeza concorrente das diversas unidades assistenciais de pacientes ou corredores tem o objetivo de limpar e repor materiais. Desse modo, é fundamental que existam processos sistematizados que garantam a presença de todo o material necessário no carrinho de limpeza que fica do lado de fora do quarto ou enfermaria.

Antes de entrar no quarto, o colaborador deve bater à porta e cumprimentar o paciente, explicando o que será feito. Todos os EPIs necessários devem estar disponíveis no carro de limpeza. Os sacos de lixo devem ser recolhidos, fechados e depositados no saco *hamper* do carrinho de limpeza, sendo postos novos sacos nas lixeiras existentes. Com um tecido úmido envolvido no rodo, realiza-se a remoção das partículas maiores (migalhas, papéis, cabelos), e a limpeza é iniciada mergulhando-se um *mop* limpo em um balde com água e detergente. O ambiente deve ser limpo do fundo para a porta de entrada, delimitando-se mentalmente a área a ser limpa, passando o *mop* em sentido unidirecional, com movimentos firmes contínuos. O enxágue do *mop* deve ser feito em outro balde contendo água limpa, repetindo-se a operação quantas vezes forem necessárias. O carro espremedor é um equipamento útil para uma remoção eficiente da água suja retida no *mop*. A água do balde deve ser trocada sempre que preciso. O piso deve ser seco (*mop* seco e limpo), e todo o material usado deve ser recolhido. Após a limpeza do quarto ou enfermaria, deve-se iniciar a limpeza do banheiro. Todos os *mops* e demais tecidos empregados na limpeza devem ser lavados antes de serem usados em outro quarto. Caso a lavanderia do hospital não seja terceirizada, deve ser assegurado que o colaborador responsável por esse procedimento seja capacitado para operar lavadoras e secadoras de porte industrial e utilizar produtos químicos recomendados, como oxidantes (peróxido de hidrogênio ou ácido peracético).

238 Parte 1 **Biossegurança**

QUADRO 34.5 Roteiro observacional de higiene e limpeza pessoal e de ambientes.*

Objetivo: aspectos de biossegurança	Local: Data: Responsável técnico: Auditor: Avaliação (0 a 10):
Estrutura predial • Área interna • Área externa	Pontos observados: calçadas (áreas externas: coleções de água, exposição ao sol e à chuva, presença de mato ou possibilidade de insetos e vetores, distâncias), jardim, fachada, pintura, portas, janelas, vidros, teto, piso, rodapé, paredes (pintura lavável ou cerâmica e rejuntes), testeiras de pias, balcão, torneiras (de pedal ou fotossensível), pontos de luz e lustres (sem reentrâncias ou manutenção da sujeira acumulada nele), interruptores (sem reentrâncias), mobiliário (lavável), rejuntes de cerâmicas, rejuntes de pisos, rejuntes de bate-maca, objetos de decoração (tipo de *design* – liso, sem reentrâncias que não promovam o acúmulo de sujidades), equipamentos, materiais, utensílios, existência de área úmida ou molhada sem manutenção adequada
Área(s)	Banheiros (de colaboradores, pacientes, visitantes e outros); cantina, cafeteria ou restaurante (de colaboradores, profissionais multidisciplinares ou visitantes); recepção geral, da urgência-emergência e outras; bloco cirúrgico; elevadores; consultórios e salas de espera; apartamentos; corredores; escadas; unidades de terapia intensiva; almoxarifado; central de material esterilizado; rouparia; necrotério; laboratório de análises; serviço de imagem e patologia; vestiários; farmácia; estacionamento
Higiene pessoal (colaboradores e equipes multiprofissionais)	Unhas (grandes, pintadas, sujas, com onicomicoses); pés (uso de sandálias abertas ou precárias condições dos calçados fechados); barba (por fazer ou maltratada); bigode (maltratado ou inadequado), cabelos (desalinhados, se compridos, não presos, sujos ou com caspa); pele (se há manchas, pápulas, processos infecciosos); caimento da roupa e uniforme (excesso de acessórios); maquiagem (exagerada); acessórios (joias, bijuterias); perfumes ativos; maus odores; dentes mal cuidados e/ou com cáries; mau hálito
Procedimentos e técnicas	Equipamentos de proteção individual usados adequadamente segundo normas de biossegurança e legislações; acionamento de dispensadores de sabonete líquido e papéis (completos e funcionando); torneiras (sem respingar e ausência de panos nos balcões); avisos em papel e outras informações presos nas paredes com fita adesiva ou esparadrapo; material de curativo ou de medicamentos mal acondicionados; baldes de lixo cheios além da capacidade permitida; lixo e resíduos acondicionados em locais inadequados; circulação de equipe com roupa de bloco cirúrgico ou de setores de áreas críticas sem bata de proteção; presença de flores e alimentos em locais assistenciais ou em áreas não permitidas; restos de alimentos em quartos, restaurantes etc.
Equipamentos de proteção individual (EPI) e outros	Máscaras e estetoscópios pendurados no pescoço após o uso, uso de máscaras sem indicação, gorro e propés fora do ambiente indicado; papeletas e prontuários fora do posto de enfermagem e outros locais; não higienização das mãos antes e após procedimentos, ou calçar luvas; destino adequado dos perfurocortantes (em recipientes de paredes rígidas); presença de solução de continuidade ou ferimentos externos sem proteção em mãos e outros locais durante assistência ao paciente; não uso de óculos ou luvas quando recomendado
Saúde do colaborador	Existência de infecções sexualmente transmissíveis, doenças de pele, seborreia (pele e couro cabeludo); dentes e hálito; em uso de corticosteroides ou imunossupressores; resfriados e gripes; furúnculos; portador de vírus B e C, outras viroses; imunodepressão celular ou humoral; ausência de imunização (rubéola, sarampo, tétano, varicela, herpes-zóster, varicela caso tenha mais de 60 anos de idade, papilomavírus, outras dependendo da área de risco ou em caso de surtos ou epidemias)
Acondicionamento de resíduos sólidos (lixo)	Deve seguir as recomendações e legislações

*Periodicidade: deve ser definida se diária, semanal, quinzenal ou mensal segundo prioridades e áreas conforme procedimento operacional padrão institucional (críticas: semanal; semicríticas: quinzenal; não críticas: mensal; comuns: a definir). A frequência da limpeza concorrente também deve ser guiada pelos procedimentos institucionais segundo áreas (críticas: 3 vezes/dia e sempre que necessário; semicríticas: 2 vezes/dia e sempre que necessário; não críticas e comuns: 1 vez/dia e sempre que necessário; externas: 2 vezes/dia e sempre que necessário), bem como data e horário.

O colaborador não deve usar luvas ao abrir ou fechar portas, nem deixar materiais de limpeza nos quartos ou banheiros. Após o uso, os materiais devem ser guardados (após lavagem e secagem na lavanderia) na sala de materiais de limpeza da unidade. Vale lembrar que panos de molho são fontes de proliferação de microrganismos. A revisão da limpeza deve ser feita nos períodos da manhã, da tarde e da noite.

Na limpeza concorrente de piso com *mop* do quarto ou enfermaria, o *mop* deve ser lavado após o uso com água e detergente e enxaguado antes de se prosseguir com a limpeza em outro piso. Essa lavagem do instrumento deve ser feita no próprio

carro *mop*, seguida de torção e troca de água. Diariamente, após o uso, o *mop* deve ser encaminhado à lavanderia para ser processado. A prensa usada para torcer o *mop* pode obter vários graus de torção, de acordo com a necessidade. Para deixar o piso quase seco, deve-se realizar uma forte torção da prensa.

Na limpeza concorrente de pisos de corredores, deve-se dar preferência a horários de menor movimento. Em caso de uso de máquinas, é necessário seguir os mesmos procedimentos da limpeza concorrente de piso.

Como já mencionado, a limpeza terminal é realizada após a saída do paciente por alta, óbito ou transferência. É preciso limpar o teto, a parede e seus anexos portas, vidros, janelas, além do piso com uso de máquinas de lavar piso, realizando movimentos de "oito deitado", unidirecionais, do fundo para a porta de entrada. As paredes devem ser limpas de cima para baixo e o teto, em sentido unidirecional. As paredes e os tetos contaminam-se menos que as superfícies horizontais (pisos e bancadas). Cabo regulável com esponjas sintéticas dupla face é recomendado em paredes e tetos, e os *kits* limpa-vidros em vidros, janelas, espelhos e superfícies vitrificadas em geral.

Os desinfetantes como álcool a 70%, quaternário de amônia ou peróxido de hidrogênio devem ser aplicados em toda a extensão da superfície da área da unidade do paciente, logo após a aplicação de detergente. Muitos desinfetantes possuem propriedades de detergência e são chamados por profissionais da área de higienização como "dois em um", por limpar e desinfetar em um único passo. Contudo, devemos esclarecer que a capacidade de desinfecção é inversamente proporcional à quantidade de matéria orgânica (sangue ou fluidos corporais) em uma superfície. Dessa forma, em superfícies com matéria orgânica visível ou em caso de surtos, recomenda-se o uso de detergente antes da desinfecção, independentemente do desinfetante.

HIGIENIZAÇÃO EM AMBIENTE CIRÚRGICO

Todos os ambientes cirúrgicos devem ser considerados contaminados, de maneira que devem ser limpos do mesmo jeito e rigor, independentemente de estarem contaminados ou não.

É importante lembrar que, dentre os fatores que levam ao aparecimento de infecções, o ambiente pode ser pouco importante, sendo mais relevantes os fatores endógenos do paciente e as técnicas indevidas empregadas pelos profissionais de saúde, especialmente procedimentos de contato direto com o paciente.

A matéria orgânica presente na sala durante a cirurgia deve ser retirada logo após a sua eliminação, até mesmo durante a cirurgia, pois seu ressecamento e posterior dispersão no ar ambiente podem representar risco potencial de contaminação. No entanto, essa contaminação não deve ser avaliada isoladamente, pois sempre envolve um veículo, um vetor que transporte o microrganismo das superfícies fixas para o paciente. Na sala de cirurgia o número de pessoas presentes deve ser bem delimitado.

A limpeza preparatória é realizada antes de cirurgias programadas, mesmo que todo o centro cirúrgico ou obstétrico tenha sido anteriormente submetido a uma limpeza terminal, para garantir a eliminação de microrganismos depositados nas superfícies durante o período noturno por ação da gravidade. Deve ser realizada pela equipe de enfermagem durante o plantão noturno. Consiste apenas em passar um pano embebido em álcool a 70% (com três fricções mecânicas) ou clorexidina nas superfícies (bancadas, mesas).

A limpeza operatória é realizada quando há derramamento de líquidos corpóreos do paciente nas superfícies durante a cirurgia, procedendo-se à desinfecção ou à descontaminação imediata. É realizada pelo circulante da sala durante o ato cirúrgico, que deve ter todo o material necessário, sem ter de transitar fora da sala para buscá-lo.

A limpeza concorrente do centro cirúrgico deve ser realizada diariamente pelas equipes de enfermagem (para recolher e encaminhar roupas sujas e instrumentais e limpar as bancadas) e de limpeza (para o piso). Não envolve o uso de máquinas, sendo realizada apenas com *mop* ou pano e rodo.

A limpeza terminal após todas as cirurgias programadas do dia, por sua vez, envolve o uso de máquinas de lavar piso. Deve ser realizada pelas equipes de enfermagem (para recolher e encaminhar roupas sujas e instrumentais) e de limpeza.

HIGIENIZAÇÃO DA AMBULÂNCIA

A ambulância é um transporte móvel usado pelos pacientes. Trata-se, portanto, de um local onde são realizados procedimentos complexos com interfaces pré, intra e pós-hospitalar, devendo-se garantir a segurança do paciente e minimizar o risco de transmissibilidade de microrganismos e infecções cruzadas.

A limpeza concorrente da ambulância deve ser feita após o atendimento a cada paciente ou 1 vez/dia se a unidade móvel não for usada, contemplando as áreas do motorista e de cuidado ao paciente.

Na área do motorista deve-se ter maior cuidado nas áreas de maior contato: volante, câmbio de marcha, radiocomunicador, assentos e cinto de segurança. A limpeza dessas superfícies deve ser feita com água e sabão, sendo desinfetada, em seguida, com produtos saneantes apropriados para cada tipo de material. Já na área destinada ao atendimento do paciente devem ser seguidas algumas especificações estruturais estabelecidas pela NBR 14.561/2000 da ABNT, observando a lavabilidade e resistência (especialmente à corrosão) dos materiais empregados. O piso deve ser em peça única de material de fácil higienização, com bordas arredondadas nos cantos.

As áreas de maior atenção na limpeza do local destinado ao atendimento do paciente são: maca, assento, equipamentos, prancha e piso. A limpeza deve ser feita com água e sabão, seguida de desinfecção com produtos saneantes apropriados para cada tipo de material. No piso pode ser usado o *mop* (dada a necessidade de esfregar), sendo recomendados tecidos descartáveis para o restante do local. O interior da viatura/ambulância também pode ser lavado com jato de água utilizando uma mangueira ou lavadora de alta pressão.

A limpeza terminal deve seguir um cronograma (semanal ou após o atendimento do paciente quando houver precaução para gotícula, aerossóis e contato) e contemplar tanto a área do motorista quanto a do paciente, observando que todos os equipamentos e artigos removíveis (ou não) devem ser limpos e desinfetados, bem como o interior de compartimentos e armários, piso, parede e teto. Solicitar ao profissional de enfermagem da viatura a retirada dos pequenos itens (pinça, bisturi, tesouras etc.), aparelhos elétricos (desfibrilador, respirador bomba de infusão etc.) e remédios variados, antes de realizar o procedimento de higienização. Aparelhos/dispositivos eletroeletrônicos que não podem ser removidos devem ser embalados com filme plástico de PVC ou *parafilm* antes da higienização.

Sempre que houver contaminação com matéria orgânica, deve-se retirar seu excesso com papel ou material absorvente e, em seguida, realizar a limpeza com água e sabão, e da superfície com produto padronizado pela unidade de saúde.

A limpeza de ambulâncias deve ser monitorada, com registro impresso contemplando data, nome de quem realizou (equipe de higiene e limpeza ou de enfermagem), incluindo retornos de revisão mecânica, pois deve ser limpa e desinfetada antes do uso.

LIMPEZA NO DOMICÍLIO

O procedimento de limpeza do quarto do paciente domiciliar não é o mesmo do hospitalar, exceto quando ocorre derramamento de matéria orgânica nas superfícies. O conjunto de resoluções e manuais que determinam um procedimento de higienização no setor de saúde que contemple limpeza + desinfecção não se aplica ao domicílio.

Caso não haja matéria orgânica, a limpeza deve ser feita com água, detergente e panos úmidos, em vez de vassouras, a fim de evitar o levantamento e a dispersão da poeira. Deve-se evitar também o uso de produtos que tenham odor, pois podem provocar irritação das vias respiratórias.

O uso de EPI está recomendado quando houver matéria orgânica ou quando o paciente estiver em isolamento. Os resíduos com matéria orgânica (curativos, fraldas, sondas, equipos e recipientes de soros vazios) não devem ser misturados com o restante dos resíduos domésticos para que não sejam contaminados, devendo ser descartados em lixeira para materiais infectantes. Essa lixeira deve ter tampa acionada por pedal e ser forrada com sacos plásticos padronizados pela ABNT, próprios para resíduos infectantes.

Os perfurocortantes e cortantes devem ser descartados em coletores próprios, os quais, após seu preenchimento, têm de ser fechados e colocados em sacos próprios para resíduos infectantes. Os sacos contendo resíduos infectantes devem ser encaminhados para um local onde haja esse tipo de coleta diferenciada, pois não podem ser recolhidos pela coleta domiciliar padrão. De forma geral, os pacientes ou seus acompanhantes são orientados a levar tais resíduos para a Unidade Básica de Saúde que adscreve sua área domiciliar.

O risco de transmissão de infecções em domicílio não é igual ao do hospital. Na residência, os materiais e equipamentos destinam-se a um único paciente, sem o risco adicional de outros pacientes. Mesmo assim, devem ser adotadas precauções-padrão durante a assistência.

Caso o paciente saia do hospital, volte para sua residência e seja portador de processo infeccioso adquirido no ambiente hospitalar, é importante saber quais são o microrganismo e o seu grau de resistência aos antimicrobianos, para a sistematização de medidas de proteção.

OUTRAS INTERFACES DO SERVIÇO DE HIGIENIZAÇÃO

Para alcançar seus vários objetivos, a limpeza e desinfecção de um estabelecimento de saúde deve considerar:

- A especificação e o tratamento dos pisos
- Os desinfetantes usados
- O tipo de tratamento de superfícies com e sem matéria orgânica visível

- Os tipos e disponibilidade de equipamentos
- A existência de práticas de manutenção preventiva e corretiva
- Os princípios básicos para a limpeza
- As técnicas de limpeza e desinfecção
- As medidas de segurança e o plano de gerenciamento de resíduos
- O dimensionamento da equipe e sua periodicidade de treinamento.

Na escolha de pisos para áreas hospitalares, é importante considerar:

- Durabilidade e resistência, observando desgastes de alto trânsito, resistência à ação de rodízios de cadeiras de rodas, macas, carrinhos do serviço de nutrição e recipientes coletores de resíduos
- Adequação aos diferentes ambientes, devendo ser antibacteriostático, antialérgico, antiestático, antiderrapante e com condições térmicas e de absorção acústica. Devem ser de fácil instalação sobre qualquer contrapiso, ter acessórios e complementos de acabamentos, ter elasticidade, absorver impactos e não propagar chamas nem fumaças
- Modo de higienização, se é possível usar detergentes, germicidas, bactericidas, ceras acrílicas impermeabilizantes à base de água e inodoras, e se têm boas condições de estancamento nos rodapés e cantos de paredes
- Resistência à ação de produtos químicos, como ácidos sulfúricos, hidroclorídrico, acético e cítrico; solventes (álcool, parafina, benzina, tolueno, álcool metílico, álcool etílico, acetona, etilacetato, éter); e outros produtos (óleos vegetais, gordura animal, água oxigenada, formaldeídos, óleos minerais, sangue, urina e fezes).

Os tipos mais adequados para pisos de quartos e enfermarias são: mantas vinílicas ou placas soldadas por processo automático de soldadura, complementos vinílicos de rodapé e cantos de parede, pisos linóleos em mantas e os de borracha sintética em placas com ou sem textura, assentados preferencialmente com argamassa. No centro cirúrgico, recomenda-se o uso de piso monolítico marmorizado ou granilite de alta resistência.

No *hall* de entrada podem ser usados granito, mármore ou cerâmica. Nas áreas molhadas (vestiários, sanitários, expurgos, depósitos de material de limpeza e áreas de serviço) estão indicados mármore, granito, epóxi e cerâmica antiderrapante. Em áreas secas (corredores, circulação em geral e dependências administrativas), podem-se usar granito, granilite, mármore, cerâmica, borracha sintética, piso vinílico, piso monolítico, cerâmica para alto tráfego e porcelanato.

Para cozinha, despensa, almoxarifado, farmácia e necrotério, podem-se colocar piso monolítico marmorizado, granilite de alta resistência e epóxi.

Em áreas externas (calçadas para pedestres, circulação para automóveis) estão indicados concreto estampado antiderrapante, asfalto, paralelepípedo e *blockret*. Estão contraindicados em áreas hospitalares (centro cirúrgico e obstétrico, unidades de terapia intensiva) os pisos com rejunte e os porosos.

Para a manutenção de mantas vinílicas não devem ser usados produtos à base de petróleo (querosene, Varsol®, tíner, removedores e solventes). Estão recomendados os produtos inodoros, antialérgicos e à base de água.

No tratamento de pisos em hospitais, é importante que estes sejam protegidos das agressões normais que incidem sobre o filme de cera, aumentando sua durabilidade e aparência. Os pisos impermeabilizados (os acrílicos são antiderrapantes) são mais fáceis de limpar, por serem menos porosos.

A escolha do produto a ser usado deve estar de acordo com tipo de piso, grau de porosidade e acabamento em função do tráfego.

A cera à base de carnaúba tem sido pouco empregada, mas para conseguir o brilho do piso, pode-se usar cera de filme mole, que necessita lustro. Este, no entanto, é um produto que requer maior manutenção e não é antiderrapante.

A cera à base de polímero acrílico pode ser usada em locais de baixo e alto tráfegos. A cera de filme duro é um produto de alto brilho, antiderrapante e que resiste mais ao tráfego, necessitando menor manutenção.

Na conservação diária dos pisos, deve-se ter cuidado com o produto escolhido para não agredi-lo nem manchá-lo. Para a manutenção, pode-se apenas polir o piso com máquina *High Speed* ou recamadas (usando produtos compatíveis ao sistema UHS [*ultra high speed*]), o que economiza cera.

Para impermeabilização, conservação e manutenção dos pisos, indica-se o uso de equipamentos e acessórios (máquina lavadora automática, aspirador de líquido, polidora, *mop*, pó úmido e aplicador, balde espremedor e carro funcional), que aumentam a produtividade dos funcionários, o rendimento dos produtos e a aparência do ambiente com menor custo.

DESINFETANTES

Os principais desinfetantes hospitalares são:

- Álcool etílico entre 68 e 72%, que corresponde à graduação ideal para realizar a desinfecção, podendo ser aplicado em superfícies ou artigos por meio de fricção com auxílio de compressas ou algodão
- Fenóis sintéticos, que estão em desuso, por apresentarem alto custo e toxicidade
- Quaternários de amônio, indicados na limpeza e desinfecção de superfícies fixas em áreas críticas, com tempo de contato de 10 min, a fim de remover a sujidade. Podem ser usados em berçários, cozinhas e utensílios que entrem em contato com alimentos, em função de sua baixa toxicidade
- Compostos clorados, de ação antimicrobiana e amplamente usados, principalmente o de sódio, para a desinfecção de superfícies em áreas críticas e desinfecção de banheiros previamente limpos, unidades de diálise, hemodiálise, banco de sangue, laboratórios, lactários, cozinhas, depósitos de água e bebedouros
- Oxidantes, usados na limpeza e desinfecção de superfícies em toda a área hospitalar e lavanderia, tendo como principal composto o peróxido de hidrogênio. São efetivos na presença de matéria orgânica
- Solução de iodo, destinada à antissepsia, não deve ser usada como desinfetante

- Monopersulfato de potássio associado a múltiplos componentes, indicado na limpeza e desinfecção de superfícies e equipamentos de laboratórios, bancos de sangue, diálise e hemodiálise.

O processo de escolha, a seleção e a aquisição de desinfetantes devem ser feitos pela CCIH em conjunto com o serviço de higiene e limpeza, considerando-se:

- A natureza da superfície a ser limpa ou desinfetada (se pode sofrer corrosão ou ataque químico)
- O tipo e o grau de sujidade, bem como seu modo de eliminação
- O tipo de contaminação e seu modo de eliminação
- A qualidade da água e sua influência na limpeza e na desinfecção
- O método de limpeza e desinfecção
- Os tipos de máquinas e acessórios existentes
- A segurança na manipulação e no uso.

Quanto ao desinfetante, devem-se observar:

- O tipo de agente químico e a concentração que garante atividade antimicrobiana
- O tempo de contato para a ação ou a necessidade de fricção
- A influência da luz, da temperatura e do pH
- A toxicidade
- A inativação ou não na presença de matéria orgânica
- O prazo de validade para uso e estabilidade
- As condições de segurança
- A necessidade de remover resíduos após o uso.

Na aquisição de produtos e serviços deve existir um sistema de garantia de qualidade, entendido como todas as ações planejadas e sistemáticas necessárias para prover confiança adequada de um produto ou serviço e que este atenda aos requisitos de qualidade.

Os germicidas devem preencher os requisitos básicos estabelecidos pela Lei nº 6.360, de 23 de setembro de 1976; pelo Decreto nº 79.094, de 5 de janeiro de 1997; pela Portaria nº 15, de 23 de agosto de 1988, e principalmente pelas Resoluções da Anvisa. As legislações RDC nº 40, de 05 de junho de 2008, e a RDC nº 14, de 28 de fevereiro de 2007, ambas harmonizadas no Mercosul, tratam da notificação e do registro de produtos saneantes, respectivamente. A primeira aprova o regulamento técnico para produtos de limpeza e afins, e a segunda, os produtos com ação antimicrobiana para desinfecção de superfícies fixas.

Deve ser solicitado ao fornecedor, fabricante ou distribuidor, o alvará de funcionamento da empresa titular do produto emitida por órgão público regulador, a licença sanitária emitida por Vigilância Sanitária ou órgão correspondente nos estados ou municípios, o registro ou notificação do produto no Ministério da Saúde ou Anvisa, a ficha técnica e a ficha de informação de segurança de produtos químicos (FISPQ), que deve ser analisada em conjunto com o Serviço de Segurança e Medicina do Trabalho (SESMT). Por fim, quando se tratar de um desinfetante, o fornecedor deverá apresentar os boletins de avaliação antimicrobiana contra os microrganismos-testes relacionados no Anexo V da RDC/Anvisa nº 14/2007. Os boletins ou laudos deverão ser emitidos por laboratório habilitado na Rede Brasileira de Laboratórios Analíticos em Saúde (REBLAS), conforme RDC/Anvisa nº 12/2012.

Após a seleção dos germicidas, recomenda-se que toda a documentação seja enviada à CCIH e, em alguns hospitais, à comissão de padronização de materiais e produtos.

Todo produto deve ter o Certificado de Registro de Produto expedido pela Divisão de Produtos do Ministério da Saúde em vigor, com as características básicas do produto aprovado, com cópia do *Diário Oficial da União* válida (especialmente quando se tratar de revalidação de registro).

O produto deve apresentar, ainda, o laudo de eficácia antimicrobiana expedido pelo Instituto Nacional de Controle de Qualidade em Saúde (INCQS) ou laboratório credenciado para esse fim, com a descrição do produto e os testes para atividade antimicrobiana e finalidade descrita no rótulo, de acordo com a nomenclatura estabelecida na Portaria nº 15 ou outras que a substituam. Os laudos de irritabilidade dérmica e ocular também são necessários.

No rótulo de cada produto devem constar:

- Nome do produto e sua finalidade
- Instruções de uso
- Precauções de uso de EPI
- Composição do produto, com o teor de princípio ativo descrito em porcentagem (%)
- Dados do fabricante, incluindo o Cadastro Nacional de Pessoa Jurídica (CNPJ)
- Nome do técnico responsável e o número de seu registro no Ministério da Saúde
- Prazo de validade e conteúdo da embalagem.

Os produtos não fabricados no mercado nacional devem apresentar as informações exigidas pela Portaria nº 15, ou outras que a substituam.

No processo de aquisição dos desinfetantes, também devem ser informados:

- Os potenciais efeitos adversos (p. ex., ataques químicos sobre as superfícies: descolorir; manchar
- Os potenciais efeitos corrosivos (ataques químicos aos metais: temperatura e concentração
- Se há alguma incompatibilidade conhecida (agentes que possam afetar a eficácia ou a estabilidade do produto: dureza da água, sabões, detergentes)
- O custo e a quantidade gasta para produzir o efeito desejado
- Se são de fácil manuseio
- A disponibilidade para a aquisição (se disponíveis no mercado nacional).

A mesma metodologia nacional vigente para produtos químicos também se aplica aos métodos físicos.

HIGIENIZAÇÃO DAS MÃOS

Higienizar as mãos é o principal meio de prevenção de infecções no ambiente hospitalar, pois evita as infecções cruzadas do funcionário para o paciente, do funcionário para outro funcionário e de funcionário para visitantes.

As mãos abrigam a microbiota bacteriana transitória e a residente. Quando as mãos são higienizadas com a técnica correta, eliminam-se bactérias da microbiota transitória e parte da residente, removendo microrganismos, células descamativas, sujidades e oleosidade da pele.

Para impedir que os colaboradores tornem-se uma fonte de contaminação, deve-se evitar o cumprimento de funcionários, pacientes e visitantes com as mãos sem higienização prévia; abrir ou fechar a porta do quarto do paciente com luvas ou com as mãos não higienizadas; e limpar o mobiliário do paciente sem o uso de luvas.

Vale lembrar, portanto, que as luvas também são fontes de contaminação e devem ser usadas com técnica e bom senso. É preciso higienizar as mãos antes e depois de cada procedimento realizado, de atos e funções fisiológicas, das refeições e do uso de luvas.

Para a higienização das mãos, é necessário que haja pias e dispensadores de álcool gel disponíveis na instituição de saúde em quantidade suficiente para economizar tempo, movimento e energia do funcionário. A higienização das mãos com água e sabão deve ser realizada sem encostá-las na pia e na torneira; para tanto, a pia deve ter a profundidade adequada.

As pias devem permanecer sempre limpas e, por isso, são proibidas a lavagem de panos de limpeza em pias e a dispensação de soluções contaminadas nelas. As torneiras podem ser acionadas pelos pés ou cotovelos. No lavabo cirúrgico, o acionamento e o fechamento devem ser feitos com o cotovelo, o pé, o joelho ou célula fotelétrica.

Para os ambientes nos quais se executam procedimentos invasivos, cuidados a pacientes ou em que a equipe de assistência tenha contato direto com feridas, deve existir, junto às torneiras, além de sabão, antisséptico para a higienização das mãos.

O lavabo para a higienização das mãos deve dispor de papel-toalha em suporte, sabão líquido em dispensador e lixeira com tampa acionada por pedal. Os dispensadores de sabão líquido não devem ser manipulados (comercializados já em sacos descartáveis individuais com sabão líquido, colocados no interior do dispensador), a fim de se evitar contaminação. O local de acionamento do sabão líquido deve ser diferente do local de onde sai o sabão, impossibilitando a migração de bactérias das mãos para o interior do sabão líquido.

O sabão em barra, por ser muito manipulado, favorece a contaminação. Caso ainda seja usado, deve ser cortado em quatro partes, usando-se uma por vez. O sabão em barra deve estar acondicionado em saboneteira vazada, evitando-se um caldo de bactérias na pia.

O papel-toalha, disponibilizado em folhas individuais e nunca em rolo, deve permanecer dentro do suporte, nunca acima ou em outro local suscetível a respingos da água proveniente da higienização das mãos. As toalhas de tecido são contraindicadas para o ambiente hospitalar devido à umidade, que proporciona contaminação.

O uso de secadores elétricos de mãos automáticos não é recomendável, em função do ruído e longo tempo para a secagem das mãos, com consequente aumento do consumo de energia. Ademais, podem conter microrganismos e, quando acionados manualmente, possibilitam a recontaminação das mãos.

O recipiente (lixeira) para o acondicionamento do material usado na secagem das mãos deve ser de fácil limpeza, podendo não ser necessária a existência de tampa. Caso haja a opção de mantê-lo tampado, a tampa deve ser articulada com acionamento de aberturas sem o uso das mãos.

Sempre que houver contato prévio com material contaminado, após a higienização básica das mãos (com água e sabão), deve-se friccioná-las com álcool a 70%.

MEDIDAS DE SEGURANÇA E PREVENÇÃO DE ACIDENTES COM PERFUROCORTANTES

Segundo a Lei nº 8.213, art. 29, de 24 de julho de 1991, são considerados acidentes de trabalho os que ocorrem pelo exercício do trabalho a serviço da empresa ou pelo exercício do trabalho dos segurados, provocando lesão corporal ou perturbação funcional que cause perda ou redução permanente ou temporária da capacidade para o trabalho, ou morte, podendo ser provocados por agentes biológicos, ergonômicos ou mecânicos.

Para reduzir sua ocorrência, são necessárias medidas preventivas que visem à segurança do funcionário durante suas atividades rotineiras, como:

- Não substituir escadas por cadeiras, usando-as apenas em superfícies planas quando necessário
- Não manusear equipamentos elétricos com as mãos molhadas
- Não misturar produtos de limpeza
- Usar cintos de segurança para a limpeza de janelas e vidros
- Proteger as tomadas elétricas de paredes molhadas
- Não correr nas dependências hospitalares
- Manter sempre postura adequada para evitar problemas de coluna
- Não levantar nem carregar objetos muito pesados sem ajuda
- Obedecer a horários de intervalos a fim de prevenir o estresse
- Notificar os acidentes após a ocorrência
- Utilizar os EPIs e os EPCs sempre que necessário
- Vacinar-se contra a hepatite B.

Embora os colaboradores de limpeza estejam alertados sobre os riscos de acidentes com perfurocortantes, estes ainda ocorrem. Todo funcionário sabe que não deve fechar coletores de perfurocortantes nem recolher perfurocortantes que estejam fora dos coletores, além da obrigatoriedade do uso de luvas durante suas atividades, quando indicados.

É importante que os funcionários da higiene estejam conscientes dos riscos em caso de acidentes com perfurocortantes (que podem aumentar ou diminuir, dependendo da fase da doença, calibre de agulhas e profundidade do ferimento) em relação ao vírus da hepatite B (6 a 40%), ao vírus da hepatite C (3 a 10%) e ao vírus da imunodeficiência humana (0,3 a 0,5%).

É fundamental a interação do serviço de controle de infecções, do setor de educação continuada e segurança ocupacional e da chefia do serviço de limpeza no planejamento de estratégias para a prevenção dos acidentes e seu controle.

Deve ser sistematizada uma campanha de prevenção de acidentes a cada 6 meses, além de vacinação preventiva contra hepatite B (três doses), seguida de sorologia para verificar a situação imunológica do indivíduo vacinado. Se, após as 3 doses da vacina, o indivíduo não soroconverter, deve ser administrada uma quarta dose e, se ainda assim não converter, deve-se administrar a quinta e última dose.

O custo das 3 doses de vacina contra hepatite B para cada funcionário é bem menor que o de uma dose de imunoglobulina humana hiperimune, quando indicada em caso de acidente, além da própria aquisição da doença.

Até o momento não há vacina disponível para a síndrome da imunodeficiência adquirida, mas há risco de contaminação para os profissionais de saúde pelo HIV em acidentes de trabalho.

Em caso de acidentes com perfurocortantes, é importante higienizar o local ferido com água e sabão. Em caso de mucosas, deve-se higienizar somente com água ou solução fisiológica.

Após higienização do ferimento, este deve ser seco com papel-toalha e coberto com gaze, devendo-se comunicar imediatamente o acidente à chefia imediata e enviar comunicação ao local de notificação de acidentes determinado pela diretoria do hospital ou do serviço de limpeza terceirizado.

Cabe ao médico do trabalho indicar os exames necessários para cada caso. Se o funcionário não tiver sido sido vacinado contra hepatite B anteriormente, deve-se iniciar a vacinação e a aplicação de imunoglobina humana hiperimune até 24 h após o acidente.

A Portaria nº 874, de 3 de julho de 1997, recomenda, dependendo do tipo de acidente, o uso do esquema antirretroviral ao acidentado, que deve ser administrado preferencialmente até 2 h (máximo de 8 h) após o acidente.

O acidentado está impedido de doar sangue, deve usar preservativo e comunicar ao médico do trabalho caso apresente febre, adenomegalias e/ou *rash* cutâneo após o acidente. A ficha de notificação de acidentes deve ser preenchida com os seguintes dados: nome; sexo; data de nascimento; data da exposição (incluindo horário); local de trabalho; função exercida; telefone; se o paciente é vacinado contra hepatite B (número de doses e data da última dose); tipo de fluido envolvido no acidente; local do acidente; procedimento que estava realizando; se houve ou não sangue; se o acidentado usava EPIs adequados; tipo de material envolvido no acidente (agulha, bisturi, vidro); tipo de acidente; dados da fonte (conhecida ou desconhecida); e os testes laboratoriais, se realizados (datas).

Devem ser realizados os exames de sorologia para HIV (primeiro exame logo após o acidente, segundo após 3 meses e terceiro após 6 meses) e para hepatites B e C (primeiro exame logo após o acidente, segundo após 3 meses e terceiro após 6 meses). Em caso de fonte desconhecida, o acompanhamento sorológico do acidentado deve ser feito em até 1 ano.

A instituição de saúde deve ter implementado um Plano de Prevenção de Riscos com Acidentes com Materiais Perfurocortantes, com o objetivo de estabelecer diretrizes mínimas para a implementação de um programa para a prevenção de riscos de acidentes com materiais perfurocortantes com probabilidade de exposição a agentes biológicos, visando a proteção, segurança e saúde dos profissionais da instituição.

A Comissão Gestora Multidisciplinar responsável pelo Plano de Gerenciamento de Resíduos de Serviço de Saúde deve compartilhar a responsabilidade pela prevenção entre os seus membros e promover ações para minimizar ou eliminar os riscos e acidentes, implementando a cultura de segurança institucional, fazendo com que todos os profissionais tenham práticas de trabalho seguras por meio do registro e da avaliação dos eventos ocorridos com todos os profissionais que atuam no ambiente de trabalho.

Conforme anexo II da NR 32 do Ministério do Trabalho, devem ser incluídos na Comissão Gestora Multidisciplinar representantes da diretoria técnica e clínica, dos Serviços Especializados em Engenharia de Segurança e em Medicina do Trabalho, da Comissão Interna de Prevenção de Acidentes, do serviço de controle de infecções, da enfermagem, do núcleo de segurança do paciente e gerenciamento de riscos, da Central de Material Esterilizado, da padronização de materiais e de compras.

A Comissão Gestora Multidisciplinar tem como atribuições:

- Comunicar o comprometimento da instituição com a segurança do trabalhador e prover recursos para atender às metas do programa
- Promover a notificação de acidentes e práticas de trabalho seguras
- Coletar informações detalhadas sobre os acidentes notificados
- Avaliar fatores que contribuam para os acidentes com perfurocortantes e propor soluções e planos de melhorias
- Avaliar as implicações dos perfurocortantes para a ocorrência e prevenção de infecções
- Fornecer informações sobre fatores e situações de risco de acidentes e sobre implicações das intervenções propostas nos procedimentos assistenciais
- Identificar produtos e fabricantes de perfurocortantes com dispositivos de segurança, bem como buscar informações sobre o custo dos mesmos para a tomada de decisão
- Colaborar e participar da implantação gradativa dos materiais com dispositivos de segurança
- Dar o suporte técnico necessário nas questões referentes a testes com dispositivos de segurança.

A Comissão Gestora Multidisciplinar deve garantir as informações existentes no Programa de Prevenção de Riscos Ambientais NR 9 e no Programa de Controle de Saúde Ocupacional NR 7, que orientam a instituição quanto aos riscos relacionados com as atividades laborais e quanto aos riscos relacionados com as atividades assistenciais, para que haja uma rotina de análise de acidentes e para que medidas de segurança sejam instituídas. As investigações devem ser realizadas pela Comissão Gestora Multidisciplinar junto ao setor de segurança do trabalho.

Em caso de acidente de trabalho ocorrido com material perfurocortante devem ser analisados aspectos relacionados para uma tomada de decisão, com base:

- Na probabilidade de transmissão de agentes biológicos
- Na frequência de acidentes em procedimentos com uso de um material perfurocortante específico
- Nos procedimentos de limpeza, descontaminação ou descarte que contribuam para elevada ocorrência de acidente
- No número de colaboradores expostos às situações de risco de acidentes com materiais perfurocortantes.

A adoção de medidas de controle deve obedecer à seguinte hierarquia:

- Substituir o uso de agulhas e outros perfurocortantes quando tecnicamente possível
- Adotar controles de engenharia no ambiente (coletores de descarte)
- Adotar o uso de material perfurocortante com dispositivo de segurança, quando disponível e tecnicamente possível
- Mudanças de práticas de trabalho.

A seleção dos materiais perfurocortantes deve ser conduzida pela Comissão Gestora Multidisciplinar atendendo às seguintes etapas:

- Definição dos materiais perfurocortantes prioritários para substituição a partir da análise das situações de risco e dos acidentes de trabalho ocorridos
- Definição de critérios para a seleção dos materiais perfurocortantes com dispositivo de segurança e obtenção de produtos para testes e avaliações
- Planejamento dos testes para substituição em áreas selecionadas no serviço de saúde, decorrente da análise das situações de risco e dos acidentes de trabalho ocorridos
- Análise do desempenho da substituição do produto a partir das perspectivas da saúde do trabalhador, dos cuidados ao paciente e da efetividade, para posterior decisão de qual material adotar.

Os acidentes ocorridos devem ser apresentados mensalmente em reuniões de segurança do paciente, assim como o plano de ação para a prevenção de novas ocorrências. Se necessário, qualquer membro pode convocar uma discussão extraordinária para análise de eventos. Todas as informações discutidas devem ser registradas em ata assinada por todos os presentes.

BIBLIOGRAFIA

Armond GA, Amaral AFH. Gerenciamento de resíduos de serviços de saúde (lixo hospitalar). In: Martins MA. Manual de infecção hospitalar. Epidemiologia. Prevenção. Controle. 2. ed. Rio de Janeiro: Medsi; 2001, p. 734-42.

Barbosa MVJ, Souza AM, Carvalho LPF et al. Incidência de acidentes com materiais pérfuro-cortantes e fluidos corpóreos no Hospital Universitário "Alzira Velano", Alfenas – MG. R Un Alfenas. 1999; 5:221-5.

Brasil. Agência Nacional de Vigilância Sanitária. RDC nº 306, de 07 de dezembro de 2004. Dispõe sobre o regulamento técnico para o gerenciamento de resíduos de serviços de saúde. Brasília: Diário Oficial da União; 2004.

Brasil. Agência Nacional de Vigilância Sanitária (Anvisa). Segurança do paciente em serviços de saúde. Limpeza e desinfecção de superfícies. Brasília: Anvisa; 2010.

Brasil. Ministério da Saúde (MS). Lavar as mãos – normas e manuais técnicos. Brasília. Centro de Documentação do MS; 1998.

Brasil. Ministério da Saúde. Portaria nº 3.214, de 08 de junho de 1978. Norma reguladora – NR7. Programa de Controle Médico de Saúde Ocupacional. Brasília: Diário Oficial da União; 1978.

Brasil. Ministério da Saúde (MS). Processamento de artigos e superfícies em estabelecimentos de saúde. Brasília: MS; 1994.

Brasil. Ministério da Saúde (MS). Recomendações para atendimento e acompanhamento de exposição ocupacional a material biológico: HIV e hepatites B e C. Brasília: MS; 2004.

Brasil. Ministério da Saúde (MS). Agência Nacional de Vigilância Sanitária (Anvisa). Higienização das mãos em serviços de saúde. Brasília: Anvisa; 2007.

Brasil. Ministério da Saúde (MS). Agência Nacional de Vigilância Sanitária (Anvisa). Manual de segurança do paciente em serviços de saúde: limpeza e desinfecção de superfícies. Brasília; Anvisa; 2012.

BRASIL. Ministério da Saúde. Agência Nacional de Vigilância Sanitária. Resolução RDC nº 14, de 28 de fevereiro de 2007. Aprova o Regulamento Técnico para Produtos Saneantes com Ação Antimicrobiana harmonizado no âmbito do Mercosul através da Resolução GMC nº 50/06. Diário Oficial da União [da União da República Federativa do Brasil], Brasília, 05 mar. 2007.

BRASIL. Ministério da Saúde. Agência Nacional de Vigilância Sanitária. Resolução RDC nº 12, de 16 de fevereiro de 2012. Dispõe sobre a Rede Brasileira de Laboratórios Analíticos em Saúde (REBLAS).

BRASIL. Ministério da Saúde. Agência Nacional de Vigilância Sanitária – ANVISA. Resolução nº 222, de 28 de março de 2018. Regulamenta as Boas Práticas de Gerenciamento dos Resíduos de Serviços de Saúde e dá outras providências (DOU de 29/03/2018, nº 61, Seção 1, p. 228).

Brasil. Ministério da Saúde (MS). Divisão Nacional de Vigilância Sanitária de Produtos Saneantes Domissanitários. Portaria nº 15, de 23 de agosto de 1988. Brasília: Diário Oficial da União; 1988.

Brasil. Ministério do Trabalho. NR 32 – Norma Regulamentadora 32. Dispõe sobre a segurança e saúde no trabalho em serviço de saúde. Brasília: Diário Oficial da União; 2005.

Brasil. Ministério do Trabalho e da Previdência Social. NR 7 – Norma Regulamentadora 7. Programa de controle médico de saúde ocupacional. Brasília: Diário Oficial da União; 1978.

Brasil. Ministério do Trabalho e da Previdência Social. NR 9 – Norma Regulamentadora 9. Programa de prevenção de riscos ambientais. Brasília: Diário Oficial da União; 1978.

Brasil. Presidência da República. Lei nº 8.213, de 24 de julho de 1991. Dispõe sobre os Planos de Benefícios da Previdência Social e dá outras providências. Brasília: Casa Civil; 1991.

Hinrichsen SL, Lira MC, Silva EL et al. Limpeza hospitalar. Importância no controle de infecções. In: Biossegurança e controle de infecções: risco sanitário hospitalar. 2. ed. Rio de Janeiro: Guanabara Koogan; 2013. p. 120-37.

Kampf G et al. Persistence of coronaviruses on inanimate surfaces and their inactivation with biocidal agents. J Hosp Infect. 2020; 104(3):246-51.

Nogueira JM. Lixo hospitalar. In: Couto RC, Pedrosa TMG, Nogueira JM. Infecção hospitalar. Epidemiologia e controle. 2. ed. Rio de Janeiro: Medsi; 1999. p. 219-38.

Oliveira MS. Higienização ambiental. Rotinas e procedimentos. In: Couto RC, Pedrosa TM. Infecção relacionada à assistência (infecção hospitalar) e outras complicações não infecciosas. 3. ed. Rio de Janeiro: Medbbok; 2012. p. 275-8.

Oshiro IC, Spadão FS. Limpeza e desinfecção do ambiente. In: Carrara D, Strabelli TMV, Uip DE. Controle de infecção. A prática no terceiro milênio. Rio de Janeiro: Guanabara Koogan; 2017. p. 194-209.

Pedrosa TM, Macedo RM, Borges AG. Serviço de limpeza. In: Couto RC, Pedrosa TM, Nogueira JM. Infecção hospitalar. Epidemiologia e controle. 3. ed. Rio de Janeiro: Medsi; 2003. p. 317-21.

Recife. Lei Municipal nº 16.478/99. Dispõe sobre resíduos de serviços de saúde. DO de 23/02/99. Recife: Diário Oficial; 1999.

Torres TC, Lisboa TC. Limpeza e higiene. Lavanderia. São Paulo: Baliero; 1999.

Capítulo 35

Controle de Microrganismos

Sylvia Lemos Hinrichsen ▪ **Jorge Belém Oliveira Júnior** ▪ **Marcela Coelho de Lemos**

O preço da liberdade é a vigilância eterna. (Thomas Jefferson)

LABORATÓRIO DE MICROBIOLOGIA

No contexto do monitoramento de infecções relacionadas à assistência à saúde (IrAS), o laboratório de microbiologia é um pilar para as atividades de controle de infecções e epidemiologia hospitalar. As técnicas adotadas nesse laboratório variam de acordo com a capacidade e a infraestrutura disponibilizadas pela instituição de saúde/hospital. Entretanto, é fundamental que os laboratórios incorporem inovações tecnológicas, como automação, técnicas imunológicas moleculares e proteômicas, além do sequenciamento total do material genético de microrganismos, a fim de auxiliar na identificação e sinalizar as diversas condutas epidemiológicas e terapêuticas o mais precocemente possível.

Além da necessidade de uma plataforma tecnológica, é primordial a existência de equipes técnicas compostas por profissionais especializados na área, de modo que sejam garantidos os processos de análise microbiológica de qualidade.

Nos últimos anos, tem sido crescente a identificação de microrganismos multifarmacorresistentes, considerados um grave problema de saúde pública mundial, com impactos negativos na economia, nas instituições de saúde e na segurança do paciente, decorrentes de desfechos clínicos relacionados a uma alta taxa de mortalidade.

Diante disso, o laboratório de microbiologia considerado ideal seria aquele que estivesse integrado a um gerenciamento central, fornecendo, no menor tempo possível, a identificação microbiana correta e o respectivo perfil de sensibilidade aos antimicrobianos por meio de três fases do exame: pré-analítica, analítica e pós-analítica.

A *fase pré-analítica* inicia-se com o pedido de exame, a escolha do material biológico a ser coletado, os processos de coleta e o transporte. Lembramos que coletas inadequadas produzem resultados inapropriados, que interferem nas condutas preventivas e/ou terapêuticas a serem tomadas pelas equipes multiprofissionais.

A *fase analítica* é de responsabilidade direta do setor de microbiologia, que deve seguir fluxos predeterminados, segundo padrões validados e que garantam resultados de qualidade na identificação de microrganismos e do perfil de sensibilidade aos antimicrobianos. Atualmente, alguns laboratórios de microbiologia já utilizam técnicas de identificação bacteriana mediante análises das proteínas de microrganismos por meio da tecnologia de espectrometria de massa (MALDI-TOF), que apresenta como vantagem a rapidez dos resultados. Com essa técnica, embora tenha maior custo, é possível obterem-se resultados em até 10 min, com a identificação de espécies de microrganismos comuns e raras, dos tipos aeróbico e anaeróbico, além de fungos e micobactérias.

As técnicas clássicas moleculares de reação em cadeia de polimerase (PCR) e de sequenciamento genético já fazem parte de muitos laboratórios de microbiologia; entretanto, pelo alto custo, são utilizadas em situações específicas, na identificação de resultados difíceis em que não se obtiveram definições com a utilização de equipamentos comuns.

Também na fase analítica é fundamental a realização do antibiograma (teste de sensibilidade aos antimicrobianos [TSA]), que analisa a expressão fenotípica da resistência bacteriana ou fúngica (fungigrama) aos antimicrobianos testados. O teste de sensibilidade tradicional pode ser qualitativo (método *Kirby-Bauer* de difusão em disco), para o qual são descritas, pelo Clinical & Laboratory Standards Institute (CLSI), categorias interpretativas (sensível, intermediária e resistente); ou quantitativo (determinação da concentração inibitória mínima [CIM/MIC, *minimum inhibitory concentration*] em mg/ℓ).

Assim, o antibiograma é um exame que traduz a atividade *in vitro* dos antimicrobianos e deve ser interpretado de maneira distinta diante de cada tipo de infecção. Deve-se, porém, ficar atento às suas limitações, pois ele funcionará como um orientador terapêutico, necessitando, pois, ser sempre interpretado pelo prescritor.

A determinação da CIM/MIC faz parte do planejamento da dose de ntimicrobianos que podem apresentar parâmetros de farmacocinética/farmacodinâmica (PK/PD) relacionados com a concentração do antimicrobiano, com o tempo que o fármaco permanece acima do valor da CIM/MIC ou com a área sob a curva (AUC). Esse reconhecimento farmacológico apresenta grande utilidade na escolha terapêutica mais adequada, podendo fornecer opções de infusões diferenciadas e com mais eficácia mesmo com categorias de resistência.

É importante, entretanto, atentar para as limitações inerentes aos testes de sensibilidade. Atualmente, as diversas sociedades de microbiologia sugerem que o tratamento de infecções deve ser pautado na expressão fenotípica da CIM/MIC (mg/ℓ), enquanto a epidemiologia molecular estaria restrita às ações de controle epidemiológico. Isso causa controvérsias, uma vez que são estabelecidas rotinas de isolamento para cepas produtoras de betalactamase de espectro estendido (ESBL, *extended-spectrum beta-lactamase*) e microrganismos produtores de carbapenemase (*Klebisiella pneumoniae* produtores de carbapenemase [KPC]). Além disso, nem sempre a presença de genes de resistência e virulência é expressa no antibiograma fenotípico, o que pode suscitar interpretações que complicam a interpretação epidemiológica de isolamento.

Em diversos laboratórios de microbiologia, já estão em uso exames moleculares que detectam diretamente os genes de resistência e virulência, com liberação de laudo em até 1 h, e que podem ser realizados de cepas isoladas ou diretamente das amostras clínicas, sem necessidade de cultivo em meio de cultura sólido. Dessa maneira, por exemplo, cepas com gene *mec-A* e betalactamases diversas (OXA, KPC, Nova Delhi metalo-betalactamase [NDM], ESBL, metalo-betalactamase [MBL], verona íntegron codificada [VIM], metalo-betalactamase IMP e outras) podem ser rapidamente identificadas pela biologia molecular e, assim, medidas de prevenção podem ser instituídas.

É importante também conhecer quais são as bactérias consideradas como superbactérias, atualmente com grande impacto no controle de infecções em todas as instituições de saúde/hospitais, sejam públicos ou privados. São consideradas superbactérias: KPC, NDM, *Staphylococcus aureus* resistente à meticilina (*Staphylococcus aureus* resistente à meticilina [MRSA]) e à vancomicina (*Staphylococcus aureus* resistente à vancomicina [VRSA]), entre outras.

As culturas de ambiente e de material não clínico não devem ser realizadas de modo rotineiro. Sua indicação poderá ser considerada diante de uma evidência epidemiológica que justifique seu uso. Quando indicadas, deverão ser processadas em laboratórios especializados, e não em laboratórios clínicos microbiológicos de rotina, que apresentam limitações técnicas para esse tipo de análise.

A *fase pós-analítica* vai depender das técnicas de análise utilizadas pela microbiologia. Atualmente, além da automação, vem-se buscando outras metodologias que não deem resultados somente precisos, mas também com mais agilidade. As técnicas de cultura tradicional demandam o crescimento de microrganismos, podendo levar horas e dias. Por isso tem sido tão necessária a sistematização de técnicas imunológicas, proteômicas e moleculares para maior agilidade na identificação.

Nessa fase será fundamental distinguir isolados de colonização e infecção, especialmente quando não houver um acompanhamento da coleta e do transporte de exames. Daí a necessidade de processos operacionais padrão estabelecidos, de modo a sistematizar atividades com segurança e qualidade entre as equipes multiprofissionais e o laboratório de microbiologia.

Em situações de surtos de IrAS, em geral relacionados às fontes comuns de reservatórios e/ou pacientes, em alguns casos as características bioquímicas da identificação de espécies (biotipo) e o padrão de sensibilidade aos antimicrobianos podem direcionar a investigação; porém, em determinadas circunstâncias, somente com uma análise molecular com enzimas específicas será possível determinar o perfil clonal das cepas. Entretanto, essas análises (eletroforese em gel de campo pulsado [PFGE, *pulsed-field gel electrophoresis*]) têm custo maior, além de serem bastante trabalhosas. Assim, já estão disponíveis novas tecnologias de sequenciamento genômico (WGS, *whole genome shotgun*), que possibilitam a geração de dados epidemiológicos rápidos e com custos mais acessíveis, o que possibilita uma análise temporal e promove a definição de novas estratégias de contenção.

Ainda no laboratório, é importante a sistematização de processos de qualidade que garantam resultados confiáveis, evitando contaminações cruzadas de microrganismos. Assim, no controle dos diversos microrganismos existentes, seja a partir de sua total remoção, prevenção de sua multiplicação e/ou destruição, inúmeros são os agentes físicos ou químicos utilizados que os mantêm em níveis aceitáveis. Diversos métodos de controle de microrganismos são padronizados nos laboratórios de microbiologia (esterilização, desinfecção, antissepsia ou assepsia) e dependem tanto da natureza do agente como do tipo de material que o contenha (ambientes, alimentos, equipamentos, instrumentos cirúrgicos, produtos farmacêuticos ou meios de cultura).

Também é de grande importância que as equipes multiprofissionais utilizem luvas de látex (se não alergênicas) sempre que houver risco de contato com sangue, dejetos, fluidos corporais, pesquisa com microrganismos e/ou animais de laboratórios, ou mesmo durante a higienização de instrumentos e superfícies de trabalho. A higienização das mãos e o uso de luvas pelas equipes multiprofissionais devem ser atos sistemáticos e associados à atividade exercida; não se devem usar luvas de procedimentos fora da área de trabalho nem durante atividades, assim como não é recomendável abrir portas e/ou receber ligações telefônicas, entre outras precauções.

Em casos de os profissionais de equipes multiprofissionais terem ferimentos nas mãos, estes devem ser cobertos, sendo recomendado o uso de dois pares de luvas. Caso ocorra contaminação das luvas, elas devem ser desinfectadas antes do descarte.

O uso de jalecos (aventais e batas) pelas equipes multiprofissionais somente deve ser permitido nas áreas de trabalho, e nunca em refeitórios, escritórios, bibliotecas, pátios de estacionamento e/ou fora do ambiente hospitalar ou laboratorial. Jalecos usados em biotérios não devem ser utilizados pelas equipes multiprofissionais durante o trabalho nas cabines de segurança biológica. Caso haja contaminação, eles devem ser removidos e dobrados, de modo que a área contaminada fique no interior, sendo embalados posteriormente em papel impermeável para serem autoclavados.

Processos de remoção e/ou destruição de microrganismos poderão ser indicados para a sistematização de processos não contaminados. Dentre eles, está a esterilização, que consiste na destruição e eliminação de todos os microrganismos viáveis capazes de se reproduzir, incluindo esporos.

CULTURAS DE VIGILÂNCIA

As culturas microbiológicas podem ser classificadas em clínica ou de vigilância. As clínicas são aquelas solicitadas para o manejo clínico do paciente e detectam apenas 10 a 30% dos indivíduos colonizados por agentes multifarmacorresistentes. As culturas de vigilância são realizadas para identificar pessoas colonizadas por determinados microrganismos. Possibilitam a identificação precoce de indivíduos colonizados, mas sem apresentar culturas clínicas que demonstrem essa condição. Isso promove medidas para a prevenção da disseminação de microrganismos (principalmente multifarmacorresistentes) por meio de medidas de isolamento de contato e coorte de pacientes, além de fornecer maior conhecimento sobre a epidemiologia hospitalar prevalente.

A sistematização de culturas de vigilância poderá ser realizada em situações endêmicas e/ou de surtos. Diversos estudos avaliam sua implementação em situações endêmicas, reconhecendo seu impacto positivo na redução da transmissão de microrganismos como: enterococos, KPC, MRSA, entre outros. Por meio de seus resultados, as equipes controladoras de IrAS podem implementar estratégias de prevenção, como isolamentos, higienização das mãos, entre outras. Os setores hospitalares de maior interesse na avaliação das culturas de vigilância são Unidades de Terapia Intensiva (UTI), berçários, unidade de diálise e setor de onco-hematologia, uma vez que são ambientes hospitalares em que os pacientes se encontram mais vulneráveis em virtude da fragilidade do sistema imunológico.

A pressão da colonização ou prevalência de indivíduos colonizados por determinado agente em uma unidade pode ser medida pela quantidade de pacientes por dia colonizados por determinado agente naquele período, em determinada unidade, dividida pelo número de pacientes por dia na mesma unidade e no mesmo período. O resultado, em percentuais, pode ser utilizado em certo período mais longo.

Pode também ser calculada com dados de uma investigação pontual no tempo dos indivíduos colonizados em determinada unidade, na chamada prevalência ou pressão de colonização pontual. Assim, quanto maior a pressão de colonização de determinado agente, maior a chance de transmissão cruzada desse agente.

É importante que o resultado das culturas de vigilância seja devidamente analisado pelo Serviço de Controle de Infecção Hospitalar antes que seja compartilhado com o corpo clínico, pois assim é possível evitar interpretações e ações equivocadas, como uso de antimicrobianos para tratamento apenas de colonização, o que poderia favorecer a multirresistência e a ocorrência de infecção.

Em situações de alta endemicidade, isolar pacientes colonizados ou infectados com base apenas em resultados de culturas clínicas é pouco efetivo em comparação ao uso da vigilância ativa (coleta de amostras para culturas de vigilância) e do isolamento. Na rotina do controle de infecção, pode-se optar por acompanhar a pressão de colonização de determinados agentes em unidades específicas como forma de monitoramento indireto do risco de transmissão cruzada e do potencial de ocorrência de surtos (Quadro 35.1).

Uma experiência com culturas de vigilância

No período de 2012 a 2016, em um hospital terciário de alta complexidade no Nordeste brasileiro, acreditado segundo padrões internacionais de segurança do paciente, foi implementado pelo setor de controle de IrAS um protocolo de coleta de amostras para culturas de vigilância, segundo situação epidemiológica monitorada por meio de relatórios mensais da microbiota hospitalar enviados pelo laboratório de microbiologia.
O protocolo teve como bases:

• Determinação de quais os agentes epidemiologicamente importantes e quais os que se desejava isolar e/ou controlar na instituição/hospital
• Padronização, em conjunto com o laboratório de microbiologia, do método de coleta das amostras para culturas de vigilância, especificando locais em que deveriam ser coletadas, método de coleta em cada local, meio de transporte, metodologia de análise disponível (meios seletivos, testes fenotípicos, biologia molecular, entre outros)
• Decisão quanto ao tipo de implementação das culturas de vigilância (se pontual, contínua ou circunstancial, e para qual tipo de população)
• Avaliação das questões logísticas e econômicas, incluindo as responsabilidades dos custos envolvidos e a disponibilidade de insumos e pessoal
• Monitoramento sistemático de dados epidemiológicos de prevalência na comunidade e nos setores da instituição/hospital para tomadas de decisão sobre ajustes do protocolo.

Como resultados, observou-se maior controle de microrganismos, incluindo os multifarmacorresistentes, em toda a instituição/hospital, com mudança de perfil de microbiota por setores e/ou global.

Os dados também foram importantes para o gerenciamento do uso de antimicrobianos (*stewardship*) implementado junto às equipes multiprofissionais e aos prescritores.

A governança da instituição/hospital apoiou, quanto aos custos, o protocolo de culturas de vigilância proposto pela equipe de controle de infecções, por entender o custo-efetividade relacionado com o desfecho obtido, não só no paciente, mas em toda a cadeia assistencial do cuidado. O laboratório de microbiologia, por sua vez, conseguiu o reconhecimento financeiro das fontes pagadoras dos exames/operadoras de saúde, o que viabilizou bastante a logística implantada para as coletas e análises de amostras.

Assim, os programas de controle de IrAS deverão definir seus objetivos de controle segundo microrganismos "problemas", como MRSA, *Enterococcus* resistente à vancomicina (enterobactérias produtoras de ESBL), *Acinetobacter baumannii* multifarmacorresistente, *Pseudomonas aeruginosa* resistente aos carbapenêmicos e enterobactérias resistentes aos carbapenêmicos.

Outra questão a ser considerada e que dependerá das diversas situações vivenciadas pelas instituições de saúde/hospitais é até quando se deve manter em isolamento um paciente colonizado, e se daria para considerar as culturas de vigilância com esse propósito.

Sabe-se, entretanto, que, para responder a tais questões, não existem, ainda, alternativas definitivas, uma vez que a duração da colonização depende de fatores como: uso de antimicrobianos; tempo de hospitalização; realização de procedimentos invasivos; e aplicação de estratégias de descolonização, como para MRSA. Também é importante observar que pacientes colonizados por bactérias gram-negativas multifarmacorresistentes apresentam tempo prolongado de colonização (média de 144 dias com máximo de 349 dias). Também apresentam baixa frequência a depurar a colonização (9%).

Capítulo 35 Controle de Microrganismos **249**

QUADRO 35.1 Aplicações práticas de implementação das culturas de vigilância.

Maneira contínua

Realização sistemática de culturas de vigilância com periodicidade definida (semanal e/ou em todas as admissões e/ou em todas as admissões com procedência de riscos)

Esse tipo de sistemática é útil quando:

- Há suspeita de transmissão sustentada de determinado agente em uma unidade e se pretende conhecer a dinâmica de transmissão a partir de situações de riscos, unidades-fonte dos pacientes colonizados, entre outros
- Já são conhecidas as situações de riscos específicos e se objetiva fazer o *screnning* dessa população
- Uma nova estratégia de prevenção de transmissão cruzada é implementada e se pretende acompanhar seu impacto na incidência de novos colonizados
- É um método eficaz para detectar indivíduos colonizados, permitindo a identificação de casos de transmissão na(s) própria(s) unidade(s)

Será importante focar os microrganismos a serem monitorados, incluindo os da microbiota local e ou outros para detectar microrganismos multirresistentes (MRSA, VRE, BGN resistentes a carbapenêmicos e *Stenotrophomonas maltophilia*), evitando a transmissão destes para outros pacientes:

- MRSA: *Staphylococcus aureus* resistente à meticilina
- VRE: Enterococo resistente à vancomicina
- BGN (Bactéria gram-negativa) resistente a carbapenêmico

É responsabilidade do médico plantonista (residente/*staff*) e/ou enfermeiro da Unidade de Internação/NIR identificar durante anamnese a existência de um dos critérios a seguir:

- Transferidos de outra instituição com permanência maior que 96 horas
- Transferidos de outra instituição com internação mínima de 48 horas e que tenham sido submetidos a algum dispositivo invasivo (cateter vesical de demora, cateter venoso central, intubação orotraqueal, traqueostomia ou que tenha realizado procedimento cirúrgico)
- Submetidos a terapia renal substitutiva (hemodiálise)
- Passagem por UTI nos últimos 90 dias com permanência mínima de 72 h
- Internação prévia nos últimos 90 dias com permanência mínima de 30 dias
- População carcerária (acautelados)
- Institucionalizados – pacientes residentes de asilos ou instituições de longa permanência
- Pacientes que tiveram cultura positiva para um dos patógenos citados anteriormente nos últimos 3 meses, com exceção do VRE (6 meses), não necessitam de coleta de cultura de vigilância e deverão ser mantidos em precaução de contato até a alta
- Se presente um dos critérios citados anteriormente, indicar coleta de cultura de vigilância (enfermeiro e/ou médico deverão fazer as solicitações segundo protocolos institucionais)

Em subpopulações de pacientes com maior risco de colonização

É um método custo-efetivo. Em situações endêmicas, muitas instituições optam por coletar as amostras para cultura de vigilância de maneira direcionada, em grupos específicos de doentes e continuamente

As amostras são coletadas para culturas de vigilância em:

- Todos os pacientes admitidos que ficaram por mais de 24 h em outro serviço de saúde ou em serviços de *home care* e/ou com história recente de alta hospitalar na instituição
- Pacientes transferidos portando dispositivos invasivos
- Pacientes com história de colonização prévia por agentes multifarmacosrresistentes
- Pacientes em uso de antimicrobianos
- Outras situações específicas

Em populações-alvo específicas sob maior risco de colonização

Pode-se, nesses casos, lançar mão de dados de fatores de risco para colonização existentes na literatura, ou mesmo de informações locais da própria instituição de saúde/hospital ou comunidade

A coleta de amostras para culturas de vigilância à admissão de pacientes que vêm transferidos de outras instituições é custo-efetiva, gera economia para o hospital e previne infecções nosocomiais

Em situações endêmicas

São requeridos isolamentos de contatos de pacientes colonizados e/ou infectados para evitar transmissões cruzadas

Em tais situações, tem sido recomendado que os pacientes em isolamento de contato permaneçam com essa precaução até que esteja finalizado o resultado das culturas de vigilância

Desse modo, devido ao longo tempo médio de colonização pelas bactérias multifarmacorresistentes e à baixa sensibilidade das culturas de vigilância, não é recomendado usar a coleta de amostras para tomada de decisão sobre a retirada de pacientes do isolamento. Também é importante observar que as culturas de vigilância negativas não indicam que o paciente não esteja colonizado por bactérias. Assim, algumas instituições de saúde/hospitais optam por considerar os pacientes colonizados indefinidamente. Já outras estabelecem limites com base nos dados de tempo médio de colonização, relatados na literatura, quando diante de bactérias não multifarmacorresistentes. Outras preveem sistemáticas coletas de amostras de culturas de vigilância em períodos específicos (semanal ou à reinternação) e decidem pela suspensão do isolamento caso o resultado seja negativo.

BIBLIOGRAFIA

Brasil. Agência Nacional de Vigilância Sanitária (Anvisa). Nota técnica nº 01/2013. Medidas de Prevenção e Controle de Infecções por Enterobactérias Multirresistentes. Disponível em: https://cevs.rs.gov.br/upload/arquivos/201706/30132435-1369161512-nota-tec-01-2013-anvisa.pdf.

Brasil. Agência Nacional e Vigilância Sanitária (Anvisa). Prevenção de infecções por microrganismos multirresistentes em serviços de saúde. 2021. Disponível em: https://pncq.org.br/wp-content/uploads/2021/03/manual-prevencao-de-multirresistentes7.pdf.

Cassone M, Mody L. Colonization with multidrug resistant organisms in nursing homes: scope, importance, and management. Curr Geriatr Rep. 2015; 4(1):87-95.

Corradi MFDB. Culturas de vigilância em situações endêmicas. In: Carrara D, Strabelli TMV, Uip DE. Controle de infecção: a prática no terceiro milênio. Rio de Janeiro: Guanabara Koogan; 2017. p. 117-21.

Diaz R, Afreixo V, Ramalheira E et al. Evaluation of vancomycin MIC Creep in Methicillin-resistant Staphylococcus aureus infection – a systemmatic review and meta-analysis. Clin Microbiol Infect. 2017; 23. pii: S1198-743X(17)30337-3.

EBSERH. Coleta de Cultura de Vigilância. Disponível em: https://www.gov.br/ebserh/pt-br/hospitais-universitarios/regiao-sudeste/hu-ufjf/saude/vigilancia-em-saude-e-seguranca-do-paciente/scih-servico-de-controle-de-infeccao-hospitalar/POP.SIH.034Coletadaculturadevigilancia.pdf.

O'Fallon E, Gautam S, D'Agata EM. Colonization with multidrug-resistant gram-negative bacteria: prolonged duration and frequent cocolonization. Clin Infect Dis. 2009; 48:1375-81.

Oliveira CM. Cultura de vigilância ativa para pesquisa de portadores de MDR: quais as indicações? Disponível em: https://ameci.org.br/wp-content/uploads/2018/03/CLAUDIA-M.-DE-OLIVEIRA-Mineiro-CCIH-2017.pdf.

Pacio GA, Visintainer P, Maguire G et al. Natural history of colonization with vancomycin-resistant enterococci, methicillin-resistant staphylococcus aureus, and resistant gram-negative bacilli among long-term-care facility residents. Infect Control Hosp Epidemiol. 2003; 24:46-50.

Popescu C, Popescu GA, Dorobăț O et al. OXA-48-Carbapenemase-producing Klebsiella pneumoniae infections the first cases diagnosed in Romanian National Institute of Infectious Diseases. Rev Românã Med Laborator. 2017; 25(1).

Rabaan AA, Saunar JV, Bazzi AM et al. Epidemiology and detection of Acinetobacter using conventional culture and in-house developed PCR based methods. J Infec Public Health. 2017; 10:124-8.

Reddy P, Malczynski M, Obias A et al. Screening for extend-spectrum B-lactamase-producing Enterobateriaceae among high-risk patients and rates of subsequent bacteriemia. Clin Infect Dis. 2007; 45:846-52.

Rossi, F. O papel do laboratório de microbiologia no controle de infecção. In: Carrara D, Strabelli TMV, Uip DE. Controle de infecção: a prática no terceiro milênio. Rio de Janeiro: Guanabara Koogan; 2017. p. 31-4.

Silva JPB et al. Avaliação do impacto de laboratórios de análises clínicas de hospitais de urgência e emergência do município de Belém-PA na saúde. Ciênc Farm Básica Apl. 2014; 1(35):127-32.

Zimmerman FS, Assous MV, Bdolah-Abram T et al. Duration of carriage of carbapenem-resistant Enterobactericeae following hospital discharge. Am J Infect Control. 2013; 41(3):190-4.

Capítulo 36

Central de Material Esterilizado

Sylvia Lemos Hinrichsen ▪ **Nadja da Silva Ferreira** ▪ **Marcela Coelho de Lemos**

Destruindo todas as formas de vida microbiana por meio de processos. (Sylvia Lemos Hinrichsen)

ESTRUTURA FÍSICA DA CENTRAL DE MATERIAL ESTERILIZADO

A Central de Material Esterilizado (CME) é uma unidade hospitalar, de apoio técnico, de atividade-meio, que tem a finalidade de prover todos os setores do hospital com materiais desinfetados e/ou esterilizados com garantia de qualidade de processamento, sob condições controladas e monitoradas. As atividades básicas da CME são:

- Receber e separar os produtos para saúde
- Lavar os produtos para saúde
- Desinfectar
- Receber as roupas vindas da lavanderia
- Preparar os produtos para saúde e as roupas
- Esterilizar os produtos para saúde por meio de métodos físicos ou físico-químicos
- Realizar o controle microbiológico e de validade do processamento
- Armazenar as roupas e os produtos para saúde esterilizados com controle de validade e integridade
- Distribuir os produtos para saúde e as roupas processadas estéreis de acordo com a demanda dos setores
- Zelar pela proteção e segurança dos colaboradores do setor.

Por meio da CME, o hospital passa a usar corretamente os produtos para saúde processados por meio de técnicas padronizadas de desinfecção e/ou esterilização.

A CME também é responsável por recepção, limpeza e desinfecção de artigos contaminados, bem como pela preparação de empacotamento para a esterilização, além do armazenamento e da distribuição.

Todo artigo que entre em contato com sangue e/ou fluidos corpóreos deve ser considerado potencialmente contaminado/sujo/com riscos para contaminação infecciosa e, portanto, coletado e transportado para a CME em caixas resistentes e laváveis ou carros específicos para essa finalidade, o que evita a contaminação do funcionário e do ambiente.

As áreas de processamento devem ter barreira técnica ou ser fisicamente separadas com espaço adequado para o desempenho das funções.

A estrutura de processamento dos produtos para saúde deve obedecer à Resolução da Diretoria Colegiada (RDC) nº 15, de 15 de março de 2012, que classifica a CME em tipo I e tipo II. Na CME tipo I, "deve possuir, no mínimo, barreira técnica entre setor sujo e os setores limpos"; na CME tipo II, "deve possuir: sala de recebimento e limpeza (setor sujo); sala de reparo e esterilização (setor limpo); sala de desinfecção química, quando aplicável (setor limpo); área de monitoramento do processo de esterilização (setor limpo); e sala de armazenamento e distribuição (setor limpo)".

A *área de recebimento* é destinada a receber os materiais sujos e/ou contaminados vindos dos vários setores da instituição.

A *área de expurgo* é considerada setor sujo, sendo destinada a executar processos de limpeza, descontaminação e lavagem dos produtos para saúde. As atividades dessa área são executadas normalmente pela enfermagem, conforme rotina, utilizando lavagem manual ou automatizada por meio de lavadora ultrassônica e/ou termodesinfectora, com água, detergente enzimático e/ou alcalino e, quando necessário, antioxidante. Nessa etapa, visa-se à eliminação total da sujidade dos instrumentos e equipamentos. Os lubrificantes hidrossolúveis devem ser usados para lubrificar instrumentos e alguns equipamentos, conforme a recomendação do fabricante, com a finalidade de garantir a funcionalidade e a durabilidade dos produtos.

A *área de preparo* destina-se a inspeção (visual e com lentes intensificadoras de imagens), seleção e empacotamento do material que será esterilizado. Nessa etapa, faz-se a revisão dos produtos para saúde a fim de detectar alguma sujidade residual, avaliar a integridade do material, entre outras não conformidades.

Na *área de esterilização*, encontram-se autoclaves e/ou equipamentos de esterilização. Normalmente, nesse setor há uma área para monitoramento do processo de esterilização.

Na *área de armazenamento e distribuição*, encontram-se os produtos para saúde já estéreis e/ou desinfectados, os quais são colocados em prateleiras que devem ser afastadas de piso, parede e teto. A temperatura do ambiente deve ficar em torno de 21 a 25°C, com umidade relativa do ar variando entre 40 e 60% para garantir a validade da esterilização.

Os profissionais que trabalham no expurgo da CME devem usar equipamentos de proteção individual (EPI) durante todas as atividades (luvas de borracha de cano longo e antiderrapante), além de máscaras antipartículas, óculos protetores ou protetor facial, avental impermeável, botas impermeáveis ou sapatos

252 Parte 1 **Biossegurança**

fechados (a depender da área para a qual estiver escalado), gorro e protetor auricular, quando proceder. O controle de tráfego de pessoal na CME, de modo geral, deve ser restrito (apenas pessoas autorizadas), devendo haver critérios para a entrada.

Em relação à estrutura física, paredes, piso e teto devem ser constituídos de material não poroso, que suporte limpeza contínua e não libere partículas. A climatização deve obedecer à legislação vigente. O expurgo deve manter pressão negativa em relação às demais áreas, e o preparo, pressão positiva.

As pias para higienização das mãos devem estar disponíveis e ser de fácil acesso em todas as áreas do setor. Os pisos, as bancadas de trabalho e as pias devem, no mínimo, ser limpos diariamente, enquanto as outras superfícies e os equipamentos devem obedecer a uma escala regular de limpeza e desinfecção ou ser limpos quando necessário. A limpeza concorrente precisa ser realizada diariamente, e 1 vez/semana faz-se necessária uma limpeza terminal, incluindo vidros, portas, paredes, armários e janelas.

O piso deve ser, preferencialmente, de cor clara, resistente a soluções corrosivas e à umidade, lavável e de fácil limpeza. As paredes devem ser lisas e planas, revestidas de material lavável. O forro do teto deve ser acústico e plano. Para as portas, recomenda-se material lavável, e a iluminação deverá ser geral e direta na mesa de inspeção, para facilitar a observação da eficiência da limpeza e da integridade do artigo.

Para o bem-estar dos colaboradores do setor, devido ao calor do ambiente por conta das autoclaves, faz-se necessário um bom sistema de exaustão/ventilação.

Devem ser incluídos vestiários com sanitários e chuveiros para os colaboradores do setor, além de salas de apoio como depósito de material de limpeza, sala administrativa e área para manutenção dos equipamentos de esterilização física, exceto quando for de barreira.

CENTRAL DE MATERIAL ESTERILIZADO E TRANSPORTE

Os produtos para saúde devem ser transportados em recipientes fechados (exclusivos para esse fim), do tipo rígido, liso, com sistema de fechamento estanque, contendo a lista de produtos e o nome do serviço solicitante. Quando for o caso, deverá constar também o nome da empresa prestadora do serviço, devendo ser asseguradas as condições de manutenção da identificação e a integridade da embalagem. Em caso de serem utilizados veículos para transporte externo, eles devem ser de uso exclusivo para esse fim.

CENTRAL DE MATERIAL ESTERILIZADO E CONTROLE DE INFECÇÕES

A equipe de controle de infecções das instituições de saúde/hospitais deve ter um cronograma de visitas técnicas diagnósticas e educativas na CME (interna e/ou externa), com o objetivo de monitorar os processos (atividades), de modo a garantir a segurança do paciente, o controle de infecções e os riscos associados à esterilização em todas as suas fases (Quadro 36.1).

As instituições de saúde/hospitais deverão criar, estruturar e apoiar uma comissão multiprofissional de padronização de produtos e equipamentos médico-hospitalares, composta por membros efetivos representantes das gerências administrativas, de atenção à saúde e controle de infecções. Essa comissão terá como finalidade deliberar a padronização e a relação de produtos e equipamentos médico-hospitalares para uso institucional, segundo preceitos de qualidade, segurança e economia. Deverá também ser dotada de autonomia administrativa e organizacional para o desenvolvimento de suas competências.

Compete à comissão de padronização de produtos e equipamentos médico-hospitalares:

- Deliberar sobre a padronização de produtos e equipamentos médico-hospitalares, com especificações técnicas objetivas, visando atender a demanda institucional e obedecendo aos princípios de qualidade e economicidade
- Estabelecer critérios de inclusão e exclusão para padronização de qualquer produto e equipamento médico-hospitalar, utilizando o método descritivo, identificando com clareza as especificações e possibilitando a orientação do processo licitatório
- Designar os profissionais responsáveis pela emissão de pareceres técnicos
- Divulgar as alterações realizadas na lista de produtos e equipamentos médico-hospitalares padronizados, sempre que ocorrerem
- Trabalhar junto com a Comissão de Educação Permanente para desenvolver programas educacionais, de modo a atualizar o conhecimento dos profissionais sobre novos produtos padronizados
- Analisar as notificações relacionadas a artigo e equipamento médico-hospitalar no Sistema de Informação de Vigilância Hospitalar, como indicador para revisão de padronização
- Divulgar cronograma anual para revisão e atualização da lista de produtos e equipamentos médico-hospitalares padronizados
- Propor modificações em seu regimento interno, quando julgar necessário, como também nas situações não previstas ou omissas, para aprimoramento de suas atividades.

"A ESTRUTURA FÍSICA para armazenamento de produtos para saúde e suas instalações na CME requerem um dimensionamento de acordo com a quantidade de produtos, o mobiliário e os equipamentos utilizados para armazenamento.

Recomenda-se que os produtos para saúde sejam armazenados em local exclusivo, central, de acesso restrito, não devendo ocorrer áreas de circulação, mesmo que temporárias.

São condições ideais para estocagem: setor fechado, janelas vedadas, ambiente limpo, com controle de temperatura e umidade por termo-higrômetro e mobiliário/armários de fácil visualização, além de acesso para controle de lotes.

A seleção das embalagens deve ser estabelecida considerando-se requisitos adequados segundo método de esterilização, respeitando as características intrínsecas a cada modelo e a constituição de embalagem para garantir bom êxito e segurança no armazenamento de produtos de saúde.

É importante ter atenção para o prazo de validade da esterilização, que deverá estar associada ao "evento relacionado", pacote armazenado em condições adequadas de controle considerado estéril se íntegro e seco.

É mandatório identificar o tempo de validade da embalagem, seja em papel grau cirúrgico, polietileno de alta densidade, algodão duplo ou *spunbond/ meltblown/ spunbond* (SMS)."

Capítulo 36   Central de Material Esterilizado   **253**

QUADRO 36.1 Roteiro de observação mensal da Central de Material Esterilizado (CME)/gestão de risco e controle de infecções.

Data: ___/___/___ **Local:** _____ **Hora:** _____

Responsáveis:

RDC nº 15/2012
Requisitos de boas práticas para o processamento de produtos para saúde
(Central de Material Esterilizado – CME)

	C	PC	NC	NA
Organização				
A CME classe I deve ter, minimamente, os seguintes ambientes: • Área de recepção e limpeza (setor sujo) • Área de preparo e esterilização (setor limpo) • Sala de desinfecção química, quando aplicável (setor limpo) • Área de monitoramento do processo de esterilização (setor limpo) • Área de armazenamento e distribuição de materiais esterilizados (setor limpo)				
A CME processa produtos compatíveis com a sua capacidade técnica operacional e conforme a sua classificação (classe II)				
A responsabilidade pelo processamento dos produtos no serviço de saúde é do responsável técnico				
O serviço de saúde que realize mais de 500 cirurgias/mês, excluindo partos, deve constituir um Comitê de Processamento de Produtos para Saúde (CPPS)				
A CME e as empresas processadoras só podem processar produtos para saúde regularizados junto à Agência Nacional de Vigilância Sanitária (Anvisa)				
Produtos para saúde classificados como críticos devem ser submetidos a esterilização, após limpeza e demais etapas do processo				
Produtos para saúde classificados como semicríticos devem ser submetidos, no mínimo, ao processo de desinfecção de alto nível, após a limpeza				
Produtos para saúde semicríticos utilizados em assistência ventilatória, anestesia e inaloterapia devem ser submetidos à limpeza e, no mínimo, à desinfecção de nível intermediário, com produtos saneantes em conformidade com a normatização sanitária, ou por processo físico de termodesinfecção, antes da utilização em outro paciente				
Produtos para saúde utilizados em assistência ventilatória e inaloterapia não poderão ser submetidos à desinfecção por métodos de imersão química líquida com a utilização de saneantes à base de aldeídos				
Produtos para saúde classificados como não críticos devem ser submetidos, no mínimo, ao processo de limpeza				
O processamento de produtos deve seguir um fluxo direcionado sempre da área suja para a área limpa				
O processamento dos produtos para saúde pode ser terceirizado para empresa processadora, desde que ela esteja regularizada nos órgãos sanitários				
A terceirização do processamento dos produtos para saúde do serviço de saúde deve ser formalizada mediante contrato de prestação de serviço				
A empresa processadora deve realizar todas as fases do processamento, incluindo limpeza, inspeção, preparo e acondicionamento, esterilização, armazenamento e devolução para o serviço de saúde				
Limpeza, preparo, desinfecção ou esterilização, armazenamento e distribuição de produtos para saúde devem ser realizados pela CME do serviço de saúde e suas unidades-satélites, ou por empresa processadora				
Cada etapa do processamento do instrumental cirúrgico e dos produtos para saúde deve seguir procedimento operacional padrão (POP) elaborado com base em referencial científico atualizado e normatização pertinente				
O POP deve ser amplamente divulgado e estar disponível para consulta				
Na CME classe II e na empresa processadora, o processo de esterilização deve estar documentado de modo a garantir a rastreabilidade de cada lote processado				
A CME e a empresa processadora devem dispor de um sistema de informação manual ou automatizado com registro do monitoramento e controle das etapas de limpeza e desinfecção ou esterilização constante nesta resolução, bem como da manutenção e do monitoramento dos equipamentos				
Os registros devem ser arquivados, de modo a garantir a sua rastreabilidade, em conformidade com o estabelecido em legislação específica ou, na ausência desta, por um prazo mínimo de 5 anos, para efeitos de inspeção sanitária				

(continua)

254 Parte 1 **Biossegurança**

QUADRO 36.1 Roteiro de observação mensal da Central de Material Esterilizado (CME)/gestão de risco e controle de infecções. (*Continuação*)

	C	PC	NC	NA
Recursos humanos				
A CME e a empresa processadora devem contar com um profissional responsável de nível superior para a coordenação de todas as atividades relacionadas ao processamento de produtos para saúde, de acordo com competências profissionais definidas em legislação específica				
O responsável pela CME classe II deve atuar exclusivamente nesta unidade durante sua jornada de trabalho				
Os profissionais da CME e da empresa processadora devem receber capacitação específica e periódica nos seguintes temas: • Classificação de produtos para saúde • Conceitos básicos de microbiologia • Transporte dos produtos contaminados • Processo de limpeza, desinfecção, preparo, inspeção, acondicionamento, embalagens, esterilização, funcionamento dos equipamentos existentes • Monitoramento de processos por indicadores químicos, biológicos e físicos • Rastreabilidade, armazenamento e distribuição dos produtos para saúde • Manutenção da esterilidade do produto				
O trabalhador da CME e da empresa processadora deve utilizar vestimenta privativa, touca e calçado fechado em todas as áreas técnicas e restritas				
O trabalhador da CME e da empresa processadora deve utilizar os seguintes equipamentos de proteção individual (EPI) de acordo com a sala/área: • Recepção: calçado fechado impermeável e antiderrapante, óculos de proteção, máscara, luvas de procedimento e avental • Limpeza, preparo e acondicionamento: calçado fechado impermeável e antiderrapante, óculos de proteção, máscara, luvas de borracha cano longo, protetor auricular e avental • Inspeção: máscara, luvas de procedimento e protetor auricular, se necessário • Desinfecção química: calçado fechado impermeável e antiderrapante, óculos de proteção, máscara, luvas de borracha cano longo e avental				
Para a descarga de secadoras e termodesinfectadoras e a carga e descarga de autoclaves, é obrigatória a utilização de luvas de proteção térmica impermeáveis				
Os trabalhadores não devem deixar o local de trabalho com os EPIs e as vestimentas utilizadas em suas atividades				
Equipamentos				
Deve ser realizada qualificação de instalação, de operação e de desempenho para os equipamentos utilizados na limpeza automatizada e na esterilização de produtos para saúde, com periodicidade mínima anual e sempre após grandes consertos ao mudar de local				
As leitoras de indicadores biológicos e as seladoras térmicas devem ser calibradas, no mínimo, anualmente				
A qualificação térmica e a calibração dos instrumentos de controle e medição dos equipamentos de esterilização a vapor e termodesinfecção, além das requalificações de operação, devem ser realizadas por laboratório capacitado, com periodicidade mínima anual				
Na manutenção dos equipamentos, as informações resultantes das intervenções técnicas realizadas devem ser arquivadas para cada equipamento, contendo, no mínimo: • Data da intervenção • Identificação do equipamento • Local de instalação • Descrição do problema detectado e nome do responsável pela identificação do problema • Descrição do serviço realizado, incluindo informações sobre as peças trocadas • Resultados da avaliação dos parâmetros físicos realizados após a intervenção e complementados com indicadores químicos e biológicos, quando indicado • Nome do profissional que acompanhou a intervenção e do técnico que executou o procedimento				

(*continua*)

Capítulo 36 Central de Material Esterilizado **255**

QUADRO 36.1 Roteiro de observação mensal da Central de Material Esterilizado (CME)/gestão de risco e controle de infecções. (*Continuação*)

	C	PC	NC	NA
Infraestrutura				
A CME classe II e a empresa processadora devem ter, minimamente, os seguintes ambientes:				
• Sala de recepção e limpeza (setor sujo)				
• Sala de preparo e esterilização (setor limpo)				
• Sala de desinfecção química, quando aplicável (setor limpo)				
• Área de monitoramento do processo de esterilização (setor limpo)				
• Sala de armazenamento e distribuição de materiais esterilizados (setor limpo)				
Para a CME classe II e a empresa processadora, é obrigatória a separação física da área de recepção e limpeza dos produtos para saúde das demais áreas				
A área para recepção dos produtos para saúde da CME classe II deve estar localizada dentro da sala de recepção e limpeza. Essa área deve:				
• Dispor de, pelo menos, uma bancada com dimensões que possibilitem a conferência dos materiais, de modo a garantir a segurança do processo				
• Ter recipientes para descarte de materiais perfurocortantes e de resíduo biológico				
Na CME classe II, que recebe instrumental cirúrgico e produtos consignados, deve existir uma área exclusiva para processamento, dimensionada de acordo com o volume de trabalho desenvolvido, para recepção, conferência e devolução dos materiais				
Os equipamentos destinados à limpeza automatizada devem ser instalados em área que não obstrua a circulação da sala de recepção e limpeza, obedecendo às especificações técnicas do fabricante				
O sistema de climatização da área de limpeza da CME classe II e da empresa processadora deve atender, além do disposto nas normatizações pertinentes, os seguintes itens:				
• Manter temperatura ambiente entre 18 e 22°C				
• Garantir vazão mínima de ar total de 18 m³/h/m²				
• Manter um diferencial de pressão negativo entre os ambientes adjacentes, com pressão diferencial mínima de 2,5 Pa				
• Prover exaustão forçada de todo o ar da sala, com descarga para o exterior da edificação				
A sala de preparo e esterilização da CME classe II e da empresa processadora deve dispor de:				
• Equipamento para transporte com rodízio, em quantitativo de acordo com o volume de trabalho				
• Secadora de produtos para saúde e pistolas de ar comprimido medicinal, gás inerte ou ar filtrado, seco e isento de óleo				
• Seladoras de embalagens				
• Estações de trabalho e cadeiras ou bancos ergonômicos com altura regulável				
A sala de desinfecção química deve conter bancada com uma cuba para limpeza e uma cuba para enxágue, com profundidade e dimensionamento que possibilitem a imersão completa do produto ou equipamento, mantendo distanciamento mínimo entre as cubas de modo a não permitir a transferência acidental de líquidos				
A sala de armazenamento e distribuição de produtos para saúde esterilizados na CME classe II e na empresa processadora deve ser dimensionada de acordo com o quantitativo dos produtos e as dimensões do mobiliário utilizado para armazenamento				
O armazenamento de produtos para saúde deve ser centralizado em local exclusivo e de acesso restrito, não podendo ocorrer em área de circulação, mesmo que temporariamente				
As prateleiras devem ser constituídas de material não poroso, resistente à limpeza úmida e ao uso de produtos saneantes				
Recepção dos produtos para saúde				
Devem ser realizados a conferência e o registro de entrada de todos os produtos para saúde recebidos para processamento				
Não é permitido o recebimento ou a circulação, na sala de recepção e limpeza da CME, de têxteis limpos provenientes da unidade de processamento de roupas e que necessitem ser esterilizados antes da sua utilização				

(continua)

256 Parte 1 Biossegurança

QUADRO 36.1 Roteiro de observação mensal da Central de Material Esterilizado (CME)/gestão de risco e controle de infecções. (*Continuação*)

	C	PC	NC	NA
Processos de limpeza dos produtos para saúde				
Na limpeza manual, a fricção deve ser realizada com acessórios não abrasivos e que não liberem partículas				
Na CME classe II e na empresa processadora, a limpeza de produtos para saúde com conformações complexas deve ser precedida de limpeza manual e complementada por limpeza automatizada em lavadora ultrassônica ou outro equipamento de eficiência comprovada				
Para produtos para saúde cujo lúmen tenha diâmetro interno inferior a 5 mm, é obrigatório que a fase automatizada da limpeza seja feita em lavadora ultrassônica com conector para canulados e que utilize tecnologia de fluxo intermitente				
O enxágue final de produtos para saúde críticos utilizados em cirurgias de implantes ortopédicos, oftalmológicas, cardíacas e neurológicas deve ser realizado com água purificada				
A CME classe II e a empresa processadora devem utilizar pistola de água sob pressão para limpeza manual de produtos com lúmen e ar comprimido medicinal, gás inerte ou ar filtrado, seco e isento de óleo para secagem dos produtos				
A CME classe II e a empresa processadora devem realizar, com periodicidade definida em protocolo, o monitoramento e o registro da qualidade da água, incluindo mensuração da dureza dela, pH, íons cloreto, cobre, ferro, manganês e carga microbiana nos pontos de enxágue da área de limpeza				
O descarte de material biológico e perfurocortante na área de limpeza deve ser realizado em recipientes disponíveis no local				
É obrigatório o monitoramento, com periodicidade definida em protocolo elaborado pela CME ou pela empresa processadora, da limpeza dos produtos para a saúde e dos equipamentos automatizados de limpeza dos produtos para a saúde				
Os produtos para a saúde possíveis de processamento, inclusive os consignados ou de propriedade do cirurgião, devem ser submetidos ao processo de limpeza, dentro da própria CME do serviço de saúde ou na empresa processadora, antes de sua desinfecção ou esterilização				
Os produtos para saúde e o instrumental cirúrgico consignado e do cirurgião devem ser submetidos à limpeza por profissionais da CME do serviço de saúde, antes de sua devolução				
Inspeção, preparo e acondicionamento dos produtos para saúde				
A limpeza dos produtos para saúde, seja manual ou automatizada, deve ser avaliada por meio da inspeção visual, com o auxílio de lentes intensificadoras de imagem de, no mínimo, 8 vezes de aumento, complementada, quando indicado, por testes químicos disponíveis no mercado				
A CME e a empresa processadora devem utilizar embalagens que garantam a manutenção da esterilidade do conteúdo, bem como a sua transferência sob técnica asséptica				
Não é permitido o uso de caixas metálicas sem furos para esterilização de produtos para saúde				
Não é permitido o uso de embalagens de papel *Kraft*, papel-toalha, papel-manilha, papel-jornal e lâminas de alumínio, assim como embalagens tipo envelope de plástico transparente não destinadas ao uso em equipamentos de esterilização				
A selagem de embalagens tipo envelope deve ser feita por termosseladora ou conforme orientação do fabricante				
A CME que utiliza embalagem de tecido de algodão deve ter um plano contendo critérios de aquisição e substituição do arsenal de embalagem de tecido, mantendo os registros dessa movimentação				
Não é permitido o uso de embalagens de tecido de algodão reparadas com remendos ou cerzidas. Sempre que for evidenciada a presença de perfurações, rasgos, desgaste do tecido ou comprometimento da função de barreira, a embalagem deve ter sua utilização suspensa				
É obrigatória a identificação nas embalagens dos produtos para saúde submetidos à esterilização por meio de rótulos ou etiquetas				
O rótulo dos produtos para saúde processados deve ser capaz de se manter legível e afixado nas embalagens durante esterilização, transporte, armazenamento, distribuição e até o momento do uso				
O rótulo de identificação da embalagem deve conter: • Nome do produto • Número do lote • Data da esterilização • Data limite de uso • Método de esterilização • Nome do responsável pelo preparo				

(continua)

Capítulo 36 Central de Material Esterilizado **257**

QUADRO 36.1 Roteiro de observação mensal da Central de Material Esterilizado (CME)/gestão de risco e controle de infecções. (*Continuação*)

	C	PC	NC	NA
Desinfecção química				
A CME que realiza desinfecção química deve dispor de uma sala exclusiva. Caso o serviço realize desinfecção ou esterilização química líquida automatizada, deve também dispor de área e condições técnicas necessárias para instalação do equipamento				
A CME deve adotar as medidas de segurança preconizadas pelo fabricante em relação ao uso de saneantes				
Os parâmetros, inicial e subsequentes, dos desinfetantes para artigo semicrítico, devem ser registrados e arquivados pelo prazo mínimo de 5 anos				
O transporte de produtos para saúde submetidos à desinfecção de alto nível na CME deve ser feito em embalagem ou recipiente fechado				
A CME deve realizar o monitoramento dos parâmetros indicadores de efetividade dos desinfetantes para artigo científico, como concentração, pH ou outros, no mínimo 1 vez ao dia, antes do início das atividades				
Esterilização				
É proibido o uso de autoclave gravitacional de capacidade superior a 100 ℓ				
Não é permitido o uso de estufas para a esterilização de produtos para saúde				
É obrigatória a realização de teste para avaliar o desempenho do sistema de remoção de ar (Bowie & Dick) da autoclave assistida por bomba de vácuo, no primeiro ciclo do dia				
O ciclo de esterilização a vapor para uso imediato só pode ocorrer em caso de urgência e emergência				
O ciclo de esterilização a vapor para uso imediato deve ser documentado, contendo data, hora, motivo do uso, nome do instrumental cirúrgico ou produto para saúde, nome e assinatura do profissional responsável pela CME e identificação do paciente. O registro do ciclo deve estar disponível para a avaliação pela autoridade sanitária				
Deve ser monitorado com indicador por integrador ou emulador				
Monitoramento do processo de esterilização				
O monitoramento do processo de esterilização deve ser realizado em cada carga, em pacote teste desafio com integradores químicos (classes 5 ou 6), segundo rotina definida pela própria CME ou pela empresa processadora				
O monitoramento do processo de esterilização com indicadores físicos deve ser registrado a cada ciclo de esterilização				
No monitoramento do processo de esterilização dos produtos para saúde implantáveis, deve ser adicionado um indicador biológico a cada carga				
A carga só deve ser liberada para utilização após leitura negativa do indicador biológico				
O monitoramento do processo de esterilização com indicador biológico deve ser feito diariamente, em pacote desafio disponível comercialmente ou construído pela CME ou pela empresa processadora. Este deve ser posicionado no ponto de maior desafio ao processo de esterilização, definido durante os estudos térmicos na qualificação de desempenho do equipamento de esterilização				
A área de monitoramento do processamento de produtos para saúde deve dispor de sistema para guarda dos registros dos monitoramentos				
O implante só deve ser liberado para utilização após leitura negativa do indicador biológico				
Armazenamento				
Os produtos esterilizados devem ser armazenados em local limpo e seco, sob proteção da luz solar direta, e submetidos a manipulação mínima				
O responsável pela CME deve estabelecer as regras para o controle dos eventos que possam comprometer a integridade e a selagem da embalagem dos produtos para saúde				
Transporte				
O transporte de produtos para saúde processados deve ser feito em recipientes fechados e em condições que garantam a manutenção da identificação e a integridade da embalagem				
O transporte dos produtos para saúde a serem encaminhados para processamento nas empresas processadoras ou na CME de funcionamento centralizado deve ser feito em recipiente exclusivo para esse fim, rígido, liso, com sistema de fechamento estanque, contendo a lista de produtos a serem processados e o nome do serviço solicitante				

(*continua*)

QUADRO 36.1 Roteiro de observação mensal da Central de Material Esterilizado (CME)/gestão de risco e controle de infecções. (*Continuação*)

	C	PC	NC	NA
Os produtos para saúde processados por empresa processadora ou na CME de funcionamento centralizado devem ser transportados para o serviço de saúde em recipientes fechados que resistam às ações de punctura e ruptura, de modo a manter a integridade da embalagem e a esterilidade do produto				
A CME de funcionamento centralizado e a empresa processadora devem estabelecer critérios para a higienização dos veículos de transporte				
O trabalhador responsável pelo transporte deve receber treinamento quanto à higienização das mãos e ao uso de equipamento de proteção individual				
Gerenciamento de resíduos				
Na CME classe II, os produtos para saúde oriundos de explantes devem ser submetidos ao processo de limpeza, seguido de esterilização				
Os resíduos de indicadores biológicos utilizados como controle e aqueles com resultados positivos devem ser submetidos a tratamento prévio antes de serem descartados				

C: conforme; PC: parcialmente conforme; NC: não conforme; NA: não se aplica.

Em nossa experiência, como controladores de infecções, no processo de esterilização dos produtos médico-hospitalares, o grande desafio tem sido o armazenamento, além dos prazos de validade expirados antes mesmo do uso, assim como os espaços físicos, a localização, o dimensionamento de infraestrutura e os recursos humanos (quantitativo e fluxo de pessoas no local).

BIBLIOGRAFIA

Brasil. Agência Nacional de Vigilância Sanitária (Anvisa). Critérios diagnósticos de infecções relacionadas à assistência à saúde. Brasília: Anvisa; 2017. Disponível em: https://bvsms.saude.gov.br/bvs/publicacoes/criterios_diagnosticos_infeccoes_assistencia_saude.pdf.

Brasil. Agência Nacional de Vigilância Sanitária (Anvisa). Medidas de prevenção de infecção relacionada à assistência à saúde. Brasília: Anvisa; 2017. Disponível em: https://portaldeboaspraticas.iff.fiocruz.br/wp-content/uploads/2019/07/Caderno-4-Medidas-de-Preven%C3%A7%C3%A3o-de-Infec%C3%A7%C3%A3o-Relacionada-%C3%A0-Assist%C3%AAncia-%C3%A0-Sa%C3%BAde.pdf.

Brasil. Ministério da Saúde (MS). Agência Nacional de Vigilância Sanitária (Anvisa). Normas para projetos físicos de estabelecimentos assistenciais de saúde. 2. ed. Brasília: Anvisa; 2004. p. 160.

Brasil. Ministério da Saúde (MS). Agência Nacional de Vigilância Sanitária (Anvisa). RDC nº 307, de 14 de novembro de 2002. Dispõe sobre projetos de estabelecimentos assistenciais à saúde. Disponível em: https://bvsms.saude.gov.br/bvs/saudelegis/anvisa/2002/rdc0307_14_11_2002.html.

Brasil. Ministério da Saúde (MS). Agência Nacional de Vigilância Sanitária (Anvisa). RDC nº 15, de 15 de março de 2012. Dispõe sobre Organização do Centro de Material e Esterilização. Brasília: Diário Oficial da União; 2012.

Empresas Brasileira de Serviços Hospitalares (EBSERH). Regimento interno – Comissão de padronização de materiais e equipamentos médico-hospitalares do hospital universitário – UFGD filial EBSERH. Disponível em: https://www.gov.br/ebserh/pt-br/hospitais-universitarios/regiao-centro-oeste/hu-ufgd/acesso-a-informacao/boletim-de-servico/2020/boletim-de-servico-no-235-regimento-interno-de-2020-da-comissao-de-padronizacao-de-materiais-medico-hospitalares-cpmmh.pdf.

Machado LM, Pedrosa TMG. Reprocessamento de materiais médico-hospitalares. In: Couto RC, Pedrosa TMG. Rotinas e procedimentos. Infecção relacionada à assistência (infecção hospitalar) e outras complicações não infecciosas. 3. ed. Rio de Janeiro: Medbook; 2012. p. 244-74.

Mohsenifar Z, Sawatantra KC, Johnson Jr BL et al. Candida Pneumonia. Experience with 20 patients. West J Med. 1979; 131(3):196-200.

Pedrosa TM, Couto RC. Central de material esterilizado e processos de esterilização. In: Couto RC, Pedrosa TM, Nogueira JM. Infecção hospitalar: epidemiologia e controle. 2. ed. Rio de Janeiro: Medsi; 1999. p. 387-99.

Sociedade Brasileira de Enfermeiros de Centro Cirúrgico (SOBECC). Recuperação anestésica e Centro de Material e Esterilização: práticas recomendadas. 5. ed. São Paulo: SOBECC; 2013.

Capítulo 37

Esterilização e Desinfecção de Instrumental Cirúrgico e Outros Produtos para a Saúde

Sylvia Lemos Hinrichsen ▪ Nadja da Silva Ferreira ▪ Marcela Coelho de Lemos

INTRODUÇÃO

A esterilização é um processo que visa eliminar os microrganismos e esporos, uma prática de responsabilidade do Centro de Materiais e Esterilização (CME). Sua efetividade depende da limpeza do material, que reduz a carga microbiana existente, e cada fase deve seguir normas e parâmetros rígidos, que precisam estar padronizados e descritos por meio de procedimento operacional padrão (POP) realizado individualmente em cada instituição e formulado pelo responsável do CME, com assessoria da equipe de controle de infecções.

CLASSIFICAÇÃO

Na década de 1960, *Spaulding* classificou os produtos para a saúde em três categorias (Quadro 37.1):

- Críticos: são aqueles que entram em contato com o tecido estéril ou sistema vascular e que têm alto risco de causar infecção se contaminados com qualquer tipo de microrganismo, inclusive esporo bacteriano
- Semicríticos: são os que entram em contato com membranas mucosas intactas ou com pele lesada, sendo recomendada a desinfecção de alto nível, exceto banheiras de hidroterapia e termômetros usados em pacientes com pele lesada
- Não críticos: são os que entram em contato com a pele íntegra, que atua como barreira efetiva contra a maioria dos microrganismos.

Desse modo, recomenda-se primeiro, com base nas possibilidades do estabelecimento, classificar o artigo de acordo com seu risco de infecção, para assim definir o tipo de processamento a que ele será submetido e qual equipamento de proteção individual (EPI) específico deverá ser utilizado.

PROCESSAMENTO DOS PRODUTOS

O processamento dos produtos para a saúde é um conjunto de ações que envolvem pré-limpeza, recepção, limpeza, secagem, avaliação da integridade e da funcionalidade, preparo, desinfecção ou esterilização, armazenamento e distribuição para as unidades consumidoras. Falhas nesses processos podem determinar riscos graves não só para os pacientes, mas também para os profissionais de saúde que entram em contato com esses produtos antes, no decorrer e depois do reprocessamento.

A limpeza visa reduzir a quantidade de microrganismos presentes nos produtos para a saúde por meio da remoção manual e automatizada de todo o material orgânico e inorgânico, como óleo, sangue, pus, fezes e outras secreções. Para isso, utilizam-se água, detergente e ação mecânica automatizada ou manual, com auxílio de acessórios não abrasivos e que não liberem partículas. A limpeza deve ter início logo após o seu uso, a fim de evitar a formação de biofilmes que dificultará o processo.

Esse processo se torna mais eficaz e rápido com a utilização de lavadoras automáticas ou, até mesmo, dos detergentes enzimáticos e alcalinos. Esses produtos devem ter registro na Agência Nacional de Vigilância Sanitária (Anvisa). A Resolução da Diretoria Colegiada (RDC) nº 15/2012 torna obrigatória a limpeza automatizada em lavadora ultrassônica com conectores para canulado dos produtos para a saúde, com lúmen de diâmetro interno inferior a 5 mm.

Os itens articulados devem ser desmontados e limpos em todas as suas reentrâncias, utilizando escovas de cerdas macias adequadas aos produtos para a saúde. Produtos que não possam ser submersos devem ser limpos manualmente com escovas, água e detergente específico para esse fim.

O processo de limpeza que precede a desinfecção e a esterilização é considerado indispensável para o sucesso destas. Isso porque, se não retirada completamente, a matéria estranha pode funcionar como barreira física de proteção contra os desinfectantes de natureza antimicrobiana, dificultando a desinfecção e também a esterilização. Todos os produtos para a saúde consignados e de uso particular devem sofrer o processo de limpeza dentro do próprio CME (RDC nº 15/2012).

Ao colaborador responsável pela limpeza dos materiais é recomendado o uso de gorro, avental impermeável de mangas longas, luvas de borracha grossa de cano longo e antiderrapantes, máscaras, óculos protetores, protetor auricular e sapato fechado impermeável e antiderrapante. Para o enxágue após a limpeza, deve ser utilizada água nos padrões definidos pelas normas vigentes de potabilidade, pois determinados íons na água podem oxidar os materiais ou levar a incrustações de precipitados minerais. Já no enxágue final dos materiais críticos usados nas cirurgias ortopédicas, oftalmológicas, cardíacas e neurológicas, a RDC nº 15/2012 recomenda água purificada.

A desinfecção constitui-se em um processo que elimina, parcial ou totalmente, os microrganismos patogênicos, exceto os esporos bacterianos de produtos para a saúde e/ou de superfícies inanimadas (Quadro 37.2).

260 Parte 1 **Biossegurança**

QUADRO 37.1 Produtos para a saúde e processos de desinfecção e esterilização.*

Produtos para a saúde	Processo indicado	Produtos
Críticos**	Esterilização	• Materiais cirúrgicos • Agulhas, escalpes, cateteres, intravasculares • Próteses/cateteres cardíacos • Laparoscópios/artroscópios • Materiais de implante
Semicríticos***	Desinfecção de alto nível/desinfecção de nível médio (avaliando cada artigo)	• Broncoscópios, colonoscópios, endoscópios • Tubos endotraqueais • Circuito de anestesia/circuito de terapia respiratória
Não críticos****	Desinfecção de baixo nível/limpeza (avaliando cada artigo)	• Estereoscópios/otoscópios/eletrocardiógrafos/muletas • Utensílio de refeições • Roupas • Termômetros

*Classificação de *Spaulding*. **Críticos são os que entram em contato com tecido estéril ou sistema vascular, apresentando alto risco de contaminação. ***Semicríticos são os que entram em contato com membranas, mucosas não lesadas e pele não intacta. ****Não críticos são os que entram em contato com a pele íntegra.

QUADRO 37.2 Processos de esterilização e desinfecção de instrumental cirúrgico e outros produtos para a saúde.

Níveis de desinfecção	
Alto nível	Promove a destruição de todos os microrganismos, com exceção de esporos bacterianos
Nível intermediário	Inativa formas vegetativas das bactérias, a maioria dos vírus e fungos
Baixo nível	Elimina a maioria das bactérias, alguns vírus e fungos, mas não é ativo contra microrganismos resistentes, como as micobactérias ou esporos bacterianos
Métodos de desinfecção	
Físico	Máquinas automáticas: termodesinfectora indicada para produtos críticos antes do processo de esterilização e também para desinfecção de alto nível, lavadora de descarga para comadres, papagaio e frascos de aspiração com temperatura e tempo de exposição, definidos de acordo com a qualificação do equipamento com base em normas vigentes, e pasteurizador
Químico líquido	Álcool etílico: não deve ser usado em acrílico, borracha ou tubos plásticos, pois pode danificar materiais ópticos
	Compostos clorados: usados preferencialmente no tratamento da água. Quando usados nos produtos para as vias respiratórias, o cuidado é com o enxágue para não deixar resíduo
	Compostos fenólicos: não recomendados para látex, acrílico e borracha, devido ao seu efeito residual (impregnação). Estão associados à hiperbilirrubinemia em recém-nascidos
	Glutaraldeído a 2%: usado em produtos termossensíveis. Seu manuseio deve ser feito com cuidado, pois pode causar irritação das vias respiratórias, cutânea e ocular
	Formaldeído: altamente tóxico e irritante para pele e mucosas. Só pode ser usado quando associado a um equipamento de esterilização registrado na Anvisa
	Ortoftaldeído: tem excelente ação microbicida e baixo odor. Na presença de sujidade, forma manchas escuras. O fabricante contraindica o uso em cistoscópios
	Peróxido de hidrogênio: indicado na desinfecção de alto nível de produtos termossensíveis
	Ácido peracético: é indicado para produtos de assistência ventilatória por apresentar baixa toxicidade, mas tem poder corrosivo sobre metais
	Quaternário de amônia: indicado para desinfecção de baixo nível de superfícies, equipamentos e áreas onde se manipulam alimentos
Esterilização	
Calor úmido (vapor)	Autoclave (gravitacional ou a vácuo): indicada para materiais termorresistentes. É proibido o uso de autoclave gravitacional de capacidade superior a 100 ℓ. O ciclo de uso imediato é indicado para produtos contaminados acidentalmente. Não usar como sistema único e rotineiro
Calor seco	Estufa ou forno Pasteur: indicado para materiais que não possam ser esterilizados pelo vapor. É proibido o uso de estufa para esterilização de produtos em serviços de saúde
Gás óxido de etileno	Indicado para produto para a saúde termossensível. Normalmente é encontrado em empresa de terceirização de esterilização. Necessita de aeração após a esterilização
Peróxido de hidrogênio (plasma ou vapor)	Indicado para produto para a saúde termossensível. É de fácil instalação, e o tempo médio do ciclo é de 60 min. O material pode ser usado imediatamente após a esterilização
Vapor a baixa temperatura e formaldeído (VBTF)	Indicado para produto para a saúde termossensível. O tempo médio do ciclo é de 5 h, e ele pode ser usado imediatamente após a esterilização

A desinfecção de alto nível destrói todos os microrganismos, exceto uma parte dos esporos bacterianos. A de médio nível inativa o bacilo da tuberculose e as bactérias na forma vegetativa, assim como a maioria dos vírus e fungos, exceto esporos bacterianos. A desinfecção de baixo nível elimina grande parte das bactérias, alguns vírus e fungos, exceto microrganismos resistentes, como esporos bacterianos e o bacilo da tuberculose.

A desinfecção dos produtos para a saúde pode ser realizada pelo método físico, químico ou físico-químico; porém, os utilizados na assistência ventilatória e inalatória não podem ser submetidos a desinfecção química por imersão em saneantes à base de aldeído, conforme recomenda a RDC nº 15/2012.

A esterilização é o processo pelo qual são destruídas ou eliminadas todas as formas de vida microbiana (bactérias nas formas vegetativas e esporuladas), utilizando-se de agentes químicos, físicos ou gasosos (Quadro 37.2).

Os principais produtos utilizados na esterilização por meio químico eram o glutaraldeído, o formaldeído, o peróxido de hidrogênio e o ácido peracético. Entretanto, no Brasil, a RDC nº 8/2009 da Anvisa proibiu a esterilização química por imersão de produtos para a saúde invasivos (que penetram na pele, nos tecidos ou nas mucosas), utilizados nas diversas cirurgias, e o uso isolado de produtos que contenham formaldeído para desinfecção e esterilização, exceto quando associado a um equipamento (RDC nº 91/2008). A partir de então, a esterilização destes passou a ser feita pela autoclave ou por outros métodos para esterilizar os materiais.

A autoclave é um instrumento que utiliza vapor saturado, ou seja, uma temperatura que equivale ao ponto de ebulição da água sob pressão, e deve ser o método de escolha por apresentar boa difusibilidade nos materiais. A esterilização pelo calor seco está proibida pela RDC nº 15/2012.

O gás óxido de etileno também é utilizado no processamento de produtos para a saúde, como: marca-passos, próteses e instrumentos de hemodinâmica, acessórios e respiradores, e materiais com fibras ópticas de laparoscopia, artroscopia, ventriculoscopia e coledocoscopia; entretanto, ele pode causar queimaduras das mucosas e lesões graves aos pacientes, além de ser carcinogênico, mutagênico e neurotóxico.

Os métodos de esterilização a baixa temperatura de vapor ou plasma de peróxido de hidrogênio e VBTF (vapor a baixa temperatura e formaldeído) não devem ser os métodos de primeira escolha, considerando a dificuldade de penetração que eles apresentam nos materiais. Todo produto para saúde que tenha tido contato com fluidos corpóreos, sangue e tecido, ao ser transportado, deverá estar acondicionado em recipiente resistente a rasgo e hermeticamente fechado, para proteger o funcionário e o ambiente de contaminação.

Todos os produtos para a saúde a serem submetidos a desinfecção ou esterilização devem ser limpos para que haja a remoção de todo o material orgânico e/ou outros resíduos. A limpeza dos produtos a serem esterilizados e/ou desinfectados é fundamental para a eficácia da esterilização e desinfecção. Os produtos para a saúde que não permitirem um processo adequado de limpeza não deverão ser processados pelo CME, uma vez que sujidades impedem que o agente desinfectante e esterilizante tenha contato com o artigo, dificultando o processo.

Devem ser esterilizados todos os produtos para a saúde que entram em contato com o sistema vascular e/ou com tecidos estéreis e que têm alto risco de causar infecção se contaminados com qualquer tipo de microrganismo, inclusive esporo bacteriano.

A manutenção da esterilidade de um artigo está vinculada ao risco de recontaminação, que, segundo a Association of Operating Room Nursers (AORN) e a Associação Paulista de Estudos e Controle de Infecção Hospitalar (APECIH), depende do tipo da embalagem, das condições da estocagem e da manipulação da embalagem, hoje conhecida como sistema de barreira estéril. As embalagens usadas para acondicionar os materiais esterilizados devem ter registro na Anvisa.

O controle e a garantia do processo de esterilização são assegurados pela validação do processo. Para o seguro funcionamento dos equipamentos de limpeza e esterilização dos produtos para a saúde, a RDC nº 15/2012 recomenda a qualificação da instalação, da operação e do desempenho, no mínimo, anualmente, sempre que a carga sofrer qualquer mudança, troca do local de instalação ou grandes reparos.

Antes de se adquirir um equipamento, devem ser obtidas, junto ao fabricante, informações sobre as exigências para a instalação, a denominada qualificação do projeto.

A qualificação da instalação do equipamento deve ser realizada pelo fabricante e tem a finalidade de verificar se a instalação está de acordo com o que é exigido no projeto. A qualificação da operação deve ser também realizada pelo fabricante e representantes do hospital, incluindo o responsável pelo CME. A qualificação do desempenho tem por finalidade atestar se, nas evoluções do processo de esterilização, estão garantidas sua eficácia e sua eficiência.

A qualificação e a calibração dos equipamentos devem estar de acordo com as legislações vigentes ou conforme recomendação do fabricante. Para a validação da autoclave, deve-se seguir a NBR-ISO 17.665/2010, e, para a termodesinfectora, a NBR-ISO 15.883.

Além da validação do processo de esterilização, é importante o monitoramento rotineiro, por meio de indicadores químicos, físicos e biológicos, a fim de garantir a eficácia do processo, evitando-se falhas que poderão ser responsáveis por infecções relacionadas com a assistência à saúde.

O *monitoramento químico* é feito por dispositivos, classificado por meio de seis tipos de indicadores químicos: I, II, III, IV, V e VI. Pode ser externo, de teste específico ou interno e tem como objetivo indicar falha no processo. No caso específico das autoclaves a vapor com bomba de vácuo, tem-se o teste de Bowie e Dick, com o objetivo de verificar a eficiência do equipamento no que se refere à remoção do ar da sua câmara interna.

No *monitoramento físico* é importante o registro das variações do processo, como tempo, temperatura, pressão, concentração de gás e outras, bem como, em cada ciclo, o registro em impresso próprio, contendo tipo de ciclo, data, número de lote, conteúdo geral da carga, o equipamento usado, nome ou código do operador e rubrica do responsável que está liberando a carga.

O *monitoramento biológico* deve ser feito com indicadores que contenham *Bacillus stearothermophilus* (para esterilização a vapor, plasma e vapor de peróxido de hidrogênio, e VBTF) ou *Bacillus atrophaeus* (para esterilização por óxido de etileno), a fim de que se verifique a influência da esterilização. Os indicadores devem ser utilizados, no mínimo, diariamente e sempre que a carga contenha materiais de implantes. Os resultados devem ser registrados em livro ou impresso próprio e guardados por 5 anos.

RESOLUÇÃO DA DIRETORIA COLEGIADA Nº 8, DE 27 DE FEVEREIRO DE 2009

Devido à ocorrência de surtos de micobactérias de crescimento rápido (MCR) em serviços de saúde, foi publicada a Resolução da Diretoria Colegiada (RDC) nº 8, de 27 de fevereiro de 2009. Ela trata da obrigatoriedade da esterilização dos produtos para a saúde classificados como críticos, uma vez que os casos de MCR estiveram associados à realização de procedimentos cirúrgicos e diagnósticos por videoscopias com penetração de pele, mucosas adjacentes, tecidos subepiteliais e sistema vascular, cirurgias abdominais e pélvicas convencionais, cirurgias plásticas com auxílio de ópticas, mamoplastias e procedimentos de lipoaspiração.

Nas investigações relacionadas com os surtos por MCR em serviços de saúde e na utilização dos saneantes líquidos, a limpeza prévia do instrumental cirúrgico e dos produtos para a saúde é essencial para a eficácia de qualquer método de esterilização. O diretor técnico do serviço de saúde ou autoridade equivalente é o responsável pelas atividades assistenciais na instituição, incluindo o processamento do instrumental cirúrgico e dos produtos para a saúde. O responsável pelo CME deve supervisionar todas as atividades relacionadas com o processamento de instrumentais e demais produtos para a saúde, incluindo as realizadas por empresas terceirizadas.

Cada etapa do processamento do instrumental cirúrgico e dos produtos para a saúde deve seguir um POP elaborado com base em referencial científico. Esse documento deve ser amplamente divulgado no CME e estar disponível para consulta. É proibido o processamento de instrumental cirúrgico e produtos para a saúde fora do CME, exceto quando realizado por empresas terceirizadas regularizadas junto à autoridade sanitária local.

Qualquer instrumental cirúrgico e produto para a saúde que não pertença ao serviço de saúde deve ser encaminhado previamente ao CME para processamento, obedecendo ao prazo definido por esse setor.

Os pacientes submetidos aos procedimentos referidos devem ser acompanhados pelo serviço de saúde que os realizaram, para identificar sinais e sintomas sugestivos de infecção por MCR. Nos primeiros 90 dias, o acompanhamento deve ser mensal. Após esse período, os pacientes devem ser orientados a procurar o serviço de saúde caso ocorra qualquer anormalidade relacionada com o procedimento cirúrgico, até completar 24 meses.

Os casos suspeitos e confirmados de infecção por MCR devem ser informados à autoridade sanitária local e eletronicamente, de acordo com a orientação da Anvisa e do Ministério da Saúde. Os laboratórios de análises clínicas e anatomopatológicas, públicos ou privados, também devem informar os resultados positivos para MCR à autoridade sanitária local e eletronicamente.

O serviço de saúde deve ter registro que permita a rastreabilidade do instrumental cirúrgico, consignado ou não, e dos produtos para a saúde submetidos a esterilização e utilizados nos procedimentos referidos no art. 1º. O registro deve conter minimamente o nome do instrumental ou produto para a saúde, a data e o local de processamento e método de esterilização.

O ciclo *flash*, atualmente denominado *de uso imediato nas autoclaves*, não pode ser utilizado como rotina para o processamento do instrumental e demais produtos para a saúde empregados nos procedimentos citados. A utilização do ciclo de uso imediato das autoclaves só pode ocorrer em casos de urgência, como em contaminação acidental de instrumental cirúrgico do procedimento em curso. Esse ciclo deve ser monitorado por indicadores químicos do tipo integrador ou emulador, conforme recomenda a RDC nº 15/2012. Além disso, o ciclo deve ser documentado com as seguintes informações: data, hora, motivo do uso, nome do instrumento cirúrgico ou produto para a saúde, nome e assinatura do profissional responsável pelo CME e identificação do paciente. Esse registro deve estar disponível para a avaliação pela autoridade sanitária local.

A inobservância dos requisitos dessa resolução constitui infração de natureza sanitária, sujeitando o infrator a processo e penalidades previstas na Lei nº 6.437, de 20 de agosto de 1977, sem prejuízo das responsabilidades civil e penal cabíveis.

BIBLIOGRAFIA

Associação Paulista de Estudos e Controle de Infecção Hospitalar (APECIH). Esterilização de artigos em unidades de saúde. São Paulo. 86 p.

Brasil. Ministério da Saúde (MS). Agência Nacional de Vigilância Sanitária (Anvisa). RDC nº 35, de 16 de agosto de 2010. Dispõe sobre regulamento técnico para produtos com ação antimicrobiana utilizados em artigos críticos e semicríticos. Brasília: Anvisa; 2010. Disponível em: https://bvsms.saude.gov.br/bvs/saudelegis/anvisa/2010/res0035_16_08_2010.html.

Brasil. Ministério da Saúde (MS). Agência Nacional de Vigilância Sanitária (Anvisa). RDC nº 55, de 14 de novembro de 2012. Dispõe sobre os detergentes enzimáticos de uso em estabelecimentos de assistência à saúde com indicação para limpeza de dispositivos médicos e dá outras providências. Brasília: Anvisa; 2012. Disponível em: https://bvsms.saude.gov.br/bvs/saudelegis/anvisa/2012/rdc0055_14_11_2012.html.

Brasil. Ministério da Saúde (MS). Agência Nacional de Vigilância Sanitária (Anvisa). RDC nº 91, de 28 de novembro de 2008. Proíbe o uso isolado de produtos que contenham paraformaldeído ou formaldeído, para desinfecção e esterilização, regulamenta o uso de produtos que contenham tais substâncias em equipamentos de esterilização e dá outras providências. Brasília: Anvisa; 2008. Disponível em: https://bvsms.saude.gov.br/bvs/saudelegis/anvisa/2008/res0091_28_11_2008.html.

Brasil. Ministério da Saúde (MS). Agência Nacional de Vigilância Sanitária (Anvisa). RDC nº 15, de 15 de março de 2012. Dispõe sobre requisitos de boas práticas para o processamento de produtos para saúde e dá outras providências. Brasília: Anvisa; 2012. Disponível em: https://bvsms.saude.gov.br/bvs/saudelegis/anvisa/2012/rdc0015_15_03_2012.html.

Brasil. Ministério da Saúde (MS). Agência Nacional de Vigilância Sanitária (Anvisa). Portaria nº 2.914, de 12 de dezembro de 2011. Dispõe sobre os procedimentos de controle e de vigilância da qualidade da água para consumo humano e seu padrão de potabilidade. Brasília: Anvisa; 2011. Disponível em: https://bvsms.saude.gov.br/bvs/saudelegis/gm/2011/prt2914_12_12_2011.html.

Brasil. Ministério da Saúde (MS). Agência Nacional de Vigilância Sanitária (Anvisa). RE nº 2.605, de 11 de agosto de 2006. Estabelece a lista de produtos médicos enquadrados como uso único proibidos de serem reprocessados. Brasília: Anvisa; 2006. Disponível em: https://bvsms.saude.gov.br/bvs/saudelegis/anvisa/2006/res2605_11_08_2006.html.

Brasil. Ministério da Saúde (MS). Agência Nacional de Vigilância Sanitária (Anvisa). RDC nº 8, de 27 de fevereiro de 2009. Dispõe sobre a suspensão da esterilização química por imersão utilizando esterilizantes líquidos, para o instrumental cirúrgico. Brasília: Anvisa; 2009. Disponível em: https://bvsms.saude.gov.br/bvs/saudelegis/anvisa/2009/res0008_27_02_2009.html.

Brasil. Ministério da Saúde (MS). Coordenação de Controle de Infecção Hospitalar. Processamento de artigos e superfícies em estabelecimentos de saúde. 2. ed. Brasília: MS; 1994. 50 p.

Brasil. Ministério da Saúde (MS). Portaria nº 482, de 16 de abril de 1999. Dispõe sobre o uso do gás óxido de etileno. Disponível em: https://bvsms.saude.gov.br/bvs/saudelegis/gm/1999/pri0482_16_04_1999.html.

Hinrichsen SL. Micobactéria de crescimento rápido. Prática Hospitalar. 2007; 53(IX):106-11.

Oliveira AC, Armonal GA. Limpeza, desinfecção e esterilização de artigos médico-hospitalares. In: Martins MA. Manual de infecção hospitalar: epidemiologia, prevenção e controle. 2. ed. Rio de Janeiro: Medsi; 2001. p. 677-90.

Pedrosa TMG. Esterilização química líquida e métodos de desinfecção. In: Couto RC, Pedrosa TMG, Nogueira JM. Infecção hospitalar: epidemiologia e controle. Rio de Janeiro: Medsi; 1999. p. 299-315.

Rutala WA. Draft APIC guidline for selection and use of desinfectants. Am J Infect Control. 1995; 23(3):35-67.

Spaulding EH. Chemical disinfection of medical and surgical materials. In: Lawrence C, Block SS. Desinfection, Sterization, and Preservation. Philadelphia: Lea & Febiger; 1968. p. 517-31.

Capítulo 38

Utilização da Fita Hipoalergênica/Formaldeído (Formol) na Esterilização de Artigos

Sylvia Lemos Hinrichsen ▪ Marcela Coelho de Lemos

FITA HIPOALERGÊNICA

A fita hipoalergênica (Micropore®) é um material microporoso, tecido não tecido (TNT), com característica adesiva e hipoalergênica, utilizada como opção para os cuidados com curativos, proporcionando maior conforto ao paciente.

Devido à sua porosidade, o ar e o vapor úmido passam pelo dorso da fita, reduzindo a possibilidade de maceração da pele e proliferação bacteriana. O adesivo utilizado é sintético, à base de um polímero acrílico, e não contém sensibilizantes. A adesão da fita não aumenta com o tempo, e ela pode ser removida sem causar traumas à pele nem desconforto ao paciente.

As fibras são 100% de raiom, que são fibras leves e flexíveis que permitem a passagem de líquidos e não soltam quando o paciente usa duchas, toma banho ou faz hidroterapia. Além disso, têm rediotransparência.

Quando a assepsia nos cuidados com curativos for fator crítico, a fita hipoalergênica pode ser esterilizada a gás óxido de etileno. Tiras de fita podem ser processadas satisfatoriamente, quando colocadas sobre uma tela de metal ou sobre uma folha de papel siliconizado. Utiliza-se tanto o ciclo frio quanto o quente. Entretanto, após a esterilização, a fita deve ser aerada pelo menos por 4 h à temperatura ambiente (cerca de 50°C), durante o tempo recomendado pelo fabricante do equipamento.

Não é recomendada a esterilização da fita em rolo, pois assim a eliminação dos resíduos de gás óxido de etileno fica dificultada, e esses resíduos podem provocar reações na pele à qual a fita será aplicada.

Produtos como tintura de benjoim devem ser evitados, pois o seu contato eleva o poder adesivo do Micropore® à pele, podendo irritá-la quando ele é removido.

Antes da aplicação da fita, deve-se proceder à limpeza da pele, que tem de estar seca para que não haja a retenção de substâncias químicas potencialmente irritantes sob o curativo. A fita pode ser estocada por 18 meses sob condições normais de temperatura ambiente, a 50% de umidade relativa do ar. Temperatura de vida útil e temperatura acima de 55°C inutilizam a fita em pouco tempo.

Estocagens sob temperaturas inferiores a 4°C resultam na redução da adesividade, podendo causar transferência do adesivo para o dorso. Entretanto, se a fita for colocada à temperatura ambiente, as propriedades do adesivo retomarão suas características normais, e, se estéreis, deixarão de sê-lo.

Existem suturas do tipo Steri-Strip® Estéril (curativos de fita com filamentos de poliéster de tamanhos adaptados) indicadas para fechamento de incisões cirúrgicas, aproximação de bordas de feridas não infectadas e suporte para suturas convencionais, que diminuem o risco de deiscências, proporcionando uma cicatrização mais rápida.

Observa-se que o uso de Micropore® é indicado nas primeiras 24 h, seguido da aplicação de curativo transparente e realizando a troca a cada 7 dias ou quando perder integridade. Entretanto, essa prática gera sobras de produto e aumento dos custos institucionais.

Embora o uso de autoclave não seja recomendado na esterilização de fita de Micropore®, pois pode prejudicar o adesivo devido às altas temperatura e pressão, tem sido praticada a esterilização das fitas na sua apresentação original, em rolos. Entretanto, é importante atentar que, nessas situações, deve-se utilizar todo o material de cada rolo, ou seja, caso haja sobras de material não utilizado, o mesmo não estará estéril e, consequentemente, estará indisponível para uso posterior. Para que não haja prejuízos com relação ao material, tem sido recomendado que as fitas não sejam esterilizadas em rolos, e, sim cortadas em tamanhos pequenos, posteriormente colados em uma superfície metálica limpa e seca, ou em papel não aderente, e, a partir daí, embaladas em envelope grau cirúrgico para a esterilização.

Igualmente, não é recomendada a reesterilização das fitas/sobras, pois prejudicaria o adesivo, bem como sua aparência visual (tornando-se a mesma amarelada), bem como não é possível se responsabilizar pela esterilização de materiais realizados por terceiros. Existem produtos comercializados em diversos tamanhos de fita microporosa hipoalérgica branca estéril, em pequenas tiras, esterilizadas por radiação gama (RG), avaliando a contaminção e a carga de esterilização exigida, de pronto uso, o que consequentemente não gera sobras.

Cremer. Fita Microporosa Estéril. Disponível em: https://cremer.net.br/produto/fita-microporosa-esteril/.

Risco biológico. Esterilização, desinfecção, antissepsia. Disponível em: http://www.riscobiologico.org/lista_discussao.asp?Id_Pagina=135&acao=1&id_pergunta=4710&id_categoria=8.

FORMALDEÍDO (FORMOL) | PASTILHAS DE PARAFORMALDEÍDO

O formaldeído (CH_2O) é um gás de odor característico, incolor, cáustico para a pele e irritante para as mucosas, além de apresentar potencial carcinogênico. Portanto, deve ser manuseado com cuidado e a exposição máxima do funcionário a ele deve ser de 8 h em concentração de 0,75 ppm. Produz também fumos irritativos para as vias respiratórias e odor muito intenso, mesmo em concentrações muito baixas (< 1 ppm).

Sua atividade germicida é atribuída à requisição de radicais amino, carboxil, oxidil e sulfidril de proteínas e ácidos nucleicos microbianos. É solúvel em água, álcool, glicerina, polietileno e polipropilenoglicóis, sendo incompatível com amônia, gelatina, fenóis, bissulfito de sódio e agentes oxidantes.

A fórmula alcoólica apresenta 8% de formaldeído (21 a 24 mℓ de uma solução de formol ou formalina a 34 a 38%), 67,8% de etanol, 93% de metanol, tensoativos não iônicos, sequestrantes e antioxidantes. Essa solução é bactericida em exposição de 10 a 20 min. Para a destruição de esporos bacterianos, são necessárias exposições que variam de 5 a 18 h, dependendo do número e das espécies de esporos contaminantes. A adição de quaternários de amônia na proporção de 0,2 a 1% (2.000 a 10.000 ppm) não acelera a atividade esporicida.

A toxicidade do formaldeído e a ação do álcool sobre o cimento das lentes de equipamentos ópticos, e também sobre os artigos de poliestireno e de borracha, em exposições prolongadas, limitam consideravelmente o emprego das fórmulas alcoólicas na rotina hospitalar.

As soluções aquosas de formaldeído a 10% têm ação bactericida, tuberculicida e fungicida, em exposição de 10 a 15 min, e esporicida em 18 h à temperatura ambiente.

Vários artigos com indicação de esterilização por autoclave são processados por meio de pastilhas de paraformaldeído, o que demonstra critérios norteadores não recomendados na escolha do processo, como, por exemplo, em centro cirúrgico, central de material, ambulatório, pronto-socorro, entre outros.

As pastilhas de paraformaldeído são usadas, também, no processamento de artigos, considerando-se a baixa difusibilidade do gás em questão. Alguns consideram esse modo de uso como um método eficaz que não danifica o material; entretanto, a prática está relacionada a um método inseguro e em desuso, que deve ser substituído por tecnologias mais seguras e por artigos termossensíveis autoclaváveis (Graziano, 2002).

A pastilha de paraformaldeído é um agente esterilizante de produtos para saúde termossensíveis que tem sido questionado pelo seu alto poder carcinogênico e pela dificuldade de manutenção com base nos parâmetros definidos para sua utilização. Na prática odontológica, seu uso pode ser observado em cerca de 8,3%, mesmo existindo ao alcance pelo menos um método físico de esterilização. O uso foi para o reprocessamento de artigos críticos e semicríticos, dentre eles alguns termorresistentes e descartáveis, indicado com a finalidade de conservação e/ou esterilização. É importante saber que o emprego de pastilhas de paraformaldeído tornou-se proibido pelo Ministério da Saúde do Brasil em 2008 (Tipple et al., 2010).

SOBRE A RDC nº 91, DE 28 DE NOVEMBRO DE 2008

A Resolução nº 91, de 28 de novembro de 2008, da Agência Nacional de Vigilância Sanitária (Anvisa), "proíbe o uso isolado de produtos que contenham paraformaldeído ou formaldeído, para desinfecção ou esterilização, regulamenta o uso de produtos que contenham tais substâncias em equipamentos de esterilização e dá outras providências". Assim, de acordo com as recomendações da RDC 91/08:

- As pastilhas de esterilização que contenham formaldeído ou paraformaldeído só poderão ser usadas quando associadas a autoclaves (aparelhos que realizam esterilização por meio de calor úmido, sob pressão) específicas para esta finalidade
- As pastilhas de formaldeído e paraformaldeído são usadas na esterilização de artigos médico-hospitalares nos serviços de saúde
- O uso das pastilhas de formaldeído e paraformaldeído em estufas e caixas metálicas para esterilização instrumental está proibido
- As pastilhas de formaldeído e paraformaldeído só devem ser usadas em equipamentos devidamente registados na Anvisa e comercializados em embalagens que impeçam a exposição humana
- À esterilização de vapor a baixa temperatura, o formaldeído pode ser validado com restrições para autoclave e dentro de normas rígidas de biossegurança.

O objetivo do uso de assegurar a eficácia dos processos de esterilização dos artigos médico-hospitalares, observando-se eficácia quando as pastilhas são usadas nos equipamentos. Se dissolvidas fora da autoclave, elas não garantem um resultado eficaz. O uso exclusivo nos equipamentos também garante mais segurança aos profissionais de saúde que realizam os procedimentos em instituições de saúde/hospitais.

Não é necessário o contato manual com as partilhas, visto que o contato e o uso inadequado de produtos à base de formaldeído e paraformaldeído está associado a efeitos tóxicos e carcinogênicos.

BIBLIOGRAFIA

Brasil. Ministério da Saúde (MS). Agência Nacional de Vigilância Sanitária (Anvisa). RDC nº 91, de 28 de novembro de 2008. Proíbe o uso isolado de produtos que contenham paraformaldeído ou formaldeído para desinfecção e esterilização. Disponível em: https://bvsms.saude.gov.br/bvs/saudelegis/anvisa/2008/res0091_28_11_2008.html.

Brasil. Ministério da Saúde (MS). Coordenação de controle de infecção hospitalar. Processamento de artigos e superfícies em estabelecimentos de saúde. 2 ed. Brasília: MS; 1994. 50 p. Disponível em: https://bvsms.saude.gov.br/bvs/publicacoes/superficie.pdf.

Centro de Informações de Medicamentos. Micropore. 3M do Brasil. 2000/2009.

Graziano KU. O uso das pastilhas de paraformaldeído pelas instituições de saúde do Brasil – Parte I. Rev Esc Enf USP. 2002; 35(2):191-9. Disponível em: www.scielo.br/pdf/reeusp/v35n2/v35n2a14.

Pedrosa TMG, Couto RC. Central de material esterilizado e processos de esterilização. In: Couto RC, Pedrosa TMG, Nogueira JM. Infecção hospitalar: epidemiologia e controle. Rio de Janeiro: Medsi; 1999. p. 271-98.

Pedrosa TMG, Macedo RM. Esterilização química líquida e métodos de desinfecção. In: Couto RC, Pedrosa TMG, Nogueira JM. Infecção hospitalar: epidemiologia e controle. Rio de Janeiro: Medsi; 1999. p. 299-315.

Tipple AFV, Paiva EMM, Pereira RS et al. Pastilha de paraformaldeído na prática odontológica: ainda em uso? Rev Eletr Enf. 2010; 12(1):164-9.

Capítulo 39

Reprocessamento de Produtos para a Saúde

Sylvia Lemos Hinrichsen ▪ Bruno Henrique Andrade Galvão ▪ Edjane Lima da Silva ▪ Bartolomeu José dos Santos Júnior ▪ Raiana Apolinário de Paula ▪ Marília Gabriela dos Santos Cavalcanti ▪ Marcela Coelho de Lemos

Accountability é um termo em inglês que traduz a responsabilidade com a ética, a obrigação, a transparência e a confiança de membros de um órgão administrativo e/ou representativo de prestar contas a instâncias controladoras e/ou a seus representados.
(Centers for Disease Control and Prevention)

INTRODUÇÃO

Utiliza-se o termo *produto* como sinônimo de artigo médico, dispositivo, equipamento e material, visando manter a mesma nomenclatura utilizada pela Agência Nacional de Vigilância Sanitária (Anvisa).

O reprocessamento viabiliza a reutilização de um produto para a saúde, sendo, portanto, uma técnica que gera muita discussão, já que vem se expandindo como consequência da necessidade de racionalização de consumo de matéria-prima e produção de resíduos, segurança e diminuição de custos.

Na prática odonto-médico-hospitalar, empregam-se os produtos de uso único (todo produto que é projetado e produzido para ser usado uma única vez). A reesterilização é o processo de esterilização de um produto já utilizado, cuja esterilidade não está garantida, seja por vencimento do prazo de validade, por dúvida quanto à integridade da embalagem ou por causas que venham a comprometer a esterilidade.

A Anvisa, após reunião realizada em agosto de 2006 com a diretoria colegiada, estabeleceu uma lista de produtos médicos enquadrados como de uso único, proibindo seu reprocessamento, com a finalidade de revogar a Resolução/Anvisa nº 515, de 15 de fevereiro de 1986 (Quadro 39.1).

Os produtos para a saúde incluídos nessa consulta foram proibidos de serem reprocessados pelos elevados riscos de falhas de esterilidade, de funcionalidade, de integridade de desempenho e/ou controle de segurança nas etapas de reprocessamento (Quadro 39.2).

RISCOS DE REPROCESSAMENTO

O reprocessamento apresenta riscos (reais ou potenciais) à saúde das pessoas, uma vez que pode transmitir agentes infecciosos, alterar as características físicas, químicas e biológicas originais do produto/funcionalidade, assim como determinar toxicidade decorrente de resíduos dos produtos. Os produtos, ao serem usados repetidamente, perdem sua capacidade funcional, como também seu uso, deteriorando-se com o tempo.

É importante chamar a atenção para o fato de que, dependendo da qualidade do produto, não seria indicado um segundo uso, pelas alterações físicas e químicas da resistência e qualidade do material. Outro aspecto a ser considerado é que o custo por peça pode vir a ser menor que o custo do reprocessamento.

Fica, portanto, a dúvida sobre se a prática do reprocessamento garantirá que, após este, o produto permanecerá com as mesmas características físico-químicas de um novo, se estará sem pirogênios, endotoxinas, fibras de tecido de secagem e/ou resíduos químicos.

Outro questionamento que deve ser considerado é quanto à garantia do controle de reprocessamento em relação à integridade do produto, dos testes de resistência/pressão, da própria esterilização (esterilidade/qualidade/segurança) e à funcionalidade, desempenho do produto reprocessado e quanto a quem usará o produto novo e reprocessado.

Os produtos reprocessados não mais apresentam as garantias de seus fabricantes, ficando essa responsabilidade toda a cargo da instituição que está adotando a prática do reprocessamento.

Bactérias gram-negativas podem contaminar os materiais/produtos por meio de endotoxinas. A esterilização poderá destruir os microrganismos visíveis, mas não terá ação sobre lipossacarídios ou endotoxinas presentes, não protegendo o paciente da ação biológica do pirogênio.

A remoção incompleta de germicidas, detergentes e/ou outras soluções/gases com toxicidade potencial pode irritar ou danificar os tecidos do paciente. Além disso, materiais implantados ou mantidos em contato com tecidos ou fluidos corpóreos podem desencadear reações imunológicas.

Na falha da limpeza do produto reprocessado, o resíduo de matéria orgânica forma um biofilme, que é um pirogênio potencial, enquanto os resíduos químicos ou enzimáticos são tóxicos e formadores de pirogênios quando em contato com óxido de etileno.

Se o agente esterilizante usado for o plasma de peróxido de hidrogênio, este reage com celulose e água. Se o agente esterilizante for o óxido de etileno, este reage com metais e líquidos (exceto com aço inoxidável).

A secagem com ar quente resseca a superfície do produto, dificultando a penetração do óxido de etileno na célula, provendo a falha da esterilização.

Os resíduos de água com o óxido de etileno, transformando-o em etilenocloridrina, não esterilizam e promovem a formação de pirogênios.

QUADRO 39.1 Linha do tempo das legislações sobre reprocessamento.

Portarias normativas de 1986

- Portaria nº 3, de 07 de fevereiro de 1986 – dispõe sobre produtos correlatos
- Portaria nº 4, de 07 de fevereiro de 1986 – dispõe sobre a inclusão de artigos correlatos na definição de produto para a saúde
- Portaria nº 8, de 08 de julho de 1986 – autoriza a execução de serviço de reesterilização e processamento de produtos para a saúde

Código de Defesa do Consumidor Lei nº 8.078, de 11 de setembro de 1990

- Art. 6º São direitos básicos do consumidor:
  - I – A proteção da vida, saúde e segurança contra os riscos provocados por práticas no fornecimento de produtos e serviços considerados perigosos ou nocivos
  - III – A informação adequada e clara sobre os diferentes produtos e serviços, com especificação correta de quantidade, características, composição, qualidade e preço, bem como sobre os riscos que apresentem

Portaria Interministerial MTE/MS nº 482, de 16 de abril de 1999

Aprova o Regulamento Técnico sobre a instalação de unidades de esterilização por óxido de etileno, suas misturas e seu uso

Retomada do processo: 2003 e 2004

- Publicação da RDC nº 30 de 15 de fevereiro de 2006 – dispõe sobre o registro, rotulagem e reprocessamento de produtos para a saúde
- Publicação da resolução nº 515, de 15 de fevereiro de 2006 – dispõe da lista de produtos para a saúde de uso único (contendo 84 itens considerados de uso único, "PROIBIDO REPROCESSAR")
- RDC/Anvisa nº 156, de 11 de agosto de 2006 – dispõe sobre o registro, rotulagem e reprocessamento de produtos para a saúde, e dá outras providências
- Resolução/Anvisa nº 2.605, de 11 de agosto de 2006 – estabelece a lista de produtos para a saúde enquadrados como de uso único proibidos de ser reprocessados

Resolução/Anvisa nº 2.606, de 11 de agosto de 2006 – dispõe sobre as diretrizes para elaboração, validação e implantação de protocolos de reprocessamento de produtos para a saúde e dá outras providências

- RDC/Anvisa nº 156, de 11 de agosto de 2006:
  - Enquadramento pela Anvisa (Registro):

    I – Produtos com reprocessamento proibido

    II – Produtos passíveis de reprocessamento
  - Tipo I: "proibido reprocessar"
  - Tipo II: facultado o termo "o fabricante recomenda uso único"; Protocolos segundo resolução
  - Terceirização: auditoria da contratada
  - Proibição da comercialização de produtos reprocessados
  - Prazo: 365 dias

Resolução/Anvisa nº 2.605, de 11 de agosto de 2006

- Estabelece a lista de produtos para a saúde enquadrados como de uso único proibidos de ser reprocessados: bisturi para laparoscopia com fonte geradora de energia, para corte ou coagulação com aspiração e irrigação; lâmina de *shaver* com diâmetro interno menor que 3 mm; trocarte não desmontável com válvula de qualquer diâmetro

Resolução/Anvisa nº 2.606, de 11 de agosto de 2006

- Análise e pré-seleção dos produtos a serem reprocessados:
  - II – Elaboração de protocolo teste para cada marca e tipo de produto selecionado
  - III – Avaliação dos resultados da aplicação do protocolo teste
  - IV – Elaboração do protocolo de reprocessamento
  - V – Capacitação da equipe para implantação do protocolo
  - VI – Monitoramento da implantação do protocolo de reprocessamento
  - VII – Monitoramento dos eventos adversos associados ao uso do produto reprocessado
  - VIII – Monitoramento do descarte do produto reprocessado
  - IX – Revisão do protocolo de reprocessamento

Resolução/Anvisa nº 2.305, de 31 de julho de 2007

- Prorroga o prazo estabelecido no art. 17 da resolução nº 2.606, de 11 de agosto de 2006

RDC 156, Resolução nº 2.606

- Que o reprocessamento de produtos para a saúde seja realizado somente por instituições que possuam processos seguros para o paciente
- Que a instituição de saúde, ao optar pelo reprocessamento, faça-o com responsabilidade
- Que o administrador se envolva diretamente na discussão e na decisão dos produtos reprocessados
- Que os processos sejam monitorados nos Serviços de Saúde e nas Empresas Reprocessadoras
- Protocolos escritos com detalhes de todas as etapas do reprocessamento, de forma clara, objetiva e de fácil acesso
- Validação dos protocolos visando à qualidade e à segurança do produto reprocessado
- Proteção das equipes de trabalho: uso de EPI, educação permanente, condições das instalações e operacionais

São produtos que não devem ser reprocessados: agulhas com componentes plásticos; seringas plásticas; bisturis e lâminas descartáveis; equipos; bolsas de sangue; sondas uretrais/gástricas/de aspiração; coletores de urina (sistemas fechado e aberto); drenos de Penrose/Kher; e cateter de diálise peritoneal.

Dúvidas sobre reprocessamento

- Que critérios devem ser utilizados para o reprocessamento?
- Que metodologias de reprocessamento devem ser aceitas para cada tipo de produto?
- Como avaliar a funcionalidade do produto reprocessado?
- Qual o número de reúsos seguro para cada produto reprocessado?
- Os centros de materiais e esterilização (CME) e empresas reprocessadoras possuem estrutura físico-funcional compatível com o processo a ser realizado?
- Qual o limiar de custo que o justifica?
- Qual o custo médio de um produto novo?

Define-se como reprocessamento o processo que se aplica a produtos para a saúde com objetivo de reúso quando considerados como de uso único pelos fabricantes.

Há uma prática institucional de alguns serviços de saúde/hospitais em reutilizar os produtos para a saúde, o que gerou e ainda gera algumas discussões face aos impactos econômicos que essa prática causa na saúde financeira das instituições/empresas.

O tema também provoca algumas dúvidas devido à falta de consenso em determinadas situações, decorrente da ausência ou escassez de bibliografia sobre o assunto, assim como a legislação vigente nem sempre contempla os fatores associados aos processos, o que dificulta bastante a rotina diária institucional.

Dessa maneira, existem situações em que os controladores de infecções relacionadas à assistência à saúde (IrAS)/infecções hospitalares (IH) devem responder às dúvidas advindas de gestores/equipes multidisciplinares sobre reprocessamento de produtos para a saúde.

Além disso, observa-se que a legislação não contempla alguns produtos e o fabricante muitas vezes se isenta de responsabilidades éticas e legais, por comercializar seu produto como descartável. Por outro lado, a instituição de saúde/hospitais/empresas, assim como o profissional multidisciplinar, dispõem de processos que permitem o reprocessamento/reutilização, fazendo recair sobre estes toda a responsabilidade.

É importante mencionar que não houve muita reflexão sobre os aspectos éticos do reaproveitamento. O tema que impera na discussão tem sido principalmente sobre a ciência, e é essencial entender o papel (ou não) do consentimento informado antes da reutilização de descartáveis. A deliberação ética sobre se, quando e como é eticamente aceitável incluir a reutilização como parte dos serviços de saúde em situações de recursos limitados exigiria balancear cuidadosamente as evidências sobre eficácia e segurança.

Em 1985, o Ministério da Saúde (MS) publicou um relatório sobre reprocessamento/reutilização que originou a legislação nacional, ainda vigente, através da Portaria nº 4, de fevereiro de 1986, da Divisão Nacional de Vigilância Sanitária de

Medicamentos e, ainda, da Portaria nº 3, da mesma data, que revê o artigo 35 do Decreto nº 79.094/77, que obrigaram os produtos descartáveis a ter registros na DIMED/MS.

Em fevereiro de 1986, a Portaria nº 3 normatizou a obrigatoriedade ou não de registro de produtos para a saúde estéreis e de uso único em órgão competente da Vigilância Sanitária do Ministério da Saúde, estabelecendo que:

- Os artigos de uso único, utilizados para monitoramento diagnóstico e terapêutico, devem ser registrados
- Os artigos de uso único, utilizados na área da saúde/hospitalar, devem ter registros, exceto: roupas descartáveis não estéreis; gaze simples, em rolo ou em compressa não estéril; adesivos (esparadrapos, fitas adesivas e curativos adesivos); absorventes higiênicos externos; fraldas; ataduras; cotonetes; dispositivos externos para incontinência urinária; embalagens para uso em esterilização de materiais por processos físicos; ataduras gessadas; salto de borracha ortopédico e estribo para salto ortopédico.

Além disso, define os pré-requisitos básicos para obtenção desse registro por meio de laudos do tipo de tecnologia aplicada na sua preparação; método de esterilização adotada; tipo de embalagem e acondicionamento; resultados de testes de esterilidade e pirogenicidade, resultados de testes de irritabilidade, toxicidade e mutagenicidade. Também define o conteúdo dos rótulos dos materiais registrados (número do lote, data da esterilização, processo de esterilização ao qual o material foi submetido; prazo máximo de validade da esterilização recomendado pelo fabricante).

A Portaria nº 4, de fevereiro de 1986, conceitua artigos para a saúde de uso único, relaciona-os e proíbe o reprocessamento de: agulhas com componentes plásticos; cânulas para fístulas; escalpes, bisturis descartáveis e lâminas; cateteres para punção venosa; equipos para administração de soluções intravenosas, sangue, plasma e nutrição parenteral; bolsas de sangue; seringas plásticas; sondas uretrais simples; sondas de aspiração; sondas gástricas; coletores de urina de drenagem aberta; drenos de Penrose e Kehr; cateter de diálise peritoneal.

Assim, todos os produtos para saúde proibidos de serem reprocessados devem não só ser considerados como de "uso único", mas também ser rotulados com essa especificação em realce.

Os outros produtos que não se enquadrem nesse grupo não devem ser assim rotulados e considerados.

Não reprocessar:

- Se o produto não puder ser limpo
- Se a esterilidade do produto pós-processamento não puder ser demonstrada
- Se a integridade e funcionalidade do produto não puder ser demonstrada
- Se a segurança do paciente não puder ser documentada.

ATENÇÃO!

- Produtos abertos devem ser submetidos a descontaminação antes de serem reprocessados
- Diferentes produtos exigem diferentes técnicas de limpeza
- Alguns produtos exigem estrutura mais complexa dos CMEs para a realização do processo

REPROCESSAMENTO DOS PRODUTOS MÉDICOS DURANTE A PANDEMIA DE COVID-19

O reprocessamento dos produtos médicos durante a pandemia de covid-19 tem que ser discutido, uma vez que esse procedimento pode aumentar o risco de transmissão do SARS-CoV-2. Apesar disso, a orientação é a de que o processamento dos produtos médicos seja realizado conforme a RDC nº 15/2012 e o reprocessamento, a rotulagem e o registro aconteçam conforme a RDC nº 156/2006.

Para prevenir o contágio com o SARS-CoV-2, é indicado que sejam implementadas as precauções de contato e que os produtos médicos utilizados na assistência ao paciente com suspeita ou confirmação de COVID-19 sejam limpos e desinfetados ou esterilizados.

No caso das linhas de diálise e dialisadores, a recomendação é que sejam descartadas após a utilização em pacientes com suspeita ou confirmação de COVID-19; no entanto, caso sejam reprocessadas, é recomendado que não exista qualquer processo manual, ou seja, que o reprocessamento seja feito exclusivamente de forma automática, pois assim é possível prevenir a contaminação do profissional responsável pelo reprocessamento. Os produtos reprocessados só poderão ser utilizados para o próprio paciente com suspeita ou confirmação de infecção pelo SARS-CoV-2.

Em relação ao reprocessamento de EPI, a Anvisa, por meio da Nota Técnica nº 12/2020/SEI/GGTES/DIR1/ANVISA, regularizou o reprocessamento de um EPI descartável após o uso, desde que seja garantido que o EPI reprocessado seja tão seguro quanto um EPI novo e que o processo de reprocessamento não interfira no desempenho, na integridade e na funcionalidade desse equipamento de proteção individual. Além disso, de acordo com a nota técnica nº 12/2020 da Anvisa, é de responsabilidade da empresa que irá realizar o reprocessamento estabelecer e validar protocolos e assegurar o desempenho e a eficácia desse tipo de produto.

BIBLIOGRAFIA

Armond GA. Reprocessamento de artigos médico-hospitalares de uso único. In: Martins MA. Manual de controle de infecção hospitalar: epidemiologia, prevenção, controle. 2. ed. Rio de Janeiro: Medsi; 2001. p. 691-4.

Brasil. Agência Nacional de Vigilância Sanitária (Anvisa). Nota técnica GVIMS/GGTES/ANVISA nº 04/2020 – Orientações para serviços de saúde: medidas de prevenção e controle que devem ser adotadas durante a assistência aos casos suspeitos ou confirmados de infecção pelo novo coronavírus (SARS-CoV-2). Disponível em: https://www.gov.br/anvisa/pt-br/centraisdeconteudo/publicacoes/servicosdesaude/notas-tecnicas/nota-tecnica-gvims_ggtes_anvisa-04_2020-25-02-para-o-site.pdf.

Brasil. Agência Nacional de Vigilância Sanitária (Anvisa). Nota técnica nº 12/2020/SEI/GGTES/DIRE1/ANVISA – Manifestação sobre o processamento (reprocessamento) de Equipamentos de Proteção Individual (EPI). Disponível em: https://portaldeboaspraticas.iff.fiocruz.br/wp-content/uploads/2020/05/Nota-Tecnica-12-GGTES.pdf.

Brasil. Ministério da Saúde (MS). Agência Nacional de Vigilância Sanitária (Anvisa). Resolução nº 2.605, de 11 de agosto de 2006. Estabelece a lista de produtos médicos enquadrados como uso único proibidos de ser reprocessados. Disponível em: https://bvsms.saude.gov.br/bvs/saudelegis/anvisa/2006/res2605_11_08_2006.html.

Brasil. Ministério da Saúde (MS). Agência Nacional de Vigilância Sanitária (Anvisa). Resolução Resolução/Anvisa nº 515, de 15 de fevereiro de 2006. Dispõe sobre lista de produtos enquadrados como de uso único proibidos de ser reprocessados. Disponível em: https://aeap.org.br/wp-content/uploads/2019/10/resolucao_rdc_515_de_15_de_fevereiro_de_2006.pdf.

Brasil. Ministério da Saúde (MS). Agência Nacional de Vigilância Sanitária (Anvisa). Consulta Pública nº 98. Brasília, dezembro de 2001. Dispõe sobre produtos de uso único e reprocessamentos. Disponível em: http://www.fiocruz.br/biosseguranchospitalar/dados/material1.htm.

Brasil. Ministério da Saúde (MS). Coordenação e Controle de Infecção Hospitalar. Processamento de artigos e superfícies em estabelecimento de saúde. 2. ed. Brasília: MS; 1994. 50 p.

Brasil. Ministério da Saúde (MS). Divisão de Vigilância Sanitária de Medicamentos. Portaria nº 4, de 7 de fevereiro de 1986. DOU. Brasília, 12 de fevereiro de 1986. Dispõe sobre reprocessamento de artigos de uso único.

Brasil. Ministério da Saúde (MS). Divisão de Vigilância Sanitária de Medicamentos. Portaria nº 3 de 7 de fevereiro de 1986. DOU. Brasília, 12 de fevereiro de 1986. Dispõe sobre produtos correlatos.

Castro MES. Reprocessamento de artigos médico-hospitalares. Prática Hospitalar. 2002; 21:12-5.

Costa EAM, Costa EA. Reprocessamento de produtos médicos: da política regulatória à prática operacional. Ciência & Saúde Coletiva. 2011; 16(12):4787-94.

Das, AK et al. The ethics of the reuse of disposable medical supplies. Asian Bioeth Review. 2020; 12(2):103-16, doi: 10.1007/s41649-020-00114-6.

Oliveira AC, Armond GA. Limpeza, desinfecção e esterilização de artigos médico-hospitalares. In: Martins MA. Manual de controle de infecção: epidemiologia, prevenção, controle. 2. ed. Rio de Janeiro: Medsi; 2001. p. 677-90.

Pedrosa TMG, Couto RC. Desinfecção e esterilização química líquida. In: Couto RC, Pedrosa TMG. Guia prático de infecção hospitalar. Rio de Janeiro: Medsi; 1999. p. 203-17.

Pedrosa TMG, Couto RC. Esterilização. In: Couto RC, Pedrosa TMG. Guia prático de infecção hospitalar. Rio de Janeiro: Medsi; 1999. p. 145-68.

Pinto ATJ, Graziano KU. Reprocessamento de artigos médico-hospitalares de uso único. In: Fernandes AT, Fernandes MO, Ribeiro Filho N. Infecção hospitalar e suas interfaces na área de saúde. São Paulo: Atheneu; 2000. nº 11, p. 1070-8.

Portal Educação. Reprocessamento de artigos hospitalares. Disponível em: https://www.portaleducacao.com.br/conteudo/artigos/enfermagem/reprocessamento-de-artigos-hospitalares/23230.

SINDHOSP. Nota técnica Anvisa explica reprocessamento de EPIs. 2020. Disponível em: https://fehoesp360.org.br/sindicato/sindhosp/noticia/6656/nota-tecnica-anvisa-explica-reprocessamento-de-epis.

Capítulo 40

Controle de Pragas e Vetores no Serviço de Saúde

Sylvia Lemos Hinrichsen ▪ Juliana Magalhães Bernardino ▪ Marcela Coelho de Lemos

INTRODUÇÃO

Há muitos anos a relação do homem com as pragas e todos os esforços para combatê-las têm sido relatados, como consequência das condições de higiene e saneamento. Até meados do século XX, eram frequentes os problemas com pulgas, piolhos e percevejos nas diversas sociedades do mundo. Só após o término da Segunda Guerra Mundial, nos anos 1940, com as descobertas das propriedades inseticidas do diclorodifeniltricloroetano (DDT), instituiu-se uma abordagem química no controle das pragas tanto em áreas urbanas como na agricultura e outras situações, incluindo as instituições de saúde.

Praga pode ser definida como qualquer organismo vivo causador de algum tipo de transtorno ou prejuízo ao ser humano quando ambos compartilham o mesmo espaço. Os exemplos mais conhecidos são baratas, moscas, formigas e ratos. Devem ser adotadas as boas práticas de ações eficazes de controle para impedir a atração, o acesso, o abrigo e a proliferação de vetores e pragas urbanas.

Vale também destacar a diferença entre a ocorrência episódica e a infestação de pragas, pois uma ocorrência episódica e isolada é aquela em que a praga encontra facilidade de acesso, entra no ambiente, mas não encontra condições para o seu estabelecimento, desenvolvimento, e acaba morrendo ou apenas desaparecendo. Já em uma infestação, a praga tem acesso a áreas compartilhadas com os seres humanos, onde encontra condições essenciais para se desenvolver, pela existência de água, abrigo e alimento, elementos importantes para a sobrevivência desses organismos.

VETORES/PRAGAS NO AMBIENTE HOSPITALAR

Na Polônia, entre 1990 e 1995, um estudo mostrou que a barata *Blatella germanica* era o inseto mais frequente em hospitais, encontrada em 71% das instituições pesquisadas. A *Blatta orientalis* e a espécie de formiga *Monomorium pharaonis* ocorriam em 40 e 17% da amostra, respectivamente. Entre 2003 e 2004, um estudo comparativo mostrou a presença das mesmas espécies, porém com nível de infestação menor do que o observado anteriormente.

Em 192 hospitais no estado de Nova York, em 1995, observou-se que 98% desses estabelecimentos de saúde usavam inseticidas em suas instalações. Nos EUA, em 2003, 22 hospitais aplicavam inseticidas em suas instalações, apesar de 73% deles relatarem o uso de uma abordagem do Controle Integrado de Pragas, o que demonstra a existência do problema com pragas.

O controle de pragas em instituições de saúde é, portanto, um problema institucional e deve ser tratado sistematicamente, de modo preventivo e eficaz.

Nas unidades de saúde, é grande o fluxo de pacientes, colaboradores e visitantes nos seus diversos ambientes, sujeitos não apenas à contaminação microscópica. O controle de pragas na área da saúde é uma medida de segurança e de saúde pública, com importante impacto ambiental não só pelo acúmulo de resíduos, mas também pelos inseticidas e raticidas cada vez mais qualificados, oferecendo opções ao mercado de empresas de dedetização e controle de pragas.

No Brasil, há relatos de insetos como baratas, formigas e moscas como vetores em instituições de saúde, representando cerca de 70% do total das pragas identificadas. O registro de mosquitos, pulgas, piolhos, cupins, percevejos e pombos também é observado. Normas estabelecidas pela Agência Nacional de Vigilância Sanitária (Anvisa) preconizam a existência, em todas as unidades de saúde, de setores que tratem da gestão de controle de pragas, em permanente contato com serviços de dedetização.

O controle de vetores e pragas pelas empresas de dedetização deve ser realizado em parceria com os setores responsáveis das unidades de saúde. A rotina de prevenção consiste na adoção de medidas preventivas e corretivas a partir da realização de um diagnóstico, além do constante monitoramento. Também devem ser oferecidos treinamentos a todos os colaboradores das unidades de saúde com o objetivo de disseminar as boas práticas relacionadas com a higiene das instalações e dos materiais usados.

Atualmente, a abordagem conhecida como Controle Integrado de Pragas é considerada a mais eficiente. Trata-se da gestão das ocorrências e das relações entre as pragas, as espécies incidentes e os fatores ambientais que favorecem o problema. A empresa dedetizadora estabelece as condições favoráveis para impedir o surgimento de novas pragas no estabelecimento, objetivando a eliminação do problema, com uso mínimo de produtos químicos. Quando realizada corretamente, essa abordagem pode reduzir em 85% o volume de inseticidas usado, se comparada à abordagem tradicional.

VETORES NO AMBIENTE DA SAÚDE

Os vetores são todos os seres vivos capazes de veicular agentes infecciosos. No ambiente hospitalar, tem-se dado maior importância aos artrópodes e roedores. Os artrópodes (insetos, crustáceos, aracnídeos, diplópodes e quilópodes) adaptam-se bem a diferentes ambientes, apresentam excepcional capacidade reprodutora, resistência a substâncias tóxicas e vantagens em competição com outras espécies. Dos artrópodes, os insetos (moscas, mosquitos, baratas) são os que mais se destacam como vetores no âmbito hospitalar.

As moscas buscam alimentos em lugares diversos, especialmente alimentos humanos e lixo acumulado, e transportam germes mecanicamente. Para o controle das moscas, deve-se eliminar os meios favoráveis à sua procriação, evitando-se restos de alimentos em refeitórios, apartamentos, lactários e copas.

Os gêneros de mosquitos importantes à saúde humana são:

- *Culex* (pernilongo, muriçoca, crapanã), por transmitir a filariose
- *Aedes*, responsável pela transmissão de febre amarela urbana, dengue, zika, chikungunya e febre Mayaro
- *Anopheles*, por transmitir a malária
- *Phlebotomus*, por transmitir a leishmaniose.

As baratas são insetos de hábitos noturnos, extremamente vorazes, destruidoras e ofensivas ao senso estético. Contaminam alimentos e têm importante papel na transmissão de doenças gastrintestinais. Para o combate às baratas é necessário boa higiene e limpeza, ralos de esgoto e caixas de gordura sifonados e bem vedados. Infecções intra-hospitalares podem ser causadas por baratas, que veiculam microrganismos como *Enterobacter aerogenes*, *Klebisella pneumoniae*, *Escherichia coli*, *Proteus mirabilis*, *Pseudomonas aeruginosa*, *Pseudomonas fluorescens*, *Shigella dysenteriae* e *Salmonella typhimurium*.

As formigas são importantes vetores de certas doenças e albergam várias formas transitórias de parasitos.

Os roedores de importância sanitária são os ratos, cujo hábitat é diversificado. Eles roem alimentos, madeira, alumínio de baixa qualidade, plástico e asfalto. Podem cavar, subir, pular, mergulhar e nadar com facilidade. Sua existência em um ambiente indica condições sanitárias precárias, decorrentes, na maioria das vezes, de ações do próprio ser humano (terrenos baldios com lixo, entulho, mato, canaletas e reservatórios abertos). Ratos estão associados a doenças como leptospirose (por meio da urina), salmonelose (pelas fezes), tifo (pelas fezes das pulgas de ratos) e peste bubônica (de um rato para outro pela pulga, e desta ao ser humano).

A ocorrência de vetores nas áreas de saúde pode ser classificada em duas categorias:

- Episódicas, quando a praga não encontra condições propícias para o desenvolvimento e abandona o local
- Infestação, ou seja, quando a praga encontra as condições adequadas para o desenvolvimento, devido à presença de alimento, água e abrigo.

Em ambos os casos, as pragas podem transportar microrganismos e, consequentemente, bactérias resistentes. As formigas, por exemplo, são responsáveis pelo transporte de grande parte dos microrganismos que circulam em um hospital. Podem contaminar exames, alimentos e interferir no resultado de diagnósticos. Já as moscas, cujas larvas necessitam de matéria orgânica para se desenvolver, podem atuar como meio de transporte de bactérias, disseminar microrganismos e causar infecção em pacientes. Além disso, outros insetos, como baratas, podem carregar bactérias e fungos, contaminando áreas que deveriam permanecer estéreis.

Baratas, ratos e formigas tendem a aparecer em áreas onde são manipulados ou estocados gêneros alimentícios ou onde existam depósitos de resíduos gerados pelas áreas de produção de alimentos.

A presença de formigas em ambiente da saúde normalmente é observada em quartos de pacientes, em decorrência de resíduos que caem no ambiente ou deixados nos cestos de lixo, principalmente alimentos dentro das unidades de internação, particularmente em maternidades, em que há maior número de visitas, entrega de vasos de flores ou alimentos dentro dos quartos dos pacientes.

Os motivos para o surgimento de insetos e roedores são os mais variados, destacando-se:

- A antiguidade das tubulações dos sistemas hidráulico, elétrico etc.
- Falta de limpeza sistemática nos ambientes
- Ausência de conservação da infraestrutura predial
- Acúmulo de entulhos em áreas internas ou externas
- Soluções ricas em nutrientes (soro glicosado) derrubadas no piso, quando do manuseio de equipos no quarto do paciente e outros locais assistenciais.

Sabe-se que a infecção relacionada com a assistência à saúde é uma das principais preocupações na área da saúde pública e privada. Diversos fatores contribuem para essa complicação, entre eles os fatores ambientais ligados a vetores como ratos, baratas e formigas, que podem veicular microrganismos patogênicos, como já mencionado anteriormente.

Nesse contexto, as formigas têm ganhado destaque por sua íntima associação com o ser humano e sua distribuição mundial. Elas costumam ser encontradas em diversos locais das instituições de saúde, como enfermarias, quartos, alas, salas cirúrgicas e armários, podendo também alimentar-se das secreções dos pacientes. Além disso, são dotadas de grande mobilidade, sendo capazes de circular por vários locais do hospital e entre áreas próximas.

A estrutura arquitetônica hospitalar, as embalagens de medicamentos (que podem conter ninhos de formigas) e os alimentos e equipamentos eletrônicos que funcionam como um atrativo são fatores que também contribuem para a presença de formigas nos hospitais. Esses insetos podem alojar-se em locais limpos; entretanto, lixo e resíduos de materiais facilitam sua proliferação.

Desse modo, a associação entre formiga e bactéria constitui um perigo à saúde coletiva, pois esses microrganismos podem ser carreados por tais insetos, sendo capazes de contribuir para a disseminação de infecções e bactérias resistentes a antimicrobianos. Porém, mesmo que a maioria não cause doença no indivíduo sadio, quando atingem pacientes hospitalizados ou imunossuprimidos, podem causar quadros infecciosos graves.

As formigas proliferam em hospitais devido a odores predominantes de produtos químicos usados nas superfícies em ambientes aquecidos e em superfícies muito limpas (as espécies que predominam em hospitais não sobrevivem em ambientes sujos, por serem muito pequenas). A espécie *Tapinoma melanocephalum*, conhecida como formiga-fantasma, pouco percebida por sua cor e tamanho (1,3 a 1,5 mm), não é facilmente identificada nos ambientes. As principais bactérias encontradas em formigas são: *Acinetobacter* sp., *Enterobacter* sp., *Enterococcus faecalis*, *Klebsiella* sp., *Staphylococcus aureus*, *Serratia marcescens* e *Erratia rubide*.

Além de serem vetores, as formigas irritam e lesam a pele (entre o gesso e a pele ou em recém-nascidos), e têm atração por instrumentos cirúrgicos.

Portanto, é essencial que seja realizado, sistematicamente, o controle da população de formigas em ambientes hospitalares, empregando-se esforços contínuos, uma vez que a maioria dos resultados apresenta um efeito temporário.

Alguns cuidados que auxiliam no controle são: (a) limpeza rigorosa das áreas da instituição de saúde, destacando os locais onde possa haver alimentos para os vetores; (b) manutenção periódica das tubulações e áreas de entulhos; (c) evitar o acúmulo de lixo e resíduo sólido, especialmente alimentos.

PREVENÇÃO DE VETORES

Para prevenir vetores na área de saúde, toda instituição deve instituir um programa de educação permanente junto aos profissionais de saúde, serviço de higienização hospitalar, pacientes, familiares e visitantes no sentido de conscientizá-los quanto à importância, principalmente, dos restos alimentares no controle de pragas e vetores.

As pragas e os vetores são atraídos pelo acúmulo de lixo e por restos de alimentos e água; por isso, higienização ambiental adequada dos locais de trabalho, remoção frequente dos resíduos e armazenamento dos alimentos em embalagens e recipientes fechados são aspectos fundamentais para a prevenção.

As boas práticas de funcionamento para serviços de alimentação recomendam para prevenção e controle de pragas que as instituições de saúde e/ou profissionais de saúde:

- Devem ter instalações livres de fendas e frestas
- Devem manter aberturas para áreas externas fechadas ou teladas
- Devem manter as portas ajustadas ao batente
- Devem ter ralos sifonados
- Devem manter a caixa de gordura bem vedada
- Devem manter as áreas sem sujidades e resíduos alimentares
- Devem descartar o lixo com frequência e de maneira correta
- Devem manter as lixeiras limpas, em boas condições e bem cobertas
- Devem lavar, enxaguar e desinfetar as lixeiras regularmente
- Devem guardar adequadamente os alimentos para não atrair insetos
- Devem manter as áreas internas e seus arredores livres de papel, papelão ou embalagens e materiais em desuso.

Para que sejam obtidos bons resultados no controle de vetores, é importante que se mantenha uma rigorosa higienização nas diversas áreas da instituição de saúde, especialmente em locais onde possam existir alimentos. Também é importante o uso de telas em locais de recebimento, estoque e preparo de alimentos ou de armazenamento.

Não é recomendado usar indiscriminadamente produtos para extermínio de vetores. Os produtos organoclorados (DDT e BHC) e os organofosforados devem ser rigorosamente avaliados quanto ao uso e, em algumas situações, devem ser até evitados.

Ao se recorrer às empresas de controle de vetores (dedetizadoras), deve-se dar preferência àquelas especializadas e registradas em órgão local competente. Deve-se também manter uma equipe multiprofissional treinada por especialistas na área, a fim de assegurar a continuidade de prevenção e controle dos vetores por meio de programas de treinamento e educação focados em colaboradores, pacientes, cuidadores, visitantes, entre outros. É também de grande importância a manutenção periódica das tubulações, assim como evitar restos alimentares em quartos, enfermarias e áreas críticas (unidades de terapia intensiva, centro cirúrgico, central de material esterilizado, urgências e emergências).

Não se deve permitir o acesso de alimentos por visitantes sem autorização prévia do setor de nutrição, assim como em áreas críticas ou estratégicas da instituição de saúde.

Durante os momentos de dedetização ou desratização é fundamental assegurar o uso de produtos de baixa toxicidade, que não deixem resíduos tóxicos. Ademais, é importante estabelecer um processo para que os pacientes sejam removidos para alojamentos temporários.

O uso indiscriminado de venenos e iscas pode causar intoxicações, aumento da resistência ao produto pelos insetos e controle aleatório sem sistemática apropriada, por isso deve haver procedimentos operacionais para orientar esses riscos.

Os compostos raticidas são substâncias tóxicas sem exceção; devem ser cuidadosamente empregados adotando-se uma série de cuidados preventivos, visando preservar a integridade da biodiversidade. Os raticidas anticoagulantes de primeira geração, ou de dose única, não são seletivos. Agem sobre os roedores em geral, mas também atuam sobre outros animais, especialmente cães, gatos, pássaros, suínos, ovinos, caprinos, primatas etc.

Na definição final do produto a ser usado devem-se considerar o tipo de rato infestante, os seus hábitos e os locais que costuma frequentar.

O controle da população de vetores, pragas e roedores em áreas internas e externas exige o uso de técnicas, inseticidas e rodenticidas compatíveis com a saúde de quem transite por unidades assistenciais, profissionais, clientes e visitantes, entre outros.

Inicialmente, deve-se efetuar uma vistoria preliminar com o objetivo de definir os locais a serem tratados, bem como o recurso a ser usado para o combate de cada uma das pragas. Independentemente do resultado da vistoria, devem ser tratados, sistematicamente, copas, cozinha, refeitório, restaurante, caixas de inspeção das redes de esgoto e águas pluviais e áreas externas.

O controle de vetores, insetos e roedores deve ser efetuado de modo contínuo e ao longo do tempo. Recomenda-se colocar um colaborador para vistoriar quinzenalmente o estabelecimento de saúde, de modo que todos os setores sejam monitorados.

Durante as vistorias, é verificada, junto ao responsável de cada setor, a existência de vetores, insetos ou roedores e, caso seja detectada alguma ocorrência, esta deve ser tratada de imediato ou, dependendo do caso, em dia e hora marcados para a aplicação do produto específico para a praga detectada. Mesmo depois do resultado das vistorias, devem ser tratados copas, cozinhas, refeitórios, restaurantes e caixas de inspeção a cada 30 dias. Nos locais em que a circulação é restrita, o estabelecimento de saúde deve designar uma pessoa que centralize as informações e as passe para o funcionário da empresa de saúde ambiental, de maneira que sejam tomadas as providências necessárias.

Controle de formigas e baratas

Em geral, no controle de formigas (menos de 1% são consideradas pragas), recorre-se ao processo de dedetização tradicional, lembrando sempre que se deve higienizar o local de sua ocupação, já que esse processo elimina cerca de 10% da população da colônia, pois a formiga eliminada é somente aquela que está fora do ninho. O objetivo do controle de formigas deve ser a eliminação do ninho.

Também são importantes, no controle de formigas, a limpeza e o fechamento de frestas ou cavidades, assim como a instalação de barreiras físicas, com o uso de fita adesiva, recipiente com água, vaselina, entre outros.

Para o controle de formigas urbanas, podem-se usar praguicidas em forma de iscas para aplicação em locais que não serão lavados, varridos ou manuseados (áreas internas). Para o controle de formigas-cortadeiras, podem ser aplicadas iscas nas áreas externas próximas ao formigueiro, a serem levadas pelas formigas para o interior dos formigueiros, contaminando e eliminando todas as colônias em curto espaço de tempo. É importante lembrar que todos os produtos devem atender às legislações vigentes e com base em evidências científicas que garantam indicação e custo-efetividade.

Para erradicar as formigas por longos períodos, é necessário um intenso controle de materiais, equipamentos, sucatas e, principalmente, alimentos.

Para o controle de baratas em áreas internas administrativas, consultórios, copas, cozinha, restaurante, refeitório, unidade de terapia intensiva, entre outros, recomendam-se inseticidas em gel, sem a necessidade de remoção de mercadorias, móveis, utensílios e mesmo pessoas, ou seja, evitando um incômodo tanto para a equipe de saúde como para os pacientes. O produto deve eliminar a barata por meio de sua ingestão. A barata ingere o produto e volta para o local de seu ninho. Como as baratas têm o hábito de comer as carcaças e as fezes das companheiras mortas, o princípio ativo do inseticida é propagado, o que desencadeia uma reação em cadeia, eliminando também as outras baratas daquele ninho.

Quando indicada, a aplicação de inseticida líquido visa à eliminação de baratas de esgotos, escorpiões e outras pragas rasteiras. Na formulação têm sido associados inseticidas de poder residual e desalojante, de modo que a aplicação tenha eficiência por um período mais longo. Os produtos usados para o controle de baratas nas áreas internas devem ser de ação residual e inodoros após sua aplicação.

Para o controle de baratas e formigas em áreas de circulação, sanitários, ralos, caixas de inspeção e áreas externas, é elaborado um cronograma de execução em conjunto com a equipe do estabelecimento de saúde. O controle é feito com praguicidas em líquido ou pó, dependendo do caso, segundo legislações, em horário predefinido em áreas internas administrativas, refeitório, copas ou unidade de terapia intensiva. São aplicados praguicidas sob a forma de iscas sólidas, de baixa concentração do princípio ativo, possibilitando que as formigas as levem até os formigueiros, onde toda a colônia é contaminada e eliminada. A isca pode continuar sendo ofertada às formigas por um período de 24 h, quando então pode ser removido o excesso que não tenha sido levado ao formigueiro.

Controle de moscas e cupins

Para o controle das moscas nas áreas internas, podem ser usados praguicidas líquidos, de baixo odor. O controle prevê a aplicação do produto nas áreas externas próximas aos locais afetados de modo a bloquear o acesso das moscas às áreas internas.

Para o controle de cupins, deve-se aplicar um produto de baixa toxicidade e sem odor, que elimine as colmeias sem causar incômodos ou danos à saúde.

Controle de roedores

O controle de roedores é efetuado por meio da aplicação de rodenticidas anticoagulantes de dosagem única em áreas externas, caixas de inspeção e outros locais de trânsito e alojamento de roedores, devidamente acondicionados em caixas de passagem fixas (cochos). As visitas de controle devem ser quinzenais. Para áreas administrativas, consultórios, cozinha, refeitório, restaurante e copas, é aplicado rodenticida de acordo com o resultado das vistorias, que devem ser monitoradas pela equipe de controle de infecções da instituição de saúde.

Os rodenticidas podem ser de dose única, tendo um anticoagulante como princípio ativo, e são dosados para eliminação do peso vivo de um rato adulto (entre 300 e 400 g) de modo que, para um ser humano, o fator de risco é mínimo, conferindo grande segurança aos procedimentos.

As iscas sólidas em blocos parafinados com efeitos rodenticidas podem ser recomendadas e usadas em áreas externas e com umidade elevada acondicionadas em caixas de passagem (cochos).

O rodenticida em forma de pó pode ser usado diretamente em tocas existentes nas áreas externas ou associado a atrativos, como xerém, sardinha ou frutas. Nesse caso, ele é acondicionado em caixas de passagem (cochos) colocadas em locais nos quais os ratos vivem ou transitam. Para o caso de entulhos, forros, áreas sob *pallets* e áreas de difícil acesso, o rodenticida associado ao xerém é colocado em saquinhos de 20 g.

BIBLIOGRAFIA

Brasil. Agência Nacional de Vigilância Sanitária (Anvisa). Resolução de Diretoria Colegiada (RDC) nº 63, de 25 de novembro de 2011. Dispõe sobre os Requisitos de Boas Práticas de Funcionamento para os Serviços de Saúde. Brasília: Diário Oficial da União; 2011. Disponível em: https://bvsms.saude.gov.br/bvs/saudelegis/anvisa/2011/rdc0063_25_11_2011.html.

Brasil. Agência Nacional de Vigilância Sanitária (Anvisa). RDC no 52/2009. Serviço Controle de Pragas (Dedetização). Brasília: Diário Oficial da União; 2009. Disponível em: https://bvsms.saude.gov.br/bvs/saudelegis/anvisa/2009/rdc0052_22_10_2009.html.

Brasil. Agência Nacional de Vigilância Sanitária (Anvisa). RDC nº 216/2004. Dispõe sobre Regulamento Técnico de Boas Práticas para Serviços de Alimentação. Brasília: Diário Oficial da União; 2004. Disponível em: https://bvsms.saude.gov.br/bvs/saudelegis/anvisa/2004/res0216_15_09_2004.html.

BRASIL, Agência Nacional de Vigilância Sanitária - Segurança no Ambiente Hospitalar. Disponível em: http://www.anvisa.gov.br/servicosaude/manuais/seguranca_hosp.pdf. Acesso em: 10/04/2022.

Brasil. Ministério da Saúde (MS). Normas Operacionais de Centros de Controle de Zoonoses: procedimentos para o controle de roedores. Brasília: Fundação Nacional de Saúde; 1993.

Brasil RF. Controle de pragas em ambiente hospitalar. Portal da Enfermagem. Disponível em: https://portaldaenfermagem.com.br/entrevistas_read.asp?id=31.

Bressan M, Souza AC. Brasil. Pesquisa de Agrotóxicos, de acordo com a IN 36/2009. Disponível em: https://www.agricultura.gov.br/assuntos/insumos-agropecuarios/insumos-agricolas/agrotoxicos/arquivos/palestra-pesquisa-com-agrotoxicos.pdf.

Campos-Farinha AEC. Formigas urbanas em residências na cidade de São Paulo. Biológico. 2002; 64(1):37.

Costa SB, Pelli A, Carvalho GP et al. Formigas como vetores mecânicos de microrganismos no Hospital Escola da Universidade Federal do Triângulo Mineiro. Rev Soc Bras Med Trop. 2006; 39(6):527-9.

Farzuela MFM, Pacheco LB, Campos-Farinha AEC et al. Avaliação do potencial das formigas como vetores de bactérias em ambientes residenciais e cozinhas semi-industriais. Arg Inst Biol São Paulo. 2002; 69 (Suppl):1-306.

Maia ZP, Gusmão AB, Barros TF. Formiga como fator de risco para infecções nosocomiais. Rev Saúde Biol. 2009; 4(2):47-51.

Quinino NEPS. Controle de vetores. In: Couto RC, Pedrosa TMG. Rotinas e procedimentos. Infecção relacionada à assistência (Infecção Hospitalar) e outras complicações não infecciosas. 3. ed. Rio de Janeiro: Medbook; 2012. p. 297-301.

Santos Pereira R, Veno M. Formigas como veiculadoras de microrganismos em ambiente hospitalar. Rev Soc Bras Med Trop. 2008; 41(5):492-5.

Texeira AFM. Controle de mosca doméstica em área de disposição de resíduos sólidos no Brasil. Eng Sanit Ambient. 2008; 13(4):365-70.

Capítulo 41

Gerenciamento dos Resíduos dos Serviços de Saúde

Sylvia Lemos Hinrichsen ▪ **Reginaldo Gonçalves de Lima Neto** ▪
Bruno Henrique Andrade Galvão ▪ **Marcela Coelho de Lemos**

INTRODUÇÃO

Os resíduos de serviços de saúde (RSS) ainda representam um problema para os administradores institucionais e para as comunidades interna e externa. Sólidos, semissólidos ou líquidos, os RSS devem ser descartados por um processo adequado e seguindo as legislações de biossegurança.

Dada sua própria natureza, a atividade hospitalar (incluindo laboratórios) gera resíduos que demandam cuidado. São exemplos de RSS: glutaraldeído, ácido peracético e demais desinfetantes usados na Central de Material e Esterilização; medicamentos vencidos da farmácia; reagentes, corantes, amostras biológicas, *kits* sorológicos, formol e demais produtos químicos do laboratório e de hemodiálise; reveladores e fixadores do serviço e imagem; óleo do serviço de nutrição; óleos lubrificantes do setor de manutenção; além de todo o resíduo comum e infectante gerado na assistência ao paciente.

Os RSS sólidos podem ser gerados por todos os prestadores da assistência à saúde (médica, odontológica, laboratorial, farmacêutica e de instituições de ensino e pesquisa médica), relacionados tanto com a população humana quanto com a veterinária. Esses resíduos representam potencial de risco por serem constituídos por: materiais biológicos capazes de causar infecções, produtos químicos perigosos, perfurocortantes contaminados, rejeitos radioativos, entre outros (Quadros 41.1 e 41.2).

PLANEJAMENTO DO GERENCIAMENTO DE RESÍDUOS DE SAÚDE

As principais finalidades do gerenciamento de resíduos de serviços de saúde (GRSS) são:

- Reduzir o consumo de recursos naturais por meio de programas educativos internos e externos
- Minimizar o impacto ambiental dos serviços de saúde ao meio ambiente
- Mapear os RSS, a fim de encaminhá-los para tratamento e destinação final correta e segura
- Atualizar o Programa de Gerenciamento de Resíduos de Serviços de Saúde (PGRSS) segundo novas demandas e tecnologias
- Monitorar as atividades de biossegurança relacionadas com os RSS com foco na proteção aos trabalhadores e preservação da saúde pública

QUADRO 41.1 Tempo de sobrevida de alguns microrganismos em resíduos sólidos de serviços de saúde.

Agente etiológico	Doença	Sobrevivência (dias)
Entamoeba histolytica	Disenteria amebiana	8 a 12
Leptospira interrogans	Leptospirose	15 a 43
Poliovírus (poli I)	Poliomielite	20 a 170
Larvas de vermes	Verminoses	25 a 40
Salmonella typhi	Febre tifoide	29 a 70
Bacilo de Koch (*Mycobacterium tuberculosis*)	Tuberculose	150 a 180
Ascaris lumbricoides	Ascaridíase	2.000 a 2.500

Fonte: adaptado de Armond e Amaral, 2001.

QUADRO 41.2 Serviços de área da saúde que geram resíduos.

- Assistência à saúde hospitalar, ambulatorial e domiciliar
- Serviços de procedimentos tipo acupuntura
- Serviços radiológicos, medicina nuclear e radioterapia
- Serviços de oncologia e quimioterapia
- Serviços de hemoterapia, produção de hemocomponentes e hemoderivados
- Laboratório de análises clínicas, anatomia patológica e outros
- Necrotérios, embalsamento e serviços de verificação de óbitos
- Drogarias e farmácias (inclusive de manipulação)
- Unidades de controle de zoonoses e veterinária
- Indústrias farmacêuticas, bioquímicas e de alimentos para nutrição
- Unidades móveis de atendimento à saúde e ambulâncias
- Lavanderias e serviços de nutrição

- Reduzir acidentes ocupacionais associados aos RSS
- Implantar e implementar a reciclagem dos RSS
- Encaminhar os RSS com segurança, eficiência e de maneira ecologicamente correta, junto às comunidades interna e externa.

Portanto, o principal objetivo do GRSS é a proteção da saúde pública, por meio da redução dos casos de infecções relacionadas com a assistência à saúde e dos riscos aos trabalhadores de saúde. Além disso, o GRSS também visa evitar impactos ao ambiente, buscando prevenir a geração de resíduos na fonte, segregá-los na fonte geradora, coletá-los, valorizá-los, tratá-los e garantir adequada disposição final.

A segregação dos RSS tem por objetivos:

- Diminuir a quantidade de RSS perigosos ou especiais a serem tratados e dispostos e, consequentemente, reduzir significativamente o custo do tratamento e da disposição final
- Evitar a mistura de RSS incompatíveis
- Preservar a qualidade de determinados componentes dos RSS, para que possam ser recuperados (quando possível)
- Reduzir o risco ocupacional na manipulação dos RSS
- Favorecer o encaminhamento específico de cada tipo de RSS para recuperação, tratamento ou disposição final
- Propiciar métodos de destinação adequados às características dos RSS
- Reduzir os riscos que os RSS representam para a saúde humana e o ambiente
- Favorecer a reinserção dos RSS na cadeia produtiva e a consequente redução da quantidade encaminhada para a disposição final no solo.

MODO DE GERENCIAMENTO

Em qualquer instituição de saúde é fundamental identificar equipes multiprofissionais para implantar e implementar um Programa de Controle de Infecções Relacionadas com a Assistência à Saúde (como disposto na Portaria nº 2.616 do Ministério da Saúde) e um Núcleo de Segurança do Paciente e de Gestão do Risco para o manejo correto dos RSS. Ambos devem fazer parte de um PGRSS para atender às necessidades das legislações pertinentes dentro dos padrões de qualidade assistencial e segurança do paciente.

Com a implantação do PGRSS, espera-se inventariar, estocar, utilizar, controlar e descartar resíduos e materiais perigosos gerados pela instituição, bem como ativar um programa de reciclagem, minimizando a quantidade e a periculosidade dos RSS. Com os resultados obtidos, é possível promover ações que beneficiem a comunidade na qual a instituição esteja inserida.

Os recentes avanços nas questões que envolvem o gerenciamento dos RSS são incontestáveis, pois até pouco tempo atrás não havia uma sistematização gerencial sobre esse assunto.

Considerando as diretrizes do Ministério da Saúde registradas na Resolução da Diretoria Colegiada (RDC) nº 222, de 28 de março de 2018, da Agência Nacional de Vigilância Sanitária (Anvisa) (publicada no *DOU* nº 61, Seção 1, p. 228), e da Portaria nº 2.616, o PGRSS é estabelecido para que a instituição cumpra com a responsabilidade, pois os serviços de saúde são responsáveis pelo correto gerenciamento de todos os seus RSS, desde o momento de sua geração até a sua destinação final, merecendo especial atenção a exigência de capacitação continuada da equipe envolvida com o manejo do resíduo.

O PGRSS é, portanto, um documento que descreve as ações a serem tomadas no gerenciamento de RSS sólidos, observando-se suas características e riscos, e de acordo com normas e legislações vigentes. Deve ser elaborado por um responsável técnico de nível superior legalmente habilitado pelo conselho de categoria profissional, o qual emitirá uma Anotação de Responsabilidade Técnica (ART). Devem constar no PGRSS:

- Responsável pela operação e pelo funcionamento do PGRSS dentro da instituição
- Caracterização do estabelecimento
- Descrição das cores de sacos lixo/resíduos usados na instituição e dos respectivos materiais e resíduos a serem descartados em cada um deles
- Os membros da Comissão de Gerenciamento de Resíduos nos diferentes setores, como controle de infecção, enfermagem, nutrição, higienização, manutenção, laboratório, banco de sangue etc., a depender das peculiaridades da instituição
- Periodicidade de capacitações e treinamentos com todos os colaboradores
- Medidas para mensuração de eficácia do PGRSS, como a proposta de indicadores e auditorias
- Todos os RSS gerados na instituição e suas respectivas formas de armazenamento, transporte e destinação
- Equipamentos de proteção compatíveis com o gerenciamento de todos os tipos de RSS
- Fluxograma de ação em caso de acidentes ocupacionais no manuseio de RSS
- Medidas de contenção em caso de eventos adversos ou desastres ambientais
- Local de armazenamento temporário e quem faz o transporte e tratamento
- Disposição final e ações de proteção à saúde
- Metas, prazos de monitoramento e indicadores
- Outras características necessárias, de acordo com a peculiaridade da instituição.

O PGRSSS constitui-se de procedimentos de gestão, planejados e implementados a partir de bases científicas e técnicas, normativas e legais, com o objetivo de minimizar a produção de resíduos e proporcionar aos resíduos gerados um encaminhamento seguro, eficiente, visando à proteção dos trabalhadores, à preservação da saúde pública, dos recursos naturais e do meio ambiente. Nos Quadros 41.3 a 41.5 são apresentadas classificações dos RSS com base na RDC 222/2018, e em outras normativas, como a Resolução nº 283, de 12 de julho de 2001, do Conselho Nacional do Meio Ambiente (Conama).

A taxa de geração de resíduos depende do tipo de serviço prestado na instituição de saúde, número de atendimentos, recursos humanos, porcentagem de leitos ocupados, entre outros, que podem ser afetados pelo uso de materiais descartáveis de cada unidade geradora.

Os RSS compreendem menos de 1% do volume total dos resíduos municipais, mesmo em países industrializados. Na América Latina, a taxa de geração de RSS varia de 1 a 4,5 kg/leito/dia. Cerca de 10 a 40% destes são resíduos com risco. No Brasil, essa taxa é de 3 a 6 kg/leito/dia, com 60% de resíduo comum, constituído principalmente por sobras de preparo e restos alimentares dos serviços de nutrição e dietética.

O manejo inadequado dos RSS pode causar transmissão de infecções (via percutânea, mucocutânea ou por inalação), acidentes e doenças ocupacionais (agentes patogênicos, substâncias químicas, radioativas) e problemas de saúde pública (atração de vetores; acidentes com catadores).

QUADRO 41.3 Classificação dos resíduos sólidos.

Resolução e órgão regulador	Classificação
Resolução 283/01 do Conama	Os resíduos sólidos são classificados em quatro classes (A, B, C e D): • Classe A – Resíduos infectantes: apresentam maior grau de virulência, infecciosidade e concentração de patógenos, representando risco potencial adicional à saúde pública (Quadro 41.5) • Classe B – Resíduos químicos: apresentam risco à saúde e ao meio ambiente por suas características químicas (fármacos quimioterápicos e produtos por eles contaminados; citostáticos antineoplásicos; medicamentos vencidos, parcialmente interditados, contaminados, interditados ou não usados; resíduos tóxicos, corrosivos, inflamáveis, explosivos ou reativos; líquidos reveladores radiográficos), outros produtos que possam causar mutagenicidade e genotoxicidade, medicamentos alterados, antimicrobianos e hormônios sintéticos (NBR 10.004/ABNT) • Classe C – Rejeitos radioativos: qualquer resíduo contaminado com radionuclídeos ou outro elemento radioativo em quantidades superiores aos limites de isenção especificados na Norma 6.02/1984 da CNEN • Classe D – Resíduos comuns: todos que não se enquadram nos grupos anteriormente descritos
Resíduos de serviços de saúde – RDC 222, de 21 de março de 2018 (Anvisa)	O Artigo 2 da RDC 222/2018 definiu que a resolução se aplica aos geradores de resíduos de serviços de saúde – RSS, cujas atividades envolvam qualquer etapa do gerenciamento dos RSS, sejam eles públicos e privados, filantrópicos, civis ou militares, incluindo aqueles que exercem ações de ensino e pesquisa. A classificação dos resíduos de serviços de saúde, proposta pela Anvisa com base na composição desses, segundo as características biológicas, físicas, químicas, o estado da matéria e a origem, é detalhada no Quadro 41.4

Classificação da ABNT	Propõe a divisão dos resíduos em três grupos:
	• Classe A – Resíduos infectantes: apresentam maior virulência, infecciosidade e concentração de patógenos, com risco potencial adicional à saúde pública
	  ○ A1 Biológico: cultura; inóculo; mistura de microrganismos e meio de cultura inoculado proveniente de laboratórios; vacina vencida ou inutilizada; filtro de gases aspirados de áreas contaminadas por agentes infectados ou outros contaminados por estes
	  ○ A2 Sangue e hemocomponentes: bolsa de sangue após transfusão (prazo de validade vencido ou sorologia positiva); amostra de sangue para análise, soro, plasma, outros
	  ○ A3 Cirúrgico, anatomopatológico, exsudato: feto; órgão; peça anatômica; sangue e outros líquidos orgânicos resultantes de cirurgia, necropsia ou resíduos contaminados por estes
	  ○ A4 Perfurocortante: ampola, agulha, pipeta, lâmina de bisturi e vidro
	  ○ A5 Animal contaminado: carcaça ou parte de carcaça de animal exposto a microrganismos patógenos ou com doenças infectocontagiosas, ou resíduos contaminados por estes
	  ○ A6 Assistência ao paciente: secreções; excreções; líquidos orgânicos; resíduos contaminados por estes, inclusive restos de refeições
	Observe que os resíduos A1 e A2 devem ser colocados em autoclave antes do descarte
	• Classe B – Resíduo especial: pelo risco potencial associado à sua natureza química, necessita de cuidados no seu manuseio e tratamento
	  ○ B1 Resíduo radioativo: pelo risco potencial associado à sua natureza química, necessita de cuidados no seu manuseio e tratamento
	  ○ B2 Resíduo farmacêutico: medicamentos vencidos, contaminados, interditados ou não usados
	  ○ B3 Resíduo químico perigoso: resíduos tóxicos, corrosivos, inflamáveis, explosivos, reativos, genotóxicos ou neurogênicos (NBR 10.004)
	• Classe C – Resíduo comum: todos os que não se enquadram nos tipos A e B (resíduo de atividade administrativa, dos serviços de varrição ou limpeza de jardins, e restos alimentares que não entram em contato com pacientes)

Conama = Conselho Nacional do Meio Ambiente; ABNT = Associação Brasileira de Normas Técnicas; CNEN = Comissão Nacional de Energia Nuclear; Anvisa = Agência Nacional de Vigilância Sanitária.

Deve ser destacado que a RDC 222, de 28 de março de 2018, publicada com objetivo de regulamentar as boas práticas no gerenciamento dos RSS, revogou a RDC 306/2004. Na prática, poucas modificações foram observadas, entre elas:

• A identificação da sala para guarda de recipientes de transporte interno de resíduos como "sala de resíduos" foi alterada para "abrigo temporário de resíduos"
• Os sacos para acondicionamento de RSS do grupo A, que não sejam de fácil putrefação, podem ser substituídos a cada 48 h, aumentando o tempo determinado pela resolução anterior, de 24 h
• O limite de 2/3 (dois terços) da capacidade do saco mantém-se para substituição, independentemente do seu tempo de uso no abrigo.

Essa resolução inova com o termo *logística reversa*, definido como instrumento de desenvolvimento econômico e social caracterizado por um conjunto de ações, procedimentos e meios destinados a viabilizar a coleta e a restituição dos

278 Parte 1 **Biossegurança**

QUADRO 41.4 Classificação dos Resíduos de Serviços de Saúde que consta no ANEXO I da RDC nº 222, de 21 de março de 2018, da Agência Nacional de Vigilância Sanitária.

Grupo A – Resíduos com a possível presença de agentes biológicos que, por suas características, podem apresentar risco de infecção.

A1 – Culturas e estoques de micro-organismos; resíduos de fabricação de produto biológicos, exceto os medicamentos hemoderivados; descarte de vacinas de microrganismos vivos, atenuados ou inativados; meios de cultura e instrumentais utilizados para transferência, inoculação ou mistura de culturas; resíduos de laboratórios de manipulação genética

Resíduos resultantes da atividade de ensino e pesquisa ou atenção à saúde de indivíduos ou animais, com suspeita ou certeza de contaminação biológica por agentes classe de risco 4, microrganismos com relevância epidemiológica e risco de disseminação ou causador de doença emergente que se torne epidemiologicamente importante ou cujo mecanismo de transmissão seja desconhecido

Bolsas transfusionais contendo sangue ou hemocomponentes rejeitadas por contaminação ou por má conservação, ou com prazo de validade vencido, e aquelas oriundas de coleta incompleta

Sobras de amostras de laboratório contendo sangue ou líquidos corpóreos, recipientes e materiais resultantes do processo de assistência à saúde, contendo sangue ou líquidos corpóreos na forma livre

A2 – Carcaças, peças anatômicas, vísceras e outros resíduos provenientes de animais submetidos a processos de experimentação com inoculação de microrganismos, bem como suas forrações, e os cadáveres de animais suspeitos de serem portadores de microrganismos de relevância epidemiológica e com risco de disseminação, que foram submetidos ou não a estudo anatomopatológico ou confirmação diagnóstica

A3 – Peças anatômicas (membros) do ser humano; produto de fecundação sem sinais vitais, com peso menor que 500 gramas ou estatura menor que 25 centímetros ou idade gestacional menor que 20 semanas, sem valor científico ou legal e sem requisição pelo paciente ou seus familiares

A4 – *Kits* de linhas arteriais, endovenosas e dialisadores, quando descartados

Filtros de ar e gases aspirados de área contaminada; membrana filtrante de equipamento médico-hospitalar e de pesquisa, entre outros similares

Sobras de amostras de laboratório e seus recipientes contendo fezes, urina e secreções, provenientes de pacientes que não contenham nem sejam suspeitos de conter agentes classe de risco 4, nem apresentem relevância epidemiológica e risco de disseminação, ou microrganismo causador de doença emergente que se torne epidemiologicamente importante ou cujo mecanismo de transmissão seja desconhecido ou com suspeita de contaminação com príons

Resíduos de tecido adiposo provenientes de lipoaspiração, lipoescultura ou outro procedimento de cirurgia plástica que gere esse tipo de resíduo

Recipientes e materiais resultantes do processo de assistência à saúde, que não contenham sangue ou líquidos corpóreos na forma livre

Peças anatômicas (órgãos e tecidos), incluindo a placenta, e outros resíduos provenientes de procedimentos cirúrgicos ou de estudos anatomopatológicos ou de confirmação diagnóstica

Cadáveres, carcaças, peças anatômicas, vísceras e outros resíduos provenientes de animais não submetidos a processos de experimentação com inoculação de microrganismos

Bolsas transfusionais vazias ou com volume residual pós-transfusão

A5 – Órgãos, tecidos e fluidos orgânicos de alta infectividade para príons, de casos suspeitos ou confirmados, bem como quaisquer materiais resultantes da atenção à saúde de indivíduos ou animais, suspeitos ou confirmados, e que tiveram contato com órgãos, tecidos e fluidos de alta infectividade para príons

Tecidos de alta infectividade para príons são aqueles assim definidos em documentos oficiais pelos órgãos sanitários competentes

Grupo B – Resíduos contendo produtos químicos que apresentam periculosidade à saúde pública ou ao meio ambiente, dependendo de suas características de inflamabilidade, corrosividade, reatividade, toxicidade, carcinogenicidade, teratogenicidade, mutagenicidade e quantidade.

- Produtos farmacêuticos

- Resíduos de saneantes, desinfetantes; resíduos contendo metais pesados; reagentes para laboratório, inclusive os recipientes contaminados por estes

- Efluentes de processadores de imagem (reveladores e fixadores)

- Efluentes dos equipamentos automatizados utilizados em análises clínicas

- Demais produtos considerados perigosos: tóxicos, corrosivos, inflamáveis e reativos

Grupo C – Qualquer material que contenha radionuclídeo em quantidade superior aos níveis de dispensa especificados em norma da CNEN e para os quais a reutilização é imprópria ou não prevista.

- Enquadra-se neste grupo o rejeito radioativo, proveniente de laboratório de pesquisa e ensino na área da saúde, laboratório de análise clínica, serviço de medicina nuclear e radioterapia, segundo Resolução da CNEN e Plano de Proteção Radiológica aprovado para a instalação radioativa

(continua)

QUADRO 41.4 Classificação dos Resíduos de Serviços de Saúde que consta no ANEXO I da RDC nº 222, de 21 de março de 2018, da Agência Nacional de Vigilância Sanitária. (*Continuação*)

Grupo D – Resíduos que não apresentam risco biológico, químico ou radiológico à saúde ou ao meio ambiente, podendo ser equiparados aos resíduos domiciliares.

- Papel de uso sanitário e fralda, absorventes higiênicos, peças descartáveis de vestuário, gorros e máscaras descartáveis, resto alimentar de paciente, material utilizado em antissepsia e hemostasia de venóclises, luvas de procedimentos que não entraram em contato com sangue ou líquidos corpóreos, equipo de soro, abaixadores de língua e outros similares não classificados como A1
- Sobras de alimentos e do preparo de alimentos
- Resto alimentar de refeitório
- Resíduos provenientes das áreas administrativas
- Resíduos de varrição, flores, podas e jardins
- Resíduos de gesso provenientes de assistência à saúde
- Forrações de animais de biotérios sem risco biológico associado
- Resíduos recicláveis sem contaminação biológica, química e radiológica associada
- Pelos de animais

Grupo E – Perfurocortantes

Materias perfurocortantes ou escarificantes, como: lâminas de barbear, agulhas, escalpes, ampolas de vidro, brocas, limas endodônticas, pontas diamantadas, lâminas de bisturi, lancetas, tubos capilares, ponteiras de micropipetas, lâminas e lamínulas, espátulas e todos os utensílios de vidro quebrados no laboratório (pipetas, tubos de coleta sanguínea e placas de Petri) e outros similares

QUADRO 41.5 Classificação dos resíduos sólidos do grupo A que apresentam risco potencial à saúde pública e ao meio ambiente (Conselho Nacional do Meio Ambiente, Resolução nº 283/01).

Resíduos	Material, artigos, tecidos, líquidos e secreções corporais
Infectantes (biológicos)	Cultura, inóculo, mistura de microrganismos e meio de cultura inoculado proveniente de laboratório clínico ou de pesquisa, vacina vencida ou inutilizada, filtro de gases aspirados de áreas contaminadas por agentes infectantes e qualquer resíduo contaminado por esses materiais
Infectantes (sangue e hemocomponentes)	Bolsa de sangue após transfusão, com prazo de validade vencido ou sorologia positiva; amostra de sangue para análise; soro; plasma e outros subprodutos
Resíduos contaminados (material perfurocortante)	Tecido, órgão, feto, peça anatômica, sangue e outros líquidos orgânicos resultantes de cirurgia, necropsia e resíduos contaminados por esses materiais
Resíduos infectantes (cirúrgicos, anatomopatológico, exsudato)	Carcaça ou parte de animal inoculado, exposto a microrganismos patogênicos ou portador de doença infectocontagiosa, bem como resíduos que tenham estado em contato com estes
Resíduos infectantes (animal contaminado)	Secreções, excreções e demais líquidos orgânicos procedentes de pacientes, bem como resíduos contaminados por esses materiais; produtos descartáveis que tenham entrado em contato com quaisquer materiais orgânicos (esparadrapo, gaze, algodão, equipos, frascos de soro, seringas, *kits* de linhas arteriais e intravenosas, luvas, gesso, resíduos de sanitários e restos alimentares)
Resíduos infectantes (assistência ao paciente)	Agulha, ampola, pipeta, lâmina de bisturi, lâmina de barbear, escalpes e vidros

resíduos sólidos ao setor empresarial para reaproveitamento em seu ciclo, ou em outros ciclos produtivos, ou outra destinação final ambientalmente adequada. Embora não esteja claro como esse instrumento pode ser operacionalizado no dia a dia do setor de saúde, acredita-se que será um termo bastante usado em atividades futuras.

Outra inovação é a presença de riscos múltiplos, que sempre foi uma dificuldade na gestão de resíduos. No transporte de cargas perigosas, evita-se utilizar mais de um símbolo de risco em virtude da óbvia possibilidade de confusão que isso pode acarretar. Contudo, usar apenas uma simbologia empobrecerá a qualidade da informação e a comunicação de risco quando se lida com uma situação específica. Para os RSS, a Anvisa apresentou um direcionamento a esse problema. A RDC 222/2018 assumiu mais explicitamente um encaminhamento em comparação à antiga RDC 306/2004, que

é a da dupla (ou tripla) identificação. Os artigos 74, 79 e, principalmente, o 88 referem o uso de símbolos referentes a cada uma das características de periculosidade apresentadas pelo resíduo. Logicamente, essa abordagem dificulta a adaptação dos Estabelecimentos de Assistência à Saúde em termos de aquisição de suprimentos (sacos/coletores/contêineres) identificados e capacitações dos recursos humanos envolvidos, porém é uma cultura que deverá ser absorvida no decorrer desta década.

ACONDICIONAMENTO DOS RESÍDUOS

Os RSS devem ser acondicionados em recipientes que não possibilitem rupturas e vazamentos, em saco plástico branco liso, conforme preconiza a Norma Brasileira (NBR) 9.190 da Associação Brasileira de Normas Técnicas (ABNT).

Os sacos podem ser preenchidos até 66% de sua capacidade, sendo lacrados. Devem ser usados sacos duplos para resíduos densos (restos alimentares, peças anatômicas, animais etc.), igualmente preenchidos até 66%, com vistas a impossibilitar vazamentos por rupturas. Os recipientes de acondicionamento existentes nas salas de cirurgia e nas salas de parto não necessitam de tampa para vedação.

O acondicionamento dos resíduos deve ser feito de acordo com a natureza e o potencial de risco (Quadro 41.6).

COLETA, TRANSPORTE E ARMAZENAMENTO DOS RESÍDUOS

A palavra *lixo*, no dicionário, tem diferentes significados:

"1. Aquilo que se varre da casa, do jardim, da rua, e se joga fora; entulho.

2. Tudo o que não presta e se joga fora.

3. Sujidade, sujeira, imundície.

4. Coisa ou coisas inúteis, velhas, sem valor.

5. Ralé" (Ferreira, 1986).

O próprio significado da palavra *lixo* transmite a impressão de que se trata de algo sem valor, sem importância e que deve ser jogado fora. Entretanto, nos dias atuais, a quantidade de lixo gerada no mundo tem sido grande e seu mau gerenciamento pode provocar graves danos ao meio ambiente e comprometer a saúde e o bem-estar da população, além de provocar gastos financeiros significativos. Por isso, é crescente o interesse em estudar resíduos sólidos, principalmente se a destinação final dos resíduos for inadequada, pois tais resíduos podem constituir um veículo de contaminação do ar, da água, do solo e da proliferação de vetores nocivos à saúde humana.

A coleta e o transporte dos resíduos compreendem a retirada de sacos contendo os resíduos, desde o ponto de geração até o armazenamento, por meio de veículos adequados e exclusivos para esse fim, sendo realizados em duas etapas:

- Coleta interna I – do ponto de geração até a sala de resíduos do respectivo elemento, podendo ser realizada, de acordo com o volume de resíduos gerado, pelo carro de coleta I
- Coleta interna II – das salas de resíduos de cada elemento até o abrigo de resíduos, de onde serão encaminhados para tratamento. A transferência de cada resíduo para o abrigo é feita pelo carro de coleta II.

As condições gerais de coleta e transporte internos devem seguir fluxos preestabelecidos e com constância de horários. Deve-se evitar o cruzamento dos carros com materiais limpos e clientes. É importante realizar treinamento dos funcionários da instituição sobre a seleção e o acondicionamento dos resíduos, bem como sobre o uso de equipamento de proteção individual (uniforme, luva de borracha, sapatos com meias, avental, máscara semifacial, óculos e gorro, dependendo da necessidade).

A capacidade de carga deve ser compatível com o volume a ser transportado e com o esforço ergométrico a ser desempenhado. Os carros de material devem ser lisos, laváveis, impermeáveis, abrindo para fora, com rodas giratórias, e identificados como "Substância Infectante" (NBR 7.500).

O abrigo de resíduos deve ser exclusivo para armazenamento interno dos RSS, devendo ser lavado e desinfetado diariamente. O abrigo de resíduos deve ser construído em alvenaria e ter dimensões para armazenar a produção de 3 dias, devendo ser telado (abertura 1/10 da área do piso) para que haja ventilação e ter piso resistente. As paredes devem estar revestidas com material liso, resistente, lavável e impermeável. Também deve apresentar pontos de luz, água e esgoto com ralo sifonado.

A adoção de contêiner (mantido com tampa fechada) como modo de armazenamento não exclui a necessidade do abrigo.

QUADRO 41.6 Acondicionamento dos resíduos segundo natureza e riscos.

Tipo de resíduo	Modo de acondicionamento
Resíduos infectantes	Em lixeira com tampa e pedal, com o símbolo de material de risco biológico, forrada com saco branco leitoso (Norma Brasileira 9.190/2000 da Associação Brasileira de Normas Técnicas), com a simbologia "Substância Infectante", preenchido até 66% de sua capacidade
	Em dois sacos plásticos quando houver material de alta densidade e/ou procedente de áreas de isolamento, e/ou peças anatômicas e cadáveres de animais ou cobaias
Resíduos líquidos	Em recipientes de material compatível com o líquido armazenado, resistente, de material rígido e estanque com tampa rosqueada e vedante
Resíduos perfurocortantes	Em recipiente rígido, inquebrável, reforçado, estanque e sinalizado com o símbolo internacional de risco biológico
	Após o preenchimento, o recipiente deve ser fechado, lacrado e acondicionado em saco plástico branco leitoso, regulamentado para resíduo infectante
	Não se devem misturar as seringas contaminadas por material radioativo com as contaminadas por material não radioativo
Resíduos comuns	Em lixeira com tampa e pedal, forrada com sacos plásticos pretos ou de cor clara, diferente do branco leitoso, que devem ser preenchidos até 66% de sua capacidade e lacrados. Não se deve despejar o conteúdo de um saco em outro
Resíduos radioativos	Em sacos de cor clara, diferentes do branco leitoso, e identificados com rótulos diferenciados
Resíduos químicos	Em recipiente rígido e estanque, selado, compatível com as características físico-químicas do resíduo e identificados com rótulos diferenciados

O abrigo dos rejeitos químicos deve ser exclusivo e atender à norma da ABNT. Deve ser dimensionado de acordo com o volume da geração e frequência da destinação, prevendo-se a capacidade adicional para emergências. Deve ter equipamentos de lava-olhos, chuveiro automático, sistemas de tanques e drenos de piso para a coleta de líquidos provenientes de derramamentos e de incêndio e mineração, além de equipamentos de proteção individual, extintor de incêndio e instalação elétrica à prova de explosão (Portaria nº 121/96 do Instituto Nacional de Metrologia, Qualidade e Tecnologia).

No caso de acidentes com rompimento de sacos plásticos e derramamento de resíduos, estes devem ser imediatamente removidos do local atingido, sendo efetuada a limpeza com a desinfecção, notificando-se, em seguida, a chefia da unidade geradora, que deve registrar o ocorrido em ficha informativa a ser analisada na ocasião da avaliação do PGRSS.

Os RSS infectantes devem ser tratados em seu destino final. Os principais tratamentos existentes são: incineração, desinfecção e esterilização em autoclaves ou por micro-ondas. Esses processos podem ser realizados pela própria instituição de saúde ou ser terceirizados com uma empresa prestadora do serviço (Quadro 41.7).

Todos os sistemas de tratamento devem ter licenças ambiental e sanitária expedidas pelos órgãos de meio ambiente e saúde, respectivamente. Após o tratamento, os resíduos passam a ser do tipo comum, podendo ser coletados pelo serviço de limpeza urbana, do mesmo modo que os resíduos domiciliares.

No programa de prevenção de acidentes, é importante considerar as normas de higiene pessoal, a biossegurança para profissionais de área de saúde, o uso adequado de equipamento de proteção individual, as noções básicas de infecções, o conhecimento da simbologia e dos códigos usados (além dos materiais e áreas de risco), o uso de germicidas e as noções básicas de primeiros socorros. No modelo de plano de gerenciamento de resíduos intra-hospitalares são necessários os dados referentes ao gerador dos resíduos, assim como o estabelecimento gerador (endereço; atividades exercidas; número de leitos; média diária de ocupação; número total de funcionários; funções desempenhadas por cada funcionário e dimensionamento físico).

Os resíduos devem ser categorizados de acordo com as classes estabelecidas normativamente, descrevendo a produção semanal de resíduos de acordo com cada classe.

QUADRO 41.7 Tipos de tratamento de resíduos sólidos de saúde.

Tipo de tratamento	Características
Desinfecção química	• Visa matar ou inativar os microrganismos • Os produtos normalmente usados são compostos clorados, sais de amônia, aldeídos e compostos fenólicos • É mais usada no tratamento de resíduos líquidos biologicamente contaminados • Não deve ser usada em resíduos dos grupos B e C • É de fácil operação e não consome energia • Determina-se a exposição ocupacional aos riscos químicos pelos produtos usados • Exige tempo para a atuação dos produtos usados • Aumenta o volume do resíduo • Requer tratamento do efluente gerado
Autoclave com calor úmido	• O vapor deve penetrar por toda a massa de resíduo • É necessário o recondicionamento das embalagens primárias em sacos plásticos resistentes à temperatura e com boa permeabilidade ao vapor, específicos para uso em autoclave • É um processo mais usado em bancos de sangue e laboratórios clínicos e anatomopatológicos • O ideal é que o equipamento esteja instalado anexo à unidade geradora • Não está indicado para resíduos dos grupos B e C • Tem baixo custo de investimento • Não requer grandes áreas para a instalação • É de alto custo e é difícil adquirir sacos especiais (polietileno e poliamida) para o autoclave • Causa odores durante o processo • Não diminui o volume nem a massa dos resíduos • Depende da embalagem primária para que haja boa penetração do vapor • É hidrófila para grandes quantidades de resíduos em cada ciclo pela dificuldade de penetração do vapor e condução do material
Autoclave com solidificação	• Exige um equipamento de aço inox (estufa vertical cilíndrica) • Determina uma fusão a 250°C do próprio coletor especial, junto com os materiais plásticos do resíduo • Promove a redução do volume (em até 5 vezes) por prensagem, o que resulta em um bloco compacto e sólido com as partes metálicas do resíduo inseridas no saco plástico fundido • Não é indicado para resíduos químicos e rejeitos radioativos • Atende a um hospital de até 120 leitos e trata até 7 ℓ de resíduos • Não desprende gases e é de fácil limpeza • Requer investimento elevado • O fornecedor do refil coletor é o próprio fabricante

(continua)

QUADRO 41.7 Tipos de tratamento de resíduos sólidos de saúde. (*Continuação*)

Tipo de tratamento	Características
Autoclave com vapor e micro-ondas	• Usa múltiplos estágios de vácuo e vaporização • Torna o resíduo uniformemente umidificado, expondo-o constantemente à irradiação por micro-ondas • Pode ser instalado dentro do abrigo de resíduos, tratando toda a fração de resíduos infectantes, incluindo cobaias de pequeno porte, antes da coleta externa • Há necessidade de sacos apropriados para autoclave (alto custo) • Não está indicado para resíduos químicos e rejeitos radioativos • Reduz em 20% o volume do resíduo • Se agregado a um triturador, reduz o volume em 80% • Tem alto custo de investimento
Micro-ondas	• Os resíduos são colocados em um contêiner de carga, que é descarregado em uma tremonha localizada no topo do equipamento • O ar no interior do equipamento é tratado com vapor a alta temperatura, aspirado e filtrado, com o objetivo de eliminar os microrganismos presentes • Há trituração dos resíduos para assegurar a absorção uniforme de calor, umedecidos com vapor d'água a alta temperatura, que são impulsionados através de uma câmara, onde são expostos às micro-ondas • Não indicado para resíduos químicos e rejeitos radioativos • A descarga de efluentes é mínima, pois o resíduo fica irreconhecível • Trata grandes volumes de resíduos • Apresenta risco de liberar material tóxico volátil durante o tratamento • O triturador está sujeito a falhas mecânicas se a segregação não for bem feita (peças metálicas) • Não destrói parasitos nem esporos de bactérias
Radiação ionizante	• É uma esterilização que usa radiação gama, emitida pelo cobalto 60, que mata os microrganismos por radiólise • Tem boa capacidade de penetração • Não há contraindicações no tratamento dos rejeitos biológicos radioativos • Tem baixo consumo de energia • Tem baixo custo de operação • Trata resíduos sólidos e pastosos • Não aquece a embalagem nem o resíduo • Tem alto custo de implantação • Requer mão de obra especializada • Não reduz massa nem volume • Exige licença da Comissão Nacional de Energia Nuclear
Plasma	• É um gás ionizado que conduz eletricidade • Causa dissociação das ligações moleculares dos resíduos, produzindo componentes anatômicos elementares • Não causa combustão de resíduos • É indicado para resíduos industriais perigosos em que são necessárias altas temperaturas, a fim de que seja evitada a formação de subprodutos (até mais perigosos) • Tem alto custo e, por isso, deve ser restrito aos resíduos químicos, especialmente os citostáticos e antineoplásicos • Não está indicado para rejeitos radioativos • Trata todos os tipos de resíduos (independentemente do seu estado físico) • Os produtos finais são inertes, podendo ser dispostos em aterros • Há redução de massa e de volume de resíduo • Tem alto custo de implantação, operação e manutenção • Requer mão de obra especializada
Incineração	• É um processo de combustão controlada quando há oxigênio, que resulta em cinzas (classe II, não inertes – Norma Brasileira 10.004, da Associação Brasileira de Normas Técnicas), resíduos incombustíveis e gases • As cinzas podem ser ensacadas no aterro sanitário municipal • A temperatura para resíduos infectantes é > 850° e, para resíduos químicos perigosos, = 1.200°C • Reduz o volume e a massa do resíduo • Possibilita a recuperação de energia para gerar vapor ou eletricidade • Tem alto custo de implantação, operação e manutenção • Se for mal realizada (falhas na fiscalização), pode determinar alto potencial de contaminação em decorrência de metais pesados, dioxinas e furanos

DISPOSIÇÃO FINAL

Vários são os métodos disponíveis para a destinação final dos resíduos gerados. Os mais conhecidos são os aterros industrial e sanitário. Em municípios de pequeno porte, a disposição em aterro controlado e vala séptica pode ser permitida pelos órgãos ambientais, em uma etapa intermediária, na tentativa de melhorar a gestão desses resíduos (Quadros 41.8 e 41.9).

Aterro é um local de destinação final de resíduos regido por legislação própria com objetivo de diminuir os impactos ambientais, dispondo de sistemas de impermeabilização, drenagem, tratamento de gases e efluentes. Quando industrial, recebe resíduos procedentes da indústria, e quando sanitário, procedentes da atividade humana (domésticos, comerciais, da construção, retirados do esgoto e da indústria).

A Resolução nº 283/01 do Conama não permite que os RSS do grupo A (potencialmente infectados) sejam destinados aos aterros sanitários ou controlados sem um prévio tratamento para torná-los resíduos do grupo D. Quando tecnicamente isso não for possível, o órgão ambiental pode definir alternativas a serem empregadas para a destinação final desses resíduos.

A RDC 33/03 da Anvisa orienta sobre o tratamento dos resíduos por meio da aplicação de método, técnica ou processo que modifique as características biológicas ou a composição dos RSS, que leve a redução ou eliminação do risco de causar doença. O tratamento pode ser aplicado no próprio estabelecimento gerador ou em outro estabelecimento, observadas, nesses casos, as condições de segurança para o transporte entre o estabelecimento gerador e o local do tratamento. Os sistemas para tratamento de RSS devem ser avaliados para licenciamento ambiental, por órgão do meio ambiente, e são passíveis de fiscalização e de controle pelos órgãos de vigilância sanitária e de meio ambiente.

São exigidos tratamento térmico antes do descarte final para os resíduos do grupo A (A1, A2 e A3). Já os do grupo A (A4) não exigem tratamento e o descarte pode ser em aterro sanitário. Os do grupo A (A5) exigem tratamento segundo orientações da Anvisa.

Os resíduos do grupo B (químicos) devem sofrer tratamento antes da disposição final e, quando não devolvidos ao fabricante e submetidos a tratamento (incluindo os seus subprodutos de tratamento), devem ser encaminhados a aterros industriais licenciados pelo órgão ambiental do estado ou do Distrito Federal.

Os resíduos do grupo D não requerem tratamento e a segregação pode ser feita para reciclagem e descarte adequado em aterro sanitário.

Os do grupo E não exigem tratamento, mas o descarte deve ser adequado, em caixas rígidas estanques a punctura e vazamento com destino final em aterro sanitário.

Na discussão sobre a destinação final dos RSS é salutar um debate acerca dos chamados lixões. Os aterros sanitários de resíduos foram proibidos nas primeiras normas ambientais sancionadas em alguns estados nos anos 1970, antes mesmo da existência do Ministério do Meio Ambiente ou do Conama. A Carta Magna do Brasil também deixou clara a sua proibição em 1988. Já em 1998, a lei de crimes contra o meio ambiente foi peremptória ao enquadrar o aterro sanitário como crime ambiental, conforme o Código Penal, ou seja, punível com prisão do responsável, sem prejuízo de multas e indenizações aplicáveis aos órgãos e instituições. Em 2010 foi instituída a Política Nacional de Resíduos Sólidos, que mais uma vez caracteriza a ilegalidade dos lixões, estabelecendo o ano de 2014 como prazo para seu fim oficial. O fato é que os órgãos fiscalizadores, como a vigilância sanitária em suas três esferas (municipais, estaduais e federal) e o Ministério Público, ignoram a existência de lixões, catadores, poluição, agravos à saúde, danos ambientais e contaminação de mananciais. Assumindo essa existência, tais órgãos teriam de aplicar os regulamentos vigentes para o gerenciamento dos RSS (RDC 306/2004 e Resolução nº 358/2005

QUADRO 41.8 Disposição final dos resíduos.

Método	Características
Aterro (industrial)	Apropriado para resíduos químicos perigosos
	Tem como objetivo não causar danos ao meio ambiente e à saúde pública
Aterro (sanitário)	Deve ser construído segundo padrões de segurança e de preservação do meio ambiente
	Se bem operado, evita a proliferação de moscas, assim como o aparecimento de roedores, baratas e urubus, ou o estabelecimento de catadores na área e poluição das águas subterrâneas e superficiais
	Embora controverso, é seguro e barato para os resíduos do grupo A
Lixão (vazadouro ou lixeira)	Nesse local, o resíduo é simplesmente descarregado na superfície do solo, a céu aberto, sendo bastante prejudicial à saúde pública e ao meio ambiente
	Determina a poluição e a contaminação dos corpos d'água subterrâneos e superfícies, possibilitando a proliferação de doenças veiculadas por vetores
Valas sépticas	São áreas (buracos) escavadas em local isolado no aterro, revestidas por material impermeável (uma manta sintética, a geomembrana)
	Aumentam os custos do aterro e determinam a realização de uma coleta diferenciada (elevando custos de coleta)
	Os resíduos não podem ser compactados e recebem uma cobertura de solo para evitar a proliferação de vetores

QUADRO 41.9 Simbologia usada para identificação dos resíduos de serviços de saúde de acordo com o Anexo II da Resolução da Diretoria Colegiada da Anvisa nº 22 de março de 2018.

Resíduo infectante (grupo A) – identificado pelo símbolo de risco biológico com contornos pretos em fundo braço e acrescido da expressão RESÍDUO INFECTANTE ou INFECTANTE.

Resíduo químico (Grupo B) – identificado por meio de símbolo e frase de risco associado à periculosidade do resíduo químico.

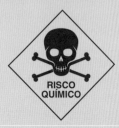

Resíduo radioativo (grupo C) – identificado pelo trifólio de cor magenta ou púrpura em fundo amarelo, acrescido da expressão MATERIAL RADIOATIVO, REJEITO RADIOATIVO ou RADIOATIVO.

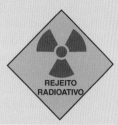

Resíduos recicláveis (grupo D)* – deverá ser identificado conforme definido por meio de legislação municipal, contudo recomenda-se o símbolo internacional da reciclagem que possui formato triangular e é composto por três setas dispostas em sentido horário.

Resíduo perfurocortante (grupo E) – identificado pelo símbolo de risco biológico com contornos pretos em fundo branco e acrescido da expressão RESÍDUO PERFUROCORTANTE.

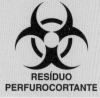

NBR = Norma Brasileira; ABNT = Associação Brasileira de Normas Técnicas; CNEN = Comissão Nacional de Energia Nuclear; Conama = Conselho Nacional do Meio Ambiente. *Azul = papel/papelão; vermelho = plástico; verde = vidro; amarelo = metal; marrom = resíduos orgânicos.

do Conama), conduzindo ao sistema carcerário gestores municipais do Executivo, dirigentes de indústrias e de unidades de saúde, além de qualquer outro responsável por dispor resíduos nesses ambientes.

Tratamento e destinação final pela Resolução Nº 358 do Conselho Nacional de Meio Ambiente

O Ministério do Meio Ambiente, por meio do Conselho Nacional de Meio Ambiente, aprimorou e complementou os procedimentos contidos na Resolução nº 283, de 12 de julho de 2001, do Conama, que regulamentava o tratamento e a disposição final dos RSS, com vistas a preservar a saúde pública e a qualidade do meio ambiente, editando a Resolução 358, em 2005. Esta nova resolução considera os princípios da prevenção, da precaução, do poluidor pagador, da correção na fonte e de integração entre os vários órgãos envolvidos para fins do licenciamento e da fiscalização.

A Resolução nº 358 do Conama aplica-se a todos os serviços relacionados com o atendimento à saúde humana ou animal, incluindo:

- Serviços de assistência domiciliar e de trabalhos de campo
- Laboratórios analíticos de produtos para saúde
- Necrotérios, funerárias e serviços onde se realizem atividades de embalsamamento (tanatopraxia e somatoconservação)
- Serviços de medicina legal
- Drogarias e farmácias (inclusive as de manipulação)
- Estabelecimentos de ensino e pesquisa na área de saúde
- Centros de controle de zoonoses ou centros de vigilância ambiental
- Distribuidores de produtos farmacêuticos
- Importadores, distribuidores e produtores de materiais e controles para diagnóstico *in vitro*
- Unidades móveis de atendimento à saúde
- Serviços de acupuntura
- Serviços de tatuagem, entre outros similares.

Portanto, todos os resíduos resultantes de atividades exercidas nos serviços anteriormente relacionados que necessitam de processos diferenciados em seu manejo, exigindo ou não tratamento prévio à sua disposição final, são tipificados nessa legislação.

Resíduos de diagnósticos radioativos

O licenciamento dos serviços pela Comissão Nacional de Energia Nuclear (CNEN) e todas as atividades envolvendo substâncias radioativas são regidos por um plano de proteção radiológica nas normas da CNEN, visando à proteção do trabalhador, do paciente e do indivíduo público. Nesse plano de proteção radiológica, há um item sobre a sala específica para armazenamento dos rejeitos, bem como um item sobre as gerências desses rejeitos (Quadro 41.10).

Desse modo, a gerência dos rejeitos radioativos deve ser realizada em conformidade com as exigências do órgão fiscalizador, a CNEN, segundo a norma específica NE-6.05/1985, intitulada "Gerência de Rejeitos Radioativos em Instalações Radioativas".

QUADRO 41.10 Considerações sobre o gerenciamento de resíduos diagnósticos radioativos.*

Sala de rejeitos	Local destinado ao armazenamento dos rejeitos radioativos para posterior descarte. Deve ser adjacente ao laboratório quente, auxiliando a restrição do acesso
	Deve ser revestida com barita, com o acabamento arredondado na junção parede-piso, e tanto a parede quanto o piso devem ser lisos, impermeáveis e de fácil descontaminação
	Devem existir dois boxes, revestidos com chumbo e recobertos com fórmica para facilitar a descontaminação. Um deles está destinado para ^{99m}Tc e outro, para os demais materiais
Rejeitos líquidos	São emissores de radiação eletromagnética, já que os radionuclídeos mais usados são ^{99m}Tc, ^{67}Ga e ^{201}Tl. Esses rejeitos ocorrem em pequena escala, pois os radioisotópicos (gálio e tálio) são solicitados ao Instituto de Pesquisas Energéticas e Nucleares apenas quando já se têm pacientes previamente marcados. Mas, caso ocorra sobra de algum desses materiais ou dos radiofármacos marcados com ^{99m}Tc, eles são classificados como rejeitos líquidos de baixo nível de radiação, por não apresentarem concentração maior que $3,7 \times 10^{10}$ Bq/m^3 (1 Ci/m^3)
Rejeitos sólidos	Os rejeitos sólidos também são emissores de radiação eletromagnética e classificados como rejeitos sólidos de baixo nível de radiação, pois tendem a apresentar taxa de exposição igual ou inferior a 50 μCi/kg · (0,2 R/h)
	Eles devem ser separados segundo o tempo necessário para a liberação e armazenamentos em sacos plásticos descartáveis, identificados e controlados pela data de entrada na sala
	A liberação é feita, em média, 30 dias após armazenamento para ^{99m}Tc e 105 dias para ^{131}I, ^{67}Ga e ^{201}Tl
	Todos os rejeitos são rigorosamente monitorados e registrados, respeitando a norma da Comissão Nacional de Energia Nuclear sobre concentração da atividade por volume
^{201}Tl (diagnóstico)	Os rejeitos de ^{67}Ga e ^{201}Tl, usados em pequenas quantidades, são armazenados e liberados junto com os do ^{131}I, ou seja, após 3 meses e 15 dias, como também os radioisotópicos eventualmente empregados
	Mesmo sendo observados os intervalos de tempo calculados, todos os rejeitos são monitorados com o monitor Geiger-Muller, sendo liberados com uma taxa de exposição 0,05 mR/h, ou seja, podem ser considerados lixo hospitalar comum e tratados como tal a partir desse momento
	Os rejeitos biológicos radioativos (carcaças de animais e peças anatômicas) devem ser embrulhados em papel absorvente, acondicionados em sacos plásticos brancos leitosos, totalmente enrolados e presos com fita forte e resistente à umidade, colocados dentro de caixas de papelão (rotulados e sinalizados com o símbolo internacional indicativo de radiação) e conservados em *freezer*
	Os cadáveres de pacientes submetidos a iodoterapia devem ser envolvidos em plástico e colocados em caixão lacrado. Não deve haver velório nem cremação se a taxa de dose a 1 m do caixão for superior a 50 μSv/h
	O transporte dos rejeitos radioativos deve ser feito por pessoas treinadas e em embalagens blindadas

*Os rejeitos são classificados, segundo a norma da Comissão Nacional de Energia Nuclear NE-6.05, como rejeitos líquidos e sólidos.

INDICADORES PARA O PROGRAMA DE GERENCIAMENTO DE RESÍDUOS

Para monitorar, avaliar e acompanhar a eficácia do PGRSS implantado na instituição, devem ser usados indicadores, como os descritos a seguir.

Taxa de acidentes de trabalho
- Objetivo: avaliar o percentual de acidentes de trabalho em relação ao número de funcionários em dado período
- Frequência de medição: mensal.

Taxa de acidentes de trabalho relacionados com resíduos
- Objetivo: verificar a quantidade de acidentes de trabalho relacionados com o RSS
- Frequência de medição: mensal.

Taxa de acidentes de trabalho relacionados com resíduos perfurocortantes
- Objetivo: verificar a relação entre os acidentes de trabalho do relacionados com os resíduos perfurocortantes
- Frequência de medição: mensal.

Taxa de pessoal treinado em gerenciamento de resíduos de serviço de saúde
- Objetivo: verificar o índice de abrangência do PGRSS entre os funcionários da instituição
- Frequência de medição: mensal.

Volume de resíduos de serviço de saúde
- Objetivo: verificar o montante de RSS gerado pela instituição
- Frequência de medição: diária.

BIBLIOGRAFIA

Armond GA, Amaral AFH. Gerenciamento de serviços de saúde (lixo hospitalar). In: Martins MA. Manual de infecção hospitalar. Epidemiologia. Prevenção. Controle. 2.ed. Rio de Janeiro: Medsi; 2001. p. 734-42.

Associação Brasileira de Normas Técnicas (ABNT). NBR 7.500. Especifica símbolos de risco para manuseio, transporte e armazenamento de materiais. Define símbolo de substância infectante. Rio de Janeiro: ABNT; 2004.

Associação Brasileira de Normas Técnicas (ABNT). NBR 12.808. Resíduos de serviços de saúde – Classificação. Rio de Janeiro: ABNT; 1993.

Brasil. Comissão Nacional de Energia Nuclear. Norma NE–6.02, 1984. Dispõe sobre Licenciamento de Instalações Radioativas. Brasília: Diário Oficial da União; 1984.

Brasil. Comissão Nacional de Energia Nuclear. Norma NE–6.05, 1985. Dispõe sobre a Gerência de Rejeitos Radioativos em Instalações Radioativas. Brasília: Diário Oficial da União; 1985.

Brasil. Conselho Nacional do Meio Ambiente (Conama). Resolução Conama nª 5, de 5 de agosto de 1993. Dispõe sobre o gerenciamento de resíduos sólidos gerados nos portos, aeroportos, terminais ferroviários e rodoviários e estabelecimentos prestadores de serviços de saúde. Brasília: Diário Oficial da União; 1993.

Brasil. Conselho Nacional do Meio Ambiente (Conama). Resolução Conama nª 6, de 19 de setembro de 1991. Dispõe sobre o tratamento de resíduos sólidos provenientes de estabelecimentos de saúde, portos e aeroportos. Brasília: Diário Oficial da União; 1991.

Brasil. Conselho Nacional do Meio Ambiente (Conama). Resolução Conama nª 275, de 25 de abril de 2001. Estabelece o código de cores para diferentes tipos de resíduos. Brasília: Diário Oficial da União; 2001.

Brasil. Conselho Nacional do Meio Ambiente (Conama). Resolução nª 283, de 12 de julho de 2001. Dispõe sobre o tratamento e a destinação final dos resíduos dos serviços de saúde. Brasília: Diário Oficial da União; 2001.

Brasil. Conselho Nacional do Meio Ambiente (Conama). Resolução Conama nª 358, de 29 de abril de 2005. Dispõe sobre o tratamento e a disposição final dos resíduos dos serviços de saúde e dá outras providências. Brasília: Diário Oficial da União; 2005.

Brasil. Ministério da Saúde. Portaria nª 2.616, de 12 de maio de 1998. Brasília: Diário Oficial da União; 1998.

Brasil. Ministério da Saúde. Agência Nacional de Vigilância Sanitária – Anvisa. Resolução da Diretoria Colegiada (RDC) nª 33, de 25 de fevereiro de 2003. Dispõe sobre o regulamento técnico para o gerenciamento de resíduos de serviços de saúde. Brasília: Diário Oficial da União; 2003.

Brasil. Ministério da Saúde. Agência Nacional de Vigilância Sanitária – Anvisa. Resolução da Diretoria Colegiada (RDC) nª 222, de 28 de março de 2018. Regulamenta as Boas Práticas de Gerenciamento dos Resíduos de Serviços de Saúde e dá outras providências. Brasília: Diário Oficial da União; 2018.

Brasil. Ministério da Saúde. Agência Nacional de Vigilância Sanitária – Anvisa. Resolução da Diretoria Colegiada (RDC) nª 306, de 7 de dezembro de 2004. Dispõe sobre o regulamento técnico para o gerenciamento de resíduos de serviços de saúde. Brasília: Diário Oficial da União; 2004.

Coelho H. Manual de gerenciamento de resíduos sólidos de serviço de saúde. Rio de Janeiro: CICT/Fiocruz; 2000.

Correa J, Lança SSB. Resíduos sólidos: gerenciamento de resíduos de serviços de saúde: guia do profissional em treinamento: nível 2. Brasília: Ministério das Cidades; 2008. Disponível em: http://www.unipacvaledoaco.com.br/ArquivosDiversos/gerenciamento_de_residuos_de_servicos_de_saude.pdf.

Cussiol NAM, Lange LC, Ferreira JA. Resíduos de serviços de saúde. In: Couto RC, Pedrosa TMG, Nogueira JM. Infecção hospitalar e outras complicações não infecciosas da doença. Epidemiologia. Controle e Tratamento. 3. ed. Rio de Janeiro: Medsi; 2003. p. 369-406.

Ferreira ABH. Novo dicionário Aurélio da língua portuguesa. 41. ed. Rio de Janeiro: Nova Fronteira; 1986.

Maders GR, Cunha HFA. Análise da gestão e gerenciamento dos resíduos de serviços de saúde (RSS) do Hospital de Emergência de Macapá, Amapá, Brasil. Eng Sanit Ambient. 2015; 20(3):379-88.

Nogueira JM. Lixo hospitalar. In: Couto RC, Pedrosa TMG, Nogueira JM. Infecção hospitalar. Epidemiologia e controle. 2. ed. Rio de Janeiro: Medsi; 1999. p. 219-38.

Salgado FR. Gerenciamento de resíduos dos serviços de saúde. In: Couto RC, Pedrosa TMG. Rotinas e Procedimentos. Infecção relacionada à assistência (Infecção Hospitalar) e outras complicações não infecciosas. 3. ed. Rio de Janeiro: Medbook; 2012. p. 287-96.

Veneranda N. Gerenciamento dos resíduos de serviços de saúde. Rev Contr Hospitalar. 2003; 1(3):10-6.

Parte 2
Controle de Infecções

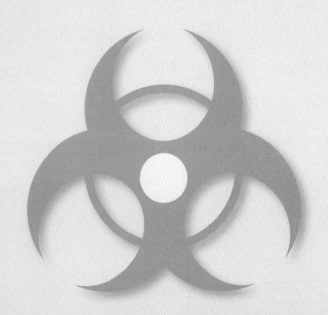

Capítulo 42

Infecção Relacionada à Assistência à Saúde | Importância e Controle

Sylvia Lemos Hinrichsen ▪ Marcos Gallindo ▪ Bruno Henrique Andrade Galvão ▪ Iracema Cavalcanti Costa ▪ Bruno Lemos Hinrichsen ▪ Marcela Coelho de Lemos

O controle de infecções está em nossas mãos. Higienize-as. (Sylvia Lemos Hinrichsen)

INTRODUÇÃO

Além da suscetibilidade individual a processos infecciosos, deve-se considerar a existência de diversos fatores que contribuem para o aparecimento de infecções relacionadas à assistência à saúde (IrAS) em pacientes. Entre eles, observam-se: o estado clínico e/ou a suscetibilidade do hospedeiro; a falta de adoção de medidas preventivas na realização dos procedimentos; a manipulação inadequada de substâncias específicas (uso indiscriminado de antissépticos e antimicrobianos); os descuidos de medidas de segurança na preparação e conservação do sangue para transfusões ou nas prescrições da alimentação parenteral, que aumentam a possibilidade da introdução de bactérias no organismo do paciente. Outras causas de IrAS são: transmissão direta do microrganismo, uso de dispositivos invasivos, uma vez que essas substâncias são administradas por meio de cateteres, em veias periféricas ou centrais, para a corrente sanguínea; uso indevido de antissépticos cutâneos, que podem não criar barreiras; ou contaminação a partir do ponto de introdução do cateter venoso na artéria.

O aumento do número de leitos e de internações conduz a maior convivência de pacientes no hospital, obrigando à contratação de mais funcionários para atendimento do paciente ou para a realização de atividades com maior rapidez, aumentando o risco de transmissão da infecção de um doente para outro, como também a transferência de pacientes para outras unidades hospitalares, diagnósticas e terapêuticas. Maior afluência de público aos hospitais, tanto de profissionais como de familiares e visitantes, aumenta o risco de infecções, pois essas pessoas atuam como transmissores da infecção, inclusive como fonte de contágio.

O aumento do tempo médio de vida da população eleva o número de idosos que passam a demandar cuidados de saúde. Por apresentarem mecanismos imunológicos alterados em decorrência da própria idade, são mais suscetíveis a desenvolver processos infecciosos.

Os avanços nos transplantes e na tecnologia extracorpórea obrigam a uma terapia inicial de imunossupressão do paciente, com a finalidade de evitar a rejeição do órgão.

A própria técnica cirúrgica pode aumentar o tempo operatório, levando a uma exposição maior das vísceras e dos órgãos internos ao meio ambiente, que não é esterilizado. A participação de uma equipe nas atividades cirúrgicas, somada ao inadequado controle de qualidade nos sistemas de desinfecção e esterilização do material e tecidos cirúrgicos (campos, compressas e aventais), também é um importante meio de transmissão de doenças infecciosas no ambiente hospitalar e, em especial, em unidades de assistência intensiva.

A unidade de terapia intensiva (UTI) de um hospital é um ambiente bastante propício à ocorrência de IrAS, por uma série de motivos:

1. Os pacientes admitidos em ambiente de terapia intensiva se encontram habitualmente em estado crítico, com seus mecanismos de imunidade comprometidos, tornando-os suscetíveis a infecções
2. O próprio ambiente da UTI concentra muitos doentes com infecções graves, por vezes por microrganismos resistentes, o que facilita infecções cruzadas, caso não haja adequados mecanismos de barreira implementados
3. São pacientes submetidos a inúmeros e frequentes procedimentos invasivos, tanto diagnósticos como terapêuticos, sem os quais não sobreviveriam; tais procedimentos, no entanto, criam portas de entrada para os microrganismos da própria microbiota desses paciente e do ambiente.

É importante lembrar que muitos desses pacientes estão intubados e submetidos a ventilação mecânica, que é potencialmente contaminante do sistema respiratório, sobretudo se não houver cuidado adequado em procedimentos de aspiração orotraqueal ou se ocorrer abertura desnecessária do circuito do ventilador. O uso de filtros higroscópicos e de sistemas de aspiração fechada pode trazer benefício por reduzir a frequência de desconexão do ventilador. Da mesma maneira, procedimentos que usem circulação extracorpórea, como hemodiálise e oxigenação por membrana extracorpórea (ECMO), aumentam as chances de infecção de corrente sanguínea por contaminação dos circuitos e até mesmo das soluções usadas no procedimento.

A automedicação leva ao consumo incorreto e indiscriminado de medicamentos, principalmente antibióticos. Essa prática contribui para que cepas resistentes e seletivas surjam no ambiente hospitalar, favorecendo infecções.

A Lei Federal nº 9.431, de 1997, regulamentada pela Portaria nº 2.616, obriga os hospitais a manter um programa de controle de IrAS (infecções hospitalares – IH), estabelecendo vigilância epidemiológica para identificar ocorrências, determinar causas e possibilitar a proposição de medidas administrativas coerentes e oportunas, obrigando também a se ter um controle dos procedimentos invasivos, à aplicação efetiva de técnicas de limpeza, desinfecção, antissepsia, esterilização e isolamento.

Outra razão importante para a preservação e o controle de IrAS/IH são os processos judiciais a que estão expostos os hospitais. IrAS não é fato que gozem da presunção de caso fortuito, imprevisível; por outro lado, não devem ser entendidas como erro médico. IrAS tanto podem ser entendidas como ilícito civil quanto como crime, e a aplicação de uma das hipóteses não implica a exclusão da outra.

A responsabilidade do hospital é resguardar a incolumidade do paciente em tudo que possa lhe trazer dano. IrAS/IH são, a princípio, a negação do dever que, especialmente no mundo jurídico, equivale a dever e responsabilidade de guarda.

Em matéria penal, a ocorrência de IrAS/IH enquadra-se, na maioria das vezes, nas lesões corporais, que podem ser de natureza leve, grave ou seguidas de morte. Segundo o artigo 129 do Código Penal, constitui crime a ofensa à integridade corporal ou à saúde de alguém.

O artigo 159 do Código Civil reza que aquele que, por ação ou omissão voluntária, negligência ou imprudência, causar prejuízo a outrem fica obrigado a reparar o dano. O hospital é responsável pelo trabalho de seus funcionários. Em um processo jurídico, o prestador julgado culpado poderá ser obrigado a indenizar o paciente ou familiares, e, além dos danos à sua imagem, poderá também vir a perder seu alvará, afetando sua lucratividade e viabilidade.

Os profissionais, por sua vez, estão sujeitos às sanções do código de ética e órgãos de classe. O artigo 1.545 do Código Civil determina que médicos, cirurgiões, farmacêuticos, parteiras e dentistas estão obrigados a satisfazer o dano sempre que da imprudência, negligência ou imperícia em atos profissionais resultar morte, inabilitação de servir ou ferimento. O artigo 1.538 trata da liquidação das obrigações resultantes de ato ilícito, enquadrando-se neste as IrAS por imperícia, imprudência ou negligência.

A Lei nº 8.078, de 1990, conhecida como Código de Defesa do Consumidor, que regula as relações de consumo, também alcança o controle das IrAS. Os artigos 2º, 4º, 8º, 14º e 22º são explícitos quanto à responsabilidade do prestador de serviço. O Código do Consumidor, principalmente mediante a subjetivação da culpa, da responsabilidade solidária e da inversão do ônus da prova, aumenta a responsabilidade legal de todos que direta ou indiretamente, prestem assistência aos pacientes.

Embora a Organização Mundial da Saúde (OMS) considere aceitáveis índices de infecção entre 9 e 20%, sabe-se que a média mundial desse índice é de 8,7%, chegando a 5% em países desenvolvidos. Nos EUA, há registros de índices entre 3,7 e 3,8% quando há adoção de medidas de biossegurança entre profissionais de saúde e pacientes. De acordo com os dados sobre a eficácia das ações de controle nos EUA, já se observou uma redução relativa no número de casos de infecção de 32% nos hospitais que desenvolviam ações controladoras efetivas. Em hospitais com comissão de controle de infecção

hospitalar (CCIH), registrou-se um aumento relativo de 18% nas infecções nosocomiais. Considerando-se todos os hospitais americanos, foram perdidos, em 1995, 4 bilhões de dólares e 8.700.000 diárias. O valor pago por esses hospitais para manter programas de infecção foi de 1 bilhão a 1,76 bilhão de dólares.

No Brasil, são escassos os estudos estatísticos sobre a incidência de IrAS em hospitais. Segundo dados da Agência Nacional de Vigilância Sanitária (Anvisa) do Ministério da Saúde, de 6.392 hospitais próprios ou credenciados pelo Sistema Único de Saúde (SUS), situados em diversos estados do país, apenas 1.670 tinham CCIH.

Uma amostra realizada pelo Ministério da Saúde em 99 hospitais das capitais brasileiras, totalizando 8.624 pacientes com mais de 24 h de internação, revelou que a taxa de IH era de 13,1%. Entre as infecções mais prevalentes estavam as respiratórias (28,9%); cirúrgicas (15,6%); de pele (15,5%); e urinária (11%). Estimativas do próprio Ministério da Saúde colocam as IrAS/IH como a provável quarta causa de óbito.

As vantagens de um programa efetivo de prevenção e controle das infecções são inquestionáveis, destacando-se a redução da morbidade, da mortalidade e dos custos.

Abordar a questão econômica quando se trata de saúde é especificamente delicado, mas a escassez de recursos financeiros tem exigido dos administradores e profissionais de saúde a busca da eficácia e eficiência do tratamento ao menor custo possível. A redução de custos não implica a perda de qualidade assistencial, ao contrário: um hospital com bom gerenciamento financeiro tem condições de reverter o resultado desse trabalho na educação continuada de seus profissionais, em hotelaria (na modernização do espaço físico) e na aquisição de equipamentos de última geração que trarão mais conforto, proporcionando maior confiabilidade na assistência aos pacientes.

De maneira geral, os custos dessas IrAS são três: *diretos*, quando efetuados pelo hospital e pelo paciente; *indiretos*, quando há parada ou descontinuidade do trabalho e da produção decorrentes do afastamento do paciente; e *intangíveis*, que são relacionados com as alterações emocionais e psicológicas no paciente em consequência da doença.

A determinação de custos nas instituições de saúde não é fácil, pois hospitais não são um empreendimento único, mas sim um conjunto complexo de empreendimentos, como lavanderia, nutrição, farmácia, manutenção, bloco cirúrgico, UTI e outros.

No cenário atual, constata-se que a maioria das instituições de saúde do Brasil não dispõe de um sistema técnico, detalhado e consistente de custos para estabelecer o preço de seus serviços, além de apresentarem desperdício ou má aplicação de seus recursos. Uma instituição de saúde que não conheça seus custos terá graves problemas na administração de seu fluxo de caixa.

Nessa conjuntura de alta competitividade e crescentes pressões entre planos de saúde e instituições hospitalares, a identificação adequada dos custos, receitas e resultados em relação a atividades, centros de custos e unidades de negócio caracteriza-se, assim, como um decisivo passo para determinar a viabilidade do negócio, garantir a saúde econômico-financeira e levar a uma gestão de sucesso.

As IrAS constituem, portanto, um problema grave e um desafio, exigindo trabalho ininterrupto. Todos no hospital, pacientes, familiares, funcionários, médicos e fornecedores, são responsáveis pela prevenção e controle da IH.

Uma CCIH/gerência de risco/qualidade estruturada e atuante, com uma equipe de profissionais comprometida em obter a redução dos índices de infecção, acarretará melhoria significativa na qualidade da assistência aos pacientes e expressiva redução de custos, assim como de processos judiciais.

O processo de qualidade nos serviços de saúde ligada à questão das IrAS é uma temática que continua evocando atenção no cenário mundial para a concepção da cultura de segurança do paciente. Trata-se de evento não somente biológico, mas também histórico e social, que gera impacto direto na segurança da assistência à saúde, e constitui um dos principais desafios mundiais para a qualidade dos cuidados em saúde.

INFECÇÃO RELACIONADA À ASSISTÊNCIA À SAÚDE/INFECÇÃO HOSPITALAR

Conceitos

IrAS/IH têm sido referida como qualquer processo infeccioso adquirido no ambiente hospitalar, diagnosticado, principalmente, durante sua internação, mas que pode ser detectado após a alta e atingir também qualquer outra pessoa presente no hospital. São infecções relacionadas com os pacientes, com os procedimentos assistenciais, diagnósticos e terapêuticos praticados, sendo, em sua maioria, endógenas e independentes do meio ambiente.

Os Centers for Disease Control and Prevention (CDC) definem como infecção nosocomial aquela que não está existente nem está incubada à admissão no hospital. O diagnóstico e a localização são obtidos com o conjunto de dados clínicos e laboratoriais. O tempo de acompanhamento do paciente para que se defina a infecção é de até 48 h após a alta da UTI; 30 dias após cirurgia sem colocação de prótese; e 1 ano após a cirurgia com colocação de prótese. Qualquer infecção do neonato até o 28º dia de vida é classificada como hospitalar, desde que a via de aquisição não seja transplacentária.

De acordo com a Portaria nº 2.616, IH é aquela adquirida após a admissão do paciente e que se manifesta durante a internação ou após a alta, quando puder ser relacionada com a internação ou procedimentos complementares.

A infecção comunitária é aquela constatada ou em incubação na admissão do paciente, desde que não relacionada com internação anterior no mesmo hospital. Também são comunitárias as infecções associadas a complicação ou extensão de infecção já existente por ocasião da admissão, a menos que haja troca de microrganismos com sinais ou sintomas fortemente sugestivos da aquisição de nova infecção, as infecções de recém-nascidos, cuja aquisição por via transplacentária seja conhecida ou tenha sido comprovada e que se tornaram evidentes logo após o nascimento, e as infecções de recém-nascidos associados a bolsa rota superior a 24 h.

Indivíduos que trabalham em hospitais estão potencialmente expostos a uma diversidade de doenças infectocontagiosas e podem adquirir IrAS. Esse tipo de infecção diz-se ocupacional.

Tipos de infecção

IrAS são complicações infecciosas relacionadas com o paciente e com a diminuição de sua capacidade de defesa anti-infecciosa, podendo ser endógenas, exógenas, cruzadas e inter-hospitalares:

- A *infecção endógena* é a que se verifica a partir de microrganismos do próprio paciente, geralmente imunodeprimido, e que corresponde aproximadamente a 66% das infecções hospitalares
- A *infecção exógena* é a que se verifica a partir de microrganismos estranhos ao paciente, sendo veiculada pelas mãos da equipe de saúde, nebulização, uso de respiradores, vetores, por medicamentos ou alimentos contaminados
- A *infecção cruzada* é a que se transmite de paciente para paciente, geralmente pelas mãos da equipe de saúde
- A *infecção inter-hospitalar* é um conceito que foi criado para definir as IrAS que são levadas de um hospital para outro com a alta e subsequente internação do mesmo paciente em diferentes hospitais. Os agentes etiológicos mais comumente encontrados nos processos infecciosos são as bactérias. Entretanto, fungos, vírus ou protozoários, na dependência da infecção, tipo e gravidade da doença de base do paciente, assim como dos antibióticos usados previamente e do tempo de hospitalização, podem ser igualmente frequentes e graves.

Em hospitais, os pacientes com maior risco de contrair IrAS são os neutropênicos, os submetidos a cirurgias, os internados em UTI, os politraumatizados e os grandes queimados.

IrAS/IH podem localizar-se em qualquer estrutura do organismo, dependendo dos fatores que precipitaram ou facilitaram a infecção. As infecções urinárias e respiratórias são as mais frequentes em hospitais gerais.

As infecções podem ser muito graves ou assintomáticas, como, por exemplo, as bacteriúrias assintomáticas, relacionadas com o uso do cateter vesical. Em geral, as mais graves, com maior taxa de letalidade, são as pneumonias associadas à ventilação mecânica (PAV).

Estima-se que 90% das IrAS/IH sejam causados por bactérias, 9% por fungos e 1% por vírus, protozoários e helmintos. O agente etiológico dependerá do local da infecção, do tipo e gravidade da doença de base do paciente, dos antibióticos previamente usados e do tempo de hospitalização, entre outros elementos.

A taxa de incidência de IrAS/IH depende da técnica de vigilância epidemiológica, dos critérios de diagnóstico e fatores de risco presentes em determinada unidade em um dado tempo. Os fatores de risco podem ser intrínsecos ou extrínsecos. Os intrínsecos ocorrem quando há predisposição para a infecção, determinada pelo tipo e pela gravidade da doença de base do hospedeiro e que pode ser modificada pela terapêutica habitual da doença. Os fatores de risco extrínsecos são vários, como: disponibilidade de técnicas invasivas; metodologia da coleta de dados; grau de atuação e atualização do serviço de controle da IrAS; qualidade técnica e nível de compromisso da equipe de saúde e higiene hospitalar, que compreende higienização de mãos da equipe de saúde, métodos de assepsia e antissepsia utilizados nos procedimentos invasivos, limpeza ambiental, desinfecção e esterilização do equipamento e instrumental, qualidade do ar e da água.

As doenças microbianas são fenômenos multicausais que decorrem da existência de um agente infeccioso em número suficiente; uma via de acesso ao hospedeiro; uma porta de entrada e um hospedeiro suscetível.

A primeira condição é fácil de ser atendida, pois o hábitat humano é um riquíssimo reservatório de microrganismos. O próprio corpo humano tem abundante microbiota composta de bactérias, vírus, fungos e protozoários de baixa virulência que permanentemente nele habitam. Para que se inicie o processo infeccioso, é necessário que a população microbiana seja suficientemente virulenta ou numerosa para superar a resistência anti-infecciosa do hospedeiro. A dose infectante (mínimo de organismos para iniciar o processo infeccioso) varia de acordo com a virulência do agente, a porta de entrada e o hospedeiro.

A via de transmissão entre o reservatório infeccioso (local em que o agente vive e se reproduz) e o hospedeiro pode ser: contato direto (profissional, familiar, social, sexual); água, alimentos; fômites (roupas e objetos); vetores mecânicos (utilizados como meios de transporte do agente) e vetores biológicos (usados como meios de transporte, instrumentos para incubação e, algumas vezes, como hospedeiros intermediários).

A porta de entrada pode ser a via digestiva, a pele, a conjuntiva ou o sistema geniturinário. A suscetibilidade à infecção está relacionada com patrimônio genético, idade, inibição dos mecanismos de defesa naturais e/ou adquiridos, integridade anatômica dos tecidos e, em alguns casos, sexo.

O termo *infecção* está associado à ideia de doença mais do que à ocorrência de um agente infeccioso sem conotação patológica.

Diz-se que há *contaminação* quando os microrganismos estão transitoriamente presentes na superfície do corpo humano sem invasão tissular ou reação fisiológica. Esse termo também se refere a microrganismos em objetos inanimados.

A *colonização* é o crescimento de um microrganismo em um hospedeiro sem nenhuma manifestação clínica ou reação detectável no momento do isolamento.

Há infecção quando se registram efeitos anatômicos e fisiopatológicos resultantes da interação anormal do hospedeiro com um microrganismo qualquer.

As doenças infectocontagiosas decorrem da agressão direta ou indireta de um agente infeccioso inexistente na microbiota do hospedeiro. São etiologicamente específicas e tipicamente comunitárias, pois acometem os indivíduos saudáveis. As complicações infecciosas resultam de um desequilíbrio entre os mecanismos anti-infecciosos do hospedeiro e sua microbiota normal (Quadro 42.1).

As IrAS são muito mais frequentemente complicações infecciosas, embora possam ser causadas por patógenos primários. Nesse caso, são decorrentes de falhas de isolamento e barreiras que permitem a transmissão intra-hospitalar de doenças como sarampo, varicela, escabiose e outras, o que quase sempre ocorre devido a negligência, imperícia ou imprudência da equipe de saúde. IrAS um componente da microbiota normal podem ser, ou não, consequência de negligência, imperícia ou imprudência da equipe de saúde. IrAS consequentes a múltiplos procedimentos invasivos necessários e realizados com técnica adequada em pacientes imunodeprimidos são consideradas inevitáveis.

A frequência das complicações de IrAS varia de acordo com a causa da internação, o estado do paciente e o tipo de assistência que recebe.

A suscetibilidade à infecção pode ser de origem congênita ou adquirida. As imunodeficiências adquiridas são encontradas em condições como AIDS, algumas viroses, prematuridade, trauma, neoplasias malignas, desnutrição, diabetes, sarcoidose, fibrose cística e envelhecimento, além de receptores de órgãos, que são suscetíveis a IH devido à supressão da imunidade celular. A suscetibilidade também pode ser induzida por medicamentos, como antibióticos, corticosteroides, anti-helmínticos, gases anestésicos e imunossupressores.

Infecção broncopulmonar, supuração de ferida cirúrgica, infecção do sistema urinário e sepse de outros focos (primária e secundária) representam 80% das complicações infecciosas hospitalares. Entre as menos frequentes estão: gastrenterites (3%); supuração de úlceras por pressão (2%); infecção intra-abdominal em paciente não operado (1%); impetigo (1%); conjuntivite (1%); otite (1%); e outras. A maioria das complicações IrAS está associada a um procedimento de risco. Em torno de 65 a 80% das complicações infecciosas do sistema urinário ocorrem após cateterização vesical, podendo chegar a mais de 90% em pacientes ginecológicas; e 60 a 65% dos casos de sepse hospitalar manifestam-se após instrumentação vascular (dissecção venosa, punção para acesso venoso profundo, inserção de cateter de Swan-Ganz ou cateterização arterial), podendo chegar a 80% em pacientes cirúrgicos. Cerca de 50 a 55% das complicações do sistema respiratório inferior ocorrem após intubação oro ou nasotraqueal com ou sem ventilação mecânica, podendo chegar a mais de 80% em pacientes cirúrgicos.

CARACTERIZAÇÃO DA IRAS/IH

Para definir e classificar a origem do processo infeccioso relacionado à assistência à saúde é necessário identificar, em cada paciente, o que o levou a adquirir a infecção, quais os fatores de risco preexistentes, quais os sintomas e quando se iniciaram, quais os procedimentos realizados e se houve intercorrências e qual o tipo de ferida cirúrgica. Toda uma conjuntura deve ser analisada para identificar o processo e suas causas.

O diagnóstico das infecções oriundas de evidência clínica é derivado: da observação direta do paciente ou da análise de seu prontuário; dos resultados de exames de laboratório, ressaltando-se os exames microbiológicos, a pesquisa de antígenos, anticorpos e métodos de visualização realizados; e das evidências de estudos com métodos de imagem, endoscopia, biopsia e outros.

As infecções estão entre as maiores causas de óbito em pacientes admitidos em UTI. Dados do ILAS (Instituto Latino Americano de Sepse) indicam mortalidade ainda maior em nosso país (cerca de 60% nos casos de choque séptico), quando comparado com países desenvolvidos. Além disso, existe diferença de mortalidade entre os serviços público e privado. No Brasil, a mortalidade da sepse é maior nos hospitais públicos. A partir das informações do projeto "UTIs brasileiras" da AMIB (Associação de Medicina Intensiva Brasileira) em parceria com a EPIMED®, sabemos que o diagnóstico de sepse ou infeção já está presente em 25% das admissões nas UTIs do país (é

QUADRO 42.1 Doenças infectocontagiosas × complicações infecciosas.

Doenças infectocontagiosas	Complicações infecciosas
Patógeno primário Seus agentes apresentam virulência para iniciar um processo infeccioso em hospedeiro sadio	**Microbiota normal** Seus agentes não têm virulência suficiente para iniciar um processo infeccioso na ausência de condições predisponentes, isto é, hospedeiro sadio
Aquisição exógena Não são causadas por microrganismos da microbiota normal do hospedeiro. São contraídas por contato do hospedeiro com o agente no meio externo	**Aquisição endógena ou raramente exógena** Os agentes são encontrados permanentemente na pele e mucosas que revestem o hospedeiro sadio. Podem ser causadas por cepas de microrganismos que foram transmitidas por meio de contato físico com outro indivíduo ou com agente intermediário (outro indivíduo ou um equipamento)
Quadro clínico específico São etiologicamente específicas, pois apresentam um quadro anatomoclínico que pode ser correlacionado com a presença de determinado agente	**Quadro clínico inespecífico** São etiologicamente inespecíficas, pois apresentam quadro anatômico que pode ser causado por inúmeros agentes. Não são entidades nosológicas, mas síndromes designadas pela sua localização anatômica, como: infecção urinária, supuração de ferida cirúrgica, abscesso intra-abdominal
Origem Comunitária ou hospitalar	**Origem** Hospitalar ou comunitária
Epidêmica	**Endêmica ou epidêmica**
Controle São medidas de controle importantes: • Saneamento básico • Imunização • Destruição do agente Sua prevenção baseia-se na possibilidade de evitar o contato do hospedeiro com o agente infeccioso; na imunização do hospedeiro e na destruição do agente mediante tratamento dos doentes e portadores e esterilização de fômites	**Controle** Medidas de controle imprescindíveis: • Recuperação da resistência anti-infecciosa do hospedeiro • Boa qualidade de prevenção da infecção hospitalar Para seu tratamento é importante a recuperação dos mecanismos de defesa do hospedeiro para restabelecimento da microbiota normal. Não há métodos específicos para evitá-las; apenas para diminuir o risco de ocorrência de algumas infecções (p. ex., as hospitalares)

Fonte: adaptado de Couto e Pedrosa, 1999; Azevedo, 2001.

a principal causa de internamento nas UTIs públicas), sendo que até 70% dos pacientes de UTI chegam a usar antibióticos durante sua permanência na unidade. O conhecimento da realidade de cada hospital, juntamente com diagnóstico e tratamento precoces dessas complicações, pode melhorar significativamente a evolução do doente. A ocorrência de infecções não indica, necessariamente, que o hospital ou sua equipe tenham cometido erros na assistência ao paciente, pois há riscos intrínsecos. Medidas de prevenção não conseguem evitar muitas infecções, mas conseguem reduzi-las em cerca de 30%.

Exames microbiológicos são de extrema importância para o prognóstico do doente grave e, nos casos de sepse, devem ser coletados de todos os sítios possíveis de serem foco da infecção, antes da administração de antibióticos (exceto em situações extremas, quando a coleta do material for demorar mais que uma hora). Nessas situações de sepse ou choque séptico, o intensivista inicia cobertura antimicrobiana de amplo espectro de forma empírica na maior parte das vezes, devendo procurar desescalonar o tratamento quando de posse do resultado das culturas. Muitas vezes, o diagnóstico etiológico e topográfico do processo infeccioso não pode ser encontrado, mesmo após exaustiva investigação, o que leva o intensivista a manter de maneira empírica o tratamento anti-infeccioso. É muito importante que o médico especialista em Medicina Intensiva procure interagir com o infectologista nos casos mais difíceis, assim como reduzir o tempo de uso dos antibióticos ao mínimo necessário para cada paciente.

As taxas de IrAS em UTI variam consideravelmente, dependendo do tipo de paciente internado, do tipo de UTI e do tipo de hospital. As UTIs representam de 5 a 10% dos leitos de um hospital. Apesar de a proporção de pacientes internados em UTI ser pequena em comparação com o total de doentes hospitalizados, estima-se que nelas ocorram cerca de 25% das infecções relacionadas à assistência à saúde.

As taxas de infecção são menores em pacientes admitidos em UTIs cardiológicas, aumentando em UTIs cirúrgicas e neonatais, sendo particularmente altas em UTIs que tratam queimados. Várias publicações sobre o assunto apontam uma taxa entre 2 e 45% de IrAS em pacientes assistidos em UTI.

Um grande estudo envolvendo 79 hospitais norte-americanos, realizado entre outubro de 1986 e dezembro de 1990, mostrou uma taxa de IrAS em UTI próxima de 9,2%, com uma densidade de 23,7 IrAS por 1.000 pacientes/dia.

Um outro estudo, realizado em 1.417 UTI de 17 países da Europa, em 1992, concluiu que 21% dos pacientes tiveram pelo menos uma infecção hospitalar. As mais frequentes IrAS encontradas foram: pneumonia (47%), outras infecções do sistema respiratório baixo (18%), infecção do sistema urinário (18%) e infecção da corrente sanguínea (12%).

É importante ressaltar que não existe uma taxa ideal, pois cada UTI tem sua particularidade. O que se busca é a redução progressiva das infecções mediante a adoção de medidas de controle de infecção preconizadas.

Os CDCs têm recomendado o monitoramento de taxas específicas para cada local de infecção mais prevalente. Essas taxas levam em conta o fator de risco mais importante (p. ex., procedimento invasivo) e, algumas vezes, as condições de base do doente, o que permitiria, pelo menos teoricamente, a comparação de taxas entre hospitais. Para quantificar a gravidade dos pacientes internados em UTI foi estabelecida uma série de índices prognósticos que possibilitam comparações entre populações distintas. Esses índices são utilizados internacionalmente e têm a finalidade de predizer o risco de mortalidade para um indivíduo ou o risco de contrair infecção nosocomial. Os escores prognósticos mais usados atualmente são o APACHE II (*Acute Physiology and Chronic Health Evaluation II*) e o SAPS 3 (*Simplified Acute Physiology Score 3*), ambos demonstrando a probabilidade de óbito no hospital. Outra forma de comparar a gravidade dos pacientes entre diferentes UTI é através da proporção de pacientes em uso de fármacos vasoativos, ventilação mecânica e hemodiálise nas primeiras 24 h da admissão; ou verificando a proporção de pacientes muito idosos (> 80 anos) na unidade, uma vez que esse grupo apresenta maior risco de morte.

A distribuição das infecções por locais principais varia conforme a população estudada e o método de vigilância epidemiológica usado. De modo geral, sabe-se que as mais frequentes são as infecções do sistema urinário, as infecções respiratórias, as infecções da corrente sanguínea e as infecções da ferida cirúrgica.

Os agentes etiológicos mais comumente associados à UTI são *Acinetobacter baumannii, Pseudomonas aeruginosa, Klebsiella pneumoniae, Proteus* sp. e *Staphylococcus* coagulase-negativo. Tem-se observado um aumento no número de infecções causadas por fungos em pacientes submetidos a antibioticoterapia, imunodeprimidos e diabéticos. No Brasil, tem havido preocupação crescente com as infecções causadas por bactérias gram-negativas MDR (multidrogarresistentes) ou pelas XDRs (panresistentes). Para estas últimas, a depender da espécie e cepa, não há qualquer opção terapêutica disponível no momento.

A infecção do sistema urinário relacionada à assistência à saúde é consequência da multiplicação de microrganismos sediados em qualquer tecido do sistema urinário, podendo ser sintomática ou assintomática.

Os CDCs, em 1988, com a finalidade de padronizar conceitos de infecções hospitalares, estabeleceram critérios de definições das infecções, recomendando uma nova classificação que divide as infecções respiratórias em três grupos: *pneumonias* (devido a sua gravidade e complexidade, são definidas separadamente); *outras infecções do sistema respiratório baixo* (traqueíte, traqueobronquite, bronquite, bronquiolite, abscesso pulmonar e empiema); e *outras infecções*. As infecções do sistema respiratório alto foram classificadas em vários grupos distintos (infecção de ouvidos, olhos, nariz, garganta e boca).

A pneumonia relacionada à assistência à saúde é definida como a infecção do sistema respiratório baixo que ocorre 48 h após a internação no hospital, desde que não presente ou em incubação por ocasião da admissão.

As pneumonias relacionadas à assistência à saúde são a segunda infecção mais frequente nos hospitais americanos, sendo responsáveis por 15 a 18% de todas as infecções nosocomiais, acometendo 250 mil pacientes por ano.

Os maiores índices de pneumonia ocorrem em pacientes com ventilação mecânica, com tubo endotraqueal ou traqueostomia, que podem apresentar taxas de infecção por pneumonia de 7 a 21 vezes maiores do que pacientes sem dispositivo de terapia respiratória.

Uma das consequências importantes da pneumonia é o aumento no tempo de internação, que pode ser prolongado de 4 a 9 dias, com um custo extra de 5.683 dólares por episódio. A pneumonia é responsável diretamente ou é causa contribuinte para mais de 300 mil mortes nos EUA.

Na Espanha, segundo dados do projeto Epine (Estudio de Prevalencia de las Infecciones Nosocomiales en España), a prevalência de pneumonia foi de 1,5%, representando 16,9% do total das infecções.

No Brasil, em um estudo de prevalência realizado em 99 hospitais localizados nas capitais, foi verificada taxa de pneumonia de 4,5%, representando 28,9% de todas as infecções hospitalares, sendo a infecção mais frequente.

Nas UTIs gerais, a taxa de prevalência foi de 20,3%, sendo a pneumonia a infecção mais frequente em unidades de terapia intensiva no Brasil.

O diagnóstico de pneumonia relacionada à assistência à saúde não é fácil, pois sinais clássicos, como febre, infiltrado pulmonar, secreção traqueal purulenta e elevação do número de leucócitos, podem não estar presentes. Os pacientes internados em UTI frequentemente apresentam alterações radiológicas pulmonares, o que torna esse método diagnóstico pouco específico. Apesar de escores como o *Clinical Pulmonary Infection Score* (CPIS) terem sido recomendados para auxiliar na identificação de pacientes com possível pneumonia associada à ventilação mecânica na UTI, a suspeita clínica associada a alterações clínicas, laboratoriais e radiológicas novas continua sendo a base para o diagnóstico.

A medicina moderna tornou indispensável o uso de dispositivos intravasculares que possibilitem a administração de soluções, medicamentos, bem como o monitoramento hemodinâmico do paciente sob cuidados intensivos. Embora a tecnologia possibilite melhor condição para o tratamento das doenças e o prolongamento da vida humana, tem sido observado um incremento potencial no risco de infecções da corrente sanguínea.

Infecção da corrente sanguínea é definida como qualquer hemocultura com crescimento de bactérias ou fungos, clinicamente importante, obtida após 48 h de hospitalização. A incidência de bacteriemia é variável de acordo com as características do hospital, sendo mais elevada em hospitais que recebem pacientes com maior gravidade.

A bacteriemia é endêmica quando acomete pacientes debilitados e epidêmica quando decorre de procedimentos diagnósticos e terapêuticos. A bacteriemia é primária quando não pode ser atribuída a uma infecção evidente em outra localização anatômica. É secundária quando ocorre posterior ou concomitantemente a uma infecção conhecida em algum órgão, como por exemplo durante uma pielonefrite.

Diversos procedimentos diagnósticos e terapêuticos exigem acesso ao sistema venoso ou arterial por períodos curtos ou prolongados. Esses procedimentos, observadas as normas de prevenção de infecções, são relativamente seguros. Entretanto, quanto mais tempo o cateter fica instalado, maior a probabilidade de infecção. A maioria dos episódios de sepse relacionada à infecção da corrente sanguínea tem como causa microrganismos que penetram no sistema através do local de inserção do cateter ou de pontos de conexão do circuito. Assim, é fundamental seguir as melhores práticas vigentes na inserção do acesso venoso (*bundle* de prevenção de infecção da corrente sanguínea associada a cateter central), assim como no seu manuseio pela equipe de enfermagem ao longo dos dias (higiene das mãos e uso de álcool a 70% nos *hubs* dos cateteres).

Nos EUA, estima-se que, a cada ano, 35 milhões de pacientes sejam internados e que pelo menos 2,5 milhões desenvolvam infecção hospitalar, sendo 250 mil na corrente sanguínea. Além do aumento no tempo de permanência do paciente na UTI, o custo por episódio é aumentado em cerca de 3.100,00 dólares.

A letalidade das IrAS da corrente sanguínea é estimada entre 20 e 40%, e, geralmente, é maior nas bacteriemias endêmicas.

Os principais agentes isolados em infecção da corrente sanguínea nos EUA, de 1986 a 1989, foram *Staphylococcus* coagulase-negativo; *Staphylococcus aureus; Enterococcus, Candida* e *Enterobacter.*

No Hospital das Clínicas da Universidade de São Paulo (USP), durante os anos de 1992 e 1993, o agente mais isolado em hemoculturas nas UTIs foi a *Candida* sp., correspondendo a 24% dos microrganismos identificados.

O diagnóstico das infecções da corrente sanguínea nem sempre é fácil e, para confirmar, deve-se ainda isolar um mesmo microrganismo na hemocultura e no cateter, afastar outros focos de infecção e ter quadro clínico compatível com bacteriemia.

As infecções do sítio cirúrgico (ISC) são aquelas que acometem tecidos, órgãos e cavidades incisados ou manipulados durante um procedimento cirúrgico. Representam 20 a 30% das infecções adquiridas em ambiente hospitalar.

Nos EUA, são realizados anualmente 23 milhões de procedimentos cirúrgicos, e pelo menos 920 mil desses pacientes irão desenvolver infecção no sítio operatório.

Segundo dados do *Study on the Efficacy of Nosocomial Infection Control* (SENIC), a ISC é uma das infecções mais frequentes nos EUA, sendo responsável por 23,8% delas. A internação adicional decorrente desse tipo de infecção, de acordo com dados do NNISS, é de 7,3 dias.

A Portaria nº 2.616 classifica as cirurgias por potencial de contaminação da incisão cirúrgica, o que deve ser feito pelo cirurgião ao final do ato cirúrgico.

As cirurgias limpas são aquelas realizadas em tecidos estéreis ou passíveis de descontaminação, na ausência de processo infeccioso e inflamatório local ou falhas técnicas grosseiras, cirurgias eletivas com cicatrização por primeira intenção e sem drenagem aberta. São cirurgias em que não ocorrem penetrações nos sistemas digestório, respiratório ou urinário.

As cirurgias potencialmente contaminadas são aquelas realizadas em tecidos colonizados por microbiota pouco numerosa ou em tecidos de difícil descontaminação, na ausência de processo infeccioso e inflamatório com falhas técnicas discretas no transoperatório. Cirurgias com drenagem aberta enquadram-se nessa categoria. Ocorre penetração dos sistemas digestório, respiratório ou urinário sem contaminação significativa.

As cirurgias contaminadas são aquelas realizadas em tecidos recentemente traumatizados e abertos, colonizados por microbiota bacteriana abundante, cuja descontaminação seja difícil ou impossível, bem como todas aquelas em que tenham ocorrido falhas técnicas grosseiras, na ausência de supuração local, na ocorrência de inflamação aguda na incisão e cicatrização por segunda intenção, ou grande contaminação a partir do tubo digestivo. Obstrução biliar ou urinária também se incluem nessa categoria.

As cirurgias infectadas são todas as intervenções cirúrgicas realizadas em qualquer tecido ou órgão acometido por processo infeccioso.

A ISC é um risco inerente ao ato cirúrgico e pode manifestar-se por eritema local, deiscência e secreção de exsudato purulento.

Os agentes etiológicos mais frequentemente isolados nas ISCs são *Staphylococcus aureus, Staphylococcus* coagulase-negativo, *Enterococcus* e *Escherichia coli.*

A ISC pode ser superficial, de planos profundos e de órgão ou cavidade.

BUNDLES | PACOTES DE MEDIDAS PARA CONTROLE DE INFECÇÕES

O Institute of Healthcare Improvement vem introduzindo o conceito de *bundle* (pacote de ações/medidas) como uma iniciativa de melhoria assistencial, no sentido de estabelecer medidas que sistematizem intervenções para melhorar a segurança do paciente. Assim, um *bundle* é uma maneira estruturada de melhorar os processos e os resultados dos cuidados para o paciente. É um conjunto pequeno e simples de práticas baseadas em evidências (em geral 3 a 5) que, quando executadas coletivamente, de maneira uniforme e de modo confiável, melhoram os resultados para os pacientes.

A princípio, um *bundle* parece ser uma lista de atividades, mas é mais do que isso, pois conta com elementos específicos que o tornam único. E, nesse sentido, não pode ser aplicado isoladamente, mas de maneira coesa, em que todos os passos sugeridos devem ser seguidos para que se possa ter resultados com sucesso. As ações utilizadas nos *bundles* são todas baseadas em estudos clínicos randomizados de nível 1 de evidências, que têm como objetivo fornecer o melhor cuidado ao paciente e não apenas como ele deva ser.

Um *bundle* é, portanto, uma ferramenta específica com parâmetros claros que tem um pequeno número de elementos cientificamente comprovados, que, quando realizados *em conjunto*, criam resultados muito melhores. São 13 as intervenções (*bundles*) para a segurança do paciente, estando focadas em medidas que reduzem a mortalidade e os danos (Quadro 42.2).

No ambiente da terapia intensiva, é fundamental que os *bundles* estejam implementados de forma estruturada e sua execução seja diária e monitorada (auditada) de forma contínua para que processos de melhoria contínua da qualidade da assistência possam ser desenvolvidos, implementados, avaliados e checados, em um típico ciclo PDSA (*plan-do-study-act*). Uma das formas utilizadas para melhoria da assistência na UTI é a utilização de *checklists* de avaliação diária em que os principais itens dos *bundles* estejam contemplados como exemplificado na ferramenta utilizada para a visita multiprofissional diária (Quadro 42.3).

296 Parte 2 **Controle de Infecções**

QUADRO 42.2 *Bundles* que previnem IrAS (Institute for Health Improvement).*

Pneumonia associada à ventilação mecânica (PAV)

- Elevar a cabeceira da cama entre 30 e 45º
- Interrupção diária da sedação e avaliação diária das condições de extubação
- Profilaxia de úlcera péptica (*úlcera de estresse*)
- Profilaxia de tromboembolismo venoso (TEV), a menos que contraindicado

Infecção urinária

- Inserção e manutenção asséptica de cateter
- Remoção precoce do cateter – colocar lembretes
- Ultrassonografia da bexiga pode evitar cateterização vesical
- Só cateterizar quando extremamente necessário
- Uso de preservativos ou cateterismo intermitente em pacientes adequados

Infecção associada a cateter venoso central (CVC)

- Higienização das mãos
- Precaução de barreira máxima (gorro, máscara, avental e luvas estéreis, além de campo estéril duplo com mínima área descoberta para a passagem do cateter)
- Antissepsia da pele com clorexidina a 2% aplicada por pelo menos 30 min antes de passar o CVC (relatar alergia a clorexidina e substituir por outro antisséptico)
- Seleção do melhor local para passagem do CVC, evitando a cateterização da veia femoral em adultos, preferencialmente a subclávia (CVC não tunelados)
- Revisão diária da necessidade de permanência do CVC, retirando os que não têm mais indicação de permanência. Anotar data da passagem

Infecção de sítio cirúrgico (ISC)

- Uso adequado de antibióticos profiláticos (60 min antes da incisão)
- Tricotomia adequada
- Controle glicêmico (6 h da manhã) para pacientes em pós-operatório de cirurgia cardíaca
- Manutenção da normotermia em pós-operatório imediato de pacientes submetidos a cirurgia colorretal

Infecção por *Staphylococcus aureus* resistente à metilcilina (MRSA)

- Higienização das mãos
- Descontaminação do ambiente e equipamentos
- Vigilância ativa
- Precauções de contato para pacientes colonizados e infectados
- *Bundle* (*bundle* de cateter central e *bundle* de ventilação)

*Disponível em: http://www.iqg.com.br; http://www.premierinc.com/safety/topics/bundling/national.jsp.

QUADRO 42.3 Modelo de ficha (*checklist*) de visita multidisciplinar em UTI.

Paciente:	Registro:		Leito:		
	Segunda	**Terça**	**Quarta**	**Quinta**	**Sexta**
Condições clínicas	Sim (...) Não (...)	Sim (...) Não (...)	Sim (...) Não (...)	Sim (...) Não (...)	Sim (...) Não (...)
Qual a sedação?					
Pode suspender a sedação?					
Cabeceira elevada (30 a 45°)?					
Profilaxia para trombose venosa profunda (TVP) prescrita?					
Profilaxia para úlcera péptica?					
Dieta prescrita e adequada?					
Paciente tolerando dieta?					
Antibióticos adequados? (Via/dose/indicação/tempo)					
Antibióticos precisam de correção?					
Antibióticos podem ser suspensos?					

(continua)

QUADRO 42.3 Modelo de ficha (*checklist*) de visita multidisciplinar em UTI. (*Continuação*)

Paciente:	Registro:				Leito:		
	Segunda	Terça	Quarta	Quinta	Sexta
Condições clínicas	Sim (...) Não (...)	Sim (...) Não (...)	Sim (...) Não (...)	Sim (...) Não (...)	Sim (...) Não (...)
Desescalonados (IV/VO)?					
Culturas?					
Cateter venoso central pode ser removido?					
Cateter venoso central precisa ser trocado?					
Úlcera sacral?					
Necessita de desbridamento?					
Outras úlceras?					
Glicemia entre 140 e 180?					
Eletrólitos normais?					
Necessita de oftalmoproteção?					
Necessita de analgesia?					
Desmame de ventilação mecânica assistida possível?					
Pplatô < 28 a 30 cmH$_2$O?					
Driving pressure < 15 cmH$_2$O?					
Pressão do *cuff* < 25 a 30 mmHg?					
Necessita de traqueostomia? Traqueostomizado?					
Tempo de ventilação mecânica assistida?					
Pode ser mobilizado?					

Fonte: adaptado de Vincent, 2005; Goldwasser e David, 2007.

RASS: *Richmond Agitation Sedation Scale*.

BIBLIOGRAFIA

Antônio LAC. Aspectos legais no controle de infecção hospitalar. In: Fernandes AT. (Ed.) Infecção hospitalar e suas interfaces na área de saúde. São Paulo: Atheneu; 2000. p. 1633-49.

Azevedo FM. Infecções urinárias. In: Martins MA (Coord.) Manual de infecção hospitalar: Epidemiologia, prevenção e controle. 2. ed. Rio de Janeiro: Medsi; 2001. 15:165-70.

Brasil. Agência Nacional de Vigilância Sanitária (Anvisa). Critérios Diagnósticos de Infecções Relacionadas à Assistência à Saúde/Agência Nacional de Vigilância Sanitária. Brasília: Anvisa, 2017. Disponível em: http://www.saude.ba.gov.br/wp-content/uploads/2019/06/Crit%C3%A9rios-Diagnosticos-IRAS-vers%C3%A3o-2017.pdf.

Brasil. Agência Nacional de Vigilância Sanitária (Anvisa). Medidas de Prevenção à Assistência à Saúde. Brasília. 2017. Disponível em: https://portaldeboaspraticas.iff.fiocruz.br/wp-content/uploads/2019/07/Caderno-4-Medidas-de-Preven%C3%A7%C3%A3o-de-Infec%C3%A7%C3%A3o-Relacionada-%C3%A0-Assist%C3%AAncia-%C3%A0-Sa%C3%BAde.pdf.

Brasil. Lei 8.078, de 11 de setembro 1990. Dispõe sobre a prevenção e a repressão às infrações contra a ordem econômica. Diário Oficial da República Federativa do Brasil, Poder Executivo, Brasília, DF, 12 de setembro de 1990, p. 1, Suplemento.

Brasil. Lei 9.431, de 6 de janeiro de 1997. Dispõe sobre a obrigatoriedade de manutenção de programa de controle de infecção hospitalar pelos hospitais do País. Disponível em: http://www2.camara.leg.br/legin/fed/lei/1997/lei-9431-6-janeiro-1997-352339-veto-19786-pl.html.

Brasil. Ministério da Saúde (MS). Agência Nacional de Vigilância Sanitária (Anvisa). Consulta Pública nº 13, de 1º de abril de 2008. DOU de 02/04/2008. Dispõe sobre os critérios nacionais de infecção relacionada à assistência à saúde. Disponível em: https://bvsms.saude.gov.br/bvs/saudelegis/anvisa/2008/res0036_03_06_2008_rep.html.

Brasil. Ministério da Saúde (MS). Portaria 196, de 24 de junho de 1983. Expede instruções para o controle e prevenção das infecções hospitalares.

Lex – coletânea de legislação e jurisprudência: legislação federal de marginalia. São Paulo: 1983; 67:830.

Brasil. Ministério da Saúde (MS). Portaria 930, de 27 de agosto de 1992. Estabelece normas para controle de infecção hospitalar. Diário Oficial da República Federativa do Brasil. Brasília, 4 de setembro de 1992: 122.279-81.

Brasil. Ministério da Saúde. Portaria 2.616/MS/GM, de. 12 de maio de 1998. Regulamenta as ações de controle de infecções hospitalares em substituição à Portaria 930 de 1992. Disponível em: https://bvsms.saude.gov.br/bvs/saudelegis/gm/1998/prt2616_12_05_1998.html.

Cardo DM, Falk OS, Mayhall CG. Validation of surgical wound surveillance. Infection Control Hospital Epidemiology. 1993; 14(4):211-5.

Carneiro Leão MT. Resistência bacteriana no Brasil. Fato Hospitalar. 2001; 4:5-8.

Cavalcante NJF, Factore LAP, Fernandes AT et al. Unidade de terapia intensiva. In: Fernandes AT (Ed.). Infecção hospitalar e suas interfaces na área de saúde. São Paulo: Atheneu; 2000. p. 749-70.

Cavalcanti I, Hinrichsen SL, Alves JL et al. Prevalência e custos de processos infecciosos em unidade de terapia intensiva. RAS. Administração em Saúde. 2003; 5(20):7-16.

Couto RC, Pedrosa TMG. Infecções hospitalares no Brasil e no mundo. In: Couto RC, Pedrosa TMG, Nogueira JM. Infecção hospitalar: epidemiologia, controle, gestão para qualidade. 2. ed. Rio de Janeiro: Medsi; 1999. p. 1-6.

Craig CP, Conelly S. Effect of intensive care unit nosocomial pneumonia on duration of stay and mortality. Am J Infect Control. 1984; 12(4):233-8.

Craven DE, Kunches LM, Lichtenberg DA et al. Nosocomial infection and fatality in medical and surgical intensive care unit patients. Asch Intern Med. 1988; 148(5):1161-8.

Delmanto C, Delmanto R. Código penal comentado. 4. ed. Rio de Janeiro: Renovar; 1998. p. 237-45.

Diniz MH. Código civil anotado. 4. ed. São Paulo: Saraiva; 1998. p. 169-70; 984; 985-7.

Fernandes AT, Ribeiro Filho N, Barroso EAR. Conceito, cadeia epidemiológica das infecções hospitalares e avaliação custo-benefício das medidas de controle. In: Fernandes AT (Ed.). Infecção hospitalar e suas interfaces na área de saúde. São Paulo: Atheneu; 2000. p. 215-65.

Ferraz EM, Ferraz AA, Coelho HS et al. Postdischarge surveillance for nesocomial wound infection does judicius monitoring find cases? Am J Control. 1994; 23(5):290-4.

Ferraz EM. Infecção hospitalar. Âmbito Hospitalar. 1994; 6:31-4.

Goldwasser RS, David CM, Weaning from mechanical ventilation: let's perform a strategy. Rev Bras Ter Intensiva. 2007; 19(1):107-12.

Hinrichsen SL. A biossegurança dos profissionais de saúde: um grande desafio. Prática Hospitalar. 2001; 3(14):31-8.

Hinrichsen SL. Infecção hospitalar: um grande desafio o controle em nossas mãos. Âmbito Hospitalar. 2001; 13(150):3-10.

Hinrichsen SL. Qualidade e segurança do paciente. Gestão de riscos. Rio de Janeiro: Medbook; 2012. 335 p.

Hinrichsen SC, Amorim MMR, Souza ASR et al. Perfil dos microrganismos isolados no trato urinário após sondagem vesical em cirurgia ginecológica. Rev Bras Saúde Matern Infant. 2009; 9(1):77-84.

Hinrichsen SC, Souza AS, Amorim MMR et al. Fatores associados à bacteriúria após sondagem vesical na cirurgia ginecológica. Rev Assoc Med Bras. 2009; 1992:181-87.

Hinrichsen SL, Almeida SB, Colaço RD et al. Processos infecciosos em unidade de terapia intensiva (UTI) geral de hospital universitário. (Resumo). Rev Soc Bras Med Trop 2002; 35(Suppl 1):77.

Hinrichsen SL, Gallindo M, Oliveira CLF et al. Controle de infecções relacionadas à assistência à saúde em uma unidade de terapia intensiva através da sistematização de bundles do IHI. Prática Hospitalar. 2003; 88:44-9.

Hinrichsen SL, Moura JF, Lins M et al. Prevalência de processos infecciosos em unidade de terapia intensiva geral e coronariana de hospital universitário. (Resumo). Braz J Infect Dis. 2001; 5(Suppl 2).

Hinrichsen SL, Senna E, Reis L et al. Recomendações para biossegurança dos profissionais de saúde. Ars Cvrandi. 1998; 3(8):20-6.

Hoefel HHK, Konkewicz LR. Controle de infecção. In: Barreto SSM. Rotinas em terapia intensiva. Porto Alegre: Artes Médicas; 1993. p. 332-41.

Horam TC, Andrus M, Dudek MPH. CDC-NHSM surveillance deficition of healther care associated infector and criteria for specific types of infections in the acute care setting. AJIC. 2008; 36(5):309-32.

Kollef MH. The prevention of ventilator-associated pneumonia. New England J Med. 1999; 340(8):627-34.

Landry SS, Kaiser DL, Wenzel RP. Hospital stay and mortality attributed to nosocomial enterocooccal bacteriemia: a controlled study. Am J Infect Control. 1989; 17(6):323-9.

Machado GPM. Aspectos epidemiológicos das infecções hospitalares. In: Martins MA (Coord.). Manual de infecção hospitalar: epidemiologia, prevenção e controle. Rio de Janeiro: Medsi; 2001. p. 27-31.

Martins RM. Avaliação do papel das comissões de controle de infecção hospitalar. In: Rodrigues EAC, Mendonça JS, Amarante JMB, Alves Filho MB, Grinbaum RS, Richtmann R. Infecções hospitalares: prevenção e controle. São Paulo: Sarvier; 1997. p. 28-36.

Mathiasi P, Braga MS. Controle de infecção hospitalar: algumas considerações. Rev Adm Saúde. 2000; 3(3):19-22.

Mohsenifar Z, Sawtanta KC, Johnson Jr. BL, Simmons DM. Candida Pneumonia. Experience with 20 patients. West J Med. 1979; 131(3): 196-200.

Neves J. Infecção hospitalar no contexto da formação dos profissionais da saúde: novo enfoque. Rev Med Minas Gerais. 1994; 4(3):56-60.

Nogueira JM. Infecção hospitalar: epidemiologia e controle. 2. ed. Rio de Janeiro: Medsi; 1999. p. 527-37.

Pannuti CS, Grimbau R. An overview of nosocomial infection control in Brazil. Infect Control Hosp Epidemiol. 1995; 16(3):170-4.

Pedrosa TMG, Couto RC. Prevenção de infecção em terapia intensiva de adultos e pediátrica. In: Couto RC, Pedrosa TMG, Pinto PLO. O ambiente hospitalar × infecção hospitalar. Arq Bras Med. 1991; 65(5):21-3.

Pittet D, Wenzel RP. Nosocomial bloodstream infections secular trends in rates, mortality, and contribution to total hospital deaths. Arch Intern Med. 1995; 155(11):1177-84.

Rocha LCM. Infecções respiratórias. In: Martins MA (Coord.). Manual de infecção hospitalar: epidemiologia, prevenção e controle. 2. ed. Rio de Janeiro: Medsi; 2001. p. 190-9.

Vincent JL. Give your patient a fast hug (at least) once a day. Crit Care Med. 2005; 33:1225-9.

Wenzel RP. Hospital acquired pneumonia: overview of the current state of the art prevention and control. Eur J Clin Microbiol Infect Dis. 1998; 8(1):56-60.

Widmer AF. Infection control and prevention strategies in the ICU. Int Care Med. 1994; 20:7-11.

Capítulo 43

Infecções em Pediatria

Sylvia Lemos Hinrichsen ▪ Marcela Coelho de Lemos

Todas as pessoas grandes foram um dia crianças, mas poucas se lembram disso. (O Pequeno Príncipe, Saint-Exupéry)

INTRODUÇÃO

As infecções relacionadas à assistência à saúde (IrAS) apresentam importante prevalência no período neonatal, e, na pediatria, as crianças têm particularidades que as predispõem a maior risco de contraírem infecção; afinal, seu ambiente assistencial é composto por peculiaridades, como brinquedos, que exigem cuidados na prevenção de infecções.

RECÉM-NASCIDO

Prevenir infecções em recém-nascidos (RN) tem sido uma atividade difícil, uma vez que os bebês têm vindo ao mundo cada vez mais prematuros e com maior sobrevida, assim como também pelo maior uso de recursos assistenciais e tecnológicos que oferecem riscos de IrAS.

Outro fator de importância está relacionado ao peso do RN extremamente prematuro, que é inferior a 750 g ao nascimento. Isso dificulta os critérios diagnósticos e monitoramento de taxas de IrAS, já que não se pode comparar essas crianças com outras com peso de 1.500 g ou mais. Assim, a estratificação do RN por faixa de peso ao nascimento é fundamental para que seja possível comparar taxas de infecções em unidades de neonatologia.

São fatores de risco em RN prematuros:

- Deficiência imunológica decorrente da falta de proteção dos anticorpos maternos que são passados pela via transplacentária a partir de 28 a 30 semanas de idade gestacional (IG)
- Imaturidade cutânea que não atua de maneira efetiva como barreira protetora, podendo funcionar, quando traumatizada, como porta de entrada de agentes infecciosos
- Imaturidade pulmonar, que os faz, na maioria das vezes, dependentes de ventilação mecânica.

Segundo critérios diagnósticos de IrAS, na neonatologia são definidas como:

- Infecção transplacentária
- Infecção precoce de provável origem materna
- Infecção tardia de origem hospitalar (Quadro 43.1).

A etiologia das infecções maternas precoces está relacionada à microbiota do canal de parto, cujo principal patógeno é o *Streptococcus agalactiae*, que causa infecção de evolução rápida, grave e comumente fatal. Daí a necessidade de serem instituídas medidas preventivas e/ou protocolos clínicos assistenciais.

Denomina-se IrAS a infecção adquirida durante a internação do paciente ou após a sua alta. Ocorre, em geral, após 72 h da internação, ou antes disso quando associada a procedimentos invasivos.

De acordo com as recomendações dos Centers for Disease Control and Prevention (CDC), são consideradas *infecções* relacionadas à assistência à saúde aquelas adquiridas no período intraparto (de origem materna até 48 h de vida), durante a hospitalização ou até 48 h após a alta, com exceção das infecções transplantárias (rubéola, citomegalovirose, hepatite B, hepatite C, herpes simples, toxoplasmose, sífilis e síndrome da imunodeficiência adquirida [AIDS]).

A incidência de IrAS em unidades neonatais de baixo risco pode variar de 0,9 a 1,7 infecção/1.000 saídas nos hospitais particulares e nos universitários, respectivamente. Já em unidades de terapia neonatal, essa incidência chega a 8 a 30 infecções/100 saídas.

No diagnóstico de IrAS no RN, devem ser averiguados: dados clínicos, resultados microbiológicos, exames complementares, evolução clínica, entre outros. A hemocultura é considerada padrão-ouro para o diagnóstico de sepse neonatal, e a amostra deve ser obtida por punção periférica ou central com assepsia rigorosa.

Quando o RN está em uso de cateter central, recomenda-se coletar uma amostra do cateter central e outra por punção periférica. Caso haja apenas positividade da amostra do cateter central, esse resultado pode ser considerado como colonização do cateter. O volume de sangue mínimo necessário é de 1 mℓ por cultura para recuperação do microrganismo, o que melhorará a sensibilidade do método.

É importante considerar alguns aspectos em relação à possibilidade de contaminação da pele e/ou do cateter intravascular, como:

- Tempo para o crescimento > 48 h
- Positividade da hemocultura central e negatividade da veia periférica
- Crescimento de mais de uma espécie de microrganismo em uma mesma amostra
- Ausência de sinais clínicos na presença de hemocultura positiva para microrganismo contaminante comum à pele.

300 Parte 2 **Controle de Infecções**

QUADRO 43.1 Critérios diagnósticos de IrAS no recém-nascido.

Infecção transplacentária

- Adquirida por via transplacentária, englobando as infecções congênitas causadas por herpes simples, toxoplasmose, rubéola, citomegalovírus, sífilis, zikavírus, hepatite B, infecção pelo vírus da imunodeficiência humana (HIV) adquirida

Infecção precoce de provável origem materna

A evidência diagnóstica, clínica, laboratorial e/ou microbiológica se deu nas primeiras 48 h de vida do RN, cuja mãe apresentava algum dos seguintes fatores de riscos:

- Bolsa rota há 18 h ou mais; cerclagem ou pessário
- Trabalho de parto em gestação com menos de 37 semanas
- Febre materna nas últimas 48 h
- Cerclagem ou pessário (dispositivo utilizado em casos de incompetência istmocervical)
- Procedimentos de medicina fetal nas últimas 72 h; infecção do trato urinário (ITU) materna sem tratamento ou em tratamento há menos de 72 h; febre materna nas últimas 48 h
- Colonização pelo estreptococo B em gestante, sem quimioprofilaxia intraparto, quando indicada
- Corioamnionite (caracterizada por febre materna > 38°C, na ausência de outro foco infeccioso e dois ou mais dos seguintes parâmetros (taquicardia materna > 10 bpm e fetal > 160 bpm): sensação de desconforto ou dor uterina, líquido amniótico de odor fétido, leucocitose)

Infecção tardia de origem hospitalar

- A evidência diagnóstica, clínica, laboratorial e/ou microbiológica ocorre após as primeiras 48 h de vida
- As principais IrAS são infecção associada a um cateter vascular central (CVC), pneumonia e enterocolite necrosante
- Outras infecções são incluídas, como: conjuntivite, impetigo, onfalite, outras infecções cutâneas, ITU (todas até 7 dias) e infecção do sítio cirúrgico sem prótese (até 30 dias do procedimento) ou com prótese (até 90 dias do procedimento), além de gastrenterite e infecções do trato respiratório (até 3 dias)

Fonte: adaptado de Brasil. Agência Nacional de Vigilância Sanitária (Anvisa). Critérios diagnósticos de infecção associada à assistência à saúde. Neonatologia. 2. ed. Brasília: Anvisa; 2017. 65 p.

As infecções da corrente sanguínea de aparecimento precoce (em até 48 h) não deverão ser computadas como associadas a dispositivo, mesmo que haja um cateter vascular central instalado no RN. Para que sejam definidas, é necessário que sejam estabelecidos critérios clínicos e laboratoriais. Na assistência à saúde de um RN, é importante identificar se ele evolui com sinais/sintomas que possam sugerir infecção, como: instabilidade térmica, bradicardia, apneia, intolerância alimentar, piora do desconforto respiratório, intolerância à glicose, instabilidade hemodinâmica e hipoatividade ou letargia.

As manifestações clínicas que podem ser atribuídas à infecção do RN devem ser notificadas como IrAS, excluídas as infecções congênitas (rubéola, citomegalovirose, herpes, enterovirose, varicela, hepatite, sarampo, parotidite, tuberculose, sífilis, listeriose, toxoplasmose e malária), estas notificadas como comunitárias. As infecções perinatais causadas por patógenos primários devem ser classificadas como comunitárias ou IrAS, de acordo com o intervalo entre a data do nascimento e a das manifestações clínicas.

Quando as infecções perinatais forem associadas a agentes da microbiota, devem ser notificadas como IrAS, exceto quando posteriores à ruptura de bolsa ocorrida seis ou mais horas antes da admissão da gestante na maternidade. Estas devem ser notificadas como infecções comunitárias, pois o RN provavelmente já se encontrava infectado.

A etiologia de processos infecciosos/sepse neonatal varia segundo a classificação, se precoce ou tardia. Em infecções precoces, os microrganismos prevalentes são: *Streptococcus* do grupo B (EGB), *Escherichia coli*, *Staphylococcus* coagulase-negativo, *Haemophilus influenzae*, *Listeria monocytogenes*. Já na evolução tardia, predominam: *Staphylococcus* coagulase-negativo, *Staphylococcus aureus*, *Escherichia coli*, *Klebsiella* spp., *Enterobacter* spp., *Pseudomonas* spp., *Candida albicans* e não *albicans*, *Serratia* spp. e *Acinetobacter* spp.

Os agentes bacterianos hospitalares isolados mais comuns em berçários, de RNs normais, são *Staphylococcus aureus* (40%), *Streptococcus* do grupo A (infecção cruzada pelo pessoal de equipe hospitalar) e bactérias gram-negativas (*Escherichia coli*, *Klebsiella*, *Enterobacter*, *Proteus* e *Pseudonomas aeruginosa*).

Na prevenção de IrAS em neonatologia, é fundamental que as instituições de saúde/hospitais estabeleçam pacotes de medidas (*bundles*) para a prevenção de infecções associadas a cateter vascular central/infecção primária da corrente sanguínea (CVC/IPCS), comumente chamadas de sepses associadas a CVC. Também devem ser instituídas recomendações práticas para o diagnóstico de IrAS relacionadas a meningite, pneumonia e ITU.

A profilaxia de úlcera péptica não é bem definida como medida preventiva eficaz; por isso, na neonatologia, não tem sido recomendada.

Para prevenir infecções associadas a CVC ou IPCS, as seguintes medidas devem ser observadas:

- Escolha adequada do local de inserção do cateter
- Uso de cateter de material apropriado, dando preferência aos cateteres centrais de punção periférica
- Uso de barreira máxima de precaução na inserção do cateter
- Troca de curativo e desinfecção dos conectores e cuidado do local do cateter
- Troca do sistema de infusão do cateter a intervalos apropriados
- Remoção do cateter, quando este não for mais necessário.

Em relação ao tipo de CVC em neonatologia, deve-se dar preferência ao cateter central de inserção periférica (PICC), sempre que houver necessidade de acesso central ou vascular por mais de 6 dias. Está recomendado, de modo geral, o uso de cateteres com o menor número de lumens, embora seja escassa a literatura sobre esse assunto. Diferentemente dos adultos, o CVC em neonatologia pode ser usado na veia femoral.

Na inserção do CVC em RN, embora haja poucos estudos relacionados, na prática estão recomendadas medidas de barreira máxima, como o uso de avental, luvas, campo largo estéril, máscara e gorro.

PEDIATRIA

O controle de infecções em pediatria envolve tanto a assistência direta ao paciente pediátrico como o ambiente que o acolhe.

A origem das IrAS, tanto no adulto como na criança, pode ser endógena (a partir da própria microbiota do paciente) ou exógena (a partir do ambiente, de outros pacientes ou de profissionais de saúde). A transmissão de infecções exógenas pode ocorrer por contato direto (de paciente para paciente) ou indireto (através das mãos contaminadas de equipes multiprofissionais), por via respiratória (aerossóis e gotículas), por meio de vetores (picada de mosquito) e por meio de veículos comuns (alimento, água, medicamentos, soluções intravenosas).

São fatores de risco de IrAS comuns a adultos e crianças: tempo prolongado de hospitalização; exposição a procedimentos invasivos; uso não adequado de antimicrobianos; uso de cateter venoso central; uso de cateter vesical; intubação traqueal, além de outros fatores peculiares à assistência prestada (Quadro 43.2).

Em relação aos brinquedos/brinquedoteca em unidades de pediatria, devem ser instituídas rotinas de higienização nos ambientes assistenciais. É importante que sejam escolhidos brinquedos que permitam a limpeza com água e sabão, preferencialmente os de plástico, borracha, acrílico, metal, sem orifícios que favoreçam o acúmulo de água em seu interior. Além disso, esses brinquedos devem ser atóxicos e fabricados em material que permita a desinfecção com produtos como álcool a 70% ou biguanidas. Também é importante que sejam definidos locais de acondicionamento desses brinquedos, como caixas laváveis com tampa ou armários que sejam acessíveis a uma limpeza periódica e eficaz.

Todos os que manusearem os brinquedos, incluindo as crianças, devem receber orientações quanto aos hábitos de higienização das mãos antes e após contato com os brinquedos e ambientes em que estes se encontram.

Os brinquedos em áreas de isolamento devem ser de uso individual. Em qualquer que seja a situação, quando do contato de brinquedos com fluidos corpóreos, estes deverão ser imediatamente limpos/higienizados.

Brinquedos de material não lavável deverão ser descartados após uso, embora não sejam recomendados. Em caso de serem de tecido, se não puder ser evitado, o uso deverá ser individual.

Os livros e/ou revistas, assim como dispositivos eletrônicos (*tablets*, computadores, outros) poderão ser usados, mas plastificados para que possam ser higienizados após o uso. Se não for possível a plastificação, eles deverão ser descartados, se contaminados.

A instituição de saúde/hospital deverá implantar um procedimento operacional relacionado aos brinquedos e livros, definindo periodicidade de limpeza/desinfecção e responsáveis.

As unidades de terapia intensiva pediátrica também devem ter rotinas específicas para os riscos de infecções relacionadas ao ambiente. A presença constante de acompanhantes, nem sempre esclarecidos sobre as chances de infecção cruzada e de contaminação de dispositivos, e os deslocamentos/movimentos da criança (berço/cama-colo e vice-versa) aumentam as possibilidades de infecções cruzadas; portanto, devem ser controlados e preveníveis.

QUADRO 43.2 Fatores de risco para IrAS em adultos e crianças.

- Imaturidade imunológica
- Ausência de contato anterior com patógenos
- Anomalias congênitas que propiciem quebras de barreiras anatômicas
- Doenças de base motivadoras de internação
- Falta de controle esfincteriano (nas de pouca idade)
- Fase oral do desenvolvimento
- Contato físico com pessoas aumentado, possibilitando exposição a microrganismos patogênicos
- Atividades em salas de jogos/brinquedos não adequadamente limpos/higienizados
- Contato com animais de estimação para fins terapêuticos sem controle e acompanhamento

---

Na pediatria, assim como com os adultos, as equipes de controle de infecções institucionais devem focar suas atividades na implantação de pacotes de medidas que diminuam os riscos associados a pneumonia associada à ventilação mecânica (PAV), infecção urinária associada ao cateterismo vesical e infecção de cateter venoso central.

Na inserção do cateter venoso central é fundamental que as equipes multiprofissionais sejam treinadas para tal manejo segundo protocolos de indicação de uso, lembrando-se da importância da higienização das mãos antes, durante e após a manipulação dos cateteres.

Na prevenção de infecção urinária associada a cateterismo vesical, é importante que sejam elaborados protocolos institucionais para identificar e remover cateteres que não sejam mais necessários, focados em:

- Realizar revisão diária da necessidade de manter o CV, com suspensões automáticas, lembretes eletrônicos ou impressos e visitas diárias em beira de leito
- Desenvolver protocolo para manuseio da retenção urinária pós-cirúrgica, incluindo cateterismo intermitente e monitoramento por ultrassom
- Estabelecer sistemas de análise e notificação do uso e eventos adversos relacionados a cateteres urinários, assim como monitoramento de desfechos adversos relacionados ao cateter vesical (CV), incluindo obstrução, remoção não programada, traumas e reinserção nas primeiras 24 h após a remoção.

ONFALITE

Após o nascimento do RN, o cordão umbilical é clampeado e seccionado, passando a ser chamado de coto umbilical. Nesse momento inicial, ele apresenta um aspecto gelatinoso, tornando-se seco, escurecido e endurecido até a queda ou desprendimento.

O processo de mumificação ou desidratação do coto umbilical inicia-se logo após a secção, visto que, devido a contração dos vasos e suspensão do aporte sanguíneo, ocorre a necrose séptica. O coto passa, portanto, por duas fases de cicatrização que correspondem a:

- Fase inicial restrita às primeiras horas de vida do RN com aspecto gelatinoso, de coloração branco-azulada, úmida e brilhante

- Segunda fase, que se caracteriza pela desidratação que ocorre logo após o nascimento e a partir do segundo dia adquire uma coloração escura correspondente ao processo de mumificação.

O processo de mumificação do coto se dá perto do 3º ou 4º dia, e seu desprendimento da parede abdominal ocorre do 4º ao 8º dia de vida, podendo estender-se até 14 ou 15 dias. Durante esse processo, é importante pesquisar a presença de secreções na base do coto umbilical ou de eritema da pele ao redor da implantação do umbigo.

O coto umbilical deve ser mantido limpo e seco até a sua queda. Sua limpeza deve ser feita diariamente, aplicando-se álcool 70%. Entretanto, ainda hoje observam-se certos costumes usados no passado, como faixas, moedas, borras de café, talismãs, entre outros, totalmente contraindicados, pois causam contaminação ao local e podem dar início a um processo infeccioso.

Onfalite consiste na infecção que acomete a superfície do coto umbilical. Trata-se de um processo agudo, caracterizado por sinais de inflamação local, como edema, aumento da sensibilidade e do calor local. O processo pode afetar, inclusive, as veias umbilicais (onfaloflebite) e as artérias (onfaloarterite).

A mortalidade por onfalite, incluída nos casos em que há complicações, está estimada entre 7 e 15%. Entretanto, essa mortalidade é alta (38 a 87%) quando ocorre fasciite necrosante ou necrose muscular. Os fatores de risco para maior gravidade da onfalite incluem sexo masculino, prematuridade, baixo tamanho em relação à IG e parto infectado (incluindo parto em casa).

Na maior parte das vezes, a onfalite é decorrente de descuidos na limpeza do coto umbilical do neonato. Os casos devem ser tratados localmente, com limpeza e aplicação de soluções antissépticas. Quando são detectados sinais sistêmicos (febre, apatia, anorexia e outros), pode-se precisar da antibioticoterapia sistêmica e do eventual tratamento suporte. Em alguns casos, ocorrem abscessos intraperitonias, quando é necessária a intervenção cirúrgica.

A frequência da onfalite varia entre 0,2 e 0,7% nos países desenvolvidos, podendo ser maior em RN prematuros (quando comparados com RN a termo). Sua prevenção deve ser feita com a limpeza do coto umbilical logo após o nascimento, além do acompanhamento da involução e limpeza das instalações/ambiente. A manutenção de um coto umbilical asséptico é a garantia da redução de onfalite.

Esse tipo de infecção tem se tornado raro em países desenvolvidos, mas ainda é uma causa de grande mortalidade em países em desenvolvimento e/ou subdesenvolvidos. É uma doença predominante de RN; entretanto, existem alguns casos relatados em adultos, o que é extremamente incomum.

Na prevenção das onfalites, deve-se atentar para a ligadura do cordão umbilical, que deve ser cortado, e o coto, clampeado (ligadura) com técnica asséptica e material esterilizado. Os cuidados com o coto são bastante discutidos, mas nenhum procedimento é superior ao outro. Recomenda-se a aplicação de solução antisséptica até a queda do coto.

O coto umbilical representa a única e universal lesão (de tecido desvitalizado) que proporciona crescimento bacteriano.

Normalmente, ele é colonizado por potenciais bactérias patógenas durante ou logo após o nascimento. Essas bactérias têm risco potencial de invadir o coto, causando onfalite. Quando isso ocorre, a infecção progride por baixo do tecido subcutâneo e da veia porta umbilical, causando flebite. Ainda não está bem entendido o fator causador dessa colonização.

Em razão da proximidade com a corrente sanguínea, o coto umbilical propicia excelente meio para proliferação bacteriana e é uma fonte potencial de septicemia. As bactérias gram-negativas são responsáveis por cerca de 70% das septicemias neonatais.

Aproximadamente 85% dos casos de onfalite são decorrentes de bactérias polimicrobianas. As bactérias aeróbias estão presentes em cerca de 85% dos casos, sendo *Staphylococcus*, *Escherichia coli*, *Klebsiella* e *Proteus mirabilis* as mais predominantes. Episódios de onfalite, em geral esporádicos e raramente epidérmicos, são relatados como decorrentes de *Streptococcus* do grupo A.

Adicionalmente, o trato genital materno também é uma fonte de bactérias anaeróbias (*Bacteroides fragilis*, *Clostridium sordellii*, *Clostridium tetani* e *Clostridium perfringens*), representando 33% dos agentes etiológicos. Algumas mães cujos RNs apresentam onfalite por *Bacteroides fragilis* tinham adquirido amniotite causada por esse microrganismo.

Os cateteres umbilicais venosos deverão permanecer no local até o tempo máximo de 7 dias. É preciso ficar atento, pois a partir desse período aumenta o risco de complicações infecciosas nos RNs.

CONJUNTIVITE

A conjuntivite é o tipo mais comum de infecção ocular. Caracteriza-se por inflamação na conjuntiva, a membrana mucosa que recobre a parte interna da pálpebra e a superfície da esclera, e apresenta-se com hiperemia e exsudato ocular.

A conjuntivite neonatal é definida como conjuntivite do RN que ocorre nos primeiros 28 dias de vida, em geral contraída durante o nascimento, a partir do contato com secreções genitais maternas contaminadas. Em partos cesarianos, as crianças nascidas podem vir a desenvolver conjuntivite neonatal por infecção por via ascendente.

Os agentes infecciosos mais comumente relacionados são *Neisseria gonorrhoeae* e *Chlamydia trachomatis*. Entretanto, outros podem estar associados, como herpes simples, *Streptococcus viridans*, *Staphylococcus aureus*, *Haemophilus influenzae*, *Streptococcus* do grupo D, *Moraxella catarrhalis*, *Escherichia coli* e outras bactérias gram-negativas. RN com conjuntivite devem ser colocados em precaução de contato, de modo a evitar transmissão da infecção para outros pacientes.

As instituições de saúde/hospitais, de modo geral, devem estar atentas para manter a esterilidade de produtos para uso ocular, como os colírios. Em geral, eles contêm substâncias preservativas para manter a estabilidade da medicação e diminuir a possibilidade de contaminação. Os colírios do tipo multidose (com preservativos) e de uso domiciliar devem ser usados por um tempo máximo de 1 mês. Já os sem preservativo, contendo alcaloide ou antibiótico, devem ser utilizados por até 1 semana, desde que conservados à temperatura entre 2 e 8° C. Deve-se evitar o uso fracionado de medicações intravítreas, assim como o uso de solução antisséptica (iodopovidona ou clorexidina) em almotolias reenvasadas, dando-se preferência a frascos descartáveis de uso único. Não se deve, também, reaproveitar sobras de solução viscoelástica.

Os critérios diagnósticos das infecções oculares nosocomiais devem classificá-las como conjuntivites e outras infecções oculares, não devendo ser relatadas as causadas por instilação ocular de nitrato de prata e as que ocorrerem como manifestação de uma doença viral disseminada.

Infecções oculares pós-cirurgias são definidas como aquelas que ocorrem no período de até 30 dias após o procedimento cirúrgico, ou no período de até 1 ano após o procedimento, se houver implante ocular. Infecções oculares que se desenvolvam 7 a 14 dias após a alta hospitalar também devem ser vistas como IrAS na ausência de vínculo epidemiológico sugerindo aquisição na comunidade.

As infecções oftalmológicas relacionadas a cirurgias e procedimentos oftalmológicos devem ser notificadas e discutidas com equipe multiprofissional, para a elaboração de planos de ação a fim de evitar a ocorrência de novos casos na instituição de saúde/hospital.

Assim, a adoção de práticas de higiene e cuidados gerais, em especial durante os procedimentos de manipulação ocular, cirúrgicos ou não, é essencial para prevenção de infecções oculares. Por isso, medidas gerais deverão ser sistematizadas para a prevenção de infecção ocular relacionada a procedimentos não cirúrgicos e/ou cirúrgicos, como a higienização das mãos com água e sabão e/ou solução alcóolica antes e após a manipulação ocular e o uso domiciliar de medicamentos tópicos. É também importante não compartilhar com outras pessoas frascos de medicamentos oculares tópicos, assim como evitar contato do conta-gotas dos frascos de medicamentos com pálpebras, cílios, sobrancelhas e pele facial.

Ao sinal de blefarite, conjuntivite ou outras infecções sistêmicas e/ou locais, os procedimentos cirúrgicos deverão ser adiados.

COVID-19

A infecção por SARS-CoV-2 é também motivo de preocupação na unidade de pediatria, uma vez que o sistema imunológico do recém-nascido ainda está em desenvolvimento, tornando-o mais suscetível à aquisição de infecções.

A transmissão do vírus para o RN está principalmente relacionada com as gotículas liberadas pela tosse, espirro ou fala de cuidadores infectados ou pelo contato com materiais biológicos infectados pelo SARS-CoV-2. A transmissão vertical é também uma possibilidade, no entanto essa via ainda não é comprovada.

De forma geral, a COVID-19 em recém-nascidos manifesta-se de forma inespecífica, semelhante às outras infecções virais, e possui evolução favorável. Apesar disso, é fundamental que a equipe assistencial siga as recomendações de prevenção da COVID-19 que envolvem medidas que protegem o RN, a equipe de assistência e a mãe do bebê:

- Uso de máscaras, batas, luvas e óculos de proteção a todo momento de assistência ao RN
- Higienização das mãos antes e após colocação das luvas
- Uso de luvas no momento da troca de fraldas
- Recomendação para que a mãe dê continuidade à amamentação, sendo indicado que use máscara durante todo o período de contato com o RN e higienize as mãos antes e após a amamentação
- Desinfecção de todo o ambiente/material que tenha entrado em contato com o RN.

É importante que seja feita a investigação da infecção pelo SARS-CoV-2, pelo exame RT-PCR, em todos os RNs de mãe positiva para COVID-19 ou suspeita, mesmo que não ocorram sinais ou sintomas da doença. Caso a mãe seja positiva para COVID-19, é indicado que seja mantida em coorte e que o RN fique a 1 metro de distância da mãe, ao mesmo tempo que são instituídas as medidas de precaução padrão para COVID-19.

USO DE JALECOS/BATAS INDIVIDUAIS

Sabe-se que jalecos (batas brancas) de uso individual usados pelos profissionais de saúde agregam inúmeras bactérias e vírus transmissores de doenças, principalmente de infecções hospitalares que se alojam no tecido da vestimenta. Alguns tipos de bactérias se conservam por dias até 2 meses na peça/roupa, e pelo menos 90% delas resistem no tecido durante 12 h, como no caso dos microrganismos e *Staphylococcus aureus* resistente à meticilina (MRSA).

Em alguns hospitais, o uso de jalecos/batas de uso individual vem sendo restrito às áreas de assistência a pacientes. Orientados por normas internas, os colaboradores devem retirar o jaleco antes de saírem das unidades, em especial da unidade de terapia intensiva (UTI) neonatal/pediátrica e até de adultos, para entrarem no refeitório sem esse equipamento de proteção individual (EPI).

Recomenda-se também que os profissionais de saúde utilizem um jaleco/bata de uso individual novo (limpo) todos os dias, promovendo, assim, maior controle de infecções dentro e fora dos hospitais, uma vez que também não está aconselhado esse tipo de roupa em áreas e/ou vias públicas (Recife – Lei nº 17.601/2009/São Paulo – Projeto Lei nº 687/2009).

É importante diferenciar os jalecos/batas de uso individual dos aventais (descartáveis/tecido) indicados em casos de risco de contaminar a roupa das equipes multiprofissionais e para proteger a pele no contato com sangue e fluidos corporais. A indicação e a escolha do tipo de avental baseiam-se na natureza da intervenção com o paciente, incluindo o grau esperado de contato com material infectante e o potencial de penetração de sangue e fluidos no avental. Se os aventais forem do tipo impermeável a líquidos, o uso de cobertura de pernas, botas ou de sapatos aumenta a proteção da pele quando há presença ou possibilidade de respingos ou grande quantidade de material infectante. É importante lembrar que os aventais deverão ser retirados após contato com pacientes e não deverão ser reutilizados antes de serem reprocessados, devendo ser retirados na saída do quarto/enfermaria/unidade assistencial, seguindo-se a higienização das mãos. Além disso, eles não devem ser reutilizados de um paciente para o outro e, após uso, precisam ser depositados em recipiente apropriado, não devendo ser pendurados para uso posterior, especialmente em unidades de neonatologia, pediatria e berçários.

BIBLIOGRAFIA

Amaral DB. Prevenção de infecção em unidades neonatais. Rotinas e procedimentos. Infecção relacionada à assistência (Infecção hospitalar) e outras complicações não infecciosas. 3. ed. Rio de Janeiro: Medbook; 2012. p. 383-96.

Barbosa M, Moreira S, Ferreira S. Desinfeção do cordão umbilical: revisão baseada na evidência. Rev Port Med Geral Fam. 2017; 33:41-7.

Bicalho CS, Puin da Silva AC, Pierrotti LC. Infecções hospitalares oculares. In: Carrara D, Strabelli TMV, Uip DE. Controle de infecção: a prática no terceiro milênio. Rio de Janeiro: Guanabara Koogan; 2017. p. 294-302.

Brasil. Agência Nacional de Vigilância Sanitária (Anvisa). Critérios diagnósticos de infecção associada à assistência à saúde. Neonatologia. 2. ed. Brasília: Anvisa; 2017. 65 p.

Brasil. Agência Nacional de Vigilância Sanitária. Nota técnica GVIMS/GGTES/ANVISA nª 04/2020 – Orientações para serviços de saúde: medidas de prevenção e controle que devem ser adotadas durante a assistência aos casos suspeitos ou confirmados de infecção pelo novo coronavírus (SARS-CoV-2) – atualizada em 09/09/2021. Disponível em: https://portaldeboaspraticas.iff.fiocruz.br/wp-content/uploads/2021/09/nota-tecnica-gvims_ggtes_anvisa-04-2020-09-09-2021.pdf.

Calil R, Vilela R, Lima TC. Controle e prevenção de infecções relacionadas à assistência à saúde em pediatria. In: Carrara D, Strabelli TMV, Uip DE. Controle de Infecção: a prática no terceiro milênio. Rio de Janeiro: Guanabara Koogan; 2017. p. 362-75.

Chadi PF et al. Avaliação dos procedimentos de higienização dos brinquedos infantis e das brinquedotecas nacionais. Rev Univ Vale do Rio Verde. 2014; 12(2):298-305.

Couto RC, Pedrosa TMG. Infecções hospitalares no Brasil e no mundo. In: Couto RC, Pedrosa TMG, Nogueira JM. Infecção hospitalar: epidemiologia e controle. Rio de Janeiro: Medsi; 1999. p. 1-6.

Fazio Júnior J, Nomura Y, Nogueira PRC. Infecção neonatal. In: Fernandes AT, Fernandes MOV, Ribeiro Filho N. Infecção hospitalar e suas interfaces na área de saúde. São Paulo: Atheneu; 2000. 1:621-45.

Leitão MBMA. Infecções de pele e tecidos moles. In: Martins MA. Manual de infecção hospitalar: epidemiologia, prevenção, controle. 2. ed. Rio de Janeiro: Medsi; 2001. p. 215-23.

Marcy MS, Overtuf GD. Focal bacterial infections. In: Remington, K. Infections diseases of fetus and newborn infant. 4. ed. Philadelphia: W.B. Saunders; 1995. p. 935-79.

Miranda JOF, Santos DV dos, Camargo CL et al. Evidências para as práticas de cuidado do coto umbilical: revisão integrativa. Rev Enferm UFPE. 2016; 20(Suppl. 2):821-9. Disponível em: https://periodicos.ufpe.br/revistas/revistaenfermagem/article/view/11025.

Oliveira LA, Matos JC, Martins MA. Prevenção e controle de infecção hospitalar em unidade de neonatologia. In: Martins MA. Manual de infecção hospitalar: epidemiologia, prevenção, controle. 2. ed. Rio de Janeiro: Medsi; 2001. p. 391-408.

Pedrosa TMG, Couto RC. Unidades neonatais: centro de terapia intensiva e berçário. In: Couto RC, Pedrosa TMG, Nogueira JM. Infecção hospitalar: epidemiologia, controle e tratamento. 3. ed. Rio de Janeiro: Medsi; 2003. p. 621-32.

Ramos SRT. Brinquedos em brinquedotecas como uma fonte de microrganismos patogênicos para as infecções hospitalares. Rev Paul Pediatria. 2014; 12(2):296-305.

Recife. Lei nª 17.601/2009. Proíbe o uso de equipamentos de proteção individual, tais como aventais e jalecos, pelos profissionais da área de saúde, fora do ambiente de trabalho. Disponível em: https://leismunicipais.com.br/a/pe/r/recife/lei-ordinaria/2009/1761/17601/lei-ordinaria-n-17601-2009-proibe-o-uso-de-equipamentos-de-protecao-individual-tais-como-aventais-e-jalecos-pelos-profissionais-da-area-de- saude-fora-do-ambiente-de-trabalho.

Richtmann R, Silva CA, Vilela Dias LAA et al. In: Carrara D, Strabelli TMV, Uip DE. Controle de infecção: a prática no terceiro milênio. Rio de Janeiro: Guanabara Koogan; 2017. p. 351-61.

Sawardekan KP. Changing spectrun of neonatal omphalitis. Pediat Infet Dio J. 2004; 23(1):22-6.

Sociedade Alagoana de Pediatria. Protocolo de manejo clínico de pacientes pediátricos com COVID-19. 2020. Disponível em: https://portaldeboaspraticas.iff.fiocruz.br/wp-content/uploads/2021/03/fluxo_covid19_pediatria_AL_pocket___2_.pdf.

SUS – Governo do Estado do Espírito Santo. Nota técnica COVID-19 nª 18/2020 – GROSS/SESA/ES – Atenção à saúde do recém-nascido no contexto da infecção pelo novo coronavírus (SARS-CoV-2). Disponível em: https://saude.es.gov.br/Media/sesa/coronavirus/Notas%20T%C3%A9cnicas/NOTA%20T%C3%89CNICA%20COVID.19%20N.%2018.20%20Sa%C3%BAde%20do%20rec%C3%A9m-nascido%20no%20contexto%20da%20infec%C3%A7%C3%A3o-1.pdf.

SUS – EBSERH – Universidade Federal de Santa Catarina. Protocolo de manejo do COVID-19 neonatal – HU/UFSC/EBSERH. 2021. Disponível em: https://www.gov.br/ebserh/pt-br/hospitais-universitarios/regiao-sul/hu-ufsc/saude/covid-19/protocolos-e-planos-de-contingencia/pediatria-unidade-de-terapia-intensiva-neonatal/protocolo-final-25-02.pdf.

Trotter S. Management of the umbilical cod-a-guideto best care. Medwiues (Lond.) 2003; 6(7):308-11.

Vaz M, Fonseca VP. Prevenção de infecção em oftalmologia. In: Couto RC, Pedrosa TMG. Rotinas e procedimentos. Infecção relacionada à assistência (infecção hospitalar) e outras complicações não infecciosas. 3. ed. Rio de Janeiro: Medbook; 2012. p. 429-35.

Capítulo 44

Infecções em Neonatologia

Sylvia Lemos Hinrichsen ▪ Denise Temoteo da Rocha ▪ Marcela Coelho de Lemos

INTRODUÇÃO

A expressão *infecções relacionadas à assistência à saúde (IrAS)* em neonatologia contempla tanto as infecções associadas à assistência como aquelas associadas a falha na assistência, prevenção, diagnóstico e tratamento. Estão incluídas as infecções transplacentárias (adquiridas por via transplacentária e acometimento intraútero) e as precoces neonatais de origem materna, cuja evidência diagnóstica clínica/laboratorial/microbiológica ocorreu nas primeiras 48 h de vida com fator de risco materno para infecção.

São infecções transplacentárias as decorrentes de herpes simples, toxoplasmose, rubéola, citomegalovírus (CMV), sífilis, hepatite B, vírus da imunodeficiência adquirida (HIV), Zika, chikungunya e dengue.

São infecções precoces de provável origem materna as associadas a fatores de risco materno para infecção, como: bolsa rota há 18 h ou mais; cerclagem ou pessário; trabalho de parto em gestação menor que 37 semanas; procedimentos de medicina fetal nas últimas 72 h; infecção do trato urinário (ITU) materna sem tratamento ou em tratamento há menos de 72 h; febre materna nas últimas 48 h; colonização pelo estreptococo B em gestante, sem quimioprofilaxia intraparto, quando indicada; corioamnionite (caracterizada por febre materna > 38°C), na ausência de outro foco infeccioso, e dois ou mais dos seguintes parâmetros: taquicardia (materna > 10 bpm e fetal > 160 bpm), sensação de desconforto ou dor uterina, líquido amniótico de odor fétido, leucocitose.

São consideradas IrAS tardias de origem hospitalar (após as primeiras 48 h de vida): sepse, conjuntivite, impetigo, onfalite, outras infecções cutâneas, ITU (todas até 7 dias) e infecção do sítio cirúrgico sem prótese (até 30 dias do procedimento) ou com prótese (até 90 dias do procedimento), além de gastrenterite e infecções do trato respiratório (até 3 dias).

Estima-se que as IrAS afetem mais de 30% dos neonatos. Quando comparados aos da população pediátrica de maior idade, seus índices podem ser até 5 vezes maiores. No Brasil, referências demonstram que 60% da mortalidade infantil ocorrem no período neonatal, sendo a sepse neonatal uma das principais causas, conforme dados do sistema de informação de mortalidade (SIM) (http://tabnet.datasus.gov.br).

A infecção (sepse) bacteriana neonatal continua contribuindo significativamente para a morbimortalidade em todo o mundo, sobretudo em países com condições socioeconômicas mais deficientes. Nos países com melhor situação socioeconômica, a incidência varia de 1 a 10 casos para cada 1.000 nascidos vivos. Porém, em recém-nascidos (RN) prematuros, a incidência é mais elevada (1 para cada 230 nascidos vivos). A mortalidade é de cerca de 13 a 60%, dependendo da idade gestacional, do peso, da virulência do germe, da idade de início da doença, da presença ou não de meningite, da precocidade do diagnóstico e da qualidade dos cuidados prestados ao RN.

Define-se sepse neonatal como uma síndrome clínica caracterizada por sinais sistêmicos de infecção acompanhados por bacteriemia e sinais clínicos de resposta inflamatória sistêmica durante as primeiras 4 semanas de vida. Os sinais e sintomas clínicos são inespecíficos. Não há um conjunto único de sintomas que sejam confiáveis; o RN pode mostrar mudanças sutis na cor, no tom, na atividade e/ou na alimentação. Parentes ou profissionais de saúde descrevem frequentemente o neonato como "não está bem". A instabilidade da temperatura é um sinal inicial comum de sepse, sendo a hipotermia mais comum do que a febre, especialmente em um RN prematuro.

Manifestações clínicas precoces adicionais de sepse incluem apneia e sinais de dificuldade respiratória. Os RNs podem também se tornar letárgicos, hipotônicos e inapetentes. Sinais e sintomas de sepse em um RN podem ser difíceis de se diferenciar de outros distúrbios. Como a progressão da sepse, sintomas de choque (cor pálida, cor cinza, taquicardia e/ou hipotensão) podem estar presentes. Neonatos com sepse pelo estreptococo do grupo B (EGB) podem desenvolver apneia e choque rapidamente.

Considera-se como *sepse precoce* aquela que ocorre *nos primeiros 7 dias de vida*, e *sepse tardia*, aquela que ocorre *após os primeiros 7 dias de vida*.

Neonatos com meningite podem ser irritáveis e nervosos, além de ter convulsões, movimentos oculares anormais ou hipertonia. Na sepse também podem ser observados sangramento e coagulação intravascular disseminada.

O sistema imunológico dos neonatos não está completamente desenvolvido; portanto, eles são mais propensos a infecção bacteriana. A imunidade passiva ocorre antes do nascimento pelo transporte ativo de anticorpos de imunoglobulina G (IgG) em toda a placenta. Esses anticorpos ajudam a proteger o bebê contra vírus, toxinas bacterianas, encapsulados e bactérias piogênicas. No entanto, os RNs têm falta dos anticorpos IgA, IgE e IgM porque eles não atravessam facilmente a placenta.

Isso deixa a criança vulnerável a organismos gram-negativos, alguns vírus e antígenos do grupo sanguíneo que causam incompatibilidades do grupo sanguíneo com anticorpos maternos. As deficiências adicionais incluem diminuição dos glóbulos brancos, complemento, fibronina, citocinas e anticorpos, particularmente em RNs prematuros. Portanto, os RN são mais suscetíveis à sepse bacteriana.

O diagnóstico da sepse é um grande desafio, pois não há um teste único que possa ser usado para confirmação ou exclusão antecipada. Porém, ele pode ser feito em bases clínicas, mesmo quando a hemocultura não evidencia crescimento bacteriano, uma vez que nem sempre a bacteriemia é detectada pela hemocultura.

Os sinais e sintomas são inespecíficos, de início silencioso, confundindo-se com condições próprias da idade, como alterações respiratórias decorrentes da prematuridade. Observa-se ainda que, para cada RN verdadeiramente séptico, um grande número deles é tratado apenas por suspeita clínica presumida e não confirmada de infecção.

O uso de biomarcadores na sepse pediátrica é promissor, ainda que sua utilização deva estar sempre correlacionada à clínica. Quando comparado ao uso de um único biomarcador, o uso combinado de biomarcadores, nesse contexto, pode aumentar a sensibilidade e a especificidade do diagnóstico e do prognóstico na sepse. Diante disso, vários biomarcadores têm sido estudados para o diagnóstico precoce da sepse, especialmente a proteína C reativa (PCR) e a procalcitonina, precursor de péptides do hormônio calcitonina, uma proteína de 116 aminoácidos. A procalcitonina pode orientar a introdução ou a suspensão de antibióticos em pacientes com infecção clínica grave; porém, devem-se considerar suas limitações, como falso-negativos, dosagem sérica influenciada por disfunção renal e estudos clínicos com ampla exclusão de pacientes.

A PCR não diferença com precisão a resposta inflamatória sistêmica da sepse, quando medida individualmente. O nível de PCR pode indicar inicialmente inflamação ou até infecção e ser elevado após parto, aspiração meconial, hemorragia intraventricular ou asfixia perinatal. Esse teste diagnóstico pode indicar infecção, mas não aumenta prontamente e seria mais benéfico após 24 a 48 h. Assim, a PCR é frequentemente usada como um indicador de quando interromper o uso de antibióticos (se retornar aos níveis normais) em vez de quando iniciá-lo.

Os biomarcadores inflamatórios, como citocinas, moléculas de adesão e PCR, estão aumentados em sepse neonatal. No entanto, eles devem ser utilizados em conjunto para aumentar o valor preditivo positivo. São fatores predisponentes os neonatais os materno-obstétricos e os ambientais.

Existem quatro rotas de infecção para o RN: ascendente, descendente, transplacentária e adquirida no hospital. A *rota ascendente* permite que bactérias do trato vaginal e do colo do útero materno entrem no útero antes do parto, geralmente devido à ruptura de membranas ou através da vasculatura materno-fetal. Essa é a rota mais comum de infecção em neonatos.

Na *rota descendente*, o feto adquire o patógeno quando o RN desce pela vagina no nascimento. Essas infecções geralmente são causadas pela flora comum na vagina materna ou gastrintestinal (GI). Isso pode resultar em infecção pelo vírus do herpes simples, EGB ou infecções fúngicas. As *rotas transplacentárias* geralmente ocorrem quando os vírus atravessam a placenta da mãe para o feto. As *rotas de infecções adquiridas* no hospital ocorrem após o nascimento com contaminação de uma fonte ambiental ou de pais e prestadores de cuidados de saúde.

Os agentes etiológicos comuns relacionados à sepse neonatal são as bactérias (predominantes), além de vírus, protozoários e fungos. As bactérias gram-negativas, em especial a *Escherichia coli*, são responsáveis por cerca de 70% das infecções neonatais, mas outros agentes também estão envolvidos e têm alta incidência, tais como as bactérias gram-positivas (*Streptococcus* beta-hemolítico do grupo B).

Sepse de *início precoce* (que ocorre nos primeiros 7 dias de vida) é, em geral, causada por *Escherichia coli*, *Streptococcus* beta-hemolítico do grupo B, *Staphylococcus epidermidis* e *Listeria monocytogenes*.

Sepse de *início tardio* (que ocorre após os primeiros 7 dias de vida) tem como agentes etiológicos principais *Staphylococcus aureus*, *Staphylococcus epidermidis*, *Escherichia coli*, *Pseudomonas*, *Listeria monocytogenes*, EGB e enterobactérias (*Klebsiella* sp. é o germe mais predominante na maioria dos serviços de saúde/hospitais).

Os antibióticos têm vários mecanismos de ação. Para uma cobertura inicial, é importante considerar que tipo de microrganismo é encontrado no local de origem da infecção. Os antibióticos atuam contra bactérias:

- Gram-positivas (*Staphylococcus aureus* resistentes à meticilina [MRSA])
- Gram-negativas (*Pseudomonas aeruginosa*)
- Anaeróbias
- Atípicas.

Seu uso pode ser em terapia única e/ou em combinação, sendo indicado para tratamento e/ou prevenção. A terapia inicial pode ser ampla, direcionada para a origem presumível da infecção, podendo ser posteriormente modificada com base em culturas e perfil de suscetibilidade, para prevenir morbidade e mortalidade.

No controle desses processos infecciosos/sepse, sugere-se que sejam redobrados os cuidados pré-natais; que seja um constante objetivo das equipes a boa assistência ao trabalho de parto; que sejam estabelecidas normas de assepsia por todos da equipe multiprofissional de saúde, assim como do ambiente; que o tempo de permanência no berçário seja o menor possível; que seja também aumentada a vigilância no alojamento conjunto e na prática de aleitamento; e que haja permanentemente a consciência da equipe, dos familiares, pais e visitantes sobre a importância da higienização das mãos antes e depois de cada procedimento.

Atitudes simples, como a utilização das técnicas assépticas corretas, um olhar integrado da equipe junto com a tomada de decisões correta e antecipada por parte dos profissionais podem diminuir consideravelmente o índice de morbimortalidade por sepse neonatal.

COVID-19 E RECÉM-NASCIDOS

As crianças parecem ser menos gravemente afetadas pela síndrome respiratória aguda grave do coronavírus 2 (SARS CoV-2) do que os adultos. No entanto, há uma escassez de dados que descrevem o efeito do vírus em lactentes nos primeiros 28 dias após o nascimento.

Os recém-nascidos são suscetivelmente diferentes de grupos mais velhos em sua exposição ao vírus: embora possam contrair SARS-CoV-2 pelo contato com pessoas próximas, da mesma forma que outros grupos, também podem contrair o vírus verticalmente antes ou durante o nascimento. A resposta neonatal à infecção difere da de crianças mais velhas e adultos, e, portanto, recém-nascidos podem ser mais suscetíveis a infecção ou a doença grave. No entanto, esses dados são em grande parte de relatos de casos e séries e, para o melhor de nosso conhecimento, não são de base populacional. Consequentemente, a incidência de infecção neonatal sintomática pelo SARS-CoV-2, a transmissão vertical, as características de apresentação, a gravidade e os resultados no nível populacional são desconhecidos.

A escassez de informações sobre doenças neonatais e as preocupações sobre transmissão de SARS-CoV-2 da mãe para o recém-nascido resultaram em grande variação na orientação para o manejo de recém-nascidos em risco de contrair SARS-CoV-2. Em alguns países, como a China, na rotina imediata, recomenda-se a separação de recém-nascidos de mães infectadas pelo SARS-CoV-2, sem amamentação.

Por contraste, recomendações da OMS e orientação do Reino Unido apoiam manter mãe e lactente juntos, incentivando o aleitamento materno com precauções de higiene. Ao separar-se uma mãe e seu recém-nascido, é provável que haja consequências deletérias para o vínculo mãe-lactente, saúde mental perinatal e amamentação.

FATORES NEONATAIS

Sob condições normais, são fatores neonatais:

- Pele e mucosas: principais barreiras naturais contra infecção (rupturas da integridade da pele podem aumentar a suscetibilidade à infecção)
- Coto umbilical: em razão da sua proximidade da corrente sanguínea, propicia um excelente meio para a proliferação bacteriana
- Peristalse intestinal: quanto mais rápido o fluxo dos conteúdos intestinais, menor a oportunidade para a replicação bacteriana
- IgA – ácido gástrico e ácidos biliares: têm importantes propriedades antibacterianas, lembrando-se de que, nos primeiros dias de vida, estão deficientes ou diminuídos
- Mecanismo imunológico: nos RNs encontra-se reduzido, porém mais acentuado nos prematuros, pequenos para a idade gestacional e anoxiados, justificando a gravidade dos processos infecciosos no neonato
- Anomalias congênitas e cromossômicas e déficits imunológicos: predispõem a processos infecciosos no RN
- Sexo: a sepse neonatal é mais frequente em homens, pois admite-se existir, no cromossomo X, um *locus* ocupado por gene que contribuiria para a formação de anticorpos, especialmente IgM, e as meninas apresentariam em dose dupla essa dotação genética

- Prematuridade/baixo peso: especialmente os RNs com menos de 34 semanas e peso < 1.500 g.

FATORES MATERNOS E OBSTÉTRICOS

São fatores maternos e obstétricos:

- Infecção urinária nas últimas semanas de gravidez
- Ruptura precoce de membranas amnióticas, sobretudo ocorrendo 24 h antes do parto (50% de chance de desenvolvimento de processos infecciosos, 75% após 24 h)
- Processo febril intercorrente
- Trabalho de parto prolongado e difícil
- Manipulação excessiva do canal de parto
- Líquido amniótico fétido
- Febre materna sem identificação do foco infeccioso: sepse desenvolvida nas primeiras 48 a 72 h de vida acha-se relacionada com fatores maternos.

FATORES AMBIENTAIS

Infecção adquirida após o nascimento pode estar relacionada ao meio ambiente em que o RN se encontra, e sua ocorrência é mais tardia (após 48 a 72 de vida).

São fatores ambientais:

- Pessoal de equipe multiprofissional de saúde: não higienização das mãos antes e depois de cada procedimento
- Relação pessoal/RN: número insuficiente de equipe de enfermagem assistencial
- Capacitação técnica da equipe multiprofissional de saúde: não suficiente do ponto de vista técnico, especialmente na assistência prestada e/ou no manuseio de equipamentos
- Tempo de permanência: RN no berçário por tempo prolongado
- Limpeza/desinfecção de ambiente: inadequado e/ou insuficiente sem procedimentos operacionais sistematizados
- Estrutura física: falta de pias e/ou de manutenção predial/mobiliário nas unidades de assistência ao RN
- Alojamento conjunto e aleitamento: sem rotina assistencial preestabelecida
- Fatores ambientais relacionados à mãe: número elevado de visitantes (sadios e/ou doentes) no quarto ou na sala de cirurgia por ocasião do parto, manuseio da criança/RN sem a higienização adequada das mãos (mãe ou outras pessoas), presença de alimentos (quarto/enfermarias), entre outros.

Ao visitar um RN, lembrar dos seguintes cuidados:
- Não beije as mãos e/ou a face
- Não o retire do berço
- Higienize sempre as mãos antes e depois de carregá-lo ao colo
- Não atrapalhe a hora da amamentação, respeite a privacidade da mãe e do RN
- Não fotografe o RN sem a devida permissão
- Não dê conselhos nem faça recomendações
- Não fume nem use perfumes
- Não visite o RN sem avisar, principalmente se estiver doente, sobretudo se gripado.

BIBLIOGRAFIA

Brasil. Agência Nacional de Vigilância Sanitária (Anvisa). Critérios diagnósticos de infecção associada à assistência à saúde. Neonatologia. 2. ed. atual. Brasília: Anvisa; 2017. 65 p.

Bruun B, Paerreggard A. Septicemia in a Danish neonatal intensive care unit. 1994-1998. Pediatr Infect Dis J. 1991; 10(2):159-66.

Fazio Junior J, Nomura Y, Nogueira PRC. Infecção neonatal. In: Fernandes AT, Fernandes MOV, Ribeiro Filho N. Infecção hospitalar e suas interfaces na área de saúde. São Paulo: Atheneu; 2000; 1:321-45.

Gale C, Quigley M, et al. Characteristics and outcomes of neonatal SARS-CoV-2 infection in the UK: a prospective national cohort study using active surveillance. Lancet Child Adolesc Heal. 2021;5: 113-21.

Goulart AP, Valle CF, Pizzol FD et al. Fatores de risco para o desenvolvimento de sepse neonatal precoce em hospital da rede pública do Brasil. Rev Bras Ter Intensiva. 2006; 18(2).

Lanziotti VS, Pávoa P, Soares M et al. Uso de biomarcadores na sepse pediátrica: revisão de literatura. Rev Bras Ter Intensiva. 2016; 28(4).

Oliveira COP, Souza JRS, Machado RC et al. Fatores de risco para sepse neonatal em unidade de terapia: estudo de evidência. Cogitare Enferm. 2016; 21(2):1-9.

Oliveira LS. Septicemia neonatal. In: Figueira A, Ferreira OS, Alves JG. Pediatria IMIP. 2. ed. Rio de Janeiro: Medsi; 1996. p. 175-81.

Pedrosa TMG, Couto RC. Unidades neonatais: centro de terapia intensiva e berçário. In: Couto RC, Pedrosa TMG, Nogueira JM. Infecção hospitalar: epidemiologia, controle, tratamento. 3. ed. Rio de Janeiro: Medsi; 2003. p. 621-32.

Rubarth LB, Christensen CM, Riley C. Bacterial sepsis in the neonate. The Nurse Practitioner. 2017; 42(9):25-32.

Silveira RC, Procianoy RS. Sepse neonatal. Boletim Científico de Pediatria. 2012; 1(1).

Zea-Vera A, Turin CG, Ochoa TJ. Unificar los criterios de sepsis neonatal tardía: propuesta de un algoritmo de vigilancia diagnóstica. Rev Perú Med Exp Salud Publica. 2014; 31(2).

Capítulo 45

Aspectos Éticos e Jurídicos dos Processos Infecciosos Hospitalares e suas Relações com a Vigilância e a Qualidade Assistencial

Sylvia Lemos Hinrichsen ▪ Marcela Coelho de Lemos ▪ Bruno Lemos Hinrichsen

Accountability é a obrigação de um indivíduo e/ou organização dar conta de suas atividades, aceitar a responsabilidade por elas, tomando-as para si, e produzir respostas com resultados. (Sylvia Lemos Hinrichsen)

INTRODUÇÃO

Há muito tempo, o Ministério da Saúde (MS) vinha interessado em oferecer um equacionamento para a questão das infecções hospitalares (IH), atualmente denominadas como infecções relacionadas à assistência à saúde (IrAS). Foi então posto o fundamento legal da responsabilidade de sorte às secretarias estaduais de saúde, para apuração de ocorrências relacionadas com as infecções. Assim, diante de um caso concreto (em que se consiga estabelecer nexo causal), em que as normas de controle de IrAS/IH não tiverem sido observadas, estará flagrada a responsabilidade administrativa do hospital, sujeita ao poder de política da administração. Em tal caso, esse poder é exercido nos termos da Lei nº 6.437, de 20 de agosto de 1977, que configura infrações à legislação sanitária e estabelece as sanções respectivas. Conforme a gravidade da falta, as penalidades vão desde a advertência até o cancelamento do alvará de licenciamento do estabelecimento.

As instituições em que IrAS/IH são detectadas por inobservância de recomendações do MS, além das consequências penais e civis, podem sofrer repressão da autoridade sanitária, para isso investida do poder que a lei referida lhe confere. Em tal hipótese, há violação do Decreto nº 77.052, de 19 de janeiro de 1976, cujo artigo 2º estabelece, dentre outros, o requisito do item IV, relativo à adoção de meios de proteção capazes de evitar efeitos nocivos à saúde de agentes, clientes, pacientes e circunstantes para que uma instituição hospitalar seja considerada apta a funcionar.

Em síntese, não há responsabilidade do hospital se, em abstrato, ele não atende à orientação oferecida pelo Ministério; contudo, se, por decorrência dessa atitude, sobrevém um processo de IrAS/IH, não há defesa possível diante da iniciativa da autoridade sanitária de apurar e punir o fato, caso este seja configurado. Também vale a pena ser lembrado que os parâmetros para cobrança da responsabilidade profissional em relação a IrAS/IH são os mesmos de qualquer ato médico, que também são idênticos aos de qualquer prática social.

Em geral, há uma tendência a admitir que IrAS/IH são um erro médico, mas o que seria um *erro médico*? Entende-se como *erro médico* uma intercorrência negativa ocorrida em qualquer das fases do atendimento por culpa do profissional. Geralmente, confunde-se *erro médico* com mau resultado ou intercorrência médica; porém, para caracterizar uma situação como *erro médico*, não basta apenas um *mau resultado*, pois há que se comprovar a culpa ou culpas. O mau resultado sem culpa não é *erro médico*, mas um fato escusável, isto é, um incidente de todo zelo e diligência. Essa situação há que encontrar guarida na literatura, mediante registro daquele insucesso entre as complicações naturais e previsíveis do procedimento realizado.

Cumprindo-se rigorosamente as recomendações técnicas, o mau resultado será reconhecido como limitação da ciência, e não mera fraqueza do homem ou da instituição; assim, não será justificada sanção ética, penal ou indenizatória. A responsabilidade médica está regulada pela força administrativa, civil e penal.

Nas ações indenizatórias, pleiteiam-se valores que justifiquem: o *lucro cessante* (período de afastamento, temporário ou definitivo, ou possível permanência de redução da capacidade locomotiva, com cálculo feito sobre o ganho real do paciente ou possibilidades teóricas, pelo provável tempo de sobrevida); o *dano moral* (perdas emocionais, estresse, angústia e sofrimentos do paciente consequentes do ato culposo do profissional); o *dano estético* (permanência de sequela não necessária cujo valor financeiro não a extingue, apenas compensa as perdas estéticas e/ou morais do paciente); os *tratamentos* (custos das terapêuticas clínicas, cirúrgicas e/ou uso de prótese/órteses); e o *acompanhante* (que não deve ser confundido com o cônjuge, pois se trata de profissional, com desempenho diuturno, especialmente em situações de coma ou tetraplegia).

A responsabilidade civil é um dever jurídico sucessivo que surge para recompor o dano decorrente da violação de um dever jurídico originário. Por exemplo, se uma paciente apresenta uma fascite necrosante, decorrente de IrAS, que resultou na perda de útero e ovário, caracterizando a violação do dever jurídico originário, defeito de serviço, são inafastáveis a responsabilidade do hospital, da equipe médica e dos demais envolvidos naqueles atos, o dever jurídico sucessivo e a reparação do dano.

Na responsabilidade subjetiva, quando é verificada a real culpa ou se esta é artificialmente criada, a comissão de controle de infecção hospitalar (CCIH) do hospital não usa de todos os meios ou técnicas cientificamente conhecidos para minimizar ocorrências de contaminação, levando a uma grave lesão em um paciente, seguida de ação indenizatória. Nesse caso, a perícia verifica a culpa dos responsáveis pelo controle de infecções.

Na responsabilidade objetiva, ainda que os índices de infecção por categoria estejam todos abaixo dos tolerados pela Organização Mundial da Saúde (OMS), o paciente apresenta espondilodiscite após laminectomia descompressiva. Nesse caso, provada a ligação entre o ato invasivo ocorrido naquele nosocômico e a infecção no nível ósseo, é irrelevante a quem incumbe a culpa, pois a lei aponta como responsável o hospital.

A responsabilidade extracontratual é aquela em que há negligência do hospital, que não atende às recomendações da CCIH/gerenciamento de riscos/qualidade, alegando dificuldades financeiras (responsabilidade exclusiva do hospital), o que caracteriza ofensa à lei.

A responsabilidade contratual é aquela em que o cirurgião plástico, mediante fotografias atuais do paciente, e produzindo simulações computadorizadas, falha na promessa de dar-lhe um novo rosto, criado via informática (ofensa ao contrato).

Na verificação da culpa, tudo depende da prova produzida pelas partes. A produção da prova balizará a decisão judicial. A prova pericial é, portanto, uma das mais eloquentes, mas, ao revés, a mais suspeita de faltar com lisura e honestidade.

A inversão do ônus da prova (em que o acusado terá de provar que não é culpado) é normalmente imperativa no regime da culpa, como expressão da tendência do direito civil moderno para ir ao socorro da vítima, imaginando toda uma complexa construção jurídica para que a vítima ou seus parentes não tenham de provar a culpa do responsável, a este incumbindo, ao contrário, a prova liberatória.

O zelo do profissional no controle de infecções não deve circunscrever-se a pesquisa, treinamento, prática incessante e propagação de novas rotinas, mas englobar também a diligência para que cada uma de suas recomendações, dirigida aos seus pares ou superiores hierárquicos, seja acompanhada de comunicação interna. Tais documentos, em dado momento, no futuro, poderão servir como prova liberatória da sua responsabilidade.

A lei de defesa do consumidor (Artigo 14: "O fornecedor de serviços responde, independentemente da existência de culpa, pela reparação dos danos causados aos consumidores por defeitos relativos à prestação de serviços") vem sendo invocada para dar suporte às pretensões indenizatórias de pacientes que buscam socorro nas barras dos tribunais.

Para o cálculo das ações indenizatórias, os advogados contratados pelos pacientes e/ou familiares recorrem aos sindicatos das categorias profissionais, a fim de se informarem quanto às jornadas de trabalho e aos pisos salariais para instruírem os pedidos. As penalidades podem ser *contratuais* ou *éticas* (advertência confidencial em aviso reservado; censura confidencial em aviso reservado; censura pública em publicação oficial; suspensão do exercício profissional).

O resultado de IrAS/IH poderá configurar não só os crimes de homicídio, lesão corporal ou periclitação da vida e da saúde, na sua modalidade culposa, como também o dano à integridade física sujeita à reparação, na forma estabelecida pelo Código Civil.

No caso de um hospital ser acusado de ter provocado IrAS/IH, ele é que deverá provar que não tem culpa. Se o mesmo não tiver uma CCIH, terá bastante dificuldade para defender-se. Assim, quanto mais atuante for a CCIH, menos dificuldades terá o hospital para provar que essa infecção ocorreria independentemente da qualidade de seu serviço de saúde, uma vez que a totalidade das IrAS/IH não pode ser eliminada.

É importante saber que parte dos pacientes que entrarem em um hospital para intervenção vai, inevitavelmente, ser infectada por algum microrganismo, e apenas 30% das IrAS/IH são perecíveis. O restante é inerente aos pacientes, ou seja, ao entrarem no hospital, já trazem consigo microrganismos que podem ou não se manifestar e provocar doenças. Os níveis aceitáveis para IrAS/IH, pela OMS/Anvisa, são de ≤ 5%. Não há hospital com taxa de infecção zero.

Atualmente, as secretarias de saúde estaduais, por meio de portarias específicas, atrelam a renovação do alvará de funcionamento dos hospitais e a manutenção do credenciamento pelo Sistema Único de Saúde (SUS) à existência de uma CCIH/gerenciamento de risco/qualidade, obrigando o envio de relatório semestral, assim como cópias das atas das reuniões da referida comissão para a Vigilância Sanitária e as Coordenações Estaduais de Controle de IrAS/IH.

COMO PREVENIR A DENÚNCIA

Não há nenhuma medida que evite completamente uma possível denúncia, sendo, portanto, o trabalho na área de saúde uma atividade com riscos para processos jurídicos. O que se pode fazer é buscar a manutenção de uma imagem idônea, técnica e humanística, que atenuará os conflitos, podendo desestimular a denúncia.

Para que tenham uma reputação idônea, os profissionais e/ou instituições de saúde devem fazer rigorosa seleção dos seus assistentes, servidores, fornecedores e equipamentos (qualidade de instalações e/ou manutenções). É importantíssimo haver uma boa relação médico-paciente (a mais ética possível) e a presença de terceiros (exceto em situação de emergências) quando se examinarem pacientes. Faz-se também necessária a autorização por escrito para a realização de tratamentos clínicos, cirúrgicos e microscópicos, bem como solicitações de determinados exames, especialmente para o vírus da imunodeficiência humana (HIV), realizando-se o teste ELISA anti-HIV ou testes rápidos. Devem ser explicados ao paciente e/ou familiares os possíveis riscos existentes no tratamento.

Na relação médico-paciente, é necessário primeiro identificar corretamente o paciente e o seu contato legal, mantendo-se um discurso afetivo e sóbrio. O profissional de saúde deverá sempre ter uma apresentação física respeitável e uma vida social pública discreta, além de disponibilidade para atender a consultas ou conferências. O paciente e/ou familiares deverão ter sempre apoio técnico e emocional, especialmente se houver uma intercorrência negativa.

Ao assistir um paciente, o profissional de saúde deverá sempre se colocar na posição dele, entregando-se espiritualmente e aprimorando-se permanentemente dos pontos de vista técnico e humano. Para evitar a má prática, o médico deve prosseguir na relação de prestação de serviços postulados entre ele e seu paciente, visando à prevenção de lides, devendo: *observar a técnica* (esgotar a pesquisa semiológica, com aplicação de todas as rotinas de investigação recomendadas para cada caso, não agindo fora de sua especialidade registrada junto ao Conselho Regional de Medicina, a não ser em emergências, não atendendo consulta e/ou prescrevendo pelo telefone e acompanhando a evolução da terapêutica e/ou cirurgia realizada pessoalmente); *não inventar* (ou improvisar procedimentos, a não ser os de urgência, que não sejam reconhecidos pela comunidade médica e científica); *anotar tudo* (lembrar que cada acusação de má conduta será detalhadamente analisada pelo Judiciário, e o prontuário médico é o principal documento e a melhor arma de defesa do médico. Por isso, todas as condutas, terapêuticas, reações e intercorrências observadas devem ser anotadas com alto grau de detalhamento, pois um mero detalhe pode ser de grande valia para a defesa); *informar o paciente* (ele e/ou seus familiares ou responsáveis devem ser minuciosamente informados sobre os diagnósticos iniciais e diferenciais ou sobre a ausência destes, além das condutas, terapêuticas clínicas ou cirúrgicas, riscos decorrentes de exames, preferencialmente mediante consentimentos informados por escrito); *consultar colegas* (diagnosticar e/ou dar tratamento até os limites das suas condições, encaminhando, quando possível e necessário, os casos complexos a serviços e/ou profissionais específicos, não iniciada anteriormente sem consultar e/ou comunicar o médico que a prescreveu); *conscientizar e treinar a equipe* (todos precisam de treinamentos e conscientização, uma vez que a má prática de um contamina todos); *manter sigilo e discrição* (preservar a saúde e a intimidade do paciente, só prestando informações sobre suas condições se ele ou o familiar responsável autorizar por escrito); *preservar atestados e documentos* (não fornecer atestados em hipótese alguma sem ter examinado o paciente, uma vez que o atestado "frio" é um dos maiores motivadores de processos penais e ético-disciplinares contra médicos); *esclarecer custos* (sobre honorários e dos serviços médicos; sempre que possível, fazer contrato por escrito); e *manter boa relação médico-paciente* (dar atenção e carinho).

ÉTICA E CONTROLE DE INFECÇÕES RELACIONADAS À ASSISTÊNCIA À SAÚDE

O programa nacional de controle de IrAS/IH está vinculado à Associação Brasileira dos Profissionais em Controle de Infecção e Epidemiologia Hospitalar, à Agência Nacional de Vigilância Sanitária (Anvisa) e ao *Center for Disease Control* (CDC).

O programa de controle de IrAS/IH é o conjunto de ações desenvolvidas para a redução da incidência e gravidade de processos infecciosos. Em 1958, a Associação Americana de

Hospitais criou os comitês de IH. No Brasil, existe a CCIH, que define as diretrizes para a ação de controle de IH. Já o Serviço de Controle de Infecção Hospitalar (SCIH) elabora, implanta e mantém o programa de controle e o sistema de vigilância epidemiológica e também propõe e coordena a aplicação de normas e as motiva para a prevenção e o tratamento de IrAS/IH.

É importante estar consciente de que, quaisquer que sejam a situação e a instituição, sempre existirão pessoas insatisfeitas nos serviços que prestam assistência à saúde, sendo a CCIH responsável por todas as situações de conflitos como assessora, mas não como participante ativa na relação médico-paciente. É fundamental também que o médico e todos os outros profissionais da equipe multiprofissional entendam as inúmeras legislações vigentes; melhor integração das diversas equipes; menor custo hospitalar; maior proteção ao paciente, com menor incidência de infecções cruzadas, superinfecções e/ou multirresistência aos antimicrobianos; assim como maior facilidade e aprimoramento na revisão de protocolos para melhor controle de riscos e IH.

Do ponto de vista ético, existem alguns questionamentos com que os controladores de infecções se deparam dia a dia, como:

- Os pacientes e os familiares devem ser informados de ocorrência de IH/IrAS?
- Os pacientes e os familiares devem ser informados de ocorrência de surtos?
- As práticas de isolamento ferem direitos essenciais do indivíduo?
- A identificação de um paciente isolado fere o sigilo da informação?

Sabe-se que é direito do paciente ter seu diagnóstico e tratamento por escrito, identificado com o nome do profissional de saúde e seu registro no respectivo Conselho Profissional, de forma clara e legível. O Código de Ética Médica diz que é vedado ao médico:

- Deixar de informar ao paciente o diagnóstico, o prognóstico, os riscos e objetivos do tratamento, salvo quando a comunicação direta ao mesmo possa provocar-lhe dano, devendo, nesse caso, a comunicação ser feita ao seu responsável legal
- Negar ao paciente acesso a seu prontuário médico, ficha clínica ou similar, bem como deixar de dar explicações necessárias à sua compreensão, salvo quando ocasionar riscos para o paciente ou para terceiros. O médico deve manter sigilo quanto às informações confidenciais de que tiver conhecimento no desempenho de suas funções, e o mesmo se aplica ao trabalho em empresas, exceto nos casos em que seu silêncio prejudique ou ponha em risco a saúde do trabalhador ou da comunidade.

A carta dos direitos humanos diz:

- Todo indivíduo tem direito à vida, à liberdade e à segurança pessoal
- Toda pessoa tem o direito de livremente circular e escolher a sua residência no interior de um estado
- Os direitos do indivíduo são limitados por suas consequências para a sociedade.

A Portaria nº 2.616/1998 diz que a CCIH do hospital deverá:

- Implantar um Sistema de Vigilância Epidemiológica das IH/IrAS
- Capacitar o quadro de funcionários e profissionais da instituição, no que diz respeito a prevenção e controle das IHs
- Realizar investigação epidemiológica de casos e surtos, sempre que indicado, e implantar medidas imediatas de controle
- Notificar ao Serviço de Vigilância Epidemiológica e Sanitária do organismo de gestão do SUS os casos suspeitos ou surtos diagnosticados de infecção associados à utilização de insumos e/ou produtos industrializados. Todas as alterações de comportamento epidemiológico deverão ser objeto de investigação epidemiológica específica (anexo II 4). O relatório deverá conter informações sobre o nível endêmico das IHs sob vigilância e as alterações de comportamento epidemiológico detectadas, bem como as medidas de controle adotadas e os resultados obtidos (anexo II 6.2). O relatório de vigilância epidemiológica e os relatórios de investigações epidemiológicas deverão ser enviados às Coordenações Estaduais/Distrital/Municipais e à Coordenação de Controle de Infecção Hospitalar do MS, conforme as normas específicas das referidas Coordenações (anexo II 6.4). Cabe à autoridade máxima da instituição:
  - Propiciar a infraestrutura necessária à correta operacionalização da CCIH (4.3)
  - Garantir o cumprimento das recomendações formuladas pela Coordenação Municipal, Estadual/Distrital de Controle de Infecção Hospitalar (4.6)
  - Fomentar a educação e o treinamento de todo o pessoal hospitalar (4.8).

CUSTOS ECONÔMICOS E INFECÇÃO HOSPITALAR

É extremamente difícil conciliar a saúde do ser humano, isto é, a sua vida, com o preço que se paga por ela. É antigo o impasse entre a escassez de recursos financeiros na maioria das instituições e os avanços tecnológicos exigidos para o tratamento dos pacientes por elas assistidos. Busca-se, incansavelmente, a humanização da qualidade de assistência à saúde, com menor custo possível, dentro de preceitos éticos e morais.

Inúmeros são os gastos institucionais para manter a qualidade assistencial. Com o avanço tecnológico, houve uma mudança no uso de medicamentos (em especial com a prescrição de antimicrobianos mais eficazes), com significativo aumento da demanda e alto investimento.

Em um estudo realizado por 81 hospitais brasileiros, observou-se uma redução de 32% das IrAS/IH nas instituições que implantaram programas efetivos de controle de processos infecciosos nosocomiais. Os gastos com os antimicrobianos representam cerca de 25,1 a 41,3% em relação ao consumo total de medicamentos, mas diminuem para 16% quando o hospital pratica sistematicamente uma política de auditoria antimicrobiana para o uso racional desses medicamentos.

As comissões de controle de IH têm importante papel na aquisição de produtos hospitalares, por meio da padronização destes, e na identificação de matérias que ofereçam mais segurança no trabalho, na qualidade do tratamento dos pacientes e na aplicação adequada dos recursos financeiros. A prevenção de IrAS/IH resulta, portanto, em menores custos, com redução da morbidade e da mortalidade.

Na análise econômica das IHs, deve-se: avaliar os custos e o potencial benefício da prevenção das infecções nosocomiais (estimativa de custos); comparar os custos de manutenção de um programa de controle com seu potencial benefício econômico (análise de custo-benefício); estimar a economia obtida pela eliminação de rotinas e de procedimentos não necessários (contenção de custos); e comparar o custo de estratégias alternativas para a obtenção dos resultados preestabelecidos (análise de custo-eficácia).

Os custos hospitalares podem ser diretos e fixos ou indiretos. Os *diretos* estão relacionados a: assistência ao paciente; profissionais de equipes multiprofissionais (independentemente do número de pacientes internados); manutenção de equipamentos; serviços de limpeza e outros, sendo esses custos modificados em função da redução ou do aumento das IrAS/IH.

As IrAS/IH aumentam a permanência hospitalar, que, por sua vez, diminui a rotatividade dos leitos. Com isso, diminui o ganho institucional pelo número de novas admissões e aumentam o custo da infraestrutura hospitalar disponível para o tratamento do doente e os gastos com os antimicrobianos, em geral utilizados de maneira não racional (o que leva a um aumento da multirresistência dos diversos agentes microbianos), além de macular a imagem institucional, acarretando a não escolha desta pelos profissionais e/ou pacientes devido aos riscos aumentados de contraírem processos infecciosos adquiridos durante o internamento.

QUALIDADE | UM DIREITO DO PACIENTE, UM DEVER DA INSTITUIÇÃO

Função da equipe de controle de infecções

Define-se qualidade como um "atributo que visa reduzir variações dos produtos e procedimentos" ou como "um conjunto de propriedades de um serviço (produto) que o torna adequado à sua missão (da empresa), concebido como resposta às necessidades e às legítimas expectativas de seus clientes".

A palavra *qualidade* está associada à noção de padronização, de confiabilidade, de satisfação e de maiores benefícios com os menores riscos para o paciente, definidos em função do alcançável, de acordo com os recursos disponíveis e os valores sociais existentes. Em geral, qualidade pode ser interpretada como a propriedade, o atributo, a condição ou a natureza de determinada coisa, situação ou pessoa; ou uma escala de valores que possibilita avaliar a coisa, a situação ou a pessoa.

A necessidade de qualidade nas diversas áreas produtivas industriais, e principalmente nas instituições de saúde, ao longo dos anos tornou-se imperiosa e obsessiva, sendo, portanto, meta e motivo de disputas, interesses e padronizações das mais diversas.

Pode-se avaliar a qualidade de um serviço a partir de sua estrutura, do processo implantado e dos resultados obtidos.

A estrutura é um conjunto de recursos humanos, físicos e materiais necessários para que sejam realizadas as diversas rotinas diárias de um serviço. Para se obter uma estrutura com qualidade, é necessário que o local de trabalho seja arejado; com boa disposição (*layout* que otimize o fluxo de informações e de pessoas); com adequada iluminação; limpo e bem conservado; com boa comunicação visual em harmonia com os ambientes; com um mobiliário funcional, prático, bonito e confortável; e com materiais utilizados na rotina diária acessíveis, identificados, arquivados, informatizados e organizados funcionalmente. O número de recursos humanos (disponíveis/em treinamento), assim como suas experiências, deve ser adequado à estrutura da instituição.

Os serviços de apoio ao próprio estabelecimento e/ou terceirizados também devem ter a mesma política de qualidade do hospital, e as inter-relações humanas dos funcionários devem ser priorizadas por meio de treinamento e/ou estímulo à amizade e à solidariedade, com profissionalismo.

A empresa deverá ter sua missão definida, repassada claramente para os seus funcionários e clientes. Na organização do trabalho, deverá haver um gerenciamento hierárquico com responsabilidade, uma jornada de trabalho definida, com política salarial compatível às funções exercidas pelos profissionais segundo suas *expertises* e mercado local.

Todo o planejamento institucional deverá estar adequado às suas características, ao tamanho e tipo do hospital (privado, filantrópico, público, universitário, conveniado ao SUS e/ou planos de saúde privados), aos tipos de clientes e procedimentos/tipo de tratamento oferecido em nível ambulatorial e de internação.

Na obtenção da qualidade de uma estrutura que presta serviços na área de saúde, as comissões de controle de IH têm fundamental importância, uma vez que, por meio delas, pode-se implantar na instituição um sistema de vigilância epidemiológica das IrAS/IHs, cujo principal objetivo será reduzir os índices de infecções, ou utopicamente torná-los nulos.

O hospital deverá realizar a vigilância da ocorrência de processos infecciosos adquiridos por seus clientes e/ou profissionais (decorrentes de suas atividades durante a assistência aos pacientes), a fim de reduzir os riscos de adquirir essas infecções, os sofrimentos e/ou início e/ou inconveniências decorrentes delas, assim como otimizar os custos das internações, que poderão aumentar caso haja ocorrência de infecção.

O programa de vigilância das IHs pode ser específico a determinados patógenos, população de pacientes e/ou tipos de infecções (se preveníveis, as de maior ocorrência, as que determinam maior morbidade, as de alto custo e as decorrentes de microrganismos multirresistentes), podendo-se priorizar um setor específico, com base na frequência de casos e/ou se houve boa interação que possa efetivamente reduzir o nível de IrAS/IH.

A qualidade do processo será avaliada pelo sistema de vigilância epidemiológica adotado pelo hospital, por meio, inicialmente, da coleta de dados (busca ativa com a identificação dos fatores de risco). Todas as informações coletadas deverão ser tabuladas, analisadas e posteriormente divulgadas. Por meio da análise dos dados, poderão ser criadas estratégias de controle dos processos infecciosos detectados, avaliando-se o processo

de vigilância implantado e determinando-se a qualidade dos resultados obtidos. Todos os resultados poderão ser expressos por publicações produzidas, participações em eventos científicos, realização de cursos de capacitação, processo de educação continuada e/ou consultorias.

O principal resultado esperado de um trabalho de qualidade é a diminuição da incidência de IrAS/IH e de suas taxas, além da maior satisfação dos clientes. É extremamente importante ter a consciência de que o paciente é o principal foco de atuação do médico e demais profissionais de saúde, promovendo o seu bem-estar, protegendo a sua privacidade, mantendo o sigilo, investigando surtos de infecção, identificando e implementando intervenções com bom custo-benefício e monitorando a eficácia das normas, rotinas e intervenções adotadas. As doenças de notificação compulsória devem ser notificadas aos órgãos responsáveis, evitando-se propagandas alarmistas.

Em relação às atividades das diversas equipes multiprofissionais de um hospital, é importante que sejam relatados os métodos técnicos empregados e seus resultados, estabelecendo uma comunicação clara e bem definida do que foi feito, e demonstrando que existem princípios éticos em não ser omisso diante de situações de infração. Todos os profissionais devem seguir as normas regulamentadas pelo hospital, que precisam ser pautadas nas obrigações éticas para com os pacientes e profissionais das diversas áreas que nele prestam assistência. Cabe ao hospital evitar os conflitos de interesse e proteger a saúde de seus empregados.

A pesquisa só poderá acontecer se obedecer aos princípios básicos da bioética. É importante, também, obter o consentimento informado do paciente quando da realização de exames adicionais ou de tratamentos não convencionais. Deve-se, ainda, garantir o sigilo e a privacidade do paciente, protegendo informações privilegiadas. É importante que se conduzam estudos bem desenhados, que se descrevam informações sobre as obrigações dos órgãos financiadores, que se analisem sem tendências os resultados obtidos e que estes sejam relatados e interpretados de maneira honesta.

Em casos de IrAS/IH nos hospitais públicos, o custo é da sociedade. Já nos hospitais particulares, é um pouco difícil determinar de quem é a responsabilidade do custo, havendo, portanto, a necessidade de estabelecer um *nexo causal* entre a infecção nosocomial e alguma falha tanto de um como do outro. A inexistência de uma CCIH atuante ou a sua total ausência dá ao cliente a oportunidade de exigir indenização.

Cada situação de infecção nosocomial identificada deverá ser considerada isoladamente, de modo particular, e exigirá ampla discussão com a participação de profissionais de direito, representantes de Conselhos Regionais e Federais de Medicina e da própria sociedade, para que sejam definidos os limites e as regras.

DEFINIÇÕES E AS RELAÇÕES COM IH/IRAS

Definição de infecção hospitalar

O termo *IH* tem sido substituído por *IrAS*, uma vez que, além da suscetibilidade individual a processos infecciosos, deve-se

314 Parte 2 **Controle de Infecções**

considerar a existência de diversos fatores que contribuem para o aparecimento de IrAS em pacientes. Entre eles, observam-se: o estado clínico e/ou a suscetibilidade do hospedeiro; a falta de adoção de medidas preventivas na realização dos procedimentos; a manipulação inadequada de substâncias específicas (uso indiscriminado de antissépticos e antibióticos); e descuidos de medidas de segurança na preparação e conservação do sangue para transfusões ou nas prescrições da alimentação parenteral, que aumentam a suscetibilidade da introdução de bactérias no organismo do paciente. Além disso, existe a possibilidade de transmissão direta do microrganismo, uma vez que essas substâncias são administradas, por meio de cateteres, em veias periféricas ou centrais para a corrente sanguínea, assim como o uso indevido de antissépticos cutâneos, que podem não criar barreiras, ou a partir do ponto de introdução do cateter venoso na artéria.

A Lei Federal nº 9.431, de 1997, regulamentada pela Portaria nº 2.616, obriga os hospitais a manterem um programa de controle de IrAS (antes referida como IH), estabelecendo vigilância epidemiológica para identificar ocorrências, determinar causas e possibilitar a proposição de medidas administrativas coerentes e oportunas, obrigando também a um controle dos procedimentos invasivos e à aplicação efetiva de técnicas de limpeza, desinfecção, antissepsia, esterilização e isolamento.

A frequência das complicações em IrAS varia de acordo com a causa da internação, o estado do paciente e o tipo de assistência que ele recebe.

Critérios para definição de IrAS/IH

IrAS/IH é qualquer processo infeccioso adquirido no ambiente hospitalar, diagnosticado principalmente durante sua internação, mas que pode ser detectado após a alta e afetar também qualquer outra pessoa presente no hospital. O CDC define como infecção nosocomial (adquirida em ambiente hospitalar) aquela que não existe, nem está incubada à admissão no hospital. O diagnóstico e a localização são obtidos com o conjunto de dados clínicos e laboratoriais. O tempo de acompanhamento do paciente para que se defina a infecção é de até 48 h após a alta da unidade de terapia intensiva (UTI), 30 dias após a cirurgia sem colocação de prótese e 1 ano após colocação de prótese. Qualquer infecção do neonato até 28 dias de vida é classificada como hospitalar (nosocomial – IrAS), desde que a via de aquisição não seja transplacentária.

Segundo a Portaria nº 2.616 do MS, define-se um processo infeccioso associado ao ambiente hospitalar *quando ele puder ser relacionado com a internação ou com procedimentos complementares*. Também deve ser considerada a suscetibilidade individual à infecção, que pode ser endógena (a partir de microrganismos do próprio paciente, que podem ser induzidos por doenças ou medicamentos, como antibióticos, corticosteroides, anti-helmínticos, gases anestésicos e imunossupressores); ou exógena, que surge a partir de microrganismos estranhos ao paciente, sendo veiculada pelas mãos da equipe de saúde, por nebulização, uso de respiradores, vetores, medicamentos ou alimentos contaminados.

Infecção de sítio ou local cirúrgico

É um risco inerente ao ato cirúrgico e pode manifestar-se por eritema local, deiscência e secreção de exsudato purulento, cujos agentes etiológicos mais frequentemente isolados são: *Staphylococcus aureus*, *Staphylococcus* coagulase-negativo, *Enterococcus* e *Escherichia coli*. A infecção pode ser do tipo superficial (ocorre até 30 dias após a cirurgia e envolve pele e tecido subcutâneo acima da fáscia, com cultura positiva de secreção ou biopsia da incisão superficial), de planos profundos (ocorre até 30 dias sem prótese ou até 360 dias com colocação de prótese, com cultura positiva de secreção ou biopsia de secreção e/ou abscessos) e de órgão ou cavidade (ocorre até 30 dias sem prótese ou 360 dias com colocação de prótese, com cultura positiva de secreção ou biopsia de secreção e/ou tecido do órgão ou cavidade).

As feridas, segundo os tipos de cirurgia em relação ao potencial infeccioso, são classificadas em: limpa-eletiva, fechada primeiramente, não drenada, não traumática, não infectada, sem inflamação, sem falha técnica na assepsia (com risco de infecção < 5 a 10%), potencialmente contaminada (risco de infecção de 5 a 10%), contaminada (risco de infecção de 20 a 40%) e infectada (já com infecção prévia).

Antibioticoprofilaxia

O uso de antibióticos profiláticos em cirurgia geral pode não ser normalmente necessário quando se realiza uma cirurgia limpa, exceto na possibilidade de risco aumentado de infecção. Quando usados, seguem protocolos com base em evidências científicas, que levam em conta os microrganismos mais frequentemente relacionados aos procedimentos cirúrgicos, segundo microbiota hospitalar, cujos agentes mais frequentes são bactérias gram-positivas (*Staphylococcus aureus*, *Staphylococcus epidermidis*) e coliformes aeróbios (*Escherichia coli*).

A indicação de antibioticoprofilaxia cirúrgica, quando realizada, visa à prevenção de infecção cirúrgica, local, mas não previne outras infecções já existentes, como as urinárias, pneumonia ou infecção de cateter. Deverá ser iniciada 1 h antes do procedimento (geralmente coincidindo com o momento da indução anestésica) e descontinuada logo após. Em cirurgias com mais de 4 h, deve-se repetir a dose após 2 h da primeira e suspender a seguir.

São antibióticos utilizados como profiláticos em procedimentos cirúrgicos a cefazolina e a cefalotina, ambas cefalosporinas de primeira geração e com espectro semelhante para microrganismos comuns como *Staphylococcus aureus*/*epidermidis* e *Escherichia coli*. A cefazolina é preferida à cefalotina, por sua meia-vida sérica tecidual maior (4 h), o que possibilita excelente ação sobre as principais bactérias de interesse cirúrgico.

A cefalotina, por ter meia-vida mais curta (2 h), obriga ao aumento do número de doses a cada hora. A repetição do antibiótico profilático intraoperatório deve ser realizada se o tempo cirúrgico ultrapassar a meia-vida do antibiótico escolhido.

Translocação bacteriana

Define-se como translocação bacteriana a passagem de bactérias viáveis ou endotoxinas através da mucosa e da lâmina própria do sistema gastrintestinal para os linfonodos mesentéricos e outros órgãos. Esse fenômeno tem sido associado a bacteriemia e síndrome da falência de múltiplos órgãos e sistemas. Acredita-se que, para que ocorra a passagem de microrganismos e endotoxinas do lúmen intestinal para a corrente sanguínea, há necessidade da existência isolada ou em conjunto de queda da imunidade do paciente, de alteração da flora intestinal e de quebra da barreira defensiva do intestino, representada pela mucosa intestinal.

Diversas situações clínicas, dentre as quais a obstrução intestinal, têm sido implicadas na ocorrência de translocação bacteriana. Em pacientes com obstrução intestinal, alguns estudos mostram a presença de bactérias gram-negativas em linfonodos mesentéricos. A translocação bacteriana também tem sido demonstrada na obstrução experimental do intestino delgado, tanto nos linfonodos quanto no fígado, no baço e no sangue. Há evidências também, experimentalmente, de que a obstrução aguda do cólon esquerdo facilita a translocação bacteriana.

A função intestinal normal inclui um complexo processo de digestão e absorção de alimentos. Devido à imensa quantidade de bactérias em seu lúmen, o intestino grosso possui também um intricado sistema de defesa, o qual ajuda a reconhecer nutrientes que serão absorvidos de endotoxinas e bactérias que devem ser excluídos. Esse mecanismo de prevenção inclui um sistema imune ativo, a barreira mucosa e a peristalse, entre outros.

Assim, em situações em que há deficiência imunológica, como idade avançada; doenças associadas a diabetes melito; depressão; epilepsia; instabilidade hemodinâmica após procedimentos cirúrgicos prolongados (maiores que 3 h), com grande perda sanguínea (sangramentos durante cirurgias e ou após estas); necessidade de reposição sanguínea (hemotransfusões de concentrado de hemácias); desnutrição; episódios de constipação intestinal com uso de medicamentos laxantes que possam levar a desequilíbrio hídrico (desidratação), seguidos de diarreia e/ou alterações gastrintestinais, pode haver quebra física da barreira mucosa, aumento da permeabilidade mucosa e estase intestinal. Além disso, translocação bacteriana para linfonodos mesentéricos tem sido demonstrada.

Na ocorrência de obstrução intestinal, as prováveis causas para o aumento da translocação bacteriana seriam a estase fecal, que determina uma quebra de balanço ecológico da microflora intestinal (com rápido aumento da população bacteriana), e a isquemia, que leva a déficit de irrigação e lesão da barreira mucosa.

Os linfonodos ou gânglios linfáticos são pequenos órgãos perfurados por canais que existem em diversos pontos da rede linfática. Esta é uma rede de ductos que faz parte do sistema linfático, atuando na defesa do organismo humano e produzindo anticorpos.

Escherichia coli (*E. coli*), *Proteus mirabilis* e *Klebsiella pneumoniae* são bactérias gram-negativas, aeróbias, muito identificadas em culturas. São as bactérias, especialmente a *E. coli*, que mais se translocam, em particular quando existem fatores de risco associados, que afetam a imunidade do indivíduo. Os patógenos mais frequentemente envolvidos nas infecções do paciente grave são *E. coli*, *Pseudomonas aeruginosa*, *Staphylococcus aureus* e *Enterococcus* spp., ocorrendo especialmente em infecções ginecológicas, obstétricas e intraperitoneais.

Existe um consenso de que, para a avaliação da translocação bacteriana, seja pesquisada a presença de bactérias de contaminação fecal e, dentre muitas, *Escherichia coli* e *Enterococcus faecalis* são as indicadoras da ocorrência desse processo.

As principais bactérias encontradas no intestino delgado são: lactobacilos, *Streptococcus* do grupo "*viridans*", *Escherichia coli*, *Proteus* sp., *Enterococcus* sp., *Klebsiella* sp., *Clostridium* sp. e *Bacteroides fragilis*. O aumento da população bacteriana parece ser outro fator importante na incidência de translocação, especialmente porque o intestino delgado apresenta maior suscetibilidade em relação ao colo, devido às diferenças estruturais e fisiológicas entre os intestinos delgado e grosso, e, ainda, porque ele é um órgão frequentemente afetado nos estados de hipoperfusão ou na evolução de doenças inflamatórias abdominais.

Algumas reflexões

Ao longo dos anos, tem sido motivo de reflexões a procura pelos atores envolvidos no controle de infecções e/ou riscos relacionados a elas, nas quais são questionadas as causas e os efeitos advindos do cuidado assistencial prestado e/ou recebido pelas instituições de saúde/hospitais/pacientes.

Vários são os motivos que contribuem para o aumento de denúncias contra os profissionais da saúde e/ou instituições/hospitais, que são motivadas pela existência de pacientes não habilitados a diferenciar as complicações normais inerentes aos procedimentos daquelas que resultam de atitudes de negligência. Também tem sido grande a expectativa dos pacientes em relação ao profissional e aos procedimentos diagnósticos e terapêuticos submetidos/realizados, assim como há o enfraquecimento da relação profissional-paciente, que os distancia de relações próximas e profissionais. A cada dia surgem as organizações em defesa do paciente e as buscas por altas indenizações a serem recebidas pelos pacientes que se sentem prejudicados ou com danos atribuídos à assistência à saúde à qual foram submetidos.

Sem a menor dúvida, todos os fatos relacionados aos riscos inerentes e/ou advindos de procedimentos relacionados à assistência à saúde merecem reflexões profundas acerca dos aspectos ético-legais no contexto geral, e especificamente do controle da IH/IrAS.

A busca das práticas assistenciais seguras (biossegurança), sistematizadas por meio de processos assistenciais segundo padrões de qualidade, é uma preocupação mundial que visa oferecer maior e mais efetivo gerenciamento de riscos ao processo de trabalho das equipes multiprofissionais, instituições de saúde/hospitais e pacientes em todo o seu contexto individual e/ou familiar.

A legislação existente no Brasil é extensa quando busca proteger os seus cidadãos de danos. A Lei nº 8.080, de 19 de setembro de 1990, que dispõe sobre as condições para promoção, proteção e recuperação da saúde, a organização e o funcionamento dos serviços correspondentes, no seu artigo 2º afirma que a saúde é um direito do ser humano. No seu parágrafo primeiro, estabelece como dever do Estado garantir a saúde por meio de políticas econômicas e sociais que visem reduzir riscos de doenças e agravos, bem como estabelecer condições que assegurem o acesso universal e igualitário às ações e aos serviços para sua promoção, proteção e recuperação.

O Código de Defesa do Consumidor, de 1990, institui como um direito básico do consumidor a proteção da vida e da saúde no tocante aos serviços ofertados que impliquem riscos.

Segundo o Código Civil brasileiro, aquele que, por ação ou omissão voluntária, negligência ou imprudência, violar direito e causar dano a outra pessoa, mesmo que moral, comete ato ilícito. Em se tratando de dano por lesão corporal, a proteção à pessoa não se restringe à tutela da vida, mas deve abranger sua integridade física e psíquica.

O Código Penal define lesão corporal de forma bastante abrangente, ou seja, como todo e qualquer dano que comprometa a normalidade funcional do corpo humano, tanto fisiológica como mental.

Por negligência entende-se a falta de cuidado ao exercer determinada ação, a desatenção, a omissão em praticar um ato sabidamente necessário; a imperícia refere-se à falta de técnica, de conhecimento para exercer a ação; e a imprudência implica praticar determinada ação mesmo com a consciência do que esta poderá causar ao outro; é a precipitação, a insensatez, a falta de cautela.

Assim, se uma instituição de saúde/hospital tem um programa de ações voltadas à prevenção e ao controle das IH/IrAS implementado e monitorado nos serviços de saúde, é uma estratégia que confere segurança ao profissional e ao usuário.

Para efeitos legais, todo hospital deve contar com uma CCIH/IrAS, a qual deve orientar-se pela Portaria nº 2.616, de 12 de maio de 1998, do MS, que estabelece diretrizes para a prevenção e o controle das IHs. Essas comissões/equipes de controle de infecções devem organizar-se através de um programa de controle de infecções hospitalares (PCIH), definido como um conjunto de ações que, de forma sistemática, têm a finalidade de reduzir a incidência e a gravidade das IHs. Segundo a portaria, os serviços de saúde são responsáveis pela notificação dos casos e surtos diagnosticados ou suspeitos de IH às vigilâncias sanitárias e epidemiológicas dos âmbitos estadual e federal, bem como pelo fornecimento de indicadores epidemiológicos da situação institucional relativamente a essa questão, salientando-se que a autoridade máxima da instituição deve garantir o cumprimento das recomendações das comissões municipais, estaduais ou distritais de controle de infecção, através da nomeação de sua CCIH, cujas atribuições e responsabilidades deve respeitar e apoiar.

Caso as instituições de saúde/hospitais possuam seus serviços sem atividades de prevenção e controle de infecções e/ou riscos não efetivos, e se as comissões só existirem para cumprir uma exigência legal, poder-se-ão atribuir responsabilidades ético-legais às instituições e/ou profissionais diante de tais atitudes.

Dessa forma, se faz necessária a comprovação das atividades de controle de riscos/infecções, da atuação de cada membro da comissão e/ou equipes multiprofissionais no processo do cuidado assistencial seguro, devendo cada um cumprir seu papel profissional com constante atualização, além de exercer vigilância contínua contra situações de risco e tomar medidas para sua resolução.

Cabe aos profissionais de saúde atender à finalidade de seu trabalho, de sua função, que deve ter como prioridade o atendimento ao ser humano de forma integral, segura, competente e responsável.

BIBLIOGRAFIA

Alexander JW, Boyce ST, Babcock GF et al. The process of microbical translocation. Arm Surg. 1990; 2(12):496-512.

Amaral L. Os limites éticos da intervenção sobre o ser humano. Rev Jurídica Consulex. 2001; 113(30):20-1.

Andrade CA, Pinheiro TMM. Controle de qualidade e o controle de infecção hospitalar. In: Martins MA. Manual de infecção hospitalar: epidemiologia, prevenção e controle. 2. ed. Rio de Janeiro: Medsi; 2001. p. 63-75.

Antônio LAC, Fernandes AT. Implicações biotécnicas das infecções hospitalares e de seu controle. In: Fernandes AT, Fernandes MO, Ribeiro Filho N. Infecção hospitalar e suas interfaces na área da saúde. São Paulo: Atheneu; 2000. p. 1655-64.

Baker JVV, Deitch EA, Berg RD et al. Hemorrhagic shock induces bacterial translocation from the gut. J Trauma. 1988; 28:896-906.

Brandão Neto D. Responsabilidade profissional. In: Martins MA. Manual de infecção hospitalar. Epidemiologia, prevenção e controle. 2. ed. Rio de Janeiro: Medsi; 2001. p. 52-62.

Brasil. Decreto Presidência da República nº 77.052, de 19 de janeiro de 1976. Dispõe sobre a fiscalização sanitária das condições de exercício de profissões e ocupações técnicas e auxiliares, relacionadas diretamente com a saúde. Disponível em: https://www.planalto.gov.br/ccivil_03/decreto/1970-1979/d77052.htm.

Brasil. Lei nº 9.431, de 6 de janeiro de 1997. Dispõe sobre a obrigatoriedade de manutenção do programa de controle de infecção hospitalar pelos hospitais do País. Disponível em: http://www.planalto.gov.br/ccivil_03/leis/l9431.htm.

Brasil. Lei nº 6.229, de 17 de julho de 1975. Dispõe sobre a organização do Sistema Nacional de Saúde. Disponível em: http://www.jusbrasil.com.br/legislacao/128430/lei-6229-75.

Brasil. Lei nº 6.437 de 20/08/1977. Configura as infrações à legislação sanitária federal. Disponível em: http://www.planalto.gov.br/ccivil_03/leis/l6437.htm.

Brasil. Ministério da Saúde (MS). Portaria nº 2.616/MS/GM, de 12 de maio de 1998. Regulamenta ações de controle de infecções hospitalares em substituição à Portaria nº 930, de 1992. Disponível em: https://bvsms.saude.gov.br/bvs/saudelegis/gm/1998/prt2616_12_05_1998.html.

Brenner S, Campos GMR, Brenner AS et al. Oclusão intestinal. Análise de 276 casos. Rev Col Bras Cir. l994; 11:1-5.

Calado VN. Erro médico: a informação como instrumento de prevenção. Sindicato dos Médicos de Pernambuco. Jornal do Médico. 2002; 23(2):8.

Campos LJ. Aspectos econômicos das infecções hospitalares. In: Martins MA. Manual de infecção hospitalar: epidemiologia, prevenção e controle. 2. ed. Rio de Janeiro: Medsi; 2001. p. 32-7.

Cavalcanti I, Hinrichsen SL, Alves JL et al. Prevalência e custos de processos infecciosos em unidade de terapia intensiva. Rev Administração em Saúde. 2003; 5(20):7-16.

Cavalcanti NJF. Ética e controle de infecção hospitalar. In: Fernandes AT, Fernandes MOV, Ribeiro Filho N. Infecção hospitalar e suas interfaces na área da saúde. São Paulo: Atheneu; 2000. p. 1650-4.

Conselho Federal de Medicina. Código de Ética Médica. Resolução CFM nº 1.931, de 17 de setembro de 2009. Disponível em: http://www.cremers.org.br/pdf//codigodeetica/codigo_etica.pdf.

Couto Filho AF. Sigilo profissional e prontuário médico. Rev Jurídica Consulex. 2001; 113(30):16-8.

Deitch EA, Bridges WM, Ma JW et al. Obstructed intestine as a reservoir for systemic infection. Am J Surg. 1990; 159(4):394-401.

Direito Médico. Nova opção profissional. Rev Jurídica Consulex. 2001; 113(30):10-1.

Fontana RT, Lautert L. Aspectos ético-legais do controle da infecção hospitalar: algumas reflexões relativas ao enfermeiro. Aspectos ético-legais do controle de infecção hospitalar. Cienc Cuid Saúde. 2008; 7(4):546-50.

Freitas MR. Análise de custo das infecções hospitalares. In: Rodrigues EAC, Mendonça JS, Amarante JMB. Infecções hospitalares: prevenção, controle. São Paulo: Saraiva; 1998. p. 42-5.

Gomes JCM. Erro médico: reflexões. Bioética. 1994; 2:139-46.

Hinrichsen SL. Biossegurança e controle de infecções: risco sanitário hospitalar. Rio de Janeiro: Guanabara Koogan; 2013. 435 p.

Hinrichsen SL. Qualidade e segurança do paciente: gestão de riscos. Rio de Janeiro: Medbook; 2012. 335 p.

Hossne WS. Infecção hospitalar: aspectos éticos. Rev Assoc Med. 1995; 41(1):23-33.

Mendes AC. Indenização por dano oriundo de erro médico. Bioética. 1994; 2:183-9.

Nascimento JEA, Garcia A, Silva Junior JL et al. Translocação bacteriana na obstrução aguda do cólon esquerdo. Rev Bras Coloproct. 2000; 20(1): 19-22.

Noronha MJR. Ato médico. Rev Jurídica Consulex. 2001; 113(30):18.

Responsabilidade civil por erro médico. Rev Jurídica Consulex. 2001; 113(30):12-5.

Souza CMM, Alves MSCF, Moura MEB et al. Os direitos dos usuários da saúde em casos de infecção. Rev Bras Enfermagem. 2008; 61(4): 411-7.

Capítulo 46

Vigilância Epidemiológica

Sylvia Lemos Hinrichsen ▪ Tatiana de Aguiar Santos Vilella ▪ Marcela Coelho de Lemos

O preço da liberdade é a vigilância eterna. (Thomas Jefferson)

INTRODUÇÃO

Define-se como vigilância epidemiológica um conjunto de ações sistemáticas de coleta, análise, interpretação e divulgação de dados relacionados com determinada condição de saúde. Essas informações proporcionam o conhecimento, a detecção ou a prevenção de qualquer mudança nos fatores determinantes e condicionantes de saúde individual e coletiva associados ao evento em questão, com a finalidade de recomendar e adotar as medidas de prevenção e controle de doenças e agravos.

A vigilância de infecções associadas à assistência à saúde (IrAS) tem como objetivo reduzir o risco de ocorrência e a gravidade desses eventos por meio do monitoramento sistemático deles. Com um sistema de vigilância epidemiológica, pode-se subsidiar ações voltadas para as necessidades de cada instituição de saúde/hospital e nortear a revisão periódica do programa de controle de IrAS de acordo com as definições de métodos (prospectivos, retrospectivos, transversais) determinados pela equipe da comissão de controle de infecções hospitalares (CCIH), segundo a maximização de resultados e a redução de custos e da carga de trabalho. Por meio de pistas diagnósticas e critérios previamente estabelecidos e metodologicamente definidos, podem-se estabelecer comparações de resultados intrainstituição e entre diferentes instituições.

Vários são os fatores relacionados aos riscos de adquirir IrAS, que podem estar relacionados com o agente infeccioso (virulência, capacidade de sobreviver no ambiente, resistência antimicrobiana), o hospedeiro (extremos de idades, baixo peso ao nascer, doenças de base associadas, estado imunológico, desnutrição) e o ambiente (admissão em unidades críticas, internação prolongada, dispositivos e procedimentos invasivos e terapia antimicrobiana).

Para que haja um sistema de vigilância epidemiológica efetivo, é necessário fazer questionamentos e, quando possível, encontrar respostas que direcionem à correta classificação de determinada infecção e à compreensão dos seus mecanismos de transmissão. São perguntas que precisam ser sistematicamente feitas pelos controladores de infecções: O quê? Quem? Quando? Por quê? Como? Onde? Quanto custa? Essas questões estão relacionadas com as principais medidas preventivas de IrAS:

- Higienização das mãos
- Tratamento dos reservatórios (água e soluções, medicamentos, equipamentos e pessoas)
- Boas práticas para o preparo dos alimentos
- Utilização correta das precauções e isolamento
- Limpeza e desinfecção de ambientes e superfícies
- Técnicas seguras de inserção e manutenção de dispositivos invasivos
- Preparo do paciente para procedimentos cirúrgicos
- Uso racional de antimicrobianos
- Preparo, coleta, armazenamento, transporte e análise corretos das amostras microbiológicas.

São componentes da cadeia epidemiológica das IrAS:

- Agentes infecciosos (protozoários, bactérias, fungos, vírus, príons)
- Reservatórios
- Porta de saída (sangue, secreção, excreção)
- Modos de transmissão (contato direto por meio de objetos contaminados, pele a pele ou contato cruzado direto e indireto, e respiratório por gotículas, aerossóis e vetores)
- Porta de entrada (sistema respiratório, gastrintestinal, geniturinário, pele não íntegra e mucosas)
- Hospedeiro suscetível (recém-nascido, idosos, imunocomprometidos, doentes crônicos, pós-cirúrgicos, queimados).

MÉTODOS DE COLETA DE DADOS

A vigilância epidemiológica é uma ferramenta de trabalho definida como um conjunto de atividades que proporcionam a informação indispensável para conhecer, detectar ou prever qualquer mudança que ocorra nos fatores condicionantes do processo saúde-doença, com a finalidade de recomendar, quando oportuno, as medidas necessárias à prevenção e ao controle da doença.

Com mecanismos de vigilância, são produzidos indicadores epidemiológicos, os quais, em geral, medem os resultados de infecções e óbitos. Entretanto, para que se possam avaliar eventos adversos em uma instituição de saúde-hospital, é necessário expandir o uso das medidas de controle e compreender as características desejáveis de um indicador, que deve ser de fácil compreensão e capaz de produzir conclusões, econômico (não laborioso), disponível (fácil acesso) e testado no campo (comprovação como útil na prática). De modo geral, os indicadores são classificados como: de estrutura, de processo e de resultado, segundo Donabedian.

As medidas para aferir as ocorrências das infecções (e doenças de modo geral) são do tipo: taxa, proporção e razão. São ferramentas de análise de dados: relatórios, gráficos de pizza, diagrama de dispersão, gráfico de Pareto, gráfico de teia de aranha (*cobweb chart*), histograma, curvas endêmicas, análise de tendências e análise automática de curvas endêmicas.

O método de coleta de dados poderá ser do tipo *passivo* (preenchido por profissionais não pertencentes à CCIH) ou *ativo* (busca ativa prospectiva de casos internados pelos componentes da CCIH), ou no período pré-alta (com maior sensibilidade, mais acurado, que analisa os fatores de risco) (Quadro 46.1).

Busca ativa de dados

Na busca ativa, podem ser analisados todos os casos, ou os mais relevantes (racionalização de tempo), mediante resultados de: culturas positivas; presença de febre e/ou secreção com pus; mudança no aspecto da ferida operatória; realização de procedimentos invasivos; e uso de antimicrobianos. As visitas para busca ativa deverão ser diárias, nas unidades de terapia intensiva e berçários de alto risco, e semanais (2 a 3 vezes/semana) nos demais setores de internação e no bloco cirúrgico/central de material esterilizado. É importante que a equipe controladora de infecções defina a periodicidade das visitas nos diversos setores da instituição, determinando o tipo de vigilância.

A busca ativa é feita utilizando-se os prontuários dos pacientes, o relatório geral de enfermagem, os resultados de exames e/ou as informações das equipes multiprofissionais. Entretanto, ela oferece grandes dificuldades, especialmente em hospitais gerais (pela alta complexidade), devido à rotatividade dos diversos membros das equipes, ao difícil acesso aos prontuários, à não identificação microbiológica, ao não seguimento dos casos cirúrgicos pós-alta e à não sensibilização dos administradores em relação à importância da CCIH/gerenciamento de risco/qualidade, não contratando pessoal específico e/ou em número suficiente para essa atividade. É importante lembrar que as infecções cirúrgicas (em 10 a 80%) só ocorrem após a alta do doente, sendo então necessária a vigilância pós-alta (durante o retorno do paciente ao ambulatório de onde foi egresso, pela informação do cirurgião e/ou por telefone/aerograma). Esse tipo de infecção é, hoje, considerado um parâmetro de qualidade da instituição.

Os sistemas de informação para o controle de IrAS, meta internacional de segurança do paciente (meta nº 05), são instrumentos que facilitam a organização e a análise de dados necessários às equipes/serviços de vigilância epidemiológica hospitalar e aos núcleos de segurança do paciente.

Modelos genéricos de relacionamento de setores/entidades em um sistema de banco de dados de IrAS devem incluir informações que contemplem:

- Paciente: nome, sexo, data de nascimento
- Fatores de risco do paciente: tipo, data
- Procedimentos invasivos realizados no paciente: tipo, data, profissional responsável
- Internação: data de admissão/saída, tipo de convênio/plano
- Unidade de internação: leito, data de admissão/saída
- Setor clínico: clínico geral/específico/cirúrgico, data de admissão/saída

QUADRO 46.1 Doenças ou agravos de notificação compulsória.*

Acidente de trabalho com exposição a material biológico
Acidente de trabalho: grave, fatal e em crianças e adolescentes
Acidente por animal peçonhento
Acidente por animal potencialmente transmissor da raiva
Botulismo
Cólera
Coqueluche
COVID-19: casos suspeitos e confirmados
Dengue: casos
Dengue: óbitos
Difteria
Doença de Chagas aguda
Doença de Chagas crônica
Doença de Creutzfeldt-Jakob (DCJ)
Doença invasiva por *Haemophilus influenzae*
Doença meningocócica e outras meningites
Doenças com suspeita de disseminação intencional: antraz
    pneumônico; tularemia; varíola
Doenças febris hemorrágicas emergentes/reemergentes:
    arenavírus; ebola; Marburg; Lassa e febre purpúrica brasileira
Doença aguda pelo vírus Zika
Doença aguda pelo vírus Zika em gestante
Óbito com suspeita de doença pelo vírus Zika
Esquistossomose
Evento de Saúde Pública que constitua ameaça à saúde
    pública (ver definição no art. 2º desta Portaria)
Eventos adversos graves ou óbitos pós-vacinação
Febre amarela
Febre chikungunya
Febre chikungunya em áreas sem transmissão
Óbito com suspeita de febre chikungunya
Febre do Nilo Ocidental e outras arboviroses de importância
    em saúde pública
Febre maculosa e outras riquetsioses
Febre tifoide
Hanseníase
Hantavirose
Hepatites virais
HIV/AIDS: infecção pelo vírus da imunodeficiência humana ou
    síndrome da imunodeficiência adquirida
Infecção pelo HIV em gestante, parturiente ou puérpera e
    criança exposta ao risco de transmissão vertical do HIV
Infecção pelo HIV
Influenza humana produzida por novo subtipo viral
Intoxicação exógena (por substâncias químicas, incluindo
    agrotóxicos, gases tóxicos e metais pesados)
Leishmaniose tegumentar americana
Leishmaniose visceral
Leptospirose
Malária na região amazônica
Malária na região extra-amazônica
Monkeipox/Varíola dos macacos
Óbito: infantil; materno
Poliomielite por poliovírus selvagem
Peste
Raiva humana
Síndrome da rubéola congênita
Doenças exantemáticas: sarampo; rubéola
Sífilis: adquirida; congênita; em gestante
Síndrome da paralisia flácida aguda
Síndrome respiratória aguda grave associada a coronavírus:
SARS-CoV; MERS-CoV
Tétano: acidental; neonatal
Toxoplasmose gestacional e congênita
Tuberculose
Varicela: caso grave internado ou óbito
Violência doméstica e/ou outras violências
Violência sexual e tentativa de suicídio

*Lista Nacional de Notificação Compulsória (anexo 1 do anexo V, Portaria de Consolidação nº 4 GM/MS de 3/10/2017).
*Portaria nº 264, de 17/02/2020, do Ministério da Saúde (MS), que altera a Portaria de Consolidação nº 4, de 28 de setembro de 2017, do MS, para incluir a doença de Chagas crônica na Lista Nacional de Notificação Compulsória de doenças, agravos e eventos de saúde pública nos serviços de saúde públicos e privados em todo o território nacional.
SARS-CoV: coronavírus associado à síndrome respiratória aguda grave;
MERS-CoV: coronavírus associado à síndrome respiratória do Oriente Médio.

- Diagnósticos: principal/secundário, CID-10, data
- Infecções: comunitária/hospitalar/colonização, data do diagnóstico, sítio principal/específico
- Cirurgias: procedimento, data da cirurgia, clínica responsável, grau de gravidade do paciente (escore da American Society of Anesthesiologists [ASA]), potencial de contaminação, duração da cirurgia, se emergência, se trauma, se uso de prótese, se cirurgia com uso de endoscópio, tipo de cirurgião/anestesista/circulante/outros
- Antimicrobiano terapêutico: tipo, qualidade da prescrição, custo, dose diária definida (DDD), profissional responsável
- Dados microbiológicos: material biológico, data de coleta, gênero, espécie, informação genética, antibiograma clássico S/R, dados da concentração inibitória mínima (MIC), tipo de multirresistência
- Antimicrobianos profiláticos: tipo, qualidade da prescrição, custo, DDD, profissional responsável.

DOENÇAS DE NOTIFICAÇÃO COMPULSÓRIA

As doenças de notificação compulsória às atividades sanitárias são as que podem implicar medidas de isolamento ou quarentenas, de acordo com o regulamento sanitário internacional. Podem, em algumas situações, exigir investigações, inquéritos e levantamentos epidemiológicos junto a indivíduos e a grupos populacionais determinados, sempre que for julgado oportuno, visando à proteção da saúde pública.

A notificação compulsória de doenças consiste na comunicação da ocorrência de casos individuais, agregados de casos ou surtos, suspeitos ou confirmados, da lista de agravos relacionados na Lista Nacional de Notificação Compulsória (anexo 1 do anexo V, Portaria de Consolidação nº 4, de 3/10/2017, do Ministério da Saúde, que deve ser feita às autoridades sanitárias por profissionais de saúde ou qualquer cidadão, visando à adoção das medidas de controle pertinentes. Alguns eventos ambientais e doenças ou morte de determinados animais também se tornaram de notificação obrigatória (Portarias nº 204 e 205, de fevereiro de 2016, do Ministério da Saúde). A COVID-19 (infecção pelo SARS-CoV-2) desde 2020 também se tornou uma doença de notificação compulsória, devendo ser notificados tanto casos suspeitos quanto casos confirmados pelos profissionais de saúde, uma vez que se trata de uma Emergência em Saúde Pública de Importância Internacional (ESPII). Assim, as notificações podem ser feitas à Vigilância Epidemiológica dos Distritos Sanitários em horário comercial, durante a semana e nos fins de semana e feriados, a partir de 18 h ao Plantão da Epidemiologia.

A Portaria nº 2.616 (12/05/1998) do Ministério da Saúde estabelece como competência das CCIHs, na ausência de um núcleo de epidemiologia, a obrigatoriedade de notificar os casos diagnosticados e/ou suspeitos de doenças sob vigilância epidemiológica.

A Portaria nº 1.693 de 23 de julho de 2021, do Ministério da Saúde, instituiu a vigilância epidemiológica hospitalar, a qual será executada pelos Núcleos Hospitalares de Epidemiologia (NHE), unidades intra-hospitalares que têm por objetivo oferecer informações estratégicas para a organização, preparação e resposta do serviço hospitalar no manejo de eventos de interesse à saúde, bem como subsidiar o planejamento e fortalecimento da vigilância em saúde local.

A monkeypox (varíola dos macacos) também passou a ser uma doença de notificação compulsória desde agosto de 2022, de acordo com a Portaria GM/MS nº 3.418, uma vez que foi observado aumento de casos da doença em países não endêmicos para a doença, incluindo o Brasil. Assim, passou a ser obrigatória a notificação dos casos inconclusivos, positivos e negativos da doença em até 24 horas para o Ministério da Saúde.

A notificação compulsória significa comunicação obrigatória à autoridade de saúde, realizada pelos médicos, profissionais de saúde ou responsáveis pelos estabelecimentos de saúde, públicos ou privados, sobre a ocorrência de suspeita ou confirmação de doença, agravo ou evento de saúde pública, descritos no anexo, podendo ser imediata e/ou semanal.

A notificação compulsória imediata (NCI) é realizada em até 24 h a partir do conhecimento da ocorrência de doença, agravo ou evento de saúde pública, pelo meio de comunicação mais rápido disponível; e a notificação compulsória semanal (NCS) é realizada em até 7 dias a partir do conhecimento da ocorrência de doença ou agravo (Quadro 46.2).

QUADRO 46.2 Tipos e métodos de coleta de dados.

Tipos/métodos de coleta de dados	Características	Desvantagens
Ativo	Um técnico da VEH realiza busca de casos utilizando a definição destes e utiliza diversas fontes/pistas diagnósticas. É recomendado pelo MS e pelo CDC Pode ser feito mediante o preenchimento de formulários específicos para a liberação de antimicrobianos ou pela notificação indireta de IrAS com base na observação clínica dos pacientes pela equipe multiprofissional	Tem como desvantagem ser um método não interativo de notificação, que provoca desinteresse da equipe em notificar IrAS, além de heterogeneidade de conceitos entre membros da equipe, assim como necessidade de revisão de dados pelos controladores de infecções Determina a concentração dos técnicos na detecção de casos, em detrimento da análise e retroalimentação das informações às unidades e aos profissionais
Passivo	Os casos de IH são identificados e notificados pela equipe de atendimento. Essa técnica não é recomendada pelo MS e pelo CDC Realiza uma busca retrospectiva por meio da revisão de prontuários A avaliação realizada é referente ao passado do paciente e à assistência prestada desde a admissão até a saída, tendo como base os registros de prontuário, dependendo exclusivamente das informações registradas	Baixa sensibilidade devido ao não envolvimento da equipe na identificação das IHs e demora na notificação à CCIH. Critérios de diagnósticos não uniformes É um processo que não enxerga o momento atual, o que proporciona a perda de oportunidades de implementação de medidas de controle durante a hospitalização do paciente

(continua)

320 Parte 2 **Controle de Infecções**

QUADRO 46.2 Tipos e métodos de coleta de dados. (*Continuação*)

Tipos/métodos de coleta de dados	Características	Desvantagens
Tipos de vigilância		
Global	Avalia todos os pacientes em todas as clínicas e em todas as topografias. Utiliza pistas diagnósticas de várias fontes; é realizada por técnico da VEH	Custo elevado; exige número maior de técnicos da VEH; risco de não disponibilidade para a avaliação das informações
	Proporciona uma visão geral das IrAS em toda a instituição de saúde/hospital. É o registro do total de IrAS no mês dividido pelo total de saídas no mês vezes (×) 100	A taxa global não leva em consideração a gravidade dos pacientes nem a complexidade dos procedimentos invasivos realizados
Objetiva	Define-se a infecção que se pretende diminuir, quanto se pretende diminuir e qual a estratégia a ser utilizada	Não favorece uma visão global da instituição
	É um método que define os níveis de esforços de acordo com a gravidade dos problemas, através do custo atribuível de cada infecção, da frequência das infecções, do grau de morbidade e do tempo de permanência, além dos serviços e insumos necessários ao tratamento	
Por componentes	Tem como objetivo dispor de dados de qualidade suficiente em todos os estabelecimentos de saúde que adotam a mesma metodologia, com protocolos e definições padronizados para que possam ser feitas comparações válidas com vistas à avaliação das medidas preventivas e à realização de pesquisas científicas. Foi introduzida em 1986 pelo CDC/NNISS, atualmente conhecido como NHSN	É uma metodologia em que, para saber se determinada IrAS pertence ou não ao grupo da NHSN, os pacientes e suas infecções não podem pertencer aos seguintes grupos: unidades de psiquiatria, de reabilitação, com doença aguda de base à admissão, procedentes de assistência domiciliar (*home care*)/asilos/casas de repouso, submetidos a cirurgia em regime ambulatorial com alta em menos de 24 h, acompanhados em ambulatório ou em terapia (quimioterapia, diálise, cateterismo cardíaco)
	Os protocolos/componentes de vigilância da NHSN têm como objetivos desenvolver a vigilância das IrAS em diferentes grupos de pacientes pertencentes: UTI, BAR, submetidos a cirurgia e global	
Pós-alta	Direciona a infecção de longa incubação ou pacientes de curta permanência hospitalar; neonatos normais	Alto custo para contato com paciente; baixa taxa de retorno; critérios pouco uniformes
	É um método complementar de vigilância, muito usado em pacientes cirúrgicos (busca fonada até 90 dias da alta hospitalar), readmissões em serviços de urgência/ emergência e/ou ambulatorial e exames	
Microbiológica	Utiliza dados laboratoriais com os quais acompanha culturas dos pacientes; permite a detecção de resistência bacteriana	Não pode ser usado isoladamente por não ser suficiente para a classificação de IrAS
	Possibilita a detecção de microrganismos presentes nas amostras laboratoriais de culturas coletadas de pacientes internados e encaminhados aos setores de microbiologia e/ou anatomopatologia. Possibilita determinar o tipo de microbiota por setor, o tipo de amostra coletada, o perfil de sensibilidade dos microrganismos, a unidade de internamento servindo de bases para a implantação de medidas de precaução e isolamentos	
Método de vigilância		
Retrospectivo	Revisão de prontuários após alta	Baixa qualidade do registro das informações; demora na obtenção dos dados
Prospectivo	Monitora a infecção com o paciente ainda internado e após a alta; avalia grau de risco na admissão; visão global das IHs; realiza visitas periódicas aos setores e pacientes	Alto custo de acompanhamento após alta
Prevalência ou transversal	Monitora casos de infecção presentes em dado lugar, em um momento – casos novos e antigos não resolvidos	Superestima as taxas; difícil comparação entre setores/instituições; não mede risco; questionável em instituições pequenas
Incidência	Casos novos de infecção em dado lugar, em um período de tempo	Custo elevado; demorado; muitas informações não modificáveis; diminui o tempo para análise e intervenção

VEH: vigilância epidemiológica hospitalar; MS: Ministério da Saúde; CDC: Centers for Disease Control and Prevention; IH: infecção hospitalar; CCIH: Comissão de Controle de Infecção Hospitalar; NHSN: The National Healthcare Safety Network; NNISS: National Nosocomial Infections Surveillance; UTI: unidade de terapia intensiva; BAR: berçário de alto risco; IrAS: infecções relacionadas à assistência à saúde.

Vigilância por componentes: experiências

No período de 2011 a 2016, foi implantada uma experiência de vigilância de IrAS com base no tipo de vigilância por componentes (NHSN, The National Healthcare Safety Network), em um hospital terciário, de alta complexidade, seguindo padrões de segurança do paciente e acreditação internacional (Joint International Commission [JCI]). O setor de infectologia do hospital foi implantado segundo padrões do Programa de Controle de Infecções (PCI) da JCI. Era composto por um médico infectologista (6 h/dia), uma enfermeira supervisora (6 h/dia), uma enfermeira de apoio (6 h/dia), uma técnica de enfermagem (8 h/dia) e um auxiliar administrativo (8 h/dia). A equipe de controle de infecções trabalhava em parceria com a equipe de gestão de riscos, uma vez que o controle de infecções era considerado como meta internacional de segurança do paciente, meta nº 05, e todos eram norteados em suas atividades segundo a Portaria nº 2.616/98, de controle de infecções, a Portaria nº 529 e a Norma Regulamentadora (NR) nº 36, de segurança do paciente. Foram elaborados, implementados e disponibilizados (intranet, em papel, treinamentos) 50 procedimentos operacionais padrão (POP) relacionados às atividades de controle de infecções, além de indicadores de IrAS. Também foram definidos os principais conceitos e a classificação das IrAS (Agência Nacional de Vigilância Sanitária [Anvisa]/Centers for Disease Control and Prevention [CDC]), os tipos e métodos de vigilância e os principais dados a serem coletados para a elaboração dos numeradores (N) e denominadores (D) dos indicadores com as suas respectivas fórmulas.

Os indicadores de IrAS tinham a finalidade de implementar e consolidar a vigilância epidemiológica das infecções consideradas como prioritárias para a morbidade e mortalidade dos pacientes, que também forneciam dados para o registro dos dados obtidos por meio de buscas ativas diárias segundo vigilância por componentes (NHSN). Mensalmente, os indicadores eram apresentados em reuniões de lideranças e governança e notificados para níveis municipal, estadual e federal. No componente de vigilância em unidades de terapia intensiva (UTI) de adultos e pediátricas, os controladores de infecções (médico e enfermagem) concentravam diariamente os esforços para um ambiente em que a incidência de IrAS teria um risco aumentado de ser elevada devido à gravidade dos pacientes que eram submetidos a procedimentos de alto risco. Todos os pacientes eram monitorados, diariamente, desde a sua entrada até a saída da unidade de cuidados críticos para adultos ou pediátrica. Foi elaborada uma ficha de busca ativa para vigilância de IrAS em UTI, com dados de identificação, data de internação/saída, fatores de risco, antimicrobianos, culturas microbiológicas, exames de imagem/bioquímicos/hematológicos, evolução (alta, transferência, óbito), avaliação da equipe de controle de infecção quanto à definição/classificação (por local principal e específico, conforme proposto pela NHSN com suas respectivas siglas) de IrAS, e se o óbito aconteceu como consequência de IrAS. A equipe de controle de infecções, com a parceria da enfermagem/enfermeiro responsável pela UTI, participava do preenchimento do censo diário da unidade quanto aos protocolos e às suas adesões relativas aos bundles (pacote de medidas) do Institute of Health Improvement (IHI) de prevenção de infecção do trato urinário, da corrente sanguínea, PAV (pneumonia associada à ventilação mecânica), outras infecções e de sítio cirúrgico. As culturas de vigilância eram realizadas em todos os pacientes internados nas UTIs, 1 vez/semana, para monitoramento de microbiota e implantação de medidas de precaução e/ou isolamento. Também eram realizadas, pela infectologia, discussões em beira de leito sobre o uso de antimicrobianos empíricos (por meio de protocolo por tipos de infecções e procedência do paciente, e tempo de internamento na unidade), segundo um programa de stewardship (gerenciamento do uso racional de antimicrobianos).

A coleta sistemática e precisa dos dados específicos que fundamentavam os critérios de determinada infecção auxilia as equipes multiprofissionais responsáveis pela vigilância das IrAS a elaborar os indicadores por local principal e específico de acordo com a gravidade dos pacientes, assim como ajuda a implementar ações de prevenção e controle de infecções de maneira efetiva.

Toda infecção adquirida após a entrada do paciente na unidade de cuidados críticos em um prazo de 48 h e que não estivesse em seu período de incubação era considerada uma IrAS da UTI. O mesmo se aplicava para as IrAS que ocorriam em até 48 h após a transferência do paciente da UTI para outra unidade de internação, na qual a data de transferência era considerada como a data da IrAS para a UTI. No componente de vigilância em berçário de alto risco (BAR), devido à prematuridade dos pacientes e à exposição a procedimentos intensivos (consequentemente, com maior risco para altas taxas de IrAS), o peso dos recém-nascidos (RN) foi considerado um fator de risco importante, determinando a sistematização da coleta de dados e a classificação das IrAS segundo pesagem (< 750 g; > 750 g a 999 g; 1.000 g a 1.499 g; 1.500 g a 2.499 g; ≥ 2.500 g).

Diariamente, a equipe de controle de infecções monitorava os pacientes em busca de infecções em todas as topografias, desde a admissão até a saída da unidade. A mesma metodologia de vigilância por componentes usada nas UTIs de adulto e pediátrica era aplicada ao BAR, respeitando-se as peculiaridades da população neonatal. A equipe de controle de infecções, diariamente, fazia a busca ativa das doenças de notificação compulsória admitidas no setor de urgência do hospital, como elemento norteador da implantação de medidas de precaução e isolamento quando do internamento de pacientes, assim como notificava ao sistema municipal/estadual as suas ocorrências (Hinrichsen et al., 2011a,b; 2012; 2013).

Vigilância por componentes: infecções relacionadas à assistência à saúde | meta nº 5 de segurança do paciente

Toda instituição de saúde/hospital deve implantar e implementar ações de vigilância para identificar oportunidades de melhorias nas diversas práticas assistenciais. Riscos à saúde são inerentes às atividades das equipes multiprofissionais e, na maioria das vezes, não são perceptíveis aos gestores/lideranças. No entanto, com a sistematização de processos com base em padrões assistenciais segundo tipos de vigilância (ativa, passiva e/ou sentinela), passa-se a entender melhor o que se está fazendo na prática assistencial, podendo, assim, rever os procedimentos não considerados segundo os padrões de segurança do paciente. Desse modo, é possível adquirir uma visão integrada dos riscos intrínsecos às atividades relacionadas, para a melhora da linguagem entre equipes. A implantação de programas de prevenção de riscos, qualidade e controle de infecções deverá ser feita com uniformização de conceitos; educação para a adoção de uma postura institucional prevencionista; integração de todos os setores normativamente a uma política de gerenciamento de riscos e controle de infecções, com constante monitoramento de indicadores dos eventos ocorridos que reflitam as práticas assistenciais em qualquer instituição de saúde/hospital.

É fundamental também implantar metodologias de vigilância epidemiológica dos riscos em geral e das IrAS, consideradas como um risco à saúde do paciente e uma meta internacional de segurança. Por meio de sistematização de processos que integre equipes focadas, e não descentralizadas, será possível identificar a ocorrência de eventos adversos que passam a ser enxergados e mais bem monitorados por todos os envolvidos na cadeia assistencial do paciente.

Estudo-piloto: experiência integrando a vigilância epidemiológica por meio da metodologia por componentes e gestão de riscos/controle de infecções

Um estudo observacional, transversal, descritivo com abordagem quantitativa foi realizado no período de janeiro a dezembro de 2014, com fins de identificar os processos de monitoramento de eventos adversos, incluindo IrAS, implementados pela equipe multiprofissional de gestão de riscos e controle de infecções do hospital (com 155 leitos), segundo padrões internacionais de segurança do paciente. Como resultados, em um período de 12 meses de estudo, foram observadas 946 (7,72%) notificações de eventos adversos (buscas ativa, passiva e sentinela) em um total de 12.249 pacientes admitidos. Os principais eventos estavam relacionados à falta de registros sobre as metas internacionais de segurança do paciente, especificamente a meta nº 1 (identificação correta do paciente em prontuário não eletrônico e aberto) (n = 540; 57,1%) e a meta nº 4 (cirurgia segura), além da falta de preenchimento adequado do consentimento informado (n = 37; 3,9%). Outros eventos foram também identificados, como procedimentos relacionados para evitar lesões por pressão (n = 3; 36,38%), atraso de medicamentos/antibióticos (n = 28; 2,9%) e medidas preventivas para evitar danos ao paciente resultante de quedas (meta nº 6 de segurança do paciente) (n = 27; 2,8%). Todos os eventos (100%) ficaram sem causar danos para o paciente. Dos 946 registros (0,5%) do tipo sentinela, identificaram-se cinco eventos. Em relação às IrAS, não foram registrados (100%) casos de PAV em três das quatro UTIs (adulto-b, coronária, pediátrica e neonatal), assim como taxas relacionadas a infecção de cateter e urinária ligada ao uso de sonda vesical, que estiveram abaixo de 4% durante o período do estudo (Hinrichsen et al., 2015).

BIBLIOGRAFIA

Brasil. Leis etc. Portaria nº 930, de 27 de agosto de 1992. Dispõe sobre normas e instruções para o controle das infecções hospitalares no país (revoga a Port. 196/83). Brasília: Diário Oficial da União; 4 de set. de 1992. Seção I, p. 12279-82. Disponível em: https://pesquisa.in.gov.br/imprensa/servlet/INPDFViewer?jornal=1&pagina=47&data=04/09/1992&captchafield=firstAccess.

Brasil. Ministério da Saúde (MS). Lei nº 6.437, de 1997. Dispõe sobre as infrações à legislação sanitária federal. Disponível em: http://www.planalto.gov.br/ccivil_03/leis/L6437.htm.

Brasil. Ministério da Saúde (MS). Portaria nº 2.616, de 12 de maio de 1998. Dispõe sobre a obrigatoriedade da manutenção pelos hospitais do país, de Programa de Controle de Infecções Hospitalares. Disponível em: https://bvsms.saude.gov.br/bvs/saudelegis/gm/1998/prt2616_12_05_1998.html.

Brasil. Ministério da Saúde (MS). Portaria nº 204, de 17/02/2016. Define a lista nacional de notificação compulsória de doenças, agravos e eventos de saúde pública nos serviços de saúde públicos e privados em todo o território nacional. Disponível em: http://bvsms.saude.gov.br/bvs/saudelegis/gm/2016/prt0204_17_02_2016.html.

Brasil. Ministério da Saúde (MS). Portaria nº 205, de 17/02/2016. Define a lista nacional de doenças e agravos, na forma do anexo, a serem monitorados por meio da estratégia de vigilância em unidades sentinelas e suas diretrizes. Disponível em: http://bvsms.saude.gov.br/bvs/saudelegis/gm/2016/prt0205_17_02_2016.html.

Brasil. Ministério da Saúde. Portaria de Consolidação nº 4, de 3/10/2017. Consolidação das normas sobre os sistemas e os subsistemas do Sistema Único de Saúde.

Brasil. Ministério da Saúde. Portaria nº 264, de 17/02/2020. Inclui a doença de Chagas crônica, na Lista Nacional de Notificação Compulsória de doenças, agravos e eventos de saúde pública nos serviços de saúde públicos e privados em todo o território nacional.

Brasil. Ministério da Saúde (MS). Portaria nº 1.792 de 17 de julho de 2020 – Altera a portaria nº 356/GM/MS, de 11 de março de 2020, para dispor sobre a obrigatoriedade de notificação ao Ministério da Saúde de todos os resultados de testes de diagnóstico para SARS-CoV-2 realizados por laboratórios da rede pública, rede privada, universitários e quaisquer outros, em todo território nacional. Disponível em: https://www.in.gov.br/en/web/dou/-/portaria-n-1.792-de-17-de-julho-de-2020-267730859.

Brasil. Ministério da Saúde (MS). Ministério da Saúde inclui varíola dos macacos na Lista Nacional de Notificação Compulsória de doenças. Disponível em: https://www.gov.br/saude/pt-br/assuntos/noticias/2022/setembro/ministerio-da-saude-inclui-variola-dos-macacos-na-lista-nacional-de-notificacao-compulsoria-de-doencas.

Couto BRGM. Sistemas de informação e análise de dados para os serviços de controle de infecção. In: Carrara D, Strabelli TMV, Uip DE. Controle de infecção: a prática no terceiro milênio. Rio de Janeiro: Guanabara Koogan; 2017. p. 52-68.

Couto RC, Pedrosa TMG. Epidemiologia hospitalar. In: Couto RC, Pedrosa TMG, Nogueira JM. Infecção hospitalar: epidemiologia, controle e tratamento. 3. ed. Rio de Janeiro: Medsi; 2003. p. 97-155.

Donabedian A, Wheeler SERC, Wysze-Wianski L. Quality, Cost, and Sealth. An Integrative Model Med Care. 1982; 20(10):1975-92.

Donabedian, A. Evaluating the quality of medical care. Milbank Mem Fund Q. 1966; 44:166.

Donabedian A. The quality of medical care: A concept in seach of definition. J Fram Practic, 1979; 3(9):277-84.

França E, Ribeiro MR, Oliveira AC et al. Vigilância das infecções hospitalares. In: Martins MA. Manual de controle de infecção: epidemiologia, prevenção, controle. 2. ed. Rio de Janeiro: Medsi; 2001. p. 110-34.

Hinrichsen SL, Gallindo M, Oliveira CLF et al. Controle de infecções relacionadas à assistência à saúde em uma unidade de terapia intensiva através da sistematização de Bundles do IHI. Rev Prática Hospitalar. 2013; 15(88):44-9.

Hinrichsen SL, Hinrichsen PEG, Vilella TAS et al. Seleção de indicadores assistenciais para o monitoramento da qualidade em saúde. RAS. 2011b; 13(53):199-206.

Hinrichsen SL, Mouzinho D, Oliveira CL et al. Gestão de riscos através da sistematização de processos assistenciais para a melhoria da segurança do paciente resultados de um estudo piloto, no Nordeste do Brasil. Trabalho apresentado, na modalidade de Pôster, no XIX Congresso Brasileiro de Infectologia, ocorrido de 26 a 29 de agosto de 2015, Gramado/RS.

Hinrichsen SL, Oliveira CLF, Campos MA et al. Gestão da qualidade e dos riscos na segurança do paciente: estudo-piloto. Revista de Administração Hospitalar e Inovação em Saúde (RAHIS). 2011a. p. 10-7.

Hinrichsen SL. Como implantar a cultura de qualidade e segurança do paciente em tempos de acreditação. In: Hinrichsen SL. Qualidade e segurança do paciente: gestão de riscos. Rio de Janeiro: Medbook; 2012. p. 317-28.

Hinrichsen SL. Qualidade e segurança do paciente: gestão de riscos. Rio de Janeiro: Medbook; 2012. 335 p.

Machado JAD, França E. Vigilância epidemiológica das doenças de notificação compulsória. In: Martins MA. Manual de controle de infecção: epidemiologia, prevenção, controle. 2. ed. Rio de Janeiro: Medsi; 2001. p. 157-61.

Pelaes CE, Neres SF, Sierra DB et al. Vigilância epidemiológica das infecções relacionadas à assistência à saúde. In: Carrara D, Strabelli TMV, Uip DE. Controle de infecção: a prática no terceiro milênio. Rio de Janeiro: Guanabara Koogan; 2017. p. 35-51.

Rosa MB, Reis AMM, Lima CR. A Farmácia e o controle das infecções hospitalares. In: Gomes MJVM, Reis AMM. Ciências farmacêuticas: uma abordagem em farmácia hospitalar. São Paulo: Atheneu; 2006. p. 407-25.

Capítulo 47

Investigação de Surtos Infecciosos Hospitalares

Sylvia Lemos Hinrichsen ▪ Tatiana de Aguiar Santos Villela ▪ Martha Maria Romeiro Fonseca ▪
Girlayne Batista de Arruda ▪ Jackeline Soares Costa ▪ Marcela Coelho de Lemos

Ganhar uma guerra é tão desastroso quanto perdê-la.
(Agatha Christie)

INTRODUÇÃO

O controle de surtos e epidemias tem sido uma atividade das equipes de controle de infecções relacionadas à assistência à saúde (IrAS). O termo *surto* está normalmente associado ao aumento na ocorrência de um agravo à saúde acima dos níveis esperados, ou seja, o número de casos é maior que o esperado em determinada população. O evento pode estar associado a uma estação do ano ou a determinado setor da instituição de saúde/hospital, bairro, cidade e país, persistindo por dias, meses ou anos.

A detecção de surtos exige a adoção de medidas oportunas para o seu controle e prevenção da ocorrência de novos casos. A maior parte dos surtos é de etiologia infecciosa e transmissível e muitas vezes representa razões para a realização de investigação sistemática com vistas à identificação da fonte de infecção e adoção das medidas de controle e elaboração de recomendações adicionais.

Para a identificação precoce de um possível surto de IrAS, é fundamental manter um sistema de indicadores de resultados, de preferência mensal, que auxilie, a partir da suspeita, uma investigação envolvendo a confirmação da existência de um surto, bem como definição de caso, elaboração de um banco de dados, construção de uma curva epidêmica, revisão da literatura, formulação de hipóteses, medidas de bloqueio, coleta e guarda de material biológico, análise de dados e elaboração de relatórios parciais e final (Quadro 47.1).

Deve-se suspeitar de um surto quando, por meio da análise de dados coletados pelo sistema de vigilância de rotina ou da notificação de algum profissional, houver: agrupamento/aglomerado de casos de infecções semelhantes em uma mesma unidade hospitalar ou entre pacientes semelhantes; infecções associadas a procedimentos invasivos; infecções entre profissionais de saúde; ou gravidade de infecções e microrganismos hospitalares.

Diante de um surto, deve-se determinar a causa (ou causas) do evento, a fonte de infecção, o modo de transmissão, o grupo de pacientes sob maior risco e o tipo de exposição ou exposições, por meio de questões norteadoras da investigação a serem respondidas (Quadro 47.2).

INVESTIGAÇÃO DE SURTOS

Na investigação de um surto, deve-se: constituir uma equipe, definindo a respectiva coordenação; estabelecer os objetivos esperados; identificar os recursos humanos e equipamentos necessários para o trabalho de campo; comunicar às equipes das unidades/setores envolvidos na investigação e à administração do hospital e aplicar um tipo de protocolo adaptado ao tipo de problema a ser investigado.

QUADRO 47.1 Principais objetivos da investigação de surtos.

- Identificar o problema, estabelecendo a definição segundo os critérios clínico, laboratorial e epidemiológico, de acordo com as hipóteses diagnósticas formuladas junto às equipes multiprofissionais envolvidas
- Realizar revisão da literatura sobre o problema, identificando: modo de transmissão do agente e/ou síndrome clínica, fonte de infecção (reservatório) e fatores de risco para aquisição do microrganismo envolvido
- Confirmar, interromper, definir uma rotina de notificação do surto junto à governança institucional, para validação e ações de notificação junto à Vigilância Sanitária local
- Descrever os casos relacionados ao surto por meio de observações em prontuários, fichas de acompanhamento, entrevistas com membros de equipes multiprofissionais e/ou outras evidências relacionadas, notificando-as em fichas de acompanhamento específicas elaboradas pela equipe segundo perguntas norteadoras de investigação (Quadro 47.2)
- Identificar os fatores de risco associados junto às equipes multiprofissionais envolvidas
- Identificar agente causal, modo de transmissão e fonte(s) de contágio(s), e encaminhar amostras biológicas para análises, quando indicado
- Propor recomendações e relatórios, disponibilizando-os às equipes multiprofissionais/instituição de saúde/hospital
- Orientar/educar/capacitar os profissionais multidisciplinares sobre as práticas de prevenção de infecção, higienização das mãos, biossegurança/precauções de contato, isolamento dos casos, entre outros
- Desenhar uma curva epidêmica junto aos serviços e/ou unidades envolvidos
- Instituir medidas de controle não contempladas inicialmente, mas importantes para o acompanhamento dos casos, atualizando-as dia a dia
- Realizar um estudo tipo caso-controle (retrospectivo) ou coorte (prospectivo) para analisar evidências epidemiológicas e confirmar as hipóteses

324 Parte 2 Controle de Infecções

QUADRO 47.2 Questões norteadoras na investigação de surtos de infecções relacionadas à assistência à saúde.

Checklist para investigação	
Questões a serem respondidas	**Informações produzidas**
Trata-se realmente de casos da doença que se suspeita?	Confirmação do diagnóstico
Quais são as principais características individuais dos casos?	Identificação de características biológicas, ambientais e sociais
A partir de que ou de quem foi contraída a doença?	Fonte de infecção
Como o agente da infecção foi transmitido aos doentes?	Modo de transmissão
Outras pessoas podem ter sido infectadas/afetadas a partir da mesma fonte de infecção?	Determinação da abrangência da transmissão
A quem os casos investigados podem ter transmitido a doença?	Identificação de novos casos/contatos/comunicantes
Que fatores determinaram a ocorrência da doença ou podem contribuir para que os casos possam transmitir a doença a outras pessoas?	Identificação de fatores de risco
Durante quanto tempo os doentes podem transmitir a doença?	Determinação do período de transmissibilidade
Como os casos se encontram distribuídos no espaço e no tempo?	Determinação de agregação espacial e/ou temporal dos casos
Como evitar que a doença acometa outras pessoas ou se dissemine na população?	Medidas de controle
O que incluir em relatórios de surtos	**Etapas realizadas para investigar surtos**
Introdução do problema: com relato do que foi detectado, serviços e profissionais envolvidos	**Definir o que notificar:** aumento de casos de colonização; aumento de microrganismos com importância de transmissão cruzada na instituição/hospital; surtos de IrAS; microrganismos multirresistentes; e outros para prevenir e/ou conter a disseminação de microrganismos, em especial os resistentes aos antimicrobianos
Definição de caso: inicialmente ampla, mas aprimorada ao longo da investigação	**Vigilância da ocorrência de surtos:** razão de taxas (*taxa de ataque durante o período do surto/taxa de ataque durante o período de referência*); diagrama de controle (média, limites de alerta [superior e inferior] e limites de controle [superior e inferior], levando em consideração a linha central (taxa média de incidência mensal), a linha de limite de alerta superior (média + 2DP) e a linha de limite de controle superior (média + 3DP); alertas para monitorar os níveis endêmicos e identificar padrões não considerados dentro dos limites de normalidade preestabelecidos
Dados estatísticos do surto: segundo tempo, pessoa e lugar	**Definição de caso:** tempo, lugar e pessoa para investigar surtos
Dados de microbiologia: identificando microrganismos, padrão de sensibilidade e concentração inibitória mínima (MIC)	**Identificar casos e fatores de riscos:** segundo evidências científicas; utilizando planilhas de controle; com caracterização de tempo, lugar e pessoa para embasar a experiência de surtos semelhantes; além de lista de fatores de risco
Dados de observação local: relacionados ao surto	**Diagnóstico microbiológico:** guardar, enviar cepas para laboratórios de apoio e de referência para confirmação diagnóstica, incluindo padrão molecular (quando possível)
Ações realizadas segundo etapas de investigação: incluindo medidas preventivas realizadas segundo recomendações com base em evidências científicas	**Medidas preventivas:** para prevenir a disseminação e controlar o surto
Conclusão: ao final da investigação contendo a descrição do evento e suas etapas de investigação, dados obtidos e recomendações institucionais para que surtos semelhantes não mais ocorram	**Relatórios:** preliminar e final para divulgação entre os envolvidos, como oportunidade de melhorias e prevenção

DP: desvio padrão.

Fonte: adaptado de Brasil, 2013; CDC, 2014.

No protocolo de investigação, deve-se: estabelecer e confirmar o diagnóstico dos casos; confirmar o surto; fazer a revisão da literatura; analisar e descrever o evento ocorrido; definir as hipóteses preliminares; instituir as medidas de controle preliminares; verificar as hipóteses; avaliar as medidas de controle existentes, propondo novas medidas; e divulgar os dados.

Quando houver uma suspeita (potencialidade de um possível surto), esta deverá ser discutida com a comissão de controle de infecção hospitalar e com a equipe de gerenciamento de risco e qualidade do hospital, com a(s) liderança (s)da unidade ou, ainda, com o médico. Ao final, a suspeita será informada à governança institucional para que ela possa validar as medidas propostas e os planos de ação necessários e/ou sugeridos.

Na investigação de possíveis surtos infecciosos, devem-se definir (por escrito) os critérios a serem utilizados para a elaboração de um formulário individual para a coleta de dados, assim como devem ser identificadas informações dos prontuários dos pacientes para a melhor caracterização dos sinais e/ou sintomas. Também será de grande importância a elaboração de uma listagem preliminar dos casos, com as variáveis mais importantes (nome, data do início da doença, idade, evolução clínica), bem como uma listagem definitiva, com variáveis relativas aos pacientes afetados e fatores de risco potenciais.

As principais variáveis a serem coletadas são: as de identificação do paciente; as relativas à doença; as relacionadas com os *fatores de risco*; e as *demográficas*.

Uma vez evidenciada a necessidade de coletas para análises laboratoriais pela investigação preliminar, as amostras clínicas (sangue, urina, saliva etc.), de produtos, instrumentais, de equipamentos e mesmo do ambiente (p. ex., ar-condicionado) deverão ocorrer o mais rápido possível, caso haja forte suspeita respaldada pela análise epidemiológica.

DEFINIÇÃO DE CASOS DE SURTO

Na vigilância epidemiológica, os casos podem ser categorizados como "caso suspeito", "caso provável" e "caso confirmado". Os *casos suspeitos* são aqueles que apresentam alguns sinais e sintomas que sugerem a mesma sintomatologia. Os *casos prováveis/compatíveis* são os que apresentam clínica compatível, sem que tenha havido a confirmação laboratorial ou a identificação de vínculo epidemiológico. Os *casos confirmados* são aqueles que atendem aos critérios clínicos, laboratoriais e epidemiológicos referentes ao tempo, ao espaço e à pessoa: "quem foi afetado?", "onde foi afetado?" e "quando foi afetado?".

Nem sempre todas essas definições de caso são aplicadas em uma investigação de surto. Para algumas doenças com transmissão pessoa a pessoa, pode ser necessário trabalhar com as seguintes definições: *paciente zero* é o paciente inicial em uma população que está sob investigação epidemiológica. O paciente zero pode indicar a fonte de nova doença, eventual propagação e é aquele que detém o reservatório da doença entre os surtos. É o primeiro paciente que indica a existência de um surto. Casos anteriores podem ser encontrados e são rotulados como primários, secundários, terciários etc. *Caso primário* é aquele que aparece sem que exista um contato direto conhecido com outro paciente. *Caso coprimário* é aquele que surge nas primeiras 24 horas seguintes ao aparecimento de um caso dentro de um grupo de contatos diretos. *Caso secundário* é aquele que surge entre os contatos de um caso primário, após 24 horas do aparecimento do caso primário.

Na definição de caso de surto, é importante padronizar o conjunto de critérios de casos confirmados, com o objetivo de estabelecer se determinado paciente deve ser classificado como tal, com referência ao agravo de interesse para a investigação.

Para a *confirmação de um surto*, deve-se calcular a taxa de infecção usual (nível de referência) e, então, compará-la com a taxa do período de surto, que inclui o possível tempo de incubação do primeiro caso da doença. A taxa é calculada tendo como base os dados existentes antes do início do surto.

Por meio de dados anteriores relativos à doença investigada, pode-se verificar se a ocorrência de casos excede significativamente a incidência usual (cálculo do nível endêmico ou nível de variação esperado para a doença). No cálculo do nível endêmico, são importantes o período endêmico (incidência, taxas ou quantidade de casos), a escolha do período endêmico, a faixa de incidência usual ou faixa endêmica, a incidência média ou o número médio de casos e os valores máximo e mínimo esperados. Nesse cálculo, é necessário contar com a ajuda de um estatístico. Se não estiverem disponíveis os dados relativos ao período não epidêmico, podem ser usados os da literatura. Após o cálculo da média e dos valores máximo e mínimo esperados, deve-se observar se há pontos fora da faixa endêmica; se houver, estes devem ser retirados, e novo cálculo dos valores deverá ser feito.

É também importante que sejam descartados os possíveis pseudossurtos, que devem ser suspeitados no caso de aglomerados de culturas positivas em pacientes sem evidência clínica de doença, ou quando ocorrerem mudanças na vigilância por melhoria no sistema de detecção de casos em determinada área, ou do critério de caso.

NOTIFICAÇÃO E MEDIDAS DE CONTROLE

O surto deverá ser obrigatoriamente *notificado à vigilância sanitária*, desencadeando o fluxograma de monitoramento das notificações de agregados de casos ou surtos. As ferramentas de notificação estão disponíveis no portal da Agência Nacional de Vigilância Sanitária (Anvisa).

Entre as medidas de controle imediatas que podem ser adotadas em surtos de eventos adversos em serviços de saúde, estão:

- Reforço da prática de higiene das mãos
- Revisão técnica nos diversos procedimentos, como na inserção de cateter, na validação da esterilização, na transferência de pacientes, entre outros
- Implantação/implementação de protocolos clínicos/procedimentos institucionais para a identificação de pacientes colonizados e/ou infectados
- Utilização de métodos de barreira física/equipamentos de proteção individual (EPI)

- Modificação/correção no fluxo de pessoal/equipes multi-profissionais
- Limpeza terminal da unidade sob suspeita/comprovada do surto
- Suspensão do uso de produtos/práticas suspeitos
- Interdição cautelar de lotes de determinado produto, quando relacionado.

Tais medidas, com base no princípio da precaução, têm o objetivo de cessar a exposição dos pacientes aos riscos até que seja concluída a investigação e sejam definidas as ações de controle e/ou preventivas.

As culturas de pessoal e/ou de ambiente (mobiliário, de produtos, outras) não devem ser realizadas de maneira rotineira. Só devem ser solicitadas quando da existência de uma forte hipótese sobre a fonte de infecção, como nos surtos relacionados com produtos. Quando solicitadas, as culturas devem ser coletadas e processadas por laboratórios especializados/referência, uma vez que nem sempre o laboratório de microbiologia da instituição de saúde/hospital estará apto para esse tipo de análise.

É fundamental que a instituição de saúde/hospital tenha um sistema de vigilância ativo e com capacidade para detecção e manejo precoce de surtos.

MICRORGANISMOS ENVOLVIDOS EM SURTOS

Os principais microrganismos envolvidos em surtos de processos infecciosos em instituições de saúde/hospital estão descritos a seguir.

***Acinetobacter* sp. (gram-negativo).** Há surtos de infecção em pulmão e corrente sanguínea registrados em unidade de terapia intensiva (UTI), em que as principais fontes de contaminação foram os equipamentos ventilatórios e as mãos da equipe, assim como um surto relacionado com a nutrição parenteral.

***Clostridium* sp. (gram-negativo).** Há surtos de infecção intestinal registrados pelo *C. difficile* e, depois, pelo *C. perfringens*, em que as fontes de infecção foram as mãos da equipe, o ambiente (lençol, rádio, pia, grade da cama, assento sanitário) e picadinho de carne.

***Legionella* sp. (gram-negativo).** Há surtos de infecção pulmonar registrados (22 surtos pela *L. pneumophila*), em que a fonte de infecção foi o sistema de água do hospital.

***Salmonella* sp. (gram-negativo).** Há surtos registrados pela *S. enteritidis* e dois pela *S. typhi*, de infecção gastrintestinal em unidade de neonatologia, em que as fontes de contaminação foram alimentos, termômetro retal, bacia para banhos e tubo de aspiração.

***Serratia* sp. (gram-negativo).** Há surtos registrados pela *S. marcescens* e um pela *S. liquefaciens*, de infecção urinária, incisão cirúrgica, de corrente sanguínea, meninges e de pulmão, cujas fontes de infecção comuns foram citoscópios, sistema de aspiração, ordenhadora de leite, balão retal para estudos urodinâmicos, fluidos parentais, transdutores de pressão arterial, pincel para tricotomia, ar-condicionado, hemodialisadores, diluentes para nebulização, bulbo para eletrocardiograma (ECG) e bolsas de sangue.

***Klebsiella pneumoniae* (gram-negativo).** Há surtos registrados (um pela *K. oxytoca*) de infecção em corrente sanguínea, acesso vascular, pulmão, meninges, ferida cirúrgica, urinária, intestinal e em UTI, cujas fontes de contaminação não foram identificadas, sendo observada maior colonização intestinal pela bactéria, sugerindo sua participação como reservatório.

***Streptococcus* sp. (gram-positivo).** Há surtos registrados pelo *S. pyogenes* de infecções em unidade de pediatria, de cirurgia, berçário e maternidade, cujas fontes de contaminação foram duchas, chuveiros, assentos sanitários, bidês, frascos de vacinas contaminadas e profissionais de saúde com lesões de pele.

***Enterobacter* sp. (gram-negativo).** Há surtos registrados de infecções em corrente sanguínea, cujas fontes de contaminação foram fórmulas infantis, medicação parenteral e analisador de gás sanguíneo.

***Pseudomonas* sp. (gram-positivo).** Há surtos registrados de infecções em corrente sanguínea, de pulmão, urinária, de pele e de ferida cirúrgica, cujas fontes de contaminação foram água corrente, hidroterapia, ventilação mecânica, desinfecção inadequada de equipamentos, chuveiro e membros da equipe.

***Enterococcus* sp. (gram-positivo; resistente à vancomicina).** Há surtos registrados de infecção em corrente sanguínea, cuja principal fonte de contaminação foi o termômetro retal.

***Mycobacterium tuberculosis* (bacilo álcool-acidorresistente).** Há surtos registrados (sendo um pelo *M. bovis*) de infecção pulmonar, cujas fontes de infecção foram falhas no isolamento. Esse agente vem aumentando bastante após a epidemia da síndrome da imunodeficiência adquirida (AIDS), e surtos entre profissionais de saúde vêm sendo observados.

Além dos principais listados, há outros microrganismos de importância, conforme descrito a seguir.

***Staphylococcus* coagulase-negativo (gram-positivo).** Há surtos em recém-nascidos, em pós-operatórios de cirurgia cardíaca e em neutropênicos, originados por fonte comum de contaminação.

***Burkholderia cepacia* (gram-negativo).** Há surtos em locais diversos. As fontes de contaminação foram: ventilação mecânica, solução de polivinilpirrolidona-iodo (PVP-I), medicamentos, analisador de gases no sangue e reservatório de bomba de água do balão intra-aórtico. Existem registros de quatro surtos de infecção em corrente sanguínea por medicamentos contaminados durante a produção hospitalar, devido à utilização de frascos de múltiplas doses.

***Haemophilus influenzae* (gram-negativo).** Há surtos de infecções de corrente sanguínea e pulmonar. As fontes de contaminação foram espirômetros e nebulizadores.

***Moraxella catarrhalis* (gram-negativo).** Há surtos de infecção do trato respiratório e das meninges. A fonte de contaminação não foi identificada.

***Escherichia coli* (gram-negativo).** Há surtos de infecções renal e gastrintestinal. A fonte de contaminação foi infecção cruzada entre profissionais de saúde.

Vibrio cholerae **(gram-negativo).** Há surtos de infecção gastrintestinal. As fontes de contaminação foram reservatórios de água de hospitais, sonda nasogástrica e transmissão cruzada de doença endêmica.

Campylobacter **sp. (gram-negativo).** Há surtos (quatro pelo *C. jejuni*) de infecção gastrintestinal e meninges. A fonte de contaminação foi comum em três surtos de diarreia.

Streptococcus pneumoniae **(gram-positivo).** Há surtos de infecção pulmonar e de corrente sanguínea. A contaminação ocorreu por meio de transmissão cruzada.

Flavobacterium **sp. (gram-negativo).** Há surtos de infecção em UTI. A fonte de contaminação foi comum, por meio de transdutores de pressão e circuitos de ventilação contaminados.

Citrobacter **sp. (gram-negativo).** Há surtos de infecções em meninges e corrente sanguínea e em unidade neonatal. As fontes de contaminação foram fórmulas infantis e sistemas de sucção.

Shigella **sp. (gram-negativo).** Há surtos de infecção em unidades de geriatria e psiquiatria. A fonte de contaminação em um dos surtos foi um profissional de saúde.

Stenotrophomonas maltophilia **(gram-negativo).** Há surtos de infecção em pacientes hematológicos. A fonte de contaminação foi cruzada, a partir de gelo contaminado.

Corynebacterium **sp. (gram-positivo).** Há surtos de infecção de corrente sanguínea. A fonte de contaminação foi o cateter de Hickman.

Neisseria meningitidis **(gram-negativo).** Há surto que envolveu pacientes e profissionais de saúde, controlado pelo uso de rifampicina.

Staphylococcus aureus **(gram-positivo).** É o principal agente de surtos de infecções descrito em várias situações, cujas principais fontes de contaminação são pessoas disseminadoras em equipe de profissionais de saúde e/ou fômites (colchões, garrotes).

Candida auris **(fungo).** Há surtos registrados em pacientes adultos de clínica cardíaco-torácica, com transmissão diretamente de artigos e equipamentos de assistência ao paciente, tais como estetoscópios, termômetro, esfigmomanômetro, entre outros, e por meio das mãos dos profissionais de saúde.

Comunicação de surtos e a mídia

Uma das principais atividades em uma investigação de surtos é a informação aos outros/pessoas, que, em geral, é feita de duas maneiras: (1) elaboração de um *briefing* (resumo) oral para as autoridades de saúde locais; e (2) elaboração de um relatório por escrito.

Uma comunicação eficaz com a mídia é evidentemente uma responsabilidade-chave dos profissionais de saúde pública. É fundamental ter sempre o cuidado de não estar despreparado, especialmente em entrevistas repentinas ou muito exigentes com a mídia. Por isso, a preparação é vital, pois se a comunicação é feita de maneira imprecisa, os responsáveis pela investigação do surto podem ser vistos como incompetentes, negligentes ou desonestos. Mas, se ela é bem feita, preparada, pode alcançar mais pessoas com uma mensagem de saúde pública transparente e confiável.

Trabalhar com a mídia durante uma emergência deve ser considerado apenas um aspecto de uma trajetória maior e mais abrangente de comunicação. Uma comunicação eficaz com a mídia é, de fato, elemento crucial em um gerenciamento de emergência eficaz, e deveria assumir o papel central desde o começo. Ela estabelece a confiança do público na habilidade de uma organização ou do governo em lidar com uma emergência e levá-la a um desfecho satisfatório. Também é fundamental ao processo mais amplo de troca de informações voltado a gerar confiança e estimular o entendimento dos assuntos ou ações pertinentes.

Uma boa comunicação com a mídia auxilia a: construir, manter ou estabelecer a confiança; melhorar o conhecimento e o entendimento; guiar e encorajar atitudes, decisões, ações e comportamentos apropriados; encorajar a colaboração e a cooperação.

Para uma comunicação eficaz com a mídia durante emergências de saúde pública é necessário: (1) avaliar as necessidades e as limitações da mídia e a capacidade interna de relacionamento com ela; (2) definir metas, planos e estratégias; (3) treinar comunicadores; (4) preparar mensagens; (5) identificar veículos de comunicação e atividades de mídia; (6) transmitir as mensagens claras e oportunas para manter a visibilidade de forma dirigida; (7) avaliar as mensagens, o desempenho e a cobertura da mídia, assim como as respostas do público às mensagens.

As perguntas mais frequentes feitas por jornalistas em uma emergência (situação de surtos/contingências) são: (1) qual o nome e qual o cargo do responsável identificado pela instituição onde o fato ocorreu/está ocorrendo?; (2) como se soletra e pronuncia o nome do responsável institucional entrevistado?; (3) qual a definição das atividades da função do responsável institucional entrevistado?; (4) descreva o que aconteceu; (5) o responsável institucional entrevistado estava participando do ocorrido?; como ele soube o que estava sendo informado?; (6) quando aconteceu o problema?; (7) onde aconteceu?; (8) quem foi atingido (ferido, contaminado, outro)?; (9) quantas pessoas foram atingidas (feridas, contaminadas, outros)?; (10) os que foram atingidos (feridos, contaminados, outros) estão recebendo ajuda?; (11) como essas pessoas que foram atingidas (feridas, contaminadas, outros) estão recebendo ajuda?; (12) a situação está sob controle?; (13) que certeza você tem de que a situação está sob controle?; (14) existe algum perigo imediato?; (15) o que está sendo feito a respeito do que aconteceu?; (16) quem é o encarregado?; (17) o que podemos esperar em seguida?; (18) o que você está aconselhando as pessoas a fazer e o que as pessoas podem fazer para se proteger e proteger suas famílias – agora e no futuro – dos danos?; (19) quanto tempo levará antes de a situação voltar ao normal?; (20) que tipo de ajuda foi requisitado ou oferecido por outros?; (21) que respostas foram recebidas?; (22) é possível ser mais específico sobre os tipos de danos que aconteceram?

BIBLIOGRAFIA

Brasil. Agência Nacional de Vigilância Sanitária (Anvisa). Relatos de surtos de *Candida auris* em serviços de saúde da América Latina. Comunicado de Risco nº 01/2017 GVIM/GGTES/Anvisa. Disponível em: https://www.gov.br/anvisa/pt-br/centraisdeconteudo/publicacoes/servicosdesaude/comunicados-de-risco-1/comunicado-de-risco-no-01-2017-gvims-ggtes-anvisa-1.

Brasil. Ministério da Saúde. Secretaria de Vigilância em Saúde. Departamento de Vigilância das Doenças Transmissíveis. Guia para Investigações de Surtos ou Epidemias, 2018. 64 p.

Brasil. Agência Nacional de Vigilância Sanitária (Anvisa). Nota Técnica GVIMS/GGTES/Anvisa nº 01/2015. Orientações gerais para a notificação de eventos adversos relacionados a assistência a saúde. Disponível em: https://www.sindhoesg.org.br/dados/publicacoes/pub0001314-d1c44d2804b8b6a54618238a8d2ebd98.pdf.

Brasil. Agência Nacional de Vigilância Sanitária (Anvisa). Investigação de eventos adversos em serviços de saúde. Série Segurança do paciente e qualidade em serviços de saúde, 2013. Disponível em: https://proqualis. net/sites/proqualis.net/files/5%20Investiga%C3%A7%C3%A3o_de_ Eventos%20em%20Servi%C3%A7os%20de%20Sa%C3%BAde.pdf.

Brasil. Ministério da Saúde (MS). Portaria nº 2.616, de 12 de maio de 1998. Regulamenta as ações de controle de infecções hospitalares em substituição à Portaria nº 930, de 1992. Brasília: MS; 1998.

Carvalho EAA, Coutinho R. Abordagem de surtos. In: Couto RC, Pedrosa TMG. Rotinas e procedimentos. Infecção relacionada à assistência (infecção hospitalar) e outras complicações não infecciosas. 3. ed. Rio de Janeiro: Medbook; 2012. p. 210-7.

Centers for Disease Control and Prevention. Foodborne diseases epidemiology at a glance. Disponível em: https://www.cdc.gov/ncezid/dfwed/PDFs/epi101-508c.pdf.

Fernandes AT, Fernandes MOV. Investigação de surtos de infecção hospitalar. In: Fernandes AT, Fernandes MOV, Ribeiro Filho N. Infecção hospitalar e suas interfaces na área de saúde. São Paulo: Atheneu; 2000. p. 419-29.

França E, Vaz LS, Oliveira OL. Investigação de surtos de infecção hospitalar. In: Martins MA. Manual de infecção hospitalar. Epidemiologia. Prevenção. Controle. 2. ed. Rio de Janeiro: Medsi; 2001. p. 135-50.

Hinrichsen SL. Qualidade e segurança do paciente. Gestão de riscos. Rio de Janeiro: Medbook; 2012. 335 p.

Hoefel HHK. Surtos. In: Couto RC, Pedrosa TMG, Nogueira JM. Infecção hospitalar: epidemiologia, controle e tratamento. 3. ed. Rio de Janeiro: Medsi; 2003. p. 555-71.

Leite C. O olhar cuidadoso do jornalismo em saúde. In: Brasil. Ministério da Saúde (MS). Secretaria de Vigilância em Saúde. Vírus zika no Brasil: a resposta do SUS [recurso eletrônico]/Ministério da Saúde, Secretaria de Vigilância em Saúde. Brasília: MS; 2017. 136 p. Disponível em: https://bvsms.saude.gov.br/bvs/publicacoes/virus_zika_brasil_resposta_sus.pdf.

Machado GM. Investigação de surtos de infecções hospitalares. In: Couto RC, Pedrosa TMG, Nogueira JM. Infecção hospitalar. Epidemiologia e controle. 2. ed. Rio de Janeiro: Medsi; 1999. p. 151-3.

Oliveira MS, Madalosso G, Padoveze MC et al. Investigação de surtos hospitalares. In: Carrara D, Strabelli TMV, Uip DE. Controle de infecção: a prática no terceiro milênio. Rio de Janeiro: Guanabara Koogan; 2017. p. 78-83.

Organização Mundial da Saúde (OMS). Comunicação eficaz com a mídia durante emergências de saúde pública: um manual da OMS. Brasília: MS; 2009. 180 p.: il. (Série A. Normas e Manuais Técnicos). Disponível em: https://bvsms.saude.gov.br/bvs/publicacoes/comunicacao_eficaz_midia_durante_emergencias.pdf.

Wendt C, Herwaldt LA. Epidemics: identification and management. In: Wenzel RP. Prevention and control of nosocomial infections. Baltimore: Williams & Wilkins; 1997. p. 175-213.

Capítulo 48

Risco Sanitário Hospitalar | Qualidade e Segurança

Sylvia Lemos Hinrichsen ▪ **Lucas Santos Zambom** ▪ **Reginaldo Gonçalves de Lima Neto** ▪
José Ribamar Branco Filho ▪ **Maria da Conceição Lira** ▪ **Marcela Coelho de Lemos**

Nenhuma mente sozinha é completa. (Andrew Carnegie)

INTRODUÇÃO

A Agência Nacional de Vigilância Sanitária (Anvisa) é uma instituição vinculada ao Ministério da Saúde, cuja missão é proteger e promover a saúde, garantindo a segurança sanitária de produtos e serviços por meio da transparência e do conhecimento como fonte de ação e da cooperação. Tem como áreas de atuação alimentos, toxicologia, produtos fumígenos, medicamentos/genéricos, cosméticos, saneantes, sangue, tecidos e outros órgãos, além de serviços e produtos para a saúde, laboratórios de saúde pública, inspeção e controle de medicamentos e produtos, portos, aeroportos e fronteiras, regulação econômica e monitoramento de mercado e vigilância sanitária de produtos de saúde pós-comercialização (revalidando, alterando ou mesmo suspendendo o registro de medicamentos, materiais médico-hospitalares, equipamentos eletroeletrônicos, saneantes de uso hospitalar, *kits* diagnósticos e sangue/hemoderivados).

A qualidade de serviços de saúde reflete-se na infraestrutura predial (adequação e manutenção), no gerenciamento de insumos (materiais, produtos, procedimentos e sistemas informatizados), no gerenciamento de tecnologia (implantação, manutenção pré-gerenciamento de tecnologia, manutenção preventiva e corretiva) e na capacitação de equipes para utilização de todos os insumos e tecnologias.

As fontes de informação da Anvisa são realizadas mediante o recebimento de notificações espontâneas e/ou busca ativa de eventos adversos.

A Rede Sentinela iniciou como um projeto criado pelo setor de vigilância em serviços sentinela, integrante da área de vigilância em eventos adversos e queixas técnicas da Anvisa, em parceria com os serviços de saúde brasileiros (hospitais, hemocentros e serviços de apoio diagnóstico e terapêutico), com a Associação Médica Brasileira (AMB) e os órgãos de vigilância sanitária estaduais e de vigilâncias municipais.

O objetivo inicial foi construir uma rede de serviços em todo o país, preparada para notificar eventos adversos e queixas técnicas de produtos de saúde, insumos, materiais, medicamentos, saneantes, *kits* para provas laboratoriais e equipamentos hospitalares em uso no Brasil, garantindo a qualidade e segurança para pacientes e profissionais de saúde.

Cada hospital integrante da rede sanitária passou a ter um gerente de risco designado pela diretoria para atuar como elemento de ligação com a Anvisa. O gerente de risco hospitalar seria um agente de qualidade, com a função de articular diversas áreas de apoio à assistência, prevenindo eventos adversos, advindos do uso de produtos de saúde, com ganho de eficiência e segurança para pacientes e serviços. Seria, na realidade, um gerente de informação, não só para o hospital, mas também para o Sistema Nacional de Notificações para a Vigilância Sanitária (Notivisa).

Quando houve a implantação do sistema, eram quatro as áreas priorizadas dentro da gerência de risco sanitário hospitalar: tecnovigilância, farmacovigilância, hemovigilância e controle de infecção hospitalar/saneantes. Atualmente são oito áreas: medicamentos e vacinas; produtos para saúde; alimentos; cosméticos; saneantes; transfusão ou doação de sangue; assistência à saúde; e doação, transplante e reprodução. Além da Notivisa, existe o sistema denominado VigiMed, disponibilizado pela Anvisa para cidadãos, profissionais de saúde, detentores de registro de medicamentos e patrocinadores de estudos relatarem as suspeitas de eventos adversos aos medicamentos e às vacinas.

É responsabilidade do gerente de risco receber e avaliar as informações, investigando-as e identificando as possíveis causas, além de promover a disseminação local das informações, com implementação de ações corretivas e preventivas com acompanhamento periódico e processos de educação e treinamentos de notificação dos eventos concluídos no sistema de vigilância.

Um dos grandes desafios do gerente de risco é assegurar a utilidade de suas funções, a implementação da tecnologia de informática, os aspectos éticos e legais oriundos das conclusões obtidas dos processos de investigação dos efeitos adversos notificados, a educação do público e das pessoas de políticas de saúde, a flexibilidade das atividades, aplicando-as em novas áreas, e a obtenção do bom custo de efetividade.

SISTEMA DE VIGILÂNCIA

A vida é ingovernável, perigo é o conforto. (Fanny Ardant)

O sistema de vigilância consiste em coleta, análise e interpretação continuada e sistemática de dados de saúde essenciais para o planejamento, a implementação e a realização de práticas de saúde integradas à disseminação dessa informação àqueles que necessitam conhecê-la em tempo adequado. É um estudo de casos aliado a um estudo de incidência. O sistema de vigilância objetiva a avaliação de determinada situação, assim como define as prioridades, monitora e avalia as ações/programas, identificando problemas e desenvolvendo pesquisas, pois uma vigilância efetiva reduz as chances de tomar decisões erradas. É composto por um sistema de notificação e investigação de eventos/reações adversas assumido voluntariamente ou por meio dos hospitais sentinelas e de um banco de dados das reações adversas, tendo como produto final a elaboração de relatórios periódicos.

A vigilância deve ser planejada para atender às demandas dos usuários, responder às necessidades da saúde e obter informações para ações e/ou tomadas de decisão. São elementos de vigilância: a coleta, a análise, a interpretação e a disseminação sistemática e continuada dos resultados obtidos. Considera-se de grande importância o envolvimento de usuários e de outros profissionais de áreas diversas (clínicos, engenheiros de materiais, pessoal de comissões de controle de infecção hospitalar, farmácia hospitalar, banco de sangue, laboratoristas, nutrição, administradores hospitalares e grupos profissionais) no planejamento da vigilância, para que se aumente a probabilidade da obtenção de dados confiáveis e, com isso, elabore mais respostas às demandas do usuário, melhore a comunicação e possibilite o consenso.

As principais limitações dos sistemas de vigilância são subnotificação, notificações incompletas (por medo de punição, falta de sensibilidade quanto à importância, desconhecimento da definição de caso, mudança nos procedimentos, falta de recursos, não prioridade) e informações não representativas. Os sistemas de vigilância promovem a informação rápida, a detecção de grupos de maior incidência, a detecção de tendências, a disponibilização das informações e o fornecimento de subsídios para a prevenção e o controle.

Tipos de vigilância

Define-se como vigilância epidemiológica um conjunto de ações que proporcionam o conhecimento, a detecção ou a prevenção de qualquer mudança nos fatores determinantes e condicionantes de saúde individual e coletiva, com a finalidade de recomendar e adotar as medidas de prevenção e controle de doenças e agravos.

O método de coleta de dados pode ser do tipo passivo (iniciado pelo profissional de saúde) e/ou ativo (notificado inicialmente pelo departamento/instância pertinente) ou, ainda, no período pré-alta (mais acurado, analisando os fatores de risco).

Os sistemas passivos são menos trabalhosos, mais simples, indicam tendências, mas podem ser limitados (variabilidade de notificantes), não representativos e podem falhar em identificar surtos. Já os sistemas ativos são representativos, asseguram a notificação completa, podem ser usados em investigações específicas e por períodos curtos.

Na busca ativa de riscos são analisados todos os casos ou os mais relevantes (otimizando o tempo), mediante resultados de sinais e/ou sintomas clínicos, exames/culturas, se realizados procedimentos invasivos, se usados medicamentos (especialmente antimicrobianos).

As visitas para busca ativa devem ser diárias nas unidades críticas (unidades de terapia intensiva [UTIs], blocos cirúrgicos) e duas a três vezes semanais nos demais setores.

Também devem ser implementadas as buscas ativas pós-alta (egresso), uma vez que são frequentes processos infecciosos e/ou complicações no período pós-cirúrgico imediato e/ou até 30 dias deste.

A busca ativa é feita utilizando-se os prontuários dos pacientes, o relatório geral de enfermagem, os resultados de exames e/ou as informações das equipes multiprofissionais e/ou dos pacientes/familiares. Em hospitais gerais, de alta complexidade e rotatividade, não é uma tarefa simples fazer busca ativa, devido às dificuldades de acesso às informações. Por isso, estabelecer uma metodologia sistematizada em processos com fluxos bem definidos e compartilhados por todos das equipes multiprofissionais pode ser uma medida que minimize esse tipo de perda.

O sistema de vigilância sentinela identifica eventos específicos nos hospitais onde eles ocorrem, com base em critérios definidos segundo prioridade, frequência, gravidade, custos diretos/indiretos, previsibilidade, interesse, áreas emergentes e consensos.

QUALIDADE E RISCOS

Avedis Donabedian, médico libanês, formado na Harvard University (1955), foi um dos primeiros autores a falar sobre qualidade na área de saúde, precursor da gestão da qualidade e a sua sistematização nas instituições de saúde/hospitais. Foi ele quem criou os três pilares da qualidade com base em:

- Estrutura (recursos humanos, físicos, materiais e financeiros)
- Processo (atividades, ações encadeadas relacionadas ao atendimento multiprofissional aos pacientes, com base em padrões aceitos)
- Resultado (o produto final gerado pela atividade assistencial, considerando-se satisfação, expectativas e saúde).

Em 1952, nos EUA, foi criada a *Joint Commission on the Accreditation of Health Care Organizations* e, em 1958, o *Canadian Council on Health Services Accreditation*, no Canadá, visando à acreditação de hospitais e serviços de saúde a partir de requisitos e padrões estabelecidos de qualidade. Em 1999, foi criada a JCI, possibilitando a certificação de hospitais de todo o mundo, segundo a metodologia utilizada nos EUA.

No Brasil, para acompanhar os movimentos de avaliações externas de qualidade, foram criados o Programa Compromisso com a Qualidade Hospitalar (CQH) (1991), a Organização Nacional de Acreditação (ONA) (1998) e o Prêmio Nacional de Gestão em Saúde (PNGS) (2003).

A gestão da qualidade na saúde busca, portanto, a excelência do padrão assistencial, que se torna sistematizado segundo padrões de segurança do paciente, tendo como foco padrões preestabelecidos para a redução de riscos relacionados. Entende-se como risco a função da frequência de ocorrência dos possíveis acidentes e/ou dos danos gerados por eventos não esperados, em que o seu gerenciamento minimiza ao máximo a consequência ou o evento adverso causado pelo acidente.

São vários os riscos que podem causar perdas de produtividade, qualidade assistencial, desperdício de materiais e de tempo, assim como aumento dos custos, desgaste da imagem institucional e desmotivação das equipes multiprofissionais.

Na saúde, eles podem ser do tipo ocupacional (ergonômicos, biológicos, químicos, físicos, acidentes) e sanitário hospitalar (decorrente da utilização de equipamentos, artigos, implantes, órteses/próteses, medicamentos/vacinas, sangue/hemocomponentes, produtos diagnósticos *in vitro* em fase de comercialização, entre outros).

Os riscos ocupacionais são gerenciados pelas equipes de saúde e segurança do trabalho (Serviço Especializado em Engenharia de Segurança e em Medicina do Trabalho – SESMT) em parceria com a Comissão Interna de Prevenção de Acidentes (CIPA) e com a equipe de controle de infecções relacionadas à assistência à saúde/comissão de controle de infecções hospitalares (CCIH/IrAS) (Quadro 48.1).

QUADRO 48.1 Tipos de risco.*

Físicos (representados pela cor verde)

Ruído
Vibrações
Radiação ionizante
Radiação não ionizante
Temperaturas extremas
Pressões anormais
Umidade**

Químicos (representados pela cor vermelha)

Poeiras
Fumos
Névoas
Neblinas
Gases
Vapores

Biológicos (representados pela cor marrom)

Fungos
Vírus
Protozoários
Bacilos
Príons

Ergonômicos (representados pela cor amarela)

Local de trabalho inadequado (antiergonômico), levantamento e transporte de pesos sem meios auxiliares corretos, postura inadequada

Acidentes gerais (representados pela cor azul)

Falta de iluminação, probabilidade de incêndio, explosão, piso escorregadio, armazenamento, arranjo físico e ferramenta inadequados, máquina defeituosa, mordida de cobra, aranha, escorpião, outros

*Risco ocupacional: probabilidade de dano a saúde ou à integridade física do trabalhador relacionado às atividades laborais.

**Faixa conforto: temperatura entre 22 e 26°C e umidade relativa do ar entre 45 e 50%.

O mapeamento de risco no Brasil surgiu por meio da Portaria SSST nº 5, de 20/08/92, modificada pelas Portarias SSST nº 25, de 29/12/94, e nº 8, de 23/02/99, tornando obrigatória a elaboração de mapas de risco pelas CIPAs.

O mapa é um levantamento dos pontos de risco nos diferentes setores das empresas, que identifica situações e locais potencialmente perigosos, a partir de uma planta baixa de cada setor, onde são levantados todos os tipos de situações inseguras, classificando-os por grau de perigo (Quadro 48.2).

Os riscos também são reunidos em cinco grupos, classificados pelas cores (descritos anteriormente no Quadro 48.1).

O risco sanitário hospitalar faz parte do escopo do gerenciamento de riscos ou Comitê ou Núcleo de Segurança do Paciente (NSP). Pode ser definido como um conjunto de atividades/ações que buscam diminuir ao mínimo os efeitos não desejáveis oriundos de produtos aos seus usuários e que podem interferir na segurança do paciente e na qualidade assistencial a ele prestada.

O gerenciamento do risco sanitário hospitalar deve realizar atividades sistematizadas, organizando os seus resultados para análises, comparações e divulgação para as áreas, de modo que possa ser inserida a cultura da segurança por todas as equipes multiprofissionais como um valor institucional.

O escopo das atividades de riscos pode ser organizado de várias maneiras, segundo perfil institucional, e devem ser incluídas as áreas:

- Tecnovigilância
- Farmacovigilância
- Hemovigilância
- Alimentos
- Cosméticos
- Saneantes.

Tecnovigilância
Produtos para saúde e utilizados na assistência à Saúde, incluindo doação, transplante e reprodução

A tecnovigilância tem como missão a promoção e a proteção da saúde, assegurando que os produtos de saúde comercializados sejam seguros e eficazes. Visa, portanto, garantir a segurança, mantendo e promovendo a qualidade dos produtos em uso, mediante a sistematização dos eventos indesejáveis conhecidos e desconhecidos nas diversas áreas do sistema de saúde. Tem como objetivo avaliar os equipamentos

QUADRO 48.2 Grau dos riscos.

Símbolo	Tamanho	Grau dos riscos
	4	Grande
	2	Médio
	1	Pequeno

médico-hospitalares, produtos para diagnósticos *in vitro* e artigos e materiais de uso médico.

A manutenção da qualidade objetiva o cumprimento do que foi prometido, preservando-se os fatores preventivos (manutenção esperada/frequência preconizada, condições de uso prescritas), corretivos (documentação, investigação das consequências atuais ou potenciais, corrigindo ou intervindo) e de avaliação (comparação com registro, testes e documentação para melhorias).

Promove-se a qualidade quando se utiliza o produto mais apropriado, distinguindo-se os produtos que melhor respondam, observando-se os seus desempenhos (*performance* esperada/confiabilidade, precisão, acurácia, ergonomia e conforto na operação), avaliando-os (testando e documentando para melhorar) e mantendo a assistência e correções.

Consegue-se a garantia da qualidade mediante a efetividade e segurança das tecnologias de saúde, dos equipamentos e dos dispositivos médicos usados para melhor servir às pessoas.

São vários os riscos relacionados com a tecnovigilância aos quais as pessoas estão expostas nos diferentes locais de atividade, tais como os físicos (espaço, água, temperatura, radiações ionizantes e não ionizantes, iluminação, ruído e umidade), os químicos (quimioterapia, recepção, armazenamento, esterilização, farmácia, manutenção, saneantes, transporte, laboratório e lixo), os biológicos (manutenção, transporte, laboratório, lixo, isolamento, salas operatórias, unidades de terapia intensiva, alas cirúrgicas, traumatologia e setores de oncologia), elétricos e mecânicos ou gerais: com água (hemodiálise), com ar (ar-condicionado), com gases (refrigeração), com luzes (ala cirúrgica), com higiene, com ergonomia e com visão.

A gerência tecnológica de equipamentos engloba o planejamento, a aquisição, a gerência, a avaliação, a retirada e a substituição destes por meio de uma abordagem sistemática para garantir equipamentos seguros, eficazes e com custo efetivo para o cuidado com o paciente.

Para o gerenciamento de produtos para a saúde, são necessárias a sua correta aquisição e as suas manutenções, além dos procedimentos operacionais explícitos, bem executados e documentados. O pessoal envolvido na área deve ser ativo e bem treinado, com poder de decisão para a resolutividade das responsabilidades. Todas as informações devem ser atualizadas, disponíveis e de fácil acesso.

Os incidentes com equipamentos podem ser decorrentes da falha da manutenção, da operação, da montagem, da função e do desenho, podendo causar graves agravos (com sequelas irreversíveis ou reversíveis com intervenção).

O gerente de risco sanitário da instituição de saúde deve receber e avaliar as notificações enviadas sobre os equipamentos (incluindo suas quarentenas), analisar e investigar os eventos adversos relacionados com os produtos, promover ações preventivas, corretivas de reparo e de controle, acompanhar periodicamente as ações, disseminar as informações, promover treinamentos continuados e comunicar-se com a Anvisa.

O hospital é, portanto, uma tecnologia em saúde. A incorporação dessas tecnologias está cada vez mais amparada em um conjunto de aparatos, em critérios de avaliação e em informações sistematizadas pela vigilância sanitária. Seu principal objetivo é gerar informação para a tomada de decisão, para incentivar a adoção de tecnologias custo-efetivas e prevenir a adoção de tecnologias de valor questionável à Unidade de Saúde. A tecnologia em saúde é composta por equipamentos utilizados na prestação de serviços de saúde e por técnicas que dispõem sobre a infraestrutura desses serviços e sua organização.

A engenharia clínica atua por meio de procedimentos estabelecidos, capazes de definir um perfil epidemiológico em que as soluções de problemas encontrados em uma instituição sejam transferidas a outras de maneira proativa. É, portanto, uma interface técnico-gerencial com enfoque acadêmico e profissional, prevalecendo a funcionalidade, a segurança, a operacionalidade, a confiabilidade, a manutenção, a organização, a otimização e a gestão de materiais/pessoas.

O engenheiro clínico é o profissional que aplica e desenvolve os conhecimentos de engenharia e práticas gerenciais às tecnologias de saúde, para proporcionar melhoria nos cuidados dispensados ao paciente. Cabe ao engenheiro clínico controlar o patrimônio dos equipamentos médico-hospitalares e seus componentes; auxiliar na aquisição e aceitação de novas tecnologias; treinar pessoal para a manutenção técnica e operação dos equipamentos; indicar, elaborar e controlar os contratos de manutenção preventiva e corretiva, controlar e acompanhar os serviços de manutenção executados por empresas externas; estabelecer medidas de controle e de segurança do ambiente hospitalar/equipamentos; estabelecer rotinas para aumentar a vida útil dos equipamentos e modificar as existentes de acordo com as normas vigentes; auxiliar nos projetos de informatização relacionados com os equipamentos; calibrar e ajustar os equipamentos de acordo com os padrões reconhecidos; efetuar a avaliação das obsolescências dos equipamentos médico-hospitalares, entre outros; e apresentar relatórios de produtividade de todos os aspectos envolvidos com a gerência e com a manutenção dos equipamentos médico-hospitalares conhecidos como indicadores de qualidade e/ou produção.

No processo diagnóstico da investigação etiológica de um problema de saúde apresentado por um paciente, o momento mais crítico ocorre quando se faz necessária a participação da tecnologia. Cada vez mais se utilizam novas tecnologias, que vão desde a identificação do paciente ou a investigação da sua hipótese diagnóstica ao exame físico e/ou recursos diagnóstico-terapêuticos.

A incorporação crescente de tecnologia em hospitais exige a utilização intensiva de produtos de saúde. O gerenciamento desses produtos, desde a seleção, compra, uso, manutenção e descarte, constitui um importante fator de qualidade e segurança.

Farmacovigilância
Medicamentos e vacinas

A farmacovigilância é a avaliação dos efeitos do uso agudo e crônico dos tratamentos farmacológicos no conjunto da população ou em subgrupos de pacientes expostos a tratamentos específicos.

Tem como objetivo a proteção e a promoção da saúde dos usuários de medicamentos, de modo que se usem racional e seguramente as diversas medicações existentes.

A farmacovigilância pode ser feita mediante a notificação voluntária de reações adversas aos medicamentos, da rede de hospitais e médicos sentinelas no país e/ou em outros; da elaboração de protocolos para o uso racional de medicamentos; da investigação de sinais de alerta; do monitoramento de recolhimento (nacional e/ou internacionalmente); da revisão do mercado (medicamentos proibidos); da revisão da legislação (bula, registro, reavaliação); e da descentralização das ações.

Devem-se notificar, preferencialmente, as reações desconhecidas e/ou graves, as queixas técnicas (alterações físico-químicas, adulteração, falsificação, problemas com rótulos), a falha terapêutica (efeito não esperado ou resistência) e as interações medicamentosas (toxicidade, falha terapêutica).

É importante, entretanto, estar atento no momento de notificar as reações adversas aos medicamentos. Deve-se primeiro perguntar: É uma reação prevista? Esperada? Qual é a reação adversa que se pode considerar? Haverá necessidade de exames complementares para a investigação? Serão necessários especialistas?

No processo de notificação a partir de sinais, é fundamental observar se há realmente correlação entre os fatos (reação e medicamento) ou se há apenas casualidade.

Também é indispensável ter conhecimentos sobre a ocorrência de problemas com determinados medicamentos em outros países e o que está sendo, portanto, recomendado.

O monitoramento é feito por meio de buscas periódicas, via internet, por informações sobre *recall* (agências regulatórias selecionadas) e/ou contatos com indústrias ou importadoras.

Deve-se estar atento para os medicamentos com associações de princípios ativos irracionais, se os medicamentos têm registros, se são reavaliados e se contêm bulas.

A farmacovigilância deve estar inserida na assistência terapêutica, e, para isso, criaram-se os centros estaduais, os hospitais sentinelas e a inserção da farmacovigilância nos programas de assistência farmacêutica do Ministério da Saúde.

A avaliação de riscos/benefícios permite que se evite a exposição de pacientes a riscos desnecessários e se reduzam os custos, o tempo de hospitalização e as probabilidades de ser necessário o tratamento do evento adverso, melhorando, assim, a atenção sanitária e a credibilidade da instituição.

Os novos conhecimentos na relação riscos/benefícios conduzem a modificação da informação sobre o medicamento (inclusive textos de bula), limitam ou adicionam indicações/contraindicações, reduzem as doses recomendadas, modificam o *status* do medicamento quanto à sua venda (de venda livre, sob prescrição médica ou com retenção de receita) e até a sua retirada do mercado.

Uma reação adversa pode ser considerada como qualquer reação nociva e não desejada que se apresente após a administração de um fármaco, nas doses normalmente utilizadas na espécie humana para profilaxia, diagnóstico e tratamento de doenças ou para modificação de uma função fisiológica.

Cerca de 3 a 5% das internações hospitalares são decorrentes de reações adversas a medicamentos, e 15% dos pacientes internados já experimentaram reações adversas aos medicamentos.

A maior parte dos medicamentos disponíveis nos anos 1980 (195 de 200) não era conhecida antes do século XX, e, destes 195, somente 150 estavam sendo comercializados desde 1950,

o que contribui para um grande desconhecimento sobre os diferentes medicamentos (mecanismo de ação, efeitos adversos) usados nas diversas situações clínicas quando indicados.

As principais condições que favorecem o desenvolvimento de eventos adversos previsíveis são: despreparo do médico para prescrever; dose; via de uso; ausência de exames laboratoriais de monitoramento; história prévia de alergia ou reações adversas aos medicamentos não avaliada; interações medicamentosas; níveis plasmáticos do medicamento acima dos usuais; e a não adesão ao tratamento.

As reações adversas aos medicamentos elevam os índices de morbidade e mortalidade, aumentam os custos do tratamento (individual, institucional e governamental) e o desgaste para o Sistema Nacional de Saúde.

Hemovigilância
Transfusão ou doação de sangue

A hemovigilância é um sistema de avaliação e alerta organizado com o objetivo de recolher e avaliar informações sobre os efeitos indesejáveis ou inesperados da utilização de hemocomponentes ou hemoderivados, a fim de prevenir o aparecimento ou a recorrência desses efeitos.

Para a implantação de um sistema de hemovigilância, deve-se estar atento ao monitoramento dos incidentes transfusionais imediatos e tardios.

Para o sucesso da hemovigilância fazem-se necessárias a participação ativa dos médicos responsáveis pela transfusão e a rastreabilidade de um hemocomponente ou hemoderivado (em quem foram transfundidos os hemocomponentes/hemoderivados e que hemocomponentes/hemoderivados os pacientes transfundidos receberam).

Alimentos

O Ministério da Agricultura, Pecuária e Abastecimento (MAPA) é responsável pela regulamentação, regulação e controle da fabricação dos alimentos de origem animal (carne, peixe, leite, queijo, ovo, mel), bebidas (refrigerante, suco, bebida alcoólica), vinagre, produtos agrícolas *in natura*, classificação de alimentos de origem vegetal.

A Anvisa monitora eventos adversos e queixas técnicas relacionadas com o consumo de alimentos industrializados. Contudo, todos os alimentos disponíveis no comércio são fiscalizados pela Vigilância Sanitária local. As reações nocivas à saúde causadas pelo consumo de alimentos industrializados incluem problemas digestivos, alérgicos, cardiovasculares, renais, hepáticos, entre outros.

Em casos de suspeitas de alterações em alimentos ofertados aos pacientes em estabelecimentos de assistência à saúde, como produtos sem registro, alterações na consistência do produto ou embalagens, ou em caso de suspeita de doença transmitida por alimento (DTA), a Vigilância Sanitária deve ser imediatamente informada.

Cosméticos

São preparações constituídas por substâncias naturais ou sintéticas, de uso externo nas diversas partes do corpo humano, pele, sistema capilar, unhas, lábios, órgãos genitais externos, dentes e membranas mucosas da cavidade oral, com o objetivo exclusivo ou principal de limpá-los, perfumá-los, alterar sua aparência e/ou corrigir odores corporais e ou protegê-los ou mantê-los em bom estado.

Nesse sentido, toda queixa técnica com um cosmético é entendida como qualquer suspeita de alteração ou irregularidade em um produto, assim como em uma empresa, que poderá ou não causar dano à saúde individual e coletiva e deverá ser notificada à Notivisa por meio de formulário próprio – *Formulário para Notificação de Evento Adverso Associado ao Uso de Cosmético, Produto de Higiene Pessoal ou Perfume*.

Saneantes

Os saneantes são substâncias ou preparações destinadas a limpeza, desinfecção, desinfestação e desodorização de ambientes domiciliares, coletivos ou públicos, para utilização por qualquer pessoa ou para aplicação ou manipulação por pessoas ou empresas especializadas, para fins profissionais.

Os produtos saneantes domissanitários devem ser formulados com substâncias que não apresentem efeitos comprovadamente mutagênicos, teratogênicos ou carcinogênicos em mamíferos e ser classificados de acordo com o grau de risco.

Quanto à finalidade de seu emprego, os saneantes classificam-se assim: para limpeza geral e afins; desinfecção, esterilização, sanitização, desodorização, além de desinfecção de água para o consumo humano, hortifrutícolas e piscinas; desinfestação (inseticidas, raticidas e repelentes) e tira-manchas (alvejantes).

Produtos de risco I

São os saneantes domissanitários e afins em geral que atendem ao disposto em legislações específicas cujo valor do pH na forma pura, à temperatura de 25°C, seja maior que 2 ou menor que 11,5. Não devem apresentar características de corrosividade, atividade antimicrobiana, ação desinfestante e não devem ser à base de microrganismos viáveis.

Produtos de risco II

São os saneantes domissanitários cujo valor de pH na forma pura, à temperatura de 25°C, seja igual ou inferior a 2 e igual ou superior a 11,5, e que apresentem características de corrosividade, atividade antimicrobiana, ação desinfestante ou sejam à base de microrganismos viáveis.

Requisitos dos produtos saneantes

São requisitos dos produtos saneantes:

- Serem formulados com substâncias que não apresentem efeitos comprovadamente mutagênicos, teratogênicos ou carcinogênicos em mamíferos
- Para produtos com DL 50 oral para ratos superior a 2.000 mg/kg de peso corpóreo para produtos sólidos, será admitido o método de cálculo estabelecido pela Organização Mundial da Saúde (OMS).

Produtos saneantes utilizados em hospitais

- Detergentes e seus congêneres
- Produtos de uso geral como alvejantes e desodorizantes
- Desinfetantes hospitalares para superfícies fixas
- Produtos hospitalares para artigos não críticos e semicríticos
- Esterilizantes (apresentam efeito letal para microrganismos esporulados)
- Inseticidas, raticidas e repelentes de insetos.

Rotulagem

Os saneantes devem ser rotulados conforme instruem a Resolução RDC 14/2007 e RDC 35/2010 e a legislação específica para a categoria do produto, sendo itens identificadores do registro ou notificação as seguintes informações de rotulagem:

- Produtos registrados: número do registro no Ministério da Saúde (série de 13 dígitos, podendo constar no rótulo apenas os nove primeiros)
- Produtos notificados: devem constar no rótulo o número da Autorização de Funcionamento da Empresa e a frase: "Produto notificado na Anvisa/Ministério da Saúde".

QUALIDADE COMO INVESTIMENTO

Sempre ouvimos dizer que qualidade é cara. Será?

A compreensão da qualidade como investimento e que ela é um dom, gratuita e não é cara não tem sido fácil, embora hoje já seja muito discutida e utilizada como diferencial em vários segmentos e instituições de saúde/hospitais, sejam públicos ou privados.

A qualidade, de fato, é bastante lucrativa, considerando que ela promove a execução correta, logo de saída, de um trabalho e evita desperdícios. A cada centavo e/ou tempo que se deixa de gastar não se repetindo erroneamente alguma coisa e/ou utilizando-se alternativas, ganha-se muito mais.

Cabe ao setor responsável pela qualidade/gestão do risco assumir a responsabilidade de instruir não somente a alta administração/governança, mas todos os níveis de trabalho da instituição, explicando tudo em termos compreensíveis, sem se importar com as adversidades naturais decorrentes de todo processo de mudanças.

Para alcançar esses objetivos propostos é fundamental compreender os conceitos relacionados à qualidade, e se estes estão sendo compartilhados com os outros de forma sistematizada e proativamente. Nesse movimento pela qualidade é preciso desenvolver a própria fluência das atividades multidisciplinares como processos introspectados na rotina laboral, assim como envolver a todos, emocionalmente, motivando-os para as soluções dos problemas institucionais como um todo.

Todas as ações-pesquisas (diagnóstico e promoção da mudança) empregadas como metodologia sinalizam para a necessidade de se estabelecer um competente programa de gerenciamento da qualidade e dos riscos em todas as operações, de forma integrada entre as diversas equipes multiprofissionais, com foco na assistência à saúde como garantia da segurança do paciente e acesso à continuidade do seu diagnóstico/tratamento.

A partir de processos escritos, construídos com as equipes, de forma preventiva, passa-se a eliminar os problemas-surpresa de não conformidades e, assim, consequentemente, reduzem-se os custos da qualidade, evitando-se riscos que levam a gastos desnecessários, bem como o retrabalho (horas).

Dessa forma, cria-se uma estratégia deliberada de deflagrar uma revolução cultural – qualidade como diferencial, como hábito diário – com objetivos de torná-la parte da estrutura da instituição de saúde, em toda a sua abrangência.

Nesse contexto, é fundamental construir processos sustentáveis para evitar o "combate aos incêndios", substituindo-o pela ação preventiva. A qualidade, assim, será reconhecida como fator primordial para uma assistência à saúde com menos riscos. "Se tem qualidade" existem menos riscos" e "se tem riscos" tem qualidade?"

Investindo na qualidade: uma experiência na prevenção de tromboembolismo

Houve uma experiência de grande impacto na segurança do paciente que demandou apoio e investimentos institucionais, a partir da criação de uma equipe de gerenciamento de riscos focada na prevenção do tromboembolismo venoso (TEV), uma importante questão de saúde pública no Brasil.

Sabia-se o quanto as diretrizes para TEV eram complexas e dependentes da adesão às estratégias profiláticas realizadas por meio de sistema e pessoas. Assim, era preciso que as equipes multiprofissionais estivessem atentas a esse risco e que todos pudessem fazer parte da implementação de processos preventivos, como uma cultura institucional.

Durante o período de 2011 a 2015 foram criados e implantados, institucionalmente, políticas, programa e equipe específica multidisciplinar de prevenção de tromboembolismo composta por uma enfermeira, uma técnica de enfermagem e um médico, que diariamente identificavam e alertavam sobre riscos de TEV em pacientes clínicos e cirúrgicos através da elaboração de impressos como fluxograma, *checklist*, alertas, *banners*, protocolos de riscos que foram disponibilizados em prontuários, além de palestras com profissionais com *expertises*, para que medidas mecânicas e/ou farmacológicas fossem prescritas para os pacientes sinalizados como vulneráveis.

Como resultado, observou-se que utilizar as diretrizes para a prevenção de TEV envolvendo todas as equipes multiprofissionais com apoio institucional é uma rotina importante para ser implementada, especialmente em instituições de saúde/hospitais de alto risco para tromboembolismo, constituindo-se em importante e imensurável investimento na segurança do paciente (Hinrichsen et al., 2014).

A implementação da qualidade nos serviços assistenciais prestados está relacionada com o conceito de qualidade assumido pela organização (*accountability* – tornar-se responsável por), que, ao construir e praticar uma política de qualidade, tem suas atividades atreladas a um contínuo monitoramento de riscos, viabilizando a redução de não conformidades, com menores custos, pela ausência do desperdício e do retrabalho.

Sabe-se, entretanto, que é preciso de 4 a 5 anos para se conseguir que as pessoas compreendam a necessidade e aprendam a confiar em um programa e/ou política de melhoria permanente. Mudanças exigem tempo. Não é fácil, em uma primeira instância, ter tempo para os novos aprendizados, assim como alterar hábitos que gerem novas atitudes, pessoais e de outros. Assim, a estratégia de um projeto de educação continuada utilizando-se recursos da internet/intranet (*e-learning*) e/ou outros também parece ser uma forma eficaz e motivadora de desenvolver pessoas (líder-*coach*), que deveria ser ampliada a todos os membros da equipe multiprofissional, de forma sistematizada, com objetivos de compartilhar conhecimentos.

Adicionalmente, sistemas ou máquinas que imitam a inteligência humana para executar tarefas e podem se aprimorar iterativamente com base nas informações que coletam são chamados de inteligência artificial (IA) e vêm sendo cada vez mais aplicados na área médica e biomédica, e poderão ser aplicados em estratégias ou programas que visam qualidade e segurança na assistência à saúde.

GERENCIAMENTO DE RISCOS

A segurança do paciente está relacionada a uma tolerância zero com riscos e situações adversas. É, portanto, um compromisso institucional com a vigilância e a eliminação de eventos desfavoráveis e perigos potenciais ou reais à segurança do paciente, apoiado por tecnologias, métodos e normas rigorosas.

Nesse sentido, existe uma nova abordagem assistencial, focada no registro e na análise de todas as intercorrências, incluindo as latentes, de forma a identificar as necessidades do processo de assistência ao paciente. A partir disso, ações de melhoria e mudanças processuais são adotadas com o objetivo de avaliar ou eliminar riscos, aumentando a segurança dos pacientes, dos profissionais e do ambiente.

Qualidade em saúde é, portanto, o resultado de uma gestão de riscos, pois se existem riscos, pode-se não ter qualidade em sua plenitude. Qualidade é o grau alcançado nos serviços de saúde que os torna mais próximos do resultado desejável, coerente com o atual conhecimento da equipe multiprofissional. Nesse contexto, várias são as instituições de saúde, no mundo e no Brasil, que buscam qualidade nas suas práticas assistenciais por meio de programas gerenciais consagrados, que sistematizam o planejamento, a formulação e a operacionalização dos processos assistenciais e de apoio, necessários para garantir a excelência nos serviços prestados.

Esses sistemas, em geral, são dinâmicos e possibilitam a revisão e atualização dos padrões e critérios adotados como referenciais, com flexibilidade suficiente para permitir a adequação aos diferentes negócios existentes na instituição.

Todo sistema de qualidade em saúde deverá estar fundamentado na missão, na visão e nos valores institucionais, em preceitos de crenças e nos princípios técnicos universais.

A qualidade assistencial deve ter foco no paciente e na assistência dentro de tempo adequado, sendo eficiente, com equidade, efetividade e segurança para o paciente.

A segurança institucional deve concentrar-se no paciente, nos profissionais e no meio ambiente, além de firmar-se segundo compromissos estabelecidos por meio de:

- Decisões e interesse do nível mais estratégico
- Responsabilidade da supervisão
- Prioridades no dia a dia, nas reuniões, nas discussões, nas políticas e nos procedimentos, que reflitam padrões de qualidade e excelência
- Metas e resultados mensurados
- Eventos adversos notificados, analisados e com recomendações retroalimentadas

- Comunicação aberta e frequente
- Auditorias para verificar a adesão
- Bons resultados comemorados, incentivados e premiados
- Suporte qualificado
- Treinamentos permanentes.

A instituição de saúde que trabalha para ter qualidade precisa ter como objetivo identificar oportunidades de melhorias nos processos assistenciais e de apoio e utilizar ferramentas da qualidade (análise de causa-raiz; PDCA [*plan*, *do*, *check*, *act*; em português, planejar, fazer, verificar e agir]; Lean Management; Six Sigma; BowTie; FMEA [*failure mode and effect analysis* – análise de modo e efeito de falha]; outros – Ishikawa, Kaizen, 5S, Pareto) para identificação, correção e prevenção de novas ocorrências.

A gestão (ou gerenciamento) de riscos é um elemento central no planejamento estratégico de qualquer tipo de empresa/instituição. É o processo pelo qual as organizações analisam metodicamente os riscos inerentes às respectivas atividades, com o objetivo de identificar, estimar (probabilidade de ocorrência e impactos) e controlar os mesmos, por meio de medidas para: evitar, diminuir, assumir e transferir os riscos.

A gestão de riscos deve ser um processo contínuo e constante, aplicado à estratégia da organização e à implementação dessa mesma estratégia. É preciso analisar por meio de metodologias todos os riscos inerentes às atividades passadas, presentes e, em especial, futuras que possam estar relacionadas com a organização.

É importante ser, portanto, integrada na cultura empresarial/institucional, com uma política eficaz e um programa conduzido pela direção/governança focada em objetivos táticos e operacionais, atribuindo responsabilidades na gestão dos riscos por toda a organização, como parte integrante da respectiva descrição de funções. Essa prática sustenta a responsabilização, a avaliação do desempenho e a respectiva recompensa, promovendo, assim, a eficiência operacional em todos os níveis da organização, sempre com base em atividades de qualidade e segurança, especialmente quando na área de saúde, durante a assistência a pacientes.

Considerando o risco uma função da frequência de ocorrência de possíveis acidentes ou danos (consequências) gerados por eventos não esperados/desejados, a diminuição do mesmo em um processo ou atividade perigosa pode ocorrer pela implementação de medidas que visem tanto reduzir as frequências de ocorrência dos acidentes (ações preventivas) como diminuir as suas respectivas consequências (ações de proteção).

O planejamento da gestão do risco tem, portanto, o objetivo de decidir como abordar, planejar e executar as atividades de gerenciamento de riscos de um projeto, originado a partir de: metodologia, funções e responsabilidades, orçamento, tempos, categorias de risco, definições de probabilidade, impactos, matriz de probabilidade, revisão das tolerâncias das partes interessadas, formato de relatório e acompanhamento.

São utilizados como métodos revisões da documentação, técnicas de coleta de informações e "tempestades de ideias" (*brainstorming*), assim como técnicas de coleta de informação, análise da lista de verificação, análise das premissas e técnicas com diagramas. São produtos dessa fase:

- Lista de riscos identificados
- Lista de respostas possíveis (hipóteses)
- Causa-raiz do risco
- Categorias de risco atualizadas

Na análise qualitativa dos riscos há a priorização destes para análise ou ação adicional subsequente, por meio de avaliação e combinação de sua probabilidade de ocorrência e impacto. A análise qualitativa de riscos avalia a prioridade dos riscos identificados, usando a probabilidade de eles ocorrerem, o impacto correspondente nos objetivos do planejamento se os riscos realmente ocorrerem, além de outros fatores, como prazo e tolerância a risco das restrições de custo, cronograma, escopo e qualidade do projeto. São objetivos desse processo:

- Classificação relativa ou lista de prioridades dos riscos do projeto
- Riscos agrupados por categoria e lista de riscos que exigem resposta a curto prazo
- Lista de riscos para análise e respostas adicionais
- Lista de observação de risco de baixa prioridade
- Tendências dos resultados da análise qualitativa de riscos.

A análise quantitativa de riscos é realizada naqueles que foram priorizados pelo processo por afetarem potencial e significativamente as demandas conflitantes do planejamento das ações de melhorias. Analisa o efeito desses eventos de risco e atribui uma classificação numérica a esses riscos. Tal análise também apresenta uma abordagem quantitativa para a tomada de decisões quando há incerteza. Os resultados esperados dessa análise são:

- Análise probabilística do planejamento/projeto
- Probabilidade de realização dos objetivos de custo e tempo
- Lista priorizada de riscos quantificados
- Tendências dos resultados da análise quantitativa de riscos.

O desenvolvimento de opções e ações para aumentar as oportunidades e reduzir as vulnerabilidades encontradas também deve ser planejado em relação à resposta do risco, em que são feitos o registro de riscos (atualizações), o plano de gerenciamento (atualizações) e os acordos contratuais relacionados a riscos.

Também devem ser previstos o acompanhamento dos riscos identificados, o monitoramento dos riscos residuais, a identificação dos novos riscos, a execução de planos de respostas a riscos e a avaliação da sua eficácia durante todo o ciclo de vida do projeto. Precisam ser previstos:

- Registro de riscos (atualizações)
- Mudanças solicitadas
- Ações corretivas recomendadas
- Ações preventivas recomendadas
- Ativos de processos organizacionais (atualizações)
- Plano de gerenciamento do projeto (atualizações).

Para ser bem-sucedida, é fundamental uma empresa/instituição estar comprometida com uma abordagem de gerenciamento de riscos de forma proativa e consistente durante todo o projeto, para que possa criar uma cultura de qualidade sustentável, pois será ela quem garantirá certificação e excelência (acreditação).

Devido aos crescimentos tecnológicos e ao aumento de medicamentos disponíveis, erros podem acontecer em qualquer lugar do mundo, mesmo que existam processos de segurança e qualidade. Por isso, é importante identificar quais são os principais problemas existentes na instituição de saúde/hospital e promover ações preventivas para eles.

Em relação ao uso de medicamentos, são inúmeras as oportunidades de erros, que vão desde a ilegibilidade da letra do profissional nas prescrições manuais até a prescrição, transcrição, a dispensação e a administração.

Não bastam apenas sistemas informatizados que deem suporte à prescrição, especialmente para uso de medicamentos. Há necessidade de outras melhorias que garantam a segurança do paciente, como:

• Padronizações/acordos generalizados sobre as formas de comunicar certas prescrições que sejam inteligíveis
• Não utilização de abreviaturas
• Duplas checagens
• Doses unitárias; remoção de medicamentos de certas áreas
• Inserção do farmacêutico clínico no processo de prescrição
• Administração de medicamentos; monitoramento de medicamentos com embalagens e nomes semelhantes, entre outras.

É importante estar atento aos principais eventos mais observados nas instituições de saúde/hospitais, que são: quedas, IrAS, lesões por pressão, erros de medicação, manipulação de cateteres/sondas/drenos, manipulação das vias respiratórias, utilização incorreta de equipamentos/materiais, estrutura física inadequada, desproporção do número de profissionais e de pacientes segundo grau de complexidade assistencial, parque tecnológico obsoleto e insuficiência de materiais/insumos com qualidade comprometida.

São princípios da gestão de riscos, segundo as normas ISO 31000:2009:

• Agregar e proteger valores, contribuindo para o alcance dos objetivos da organização
• Integrar-se aos processos da organização
• Fazer parte da tomada de decisão
• Tratar as incertezas
• Ser estruturada, oportuna e sistemática
• Basear-se na melhor informação disponível
• Considerar os fatores humanos
• Ser transparente e participativa junto às equipes multiprofissionais e outros
• Ser dinâmica, atuando em tempo real, o máximo possível, contribuindo para as mudanças
• Possibilitar a melhoria contínua da equipe de riscos e da organização e suas relações com as equipes multiprofissionais.

Nos processos da gestão de riscos (ISO 31000:2009), é importante que sejam estabelecidos mecanismos que possibilitem:

• Comunicação e consulta com *stakeholders* internos e externos da organização
• Definição do contexto e critérios segundo políticas/programas institucionais responsáveis/papéis/atividades profissionais, objetivos, metas, metodologias, definições, entre outros

• Avaliação dos riscos segundo identificação de eventos e/ou circunstâncias que possam causar danos à segurança do paciente, além de análise e avaliação de frequência e magnitude
• Tratamento dos riscos segundo planos de ação que evitem, reduzam/controlem, transfiram ou retenham as vulnerabilidades identificadas
• Documentação do processo de gestão de riscos.

As estratégias de tratamento/enfrentamento dos riscos devem ser focadas em como evitar, reduzir, transferir e aceitar os fatores que possam interferir na segurança do paciente. Assim, é fundamental que sejam estabelecidas ações que:

• Evitem ou eliminem o risco (*risk avoidance*)
• Compartilhem ou transfiram o risco, tomando para si e adquirindo um seguro (*risk transfer*)
• Mitiguem, reduzam ou controlem o risco (*risk reduction*)
• Retenham ou aceitem o risco (*risk acceptance* para os riscos menores com pouco impacto potencial).

A gestão de riscos implica a aplicação sistêmica e contínua de políticas, procedimentos, condutas e recursos na identificação, na análise, na avaliação, na comunicação e no controle de situações e eventos adversos que afetem a segurança das pessoas na sua integralidade pessoal/profissional, o meio ambiente e a imagem institucional. Para que isso ocorra são necessárias atividades sistematizadas que:

• Promovam uma cultura de segurança institucional
• Apoiem as lideranças assistenciais
• Promovam a notificação dos eventos/incidentes em uma visão sistemática e não pessoal
• Ensinem e compartilhem os aprendizados sobre segurança
• Implementem e treinem práticas de segurança em toda a cadeia assistencial e no meio ambiente onde as pessoas estão inseridas como profissionais multidisciplinares, pacientes, familiares, cuidadores, visitantes e outros.

As equipes multiprofissionais responsáveis pelo gerenciamento de riscos devem utilizar métodos integradores de gestão de riscos relacionados à assistência à saúde, que são: ACR, uma metodologia retrospectiva aplicada após a ocorrência dos incidentes/acidentes, a fim de identificar as causas dos mesmos, propondo estratégias para que não mais ocorram; e/ou análise de modo e efeito de falha (FMEA).

Análise de causa-raiz

Na ACR, é fundamental que haja a descrição das questões que devem ser obtidas na coleta de dados (O quê? Quem? Quando? Onde? Como?). Também é importante que sejam descritos e definidos os elementos no desenho dos fatores causais, como evento de perda, eventos primários/secundários/presumíveis, condições/circunstâncias pertinentes à situação, condições de perda/presumíveis, fatores causais/causais presumíveis e itens de nota relativos às deficiências significativas identificadas durante o curso da investigação que não foram as principais contribuintes para os incidentes, mas deveriam ser apontadas antes que causassem problemas.

Na identificação das causas-raízes, o diagrama de Ishikawa (espinha de peixe – Kaoru Ishikawa, Universidade de Tóquio) ou causa-efeito é muito utilizado como técnica gráfica que pode identificar as bases de um incidente de acordo com seu nível de importância relacionadas ao problema, por meio de:

- Tarefa/gestão
- Paciente/equipe
- Ambiente/indivíduo.

Em 1998, no Reino Unido, foi elaborado o Protocolo de Londres, uma versão atualizada do original Protocol for the Investigation and Analysis of Clinical Incidents, consistindo em uma investigação sistematizada para organizar as etapas, melhorar a qualidade da coleta de dados e auxiliar na reflexão de todas as dimensões dos fatores contribuintes. O Protocolo de Londres aplica o modelo de acidente organizacional de James Reason, no qual as análises devem ter compreensão muito mais ampla da causa do incidente, com menos foco no indivíduo que comete um erro e mais em fatores organizacionais preexistentes que fornecem as condições e até induzem a ocorrência dos erros. Tem como objetivo assegurar uma investigação reflexiva e abrangente segundo um processo estruturado de reflexão, em geral mais eficiente do que um *brainstorming* informal ou avaliações com desconfiança rápidas dos profissionais e lideranças.

São fatores que influenciam na prestação do cuidado e contribuem para riscos:

- Paciente: condição – complexidade e gravidade; comunicação e linguagem; personalidade e condição social
- Tarefa/tecnologia: claridade da estrutura e desenho da tarefa; disponibilidade e uso de protocolos; disponibilidade e acurácia dos testes auxiliares à tomada de decisão
- Pessoas: conhecimento, habilidade, experiência específica; saúde física e mental
- Equipes: comunicação verbal/escrita; disponibilidade de ajuda e supervisão; estrutura do time relacionada a congruência, consistência, liderança e outros
- Ambiente do trabalho: interrupções, barulho, conforto térmico, iluminação; padrões de turno e carga de trabalho; manutenção, *design* e disponibilidade de equipamentos; apoio administrativo e gerencial no ambiente de trabalho
- Organizacionais/gerenciais: restrições financeiras, estrutura organizacional, políticas/padrões/protocolos ambíguos e/ou normas pouco claras; cultura de segurança/prioridades
- Contexto institucional: regulação e economia; sistema de saúde locorregional; ligação com organizações externas.

Modelo do queijo suíço de James Reason para os acidentes organizacionais

O modelo de queijo suíço foi proposto por James Reason e tem como objetivo trabalhar o erro humano, que pode ser visto de duas maneiras: na perspectiva da pessoa e na perspectiva do sistema.

- Na perspectiva da pessoa, o erro consiste em um pensamento antigo e generalizado, fundamentado em atos inseguros (erros e violações processuais) de profissionais de equipes multiprofissionais. Tal abordagem considera esses atos inseguros como decorrentes de processos mentais aberrantes, tais como desatenção, esquecimento, baixa motivação, negligência e imprudência. Seus seguidores tendem a tratar os erros como uma questão moral. Naturalmente, as contramedidas associadas são direcionadas, principalmente, à redução da variabilidade indesejada no comportamento humano
- Na perspectiva do sistema, a premissa básica é que os seres humanos são falíveis e os erros podem acontecer mesmo nas melhores organizações. Erros são vistos como consequências e não causas, tendo sua origem não tanto na natureza humana, mas em fatores sistêmicos. Nesse caso, as contramedidas são fundamentadas no pressuposto de que, embora não possamos mudar a condição humana, podemos mudar as condições em que os seres humanos trabalham. A ideia central é a defesa do sistema, já que todas as tecnologias arriscadas têm barreiras e salvaguardas. Quando um evento adverso ocorre, a questão importante não é quem errou, mas como e por que as defesas falharam.

O modelo proposto por Reason existe há mais de duas décadas e baseia-se na associação da ocorrência de um erro à responsabilidade de um indivíduo, ainda que predomine a cultura do sentimento de culpa que surge, inicialmente, na própria pessoa que cometeu o ato indesejado, que passa a sentir medo das possíveis punições sofridas, e de que, posteriormente, os gestores irão julgar de quem foi a culpa do erro em questão e, em seguida, aplicar as penalidades que considerem cabíveis.

James Reason propôs a imagem de um "queijo suíço" para explicar a ocorrência de falhas do sistema, como os incidentes que ocorrem na prestação da assistência ao paciente. De acordo com essa teoria, em um sistema complexo (como o da saúde), os riscos são impedidos de causar danos nos pacientes por uma série de barreiras de riscos (ambiente, pessoas, administrativos/gestão, outros), onde cada barreira tem fraquezas inesperadas ou buracos (semelhança com as fatias de um queijo suíço). Essas fraquezas não são consistentes, são representadas pelos buracos abertos, ao acaso, em cada fatia de queijo e, quando, por acaso, todos os buracos estão alinhados, o perigo atinge diretamente o paciente e causa dano.

Na sistematização de processos de riscos que podem ser exemplos de "barreiras" de processos no ambiente de assistência à saúde pode-se aplicar a teoria de Reason para:

- Dupla checagem para a administração de medicamentos de alta vigilância e impactos na segurança dos pacientes, como cloreto de potássio
- Uso sistemático de ferramentas de comunicação, especialmente formulários de transferências internas de pacientes
- Uso do código de barras para dispensação de medicamentos e outras situações de risco como coletas de exames laboratoriais e/ou alimentos
- Conferência de itens de segurança pelo sistema informatizado e/ou, na ausência, por formulários específicos
- Sistematização de processos e hábitos de *read back* para checagem de comunicações verbais entre equipes multiprofissionais de saúde
- *Checklist* de segurança cirúrgica (antes, durante e após)
- Retirada dos medicamentos potencialmente perigosos dos estoques assistenciais.

É importante entender que furos na assistência sempre existirão, cabendo, então, buscar maneiras de evitar que estes se acumulem e cheguem ao cliente, ao paciente e/ou às equipes multiprofissionais, especialmente nas atividades (processos) que estejam mais em contato direto com a cadeia assistencial (Fernandes et al., 2014).

> **James Reason**
>
> James Reason foi um professor de psicologia da Universidade de Manchester nos anos de 1977 e 2001, na mesma instituição onde fez e concluiu a sua graduação em 1962.
>
> Reason obteve PhD em 1967 e suas linhas de pesquisa focaram as contribuições humanas e organizacionais para a quebra de sistemas complexos e bem defendidos.
>
> Ao longo de sua vida profissional escreveu vários artigos e livros abordando distração, erro humano, fatores humanos na aviação, manejo dos riscos de acidentes organizacionais, assim como manejo do erro em operações de manutenção.
>
> Suas teorias e pensamentos servem de base para consultas em diversas áreas da aviação, de ferrovias, na geração de energia nuclear, segurança marítima, exploração e produção de petróleo, mineração, indústria química, segurança rodoviária, bancos e nos cuidados em saúde.
>
> James Reason foi reconhecido pela Universidade de Aberdeen, em 2002, por suas contribuições na segurança do paciente.
>
> Reason J. Farnham Surrey, UK: Ashgate; 2008. ISBN: 9780754674023

Análise de modo e efeito de falha

Apesar de ter sido desenvolvida por engenheiros, a FMEA tem sido bastante usada na avaliação proativa e na melhoria da segurança de processos complexos de cuidados à saúde, incluindo a administração de medicamentos anti-infecciosos, cateterização venosa central e diálise. Tem sido recomendada como metodologia de análise por organizações internacionais, como JCI, Institute for Healthcare Improvement (IHI) e Institute for Safe Medication Practices (ISMP).

A fim de analisar um processo específico previamente selecionado, uma equipe multiprofissional deve ser estabelecida para executar a FMEA. O tamanho da equipe varia segundo disponibilidades e desejo em participar do processo. Recomenda-se uma equipe central de 5 a 10 pessoas, das quais um membro será designado como responsável pela aplicação da FMEA.

A equipe de pesquisadores, médicos e técnicos responsáveis e os patrocinadores responsáveis por desenvolver a FMEA, ao lidar direta ou indiretamente com as pessoas/equipes multiprofissionais, precisam pautar suas ações em dois fundamentos:

- A proteção dos direitos dos participantes
- A garantia da segurança/confidencialidade dos dados gerados durante os processos de coleta, registro e tratamento estatístico.

Os parâmetros éticos que regem principalmente a segurança dos participantes, a adequação a critérios regulatórios de qualidade e a validação científica que governa as regulações devem ser os norteadores de todo o processo da avaliação da FMEA. São benefícios da FMEA:

- Afinidade entre os membros da equipe multiprofissional
- Ampliação dos conhecimentos dos participantes no estudo
- Reflexões e conscientização, assim como soluções para a questão da segurança dos pacientes e para que medidas gerenciais e sistêmicas sejam adotadas
- Discussões sobre problemas e soluções para o processo analisado
- Definição de prioridades de atuação para as ações de melhorias
- Criação de informações históricas/documentação sobre o processo para serem utilizadas posteriormente.

Pode-se aplicar a FMEA, nas seguintes situações, para:

- Diminuir a probabilidade da ocorrência de falhas em projetos de novos produtos ou processos
- Reduzir a probabilidade de falhas potenciais (ou seja, que ainda não tenham ocorrido) em produtos/processos já em operação
- Aumentar a confiabilidade de produtos ou processos já em operação por meio da análise das falhas que já ocorreram
- Diminuir os riscos de erros e aumentar a qualidade em procedimentos administrativos.

Na construção da FMEA, observam-se como base três matrizes de critérios de abordagem das falhas:

- Gravidade
- Ocorrência (frequência)
- Detectabilidade (possibilidade de ser detectada).

Dentro de cada critério, as falhas são equacionadas e valoradas segundo pontuação de 1 a 10. Para a gravidade da falha, o valor 1 representa um risco inócuo e o valor 10 pode significar lesão ao participante ou mesmo o seu óbito. Na escala de ocorrência, quanto mais o valor se aproxima de 10, maior a possibilidade de ocorrer o modo de falha. Com tendência inversa, o valor 1 para detectabilidade representa a maior probabilidade de se identificar a causa e/ou o modo de falha antes ou durante a realização do procedimento, e o valor 10 corresponde à impossibilidade de sua detecção no processo. Para a caracterização da FMEA realizam-se sessões de *brainstorming* com a equipe de profissionais envolvida no estudo, definidas pela equipe responsável.

Na construção da matriz de segurança dos riscos segundo resultados da FMEA, é importante focar os escores obtidos associados ao inaceitável, importante e moderado. Essas matrizes, desenhadas em forma de figuras, deverão ser trabalhadas com as equipes multiprofissionais mediante cartazes e *banners* fixados e/ou enviados por meio de recursos de *e-learning*/educação continuada (Figura 48.1).

Após a elaboração das matrizes, aplica-se a ferramenta a cada procedimento estabelecido no início do processo, durante

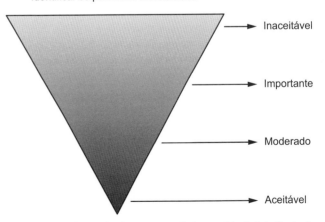

FIGURA 48.1 Exemplo de como construir a matriz de tolerância de riscos na análise de modo e efeito de falha (FMEA). (*Fonte*: adaptada de Hinrichsen et al., 2009.)

sessões de *brainstorming* consensual com a equipe responsável. Nesse momento, é importante aventar, exaustivamente, todas as falhas possíveis que possam colocar cada procedimento em risco. Também é fundamental calcular o número de prioridade de risco (NPR) para classificar cada modo de falha no caso em estudo, multiplicando entre si os 3 valores (gravidade × ocorrência × detecção).

A FMEA permite, portanto, visualizar através dos procedimentos estruturados, escalonar os riscos a eles associados, pontuando aqueles mais vulneráveis como focos de ações corretivas prioritárias.

Outras ferramentas para o gerenciamento de risco podem ser usadas pelas equipes, como as citadas a seguir.

DEPOSE (*Design, Equipment, Procedures, Operators, Supplies and Materials, and Enviroment*). Desenvolvida por Charles Perrow, para identificar as barreiras vencidas em cada etapa, após o incidente ocorrido na usina nuclear The Mielsland, em 1979, essa ferramenta possibilita a identificação das falhas e de seus fatores contribuintes, podendo ser utilizada como etapa prévia à ACR. Os seis fatores do DEPOSE (desenho, equipamento, procedimento, operadores, suprimentos, ambiente) podem ser os grupos de causas de um diagrama de causa-efeito (Ishikawa).

SMART (*Specific, Mensurable, Realistic, Timely*). É uma ferramenta de gestão utilizada para estabelecer metas de um projeto, propostas, soluções ou recomendações. A partir dela, as soluções abordam diretamente as causas-raízes identificadas pelo processo de investigação. As recomendações de ação devem ser específicas, exequíveis, mensuráveis, incluindo quem será responsável pela implementação e prazos para conclusão e evolução. A implementação das soluções apontadas deve efetivamente prevenir a recorrência de incidentes clínicos. Entretanto, as dificuldades encontradas com essa metodologia estão em operacionalizar o que foi estabelecido e alcançar os resultados.

BOW TIE. É um diagrama originado como técnica para o desenvolvimento de um "plano de segurança" na indústria de oléo e gás, após o desastre de Piper Alpha, em 1988, aplicado pelo Grupo Royal Dutch/Shell. É uma maneira esquemática visual e simples de descrever e analisar sistematicamente os riscos presentes em uma organização, desde as suas causas até as suas consequências, com foco na avaliação das barreiras propostas. Possibilita desenvolver uma relação entre causas, ameaças, medidas de prevenção, consequências e medidas de recuperação no mesmo diagrama. Pode ser desenhado de forma manual, para processos específicos, ou ser usado para gestão de macroprocessos, em um modelo mais complexo. Tem sido utilizado como ferramenta para mapeamento e avaliação proativa de riscos, trabalhado de modo dinâmico ao fornecer uma estrutura para análise e classificação dos eventos observados ou relatados.

CAUSALIDADE E INVESTIGAÇÃO DE EVENTOS ADVERSOS

Trata-se do estudo da relação etiológica entre uma exposição e o aparecimento de determinado desfecho; por exemplo: foi esse medicamento que levou à reação adversa? O medicamento estudado está associado ao risco de aparecimento de determinado desfecho?

A OMS define causalidade como um evento clínico, incluindo anormalidades de exames laboratoriais, ocorrendo em um espaço de tempo plausível em relação à administração do medicamento, que não pode ser explicado pela doença de base nem por outros medicamentos ou substâncias químicas. A resposta da retirada do medicamento deve ser clinicamente plausível.

As categorias de causalidade são:

- Provável: resposta clínica razoável após a retirada do medicamento, não sendo necessária informação de reintrodução para completar a definição
- Possível: as anormalidades poderiam ser explicadas também pela doença de base ou por outros medicamentos, e a informação sobre a retirada da substância pode ser ausente ou não conhecida
- Improvável: sem relação causal com o medicamento
- Condicional/não classificada: são necessários mais dados para uma avaliação mais apropriada, com dados sob observação
- Não acessível/não classificável: informação insuficiente ou contraditória, não podendo ser suplementada nem verificada.

Na avaliação de causalidade, verifica-se se um grupo de probabilidade de determinado evento adverso está ou não relacionado com o uso de determinado medicamento; por exemplo: houve sequência temporal adequada? O evento adverso surgiu depois do uso do medicamento suspeito? Em que tempo decorrido após o uso ocorreu o evento adverso? Esse tempo é plausível em termos de farmacocinética e de farmacodinâmica? Houve melhora clínica após a retirada do medicamento?

Quando se analisa a causalidade, devem-se levar em conta as considerações universais para uma conexão associativa (tempo: administração – retirada – readministração; lugar: reação no local da aplicação); para uma explicação farmacológica (natureza e frequência da RAM, conhecimento prévio dos efeitos do medicamento e níveis séricos); as características clinico-diagnósticas (sinais/sintomas, exames complementares/anatomopatológicos, mecanismo de doença); e a probabilidade ou exclusão de outras possíveis causas.

A evidência de causalidade é facilmente identificada quando houver relação temporal estreita, se ocorrerem reações de hipersensibilidade e/ou se o órgão estiver comprometido.

Os principais fatores que dificultam o diagnóstico de causalidade são a existência de reação adversa relacionada com a doença tratada ou sem relação com a atividade do fármaco; polifarmácia; automedicação; pouca tendência a atribuir a reação adversa a fármacos prescritos para o tratamento; e período de indução longo.

Na avaliação da notificação de suspeita de reação adversa são considerados o paciente, o notificador (profissional de saúde), o fármaco, as reações adversas, as autoridades sanitárias e a indústria farmacêutica.

É, portanto, necessário que o profissional de saúde esteja atento para uma possível conexão entre um evento clínico indesejável e o risco identificado, o que gerará a notificação e a hipótese, levando à suspeita de reações adversas/não conformidades.

No processo de investigação de eventos adversos em instituições de saúde/hospitais, é fundamental:

- Identificar os incidentes e notificá-los
- Priorizar os incidentes
- Determinar a metodologia de investigação de incidentes
- Determinar os planos de ação com base na identificação das causas principais e dos fatores contribuintes para a(s) falha(s)
- Estabelecer os canais de retroalimentação aos usuários e às partes interessadas, assim como os mecanismos de divulgação dos resultados das investigações, para que haja melhorias para a equipe assistencial
- Encerrar a investigação.

Não existe, nem existirá, instituição de saúde/hospital sem erros, pois "errar faz parte da natureza humana". Mas esforços contínuos para minimizar (próximos de zero) eventos e erros devem ser a prioridade de todas as equipes multiprofissionais. A busca da cultura organizacional da segurança deve ser uma prioridade, uma política institucional, um valor, mesmo sabendo-se que mudanças levam tempo e necessitam de um processo motivador, sistematizado e contínuo entre as pessoas, pois sem elas nada acontece. A qualidade do cuidado e da segurança do paciente deve ser uma meta sem precedentes.

A instituição precisa ter uma política para a abordagem de controle e prevenção do erro, com caráter formador, que motive as pessoas a sempre buscarem o seu melhor. A visão do erro deve ser sistêmica, decorrente de falhas de processos (atividades), sejam quais forem os motivos identificados pelas análises de causa-raiz do problema evidenciado. Quando o erro é visto sistemicamente, há evolução das equipes multiprofissionais. Todos aprendem com os erros, e planos de melhorias são mais sustentáveis. Já quando o erro é tratado de forma individual, punitiva ou persecutória, trabalha-se a culpabilização de pessoas. Desse modo, todos perdem, pois não existirão aprendizados. É importante ressaltar que qualquer que seja a circunstância do erro não se deve ignorar as responsabilidades técnicas, éticas e legais, mas todas precisam ser investigadas, analisadas e tratadas de forma profissional, caso a caso, considerando que todos fazem parte do processo.

Para melhorar as oportunidades de erros durante a assistência aos pacientes, podem ser implantadas barreiras que alertem as equipes multiprofissionais durante o cuidado com o paciente, como:

- *Checklists* ou protocolos padronizados
- Melhores registros no prontuário e nos mecanismos de informação/comunicação
- Padronização de procedimentos e condutas
- Implantação de processos simplificados e exequíveis
- Foco nos processos e não nos executores
- Planos de melhorias compartilhados entre as equipes multiprofissionais
- Inclusão do paciente e de seus familiares ou cuidadores na confirmação de dados e no acompanhamento dos processos
- Desenvolvimento da cultura de segurança em toda a instituição de saúde/hospital.

SEGURANÇA NA SAÚDE

Segurança é a percepção de estar protegido de riscos, perigos ou perdas. É, em geral, comparada e contrastada com outros conceitos relacionados: proteção, continuidade, confiabilidade. A segurança, como bem comum, é divulgada e assegurada por um conjunto de convenções sociais denominadas medidas de segurança. Segurança na saúde (tolerância zero com riscos e situações adversas) é um compromisso institucional firme e visível, com todas as situações latentes, visíveis ou não de perigos.

Em 2005, a OMS lançou a Aliança Mundial para a Segurança do Paciente e identificou seis áreas de atuação, entre elas o desenvolvimento de "Soluções para a Segurança do Paciente". Nesse mesmo ano, The Joint Commission, uma das mais importantes organizações de certificação de qualidade em assistência médico-hospitalar, e seu braço internacional, a JCI, foram designadas como o Centro Colaborador da OMS em "Soluções para a Segurança do Paciente". É papel desse Centro a elaboração e a difusão de soluções que visem à segurança do paciente.

As seis *Metas Internacionais de Segurança do Paciente* são soluções que têm como propósito promover melhorias específicas em áreas problemáticas na assistência, descritas a seguir.

Meta 1 | Identificar os pacientes corretamente

Falhas no processo de identificação dos pacientes podem causar erros graves, como a administração de medicamentos e cirurgias em pacientes "errados". Nesse sentido, os profissionais devem checar pelo menos duas identificações, nenhuma devendo ser o número do quarto do paciente, antes da administração de medicamentos, sangue e hemoderivados, coleta de amostras de sangue e outras amostras para testes clínicos e quando forem realizar tratamentos ou procedimentos. Os dois identificadores do paciente utilizados para a checagem são: nome completo e número do prontuário ou nome completo, data de nascimento e conferência da pulseira de identificação. Tais informações também deverão ser facilmente encontradas não só na pulseira de identificação do paciente, mas também nas etiquetas aderidas aos documentos do prontuário. A confirmação da identificação do paciente deve ser realizada:

- Antes da administração de medicamentos, sangue ou hemoderivados
- Antes da coleta de sangue e outras amostras
- Antes da realização de procedimentos e tratamentos.

Meta 2 | Melhorar a efetividade da comunicação entre profissionais da assistência

Erros de comunicação entre os profissionais da assistência podem causar danos aos pacientes. No momento em que se faz uma ordem verbal ou telefônica, ou se comunicam resultados críticos de exames, é preciso certificar-se de que a informação foi compreendida e registrada corretamente por quem a recebeu. Para isso, o profissional que recebeu a ordem ou resultado deve, em primeiro lugar, escrever o que ouviu e então "ler de volta" a ordem completa ou o resultado de exame. Essa meta 2 tem, portanto, a finalidade de certificar se a pessoa que recebeu uma ordem verbal ou telefônica compreendeu todas as orientações e, com isso, reduzir a ocorrência de erros e melhorar, assim, a segurança do paciente.

Também deverá ser padronizada a lista de abreviaturas, acrônimos, símbolos e aquelas designações que não são as comumente usadas pela instituição/hospital. É necessário medir, acompanhar e, se apropriado, definir ações para melhorar a notificação e o tempo adequado para a recepção pelo assistente dos resultados de exames normais e críticos. Também é fundamental implementar uma abordagem padronizada para as comunicações de passagem de plantão, incluindo uma oportunidade para fazer perguntas e responder a questionamentos.

Devem ser restritas ordem verbal para quimioterápicos, transfusão de sangue e componentes e psicotrópicos. Uma comunicação efetiva (verbal, não verbal, escrita, telefônica, eletrônica) é fundamental para a segurança do paciente. Na passagem de plantão é fundamental que as informações do paciente sejam transmitidas de maneira correta, clara e sem deixar dúvidas e devem também ser registradas no prontuário. São informações importantes: medicamentos usados, resultados de exames, previsão de tratamento, recomendações sobre os cuidados, procedimentos realizados ou que deverão ser agendados/feitos, alterações significativas da evolução clínica, assim como acompanhantes quando crianças/idosos.

Meta 3 | Melhorar a segurança de medicações de alta vigilância (*high-alert medications*)

Para alcançar essa meta 3, a farmácia define quais as medicações de alta vigilância (como cloreto de potássio 19,1%, cloreto de sódio 20%, sulfato de magnésio 50%, fosfato de potássio 2 mEq/mℓ, heparina não fracionada, insulinas, meperidina, morfina, nutrição parenteral, quimioterápicos, varfarina, entre outras). Todas essas medicações devem estar com etiqueta vermelha e ser enviadas para os setores em saco plástico vermelho. Esses medicamentos não devem estar facilmente disponíveis no hospital, devendo ser mantidos em gavetas com chave, no posto de enfermagem, e só devem ser manipulados na farmácia. Os carros de emergência que têm medicações de alta vigilância devem, também, mantê-las identificadas com etiqueta vermelha e segregadas das demais. Dupla checagem deve ser realizada, tanto no momento da dispensação pela farmácia quanto após o preparo pela enfermagem. Antes da administração devem ser feitas as seguintes conferências: nome completo e data de nascimento do paciente/registro do paciente; nome do medicamento; dose prescrita e preparada; via e horário de administração.

É preciso também padronizar e limitar o número de concentrações de medicamentos usados na organização, assim como identificar e listar, no mínimo anualmente, os medicamentos parecidos e com nomes parecidos usados na instituição/hospital. Tomar medidas para prevenir erros envolvendo a troca desses medicamentos é imprescindível.

É importante rotular todos os medicamentos, os recipientes de medicamentos (seringas, copinhos com medicamentos, bandejas) ou outras soluções dentro e fora de ambientes estéreis, assim como reconciliar de forma completa e acurada os medicamentos usados na continuidade do cuidado. Também deve-se ter um processo definido para comparar os medicamentos em uso pelo paciente com aqueles prescritos para o paciente, enquanto sob os cuidados da instituição/hospital, e comunicar a lista completa de medicamentos para o próximo profissional responsável pelo cuidado quando um paciente é encaminhado ou transferido para outro local, serviço, profissional ou nível de cuidado, dentro e fora da organização. A lista completa de medicamentos também é fornecida para o paciente quando ocorre a alta da unidade.

Meta 4 | Assegurar cirurgias com local de intervenção correto, procedimento correto e paciente correto

Cirurgias ou procedimentos invasivos em locais ou membros errados são erros totalmente previsíveis decorrentes de falhas na comunicação e na informação. O hospital, portanto, deve utilizar o Protocolo Universal para prevenção de cirurgias com local de intervenção errado, procedimento errado ou pessoa errada com base nas diretrizes da OMS. Esse protocolo inclui um *checklist* de procedimentos de segurança (Quadro 48.3).

Meta 5 | Reduzir risco de infecções associadas aos cuidados de saúde

A OMS estima que entre 5 e 10% dos pacientes admitidos em hospitais adquirem uma ou mais infecções. A higiene das mãos, de acordo com as diretrizes atuais da OMS ou do Centers for Disease Control and Prevention (CDC), é uma medida primária preventiva fundamental. O hospital, entre as muitas ações para reduzir o risco de infecções associadas aos cuidados de saúde, deve implementar estratégias para a educação e o treinamento de técnicas para a higienização das mãos para toda a equipe, assim como monitorar o uso de antibióticos para profilaxia e tratamento. Também é importante implementar medidas de prevenção da infecção da corrente sanguínea relacionada ao cateter venoso central em toda a instituição, prevenção de pneumonia associada à ventilação mecânica e monitoramento de microrganismos multirresistentes/uso racional de antimicrobianos.

Deve-se tratar como eventos sentinela todos os casos identificados de morte não esperada ou de perda de função grave e permanente associada à infecção hospitalar.

Meta 6 | Reduzir o risco de lesões ao paciente, decorrentes de quedas

Para alcançar essa meta, deve existir um protocolo de prevenção de quedas no qual todos os pacientes são avaliados e reavaliados periodicamente em relação ao risco de queda, incluindo o risco potencial associado ao uso de medicamentos prescritos e a adoção de medidas para diminuir ou eliminar qualquer risco identificado, quando possível.

É importante encorajar o envolvimento do próprio paciente no seu cuidado, como uma das estratégias de sua segurança, e definir e comunicar as formas de pacientes e suas famílias notificarem preocupações sobre segurança e encorajá-los a fazê-lo.

QUADRO 48.3 *Checklist* de cirurgia segura.

SIGN IN (antes da indução anestésica)

Os membros da equipe (a enfermeira e o anestesista) confirmam oralmente que:

- O paciente verificou a sua identidade, o sítio cirúrgico, o procedimento e deu o consentimento informado específico para o procedimento
- O sítio cirúrgico está marcado ou sua marcação não se aplica
- O oxímetro de pulso está ligado e funcionando
- Todos os membros da equipe estão cientes de que o paciente tem alguma alergia conhecida
- A via respiratória e o risco de aspiração foram avaliados e o equipamento apropriado e assistência estão disponíveis
- Se houver risco de perda sanguínea de pelo menos 500 mℓ (ou 7 mℓ/kg em crianças), serão necessários acesso venoso apropriado e fluidos de reposição disponíveis

Pausa antes do início do TIME OUT (antes da incisão cirúrgica)

Toda a equipe (enfermeira, cirurgiões, anestesistas e outros participantes no cuidado do paciente) verificam oralmente (em voz alta) para uma dupla checagem, com os membros da equipe, assegurando que estes compartilhem o mesmo planejamento para o procedimento e, portanto, falem:

- Se todos os membros da equipe foram apresentados e têm o devido papel definido
- Se houve a confirmação da identidade do paciente, sala de cirurgia e procedimento

Revisão de eventos críticos antecipada

- O cirurgião revisa passos críticos e inesperados, duração da cirurgia e perda sanguínea prevista
- A equipe anestésica revisa preocupações relativas ao paciente
- A equipe de enfermagem revisa a esterilidade e disponibilidade do equipamento e outras preocupações antecipadas
- Confirmação pela equipe multiprofissional de que os antibióticos profiláticos foram administrados < 60 min antes da incisão ou que os antibióticos não são indicados
- Confirmação pela equipe multiprofissional de que todos os exames de imagem do paciente correto estão visíveis na sala de cirurgia

SIGN OUT (antes de o paciente deixar a sala de cirurgia)

- A enfermeira revisa os seguintes itens com a equipe:
- Nome do procedimento realizado
- Se agulhas, gazes e instrumentos utilizados estão todos completos (ou não se aplica)
- Se qualquer fragmento retirado foi identificado corretamente e se incluiu o nome do paciente
- Se outros cuidados com os equipamentos são necessários
- O cirurgião, a enfermeira e os anestesistas revisam oralmente as principais preocupações com o cuidado do paciente e com a sua recuperação

Fonte: adaptado de WHO, 2009; Haynes et al., 2009.

Também são metas internacionais de segurança do paciente a identificação de riscos à segurança inerentes ao tipo de população atendida, incluindo riscos de suicídio (aplicável a pacientes psiquiátricos e/ou em tratamento para transtornos emocionais ou comportamentais em hospitais gerais).

Embora a saúde ocupacional (riscos profissionais) tenha uma legislação específica, segundo recomendações do Ministério do Trabalho, é fundamental que as instituições de saúde/hospitais desenvolvam mecanismos e medidas de melhorias que garantam o monitoramento de não conformidades técnicas e/ou operacionais que possam estar ocorrendo, basicamente, em função de: desconhecimento da legislação; ausência de políticas e/ou programas escritos de qualidade e segurança do paciente; falta de uma sistematização de rotinas e processos preventivos para a manutenção dos equipamentos; e escasso investimento em treinamentos e/ou cursos de atualização profissional, tanto para o manuseio dos equipamentos como no respeito às normas de biossegurança para a prevenção de riscos físicos, biológicos, químicos e outros, de acordo com as recomendações da NR-32.

Assim, diante dos riscos ocupacionais, recomendam-se aos gestores das instituições de saúde/hospitais para a prevenção de riscos, em geral e/ou em áreas específicas:

- Realização de treinamentos técnicos periódicos sobre biossegurança para todos os profissionais dos diversos serviços, incluindo os de radiodiagnóstico, segundo a legislação existente, fornecendo equipamentos de proteção individual (EPIs) adequados às atividades práticas, conforme o risco ocupacional
- Elaboração e implementação do plano de proteção radiológica e outros planos de prevenção de riscos (biológicos, químicos, físicos, de acidentes, ergonômicos e outros)
- Implementação de política e programa de controle de qualidade e manutenção preventiva dos equipamentos e realização de ações educativas tanto para os funcionários quanto para os pacientes, principalmente gestantes, informando sobre os riscos em geral e os relacionados à radiação à qual estão expostos, assim como as consequências, focados na qualidade e segurança do paciente de todo corpo profissional/instituição.

A publicação do relatório *Errar é humano*, do Institute of Medicine dos EUA, em 1999, trouxe um alarmante fato à tona. Nesse relatório estimava-se que quase 100 mil mortes aconteciam todo ano nos EUA decorrentes de erros na assistência hospitalar. Atualmente, considera-se, com base em estudos observacionais, que os eventos adversos ou danos causados aos pacientes decorrentes de erros na assistência em saúde acometem pelo menos 10% dos pacientes hospitalizados, e configuram-se como terceira causa de morte na população, sendo superados apenas pela totalidade de doenças cardiovasculares e pela totalidade dos cânceres.

A OMS pediu atenção ao tema da segurança do paciente durante a 55ª. Assembleia Mundial da Saúde, que ocorreu em maio de 2002. Dois anos depois, em outubro de 2004, criou-se a Aliança Mundial para a Segurança do Paciente, cuja finalidade era apoiar os Estados-membros da OMS na elaboração de políticas públicas e do aprimoramento da segurança na assistência à saúde. Por meio dessa aliança, a OMS vem lançando desafios para que se superem os problemas de segurança do paciente, incluindo melhorar a lavagem das mãos por profissionais de saúde, realizar cirurgias de forma segura e evitar os erros de medicamentos.

No Brasil, em abril de 2013, foi instituído o Programa Nacional de Segurança do Paciente (PNSP), cujos objetivos são ditados conforme consta no terceiro artigo da Portaria nº 529, de 02/04/2013, do Ministério da Saúde:

Art. 3º Constituem-se objetivos específicos do PNSP:

I. Promover e apoiar a implementação de iniciativas voltadas à segurança do paciente em diferentes áreas da atenção, organização e gestão de serviços de saúde, por meio da implantação da gestão de risco e de Núcleos de Segurança do Paciente nos estabelecimentos de saúde;

II. Envolver os pacientes e familiares nas ações de segurança do paciente;

III. Ampliar o acesso da sociedade às informações relativas à segurança do paciente;

IV. Produzir, sistematizar e difundir conhecimentos sobre segurança do paciente; e

V. Fomentar a inclusão do tema segurança do paciente no ensino técnico e de graduação e pós-graduação na área da saúde.

Ainda em 2013, a Anvisa determinou a necessidade de implantação do PNSP nos serviços de saúde, por meio da RDC nº 36, a fim de que exista um meio responsável pela propagação da cultura de segurança e pela notificação de eventos adversos. O PNSP deve também elaborar um Plano de Segurança do Paciente (PSP) no serviço de saúde onde atua, que defina estratégias e ações de gerenciamento de risco.

Segundo consta na RDC nº 36, a Anvisa, em conjunto com o Sistema Nacional de Vigilância Sanitária, deve:

- Monitorar os dados sobre eventos adversos notificados pelos serviços de saúde
- Divulgar relatório anual sobre eventos adversos com a análise das notificações realizadas pelos serviços de saúde
- Acompanhar, junto às vigilâncias sanitárias distrital, estadual e municipal, as investigações sobre os eventos adversos que evoluíram para óbito.

O PNSP orienta a elaboração e a implementação de alguns protocolos básicos focados em promover a segurança do paciente nas organizações voltadas para a assistência em saúde. Esses protocolos são conjuntos de orientações e práticas direcionados a minimizar alguns tipos de erros e eventos adversos específicos, que, inclusive, são complementares ao propósito da maior parte das metas internacionais de segurança do paciente. Esses protocolos foram formalizados pela Portaria nº 1.377, de 9 de julho de 2013, e pela Portaria nº 2.095, de 24 de setembro de 2013 (Quadro 48.4).

Na primeira Portaria estão elencados os protocolos de cirurgia segura, prática de higiene das mãos e úlcera por pressão (atualmente o termo mais adequado é *lesão por pressão*). Na segunda Portaria foram elencados os protocolos de prevenção de quedas, de identificação do paciente e de segurança na prescrição, no uso e na administração de medicamentos.

Outra fonte de referência para a criação de protocolos voltados para a segurança do paciente é o IHI, organização não governamental privada mais importante do mundo em termos de estimular práticas voltadas para a qualidade na assistência e segurança do paciente. O IHI lançou, em 2004, uma campanha denominada "Salvar 100.000 Vidas", que buscava diminuir o número de mortes decorrentes de falhas na assistência nos hospitais norte-americanos. Em 18 meses, os 3.100 hospitais que participaram de forma voluntária conseguiram o fantástico número de 122.000 mortes evitadas.

O sucesso dessa campanha nos EUA motivou o IHI a ampliar suas metas, sendo lançada, então, a campanha "Protegendo 5 Milhões de Vidas de Danos". Tanto a campanha inicial quanto a campanha dos "5 Milhões de Vidas" são baseadas em grupos ou pacotes de intervenções (*bundles* na definição do IHI) bem estruturados em evidências científicas de excelente custo-benefício. Cada um deles foca uma situação de grande importância no meio hospitalar e com impacto em segurança do paciente (Quadro 48.5).

QUADRO 48.4 Iniciativas de gerenciamento de riscos na linha do tempo do Programa de Segurança do Paciente, motivadoras da implantação da Cultura de Segurança do Paciente no Brasil.

2003 a 2004
Organização da Rede Nacional de Investigação de Surtos e Eventos Adversos em Serviços de Saúde (RENISS)
Organização da Rede de Hospitais Sentinela
Criação do Sistema de Notificações da Vigilância Sanitária (Anvisa/Notivisa)

2005
Criação do Comitê Técnico Assessor do Uso Racional de Antimicrobianos e Resistência Microbiana (Curarem) – Ministério da Saúde/Anvisa/entidades de classe.

2006
Rede Nacional de Monitoramento da Resistência Microbiana (Rede RM) – parcerias da Anvisa/MS/OPAS/OMS

2007
Lançamento do Manual de Higienização das Mãos em Serviços de Saúde/Anvisa
Declaração do Brasil com a OMS no controle de infecções relacionadas à assistência à saúde (IrAS)

2008
Adesão do MS e Colégio Brasileiro de Cirurgiões (CBC) ao Programa de Cirurgia Segura Salva Vidas da OMS

2009
Lançamento do Programa Segurança do Paciente em Serviços de Saúde com novo Manual de Higienização das Mãos

2010
Lançamento do Manual "Limpeza e Desinfecção de Superfícies" pela Anvisa, que compõe o Programa de Segurança do Paciente em Serviços de Saúde

2011
Implantação do Plano Nacional de Segurança do Paciente e Qualidade em Serviços de Saúde pela Anvisa

2012
Novo Manual de "Limpeza e Desinfecção de Superfícies" pela Anvisa, que compõe o Programa de Segurança do Paciente em Serviços de Saúde

2013
Publicação da Portaria nº 529, de 1 de abril de 2013 – Instituição do Programa Nacional de Segurança do Paciente
RDC nº 36 da Anvisa, de 25 de julho de 2013 – Criação dos Núcleos de Segurança do Paciente

MS: Ministério da Saúde; OPAS: Organização Pan-Americana da Saúde; OMS: Organização Mundial da Saúde.

Fonte: adaptado de Sarrubo, 2017.

QUADRO 48.5 Doze intervenções de segurança do paciente do Institute of Health Improvement.

1. Estabelecer Times de Resposta Rápida para responder à deterioração clínica de pacientes internados em áreas não críticas do hospital

Realizando intervenções rápidas em pacientes com sinais de deterioração clínica:

- Mudança aguda da pressão arterial sistêmica (PAS): < 90 ou > 180/200 mmHg
- Mudança aguda de frequência cardíaca (FC): < 40/50 ou > 100 pbm
- Mudança aguda de frequência respiratória (FR): < 8 ou > 20/28 ipm
- Mudança aguda de saturação de O_2: < 90%
- Temperatura < 38°C
- Dor torácica
- Sangramento agudo
- Débito urinário:< 50 mℓ/h ou ausência de diurese por mais de 6 h
- Alteração do nível de consciência: sonolência, confusão mental, rebaixamento, agitação, convulsão
- Preocupação da equipe multiprofissional com o estado geral do paciente, que não está bem

2. Fornecer tratamento com base em evidências para infarto agudo do miocárdio

Prevenir mortes por infarto agudo do miocárdio (IAM) por meio de protocolos e treinamentos de equipes multiprofissionais

3. Prevenir reações adversas a medicamentos

Criar sistema de reconciliação medicamentosa na admissão do paciente e durante a assistência prestada, estabelecendo focos para alergias e interações medicamentosas

4. Prevenir infecções de corrente sanguínea por cateter venoso central (CVC)

Realizar prevenção com medidas simples e eficazes, especialmente a higienização das mãos antes e após procedimentos e/ou calçar/retirar luvas

Revisão diária da necessidade de permanência do CVC a partir da data de passagem

5. Prevenir infecções de sítio cirúrgico

Realizar antibioticoprofilaxia adequada e no tempo correto, dentro dos 60 min antes da incisão cirúrgica, segundo protocolos de uso de antimicrobianos e cirurgias elegíveis de riscos de infecções

6. Prevenir pneumonia associada à ventilação mecânica

Realizar prevenção com medidas simples e eficazes como:

- Elevar a cabeceira da cama a 30 a 45°
- Prevenir tromboembolismo venoso (TEV) abaixo do contraindicado
- Interrupção diária da sedação e avaliação diária das condições de extubação – despertar precoce
- Prevenir úlcera péptica (úlcera de estresse)

7. Prevenir danos por medicações de alta vigilância

Com foco em anticoagulantes, sedação, opioides e insulinoterapia

8. Reduzir complicações cirúrgicas

Implementar as medidas recomendadas pelo Surgical Care Improvement Project (SCIP)

9. Prevenir lesões por pressão

Realizar prevenção baseada em *guidelines*

10. Reduzir infecções por *Staphylococcus aureus* resistente a meticilina (MRSA)

- Implementar práticas de prevenção cientificamente comprovadas, como a higienização das mãos durante toda a cadeia assistencial
- Descontaminação do ambiente e dos equipamentos
- Vigilância ativa
- Precauções de contato para pacientes colonizados e infectados

11. Fornecer tratamento com base em evidências para insuficiência cardíaca

- Evitar novas descompensações e reinternações
- Implantar protocolos assistenciais e treinar equipes multiprofissionais

12. Envolver a alta direção do hospital em metas de qualidade assistencial e segurança do paciente

Envolver a direção/governança/*stakeholders* e as lideranças do hospital no processo contínuo de melhoria de segurança do paciente para a cultura da qualidade institucional

BIBLIOGRAFIA

Antunes E, Vale M, Mordelet P et al. Gestão da tecnologia biomédica. Tecnovigilância e engenharia clínica. Paris: Acodess; 2002. 210 p.

Brasil. Agência Nacional de Vigilância (Anvisa). Rede Sentinela. Disponível em: http://portal.anvisa.gov.br/rede-sentinela.

Brasil. Agência Nacional de Vigilância Sanitária (Anvisa). Gestão de riscos e investigação de eventos adversos relacionados à assistência à saúde. Brasília: Anvisa; 2017. 94p. Disponível em: https://portaldeboaspraticas.iff.fiocruz.br/wp-content/uploads/2018/07/Caderno_7.pdf.

Brasil. Agência Nacional de Vigilância Sanitária (Anvisa). Implantação do Núcleo de Segurança do Paciente em Serviços de Saúde. Brasília: Anvisa; 2016. Disponível em: https://www.saude.go.gov.br/images/imagens_migradas/upload/arquivos/2017-09/2016-anvisa---caderno-6---implantacao-nucleo-de-seguranca.pdf.

Brasil. Agência Nacional de Vigilância Sanitária (Anvisa). Manual técnico de hemovigilância. 3ª versão. Brasília: Anvisa; 2003. p. 29.

Brasil. Agência Nacional de Vigilância Sanitária (Anvisa). Portaria nº 529. Brasília: Anvisa; 2013. Disponível em: https://bvsms.saude.gov.br/bvs/saudelegis/gm/2013/prt0529_01_04_2013.html.

Brasil. Agência Nacional de Vigilância Sanitária (Anvisa). Programa nacional de prevenção e controle de infecções relacionadas à assistência à saúde (2016-2020). Disponível em: http://antigo.anvisa.gov.br/documents/33852/3074175/PNPCIRAS+2016-2020/f3eb5d51-616c-49fa-8003-0dcb8604e7d9?version=1.0.

Brasil. Agência Nacional de Vigilância Sanitária (Anvisa). Resolução nº 7, de 24 de fevereiro de 2010. Dispõe sobre os requisitos mínimos para funcionamento de Unidades de Terapia Intensiva. Disponível em: https://bvsms.saude.gov.br/bvs/saudelegis/anvisa/2010/res0007_24_02_2010.html.

Brasil. Agência Nacional de Vigilância Sanitária (Anvisa). Resolução RDC nº 151, de 21/08/2001. Aprova o regulamento técnico sobre níveis de complexidade dos serviços de Hemoterapia. Brasília: Anvisa; 2001.

Brasil. Agência Nacional de Vigilância Sanitária (Anvisa). Resolução RDC nº 36, de 25 de julho de 2013. Institui ações para a segurança do paciente em Serviços de Saúde e dá outras providências. Disponível em: https://bvsms.saude.gov.br/bvs/saudelegis/anvisa/2013/rdc0036_25_07_2013.html.

Brasil. Agência Nacional de Vigilância Sanitária (Anvisa). Resolução da dieretoria colegiada – RDC Nº 07 de 10 de fevereiro de 2015 – Dispõe sobre os requisitos técnicos para a regularização de produtos de higiene pessoal, cosméticos e perfumes e dá outras providências. Disponível em: https://bvsms.saude.gov.br/bvs/saudelegis/anvisa/2015/rdc0007_10_02_2015.pdf.

Brasil. Ministério da Saúde. Portaria nº 2616, de 12 de maio de 1998. Dispõe sobre a obrigatoriedade da manutenção pelos hospitais do país, de Programa de Controle de Infecções Hospitalares. Disponível em: https://bvsms.saude.gov.br/bvs/saudelegis/gm/1998/prt2616_12_05_1998.html.

Brasil. Ministério da Saúde (MS). Portaria nº 15, de 23 de agosto de 1988. Expede orientações sobre o registro de produtos saneantes com finalidade antimicrobiana. Brasília: MS; 1988. (DOU; 5 de setembro de 1988. Seção 1). Disponível em: https://www.diariodasleis.com.br/busca/exibelink.php?numlink=1-9-29-1988-08-23-15.

Brasil. Ministério da Saúde (MS). Portaria nº 2.616, de 12 de maio de 1998. Brasília: MS; 1998. Regulamenta as ações de controle de infecções hospitalares em substituição à Portaria nº 930 de 1992. Disponível em: https://bvsms.saude.gov.br/bvs/saudelegis/gm/1998/prt2616_12_05_1998.html.

Brasil. Ministério do Trabalho e Emprego (MTE). Portaria nº 485, de 11 de novembro de 2005. Aprova a Norma Regulamentadora nº 32 (Segurança e Saúde no Trabalho em Estabelecimentos de Saúde). Brasília: MTE; 2005. Disponível em: https://www.camara.leg.br/proposicoesWeb/prop_mostrarintegra;jsessionid=A0DFC9671C271F924ED67242202671FC.node2?codteor=726447&filename=LegislacaoCitada+-PL+6626/2009.

Brasil. Ministério do Trabalho e Previdência. Portaria n. 672 de 8 de novembro de 2021. Disciplina os procedimentos, programas e condições de segurança e saúde no trabalho e dá outras providências. Disponível em: https://in.gov.br/en/web/dou/-/portaria-n-672-de-8-de-novembro-de-2021-359091010.

Carrara D, Strabelli TMV, Uip DE. Controle de infecção: A prática no terceiro milênio. Rio de Janeiro: Guanabara Koogan; 2017. 435p.

Center for Disease Control and Prevention. Core Elements of Hospital Antibiotic Stewardship Programs. Disponível em: https://www.cdc.gov/antibiotic-use/healthcare/implementation/core-elements.html.

Fernandes LGG, Tourinho FSV, Souza NL, Menezes RMP. Contribuição de James Reason para a segurança do paciente: Reflexão para a prática de enfermagem. Rev Enferm UFPE on-line. jul 2014; 8(Suppl. 1):2507-12.

Ferreira PC, Lira C, Santos Junior BJ et al. Investigação de acidentes biológicos entre profissionais da equipe multidisciplinar de um hospital. Rev Enferm UERJ; 2011; 19(4):583-6.

Haynes AB et al. A Surgical safety checklist to reduce morbidity an mortality in a global population. N Engl J Med. 2009; 360:491-9.

Hinrichsen SL et al. Implementação do programa de prevenção de tromboembolismo venoso (TEV): Estudo-piloto. Revista ACRED. 2014; 4(7). Disponível em: Revista Acreditação ISSN 2237-5643 Capa V.4 n7 (2014)

Hinrichsen SL, Brayner KAC, Paixão SLL et al. Percepção da equipe de enfermagem sobre fatores causais de quase-falhas (near miss) no atraso de medicamentos através da Análise do Tipo e Efeito de Falha (Failure Mode and Effects Analysis) – FMEA. Revista de Administração em Saúde. 2017.

Hinrichsen SL, Oliveira CL, Campos M et al. Gestão da qualidade e dos riscos na segurança do paciente: Estudo-piloto. RAHIS. 2011.

Hinrichsen SL, Oliveira CLF, Campos MA et al. Gestão da qualidade e dos riscos na segurança do paciente: Estudo-piloto. Rattis – Revista de Administração Hospitalar e Inovação em Saúde. 2011; 10-7.

Hinrichsen SL, Vilella TAS, Lira MCC et al. Monitoramento do uso de medicamentos prescritos em uma unidade de terapia intensiva. Rev Enferm UERJ. 2009; 17(2):159-64.

Hinrichsen SL. Qualidade e segurança do paciente: gestão de riscos. Rio de Janeiro: Medbook; 2012; 335p.

Hinrichsen SL. Qualidade e segurança do paciente: Gestão de riscos. Rio de Janeiro: Medbook; 2012.

Instituto Brasileiro para a Segurança do Paciente (IBSP). Disponível em: https://www.segurancadopaciente.com.br/.

Junior BJ, Lira Hinrichsen SL, Lira C et al. Riscos ocupacionais em centros de radiodiagnóstico/occupational hazards in radio diagnosis centers/Riesgos ocupacionales en centros de radiodiagnóstico. Rev Enferm UERJ. 2010; 18(3):365-70.

McCannon CJ, Hackbarth AD, Griffin FA. Miles to go: An introduction to the 5 Million Lives Campaign. Joint Commission Journal on Quality and Patient Safety. 2007; 33(8):477-84.

Pulcini C, Binda F, Lamkang AS et al. Developing core elements and checklist items for global hospital antimicrobial stewardship programmes; a consensus approach. 2019. Clin Microbiol Infect; 25(1):20-25.

Reason J. The human contribution: Unsafe acts, accidents and heroic recoveries. Farnham Surrey, UK: Ashgate; 2008.

Sarrubo ML. Gerenciamento de risco sanitário hospitalar e segurança do paciente. In: Carrara D, Strabelli TMV, Uip DE. Controle de infecção: A prática no terceiro milênio. Rio de Janeiro: Guanabara Koogan; 2017. pp. 155-63.

Whachter RM. Compreendendo a segurança do paciente. 2. ed. Porto Alegre: Artmed; 2010. 320p.

World Health Organization (WHO). Surgical Safety Checklist (First Edition). 2009. Disponível em: http://www.who.int/patientsafety/safesurgery/tools_resources/SSSL_Manual_finalJun08.pdf

Zambon LS. Introdução à campanha "5 Milhões de Vidas" do Institute of Healthcare Improvement (IHI); 2009.

Capítulo 49

Microbiologia e Infecções

Sylvia Lemos Hinrichsen ▪ Marcela Coelho de Lemos ▪ Kátia Maria Mendes

Quebra de medidas de barreiras causa infecções.
(Sylvia Lemos Hinrichsen)

INTRODUÇÃO

Os microrganismos que causam processos infecciosos relacionados à assistência à saúde/infecção hospitalar podem ser oriundos do meio ambiente, do pessoal da área de saúde e de pacientes (portadores) ou de equipamentos médicos. No surgimento de infecções relacionadas à assistência à saúde (IrAS), especialmente nas unidades de terapia intensiva (UTI), com o intuito de prolongar a vida de pacientes com doenças graves, é de grande importância a realização de procedimentos invasivos que danificam barreiras epiteliais e mucosas, propiciando condições de contaminação, colonização e infecção, uma vez que os instrumentos usados nesses procedimentos constituem reservatórios de microrganismos.

Também têm importante papel na existência de processos infecciosos relacionados com a assistência à saúde as dificuldades diagnósticas devido a fugacidade ou manifestações tardias de sinais e/ou sintomas, somadas ao difícil estabelecimento dos melhores métodos microbiológicos para a confirmação dessas infecções.

Nos últimos anos, observa-se que patógenos como *Candida* sp., *Staphylococcus epidermidis* e outros estafilococos coagulase-negativos (antes considerados não patogênicos) têm apresentado maior prevalência, relacionada principalmente com o aumento da utilização de instrumentação com finalidades terapêuticas, muitas vezes sem uma preocupação quanto às técnicas assépticas ou de esterilização, nem treinamentos das equipes multiprofissionais.

Portanto, o uso criterioso dos procedimentos diagnósticos e/ou terapêuticos invasivos, à vista de todas as evidências quanto à sua importância no controle de infecções hospitalares (IH), será, sem a menor dúvida, a melhor e mais eficaz medida de controle dos processos infecciosos.

No controle de IrAS, devem-se estabelecer rotinas sistemáticas de biossegurança e controle de processos infecciosos, mediante treinamento de equipes multiprofissionais quanto ao manuseio de instrumentação invasiva dos sistemas respiratório e urinário, originária de cateter vascular, da utilização de líquidos de uso parenteral, da utilização de próteses (articulares, valvulares cardíacas, do sistema nervoso central [SNC]),

da ocorrência de contaminação do ar, da água e das condições das instalações médico-hospitalares e dos indivíduos portadores (colonizados).

O rápido aumento da prevalência de bactérias multirresistentes, desafiando constantemente o tratamento eficaz de pacientes com doenças infecciosas, tem causado mudanças no diagnóstico microbiológico, especialmente na utilização dos métodos tradicionais de identificação de microrganismos.

Atualmente, urge a necessidade informações rápidas sobre o perfil de suscetibilidade dos microrganismos, para auxiliar o clínico na prescrição da antibioticoterapia adequada. Os métodos fenotípicos adotados pelos laboratórios de microbiologia são muito úteis e têm as vantagens de facilidade de realização, baixo custo e critérios de interpretação definidos. Entretanto, esses métodos não promovem resultados rápidos, o que retarda o início do tratamento, podendo causar consequências no manejo do paciente, como o aumento da mortalidade, assim como maior tempo de permanência hospitalar.

Novas tecnologias para um diagnóstico *in vitro*, especialmente testes rápidos, têm sido desenvolvidas em resposta às limitações dos métodos fenotípicos, com objetivos de melhorar a condução clínica dos pacientes e conter a disseminação da resistência aos antimicrobianos (Quadro 49.1).

INFECÇÕES RELACIONADAS À ASSISTÊNCIA À SAÚDE

Tem-se utilizado IrAS em detrimento de IH porque esta denota uma abordagem mais ampla, considerando as infecções em todos os ambientes e serviços que prestam assistência à saúde, e não apenas nas instituições hospitalares, como sempre esteve relacionada a IH. Os primeiros relatos de IrAS/IH no Brasil surgiram na década de 1950, e a primeira comissão de controle de infecção (CCIH) foi criada em 1983.

O conhecimento acerca da legislação vigente relacionada ao controle de infecções é fundamental para direcionar as atividades em todas as instituições de saúde/hospital, mas esse processo educacional envolve mudanças no comportamento das pessoas e equipes multiprofissionais, que são complexas e multifacetadas, pois envolvem a combinação de educação, motivação e funcionamento do sistema organizacional.

No contexto hospitalar, o laboratório de microbiologia é um dos pilares de apoio às equipes controladoras de infecções/IrAS. A identificação dos diferentes microrganismos e do perfil

348 Parte 2 **Controle de Infecções**

QUADRO 49.1 Tecnologias diagnósticas em microbiologia.

PCR (reação em cadeia da polimerase)

A PCR é uma técnica que se baseia na amplificação de sequências específicas do ácido nucleico, permitindo a identificação de microrganismos e/ou de genes de resistência. No caso do PCR em tempo real, é possível, além de identificar o agente infeccioso, realizar a quantificação do material genético, sendo essa informação importante para a avaliação da gravidade da doença. Os produtos são detectados por meio de corantes fluorescentes que se ligam ao DNA dupla fita ou por sondas marcadas.

- Vantagem: rápida na identificação de patógenos e genes de resistência direto da amostra clínica, sem ser necessário aguardar o resultado da cultura, além de flexibilidade, capacidade de detecção simultânea de microrganismos e diferentes genes de resistência
- Limites: podem ocorrer resultados falso-negativos ou falso-positivos, no caso de identificação de genes de resistência inativos ou incompletos

MALDI-TOFMS (*matrix-assisted laser desorption/ionization – time of flight mass spectometry*)

O MALDI-TOF baseia-se na aplicação da espectrometria de massa, em que o isolado bacteriano é colocado em uma matriz, sendo posteriormente bombardeado com um *laser* que o faz evaporar com posterior ionização e aspiração do material volatilizado. Este alcança detectores que registram o tempo para chegada ao detector e a quantidade. Provoca um espectro característico de cada microrganismo, analisado por um *software*, retornando à identificação do mesmo, a partir de seu crescimento *in vitro*, em poucos minutos

- Vantagem: rapidez no resultado, flexibilidade, sensibilidade, especificidade, acurácia, fácil uso e custo-efetividade
- Limites: há dificuldade para identificação de novos microrganismos que não estejam contidos na base de dados, além do custo inicial na aquisição do equipamento

NGS (sequenciamento de nova geração – *next generation sequencing*)

O NGS é uma técnica de sequenciamento que se baseia na avaliação do genoma completo do agente infeccioso, permitindo identificar mutações que podem ou não ser manifestadas ao longo do tempo, assim como todas as características do patógeno, sendo particularmente útil durante surtos, epidemias ou pandemias, por exemplo, já que a partir do sequenciamento é possível identificar, o agente infeccioso relacionado com os casos, traçar o perfil epidemiológico e auxiliar no desenvolvimento de novos medicamentos. Além disso, pelo NGS é possível também avaliar o perfil de resistência e sensibilidade dos agentes infecciosos aos antimicrobianos.

- Vantagem: possibilidade de criação de base de dados genômica global, para identificação de surtos, com rápida detecção de novos genes de resistência
- Limites: é necessário o desenvolvimento de ferramentas automatizadas para análises

DNA-strip (*point-of-care test*)

Baseia-se na replicação em uma reação de amplificação dos ácidos nucleicos, após isolamento do DNA

- Vantagem: sensibilidade, especificidade, acurácia e rapidez no resultado
- Limites: necessidade de manipulação da amostra pós-reação de amplificação, o que aumenta o risco de contaminação cruzada

LUMINEX-MAP

Baseia-se na combinação de tecnologias de fluidos, óptica e processamento de sinal digital com tecnologia de microesferas, oferecendo recursos de ensaios multiplex. Isso possibilita a detecção, em uma única relação, da ocorrência de mutações do tipo *single-nucleotide polymorphism* (SNP) de maneira simultânea em genes associados à resistência a antimicrobianos

- Vantagem: rapidez no resultado, flexibilidade, sensibilidade, especificidade, possibilidade de automação e custo-efetividade
- Limites: necessidade de manipulação da amostra após reação de amplificação, o que pode aumentar o risco de contaminação cruzada

PROCALCITONINA

A procalcitonina é um biomarcador de inflamação que tem sido utilizado para identificar infecções bacterianas e a resposta ao tratamento com antibióticos. Na presença de uma infecção, é desencadeada uma resposta inflamatória do organismo, resultando no aumento de procalcitonina na circulação 3 a 6 horas após a infecção, atingindo o pico de concentração em 12 a 24 horas após a infecção.

À medida que a infecção é controlada, há diminuição dos níveis de procalcitonina, e, por isso, esse biomarcador pode ser também utilizado para monitorar a resposta ao tratamento com antibióticos.

GALACTOMANANA

A galactomanana é um polissacarídeo que compõe a parede celular do *Aspergillus* e que é liberada durante o desenvolvimento fúngico. Dessa forma, a detecção da galactomanana é útil para o diagnóstico da aspergilose invasiva.

A detecção da galactomanana pode ser feita pela análise de amostras de fluidos corporais, como soro, urina e líquido cefalorraquidiano (LCR), por meio dos métodos da aglutinação em látex, radioimunoensaio e ELISA, principalmente.

A detecção de galactomanana por ELISA é o método mais utilizado, uma vez que é considerado o mais sensível, sendo capaz de identificar baixas concentrações desse polissacarídeo circulante. Considera-se infecção por *Aspergillus* quando duas amostras coletadas consecutivamente são positivas.

Fonte: adaptado de Trindade et al., 2017.

de sensibilidade constitui a base das atividades do laboratório, que utiliza técnicas que variam de acordo com a capacidade instalada e a infraestrutura disponível, além da avaliação de resistência e epidemiologia molecular.

Porém, somente a existência de um parque tecnológico microbiológico não é suficiente, havendo necessidade de supervisão profissional especializada e conhecimentos relativos às diferentes microbiotas que variam de setor para setor, assim como entre instituições.

Sistemas governamentais de vigilância epidemiológica são estruturados para fornecer informação sistemática e oportuna sobre o comportamento de eventos que afetam a saúde de uma população, como base para a tomada de decisão, especialmente na prevenção de IrAS. Também é importante saber que os microrganismos que causam IrAS são, na maioria das vezes, diferentes dos que causam infecções adquiridas na comunidade, e *Staphylococcus aureus*, *Pseudomonas aeruginosa* e outros bacilos gram-negativos resistentes são os agentes mais preocupantes. Deve-se considerar, porém, que a microbiota infectante varia muito para cada instituição, assim como a sensibilidade/resistência dos microrganismos. Por isso, é muito importante identificar o agente causal e saber o seu perfil de sensibilidade aos antimicrobianos para uma conduta mais efetiva.

Em geral, infecções de pele e subcutânea, infecção de próteses e implantes, ou infecção por cateter venoso são causadas por bactérias gram-positivas. Podem ser decorrentes das mãos, da técnica cirúrgica, do preparo da pele, do tempo de cirurgia, da técnica de inserção de cateter, dentre outros fatores.

Entre as bactérias gram-negativas, há uma preocupação maior com as enterobactérias resistentes aos antimicrobianos. *Klebsiella* sp. é uma das principais causadoras de pneumonia e infecção urinária, podendo produzir uma enzima inativadora de todas as cefalosporinas, a betalactamase de espectro estendido (ESBL) *Klebsiella pneumoniae* carbapenemase (KPC). Essas enzimas rapidamente se disseminam no ambiente hospitalar, e o tratamento é difícil, necessitando de antibióticos como os carbapenêmicos.

Assim, é fundamental que as equipes multiprofissionais e as controladoras de IrAS definam as infecções mais prevalentes em cada unidade em suas instituições de saúde/hospital. Pela maior prevalência na literatura, o foco tem sido as infecções urinárias, cirúrgicas, respiratórias e as relacionadas a cateteres. Assim, é necessário que ações de controle sejam implementadas segundo as prevalências institucionais.

DIAGNÓSTICO DE PROCESSOS INFECCIOSOS RESPIRATÓRIOS

Durante a hospitalização, a maioria das infecções respiratórias (pneumonias) é causada por microrganismos que colonizam a orofaringe e que são aspirados.

Os principais agentes etiológicos são os bastonetes gram-negativos aeróbios, seguidos de gram-positivos, especialmente o *Staphylococcus aureus* e o *Streptococcus pneumoniae*.

Bactérias anaeróbias e vírus são observados em poucos casos, sendo difíceis os seus diagnósticos, daí a explicação para as suas pequenas prevalências nesses pacientes. No entanto, a infecção por SARS-CoV-2, agente etiológico responsável pela COVID-19 foi considerada possível agente de infecção relacionado com o ambiente de saúde em virtude de sua fácil transmissão, principalmente quando os protocolos de prevenção e as medidas de precaução-padrão não são aplicados durante a assistência ao paciente.

É frequente também a observação de mais duas espécies bacterianas atuando como agentes etiológicos em casos de pneumonias relacionadas com a assistência à saúde.

As principais fontes de contaminação que levam à colonização da orofaringe são o reto, o estômago e os respiradores artificiais com micronebulizadores nos circuitos.

A intubação traqueal e o uso de respiradores com micronebulizadores, os antiácidos, as sondas nasogástricas e os antibióticos de largo espectro, associados às doenças de base graves, predispõem à colonização da orofaringe, à aspiração e à pneumonia pacientes que estejam utilizando respiração artificial por tempo prolongado.

A contaminação e a posterior colonização dos micronebulizadores de respiradores originam-se do refluxo dos líquidos condensados e depositados nos tubos dos circuitos dos ventiladores.

No diagnóstico das infecções respiratórias, utilizam-se principalmente a observação clínica e os achados radiológicos, em virtude da grande dificuldade de estabelecer um diagnóstico definitivo, dependente, na maioria das vezes, de tecnologia sofisticada e inacessível à maioria dos hospitais. No caso de investigação de infecção por vírus, por exemplo, é normalmente realizado exame sorológico e/ou reação em cadeia da polimerase (PCR), sendo muitas vezes necessário que a amostra coletada seja enviada para um laboratório de referência, fora do ambiente hospitalar, para que sejam feitos os testes e se possa ter a conclusão diagnóstica, o que pode ter como consequência atraso no início do tratamento, representando possível complicação no quadro clínico do paciente.

Para o diagnóstico de infecções respiratórias, é comum a utilização de amostras biológicas, em geral escarro e aspirado endotraqueal, como exames microbiológicos. Entretanto, na maioria dos casos, esses exames são destituídos de valor clínico etiológico. Mesmo que o escarro expectorado seja geralmente um material disponível para a realização de um Gram e cultura, não é considerado como satisfatório para o diagnóstico de pneumonias complicadas, uma vez que está contaminado pela flora orofaríngea, a qual pode não ser representativa da causa da infecção.

A contagem de células epiteliais e a existência de fibroblastos alveolares do lavado brônquico e do aspirado endotraqueal, além das culturas quantitativas, são métodos introduzidos na tentativa de melhorar o perfil diagnóstico, mas, mesmo assim, não conseguem fazer a distinção entre colonização e infecção.

Acredita-se que todos os pacientes intubados e em respiração artificial prolongada já terão suas traqueias colonizadas no quarto dia de intubação. A colonização e a contaminação do tubo endotraqueal tornam a cultura dos aspirados de traqueias a menos confiável das amostras clínicas, com alta incidência de resultados falso-positivos. Mesmo assim, ainda se vê com frequência a utilização desse meio diagnóstico devido à segurança (por não ser invasivo) e à conveniência para se obterem as amostras.

As *aspirações transtraqueal* e *transtorácica* são boas opções diagnósticas, mas não podem ser utilizadas em pacientes intubados e em respiração mecânica.

A *broncoscopia*, que possibilita o acesso direto às vias respiratórias inferiores (onde a secreção brônquica e o tecido pulmonar podem ser obtidos), tem sido também utilizada como meio diagnóstico, mas sabe-se que, para alcançar a árvore brônquica, o broncoscópio tem de atravessar a orofaringe ou o tubo endotraqueal, onde a colonização e/ou contaminação são altamente prováveis, frequentemente com mais de quatro a cinco espécies bacterianas.

A *broncoscopia com ponta de cateter protegida* é outra técnica diagnóstica que vem sendo utilizada. Por meio dela, obtém-se uma amostra para o estudo etiológico da pneumonia, o que possibilita o acesso direto à área pulmonar envolvida nas vias respiratórias inferiores, ultrapassando a contaminação, a orofaringe e a traqueia, e obtendo-se, assim, material não contaminado.

Não são recomendadas as culturas microbiológicas dos circuitos dos respiradores, uma vez que a contaminação e a colonização bacteriana têm origem na orofaringe dos pacientes. Entretanto, podem ser consideradas em situações específicas em que existam evidências apontando os respiradores como a origem de surtos epidêmicos de pneumonia relacionada com a assistência à saúde.

DIAGNÓSTICO DE PROCESSOS INFECCIOSOS URINÁRIOS

Não é fácil o diagnóstico de infecções urinárias durante o internamento hospitalar, uma vez que pacientes com processos infecciosos do sistema urinário relacionados com os cateteres podem ser assintomáticos.

Os bastonetes gram-positivos aeróbios são responsáveis pela maioria dos casos de infecções urinárias relacionadas com os cateteres, e as enterobactérias e as *Pseudomonas aeruginosa* são as mais frequentes em culturas positivas. As infecções por *Escherichia coli* e *Proteus* sp. têm sido raras à medida que se prolongam o tempo de hospitalização e o cateterismo urinário; entretanto, a *Serratia* sp. e a *Pseudomonas aeruginosa* estão mais prevalentes nas mesmas circunstâncias.

Os *Streptococcus* do grupo D, em particular o *Streptococcus faecalis*, podem estar associados às infecções urinárias por gram-positivos. O *Staphylococcus aureus* e o *Staphylococcus epidermidis* também podem causar infecção urinária em pacientes cateterizados, embora a via uretral ascendente seja incomum nesse grupo de bactérias. A via hematogênica e os abscessos renais devem ser também considerados quando se isolam estreptococos em uroculturas.

São raras as infecções urinárias fúngicas, especialmente por *Candida* sp. O isolamento desse patógeno deve ser sempre considerado como contaminação, sobretudo em pacientes cateterizados e em uso de antibióticos. Nos pacientes sintomáticos em uso de antibióticos apropriados, a cultura bacteriana com número inferior a 10^5 colônias/mℓ constitui critério para o diagnóstico de infecção urinária. O crescimento de mais de 10^2 colônias/mℓ, em pacientes sintomáticos ou assintomáticos, em urina coletada por punção suprapúbica, também é um critério a ser valorizado para o diagnóstico de infecção urinária.

Nos pacientes cateterizados, uma segunda amostra confirmatória é necessária quando existe previamente uma baixa contagem de bactérias na urina ($\geq 10^3$ colônias/mℓ), uma vez que podem progredir rapidamente até 10^5 colônias/mℓ. Mesmo com essa evidência, não necessariamente está autorizado o tratamento. Também se deve observar que culturas de urina em que houve crescimento de mais de duas espécies bacterianas devem ser consideradas como contaminadas, e uma nova amostra é aconselhável para confirmar ou descartar a infecção.

O risco acumulativo de desenvolvimento de infecção urinária aumenta com a duração do cateterismo com sistemas coletores fechados, contribuindo para que cerca de 50% dos pacientes cateterizados por mais de 7 dias desenvolvam bacteriúria.

A colonização bacteriana do reto e da região periuretral, em geral, precede as bacteriúrias associadas aos cateteres urinários, sendo ineficazes as medidas utilizadas para a sua redução. Ainda é a melhor opção para reduzir os riscos de infecções urinárias a utilização de sistemas coletores de urina fechados.

Tratar pacientes com infecção urinária na vigência de cateterismo vesical pode significar insucesso terapêutico, além da possibilidade de emergência de resistência bacteriana.

DIAGNÓSTICO DE PROCESSOS INFECCIOSOS ORIGINADOS DE CATETER VASCULAR

As septicemias relacionadas com a assistência à saúde são classificadas em primárias e secundárias.

As *septicemias primárias* são consequências infecciosas da instrumentação vascular. Originam-se de infecções locais dos trajetos subcutâneos. Os pacientes em septicemia relacionada com cateteres exibem flebites purulentas em menos de 50% dos casos, as quais, conjuntamente com as manifestações clássicas de sepse, podem ocorrer dias após a remoção do cateter. Portanto, é importante ficar sempre alerta para sinais e/ou sintomas de flebite mesmo após a retirada do cateter.

As septicemias por cateterismos vasculares originam-se de cateterismos venosos (veia periférica ou central), inseridos por punção percutânea ou dissecção venosa.

Pacientes graves em uso de nutrição parenteral geralmente usam cateteres centrais (que têm maior comprimento, maior trajeto e dano subcutâneo), o que aumenta o risco de infecções. A dissecação venosa é uma ferida cirúrgica que está sujeita a outros fatores adicionais de risco de infecção.

Os cateteres intra-arteriais utilizados com o propósito de monitoramento de pressão, arteriografias periféricas, cardíacas, cerebrais ou renais, com exceção do monitoramento de pressão, permanecem inseridos por menos de 24 h. São implantados percutaneamente, em ambiente cirúrgico, por pessoal treinado e manipulados com preocupação asséptica, raramente determinando processos sépticos.

Nas septicemias oriundas de aparelhos de monitoramento de pressão arterial, a contaminação bacteriana ocorre no nível dos transdutores reutilizáveis ou permanentes, se não forem adequadamente esterilizados.

A maioria das septicemias relacionadas com os cateteres é causada por bactérias da própria pele do paciente ou por microrganismos transmitidos pelas mãos das pessoas que manipulam os cateteres. Uma infecção prévia (traqueostomia, infecção de ferida cirúrgica) predispõe a alto risco de infecção no local da inserção do cateter pela mesma espécie bacteriana da infecção preexistente, sobretudo quando não se faz uma desinfecção do local e/ou não se seguem as técnicas de assepsia.

Bactérias aeróbias (*Staphylococcus aureus*, *Staphylococcus epidermidis*), bastonetes gram-negativos, difteroides, enterococos e fungos (*Candida*) são os principais microrganismos isolados das septicemias relacionadas com os cateteres vasculares, sendo raras as bactérias anaeróbias.

A cultura da superfície externa do cateter removido pode refletir as condições microbiológicas do trajeto subcutâneo, podendo a quantificação de colônias bacterianas distinguir, com certa precisão, se há infecção ou contaminação. O achado de menos de 15 colônias por placa, por meio do método de rolagem (cultura semiquantitativa de ponta de cateter em meio sólido), indica que há contaminação.

É critério diagnóstico de septicemia a utilização, na cultura semiquantitativa, do isolamento, em número significativo, de uma mesma espécie bacteriana, tanto na cultura semiquantitativa quanto em hemoculturas (obrigatórias) obtidas em locais diferentes de punção venosa, concomitantemente a culturas negativas dos líquidos de infusão intravascular.

DIAGNÓSTICO DE PROCESSOS INFECCIOSOS ORIGINADOS DE LÍQUIDOS DE USO PARENTERAL

Microrganismos podem ser introduzidos em líquidos de infusão de uso parenteral durante sua preparação e administração (contaminação extrínseca), e raramente durante a sua produção em larga escala (contaminação intrínseco-industrial).

O risco de contaminação extrínseca está relacionado com a duração ininterrupta da infusão vascular por meio do mesmo equipo de infusão. Os microrganismos capazes de crescimento nesses líquidos, uma vez introduzidos nos equipos já em uso, podem com frequência persistir por muitos dias, independentemente das múltiplas trocas dos frascos e da velocidade de administração dos líquidos de infusão intravascular.

As manipulações das diversas partes dos equipos e frascos de infusão de líquidos intravasculares venosos podem resultar em contaminação. A adição de medicamentos aos frascos de soro, a injeção de medicamentos nos tubos de borracha dos equipos, a administração de sangue e derivados, a interposição de sistemas *three-way*, os manômetros e outros dispositivos nos equipos, a troca dos frascos de equipos, as tentativas de desobstrução de cateteres entupidos e o uso de sistemas de coleta de sangue a vácuo podem aumentar significativamente o risco de contaminação.

Perfurações acidentais ou deliberadas de frascos de plásticos de administração de líquidos também propiciam a entrada de microrganismos no sistema.

Evidências macroscópicas de crescimento microbiano em soluções parenterais podem não ser visíveis, mesmo quando o nível de contaminação excede 10^6 organismos por mililitro da solução. Entretanto, quando forem observados turbidez e/ou depósitos nesses líquidos, deve-se pensar que fungos podem ter sido introduzidos.

A quantidade de *Escherichia coli*, *Pseudomonas aeruginosa*, *Acinetobacter* e estafilococos tem pouca possibilidade de aumentar em soluções de uso parenteral, sugerindo, quando detectados, que a septicemia não é originada de soluções contaminadas.

Enterobacter aglomeranus e *Enterobacter cloacae*, *Flavobacterium*, *Burkholderia cepacia* ou *Citrobacter*, isolados do sangue em pacientes que estão recebendo terapia intravenosa, sugerem contaminação de soluções de uso intravenoso.

A maioria das septicemias relacionadas com soluções de uso parenteral é causada por bastonetes gram-negativos, que proliferam rapidamente à temperatura ambiente.

Enterobactérias e *Pseudomonas cepacea* podem se multiplicar rapidamente em solução glicosada a 5%. Já *Pseudomonas aeruginosa*, *Burkholderia cepacia*, *Acinetobacter* e *Serratia* multiplicam-se tanto em água destilada quanto *Serratia*, *Enterobacter* e *Pseudomonas aeruginosa* o fazem em solução de lactato de Ringer.

Espécies de *Candida* sp. crescem lentamente em soluções hipertônicas de glicose a 25% e ricas em aminoácidos sintéticos, como as usadas em alimentação parenteral total, e pobremente em soros fisiológicos a 0,9%.

DIAGNÓSTICO DE PROCESSOS INFECCIOSOS ORIGINADOS DE PRÓTESES

As principais próteses de interesse nos processos infecciosos relacionados com a assistência à saúde são as articulares (ortopédicas), as válvulas cardíacas e aquelas com finalidade de derivações externas do líquido cefalorraquidiano do SNC. Todas, mesmo quando indicadas como imprescindíveis, apresentam riscos de causar infecções, seja no momento de inserção, seja mais tardiamente, por disseminação hematogênica.

Nas infecções de próteses, é frequente a predominância de microrganismos da flora normal da pele (no momento da cirurgia), que, em geral, não respondem à terapia instituída, levando a remoções como única alternativa. Essas infecções ocorrem nas próprias próteses ou em suas proximidades (ferida cirúrgica).

A disseminação hematogênica (de ocorrência rara) se dá a partir de um foco a distância (infecção urinária, pneumonia, infecção dentária, de pele ou do sistema gastrintestinal). Outra fonte de infecção é a endógena, uma infecção latente que, em geral, passa despercebida no pré ou no pós-operatório.

A taxa de infecção das próteses articulares (quadril, joelho, ombro, punho e cotovelo) varia de acordo com as articulações envolvidas, como também conforme o material utilizado na sua fabricação.

O *Staphylococcus aureus* e o *Staphylococcus epidermidis* são os principais patógenos relacionados com as infecções em próteses articulares na maioria dos casos, embora também possam ser observados, menos comumente, *Salmonella*, *Haemophilus influenzae*, *Klebsiella*, espécies de *Enterobacter*, *Pseudomonas*,

352 Parte 2 **Controle de Infecções**

Serratia, *Acinetobacter* e *Bacteroides fragilis*, assim como *Candida* sp. e, raramente, *Aspergillus* sp. (relacionados com a contaminação dos sistemas de ventilação).

Nas próteses valvulares cardíacas, a endocardite tem sido uma importante preocupação, com incidência de 2,34%.

Endocardites precoces resultam da implantação bacteriana durante o ato cirúrgico, tornando-se aparentes durante os primeiros 2 meses do pós-operatório, enquanto as tardias ocorrem após esse período. As bactérias isoladas nesses casos podem originar-se de fontes *endógenas* (infecções prévias de válvulas cardíacas naturais, do implante de bactérias da própria flora endógena normal de pele no local da cirurgia, ou ainda da disseminação hematogênica de um foco infeccioso distante, como cateter intravascular contaminado, pneumonia, feridas cirúrgicas, infecção do sistema urinário e cáries dentárias) ou *exógenas* (próteses valvulares contaminadas, disseminação pelo ar, flora da equipe médica responsável pelo paciente, sistema de ventilação contaminado, circulação extracorpórea, cardiopulmonar por meio dos circuitos de sucção e contaminação das bombas de circulação extracorpórea).

As bacteriemias contínuas em pacientes submetidos a trocas valvulares (válvulas cardíacas naturais substituídas por válvulas mecânicas de plástico ou de metal, por válvulas cardíacas biológicas, feitas de tecidos homólogos ou heterólogos) em geral resultam em múltiplas hemoculturas positivas em mais de 90% dos casos, nos quais deve-se ter como rotina a coleta de três a seis amostras distintas de hemoculturas em um período de 24 a 48 h.

Recomenda-se também incubar as hemoculturas durante pelo menos 14 dias, devido à possibilidade de haver microrganismos nutricionalmente mais exigentes (fastidiosos). Hemoculturas negativas podem estar associadas a infecções fúngicas por *Aspergillus* e *Histoplasma*, ou a biofilme.

As próteses do SNC podem ser implantadas com diferentes finalidades: instalação de quimioterápicos, diagnósticos intraventriculares, desvio unidirecional do líquido cefalorraquidiano e monitoramento da pressão intracraniana. O risco de infecção, nesses casos, aumenta com a duração do cateterismo ventricular (mais de 5 dias), com a ocorrência de hemorragia intracerebral com acometimento ventricular, com pressão intracraniana superior a 20 mmHg, com operações neurológicas e com irrigações do sistema de drenagem das ventriculostomias.

Uma infecção em próteses do SNC pode originar-se precocemente (aguda) por conta de microrganismos da flora normal da pele (*Staphylococcus aureus*, *Staphylococcus epidermidis*), que são implantados cirurgicamente pela contaminação da prótese ou da ferida cirúrgica durante as 2 a 4 primeiras semanas após a cirurgia. Outra via de aquisição é a causada por bastonetes gram-negativos que colonizam a porção distal do cateter como resultado de perfuração intestinal ou da contaminação da ferida cirúrgica abdominal pela flora entérica, ocorrendo após as primeiras 2 semanas de pós-operatório (tardia). Também pode ocorrer infecção de prótese do SNC por via hematogênica de um foco infeccioso distante.

As bactérias mais comumente isoladas das infecções de derivações do líquido cefalorraquidiano e de ventriculostomias

são *S. epidermidis* e *Staphylococcus aureus*. Em cerca de 10 a 15% dos casos pode haver associação polimicrobiana. Os anaeróbios raramente são isolados em infecções das derivações do líquido cefalorraquidiano.

INFECÇÕES E SITUAÇÕES ESPECIAIS

Pacientes imunocomprometidos têm vários fatores intrínsecos à doença de base que apresentam, assim como ao tratamento imunossupressor, que os predispõe a IrAS por bactérias, fungos ou vírus. São fármacos imunossupressores de risco para infecções:

- Anticorpos policlonais (ATG-anticorpo, antitimoglobulina)
- Anticorpo monoclonal (basilixmabe, diaclizumabe)
- Inibidores de calcineurina (tracrolimo e ciclosporina)
- Antiproliferativos ou metabólitos (azatioprina [AZA] ou micofenolato (MF)
- Inibidores da proteína mTOR (*mammalian target of rapamycin*)
- Esquemas mieloblastivos para transplante de células-tronco hematopoéticas (TCTH) (agentes alquilantes) e esquemas não mieloblativos para TCTH (fludarabina, ciclosfofamida). Em unidades de TCTH é necessário cuidado específico do fluxo de ar.

São fatores de risco para infecções relacionadas a tumores de órgãos sólidos (TOS): relacionados ao receptor, ao doador, ao ato operatório e à imunossupressão medicamentosa. A história natural das infecções está relacionada a três períodos:

- Primeiro/precoce (até 1 mês após o transplante – IrAS)
- Segundo (entre o segundo e o sexto mês – infecções oportunistas)
- Tardio (após o sexto mês – infecções adquiridas na comunidade. Evolução de infecções crônicas, infecções oportunistas em receptores com disfunção do enxerto ou que receberam profilaxia nos períodos anteriores).

Na abordagem pré-transplante de doador e de receptor, são incluídas as avaliações epidemiológicas, clínica, laboratorial/microbiológica e radiológica, com objetivos de identificar fatores de risco de adoecimentos graves pós-transplante, o que possibilitará medidas preventivas (universal, dirigida, preemptiva, diagnóstica e de tratamento precoce).

Após TOS, as infecções prevalentes são as bacterianas (incluindo as multirresistentes), que ocorrem principalmente no primeiro mês pós-transplante, sendo os sítios cirúrgicos e a corrente sanguínea os mais relacionados. As infecções virais mais observadas são as da família Herpesviridae (citomegalovírus [CMV], herpes-vírus simples, vírus Epstein-Barr, vírus varicela-zóster) e o poliomavírus. A infecção pelo CMV é a mais temida e bastante grave. Outras infecções também são diagnosticadas, como aquelas pelo *Pneumocystis jirovecii* ou por fungos invasivos, como *Candida*, *Aspergillus*, *Cryptococcus* e mucormicose. Infecções parasitárias também estão envolvidas, como toxoplasmose, doença de Chagas e estrongiloidíase.

Pacientes submetidos a TCTH são muito vulneráveis a infecções, pois apresentam longo período de aplasia medular e associações a IrAS, sendo as infecções de corrente sanguínea as mais prevalentes nessa população de doentes, com alta morbidade e mortalidade. Nas medidas de prevenção de IrAS, é fundamental a atenção ao fluxo de ar, que deve ter filtro HEPA com manutenção periódica. Também não deve ser permitida no ambiente a existência de plantas e flores desidratadas ou frescas. A água pode ser uma fonte de infecções por bactérias gram-negativas e fungos filamentosos (*Fusarium*, *Aspergillus*); por isso, um controle de qualidade (físico, químico e bacteriológico) deve ser implantado e monitorado periodicamente.

As infecções relacionadas a hemodinâmica e cardiologia intervencionista são raras, mas podem estar associadas a elevada mortalidade. Do ponto de vista epidemiológico, as bactérias gram-positivas (especialmente *Staphylococcus aureus*) são as mais prevalentes devido à quebra de barreira causada pelo aparato implantado. A higienização das mãos antes e após procedimentos é uma medida simples, de baixo custo e bastante efetiva na prevenção de IrAS nessas unidades. As técnicas minimamente invasivas realizadas por meio de procedimentos videoassistidos são a cada dia mais utilizadas, em função de menor tempo de internação, menos efeitos adversos e menor custo global. Os riscos de IrAS associados a essas novas técnicas cirúrgicas estão relacionados a infecção de sítio cirúrgico, e as medidas preventivas seguem as recomendações das cirurgias convencionais.

Os cuidados anestésicos durante procedimentos cirúrgicos também exigem atenção, não só pelo medo e pela ansiedade relacionados ao procedimento invasivo, mas também pelos parâmetros clínicos, como: níveis de cortisol e de catecolaminas no sangue, hipotermia, sangramento/transfusão, hiperglicemia/resistência à insulina, hipoxia tecidual, resposta inflamatória, lesões de isquemia/reperfusão, anestesia neuroaxial, antibioticoprofilaxia (dentro dos 60 min antes da incisão cirúrgica), nutrição, oxigenação, barreiras de proteção, limpeza/desinfecção de ambiente, esterilização de artigos, uso de equipamentos de proteção individual e sistematização de processos de cirurgia segura.

BIBLIOGRAFIA

Abdala E. Infecções em transplantes de órgãos sólidos. In: Carrara D, Strabelli TMV, Uip DE. Controle de infecção: a prática no terceiro milênio. Rio de Janeiro: Guanabara Koogan; 2017. p. 328-44.

Azevedo FM. Infecções urinárias. In: Martins MA (Coord.). Manual de infecção hospitalar: epidemiologia, prevenção e controle. 2. ed. Rio de Janeiro: Medsi; 2001; 15:165-70.

Brasil. Organização Pan-Americana da Saúde (OPAS). Agência Nacional de Vigilância Epidemiológica. Medeiros EAS, Stemplink VA, Santi LQ. Curso uso racional de antimicrobianos para prescritores. São Paulo: OPAS; 2008. p. 262.

Brasil. Ministério da Saúde. Portaria nº 2.616, de 12 de maio de 1998. DOU. Brasília, 1998. Regulamenta as ações de controle de infecções hospitalares em substituição à Portaria nº 930, de 1992. Disponível em: https://bvsms. saude.gov.br/bvs/saudelegis/gm/1998/prt2616_12_05_1998.html.

Carrara D, Strabelli TMV, Uip DE. Controle de infecção: a prática no terceiro milênio. Rio de Janeiro: Guanabara Koogan; 2017.

Cavalcante NJF, Factore LAP, Fernandes AT et al. Unidade de terapia intensiva. In: Fernandes AT (Ed.). Infecção hospitalar e suas interfaces na área de saúde. São Paulo: Atheneu; 2000. p. 749-70.

Couto RC, Pedrosa TMG. Critérios diagnósticos das infecções hospitalares. In: Couto RC, Pedrosa TMG, Nogueira JM. Infecção hospitalar: epidemiologia, controle e tratamento. 3. ed. Rio de Janeiro: Medsi; 2003. p. 203-15.

Cleland, DA; Eranki AP. Procalcitonin. Disponível em: https://www.ncbi. nlm.nih.gov/books/NBK539794/#_NBK539794_pubdet_.

Halloran P. Immunosuppressive drugs for kidney transplantation. N Engl J Med. 2004; 351:2715-29.

Leão MTC, Grinbaum RS. Infecção hospitalar (infecção relacionada à assistência à saúde). In: Tavares W, Marinho LAC. Rotinas de diagnóstico e tratamento das doenças infecciosas e parasitárias. 4. ed. São Paulo: Atheneu; 2015. p. 1.218-28.

Machado GPM. Aspectos epidemiológicos das infecções hospitalares. In: Martins MA (Coord.). Manual de infecção hospitalar: epidemiologia, prevenção e controle. Rio de Janeiro: Medsi; 2001. p. 27-31.

Mendes FF, Silva ED. O papel do anestesiologista na prevenção de infecção peropertória. In: Carrara D, Strabelli TMV, Uip DE. Controle de infecção: a prática no terceiro milênio. Rio de Janeiro: Guanabara Koogan; 2017. p. 403-16.

Mesquita-Rocha S. Teste de galactomana para o diagnóstico de aspergilose invasiva: uma revisão. Rev Inst Adolfo Lutz. 2018.

Mikulska M, Del Bono V, Viscoli C. Bacterial infections in hematopoietic stem cell transpantation recipients. Curr Opin Hematol. 2014; 21(6):451-8. Disponível em: https://www.ncbi.nlm.nih.gov/pubmed/ 25295742.

Nobre V, Borges I. Valor prognóstico da procalcitonina em pacientes com infecções do trato respiratório inferior no ambiente hospitalar. Rev Bras Ter Intensiva. 2016; 28(2):179-89.

Pereira, JG. Imunossupressores. Disponível em: http://www.medicinanet. com.br/conteudos/conteudo/3047/imunossupressores.htm.

Razouk FH. Dosagem da galactomanana sérica para o diagnóstico de aspergilose invasiva pulmonar em pacientes submetidos ao transplante de células tronco hematopoiéticas. Tese de mestrado. Universidade Federal do Paraná. 2013. Disponível em: https://acervodigital.ufpr.br/bitstream/ handle/1884/36277/R%20-%20D%20-%20FERNANDA%20HORN%20 RAZOUK.pdf?sequence=1&isAllowed=y.

Rocha LCM. Infecções respiratórias. In: Martins MA (Coord.). Manual de infecção hospitalar: epidemiologia, prevenção e controle. 2. ed. Rio de Janeiro: Medsi; 2001. 17:190-9.

Trindade PA, Melo DO, Trindade E. Aplicação de novas tecnologias e controle de infecções. In: Carrara D, Strabelli TMV, Uip DE. Controle de infecção: a prática no terceiro milênio. Rio de Janeiro: Guanabara Koogan; 2017. p. 140-54.

Capítulo 50

Papel do Laboratório no Controle das Infecções

Sylvia Lemos Hinrichsen ▪ Tatiana de Aguiar Santos Vilella ▪ Bruno Henrique Andrade Galvão ▪ Marcela Coelho de Lemos

Sem os laboratórios, os homens das ciências seriam como soldados sem armas. (Louis Pasteur)

INTRODUÇÃO

O laboratório de microbiologia tem importante papel no controle de infecções relacionadas à assistência à saúde (IrAS), sendo o ponto de partida quanto a informações para a investigação de IrAS. Por isso, é de extrema importância o seu entrosamento com todo o corpo clínico do hospital, especialmente com a comissão de controle de infecção hospitalar (CCIH)/IrAS.

O laboratório clínico de microbiologia é responsável por providenciar informação precisa e relevante quanto ao diagnóstico do paciente. O diagnóstico microbiológico pode ser realizado por diversas metodologias laboratoriais, e o definitivo é realizado pelo isolamento e a identificação do agente biológico a partir de materiais clínicos coletados de modo adequado do sítio de infecção. É conhecido normalmente como exame bacteriológico ou cultura. Um histórico clínico completo, incluindo idade, sexo, histórico da hospitalização, uso de dispositivo invasivo e tratamento realizado deve acompanhar os espécimes junto com a suspeita do diagnóstico clínico. Na ausência dessas informações, procedimentos importantes para detecção de patógenos podem não ser realizados.

MICROBIOLOGIA E DEFINIÇÕES

A maioria das IrAS, se não todas, é causada por "patógenos secundários" ou oportunistas, que desenvolvem suas potencialidades patogênicas quando há um desequilíbrio na relação parasito-hospedeiro. Cerca de 90% dessas infecções são determinadas por bactérias, 9% por fungos e 1% por vírus, protozoários e helmintos (Quadro 50.1).

A resistência microbiana é um grave problema em saúde pública que está associado ao aumento do tempo de internação, dos custos do tratamento e das taxas de morbidade e mortalidade dos pacientes. O uso indiscriminado e incorreto dos antimicrobianos na comunidade e no ambiente hospitalar, associado às práticas inadequadas de controle de infecção, são reconhecidamente fatores de risco para o aparecimento e a disseminação da resistência microbiana. A pandemia de COVID-19 criou condições que favorecem a disseminação de microrganismos resistentes aos antimicrobianos nos serviços de saúde: aumento no número e no tempo de hospitalização dos pacientes com COVID-19; pacientes graves com uso prolongado de dispositivos invasivos e assistência intensiva; redução do número de profissionais de saúde e aumento da carga de trabalho; dificuldades para implementação de medidas de prevenção e controle de infecções (falta de recursos humanos, escassez e uso inadequado de equipamentos de proteção individual – EPI – etc.); utilização excessiva e empírica de antimicrobianos de amplo espectro, em larga escala, para tratamento de infecções secundárias, fúngicas ou bacterianas.

Um bom antibiograma é aquele que tem número limitado de antibióticos, de preferência somente um representante de cada grupo de medicamentos correlatos, com espectro de ação similar. É recomendável que o laboratório relate o antibiótico usando o nome genérico do medicamento e utilize diferentes grupos de antibióticos para bactérias gram-negativas e gram-positivas, adequando-os também a diferentes naturezas e topografias das amostras biológicas de infecção.

A seleção de antimicrobianos deve ser estabelecida em comum acordo com a CCIH, a farmácia e a comissão de padronização de medicamentos, devendo ser escolhidos os antibióticos que reflitam as práticas comuns do corpo clínico e o espectro dos patógenos comumente isolados.

Os perfis de sensibilidade bacteriana hospitalar devem ser divulgados entre as equipes, o que auxiliará na inibição do uso precoce de novos antimicrobianos e na discussão da compra daqueles com alto padrão de resistência dentro do hospital.

Os agentes biológicos de interesse clínico são chamados de *patogênicos*, termo aplicado a poucos organismos que se correlacionam a doenças infecciosas em qualquer situação. Os microrganismos *não patogênicos* (que não têm capacidade de provocar doenças) decorrem de atributos da célula microbiana, tais como secreção de exotoxinas, liberação de endotoxinas e exotoxinas, invasividade e aderência. Os patógenos primários são os microrganismos que, tendo características próprias (como fatores de virulência, independentemente de fatores do hospedeiro), podem provocar doenças infecciosas. Em sua maioria, são causadores de infecções comunitárias e só raramente estão envolvidos em casos de infecção hospitalar (*Streptococcus pneumoniae* e *Neisseria meningitidis*).

Bactérias, fungos, protozoários e vírus são onipresentes no corpo humano desde o nascimento, com uma composição bastante dinâmica. Muitos locais estéreis e habitados são

QUADRO 50.1 Definições em microbiologia.

Microbioma	Composição genética das populações microbianas que vivem no organismo de indivíduo saudável
Microbiota normal	É a população de microrganismos que colonizam as superfícies cutaneomucosas de pessoas saudáveis com relação ecológica harmônica (simbiose) entre os microrganismos e o indivíduo
Microbiota transitória	É a população de microrganismos que colonizam um sítio anatômico por determinado período de tempo
Aderência	É a fixação de microrganismos a uma superfície a partir de receptores específicos (ligação a uma célula epitelial)
Colonização	É a existência de microrganismos nas superfícies cutaneomucosas do hospedeiro, dissociada de manifestações clínicas ou reações imunológicas
Infecção	Trata-se da multiplicação de um microrganismo nos tecidos do hospedeiro, acompanhada de manifestações clínicas ou reações imunológicas

A multiplicação é em número superior a 10^3 colônias/mℓ em tecidos do hospedeiro com o desenvolvimento de manifestações clínicas e laboratoriais |
Superinfecção	Ocorre quando há evidências clínicas e microbiológicas de uma nova infecção, implicando isolamento de novo microrganismo diferente do original, durante o tratamento antibiótico da infecção prévia
Alteração seletiva	É a alteração da microbiota normal, por mecanismo de resistência bacteriana a antimicrobianos, decorrente da substituição de um microrganismo previamente existente por um outro, sem que isso seja acompanhado de qualquer alteração clínica ou laboratorial do processo infeccioso prévio. É, na realidade, uma colonização transitória
Classificação bacteriana	É a subdivisão das bactérias por suas propriedades tintoriais, como a coloração de Gram, pela morfologia celular e pelo metabolismo (aeróbias e anaeróbias)

encontrados no corpo humano, como também áreas em que a população de microrganismos é transitória (laringe, traqueia, brônquios, seios paranasais, esôfago, estômago, partes superiores do intestino delgado, trato urinário superior e áreas distais dos órgãos genitais feminino e masculino). O achado persistente de microrganismos nessas áreas ou em áreas estéreis é razão para pensar em processo infeccioso em curso. A conclusão sobre a significância de organismos recuperados de áreas normalmente estéreis deve ser pautada no princípio de que a amostra clínica foi adequadamente coletada, transportada ao laboratório e manipulada em tempo hábil.

Várias são as técnicas de precauções para evitar a contaminação de amostras clínicas para a análise microbiológica com microrganismos da microbiota residente. Entre elas estão: antissepsia do local de onde será obtida a amostra (pele na coleta de hemoculturas), lavagem (urina do segundo jato em urocultura),

bypass (aspiração transtraqueal e broncoscopia para o diagnóstico de infecção urinária), quantificação de colônias bacterianas (uroculturas e pontas de cateter) e manuais de orientação de coleta de materiais.

Na interpretação de resultados microbiológicos, é fundamental que sejam definidos critérios que identifiquem se existe uma infecção ou uma contaminação. Esta última ocorre quando há microrganismos (em número inferior a 10^3 unidades formadoras de colônias [UFC]/mℓ) transitoriamente presentes na superfície do corpo humano, sem invasão tissular ou reação inflamatória, e/ou em objetos inanimados. Pode também haver uma colonização, que é caracterizada pelo crescimento e a multiplicação de um microrganismo em um hospedeiro, mas sem nenhuma manifestação clínica ou reação imunológica detectável no momento do isolamento, assim como outras definições relacionas à interpretação microbiológica e às amostras coletadas (Quadros 50.1 e 50.2).

DIAGNÓSTICO MICROBIOLÓGICO

O sucesso do diagnóstico microbiológico depende de vários fatores, desde a coleta até a liberação do resultado e a notificação de resultados críticos. As etapas para um efetivo diagnóstico são:

- Fase pré-analítica: pedido/requisição dos exames segundo escolha do material a ser coletado; coleta, transporte e conservação do material, além de critérios de rejeição da amostra coletada
- Fase analítica: reagentes, equipamentos, controle de qualidade, procedimentos
- Fase pós-analítica: conferência dos resultados, liberação dos laudos e notificação de resultados críticos.

Na fase *pré-analítica*, é importante que sejam disponibilizadas instruções escritas em um manual microbiológico, incluindo volume de amostras, recipientes adequados, tempo e temperatura de transporte e horários de recebimento do material pelo laboratório, para que os resultados expressem, de fato, o agente infeccioso isolado. Coletas inadequadas provocam resultados inapropriados, que podem levar a condutas inadequadas, com importantes e graves consequências.

A fase *analítica* é a de responsabilidade direta do microbiologista, que deverá seguir fluxos operacionais preestabelecidos. Nessa fase, é importante que sejam definidos cada tipo de material, os principais microrganismos e as quantificações. A experiência profissional do microbiologista é decisiva para que se possam estabelecer a identificação e o perfil de sensibilidade dos microrganismos identificados.

São vários os métodos empregados no diagnóstico microbiológico, entre eles: coloração, isolamento e identificação manual, sistemas de identificação automatizado, detecção molecular, sorologia e espectrometria de massa (MALDI-TOF), uma tecnologia bastante promissora na microbiologia.

A técnica de cultura tradicional demanda o crescimento dos microrganismos, o que pode levar de horas a dias. Por esse motivo, cada vez mais têm sido empregadas metodologias que não utilizem só a coloração e a identificação manual, mas

356 Parte 2 **Controle de Infecções**

QUADRO 50.2 Principais amostras clínicas.

Urocultura	Deve-se coletar a primeira urina da manhã (ou a urina após 2 a 3 h de intervalo sem micção, mantendo restrição hídrica nesse intervalo)
	Entregar a amostra ao laboratório no prazo máximo de 1 h ou manter em geladeira até o transporte
	A cultura de ponta de sonda vesical não é recomendada, e sim a coleta de urina 24 h após a sua retirada
Hemocultura	Número de amostras (média)
	• Endocardite (sem antibiótico): duas amostras (98%)
	• Endocardite (com antibiótico): 1º dia = três amostras; 2º dia = uma a duas amostras
	• Bacteriemias: três amostras
	• Febre de origem obscura: quatro amostras
Escarro	Pacientes com traqueostomia não produzem escarro, mas a secreção pode ser coletada. É difícil a interpretação, uma vez que os pacientes apresentam alteração na colonização do trato respiratório, tendo uma microbiota constituída especialmente por bactérias gram-negativas
Ponta de cateter vascular	O cateter deverá ser retirado com pinça hemostática, enviando-se 5 a 7 cm da ponta distal. Deverá ser cortado com tesoura estéril, sendo colocado dentro de um frasco também estéril
	Valores de referência da cultura semiquantitativa (Maki *et al.*, 1977):
	• Menos de 15 unidades formadoras de colônias por placa = colonização do cateter
	• Mais de 15 unidades formadoras de colônias por placa = infecção pelo cateter
Liquor	É um procedimento médico
	Volume adequado = 10 mℓ
	Deverá ser mantido em temperatura ambiente até transporte
Líquidos corporais	Coletar em tubos estéreis com tampa de rosca, ou em meios líquidos para hemocultura (mínimo de volume = 10 mℓ). Para líquidos de diálise, volume = 50 mℓ
Abscesso	Enviar material coletado logo para o laboratório ou manter refrigerado até transporte
Secreção ocular	Coletar, preferencialmente, material no fundo do saco conjuntival, evitando-se o contato com a borda palpebral
	Obter material antes do uso de antimicrobianos, e não antes de 4 h da última utilização de medicação tópica
Secreções de feridas/úlceras	Limpar a ferida (bordas) com soro fisiológico
	Nos casos de drenagem espontânea, coletar com *swab*, evitando-se a secreção recém-drenada
	Introduzir a ponta do *swab* na profundidade da lesão, tendo-se o cuidado de não tocar a pele adjacente
	Em lesões crônicas/úlceras, não se justifica a coleta da superfície da lesão, devendo-se coletar por aspiração com seringa e agulha
	Deve-se evitar a coleta com *swab* em lesões bolhosas. Nesses casos, limpar delicadamente a superfície da bolha com soro fisiológico e aspirar com agulha e seringa do tipo insulina, levando-se o material na própria seringa para o laboratório
Coleta de anaeróbios	Evitar, durante a coleta, a contaminação com a microbiota normal residente
	A coleta deve ser feita por punção com seringa e agulha
	Não usar *swabs*
Técnicas invasivas	Punção transtraqueal está indicada quando se suspeita de anaeróbio
	No lavado broncoalveolar (LBA) por broncoscopia, a cultura deverá ser quantitativa

EDTA: *ethylenediaminetetraacetic acid.*

também sistemas de identificação automatizados. O avanço da tecnologia na área de saúde e seu impacto na assistência a pacientes e na economia muito têm contribuído no controle das IrAS.

A palavra *automação* é proveniente do latim *automatus* e significa mover-se por si. Diversas definições estão disponíveis, mas, de modo mais resumido, a automação é a aplicação de técnicas computadorizadas ou mecânicas com o objetivo de tornar um processo mais eficiente, maximizando a produção com menor gasto de energia (aplicação de mão de obra especializada em atividades de baixa geração de valor, gasto de tempo, desperdícios) e promovendo maior segurança.

Nos últimos anos, a introdução da automação na medicina laboratorial tem sido considerada como a espinha dorsal na busca de eficiência e viabilidade das empresas atuantes nesse setor e expandiu-se para todas as fases dos processos no laboratório clínico (pré-analítica, analítica e pós-analítica). Além disso, a tecnologia e sua evolução possibilitaram que empresas de diferentes portes e quantidades de exames implementassem algum tipo de automação em seus processos.

A maior evolução da tecnologia na medicina laboratorial ocorreu na etapa analítica, e, hoje, praticamente todos os equipamentos analíticos são processos automatizados. O desenho das plataformas de automação disponíveis está relacionado com o conhecimento das indústrias que as desenvolvem e deve seguir uma filosofia com base na relação do laboratório com a atenção à saúde, no fluxo dos processos do laboratório e no negócio com o qual este está envolvido.

Os sistemas automatizados em microbiologia foram desenvolvidos para detectar o crescimento de microrganismos em amostras de sangue, utilizando equipamentos não invasivos que monitoram, agitam e incubam frascos simultânea e continuamente. A metodologia é pautada na detecção da fluorescência emitida por um sensor nos frascos com meios de cultura. O sistema é de ultrassensibilidade e monitora, em intervalos de 10 min, as amostras de hemocultura, acelerando o tempo de detecção e fornecendo alarmes tanto visuais quanto sonoros, no caso de amostras positivas.

Os tubos de cultura contêm um composto fluorescente, embebido em silicone, que é sensível à presença do oxigênio dissolvido no meio. Inicialmente, uma grande quantidade do oxigênio dissolvido extingue as emissões do composto e pouca fluorescência pode ser detectada. Posteriormente, microrganismos respirando ativamente no meio consomem o oxigênio, o que ocasiona a emissão da fluorescência e sua detecção pelo equipamento, que faz a identificação rápida de bactérias clinicamente significantes e realiza o teste de sensibilidade aos antimicrobianos de microdiluição em caldo (TSA) para essas bactérias. O sistema fornece resultados rápidos sobre a maioria das bactérias aeróbias e anaeróbias facultativas, gram-positivas e gram-negativas que infectam os seres humanos.

Novos processos tecnológicos têm sido usados em laboratórios de microbiologia, como técnicas imunológicas, proteômicas e moleculares que dinamizam o tempo de identificação dos microrganismos. O MALDI-TOF é um equipamento para a identificação bacteriana mediante análises das proteínas dos microrganismos utilizando a tecnologia de espectrometria de massa. Essa nova metodologia diagnóstica tem sido incorporada à prática de alguns laboratórios no mundo e no Brasil, devido à rapidez com que fornece o resultado, já que é possível identificar espécies comuns e raras em até 10 min, incluindo bactérias aeróbias e anaeróbias, fungos e micobactérias.

As técnicas clássicas moleculares de reação em cadeia de polimerase (PCR) e o sequenciamento microbiológico também já começam a ser incorporados nas rotinas de laboratórios de microbiologia. Entretanto, são mais laboriosos e têm custos elevados. Além disso, geralmente estão disponíveis apenas em laboratórios de pesquisa ou de alta complexidade.

O antibiograma (teste de sensibilidade) é um exame que traduz a atividade *in vitro* dos antibióticos e deve ser interpretado de maneira distinta diante de cada tipo de infecção. A automação em antibiograma agiliza resultados, mas apresenta limitações. É uma tecnologia que também analisa a expressão fenotípica da resistência bacteriana ou fúngica.

Com o teste de sensibilidade (antibiograma), pode ser determinada a concentração inibitória mínima (MIC), em mg/ℓ, como parte da estratégia de modulação de farmacocinética/farmacodinâmica (PK/PD) relacionada com a concentração do antibiótico, com o tempo que o fármaco permanece acima do valor da MIC ou com a área sob a curva (AUC). Esse conhecimento farmacológico é muito útil na escolha da terapêutica mais adequada, podendo fornecer opções de infusões diferenciadas que passam a ser eficazes mesmo com categorias de resistência.

Atualmente, há uma recomendação (com controvérsias) preconizando que o tratamento antibiótico deva ser pautado na expressão fenotípica da MIC (mg/mℓ), enquanto a epidemiologia molecular estaria restrita às ações de controle epidemiológico. Contudo, é preciso ficar atento, pois nem sempre a presença de genes de resistência é expressa no antibiograma fenotípico, o que pode dificultar a interpretação epidemiológica de isolamentos.

As bactérias com perfil de resistência, frequentes no ambiente hospitalar, são bastante preocupantes. Em todo o mundo já é observada a difusão crescente das bactérias com *Klebsiella pneumoniae* carbapenemase (KPC), metalobetalactamase Nova Delhi (NDM), enzima do grupo D oxacilinase (OXA) e outras enzimas que se tornaram epidêmicas em vários países do mundo, incluindo o Brasil. Também já existe descrição, na China (2016), da resistência plasmidial a colistina (gene *mcr*-1), que está relacionada à utilização desse fármaco com probióticos empregados na cadeia alimentar. O antibiograma por difusão em disco não discrimina adequadamente essa resistência, que muitas vezes nem é alvo de pesquisas, o que, sem a menor dúvida, contribui para a disseminação desse novo mecanismo.

Já estão disponíveis, no Brasil, exames moleculares que detectam diretamente os genes de resistência, com liberação de laudo em até 60 min, e que podem ser realizados de cepas isoladas ou diretamente das amostras clínicas, sem necessidade de cultivo em meio sólido. Cepas com gene *mec*A e betalactamases diversas (KPC, OXA, NDM, betalactamases de espectro estendido [ESBL], *verona integron-encoded metallo-beta-lactamases* [VIM] e outras) podem ser identificadas rapidamente, dando subsídios para as atividades das equipes de controle de infecções. Os exames moleculares que utilizam PCR em tempo real (qPCR) apresentam um custo direto mais elevado do que os métodos tradicionais, mas possibilitam uma adequação terapêutica melhor, além de auxiliarem mais efetivamente as necessidades de medidas de precaução e/ou isolamentos.

Em situações de surtos de IrAS, os exames moleculares (como a eletroforese em gel de campo pulsado [PSGE]), que permitem análise clonal, embora trabalhosos, são úteis para discriminar a clonalidade das cepas. O sequenciamento total de genoma (WGS, *whole genome shotgun*) possibilita a geração de dados epidemiológicos de maneira rápida e a custos mais acessíveis, sendo eficaz para identificação de padrões mundiais, possibilitando uma análise temporal e promovendo a definição de novas estratégias de contenção.

Na fase *pós-analítica*, para que possa agregar valor ao tratamento e às condutas epidemiológicas no controle de infecções, as fases anteriores (pré-analítica e analítica) precisam ser qualificadas. Nessa fase, é fundamental a comunicação clínico-microbiológica para melhor interpretação dos resultados gerados pela microbiologia.

LIBERAÇÃO DE RESULTADOS DE EXAMES BACTERIOLÓGICOS

O microbiologista (biomédico e/ou farmacêutico) desempenha papel diferenciado e de extrema importância para as Comissões de Controle de Infecção Hospitalar/Programas de Controle de IrAS. Dentre as principais atividades, destacam-se:

358 Parte 2 **Controle de Infecções**

- Emissão de relatórios mensais de dados microbiológicos: principais parâmetros utilizados para o relatório mensal
- Topografia da infecção hospitalar, setor onde foi detectada e microrganismo associado
- Quantitativo mensal de culturas positivas e negativas
- Prevalência de microrganismos nas infecções hospitalares por topografia
- Prevalência geral de microrganismos multirresistentes
- Tabelas de coeficientes de sensibilidade
- Definição e monitoramento das culturas de vigilância: a partir de pesquisas em artigos científicos, consultas a manuais de várias instituições nacionais e internacionais e discussão com toda a comissão, são estabelecidas as culturas de vigilância que serão realizadas, sua periodicidade e o modo de seu monitoramento
- Elaboração de procedimentos operacionais padrão (POP): sobre atividades como coleta de amostras, isolamento de pacientes, lavagem das mãos, culturas de vigilância, manejo de microrganismos multirresistentes, descolonização de *Staphylococcus aureus* resistente à meticilina (MRSA), prevenção de infecções de sítio cirúrgico e prevenção de infecções do trato urinário associadas a cateter vesical
- Controle dos isolamentos: apoio técnico ao presidente da CCIH no estabelecimento, com base na literatura científica, nas recomendações da Agência Nacional de Vigilância Sanitária (Anvisa) e na microbiota da instituição, dos microrganismos multirresistentes que justificam o isolamento e/ou sinalização do prontuário e leito do paciente.

As CCIHs passaram a ser recomendadas nos EUA a partir de 1958, pela American Hospital Association, e tiveram como objetivo prover os hospitais de instrumentos que lhes permitissem apurar as infecções ocorridas, bem como detectar o descumprimento dos regulamentos de proteção ao doente. Com isso, dotavam o hospital, o médico e a equipe de enfermagem do direito de defesa, caso fossem acusados de negligência, imprudência ou imperícia por algum cliente e/ou paciente.

As CCIHs foram então criadas e desenvolvidas com a formação de uma equipe multiprofissional de dedicação exclusiva a esse problema, que, por meio de indicadores epidemiológicos, estudava permanentemente os casos de infecção ocorridos no hospital.

A CCIH de um hospital é designada pela presidência ou diretoria do mesmo, que especifica as suas atribuições conforme a Portaria nº 2.616/98 do Ministério da Saúde.

Cabe ao presidente da CCIH realizar periodicamente reuniões com seus membros, elaborando programas de ações de controle de infecção e estabelecendo prioridades para o cumprimento desses programas. É também sua função garantir a todos os membros da comissão atualização profissional no que se refere à vigilância, ao controle e à profilaxia das infecções, assim como implantar um sistema de vigilância epidemiológica, realizando diagnóstico de cada clínica que compõe a instituição.

É o presidente da CCIH que, ao estabelecer diagnósticos, convoca os chefes de serviço para a apreciação e discussão de problemas, procurando conjuntamente a solução viável dentro da realidade de cada serviço.

O presidente da CCIH também tem importante função política na consolidação das estratégias de funcionamento da comissão, evitando conflitos e protegendo a instituição de possíveis desgastes.

Os membros da CCIH estão diretamente subordinados ao diretor médico do hospital e/ou presidência. A eles é assegurado o livre acesso a todas as dependências do hospital, bem como a informações concernentes à sua atividade (prevenção e controle das infecções hospitalares).

A CCIH tem *absoluta autonomia de ação*, e suas determinações devem ser seguidas por todas as pessoas que executam suas atividades profissionais, sem nenhuma exceção, dentro do hospital. A CCIH deverá *manter sigilo quanto às informações inerentes às suas ações*, devendo participá-las à presidência do hospital e/ou diretoria médica, que decidirão como proceder em relação à sua divulgação ou não.

Diante do exposto, em relação à divulgação de resultados de exames microbiológicos, observa-se que:

- Toda cultura solicitada pelo médico assistente deverá ser retornada a este o mais breve possível, seja verbalmente ou, sobretudo, por cópia, incluindo o antibiograma
- O laboratório deverá estar atento a essa solicitação e deverá manter um contato pessoal com o médico assistente, de modo que ele esteja pronto para agir o mais rápido possível quanto à conduta terapêutica
- À CCIH será enviado, de modo sistemático, o relatório mensal da microbiologia (microbiota) do hospital, com diversos padrões de sensibilidade e/ou resistência. Este será analisado pela comissão, servindo como elemento estratégico para o desenvolvimento de ações preventivas e/ou de investigações
- Esse relatório será então entregue à presidência e/ou à diretoria do hospital, que determinará como será feita a sua divulgação para os diversos serviços e equipes.

BIBLIOGRAFIA

Araujo MRE. Hemocultura: recomendações de coleta, processamento e interpretação dos resultados. J Infect Control. 2012; 1(1):8-19.

Azevedo FM, Paiva LFR. O laboratório no controle de infecção hospitalar. In: Martins MA. Manual de infecção hospitalar: epidemiologia, prevenção, controle. 2. ed. Rio de Janeiro: Medsi; 2001. p. 435-48.

Brasil. Agência Nacional de Vigilância Sanitária (Anvisa). Procedimentos laboratoriais: da requisição do exame à análise microbiológica. Disponível em: https://www.anvisa.gov.br/servicosaude/manuais/microbiologia/mod_3_2004.pdf.

Brasil. Agência Nacional de Vigilância Sanitária (Anvisa). Orientações para prevenção e controle da disseminação de microrganismos multirresistentes em serviços de saúde no contexto da pandemia da COVID-19, 2021. Disponível em: https://www.gov.br/anvisa/pt-br/centraisdeconteudo/publicacoes/servicosdesaude/notas-tecnicas/nota-tecnica-gvims-ggtes-anvisa-no-05-2021-resistencia-microbiana-na-pandemia-da-covid-19.

Brasil. Ministério da Saúde (MS). Portaria nº 2.616 de 12 de maio de 1998. Dispõe sobre a obrigatoriedade da manutenção pelos hospitais do país, de programa de controle de infecções hospitalares. Disponível em: https://bvsms.saude.gov.br/bvs/saudelegis/gm/1998/prt2616_12_05_1998.html.

Campana GA, Oplustil CP. Conceitos de automação na medicina laboratorial: revisão de literatura. Bras Patol Med Lab. 2011; 47(2):119-27.

Fernandes AT, Fernandes MO. Investigação de surtos de infecção hospitalar. In: Fernandes AT, Fernandes MOV, Ribeiro Filho N. Infecção hospitalar e suas interfaces na área da saúde. São Paulo: Atheneu; 2000. p. 1419-29.

França E, Vaz LS, Oliveira OL. Investigação de surtos de infecção hospitalar. In: Martins MA. Manual de infecção hospitalar: epidemiologia, prevenção, controle. 2. ed. Rio de Janeiro: Medsi; 2001. p. 135-50.

Guimarães RL. Microbiologia: mecanismos de doença e o papel do laboratório. In: Couto RC, Pedrosa TMG, Nogueira JM. Infecção hospitalar: epidemiologia e controle. 2. ed. Rio de Janeiro: Medsi; 1999. p. 159-205.

Machado GM. Investigação de surtos de infecções hospitalares. In: Couto RC, Pedrosa TMG, Nogueira JM. Infecção hospitalar. Epidemiologia e controle. 2. ed. Rio de Janeiro: Medsi; 1999. p. 151-7.

Maki DG, Welse CE, Sarafin HW. A semiquantitative culture method for identifying intravenous – catheter – related infection. N Engl J Med. 1977; 296:1305-9.

Martins MA. Estruturação das comissões e serviços de controle de infecção. In: Martins MA. Manual de infecção hospitalar: epidemiologia, prevenção, controle. 2. ed. Rio de Janeiro: Medsi; 2001. p. 11-26.

Murray PR, Rosenthal KS, Pfaller MA. Microbiologia médica. 8. ed. Rio de Janeiro: Elsevier; 2017.

Rosa MB, Reis AMM, Lima CR. A farmácia e o controle das infecções hospitalares. In: Gomes MJVM, Reis AMM. Ciências farmacêuticas: uma abordagem em farmácia hospitalar. São Paulo: Atheneu; 2006. p. 407-25.

Rossi F. O papel do laboratório de microbiologia no controle de infecção. In: Carrara D, Strabelli TMV, Uip DE. Controle de infecção: a prática no terceiro milênio. Rio de Janeiro: Guanabara Koogan; 2017. p. 31-4.

Sociedade Brasileira de Patologia Clínica/Medicina Laboratorial. Recomendações da Sociedade Brasileira de Patologia Clínica/Medicina Laboratorial (SBPC/ML): boas práticas em microbiologia clínica. Barueri: Manole/Minha Editora; 2015. Disponível em: http://www.sbpc.org.br/upload/conteudo/Microbiologia.pdf.

Storti A, Pizzolitto AC, Stein RA et al. Biofilme detectado em ponta de cateter venoso central por cultura usando método quantitativo. RBAC. 2007; 39(3):183-7.

Wenzel RP. Prevention and control of nosocomial infections. Baltimore: Williams & Wilkins; 1997. 1250 p.

Capítulo 51

Agentes Microbianos Gram-Negativos e Gram-Positivos como Causa de Processos Infecciosos Hospitalares

Sylvia Lemos Hinrichsen ■ Eduardo Caetano Brandão ■ Marcela Coelho de Lemos

A lista de patógenos prioritários ajudará a reduzir as mortes devido a infecções resistentes em todo o mundo. (Evelina Tacconelli)

INTRODUÇÃO

Durante a assistência a pacientes, os profissionais da área de saúde (PAS) aplicam medidas que visam à proteção deles e de todos os envolvidos na prestação de serviços relacionados com o cuidado de pessoas com alguma enfermidade ou em investigação de enfermidades.

São elementos da cadeia epidemiológica de transmissão de microrganismos em ambiente hospitalar:

- **Agente infeccioso**, como bactérias, vírus, fungos, parasitos e príons que podem causar infecções ou colonizações, especialmente bactérias e fungos
- **Fonte ou reservatório**, local em que o agente infeccioso se encontra, onde pode sobreviver, crescer e se multiplicar até atingir o hospedeiro suscetível. As fontes humanas são os PAS, familiares e visitantes e as fontes ambientais são superfícies, materiais, equipamentos, água, soluções e medicamentos
- **Porta de saída**, que pode ser os sistemas respiratório, geniturinário ou gastrintestinal, sangue, pele, mucosas, ou seja, por onde o agente infeccioso é eliminado a partir da fonte ou reservatório humano
- **Modo de transmissão**, via pela qual o agente infeccioso atinge um hospedeiro suscetível, por onde os microrganismos ingressam, como os sistemas respiratório, geniturinário ou gastrintestinal, sangue, pele ou mucosas
- **Hospedeiro suscetível**, pessoa com mecanismo de defesa comprometido, com deficiência no sistema imunológico ou sem proteção adequada contra o microrganismo, presente em pacientes, PAS e visitantes.

A via de transmissão varia de acordo com o agente infeccioso e alguns podem ser transmitidos por mais de uma via. As transmissões podem ser por contato, gotículas e aerossóis. Vale lembrar que, na cadeia epidemiológica dos microrganismos, as mãos dos PAS representam uma via de transmissão; por isso, como medida de controle de infecções, elas precisam ser sempre higienizadas antes e após procedimentos com pacientes, assim como em outras atividades pessoais ou laborais assistenciais.

Em 2019, as infecções hospitalares ganharam ainda mais atenção, uma vez que, com o advento da pandemia de COVID-19, infecção causada pelo vírus SARS-CoV-2, o número de internações em leitos de Unidades de Terapia Intensiva (UTI), por períodos prolongados de tempo, aumentou em todo o mundo. As coinfecções bacterianas em pacientes de UTI com COVID-19 tornaram-se recorrentes em virtude, principalmente, do uso empírico de antimicrobianos, que vêm ocasionando um aumento da resistência a esses medicamentos. Estudos epidemiológicos que avaliaram a ocorrência de infecções hospitalares em pacientes internados com COVID-19 identificaram a ocorrência de 15 bactérias, das quais as mais prevalentes foram *Staphylococcus aureus*, *Acinetobacter baumannii*, *Klebsiella pneumoniae*, *Haemophilus influenzae* e *Pseudomonas aeruginosa*.

RESISTÊNCIA MICROBIANA

Nos últimos anos tem-se observado o crescimento da resistência antimicrobiana, que vem emergindo como um dos principais problemas de saúde pública. Considera-se resistente o microrganismo que perde a suscetibilidade a um ou mais fármacos considerados fundamentais para o tratamento da infecção. Pacientes infectados ou colonizados por bactérias em especial multirresistentes representam o principal reservatório da multirresistência.

Após alguns dias de hospitalização, a microbiota normal da orofaringe e do intestino do paciente (em geral dos mais gravemente doentes, idosos ou imunocomprometidos) pode ser alterada e incluir bactérias resistentes, especialmente as gram-negativas entéricas e Pseudomonas aeruginosa de feridas, região perineal e urina. Outros fatores podem estar envolvidos nessa mudança, como uso prévio de antimicrobianos, hospitalização prévia, moradia em instituição de longa permanência, internação em unidade de terapia intensiva e presença de dispositivos invasivos.

As bactérias multirresistentes podem também estar presentes em pele íntegra, fluidos corporais e secreções de pacientes. O paciente pode estar colonizado pela mesma ou por diferentes bactérias em várias localizações corporais, entendendo-se como colonização o crescimento e a multiplicação de um microrganismo em superfícies epiteliais do hospedeiro, sem expressão clínica ou imunológica na microbiota humana.

A origem da resistência microbiana é multifatorial e as estratégias de controle de disseminação podem ser agrupadas em três focos:

- Reduzir a transmissão cruzada de bactérias de um paciente para outro, por meio de higienização das mãos, medidas de precauções e isolamentos, vigilância ativa de pacientes assintomáticos com a realização de culturas de vigilância, redução da contaminação ambiental, higiene e desinfecção
- Evitar a exposição dos pacientes a uso inadequado de antimicrobianos, por meio de programas de uso racional de antimicrobianos e stewardship de antimicrobianos
- Reduzir ou minimizar o risco de desenvolvimento de infecções por bactérias multirresistentes entre os pacientes colonizados, por meio de descolonização ou modulação da colonização.

As bactérias gram-negativas, em especial as multirresistentes, constituem um desafio no controle de infecções relacionadas com a assistência à saúde (IrAS). Merecem atenção as enterobactérias multirresistentes e P. aeruginosa resistente a imipenem, que podem ser adquiridas por fonte endógena a partir da pressão seletiva exercida pelo uso de antimicrobianos e por transmissão de um paciente a outro por meio das mãos dos PAS. Em relação ao Acinetobacter baumannii resistente ao imipenem, são importantes a transmissão de um paciente a outro por meio das mãos dos PAS e a contaminação das mãos dos PAS ao tocarem o ambiente e transmitirem a bactéria ao paciente.

Em relação aos gram-positivos, em especial os multirresistentes, merece atenção a transmissão de um paciente para outro por meio das mãos dos PAS, particularmente de *Staphylococcus aureus* resistente à oxacilina e de enterococo resistente à vancomicina.

MICRORGANISMOS GRAM-NEGATIVOS

São exemplos de bactérias gram-negativas: Acinetobacter sp. (A. baumanii), e as famílias Pseudomonadaceae (principalmente *P. aeruginosa*) e Enterobacteriaceae (*Klebsiella* sp., *Enterobacter* sp., *Serratia* sp., *Proteus* sp. e *Escherichia coli*).

Os microrganismos gram-negativos são frequentes causadores de infecções relacionadas com a assistência à saúde e, geralmente, são adquiridos por meio de mãos contaminadas, que servem de reservatório e vetor dessas bactérias. Fatores como idade avançada, realização de hemodiálise, uso de sonda vesical e cateter intravenoso e tratamento antibiótico incorreto estão associados ao desenvolvimento de infecções nosocomiais por enterobactérias. O risco de contaminação por essa via é maior mesmo para pacientes com defesas secundárias preservadas. O hábito de higienizar as mãos antes e depois de cada procedimento e entre os cuidados de um paciente e outro reduz significativamente a incidência de infecções.

A pele e as mucosas representam a primeira linha de defesa do corpo contra o meio externo, servindo como barreiras e assumindo importância ainda maior quando as defesas secundárias estão alteradas. A rica vascularização da pele facilita a disseminação de microrganismos para outros locais e também

sua contaminação a partir de infecções sistêmicas. As infecções de origem cutânea resultantes de lesão iatrogênica da pele são responsáveis por 20 a 30% das infecções em pacientes hospitalizados.

Os principais mecanismos que determinam a destruição da barreira cutânea são: o trauma produzido pela introdução de agulhas ou cateteres intravasculares; o uso de curativos com materiais impermeáveis que aumentam a hidratação da pele, alterando a composição da biota bacteriana residente; e o uso de agentes microbianos e corticosteroides tópicos e/ou sistêmicos.

As lesões cutâneas secundárias geralmente são causadas por P. aeruginosa e outras bactérias gram-negativas que determinam vários tipos de alterações na pele, tais como bolhas, vesículas, celulite e ectima gangrenoso.

Bactérias gram-negativas resistentes a fármacos de primeira linha (aminoglicosídios e cefalosporinas) têm sido observadas no ambiente hospitalar e, eventualmente, em infecções comunitárias, especialmente os gêneros Klebsiella, Serratia e Enterobacter, que são bactérias que colonizam o trato gastrintestinal e a pele dos pacientes, sendo veiculadas pelas mãos. Em geral, essas bactérias são pouco exigentes do ponto de vista nutricional, podendo contaminar e proliferar em ambientes úmidos, pouco nutritivos (líquidos de infusão, circuitos de respiradores, nebulizadores, alimentos e dietas enterais).

Essas bactérias multirresistentes são um grave problema de saúde pública em todo o mundo. Elas se relacionam com a gravidade das infecções que podem causar, as dificuldades para estabelecer um tratamento empírico (e dirigido) correto, a facilidade para a disseminação da multirresistência e a ausência de novos antimicrobianos ativos frente a esses patógenos. A antibioticoterapia deve, portanto, basear-se no resultado do antibiograma. A produção de betalactamases de espectro estendido é o maior problema atual de resistência entre as enterobactérias, que causam infecções nosocomiais, mas que também estão sendo isoladas dos pacientes no momento do ingresso hospitalar (Quadro 51.1).

Em fevereiro de 2017, a Organização Mundial da Saúde publicou a sua primeira lista de agentes patogênicos prioritários resistentes aos antibióticos, com as 12 famílias de bactérias que representam a maior ameaça para a saúde humana divididas em três categorias de acordo com a urgência da necessidade de novos antibióticos quanto à prioridade: crítica, alta e média. O grupo considerado mais crítico inclui bactérias resistentes a múltiplos fármacos, a maioria gram-negativas, que representam uma ameaça aos pacientes (Quadro 51.2).

MICRORGANISMOS GRAM-POSITIVOS

Staphylococcus aureus resistente à meticilina

O *S. aureus* é uma bactéria gram-positiva, a principal espécie patogênica de seu gênero e causa comum de infecções diversas, tanto de origem comunitária como hospitalar. O interesse nessa espécie é devido a sua alta frequência como causador de infecções, bem como por sua capacidade de resistir a um antibiótico bastante administrado na clínica, a meticilina. Cerca de 30 a 50% dos *S. aureus* isolados em hospitais já apresentam resistência à meticilina.

362 Parte 2 **Controle de Infecções**

QUADRO 51.1 Fatores predisponentes de bactérias gram-negativas resistentes segundo gêneros ou espécies.

Espécie ou gênero	Fatores predisponentes
Klebsiella pneumoniae	• Em geral, substitui Escherichia coli como microbiota comensal do sistema digestório nos pacientes em uso de ampicilina ou similares • Apresenta maior potencial de disseminação paciente a paciente por intermédio das mãos dos profissionais de saúde • São marcadores de resistência: cefalosporina de 3ª geração (cefotaxima ou ceftriaxona, ceftazidima), ciprofloxacino, imipenem, meropenem, ertapenem; detecção de ESBL (*extended spectrum beta lactamase*)
Serratia spp.	• Comumente colonizam os sistemas urinário e respiratório, transformando esses colonizados em fontes potenciais de infecções cruzadas
Enterobacter spp.	• Apresentam grande capacidade de sobreviver em ambientes nutricionalmente pobres, como glicose a 5% • O principal fator predisponente de resistência é o uso de cefalosporinas de 2ª e 3ª gerações • São marcadores de resistência: cefalosporina de 3ª geração (cefotaxima ou ceftriaxona, ceftazidima), cefalosporina de 4ª geração (cefepima), ciprofloxacino, imipenem, meropenem e ertapenem
Escherichia coli	• Apresenta resistência à gentamicina que pode ser adquirida por plasmídio • É um microrganismo mais exigente em requerimentos nutricionais, não sobrevivendo no meio ambiente • A maioria das infecções nosocomiais é endógena, a partir da microbiota intestinal comensal • São marcadores de resistência: cefalosporina de 3ª geração (cefotaxima ou ceftriaxona, ceftazidima), ciprofloxacino, imipenem, meropenem e ertapenem; detecção de ESBL
Pseudomonas aeruginosa	• Responsável por cerca de 10% das infecções relacionadas com a assistência à saúde nos EUA • É de localização ubíqua no ambiente hospitalar, frequentemente contaminando água e alimentos (saladas e verduras frescas) • Em situações epidêmicas, tem sido demonstrada contaminação a partir de fonte comum contaminada (respiradores, umidificadores, reservatório de água) e/ou por transmissão pessoa a pessoa • São marcadores de resistência: piperacilina e/ou piperacilina + tazobactam, ceftazidima, cefepima, carbapenêmicos (imipenem e meropenem), fluoroquinolonas (ciprofloxacino e levofloxacino), aminoglicosídios (gentamicina e amicacina)
Stenotrophomonas maltophilia (antiga *Xanthomonas* ou *Pseudomonas maltophilia*)	• É um agente oportunista, especialmente em áreas críticas com alta densidade de uso de carbapenêmicos
Acinetobacter baumannii *Acinetobacter* spp.	• Faz parte da microbiota normal do ser humano • Surtos têm sido relatados em unidades de terapia intensiva, podendo ser transmitido pelo ambiente (artigos, mobiliários) • São marcadores de resistência: piperacilina e/ou piperacilina + tazobactam, ampicilina ou sulbactam, ceftazidima, cefepima, carbapenêmicos (imipenem e meropenem), fluoroquinolonas (ciprofloxacino e levofloxacino), aminoglicosídios (gentamicina e amicacina)

QUADRO 51.2 Lista de agentes patogênicos prioritários da Organização Mundial da Saúde para orientar e promover a pesquisa e o desenvolvimento de novos antibióticos.

Prioridade 1 – Crítica	• *Acinetobacter baumannii* resistente a carbapenem • *Pseudomonas aeruginosa* resistente a carbapenem • *Enterobacteriaceae* resistentes a carbapenem, produtoras de ESBL (*extended spectrum beta lactamase*)
Prioridade 2 – Alta	• *Enterococcus faecium* resistente à vancomicina • *Staphylococcus aureus* resistente à meticilina, com sensibilidade intermediária e resistência à vancomicina • *Helicobacter pylori* resistente à claritromicina • *Campylobacter* spp. resistentes às fluoroquinolonas • *Salmonellae* resistentes às fluoroquinolonas • *Neisseria gonorrhoeae* resistente a cefalosporina, resistente às fluoroquinolonas
Prioridade 3 – Média	• *Streptococcus pneumoniae* sem sensibilidade à penicilina • *Haemophilus influenzae* resistente à ampicilina • *Shigella* spp. resistentes às fluoroquinolonas

Fonte: Pan American Health Organization; World Health Organization. OMS publica lista de bactérias para as quais se necessita novos antibióticos urgentemente. Disponível em: https://www.paho.org/pt/noticias/27-2-2017-oms-publica-lista-bacterias-para-quais-se-necessitam-novos-antibioticos

Capítulo 51 Agentes Microbianos Gram-Negativos e Gram-Positivos como Causa de Processos Infecciosos Hospitalares

A preocupação com a disseminação de *S. aureus* em ambiente hospitalar e na comunidade é crescente e vem sendo objeto de trabalho de vários autores desde a década de 1960. Surtos de infecção por essa bactéria são frequentemente relatados em unidades críticas do ambiente hospitalar (setor de queimados, enfermarias, unidades de terapia intensiva e clínicas cirúrgicas) e estão associados a uso inadequado de antimicrobianos, higienização incorreta das mãos, número insuficiente de profissionais de enfermagem e presença de portadores assintomáticos do microrganismo entre os profissionais de saúde.

São recomendadas medidas especiais para prevenção e controle de *S. aureus* resistente à meticilina (MRSA), assim como das outras espécies que encaminham pacientes para admissão entre hospitais. Programas de educação continuada com o corpo clínico devem ser rotineiramente implementados em todos os hospitais.

São medidas que reduzem a infecção por MRSA: higienização das mãos; descontaminação do ambiente e de equipamentos; vigilância ativa da microbiota hospitalar; precauções de contato para pacientes colonizados e infectados; e medidas preventivas para infecção relacionada com o cateter e a ventilação mecânica (*bundles* do *Institute of Healthcare Improvement*).

De acordo com a Organização Mundial da Saúde, a Organização Pan-Americana de Saúde e a Agência Nacional de Vigilância Sanitária, a higienização das mãos é reconhecida, mundialmente, como uma medida primária, mas muito importante no controle de infecções relacionadas com a assistência à saúde. Por isso, tem sido considerada um dos pilares da prevenção e do controle de infecções em serviços de saúde.

Os principais fatores de risco para aquisição de MRSA são: tempo de hospitalização prolongado; gravidade da doença de base; número de cirurgias ou procedimentos invasivos; e exposição prévia a antibióticos (especialmente aminoglicosídios ou cefalosporinas).

A realização rotineira de culturas dos profissionais de saúde e a descolonização tópica com agentes antiestafilococos em PAS diretamente envolvidos na assistência a pacientes com MRSA não têm sido recomendadas rotineiramente, uma vez que não é evidente seu real impacto sobre a redução de casos, especialmente na prevenção de infecção de local cirúrgico. Ademais, o uso excessivo de agentes antiestafilococos pode desencadear ou induzir resistência microbiana, limitando as opções terapêuticas. A descolonização com mupirocina em pomada pode ser recomendada para procedimentos de alto risco, incluindo ortopédicos e cardiotorácicos, em portadores de MRSA. O uso racional de antimicrobianos constitui medida de grande importância no controle de bactérias resistentes, em função dos distúrbios causados por esses fármacos na microbiota humana e no ambiente hospitalar. Cerca de 30 a 70% dos usos de antimicrobiano são inadequados. Recomenda-se a restrição do uso de fármacos (de amplo espectro, potentes indutores de enzimas de resistência, de elevado custo e/ou com relativa toxicidade) de segunda e terceira linhas. São marcadores de resistência para *Staphylococcus coagulase-negativo*: oxacilina e cefoxitina.

Cultura nasal isolada positiva para MRSA não é suficiente para sugerir que o profissional seja fonte de transmissão. A seleção de profissionais a serem avaliados deve ser norteada por estudos epidemiológicos, durante surtos e/ou ocorrência de altos níveis endêmicos. Profissionais com lesões cutâneas colonizadas ou infectadas por MRSA e os carreadores nasais persistentes são mais propensos a transmitir esses microrganismos aos pacientes. Os carreadores nasais de MRSA são frequentemente transitórios e constituem pequena parcela da equipe de médicos e enfermagem, representando 1 a 8% destes, não estando vinculados à transmissão de tais cepas na maioria das vezes.

O uso de mupirocina tópica é um dos meios mais eficientes para erradicar o estado de carreador nasal crônico quando justificado. Sua utilização é controverso quanto à eficácia de erradicação de MRSA dos pacientes colonizados ou infectados, devendo ser reservado o emprego de mupirocina nasal e banhos de antissépticos (clorexidina) a situações epidêmicas ou com níveis endêmicos elevados.

A indicação de colocar os pacientes colonizados ou infectados com MRSA em um mesmo quarto privativo (apesar de já ter sido demonstrada a transmissão entre pacientes com contato próximo), com a finalidade de aumentar a adesão da higienização de mãos entre o exame destes, tem sido retratada. Superfícies contaminadas por MRSA podem ser reservatórios de importância no controle/disseminação cruzada.

Luvas estéreis são uma barreira física entre o material infectante e a mão do profissional, e entre as portas de entrada do paciente (mucosas, pele não íntegra) e as mãos, mas o uso de luvas não dispensa a higienização das mãos antes e depois de cada procedimento ou manipulação do paciente.

Não há evidências que confirmem a possibilidade de transmissão de MRSA por meio das roupas dos profissionais de saúde e não está bem estabelecido o valor do uso de máscaras na redução da colonização nasal por MRSA dos profissionais de saúde envolvidos nos cuidados de pacientes colonizados ou infectados, não sendo, portanto, recomendado, mesmo quando houver casos de pneumonia.

A coorte de pacientes é uma estratégia de controle que demanda recursos humanos e disponibilidade de leitos, mas contribui para o monitoramento e a prevenção de surtos de MRSA quando outras medidas falham. Deve ser considerada apenas em hospitais com altos níveis de transmissão cruzada. É difícil sua execução em hospitais com taxas de ocupação de leitos elevadas ou nos quais faltam recursos humanos.

BIBLIOGRAFIA

Brasil. Ministério da Saúde. Portaria nº 529, 1º de abril de 2013. Institui o Programa Nacional de Segurança do Paciente (PNSP). Disponível em: https://bvsms.saude.gov.br/bvs/saudelegis/gm/2013/prt0529_01_04_2013.html.

Brasil. Ministério da Saúde. Portaria nº 2616, de 12 de maio de 1998. Dispõe sobre a obrigatoriedade da manutenção pelos hospitais do país, de Programa de Controle de Infecções Hospitalares. Disponível em: https://bvsms.saude.gov.br/bvs/saudelegis/gm/1998/prt2616_12_05_1998.html.

Brasil. Agência Nacional de Vigilância Sanitária (Anvisa). Programa nacional de prevenção e controle de infecções relacionadas à assistência à saúde (2016-2020). Disponível em: http://antigo.anvisa.gov.br/

documents/33852/3074175/PNPCIRAS+2016-2020/f3eb5d51-616c-49fa-8003-0dcb8604e7d9?version=1.0.

Brasil. Agência Nacional de Vigilância Sanitária (Anvisa). Programa nacional de prevenção e controle de infecções relacionadas à assistência à saúde (PNPCIRAS) 2021 a 2025. Disponível em: https://www.gov.br/anvisa/pt-br/centraisdeconteudo/publicacoes/servicosdesaude/publicacoes/pnpciras_2021_2025.pdf.

Brasil. Agência Nacional de Vigilância Sanitária (Anvisa). Resolução nº 7, de 24 de fevereiro de 2010. Dispõe sobre os requisitos mínimos para funcionamento de Unidades de Terapia Intensiva. Disponível em: https://bvsms.saude.gov.br/bvs/saudelegis/anvisa/2010/res0007_24_02_2010.html.

Cantón R, Gijón D, Ruiz-Garbajosa P. Resistência antimicrobiana em UTIs: uma atualização à luz da pandemia de COVID-19, Opinião Atual em Cuidados Críticos: outubro de 2020 – Vol. 26 – Edição 5 – p 433-441.

Carrara D, Strabelli TMV, Uip DE. Controle de Infecção. A prática no terceiro milênio. Rio de Janeiro: Guanabara Koogan; 2017.

Center for Disease Control and Prevention. Core Elements of Hospital Antibiotic Stewardship Programs. Disponível em: https://www.cdc.gov/antibiotic-use/healthcare/implementation/core-elements.html.

Fariñas MC, Martínez-Martínez L. Infecciones causadas por bacterias gramnegativas multirresistentes: enterobacterias, Pseudomonas aeruginosa, Acinetobacter baumannii y otros bacilos. Enferm Infecc Microbiol Clin. 2013; 31(6):402-9.

Hinrichsen SL, Falcão E, Vilella TAS et al. Ocorrência de Acinetobacter em dois hospitais privados terciários no Nordeste, Brasil. Rev Panam Infectol. 2014; 16(3):174-9.

Kallen AJ, Srinivasan A. Current epidemiology of multidrug-resistant gram-negative bacilli in the United States. Infect Control Hosp Epidemiol. 2010; 31(Suppl 1):S51-4.

Kunz AN, Brook I. Emerging resistant Gram-negative aerobic bacilli in hospital-acquired infections. Chemotherapy. 2010; 56(6):492-500.

LB. Federal Funding for the study of antimicrobial resistance in nosocomial pathogens: No ESKAPE. J Infect Dis. 2008; 197(8):1079-81.

Moreira M, Freitas MR, Martins ST et al. Efficacy of a program of prevention and control for methicilin-resistant Staphylococcus aureus infections in an intensive care unit. Braz J Infect Dis. 2007; 11(1):57-62.

Organização Pan-Americana de Saúde. OMS publica lista de bactérias para as quais se necessita de antibióticos novos urgentemente. Disponível em: https://www.paho.org/pt/noticias/27-2-2017-oms-publica-lista-bacterias-para-quais-se-necessitam-novos-antibioticos.

Pulcini C, Binda F, Lamkang AS et al. Developing core elements and checklist itens for global hospital antimicrobial stewardship programmes; a consensus approach. Clin Microbiol Infect. 2019. 25(1):20-25

Silva ECBF, Samico TM, Cardoso RR et al. Colonização pelo Staphylococcus aureus em profissionais de enfermagem de um hospital escola de Pernambuco. Rev Esc Enferm USP. 2012; 46(1):132-7.

Capítulo 52

Importância dos Microrganismos Multirresistentes no Controle de Infecções Relacionadas com a Assistência à Saúde e no *Stewardship* de Antimicrobianos

Sylvia Lemos Hinrichsen ▪ Marcela Coelho de Lemos

IMPORTÂNCIA DA RESISTÊNCIA ANTIMICROBIANA

Estima-se que pelo menos 25.000 pessoas morrem anualmente na União Europeia por infecções causadas por bactérias multirresistentes e, nos EUA, apenas um microrganismo, o *Staphylococcus aureus* resistente à meticilina (MRSA), causa a morte de cerca de 19.000 pessoas por ano, mais do que enfisema, AIDS, doença de Parkinson e homicídio combinados.

Há uma importante lacuna entre a atual disseminação mundial de bactérias multirresistentes e o desenvolvimento de novos fármacos antimicrobianos. Também se observa atividade *in vitro* contra bactérias gram-negativas resistentes a antibióticos. Há, ainda, uma diminuição do arsenal de antimicrobianos devido ao desaparecimento e/ou indisponibilidade temporária de medicamentos mais antigos, forçando os prescritores a optar por fármacos de amplo espectro, sem um gerenciamento de uso, o que influencia negativamente as políticas de uso racional destes.

Em fevereiro de 2017, a Organização Mundial da Saúde (OMS) publicou a sua primeira lista de agentes patogênicos prioritários resistentes aos antibióticos e as 12 famílias de bactérias mais ameaçadoras à saúde humana, divididas em três categorias de acordo com a urgência da necessidade de novos antibióticos: crítica, alta e média. O grupo mais crítico inclui bactérias multirresistentes como *Acinetobacter*, *Pseudomonas* e várias Enterobacteriaceae, incluindo *Klebsiella*, *Escherichia coli*, *Serratia* e *Proteus*.

No Brasil, a Agência Nacional de Vigilância Sanitária (Anvisa), em conjunto com a Comissão Nacional de Prevenção de Controle de Infecções Relacionadas à Assistência à Saúde (CNCIRAS) publicou em 2013 a primeira versão do Programa Nacional de Prevenção e Controle de Infecções Relacionadas à Assistência à Saúde (PNPCIRAS), com vigência até 2015. A segunda versão foi publicada em 2016, com validade até 2020, e teve como objetivo promover a redução da incidência, em nível nacional, de infecções relacionadas com a assistência em saúde nos ambientes de saúde por meio do desenvolvimento e implementação de estratégias que visam à prevenção das infecções. A nova versão do PNPCIRAS abrange o quinquênio 2021-2025 e tem como objetivos específicos:

1. Implementar e fortalecer os programas de prevenção e controle de IRAS
2. Aprimorar o sistema nacional de vigilância epidemiológica das IRAS e da resistência microbiana
3. Ampliar o monitoramento da adesão às diretrizes e aos protocolos de prevenção do controle de infecções
4. Diminuir nacionalmente a incidência de IRAS
5. Prevenir e controlar a disseminação de microrganismos multirresistentes nos serviços de saúde.

Nos últimos anos tem sido introduzido um conceito de gestão do uso racional de antimicrobianos, o *stewardship*, que prioriza, especialmente, as atividades de controle de infecções por equipes multiprofissionais, treinadas, motivadas, com linguagem comum e com apoio institucional segundo políticas e objetivos definidos de acordo com padrões internacionais de segurança do paciente e riscos de adoecimentos.

MULTIRRESISTÊNCIA BACTERIANA E IMPACTOS NA SEGURANÇA DO PACIENTE

Uma medida simples no combate à multirresistência dos microrganismos é a boa higienização das mãos. Essa é uma medida muito eficaz, como já foi demonstrado pelo médico húngaro Ignaz Phillip Semmelweis em seus estudos, em 1861, sobre a etiologia, o conceito e a profilaxia da febre puerperal; no entanto, ainda não representa uma prática, um hábito sistemático e universal.

Os antimicrobianos são extremamente valiosos em todos os campos da saúde. Seu desenvolvimento tem sido associado a importantes reduções na mortalidade por doenças transmissíveis e tem facilitado os avanços tecnológicos em terapia de câncer, transplante e cirurgia. No entanto, em função do uso indiscriminado, da diminuição no abastecimento de novas formulações e do aumento global da resistência a eles, os antimicrobianos vêm sendo considerados um problema mundial de grande impacto para a saúde das pessoas. É urgente, portanto, uma boa administração de antimicrobianos para proteger os remanescentes para as futuras gerações. Nesse sentido, urge a conscientização do problema para uma gestão antimicrobiana sensata e adequada ao benefício do indivíduo e da sociedade como um todo.

Existe um papel claro para a administração de antimicrobianos no controle da resistência antimicrobiana. Os microrganismos invariavelmente desenvolvem resistência em resposta à pressão evolutiva exercida sobre eles por exposição aos antimicrobianos. Essa reação foi registrada por Sir Alexander Fleming em seus estudos iniciais sobre as propriedades antibióticas do fungo *Penicillium*. Já naquela época, ele advertiu em seu discurso de aceitação do prêmio Nobel em 1945 que o mau uso da penicilina poderia contribuir para o desenvolvimento da resistência antimicrobiana, o que poderia comprometer sua utilidade. A história de tratamento para *Neisseria gonorrhoeae* ilustra este ponto, por ter desenvolvido resistência contra a maioria dos agentes antimicrobianos ao qual foi exposta, incluindo sulfonamidas, penicilina, quinolonas e algumas cefalosporinas, tornando seus isolados multirresistentes. Por isso, há poucas opções terapêuticas para a *N. gonorrhoeae*.

A perspectiva da existência de uma infecção não tratável também se aplica a vários outros microrganismos, como bactérias e fungos. A *Infectious Diseases Society of America* usa a sigla ESKAPE para denominar os patógenos responsáveis pela maior parte das infecções hospitalares relacionadas a assistência à saúde (IrAS), mas a preocupação global está relacionada com a resistência antimicrobiana em bactérias gram-negativas (Quadro 52.1).

As Enterobacteriaceae, assim como espécies de *E. coli* ou *Klebsiella*, são resistentes a todos, exceto um ou dois antimicrobianos, e evoluíram a partir de níveis extremamente altos de exposição a antibióticos em várias partes do mundo, incluindo a Ásia e o Oriente Médio. Os microrganismos identificados como resistentes estão associados a taxas de mortalidade aproximadamente duas vezes maiores e admissões hospitalares prolongadas e, consequentemente, a aumento de custos de tratamento.

A transmissão nosocomial tem causado surtos nas instalações de cuidados de saúde e as viagens internacionais constituem importante meio de disseminação de resistência microbiana no âmbito global. Uma história de hospitalização no exterior pode ser um fator de risco pessoal para a aquisição de organismos multirresistentes. Em uma pesquisa recente, aproximadamente um terço dos viajantes para a Ásia tornaram-se colonizados assintomáticos com multifármacos, Enterobacteriaceae resistentes, apesar dos baixos níveis de contato com cuidados de saúde. Esse transporte assintomático também é significativamente maior em pessoas do Reino Unido de certos grupos demográficos, associado a alta incidência.

No entanto, acredita-se que tal ameaça possa ser contida. Alguns países europeus, como a Suécia, foram pioneiros em programas de administração que reduziram o uso de antibióticos e mantiveram baixas as taxas de resistência antimicrobiana. Um programa de administração de antimicrobianos na Escócia teve impacto importante no consumo de antimicrobianos e nas taxas de *Clostridium difficile*.

A incidência de MRSA e *C. difficile* atingiu o pico em meados da década de 2000 e acredita-se que uma combinação de políticas antimicrobianas restritivas e melhores práticas de prevenção e controle de infecção (como o isolamento de origem e a higienização das mãos) foi responsável pela incidência decrescente de ambas as infecções, embora não esteja claro qual das intervenções teve o papel dominante. Em nível global, o problema da resistência antimicrobiana na Inglaterra é comparativamente menor no momento, devido à implementação de políticas nacionais focadas na multirresistência microbiana.

Na Inglaterra, as preocupações com o aumento da resistência antimicrobiana global e a prioridade da administração de antimicrobianos foram destacadas em um relatório que identificou as grandes áreas da administração de antimicrobianos:

- A necessidade de aumentar conscientização e educação sobre a resistência antimicrobiana entre o público e dentro do sistema nacional de saúde
- A necessidade de melhorar sistemas de vigilância para resistência antimicrobiana
- A necessidade de implementar o diagnóstico.

O plano de combate à resistência bacteriana da Inglaterra, definido para o período entre 2019 e 2024, levou em consideração os objetivos alcançados na estratégia anterior (2013-2018), cujos objetivos principais eram melhorar o conhecimento e a compressão da resistência antimicrobiana; conservar e administrar a eficácia dos tratamentos existentes; e estimular o desenvolvimento de novos antibióticos, diagnósticos e terapias. Assim, o plano atual da Inglaterra para o combate da resistência microbiana é focado em três estratégias:

1. Reduzir a necessidade e a exposição desnecessária a antimicrobianos
2. Otimizar o uso de antimicrobianos
3. Investir em inovação, oferta e acesso.

Dessa forma, a partir a execução dessas estratégias, espera-se:

- Redução de 50% das infecções de corrente sanguínea relacionadas com a assistência à saúde por bactérias gram-negativas
- Redução de 10% do número de infecções resistentes a medicamentos específicos
- Redução de 15% do uso de antimicrobianos no Reino Unido
- Redução de 25%, até 2020, do uso de antibióticos no Reino Unido em animais produtores de alimentos, devendo um novo objetivo ser definido após esse período
- Relato da porcentagem de prescrições de antimicrobianos suportadas por testes diagnósticos ou ferramentas que suportem a decisão médica.

Em 2012, o Comitê Consultivo do Departamento de Saúde do Reino Unido sobre Resistência Antimicrobiana e Infecção Associada à Saúde produziu a orientação "*Start Smart, Then Focus*" para estruturar a melhor prática de prescrição de antimicrobianos. Nessa orientação foi incluída, como uma ferramenta

QUADRO 52.1 Microrganismos críticos monitorados na prevenção de infecções hospitalares relacionadas à assistência à saúde.

Bactérias gram-positivas	Bactérias gram-negativas
Enterococcus faecium	*Klebsiella* spp.
Staphylococcus aureus	*Pseudomonas aeruginosa*
	Enterobacter spp.
	Escherichia coli

de avaliação, uma lista de verificação com base em evidências para avaliação e auditorias da administração de antimicrobianos. Em geral, essa publicação visa padronizar a prática da administração de antimicrobianos em todo o sistema de saúde na Inglaterra, tanto nos sistemas de cuidados primários como secundários e terciários.

São focos de controle de resistência antimicrobiana no sistema de saúde do Reino Unido:

- Prescrição dos antimicrobianos segundo protocolos e/ou perfis de sensibilidade e resistência da microbiota institucional ou hospitalar
- Vigilância (epidemiologia hospitalar)
- Educação continuada e treinamentos
- Engajamento das políticas institucionais (públicas e privadas)
- Evidências das intervenções para administração de antimicrobianos na assistência primária, secundária e terciária
- Novas tecnologias para rápida identificação de microrganismos
- Biomarcadores
- Acessibilidade ao rápido diagnóstico microbiológico.

No Brasil, as instituições de saúde são responsáveis pela elaboração do plano de controle de resistência antimicrobiana de acordo com a epidemiologia local e características do serviço de saúde; no entanto, todas as instituições possuem o mesmo objetivo: diminuir a incidência de infecções relacionadas com a assistência à saúde causada por organismos resistentes ou multirresistentes e promover o uso consciente de antimicrobianos. Em 2017, foi elaborada pela Agência Nacional de Vigilância Sanitária (Anvisa) a diretriz nacional para elaboração de programa de gerenciamento do uso de antimicrobianos em serviços de saúde, com o objetivo de orientar os profissionais de saúde na elaboração e implementação desses programas nos serviços de saúde, a fim de promover a saúde do paciente e a segurança na instituição de saúde.

Em 2019, a Anvisa, em parceria com a Associação Brasileira dos Profissionais em Controle de Infecções e Epidemiologia Hospitalar (ABIH), lançou o Projeto Stewardship que tem como objetivo promover uma avaliação nacional dos programas de gerenciamento do uso de antimicrobianos em unidades de terapia intensiva para adultos de hospitais brasileiros, que teve como foco:

- Identificar os fatores de influenciam positiva ou negativamente a elaboração e a implementação dos programas de gerenciamento do uso de antimicrobianos
- Avaliar o grau de implementação dos programas de gerenciamento do uso de antimicrobianos
- Correlacionar os indicadores das IRAS e da resistência microbiana com o nível de implementação dos programas de gerenciamento do uso de antimicrobianos.

Dessa forma, a partir da avaliação dos resultados obtidos pelo programa, seria possível:

- Otimizar a prescrição de antimicrobianos nos serviços de saúde e garantir o efeito terapêutico máximo
- Reduzir a ocorrência de eventos adversos
- Prevenir a seleção e a disseminação de microrganismos resistentes.

Além disso, os resultados obtidos e discutidos pelo Projeto Stewardship foram utilizados como base para estabelecer as metas do Programa Nacional de Prevenção e Controle de Infecções Relacionadas à Assistência à Saúde referente ao período de 2021 a 2025.

STEWARDSHIP

Não há, na língua portuguesa, uma palavra equivalente a *stewardship*, mas esse conceito de gerenciamento do uso racional de antimicrobianos vem sendo bastante trabalhado em vários países do mundo, dada a necessidade de controlar os processos infecciosos relacionados com a multirresistência.

Tem sido muito enfatizada a importância do uso de padrões internacionais de segurança do paciente e controle de infecções relacionadas com a assistência à saúde. Esses padrões podem ser adotados por meio de um programa específico para o uso racional de antimicrobianos segundo a microbiota local e o perfil de sensibilidade junto às equipes multiprofissionais que viessem a desenvolver as atividades previstas para minimizar riscos infecciosos no hospital. Essa tem sido a base da implantação dos programas de *stewardship*, pois as equipes focam atividades específicas para melhorar suas ações de controle (Quadro 52.2).

Programa de *stewardship*

Um programa de *stewardship* no uso racional de antimicrobianos não é um produto único, simples, e, apesar de sua complexidade, do tempo requerido e do envolvimento de diferentes equipes, traz imensuráveis ganhos para o programa de controle de infecções relacionadas com a assistência à saúde e para a segurança do paciente.

QUADRO 52.2 Objetivos das atividades e foco das equipes multiprofissionais envolvidas no programa de gestão de riscos e *stewardship* no uso de antimicrobianos.

Objetivos da atividade	Foco da equipe
Controle de infecções e de infecções relacionadas com a assistência à saúde	Controle de infecções e riscos, e de infecções relacionadas com a assistência à saúde
Controle de riscos (clínicos e não clínicos)	Multidisciplinar, motivada com apoio institucional, focada em atividades definidas
Atividades assistenciais	Programas segundo padrões internacionais de segurança do paciente
Atividades de qualidade	Planos de melhorias para minimizar riscos
Atividades diagnósticas de riscos	Uso de ferramentas diagnósticas de problemas relacionados com riscos e infecções (metodologia 5W2H)
Monitoramento de indicadores de qualidade	Indicadores com metas institucionais preestabelecidas
Planos de melhorias de controle de riscos	Planos de ações segundo metodologia: *plan, do, control, act*

O sucesso do programa depende das lideranças, que devem estar motivadas a implementar mudanças de hábitos entre os times multidisciplinares, em especial os prescritores de medicamentos, responsáveis pelo adequado uso de antimicrobianos e pelo controle da multirresistência bacteriana, além da motivação de manter uma epidemiologia hospitalar saudável, com melhor uso dos custos com ela relacionados.

Para implantar um programa de *stewardship*, a instituição deve implementar continuamente, segundo padrões internacionais de segurança do paciente e legislações relacionadas, um programa de controle de infecções relacionadas com a assistência à saúde, um programa de higienização das mãos e um programa de segurança do paciente. Todos devem caminhar juntos, complementando-se. As atividades têm focos distintos, mas todos os objetivos são relacionados com a segurança do paciente.

O principal objetivo do programa de uso empírico de antimicrobianos e *stewardship* é prover ações preventivas para controle de infecções relacionadas com a assistência à saúde com base em padrões de segurança do paciente, usando antimicrobianos de maneira racional, de acordo com a microbiota local e hospitalar e com o padrão de sensibilidade e resistência, realizando atividades relacionadas com:

- Identificação e monitoramento dos microrganismos isolados pelo laboratório de microbiologia, por meio de culturas de pacientes, segundo tipos, locais de coleta, unidades e perfil de sensibilidade e resistência
- Implantação de protocolos clínicos para o uso empírico de antimicrobianos segundo o perfil da microbiota/epidemiologia institucional e análise do padrão de sensibilidade e resistência microbiana, de acordo com a origem do paciente (se da comunidade ou hospitalar), local de internamento (se áreas críticas, como unidade de terapia intensiva), se cirúrgico e/ou imunossuprimido, oncológico e/ou de extremos de idades (crianças ou idosos)
- Monitoramento da microbiota hospitalar e uso de antimicrobianos segundo protocolos de uso e fármacos apropriados de acordo com o tipo de microrganismo (comunidade ou hospitalar)
- Monitoramento em caso de uso de antimicrobianos: consumo, escolha do fármaco apropriado, adesão ao protocolo de uso empírico, duração, via, relação com culturas, descalonamentos, outros.

Na implantação do programa de *stewardship*, é fundamental a criação de um fluxo de acompanhamento de processos segundo os objetivos do programa, que introspecta a responsabilização por alguém ou algo envolvido com o cuidado, segundo objetivos determinados (Figura 52.1).

Na prática, antes de se implantar um programa de *stewardship* para antimicrobianos, é fundamental identificar onde esse novo olhar na segurança do paciente deve estar alocado, para se alcançarem os seguintes objetivos:

- Otimizar a segurança do paciente
- Controlar custos (mas não como foco principal – o foco principal é a segurança do paciente)
- Reduzir resistência aos antimicrobianos e a novos eventos adversos, mantendo a microbiota institucional e hospitalar saudável
- Melhorar os resultados clínicos (desfecho).

Em muitos países desenvolvidos, há uma equipe específica para esta atividade, mas outros a incorporam junto ao controle de infecções, por ter equipes já focadas em objetivos relacionados, dentro da visão tática institucional e integrada à qualidade como um todo (Figura 52.2).

Um dos primeiros elementos de implantação de processos para um programa de *stewardship* de antimicrobianos é identificar se a instituição dispõe de um laboratório de apoio na área de microbiologia capaz de fornecer as respostas necessárias para

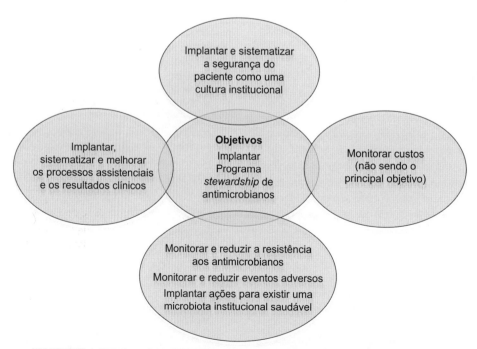

FIGURA 52.1 Objetivos do programa de *stewardship* no uso racional de antimicrobianos.

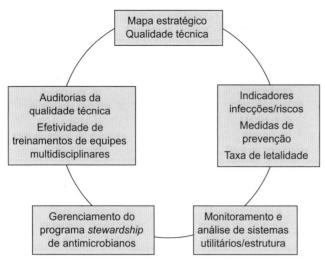

FIGURA 52.2 Ciclo da gestão tática do controle de infecções, riscos e *stewardship* de antimicrobianos.

se mapear a epidemiologia hospitalar, a qualidade dos medicamentos disponibilizados aos pacientes, o nível de respostas às novas tecnologias diagnósticas e a cultura de indicadores.

Laboratório de microbiologia

É importante que o laboratório de microbiologia seja certificado quanto a segurança e qualidade técnica. Deve fornecer resultados de exames com agilidade, por meio de resultados críticos diários, semanais e consolidados de microbiota mensais, com dados sobre: lista dos pacientes submetidos a exames de culturas; tipo de cultura e sítio de coleta; local onde paciente foi submetido à coleta de cultura; microrganismo(s) isolado(s) por tipo de sítio e local de realização da coleta da cultura; e perfil de sensibilidade e resistência do microrganismo isolado. As culturas devem ter informação sobre a concentração inibitória mínima.

Medicamentos e antimicrobianos

A instituição deve ser bastante exigente com os padrões de qualidade e segurança dos medicamentos, especialmente os antimicrobianos, não apenas de acordo com regulações sanitárias de medicamentos, mas também quanto à comprovação de efetividade clínica e da qualidade destes, segundo laudos conclusivos e outros mecanismos de segurança. Os antimicrobianos devem ser prescritos racionalmente, com base em indicação apropriada; medicamento certo para o paciente certo; administração adequada (via correta); duração adequada (tempo de uso); escolha empírica adequada segundo protocolo; ajustes após cultura; menor custo ao paciente e à comunidade.

Novas tecnologias diagnósticas

É de extrema importância o desenvolvimento de práticas e discussões das evidências científicas sobre novas tecnologias diagnósticas que facilitem e agilizem tomadas de decisão das equipes multiprofissionais à beira do leito, como uso de biomarcadores e diagnóstico microbiológico rápido.

Em relação ao uso de biomarcadores, estes têm sido úteis no diagnóstico clínico de infecção e na redução de prescrições antibióticas desnecessárias. A inclusão do biomarcador procalcitonina em um algoritmo de gerenciamento de antibióticos foi demonstrada em ensaios clínicos randomizados e em ensaios clínicos pragmáticos de maneira segura, reduzindo a frequência e a duração da terapia com antibióticos para a suspeita de infecção do sistema respiratório inferior. Além disso, melhorou a desescalação de antibióticos de amplo espectro em pacientes com câncer e pacientes com cuidados intensivos com infecção. A procalcitonina tem se mostrado uma adjuvante na decisão diagnóstica em processos infecciosos/sepse em comparação com a resposta inflamatória sistêmica de etiologia não infecciosa, e estudos preliminares sugerem que essa combinação (procalcitonina + avaliação clínica) pode ser usada com segurança na admissão médica.

O uso de proteína C reativa como biomarcador em iniciativas de administração de antimicrobianos de atenção primária mostrou eficácia na redução de prescrições desse medicamento. Algoritmos que incorporam outros biomarcadores mais recentes, isolados ou em combinação, também estão sendo investigados, mas são necessários mais dados antes de se estabelecer seu papel definitivo.

O diagnóstico microbiológico atual tem sido, muitas vezes, inacessível em grande parte das instituições de saúde de países em desenvolvimento ou com recursos escassos. Quando disponível, é ineficiente, pelo atraso mínimo de 48 h entre a entrega no laboratório e a identificação precisa do organismo.

As técnicas moleculares têm o potencial de acelerar o diagnóstico microbiológico e também podem ser usadas para detectar a resistência genômica, reduzindo a exposição a antibióticos desnecessários de amplo espectro. Com sensibilidade suficiente, elas também podem atuar na determinação de necessidade de prescrição de antibióticos. Essas técnicas envolvem métodos proteômicos ou genômicos.

A espectrometria de massa de tempo de voo de dessorção/ionização assistida por matriz (MALDI-TOF MS – *matrix assisted laser desorption/ionization – time-of-flight mass spectrometry*) detecta a assinatura proteômica de uma série de agentes patogênicos e pode fornecer informações de diagnóstico em questão de minutos. A utilidade da MALDI-TOF MS para a administração de antimicrobianos foi demonstrada em estudos de prova de conceito. No entanto, questões técnicas impedem sua aplicação mais ampla, como dificuldade em distinguir certas espécies bacterianas e em identificar infecções polimicrobianas.

Técnicas moleculares adicionais, tais como amplificação de ácido nucleico ou hibridação de ácido nucleico, estão em uso clínico para a detecção de patógenos (p. ex., *N. gonorrhoeae*, *Chlamydia trachomatis*, *C. difficile*). Os *kits* rápidos de amplificação de ácidos nucleicos também podem identificar mutações de resistência, como o gene *mecA* em MRSA. O sequenciamento do genoma completo da próxima geração tem maior potencial de aplicabilidade à administração de antimicrobianos, por sua capacidade de identificar simultaneamente vários patógenos e potenciais mutações de resistência, bem como de fornecer indicações precoces de surtos por meio da análise da relação de genomas de patógenos em diferentes pacientes. No entanto, ainda são necessárias mais pesquisas antes que essas tecnologias estejam disponíveis para aplicações de diagnóstico de rotina.

Indicadores de acompanhamento

Implantar a cultura de indicadores também é muito importante, especialmente os indicadores de infecções relacionadas com a assistência à saúde, segundo padrões cientificamente conhecidos e validados, para se analisar o impacto a médio e longo prazos, tendo como bases:

- Indicação adequada (definindo se infecção ou colonização)
- Uso do medicamento adequado (tipo de microrganismo, se gram-negativo ou gram-positivo, fungos ou anaeróbios)
- Se o uso do medicamento atendeu ao protocolo empírico institucional
- Se a via de administração foi a certa (intravenosa, oral ou outra)
- Se a duração foi adequada (menor que 5 a 7 dias para fins terapêuticos ou profiláticos e/ou se dose única, de 24 a 48 h)
- Se houve ajuste após cultura (sensibilidade e resistência) – descalonamentos.

Um indicador estratégico no *stewardship* a ser construído e implantado é de dose diária definida (DDD), de elaboração complexa, exigindo a participação de um farmacêutico clínico focado no uso de antimicrobianos, como o programa prevê.

Também é importante monitorar os parâmetros farmacocinéticos/farmacodinâmicos (PK/PD, *pharmacokinetic/pharmacodynamic*) dos medicamentos, em específico dos antibióticos, conforme sugerido por Harry Eagle entre as décadas de 1940 e 1950, a partir de experiências realizadas em roedores, nas quais identificou o padrão da atividade bactericida da penicilina em função do tempo.

A farmacocinética (PD) estuda o metabolismo do fármaco no organismo, correlaciona a concentração dele com seu efeito farmacológico ou eficácia clínica. A farmacodinâmica (PK), por sua vez, avalia o nível de absorção, distribuição, metabolismo e a excreção do fármaco, determinando a dose requerida para se atingir o nível adequado no local da infecção.

Esses conceitos de farmacodinâmica ao longo do tempo muito têm contribuído para:

- Estabelecimento de novos regimes de dosagem ótima para medicamentos disponíveis
- Desenvolvimento de novos antimicrobianos e novas formulações
- Estabelecimento de pontos de interrupção (*breakpoint*) de suscetibilidade
- Formulação de diretrizes para terapias empíricas em processos infecciosos.

O programa de *stewardship* antimicrobiano, em qualquer instituição (pública ou privada), só pode existir e avançar se houver em execução um programa institucional de controle de infecções relacionadas com a assistência à saúde. Para se implantar um programa de *stewardship* para antimicrobianos, devem ser desenvolvidas antes ações preventivas para controle de infecções relacionadas com a assistência à saúde com base em padrões de segurança do paciente:

- Implementação e treinamentos de medidas de biossegurança para equipes multiprofissionais priorizando medidas de prevenção de infecções cruzadas e outras por meio da sistematização de precauções (padrão, respiratória, aerossóis e contato) e de isolamento, limpeza e desinfecção em todas as áreas assistenciais e de terceiros (especialmente serviços de nutrição, laboratório, imagem, lavanderia, rouparia, banco de sangue, entre outros), monitorando falhas potencialmente relacionadas com surtos infecciosos
- Implementação e treinamentos dos *bundles* do Institute of Health Improvement na prevenção de processos infecciosos relacionados com cateter, pneumonia associada à ventilação mecânica e infecção do sistema urinário em unidades de terapia intensiva
- Monitoramento e treinamento do descarte de resíduos gerados pela instituição, incluindo segregação e destino final
- Monitoramento e treinamento de infecção de sítio cirúrgico (antibioticoprofilaxia e prevenção de tromboembolismo em pacientes submetidos a artroplastias de joelho ou quadril e outros processos cirúrgicos do tipo limpo).

Também é necessário que exista um programa sistematizado de higienização das mãos, com base em:

- Processo contínuo de educação e treinamentos para a higienização das mãos e sobre sua importância no controle de infecções
- Monitoramento e implementação de ações que aumentem a adesão à higienização das mãos pelos profissionais de saúde (multidisciplinares), pacientes e familiares
- Monitoramento dos locais para insumos relacionados com a higienização das mãos (água e sabão) e álcool gel
- Monitoramento das almotolias ou coletores de urina e fezes e manuseio destes por profissionais de saúde, incluindo acondicionamento e controle de validade.

Para a construção de todos esses programas de controle de infecções segundo riscos e controle de uso de antimicrobianos (*stewardship*), é fundamental considerar o tempo de curva de aprendizado e que as equipes conheçam e se familiarizem com ferramentas de gestão, como: 5W2H (*what, why, where, when, who, how, how much*), PDCA (*plan, do, check, act*), análise de causa-raiz, diagrama de Ishikawa, entre outros. O conhecimento sobre as ferramentas é um desafio, pois não é universal a cultura do uso dessas ferramentas com rotinas, de maneira que elas precisam ser implantadas com treinamentos. Ademais, as equipes assistenciais muitas vezes referem não dispor de tempo para fazer gestão e assistência simultaneamente, o que não se justifica, pois quando se trabalha com gestão, a assistência deve ser sempre uma métrica.

Para compensar as dificuldades com o registro de informações, que gere indicadores assistenciais, já existem *softwares* de auxílio que servem de banco de dados para as informações geradas por cada atividade realizada.

QUADRO 52.3 Objetivos das atividades da equipe de segurança do paciente e do gerenciamento de riscos para a qualidade institucional.

- Identificação de riscos clínicos e não clínicos
- Educação sistematizada a partir dos riscos quando identificados (in loco) com colaboradores, pacientes, familiares em toda a instituição com a promoção da cultura de segurança do paciente
- Coleta e análise de dados relacionados com os riscos identificados de maneira sistêmica e sistematizada em toda a instituição
- Desenvolvimento de respostas aos riscos identificados segundo fatores observados por meio de busca ativa, passiva e sentinela
- Monitoramento dos riscos identificados e outros possíveis de ocorrências e análises por meio de ferramentas preventivas de qualidade e segurança do paciente

Stewardship e prática

Entre 2008 e 2012, viveu-se uma experiência em um hospital geral privado terciário, de alta complexidade, localizado na cidade do Recife, Nordeste do Brasil, focada na implantação de uma cultura de qualidade e segurança do paciente segundo padrões internacionais, em tempos de acreditação.

Vários foram os movimentos realizados pelas equipes multiprofissionais para que as metas fossem alcançadas de modo sustentável. Ao fim de 2012, os resultados surgiram: a instituição era a primeira do Norte-Nordeste acreditada segundo padrões internacionais de segurança do paciente.

Com essa nova percepção de qualidade, era necessário seguir, mantendo as conquistas, avançando em busca de novos desafios de melhorias. Foi quando, entre 2012 e 2016, iniciou-se um processo de melhoria do programa de controle de infecções, higienização das mãos e de gestão de riscos institucional, aprimorando as atividades já existentes e criando novas oportunidades de melhorias, agora com foco no uso racional de antimicrobianos, usando a mesma metodologia, a pesquisa-ação adaptada ao construtivismo e a liderança pelo exemplo.

Visando minimizar os processos infecciosos relacionados com a assistência à saúde e a multirresistência de microrganismos, no período de 2012 a 2016 implantou-se e implementou-se ano a ano, além do programa de controle de infecções e de higienização das mãos, um programa de *stewardship* para o gerenciamento do uso racional de antimicrobianos junto ao laboratório de apoio de microbiologia e às equipes médicas prescritoras, especialmente as de unidades de terapia intensiva. Para o uso racional de antimicrobianos foi elaborado (pela infectologia junto aos prescritores) um protocolo de uso empírico de antimicrobianos segundo epidemiologia hospitalar, com antibióticos selecionados de acordo com perfil de sensibilidade e concentração mínima inibitória de antibióticos dos microrganismos isolados por meio das diversas culturas, considerando as principais infecções clínicas (e se comunitárias, nosocomiais, endógenas, exógenas ou multifatoriais), além das comorbidades associadas a cada paciente assistido.

Como resultado, no ano de 2016, observou-se que os microrganismos prevalentes foram: *E. coli*, *P. aeruginosa*, *K. pneumoniae*, *Staphylococcus epidermidis*, *Providencia stuartii*, todos com bom perfil de sensibilidade aos antimicrobianos testados, variando entre 80 e 90%. Por meio de visitas da infectologia (267/ano), também foram avaliados 194 pacientes assistidos em unidades de terapia invasiva, observando-se, nestes, uma taxa de conformidade de prescrição de antimicrobianos segundo o protocolo institucional de 97,8% no que se refere à escolha empírica adequada quanto ao antibiótico de acordo com protocolo, para o paciente certo, em dose, via e tempo de uso corretos, e ajustes de descalonamentos após culturas e/ou definições clínicas.

Foram treinados, *in loco*, semanalmente, 42 médicos plantonistas das unidades de terapia invasiva sobre o conteúdo do programa de controle de infecções e higienização das mãos, pacotes de medidas de prevenção de infecções (*bundles*) e *stewardship*. As taxas de infecções relacionadas com a assistência à saúde (corrente sanguínea associada a cateter, sistema urinário relacionada com sonda vesical de demora e pneumonia associada à ventilação mecânica) nas unidades de terapia invasiva estiveram abaixo das referências mínimas do *National Nosocomial Infections Surveillance System*.

Nada se consegue sem motivação, lideranças e metodologias. Por isso, é necessário contextualização de temas inerentes aos processos, especialmente quando o tema tem uma roupagem nova, embora já existente e praticado por muitos sem as novas definições.

LIDERANÇA | COACHING | STEWARDSHIP

Para criar um diferencial em uma organização (pública ou privada), em especial se for na área de saúde, que lida com vidas humanas (algo imensurável), é preciso amarrar e alinhar a estratégia, a tática e o operacional, para ser melhor e diferente.

Nos dias atuais, não há mais espaço para uma gestão empírica, com base apenas na experiência acumulada. São necessárias ferramentas que aprimorem as atividades e que consigam manter a organização saudável, competitiva e alinhada com as tendências de mercado.

Para isso, é preciso determinar os recursos disponíveis e suas prioridades. Fazer uma gestão profissional, focada na excelência assistencial e nas melhores práticas, determinadas por planos de melhorias resultantes de indicadores (de meio e de fim), segundo as nosologias mais prevalentes.

Também devem ser trabalhadas as dificuldades, especialmente as relativas à equipe clínica profissional multidisciplinar que, em alguns cenários, ainda está longe da estratégia das instituições ou pouco envolvida com as suas gestões.

Para se alcançarem as mudanças de cenários, há uma constante busca de líderes, que devem dispor da capacidade não de impor, mas sim de liderar, de despertar nos outros a vontade de fazer, de mudar, de sair de suas zonas de conforto, inovando e inovando-se.

Também é necessário introspectar conceitos e a cultura de qualidade, por meio da sistematização de processos e do gerenciamento de riscos, lembrando que o controle de infecções é um risco de importância, além de uma meta internacional de segurança do paciente.

Não há política institucional ou programa, procedimento operacional, que sobreviva sem o envolvimento das pessoas.

Para tanto, é preciso identificar lideranças, definir conceitos sobre ela e outros relacionados a fim de se estabelecerem capacitações, ciclos de qualidade, planos de melhorias contínuos, visando a uma cultura de segurança e qualidade fundamentada em resultados (indicadores) confiáveis, acreditados.

Na era da democratização da informação, em que ela está cada dia mais acessível, de maneira mais ágil, as pessoas tornam-se mais exigentes, anseiam por mais conveniências e têm expectativas mais altas quanto a serviços e atendimento. Com isso, tendem a ser cada vez menos fiéis ao médico, às equipes multiprofissionais e às instituições.

Para a instituição de programas de controle de infecções, higienização das mãos, de riscos e de *stewardship*, é fundamental que as equipes sejam integradas e gerenciadas, e contem com líderes, pois sem esses, nada acontecerá. É importante lembrar que a posição do líder se alterna entre *coach* (que gera desenvolvimento e traz à tona o melhor de cada integrante de sua equipe) e professor (que ensina e mostra aos outros o *know-how* que representa o melhor que ele tem dentro de si). É essencial criar a cultura de líderes desenvolvendo líderes para a sustentabilidade de padrões e programas de manutenção sustentável da qualidade e da segurança do paciente, com riscos monitorados, analisados, retroalimentando processos.

Na implantação do programa de *stewardship* para antimicrobianos, é importante definir uma metodologia e as ações necessárias para identificar as pessoas e as equipes multiprofissionais a fim de diagnosticar os processos assistenciais existentes e seus impactos no gerenciamento do uso racional de antimicrobianos e padrões de conformidade. Essa metodologia visa a uma política institucional de qualidade sustentável, por meio do diagnóstico de ação, avaliação e reflexão dos resultados alcançados. Fazem parte desse processo:

- Avaliação diagnóstica institucional (políticas, programas, processos, equipes)
- Identificação do nível de sensibilização da instituição (governança) e das equipes multiprofissionais para a qualidade
- Definição de processos (controle de infecções, higienização das mãos, gerenciamento de riscos e *stewardship* de antimicrobianos)
- Monitoramento, desempenho e resultados (Quadro 52.4).

Liderança e estilos de gerência

Todos nós um dia seremos pacientes. (André Staffa Filho)

Entende-se estilo aqui como a descrição de certas características subjetivas de desempenho, de gerenciar, de ser, como a capacidade de escuta e compreensão, de cooperar, ajudar, comunicar, criar, implementar, aprender, liderar, seguir, fazer de conta, ser íntegro e ter compaixão.

A arte de gerenciar, por sua vez, é algo que se aprende e leva tempo. A experiência é ainda uma das grandes aliadas para esse aprendizado, pois as pessoas aprendem a gerenciar, atuando/gerenciando sob a orientação de um bom gerente. Gerenciar é decidir o que fazer, e conseguir que isso seja feito por outras pessoas, sabendo como prover direção, facilitar as mudanças, alcançar resultados, satisfazer as necessidades dos clientes, trabalhar

QUADRO 52.4 Fases de implantação do programa de *stewardship* de antimicrobianos.

Fases I-II | Diagnóstica, de sensibilização

- Identificação: lideranças, equipes e liderados
- Treinamento *in loco* com práticas ativas das equipes com:
  - Aplicação de *checklist*, para diagnóstico das realidades existentes
  - Apresentação do tema × *feedback*, entre equipes multiprofissionais
  - Discussão do *checklist*, para oportunidades de melhorias na implantação de processos institucionais
  - Definições de lideranças e tarefas a serem implantadas pelas equipes multiprofissionais
  - Tutorial de sustentação dos processos e das tarefas em implantação e implantados, usando visitas *in loco* e/ou *e-learning*

Fase III | Definição de processos

- Introdução de temas focados no gerenciamento do uso racional de antimicrobianos e *stewardship*
- Educação continuada para lideranças do projeto (líderes × liderados)
- Palestras estruturadas no uso de evidências científicas apresentadas por times de especialistas

Fase IV | Monitoramento do desempenho

- Discussão dos resultados obtidos e das barreiras identificadas
- Revisão do *checklist* inicial, definindo o *status* pós-processo de implantação do projeto
- Resultados, com os indicadores de uso de antimicrobianos e desfechos
- Oportunidades de melhorias segundo resultados obtidos
- Futuro do projeto

Fonte: adaptado de Hinrichsen, 2012.

com as pessoas, usar os recursos, gerenciar a si próprio e as qualificações pessoais e lidar com eventos e contingências.

Os processos gerenciais são definidos como: planejar, organizar, motivar, controlar e medir. Os gerentes precisam ser líderes, e líderes nem sempre são gerentes. Gerentes buscam resultados e líderes desenvolvem e motivam pessoas a conquistarem seu comprometimento e seu engajamento, são líderes-*coach* (Quadro 52.5).

Liderança e gerência parecem ter relação entre si, mas não devem ser confundidas. E toda instituição precisa de líderes (líder-*coach* que desenvolve pessoas) em todos os seus níveis hierárquicos, mas é na gerência que são definidos os objetivos fixados pela alta gestão e direção, a serem transformados em planos e programas. Por isso é necessário que a gerência direcione e conjugue liderança, motivação e esforços dentro da equipe, para lidar com as pessoas, o maior bem de qualquer instituição.

Para desenvolver suas atividades, o gerente pode apoiar-se na autoridade do cargo ou adotar um estilo de comportamento mais participativo, buscando decisões conjuntas com os seus colaboradores. Ele pode adotar os seguintes estilos:

- Dirigente, que ouve mas deixa claro que a decisão final é dele
- Democrático, que convida as pessoas a participar do processo de decisão

- Treinador, que se preocupa com o desenvolvimento das pessoas
- Liberal, do tipo *laissez-faire*, que se omite e ignora, de maneira que os subordinados fazem o que querem e quando desejam
- Impositivo/chefe/autocrata, que não se preocupa com outros e decide pela autoridade do cargo, manda, impõe e os subordinados aceitam, desconhecem e obedecem.

QUADRO 52.5 Habilidades esperadas de gerentes e líderes.

Qualidades gerenciais
• Controle de fatos básicos
• Conhecimentos profissionais relevantes
• Sensibilidade aos eventos
• Habilidades analíticas para a resolução de problemas e a tomada de decisões
• Habilidades sociais
• Resiliência emocional
• Produtividade e criatividade
• Agilidade mental
• Hábitos de aprendizado (equilibrados com habilidades)
• Autoconhecimento
• Disposição para trabalhar duro e assumir riscos
• Perseverança, determinação, tenacidade e capacidade de inspirar entusiasmo
Habilidades esperadas dos gerentes
• Orientação para resultados
• Consciência do negócio
• Comunicação
• Foco no cliente
• Desenvolvimento pessoal
• Flexibilidade
• Liderança
• Planejamento
• Resolução de problemas
• Saber delegar
• Trabalho em equipe

A palavra *gerência* pode significar gerir e administrar a propriedade (sentido mais tradicional), mas atualmente refere-se a um cargo que coordena múltiplas funções por meio de um processo de planejamento, organização, direção e controle, a fim de atingir objetivos específicos preestabelecidos pela instituição. Gerenciar é, portanto, buscar resultados desejados a partir de um conjunto de recursos humanos, materiais e financeiros. As tarefas passam a ser realizadas com o empenho de outras pessoas e o exercício da liderança inclui não apenas o acompanhamento da motivação e o desempenho da equipe, mas também do clima organizacional.

Introduzir conceitos, especialmente os novos, leva tempo em função das diferentes curvas de aprendizado. Por isso, os talentos precisam ser identificados para fortalecerem as atividades, especialmente as que exigem equipes. Vale lembrar que as pessoas aprendem não só por suas próprias experiências, mas principalmente pelos exemplos. Planejar a experiência da pessoa significa dar-lhe tarefas extras que constituam um desafio ou fazer com que ela passe para uma nova área do conhecimento. A experiência planejada funciona melhor quando

acompanhada por aconselhamento, e treinamento é a melhor maneira de prover essa orientação, devendo estar ligado à avaliação de desempenho, que faz parte do processo.

Pessoas com baixo desenvolvimento devem ser identificadas e treinadas para superarem suas deficiências. Para isso, é fundamental estabelecer as causas do mau desempenho (se a própria pessoa, o gerente, o sistema de trabalho ou qualquer combinação destas). Essas pessoas devem ser orientadas e avaliadas, além de receber atenção específica e treinamentos adicionais.

No processo gerencial, também é importante que seja feito um diagnóstico do perfil de líderes e liderados, considerando a tipologia criada por Paul Stoltz, fundador do *PEAK Learning*, que define três tipos de profissionais de acordo com o efeito que a adversidade gerou na sua carreira profissional:

- Desistente, aquele que já cedeu ao peso do estresse, e sua capacidade de resposta é mínima, com tendência a fazer das adversidades situações catastróficas, culpando-se e vitimando-se
- Campista, aquele profissional do tipo médio, que funciona em sua zona de conforto e quer se sentir seguro; então, não ousa muito, considerando-se realista, mas se torna desistente diante de adversidades
- Alpinista, aquele que gosta e enfrenta desafios e continua escalando, pois acredita que consegue realizar o que se propôs, aprendendo com as derrotas e seguindo sempre em frente.

Na implantação de um programa de *stewardship*, é fundamental que sejam definidas não só políticas assistenciais, mas principalmente as lideranças que serão responsáveis pela gestão de pessoas e de suas atividades. Também é essencial e fundamental que haja motivação das equipes multiprofissionais, pois sem ela nada acontece de forma efetiva e sustentável, principalmente quando se pretende mudar hábitos de pessoas.

Em um programa de *stewardship* para o uso de antimicrobianos, o primeiro ponto a ser identificado e priorizado pela instituição são as pessoas, definindo-se quem vai liderar o processo de mudança entusiasticamente, fazendo com que mudanças ocorram de modo proativo e contínuo e quais serão os parceiros da liderança, o(s) novo(s) líder(es)-*coach*. Além disso, devem ser definidas as atividades de cada um no processo para que resultados possam ser evidenciados nos prazos preestabelecidos, e devem ser definidos os membros da equipe do *stewardship*.

No desenvolvimento de ações gerenciais para a implantação de um programa de *stewardship* para antimicrobianos, é fundamental definir uma metodologia de trabalho focada em conceitos de liderança (líder-*coach*) com base em metodologias de ensino, afinal, na implementação do programa há desenvolvimento de pessoas também por treinamentos.

Existem diversas metodologias de ensino, muitas fundamentadas no construtivismo. Inspirado nas ideias do suíço Jean Piaget (1896-1980), o construtivismo é um método que procura instigar a curiosidade pela busca de respostas a partir de conhecimentos próprios e da interação com a realidade e com os colegas. O construtivismo propõe que o treinando participe ativamente do próprio aprendizado, mediante a experimentação, a pesquisa em grupo, o estímulo, a dúvida e o

374 Parte 2 **Controle de Infecções**

desenvolvimento do raciocínio, entre outros procedimentos. A partir de sua ação, ele estabelece as propriedades dos objetos e constrói as características do mundo.

Também é importante conhecer as bases do aprendizado, para que equipes multiprofissionais possam absorver efetivamente as novas informações e consolidar as antigas. Tem sido crescente a necessidade do desenvolvimento de práticas ativas no aprendizado para se alcançarem resultados sustentáveis, especialmente para o estabelecimento de um pensamento crítico atuante entre as equipes multiprofissionais. Por isso é importante conhecer os padrões de ensino e aprendizado, como: instrução (ensinaram), construção (aprendi) e coconstrução (foi trabalhado que), descritos no Quadro 52.6.

Uma equipe formada para a implantação de um programa de *stewardship* e de controle de infecções ou de riscos deve ser responsável pelo desenvolvimento de pessoas, em um processo de educação continuada. Ela pode escolher a metodologia de ensino-aprendizado que venha a ser a mais efetiva para atingir seus objetivos, na introdução de conceitos.

Outra experiência de *líder-coach*

Existem diferentes níveis de atenção que os pacientes recebem e o nível de riscos representa um cenário, mas o principal é focar o modo como o cuidado varia o tempo todo e não pensando apenas em erros, incidentes e não conformidades. (Charles Vincent)

Entre 2008 e 2012, no Nordeste do país, usou-se a metodologia de pesquisa-ação, associada a conceitos construtivistas e liderança pelo exemplo, no desenvolvimento de equipes para o processo de acreditação hospitalar segundo padrões internacionais.

Com base nos resultados positivos alcançados, entre 2012 e 2016 teve início o processo de implantação do uso racional de antimicrobianos segundo protocolos empíricos fundamentados no perfil de sensibilidade de microbiota institucional. Foi mantida a mesma metodologia pesquisa-ação associada a conceitos construtivistas e liderança pelo exemplo, mas foram acrescidos os conceitos de líder-*coach* e padrões de ensino-aprendizado, focados na coconstrução.

Os treinamentos saíram das grandes salas e passaram a ser *in loco*, em pequenos grupos multidisciplinares de três a cinco pessoas, em horários de pouco movimento. Cada treinamento tinha duração de até 10 min, mas podia estender-se, dependendo das demandas que surgissem e se os treinandos requisitassem. Ao fim de cada treinamento foi usado o *feedback* como

oportunidade de melhorias e de avaliação da compreensão do conteúdo abordado.

Dependendo da maturidade de conhecimento das equipes, o conteúdo era trabalhado, embora sempre houvesse a repetição de temas relacionados com a higienização das mãos antes e após procedimentos, com os sete passos da higienização das mãos, com os tipos de medidas de prevenção e isolamento de pacientes segundo a transmissibilidade de doenças e microrganismos e com o uso de antimicrobianos (de acordo com paciente, doença, tipo de antibiótico, dose, via, cultura(s), microrganismo(s) isolado(s) e duração).

Um técnico de enfermagem, ao dar seu *feedback*, falou de sua satisfação com o tipo de treinamento, que se mostrara uma experiência positiva e gratificante para ele, por tê-lo feito sentir-se importante no processo de segurança do paciente. Para ele, aquele momento tinha sido de muita valia, mais do que em outras ocasiões, em salas maiores, pois quem ensinava estava bem próximo dele e olhava em seus olhos.

STEWARDSHIP E EQUIPES MULTIPROFISSIONAIS

Não há um modelo pronto para um programa de *stewardship* nem de como compor uma equipe de trabalho. Existem o ideal e o real, sendo este último adaptado às realidades de cada instituição.

Para a implementação de um programa de *stewardship* antimicrobiano, é fundamental que haja uma equipe de gestão de antimicrobianos com responsabilidades bem definidas, segundo uma abordagem multidisciplinar.

Segundo as diretrizes da *Infectious Disease Society of America* e da *Society for Healthcare Epidemiology of Americas*, recomendam-se um médico especialista em doenças infecciosas e um farmacêutico clínico, além de microbiologista clínico, epidemiologista hospitalar, um profissional de controle de infecção (enfermeira), um especialista em sistema de informação e o médico prescritor na composição da equipe de gestão de antimicrobianos (Quadro 52.7).

A equipe responsável pelo programa de *stewardship* antimicrobiano deve ter suporte institucional, assim como bom relacionamento com as equipes multiprofissionais, de modo a obter aceitação para a implantação do programa.

Também é importante que seja criado um fluxo de atividades simples, sem burocracias, proativo, com definição de tempo e horários e que também contemple as diversas fases do processo, desde diagnóstico e indicação do antimicrobiano até o uso correto (paciente certo, antimicrobiano certo, dose

QUADRO 52.6 Padrões de ensino-aprendizado para treinamentos de equipes multiprofissionais.

Padrões de ensino-aprendizado	Instrução	Construção	Coconstrução
Tarefas	Com base em conteúdo de entrada e saída	Com base em processo e entendimento	Com base na geração do conhecimento
Interação	Professor para muitos	Individual, pares, grupos	Grupos em trocas, *links*, *networks*
Controle do ensino e do conteúdo	Facilitador controla tempo e ritmo	Longo tempo, em blocos, no ritmo do treinando	Tempo é menos relevante
Papel do facilitador	Maior responsável, organizador, juiz	Inquisidor	Facilitador também aprende
Seleção dos recursos	Facilitador escolhe	Experiência do treinando é o recurso	O acesso ao mundo é o recurso

Capítulo 52 Importância dos Microrganismos Multirresistentes no Controle de Infecções... **375**

certa, via certa, tempo certo, segundo perfil de sensibilidade do microrganismo isolado), como descrito na Figura 52.3.

Apesar dos muitos benefícios de um programa de *stewardship* antimicrobiano na melhoria do uso desse tipo de fármaco, nos resultados clínicos e na redução de custos, várias são as barreiras que podem dificultar a implementação do programa e desmotivar equipes. Por isso, na formação de equipes, é fundamental identificar os profissionais dispostos a dedicar tempo e esforços no sentido de desenvolver e aplicar programas de *stewardship* antimicrobiano, pois há uma responsabilidade acrescida quando não houver uma equipe exclusiva para esse propósito.

Na maioria dos estudos de programas de *stewardship* antimicrobiano, apenas 18% das equipes recebem recompensas por essa responsabilidade, que em geral é acumulada pelos profissionais, apenas pela motivação da causa, a de evitar a multirresistência antimicrobiana e salvar vidas.

QUADRO 52.7 Sugestão de foco de atividades de uma equipe do programa de *stewardship* para antimicrobianos.

Profissional	Foco de atividades

Infectologista	• Interagir com o corpo clínico
	• Avaliar e sugerir prescrições médicas para o uso de antibióticos, considerando:
	  ○ Indicação clínica, idade, comorbidades e outros fatores
	  ○ Protocolos de uso de antimicrobianos empíricos
	  ○ Coeficiente de sensibilidade e resistência
	  ○ Dose, via, tempo, descalonamentos, suspensão e outros fatores
	• Participar do programa de controle de infecções e riscos, de *rounds* à beira do leito, de protocolos empíricos de antibióticos e de monitoramento de culturas

Farmacêutico clínico*	• Otimização de uso e de doses de antibióticos:
	  ○ Farmacocinética (PD)/farmacodinâmica (PK)/dose diária definida (DDD)
	  ○ Formulação de escolha e modo de dispensação
	  ○ Tempo de dispensação e entrega
	  ○ Via de administração (via oral, intravenosa, *bolus*, infusão)
	  ○ Fatores de distribuição tecidual
	  ○ Penetração óssea
	  ○ Obesidade
	  ○ Cirurgia (profilaxia × tratamento)
	  ○ Treinamentos de equipes
	• Participar do programa de controle de infecções e riscos, de *rounds* à beira do leito, de protocolos empíricos de antibióticos e de monitoramento de culturas

Enfermeira de controle de infecções	• Coordenar o programa de higienização das mãos e infecções
	  ○ Monitoramento de culturas
	  ○ Medidas de barreira e isolamento
	  ○ Implantação e monitoramento de *bundles* (pneumonia associada à ventilação mecânica, infecção do sistema urinário, infecções do sítio cirúrgico etc.)
	  ○ Treinamentos de equipes
	• Participar do programa de controle de infecções e riscos, de *rounds* à beira do leito, e de protocolos empíricos de antibióticos

Microbiologista clínico	• Realização de culturas e controle de qualidade
	  ○ Normas de coleta, transporte e manuseio de amostras para culturas
	  ○ Identificar materiais contaminados e infectados
	  ○ Padronização de critérios de aceitação e rejeição para solicitação de culturas
	  ○ Padronização de antibiograma
	• Participar do programa de controle de infecções e riscos, de protocolos empíricos de antibióticos, de monitoramento de culturas

Epidemiologista hospitalar	• Monitorar microbiota hospitalar e perfil de sensibilidade aos antimicrobianos • Participar do programa de controle de infecções e riscos, de *rounds* à beira do leito, de protocolos empíricos de antibióticos e de monitoramento de culturas
Especialista em sistema de informação	• Implantar indicadores de controle de infecções • Participar do programa de controle de infecções e riscos, de *rounds* à beira do leito, de protocolos empíricos de antibióticos e de monitoramento de culturas
Médico prescritor	• Participar do programa de controle de infecções e riscos, de *rounds* à beira do leito, de protocolos empíricos de antibióticos e de monitoramento de culturas
Enfermeira supervisora de setor	• Participar do programa de controle de infecções e riscos, de *rounds* à beira do leito, de protocolos empíricos de antibióticos e de monitoramento de culturas

*Ao farmacêutico clínico cabe: resolver erros de prescrição e/ou melhorar a qualidade dos cuidados logo que possível após a prescrição ou, de preferência, no momento da prescrição; monitorar eventos adversos evitáveis, uma vez que a maioria deles tem origem em erros de prescrição; atentar às informações insuficientes em prescrição sobre a medicação ou sobre o paciente que podem contribuir para erros; participar de rondas de enfermaria, à beira do leito, para informações detalhadas e aconselhamento sobre medicamentos que podem ser fornecidos no momento da prescrição, a fim de reduzir a ocorrência de eventos evitáveis. Também são intervenções: troca de doses, frequência; adição ou retirada de fármacos; observar se há terapêutica duplicada, alternativa, ilegal ou incompleta; provisão de medicamentos e informação.

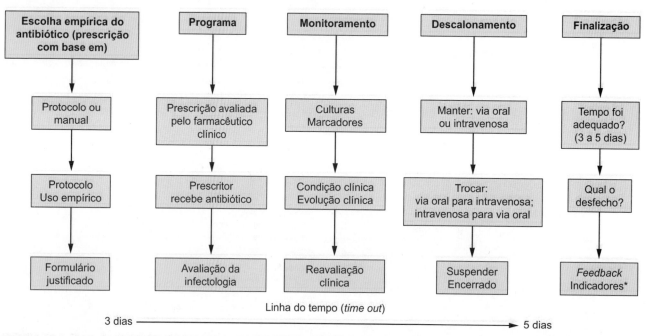

FIGURA 52.3 Fluxo de atividades diárias para o uso racional de antimicrobianos segundo programa e equipes. *Indicadores: indicação (apropriada); medicamento ou antimicrobiano (apropriado); dose (adequada); duração (adequada); escolha empírica (adequada); ajuste após cultura; custos (paciente/comunidade).

Mesmo sabendo do impacto econômico gerado pelo programa de *stewardship* antimicrobiano, este nem sempre é absorvido de imediato pela instituição. É comum que as instituições se perguntem o que podem ganhar, financeiramente, com o programa, mesmo que as motivações científicas sejam enumeradas, inclusive a redução de custos e a boa imagem institucional.

Além desse tipo de dificuldade, podem existir outras no processo de implementação de programas de *stewardship* antimicrobiano, relacionadas com situações antagônicas entre colegas de outras especialidades, que podem abalar relacionamentos e/ou futuras consultas sobre uso de antimicrobianos. Muitos tendem a crer que há perda de autonomia médica com a implementação do programa.

ELEMENTOS ESSENCIAIS DOS PROGRAMAS DE GERENCIAMENTO DO USO DE ANTIMICROBIANOS/*STEWARDSHIP*

A instituição de saúde que deseje implantar um programa de *stewardship* de antimicrobianos deve atender a alguns pré-requisitos básicos que garantam que as atividades possam ser realizadas com resultados sustentáveis. Esses elementos devem ser identificados pelos gestores do controle de infecções, riscos e qualidade institucionais que, junto à governança, devem buscar apoio para que as atividades sejam realizadas e mantidas como programa segundo políticas e padrões de qualidade e segurança do paciente (Quadro 52.8).

QUADRO 52.8 Elementos essenciais para a implantação de um programa de *stewardship* de antimicrobianos.

Compromisso de liderança	Se existem recursos humanos, financeiros e de tecnologia da informação necessários para implementar um programa de uso de antimicrobianos segundo a microbiota, o perfil hospitalar
Responsabilização	Se há a nomeação de um único líder responsável pelos resultados do programa e se existem evidências da existência de um programa bem-sucedido que mostre que o líder médico ou multiprofissional está sendo eficaz na implantação das atividades necessárias
Especialidade em fármacos	Se há nomeação de um único líder farmacêutico responsável por trabalhar para melhorar o uso de antibióticos
Ação	Se está sendo implementada pelo menos uma ação recomendada, tal como a avaliação sistêmica da necessidade de tratamento em curso após um período definido de tratamento inicial (p. ex., tempo limite de antibiótico após 48 h)
Rastreamento	Se há monitoramento de prescrição de antibióticos e padrões de resistência segundo microbiota e protocolos de uso empírico e/ou guiados por culturas
Relato	Se há informação regular sobre o uso de antibióticos e resistência aos médicos, enfermeiros e equipe relevante
Educação	Se há um programa de educação contínua com a equipe clínica e os prescritores sobre o padrão de resistência e a prescrição ótima de antimicrobianos

(continua)

Capítulo 52 Importância dos Microrganismos Multirresistentes no Controle de Infecções... **377**

QUADRO 52.8 Elementos essenciais para a implantação de um programa de *stewardship* de antimicrobianos. (*Continuação*)

Informações específicas	**Compromisso da liderança** Objetivo: Verificar se a sustentação da liderança está envolvida com o sucesso dos programas da administração de antimicrobianos Se existem políticas e programas institucionais de apoio aos esforços para melhorar e monitorar o uso de antibióticos Se as políticas e os programas incluem as conformidades relacionadas com a administração de antimicrobianos segundo protocolos e culturas nas descrições de funções e revisões anuais dos profissionais e prescritores quanto ao desempenho Se as políticas e os programas asseguram que a equipe dos departamentos e setores tenha tempo suficiente para contribuir para as atividades relacionadas com o uso de antimicrobianos Se existe apoio à formação e educação permanente dos profissionais e prescritores Se as políticas e os programas garantem a participação de muitos grupos e prescritores que possam apoiar atividades de administração Observe: o apoio financeiro aumenta grandemente a capacidade e o impacto de um programa de gestão e os programas de administração geralmente pagam por si próprios, tanto por poupanças para despesas de antibióticos como por custos indiretos
Responsabilidade e especialização no uso de medicamentos	Líder do programa de gestão: existe um único líder responsável pelos resultados do programa. Os médicos e prescritores são altamente eficazes nesse papel Líder de farmácia: existe um único líder de farmácia que colidera o programa Observe se há: • Treinamento formal em doenças infecciosas e/ou benefícios de administração de antibióticos para os líderes de programas • Instalações adequadas nos setores (limpeza, biossegurança, processos, protocolos) que visem ao sucesso de controle de processos infecciosos • Profissionais responsáveis pelo programa de uso de antimicrobianos contratados em tempo integral específicos para desenvolver e gerenciar programas de administração de medicamentos, ou em tempo parcial, ou com experiência fora do local, e se estão presentes hospitalistas (líderes médicos ideais para os esforços para melhorar o uso de antibióticos, dada a sua crescente presença em cuidados internados, a frequência com que eles usam antibióticos e seu compromisso com a melhoria da qualidade) • Existência de um comitê de farmácia e terapêutica, não se considerando a equipe de administração dentro de um hospital se ela apenas cumprir tarefas tradicionais de gerenciamento do formulário e acompanhamento da segurança do paciente relacionada com fármacos, embora em algumas pequenas instalações. O comitê de farmácia e terapêutica expande o seu papel para avaliar e melhorar o uso de antibióticos
Suporte-chave (*key support*)	O trabalho dos líderes de programas de gestão é muito reforçado pelo apoio de outros grupos-chave nos hospitais onde eles estão disponíveis: • Médicos e chefes de departamento – se existem, como prescritores de antibióticos, médicos totalmente envolvidos, apoiando os esforços para melhorar o uso de antibióticos no hospital • Equipe de controle de infecções e epidemiologistas hospitalares: coordenam o monitoramento e a prevenção de infecções associadas aos cuidados de saúde em toda a instituição, e trazem suas habilidades para auditoria, análise e relato de dados. Eles também ajudam a monitorar e relatar tendências de resistência, educar a equipe sobre a importância do uso de antibióticos apropriados e implementar estratégias para otimizar o uso de antibióticos • Equipe de melhoria da qualidade: apoia a otimização do uso de antibióticos definida como uma questão de qualidade médica e segurança do paciente • Equipe de laboratório: orienta o uso adequado de testes e culturas e o fluxo de resultados. Também orienta a terapia empírica por meio da criação e interpretação de um relatório de resistência à antibioticoterapia acumulada, conhecido como antibiograma • Equipe de laboratório e de administração: trabalha em colaboração para assegurar que os relatórios de laboratório apresentem os dados de maneira a oferecer suporte ao uso ótimo de antibióticos. Para as instalações que têm serviços de laboratório prestados fora do local, as informações fornecidas são úteis para os esforços de gestão e os contratos devem ser escritos para garantir que este seja o caso • Equipe de tecnologia da informação: existe e integra os protocolos de gestão no fluxo de trabalho existente. Os exemplos incluem incorporação de informações relevantes e protocolos no ponto de atendimento (p. ex., acesso imediato às diretrizes específicas da instalação no momento da prescrição); implementação de suporte de decisão clínica para uso de antibióticos; criação de solicitações de ação para rever os antibióticos em situações-chave e facilitação da coleta e do relato de dados de uso de antibióticos • Enfermeiros: asseguram que as culturas sejam realizadas antes de se iniciarem os antibióticos. Além disso, os enfermeiros revisam os medicamentos como parte de suas tarefas rotineiras e podem levar a discussões sobre tratamento, indicação e duração do tratamento antibiótico
Políticas que apoiam o uso ótimo de antibióticos	Se as políticas estão aplicadas às situações, apoiando a prescrição ótima de antibióticos, por meio de: Dose, duração e indicação dos antimicrobianos – devem ser especificadas para que todos os cursos de antibióticos sejam facilmente identificáveis. A disponibilização dessas informações ajuda a garantir que os antibióticos sejam modificados conforme necessário e/ou interrompidos de modo oportuno Recomendações de uso de antimicrobianos – se são específicas da unidade, estão de acordo com as diretrizes nacionais ou internacionais, as suscetibilidades locais e as opções do formulário, de modo a otimizar a seleção e a duração do antibiótico, particularmente para indicações comuns, como pneumonia adquirida na comunidade, infecção do sistema urinário, infecções intra-abdominais, infecções de pele e tecidos moles e profilaxia, entre outras

(continua)

378 Parte 2 **Controle de Infecções**

QUADRO 52.8 Elementos essenciais para a implantação de um programa de *stewardship* de antimicrobianos. (*Continuação*)

Intervenções para melhorar o uso de antibióticos	• Há escolha nas intervenções do uso de antimicrobianos com base nas necessidades dos pacientes, bem como na disponibilidade de recursos e conhecimentos de conteúdo • Os programas de administração de antimicrobianos são cuidadosos para não implementar muitas intervenções ao mesmo tempo, com base no uso empírico ou guiado, na farmácia e na infecção ou síndrome específica
Intervenções gerais	**Antibiótico "tempo limite – *time out*"** Os antibióticos são frequentemente iniciados empiricamente em pacientes hospitalizados enquanto se obtém a informação de diagnóstico. No entanto, os provedores muitas vezes não revisitam a seleção do antibiótico após receberem mais dados clínicos e laboratoriais (incluindo os resultados da cultura). Desse modo, um tempo limite/*time out* de antibiótico demanda uma reavaliação da necessidade contínua e da escolha de antibióticos quando o quadro clínico é mais claro e mais informações de diagnóstico estão disponíveis. Todos os clínicos devem realizar uma revisão dos antibióticos 48 h após seu início para responder às perguntas-chave: • Este paciente tem uma infecção que irá responder a antibióticos? • Em caso afirmativo, o paciente tem o(s) antibiótico(s) certo(s), a dose e a via de administração? • Pode-se usar um antibiótico mais direcionado para tratar a infecção (descalonar)? • Por quanto tempo o paciente deve receber o(s) antibiótico(s)? **Autorização prévia** Algumas instalações restringem o uso de certos antibióticos com base no espectro de atividade, custo ou toxicidades associadas para garantir que o uso seja revisado por um especialista em antibióticos antes do início da terapia. Essa intervenção requer a disponibilidade de conhecimentos especializados sobre o uso de antibióticos e doenças infecciosas e a autorização deve ser concluída de modo oportuno **Revisão prospectiva e *feedback*** As revisões externas da antibioticoterapia por um especialista em uso de antibióticos têm sido altamente eficazes na otimização de antibióticos em pacientes críticos e nos casos que requerem o uso de antibióticos de amplo espectro ou múltiplos. A auditoria prospectiva e o *feedback* são diferentes de um tempo limite/*time out* de antibiótico, porque as auditorias são realizadas por uma equipe diferente daquela de tratamento. Algumas instalações de menor dimensão têm demonstrado sucesso envolvendo especialistas externos para aconselhar sobre análises de casos
Intervenções farmacêuticas	Ajustes automáticos: do uso intravenoso para oral em situações terapêuticas apropriadas de acordo com a absorção de substâncias (p. ex., fluoroquinolonas, sulfametoxazol + trimetoprima, linezolida), que proporcionem segurança do paciente e redução do acesso intravenoso Ajustes de dose: em casos de disfunção orgânica (p. ex., ajuste renal) Otimização da dose: incluindo ajustes de dose com base no monitoramento terapêutico de fármacos, otimização da terapia para bactérias altamente resistentes aos fármacos, penetração no sistema nervoso central, administração de betalactamases por infusão prolongada, entre outros Alertas automáticos: em situações nas quais a terapia pode ser desnecessariamente duplicativa, incluindo o uso simultâneo de múltiplos agentes com espectros sobrepostos e atividade anaeróbica, atividade atípica, atividade gram-negativa e atividade gram-positiva resistente Ordens de parada automática: sensíveis ao tempo para prescrições específicas de antibióticos, especialmente antibióticos administrados para profilaxia cirúrgica Detecção e prevenção de interações fármaco-fármaco: relacionadas com antibióticos, como interações de algumas fluoroquinolonas administradas oralmente e certas vitaminas
Intervenções específicas de infecção e síndrome	As intervenções a seguir visam melhorar a prescrição de síndromes específicas. No entanto, estas não devem interferir no tratamento imediato e eficaz para a infecção grave ou sepse • Pneumonia adquirida na comunidade – as intervenções para esse tipo de pneumonia concentraram-se na correção de problemas reconhecidos na terapêutica, incluindo melhorar a precisão do diagnóstico, adaptar a terapia aos resultados da cultura e otimizar a duração do tratamento para garantir a conformidade com as diretrizes • Infecções do sistema urinário – muitos pacientes que recebem antibióticos para infecções urinárias realmente têm bacteriúria assintomática e não infecções. Devem ser feitas intervenções para infecções do sistema urinário com foco em evitar culturas de urina desnecessárias e tratamento de pacientes assintomáticos, garantindo que os pacientes recebam terapia adequada com base em suscetibilidades locais e por duração recomendada • Infecções de pele e tecidos moles – as intervenções para essas infecções têm focado em assegurar que os pacientes não recebam antibióticos com espectros excessivamente amplos e garantir a duração correta do tratamento • Cobertura empírica de infecções por *Staphylococcus aureus* resistente à meticilina – em muitos casos, a terapêutica para essa bactéria pode ser interrompida se o paciente não apresentar infecção por *S. aureus* resistente à meticilina ou se for alterado para uma betalactamase se a causa for *S. aureus* sensível à meticilina • Infecções por *Clostridium difficile* – há diretrizes de tratamento para os provedores de urgência para pararem os antibióticos desnecessários em todos os pacientes diagnosticados com infecção por *C. difficile*, mas isso muitas vezes não ocorre. A revisão de antibióticos em pacientes com novos diagnósticos de infecção por *C. difficile* pode identificar oportunidades para parar antibióticos desnecessários que melhoram a resposta clínica do paciente ao tratamento e reduz o risco de recorrência • Tratamento de infecções invasivas comprovadas por cultura – essas infecções (como as do fluxo sanguíneo) apresentam boa oportunidade para intervenções a fim de melhorar o uso de antibióticos porque são facilmente identificadas a partir de resultados de microbiologia. A cultura e os testes de suscetibilidade muitas vezes fornecem informações necessárias para adaptar os antibióticos ou interrompê-los devido ao crescimento de contaminantes

Fonte: adaptado de Centers for Disease Control and Prevention, 2015.

SISTEMATIZAÇÃO DO USO DE ANTIMICROBIANOS E *STEWARDSHIP*

O uso de antimicrobianos é um tema de grande relevância e de impacto em todo o mundo. O ensino desse uso não tem sido focado de modo sistematizado na grade curricular de formação acadêmica dos profissionais, em linguagem única e multidisciplinar. O aprendizado ainda é setorizado pelas especialidades, que muitas das vezes não se comunicam, o que resulta em diretrizes específicas elaboradas por determinadas áreas e que passam a ser compartilhadas de maneira geral.

A OMS publicou, em 2014, o primeiro relatório global sobre a resistência bacteriana a antimicrobianos e, dado o impacto dessa resistência à saúde mundial, é recomendável que sejam elaboradas e desenvolvidas ações de prevenção de infecções (comunitárias ou nosocomiais), além de programas para o uso racional de antimicrobianos.

Os antimicrobianos são fármacos que inibem o crescimento ou causam a morte de microrganismos, sendo a segunda classe de medicamentos mais usada em hospitais e responsável por 20 a 50% das despesas hospitalares com medicamentos, além de serem também prescritos em larga escala em nível ambulatorial.

Sabe-se, entretanto, que o consumo inadequado dos antimicrobianos repercute na microbiota do ambiente hospitalar e/ou da comunidade. Essa não racionalização faz com que os prescritores usem os antimicrobianos associados, com trocas frequentes, de amplo espectro, em dose, posologia e tempo de tratamento sem justificativas, o que promove a seleção de bactérias resistentes e a ocorrência de reações adversas, e prolonga o tempo de internação do paciente, afetando a sua qualidade de vida, além de aumentar os custos dos serviços em saúde.

Para usar corretamente os antimicrobianos é necessário que existam avaliações periódicas clínicas e laboratoriais do paciente, do seu processo infeccioso e, principalmente, do agente etiológico, visando fundamentar a escolha do antimicrobiano no seu perfil de sensibilidade, com preferência àqueles de espectro restrito. Nessa escolha, é fundamental considerar as características farmacocinéticas que propiciem concentrações suficientes para matar ou inibir o crescimento bacteriano, e também sua segurança, especialmente se houver condições clínicas para maior vulnerabilidade aos riscos de adoecimentos (particularmente em gestantes, portadores de disfunção renal ou hepática, idosos e crianças).

Para organizar e sistematizar o uso dos antimicrobianos, cada instituição é incentivada a elaborar guias, diretrizes e consensos próprios e atualizados para melhor prescrição à beira de leito. O uso deve estar relacionado com o paciente, o tipo de infecção (se procedente de comunidade, hospital ou *home care*) e fatores de riscos e comorbidades.

São fatores que tendem a ocasionar o uso indevido de antimicrobianos e eventos adversos:

- Confusão diagnóstica entre infecções virais e bacterianas
- Erros em doses, intervalos e diluições, muitas vezes decorrentes da ausência de programas educativos sobre uso racional de antimicrobianos ou de protocolos sobre diagnóstico e tratamento de infecções mais prevalentes
- Crença errônea de que a eficácia no tratamento é maior com antimicrobianos de amplo espectro ou em combinações.

No sentido de garantir melhores resultados clínicos com o uso de antibióticos, é vital que as instituições de saúde desenvolvam programas de controle do uso desses fármacos, com base na sua microbiota e no perfil de sensibilidade dos microrganismos aos antimicrobianos. Com isso, é possível minimizar as consequências não intencionais do uso de antibióticos, tais como efeitos adversos e resistência microbiana, reduzir custos e aumentar a segurança do paciente.

Denomina-se programa de uso de antimicrobianos o conjunto de ações destinadas a orientar a prescrição, a dispensação e a administração dos antimicrobianos, contemplando a adoção de protocolos de prevenção, diagnóstico e tratamento das infecções, medidas intervencionistas, educação dos profissionais de saúde e pacientes e processos de assessoria e de monitoramento do uso dessas substâncias. Vale reforçar a recomendação de que todo serviço de saúde desenvolva e implemente um programa que garanta o uso racional desses fármacos junto aos serviços de controle de infecções, segundo legislações correntes.

São essenciais para a criação, implantação e execução do programa de uso racional de antimicrobianos:

- Apoio da alta direção (governança)
- Definição de responsabilidades
- Desenvolvimento de ações para melhorar a prescrição de antimicrobianos
- Monitoramento de processos
- Divulgação de resultados
- Educação continuada (permanente).

São ações voltadas para a melhoria do uso de antimicrobianos:

- Medidas educativas, como a descrição de protocolos de uso para as principais síndromes clínicas
- Documentação de dose, duração e indicação do antimicrobiano
- Auditoria prospectiva de prescrição com intervenção e divulgação dos dados
- Readequação conforme culturas, lembretes no computador, prontuários e murais
- Análises técnicas das prescrições pela farmácia
- Medidas restritivas, como restrição do formulário terapêutico e pré-autorização de antimicrobianos (em situações específicas, como surtos).

A elaboração de protocolos clínicos com base em evidências científicas e em práticas de consensos é uma recomendação importante para orientar as ações de saúde, tanto de técnicos quanto de gestores.

A adoção de protocolos de uso de antimicrobianos tem-se demonstrado efetiva na promoção do uso correto desses fármacos (nível de evidência A-I) e, por isso, tal estratégia tem sido adotada em serviços de vários países do mundo. Cada serviço de saúde, com as suas equipes multiprofissionais, deve elaborar protocolos próprios ou adaptar guias nacionais (ou documento equivalente) de acordo com as características clínicas e epidemiológicas de sua região e com a sua realidade. Esses protocolos devem ser simples e rápidos na consulta, e incorporar o perfil microbiológico, sendo necessária uma reavaliação periódica pelo setor no qual serão usados, visando a um maior acerto no tratamento antimicrobiano empírico, pois a epidemiologia pode ser diferente mesmo entre setores de uma mesma instituição. Os protocolos clínicos devem ser amplamente divulgados em meio eletrônico ou impresso, sendo de fácil acesso à consulta pelo corpo clínico multidisciplinar.

Na elaboração de protocolos de uso de antimicrobianos devem constar:

- Definição do tema ou tópico e dos objetivos do protocolo
- Composição da equipe multiprofissional responsável pela elaboração, especificando suas atribuições
- Realização de pesquisa bibliográfica sobre os tópicos incluídos no protocolo
- Identificação das evidências que fundamentam o protocolo, incluindo fontes
- Definição dos critérios para identificar e avaliar as evidências
- Estabelecimento da periodicidade de revisão e atualização do protocolo.

Os protocolos clínicos devem contemplar a antibioticoprofilaxia cirúrgica e em procedimentos invasivos, além de síndromes clínicas, estabelecendo a seleção, a dose e a duração do tratamento antimicrobiano.

São infecções que devem seguir protocolos clínicos institucionais:

- Infecções comunitárias, como pneumonia, infecções do sistema respiratório alto, infecção do sistema urinário baixo, cistite, pielonefrite, infecção intra-abdominal, infecção de pele e partes moles, infecções intestinais, meningite, osteoarticulares, endocardite
- Infecções relacionadas com a assistência à saúde, como pneumonia, traqueobronquite, infecção do sistema urinário, infecção de sítio cirúrgico, infecção da corrente sanguínea, incluindo as relacionadas com cateter venoso central.

Devem ser sistematizadas ações focadas na discussão à beira de leito e em auditorias feitas por um infectologista e/ou um farmacêutico clínico (preferencialmente com formação em doenças infecciosas), com interação direta e *feedback* para o prescritor e as equipes multiprofissionais para juntos reduzirem o uso inadequado de antimicrobianos (A-I).

Deve-se priorizar a avaliação do uso de antimicrobianos de maior espectro, que exercem maior pressão seletiva, que são de maior custo e/ou reservados para infecções por microrganismos multirresistentes, como piperacilina, tazobactam, carbapenêmicos, polimixinas, tigeciclina, linezolida, vancomicina, teicoplanina, daptomicina, entre outros.

Além das atividades do infectologista, da enfermeira de controle de infecções e do microbiologista, inseridos no programa de controle de infecções, em vários países do mundo tem sido enfatizada a participação do farmacêutico clínico com atividades específicas, que incluam:

- Auditoria prospectiva da prescrição após a dispensação inicial pela farmácia
- Avaliação do agente antimicrobiano selecionado quanto à indicação terapêutica
- Auxílio na seleção de terapia segura para grupos específicos de pacientes (gestantes, lactentes, nefropatas, hepatopatas, obesos)

- Detecção e prevenção de interações indesejáveis, tais como medicamento-medicamento, medicamento-alimento, medicamento-nutrição enteral
- Detecção e prevenção de reações adversas e erros de medicação
- Identificação e prevenção do desenvolvimento de reações alérgicas a antimicrobianos
- Otimização de doses conforme características clínicas do paciente (peso, função hepática, hemodiálise, diálise peritoneal), microrganismo causador, local da infecção e características farmacocinéticas e farmacodinâmicas do medicamento (A-II)
- Auxílio na seleção da posologia e via de administração
- Otimização do modo de preparo e administração
- Monitoramento terapêutico e ajuste de dose de acordo com a concentração plasmática, especialmente com vancomicina e aminoglicosídios
- Participação no processo de descalonamento, ajuste de terapia ou suspensão de tratamento após acesso a resultados de culturas
- Otimização de profilaxia cirúrgica
- Educação dos profissionais de saúde
- Conversão de terapia parenteral para oral
- Sinalização e ajuste da data de fim de tratamento
- Conciliação medicamentosa
- Notificação de suspeita de reação adversa a medicamentos, erro de medicação, ou de desvio de qualidade ou ineficácia terapêutica
- Orientação e educação do paciente, de familiares e cuidadores.

É recomendado que sejam bem definidos a periodicidade das atividades (cronograma, horários, prazos) e os critérios de inclusão de pacientes no serviço de farmácia clínica. Também é importante priorizar grupos de pacientes com maior risco de desenvolver eventos adversos, como pessoas em extremos de idades (neonatos, crianças e idosos), imunossuprimidos, com neoplasias, gestantes, nefropatas, hepatopatas, com longa permanência de internação, em uso prolongado de antimicrobianos e em estado crítico. Os ajustes de dose dos antimicrobianos devem considerar a concentração plasmática.

Todas as tomadas de decisão das equipes multiprofissionais devem ser registradas formalmente no prontuário (em papel ou eletrônico) ou em formulários específicos institucionais (em papel ou eletrônicos) após discussões entre equipes.

São desfechos clínicos importantes para monitoramento: os relacionados com o paciente (tempo de permanência hospitalar, reação adversa a antimicrobianos) e os de consequências indesejadas (infecções por *C. difficile*, taxa de infecção e colonização por microrganismos multirresistentes, taxa de resistência a determinado antimicrobiano).

STEWARDSHIP E INDICADORES

O monitoramento dos processos e os resultados relacionados com o programa de uso de antimicrobianos têm como objetivo avaliar o impacto das intervenções, identificando as potenciais áreas de melhoria, promovendo o retorno das informações (*feedback*).

Os principais indicadores usados para o monitoramento dos processos estão divididos em três categorias: consumo de antimicrobianos e custo, indicadores de processo e consequências indesejadas (Quadro 52.9).

A instituição de saúde também pode monitorar o uso de antimicrobianos por meio da *Prevalence Point Survey* (PPS), definida como a quantidade de pessoas com uma característica particular em dado momento, determinada pela tomada do total das pessoas com a característica dividida pelo total de pessoas na população de interesse.

Uma PPS de uso de antibiótico, portanto, mede o número de pessoas que tomam antibióticos em determinado momento, tendo como base as informações: percentual de pacientes para os quais foi prescrito um antimicrobiano; percentual IV *versus* tratamento oral; tipos de infecções; quais antimicrobianos estão sendo usados e em quais setores do hospital.

A avaliação da PPS é feita por meio da comparação de PPS anterior, de outros setores e até de outros hospitais, com foco no que tem melhorado e no que requer melhorias adicionais. Além disso, fornece uma visão geral da prática clínica, da qualidade da prescrição de antimicrobianos, além de *feedback* de resultados para os prescritores e as áreas de melhorias (Quadro 52.10).

PERGUNTAS FREQUENTES SOBRE COMO IMPLEMENTAR UM PROGRAMA DE *STEWARDSHIP* EM ANTIMICROBIANOS

1. O que é *stewardship* de antimicrobianos e qual é seu papel, assim como seu impacto, na multirresistência antimicrobiana (AMR)?

Em virtude da multirresistência dos microrganismos aos antimicrobianos, alguns países europeus (como a Suécia) foram

---

QUADRO 52.9 Indicadores de uso de antimicrobianos.

Indicadores de consumo de antimicrobianos e custo

- Dose diária definida (DDD)*: dose padrão diária, segundo a Organização Mundial da Saúde, definida como a dose média diária de manutenção habitualmente usada por um adulto para a principal indicação terapêutica do antimicrobiano
- (Quantidade total do antimicrobiano [em g] consumido no período de tempo considerado [DDD estabelecida]/número de pacientes-dia no mesmo período) × 1.000
- Alternativamente, o consumo de antimicrobianos pode também ser monitorado pelo tempo de terapia antimicrobiana (em dias – DOT) apesar de a evidência científica ser considerada limitada
- Custo total com antimicrobianos: calculado no hospital e/ou em uma unidade específica em determinado período de tempo

Indicadores de processo

- Taxa de adequação da terapia ou profilaxia antimicrobiana
- Calculada para cada item correto da prescrição: indicação, dose, duração ou considerar todos os itens, segundo adequação com base no protocolo institucional

(Número de pacientes que receberam antimicrobianos de acordo com o protocolo/
Número de procedimentos realizados) × 100

Indicadores de consequências indesejadas

- Taxa de colite por *Clostridium difficile*

(Número de pacientes com colite por *C. difficile*/
pacientes-dia) × 10.000

*DDD: Disponível em: http://www.anvisa.gov.br/servicosaude/controle/rede_rm/cursos/atm_racional/modulo1/uso_estrategias14.htm.

QUADRO 52.10 Dados de monitoramento da *Prevalence Point Survey* (PPS).

Dados	Dados opcionais
Nome da substância	Qual a substância da lista
Via	Parenteral, oral, retal, inalação
Dose unitária	Gramas/UM (três casas decimais)
Dose frequência	1 a 12/semana, a cada 18/36/48 h, 2× semana, 3× semana, infusão contínua
Indicação	Codificar lista de doenças
Indicação – grupo	Indicar grupo de fármacos e antibióticos
Uso profilático	Tipo de cirurgia ou clínico
Diagnóstico	**Codificar lista de diagnósticos**
Dia de terapia	Tempo: adequado, longo uso, desconhecido
Segue protocolo local ou diretrizes	Sim, não ou desconhecido
Data do início da indicação	Dia, mês e ano (data do início da prescrição do antibiótico)
Comentários	

pioneiros em programas de gestão de antimicrobianos com o objetivo de manter as taxas de microrganismos multirresistentes (AMR) baixas, além de proteger os antimicrobianos ainda remanescentes para as futuras gerações. Pelos programas de *stewardship* de antimicrobianos, objetiva-se também aumentar a conscientização do problema com o propósito sistêmico institucional de que haja uma gestão antimicrobiana segundo indicações que promovam o benefício do indivíduo e da sociedade como um todo.

2. Como implantar um programa de *stewardship* de antimicrobianos (PSA) diante das diversas realidades existentes no Brasil, quer públicas ou privadas?

Não é fácil a implantação de um PSA em qualquer que seja a instituição de saúde, mas isso é possível desde que exista a decisão de implantar atividades focadas num processo assistencial (público ou privado) que tenha como base padrões de eficiência compostos de: (1) *linguagem comum* (conhecimento básico); (2) *processos comuns* (definição de processos); (3) *metodologia única* (padronização); (4) *benchmarking* (controle); e (5) *melhoria contínua* (aprendizados). A partir dessas primeiras premissas, deverão ser definidos os produtos e os padrões de elaboração de um programa geral de controle de infecções relacionadas à assistência à saúde (IRAS) para que se possa implantar um protocolo de uso racional de antimicrobianos baseado na microbiota local/hospitalar segundo o perfil de sensibilidade e resistência dos microrganismos, especialmente nas unidades de terapia intensiva (UTIs), para que o uso empírico de antimicrobianos possa fazer parte da rotina dos prescritores.

Um protocolo de uso empírico de antimicrobianos baseado no perfil da microbiota institucional/hospitalar deverá fazer parte do programa de *stewardship*, que exigirá treinamentos fundamentados em experiências internacionais, embora adaptados às realidades locais.

Os principais objetivos do programa de uso empírico de antimicrobianos (*stewardship*) deverão ser o provimento de ações preventivas para controle de IRAS com base em padrões de segurança do paciente, segundo o uso racional de antimicrobianos, de acordo com a microbiota local/hospitalar e o estabelecimento de um padrão de sensibilidade/resistência com a utilização de atividades relacionadas ao programa de controle de infecções.

3. Quais são os principais desafios de um PSA e como trabalhá-los para que o PSA exista?

Não existe um modelo pronto de programa de *stewardship*, assim como não há um padrão de composição de equipe de trabalho. Existem o ideal e o real, este adaptado às realidades de cada instituição/hospital.

Na implementação de um programa de *stewardship* antimicrobiano (PSA) é fundamental que haja uma equipe de gestão de antimicrobianos com responsabilidades bem definidas, segundo uma abordagem multidisciplinar.

O programa de *stewardship* de antimicrobianos, em qualquer instituição (pública ou privada), só poderá existir e avançar se houver um programa institucional de controle de IRAS em execução. Para que se possa implantar um programa de *stewardship* de antimicrobianos, deverão primeiro ser desenvolvidas

ações preventivas de controle de IRAS com base em padrões de segurança do paciente.

É também necessária a existência de um programa sistematizado de higienização das mãos com base em: (1) processo contínuo de educação e treinamento sobre higienização das mãos e sua importância no controle de infecções; (2) monitoramento e implementação de ações que aumentem a adesão à higienização das mãos por parte dos profissionais de saúde (multidisciplinar) e dos pacientes e familiares; (3) monitoramento dos locais de armazenamento de insumos relacionados com a higienização das mãos (água e sabão e álcool em gel); e (4) monitoramento de almotolias e coletores de urina/fezes e manuseio destes por parte dos profissionais de saúde, inclusive acondicionamento e controle de validade.

Há atividades que devem ser sistematizadas no controle de infecções relacionadas com o ambiente: (1) avaliação de riscos de processos infecciosos relacionados com obras, construções, ambiente e resíduos; (2) monitoramento de obras e reformas segundo legislações e conceitos de biossegurança na instituição e em terceiros relacionados com assistência ao paciente; (3) identificação e monitoramento de surtos de infecções relacionados com construções e obras, ambiente (limpeza e desinfecção) e resíduos; e (4) monitoramento e treinamento sobre resíduos gerados por obras e outros e sobre o destino final destes.

Também deverá ser implantado e implementado na instituição um programa de segurança do paciente com foco no gerenciamento de riscos clínicos e não clínicos que tenha como base a qualidade assistencial prestada segundo: (1) captura de eventos adversos por meio de busca ativa, passiva e sentinela em toda a instituição/outros; (2) identificação e classificação de eventos capturados segundo a classificação da Organização Mundial da Saúde (OMS) relacionados com o grau de dano; (3) identificação de eventos do tipo quase-falha (*near miss*) e/ou repetidos com danos aos pacientes; e (4) análise da causa-raiz de eventos graves e sentinela segundo padrões de diagrama de causa e efeito para que exista na instituição/hospital um pensamento crítico atuante entre as equipes multidisciplinares. Por isso, é importante conhecer os padrões de ensino e aprendizado entre professor/facilitador, do tipo: (a) *instrução* (ensinaram); (b) *construção* (aprendi); e (c) *coconstrução* (o que foi trabalhado com as equipes).

4. Quais são os principais indicadores que um PSA pode fornecer ao monitoramento do uso de antimicrobianos e do controle da multirresistência antimicrobiana?

A implantação da cultura de indicadores é também muito importante, especialmente os indicadores de IRAS segundo padrões cientificamente conhecidos e validados, que deverão ter análises de impacto no médio e no longo prazo, com base em: (1) *indicação adequada* (que defina se é infecção/colonização); (2) *uso do medicamento adequado* (tipo de microrganismo [gram-negativo ou gram-positivo, fungo ou anaeróbico]); (3) *uso do medicamento que atenda ao protocolo empírico institucional*; (4) *via de administração correta* (IV/VO/outra); (5) *duração adequada* (período menor que cinco a sete dias para fins terapêuticos/profiláticos e/ou *dose única* (de 24 a 48 horas); e (6) *ajuste após cultura* (sensibilidade/resistência) e *descalonamento*.

Um indicador estratégico de *stewardship* que precisa ser construído e implantado, mas apresenta dificuldades e exige a participação de um farmacêutico clínico focado no uso de antimicrobianos, como o programa prevê, é a DDD (dose diária definida), obtida por: 1) quantidade total do medicamento consumido (em UI ou g) no período considerado; e 2) DDD estabelecida para o medicamento que obedece à tabela do Nordic Council on Medicines.

É também importante o monitoramento de farmacocinética/farmacodinâmica (PK/PD) dos medicamentos, em específico dos antibióticos, conceitos inicialmente identificados na década de 1940 e de 1950 por Harry Eagle pelas experiências realizadas em roedores, quando ele identificou o padrão dependente do tempo na atividade bactericida da penicilina. Esses conceitos de farmacodinâmica, ao longo do tempo, muito têm contribuído para: (1) o estabelecimento de novos regimes de dosagem ótima de medicamentos disponíveis; (2) o desenvolvimento de novos antimicrobianos e de novas formulações; (3) o estabelecimento de pontos de interrupção (*breakpoints*) de suscetibilidade; e (4) a formulação de diretrizes sobre terapias empíricas em processos infecciosos. A farmacocinética (PK) estuda o metabolismo do fármaco no organismo e correlaciona a concentração do fármaco com seu efeito farmacológico ou sua eficácia clínica. A farmacodinâmica (PD) avalia o nível de absorção, a distribuição, o metabolismo e a excreção do fármaco, determinando a dose requerida para que se atinja o nível adequado no local da infecção.

5. Quais serão os impactos da pandemia de COVID-19 na AMR e o que será preciso fazer para minimizar esses impactos?

Não sabemos ainda, mas, baseados em premissas existentes sobre a AMR, podemos prever que o futuro não será fácil.

Sabe-se quanto os antimicrobianos são de extrema importância em todos os campos da saúde, que seu desenvolvimento tem sido associado a significativas reduções da mortalidade por doenças transmissíveis e que, ao longo do tempo, eles vêm proporcionando avanços tecnológicos na terapia de câncer e em transplantes e cirurgias, entre outros. Mas, na prática, o uso não gerenciado e às vezes indiscriminado e/ou o não abastecimento de novos antimicrobianos, como também o aumento global da resistência antimicrobiana, têm-se constituído um problema em todo o mundo, com grande impacto na saúde das pessoas.

Dessa forma, é urgente que haja programas de administração de antimicrobianos (AMS, na sigla em inglês) com o objetivo de proteger os antimicrobianos ainda remanescentes para as futuras gerações. É também fundamental que exista a conscientização do problema com o objetivo sistêmico institucional de que haja uma gestão antimicrobiana segundo indicações que promovam o benefício do indivíduo e da sociedade como um todo, especialmente nesses tempos de pandemia de COVID-19.

CONSIDERAÇÕES FINAIS

É importante saber que toda inovação, especialmente a que atua em hábitos individuais, exige tempo, dedicação e motivação. As lideranças empenhadas em fazer as mudanças de cenários devem buscar todas as maneiras de envolver e motivar as pessoas em projetos capazes de garantir ainda mais a segurança do paciente, especialmente os que diminuem riscos de adoecimentos por microrganismos multirresistentes aos antimicrobianos disponíveis.

Nesse processo motivacional, cabem práticas lúdicas (música, dança, teatro, cartazes, outros) envolvendo equipes multiprofissionais que promovam a quebra de barreiras às mudanças, principalmente quando se observam resistências comportamentais.

As práticas lúdicas podem ser realizadas por discussões ativas *in loco* com pequenos grupos multidisciplinares, durante as visitas, as discussões clínicas e não como auditorias, pois nesse modo mais focal é possível diminuir tensões e resistências.

O líder-*coach* deve envolver e desenvolver pessoas, encantando-as e inspirando-as a fazerem algo não habitual, mas positivo para todos. O líder deve encenar vários e novos personagens para atingir cada um de modo leve e sustentável, que leve à reflexão.

O líder-*coach* e aqueles que são treinados por ele não devem temer reações contrárias, principalmente se inibirem os obstáculos e autodefesas de quem não deseja uma mudança que os tira de suas zonas de conforto. As forças contrárias, quando trabalhadas corretamente, de maneira proativa, são favoráveis.

No controle de infecções e de microrganismos multirresistentes, é preciso ter senso de direção e fazer planos para se chegar a algum lugar. Um programa de *stewardship* no uso de antimicrobianos pode ser uma importante ferramenta para as equipes multiprofissionais durante a assistência aos pacientes.

Tudo que é novo, diferente do usual e que exija mudanças individuais e de equipes traz dificuldades, especialmente quando um dos objetivos é implantar um programa de *stewardship* de antimicrobianos. Mas nada é impossível. Começar pequeno, sonhando grande, pode ser um bom começo, independentemente da realidade na qual se esteja inserido. Ter um foco, um objetivo único é uma boa estratégia, que tende a fluir com o tempo para que sonhos se concretizem.

Seguir em frente, como um alpinista, buscando propósitos comuns parece ser um bom início para implantar a cultura do *stewardship* de antimicrobianos em uma instituição de saúde.

Vamos em frente, pois o impossível leva apenas um pouco mais de tempo. (Art Berg)

BIBLIOGRAFIA

Ambrose PG, Bhavnani SM, Rubino CM, Louie A, Gumbo T, Forrest A, et al. Pharmacokinetics-pharmacodynamics of antimicrobial therapy: it's not just for mice anymore. Clin Infect Dis. 2007; 44(1):79-86.

Brasil. Ministério da Saúde. Portaria nº 529, 1º de abril de 2013. Institui o Programa Nacional de Segurança do Paciente (PNSP). Disponível em: https://bvsms.saude.gov.br/bvs/saudelegis/gm/2013/prt0529_01_04_2013.html.

Brasil. Ministério da Saúde. Portaria nº 2.616, de 12 de maio de 1998. Dispõe sobre a obrigatoriedade da manutenção pelos hospitais do país, de Programa de Controle de Infecções Hospitalares. Disponível em: https://bvsms.saude.gov.br/bvs/saudelegis/gm/1998/prt2616_12_05_1998.html.

Brasil. Agência Nacional de Vigilância Sanitária (Anvisa). Programa nacional de prevenção e controle de infecções relacionadas à assistência à saúde (2016-2020). Disponível em: http://antigo.anvisa.gov.br/documents/33852/3074175/PNPCIRAS+2016-2020/f3eb5d51-616c-49fa-8003-0dcb8604e7d9?version=1.0.

Brasil. Agência Nacional de Vigilância Sanitária (Anvisa). Programa nacional de prevenção e controle de infecções relacionadas à assistência à saúde (PNPCIRAS) 2021 a 2025. Disponível em: https://www.gov.br/anvisa/pt-br/centraisdeconteudo/publicacoes/servicosdesaude/publicacoes/pnpciras_2021_2025.pdf.

Brasil. Agência Nacional de Vigilância Sanitária (Anvisa). Resolução nº 7, de 24 de fevereiro de 2010. Dispõe sobre os requisitos mínimos para funcionamento de Unidades de Terapia Intensiva. Disponível em: https://bvsms.saude.gov.br/bvs/saudelegis/anvisa/2010/res0007_24_02_2010.html.

Brasil. Agência Nacional de Vigilância Sanitária (Anvisa). Diretriz Nacional para Elaboração de Programa de Gerenciamento do Uso de Antimicrobianos em Serviços de Saúde. Disponível em: http://antigo.anvisa.gov.br/documents/33852/271855/Diretriz+Nacional+para+Elabora%C3%A7%C3%A3o+de+Programa+de+Gerenciamento+do+Uso+de+Antimicrobianos+em+Servi%C3%A7os+de+Sa%C3%BAde/667979c2-7edc-411b-a7e0-49a6448880d4?version=1.0.

Brasil. Agência Nacional de Vigilância Sanitária (Anvisa). Nota Técnica GVIMS/GGTES/ANVISA Nº 06/2021 – Implementação do Programa de Gerenciamento do Uso de Antimicrobianos (PGA) pelos hospitais. Disponível em: https://www.gov.br/anvisa/pt-br/centraisdeconteudo/publicacoes/servicosdesaude/notas-tecnicas/nota-tecnica-gvims-ggtes-anvisa-no06-2021-implementacao-do-programa-de-gerenciamento-do-uso-de-antimicrobianos-pga.

Brasil. Agência Nacional de Vigilância Sanitária. Projeto Stewardship Brasil. Disponível em: https://www.gov.br/anvisa/pt-br/assuntos/noticias-anvisa/2019/anvisa-e-abih-lancam-projeto-stewardship-brasil.

Brasil. Ministério da Saúde. Anvisa e ABIH lançam projeto Stewardship Brasil. Disponível em: https://www.gov.br/anvisa/pt-br/assuntos/noticias-anvisa/2019/anvisa-e-abih-lancam-projeto-stewardship-brasil.

Brink AJ, Messina AP, Feldman C et al. Antimicrobial stewardship across 47 South African hospitals: an implementation study. Lancet Infect Dis. 2016; 16:1017-25.

Center for Disease Control and Prevention. Core Elements of Hospital Antibiotic Stewardship Programs. Disponível em: https://www.cdc.gov/antibiotic-use/healthcare/implementation/core-elements.html.

Cleland, DA; Eranki AP. Procalcitonin. Disponível em: https://www.ncbi.nlm.nih.gov/books/NBK539794/#_NBK539794_pubdet_.

Dixon J, Ducan CJA. Importance of antimicrobial stewardship to the English National Health Service. Infect Drug Resist. 2014; 7:145-52.

Drew RH. Antimicrobial stewardship programs: how to start and steer a successful program. supplement to journal of managed care pharmacy. J Manag Care Pharm. 2009; 15(2 Suppl):S18-23.

European Centre for Disease Prevention and Control – ECDC. Point prevalence survey of healthcare-associated infections and antimicrobial use in European acute care hospitals. Protocol version 5.3. ECDC PPS 2016–2017, 2016. Disponível em: https://www.ecdc.europa.eu/sites/default/files/media/en/publications/Publications/PPS-HAI-antimicrobial-use-EU-acute-care-hospitals-V5-3.pdf.

File TM Jr, Srinivasan A, Bartlett JG. Antimicrobial stewardship: importance for patient and public health. Clin Infect Dis. 2014; 59 (Suppl 3):S93-6.

Gilchrist M, Wade P, Ashiru-Oredope D et al. Antimicrobial Stewardship from Policy to Practice: Experiences from UK Antimicrobial Pharmacists. Infect Dis Ther. 2015; 4(Suppl 1):51-64.

Hinrichsen SL. Qualidade e segurança do paciente gestão de riscos. Rio de Janeiro: Medbook; 2012.

Hinrichsen SL, Oliveira CL, Campos M et al. Gestão da qualidade e dos riscos na segurança do paciente: estudo-piloto. RAHIS. 2011; (7):10-7.

Levison ME, Levison JH. Pharmacokinetics and pharmacodynamics of antibacterial agents. Infect Dis Clin North Am. 2009; 23(4):791-815.

Moran J, D'Angeli M, Kauber K. Jump Start Stewardship: Implementing Antimicrobial Stewardship in a Small, Rural Hospital. Equip. 2016. Disponível em: https://www.cdc.gov/antibiotic-use/community/~local/modules/programs-measurement/stewardship-in-small-rural-hospitals-workbook-wa-508.pdf.

Nathwani D. BSAC Vanguard Series: The future of healthcare workers and antimicrobial stewardship – educate, innovate, or pay the price. J Antimicrob Chemother. 2022; 77:1213-15.

Nathwani D, Sneddon J. Practical Guide to Antimicrobial Stewardship in Hospitals. Biomérieux[R]. Disponível em: http://bsac.org.uk/wp-content/uploads/2013/07/Stewardship-Booklet-Practical-Guide-to-Antimicrobial-Stewardship-in-Hospitals.pdf.

Nobre V, Borges I. Valor prognóstico da procalcitonina em pacientes com infecções do trato respiratório inferior no ambiente hospitalar. Rev Bras Ter Intensiva. 2016; 28(2):179-89.

Public Health England. Start Smart – Then Focus: Antimicrobial Stewardship Toolkit for English Hospitals. Disponível em: https://assets.publishing.service.gov.uk/government/uploads/system/uploads/attachment_data/file/417032/Start_Smart_Then_Focus_FINAL.PDF.

Pulcini C, Binda F, Lamkang AS et al. Developing core elements and checklist items for global hospital antimicrobial stewardship programmes; a consensus approach. 2018. Clin Microbiol Infec. 2019; 25(01):20-5.

Pulcini C, Bush K, Craig WA et al. Forgotten Antibiotics: An Inventory in Europe, the United States, Canada, and Australia. Clin Infect Dis. 2012; 54(2):268-74.

Santajit S, Indrawattana N. Mechanisms of antimicrobial resistance in ESKAPE pathogens. Biomed Res Int. 2016.

Silva DM, Menezes EM, Silva EV, Lamounier TAC. Prevalência e perfil de suscetibilidade aos antimicrobianos de bactérias do grupo ESKAPE no Distrito Federal, Brasil. J Bras Patol Med Lab. 2017; 53(4):240-5.

Stéfano DR. O líder-coach: Líderes criando líderes. 13. ed. Rio de Janeiro: Qualitumark; 2016.

Trivedi KK. Dumartin C, Gilchrist M et al. Identifying best practices across three countries: hospital antimicrobial stewardship in the United Kingdom, France, and the United States. Clin Infect Dis. 2014: 59(Suppl 3):S170-8.

United Kingdom Government. Tackling antimicrobial resistance 2019-2024 – The UK's five-year national action plan. Disponível em: https://assets.publishing.service.gov.uk/government/uploads/system/uploads/attachment_data/file/784894/UK_AMR_5_year_national_action_plan.pdf.

Vieira F. Para uma visão transformadora da supervisão pedagógica. Educ Soc. 2009; 29(105):197-217.

World Health Organization. Antimicrobial resistance: global report on surveillance. Genebra: WHO; 2014.

World Health Organization. The rational use of drugs Report of the Conference of Experts Nairobi, 25-29 November 1985. Genebra: WHO; 1987.

World Health Organization. WHO publishes list of bacteria for which new antibiotics are urgently needed. Genebra: WHO; 2017. Disponível em: https://www.who.int/news/item/27-02-2017-who-publishes-list-of-bacteria-for-which-new-antibiotics-are-urgently-needed.

World Health Organization. ATC/DDD Index 2022. Disponível em: https://www.whocc.no/atc_ddd_index.

Capítulo 53

Programa de *Stewardship* de Antimicrobianos e as Interações com Programas de Controle de Infecções e Riscos

Sylvia Lemos Hinrichsen ▪ Marcela Coelho de Lemos

INTRODUÇÃO

A implantação de um programa de *stewardship* de antimicrobianos traz vários benefícios, não só para o paciente, mas também para a comunidade e a ciência. São observadas melhorias principalmente nas atividades diárias das equipes multiprofissionais, que passam a focar o desfecho clínico do paciente e nas oportunidades de mudar cenários, especialmente os relacionados com a microbiota hospitalar (Quadro 53.1).

A instituição que implanta um programa de *stewardship* para antimicrobianos tem como ganhos gerais:

- A identificação e o monitoramento dos microrganismos isolados pelo laboratório de microbiologia, por meio de culturas de pacientes, de acordo com o tipo, o local de coleta, as unidades e o perfil de sensibilidade e resistência
- A construção e os treinamentos de protocolos de uso empírico de antimicrobianos segundo a microbiota institucional, a sensibilidade, o tipo de paciente (comunidade ou hospitalar) e as áreas críticas (unidade de terapia intensiva ou de cirurgia)
- O monitoramento da microbiota hospitalar e o uso de antimicrobianos segundo protocolos de uso e substâncias apropriadas de acordo com tipo de microrganismos (comunidade ou hospitalar)
- O monitoramento da adequada administração de antimicrobianos, considerando: consumo, escolha da substância apropriada, adesão ao protocolo de uso empírico, duração, via, relação com culturas e descalonamentos, entre outros.

PROGRAMA DE *STEWARDSHIP* DE ANTIMICROBIANOS E OUTROS PROGRAMAS DE CONTROLE DE INFECÇÕES E RISCOS

Um programa de *stewardship* para uso racional de antimicrobianos deve ser implantado em condições mínimas, básicas, e/ou com outras complexidades. Para um bom controle de antimicrobianos, é necessária uma boa base clínica diagnóstica, com a indicação do antimicrobiano correto para o paciente e para a doença. Vale relembrar que a higienização das mãos é uma das medidas mais básicas e efetivas no controle de infecções, especialmente na prevenção de multirresistências. Para o controle de microbiota hospitalar, também é fundamental

dispor de um laboratório de microbiologia e de medicamentos de qualidade e efetivos.

É recomendado, portanto, que as instituições de saúde promovam ações de acordo com a sua realidade, contemplando padrões que promovam a segurança do paciente e, especificamente, a prevenção e o tratamento de infecções relacionadas com a assistência à saúde, observando todos os componentes que garantam processos seguros, incluindo elementos básicos de infraestrutura e meio ambiente (Quadros 53.2 e 53.3). Buscar elementos básicos ou completos associados a um programa de *stewardship* de antimicrobianos é um desafio para a obtenção de resultados que minimizem a multirresistência dos microrganismos.

MODELO DE UM PROGRAMA DE *STEWARDSHIP* DE ANTIMICROBIANOS

O uso indiscriminado de antimicrobianos levou à resistência microbiana e o desenvolvimento de novos antibióticos não conseguiu acompanhar a rapidez com que as bactérias se tornaram resistentes. Por isso, a instituição de saúde deve adotar o uso racional de antimicrobianos por meio de um programa de *stewardship* de antimicrobianos (PSA) integrado aos programas de controle de infecções e de riscos.

O programa deve ser desenvolvido por equipes multiprofissionais que atuam junto aos prescritores em uma linguagem comum para as atividades planejadas, com apoio institucional segundo padrões de qualidade e segurança do paciente.

QUADRO 53.1 Benefícios do programa de *stewardship* de antimicrobianos.

Pesquisa	Melhoria em beira de leito
• Novos conhecimentos	• Conhecimentos no dia a dia
• Controle de vieses	• Testes observacionais sequenciais
• Realização de teste cego	• Estabilização de vieses teste por teste
• Garantia de dados	
• Discussão e *feedback*	• Dados para completar ciclos de melhorias
• Pode levar tempo	
	• Tem pequena duração

386 Parte 2 **Controle de Infecções**

QUADRO 53.2 Elementos básicos de infraestrutura e do ambiente no controle de infecções.

- Avaliação de riscos de processos infecciosos associados a obras, construções, ambiente ou resíduos
- Monitoramento de obras/reformas segundo legislações e conceitos de biossegurança na instituição e terceiros relacionados à assistência ao paciente
- Identificação e monitoramento de surtos de infecções relacionadas com construções, obras, ambiente (limpeza e desinfecção) e resíduos
- Monitoramento e treinamentos de descarte de resíduos gerados por obras e outros e destino final destes
- Monitoramento diário de pH da água, diálise (uso de poços e outros)

Fonte: Hinrichsen, 2012; 2013; Joint Commission International, 2017.

QUADRO 53.3 Elementos básicos para um programa de gestão de riscos.

- Captura de eventos adversos por meio de buscas ativa, passiva e sentinela em toda a instituição e outros
- Identificação e classificação de eventos capturados segundo classificação da Organização Mundial da Saúde, relacionando-os ao grau de dano
- Identificação de eventos tipo quase falha (*near miss*) e/ou repetidos com danos aos pacientes
- Análise de causa raiz de eventos graves e sentinela segundo padrões da Joint Commission International e do *London Protocol* (diagrama de causa-efeito)
- Desenvolvimento e monitoramento de respostas aos riscos, com planos de melhorias

Fonte: Hinrichsen et al., 2011; Agência Nacional de Vigilância Sanitária, 2013; Ministério da Saúde, 2013.

Objetivo

O programa *stewardship* de antimicrobianos deve ter como objetivo proporcionar maior segurança ao paciente por meio de melhores desfechos em termos de cura de infecções e redução de mortalidade, além de minimizar a resistência bacteriana, prevenir eventos adversos e reduzir os custos do tratamento, com foco:

- Na orientação dos profissionais de saúde, especificamente, dos prescritores de antimicrobianos
- Na garantia do efeito fármaco-terapêutico máximo
- Na redução da ocorrência de eventos adversos nos pacientes
- No não favorecimento da seleção e da disseminação de bactérias resistentes
- Na redução dos custos da assistência ao paciente consequente à multirresistência antimicrobiana.

Abrangência

Todas as unidades nas quais são realizadas prescrições médicas e administração de antimicrobianos, especificamente antibióticos e antifúngicos.

Responsáveis pelas atividades

- Serviço de Controle de Infecção Hospitalar e de Infecção Relacionada com a Assistência à Saúde
- Comissão de Farmácia e Terapêutica do hospital.

Descrição das atividades

Entende-se como programa de gerenciamento do uso racional de antimicrobianos o conjunto de ações destinadas ao controle desses medicamentos nos serviços de saúde desde o diagnóstico, a seleção, a prescrição e a dispensação adequados, a adoção de boas práticas de diluição, a conservação e a administração, a auditoria e o monitoramento das prescrições, a educação de profissionais e pacientes, o monitoramento do programa até a adoção de medidas intervencionistas.

A implantação do programa deve ser realizada em fases:

- Diagnóstica, de sensibilização e identificação
- De definição dos processos
- De introdução de temas focados no gerenciamento do uso racional de antimicrobianos, em *stewardship* e educação continuada
- De monitoramento do desempenho
- De discussão sobre os resultados obtidos
- De identificação de barreiras
- De revisão do *checklist* inicial.

Responsabilidades

Apoio da alta direção, da governança

A implementação do PSA depende de recursos humanos, financeiros e tecnológicos, bem como do apoio e da colaboração de lideranças médicas e multidisciplinares.

A direção do hospital, a governança, deve nomear uma equipe gestora multidisciplinar responsável por elaborar e implantar o PSA, composta por:

- Um representante médico do Serviço de Controle de Infecção Hospitalar e de Infecção Relacionada com a Assistência à Saúde (preferencialmente um infectologista)
- Um farmacêutico clínico (de preferência com especialização em infectologia)
- Um microbiologista
- Um enfermeiro
- Um especialista em tecnologia da informação.

É definido um coordenador, responsável por relatar à direção do hospital as necessidades e os resultados relacionados com o PSA.

Equipe técnica multidisciplinar

O coordenador do PSA (preferencialmente médico infectologista) deve fazer parte do Serviço de Controle de Infecção Hospitalar e de Infecção Relacionada com a Assistência à Saúde e estar alinhado com a Comissão de Farmácia e Terapêutica do hospital.

Todos os setores da instituição de saúde desempenham um papel importante no PSA e deve haver profissionais multidisciplinares responsáveis por cada setor para auxiliar na elaboração, na implantação e na implementação. Recomenda-se que as ações façam parte da descrição de atividades dos setores, que devem dispor de tempo e recursos para sua execução.

Para melhor execução do PSA, a equipe multiprofissional deve focar as suas atividades de acordo com suas *expertises* profissionais. O setor de microbiologia deve estar integrado aos diversos serviços assistenciais relacionados ao paciente que gerou a coleta de um exame diagnóstico microbiológico, com objetivos de monitorar a microbiota institucional/hospitalar segundo agentes etiológicos identificados e perfis de sensibilidade e resistência aos antimicrobianos testados. A enfermagem e/ou a farmácia deve revisar os medicamentos prescritos. A equipe de tecnologia da informação, por sua vez, deve oferecer recursos que integrem sistemas para qualificar e facilitar a prescrição e a análise dos resultados.

Quando da existência de um profissional de farmácia clínica, especializado preferencialmente em infectologia, são atribuições deste:

- Resolver erros de prescrição e/ou melhorar a qualidade dos cuidados, logo que possível após a prescrição ou, de preferência, no momento da prescrição
- Monitorar eventos adversos evitáveis, pois a maioria deles tem origem em erros de prescrição
- Atentar a informações insuficientes em prescrição sobre a medicação ou sobre o paciente que podem contribuir para erros
- Participar de rondas de enfermaria e à beira do leito, para adquirir informações detalhadas e aconselhamento sobre medicamentos que podem ser fornecidos no momento da prescrição, potencialmente reduzindo os eventos evitáveis
- Ajustar e/ou trocar doses e frequência
- Adicionar e/ou retirar medicamentos
- Observar se terapêutica é duplicada, alternativa, ilegal ou incompleta
- Provisionar medicamentos e informação.

Também deve estar no foco do farmacêutico clínico a otimização de uso e doses de antibióticos, a partir do monitoramento de: farmacocinética e farmacodinâmica; dose diária definida; formulação de escolha e modo de dispensação; tempo de dispensação e entrega; via de administração (oral, intravenosa, *bolus* ou infusão); fatores de distribuição tecidual; penetração óssea; obesidade; cirurgia (profilaxia e tratamento); treinamentos de equipes e participações em rondas de beira de leito multidisciplinares.

O Serviço de Controle de Infecção Hospitalar e de Infecção Relacionada com a Assistência à Saúde e a Comissão de Farmácia e Terapêutica devem atuar em consonância com o PSA. Essas duas comissões são importantes para padronizar e avaliar a qualidade dos antimicrobianos a serem adquiridos, incluindo a qualificação dos fornecedores.

As responsabilidades e atividades específicas da equipe técnica multidisciplinar responsável pelo PSA são definidas segundo categorias profissionais e competências técnicas relacionadas com o programa.

Educação
Educação dos profissionais de saúde

A instituição de saúde deve identificar lideranças para o desenvolvimento de suas habilidades técnicas visando ao aumento da conscientização sobre o uso dos antimicrobianos por meio de aulas, discussões *in loco*, visitas multidisciplinares de beira de leito (rondas), seminários e treinamentos adaptados às equipes às quais se dirigem, abordando tópicos sobre antimicrobianos,

farmacologia e farmacoterapia, boas práticas de preparo e administração, epidemiologia das infecções, medidas de prevenção de infecções, mecanismos de resistência, reações adversas, interações medicamentosas, entre outros.

A abordagem dos profissionais de saúde das equipes multiprofissionais deve focar o desenvolvimento de pessoas, a fim de que elas se envolvam e se sintam corresponsáveis pelo processo de gerenciamento de antimicrobianos – *stewardship* (PSA).

É recomendável a metodologia de ensino-aprendizado-desenvolvimento-envolvimento, a ser aplicada da maneira mais efetiva possível para atingir seus objetivos. Deve-se priorizar a geração do conhecimento por meio da troca de experiências, de um processo de coconstrução do conhecimento, pelo qual o facilitador também aprende e no qual o acesso ao mundo é o recurso.

Esse processo de coconstrução do conhecimento sobre o uso correto e adequado de antimicrobianos deve fundamentar-se na comunicação dialógica, no cruzamento de experiências, interesses, expectativas, necessidades e linguagens, constituindo um processo interativo, de construção social do saber, caracterizado por um elevado grau de contingência, simetria e democracia. Esse método de aprendizado aumenta a sustentabilidade do conhecimento adquirido.

Educação de pacientes, acompanhantes, cuidadores e famílias

A instituição de saúde deve desenvolver ações educativas pontuais junto às ações da equipe assistencial multidisciplinar, promovendo o aprendizado, o desenvolvimento de pessoas e a conscientização para o uso correto de antimicrobianos segundo critérios clínicos, microbiológicos e farmacológicos preestabelecidos.

No processo educacional é estimulada a participação do paciente e de todos que o cercam, particularmente família e/ou cuidadores já que serve como fonte de apoio emocional nos momentos em que o paciente se sente impotente diante dos desafios advindos da doença.

Considerando-se que a informação é um meio eficaz de minimizar os sentimentos de incerteza, medo, dor e desconforto inerentes ao diagnóstico de uma condição mórbida (para a qual pode não se ter perspectiva exata da cura, tampouco do controle clínico), devem ser enfatizadas medidas que garantam melhor uso dos antimicrobianos. Na administração dos medicamentos devem, portanto, ser dadas orientações quanto ao uso correto dos antimicrobianos (indicação apropriada, ao paciente certo), ao medicamento apropriado, à dose adequada, à via de administração e posologia corretas, à escolha empírica adequada e aos ajustes após culturas, reforçando a importância da continuidade do tratamento e do tempo indicado de uso.

Desenvolvimento de ações para melhorar a prescrição de antimicrobianos

As ações voltadas para a melhoria do uso de antimicrobianos devem incluir medidas educativas e restritivas, como as listadas a seguir:

- Medidas educativas
  - Descrição de protocolos de uso para as principais síndromes clínicas
  - Documentação de dose, duração e indicação do antimicrobiano
  - Auditoria prospectiva de prescrição com intervenção e divulgação dos dados
  - Readequação conforme resultados microbiológicos
  - Lembretes eletrônicos
  - Análise técnica das prescrições pela farmácia
- Medidas restritivas
  - Restrição do formulário terapêutico
  - Pré-autorização de antimicrobianos.

A instituição de saúde deve ter estabelecidas uma metodologia e as ações necessárias para a identificação de pessoas, lideranças e equipes multiprofissionais com os objetivos de diagnosticar os processos assistenciais existentes e seus impactos no gerenciamento do uso racional de antimicrobianos e de identificar padrões de conformidade para uma política institucional de qualidade sustentável, por meio do diagnóstico de ação, avaliação e reflexão dos resultados alcançados. Nesse processo estão incluídas as seguintes ações:

- Avaliação diagnóstica institucional (políticas, programas, processos e equipes)
- Identificação do nível de sensibilização da instituição (governança) e equipes multiprofissionais para a qualidade
- Definição de processos (controle de infecções, higienização das mãos, gerenciamento de riscos e *stewardship* de antimicrobianos)
- Monitoramento do desempenho e dos resultados.

Protocolos clínicos

Junto às equipes multiprofissionais devem ser implementados protocolos clínicos com base em evidências científicas e em práticas de consensos, para orientar as ações de saúde tanto de técnicos quanto de gestores.

Os protocolos clínicos devem ser objetivos, de uso simples e rápido, contemplando o perfil microbiológico do setor no qual são usados. Os protocolos devem ser reavaliados periodicamente, visando a um maior acerto no tratamento antimicrobiano empírico, pois a epidemiologia pode variar entre setores de uma mesma instituição.

Esses protocolos são elaborados por equipe multiprofissional, especificando as respectivas atribuições e abrangendo os seguintes tópicos:

- Definição da síndrome clínica e dos objetivos
- Realização de pesquisa bibliográfica
- Análise do perfil de sensibilidade microbiológico da instituição
- Estabelecimento da periodicidade de revisão e de atualização.

Os protocolos clínicos estabelecem o regime antimicrobiano de escolha considerando a dose e a duração do tratamento para antibioticoprofilaxia cirúrgica, realização de procedimentos invasivos e para as seguintes infecções:

- Infecções comunitárias, como pneumonia, infecções do trato respiratório alto, infecção do trato urinário baixo, cistite,

pielonefrite, infecção intra-abdominal, infecção de pele e partes moles, infecções intestinais, meningite, infecções osteoarticulares, endocardite e sepse
- Infecções relacionadas com a assistência à saúde, como pneumonia, traqueobronquite, infecção do trato urinário, infecção de sítio cirúrgico, infecção da corrente sanguínea, sepse e ventriculites.

Auditoria da prescrição de antimicrobianos

A instituição de saúde deve desenvolver atividades de auditoria de antimicrobianos, que consistem em revisões sistemáticas no momento da sua prescrição ou retrospectivamente, em indicação, posologia e duração do tratamento.

Para reduzir a ocorrência de uso inadequado desses medicamentos, a auditoria deve ser conduzida por um médico infectologista, um farmacêutico clínico ou outro profissional com treinamento e formação em doenças infecciosas ou no uso desses medicamentos.

Na auditoria devem ser preenchidos formulários terapêuticos, em formato impresso ou eletrônico, no momento da prescrição médica em que conste a justificativa para seu uso. Uma alternativa são os relatórios de antimicrobianos prescritos, que podem ser disponibilizados pela farmácia ou obtidos por sistemas eletrônicos.

É recomendável que a auditoria seja realizada após 48 h da prescrição, quando já há melhor definição do quadro clínico e disponibilidade de resultados de testes diagnósticos, sendo possível uma adequação a partir do resultado de culturas ou a suspensão do tratamento quando estiver descartado o diagnóstico de infecção bacteriana de acordo com evolução clínica e resultados de exames laboratoriais.

Após a realização da auditoria, os médicos prescritores devem ser informados sobre a conformidade das suas prescrições de antimicrobianos, por meio de interação direta ou indireta.

A auditoria de antimicrobianos requer tempo e dedicação de recursos humanos especializados e, na falta desses recursos, pode-se priorizar a avaliação do uso de antimicrobianos de maior espectro, de maior custo e/ou reservados para infecções por microrganismos multirresistentes como piperacilina, tazobactam, carbapenêmicos, polimixinas, tigeciclina, linezolida, vancomicina, teicoplanina, daptomicina, cefalosporinas de quarta geração, entre outros.

Embora a auditoria da prescrição de antimicrobianos seja um recurso de controle do uso inapropriado, o ideal e preconizado pelos programas de *stewardship* é que sejam desenvolvidos profissionais prescritores por um processo educativo contínuo, com base na coconstrução do conhecimento, para o uso correto dos medicamentos segundo indicações clínicas e protocolos.

Como estratégia, a instituição de saúde deve realizar auditoria de todos os pacientes em uso de antimicrobianos por mais de 5 a 7 dias segundo fluxo de atividades diárias para seu uso racional e sua linha do tempo (*time out*).

Formulários de restrição e pré-autorização de antimicrobianos

A restrição antimicrobiana pode ser realizada por meio do uso de formulário de restrição e/ou exigindo-se a pré-autorização com a justificativa (este é o método mais eficaz de controle do uso de antimicrobianos).

Em casos especiais, como o de um antimicrobiano de reserva para tratamento de bactérias multirresistentes, a instituição de saúde pode optar por um sistema de pré-autorização com maior controle da prescrição de antimicrobianos, no qual o medicamento é liberado pela farmácia somente após interação do médico prescritor com os responsáveis pelo PSA. Essa estratégia, no entanto, não pode atrasar o tratamento de pacientes, independentemente do horário, devendo ser realizada, preferencialmente, com a equipe multidisciplinar/beira do leito.

O Serviço de Controle de Infecção Hospitalar e de Infecção Relacionada com a Assistência à Saúde define junto às equipes prescritoras/serviços a relação dos antimicrobianos com restrição e/ou necessidade de pré-autorização considerando, entre outros fatores, seu perfil de sensibilidade microbiológico.

Monitoramento do PSA

O monitoramento dos processos e dos resultados relacionados com o PSA tem como objetivo avaliar o impacto das intervenções, identificando as potenciais áreas de melhoria, promovendo o retorno das informações (*feedback*).

Os principais indicadores usados para o monitoramento dos processos estão divididos em três categorias: consumo de antimicrobianos e custo, indicadores de processo e consequências indesejadas (Quadro 53.4).

QUADRO 53.4 Indicadores de uso de antimicrobianos monitorados.

Indicadores de consumo de antimicrobianos e custo
Dose diária definida (DDD):* dose padrão diária, segundo a Organização Mundial da Saúde, definida como a dose média diária de manutenção habitualmente usada por um adulto para a principal indicação terapêutica daquele antimicrobiano
Fórmula: (Quantidade total do antimicrobiano [em g] consumido no período de tempo considerado [DDD estabelecida] dividida pelo número de pacientes-dia no mesmo período) × 1.000
Alternativamente, o consumo de antimicrobianos pode também ser monitorado pelo tempo de terapia antimicrobiana (em dias – DOT), apesar de a evidência científica ser considerada limitada.
Custo total com antimicrobianos: calculado no hospital e/ou em uma unidade específica em determinado período de tempo

Indicadores de processo
Taxa de adequação da terapia ou profilaxia antimicrobiana
Calculada para cada item correto da prescrição: indicação, dose, duração ou considerar todos os itens, segundo adequação com base no protocolo institucional.
Fórmula: (Número de pacientes que receberam antimicrobianos de acordo com o protocolo/Número de procedimentos realizados) × 100

Indicadores de consequências indesejadas
Taxa de colite *por Clostridium difficile*
Fórmula: (número de pacientes com colite por *C. difficile*/pacientes-dia) × 10.000

*DDD: *defined daily dose*; DOT: *days of therapy*.

A instituição de saúde também pode monitorar o uso de antimicrobianos por meio do *Prevalence Point Survey* (PPS), definido como a quantidade de pessoas com uma característica particular em dado momento, determinado pela tomada do total das pessoas com a característica dividida pelo total de pessoas na população de interesse.

Um PPS de uso de antibiótico, portanto, mede o número de pessoas que tomam antibióticos em determinado momento, tendo como base as informações: porcentagem de pacientes para os quais foi prescrito um antimicrobiano; porcentagem de tratamento por via intravenosa *versus* tratamento oral; tipos de infecções; quais antimicrobianos estão sendo usados e em quais setores do hospital.

A avaliação do PPS é feita por meio da comparação de PPS anterior, de outros setores e até de outros hospitais, com foco no que tem melhorado e no que requer melhorias adicionais. Além disso, fornece uma visão geral da prática clínica, da qualidade da prescrição de antimicrobianos, além de *feedback* de resultados para os prescritores e as áreas de melhorias.

São focos do PPS:

- Nome da substância/substância da lista
- Via de administração (parenteral, oral, retal, inalação)
- Dose unitária (gramas/UM – com três casas decimais)
- Dose/frequência (1 a 12/semana, a cada 18/36/48 h, infusão contínua)
- Indicação (codificar lista de doenças)
- Indicação do grupo de fármacos/antibióticos
- Uso profilático (cirúrgico/clínico)
- Diagnóstico (codificar lista de diagnósticos)
- Dia de terapia (tempo – adequado, longo uso, desconhecido)
- De acordo com protocolo local ou diretrizes (sim, não ou desconhecido)
- Data do início da indicação (dia, mês e ano, com a data do início da prescrição do antibiótico)
- Comentários (gerais e/ou específicos).

BIBLIOGRAFIA

Brasil. Agência Nacional de Vigilância Sanitária (Anvisa). Programa Nacional de Prevenção e Controle de Infecções Relacionadas à Assistência à Saúde (2016-2020). Disponível em: http://antigo.anvisa.gov.br/documents/33852/3074175/PNPCIRAS+2016-2020/f3eb5d51-616c-49fa-8003-0dcb8604e7d9?version=1.0.

Brasil. Agência Nacional de Vigilância Sanitária (Anvisa). Programa nacional de prevenção e controle de infecções relacionadas à assistência à saúde (PNPCIRAS) 2021 a 2025. Disponível em: https://www.gov.br/anvisa/pt-br/centraisdeconteudo/publicacoes/servicosdesaude/publicacoes/pnpciras_2021_2025.pdf.

Brasil. Agência Nacional de Vigilância Sanitária (Anvisa). Resolução nº 7, de 24 de fevereiro de 2010. Dispõe sobre os requisitos mínimos para funcionamento de Unidades de Terapia Intensiva. Disponível em:https://bvsms.saude.gov.br/bvs/saudelegis/anvisa/2010/res0007_24_02_2010.html.

Brasil. Ministério da Saúde. Portaria nº 2.616, de 12 de maio de 1998. Dispõe sobre a obrigatoriedade da manutenção pelos hospitais do país, de Programa de Controle de Infecções Hospitalares. Disponível em: https://bvsms.saude.gov.br/bvs/saudelegis/gm/1998/prt2616_12_05_1998.html.

Brasil. Ministério da Saúde. Portaria nº 529, de 1º de abril de 2013. Institui o Programa Nacional de Segurança do Paciente (PNSP). Disponível em: https://bvsms.saude.gov.br/bvs/saudelegis/gm/2013/prt0529_01_04_2013.html.

Brasil. Agência Nacional de Vigilância Sanitária (Anvisa). Diretriz Nacional para Elaboração de Programa de Gerenciamento do Uso de Antimicrobianos em Serviços de Saúde. Disponível em: http://antigo.anvisa.gov.br/documents/33852/271855/Diretriz+Nacional+para+Elabora%C3%A7%C3%A3o+de+Programa+de+Gerenciamento+do+Uso+de+Antimicrobianos+em+Servi%C3%A7os+de+Sa%C3%BAde/667979c2-7edc-411b-a7e0-49a6448880d4?version=1.0.

Brasil. Agência Nacional de Vigilância Sanitária (Anvisa). Nota Técnica GVIMS/GGTES/ANVISA nº 06/2021 – Implementação do Programa de Gerenciamento do Uso de Antimicrobianos (PGA) pelos hospitais. Disponível em: https://www.gov.br/anvisa/pt-br/centraisdeconteudo/publicacoes/servicosdesaude/notas-tecnicas/nota-tecnica-gvims-ggtes-anvisa-no06-2021-implementacao-do-programa-de-gerenciamento-do-uso-de-antimicrobianos-pga.

Brasil. Agência Nacional de Vigilância Sanitária. Projeto Stewardship Brasil. Disponível em: https://www.gov.br/anvisa/pt-br/assuntos/noticias-anvisa/2019/anvisa-e-abih-lancam-projeto-stewardship-brasil.

Brasil. Ministério da Saúde. Anvisa e ABIH lançam projeto Stewardship Brasil. Disponível em: https://www.gov.br/anvisa/pt-br/assuntos/noticias-anvisa/2019/anvisa-e-abih-lancam-projeto-stewardship-brasil.

Brink AJ, Messina AP, Feldman C et al. Antimicrobial stewardship across 47 South African hospitals: an implementation study. Lancet Infect Dis. 2016; 16:1017-25.

Center for Disease Control and Prevention. Core Elements of Hospital Antibiotic Stewardship Programs. Disponível em: https://www.cdc.gov/antibiotic-use/healthcare/implementation/core-elements.html.

Dixon J, Ducan CJA. Importance of antimicrobial stewardship to the English National Health Service. Infection and Drug Resistance. 2014; 4:7. Disponível em: https://www.ncbi.nlm.nih.gov/pmc/articles/PMC4047980/

Drew RH. Antimicrobial stewardship programs: how to start and steer a successful program. Supplent to Journal of Manged Care Pharmacy. JMCP. 2009; 15(2).

File JR.TM, Bartlett JG. Antimicrobial stewardship: importance for patient and public health antimicrobial stewardship introduction. CID. 2014; 59(Suppl 3):S93. Disponível em: http://cid.oxfordjournals.org/content/59/suppl_3/S93.full.pdf.

Gilchrist M, Wade P, Ashiru-Oredope D et al. Antimicrobial Stewardship from Policy to Practice: Experiences from UK Antimicrobial Pharmacists. Infect Dis Ther. 2015; 4(Suppl 1):51-64.

Hinrichsen SL. Qualidade e segurança do paciente – gestão de riscos. Rio de Janeiro: Medbook; 2012. 335 p.

Hinrichsen SL, Oliveira CL, Campos M et al. Gestão da qualidade e dos riscos na segurança do paciente: estudo-piloto. RAHIS. Disponível em: http://revistas.face.ufmg.br/index.php/rahis/article/view/1400/957.

Moran J, D'Angeli M, Kauber K. Jump Start Stewardship: Implementing Antimicrobial Stewardship in a Small, Rural Hospital. Equip. 2016. Critical Acess Hospitals. Disponível em: https://www.cdc.gov/antibiotic-use/community/~local/modules/programs-measurement/stewardship-in-small-rural-hospitals-workbook-wa-508.pdf.

Nathwani D, Sneddon J. Practical Guide to Antimicrobial Stewardship in Hospitals. Biomérieux R. Disponível em: http://bsac.org.uk/wp-content/uploads/2013/07/Stewardship-Booklet-Practical-Guide-to-Antimicrobial-Stewardship-in-Hospitals.pdf.

Nathwani D. BSAC Vanguard Series: The future of healthcare workers and antimicrobial stewardship – educate, innovate, or pay the price. J Antimicrob Chemother. 2022; 77:1213-15.

Pulcini C, Binda F, Lamkang AS et al. Developing core elements and checklist itens for global hospital antimicrobial stewardship programmes; a consensus approach. 2018. Clin Microbiol Infec. 2019; 25(01):20-25.

Stéfano DR. O líder-coach líderes criando líderes. 13. ed. Rio de Janeiro: Qualitymark; 2016. 176 p.

Trivedi KK, Dumartin C, Gilchrist M et al. P. Identifying best practices across three countries: hospital antimicrobial stewardship in the United Kingdom, France, and The United States. Clin Infect Dis. 2014; 59(Suppl 3).

Vieira F. Para uma visão transformadora da supervisão pedagógica. Educ Soc Campinas, 2009; 29(105):197-217.

World Health Organization. Antimicrobial resistance: global report on surveillance. 2014.

Capítulo 54

Genotipagem do HIV-1 aos Antirretrovirais

Sylvia Lemos Hinrichsen ▪ Paulo Sérgio Ramos de Araújo ▪ Líbia Moura ▪ Marcela Coelho de Lemos

INTRODUÇÃO

O vírus da imunodeficiência humana (HIV-1) é classificado em quatro grupos (M, N, O e P). O grupo M é o mais difundido no mundo, sendo dividido em nove subtipos (A, B, C, D, F, G, H, J e K) e várias formas recombinantes. No Brasil, o subtipo B é o mais frequente, principalmente nas regiões Norte e Nordeste, enquanto no Sul do país predomina o subtipo C.

O HIV-1 caracteriza-se por sua diversidade genética decorrente da alta taxa de replicação viral, de mutações enzimáticas e do potencial de recombinação em células coinfectadas por diferentes cepas virais. O impacto dessa alta variabilidade genética pode ser observado na aquisição de resistência, no tropismo celular e, por fim, na progressão da doença.

A emergência de cepas resistentes aos medicamentos antirretrovirais (ARV) é fundamental na limitação de escolhas terapêuticas a longo prazo. Nesse contexto, estratégias capazes de minimizar a emergência dessas cepas, inclusive por monitoramento da resistência viral, assumem papel de destaque na linha de cuidados dos pacientes com HIV/diagnóstico de AIDS em tratamento.

A terapia antirretroviral (TARV) visa promover a não detecção da carga viral no sangue periférico, para diminuir a população do vírus selvagem e ter impacto a longo prazo na sobrevida desses indivíduos, seja pela redução do *status* inflamatório crônico, pela progressão da doença e riscos de infecções oportunistas ou pelas neoplasias e outros agravos crônicos.

GENOTIPAGEM DO HIV-1

A genotipagem é um teste molecular que analisa por sequenciamento genético a presença de mutações potencialmente relacionadas com a resistência do HIV a medicamentos ou grupo de medicamentos e que podem determinar a falência terapêutica.

Para realizar a genotipagem, realiza-se a coleta de uma amostra de sangue total, que é devidamente processada no laboratório para a análise. A técnica de genotipagem consiste na amplificação, em sistemas automatizados, do material genético viral, que no caso do HIV-1 é RNA, e posterior sequenciamento dos genes que estão mais frequentemente relacionados com as mutações de resistência, como a protease e transcriptase reversa. A sequência de aminoácidos obtida é comparada com uma sequência padrão de vírus selvagem para identificar os pontos de mutação. Uma vez identificadas, as mutações

possibilitam a identificação de ARV ativos ou não para compor esquemas efetivos para o controle virológico.

O teste de genotipagem deve ser indicado para indivíduos em uso regular de TARV nos últimos 6 meses e que apresentem PCR-HIV quantitativo maior que 500 cópias/mℓ. É necessária a permanência de ao menos 20 a 30% da população viral mutante na população total do vírus para que seja detectada no teste de genotipagem. A ausência de mutações, sem a obediência desses critérios, pode gerar uma falsa percepção de ausência de vírus resistentes.

A ausência de mutações que conferem resistência a determinado ARV ou grupo de ARV não garante que a população de vírus seja sensível a esses medicamentos. Portanto, é imperioso um julgamento crítico, considerando fatores individuais como histórico de exposição a ARV, *status* viral e imunológico e, sobretudo, a evolução clínica desses indivíduos.

Genotipagem do HIV e Sistema Único de Saúde (SUS)

O exame de genotipagem do HIV começou a ser disponibilizado pelo Sistema Único de Saúde (SUS) em 2002, com o objetivo de realizar o diagnóstico precoce da falha virológica e, assim, ser possível instituir o tratamento mais adequado. Em novembro de 2020, o serviço foi temporariamente suspenso em virtude de "falhas" no pregão eletrônico para seleção de nova empresa responsável pela realização dos testes de genotipagem do HIV, até então realizado pelo Centro de Genomas. Para minimizar os efeitos da suspensão desse teste, o Departamento de Doenças de Condições Crônicas e Infecções Sexualmente Transmissíveis (DCCI) do Ministério da Saúde firmou uma parceria com o Laboratório da Universidade Federal do Rio de Janeiro (UFRJ) a fim de suprir a demanda, havendo prioridade para a genotipagem do HIV em mulheres grávidas e crianças. Além disso, com o objetivo de reforçar a importância da realização desse exame, em dezembro de 2021 o Ministério da Saúde promoveu uma oficina para formar médicos de referência do HIV em adultos e crianças.

INDICAÇÕES CLÍNICAS DOS TESTES DE GENOTIPAGEM DO HIV-1

As atuais diretrizes do Ministério da Saúde do Brasil recomendam o teste de genotipagem nos casos de falha virológica confirmada por coleta consecutiva de carga viral em um intervalo de 4 semanas, para avaliar o padrão de sensibilidade e resistência do vírus durante a fase aguda da infecção em mulheres grávidas infectadas.

Os testes de genotipagem trazem como vantagens possibilitar a escolha de esquemas de ARV com maior chance de supressão viral, fundamentada na identificação de mutações de resistência, além de possibilitar o uso de substâncias ativas por períodos mais prolongados e evitar trocas desnecessárias, melhorando a relação custo-benefício.

Diretrizes internacionais têm recomendado a realização de genotipagem pré-tratamento, com forte nível de evidência científica, baseando-se em dados de resistência transmitida, de 10 a 17% em pelo menos um agente ARV e de 5 a 8% a mais de uma classe terapêutica, a depender da região geográfica estudada.

No Brasil, mutações de resistência primária a qualquer classe de ARV foram avaliadas entre 8,1 e 12,3%. Resistência transmitida aos inibidores de protease e inibidores de integrase ainda tem sido pouco observada. Segundo o Protocolo Clínico e Diretrizes Terapêuticas para Manejo da Infecção pelo HIV no Brasil, a genotipagem pré-tratamento está indicada para gestantes infectadas pelo HIV, pessoas infectadas pelo parceiro atual ou pregresso em uso de TARV e antes da introdução da TARV inicial em crianças, sendo necessário, nesses casos, que a carga viral esteja acima de 500 cópias/mℓ para realizar a genotipagem, além de ser também indicada para pacientes com diagnóstico de coinfecção de tuberculose e HIV.

BIBLIOGRAFIA

Brasil. Ministério da Saúde. Secretaria de Vigilância em Saúde. Departamento de DST, AIDS e Hepatites Virais. Boletim Epidemiológico de AIDS. Brasília: MS; 2016. Disponível em: http://www.aids.gov.br/pt-br/pub/2016/boletim-epidemiologico-de-aids-2016

Brasil. Ministério da Saúde. Secretaria de Vigilância em Saúde. Departamento de DST, AIDS e Hepatites Virais. Protocolo Clínico e Diretrizes Terapêuticas para Manejo da Infecção pelo HIV em Adultos. Brasília: MS; 2013. Disponível em: http://www.aids.gov.br/pt-br/pub/2013/protocolo-clinico-e-diretrizes-terapeuticas-para-manejo-da-infeccao-pelo-hiv-em-adultos.

Brasil. Ministério da Saúde. Manual Técnico para Avaliação de Exames de Genotipagem do HIV. 2019. Disponível em: http://www.aids.gov.br/system/tdf/pub/2016/66567/manual_genotipagem_b.pdf?file=1&type=node&id=66567&force=1.

Brasil. Ministério da Saúde. Genotipagem do HIV. Disponível em: http://www.aids.gov.br/pt-br/profissionais-de-saude/monitoramento-da-infeccao-pelo-hiv-hiv/genotipagem-do-hiv.

Brasil. Ministério da Saúde. Ministério da Saúde promove oficina para formação de novos médicos de referência em genotipagem. Disponível em: http://www.aids.gov.br/pt-br/noticias/ministerio-da-saude-promove-oficina-para-formacao-de-novos-medicos-de-referencia-em.

Diaz RS. Guia para o uso de testes de genotipagem no Brasil. Rio de Janeiro: DOC Content; 2016.

Günthard HF, Saag MS, Benson CA et al. Antiretroviral drugs for treatment and prevention of HIV infection in adults: 2016 Recommendations of the International Antiviral Society-EUA Panel. JAMA. 2016; 316(2): 191-210.

Luz PM, Morris BL, Grinsztejn B et al. Cost-effectiveness of genotype testing for primary resistance in Brazil. J Acquir Immune Defic Syndr. 2015; 68(2):152-61.

Rosemary A et al. Genotyping performance evaluation of commercially available HIV-1 drug resistance test. PloS One. 2018; 13(6).

UNAIDS. UNAIDS Brasil se pronuncia sobre a questão da suspensão temporária dos testes de genotipagem para Hepatite C e HIV pelo SUS. 2020. Disponível em: https://unaids.org.br/wp-content/uploads/2020/12/2020_12_09_SuspensaoTesteGenotipagem_PressRelease.pdf.

UNAIDS. Terminologia. Disponível em: https://unaids.org.br/terminologia/.

World Health Organization, United States Centers for Disease Control and Prevention, The Global Fund to Fight AIDS, Tuberculosis and Malaria. HIV drug resistance report 2017. Genova: WHO; 2017. Disponível em: http://apps.who.int/iris/bitstream/handle/10665/255896/9789241512831-eng.pdf.

Capítulo 55

Processos Infecciosos Causados por *Candida*

Sylvia Lemos Hinrichsen ▪ Reginaldo Gonçalves de Lima Neto ▪ Marcela Coelho de Lemos

INTRODUÇÃO

Infecções por leveduras do gênero *Candida* são as infecções fúngicas mais comuns em pacientes críticos e imunodeprimidos. A maioria dessas infecções envolve o acometimento das mucosas do sistema gastrintestinal, como é o caso nas candidíases oral e esofágica. A doença sistêmica, conhecida por candidemia, pode ser um evento tardio, grave, na evolução de outras enfermidades, apresentando variabilidade epidemiológica observada em diferentes serviços de saúde, por isso é importante conhecer o perfil microbiológico dessas infecções para definir as medidas de prevenção, controle e tratamento.

No Brasil, a incidência de candidemia foi analisada prospectivamente em 11 centros hospitalares públicos das regiões Sul, Sudeste e do Distrito Federal. Observou-se uma taxa de 2,4 casos por 1.000 admissões hospitalares, enquanto estudos em hospitais terciários dos EUA e da Europa observaram taxas muito mais baixas, em geral menores que 1 caso por 1.000 admissões hospitalares. A incidência encontrada no presente trabalho, de 3,9 por 1.000 admissões hospitalares, está acima das referidas em outros países e em centros brasileiros. As razões para essa alta taxa de candidemia em hospitais brasileiros e uma taxa ainda maior nessa casuística não são claras. Entretanto, nos dados brasileiros, observou-se uma taxa de infecções na corrente sanguínea por bactérias também muito mais alta que a relatada em estudos no hemisfério norte. Esses dados apontam para um problema comum a bactérias e fungos causadores de infecção na corrente sanguínea, e não só candidemia. É possível que tais diferenças ocorram por diversos padrões de atenção a pacientes graves, como número de profissionais de saúde por paciente, qualificação dos profissionais de saúde, reúso de material descartável, uso de sistema aberto de infusão venosa e adesão a práticas-padrão de controle de infecção hospitalar.

CANDIDEMIA

Dentre as infecções relacionadas com assistência à saúde de etiologia fúngica, destaca-se a candidemia, que corresponde à infecção na corrente sanguínea por leveduras do gênero *Candida*, a qual representa alto risco de morbidade e mortalidade. Define-se como candidemia, ou candidíase hematogênica, a ocorrência de infecção de corrente sanguínea que pode disseminar-se para um ou vários órgãos do hospedeiro infectado.

A candidemia constitui, portanto, um problema de saúde pública em todo o mundo.

Entre as espécies isoladas em infecções fúngicas a mais incidente em seres humanos é a *Candida albicans*; no entanto, vem sendo relatado aumento na incidência de candidemia por outras espécies de *Candida*, chamadas de maneira genérica de *C. não albicans*, tendo como principais espécies clínicas no Brasil *Candida glabrata*, *Candida parapsilosis* e *Candida tropicalis*.

As infecções por *C. parapsilosis* estão relacionadas com o uso de dispositivos médico-hospitalares, como cateteres, próteses e sondas, uma vez que os isolados dessa espécie apresentam grande capacidade de aderir a tais superfícies e são capazes de produzir o biofilme em conjunto com outros microrganismos. Demais espécies, como *Candida glabrata*, *Issatchenkia orientalis* (antiga *Candida krusei*) e *Candida tropicalis*, entre outras 20 espécies, estão relacionadas com a candidemia.

C. parapsilosis é considerada um agente de infecções exógenas, por ser capaz de colonizar a pele, principalmente as mãos de profissionais da saúde, assim como as soluções glicosiladas de uso hospitalar e cateter venoso central. Sua detecção é particularmente associada à nutrição parenteral total. A ocorrência de *C. parapsilosis* é maior em crianças, principalmente em prematuros internados em unidades de terapia intensiva.

A *C. albicans* tem sido responsável por cerca de 40,5 a 80% dos casos isolados de infecções sistêmicas, seguida de *C. glabrata* (4 a 17%), *C. parapsilosis* (16 a 38,1%), *C. tropicalis* (12 a 24%), *Issatchenkia orientalis* (antiga *Candida krusei*) (3%) e *Candida rugosa* (4%).

Nos últimos anos, tem sido alto o número de casos de micoses invasivas ou sistêmicas acometendo pacientes com doenças degenerativas ou neoplásicas, pacientes internados em unidades de terapia intensiva, receptores de transplantes de órgãos e/ou imunodeprimidos. A candidíase invasiva ocorre predominantemente em transplantes de fígado, de intestino e de pâncreas.

Vários são os fatores que colaboram para o aumento de infecções fúngicas oportunistas, destacando-se: depressão imunitária secundária a doença de base ou distúrbios metabólicos, fatores iatrogênicos relacionados com os procedimentos médicos invasivos, quimioterapia e uso indiscriminado de antibióticos de amplo espectro.

Em hospitais terciários, o gênero *Candida* é o mais prevalente (ocorre em cerca de 80% das infecções fúngicas). Além da alta incidência de candidemia nos hospitais terciários, essa complicação infecciosa apresenta índices de mortalidade geral de 60%, e mortalidade atribuída de 40%.

Acredita-se que a maioria dos casos de candidemia seja adquirida por via endógena, pelo sistema gastrintestinal, com até 70% da população normal apresentando colonização por *Candida* sp. nesse local. Infecções por esse gênero de leveduras também podem ocorrer por via exógena, por contato com indivíduos colonizados, uso de sondas, cateteres e drenos, administração parenteral de soluções contaminadas ou por implante de prótese.

São fatores de risco para candidemia em adultos: idade, azotemia, quimioterapia, cateter venoso central, alterações da mucosa, colonização por *Candida* sp., reação enxerto-*versus*-hospedeiro, uso de antibióticos de amplo espectro, hiperglicemia, nutrição parenteral, neutropenia, uso de esteroides, hemodiálise, uso de antagonistas H_2, cirurgias de grande porte, além de doenças de base, como câncer, diabetes melito, prematuridade, doença gastrintestinal, sepse bacteriana, AIDS, trauma, desnutrição, insuficiência renal crônica e cirrose.

Em um estudo transversal e descritivo desenvolvido pelo nosso grupo de pesquisa na Universidade Federal de Pernambuco (UFPE) entre janeiro de 2015 e julho de 2016, utilizando laudos laboratoriais e prontuários de pacientes internados na UTI em Hospital Público Terciário da Região Metropolitana de Recife, observou-se que ocorreram 1.573 admissões no período, 4.129 hemoculturas realizadas com 67 diagnósticos de candidemia, incidindo 42,59 casos/1.000 admissões. A maioria dos pacientes com candidemia permaneceu internada por período superior a sete dias (86,6%), e antibioticoterapia de largo espectro foi prescrita em 98,4% dos casos.

A incidência de candidíase invasiva tem aumentado em pacientes pediátricos, especialmente em neonatos (pré-termos de muito baixo peso ao nascimento) em unidades de terapia intensiva (UTI). Cerca de 1,2 a 3,5% de todas as crianças internadas em UTI neonatal evoluem para candidemia.

Os principais fatores de risco de candidemia em neonatos são:

• Idade gestacional < 32 semanas
• Peso ao nascimento ≤ 1.000 g
• Apgar < 5 aos 5 min
• Tempo de permanência na UTI neonatal > 7 dias
• Escore para fisiologia aguda neonatal (SNAP; do inglês *score for neonatal acute physiology*) 10
• Choque
• Número de antimicrobianos > 2
• Nutrição parenteral > 5 dias
• Uso de lipídios por via parenteral > 5 dias
• Cateter venoso central
• Bloqueadores H_2
• Intubação.

As variáveis não identificadas como fatores de risco de candidemia em neonatos são: uso de antibióticos pela mãe, ruptura prematura de membranas, parto vaginal, contagem de linfócitos (< 1.200/mm^3), albumina sérica (< 2,5 g/dℓ) e uso de corticosteroides.

As principais espécies de *Candida* em neonatos (candidíase invasiva) são: *C. albicans* e *C. parapsilosis*, sendo raras *C. tropicalis, C. glabrata* e *Issatchenkia orientalis* (antiga *Candida krusei*) (mais frequentes em adultos com candidíase sistêmica).

Os sinais e sintomas observados em neonatos com infecção sistêmica por *Candida* sp. são inespecíficos, embora alguns possam apresentar deterioração da função respiratória (episódios frequentes de apneia), instabilidade da temperatura, irritabilidade, distensão abdominal, intolerância a carboidratos, *rash* cutâneo e letargia. Podem ser observados casos de meningite (6 a 30%), endoftalmites, abscesso renal ou bola fúngica, além de comprometimento de baço e fígado (abscessos) e, mais raramente, osteomielite e dermatite invasiva.

Devido à alta incidência de envolvimento de outros órgãos na candidíase invasiva na população de neonatos, estão recomendados, além das hemoculturas, exames de urina, do líquido cefalorraquidiano e oftalmológico. Em pacientes graves, há também indicação de exames ultrassonográficos abdominais e ecocardiograma.

A interpretação dos resultados de cultura de urina ainda é um problema quanto à definição de colonização e infecção por *Candida*. A infecção do sistema urinário é definida como o crescimento de uma espécie de *Candida* em urina com contagem > 1.000 unidades formadoras de colônias (UFC)/mℓ, quando a amostra é coletada por punção suprapúbica, ou > 10.000 UFC/mℓ, quando coletada por cateterização uretral, asséptica.

Deve ser sistemática a identificação de infecção fúngica o mais precocemente possível, em todos os pacientes com fatores de risco para candidemia apresentando síndrome infecciosa com má resposta à terapêutica antibiótica.

Além de exame clínico, hemoculturas devem ser solicitadas e processadas por sistemas cujo desempenho promova a recuperação rápida do agente em cultivo. Uma vez isolado esse fungo em hemocultura de pacientes de risco, independentemente do número de amostras positivas, é fundamental tratar o paciente.

Ainda não se dispõe de recursos diagnósticos não dependentes de cultivo para o diagnóstico de candidemia e, diante dessa dificuldade, acredita-se que 30 a 50% dos pacientes com candidemia não sejam identificados na rotina da maioria dos serviços, o que leva a uma terapia antifúngica presuntiva precoce.

Clinicamente, os episódios de candidemia apresentam características transitórias e autolimitadas, especialmente em hospedeiros não neutropênicos. Não há também dados clínicos nem laboratoriais que promovam a diferenciação de episódios transitórios de candidemia e quadros de candidíase hematogênica com invasão tecidual em vísceras. Alguns pacientes apresentam início tardio de complicações infecciosas do episódio de candidemia.

Embora a candidemia seja uma complicação relativamente rara, em função da alta mortalidade e das inúmeras complicações associadas, indica-se o seu tratamento em todos os casos de pacientes de risco. Em pacientes com candidemia e cateteres vasculares de curta permanência, estes devem ser retirados o mais precocemente possível.

Em pacientes com candidemia e cateteres vasculares de longa permanência clinicamente estáveis, deve-se iniciar a terapia antifúngica e retirar o cateter se houver persistência de culturas positivas e/ou febre após 72 h de tratamento específico. Em pacientes com instabilidade clínica, o cateter deve ser retirado no início do tratamento.

O diagnóstico laboratorial é feito a partir da amostra de sangue para realizar seu isolamento em cultura. Entretanto, esse procedimento tem sido substituído por métodos proteômicos, como estratégia de diagnóstico rápido por meio da técnica de *Matrix Assisted Laser Desorption / Ionisation Time-Of-Flight Mass Spectrometry* (MALDI-TOF MS). Nos últimos anos, pesquisadores têm destacado a contribuição da espectrometria de massas, por meio de MALDI-TOF MS, para a identificação de microrganismos patogênicos, além da correta distinção entre espécies que não podem ser identificadas por métodos fenotípicos convencionais, como as do complexo *Candida haemulonii* (*C. haemulonii*, *C. haemulonii* var. *vulnera* e *C. duobushaemulonii*), as do complexo *C. parapsilosis* (*C. parapsilosis stricto sensu*, *C. orthopsilosis* e *C. metapsilosis*) e as do complexo *C. rugosa* (*C. rugosa stricto sensu*, *C. pseudorugosa*, *C. neorugosa* e *C. mesorugosa*), anteriormente identificadas apenas por técnicas moleculares. O uso de MALDI-TOF MS para diagnóstico diretamente a partir de hemoculturas positivas tem sido recentemente demonstrado, descartando-se a necessidade de isolamento prévio em cultura de ágar Sabouraud ou outros meios de cultivo; portanto, poderá futuramente auxiliar os laboratórios de microbiologia médica a emitir laudos oportunamente, reduzir custos, bem como minimizar a emergência de isolados resistentes aos antifúngicos comercialmente disponíveis.

A identificação precisa entre espécies de leveduras crípticas, como *C. albicans*, *Candida dubliniensis* e *Debaryomyces hansenii* (antiga *Candida famata*), é mais uma aplicação meritória do MALDI-TOF MS. Nesse contexto, tal metodologia foi elencada para diagnosticar isolados clínicos emergentes de *Candida auris*, uma levedura multirresistente que ganhou destaque mundial em 2016 quando a Organização Pan-Americana da Saúde e a Organização Mundial da Saúde (OPAS/OMS) publicaram um alerta epidemiológico em outubro de 2016, em função dos relatos de surtos em serviços de saúde da América Latina, recomendando a adoção de medidas de prevenção e controle de surtos decorrentes desse patógeno.

Fluconazol e anfotericina B são os antifúngicos indicados na terapêutica. Entretanto, episódios de candidemia por *Candida lusitaniae* refratários à anfotericina B, assim como infecções por *Issatchenkia orientalis* (antiga *Candida krusei*) e *C. glabrata* ao fluconazol estão se tornando comuns.

O marcador de resistência de *C. albicans* e *C. glabrata* em isolados de sangue é o fluconazol, ao passo que as equinocandinas têm sido os antifúngicos de escolha como marcadores de resistência para *C. parapsilosis* e a emergente *C. auris*.

INFECÇÃO FÚNGICA EM CIRURGIA

A incidência de infecções fúngicas em pacientes cirúrgicos tem aumentado nos últimos anos (especialmente entre 1980 e 1990), com registro de aumento nas taxas de infecção fúngica de 1,5 para 5,1% em ferida cirúrgica e de 6,75 para 18,7% no sistema urinário. As infecções de corrente sanguínea aumentaram de 5,4 para 9,9%. Cerca de 25% do total de infecções fúngicas hospitalares ocorrem em UTI cirúrgica.

No Brasil, de janeiro de 1995 a outubro de 1996, em seis hospitais universitários, documentaram-se 145 episódios de candidemia, dos quais 33% ocorreram em pacientes cirúrgicos.

As principais síndromes clínicas dos pacientes cirúrgicos são fungemia, infecção do sistema urinário, peritonite e infecção da ferida cirúrgica.

O diagnóstico da candidemia é difícil, uma vez que pode assemelhar-se ao da sepse bacteriana. Mas diante de piora clínica ou persistência de sinais de sepse mesmo após terapia antimicrobiana adequada, é obrigatório considerar a fungemia. Ainda é problemático o diagnóstico de infecções fúngicas, pois as leveduras fazem parte da microbiota normal dos indivíduos e têm baixa patogenicidade. Ademais, o isolamento desses microrganismos pode apenas significar colonização.

O crescimento do fungo em cultura costuma ser demorado, resultando em um diagnóstico tardio. Além disso, a positividade de hemoculturas é baixa (especialmente quando há fungos filamentosos). Na coleta de hemoculturas em pacientes com suspeita clínica de infecção sistêmica, deve-se fazer uma adequada assepsia do local da punção.

Os métodos automatizados com base na identificação não radioativa de produtos do metabolismo de microrganismos são os de escolha para o processamento de hemoculturas. Apesar da variação dos resultados de sensibilidade e especificidade, outros métodos diagnósticos podem ser usados na detecção de fungemia:

- Sistema de lise-centrifugação, de alto custo e nem sempre acessível
- Uso de frascos contendo meios bifásicos e processados manualmente, uma alternativa econômica
- Detecção de anticorpos/antígenos circulares específicos, testes sorológicos
- Testes de detecção da manana de β-1,3-glucana (componente da parede celular), do D-arabinitol (metabólico da membrana celular) e da enolase (componente do citoplasma celular).

Sugere-se que a candidíase sistêmica em pacientes cirúrgicos seja decorrente do sistema gastrintestinal colonizado (fenômeno de translocação) durante a isquemia intestinal ou a manipulação cirúrgica. Fontes exógenas (cateter venoso central e nutrição parenteral) estão relacionadas com a ocorrência de candidíase invasiva.

São fatores de risco para fungemia: uso de cateteres venosos centrais, antimicrobianos de largo espectro, cirurgia do sistema intestinal superior, nutrição parenteral total, cateterização vesical, grandes queimados, hemodiálise, diálise peritoneal ambulatorial contínua e colonização prévia.

A *C. albicans* ainda é a espécie mais prevalente em fungemia de pacientes cirúrgicos, seguida da *C. glabrata*, *C. parapsilosis* e *C. tropicalis*.

A peritonite causada por *Candida* é frequentemente secundária à perfuração do sistema gastrintestinal, sendo uma importante causa de morte tardia no curso da sepse intra-abdominal. A peritonite fúngica pode evoluir com infecção restrita à cavidade, formar coleções e abscessos intracavitários ou progredir para candidíase sistêmica. A etiologia das peritonites é polimicrobiana (*Candida* sp., 41%; *Enterococcus* sp., 21%; *Enterobacter* sp., 21%; *Staphylococcus epidermidis*, 21%; *Escherichia coli*, 17%; e *Bacteroides* sp., 7%).

A peritonite terciária refere-se à persistência da infecção peritoneal em pacientes graves com peritonite secundária, devido a falhas na imunidade do hospedeiro e no uso de terapias anti-microbianas. Os microrganismos predominantes na peritonite terciária são: *Staphylococcus* coagulase-negativo, *Pseudomonas* sp., *Candida* sp. e *Enterococcus* sp., que chegam ao peritônio como resultado de pressão seletiva dos antimicrobianos ao tempo da lesão inicial ou por translocação pela parede do intestino.

É comum a ocorrência de peritonite fúngica após um ou mais episódios de peritonite bacteriana. A infecção de ferida cirúrgica é uma complicação rara, mas de incidência crescente.

O diagnóstico de peritonite fúngica é definitivo quando a *Candida* sp. é o único agente isolado do peritônio em pacientes cirúrgicos com sinais clínicos de peritonite ou quando a disseminação da infecção for comprovada por hemocultura positiva ou evidência histológica de invasão tecidual.

A *Candida,* como um dos múltiplos microrganismos que contaminam o peritônio após perfuração de uma víscera (depois de reparo bem-sucedido), pode não corresponder à etiologia do processo infeccioso peritoneal.

No diagnóstico de doença fúngica invasiva, deve-se considerar o isolamento de *Candida* sp. do peritônio de pacientes com pancreatite aguda ou em casos de peritonite com má evolução clínica após antibioticoterapia adequada.

As cirurgias de cólon e de intestino delgado são as mais envolvidas nas infecções peritoneais por fungos. Também podem ser observadas infecções por fungos em cirurgias do fígado e do pâncreas (eventualmente). A alteração da microbiota normal pela terapêutica antimicrobiana parece promover a aderência de *Candida* à mucosa intestinal, favorecendo a colonização e o crescimento de fungos.

O uso de antibióticos orais na profilaxia cirúrgica do sistema gastrintestinal pode aumentar a colonização por fungos no intestino delgado e no cólon, elevando o potencial de infecção fúngica de ferida operatória.

O quadro clínico da infecção de ferida cirúrgica por *Candida* é inespecífico; entretanto, quando *Aspergillus* spp. ou *Rhizopus* spp. constituem o agente, pode-se observar uma extensa celulite com necrose local. A identificação de leveduras em culturas de fluidos de cavidade abdominal é assunto polêmico, pois esse achado isolado não define o diagnóstico de doença fúngica invasiva.

Também é controverso o achado diagnóstico de *Candida* em secreção de abscessos polimicrobianos intracavitários. Resultados falso-positivos podem ser obtidos por contaminação das amostras coletadas ou colonização da superfície da ferida cirúrgica. Resultados falso-negativos por coleta inadequada do material podem ser observados com fungos da família Mucorales e do gênero *Aspergillus*, que invadem vasos e tecidos profundos.

CANDIDÚRIA

Define-se como candidúria o crescimento de *Candida* sp. em culturas de urina coletadas com técnicas adequadas em duas ocasiões, com intervalo mínimo de 24 h.

A prevalência de candidúria é de 6,5 a 20% em pacientes hospitalizados. E o surgimento de candidúria também está relacionado com o tempo de sondagem vesical (> 12 dias).

Clinicamente, a candidúria apresenta-se de maneira *assintomática* (autolimitada, refletindo apenas a colonização do sistema urinário), desaparecendo com a retirada do fator desencadeante) ou como *cistite* (polaciúria, disúria, desconforto abdominal, febre e calafrios), *candidíase sistêmica* com manifestação renal (pielonefrite por *Candida* secundária a fungemia). Podem ainda ser observadas pneumatúria (secundária à produção de gases por fermentação), hematúria e piúria. O envolvimento do sistema urinário superior é raro.

Os fatores predisponentes de candidúria são: idade, antibioticoterapia de amplo espectro, sexo feminino, anormalidades no sistema urinário, diabetes melito, sondagem vesical de demora, uso de corticosteroides e imunossupressores, pós-operatório de cirurgias de grande porte, neoplasias e alterações do sistema imunológico.

As infecções do sistema urinário têm origem na própria microbiota intestinal do paciente. O uso de sonda vesical de demora, com o decorrer do tempo, aumenta a colonização da região periuretral (interface cateter-mucosa).

As mãos dos profissionais de saúde durante o manuseio inadequado do sistema de sondagem vesical ou a infusão de soluções contaminadas são as principais responsáveis pelos casos de infecções do sistema urinário de origem hospitalar.

A *C. albicans* é a espécie mais comumente isolada do sistema urinário, sendo responsável por cerca de 60% dos casos infecciosos. Em segundo lugar vêm outras espécies não *albicans* (*C. glabrata*: 10 a 20%; *C. tropicalis*: 14%; *C. parapsilosis*: 5%). O achado de leveduras do gênero *Candida* na urina de pacientes sadios e assintomáticos indica, na maioria das vezes, coleta ou processamento inadequado da cultura das amostras. O ideal é que cada hospital conheça a microbiota bacteriana, assim como a fúngica, pois variam entre hospitais e até entre unidades da mesma instituição de saúde.

Em pacientes expostos a fatores de risco para infecção urinária por *Candida,* a candidúria pode ser indicativa de colonização ou infecção. Há, entretanto, muitas controvérsias sobre a valorização da contagem de colônias como instrumento para diferenciar a colonização da infecção.

Em pacientes com sonda vesical de demora, a amostra de urina deve ser coletada por punção. Quando não sondados, recomenda-se a coleta de jato médio de urina após higienização adequada da glande ou da vagina. Caso apresentem um cateter, sugere-se sua remoção, realizando-se uma segunda coleta de amostra de urina na reinserção do novo cateter. Se nessa segunda amostra não for isolada a levedura, deve-se evitar prosseguir com o diagnóstico.

A interpretação do achado de candidúria baseia-se em dados clínicos e epidemiológicos, em pacientes previamente sadios, predispostos à candidúria com provável disseminação sistêmica. A maioria dos pacientes com candidúria é assintomática e não apresenta infecção do sistema urinário, mas naqueles indivíduos com infecção do sistema urinário sintomática por *Candida,* os sintomas são indistinguíveis dos causados por infecção bacteriana. Pacientes cateterizados raramente apresentam disúria, mas podem apresentar dor lombar e/ou desconforto suprapúbico.

Em pacientes assintomáticos sem fatores de risco para candidíase invasiva, a maior probabilidade é de contaminação. Em pacientes com candidúria sem evidências clínicas nem sinais de disseminação da infecção, deve-se considerar a possibilidade de colonização ou infecção localizada.

Pacientes críticos, submetidos à ventilação mecânica e internados em unidades de terapia intensiva por longos períodos, com síndrome infecciosa persistente, apesar da antibioticoterapia de largo espectro, são considerados suspeitos de portar candidúria secundária à doença fúngica sistêmica.

Em pacientes com doenças graves, candidúria, sintomática ou não, deve ser considerada um potencial marcador de candidíase invasiva e para iniciar a administração de antifúngicos sistêmicos.

A persistência da sondagem vesical de demora em pacientes de risco leva a altas taxas de recidiva da candidúria (> 40%). Dessa maneira, recomenda-se a remoção do sistema de cateterização no manejo clínico dos pacientes com candidúria, pois essa medida pode resolver aproximadamente 40% dos casos, reduzindo a recorrência da infecção. Caso não seja possível a remoção, recomenda-se a troca do cateter.

Na ocorrência de candidúria, confirmada em duas culturas coletadas em dias diferentes, em pacientes neutropênicos submetidos a transplante renal ou naqueles com indicação de manipulação invasiva ou cirúrgica das vias urinárias, está indicada a terapêutica antifúngica, mesmo na ausência de sintomas.

Pacientes previamente sãos, sem fatores de risco para candidúria, sem doenças de base, não submetidos a sondagem vesical, sem antecedentes de uso de corticosteroides e antibióticos, não devem receber antifúngicos sistêmicos. Nesses casos, deve-se solicitar nova coleta de material e, caso se confirme a existência de leveduras, deve-se investigar a possibilidade de mucosite genital por fungo na vagina ou glande.

A maioria desses pacientes deixa de apresentar candidúria logo após a instituição dessas medidas. Pacientes com sintomas de cistite cujo único achado em cultura sejam leveduras devem ser tratados com antifúngicos.

Quando encontradas em associação a bacilos gram-negativos e cocos gram-positivos, leveduras podem sugerir fístula entre a bexiga e o cólon ou vagina.

TRATAMENTO

A anfotericina B convencional é um antifúngico de largo espectro, mas que apresenta importante toxicidade, podendo ser usada com segurança para combater *C. albicans, C. tropicalis, C. parapsilosis, C. glabrata* e *Issatchenkia orientalis* (antiga *Candida krusei*). A *C. lusitaniae* costuma ser refratária à anfotericina B, sendo recomendado o uso do fluconazol.

A anfotericina B lipossomal tem a mesma eficácia da anfotericina B convencional, com menor toxicidade, especialmente renal, mas é de alto custo, o que dificulta o seu uso rotineiro. Tem sido indicada em casos de infecções fúngicas intolerantes ou refratárias à anfotericina B convencional. Está indicada nas infecções urinárias causadas por agentes resistentes ao fluconazol, assim como quando há suspeita de pielonefrite ou candidíase sistêmica.

A irrigação vesical de anfotericina B por meio de infusão diária de 50 mg diluídos em água destilada, por um período de 48 a 72 h, pode ser indicada em casos de cistite fúngica por espécies de *C.* não *albicans* ou isolados resistentes ao fluconazol.

Há pouca experiência com o itraconazol (disponível em cápsula) no tratamento de infecções invasivas por *Candida*.

A 5-flucitosina não é usada isoladamente em candidíase invasiva, devido ao alto índice de resistência secundária e à baixa eficácia clínica. Quando usada, deve ser combinada com anfotericina B. Contudo, em virtude de sua inexistência nas centrais de assistência farmacêuticas em todo o Brasil, seu uso é praticamente nulo.

O fluconazol é um triazólico de excelente tolerabilidade e eficácia, com boa penetração na maioria dos fluidos e tecidos e atividade antifúngica para a maioria das espécies de *Candida*, assim como para o *Cryptococcus neoformans*. Pode ser usado como fármaco inicial no tratamento de candidemia (pacientes neutropênicos sem instabilidade clínica, desde que não tenham recebido profilaxia com derivados azólicos) ou ser empregado na terapêutica sequencial após uso de anfotericina B convencional ou lipossomal. Apresenta boa tolerância quando usado em processos fúngicos por espécies não *albicans* (com elevados valores de concentração inibitória mínima para fármaco). As infecções urinárias causadas por leveduras sensíveis ao fluconazol podem ser tratadas com ele.

Pacientes com candidemia devem receber terapêutica antifúngica por um período mínimo de 14 dias após a negativação das culturas e o desaparecimento dos sinais e sintomas relacionados com a candidíase hematogênica.

Nas infecções do peritônio está indicada a limpeza cirúrgica da cavidade associada a tratamento sistêmico com anfotericina B ou com fluconazol. Nas peritonites associadas a cateter de diálise, está recomendada a retirada do cateter associando-se fluconazol ou anfotericina B. O tempo de tratamento com antifúngicos para a peritonite depende da resposta clínica do paciente, mas em geral é de 2 a 3 semanas.

Os testes de sensibilidade aos antifúngicos estão indicados para amostras de leveduras provenientes de pacientes hospitalizados que fizeram uso de antifúngico profilático ou terapêutico por longos períodos, nos casos de infecção fúngica documentada após uso prévio empírico ou profilático de azólicos, bem como nos de infecção por *C.* não *albicans* em que se pretenda usar terapêutica com azólicos.

Os derivados azólicos (imidazólicos – miconazol e cetoconazol) foram introduzidos na década de 1970 para tratamento das infecções fúngicas. Na década de 1980 surgiram os triazólicos (itraconazol e fluconazol), fármacos mais seguros e eficazes que os imidazólicos. Entretanto, apesar do amplo espectro, havia algumas limitações: itraconazol com deficiências em suas propriedades farmacocinéticas e existência apenas de formulação em cápsulas orais; fluconazol: com apresentações orais e intravenosas, mas com limitações quanto ao espectro de ação e resistência ante *C.* não *albicans*.

A partir da década de 1990, foram obtidos novos triazólicos (segunda geração) por meio de modificações moleculares do itraconazol e do fluconazol: o ravuconazol e o voriconazol (derivados do fluconazol).

Tem sido demonstrada a eficácia clínica do voriconazol nas candidíases oroesofágicas e invasivas, incluindo candidemia por *C. albicans* e não *albicans* (incluindo *C. glabrata* e *Issatchenkia orientalis* (antiga *Candida krusei*), e em pacientes neutropênicos febris.

Outras leveduras, como *C. neoformans, Trichosporon beigelii* e *Malassezia* spp., também mostram sensibilidade, assim como espécies de *Aspergillus* e outros patógenos emergentes refratários à anfotericina B, como *Fusarium* e *Scedosporium*. Também podem ser sensíveis os fungos dimórficos como *Paracoccidioides brasiliensis, Histoplasma capsulatum, Coccidioides* spp. e *Blastomyces dermatitidis*.

O voriconazol tem-se mostrado também bastante eficaz no tratamento da aspergilose invasiva (após 12 semanas de uso, a taxa de resposta é superior à da anfotericina B, com maior sobrevida), sendo o fármaco de escolha para essa infecção. Também tem sido usado no tratamento da aspergilose invasiva, em pacientes intolerantes ou refratários à anfotericina B, ao itraconazol e à equinocandina (acetato de caspofungina). Trata-se de um fármaco de amplo espectro, com rara resistência, que representa uma nova classe de agentes antifúngicos, inibindo a síntese de β-1,3-glucona. A caspofungina mostra-se mais eficaz na esofagite por *Candida* (89%) do que a anfotericina B (63%).

CANDIDA AURIS

A *Candida auris* (*C. auris*) foi isolada e identificada pela primeira vez causando candidíase no pavilhão auricular de um paciente japonês em 2009. Desde então, infecções por essa espécie ocorreram em vários países, incluindo Japão, Coreia do Sul, Índia, Paquistão, África do Sul, Quênia, Kuwait, Israel, Venezuela, Colômbia, Brasil, Reino Unido, Itália, EUA e Canadá. Uso prévio de antifúngicos ou antibióticos, uso de cateter venoso central e permanência prolongada em unidade de terapia intensiva são categorizados pela OPAS/OMS como os principais fatores de risco para infecção por *C. auris*.

A sobrevivência dessa espécie por semanas e até meses em fontes bióticas e abióticas em hospitais comprovou a importância da transmissão hospitalar desse novo agente. Evidências iniciais sugerem que o organismo pode se disseminar em ambientes médicos por contato com superfícies ou equipamentos contaminados, ou de pessoa a pessoa. Dessa maneira, a desinfecção de estetoscópios, termômetros, esfigmomanômetros, entre outros, além da higiene das mãos, devem ser rigorosamente respeitadas.

Assim como as demais infecções por *Candida*, as causadas por *C. auris* são diagnosticadas por cultura de sangue ou outros fluidos corporais. Contudo, sua identificação requer métodos laboratoriais específicos, como sequenciamento genômico de regiões D1-D2 ou ITS, ou proteômica por MALDI-TOF MS, uma vez que *C. auris* pode ser facilmente confundida com outras espécies de leveduras, tais como *Candida haemulonii, Debaryomyces hansenii* (antiga *Candida famata*), *Candida sake, Candida catenulata, C. lusitaniae, Candida guilliermondii, Saccharomyces cerevisiae, Rhodotorula glutinis* e *Rhodotorula rubra*.

O primeiro surto detectado de *C. auris* nas Américas foi relatado na Venezuela em uma unidade de terapia intensiva entre março de 2012 e julho de 2013. O surto afetou 18 pacientes, dos quais 13 eram pediátricos. Salienta-se que todos os isolados foram inicialmente identificados como *C. haemulonii*. Outro exemplo da dificuldade de identificação desse patógeno foi relatado em um surto ocorrido em agosto de 2016 em uma UTI do distrito de Cartagena, na Colômbia. Nesse surto, cinco casos de infecção foram identificados inicialmente como *C. albicans, C. guilliermondii* e *R. rubra*, mas após a realização de MALDI-TOF MS foram confirmados como *C. auris*.

Já foram isoladas linhagens de *C. auris* resistentes às três principais classes de antimicóticos (polienos, azóis e equinocandinas). O Centers for Disease Control and Prevention dos EUA demonstrou que, dos surtos globais que tem investigado, quase todos os isolados são altamente resistentes ao fluconazol, mais da metade é resistente ao voriconazol, um terço é resistente à anfotericina B e alguns são resistentes às equinocandinas, evidenciando que as opções de tratamento são limitadas. Essa multirresistência não foi observada em nenhuma outra espécie do gênero *Candida*.

Em 14 de março de 2017, a Anvisa publicou o COMUNICADO DE RISCO Nº 01/2017 – GVIMS/GGTES/ANVISA, que definiu a Rede Nacional para identificação de *C. auris* em serviços de saúde e detalhou orientações para a vigilância laboratorial, encaminhamento de isolados para laboratórios de referência e as medidas de prevenção e controle de IRAS pela *Candida auris*. Essa Rede analisa isolados suspeitos, desde 2017, mas o primeiro caso positivo de *Candida auris* no Brasil foi notificado à Anvisa em 07/12/2020, isolado em uma amostra de ponta de cateter de paciente internado na UTI de um hospital de Salvador/BA. Esse foi o primeiro caso de um surto com 15 casos, que culminou em dois óbitos. Em dezembro de 2021 a Anvisa recebeu a notificação de outro surto de *Candida auris* que ocorreu em um Hospital da Rede Pública de Salvador/BA. A amostra analisada era de urina de um paciente do sexo masculino e foi enviada ao LACEN/BA, que confirmou a identificação do fungo no dia 14/12/2021, utilizando a técnica MALDI-TOF MS. No dia 03 de janeiro de 2022, a Anvisa recebeu notificações referentes a dois casos possíveis de *Candida auris* em pacientes internados em um hospital de Pernambuco, dos quais um foi confirmado também por MALDI-TOF MS. Assim, a confirmação da identificação de *C. auris* em um hospital de Recife/PE representa o terceiro surto no país.

A *C. auris* é considerada de alta transmissibilidade e alta capacidade de colonizar o paciente e o ambiente próximo. Por isso, é importante que sejam identificados os casos positivos e suspeitos para *C. auris*, de acordo com testes fenotípicos realizados em laboratório, e que, assim, as amostras sejam enviadas para os laboratórios da Rede para que sejam devidamente processadas e analisadas com o objetivo de confirmar a presença de *Candia auris* na amostra.

Caso a amostra seja positiva para *C. auris*, é fundamental que a CCIH do serviço de saúde de origem do paciente cuja amostra foi coletada seja informada sobre a positividade da amostra, pois assim é possível dar início às medidas de prevenção de novas infecções no ambiente de saúde. Além disso, cabe à CCIH:

- Notificar à Anvisa do isolamento de *C. auris* através de formulário eletrônico
- Informar à Coordenação Estadual de Controle de Infecção Hospitalar (CECIH) sobre o caso confirmado
- Solicitar a autorização de CECIH para encaminhamento do isolado para o Lacen do Estado
- Orientar o laboratório de microbiologia sobre o encaminhamento do isolado para o Lacen do Estado, quando autorizado.

Para prevenir e controlar a disseminação de *C. auris* no ambiente de saúde, deve-se:

- Realizar a higienização adequada das mãos com água e sabão ou preparações alcoólicas
- Usar os EPIs adequados durante a assistência ao paciente e manejo das suas secreções
- Garantir a limpeza do ambiente, que deve ser realizada 3 vezes ao dia, e de superfícies
- Implementar as medidas de precaução de contato para os pacientes suspeitos ou confirmados com isolado de *C. auris*, sendo recomendado que fique em quarto de isolamento ou, na impossibilidade, em ambiente com separação de 1 metro entre os pacientes, devendo sinalizar a condição de isolamento do paciente. No caso de ter sido relatado mais de um caso na instituição, deve-se estabelecer uma área de -isolamento coorte, que deve ser exclusiva para pacientes colonizados e/ou infectados
- Evitar, se possível, o uso de termômetros axilares, dando preferência a termômetros digitais que não entrem em contato com o paciente. Caso contrário, deve-se realizar a desinfecção do equipamento logo em seguida
- Desinfetar estetoscópio, esfigmomanômetro ou qualquer outro dispositivo médico que tenha entrado em contado com o paciente
- Monitorar a adesão às práticas de controle de infecção

A coleta de cultura de vigilância de *C. auris* também deve ser realizada com o objetivo de investigar os casos e entender a gravidade do surto. Assim, recomenda-se que as culturas de vigilância sejam provenientes de *swabs* axilar e inguinal, urina de paciente com sonda, secreção de ferida e local de entrada de cânula ou cateter. Além disso, devem ser coletadas amostras do ambiente, principalmente de superfícies/objetos considerados de alto contato com os pacientes e com os profissionais de saúde, como grades da cama, ventiladores, mesas, bandejas, termômetros e oxímetro, por exemplo.

BIBLIOGRAFIA

Agência Nacional de Vigilância Sanitária (Anvisa). Comunicado de risco nº 01/2017 – GVIMS/GGTES/ANVISA – Relatos de surtos de *Candida auris* em serviços de saúde da América Latina. Disponível em: https://www.gov.br/anvisa/pt-br/centraisdeconteudo/publicacoes/servicosdesaude/comunicados-de-risco-1/comunicado-de-risco-no-01-2017-gvims-ggtes-anvisa-1.

Agência Nacional de Vigilância Sanitária (Anvisa). Alerta de Risco GVIMS/GGTES/ ANVISA nº 01/2022 – Confirmação de caso de *Candida auris* em Hospital de Pernambuco. Disponível em: https://www.gov.br/anvisa/pt-br/centraisdeconteudo/publicacoes/servicosdesaude/comunicados-de-risco-1/alerta-de-risco-gvims-ggtes-anvisa-no-01-2022.

Agência Nacional de Vigilância Sanitária (Anvisa). Notas técnicas. Disponível em: https://www.gov.br/anvisa/pt-br/centraisdeconteudo/publicacoes/servicosdesaude/notas-tecnicas/2022/nota-tecnica-gvims-ggtes-anvisa-no-02-2022.

Agência Nacional de Vigilância Sanitária (Anvisa). Notas técnicas. Disponível em: https://www.gov.br/anvisa/pt-br/centraisdeconteudo/publicacoes/servicosdesaude/notas-tecnicas/2022/nota-tecnica-gvims-ggtes-anvisa-no-02-2022-revisada-em-07-10-2022/@@download/file/Nota%20Tecnica%20GVIMS%2002_2022%20C.%20auris%2007.10.2022%20-%20REVISADA.pdf.

Agência Nacional de Vigilância Sanitária (Anvisa). Notas técnicas. Orientações. Candida auris. Disponível em: https://www.gov.br/anvisa/pt-br/centraisdeconteudo/publicacoes/servicosdesaude/notas-tecnicas/2020/nota-tecnica-gvims_n-11_2020_orientacoes_candida-auris_21-12-2020.pdf.

ALLERT, Stefanie et al. From environmental adaptation to host survival: Attributes that mediate pathogenicity of Candida auris. Virulence, v. 13, n. 1, p. 191-214, 2022.

Branchini MLM. Paciente em foco. Principais infecções fúngicas no paciente com infecção pelo HIV. São Paulo: PlanMark; 2002.

CALVO, Belinda et al. First report of Candida auris in America: Clinical and microbiological aspects of 18 episodes of candidemia. Journal of Infection, v. 73, n. 4, p. 369-374, 2016.

Clancy CJ, Nguyen H. In vitro efficacy and fungicidal activity of voriconazol against Aspergillus and Furarium species. Eur J Clin Microbiol Infect Dis. 1998; 17(8):573-5.

Colombo A. Candidemia: um grande problema entre as infecções fúngicas de pacientes críticos. Racional Hospitalar. 2002; 5(11):10-3.

Colombo A. Candidíase hematológica: epidemiologia e princípios para a abordagem terapêutica. In: Manejo em infecções por Candida. São Paulo: EPM – Editora de Projetos Médicos; 2000. p. 4-22.

Colombo AL, Barchiesi F, McGough DA et al. Comparison of Etest and National Committee for Clinical Laboratory Standards broth macrodilution method for azole antifungal susceptibillity testing. J Clin Microb. 1995; 33(3):535-40.

Colombo AL, Guimarães T. Candidúria: uma abordagem clínica e terapêutica. Rev Soc Bras Med Tropical. 2007; 40(3):332-37. Disponível em: www.scielo.br/pdf/rsbmt/v40n3/16.

Colombo AL, Nucci M, Salomão R et al. High rate of non-albicans candidemia in Brazilian tertiary care hospitals. Diagn Microbiol Infect Dis. 1999; 34(4):281-6.

Denning DW. Invasive aspergilosis. Clin Infect Dis. 1998; 26:781-805.

European Centre for Disease Prevention and Control. *Candida auris* outbreak in healthcare facilities in northern Italy, 2019-2021. Disponível em: https://www.ecdc.europa.eu/en/publications-data/rapid-risk-assessment-candida-auris-outbreak-healthcare-facilities-northern-italy.

Groll AH, Walsh TJ. Potential new antifungal agents. Curr Opin Infect Dis. 1997; 10:449-58.

Hilmarsdóttir I, Thorsteinsson SB, Asmundsson P et al. Cutaneous infection caused by Paecilomyces lilacinus in a renal transplant patient: treatment with voriconazole. Scand J Infect Dis. 2000; 32(3):331-2.

Hinrichsen SL, Falcão E, Vilella TS et al. Candida isolates in tertiary hospitals in Northeastern Brazil. Braz J Microbiol. 2009; 40(2):325-8.

Hinrichsen SL, Falcão E, Vilella TAS et al. Candidemia: incidence and antifungal susceptibility in two tertiary care hospital. Salud (i) Ciencia. 2011; 18(7):618-22.

Hinrichsen SL, Falcão E, Vilella TS et al. Candidemia em hospital terciário do Nordeste do Brasil. Rev Soc Bras Med Trop. 2008; 41(4)394-8.

Hinrichsen SL, Marsden A, Falcão E et al. Doenças dermatológicas em profissionais de saúde de uma unidade de terapia intensiva em Recife, PE. Rev Bras Med. 2008; 65(4):100-4.

INDEX FUNGORUM. 2022. Disponível em: http://www.indexfungorum.org/names/Names.asp.

Kauffman CA, Fisher JF, Sobel JD et al. Candida urinary tract infectious – diagnosis. Clin Inf Dis. 2011; 52(Suppl 6):452-6.

Kauffman CA, Zarins LT. In vitro activity of voriconazole against Candida species. Diagn Microbiol Infect Dis. 1998; 31(1):297-300.

Lavergne RA, Chauvin P, Valentin A et al. An extraction method of positive blood cultures for direct identification of Candida species by Vitek MS matrix-assisted laser desorption ionization time of flight mass spectrometry. Med Mycol. 2013; 51(6):652-6.

Lima-Neto RG, Santos C, Lima N et al. Application of MALDI-TOF MS for requalification of Candida clinical isolates culture collection. Braz J Microbiol. 2014; 45(2):515-22.

Mahmoud G. Avaliação in vitro do voriconazol em combinação com outros agentes antifúngicos. Clinical Congress News. 2002; 14(1):7.

Marinach-Patrice C, Fekkar A, Atanasova R et al. Rapid species diagnosis for invasive candidiasis using mass spectrometry. PloS One. 2010; 5(1): e8862.

Marriot D. 11th International Society on Infections in the Immunocompromised Host Halifax, Canada. June 2000. p. 18-21.

Mizusawa M, Miller H, Green R et al. Can multidrug-resistant Candida auris be reliably identified in clinical microbiology laboratories? J Clin Microbiol. 2017; 55(2):638-40.

Nucci M, Colombo AL, Silveira F et al. Risk factors for death in patients with candidemia. Infect Control Hosp Epidemiol, 1998; 19(11):846-50.

Pan American Health Organization; World Health Organization. Epidemiological Alert. Candida auris outbreaks in health care services. Washington: PAHO/WHO; 2016. Disponível em: https://iris.paho.org/bitstream/handle/10665.2/50649/EpiUpdate3October2016_eng.pdf?sequence=1&isAllowed=y.

Pauw BE. First clinical experiences with UK 109, 496 and study outlook – treatment of candidemia and invasive candidiasis in IVC – patients with high dose fluconazole. Ann Hematol. 1999; 78(2):52.

Prakash A, Sharma C, Singh A et al. Evidence of genotypic diversity among Candida auris isolates by multilocus sequence typing, matrix-assisted laser desorption ionization time-of-flight mass spectrometry and amplified fragment length polymorphism. Clin Microbiol Infect. 2016; 22(3):277. e1-9.

Putignani L, Del Chierico F, Onori M et al. MALDI-TOF mass spectrometry proteomic phenotyping of clinically relevant fungi. Mol BioSyst. 2011; 7(3):620-9.

Rex JH, Rinaldi MG, Pfaller MA. Resistance of Candida species to fluconazole. Antimicrob Agents Chemother. 1995; 39(1):1-8.

Rex JH, Walsh TJ, Sobel JD et al. Practice guidelines of treatment of candidiasis. Infectious Diseases Society of America. Clin Infect Dis. 2000; 30(4):662-78.

RUIZ-GAITÁN, Alba et al. Detection and treatment of Candida auris in an outbreak situation: risk factors for developing colonization and candidemia by this new species in critically ill patients. Expert review of anti-infective therapy, v. 17, n. 4, p. 295-305, 2019.

Ruiz LS, Khouri S, Hahn RC et al. Candidemia by Species of the Candida parapsilosis complex in children's hospital: prevalence, biofilm production and antifungal susceptibility. Mycopathologia. 2013; 175(3-4): 231-9.

Schelenz S, Hagen F, Rhodes JL et al. First hospital outbreak of the globally emerging Candida auris in a European hospital. Antimicrob Resist Infect Control. 2016; 5:35.

Schwartz S, Milatovic D, Thiel E. Successful treatment of cerebral aspergillosis with a novel triazole (voriconazole) in a patient with acute leukaemia. Br J Haematol. 1997; 97(3):663-5.

Silveira FP, Kusne S. AST infectious Disease Community of Practice Candida infections in solid organ transplantation. Am. J Transplant. 2013; 13:272-9.

United States Centers for Disease Control and Prevention. Candida auris. Disponível em: http://www.cdc.gov/fungal/diseases/candidiasis/candida-auris.html.

Verduyn Lunel FM, Meis JF, Voss A. Nosocomial fungal infections: candidemia. Diagn Microbiol Infect Dis. 1999; 34(3):213-20.

Wey SB, Colombo AL. Fungal infections of catheters. In: Seifert H, Jansen B, Farr BM. Catheter related infections. New York: Marcel Decker; 1997. p. 139-56.

Wey SB, Mori M, Pfaller MA et al. Hospital-acquired candidemia. The attributable morality and excess length of stay. Arch Intern Med. 1988; 148(12):2642-5.

Capítulo 56

Prevenção de Doenças em Unidades de Assistência à Saúde | Doenças Ocupacionais

Sylvia Lemos Hinrichsen ▪ Líbia Moura ▪ Marcela Coelho de Lemos

Falhas na prevenção levam a acidentes de trabalho e doença ocupacional. (Sylvia Lemos Hinrichsen)

INTRODUÇÃO

Desde 1978, as ações de segurança e saúde no trabalho são reguladas pelas Normas Regulamentadoras (NR) do Capítulo V, Título II, da Consolidação das Leis do Trabalho (CLT). A NR 9 define e categoriza os riscos ocupacionais, considerando cinco grupos de agentes de riscos: físico, químico, biológico, ergonômico e de acidentes.

A partir da identificação dos riscos relacionados ao trabalho (ocupacionais), profissionais especializados em engenharia de segurança e medicina do trabalho que compõem o serviço especializado em engenharia de segurança e medicina do trabalho (SESMT) de cada instituição elaboram e implementam programas de prevenção de riscos ambientais (PPRA), com o objetivo de eliminar, se possível, os diversos riscos e, se não possível, minimizá-los por meio de um programa de controle médico de saúde ocupacional (PCMSO), cujo objetivo é controlar e monitorar eventuais impactos dos riscos ocupacionais na saúde do trabalhador.

O PCMSO tem, portanto, o objetivo geral de promover a saúde do trabalhador e prevenir doenças e agravos causados pelo trabalho. No caso dos profissionais da área de saúde (PAS), o agente de risco de maior relevância é o biológico, especialmente pelo seu desfecho, que é a infecção.

São trabalhadores de serviço de saúde (TSS) os que laboram em edificações de serviços de saúde (pessoal administrativo, serviço de nutrição, recepção, segurança, limpeza, conservação, entre outros). O PAS é um grupo de TSS que tem contato direto, íntimo, contínuo e permanente com pessoas doentes e/ou com material biológico potencialmente contaminado (equipes multiprofissionais prestadoras de assistência a pacientes, pessoal de laboratório/centro cirúrgico/central de material esterilizado e outros).

As doenças relacionadas ao trabalho, ou doenças ocupacionais, são as que têm como causa imediata a exposição ocupacional ao agente de risco. Já o acidente de trabalho é o que ocorre no exercício do trabalho a serviço da empresa, com o segurado empregado, trabalhador avulso, médico-residente, bem como o segurado especial, no exercício de suas atividades, provocando lesão corporal ou perturbação funcional que cause morte, perda ou redução, temporária ou permanente, da capacidade para o trabalho. O acidente de trabalho típico ocorre durante o exercício do trabalho (decorrente de risco de acidentes), e o de trajeto é o ocorrido no percurso de casa para o trabalho ou vice-versa, ou ao deslocar-se durante as refeições.

Define-se como doença profissional a provocada ou desencadeada pelo exercício do trabalho peculiar a determinadas atividades, constante na relação de que trata o Anexo II do Decreto nº 2.172/1997 (decorrente de riscos ergonômicos e/ou biológicos relacionados às atividades laborais diárias). A doença do trabalho é a adquirida ou desencadeada em função de condições especiais em que o trabalho é realizado e com ele tenha relação direta, desde que constante na relação que trata o Anexo II do Decreto nº 2.172/1997 (decorrente da exposição a riscos químicos e/ou biológicos).

O PAS está exposto a vários tipos de lesão e doenças que tenham a sua ocupação e sua atividade como determinantes, sejam ou não relacionadas a infecções.

A exposição ocupacional a material biológico potencialmente contaminado (EOMBPC) caracteriza-se como uma doença infecciosa ocupacional (DIO). A exposição acidental a material biológico potencialmente contaminado (EAMBPC) caracteriza-se como um acidente de trabalho típico.

Todo estabelecimento de saúde reúne condições epidemiológicas favoráveis ao risco de transmissão nosocomial de doenças infecciosas, que decorrem da congruência de fatores externos e internos ao hospital.

Os riscos biológicos representam uma fonte contaminante (veículo que conserva ou transporta) laboral para as equipes multiprofissionais em serviços de saúde/hospitais. A fonte é representada pelo elemento biótico (o paciente) ou abiótico (um fômite) presente no ecossistema. São considerados contaminantes: secreções (gotículas e aerossóis ou objetos), excreções (fezes e urina), fluidos orgânicos (linfa, sangue) e restos orgânicos (peças cirúrgicas, material fecal, sobras de alimentos, resíduos de debridação de feridas, outros). O contágio pode ocorrer por contato direto (principalmente por mãos, durante a assistência a pacientes), indireto (em ambiente contaminado), por ar (gotículas e aerossóis) e fômites (itens contaminados), ou por outros elementos bióticos (vetores e hospedeiros intermediários), como mosquitos.

Assim, medidas administrativas devem ser instituídas no sentido de criar políticas assistenciais que visem à rápida identificação de casos suspeitos de doenças transmissíveis, para que sejam instituídas medidas de barreira/isolamento e tratamento.

402   Parte 2   Controle de Infecções

Nesse contexto, é fundamental a implementação de práticas de trabalho efetivas entre os trabalhadores, mediante programas de educação continuada/treinamentos/orientações dos profissionais de saúde.

Na prevenção das DIO, o foco é a proteção do trabalhador, que tem como objetivos:

- Reduzir ao máximo a possibilidade de exposição a agentes biológicos perigosos (ABP)
- Dotar o PAS de boas condições biológicas (fisiológicas, nutricionais e imunológicas/imunização) e promotoras de saúde (hábitos saudáveis no consumo de alimentos saudáveis, prática de exercícios físicos, combate ao tabagismo e diminuição da sobrecarga de trabalho) que confiram defesa adequada à ação patogênica dos ABPs
- Capacitar o PAS para que adote atitudes preventivas quanto aos riscos ocupacionais, em especial os ABPs. É também importante a atenção às doenças crônicas e degenerativas, assim como o respeito às limitações próprias da idade.

Também é importante atentar para outros riscos relacionados às atividades laborais, como lesões por esforço repetitivo (LER), doenças osteomusculares relacionadas ao trabalho (DORT) e transtornos mentais (síndrome de *burnout*), além de contusões.

A legislação, por intermédio da NR 7, proporciona a oportunidade de o trabalhador realizar exames médicos periódicos e de retorno ao trabalho. São consideradas áreas de risco nos serviços de saúde/hospital: pronto-socorro (triagem, sala de espera); enfermarias (clínica médica), doenças infecciosas/vírus da imunodeficiência humana/síndrome da imunodeficiência adquirida (HIV/AIDS), pneumologia, unidades de terapia intensiva (UTI), salas de raios X, laboratório de microbiologia, sala de broncoscopia, ambulatórios (tuberculose/HIV/AIDS). Considera-se ocorrência de contato prolongado com risco ocupacional quando há atividade laboral com o portador de tuberculose ativa por período ≥ 200 h.

A notificação e a investigação dos acidentes de trabalho e/ou de DIO são realizadas segundo legislação previdenciária (Lei nº 8.213/1991). Os eventos devem ser também notificados de maneira compulsória e universal ao Sistema de Informação de Agravos de Notificação (SINAM), de acordo com a Portaria nº 1.271/2014, que define a lista de notificação compulsória. Além da notificação, os eventos deverão ser sistematicamente investigados pelo empregador por meio do SESMT e da Comissão Interna de Prevenção de Acidentes (CIPA). Fazem parte do processo de investigação dados referentes a história e características do acidente de trabalho ou da doença ocupacional, dos fatores ambientais, das características do agente e das condições do portador da doença ocupacional ou do acidentado, com o objetivo de corrigir as não conformidades e as falhas observadas nas barreiras de segurança.

A CIPA é uma comissão paritária constituída por representantes dos empregados (eleitos em escrutínio secreto e dos empregadores [designados pelo empregador]), que atuam na promoção da segurança e da saúde dos trabalhadores. É regulamentada pela NR 5, aprovada pela Portaria nº 3.214, de 8 de junho de 1978, e atualizada pela Portaria SIT nº 247, de 12 de julho de 2011, do Ministério do Trabalho e Emprego (MTE).

SAÚDE OCUPACIONAL E AGENTES BIOLÓGICOS PERIGOSOS

Tuberculose

A tuberculose constitui ainda um importante problema de saúde pública, e sua ocorrência vem crescendo devido ao aumento das hospitalizações decorrentes de AIDS, pobreza, tratamentos inadequados ou incompletos e multirresistência aos fármacos. A transmissão ocorre por meio da inalação dos bacilos contidos em gotículas suspensas no ar expelidas pelo doente ao tossir, falar ou espirrar.

O período de incubação, desde o momento da infecção até surgir a lesão primária, varia de 4 a 12 semanas. O maior risco de adoecer (5% dos casos com infecção inicial podem evoluir para tuberculose pulmonar ou outro tipo com maior gravidade nas pessoas mais jovens) ocorre dentro dos dois primeiros anos, podendo persistir latente (95%) por toda a vida. A infecção inicial costuma ser assintomática, e a sensibilidade à tuberculina só se manifesta após algumas semanas.

O diagnóstico é feito por meio de exames clínicos e epidemiológicos, bacteriológicos, radiografias e reação de Mantoux (derivado de proteína purificada [PPD]), entre outros.

A tuberculose laríngea é a mais contagiosa, e a extrapulmonar raramente é transmissível. Crianças com infecção primária não são infectantes. Embora raro, pode haver contágio por meio do contato com mucosas e ferimentos abertos.

A suscetibilidade é maior em portadores do vírus de HIV/AIDS ou de outras imunodeficiências, e/ou em portadores de doenças crônicas debilitantes, como diabetes melito.

Vários estudos demonstram que os profissionais de saúde parecem ser um grupo mais predisposto à infecção pelo bacilo da tuberculose, embora não esteja claro se é o mais suscetível.

Há risco alto associado à aquisição de tuberculose ocupacional ou ao trabalho por PAS quando existem mais de 10 casos de tuberculose bacilífera por ano na unidade somados ao trabalho em ambiente potencialmente contaminado. O risco médio está relacionado à ocorrência de 5 a 10 casos de tuberculose bacilífera por ano na unidade somados ao trabalho em ambiente potencialmente contaminado, e o baixo risco, quando da ocorrência de menos de 5 casos de tuberculose bacilífera por ano na unidade ou trabalho em ambiente menos exposto (área sem contato com pacientes adultos ou administrativa).

O risco individual associado à aquisição de tuberculose ocupacional considera o estado clínico e a saúde geral do trabalhador. É alto quando o indivíduo for portador de HIV, for transplantado, estiver usando fator de necrose tumoral (TNF), for portador de insuficiência renal em diálise, tiver radiografia com imagem sugestiva de sequela de tuberculose não tratada anteriormente e/ou for portador de neoplasia de cabeça e pescoço. Já o risco moderado ocorrerá quando o trabalhador fizer uso de corticosteroides (dose > 15 mg de prednisona por mais de 1 mês), e o baixo risco, quando o trabalhador não se incluir em nenhum dos anteriores.

Os exames periódicos para PAS que trabalha em área de risco para tuberculose devem ter periodicidade semanal (se potencialmente expostos, como os que trabalham em limpeza, higienização e copa, servindo refeições) ou anual, para TSS de áreas administrativas, quando não for possível garantir ausência do risco.

Há recomendações para os trabalhadores de saúde tuberculino-negativos no sentido de realizar testes anuais e quimioprofilaxia para as viragens recentes (≥ 10 mm), mas é descrito um "efeito *booster*" pela aplicação do PPD, o que causa dificuldades de interpretação, mesmo em exames com intervalo de 1 ano. Isso ocorre em pessoas infectadas que perderam sua reação, funcionando a tuberculina como ativadora da memória imunológica e causando falsa viragem em um segundo teste. Como a tuberculina não pode sensibilizar uma pessoa não infectada, a repetição do PPD dentro de 3 semanas em uma pessoa negativa possibilita a identificação do "efeito *booster*" pela viragem do segundo teste. Se um funcionário for negativo nos dois primeiros testes e se tornar positivo após 1 ano, pode-se dizer que ele foi contaminado e precisa de quimioprofilaxia. Os funcionários com teste tuberculino-positivo devem realizar acompanhamento clinicorradiológico.

O risco de adquirir tuberculose pelo ar de salas de necropsia poderá existir até 24 h após a realização dos procedimentos em cadáver infectado, principalmente se o ambiente não for ventilado e/ou exposto ao sol. Em salas de necropsia está recomendado o uso de sistema de ventilação/exaustão com 6 a 12 trocas/h, com filtro HEPA (*high-efficiency particulate air*).

É obrigatório o uso de equipamentos de proteção individual (EPI), assim como a higienização das mãos antes e depois de prestar assistência ao doente. O uso de máscaras N95 é mandatório para os profissionais de saúde expostos ao bacilo da tuberculose, inclusive para os que trabalham em salas de necropsia.

Os profissionais de saúde com radiografia de tórax normal e PPD negativo podem ser vacinados com bacilo Calmette-Guérin (BCG) concomitantemente com outras vacinas, mesmo de vírus vivos em locais distintos, exceto se forem HIV-positivos (nestes, deve-se fazer PPD; se ≥ 5 mm, considerar como reator).

Nenhum funcionário imunodeprimido deverá prestar assistência a paciente com suspeita e/ou diagnóstico de tuberculose. O funcionário imunocompetente, assintomático, com PPD positivo, apresenta risco mínimo de infecção e não deve ter nenhuma restrição ao trabalho. Se, após 3 meses, apresentar viragem tuberculínica ou sintomatologia sugestiva, deverá ser reavaliado, estando indicada a isoniazida profilática durante 6 meses. Não há, nesse caso, necessidade de afastamento do trabalho.

O profissional doente com tuberculose confirmada deverá iniciar o tratamento e ser afastado das suas atividades pelo prazo mínimo de 15 dias, só podendo retornar ao trabalho quando estiver assintomático e com três baciloscopias negativas.

A BCG intradérmica pode raramente determinar abscessos, ulceração local e gânglios flutuantes, fistulados, osteomielite e lúpus *vulgaris* (baixa imunidade), exigindo o uso de isoniazida até a regressão da lesão (por 45 dias).

A quimioprofilaxia tem como objetivo evitar o adoecimento nos infectados. É feita com isoniazida (durante um período de 6 meses), que deve ser usada com cautela em pessoas com mais de 35 anos, alcoólicos e grávidas (nestas deve ser postergada, exceto em casos de risco).

A quimioprofilaxia estará indicada, portanto, para os contactantes íntimos de pacientes, diabéticos, pessoas com silicose, imunodeprimidos ou em uso de medicamentos imunossupressores e/ou contatos bacilíferos. Entretanto, ela está totalmente contraindicada em casos de grave reação adversa prévia.

Quando houver contato com microrganismo multirresistente, a quimioprofilaxia deverá ser feita com rifampicina durante um período de 1 ano. A associação de pirazinamida pode reduzir esse período para 2 meses.

A quimioprofilaxia estará indicada para pessoas de qualquer idade nas conversões recentes do PPD ou no achado isolado de um PPD positivo, e para pessoas abaixo de 35 anos com exclusão do desenvolvimento da doença. Também estará indicada para pacientes HIV-positivos anérgicos que tenham sido expostos à tuberculose.

O esquema clássico de tratamento é a associação de isoniazida, rifampicina e pirazinamida. Outros fármacos podem ser usados, como etambutol, estreptomicina, amicacina, etionamida (que deve ser evitada em grávidas devido aos riscos de teratogenicidade e prematuridade), rifabutina, capreomicina, ciclosserina, ácido para-aminossalicílico, canamicina, ofloxacino e ciprofloxacino.

Tem-se observado um aumento no número de casos resistentes à isoniazida ou a outros fármacos usados no tratamento da tuberculose, o que está relacionado com deficiências no sistema de saúde pública, treinamento inadequado dos profissionais com o caso-índice, falhas nas medidas de isolamento, não identificação do padrão de resistência, tratamento inadequado, abandono do tratamento, dificuldades técnicas diagnósticas da identificação de suscetibilidade de *Mycobacterium tuberculosis* e maior incidência de casos de imunodeficiência/AIDS. Nos casos de multirresistência, estão indicados os esquemas com quatro fármacos tuberculostáticos nos primeiros 2 meses de tratamento.

São consideradas sob risco todas as áreas nas quais o paciente com tuberculose confirmada ou suspeita recebe cuidados, bem como os locais de manipulação de material biológico potencialmente contaminado. O ar proveniente desses locais deve ser dirigido para o exterior da unidade, para locais afastados de outros pacientes, dos profissionais de saúde e de sistemas de captação de ar. Caso não seja viável esse direcionamento, o ar pode ser recirculado, desde que devidamente filtrado (uso de filtro HEPA, que remove cerca de 99,97% das partículas infectantes $\geq 0,3$ nm de diâmetro em suspensão do ar e auxilia no controle da transmissão nosocomial da tuberculose). Os locais de risco devem ficar sob pressão negativa em relação aos corredores e áreas adjacentes. Se isso não for possível, pelo sistema de ventilação existente, a criação de pressão positiva nos corredores adjacentes às salas de risco, por meio do uso criterioso das aberturas de portas e janelas, auxiliará no controle.

A irradiação ultravioleta (UV) é eficaz na inativação de *Mycobacterium tuberculosis* em condições experimentais; entretanto, não é considerada substituta do filtro HEPA se o ar irradiado necessita recircular nas salas, ou se o ar contém uma concentração muito elevada de partículas infectantes. As lâmpadas UV comerciais usadas com o propósito germicida são as de vapor de mercúrio de baixa pressão, que emitem irradiação de UV do tipo C (10 a 290 nm), mais comumente no tamanho de onda de 253,7 nm.

O uso de máscaras do tipo N95 (capazes de filtrar partículas de 0,3 mm de diâmetro, com eficiência ≥ 95%) está indicado para os profissionais de saúde durante a assistência aos doentes, não devendo ser utilizadas fora do quarto deles. Caso o doente tenha necessidade de se ausentar do quarto e sua capacidade ventilatória o permita, poderá fazê-lo usando máscara por períodos longos, desde que se mantenham íntegras, secas e limpas. Não se deve descuidar da higienização das mãos após o contato com o paciente, após a remoção da máscara e ao sair do quarto.

São também medidas de controle de transmissão de tuberculose hospitalar/biossegurança para pacientes internados quarto individual e pressão negativa em relação às áreas adjacentes. A exaustão do ar deve ser feita para ambiente externo (longe de calçadas e janelas que possam ser abertas e atingir pessoas); se o ar for recirculado, deve ser filtrado através de filtro HEPA.

Não havendo disponibilidade de quarto com pressão negativa, deve-se manter o doente em quarto individual com portas fechadas e desligar o ar-condicionado.

Caso o paciente necessite ser transportado, deverá utilizar máscara cirúrgica cobrindo boca e nariz. O transporte de doentes com tuberculose deve ser minimizado. Aguardar exames preferencialmente ao final do turno. O paciente não deve ficar na sala de espera antes nem depois da realização do exame.

Escabiose

O agente etiológico da escabiose (também conhecida como sarna) é o ácaro *Sarcoptes scabiei*. Clinicamente, a escabiose apresenta-se como pápulas, vesículas e sulcos, com prurido mais intenso à noite. Em pacientes imunodeprimidos, idosos e/ou com precárias condições higiênicas, a sarna apresenta-se sob a forma de crostas (sarna norueguesa).

O período de incubação varia de 2 a 6 semanas nas pessoas sem exposição prévia, e de 1 a 4 dias nos previamente expostos. A transmissão é feita por contato cutâneo direto e por roupa contaminada, na qual o parasito pode sobreviver por até 4 dias.

A sarna pode ser prevenida com o uso de luvas durante os cuidados com pacientes infectados e com a higienização de colchões e de travesseiros, assim como a troca de roupa de cama. O profissional de saúde com sarna deverá ser afastado de suas atividades até 24 h após a primeira aplicação de escabicida.

Não está recomendado o uso rotineiro de profilaxia para os profissionais de saúde que tenham tido contato pele a pele com pacientes ou outras pessoas com escabiose (só devendo ser considerado o uso nas situações em que houve a transmissão).

O tratamento se completa com uma segunda aplicação 7 dias após o primeiro tratamento (feito para eliminar os parasitos que se encontravam em fase de ovo durante a primeira aplicação).

Durante o período entre a primeira e a segunda aplicação, praticamente não existe risco de transmissão. Entretanto, os profissionais que assistem pacientes imunodeprimidos devem ficar afastados de suas atividades até completar a segunda aplicação.

Pediculose

Deverá ser afastado do contato direto com o paciente o profissional de saúde com pediculose, até o início da terapêutica específica com a confirmação da eliminação das lêndeas. Não

está recomendado o uso rotineiro de pediculicida profilático para os profissionais que tenham tido contato com pacientes ou outras pessoas com pediculose, exceto se houver evidência de infestação.

O tratamento de piolhos em roupas depende do processo de lavagem, que objetiva a remoção das sujidades, as características do tecido e a sua desinfecção em um só tempo: ação mecânica, química e térmica. No caso de contaminação por piolho, as ações química e mecânica e o tempo são fatores primordiais.

Impetigo/dermatite

Deverão ser afastados do contato direto com pacientes e do manuseio de equipamentos para procedimentos invasivos os profissionais de saúde com dermatites (lesões exsudativas ou secretantes) e/ou impetigo, até cicatrização das lesões. Não é necessário licença do trabalho. Deve-se considerar a atividade do profissional e os potenciais riscos à segurança do paciente/equipes.

Diarreia

Os profissionais de saúde com diarreia (fase aguda) deverão ser afastados do contato direto com pacientes até cessarem as evacuações. Os que estiverem na fase de convalescença não precisam ser afastados do contato direto, mas somente do cuidado direto com pacientes de risco, dependendo do agente, até a resolução dos sintomas. Não é necessário licença do trabalho. É preciso considerar a atividade do profissional e os potenciais riscos à segurança do paciente/equipes.

Conjuntivite

Os profissionais de saúde com conjuntivite deverão ser afastados do contato direto com os pacientes até cessarem as secreções. Não é necessário licença do trabalho. Deve-se considerar a atividade do profissional e os potenciais riscos à segurança do paciente/equipes.

Varicela-zóster

A varicela-zóster (VVZ) é uma doença viral benigna em crianças (podendo ser grave em adultos e/ou em imunodeprimidos), de alta transmissibilidade (varicela: de 48 h antes do início das manifestações clínicas até que todas as lesões formem crostas em torno de 5 dias após início; zóster: desde o início das lesões e enquanto elas persistirem) de pessoa para pessoa por contato direto, por gotículas ou secreções das vias respiratórias ou do líquido das vesículas, assim como por objetos recém-contaminados (apesar da alta labilidade do vírus). A varicela tem maior transmissibilidade que o zóster.

Os contatos suscetíveis são considerados infectantes no período compreendido entre 10 e 21 dias após o contato, e até 28 dias se for usada imunoglobulina VVZ e se esta tiver sido ineficaz em prevenir o aparecimento da doença. Pacientes, profissionais de saúde e visitantes deverão ser mantidos isolados (precauções com ar e de contato) a fim de evitar o contágio a outras pessoas suscetíveis.

Os pacientes com maior risco de complicações ou de doença grave são os prematuros de baixo peso corpóreo, independentemente do estado de imunidade materna, e pacientes imunodeprimidos de qualquer idade. É conveniente fazer a sorologia para VVZ nos profissionais que assistem pacientes imunodeprimidos/com AIDS/transplantados de medula, para detectar anticorpos. Se estes forem suscetíveis, estará indicada a vacina contra VVZ, que produz uma taxa de anticorpos protetores de 99% 1 mês após a segunda dose, com proteção por mais de 10 anos.

O membro da equipe de saúde vacinado não necessita de testes sorológicos de imunidade, e a vacina está indicada para todos os profissionais da equipe de saúde que não desenvolveram a doença após exposição. A vacina VVZ poderá ser indicada três dias após a exposição, na impossibilidade de fazer a imunoglobulina VVZ. Entretanto, ela está contraindicada a pessoas alérgicas aos seus componentes, imunodeprimidos, gestantes, pacientes com tuberculose ativa não tratada, pessoas que fizeram uso de imunoglobulina VVZ (aguardar 5 meses para vacinar) e com quadro febril agudo.

Após a vacinação, deve-se evitar a gravidez até 3 meses após a última dose, assim como contato íntimo com gestantes, recém-nascidos e imunodeprimidos (desde a primeira dose e até 40 dias após a segunda).

Os principais efeitos adversos da vacina VVZ são febre, edema e eritema no local da aplicação (por 2 dias), e exantema variceliforme (raro) na primeira ou segunda semana.

O profissional suscetível que teve contato com VVZ deve ser afastado de suas atividades de 8 a 21 dias após o contato. Devem ser indicadas as precauções com o ar e de contato a partir do início das lesões até que tenham evoluído completamente para a fase de crostas. Pessoas suscetíveis não devem entrar em contato com o doente.

Os recém-nascidos de mães com varicela, caso permaneçam hospitalizados, devem ser submetidos às precauções durante 21 ou até 28 dias, caso tenham recebido imunoglobulina varicela-zóster (VZIg).

As crianças com embriopatia por varicela não requerem precauções; porém, é preciso ficar atento, pois a doença pode desenvolver-se entre 1 e 16 dias de vida em bebês nascidos de mães com varicela em atividade. Os pacientes imunodeprimidos com zóster (localizado ou disseminado) e imunocompetentes com zóster disseminado requerem precauções com ar e de contato durante todo o período da doença.

Considera-se que indivíduos imunocomprometidos com zóster localizado são improváveis disseminadores da infecção após 24 h de tratamento com aciclovir, não sendo necessário manter precauções com o ar nesse grupo após esse período.

Os pacientes imunocompetentes com zóster localizado não necessitam de precauções adicionadas às precauções-padrão. Quando não for possível evitar o contato com suscetíveis, incluindo-se funcionários com estado de imunidade não definida, deve-se usar máscara do tipo cirúrgico.

O relato de história pregressa de varicela, não documentado por sorologia, pode ser considerado para a definição de imunidade. Os casos e os contactantes não devem ocupar a mesma área destinada a pacientes sob precauções. Pacientes suscetíveis, imunodeprimidos, com diáteses hemorrágicas e que receberam VZIg há mais de 3 semanas não devem ser internados na mesma enfermaria de casos ou de contactantes. Mesmo os pacientes que já tiveram varicela ou receberam VZIg há menos de 3 semanas somente deverão compartilhar enfermarias de pacientes com varicela ou contactantes em situações de extrema necessidade.

É obrigatório o uso de quarto privativo, de preferência com sistema de ventilação com pressão negativa, com 6 a 12 trocas/h e exaustão externa, ou uso de filtros do tipo HEPA, se o ar for recirculado. Está recomendado o uso de máscaras do tipo cirúrgico, que deverá ser colocada antes da entrada no quarto e retirada ao sair, além de avental ou capote (preferencialmente descartável) quando da possibilidade de contato íntimo com o paciente ou com o ambiente, devendo ser colocado na entrada e retirado na saída.

O uso de luvas limpas não estéreis está recomendado, após a higienização das mãos, em todo e qualquer contato com o paciente e o ambiente. Devem ser retiradas logo após o uso, e as mãos devem ser higienizadas.

A saída do paciente para a realização de exames ou outros procedimentos deve ser evitada. Quando necessário, tanto o paciente quanto o funcionário devem usar máscara cirúrgica e avental.

As visitas e os acompanhantes são permitidos, desde que com imunidade conferida com base na história pregressa. Não é necessário o uso de EPI por parte dos acompanhantes ou visitantes, mas deve ser enfatizada a higienização das mãos.

Todos os pacientes suscetíveis devem receber alta o mais rápido possível, além dos que não puderem ser colocados em quarto privativo sob precauções com ar e contato do 8º ao 21º dia (28º dia, se tiver usado VZIg) após a exposição ao caso-índice.

Todos os membros da equipe de saúde suscetíveis devem ser licenciados ou excluídos do contato com pacientes suscetíveis do 8º ao 21º dia (28º dia, se tiver usado VZIg) após exposição ao paciente infectante.

A imunoglobulina VVZ está indicada, até 96 h após a exposição, para paciente suscetível (incluindo grávidas) e se o profissional for imunodeprimido (fornece anticorpos protetores desde o momento da sua absorção já instalada). A VZIg pós-exposição ao vírus varicela-zóster está indicada para crianças, adolescentes e adultos imunodeprimidos sem história prévia de varicela, incluindo infectados pelo HIV; mulheres grávidas suscetíveis; recém-nascidos cuja mãe tenha apresentado varicela 5 dias ou menos antes do parto ou até 48 h depois; prematuros com 28 ou mais semanas de gestação hospitalizados cuja mãe não tenha história de varicela ou evidência sorológica de proteção; prematuros com menos de 28 semanas de gestação ou com 1.000 g ou menos, ou independentemente da história materna de varicela ou do estado sorológico da mãe; recém-nascidos com doença dermatológica grave e em caso de exposição a varicela.

Não está indicado o uso de ácido acetilsalicílico (AAS) até 6 semanas após a aplicação da vacina e/ou com doença ativa, devido a uma possível relação com a síndrome de Reye.

O tratamento para os profissionais de saúde ou pessoas com VVZ deverá ser iniciado nas primeiras 72 h (preferencialmente até 24 h) do surgimento da doença, devendo ficar afastados até a fase de crostas. É necessário tirar licença do trabalho até essa fase.

Herpes simples

Os profissionais de saúde portadores de infecção primária ou orofacial recorrente pelo herpes-vírus simples (HS) devem ser avaliados quanto ao risco potencial de transmissão para neo-natos, doentes graves, grandes queimados ou com eczema e imunossuprimidos, e quanto à necessidade de afastamento dos cuidados a tais pacientes. Deve-se aconselhar os profissionais com HS orofacial a cobrir e a não tocar as áreas afetadas, assim como a higienizar as mãos para evitar o contato entre as suas lesões e os pacientes com dermatite.

Deverão ser afastados do contato com pacientes os profissionais de saúde com infecções pelo HS nos dedos ou mãos, até que as lesões estejam cicatrizadas.

Os profissionais com HS oral não necessitam de afastamento do trabalho nem do contato com pacientes. Entretanto, deverão usar máscaras para cuidados com crianças menores de 2 anos, imunossuprimidos, queimados ou com eczema até a fase de crostas.

Os profissionais com HS genital não precisam ser afastados do trabalho nem do contato com pacientes (exceto se forem imunossuprimidos ou realizarem procedimentos invasivos). Não é necessário tirar licença do trabalho.

Varíola

Deve-se assegurar que todo profissional de saúde que manuseie culturas ou animais contaminados ou infectados com vírus da varíola, vaccínia recombinante ou outros vírus Orthopox receba vacina contra varíola a cada 10 anos. Está recomendada a vacinação ao profissional de saúde que preste cuidados clínicos aos receptores de vacina de vírus vaccínia recombinante. Porém, não se deve vacinar a profissional de saúde grávida, o imunossuprimido ou com eczema.

Não há necessidade de afastar do trabalho o profissional de saúde que tenha recebido a vacina e tenha boas práticas de higienização das mãos.

Hepatite A

Não está recomendada a vacinação pré-exposição ou o uso de imunoglobulina para os profissionais de saúde em contato com pacientes com vírus da hepatite A (HVA). Enfatizam-se as medidas de higiene e educação continuada nos serviços de saúde para manuseio correto de material potencialmente infectante.

A imunoglobulina, que deverá ser administrada o mais precocemente possível (até 2 semanas após o contato, com eficácia superior a 85%), está recomendada em situações de epidemias para os contatos íntimos de pacientes infectados, profissionais de saúde ou outros pacientes. O esquema vacinal (duas doses com intervalo de 6 a 12 meses) recomendado não tem objetivo profilático após a exposição.

Os doentes com HVA devem ser afastados do trabalho até liberação médica, mas os que foram apenas expostos não, exceto se manusearem alimentos, avaliando-se caso a caso. A licença do trabalho será dada àqueles com doença aguda sintomática, após 7 dias do início da icterícia.

Hepatite B

O risco de adquirir o vírus da hepatite B (HVB) após acidente perfurocortante ou contato com pele lesada ou mucosa com sangue/derivados varia de 2 a 40% e depende da situação do paciente/fonte. Após acidente com perfurocortante, em não vacinados, o risco varia de 6 a 30%. Por esse motivo, todos os profissionais de saúde devem ser vacinados contra o HVB.

Se o profissional de saúde não for comprovadamente imune ao HVB, deve ser feita sorologia para anticorpo de superfície (anti-HBsAg). Mesmo os vacinados anteriormente e cuja sorologia foi realizada em um período superior a 24 meses antes da exposição devem ser novamente testados.

Cerca de 10 a 15% dos vacinados não alcançam títulos protetores dos anticorpos, especialmente os obesos, imunodeprimidos, maiores de 50 anos e tabagistas (indivíduos de risco).

A profilaxia para o HVB após exposição ocupacional está recomendada nos casos em que o *anti-HBsAg for superior a 10 UI/ml*. Se o *anti-HBsAg for superior ou igual a 10 mUI/ml*, não será indicado nenhum tratamento, podendo ser apenas considerado o uso de imunologia hiperimune, dependendo de cada caso. Se o indivíduo for vacinado anteriormente, mas o *anti-HBsAg for desconhecido* ou o indivíduo *não for previamente vacinado*, estará indicada a vacinação com uma dose até 7 dias após o acidente (considerar esquema completo se o indivíduo não for vacinado previamente com intervalos de 0, 1 e 6 meses, e dosar anti-HBsAg depois; se houver antígeno *core* do HVB positivo, deve-se suspender a vacinação) mais uma dose da imunoglobulina hiperimune até 24/48 h pós-acidente.

A determinação do título de anti-HBsAg deverá ser feita entre 1 e 6 meses após o esquema vacinal primário, ou de 4 a 6 meses após a administração de imunoglobina anti-HVB específica (hiperimune).

O indivíduo com doença causada por HVB deverá ser afastado de suas atividades profissionais e do contato direto com pacientes até liberação médica. A licença do trabalho será fornecida àqueles com doença aguda sintomática até o HBsAg negativar.

O indivíduo com HVB e doença assintomática, exposto ou portador, não precisa ser afastado do trabalho nem do contato direto com o paciente. Nesse caso, estarão recomendados o uso de luvas nos contatos com membranas e mucosas ou pele lesada e o seguimento das precauções básicas. Os portadores do vírus que exerçam atividades com procedimentos de risco não deverão mais realizá-las.

Está indicada a revacinação para o HIB aos que não apresentarem resposta imunitária adequada após a primeira série vacinal, devendo ser repetido o esquema de vacina. Se, mesmo assim, não ocorrer uma resposta imunitária ideal, deve-se encaminhar o profissional de saúde para avaliação das causas da não resposta.

Está recomendada a dosagem semestral de HBsAg e anti-HBs do profissional que sofreu acidente com material biológico. Para os profissionais não vacinados e vacinados não responsivos (anti-HBs < 10 UI/ml), deverá ser administrada gamaglobulina contra hepatite B dentro de 24 a 48 h após acidente.

Não há benefício comprovado do uso de gamaglobulina após 1 semana do acidente. Caso a fonte seja HBsAg-positiva, aplica-se uma segunda dose depois de 1 mês. Todo profissional não vacinado deverá ser submetido à vacinação.

No momento do acidente deverão ser solicitados ao profissional o HBsAg e o anti-HBs. Os que forem anti-HBs-positivos não farão acompanhamento, e os vacinados com anti-HBs-negativo ou não vacinados deverão repetir a sorologia após 6 meses.

Se houver história de uso de gamaglobulina hiperimune, realizar apenas o anti-HBs após 12 meses.

Hepatite C

O risco de contaminação com o vírus da hepatite C (HVC) devido a acidente com sangue de fonte HVC-positiva é, para o profissional de saúde, de 1,8 a 3% até 7%.

Ainda não há vacina disponível para a profilaxia pré-exposição nem imunoglobulina para a pós-exposição, ou tratamento totalmente eficaz para a doença já instalada (na infecção aguda, menos de 25% apresentam sintomas). A adoção das precauções básicas é, portanto, o único meio para prevenir a contaminação (deve-se lembrar que cerca de 30 a 70% dos infectados desenvolverão hepatite C crônica após se infectarem), e, quando o risco for maior, está recomendado o uso de luvas duplas.

Em caso de acidentes perfurocortantes ou de contato com pele lesada ou mucosa, os cuidados com o local afetado são os mesmos recomendados para o vírus da hepatite B e o HIV.

O profissional deverá ser acompanhado laboratorialmente, conforme protocolo padronizado pela instituição, devendo-se solicitar o anti-HVC da fonte e do acidentado na ocasião da exposição. Se positivo o anti-HVC de ambos, deve-se encaminhá-los para acompanhamento. Se positivo o exame da fonte e negativo o do acidentado, este deverá repetir o exame 6 meses depois, acompanhando os níveis de transaminases.

O uso de imunoglobulina comum (*standard*), inferior ou substâncias antivirais não está recomendado como profilaxia. Não há evidências sobre medidas específicas eficazes para a redução da transmissão do HVC. Não é necessário o fornecimento de licença do trabalho em casos de infecção por esse vírus.

Vírus da imunodeficiência humana

O risco de infecção pelo HIV varia de 0,2 a 0,5% após exposição a sangue/derivados e fluidos corpóreos com sangue. A abordagem inicial da exposição ocupacional pelo HIV deverá visar a: *descontaminação do local exposto* (limpeza da ferida com água e sabão somada a irrigação das membranas e mucosas com água limpa e, se em olhos, irrigar com água limpa ou solução oftalmológica estéril); *contato com o serviço/comissão de controle de infecção hospitalar/gerenciamento de risco da instituição* para determinar o risco da exposição, para uma triagem rápida (testes sorológicos rápidos da fonte e do acidentado) para a profilaxia imediata pós-exposição (quimioprofilaxia anti-HIV e HVB, se indicada); e *aconselhamento*.

É considerado *risco aumentado* após exposição *cutaneomucosa* (> 0,10%) quando há grande área exposta, grande volume de sangue e contato prolongado com área de lesão cutaneomucosa. É considerado *alto risco* após exposição *percutânea* (> 0,3%) a grande volume de sangue (agulhas ocas colocadas em qualquer acesso vascular [Jelco®, escalpe, *intracath*]) e sangue contendo altos títulos de HIV (pacientes em soroconversão ou em fase avançada da doença).

Em situações de alto risco ou de risco aumentado, está recomendado o uso de fármacos antirretrovirais por 28 dias,

acompanhamento clínico para a detecção de toxicidade, sorologia para o HIV no momento do acidente, com 30 e com 90 dias depois, além da prevenção de transmissão secundária por até 6 semanas após o acidente (uso de preservativos durante relações sexuais e abster-se de amamentar).

Logo após o acidente perfurocortante ou contato com sangue, hemoderivados, fluidos ou tecidos orgânicos, deve-se também:

- Lavar a lesão com água e sabão ou solução antisséptica (polivinilpirrolidona [PVP-I] ou clorexidina) por 5 min
- Lavar a mucosa com água ou soro fisiológico por 5 min
- *Não usar* soluções como éter, hipoclorito ou glutaraldeído.

Citomegalovírus

Não se devem restringir as atividades dos profissionais de saúde que tenham doença por citomegalovírus (CMV) relacionada. Todas as gestantes e os pacientes de risco (imunossuprimidos, queimados) deverão ser alertados sobre os riscos associados à infecção por CMV. Não há necessidade de mudança formal rotineira das atividades profissionais para reduzir a exposição ao CMV entre grávidas.

Rubéola

O maior risco de adquirir a rubéola está nas unidades pediátricas.

Um indivíduo só deve ser considerado imune à rubéola depois de testes sorológicos, pois apenas histórias prévias da doença são insuficientes para determinar o estado de imunidade.

Todas as pessoas suscetíveis devem ser vacinadas (MMR: sarampo, caxumba e rubéola ou monocomponente para rubéola) antes de iniciarem ou continuarem o contato com gestantes, como também mulheres em idade reprodutiva, devido aos riscos de infecção e de transmissão transplacentária. Mulheres grávidas suscetíveis não devem ser vacinadas com a versão do vírus vivo atenuado, mas sim no pós-parto (se não estiverem grávidas novamente). Não está recomendada a gravidez até 3 meses depois da vacinação contra rubéola.

Os suscetíveis expostos ao vírus da rubéola deverão ser afastados do trabalho do 7º dia após a primeira exposição até o 21º dia após a última exposição. Deverão ser afastados do trabalho os profissionais de saúde que desenvolverem rubéola até 7 dias após o início do exantema, sendo fornecida a licença.

Sarampo

O sarampo é uma doença altamente infectocontagiosa causada pelo vírus (RNA) da família Paramyxoviridae, caracterizada por exantema maculopapular confluente, enantema, febre, tosse, coriza e conjuntivite. O período de incubação varia de 10 a 14 dias.

A doença é transmitida por meio do contato inter-humano pela via respiratória (por gotículas). A transmissibilidade ocorre mais frequentemente durante o período prodrômico, perdurando até 4 dias após o aparecimento do exantema.

A vacina (duas doses de vacina de vírus vivo atenuado, ou após o primeiro ano de vida) é a principal estratégia de controle da doença, especialmente para os profissionais de saúde.

Estão recomendados para os pacientes quartos individuais, preferencialmente com pressão negativa, assim como o uso de máscaras com alto poder de filtração (N95).

Os doentes com sarampo deverão ser afastados de suas atividades profissionais até 5 dias após o início do exantema, assim como os suscetíveis expostos, sendo fornecida a licença do trabalho.

Parotidite

Os doentes com parotidite (caxumba) deverão ser afastados de suas atividades profissionais até 9 dias após o início do edema de parótida, e os apenas expostos, mas suscetíveis, do 12º dia após o primeiro dia de contato até o 26º dia após a última exposição. Deverá ser fornecida a licença do trabalho.

A vacinação (tríplice viral-MMR – rubéola, sarampo, caxumba – iniciada aos 12 meses de idade e a 2ª dose entre 4 e 6 anos de vida) é eficaz no controle da parotidite. Deve-se observar que, conforme o calendário nacional de vacinação, todas as crianças e os adolescentes até 19 anos de idade devem receber duas doses da vacina tríplice viral.

Influenza

Os cardiopatas e pneumopatas crônicos têm maior risco de complicações graves por infecção por *influenza*. Os profissionais de saúde podem transmitir o vírus para os pacientes, inclusive com ocorrência de epidemias; por isso, recomenda-se a imunização anual para todos eles, especialmente para os que prestam assistência em unidades neonatais ou pediátricas (vacina não recomendada para menores de 6 meses de idade).

Todos os doentes, sobretudo os profissionais com contato direto com pacientes de risco, que apresentarem *influenza*, deverão ser afastados de suas atividades profissionais até a resolução dos sintomas. Está recomendada a licença do trabalho.

Deve-se considerar a administração anual da vacina contra *influenza* a todos os profissionais de saúde, incluindo gestantes, antes do período de ocorrência da doença, a menos que contraindicado.

Deve ser considerada a profilaxia antiviral com amantadina ou rimantadina após exposição para os profissionais de saúde não vacinados durante epidemias de *influenza*, tanto na comunidade quanto dentro dos hospitais, ou considerar a administração de vacina aos não vacinados associada à profilaxia antiviral após exposição durante 2 semanas depois da vacinação.

Deve-se considerar o afastamento das atividades e do contato direto com pacientes dos profissionais de saúde ou pessoas de risco (neonatos, lactantes, pneumopatas e imunossuprimidos) ou com evidência laboratorial de infecção viral, epidemias comunitárias de *influenza* ou vírus sincicial respiratório.

Poliomielite

É preciso verificar se os profissionais de saúde que podem ter contato com pacientes ou secreções de pacientes que estejam eliminando poliovírus nativo (e os que trabalham em laboratórios que manuseiam espécimes que possam conter poliovírus natural ou que executem técnicas amplificadas de cultura do vírus) receberam o curso completo de vacina antipólio. Em caso negativo, deve-se administrar a vacina com poliovírus inativado, preferencialmente por via oral.

A vacina com poliovírus inativado por via oral também deverá ser administrada para portadores de imunodeficiência, grávidas e pessoas sem esquema vacinal completo. Qualquer caso de poliomielite deverá ser comunicado aos órgãos governamentais do município/estado/país.

Parvovírus

Deve-se assegurar que mulheres grávidas que trabalham em unidades de saúde estejam informadas sobre os riscos de infecção por parvovírus (eritema infeccioso e drepanocitose com crise aplásica), além das medidas de controle para prevenção de transmissão durante o trabalho com pacientes de alto risco. Rotineiramente, a profissional grávida não precisa ser afastada de modo formal do contato com o paciente com parvovírus.

Raiva

Deve-se realizar a vacinação pré-exposição aos profissionais de saúde que trabalharão com o vírus da raiva (animais infectados ou de laboratório de pesquisa).

Está recomendada a administração de um curso completo de terapêutica antirrábica aos profissionais de saúde que tenham sido mordidos por ser humano portador do vírus da raiva, ou sofrido lesões, abrasões, corte ou contaminação de membrana mucosa com saliva ou outro material potencialmente infectante de um ser humano portador de raiva. Em indivíduos previamente vacinados, a terapêutica pós-exposição é reduzida a uma dose da vacina no dia do acidente e outra no terceiro dia.

Tétano/difteria

Está recomendado o esquema vacinal primário (três doses do toxoide tétano-difteria com intervalos de 1 mês entre a primeira e a segunda dose, e de 5 meses entre a segunda e a terceira dose, com reforço de uma dose a cada 10 anos para todos os indivíduos).

Os profissionais expostos à difteria deverão ser monitorados até 7 dias após a exposição, devendo ser feita a profilaxia antimicrobiana para os que tenham tido contato com gotículas respiratórias ou com lesões cutâneas de pacientes infectados com difteria. Poderá ser também administrada uma dose da vacina dupla adulta para os expostos e previamente imunizados que não tenham sido revacinados dentro dos 5 anos precedentes.

Deverão ser afastados do trabalho os expostos e os que forem identificados como portadores assintomáticos (difteria) até o término do tratamento com antimicrobiano.

Clostridium difficile

O *Clostridium difficile* tem potencial de disseminação pelo contato interpessoal, e os funcionários podem adquiri-lo mesmo durante a alimentação ou medindo a temperatura de um paciente. Por isso, é indicado o uso de termômetro de único uso.

É importante que, durante o período de quadros diarreicos e/ou se o paciente estiver incontinente, sejam tomadas as precauções de contato, com o uso de luvas e avental. Além disso, todas as superfícies devem ser desinfectadas (desinfecção concorrente).

É imprescindível que haja o controle de antimicrobianos por meio de auditoria, devendo-se evitar o uso de antibióticos de alto risco, como clindamicina e cefalosporinas de segunda ou terceira geração em situações de surtos. Está indicada a realização de *swab* de pacientes à admissão se houver história de diarreia anterior causada por *Clostridium difficile*, internação hospitalar nos últimos 30 dias ou transferência hospitalar.

Deverá ser feito o manejo adequado das dejeções, que devem ser desprezadas no vaso sanitário, evitando-se a contaminação das bordas, dando-se descarga com o vaso fechado.

Estafilococos/estreptococos/enterococos

Os profissionais de saúde com lesões de pele (não impetigo) por *Staphylococcus aureus* (*S. aureus*) deverão ser afastados do contato direto com o paciente e o manuseio de equipamentos para procedimentos invasivos, mas não do trabalho, até que ocorra a resolução das lesões.

Os profissionais de saúde com faringite causada por *Streptococcus* do grupo A deverão ser afastados do contato direto com o paciente e de suas atividades até 24 h após o tratamento, com licença do trabalho.

Os profissionais de saúde com celulite causada por *Streptococcus* do grupo A deverão ser afastados do contato direto com o paciente, mas não do trabalho, até 24 h após o tratamento e a melhoria clínica.

Não deverão ser afastados de modo rotineiro de suas atividades os profissionais colonizados por *S. aureus* ou por *Streptococcus* do grupo A em narinas, mãos ou outra superfície corporal, a não ser que haja comprovada evidência epidemiológica de que ele seja responsável pela disseminação do organismo no ambiente hospitalar.

Os pacientes infectados ou colonizados são o principal reservatório de *S. aureus* resistentes à meticilina (MRSA) em hospitais. Os funcionários podem manter colonização transitória por vários meses e atuar como reservatórios de MRSA, sendo mais um transmissor entre pacientes. O principal modo de transmissão ocorre por meio das mãos dos profissionais de saúde, que podem contaminar-se pelo contato com pacientes colonizados ou infectados pelos próprios profissionais de saúde ou equipamentos/superfícies contaminadas com fluidos corpóreos contendo MRSA.

O *S. aureus* resistente à vancomicina (VRSA) e o *S. aureus* com sensibilidade intermediária aos glicopeptídios (GISA) também necessitam de medidas de prevenção. Nesses casos, o uso de vancomicina deverá ser reduzido em todo o hospital.

A coleta de material biológico para exames deve ser feita no próprio quarto do paciente. Está recomendado o uso dos EPIs (luvas, avental, máscara cirúrgica, se o paciente estiver em uso de oxigenoterapia por cânula nasal, e óculos de proteção, se houver risco de aspersão de aerossóis), bem como a desinfecção dos equipamentos para exames complementares (radiografia portátil, eletrocardiograma) após a realização do procedimento.

O acesso de pessoas ao quarto do doente deverá ser monitorado, assim como o uso das precauções básicas e a higienização das mãos. Após remover as luvas, deve-se lavar as mãos com clorexidina a 4% ou álcool isopropílico.

Em caso de ventilação mecânica em paciente com pneumonia, deve-se usar filtro bacteriano ou condensador na fase expiratória do sistema. Não se deve compartilhar termômetros, estetoscópio ou esfigmomanômetro.

Os funcionários sob maior risco de infecção ou colonização por *Staphylococcus* sp. (com dermatites esfoliativas ou diabetes melito em uso de insulinoterapia) não deverão prestar assistência aos infectados ou colonizados por VRSA.

Após a alta do paciente infectado ou colonizado, deve-se proceder à desinfecção terminal do quarto, dos equipamentos e/ou mobiliários e obter culturas do ambiente, deixando o quarto fechado até que as culturas sejam negativas.

Em caso de transmissão nosocomial documentada em uma unidade hospitalar, esta deverá ser fechada para novas admissões. Caso ocorra transferência de paciente dessa unidade para outro hospital ou outro setor, o paciente deverá ser colocado sob precauções até que duas culturas de *swab* nasal com intervalo de 48 h sejam negativas.

Os *Staphylococci* coagulase-negativos (o *Staphylococcus epidermidis* é o mais comum) são considerados não invasivos, não virulentos (fazem partem da flora humana normal), causam infecções oportunistas, especialmente em imunodeprimidos ou nos que receberam antibióticos de amplo espectro para tratamento de infecções por gram-negativos. Produzem uma substância mucosa (*slime*) que lhes permite aderir a próteses articulares, válvulas cardíacas, *shunts* neurocirúrgicos e cateteres intravasculares, e sobreviver na superfície interna com um biofilme protetor.

O controle do *Staphylococcus* coagulase-negativo multirresistente é difícil, pois ele costuma tornar-se parte da flora normal dos pacientes e é onipresente no ambiente hospitalar. Em pacientes que serão submetidos à implantação de corpo estranho, a prevenção da infecção depende de rigorosa atenção às técnicas de antissepsia e, em determinadas situações, à antibioticoprofilaxia.

O uso das precauções básicas (se não foi descolonizado, até a alta hospitalar; se foi, devem ser mantidas após três culturas negativas de *swab* nasal) já é suficiente para que se tenha o controle da disseminação de MRSA. O uso rotineiro da descolonização para todos os pacientes e funcionários como um componente do controle endêmico do MRSA não é eficaz e aumenta a indução e a disseminação de microrganismos ainda mais resistentes.

A descolonização está indicada para pacientes com infecções recidivantes causadas por MRSA, funcionários colonizados relacionados com surtos e quando da diminuição da frequência de novos casos em face de um surto que continua, apesar de outras intervenções. Os profissionais portadores de MRSA epidemiologicamente ligados à transmissão devem ser removidos do cuidado direto do paciente até a descolonização.

Os *Enterococci* são parte da flora normal do sistema gastrintestinal e do sistema genital feminino e são causadores de infecções hospitalares graves. A partir de 1986, começaram a surgir cepas de *Enterococci* resistentes à vancomicina (VER). Vários são os fatores que têm sido associados à infecção por VER (imunodepressão, procedimentos cirúrgicos abdominais – especialmente em transplantes de fígado – ou cardiotorácicos, cateterismo vesical, cateterismo venoso central, longa permanência hospitalar, múltiplos esquemas antibióticos, endemicidade e proximidade com infectados).

Em hospitais com VER de padrão endêmico ou com continuada transmissão, a despeito da implementação das medidas de controle, devem-se centralizar esforços inicialmente em UTI. Ao mesmo tempo, deve-se fazer a seleção dos colaboradores (coorte) segundo *status* de exposição, para reduzir o risco de transmissão por meio das mãos de pacientes portadores dos microrganismos; remover funcionários colonizados dos setores, especialmente se tiverem dermatite crônica ou doença das unhas, ou quando epidemiologicamente estiverem ligados à transmissão do VER; afastá-los do cuidado de pacientes VER-negativos até que a colonização seja erradicada; e controlar o uso da vancomicina, considerada como fator de risco para a colonização e infecção por VER, além de aumentar a possibilidade de emergência de *S. aureus* e/ou *S. epidermidis* resistentes à vancomicina.

O uso da vancomicina é aceitável no tratamento das infecções graves causadas por microrganismos gram-positivos resistentes aos betalactâmicos, no tratamento de infecções em pacientes com alergia importante aos betalactâmicos, na falha no tratamento de colite associada a antimicrobianos com metronidazol, ou se a colite for grave, e na profilaxia para endocardite em determinados procedimentos em pacientes graves que envolvam implantação de próteses em hospitais com altas taxas de infecções por MRSA ou *S. epidermidis* resistente à meticilina.

A vancomicina não deverá ser administrada em: rotina profilática cirúrgica, como antibioticoterapia empírica em neutropenia febril (só se houver forte evidência de infecção por MRSA no hospital), como tratamento em resposta a uma única hemocultura positiva para *Staphylococcus* coagulase-negativo, se a contaminação da hemocultura for provável, em profilaxia local ou sistêmica de infecção ou colonização de cateteres intravasculares, para a descontaminação seletiva do sistema digestório, na erradicação seletiva do sistema digestório, na erradicação da colonização por MRSA, na rotina de profilaxia para recém-nascido de muito baixo peso, no tratamento de infecções decorrentes de microrganismos gram-positivos sensíveis em doentes renais, como solução tópica para aplicação ou irrigação e no tratamento primário para colite associada a antibióticos, e na rotina profilática para pacientes em diálise peritoneal ambulatorial contínua (CAPD) ou em hemodiálise.

Enterobactérias

As enterobactérias multirresistentes são comuns em hospitais, especialmente *Klebsiella*, *Serratia*, *Enterobacter*, *Escherichia coli*, *Citrobacter*, *Proteus*, *Providencia* e *Morganella*.

As enterobactérias são componentes da flora normal do intestino humano e de animais; em poucos dias após a admissão hospitalar, já se verificam mudanças na flora comunitária dos pacientes (idosos, imunodeprimidos e graves).

No controle de enterobactérias multirresistentes, estão indicadas as precauções básicas, durante ostomias, sondagem vesical e ferida operatória, especialmente em idosos e pacientes com infecções urinárias ou respiratórias. Em indivíduos com fibrose cística, além das precauções de contato, devem ser adicionadas as precauções com perdigotos, evitando-se a internação de portador de *Burkholderia cepacia* ou *Pseudomonas aeruginosa* junto a pacientes com estado de colonização desconhecido.

Não é recomendado nenhum método terapêutico para a descolonização.

Doença meningocócica

Não está recomendada a vacinação rotineira contra meningococo (vacinas quadrivalentes A, C, Y, W-135) como profilaxia pós-exposição. Os profissionais que tenham tido contato íntimo (respiração boca a boca, intubação endotraqueal, manuseio de tubo endotraqueal) com secreções orofaríngeas de pacientes infectados e que não tenham usado as precauções básicas de maneira adequada devem receber quimioprofilaxia (rifampicina, 600 mg, VO, de 12/12 h, por 2 dias para adultos – fármacos de escolha).

Também podem ser empregados, na profilaxia pós-exposição, sulfonamidas, ciprofloxacino ou ceftriaxona. Esta última pode ser usada pela mulher grávida.

Deve-se considerar a vacinação dos profissionais de saúde de laboratórios que estejam rotineiramente expostos a *Neisseria meningitidis* em espécimes biológicos que possam ser aerossolizados.

A vacina meningocócica pode ser administrada aos profissionais de saúde e a outras pessoas que tenham tido contato com infectados, para controle de epidemias pelo sorogrupo C, após orientações dos responsáveis pela saúde pública.

Deverão ser afastados do trabalho os profissionais com infecção por *Neisseria meningitidis* até 24 h após o início de antibioticoterapia efetiva, fornecendo-se licença do trabalho.

Não há necessidade de afastar rotineiramente do trabalho os profissionais que sejam apenas portadores em nasofaringe de *Neisseria meningitidis* e/ou que forem expostos.

Em situações epidêmicas, deve-se empregar a vacina com polissacarídio específico.

Doença pneumocócica

A vacina antipneumococo está indicada para: pessoas com idade superior a 60 anos; aquelas entre 2 e 65 anos com risco aumentado de complicações por doença pneumocócica, doença cardiovascular crônica, doença pulmonar crônica, diabetes melito; alcoólicos; hepatopatas crônicos, com asplenia anatômica ou funcional; imunossuprimidos; pessoas em situações sociais que favoreçam a ocorrência de doença invasiva ou com fístula liquórica.

Coqueluche

É causada pela *Bordetella pertussis*, que é transmitida por contato respiratório íntimo. O período de incubação é, em média, de 6 a 12 dias, mas podendo variar de 4 a 21 dias. A melhor prevenção é o uso precoce da vacina já a partir do segundo mês de vida, com proteção por cerca de 10 anos.

Os profissionais de saúde ou as pessoas que mantiverem contatos íntimos (face a face) com secreções orofaríngeas de pacientes infectados devem receber quimioprofilaxia com eritromicina ou sulfametoxazol-trimetoprima (SMZ-TMP) por 10 a 14 dias; porém, deve-se suspender a profilaxia se os resultados de culturas ou outros testes forem negativos para coqueluche e o curso clínico for sugestivo de outra doença.

Deverão ser afastados do trabalho os profissionais e/ou pessoas que desenvolvam sintomas (tosse com duração superior ou igual a 7 dias, especialmente se acompanhada por paroxismo ou vômitos pós-tosse) após exposição a pacientes com coqueluche até 5 dias depois de iniciada a terapia adequada. Deverá ser fornecida licença do trabalho.

As pessoas assintomáticas, mesmo que tenham sido expostas, não precisam ser afastadas de suas atividades profissionais, mas devem receber profilaxia com eritromicina ou SMZ-TMP por 10 a 14 dias.

Microrganismos multirresistentes

A resistência bacteriana é a mais comum e tem aumentado significativamente a sua prevalência. Resistência e virulência não estão correlacionadas (uma cepa resistente pode não ser mais virulenta do que a cepa sensível). As precauções de contato fazem parte do controle dos microrganismos multirresistentes, assim como a auditoria de antimicrobianos, relação funcionário-paciente e um bom laboratório de microbiologia. A pressão seletiva dos antimicrobianos sobre a flora microbiana normal do indivíduo ou do ambiente hospitalar parece ser um dos principais fatores associados ao surgimento de cepas multirresistentes.

As bactérias gram-negativas são os microrganismos mais frequentes nas infecções hospitalares, embora as gram-positivas também estejam aumentando.

A antibioticoterapia produz importante efeito na flora endógena e exerce pressão seletiva a favor dos microrganismos resistentes. Assim, quanto maior for a dose do antimicrobiano administrada, maior será a probabilidade de superinfecção ou colonização com germes resistentes. Além disso, a exposição prolongada aos antibióticos em hospitais geralmente aumenta a probabilidade de colonização ou infecção com microrganismos resistentes.

A maior taxa de prevalência de multirresistência aos antibióticos ocorre nos ambientes em que é mais intenso o uso de antimicrobianos, principalmente em UTI, de queimados ou de oncologia. As alterações nos esquemas de antibióticos promovem as mudanças na prevalência de microrganismos resistentes.

Em pacientes infectados com cepas resistentes, há maior frequência de antibioticoterapia prévia do que em colonizados ou infectantes com cepas suscetíveis da mesma espécie. A resistência aos antibióticos é mais prevalente entre os microrganismos isolados de infecções adquiridas em hospitais do que na comunidade.

Não devem ser realizadas culturas de vigilância nos profissionais para bactérias ou germes multirresistentes na ausência de epidemia para a qual ele esteja relacionado.

COVID-19

A infecção pelo SARS-CoV-2 pode ser considerada uma doença ocupacional desde que sua relação com a atividade profissional seja devidamente comprovada. Ou seja, a COVID-19 é considerada doença ocupacional quando o profissional de saúde que presta assistência direta a pacientes positivos para o SARS-CoV-2 adquire o vírus e desenvolve a doença após a assistência de saúde.

Assim, com o objetivo de prevenir a infecção no ambiente de saúde é indicado que o profissional de saúde utilize máscara N95/PFF2 e *face shield*, realize adequadamente a higienização das mãos e utilize capote/bata e luvas durante a assistência de saúde, levando sempre em consideração o nível de exposição ao qual se submeterá. Além disso, é importante que o profissional de saúde esteja atento às precauções a que os pacientes estão submetidos, pois dessa forma é possível minimizar o risco de exposição e, consequentemente, infecção.

Caso seja confirmada a infecção pelo SARS-CoV-2 em virtude da atividade profissional desempenhada, é indicado que a pessoa fique em isolamento até que apresente teste para COVID-19 negativo e/ou ausência de sintomas após 7 a 10 dias do início da sintomatologia.

É importante atentar que a SARS-CoV-2 tem sido uma situação clínica nova que trouxe (e ainda traz) muitas dúvidas e mudanças conceituais que interferem na biossegurança e manejo clínico-diagnóstico-terapêutico. Portanto, é fundamental que haja atualizações permanentes utilizando os órgãos institucionais nacionais e/ou internacionais, pois acreditamos que muitas das respostas ainda existentes só serão respondidas no tempo da ciência, que somente ela irá determinar: o que, quando, como, entre outras dúvidas.

SITUAÇÕES ESPECIAIS

Para diminuir ou até evitar as consequências da transmissão ocupacional ou acidental de um ABP, é necessário que as instituições de saúde/hospitais implementem um programa de imunização ativa para PAS, composto por imunização ativa, reforços vacinais (quando recomendado) e controle da eficácia da vacinação. As vacinas com antígeno inativo ou morto não representam risco para os profissionais de saúde imunossuprimidos e podem ser administradas como o recomendado para os demais trabalhadores. As vacinas anti-*Haemophilus influenzae* do tipo B estão recomendadas para os indivíduos com a função imune comprometida por asplenia anatômica ou funcional, sendo necessárias doses maiores ou reforços mais frequentes.

As mulheres grávidas devem ser orientadas quanto aos riscos de doenças infecciosas, tais como CMV, hepatite, HS, HIV, parvovírus e rubéola, que, se adquiridas durante a gestação, podem causar problemas no feto. Não há indicação formal de afastar rotineiramente as mulheres grávidas ou com intenção de engravidar do contato com infecções potencialmente lesivas ao feto.

Os serviços de saúde que prestam assistência em caráter de emergência devem assegurar que sejam recomendadas rotineiramente precauções básicas durante a assistência e o transporte de pacientes.

Os profissionais de saúde com hipersensibilidade ao látex devem ser avaliados clinicamente (se houver dermatite localizada, asma ocupacional, angioderma e anafilaxia) e sorologicamente (IgE antilátex específica); os que apresentam história prévia de sensibilidade ao látex, quando for necessário, ao comprar luvas, devem obter informações sobre eficiência, como barreira, conforto e adaptação. Não há recomendações sobre a ampla substituição de luvas em toda a instituição por produtos sem látex para prevenir a sensibilização dos profissionais de saúde.

Os serviços de saúde/hospitais deverão elaborar um programa de controle de animais sinantrópicos (baratas, formigas, moscas, mosquitos, pombos, pulgas, ratos), que necessitam de água, alimento e abrigo. Na prevenção desses animais, é fundamental que haja um local apropriado para o PAS se alimentar, a fim de não fazer isso no local do trabalho.

PRECAUÇÕES EMPÍRICAS

Em determinadas situações, a transmissão de uma doença pode ocorrer antes que um diagnóstico etiológico definitivo possa ser estabelecido e que as precauções por via de transmissão sejam implementadas. Certas síndromes clínicas e condições sugerem um risco aumentado de transmissão, justificando-se o uso de precauções especiais até que se esclareça o diagnóstico.

As principais síndromes clínicas ou condições que requerem precauções empíricas além das precauções básicas são: diarreia aguda de provável etiologia infecciosa por germes entéricos ou em adulto com uso prévio de antibióticos por *Clostridium difficile* (precauções empíricas de contato); meningite (precauções empíricas para perdigotos); exantema e febre por provável *Neisseria*, varicela ou sarampo (precauções empíricas para perdigotos, ar e contato); infecções respiratórias por *Mycobacterium tuberculosis*, *Bordetella pertussis*, vírus sincicial respiratório ou *influenza* (precauções empíricas para o ar e perdigotos); microrganismos resistentes (precauções empíricas de contato); e infecções de pele, ferida infectada ou abscesso drenado por *S. aureus* ou *Streptococcus* do grupo A (precauções empíricas de contato).

BIBLIOGRAFIA

AASP. Infecção por COVID-19 só é considerada doença ocupacional se estiver vinculada com a atividade profissional. Disponível em: https://www.aasp.org.br/noticias/infeccao-por-covid-19-so-e-considerada-doenca-ocupacional-se-estiver-vinculada-com-a-atividade-profissional/.

Brasil. Ministério da Trabalho. NR5 – Comissão Interna de Prevenção de Acidentes. Portaria GM nº 3.214, de 08 de junho de 1978. Disponível em: https://www.bauru.unesp.br/Home/CIPA/nr_05.pdf.

Brasil. Ministério da Saúde (MS). Secretaria de Ciência, Tecnologia e Insumos Estratégicos. Protocolo Clínico e Diretrizes Terapêuticas para Profilaxia Pós-Exposição de Risco à Infecção pelo HIV, IST e Hepatites Virais. Relatório de Recomendação/Ministério da saúde, Secretaria de Ciência, Tecnologia e Insumos Estratégicos. Brasília: MS; 2017.

Brasil. Ministério da Saúde (MS). Secretaria de Vigilância em Saúde. Departamento de Vigilância Epidemiológica. Manual de recomendações para o controle da tuberculose no Brasil. Brasília: MS; 2011. 284 p.

Brasil. Ministério da Saúde (MS). Secretaria de Vigilância em Saúde. Departamento de Vigilância Epidemiológica. Guia de vigilância epidemiológica. 7. ed. Brasília: MS; 2009. 816 p.

Brasil. Ministério da Saúde. Nota Técnica esclarece sobre caracterização da COVID-19 como doença ocupacional. Disponível em: https://www.gov.br/economia/pt-br/assuntos/noticias/2020/previdencia/dezembro/nota-tecnica-esclarece-sobre-caracterizacao-da-covid-19-como-doenca-ocupacional.

Brasil. Ministério da Economia. Nota Técnica SEI nº 56376/2020/ME – COVID-19. Nexo com o trabalho à luz da legislação Previdenciária.

Medida Provisório nº 927 de 2020. Disponível em: https://www.gov.br/economia/pt-br/centrais-de-conteudo/publicacoes/notas-tecnicas/2020/sei_me-12415081-nota-tecnica-covid-ocupacional.pdf.

Centers of Disease Control and Prevention (CDC). Clinical update: Impact of HIV protease inhibitors on the treatment of HIV-infected tuberculosis patients with rifampicin. MMWR. 1996; 42:921-5.

Centers of Disease Control and Prevention (CDC). Guidance for evaluating health-care personnel for hepatitis B virus protection and for administering postexposure management. MMWR. 2013; 62(10).

Centers of Disease Control and Prevention (CDC). Nosocomial transmission of mutidrug-resistant tuberculosis among HIV-infected persons. Florida and New York, 1988-1992. MMWR. 1991; 40:585-7.

Centers of Disease Control and Prevention (CDC). Recommendations for isolation precautions in hospitals. Am J Infect Control. 1996; 24:24-52.

Centers for Disease Control and Prevention (CDC). Imunization of health-care personnel: Recommendations of the Advisory Committee on Imunization Pratices (ACIP). MMWR. 2011; 60(RR-7):1-45.

Centers for Disease Control and Prevention (CDC). Updated U.S. Public Health Service Guidelines for the Management of Ocupational Expuseres to HBV, HCV and HIV and Recommendations for Postexposure Prophylaxis. MMWR. 2001; 50(RR11):1-42.

Conde MB, Fiuza de Melo FA, Marques AMC et al. III Diretrizes para Tuberculose da Sociedade Brasileira de Pneumologia e Tisiologia. J Bras Pneumol. 2009; 35(10):1018-48.

Fernandes AT, Ribeiro Filho N, Mazzano RS et al. Bactérias aeróbicas. In: Fernandes MO, Ribeiro Filho N. Infecção hospitalar e suas interfaces na área da saúde. São Paulo: Atheneu; 2000. p. 336-403.

Fonseca MMR. Profilaxia pós-exposição a material biológico para profissionais de saúde. In: Melo HRL et al. Condutas em doenças infecciosas. Rio de Janeiro: Medsi; 2004. p. 758-65.

Franco C, Zanelta DM. Tuberculose em profissionais de saúde: medidas institucionais de proteção e controle. Arg Ciência Saúde. 2004; 11(4):244-52.

Hinrichsen SL, Marsden A, Falcão E et al. Doenças dermatológicas e profissionais de saúde de uma unidade de terapia intensiva em Recife, PE. Rev Bras Med. 2008; 65(4):100-4.

Hinrichsen SL. DIP – doenças infecciosas e parasitárias. Rio de Janeiro: Medsi/Guanabara Kogan; 2005. p. 1098.

Kuhar DT, Henderson DK, Struble KA et al. Updated US Public Health Service Guidelines for the Management of Occupational Exposures to Human Immunodeficiency Virus and Recommendations for Postexposure Prophylaxis. Infection Control and Hospital Epidemiology. 2013; 34(9): 875-92.

Lisboa TC. Tratando a roupa hospitalar contaminada por piolho. Controle de Infecção. 2002; 50:5.

Matos JC, Martins MA. Precauções em doenças infectocontagiosas. In: Martins MA. Manual de infecção hospitalar: epidemiologia, prevenção, controle. 2. ed. Rio de Janeiro: Medsi; 2001. p. 587-642.

Medeiros EAS. Precauções e isolamento de pacientes com doenças de transmissão aérea. Bol Soc Bras Infect. 2001; 4-9.

Pedrosa TMG, Couto RC. Prevenção das infecções nosocomiais ocupacionais. In: Couto RC, Pedrosa TMG, Nogueira JM. Infecção hospitalar: epidemiologia, controle e tratamento. 3. ed. Rio de Janeiro: Medsi; 2003. p. 843-75.

Pernambuco. Secretaria Estadual de Saúde. Caxumba. Parotidite Infecciosa. Disponível em: http://portal.saude.pe.gov.br/verbete/caxumba-parotidite- infecciosa.

Pustiglione M. Medidas de proteção dos profissionais da área de saúde quanto a lesões e infecções. In: Carrara D, Strabelli TMV, Uip DE. Controle de infecção: a prática no terceiro milênio. Rio de Janeiro: Guanabara Koogan; 2017. p. 316-27.

Siegel JD, Rhinehart E, Jackson M et al. The Healthcare Infection Control Practices Advisory Committee. Guideline for Isolation Precautions: Preventing Transmission of Infectious Agents in Healthcare Settings; 2007.

Siquéria EJD. Saúde ocupacional e medidas de biossegurança. In: Martins MA. Manual de infecção hospitalar: epidemiologia, prevenção, controle. 2. ed. Rio de Janeiro: Medsi; 2001. p. 643-73.

Vilella TAS, Coelho MRDC, Souza VSB et al. Seroepidemiological profile and risk factors for hepatitis B infection in health care workers in dialysis units. Virus Reviews and Research. 2009; 14:1-15.

Capítulo 57

Imunização

Sylvia Lemos Hinrichsen ▪ **Paulo Sérgio Ramos de Araújo** ▪
Marcela Coelho de Lemos

INTRODUÇÃO

Jonas Salk, médico, virologista e cientista americano, aos 40 anos foi quem descobriu como criar a primeira vacina contra a poliomielite, a partir de vírus inativado para estimular o sistema imunológico, de modo que as pessoas que recebiam duas doses da vacina ficavam imunes à infecção.

Nos dias atuais, não é difícil imaginar o medo que a pólio causava em pais e filhos em todo o mundo. Afinal, até a descoberta da vacina, era uma doença incurável e intratável.

O acesso às vacinas e à água potável tem se configurado como a maior medida de impacto na redução de mortalidade e no crescimento da população mundial. Vacinas são substâncias (proteínas, toxinas, partes de bactérias ou vírus, ou mesmo vírus e bactérias inteiras, atenuadas ou mortas) que, quando administradas, estimulam o sistema de defesa, que passa a produzir anticorpos específicos, evitando que o indivíduo adquira doenças.

O conceito de vacina foi inicialmente introduzido por Pasteur ainda em 1870, quando estabeleceu a relação de causa e efeito entre a presença de microrganismos patogênicos e doenças. Sua primeira descoberta ocorreu em 1885, com o desenvolvimento da vacina contra a raiva humana. No Brasil, a história da vacinação se iniciou no começo do século passado, quando Oswaldo Cruz tentou instituir vacinação compulsória no Rio de Janeiro para o controle da varíola.

O Programa Nacional de Imunização (PNI) foi criado em 1973 pelo Ministério da Saúde e tem como missão organizar a política nacional de vacinação, contribuindo para o controle, a eliminação e/ou erradicação de doenças imunopreveníveis. Tem sido considerado como um dos programas mais expressivos no cenário mundial, tendo não só incluído novas vacinas, como também ampliado as faixas de recomendação de vacinas já empregadas.

Atualmente existem diversos calendários vacinais, com interesses diferentes em relação à saúde coletiva, como o do PNI, e à saúde individual, como os da Sociedade Brasileira de Pediatria (SBP) e da Sociedade Brasileira de Imunizações (SBIM).

VACINAS E SOROS

A maior parte das vacinas pode ser empregada de modo simultâneo em preparação única e pode ser aplicada pelas vias oral (VO), subcutânea (SC) ou intramuscular (IM). Vacinas de vírus atenuados devem ser aplicadas no mesmo dia, quando necessário, ou apenas após 30 dias entre elas, para que não ocorra inativação por anticorpos circulantes (tríplice viral, varicela, febre amarela e dengue). Caso tenha ocorrido o retardo na aplicação de uma vacina, não há necessidade de recomeçar a série inteira. Nesse caso, a dose atrasada deverá ser aplicada na primeira oportunidade. Nas situações de incerteza quanto ao *status* vacinal, deve-se sempre considerar o indivíduo como suscetível.

Algumas situações podem determinar a necessidade de adiamento de vacinas, sobretudo daquelas atenuadas. Por exemplo, quando do emprego de imunossupressores ou altas doses de corticosteroides (três meses após término do tratamento), após transfusões sanguíneas ou de hemoderivados (6 a 8 semanas), e quando da ocorrência de doença febril grave, para que os sinais e sintomas não sejam confundidos com possíveis eventos adversos da vacina.

Vacinas atenuadas, devido a sua virulência, não devem ser administradas, em princípio, a pessoas com imunodeficiência congênita ou adquirida, portadoras de neoplasias malignas em tratamento com imunossupressores e gestantes, devido ao risco teórico de danos ao feto.

Imunoglobulinas não devem ser administradas simultaneamente, nem nos 14 dias após vacina de vírus vivo, uma vez que os anticorpos passivamente transferidos podem interferir na eficácia da imunização. Caso seja necessário o uso de imunoglobulinas nos 14 dias seguintes à administração dessas vacinas, devem ser dosados os anticorpos induzidos pela vacina para avaliar sua eficácia, ou repetir a dose. Quando houver o uso de imunoglobulinas, deve-se aguardar um intervalo de, pelo menos, 3 meses para a administração de vacinas vivas.

CALENDÁRIO DE VACINAÇÃO DO PROGRAMA NACIONAL DE IMUNIZAÇÃO

Atualmente, o Programa Nacional de Imunização é constituído pelas seguintes vacinas:

- BCG (bacilo de Calmette-Guérin)
- Hepatite B
- Rotavírus (VORH)
- Pentavalente (DTP + Hib + Hep B – difteria, tétano, coqueluche, hepatite B e *Haemophilus influenzae* tipo B)
- DTP/ DTPa (tríplice bacteriana – contra difteria, tétano e coqueluche)
- Hib (*Haemophilus influenzae* do tipo B)

- VIP/VOP (vacina da poliomielite)
- Meningocócica conjugada C
- Meningocócica ACWY
- Pneumocócica 10
- Influenza
- SCR/SCRV (tríplice viral – sarampo, caxumba e rubéola – ou tetravalente – sarampo, caxumba, rubéola e varicela)
- Varicela (catapora)
- Hepatite A
- HPV
- Febre amarela
- Dengue.

A maioria das vacinas que fazem parte do PNI é indicada para recém-nascidos, crianças e adolescentes, mas também é oferecida a adultos e idosos, seja por meio de campanhas vacinais, como as da influenza, ou para situações especiais, como aquelas oferecidas nos Centros de Referência de Imunobiológicos Especiais (CRIE).

Adultos e idosos devem sempre ser questionados sobre a condição vacinal e precisam receber difteria e tétano (dT) a cada 10 anos, além de hepatite B, influenza anual se maiores de 60 anos ou se pertencerem a grupo de risco, tríplice viral (sarampo, caxumba e rubéola) até os 49 anos de idade e febre amarela até os 60 anos.

Existem ainda vacinas e soros disponíveis nos CRIE para situações especiais, como portadores de algumas situações de risco para doenças imunopreveníveis.

Vacinas não contempladas pelo Programa Nacional de Imunização

Vacina conjugada meningocócica B (três doses com intervalo de 2 meses). Recomendada a partir dos 3 meses de idade.

Vacina de dengue atenuada (uma dose mais dois reforços, com 6 e 12 meses). Recomendada para pessoas entre 9 e 45 anos de idade e que não apresentem imunodepressão ou que não estejam em uso de substâncias imunossupressoras. Contraindicada também em gestantes.

Vacina varicela-zóster (dose única). Recomendada para pessoas com mais de 60 anos de idade e que não apresentem imunodepressão ou que não estejam em uso de imunossupressores.

A vacina contra raiva é indicada para profissionais de laboratório que manipulem o vírus da raiva ou que trabalham com animais que possam transmitir a doença. Nessas situações, é feita uma administração pré-exposição em duas doses por via IM ou intradérmica (ID) nos dias 0 e 7. No caso de exposição ao vírus da raiva, é indicada a vacina em 4 doses, nos dias 0, 3, 7 e 14 via IM ou ID.

TIPOS DE VACINAS/ INDICAÇÕES (SAÚDE OCUPACIONAL)

MMR/SCR/Tríplice viral (caxumba, sarampo, rubéola)
Quem deve ser vacinado?

A vacina MMR, também chamada de SCR ou tríplice viral, é constituída por vírus vivos atenuados e está indicada para crianças, mulheres em idade fértil (antes de engravidar), estudantes universitários e profissionais de saúde. Adultos nascidos a partir de 1960 devem receber pelo menos uma dose da vacina tríplice viral, independentemente de sua história prévia com caxumba, sarampo e rubéola. O esquema de vacinação recomendado para profissionais da área de saúde (PAS) é de duas doses da vacina tríplice viral, devendo ser respeitado o intervalo de 30 dias entre as doses. Para as crianças, a primeira dose está indicada aos 12 meses e a segunda, a partir dos 10 anos. No entanto, o esquema vacinal pode sofrer alteração caso a tríplice viral seja administrada juntamente com a vacina contra a varicela, sendo então recomendado que a primeira dose aconteça aos 15 meses, no caso de aplicação da tetraviral.

Os eventos adversos ocorrem entre 5 e 10 dias após a vacinação e, em geral, são leves. Os mais comuns são febre e exantema maculopapular. A vacina está contraindicada para pessoa com alergia a ovo, pois os vírus de sarampo e caxumba são cultivados em embrião de galinha. Reações de hipersensibilidade podem estar associadas a outros componentes da vacina, como gelatina e neomicina. Por serem vacinas de vírus vivos atenuados, estão contraindicadas em gestantes, devendo ser usadas com cautela em indivíduos com comprometimento imunológico.

Por que ser vacinado?

É preciso tomar a vacina MMR/SCR porque caxumba, sarampo e rubéola provocam maior mortalidade em adultos e risco aumentado de trabalho de parto prematuro, abortamentos e malformações fetais (rubéola congênita) em grávidas. Além disso, são doenças de alta transmissibilidade entre pessoas.

DTP/DTPA (difteria, tétano e coqueluche)
Quem deve ser vacinado?

A vacina contra difteria, tétano e coqueluche (DTP/dTpa), também chamada de tríplice bacteriana, é uma combinação dos toxoides diftérico e tetânico e de componentes da bactéria *Bordetella pertussis* inativada.

As vacinas contra dT são recomendadas para os indivíduos de todas as faixas etárias, sendo indicadas para as crianças a primeira dose aos 2 meses, a segunda aos 4 meses e a terceira aos 6 meses. Além disso, no caso de ter completado o esquema vacinal, o primeiro reforço é indicado aos 15 meses e o segundo aos 4 anos, sendo também recomendado reforço da dTpa a cada 10 anos. A dTpa é a única vacina contra coqueluche que pode ser administrada de maneira segura a adultos.

Para os profissionais da área de saúde, além das vacinas contra dT, é aconselhável o componente *pertussis*, em função do risco de exposição e da possível transmissão de coqueluche durante a assistência a pacientes com infecção por *Bordetella pertussis*. Sabe-se que, com o passar dos anos, ocorre a perda da proteção conferida tanto pela doença coqueluche quanto pela vacinação, o que torna os adultos suscetíveis. Além disso, profissionais de saúde poderão ser fontes de infecção para outros profissionais/equipes multiprofissionais, familiares e pacientes.

Desde 2010, tem sido recomendado que todos os profissionais da área de saúde, independentemente da idade, recebam uma dose única de dTpa tão logo quanto possível, se não tiverem recebido a vacina previamente, especialmente os que têm atividades laborais em setores de neonatologia, pediatria, geriatria e os que lidam com pacientes pneumopatas. Em clínicas de vacinação do setor privado, existe a dTpa combinada com a vacina contra poliomielite. A partir de 2014, a dTpA passou a estar disponível gratuitamente no PNI para gestantes e profissionais das áreas de saúde e neonatal.

Mulheres grávidas devem tomar uma dose da dTpa em cada gestação, ainda que tenham história de vacinação prévia (mesmo dentro do período de 10 anos). Profissionais de saúde que atuam em maternidades e/ou unidades de terapia intensiva (UTI) neonatais devem fazer um reforço a cada 10 anos.

A vacinação também está indicada para crianças que tenham apresentado: eventos adversos graves ocorridos com a aplicação da vacina adsorvida DTP ou da vacina adsorvida difteria, tétano, pertússis, hepatite B e *Haemophilus influenzae* B (penta); convulsão febril ou afebril nas primeiras 72 h após vacinação; e síndrome hipotônica hiporresponsiva nas primeiras 48 h após vacinação. É recomendada também a crianças que apresentem risco aumentado de reações graves à vacina DTP ou penta, tais como portadores de doença convulsiva crônica, cardiopatias ou pneumopatias crônicas; com risco de descompensação em vigência de febre, doenças neurológicas crônicas incapacitantes, neoplasias que necessitem de quimioterapia, radioterapia ou corticoterapia; recém-nascido que permaneça internado em UTI por ocasião da idade de vacinação; e recém-nascido prematuro extremo (com menos de 1.000 g ou 31 semanas).

A imunoglobulina humana antitetânica (IGHAT) está recomendada para indivíduos que apresentaram algum tipo de hipersensibilidade quando da utilização de qualquer soro heterólogo (antitetânico, antirrábico, antidiftérico, antiofídico etc.), indivíduos imunodeprimidos, nas indicações de imunoprofilaxia contra o tétano, mesmo que vacinados, recém-nascidos em situações de risco para tétano cujas mães sejam desconhecidas ou não tenham sido adequadamente vacinadas e recém-nascidos prematuros com lesões potencialmente tetanogênicas, independentemente da história vacinal da mãe.

Por que ser vacinado?

Para diminuir o risco de tétano e difteria, doenças com altas taxas de mortalidade quando não prevenidas.

Varicela
Quem deve ser vacinado?

A vacina da varicela é constituída de vírus vivos atenuados da cepa Oka e, por isso, está contraindicada para gestantes e indivíduos com comprometimento imunológico.

O vírus da varicela-zóster é um vírus de latência, cuja primeira infecção se manifesta clinicamente como varicela, e a reativação é o herpes-zóster.

O esquema vacinal para adultos imunocompetentes com mais de 50 anos e imunocromprometidos com mais de 18 anos é de duas doses, que devem ser administradas com intervalo mínimo de 4 semanas entre as duas doses, no caso da vacina inativada recombinante. Já a vacina para varicela-zoster com o vírus vivo atenuado, é indicada para adultos imunocompetentes com mais de 50 anos e deve ser administrada em dose única.

A vacina está indicada para todas as pessoas, sobretudo crianças (a partir de 12 meses), adolescentes, profissionais de saúde, pessoas que tiveram contato íntimo com pacientes imunocomprometidos, professores de crianças, trabalhadores de creche e mulheres em idade fértil não grávidas. Também é recomendada para imunocompetentes de grupos de risco (profissionais de saúde, cuidadores e familiares que estejam em convívio domiciliar ou hospitalar com pacientes imunodeprimidos), maiores de 1 ano de idade imunocompetentes e suscetíveis, no momento da internação hospitalar em que haja caso de varicela, candidatos a transplante de órgãos não imunodeprimidos e que estejam a no mínimo 3 semanas do procedimento, pacientes com nefropatias crônicas e síndrome nefrótica, trissomias, asplenia anatômica e funcional, uso crônico de ácido acetilsalicílico (suspender uso por 6 semanas após vacinação), dermatoses graves (ictiose, epidermólise bolhosa, psoríase, dermatite atópica grave), portadores de deficiência isolada de imunidade humoral, crianças e adolescentes vivendo com HIV/AIDS suscetíveis a varicela e com CD4 > 15%, receptores de transplante de medula óssea (transplantados há ao menos 24 meses) e em comunicantes suscetíveis e imunocompetentes, maiores de 9 meses de idade, para controle de surto hospitalar quando o contato ocorreu em até 5 dias.

Os eventos adversos, embora raros e podendo ocorrer em imunodeprimidos vacinados inadvertidamente, podem ser observados e são leves, ocorrendo 5 a 10 dias após a vacinação. Os mais frequentes são dor, eritema e exantema vesicular no local da infecção. Em até 5% dos vacinados pode ocorrer exantema generalizado, simulando varicela leve.

A vacina contra varicela pode também ser indicada na profilaxia pós-exposição ao vírus varicela-zóster (VVZ), responsável pelo herpes-zóster (uma dose da vacina até no máximo 5 dias após exposição) para prevenir doença grave. Nos casos de profissionais da área de saúde gestantes e/ou imunodeprimidos, suscetíveis à varicela, expostos ao VVZ em até 96 h após o contato, recomenda-se a dose mínima de 125 U e máxima de 625 U para cada 10 kg de peso corporal por via IM.

A imunoglobulina humana antivaricela-zóster (IGHAVZ) também está indicada para crianças ou adultos suscetíveis e imunodeprimidos, pessoas suscetíveis que estejam internadas em quarto de doente ou que tenham mantido contato direto prolongado (ao menos por 1 hora), menores de 1 ano em contato hospitalar com VVZ, gestantes suscetíveis, recém-nascidos de mães nas quais o início da varicela tenha ocorrido nos 5 últimos dias de gestação ou até 48 h depois do parto, recém-nascidos prematuros, com 28 ou mais semanas de gestação, cuja mãe nunca tenha adquirido varicela, e recém-nascidos prematuros, com menos de 28 semanas de gestação (ou com menos de 1.000 g ao nascimento), independentemente de história materna de varicela.

416 Parte 2 **Controle de Infecções**

Por que ser vacinado?

Para diminuir o risco de pneumonia grave, parto prematuro e danos fetais em mulheres com varicela e adultos com doenças graves. A varicela em pessoas imunodeficientes/imunossuprimidas pode ser grave e fatal, além de ser uma doença de alta transmissibilidade entre pessoas.

Hepatite A

Quem deve ser vacinado?

A vacina contra a hepatite A é constituída por vírus cultivado em culturas de fibroblastos humanos e inativados por formaldeído. É altamente imunogênica, promovendo a ocorrência de altos títulos de anticorpos, detectados em 95 a 97% dos vacinados 2 a 4 semanas após a primeira dose, e em praticamente 100% após a segunda dose. É uma vacina bem tolerada, com eventuais efeitos adversos locais, como dor, eritema e edema, em geral leves e de curta duração. Eventos sistêmicos podem acontecer em 5% dos vacinados, que relatam fadiga, febre, diarreia e vômitos.

Estão disponíveis em preparados exclusivos de vacina contra hepatite A ou em combinação com a vacina contra hepatite B (adsorvida de hepatite A e hepatite B recombinante).

Todas as pessoas devem ser vacinadas contra hepatite A, sobretudo os profissionais da área de saúde que trabalham em ambientes com más condições de higiene e sanitária, assim como os que manipulam alimentos (cozinha, restaurantes) e/ou estão em riscos biológicos em laboratórios, limpeza e unidades de pediatria, além de usuários de drogas ilícitas, hepatopatas crônicos, maiores de 50 anos e portadores de coagulopatias/hemoglobinopatias, e viajantes em áreas de risco para hepatite. As pessoas que vivem com HIV/AIDS ou têm risco, com imunodepressão terapêutica ou por doença imunodepressora, doenças de depósito, fibrose cística, trissomias, doadores e candidatos a transplantes de órgão sólido ou medula óssea também devem ser vacinadas.

O esquema de vacinação recomendado é de uma dose aos 15 meses ou duas doses, sendo a primeira aos 12 meses e a segunda aos 15 meses.

Por que ser vacinado?

Devido ao quadro de hepatite A grave que pode acometer pessoas, especialmente as com imunodepressão e doenças crônicas.

Hepatite B

Quem deve ser vacinado?

As vacinas da hepatite B são constituídas de AgHBs recombinante purificado. O esquema básico de vacinação para adultos consiste em três doses de 20 µg de AgHBs recombinante. O esquema de vacinação para pessoas imunocompetentes é de três doses com intervalos de 0, 1 a 2 meses e 6 meses a partir da aplicação da primeira dose, que resulta em títulos protetores de anticorpos anti-HBs ($\geq$ 10 mUI/mℓ) em mais de 95% de crianças, adolescentes e adultos jovens saudáveis. É indicado que a primeira dose seja administrada logo após o nascimento,

de preferência nas primeiras 12 horas de vida, podendo ser administrada até 30 dias após o nascimento. É orientado que a continuidade do esquema vacinal seja feita com a vacina pentavalente aos 2, 4 e 6 meses de idade.

Para crianças com mais de 7 anos que não tenham sido vacinadas contra a hepatite B, é recomendado que sejam administradas três doses com intervalo de 30 dias entre a primeira e a segunda dose e 6 meses entre a primeira e a terceira dose. No caso das grávidas não vacinadas, são indicadas três doses, independentemente da idade gestacional e da faixa etária.

Falha vacinal primária pode ocorrer mais frequentemente em pessoas vacinadas após 40 anos de idade, do sexo masculino, tabagistas e obesas. Menor resposta vacinal pode ser observada em pessoas com doença renal ou hepática crônica, imunodepressão/HIV/AIDS e administração da vacina na região das nádegas.

Para pessoas imunodeprimidas por doença ou ação de fármacos imunossupressores, recomenda-se esquema vacinal com quatro doses (0, 1 mês, 2 meses, 6 a 12 meses), com o dobro da dose em cada aplicação.

A vacina contra o vírus B está indicada para todos os profissionais da área de saúde (devendo ser disponibilizada pelo empregador), assim como para imunodeprimidos após exposição de risco (mesmo que previamente vacinado), vítimas de violência sexual, comunicantes sexuais de casos agudos de hepatite B, vítimas de acidentes com material biológico positivo para hepatite B ou fortemente suspeito de infecção pelo vírus da hepatite B, prevenção da infecção perinatal pelo vírus da hepatite B e em infectados pelo vírus da hepatite B submetidos a transplante de fígado.

É importante saber que os níveis de anti-HBs declinam com o decorrer do tempo; assim, para os profissionais da área da saúde (PAS), é recomendada a realização de teste sorológico pós-vacinação de 1 a 3 meses após a última dose da vacina. Pessoas com títulos de anticorpos anti-HBs < 10 UI/mℓ, aferidos 30 a 90 dias após a última dose do esquema básico de vacinação, são consideradas como não respondedoras. Revacinação com três doses adicionais está recomendada, sendo seguida de níveis de anticorpos protetores em 30 a 50% dos não respondedoras. Caso o indivíduo não responda ao segundo esquema de vacinação, é considerado verdadeiro não respondedor. Em caso de acidente com fonte altamente suspeita ou comprovadamente infectada pelo vírus da hepatite B (VHB), esses profissionais não respondedores devem receber imunoglobulina humana hiperimune contra hepatite B (IGHHB).

Profissionais da área de saúde que tenham se vacinado contra hepatite B, caso façam o teste decorridos mais de 6 meses após a última dose da vacina contra a doença, se apresentarem um resultado negativo ao teste sorológico, poderá ser devido ao declínio dos últimos títulos de antiHBs, e não à falha vacinal primária. Assim, estão recomendadas uma quarta dose da vacina e a realização de anti-HBs 30 a 90 dias depois. Se a dosagem do anti-HBs for positiva, será considerado que o indivíduo está protegido; porém, se for negativa (anti-HBs < 10 UL/mℓ), serão recomendadas mais duas doses da vacina contra hepatite B, com posterior realização de anti-HBs.

As vacinas contra hepatite B são seguras, com eventuais efeitos adversos, como dor no local da aplicação e febre baixa. As doses adicionais não estão associadas a aumento de eventos adversos. A única contraindicação da vacina contra hepatite B é a reação anafilática à dose prévia.

Por que ser vacinado?

Pelo risco de desenvolver hepatite crônica ativa, evolução para cirrose e câncer.

Influenza

Quem deve ser vacinado?

As vacinas contra influenza podem ser de vírus inativados (fragmentados ou de subunidades virais, hemaglutininas [HA] e neurominidase [NA]) ou de vírus vivos atenuados. No Brasil, as vacinas disponíveis são de vírus inativados.

As vacinas contra influenza trivalente são constituídas de duas cepas de influenza A, uma de H1N1 e outra de H3N2, e de uma cepa de influenza B (Victoria ou Yamagata). As vacinas quadrivalentes contra influenza são constituídas de duas cepas de influenza A, uma de H1N1 e outra de H3N2, e de duas cepas de influenza B, uma Victoria e uma Yamagata.

A vacinação contra influenza é recomendada nos meses de outono, porque a circulação viral acontece em períodos de inverno. Devido à alta variabilidade antigênica do vírus da influenza, a composição da vacina é definida pela OMS a cada 6 meses, de acordo com as cepas virais circulantes nos meses anteriores. A dose é, portanto, única e anual.

Todos os profissionais da área de saúde devem ser vacinados anualmente, para proteção individual e prevenção da disseminação da influenza na comunidade e entre pacientes, assim como: pessoas com mais de 60 anos, residentes de asilos, pacientes imunocomprometidos, crianças que necessitam do uso crônico de salicilatos, pessoas com doença pulmonar ou cardiovascular crônica/grave, diabetes melito, imunodependentes, pacientes com cirrose hepática e hemoglonobinopatias.

Também devem ser vacinados: indivíduos menores de 19 anos não previamente vacinados e vivendo com HIV/AIDS; portadores de asplenia anatômica ou funcional, pneumopatias crônicas, asma grave, cardiopatias crônicas, nefropatias crônicas, síndrome nefrótica e terapia substitutiva renal; transplantados de órgãos sólidos ou de medula óssea, com imunodeficiência por câncer ou terapia imunossupressora, diabetes melito, fístula liquórica, fibrose cística, doenças neurológicas crônicas incapacitantes, implante de cóclea, trissomias, imunodeficiências congênitas isoladas de tipo humoral ou deficiência de complemento, hepatopatias crônicas e doenças de depósito.

A vacina contra influenza é bem tolerada, com poucas reações adversas (dor, eritema e edema no local da aplicação) e/ou sintomas sistêmicos, como febre, cefaleia e mialgia, que, em geral, persistem por 1 a 2 dias. Há relatos de relação entre a vacina contra influenza e a síndrome de GuillainBarré, mas esta apresenta maior ocorrência após a infecção pelo vírus da influenza do que após a vacinação.

A vacina contra influenza está contraindicada para pessoas com história de reação anafilática ou grave alergia a ovo de galinha, assim como para pessoas que apresentaram reação anafilática a doses anteriores da vacina.

Por que ser vacinado?

Para diminuir a morbidade/mortalidade e o perigo de transmissão em pacientes de risco.

Vacina Meningocócica

Quem deve ser vacinado?

A *Neisseria meningitis*, o agente causal da doença meningocócica, está presente na nasofaringe de indivíduos normais. A infecção meningocócica se desenvolve quando o microrganismo se espalha a partir da mucosa nasofaríngea e invade a corrente sanguínea. As manifestações clínicas da doença variam, com alguns casos leves, mas a manifestação mais comum é a síndrome séptica e/ou meningite. A doença meningocócica grave progride rapidamente para choque, falência de múltiplos órgãos e óbito em 24 h, se não houver tratamento urgente.

As vacinas meningocócicas polissacarídias não são indicadas para vacinação de rotina, embora sejam importantes para o controle de surtos e epidemias. Elas não estimulam resposta imunológica celular e não induzem memória imunológica; além disso, a proteção de que proveem é de curta duração.

As vacinas disponíveis são:

- Polissacarídica A e C
- Polissacarídica A, C, W, Y
- C conjugada
- A, C, W, Y conjugadas (quadrivalente), Men ACWY-TT (conjugada ao toxoide tetânico) e Men ACWY-CRM197 (conjugada à proteína diftérica CRM 197)
- Meningocócica B9 de quatro componentes (4 cMenB).

As vacinas meningocócicas que estimulam resposta imunológica celular são recomendadas para profissionais da área de saúde particularmente expostos aos meningococos, como microbiologistas, equipes multiprofissionais de serviços de emergência e os que realizam ajuda humanitária em situações de catástrofes.

As vacinas estão também indicadas para as pessoas vivendo com HIV/AIDS, imunodeficiências congênitas e adquiridas, asplenia anatômica ou funcional, transplantados de órgãos sólidos ou de medula óssea, fístula liquórica e derivação ventriculoperitoneal, fibrose cística, doenças neurológicas crônicas incapacitantes, implante de cóclea, trissomias, deficiência de complemento e frações, hepatopatias crônicas e doenças de depósito.

O esquema de vacinação da vacina meningocócica C conjugada e das vacinas meningocócicas A, C, W, Y conjugadas é feito em dose única para adultos. Profissionais de saúde devem ser revacinados após 5 anos. A vacina meningocócica B (4 cMenB) deve ser administrada em duas doses com intervalos de pelo menos 2 meses entre elas. Eficácia em maiores de 50 anos e necessidade de revacinação não estão estabelecidas.

No caso das crianças, a vacina meningocócica C está indicada em duas doses, a primeira aos 3 meses e a segunda aos 5 meses, e um reforço aos 12 meses, sendo essa orientação para as crianças até 5 anos. Para todos os adolescentes entre 11 e 12 anos, independentemente das doses anteriores e de reforço, é indicada uma dose da meningocócica ACWY.

Eventos adversos locais (eritema e edema) e/ou sistêmicos (febre, cefaleia, tontura e síncopes) podem ser observados após a imunização com as vacinas conjugadas quadrivalentes.

As vacinas meningocócicas não estão indicadas para profilaxia de comunicantes de caso de doença meningocócica, uma vez que títulos protetores de anticorpos só são alcançados 7 a 10 dias após a vacinação, e a doença meningocócica pode ter período de incubação menor. A profilaxia pós-exposição dos comunicantes é feita com antibiótico.

Por que ser vacinado?

Para prevenir a doença meningocócica, uma das principais causas de morte em crianças devido à infecção, que pode progredir rapidamente, sendo preciso ter um alto grau de suspeição para seu diagnóstico precoce.

Pneumocócica
Quem deve ser vacinado?

A vacina pneumocócica 23-valente (polissacarídica) é uma vacina injetável que ajuda a prevenir infecções, tais como pneumonia e bacteriemia (infecção sanguínea grave), causadas por certos tipos de bactérias pneumocócicas. A vacina pneumocócica 23-valente (polissacarídica) é uma vacina líquida estéril para injeção IM ou SC. A vacina pneumocócica polissacarídica 23 valente (VPP23) contém polissacarídios da cápsula de 23 sorotipos do *Streptococcus pneumoniae*: 1, 2, 3, 4, 5, 6B, 7F, 8, 9N, 9V, 10A, 11A, 12F, 14, 15B, 17F, 18C, 19A, 19F, 20, 22F, 23F e 33F. Esses sorotipos são responsáveis por cerca de 90% dos casos de infecções pneumocócicas invasivas, tanto em países da Europa e dos Estados Unidos, como no Brasil, sendo 20 deles responsáveis por mais de 70% dos casos de DPI (doença pneumocócica invasiva).

Está indicada para portadores de doenças crônicas (insuficiência cardíaca crônica, distúrbios pulmonares obstrutivos crônicos, asma grave, cardiopatias, nefropatias crônicas), síndrome nefrótica, terapia substitutiva renal, diabetes melito, etilismo, doença hepática crônica, transplantados de órgãos sólidos ou de medula óssea, imunocomprometidos (asplenismo, neoplasia hematológica, câncer ou terapia imunossupressora), infectados por HIV/AIDS, portadores de fístula liquórica, fibrose cística, doenças neurológicas crônicas incapacitantes, implante de cóclea, trissomias, imunodeficiências congênitas, doença de depósito, residentes de asilos, maiores de 65 anos e crianças entre 2 e 5 anos.

No caso das crianças, a vacina recomendada é a pneumocócica 10, que está indicada na prevenção de pneumonia, otite, meningite e outras doenças causadas pelo pneumococo, sendo indicada em duas doses, em que a primeira deve ser aos 2 meses e a segunda aos 4, e uma dose de reforço, que deve acontecer aos 12 meses.

Por que ser vacinado?

Atualmente, várias pessoas morrem de infecções pneumocócicas mais do que por qualquer outra doença imunoprevenível.

BCG
Quem deve ser vacinado?

A vacina bacilo de Calmette-Guérin (BCG) previne a tuberculose, principalmente as formas graves, como meningite tuberculosa e tuberculose miliar. É composta pelo bacilo de Calmette-Guérin (origem do nome BCG), obtido pela atenuação (enfraquecimento) de uma das bactérias que causam a tuberculose. Completam sua composição o glutamato de sódio e a solução fisiológica (soro a 0,9%).

A vacina é indicada de rotina a partir do nascimento até os 5 anos de idade e para pessoas de qualquer idade que convivam com portadores de hanseníase, além de viajantes ainda não vacinados e que estejam de mudança para o Brasil, profissionais da área de saúde, crianças HIV-positivas assintomáticas e filhos de mães HIV-positivas.

É contraindicada para pessoas imunodeprimidas e recém-nascidos de mães que usaram medicamentos que possam causar imunodepressão do feto durante a gestação, além de crianças prematuras até que cheguem a 2 kg de peso.

O esquema é feito em dose única, intradérmica, observando-se que, ocasionalmente, a vacina pode não deixar cicatriz, o que pode ocorrer por duas razões:

- A criança não respondeu à vacina devido a falha vacinal, que acontece em cerca de 5% dos vacinados
- Houve resposta, mas com lesão discreta sob a pele, tornando difícil a identificação.

No caso de reação não aparente ou discreta, não há necessidade de revacinar. Quando acontece a falha vacinal, uma nova dose deve ser aplicada 6 meses após a primeira, nunca antes desse prazo.

A BCG quase sempre deixa uma cicatriz característica, com até 1 cm de diâmetro, no local em que foi aplicada (como rotina, no braço direito). Essa reação é esperada. A resposta à vacina demora cerca de 3 meses (12 semanas), podendo prolongar-se por até 6 meses (24 semanas) e começa com uma mancha vermelha elevada no local da aplicação, evoluindo para uma pequena úlcera, que produz secreção até ir cicatrizando. Alguns eventos adversos possíveis são: úlceras com mais de 1 cm ou que demoram muito a cicatrizar, gânglios ou abscessos na pele e nas axilas e disseminação do bacilo da vacina pelo corpo, causando lesões em diferentes órgãos. Podem ser referidos gânglios que surgem em cerca de 10% dos vacinados. Qualquer que seja o evento, o serviço de vacinação deve notificá-lo ao órgão de vigilância em Saúde e encaminhar o paciente ao posto de saúde para acompanhamento e tratamento adequados.

A vacina BCG não oferece eficácia de 100% na prevenção da tuberculose pulmonar, mas sua aplicação em massa possibilita a prevenção de formas graves da doença, como a meningite tuberculosa e a tuberculose miliar (forma disseminada).

Por que ser vacinado?

Pelo maior risco que a população geral passa a ter de desenvolver tuberculose, especialmente as formas multirresistentes.

Poliomielite

Quem deve ser vacinado?

A poliomielite foi, sem a menor dúvida, um importante problema de saúde no mundo. Devido à sua erradicação em diversas regiões do planeta, e também para evitar a paralisia que pode ser causada pelo vírus contido na vacina oral (vacina oral da poliomielite [VOP]), a OMS recomenda que países como o Brasil, de baixo risco para o desenvolvimento da doença, passem a utilizar a vacina inativada da poliomielite (VIP) sempre que possível. Desde 2016, o PNI adota a VIP nas três primeiras doses do primeiro ano de vida (aos 2, 4 e 6 meses de idade) e a VOP no reforço e em campanhas anuais de vacinação, sendo indicado que as doses de reforço aconteçam aos 15 meses e aos 4 anos. A SBIM orienta que a VIP seja a vacina de preferência na administração de todas as doses.

A vacina contra poliomielite é indicada de rotina para todas as crianças menores de 5 anos, assim como para viajantes adolescentes e adultos com destino ao Paquistão e ao Afeganistão, onde a doença ainda existe, ou onde há risco para transmissão (principalmente em alguns países da África).

As vacinas disponíveis são:

- VOP: é uma vacina oral atenuada bivalente, ou seja, composta pelos vírus da pólio tipos 1 e 3, vivos, mas "enfraquecidos". Contém ainda cloreto de magnésio, estreptomicina, eritromicina, polissorbato 80, L-arginina e água destilada
- VIP: por ser inativada, não tem como causar a doença. É uma vacina trivalente e injetável, composta por partículas dos vírus da pólio tipos 1, 2 e 3. Contém ainda 2-fenoxietanol, polissorbato 80, formaldeído, meio *Hanks* 199, ácido clorídrico ou hidróxido de sódio. Pode conter traços de neomicina, estreptomicina e polimixina B, utilizados durante a produção. A VIP deverá ser administrada a crianças imunodeprimidas, crianças que estejam em contato domiciliar ou hospitalar com pessoa imunodeprimida, indivíduo submetido a transplante de órgão sólido ou de medula óssea, recém-nascido ou lactente que permaneça internado em UTI neonatal por ocasião da idade de vacinação contra a poliomielite, criança com histórico de paralisia flácida após exposição à vacina de poliomielite oral, filhos de mãe vivendo com HIV/AIDS antes da definição diagnóstica e crianças vivendo com HIV/AIDS.

São contraindicações das vacinas de poliomielite:

- VOP: em crianças com febre moderada a alta (acima de 38°C), a vacinação deve ser adiada até que o quadro clínico melhore. É importante atentar a que diarreia e vômitos leves não contraindicam a vacinação, mas é aconselhável adiá-la ou repetir a dose após 4 semanas. É contraindicação inquestionável a vacinação de pessoas com deficiência do sistema imunológico causada por doença ou medicamentos, de portadoras do vírus do HIV, de gestantes e todos os que convivem com esses grupos, de pessoas que sofreram anafilaxia após o uso de componentes da fórmula da vacina (em especial os antibióticos neomicina, polimixina e estreptomicina) e de pessoas que desenvolveram a pólio vacinal após dose anterior
- VIP: a história de reação alérgica grave (anafilaxia) à dose anterior da vacina ou a algum de seus componentes contraindica doses futuras.

O esquema vacinal contra a poliomielite deve ser feito a partir dos 2 meses de vida, com mais duas doses aos 4 e 6 meses, além dos reforços entre 15 e 18 meses e aos 5 anos de idade, observando:

- VIP: na rotina de vacinação infantil, aos 2, 4 e 6 meses, com reforços entre 15 e 18 meses e entre 4 e 5 anos de idade. Na rede pública, as doses, a partir de 1 ano de idade, são feitas com VOP
- VOP: na rotina de vacinação infantil nas Unidades Básicas de Saúde, é aplicada uma dose aos 15 meses e aos 4 anos de idade; na rotina e em campanhas de vacinação, para crianças de 1 a 4 anos.

As vias de aplicação das vacinas contra a poliomielite são: VOP – via oral (VO) e VIP – intramuscular (IM).

Para ambas as vacinas, em caso de febre, deve-se adiar a vacinação até que ocorra a melhora. Qualquer sintoma grave e/ou inesperado após a vacinação deve ser notificado ao serviço que a realizou. Sintomas de eventos adversos graves ou persistentes devem ser investigados para verificação de outras causas. Quando aplicada a vacina VOP, é aconselhável interromper a amamentação por 1 hora antes e depois da sua administração. Se o bebê golfar ou vomitar, é preciso repetir a dose. A VOP não deve ser administrada em bebês que se encontrem hospitalizados nem em crianças que convivam com imunodeprimidos.

A vacina VOP, por conter vírus vivos, ainda que "atenuados", pode causar alguns eventos indesejáveis, como:

- Poliomielite associada à vacina (VAPP): ocorre quando o vírus da vacina consegue causar poliomielite na pessoa vacinada ou em quem convive com ela. Isso pode acontecer de 4 a 40 dias após a vacinação. A taxa de registros é de 1 caso para cada 3,2 milhões de doses aplicadas. Esse risco é muito maior (quase o dobro) quando da aplicação da primeira dose. Para quem tem comprometimento do sistema imunológico, o risco é cerca de 3.200 vezes maior. No Brasil, entre 1989 e 2011, foram registrados 46 casos de VAPP, todos em crianças (um caso para cada 1,6 milhão de doses aplicadas). Os sintomas começam com febre, dificuldade de movimentação, dor e fraqueza dos músculos, principalmente das pernas, mas podem afetar os músculos usados na respiração. Depois de alguns dias, a dor desaparece, melhora a dificuldade de movimentação, mas os músculos começam a atrofiar e a amolecer
- Meningite asséptica e encefalite: apesar de muito rara, é um risco maior para crianças imunodeficientes. Trata-se de uma inflamação do cérebro ou das membranas que o protegem. Podem ocorrer sintomas que afetam a consciência (alucinações, mudanças de personalidade, agitação, sonolência, torpor e coma), sintomas que refletem as áreas afetadas

do cérebro, em geral relacionados com a orientação espacial ou a sensibilidade (perda localizada de movimento em determinada parte do corpo, falta de coordenação motora, movimentos involuntários, sensações estranhas ou perda de sensações em partes do corpo) e sintomas de irritação do cérebro (crises convulsivas)

- Reações de alergia: são raras e se devem aos componentes da vacina. Podem ocorrer urticária e erupções na pele, com coceira, mas não contraindicam doses subsequentes
- Poliovírus derivado da vacina (VDPV): acontece por uma instabilidade genética do vírus da vacina ou pela combinação do material genético do vírus vacinal com outros vírus que vivem no intestino, propiciando o surgimento de vírus mutantes capazes de causar poliomielite e de serem transmitidos para outras pessoas.

Quando do uso da vacina VIP com a apresentação inativada, é preciso observar que pode ocorrer eritema discreto no local da aplicação (em menos de 3% dos vacinados), endurecimento (em menos de 12%) e dor geralmente leve (em menos de 30% dos vacinados). A febre é rara, ocorre em menos de 10% dos vacinados. A anafilaxia também, com risco adicional para pessoas que têm alergia grave aos antibióticos da fórmula (estreptomicina, neomicina e polimixina B).

Por que ser vacinado?

Para evitar a poliomielite, uma doença viral causada pelo poliovírus (sorotipos 1, 2, 3), que é altamente contagiosa por contato entre as pessoas e pode levar à paralisia parcial ou total.

ROTAVÍRUS

Quem deve ser vacinado?

A vacina contra o rotavírus humano (VORH) tem como objetivo promover a ocorrência de rotavirose, principalmente em crianças, já que a infecção por esse vírus é capaz de provocar vômitos e diarreia intensas capaz de levar à desidratação. Dessa forma, é indicada a administração por via oral de duas doses, sendo a primeira recomendada aos 2 meses e a segunda aos 4 meses de vida.

Essa vacina não deve ser readministrada caso a criança vomite ou cuspa após a vacinação, assim como não é indicada para crianças que apresentem malformação congênita não corrigida do trato gastrointestinal ou que estão em um quadro agudo de gastroenterite.

Por que ser vacinado?

Para evitar a rotavirose, uma doença altamente infeciosa e capaz de provocar desidratação na criança, o que pode colocar sua vida em risco.

FEBRE AMARELA

Quem deve ser vacinado?

A vacina contra a febre amarela é constituída pelo vírus atenuado e é indicada para crianças entre 9 meses e 5 anos, com a primeira dose indicada aos 9 meses e o reforço aos 4 anos. Caso esse esquema vacinal não tenha sido realizado, é possível

que seja aplicada uma dose aos 9 anos, entre 10 e 19 anos ou entre 20 e 59 anos.

Essa vacina está também recomendada para pessoas que irão fazer viagens para locais em que são relatados casos de febre amarela, sendo indicado que a vacina seja feita pelo menos 10 dias antes da viagem, devendo haver emissão do Certificado Internacional de Vacinação ou Profilaxia (CIVP). A vacina para febre amarela é contraindicada para gestantes, porém caso seja verificado surto ou epidemia, é importante que seja avaliada, junto ao médico, a pertinência da vacinação.

A febre amarela é uma doença infecciosa causada pela picada do mosquito *Aedes aegypti* ou *Haemagogus sabethes* contaminado cujos sintomas podem demorar até 6 dias para aparecerem, podendo haver dor de cabeça intensa, febre alta, dor muscular, sensibilidade à luz e alterações dos batimentos cardíacos. Nos casos mais graves, pode haver dor abdominal intensa, sangramentos e olhos e pele amarelados.

Por que ser vacinado?

Para evitar casos, surtos e possível epidemia de febre amarela, uma vez que se trata de uma doença potencialmente grave e que pode ser facilmente transmitida pelos mosquitos.

Nos Quadros 57.1 a 57.6 há mais informações e explicações sobre vacinação.

VACINA CONTRA COVID-19

A vacinação contra a COVID-19 tem como objetivo estimular a imunidade para prevenir a ocorrência de formas mais graves da doença, resultando em uma diminuição do índice de morbimortalidade.

Atualmente são várias as vacinas desenvolvidas e em estudo para a COVID-19. Apesar do tempo recorde, em virtude da emergência da situação epidemiológica mundial, as vacinas foram desenvolvidas seguindo os protocolos de produção de imunizantes e devidamente testadas *in vitro* e *in vivo* com o objetivo de avaliar eficácia, sensibilidade, dose suficiente para combate e/ou neutralização viral e duração da resposta imunológica. Além disso, antes de serem aprovadas para aplicação na população, foram submetidas a análises pelos órgãos regulamentadores, como a Anvisa no Brasil, FDA (Food and Drug Administration) nos Estados Unidos e EMA (European Medicines Agency) na Europa, além de terem sido submetidas à aprovação da Organização Mundial de Saúde (OMS).

As vacinas que foram aprovadas para uso emergencial pela OMS até 2021 foram:

- Pfizer e BioNTech (Comirnaty) – vacina de RNA
- AstraZeneca/Oxford (Vaxzevria) – vacina constituída por material genético viral inserido em um vírus não patogênico e incapaz de cópia
- Covishield – Serum Institute of India (Formulação Oxford/AstraZeneca) – vacina constituída por material genético viral inserido em um vírus não patogênico e incapaz de cópia
- Janssen/Ad26.COV 2.S (desenvolvida pela Johnson & Johnson) – vacina constituída por material genético viral inserido em um vírus não patogênico e incapaz de cópia

- Moderna (Spikevax) – vacina de mRNA-1273
- Sinopharm COVID-19 (Covilo) – vacina constituída por cópias do vírus inativado
- Sinovac-Coronavac – vacina constituída por cópias do vírus inativado
- Covaxin (Bharat Biotech BBV152) – vacina constituída por cópias do vírus inativado
- Covovax (Novovax formulation) – vacina constituída por proteínas virais isoladas e purificadas
- Novavax (Nuvaxovid) – vacina constituída por proteínas virais isoladas e purificadas.

No Brasil, as vacinas utilizadas são Pfizer, AstraZeneca, Janssen e Coronavac. Já foi comprovado que as tecnologias utilizadas nas vacinas, como a tecnologia do RNA mensageiro (mRNA), presente da Pfizer, adenovírus modificado, no caso da AstraZeneca e da Janssen, e SARS-CoV-2 inativado, no caso da Coronavac, são eficazes contra o novo coronavírus.

O esquema vacinal varia de acordo com o tipo de vacina, já que a sua tecnologia pode interferir na força da resposta imunológica e duração da imunidade:

- Coronavac: 2 doses, com intervalo de 28 dias
- Pfizer e BioNTech: 2 doses, com intervalo de 21 dias a 8 semanas, de acordo com a faixa etária
- Oxford/Covishield (Fiocruz e AstraZeneca): duas doses, com intervalo de 4 a 12 semanas
- Janssen: originalmente era feita em dose única, mas uma 2ª dose está sendo recomendada 2 meses após a primeira dose.

Além disso, para aumentar a resposta imunológica e, assim, prevenir formas graves da doença em virtude da ocorrência de variantes do SARS-CoV-2, recomendou-se a dose de reforço da vacina. É importante ter em consideração que dose de reforço e terceira dose, apesar de muitas vezes serem usadas como sinônimos, representam coisas distintas: a dose de reforço indica que após receber a(s) dose(s) recomendada(s), o sistema imune foi capaz de produzir anticorpos suficientes; no entanto, ao longo do tempo, observou-se diminuição em sua concentração, sendo então indicada uma nova dose para reforçar a imunidade; por outro lado, a terceira dose indica que, para que o imunizante tenha efeito, são necessárias três doses. Foi também orientado pelo Ministério da

QUADRO 57.1 Doenças evitadas pelo uso de vacinas.

Vacina	Doença
Pneumocócica	*Doença pneumocócica*: causada pela bactéria *Streptococcus pneumoniae*, que evolui com pneumonia, sepse, meningite, otite e sinusite em criança, principalmente naquelas com menos de 2 anos de idade
Meningocócica	*Meningite*: causada pela bactéria *Neisseria meningitidis*, que pode levar a sepse, incapacidade e morte. Pode infectar qualquer pessoa, mas é especialmente mais grave em crianças com menos de 1 ano de idade e adolescentes. A vacina conjugada para meningite pode ser usada em bebês a partir de 2 meses e confere proteção a longo prazo
Hepatite B	O vírus B pode causar doenças hepáticas graves, tais como hepatite, cirrose e câncer. Muitas pessoas infectadas não se sentem doentes nem aparentam estar doentes, mas podem disseminar a doença para outros por meio de contato sexual, exposição ao sangue ou exposição no parto, se a mãe estiver infectada
DTP (difteria, tétano e coqueluche)	*Difteria*: causa dificuldades respiratórias, lesões aos órgãos e paralisia. Uma em cada 10 crianças com difteria pode morrer *Tétano*: o *Clostridium tetani* é uma bactéria que vive no solo e, geralmente, entra no organismo através de feridas abertas. Libera uma toxina capaz de causar lesões que se complicam, podendo levar a óbito *Coqueluche (tosse comprida)*: doença contagiosa das vias respiratórias
HIB (*Haemophilus influenzae* tipo B)	Meningite: o *Haemophilus influenzae* tipo B é uma bactéria que infecta a membrana de revestimento do cérebro e causa meningite, podendo evoluir para sepse. As complicações incluem sequelas permanentes e/ou morte
Pólio (poliomielite)	Os casos graves resultam em paralisia de membros ou mesmo morte. A pólio foi quase erradicada em muitos países, mas ainda é comum na Ásia e na África; existe ainda o risco de ser disseminada por viajantes
MMR/SCR (sarampo, caxumba e rubéola)	*Sarampo*: o vírus habitualmente provoca tosse, febre, coriza e erupção cutânea. Às vezes, resulta em pneumonia, que pode ser bastante grave *Caxumba*: o vírus causa edema das glândulas logo abaixo do ouvido. Em alguns casos, pode levar à meningite, causar surdez e outros danos como sequelas *Rubéola*: o vírus causa sintomas semelhantes aos do sarampo. Às vezes afeta o cérebro, causando encefalite. É muito grave para gestantes não vacinadas. Cerca de 85% das mulheres que tiveram rubéola no início da gravidez poderão ter crianças com anomalias ao nascimento
Varicela	*Catapora*: causa erupção cutânea representada por vesículas. Não é, de modo geral, uma doença grave na infância, mas pode apresentar riscos para adultos/gestantes
Febre amarela	*Febre amarela*: doença endêmica em muitos países, daí a obrigatoriedade da vacinação exigida a viajantes A imunidade pós-vacinação ocorre a partir do 10º dia, perdurando por, no mínimo, 10 anos. Podem ocorrer após o 7º ou 8º dia da vacinação, em algumas pessoas, cefaleia, mal-estar e febre

QUADRO 57.2 Vacinas em adultos e idosos.

Vacina	Agente imunizante	Indicações	Eficácia	Reações adversas	Contraindicações/precauções
Hepatite B	Antígeno viral inativado a partir de engenharia genética	Adultos de risco profissional, ambiental, social ou familiar	80 a 95%	Reação local leve; síndrome de Guillain-Barré (rara)	Anafilaxia ao levedo (Saccharomyces cerevisiae) – 1 a cada 600.000 casos, de 20 min até 2 h após aplicação
Hepatite A	Vírus inativados	Adultos suscetíveis. Crianças > 1 ano	94 a 100% em crianças	Sintomas locais, cefaleia, fadiga	Hipersensibilidade a qualquer constituinte da vacina/proteínas de ovos ou formaldeídos
Toxoides diftéricos e tetânicos (DT)	Toxoides e bactérias íntegras inativadas	Todos os adultos	95%	Reações locais frequentes, febre, reação tipo Arthus após múltiplas doses	Gravidez (1º trimestre), reação de hipersensibilidade imediata ou reação de Arthus após dose prévia (não devem receber outras doses de emergência ou rotina por 10 anos)
Raiva	Vírus inativado	Pessoas em risco ou agredidas por animais	100%	Reações locais, cefaleia, náuseas, mialgia, dor abdominal, febre, artralgia, artrite, angioderma	Não há contraindicações conhecidas em pessoas de risco ou expostas. Se houver risco substancial de exposição ao vírus da raiva, a profilaxia deve ser feita mesmo durante a gravidez. O tratamento com imunossupressores, antimaláricos (cloroquina) ou radioterapia pode reduzir ou anular a resposta imune da vacina antirrábica preparada sobre células Vero. Esse fenômeno não se aplica a corticosteroides (tratamento de reposição/sistêmicos a curto prazo)
Varicela	Vírus vivos atenuados	Adultos suscetíveis	70 a 90%. Persistência da imunidade pode ser de 20 anos	Febre, sintomas locais, rash	Gravidez atual ou planejada em menos de 1 mês, imunocomprometidos, anafilaxia à neomicina, administração recente de imunoglobina (aguardar 5 meses)
Vacina do vírus de sarampo, caxumba e rubéola (MMR)	Vírus vivo ativado	Todos os adultos nascidos depois de 1956 sem provas de vacinação após 1 ano de idade, sem diagnóstico médico ou sem evidência laboratorial de imunidade	Sarampo (99%), caxumba (95%), rubéola (95%)	Febre, rash, linfadenopatia, reação alérgica, trombocitopenia, convulsões febris, artrite, artralgias (comuns pelo componente da rubéola), encefalopatia aguda (sarampo), parotidite (caxumba)	Gravidez atual ou planejada em menos de 1 mês, imunocomprometidos (exceto assintomáticos com CD4 > 200), reações anafiláticas ao ovo, ou neomicina e geluxina, administração recente de imunoglobulinas (últimos 3 meses)
Vírus influenza	Vírus ou componentes virais inativados	Adultos de risco ou com idade superior a 60 anos, mesmo saudáveis	70 a 90%	Reação local branda, febre, mialgia, reações alérgicas em alérgicos a ovos (raro)	Reação anafilática ao ovo ou doença febril aguda. Em gestantes, só deverá ser administrada se realmente houver necessidade
Polissacarídica pneumocócica	Polissacarídio bacteriano de 23 sorotipos. Vacina conjugada à proteína diftérica com sete sorotipos	Adultos de risco ou com idade superior a 60 anos, mesmo saudáveis	65 a 75%	Dor local (50%), febre, mialgia, anafilaxia rara, reação do tipo Arthus (nas doses de reforço)	Gravidez – 1º trimestre. Anafilaxia rara

Capítulo 57   Imunização   **423**

QUADRO 57.3 Vacinas em situações especiais e em adultos imunocompetentes.

Situações	Indicado	Não indicado
Imunocomprometidos (incluindo HIV-positivos)	*Influenza*, pneumocócica, *Haemophilus influenzae* B*	Vacinas de vírus vivo/BCG/tifoide oral/polio oral
Asplenia	Pneumocócica, *influenza*, meningocócica, *Haemophilus influenzae* B*	–
Hemodiálise/transplantados/outras doenças de risco/crônicos	Hepatite A e B, *influenza*, pneumocócica	–
Deficiência fator VIII ou XI	Hepatite B	–
Alcoolismo crônico	Pneumocócica	–
Diabetes	*Influenza*, pneumocócica	–
Gravidez	Tétano, difteria	Vacinas de vírus vivo
Adultos imunocompetentes* (idade)		
12 a 49 anos	MMR, tétano, difteria, hepatite B, coqueluche, hepatite A, varicela	–
> de 60 anos	*Influenza*, pneumocócica, tétano, difteria, hepatite B, gripe, hepatite A, varicela	–

*A vacina para *influenza* B deve ser feita em adultos. *Para viajantes*, dependendo da área: febre amarela, raiva, encefalite, pólio, meningocócica, hepatite A. MMR: rubéola, sarampo, caxumba – indicada para pessoas nascidas após 1956, suscetíveis. Influenza (gripe): indicada também para pessoas com idade inferior a 50 anos com a doença crônica e em imunodeprimidos. Pode ser opcional entre 6 meses e 49 anos, estando indicada para profissionais de saúde. Hepatite B: indicada para todos os adultos em risco, independentemente da idade. Deve-se fazer *screening* para HbsAg como rotina no pré-natal. BCG: para os profissionais de risco e contactantes de hanseníase. Meningocócica: em caso de surtos e em locais endêmicos. Pacientes com doença de *Hodgkin* têm risco aumentado para infecção invasiva por bactérias encapsuladas (pneumococos, meningococos e *Haemophilus influenzae*), devendo então ser imunizados com as vacinas correspondentes. A resposta imune é melhor quando a vacinação é feita 10 a 14 dias antes do início do tratamento da doença. Também está indicada a vacina anti-*influenza*.

QUADRO 57.4 Contraindicações para uso de vacinas.

Quando houver	Atenção
Gestantes	Evitar vacinas de vírus vivos/bactérias atenuadas (potencial risco ao feto)
Imunocomprometidos/neoplasias malignas/corticosteroides em altas doses/imunossuprimidos	Evitar vacinas de vírus vivos/bactérias atenuadas (há alto risco de replicação dos vírus vacinais)
Contatos íntimos de pacientes imunocomprometidos	Evitar a vacina de pólio oral (doença induzida pode ser transmitida a esses pacientes); com a MMR, a infecção induzida não é transmitida
Reação anafilática prévia a neomicina ou estreptomicina	Evitar MMR (sarampo, rubéola, caxumba)
Reação anafilática prévia a determinada vacina	Evitar revacinação com a vacina específica
Reação anafilática prévia a ovo ou a suas proteínas	Evitar vacinas de sarampo, caxumba, *influenza* e febre amarela, pois são preparadas em ovos de galinha embrionados

QUADRO 57.5 Esquema de vacinação da criança e do adolescente.

Idade	Vacinas	Doses	Profilaxia
Ao nascer	BCG	Dose única	Formas graves de tuberculose
	Hepatite B	Uma dose	Hepatite B
2 meses	Pentavalente: hepatite B + DTPw + HiB	1ª dose	Difteria, tétano, coqueluche, hepatite B, meningite e outras infecções causadas pelo *Haemophilus influenzae* tipo b
	Poliomielite inativada		Paralisia infantil (poliomielite)
	Rotavírus oral		Diarreia por rotavírus
	Pneumocócica 10-valente		Doenças invasivas por sorotipos de pneumococo: 1, 4, 5, 6B, 7F, 9V, 14, 18C, 19F e 23F

(continua)

424 Parte 2 **Controle de Infecções**

QUADRO 57.5 Esquema de vacinação da criança e do adolescente (*Continuação*).

Idade	Vacinas	Doses	Profilaxia
3 meses	Meningocócica C	1ª dose	Doença invasiva causada por meningococo do sorogrupo C
4 meses	Pentavalente: hepatite B + DTPw + HiB	2ª dose	Difteria, tétano, coqueluche, hepatite B, meningite e outras infecções causadas pelo *Haemophilus influenzae* tipo b
	Poliomielite inativada		Paralisia infantil (poliomielite)
	Rotavírus oral		Diarreia por rotavírus
	Pneumocócica 10-valente		Doenças invasivas por sorotipos de pneumococo: 1, 4, 5, 6B, 7F, 9V, 14, 18C, 19F e 23F
5 meses	Meningocócica C	2ª dose	Doença invasiva causada por meningococo do sorogrupo C
6 meses	Pentavalente: hepatite B + DTPw + HiB	3ª dose	Difteria, tétano, coqueluche, hepatite B, meningite e outras infecções causadas pelo *Haemophilus influenzae* tipo b
	Poliomielite inativada		Paralisia infantil (poliomielite)
9 meses	Febre amarela	Dose única	Moradores de área endêmica ou viajantes para áreas de recomendação para vacina de febre amarela
12 meses	Tríplice viral	1ª dose	Sarampo, rubéola e caxumba
	Pneumocócica 10-valente	Reforço	Doenças invasivas por sorotipos de pneumococo: 1, 4, 5, 6B, 7F, 9V, 14, 18C, 19F e 23F
	Meningocócica C	Reforço	Doença invasiva causada por meningococo do sorogrupo C
15 meses	Poliomielite oral (atenuada)	1º reforço	Paralisia infantil (poliomielite)
	DTP (tríplice bacteriana)	1º reforço	Difteria, tétano e coqueluche
	Tetraviral	Dose única	Sarampo, caxumba, rubéola e varicela
	Hepatite A	Dose única	Hepatite A
4 anos	DTP (tríplice bacteriana)	2º reforço	Difteria, tétano e coqueluche
	Poliomielite oral (atenuada)	2º reforço	Paralisia infantil (poliomielite)
9 a 14 anos (meninas de 9 a 14 anos e meninos de 9 a 14 anos)	HPV quadrivalente	Duas doses	Infecções pelo papilomavírus humano 6, 11, 16 e 18
11 anos	dT	Reforço a cada 10 anos	Difteria e tétano
12 a 13 anos (meninos e meninas)	Meningocócica C	Reforço ou dose única	Doença invasiva causada por meningococo do sorogrupo C

Sujeito a alterações.
Fonte: adaptado de Brasil, 2017.

QUADRO 57.6 Esquema de vacinação do adulto e do idoso.

Idade	Vacinas	Doses	Profilaxia
20 a 59 anos ≥ 60 anos	Hepatite B	Três doses (a depender da situação vacinal)	Hepatite B
	dT	Três doses ou reforço	Difteria e tétano
	Tríplice viral	Uma dose (até 59 anos)	Sarampo, rubéola e caxumba
	Febre amarela	Uma dose (até 59 anos; após 60 anos, avaliar riscos)	Febre amarela

Sujeito a alterações.
Fonte: adaptado de Brasil, 2017.

Saúde a aplicação de uma segunda dose de reforço para pessoas acima dos 40 anos, imunossuprimidos e trabalhadores da saúde, sendo recomendado que seja administrada 4 meses após a primeira dose de reforço.

No Brasil, atualmente a dose de reforço está indicada para todos os adultos a partir dos 18 anos, devendo ser aplicada após 5 meses do término do esquema vacinal original, sendo recomendado que a aplicação aconteça preferencialmente com as vacinas da Pfizer, da AstraZeneca ou da Janssen. É importante salientar que as recomendações podem variar de acordo com a situação epidemiológica e a disponibilidade de vacinas. As pessoas que fazem uso de imunossupressores ou que possuem doenças autoimunes devem consultar o médico antes de tomar a vacina contra a COVID-19.

A vacina contra a COVID-19 está recomendada para toda a população a partir dos 11 anos, mesmo aqueles que já contraíram COVID-19, sendo importante seguir as recomendações da bula do imunizante para cada faixa etária. Além disso, a vacina também está autorizada para crianças entre 5 e 11 anos com o imunizante da Pfizer, desde que seja uma formulação diferente da do adulto (formulação específica para crianças) e que seja administrada 1/3 da dose usual. No caso das crianças entre 6 meses e 4 anos, a ANVISA autorizou a vacina da Pfizer com formulação diferente da vacina pediátrica aprovada para a faixa etária dos 5 aos 11 anos. Nesse caso, a recomendação é que sejam dadas 3 doses, sendo as 2 primeiras doses administradas com 3 semanas de intervalo e a terceira com pelo menos 8 semanas após a segunda dose.

É indicado adiar a vacinação em cerca de 1 mês, ou de acordo a indicação médica, caso tenha tido infecção recente pelo SARS-CoV-2, assim como não é indicado que seja feita a aplicação caso a pessoa apresente sinais e sintomas de gripe, incluindo febre.

É importante que, mesmo após a aplicação da vacina, as medidas de prevenção contra a covid-19, continuem sendo mantidas, isso porque as vacinas não impedem o contágio, mas sim atuam no impedimento de formas mais graves da doença. Além disso, a imunidade só é considerada completa cerca de 2 a 4 semanas após completar o esquema vacinal.

Em relação às vacinas contra a COVID-19 é importante estar atento ao fato de que mudanças conceituais e/ou de indicações poderão existir à medida que o tempo da ciência evolui. Daí a importância de se estar atento para as orientações/*guidelines* institucionais nacionais ou internacionais de modo a seguir as novas diretrizes, caso surjam.

VACINA PARA MONKEYPOX/VARÍOLA DOS MACACOS

A ANVISA aprovou a vacina Jynneos/Imvanex para a Monkeypox, que é eficaz contra a varíola e a varíola dos macacos e é recomendada para prevenir a varíola e a Monkeypox, sendo indicado que seja administrada por via subcutânea ou intradérmica, em 2 doses com intervalo de 4 semanas para adultos a partir dos 18 anos. Essa vacina pode ser também aplicada até 4 dias após a exposição ao vírus, em 1 dose, no entanto não previne o desenvolvimento da doença, mas é capaz de reduzir os sintomas.

A vacinação em massa para a Monkeypox não é recomendada pela Organização Mundial de Saúde, no entanto é principalmente indicada para pessoas com alto risco de exposição, como trabalhadores de saúde e pesquisadores.

BIBLIOGRAFIA

Agência Nacional de Vigilância Sanitária (Anvisa). Covid-19: Anvisa aprova vacina da Pfizer para crianças entre 6 meses e 4 anos. Disponível em: https://www.gov.br/anvisa/pt-br/assuntos/noticias-anvisa/2022/covid-19-anvisa-aprova-vacina-da-pfizer-para-criancas-entre-6-meses-e-4-anos.

Agência Nacional de Vigilância Sanitária (Anvisa). Anvisa aprova uso emergencial da CoronaVac para crianças de 3 a 5 anos. Disponível em: https://www.gov.br/anvisa/pt-br/assuntos/noticias-anvisa/2022/anvisa-aprova-uso-emergencial-da-coronavac-para-criancas-de-3-a-5-anos.

Agência Nacional de Vigilância Sanitária (Anvisa). VOTO nº 179/2022/SEI/DIRE2/ANVISA. Disponível em: https://www.gov.br/anvisa/pt-br/assuntos/noticias-anvisa/2022/anvisa-aprova-liberacao-de-vacina-para-monkeypox-para-uso-pelo-ministerio-da-saude/SEI_ANVISA2025664Voto1792022DIRE2.pdf.

Agência Nacional de Vigilância Sanitária (Anvisa). Anvisa aprova liberação de vacina para monkeypox para uso pelo Ministério da Saúde. Disponível em: https://www.gov.br/anvisa/pt-br/assuntos/noticias-anvisa/2022/anvisa-aprova-liberacao-de-vacina-para-monkeypox-para-uso-pelo-ministerio-da-saude.

Ballalai I. Manual prático de imunizações. São Paulo: Rio de Janeiro: Guanabara Koogan; 2013. 480 p.

Brasil. Agência Nacional de Vigilância Sanitária – Anvisa. Vacinas Covid-19. Disponível em: https://www.gov.br/anvisa/pt-br/assuntos/paf/coronavirus/vacinas.

Brasil. Ministério da Saúde. NOTA TÉCNICA Nº 37/2022-SECOVID/GAB/SECOVID/MS. Disponível em: https://sbim.org.br/images/files/notas-tecnicas/nt-37-2022-segundo-reforco-covid-trabalhadoressaude.pdf.

Brasil. Ministério da Saúde. NOTA TÉCNICA Nº 8/2022-CGZV/DEIDT/SVS/MS. Disponível em: https://sbim.org.br/images/files/notas-tecnicas/cgzv-deidt-svs-ms-protocoloraiva-100322.pdf.

Brasil. Saúde amplia vacinação contra meningite e HPV; entenda o que muda. Disponível em: https://www.gov.br/pt-br/noticias/noticias/saude/09/saude-amplia-vacinacao-contra-meningite-e-hpv-entenda-o-que-muda.

Brasil. Ministério da Saúde. Calendário Nacional de Vacinação 2020/PNI/MS. Disponível em: https://www.saude.go.gov.br/files/imunizacao/calendario/Calendario.Nacional.Vacinacao.2020.atualizado.pdf.

Brasil. Ministério da Saúde (MS). Anexo V – Instrução Normativa Referente ao Calendário Nacional de Vacinação 2020. Disponível em: https://www.gov.br/saude/pt-br/media/pdf/2021/junho/09/instrucao-normativa_calendario-de-vacinacao-2020-1.pdf.

Brasil. Ministério da Saúde (MS). Secretaria de Vigilância em Saúde. Departamento de Vigilância das Doenças Transmissíveis. Manual dos Centros de Referência para Imunobiológicos Especiais. 4. ed. Brasília: MS; 2014. 160 p.

Brasil. Ministério do Trabalho e Emprego (MTE). NR-32 – Segurança e Saúde do Trabalho em Serviço de Saúde. Disponível em: https://www.gov.br/trabalho-e-previdencia/pt-br/composicao/orgaos-especificos/secretaria-de-trabalho/inspecao/seguranca-e-saude-no-trabalho/ctpp-nrs/norma-regulamentadora-no-32-nr-32.

Brasil. Ministério da Saúde. Plano Nacional de Operacionalização da Vacinação contra a COVID-19. 2021. Disponível em: https://www.gov.br/saude/pt-br/coronavirus/publicacoes-tecnicas/guias-e-planos/plano-nacional-de-vacinacao-covid-19.

Bricks LF. Vacina contra poliomielite: um novo paradigma. Rev Paul Pediatr. 2007; 25(2). Disponível em: http://www.scielo.br/scielo.php?script=sci_arttext&pid=S0103-05822007000200013.

European Medicines Agency. Disponível em: https://www.ema.europa.eu/en/documents/other/considerations-posology-use-vaccine-jynneos/imvanex-mva-bn-against-monkeypox_en.pdf.

Harpaz R. The effectiveness of recombinant zoster vaccine: observations in the wild. Clin Infect Dis 2021;73(6):957-960. doi: 10.1093/cid/ciab130.

Lang P-O, Aspinall R. Vaccination for quality of life: herpes-zoster vacines. Aging Clin Exp Res 2021; 33:1113-22. doi: 10.1007/s40520-019-01374-5.

Lopes MH. Imunização ativa dos profissionais da área de Saúde. In: Carrara D, Strabelli TMV, Uip DE. Controle de infecção: a prática no terceiro milênio. Rio de Janeiro: Guanabara Koogan; 2017. p. 328-32.

Mandell D, Bennett JE, Dolin R et al. Principles and practice of infectious diseases. 8. ed. Elsevier; 2015. 3577 p.

Nature. COVID vaccine boosters: the most important questions. Disponível em: https://www.nature.com/articles/d41586-021-02158-6.

Pimentel A, Rocha MAW, Filho PNB et al. Conduta nos contactantes de doenças infecciosas. In: Hinrichsen SL. DIP – doenças infecciosas e parasitárias. Rio de Janeiro: Medsi/Guanabara Koogan; 2005. p. 957-64.

Vilella TAS, Coelho MRCD, Souza VSB et al. Seroepidemiological profile and risck factors for hepatites B infectioin in health care workers in dialysis units. Virus sReviews and Research. 2009; 14:1-15.

Sociedade Brasileira de Imunologia. Calendário Vacinal SBIm 2021/2022 – Do nascimento à terceira idade. Disponível em: https://sbim.org.br/images/calendarios/calend-sbim-0-100.pdf.

Sun Y, Kim E, Kong CL, et al. Effectiveness of the recombinant zoster vaccine in adults aged 50 and older in the United States: a claims-based cohort study. Clin Infect Dis 2021; 73:949-56. doi: 10.1093/cid/ciab121.

World Health Organization. Coronavirus disease (COVID-19): Vaccines. Disponível em: https://www.who.int/emergencies/diseases/novel-coronavirus-2019/question-and-answers-hub/q-a-detail/coronavirus-disease-(covid-19)-vaccines?adgroupsurvey={adgroupsurvey}&gclid=CjwKCAiAksyNBhAPEiwAlDBeLDjCRlM0mu3ux_CtS54R0SJefRcX9_Pu19mvvwuxRb7-6mxFIX4l2xoCatMQAvD_BwE.

World Health Organization. Interim statement on COVID-19 vaccine booster doses. Disponível em: https://www.who.int/news/item/10-08-2021-interim-statement-on-covid-19-vaccine-booster-doses.

World Health Organization. COVID19 Vaccine tracker – 10 Vaccines Grateted Emergency Use Listing (EUL) by WHO. Disponível em: https://covid19.trackvaccines.org/agency/who/.

World Health Organization. COVID19 Vaccine tracker – Types of vaccines. Disponível em: https://covid19.trackvaccines.org/types-of-vaccines/.

World Health Organization. Status of COVID-19 Vaccines within WHO EUL/PQ evaluation process. Disponível em: https://extranet.who.int/pqweb/sites/default/files/documents/Status_COVID_VAX_02March2022.pdf.

Zurieta HS, Wu X, Forshee R, et al. Recombinant Zoster Vaccine (Shingrix): Real-World Effectiveness in the First 2 Years Post-Licensure. Clin Infect Dis. 2021; 73:941-8. doi: 10.1093/cid/ciab125.

Parte 3

Microrganismos e Antimicrobianos

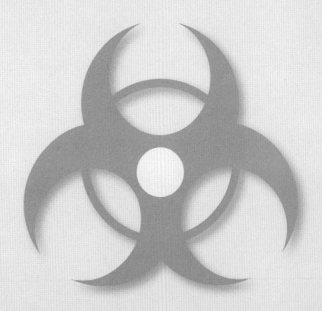

Capítulo 58

Microrganismos de Interesse Clínico

Sylvia Lemos Hinrichsen ■ Jorge Belém Oliveira Júnior ■ Marcela Coelho de Lemos

INTRODUÇÃO

Os microrganismos são *acelulares*, *unicelulares* e *pluricelulares*, sendo classificados em *patogênicos*, que são aqueles capazes de causar doença em condições favoráveis ao seu desenvolvimento e crescimento, e *não patogênicos*, de acordo com os atributos da célula microbiana (secreção de exotoxinas, liberação de endotoxinas, invasividade e aderência).

Os organismos *acelulares* são classificados de acordo com o material genético e a cápsula. Os príons são proteínas infectantes, sem material genético, que causam doenças em animais, incluindo os seres humanos, especialmente no sistema nervoso central (SNC), e que têm prolongado período de incubação, com curso progressivo, podendo levar ao óbito. Os viroides apresentam RNA, mas não cápsula. Já os vírus apresentam cápsulas e ácido nucleico (ácido desoxirribonucleico [DNA] e/ou ácido ribonucleico [RNA]).

Os organismos *unicelulares* podem ser procariotas ou eucariotas, distinguindo-se entre si basicamente pela ausência ou presença de núcleo individualizado respectivamente (presença de carioteca), e organelas citoplasmáticas, mas ambos apresentam DNA ou RNA. Os procariotas são representados por clamídias, Mollicutes (*Ureaplasma*, *Mycoplasma* e *Acholeplasma*), riquétsias e bactérias. Os eucariotas são os fungos e os protozoários.

Os *multicelulares* de interesse clínico são os helmintos e os artrópodes.

Consideram-se *patógenos primários* os que apresentam características peculiares e são capazes, por si sós, independentemente de fatores do hospedeiro, de provocar doenças infecciosas. São microrganismos causadores de infecções comunitárias e raramente estão envolvidos em processos infecciosos hospitalares.

Os *patógenos secundários* ou *oportunistas* têm potencialidades patogênicas quando há um desequilíbrio na relação parasito-hospedeiro, estando associados às infecções relacionadas à assistência à saúde/infecções hospitalares (IrAS/IH).

A taxonomia é a ciência que estuda a identificação e a classificação dos microrganismos, segundo diversos critérios, agrupando-os de acordo com características semelhantes.

Como critérios de diferenciação utilizados em laboratórios há: perfis de sensibilidade a antimicrobianos (antibiograma), reações bioquímicas, sorotipagem, fenotipagem e sondas genéticas. Na maioria dos casos, a identificação bacteriana em nível de gênero ou de espécie, que atende aos requisitos clínicos, é realizada por meio de características morfológicas (cultura), tintoriais (coloração de Gram) ou bioquímicas (metabolismo ante o oxigênio: aeróbios e anaeróbios).

Em investigação de surtos, podem ser necessárias fenotipagem, sorotipagem ou mesmo sondas genéticas para a identificação mais precisa de microrganismos.

A coloração de Gram é um procedimento simples e acessível à maioria dos laboratórios de microbiologia. Fornece, em pouco tempo, informações de diagnóstico bacteriano de grande importância, classificando-as em gram-positivas e gram-negativas de acordo com as características da parede celular após a exposição a diferentes corantes e soluções. São consideradas bactérias gram-positivas aquelas visualizadas microscopicamente com a coloração azul/roxo, o que é consequência da não descoração pelo álcool em virtude da diminuição da permeabilidade dos poros frente ao lugol e maior espessura da parede celular. Por outro lado, são consideradas bactérias gram-negativas aquelas descoradas pelo álcool, adquirindo a coloração rosa do último corante utilizado, a safranina ou fucsina. Após a realização da coloração de Gram, é normalmente realizada a bacterioscopia com o objetivo de identificar se a bactéria investigada é gram-positiva ou Gram-negativa e as suas características morfológicas, de forma que as bactérias possam ser classificadas como estafilococos, estreptococos, diplococos, bacilos/bastonetes, espiroquetas e corinebactérias.

No caso da suspeita de infecção por *Mycobacterium tuberculosis*, é indicada a coloração de Zielh-Nielsen, que tem como objetivo identificar bactérias álcool-ácido-resistentes (BAAR), seguida de bacterioscopia.

BACTÉRIAS AERÓBIAS GRAM-POSITIVAS

Estafilococos

Os estafilococos são cocos gram-positivos, anaeróbios facultativos, distribuídos na natureza, encontrados principalmente na pele, nas glândulas da pele e nas membranas mucosas, assim como na boca, no intestino e nos sistemas geniturinário e respiratório.

Os principais patógenos desse grupo são: *S. aureus*, *S. epidermidis*, *S. saprophyticus* e *S. haemolyticus*.

A espécie *S. aureus* é o mais comum agente de significância clínica em infecções humanas (carbúnculos, furúnculos, foliculites, celulites, impetigo, síndrome de pele escaldada, bacteriemias, endocardites, meningites, pneumonias, pioartroses, osteomielites e feridas cirúrgicas), podendo ser encontrado tanto em infecções comunitárias (intoxicação alimentar causada pela enterotoxina termoestável elaborada por *S. aureus* durante o preparo de alimentos contaminados por esse patógeno) quanto em IrAS/IH.

Um dos maiores problemas com *S. aureus* no controle das IrAS é a sua resistência à meticilina. O *S. aureus* resistente à meticilina (MRSA, *methicillin-resistant S. aureus*) surgiu gradativamente na década de 1980 como um importante problema clínico e epidemiológico em muitos hospitais. O ser humano é seu principal reservatório (normalmente encontrado nas narinas). Cerca de 70% da população carreiam o *S. aureus* no nariz em algum momento da vida, a maioria com pequenas quantidades de colônias. Porém, em torno de 15% dos indivíduos normais, sem doenças de base e sem relação com o ambiente hospitalar, carreiam grande número de *S. aureus* na microbiota nasal. Recém-nascidos são rapidamente colonizados, principalmente no cordão umbilical, no períneo, na pele e no sistema gastrintestinal. A interação ocorre no contato com pessoas, por mãos ou aerossóis, pelas vias respiratórias ou por roupas contaminadas por pele descamada. Cerca de 20 a 60% da população torna-se persistentemente colonizada.

Sua proliferação em mucosas ocorre pela ligação de proteínas da superfície bacteriana à fibronectina (matriz proteica extracelular), sendo esse um importante fator de virulência. Apresenta capacidade de aderir a uma variedade de outros receptores (fibrinogênio, laminina, heparina, trombospondina, elastina, sialoproteína, vitronectina e lactoferrina). Em cateteres e próteses, sua ligação se dá por meio da fibronectina depositada, mas hidrofobicidade e forças eletrostáticas parecem também atuar. Essa espécie pode ser encontrada transitoriamente na pele, na conjuntiva, na uretra, na vagina, na orofaringe e nas fezes.

Profissionais de saúde (técnicos em enfermagem – 90%) são mais predispostos à colonização, assim como diabéticos dependentes de insulina, renais crônicos em hemodiálise, pacientes com lesões dermatológicas crônicas, usuários de fármacos intravenosos ou com síndrome da imunodeficiência adquirida (AIDS).

O uso de antimicrobianos altera a microbiota que compete com seu hábitat, favorecendo a ocorrência de *S. aureus*. A alta prevalência de colonização também é observada em pacientes hospitalizados em unidades de terapia intensiva (UTI), queimados, enfermarias e durante epidemias de infecções por cepas multidrogarresistentes.

A maneira mais frequente de introdução do *S. aureus* em uma instituição é por meio da admissão de um paciente colonizado ou infectado que atua como reservatório, sendo o principal modo de transmissão no ambiente hospitalar pelas mãos dos profissionais de saúde transitoriamente colonizados. É possível a disseminação a partir das vias respiratórias superiores para inferiores, levando a pneumonia e abscesso pulmonar.

O período de incubação é difícil de determinar, mas geralmente ocorre em torno de 10 dias, exceto na toxinfecção alimentar, que se dá, em média, em 2 a 4 h.

Há relatos de cepas de MRSA apresentando resistência aos macrolídios e aminoglicosídeos.

Em alguns hospitais, pacientes com MRSA já estão colonizados ou infectados com esses microrganismos à admissão. As cepas de MRSA não são mais virulentas do que as de *S. aureus* sensíveis à meticilina. Na realidade, elas são preocupantes por serem mais resistentes aos múltiplos antimicrobianos, o que limita bastante as opções terapêuticas.

Os pacientes colonizados ou infectados por cepas de MRSA representam um grande reservatório desses microrganismos em hospitais, requerendo, assim, cuidados primários ou terciários. Sua disseminação frequentemente ocorre de paciente a paciente pelas mãos dos profissionais da área de saúde, podendo causar surtos de infecções, o que requer medidas de controle (interrupção de surtos em unidades de internação, prevenção de infecções recorrentes, eliminação de portadores de MRSA), as quais não se mostram ser custo-efetivas.

A identificação das cepas de MRSA no laboratório de microbiologia requer pelo menos 48 h (a partir do momento em que o material biológico foi recebido), podendo necessitar de 4 ou 5 dias até a conclusão etiológica final.

A partir da década de 1980 ocorreu a disseminação mundial do MRSA, o que levou ao aumento do uso da vancomicina como fármaco de escolha para combater as infecções provocadas por esse agente, tendo como consequência o surgimento de resistência do *S. epidermidis* e, posteriormente, do *Enterococcus faecium* e *Enterococcus faecalis*, codificados pelos genes *VAN-A* e *VAN-B*.

Há referência de que o plasmídeo que determina o traço *VAN-A* se mostra transferível *in vitro* para *S. aureus*. A cepa de *S. aureus* resistente à vancomicina (VRSA, *vancomycin-resistant S. aureus*) foi descrita em 1996 (cepa MU50, que não porta o gene *VAN-A* ou *VAN-B*, com um espessamento de parede e resistência, ambos relacionados com a velocidade de síntese de parede). A partir do ano de 1997, o *S. aureus* intermediário à vancomicina (VISA, *vancomycin intermediate S. aureus*) foi isolado (resistente se concentração inibitória mínima [MIC] ≥ 8 mg/ℓ; e sensível se MIC ≥ 2 mg/ℓ).

As cepas de *Staphylococcus* coagulase-negativos (SCoN) são componentes normais da microbiota humana, especialmente da pele, sendo, inicialmente, consideradas saprófitas ou de baixo potencial patogênico para o ser humano. Entretanto, há diversas espécies de SCoN que são consideradas patógenos oportunistas, especialmente quando há procedimentos invasivos, uso de prótese e cateteres intravasculares.

De todas as espécies de SCoN, *S. epidermidis* parece ter o maior potencial patogênico e capacidade de adaptação, sendo o agente etiológico mais frequente em sepse neonatal e em enfermarias de oncologia. Esse patógeno é considerado primário em infecções associadas ao implante de próteses articulares (40%), peritonites por diálise peritoneal ambulatorial, infecções no trato urinário (ITU) em pacientes sondados com cirurgias de desvios de fluido cefalorraquidiano e infecções cardíacas após procedimentos como cirurgias de válvulas, cardiovasculares e cardiotomia, incluindo mediastinites, infecções de marca-passo permanente, de enxertos vasculares cardíacos protéticos e prolapso de valva mitral.

Em torno de 56% das cepas isoladas de hemoculturas de pacientes hospitalizados mostram-se resistentes à oxacilina (meticilina: MRSA). Isso constitui um grande problema de saúde pública, sobretudo em pacientes com próteses valvares cardíacas ou pacientes submetidos a outros tipos de cirurgia.

Na patogênese de *S. epidermidis*, acredita-se que o limo extracelular produzido por essa bactéria a capacite a aderir firmemente a cateteres intravasculares, próteses e corpos estranhos, dificultando, assim, sua eliminação pelos antimicrobianos. Estudos *in vitro* demonstraram que, a partir de 16 h, já se observam colônias de *S. epidermidis* sob o material implantado. As infecções podem ocorrer até 1 ano após a cirurgia, sendo consideradas hospitalares.

Em geral, as cepas hospitalares são multidrogarresistentes, com menos de 20% de sensibilidade à meticilina. Sua resistência à meticilina é heterogênea, podendo estender-se a antimicrobianos betalactâmicos, cefalosporinas (inclusive às de 4ª geração) e carbapenêmicos.

Praticamente, *S. epidermidis* produz betalactamases, reagindo pouco a cloranfenicol, eritromicina, clindamicina, tetraciclina, sulfonamidas e aminoglicosídeos. Apresenta suscetibilidade *in vitro* a vancomicina, rifampicina e fluoroquinolonas. Assim como *S. aureus*, há perda de sensibilidade (resistência codificada por cromossomos, plasmídeos e transpósons) durante o uso de rifampicina e quinolonas.

Está recomendada a antibioticoprofilaxia em cirurgias de implante de próteses, bem como o isolamento de contatos dos pacientes colonizados ou infectados por *S. epidermidis* multidrogarresistentes em lesões cutâneas e nos sistemas gastrintestinal e respiratório.

Outros *Staphylococci* coagulase-negativos

A primeira espécie de SCoN de maior importância clínica é *S. epidermidis*, seguida por *S. haemolyticus*, a qual está envolvida em endocardites vasculares, septicemias, peritonites, ITU e infecções de ferida cirúrgica. A espécie *S. saprophyticus* é o agente infeccioso mais comum em ITU de pessoas jovens, sobretudo mulheres sexualmente ativas. Os locais do corpo mais frequentemente colonizados são a região anterior das fossas nasais, o sistema respiratório superior, a pele (ferida cirúrgica, queimaduras, úlcera de pressão, traqueostomia e gastrostomia), o períneo e o reto. Dentre os pacientes colonizados, cerca de 30 a 60% desenvolverão infecções potencialmente graves.

São considerados fatores de risco para colonização ou infecção: hospitalização prolongada, uso de antimicrobianos de amplo espectro, internação em UTI ou de tratamento de queimados e proximidade de um paciente colonizado ou infectado. A higienização das mãos é a medida mais eficaz para reduzir o risco de disseminação por SCoN.

Apesar de a principal região do corpo ser o nariz, há pouca evidência de que a transmissão se dê pelo ar. Normalmente, ocorre de um paciente a outro, principalmente por meio das mãos da equipe de saúde, que se tornam transitoriamente contaminadas, sobretudo após contato direto com pacientes infectados ou colonizados.

As mãos devem ser higienizadas após o contato com quaisquer pacientes colonizados, infectados ou não por SCoN, mesmo que tenham sido utilizadas luvas durante o contato. Microrganismos podem contaminar mãos enluvadas, ainda que não tenha havido perfuração aparente da luva.

Pacientes ou pessoal da equipe de saúde com dermatite apresentam risco aumentado, não apenas por adquirir, como também por transmitir espécies do gênero *Staphylococcus* spp., provavelmente mediante a esfoliação de células epidérmicas descamadas. Estudos demonstram também que os estetoscópios são reservatórios de agentes infecciosos que podem causar infecções hospitalares, estando os *Staphylococci* presentes em torno de 91,3%.

A desinfecção de estetoscópios com álcool a 70% após sua utilização em cada paciente poderá reduzir os riscos de contaminação.

Estreptococos

Os estreptococos são microrganismos amplamente distribuídos na natureza que podem ser encontrados no leite e derivados, na água, no solo, nos vegetais, no sistema respiratório e no intestino humano.

A diferenciação dos estreptococos é realizada mediante padrões de hemólises obtidas em culturas de ágar-sangue (hemólises alfa, beta e gama) e na classificação de Lancefield (características da substância grupo-específica C, um polissacarídeo presente na parede celular dessas bactérias), que possibilita classificá-los em grupos antigênicos A, B, C e D.

As diferentes manifestações clínicas, os perfis epidemiológicos, as complicações infecciosas, as modalidades terapêuticas e os prognósticos estão estreitamente relacionados com os diversos grupos de estreptococos, cuja classificação será abordada adiante.

Estreptococos beta-hemolíticos do grupo A
Streptococcus pyogenes

São os microrganismos mais comuns em faringites bacterianas em crianças de 5 a 10 anos de idade. As infecções causadas por esses agentes ocorrem, predominantemente, durante os primeiros anos de vida e ocorrem sob a forma epidêmica. As complicações supurativas (abscessos retrofaríngeo e peritonsilar) dessas infecções não são frequentes.

Podem ocorrer também infecções por disseminação hematogênica (abscessos cerebrais, artrite séptica, endocardite bacteriana aguda e meningites) e infecção secundária em feridas cirúrgicas e traumáticas, ou ainda em queimaduras. O pioderma ou impetigo estreptocócico resulta da invasão intradérmica que se segue à colonização da pele; e a escarlatina é decorrente da invasão intradérmica das toxinas eritrogênicas que se segue à colonização da pele.

As principais complicações das infecções estreptocócicas são não supurativas (febre reumática aguda e glomerulonefrite aguda). As IrAS causadas por estreptococos do grupo A são relativamente raras (menos de 1% de todas as infecções de feridas cirúrgicas). Acredita-se que o contato frequente com secreções respiratórias ou fômites de pacientes infectados ou colonizados desempenhe papel de grande importância na transmissão dessas bactérias.

Os estreptococos do grupo C têm um papel etiológico questionável nas faringites endêmicas. As taxas de portadores de agentes desse grupo podem, entretanto, chegar até a 30%. Além disso, os estreptococos dos grupos C e G são mais frequentemente causadores de bacteriemia, endocardites, meningites, pneumonites, infecções dos tecidos moles e sepse puerperal (grupo G).

Os estreptococos beta-hemolíticos do grupo F são causadores de bacteriemia e endocardites, assim como infecções supurativas polimicrobianas do SNC, do abdome e da pelve.

Estreptococos beta-hemolíticos do grupo B
Streptococcus agalactiae

Fazem parte da microbiota normal do sistema intestinal, de onde podem colonizar a vagina, o canal cervical e a uretra. Podem provocar infecções em gestantes, alcoólicos, diabéticos e idosos. Estão envolvidos, frequentemente, em sepse neonatal e meningites, assim como em endocardites, pneumonias, osteomielites, artrites sépticas e febre puerperal.

A infecção neonatal (com início precoce) ocorre dentro dos primeiros 10 dias após o parto, originando-se, provavelmente, devido à aspiração do microrganismo presente no sistema genital feminino por ocasião do parto. A forma tardia, que costuma ocorrer 10 dias após o parto, é, em geral, decorrente da aquisição hospitalar do microrganismo.

Do ponto de vista clínico, a bacteriemia é comum em ambas as formas; porém, o envolvimento pulmonar é mais observado na precoce; e a meningite, na tardia. As duas formas podem ser adquiridas por contato pessoa a pessoa, sendo o fator de risco a colonização da mucosa do sistema respiratório superior dos recém-nascidos. Tem letalidade de 25% e não está demonstrada a eficácia da antibioticoprofilaxia materna intraparto.

Streptococcus pneumoniae

É um pneumococo α-hemolítico, e seu reservatório natural é a espécie humana, na qual pode colonizar o sistema respiratório superior, causando infecção pulmonar por aspiração ou inalação.

É o principal agente etiológico da pneumonia comunitária, causando frequentemente otites, sinusites e meningites. Porém, torna-se cada vez mais frequente nas IrAS em imunossuprimidos. As pneumonias podem ser acompanhadas de bacteriemias, principalmente em idosos ou jovens. O índice de portadores pode variar por idade, estação do ano, ambiente e ocorrência ou não de infecções do sistema respiratório superior.

A transmissão se dá principalmente por perdigotos, por contato direto oral e, indiretamente, por meio de artigos. Tem sido observada a transmissão hospitalar mediante equipamentos de assistência respiratória contaminados. O período de incubação não é bem determinado, podendo variar de 1 a 3 dias (a transmissibilidade cessa após 2 dias de tratamento efetivo). É, então, indicado isolamento respiratório até 48 h após o início da administração de antimicrobianos.

O fármaco de escolha no tratamento é a penicilina, mas, nos últimos anos, vem aumentando o número de cepas resistentes (por transferência de material genético extracromossômico, por via horizontal, conferindo resistência também a outros antimicrobianos, como cloranfenicol, eritromicina, tetraciclina e clindamicina).

Streptococcus viridans

São estreptococos que geralmente não apresentam antígenos de grupo e, em meio de cultura ágar-sangue, produzem alfa-hemólise ou gama-hemólise. Apresentam difícil identificação e compõem parte da microbiota humana normal (cavidade oral e sistemas gastrintestinal e geniturinário). Ocorre colonização nas primeiras horas de vida, que protege contra o crescimento de outros microrganismos mais virulentos.

Raramente estão associados a infecção hospitalar; porém, em serviços com uso frequente de penicilinas, os profissionais de saúde podem albergar cepas resistentes à penicilina. Essas bactérias estão relacionadas a cariogênese e endocardite infecciosa, em geral subaguda, seguindo-se à manipulação dentária e cirúrgica e a cateterismos cardíacos. Podem ser também encontrados em pacientes neutropênicos e em casos de pneumonias, osteomielites, mediastinites, tromboflebites sépticas e peritonites.

Estreptococos não hemolíticos do grupo D
Streptococcus bovis

O *S. bovis* é um gram-positivo que pode ser confundido com *Enterococcus* ou com *S. viridans*. É classificado como estreptococo do grupo D, compartilhando diversas propriedades com os enterococos, incluindo a capacidade de crescimento em bile a 40% e de hidrolisar esculina.

Atualmente, consideram-se pertencentes ao grupo D apenas o *S. bovis* e o *S. equinus*. A porta de entrada das infecções causadas por *S. bovis* é geralmente o sistema gastrintestinal, embora algumas vezes elas se originem do sistema urinário, da árvore biliar ou de manipulações dentárias. O sistema intestinal constitui um importante foco de bacteriemia, sobretudo em pacientes com neoplasias malignas do cólon.

Isoladamente, são sensíveis à penicilina G, ao contrário dos enterococos. Podem determinar endocardite e, ocasionalmente, infecção urinária, infecções de feridas e abscessos, assim como meningite e septicemia neonatal, embora seja raro. Não é isolado habitualmente nas fezes de pessoas saudáveis.

A detecção de *S. bovis* em hemocultura, em casos de bacteriemia, é um indício de tumor maligno do intestino, o que exige investigação para avaliar a possibilidade. Em 25 a 50% dos episódios de bacteriemia, instala-se endocardite de evolução subaguda, semelhante à endocardite causada pelo *S. viridans*.

Em análises epidemiológicas das infecções hospitalares bacterianas, o *S. bovis* não foi identificado como agente etiológico em IrAS em unidades de UTI neonatal, berçários ou UTI pediátrica.

Enterococcus

São bactérias gram-positivas aeróbias, facultativamente anaeróbias, antes classificadas como *Streptococcus* do tipo D, que se distribuem em 19 espécies, sendo as de maior relevância clínica:

E. faecalis e *E. faecium*. São saprófitas do sistema intestinal de diversos animais, incluindo o ser humano (sistemas gastrintestinal, hepatobiliar e geniturinário), podendo ser encontradas no solo, em alimentos e água. De modo eventual, colonizam pele, períneo e, transitoriamente, as mãos da equipe de saúde, com capacidade de crescer em soluções salinas e detergentes.

O sistema digestório é o principal reservatório desses microrganismos, sendo isolado o *E. faecalis* em até 10^7 unidades formadoras de colônia por grama (UFC/g) de fezes em cerca de 80% dos pacientes hospitalizados. O *E. faecium* é isolado em menor quantidade, no máximo em até 30% desses pacientes. As infecções em geral são de origem endógena.

Por pressão seletiva, principalmente devido ao uso de cefalosporinas, monobactâmicos, carbapenêmicos, ciprofloxacino e aminoglicosídeos, vem aumentando progressivamente a incidência de *Enterococcus*, apresentando-se em alguns serviços como a terceira bactéria mais prevalente, após *E. coli* e *S. aureus*. São também fatores de risco para adquirir infecção nosocomial: gravidade da doença de base, tempo de internação no hospital, cirurgia prévia, insuficiência renal, cateterismo renal ou vascular e permanência em UTI.

As principais medidas de controle de infecções causadas por *Enterococcus* incluem o uso racional de antimicrobianos, especialmente os que estão relacionados com a emergência de resistência. O controle de procedimentos invasivos (em especial, vascular e no sistema urinário) e o uso de avental e luvas também são importantes no controle dessa bactéria, assim como as mãos da equipe, que devem ser higienizadas com clorexidina, já que sabão comum pode ser inadequado para a erradicação da bactéria.

O ambiente pode ser contaminado por *Enterococcus*, atuando como reservatório; porém, isso não parece ser relevante na disseminação do germe. Mesmo assim, é recomendada a limpeza de superfícies fixas. Os artigos médicos foram identificados como importantes fatores de risco para a aquisição de cepas resistentes à vancomicina em hospitais, assim como membros do *staff* com o sistema intestinal colonizado por cepas multidrogarresistentes. É discutido o tratamento de portadores fecais com bacitracina, vancomicina ou rifampicina administradas por via oral, associadas a banho com clorexidina.

Os enterococos apresentam baixa sensibilidade aos antimicrobianos, sendo intrinsecamente resistentes ao aztreonam; às cefalosporinas de primeira, segunda e terceira gerações; à clindamicina; à meticilina ou oxacilina; ao sulfametoxazol-trimetoprima e aos aminoglicosídeos. Portanto, é importante que testes laboratoriais sejam rotineiramente realizados, visando evitar erros ou confusões diagnósticas.

A resistência à vancomicina tem sido observada nos últimos 10 anos, sendo mais frequente com o *E. faecium*. Pode ser acompanhada de resistência à teicoplanina, conferida por fenótipo VAN-A ou genótipo VAN-A (prevalente nos EUA), ou pode existir na ausência dessa resistência cruzada, com sensibilidade à teicoplanina, conferida pelo fenótipo VAN-B ou genótipo VAN-B.

O cloranfenicol pode ser usado para cepas multidrogarresistentes (90% de sensibilidade). Também já se observa resistência às fluoroquinolonas. Como fármacos alternativos há pristinomicinas, everninomicina, oxazolidinonas e gliciclinas.

Listeria

São bacilos intracelulares facultativos, gram-positivos e de vida livre, que não produzem esporos, são aeróbios e facultativamente anaeróbios. São amplamente distribuídos no meio ambiente, isolados no solo; em vegetais em decomposição; silagem; esgoto; água; alimentos de origem vegetal e animal, refrigerados, congelados, frescos e processados (verduras, aves, peixes, mariscos crus, queijos frescos, leite cru ou pasteurizado, patê, sorvetes e cogumelos); e lixo doméstico. A espécie de relevância para o ser humano é *L. monocytogenes*.

O contágio se faz por meio de ingestão de alimentos contaminados, manipulação de material infectante ou contato com animais colonizados. Cerca de 1% das pessoas saudáveis apresenta bactérias nas fezes, assim como 26% dos contactantes de pacientes sintomáticos e 4,8% dos trabalhadores em abatedouros. Até 20% da população podem ser portadores transitórios.

O padrão de sensibilidade antimicrobiana tem sido mantido ao longo dos anos, podendo ser usados penicilina, ampicilina, gentamicina, eritromicina, tetraciclina, rifampicina, cotrimoxazol, vancomicina e cloranfenicol. Geralmente, é usada penicilina associada aos aminoglicosídeos. Existem relatos de resistência ao glutaraldeído em exposição por 30 min.

Micrococcus

O gênero *Micrococcus* é composto por gram-positivos aeróbios e apresenta nove espécies disseminadas na natureza, sendo encontradas na pele de mamíferos, em peixes, algas, água, areia e vegetais. No ser humano, é um saprófita e coloniza pele, mucosas do intestino e orofaringe, podendo causar infecções oportunistas em imunodeprimidos. Já foi isolado em casos de septicemia, diálise peritoneal ambulatorial contínua (CAPD) e infecções relacionadas com a derivação liquórica. *M. luteus* foi isolado em meningites, artrite e pneumonia, e *M. sedentarius*, em casos de endocardite em prótese valvar e queratoses.

Bacillus

O gênero *Bacillus* inclui cerca de 172 espécies de bacilos gram-positivos ou gram-variáveis, que produzem esporos. São bactérias aeróbias, facultativamente anaeróbias, saprófitas, encontradas no solo, dispersando-se pela poeira, por água, plantas e animais. A maioria das espécies é raramente associada a doenças no ser humano e em animais, exceto *B. anthracis* e *B. cereus*, enquanto *B. subtilis* já foi encontrado em contaminação alimentar e outras doenças.

Esporos desse gênero são bastante resistentes aos métodos de desinfecção. Por isso, requerem, no mínimo, 3 h de exposição para serem destruídos pelo glutaraldeído a 2% e um tempo maior de contato com formaldeído; já o peróxido de hidrogênio a 10% pode ser eficaz em 1 h e, a 3%, em 150 min. Esses germes podem contaminar salas de cirurgia, curativos, medicamentos, unidades de plaquetas estocadas à temperatura ambiente, artigos hospitalares (cateteres vasculares, máquinas de hemodiálise, luvas, seringas, *swab* de álcool, agulhas, circuitos de respiradores, broncoscópio, roupa hospitalar) e alimentos, podendo sobreviver por anos.

O *B. cereus* determina intoxicação alimentar (produção de toxinas devido à germinação de esporos que sobrevivem à cocção de alimentos), predominantemente do tipo diarreica (8 a 16 h após a ingestão de alimentos contaminados com carne, temperos ou baunilha) ou do tipo emética (após 5 h da ingestão de arroz). No tratamento, está recomendado o uso de vancomicina ou clindamicina associadas a um aminoglicosídeo. O *B. cereus* é resistente aos antimicrobianos betalactâmicos.

O *B. anthracis* é o agente etiológico do carbúnculo, uma zoonose de herbívoros de grande importância na mortalidade de gado, carneiros, cabras e cavalos. O ser humano pode adquiri-lo por meio da manipulação de animais infectados vivos ou mortos ou do contato com solo contaminado, necessitando de soluções de continuidade na pele. Pode haver também transmissão por picada de pulgas (forma clínica cutânea), inalação de esporos no manuseio de produtos de origem animal, como ossos, couro e lã (forma clínica pulmonar) e por ingestão alimentar (forma digestiva). Gestantes podem transmitir esse bacilo ao recém-nascido, em casos de sepse. Há também descrição de casos acidentais em laboratórios, propositais (bioterrorismo) e de transmissão direta de pessoa a pessoa. O período de incubação varia de horas até 7 dias (média de 48 h). No tratamento, utilizam-se ciprofloxacino, eritromicina, cloranfenicol e doxiciclina.

Outros gram-positivos

A partir da década de 1990, devido à utilização de métodos diagnósticos de identificação sofisticados, outros microrganismos passaram a ser observados como patógenos oportunistas, com importante papel emergente em imunocomprometidos. Os principais gêneros classificados são: *Lactococcus*, *Aerococcus*, *Gemella*, *Alloiococcus*, *Rhodococcus*, *Mycobacterium gordonae*, *Helcococcus*, *Tsukamurella*, *Corynebacterium diphtheriae* e *Stomatococcus*. Todos têm baixa virulência. Os principais fatores predisponentes são tecidos previamente lesados, hospitalização prolongada, utilização de antimicrobianos, procedimentos invasivos e corpos estranhos.

Também são microrganismos emergentes em pacientes imunodeprimidos e/ou submetidos a procedimentos invasivos: *Pediococcus*, *Leuconostoc*, *Streptomyces*, *Oerskovia* e *Nocardia*.

BACTÉRIAS AERÓBIAS GRAM-NEGATIVAS

Enterobactérias

São bastonetes gram-negativos, aeróbios em sua maioria, que constituem os principais componentes da microbiota intestinal humana normal, sendo pouco frequentes em outros locais do corpo humano. Cerca de 80% das IrAS/IH são causados por enterobactérias. Cinquenta por cento das bacteriemias clinicamente significativas, assim como 30% dos casos de septicemia, 54% das infecções cutâneas e 33% das infecções de ferida cirúrgica são causados por enterobactérias.

As de maior prevalência pertencem aos gêneros *Klebsiella*, *Proteus*, *Enterobacter*, *Shigella*, *Salmonella*, *Acinetobacter*, *Flavobacterium*, *Alcaligenes*, *Achromobacter* e *Moraxella* e às espécies *S. maltophilia*, *S. marcescens*, *P. aeruginosa*, *E. coli* e *B. cepacia*. As principais espécies mais comumente encontradas com relevância clínica (70%) são *P. aeruginosa*, *A. baumannii* e *S. maltophilia*.

As enterobactérias são, portanto, microrganismos oportunistas, uma vez que sua invasividade ou infectividade a um estado de alteração ou debilitação do hospedeiro estão relacionadas com o uso de medicamentos e os diversos procedimentos invasivos e/ou cirúrgicos.

As espécies do gênero *Acinetobacter* são microrganismos integrantes da microbiota normal da pele e dos sistemas respiratório, gastrintestinal e geniturinário humanos, enquanto todos os outros bastonetes gram-negativos não fermentadores são frequentemente encontrados no ambiente hospitalar (água, solo, plantas, locais de umidade e/ou com matéria orgânica).

Os bastonetes gram-negativos apresentam resistência intrínseca a agentes químicos, inclusive a antimicrobianos e antissépticos. Por isso, podem ser descritos como contaminantes de degermantes, antissépticos e anestésicos, ocasionando processos infecciosos relacionados com a assistência à saúde.

A presença de *B. cepacia* e *Flavobacterium* spp. pode sugerir contaminação de líquidos de uso parenteral.

Principais enterobactérias
Escherichia coli

A *Escherichia coli* caracteriza-se por apresentar as enzimas β-galactosidase e β-glicuronidase. É abundante nas fezes de origem humana e animal (concentrações de 10^9/g), sendo encontrada em todos os tipos de água (incluindo as residuais), efluentes tratados e solos naturais que tenham sofrido contaminação fecal recente procedente de seres humanos, de operações agrícolas ou de animais e pássaros selvagens.

É a enterobactéria mais prevalente, cujo hábitat natural é o intestino do ser humano e de outros animais. Pode colonizar a porção terminal da uretra e a vagina, sendo uma causa comum de infecções intestinais e extraintestinais, como bacteriemia, infecção urinária, pneumonia, meningite e infecções de ferida cirúrgica. Apresenta 171 antígenos somáticos (O), 56 antígenos flagelares (H) e aproximadamente 80 antígenos K.

Outras espécies (raras em humanos e com potencial patogênico) foram incluídas no gênero *Escherichia*: *E. hermanii* (antes grupo entérico 14), *E. vulneris* (antes grupo entérico 1), *E. fergusonii* (antes grupo entérico 10) e *E. blattae*.

A transmissão ocorre mediante contato das mãos ou ingestão de alimentos e água contaminados. Na maioria das infecções hospitalares, se dá por via endógena, exceto em berçários, onde a contaminação ocorre por intermédio das mães. Há também transmissão cruzada, afetando, inclusive, os profissionais de saúde. Surtos de síndrome hemolítico-urêmica em asilos têm sido descritos.

Entre as medidas preventivas estão isolamento entérico (uso de luvas e avental), higiene pessoal, ambiental e alimentar, higienização das mãos (especialmente após o contato com fezes e alimentos crus), pasteurização do leite, cloração da água, estocagem de alimentos adequada e aleitamento materno.

Salmonella

Atualmente dividem-se em duas espécies: *S. enterica*, com 2.307 sorotipos e seis subespécies (*enterica*, com 1.367 sorotipos; *salamae*, com 454 sorotipos; *arizonae*, com 93 sorotipos; *diarizonae*, com 309 sorotipos; *houtenale*, com 64 sorotipos; e *indica*, com 10 sorotipos); e *S. bongori*, com 17 sorotipos. São sorotipadas segundo os antígenos somáticos (O), de superfície (Vi) e flagelares (H).

São bactérias isoladas em quase todos os animais, inclusive no ser humano. As espécies *S. typhi*, *S. sendai* e *S. paratyphi* A, B e C têm o ser humano como único reservatório natural.

A transmissão é fecal/oral e ocorre por meio da água e de alimentos (mariscos, frutas e vegetais crus, cremes, doces, leite, ovos crus, peru e derivados da carne) contaminados, assim como pela veiculação de moscas. Surtos domiciliares podem ocorrer a partir de um disseminador. Transmissão perinatal pode ocorrer durante o parto vaginal, e é possível haver contaminação por meio de sangue e derivados a partir de um portador assintomático.

É uma importante causa de contaminação alimentar em hospitais, a partir de alimentos contaminados, embora possa haver transmissão inter-humana, que contribui para a sua manutenção. Também há relatos de contaminação por meio de equipamentos (endoscópios gastrintestinais, termômetro retal de vidro, banhos-maria para aquecimento, brinquedos, bacias para banhos, tubos de aspiração, sondas nasogástricas), roupa hospitalar, leite materno durante a ordenha, dieta enteral e precauções farmacológicas, especialmente de origem animal (vitaminas, pepsina, sais biliares, extratos pancreáticos ou de pituitária). Água não clorada pode causar surtos por contaminação fecal. O período de incubação, em casos de transmissão hospitalar, pode ser menor que 72 h de internação.

As *Salmonellae* são responsáveis por cerca de 70% dos casos de gastrenterite aguda, especialmente em crianças menores de 5 anos. Hemoglobinopatias (anemia falciforme), imunodeficiências, transplantes, desnutrição, valvulopatias, colagenoses, malária, esquistossomose e histoplasmose são doenças que favorecem a ocorrência de infecções por *Salmonellae*.

Clinicamente podem ser observadas bacteriemia, meningite, pneumonia, colecistite, febre entérica, endocardite, pericardite, osteomielite, artrite, piodermite e pielonefrite.

Os antimicrobianos utilizados no tratamento incluem betalactâmicos (ampicilina), cefalosporinas de terceira geração (ceftriaxona por 10 a 14 dias), amoxicilina, cotrimoxazol, aztreonam e quinolonas. As cefalosporinas de primeira e segunda gerações, assim como os aminoglicosídeos, não devem ser usados.

As vacinas existentes para *S. typhi* têm valor limitado, sendo indicadas para contactantes íntimos de portadores, trabalhadores de laboratório que manipulem o microrganismo e viajantes para áreas endêmicas, não sendo indicadas em situações epidêmicas a partir de fonte comum.

Shigella

É um patógeno que causa síndrome disentérica, especialmente em crianças (disenteria bacilar).

O gênero *Shigella* apresenta quatro espécies/sorogrupos: *S. dysenteriae* (subgrupo A), *S. flexneri* (subgrupo B), *S. boydii* (subgrupo C) e *S. sonnei* (subgrupo D).

A *S. dysenteriae* sorotipo 1 (bacilo de *Shiga*) tem o ser humano como único reservatório, embora já tenha sido isolada em primatas, causando contaminação humana. Pode ter uma evolução grave (megacólon tóxico e síndrome hemolítico-urêmica) e, raramente, invade a mucosa intestinal, podendo ser recuperada em hemocultura.

O período de incubação é de 12 a 96 h (1 a 3 dias), podendo ser superior a 1 semana para os casos de *S. dysenteriae*. A transmissão acontece pela via fecal/oral, principalmente por meio das mãos contaminadas. Pode ocorrer ingestão de água ou alimentos contaminados, e moscas podem veicular o patógeno, especialmente em áreas onde há esgoto a céu aberto. Há relatos de contaminação por meio de fezes de crianças com diarreia em assentos de vasos sanitários, em enfermarias e escolas, onde o patógeno foi transmitido para as mãos de outras crianças. Em serviços de geriatria e psiquiatria, também já se observou um surto, cujas fontes de contaminação foram os profissionais de saúde. Devido ao seu baixo inóculo (10 a 200 organismos), pode causar surtos, principalmente em domicílios e comunidades fechadas. A transmissão acidental em laboratórios também é descrita.

A transmissão ocorre durante a fase aguda da doença e pode persistir por até 4 semanas após a cura. Portadores assintomáticos podem transmitir a infecção por vários meses. Dentre as medidas de controle, são fundamentais o saneamento básico e a higiene pessoal, assim como o voluntário afastamento de pessoas com diarreia da manipulação de alimentos, que devem ser adequadamente armazenados e/ou refrigerados. Em casos de pacientes com processo diarreico incontinente, deve-se instituir o isolamento entérico (uso de luvas e avental). Também tem grande importância a higienização das mãos antes e depois de cada procedimento pela equipe de saúde.

A pesquisa sistemática de portadores mediante coprocultura não é importante, exceto em situações de surtos institucionais. A utilização de antimicrobianos reduz o período de transmissão.

Os fármacos utilizados no tratamento de infecção por *Shigella* são: cotrimoxazol, quinolonas e ampicilina. Já foi identificado um plasmídeo carreando resistência a múltiplos fármacos. Não está recomendado o uso de antimicrobianos profiláticos, e ainda não há uma vacina eficaz que interfira no estado de portador.

Edwardsiella

Compreende três espécies: *E. tarda*, *E. hoshinae* e *E. ictaluri*, que habitam no intestino de animais de sangue frio e coleções líquidas, sendo patógenas para enguias e bagre.

E. hoshinae e *E. tarda* têm sido isoladas de urina, sangue e fezes de seres humanos, e estão relacionadas com doenças. Há portadores assintomáticos e casos com diarreia do tipo secretora aguda, infecções em partes moles (meio aquático), meningites e osteomielites em pacientes com hemoglobinopatias, além de abscesso hepático, colangite e septicemia. São sensíveis a aminoglicosídeos, cefalosporinas e penicilinas. Não está indicado o tratamento para os casos de gastrenterite não complicada.

Yersinia

Existem cerca de cinco biogrupos, 50 sorotipos (antígenos O) e diversos fagotipos, responsáveis por zoonoses que afetam roedores, pássaros e pequenos animais, sendo o ser humano um hospedeiro acidental. As principais espécies de importância clínica e patogênicas são: *Y. pestis*, *Y. enterocolitica* e *Y. pseudotuberculosis*.

Y. pestis é a causa da peste urbana (os ratos são os reservatórios) ou selvagem (roedores selvagens são reservatórios). A contaminação humana ocorre por meio de picada de pulgas dos reservatórios naturais, manipulação de animais ou tecidos infectados e inalação de aerossóis (forma pneumônica). Piolhos e pulga humana também podem contribuir para a transmissão de casos inter-humanos. O ser humano parece não ter papel na manutenção da peste na natureza, e as pulgas permanecem infectadas por meses. A forma bubônica raramente é transmitida de pessoa a pessoa, a não ser que haja contato com a secreção purulenta.

Na forma pneumônica, que é facilmente transmitida por via respiratória, especialmente em aglomerações, recomenda-se o isolamento respiratório durante as 72 h do início da terapia efetiva.

A *Y. enterocolitica* é frequente em crianças durante meses de clima frio e tem como reservatório natural coelhos, porcos, carneiros, roedores, gado, gatos e cachorros. É transmitida por água e alimentos contaminados, por via fecal/oral e por contato com animais ou pessoas contaminadas.

Existem portadores assintomáticos, e o microrganismo pode ser excretado nas fezes por um período de até 3 meses. Clinicamente, apresenta-se como uma enterocolite hemorrágica associada à linfadenite mesentérica, simulando, às vezes, apendicite após um período de incubação geralmente inferior a 14 dias (6 a 7 dias), que dura em torno de 3 semanas. A forma crônica da doença pode persistir por até 1 ano.

A transmissão hospitalar tem sido relatada pela transfusão de sangue, de pessoa a pessoa, a partir de um caso, por meio das mãos da equipe de saúde. Há também possibilidade de transmissão por meio de produtos derivados de suínos e leite.

Apresenta sensibilidade à maioria dos antimicrobianos; portanto, recomenda-se: fluoroquinolonas, ceftriaxona, doxiciclina, cotrimoxazol, aminoglicosídeos, aztreonam, imipeném e cloranfenicol. Apresenta resistência a penicilina e derivados.

Profilaticamente, estão recomendados: não estocagem de alimentos por longos períodos, cloração da água, cozimento adequado dos alimentos e medidas de higiene sanitária e pessoais.

A *Y. pseudotuberculosis* é bioquimicamente semelhante à *Y. enterocolitica* (doença gastrintestinal e rara septicemia). A infecção ocorre pela ingestão da água ou de alimentos contaminados com fezes de animais (roedores, animais silvestres, coelhos, perus, patos, pombos, gansos e canários). Animais domésticos podem ser fontes de infecção em crianças. A septicemia é rara; porém, quando ocorre, apresenta alta letalidade (75%). Tem sensibilidade a estreptomicina, tetraciclina, cloranfenicol e ampicilina.

Citrobacter

Apresenta 11 espécies descritas e não é considerado enteropatógeno. Esse grupo tem pouca relevância clínica; porém, as mais importantes são: *C. freundii*, *C. diversus* (*koserii*). Recentemente, também foram incluídas as espécies *C. farmeri*, *C. ioungae*, *C. barakii*, *C. wermanii* e *C. sedlakii*.

Esses patógenos habitam no sistema intestinal humano e de outros animais (mamíferos, pássaros, répteis e insetos), mas também podem ser encontrados em água, soro, alimentos, esgoto e lixo. Há relatos de surtos de infecção do sistema biliar após procedimentos endoscópicos (equipamentos desinfectados em máquinas automáticas), água de hemodiálise (relacionada com a reação pirogênica), diarreias (por infecção cruzada ou por fonte comum, a partir da contaminação de remédios, alimentos e nutrição enteral), por meio do contato direto com paciente infectado, ao compartilhar quarto ou banheiro, UTI neonatal e berçários.

C. koserii tem sido encontrado em crianças com menos de 4 meses (1%), assim como já foi relacionado com surtos em enfermarias, associados à colonização de pacientes. *C. freundii* pode causar sepse, infecção gastrintestinal e abscessos. *C. amalonaticus* é raro em fezes de imunocompetentes. As demais espécies são comumente associadas a infecções hospitalares dos sistemas respiratório e urinário, especialmente em idosos. Já foram isoladas em urina, secreção de vias respiratórias, sangue, exsudato, abscesso, liquor e soluções de infusão contaminadas (solução glicosada a 5%).

Na transmissão vertical e cruzada desse patógeno, é de grande importância a higienização das mãos pelos profissionais de saúde durante procedimentos.

Grande parte dos microrganismos é suscetível a aminoglicosídeos, penicilinas e cefalosporinas de amplo espectro, além de imipeném e cotrimoxazol.

Hafnia

Esse gênero conta com apenas a espécie *H. alvei*, antes classificada como *E. hafniae*. É um patógeno que tem sido encontrado no sistema gastrintestinal do ser humano e de outros animais (especialmente pássaros), assim como no solo, em alimentos e no esgoto. Está ligado a diarreia e gastrenterite, assim como a infecções de ferida e dos sistemas respiratório superior e urinário, a peritonite e abscessos. Raramente está envolvido em infecções no ambiente hospitalar.

Klebsiella

Este gênero é composto por duas espécies: *K. oxytoca* e *K. pneumoniae*. Esta última compreende três subespécies: *K. pneumoniae* subsp. *pneumoniae*, *K. pneumoniae* subsp. *ozaenae* e *K. pneumoniae* subsp. *rhinoscleromatis*). Em geral, *K. pneumoniae* subsp. *pneumoniae* é conhecida como *K. pneumoniae*, e as demais, como *K. ozaenae* e *K. rhinoscleromatis*.

A espécie *K. pneumoniae* é a mais importante; faz parte da microbiota dos sistemas respiratório e gastrintestinal, podendo colonizar a pele de pacientes debilitados ou em uso de antimicrobianos. É disseminada por meio das mãos dos profissionais ou de alimentos contaminados.

Tem sido isolada em pacientes que relatam uso constante de álcool (alcoólicos), diabéticos e com doença pulmonar obstrutiva crônica (DPOC), sendo também responsável por peritonites primárias em adultos (infecção por via hematogênica e linfática, migração transmural ou contaminação ascendente pelo sistema genital em mulheres), pneumonias, infecções do sítio cirúrgico, meningites, ITU e septicemia, especialmente em idosos e recém-nascidos.

K. ozaenae e *K. rhinoscleromatis* estão associadas a doenças crônicas da mucosa nasal. Outras espécies raramente implicam doenças humanas, sendo encontradas em solo, água e vegetais (*K. terrigena*, *K. planticola* e *K. trevisanii*, reclassificadas taxonomicamente no gênero *Raoutella*: *R. terrigena*, *R. planticola* e *R. trevisanii*). *K. oxytoca* faz parte da microbiota normal do sistema intestinal dos seres humanos e de diversas espécies animais. Apresenta resistência intrínseca a ampicilina e carbenicilina, e é suscetível a cefalosporinas, cotrimoxazol, aminoglicosídeos e imipenem. Cepas produtoras de *Klebsiella pneumoniae* carbapenemase (KPC) se tornaram um problema de saúde pública nos últimos anos, devido à disseminação de plasmídeos bacterianos com resistência aos fármacos, promovendo o surgimento de cepas multidrogarresistentes. Há uma betalactamase mediada por plasmídeos que confere resistência a ceftazidima, mas inativa também cefotaxima e aztreonam. Por pressão seletiva, tem causado surtos hospitalares de pneumonia, com grande mortalidade.

Proteus

O gênero *Proteus* pertence à ordem Enterobacteriaceales, sendo encontrado no sistema intestinal de humanos e animais, bem como em solo, esgoto e água. O maior reservatório para infecções hospitalares é a microbiota gastrintestinal de pacientes, com colonização de períneo e faringe. Epidemias de *P. mirabilis* multidrogarresistentes têm sido relatadas a partir de portadores intestinais da cepa. Esse agente causa infecções urinárias, de ferida cirúrgica e em queimados, além de septicemias, pneumonia, endoftalmite pós-cirurgia e meningite. Predispõe ainda à formação de cálculos (devido à sua enorme produção de urease, que eleva o pH da urina), podendo dificultar o fluxo de urina e facilitar a adesão bacteriana, favorecendo a persistência de infecção. É também responsável por cerca de 13% dos casos de abscesso hepático e, juntamente com outras enterobactérias (especialmente *P. aeruginosa*), associa-se a alta letalidade em infecções nos pacientes granulocitopênicos (*P. penneri*).

Proteus é comum na etiologia de infecção tegumentar em usuários de fármacos intravenosos e tem sido isolado como contaminante de nutrição enteral em dietas industrializadas ou preparadas no hospital. Outras espécies (*P. rustigianii* e *P. alcalifaciens*) têm sido relatadas associadas a diarreia em crianças, e *P. vulgaris* é o segundo mais frequente. Esse gênero é constituído de germes bastante resistentes aos novos betalactâmicos, às quinolonas e à amicacina.

Serratia

A *Serratia* está amplamente distribuída na natureza, sendo encontrada em água fresca, água do mar, folhas, frutas, vegetais, liquores, cogumelos e alguns insetos. Em IrAS/IH, está relacionada com a colonização dos pacientes a partir da ingestão de vegetais, saladas cruas e da presença de flores nos quartos. É uma bactéria que coloniza principalmente os sistemas urinário e respiratório dos pacientes hospitalizados, exceto recém-nascidos, cujo sistema gastrintestinal é o mais afetado. Podem ser isoladas em fluidos intravenosos, agulhas, pias e transdutores.

A transmissão entre pacientes ocorre principalmente por meio das mãos da equipe profissional. Os principais fatores de risco para a aquisição de IrAS/IH são: ocorrência de imunodepressão, diabetes melito, hospitalização prolongada e uso de antimicrobianos. Em pacientes neoplásicos (neutrófilos < $1.000/m\ell^3$), é uma importante causa de bacteriemia, principalmente em tumores sólidos e hematológicos, tendo como fatores de risco o uso de cateteres vasculares (média de 10 dias antes do episódio) e a longa permanência hospitalar (≥ 22 dias).

S. marcescens é a que mais se destaca, sendo isolada no solo, na água, em alimentos (leite e saladas) e insetos, podendo também contaminar detergentes e germicidas hospitalares (cloreto de benzalcônio, clorexidina e quaternário de amônia). Durante a década de 1950, foi utilizada pelo exército americano como possível arma biológica. É importante causa de infecção extraintestinal (sistemas urinário, respiratório, cardiovascular e tegumentar; septicemia e meningites). Em IrAS/IH, está relacionada com transfusão sanguínea após punção articular, cirurgia, cateteres urinários, de diálise e intravasculares.

Há, também, descrição de contaminação de soluções salinas utilizadas em cirurgia de reconstrução de mama com prótese e de eletrodos de eletrocardiograma, causando infecção do sítio cirúrgico. Surtos de pneumonia também são relatados associados à contaminação de soluções usadas em aerossolização ou aspiração de secreções traqueais em pacientes sob ventilação mecânica. Epidemia de sepse por solução de heparina também já foi descrita, assim como casos de conjuntivites em UTI pela utilização de balão intra-aórtico e transdutores de artéria pulmonar. O uso de broncoscópios sem desinfecção adequada também já determinou surtos.

O fármaco de escolha, em geral, é a cefalosporina, que pode ser associada a um aminoglicosídeo. No entanto, é possível que ocorra resistência durante o uso deste e de betalactâmicos; nesse caso, recomenda-se o uso de fluoroquinolonas, imipenem, aztreonam, ticarcilina/clavulanato e cotrimoxazol como alternativa.

Enterobacter

O *Enterobacter* é encontrado na microbiota humana, sobretudo em pacientes hospitalizados. Pode colonizar a pele e os sistemas respiratório, urinário, gastrintestinal e biliar, eventualmente causando doenças invasivas com alta letalidade (24 a 69%).

É um patógeno oportunista, principalmente em pacientes em uso de antimicrobianos, com procedimentos invasivos, cateteres de demora, diabéticos ou neutropênicos. Dissemina-se em hospitais por meio das mãos dos profissionais de saúde que não estão atentos à higienização das mãos antes e depois de cada procedimento. Também já foi encontrado contaminando o ambiente, em água destilada, umidificadores e soluções de infusão.

As principais espécies patógenas para o ser humano são *E. cloacae* e *E. aerogenes*.

O *E. cloacae* faz parte da microbiota intestinal normal do ser humano e de outros animais, podendo ser encontrado em esgoto, água, solo e alimentos. Há relatos de surto de mediastinite pós-cirurgia cardíaca causada por cepas resistentes às cefalosporinas utilizadas profilaticamente (contaminação seguida da pressão seletiva), assim como surtos de septicemia nosocomial originários de banheiras de hidroterapia e contaminação de produtos manipulados em farmácia hospitalar. Esse agente determina também IrAS/IH dos sistemas respiratório e urinário, sítio cirúrgico e septicemia.

O *E. aerogenes* apresenta hábitat e patogenicidade semelhantes aos do *E. cloacae*, e essas duas espécies já foram associadas a surtos de IrAS/IH causados por contaminação do acesso venoso.

Há ainda *E. agglomerans*, que representa um grupo composto por 12 microrganismos e tem como hábitats solo, água, vegetais e alimentos, sendo raro na espécie humana, mas já identificado em IrAS/IH sistêmicas e em meningites; *E. sakazakii*, isolado em um surto de sepse e meningite em berçário (relacionado com a formulação láctea) e em unidade pediátrica pela contaminação da dieta enteral (resultante de colônia instalada em liquidificador); e *E. taylorae*, que causa infecção grave.

Pseudomonas

A família Pseudomonadaceae é composta por bacilos gram-negativos aeróbios, não fermentadores e não esporulados. Atualmente, são descritas cerca de 140 espécies, das quais as mais recorrentes e envolvidas em IrAS/IH são: *Pseudomonas* (*P.*) *aeruginosa*, *P. fluorescens*, *P. putida*, *P. cepacia*, *P. stutzeri*, *P. maltophilia* e *P. putrefaciens*.

P. aeruginosa foi relatada como primeiro patógeno gram-negativo identificado na UTI.

A incidência de IrAS/IH causada por *Pseudomonas* vem aumentando bastante, devido à sua capacidade de resistir aos antimicrobianos e por ser um microrganismo oportunista (apenas é patogênico em áreas desprovidas de defesas orgânicas normais, como mucosas e pele, quando estas sofrem lesão tecidual direta, ou quando são utilizados cateteres intravenosos ou urinários, ou na ocorrência de neutropenia, alcoolismo, fibrose cística, diabetes, tumores malignos, pneumonias de aspiração, trauma cirúrgico, uso de medicamentos intravenosos e queimaduras).

Encontra-se distribuído na natureza, com predileção por locais úmidos. Em ambiente hospitalar, prolifera em equipamentos respiratórios, transdutores de pressão arterial, cateterismo vesical, cistoscopia, traqueostomia, soluções salinas (limpeza), fluidos ou medicamentos de infusão intravenosa, pias, panos de chão, medicamentos e desinfetantes.

No homem, coloniza principalmente períneo, axilas e ouvidos, e os pacientes colonizados são os maiores reservatórios.

É um patógeno que faz parte da microbiota humana normal, presente em até 2% na pele de pessoas sadias, até 3,3% na mucosa nasal, até 6,6% nas vias respiratórias superiores e entre 2,6 e 24% nas fezes.

A hospitalização aumenta bastante a incidência de colonização, principalmente na pele de queimados, no sistema respiratório de pacientes em ventilação mecânica, no sistema gastrintestinal de pessoas em quimioterapia e em quaisquer sítios em pacientes em uso de antimicrobianos.

Embora possa ser isolada da pele e das fezes humanas, a maior parte das infecções é considerada de origem exógena. O desenvolvimento de infecção causada por *Pseudomonas* está, portanto, fortemente relacionado com a colonização prévia (21%).

A transmissão ocorre de um reservatório ambiental (p. ex., sensores reutilizáveis de temperatura de ventiladores em UTI, lavagens de cateteres com solução contaminada de heparina em pacientes oncológicos) para o paciente; de pessoa a pessoa por meio das mãos de funcionários (indireta); ou por contato direto entre os pacientes; assim como por meio da autoinfecção do sistema respiratório. A transmissão aérea é pouco frequente.

Surtos podem estar relacionados com transmissão pessoa a pessoa, sendo as mãos dos profissionais um importante veículo. É um problema crescente em endoscopias, colangiopancreatografia retrógrada e hemodiálise (associada ao reprocessamento dos hemodialisadores com germicidas inadequados, como o formaldeído incorretamente diluído e os quaternários de amônia).

Pode ser causa de infecção comunitária em indivíduos sem comprometimento imunológico, relacionada com o contato com água ou soluções contaminadas. É causa de otite externa em pessoas envolvidas com esportes aquáticos, diabéticos e idosos, podendo eventualmente causar comprometimento de partes moles, nervos cranianos, ossos e meninges.

Pode também determinar infecção na córnea subsequente a pequenos traumas relacionados, sobretudo com lentes de contato contaminadas pela sua solução desinfetante ou pela água de torneira usada no enxágue. Determina comprometimento ocular bastante destrutivo, podendo evoluir rapidamente para perfuração da córnea ou esclera, o que ocasiona endoftalmite e pode levar à cegueira. É também possível ocorrer após cirurgias oftálmicas, traumas ou surtos relacionados com colírios contaminados, geralmente durante o uso.

Embora seja raro, é uma das principais causas de conjuntivite em recém-nascidos, podendo ser autolimitada ou progredir rapidamente, causando abscesso corneano, endoftalmite e evoluindo para septicemia.

Tem prevalência de 10% em infecções do sítio cirúrgico, sendo mais frequente em esternotomia para cirurgia cardíaca.

As cirurgias neurológicas podem ser complicadas por meningites, geralmente relacionadas com o uso de fármacos intratecais contaminados ou com o produto utilizado para tricotomia. A *P. aeruginosa* é, portanto, uma das principais causas de meningites hospitalares e de meningite pós-punção liquórica, juntamente com *S. aureus*.

P. aeruginosa é um agente comum em osteomielite do calcâneo em crianças, ligado a acidentes com pregos que perfuram tênis, haja vista que cresce na palmilha desses calçados. É também uma das principais causas de endocardite em usuários de fármacos intravenosos, provavelmente devido à utilização de água contaminada na sua diluição. Provoca, ainda, pneumonia em pacientes com fibrose cística.

Em pacientes com neoplasias, neutropênicos ou em crianças com exposição excessiva à água, pode causar pioderma gangrenoso grave com lesão necrótica de pele. É um germe pouco exigente no que se refere a nutriente, podendo ser isolado em várias fontes ambientais. Pode sobreviver durante mais de 300 dias na água, mais de 150 dias em papel de filtro seco, 20 dias em bandagens e 5 dias após ressecamento do escarro. Já foi encontrado em soluções aquosas ou locais sujeitos a umidade, incluindo água de torneira, desinfetantes (quaternários de amônia, cloro, iodo, polivinilpirrolidona-iodo [PVP-I], clorexidina, fenóis), pomadas, sabões, fluidos de irrigação, colírios, medicamentos contaminados, líquidos e equipamentos de diálise, máquinas de gelo, garrafas de água, ventiladores, sifões de pia, banheiras, panos de limpeza de chão, ralos, tanques de físio-hidroterapia, equipamentos de terapia respiratória em berçários de alto risco, marca-passos transvenosos, colchões antiestáticos, gesso ortopédico, sistema de sucção da sala cirúrgica, broncoscópios, chuveiros, piscinas, tubos de sistema central de aquecimento, cosméticos e vasos de flores. Pode ficar viável por vários dias em garrafas de água destilada com tampa de cortiça, além de respiradores e umidificadores.

Em queimados e imunocompetentes que se alimentam com frutas e vegetais contaminados, pode haver colonização intestinal e posterior translocação, ocasionando bacteriemias.

P. aeruginosa apresenta resistência intrínseca a vários antimicrobianos, além de adquirir genes de resistência de outros microrganismos durante o tratamento.

Os antimicrobianos utilizados são as carboxipenicilinas, as ureidopenicilinas e algumas cefalosporinas de terceira geração (especialmente a ceftazidima e a cefoperazona), além dos carbapenêmicos e monobactâmicos. Gentamicina, tobromicina e amicacina apresentam boa atividade *in vitro*.

Em infecções graves, está indicada a combinação de um antimicrobiano betalactâmico e um aminoglicosídeo. As fluoroquinolonas podem ser utilizadas no tratamento; porém, não apresentam efeito sinérgico com aminoglicosídeos.

Por ser uma bactéria de difícil tratamento, medidas preventivas devem ser implementadas, como a utilização de aventais e luvas quando houver risco de contato com material infectante, desinfecção de equipamentos antes de sua utilização em outro paciente (infectado ou colonizado), limpeza diária do ambiente com desinfetantes e higienização das mãos antes e depois de cada procedimento.

Stenotrophomonas maltophilia

É um microrganismo (anteriormente denominado *Xanthomonas maltophilia*), antes classificado no gênero *Pseudomonas*, que tem caráter onipresente, podendo, algumas vezes, ser microbiota transitória de pacientes hospitalizados. Pode ser isolado de água, solo, leite, alimentos congelados, sangue, liquor, secreções pulmonares, abscessos e urina, causando infecções oportunistas em imunodeprimidos (geralmente em pacientes oncológicos, hematológicos, transplantados) ou após o uso prolongado de antimicrobianos de largo espectro. Raramente é encontrado em fezes de pessoas sadias.

A frequência de contaminação das mãos tem sido investigada apenas em situações de surtos, mas é uma bactéria bastante observada em pessoal de saúde em unidades de terapia intensiva. Já foi encontrada contaminando soluções como clorexidina, cetrimida e hexaclorofeno.

Os principais fatores de risco relacionados são: internação em terapia intensiva, ventilação mecânica, tratamento prévio com antimicrobianos e neoplasias. É pouco virulento, determina doença geralmente em imunodeprimidos e é bastante associado a pneumonia em pacientes com fibrose cística. As principais IrAS/IH são septicemias associadas a cateter vascular, pneumonia, infecção de ferida cirúrgica, endocardite e meningite.

Stenotrophomonas maltophilia apresenta resistência inerente em áreas de intenso uso de imipenem, assim como a maioria dos antimicrobianos, inclusive os de última geração. É sensível ao cotrimoxazol, à doxiciclina e ao cloranfenicol.

Burkholderia

Este gênero foi proposto em 1992 para sete espécies que pertenciam ao grupo II das *Pseudomonas*. As principais espécies de interesse clínico são: *B. cepacia*, *B. pseudomallei* e *B. mallei*. São, portanto, microrganismos patógenos para animais e plantas, causando doenças na espécie humana em hospedeiros imunodeficientes.

B. cepacia já foi denominada *P. kingii*, *P. multivorans* e *P. alcaligenes*. É encontrada em plantas, mas também pode ser isolada em soluções e germicidas hospitalares, esgoto, suprimento de água de torneira ou destilada. É a causa da putrefação de cebola.

É um patógeno essencialmente hospitalar e está relacionado com o uso de germicidas (clorexidina, PVP-I), equipamentos, medicamentos contaminados e soluções parenterais, broncoscópios, cateteres vasculares e urinários. Apresenta baixa virulência e pode colonizar pacientes hospitalizados. Os principais sítios de infecção são: ferida cirúrgica, cavidade peritoneal, sistemas respiratório, cardiovascular e osteoarticular. Pode ser também causa de bacteriemia.

É um patógeno emergente em pacientes com fibrose cística e doença granulomatosa crônica, também encontrado em viciados em drogas ilícitas intravenosas. É altamente transmissível e resistente aos antimicrobianos (intrinsecamente impermeável aos aminoglicosídeos e relativamente impermeável aos betalactâmicos). As quinolonas, o cotrimoxazol e o cloranfenicol são os antimicrobianos indicados em infecções por esse patógeno.

B. pseudomallei é um saprófita que habita o solo e as coleções líquidas, podendo contaminar cavalo, carneiro, foca, cabra, macacos, roedores e pássaros. Não é reservatório para doença humana. É transmitida por meio do contato com solo ou água contaminada, e a penetração ocorre por lesões cutâneas, aspiração ou ingestão de água contaminada ou inalação de poeira. Não há descrição de transmissão direta de um animal para o ser humano, sendo este o disseminador do microrganismo para novos ambientes. Pode também ser adquirida em atividades laboratoriais, especialmente por aerossolização.

O período de incubação varia de 2 a mais anos. Descreve-se infecção inter-humana após contato sexual com um portador de infecção prostática e de um paciente com doença sistêmica para mulher diabética. Clinicamente causa melioidose, pneumonia necrosante que evolui para septicemia e abscessos em articulações, ossos, pulmões, baço, linfonodos, pele e partes moles. Pode haver formação de granulomas, que ficam latentes por anos, podendo ser reativados.

B. pseudomallei apresenta alta letalidade (> 90%) e é endêmica no sudoeste da Ásia, podendo ser também encontrada no Oriente Médio, no norte da Austrália, na África Central e na América Latina, incluindo o Brasil.

O fármaco de escolha para o tratamento de casos leves e moderados é o cotrimoxazol, que deve ser associado a um aminoglicosídeo nos casos graves. A terapia deve ser mantida por, pelo menos, 30 dias, e, em pacientes com lesões supurativas extrapulmonares, por 6 meses a 1 ano. Também estão indicados a doxiciclina e o cloranfenicol, assim como ceftazidima ou amoxicilina/clavulanato.

B. mallei é o agente etiológico de uma zoonose de cavalo, mula e burro conhecida como mormo. O ser humano pode, esporadicamente, contaminar-se a partir do contato com as lesões secretantes do animal (nasais e purulentas), desenvolvendo uma infecção sistêmica que pode acometer os pulmões e o sistema reticuloendotelial. É possível também haver transmissão por inalação, especialmente em laboratórios, não havendo casos adquiridos naturalmente.

No manuseio de pacientes contaminados por *B. mallei*, está indicado o isolamento total (estrito). O período de incubação é de 1 a 5 dias e de 10 a 14 dias após a inalação. O tratamento é feito com sulfonamidas, aminoglicosídeos, tetraciclinas ou fluoroquinolonas.

Acinetobacter

Acinetonacter (*A. baumannii*) é um microrganismo amplamente distribuído na natureza, integrante da microbiota normal do ser humano. Apresenta forma cocobacilar e tem diversas espécies: *A. calcoaceticus*, *A. iwoffii* (10 a 15% das colonizações e IrAS/IH), *A. baumannii* (a mais frequente em IrAS/IH), *A. haemolyticus*, *A. junii*, *A. johnsonii* e *A. radioresistens*. Pode determinar infecções comunitárias, mas é um patógeno emergente em IrAS/IH, representando cerca de 88% das infecções.

Surtos causados por essa bactéria têm sido relatados principalmente em UTI, colonização ou infecção do sistema urinário e de ferida cirúrgica, pneumonia, meningites ou sepse. Ela pode ser disseminada por meio de transdutores de pressão arterial, umidificadores, nutrição parenteral, mãos dos profissionais de saúde, intubação traqueal, diálise peritoneal, monitores de oxigênio, agulhas intratecais de quimioterapia, respiradores e cateterismo vesical ou vascular. Transmissão cruzada entre pacientes, sobretudo por meio das mãos de funcionários e objetos, também tem sido relatada. Há relatos de surto de *A. baumannii* sugestivo de transmissão aérea, mas não há evidências de que profissionais de saúde portadores assintomáticos sejam fonte de infecção por *Acinetobacter* spp.

Diversos são os fatores predisponentes a colonização ou infecção por *Acinetobacter* spp., como: doença grave, neoplasias, imunodepressão, queimaduras extensas, grandes cirurgias, procedimentos invasivos com cateteres vasculares, sondas, ventilação mecânica e uso de antimicrobianos que alterem a microbiota normal do paciente. É importante atentar para o fato de que, na maioria das vezes, quando se isola *Acinetobacter* spp., ocorre colonização, e não infecção, embora haja casos graves e até fatais de infecção.

Em relação à sensibilidade antimicrobiana, o comportamento de *Acinetobacter* não é homogêneo. As genoespécies, determinadas por hibridização de DNA, apresentam comportamentos diferentes em relação à suscetibilidade a vários antimicrobianos.

Há algumas sensíveis a vários antimicrobianos: a genoespécie 12 é geralmente sensível a aminoglicosídeos, cefotaxima, quinolonas e imipenem; outras são multidrogarresistentes, como a genoespécie 2 (*A. baumannii*), que geralmente é resistente a quinolonas, aminoglicosídeos (especialmente a tobramicina), fluoroquinolonas e cotrimoxazol. Também há descrição de sensibilidade e resistência ao imipenem. Entre os antimicrobianos mais ativos para esses microrganismos está a polimixina B e E (colistina). Em relação à combinação de ampicilina/sulbactam, ou só ao uso do sulbactam isoladamente, há relatos de sensibilidade ou resistência.

Alcaligenes/Achromobacter

São bacilos gram-negativos não fermentadores de vida livre com várias espécies de interesse médico. A espécie *A. faecalis* é isolada de nematódeos e insetos e de amostras de terra e água. É considerada primariamente uma bactéria oportunista, que pode contaminar fluidos e equipamentos hospitalares, sendo associada a septicemias, peritonites, meningites, infecções localizadas de ouvido e feridas cutâneas.

São raras outras espécies, tais como: *A. piechaudii* e *A. xylosoxidans*. Esta última é isolada em surtos de septicemia relacionados com a assistência à saúde, a contaminação de isótopo diagnóstico, a água deionizada usada em hemodiálise e os equipamentos de monitoramento para pressão.

Kingella

São cocobacilos gram-negativos que aparecem aos pares ou em pequenas cadeias. Não apresentam motilidade e são aeróbios ou anaeróbios facultativos. São encontrados mais frequentemente no sistema respiratório superior de seres humanos, podendo causar epiglotite e endocardites.

Existem dois microrganismos similares: TM-1 e *Moraxella*, junto com a espécie *K. indologenes*, que faz parte do gênero *Kingella*, e as espécies *K. denitrificans* e *K. kingae*. *K. oralis*, isolada da cavidade oral humana, tem semelhança fenotípica com *K. kingae*, que é um patógeno oportunista em crianças. Ele já foi isolado no sangue, em ossos, úlceras de córnea, discos intervertebrais, líquido sinovial e nasofaringe.

K. denitrificans é raramente patogênica, mas está associada à causa de doença granulomatosa em pacientes com AIDS. São patógenos sensíveis à penicilina.

Moraxella

Pode colonizar os olhos e os tratos respiratório e urinário, raramente causando septicemias, endocardites e meningites. É suscetível a penicilinas, ampicilina, tetraciclina, cloranfenicol, aminoglicosídeos e eritromicina (*in vitro*).

Sutonella

É um microrganismo muito semelhante às espécies de *Kingella*, diferindo apenas por características bioquímicas. Dificilmente é encontrado em espécimes clínicos, e os casos relatados estão relacionados com infecção ocular, que apresenta sensibilidade à penicilina.

Actinobacillus

São cocobacilos gram-negativos associados ao gado, mas podem ser isolados de outros animais e do ser humano. A observação de infecções está geralmente associada à mordedura animal.

As espécies de relevância clínica são: *A. urease*, que já foi isolada em liquor, sangue e sistema respiratório; *A. hominis*, identificada em casos de DPOC e de septicemia em pacientes com insuficiência hepática; *A. equuli*, associada a infecções após a mordida de cavalo; e *A. actinomycetemcomitans*, identificada em casos de lesões actinomicóticas no gado e no ser humano.

São microrganismos suscetíveis a cloranfenicol, aminoglicosídeos, rifampicina, tetraciclina, azitromicina, cotrimoxazol, fluoroquinolonas, cefazolina, cefotaxima e ceftriaxona, apresentando resistência à penicilina e à ampicilina. Fazem parte do grupo HACEK, juntamente com *H. aphrophilus/paraphrophilus*, *C. hominis*, *E. corrodens* e *K. kingae*. São recuperados em microbiota endógena da boca em cerca de 20% dos adolescentes e adultos, e têm sido associados a endocardite, periodontite e a infecções seguidas a mordedura humana, geralmente em associação com *Actinomyces israelii*.

Flavobactérias

São bactérias gram-negativas não fermentadoras, de vida livre, encontradas no solo, em plantas, alimentos e água (ou em qualquer área úmida). Em hospitais, esses microrganismos têm sido isolados em bebedouros, banheiros, aparelhos de ar condicionado e umidificadores de ambientes.

Têm significância clínica rara, exceto o *F. meningossepticum*, que já foi isolado em casos de meningite neonatal, septicemias em pacientes queimados e pneumonia relacionada com a aerossolização de medicamentos. Não colonizam facilmente pacientes adultos com defesas intactas.

Apresentam resistência a vários antimicrobianos (betalactâmicos, aminoglicosídeos e cloranfenicol) e suscetibilidade a rifampicina, clindamicina, eritromicina, ciprofloxacino e cotrimoxazol.

Comamonas

São bactérias não fermentadoras, ocasionalmente espiraladas, que apresentam de um a seis flagelos. As principais espécies são *C. acidovorans*, *C. testosteroni* e *C. terrigena*. São raros os relatos de infecção causada por essas bactérias, embora elas sejam sensíveis a piperacilina, cefoxitina, cefotaxacima, imipenem e ciprofloxacino.

Pasteurella

O gênero *Pasteurella* é composto por cocobacilos gram-negativos, facultativamente anaeróbios, não móveis, que têm sido isolados de lesões em múltiplos órgãos do organismo humano, sendo relacionados com mordeduras animais.

São organismos sensíveis a penicilina (fármaco de escolha), ampicilina, tetraciclina, cotrimoxazol, quinolonas e cefalosporinas.

As principais espécies de interesse clínico são: *P. multocida* (comensal no sistema respiratório superior de aves, mamíferos e possivelmente do ser humano, em que está associada a infecções focais seguidas a mordedura animal em um período de 12 a 24 h após, DPOC, meningites, endocardites e infecções intra-abdominais), *P. canis* (isolada em lesões humanas resultantes de mordida de cachorro), *P. dagmatis* (relacionada com a mordedura de cachorro e gato), *P. bettyae* (encontrada em fluido amniótico, hemocultura de recém-nascidos, lesões cutâneas de extremidades, placenta, reto, incisão cirúrgica, úlceras genitais e bartolinite) e *P. stomatis* (relacionada com a mordedura de cachorro e gato).

Streptobacillus

É um gram-negativo anaeróbio facultativo, sem motilidade e que não cresce em meios de cultura comuns, requerendo adição de soro, líquido ascítico ou sangue e sob uma atmosfera com 10% de CO_2. A única espécie existente é a moniliforme (*S. moniliformes*).

O hábitat natural desse patógeno é a microbiota nasofaríngea em ratos selvagens de laboratório e de outros roedores silvestres, sendo raro em cachorros. A transmissão é feita por meio da mordedura do rato e também pela contaminação de alimentos, especialmente o leite e a água, assim como por urina ou secreções da boca, do nariz ou da conjuntiva animal (febre de Haverhill). Não há relatos de transmissão de pessoa a pessoa, sendo recomendado o uso de luvas para evitar a contaminação em laboratórios.

Os fármacos de escolha são a penicilina e a doxicilina, que atuam como profiláticos após a mordedura do rato.

Outras enterobactérias de interesse clínico

Capnocytophaga (espécies: *C. gengivalis*, *C. ochrona*, *C. sputigena*, *C. canimorsus* e *C. cynodegeni*) está relacionada com mordedura de cães e arranhadura de gato ou animais silvestres.

Cardiobacterium hominis é uma bactéria pouco comum, cujo hábitat é o sistema respiratório superior, tendo sido descrita em septicemias e endocardite bacteriana após endoscopia do sistema gastrintestinal superior.

O *Arcobacter* é um patógeno frequentemente isolado de gado e porcos, que causa aborto, mastite ou enterite. No ser humano, as espécies de interesse são: *A. bulzeleri* (isolada em casos de bacteriemia, endocardite, peritonite e diarreia) e *A. cryaerophilus* do grupo 1B (relacionada com casos de bacteriemia e diarreia). Apresentam suscetibilidade a aminoglicosídeos, quinolonas e rifampicina, sendo resistentes a cefalosporinas, sulfa e eritromicina.

O gênero *Campylobacter*, juntamente com o *Arcobacter*, é incluído na família Campylobacteriaceae. É um dos patógenos mais comuns para o ser humano e animais, causando de 5 a 14% dos casos de diarreia do viajante. Casos de infecções hospitalares têm sido documentados, envolvendo a transmissão para neonatos e bacteriemia relacionadas com a contaminação de hemoderivados. Apresentam sensibilidade a aminoglicosídeos, cloranfenicol e clindamicina, com suscetibilidade variada ao metronidazol e às sulfonamidas. Os fármacos de escolha são a eritromicina e seus derivados, tetraciclina e fluoroquinolonas.

Plesiomonas são patógenos cujo hábitat é o meio aquático, podendo ser isolados em muitas espécies animais. A contaminação se dá pelo contato direto com a água, ou indireto, por exposição a anfíbios, répteis, peixes e vários mamíferos, como porcos, cachorros, gatos, cabras, carneiros e macacos. Há risco ocupacional de exposição para médicos-veterinários, aquaculturistas, manipuladores de peixes e zeladores de zoológicos. *P. shigelloides* pode causar diarreia e, eventualmente, quadro septicêmico, frequentemente acompanhado de meningite, em especial de recém-nascidos de mães com ruptura de membrana prolongada ou em adultos esplenectomizados.

Aeromonas, até pouco tempo, eram classificadas na família Vibrionaceae, mas atualmente pertencem a uma família própria, juntamente com o gênero *Plesiomonas*. São habitantes de ambientes aquáticos (água fresca, potável, clorada, poluída, marinha de climas tropicais), cuja transmissão se dá pelo contato com a água ou alimentos procedentes desses ambientes. Portadores de doenças hepatobiliares (cirrose de Laennec), tumores sólidos ou hematológicos são suscetíveis a bacteriemia. Secundariamente à contaminação da rede de água hospitalar, foram identificadas epidemias de pneumonia e infecções sistêmicas. Surtos de diarreia têm sido observados em asilos e unidades hospitalares pediátricas, podendo também ser relacionados com a contaminação do sistema de água. São sensíveis a cotrimoxazol, fluoroquinolonas, cloranfenicol e aminoglicosídeos (exceto estreptomicina, aztreonam, carbapenêmico e cefalosporinas). Sua resistência aos betalactâmicos vem aumentando e parece ser mediada por betalactamases indutíveis.

A maior parte das espécies de *Vibrio* tem hábitat em ambientes aquáticos, sendo encontrada em água doce ou mar e em associação com animais. Várias espécies são patogênicas para o ser humano, peixes, enguias e rãs, bem como para outros vertebrados e invertebrados. No ser humano, as principais espécies de interesse clínico são *V. cholerae* (grupo 1, agente responsável pela cólera) e *V. El Tor*. A transmissão se faz por meio da ingestão de água, alimentos contaminados, manuseio de utensílios e fezes/vômitos de doentes ou portadores assintomáticos. Surtos hospitalares de cólera têm sido descritos em países subdesenvolvidos, relacionados com a transmissão pessoa a pessoa, a ingestão de alimentos contaminados ou a utilização de água para banho de pacientes pediátricos.

As espécies *P. rettgieri*, *P. stuartii*, *P. alcalifaciens*, *P. rustigianii* e *P. heimbachae* pertencem ao gênero *Providencia*. São bactérias que promovem a alcalinização da urina, facilitando o desenvolvimento de cristais e cálculos. Seu hábitat é o sistema intestinal de várias espécies animais, incluindo o ser humano, e pode também ser isolado no solo, no esgoto e na água. Há relato de um surto de *P. stuartii* resistente à sulfadiazina em unidade de queimados.

A *Morganella morganii* (*M. morganii*) subespécie *sibonii*, anteriormente classificada no gênero *Proteus*, é encontrada no sistema intestinal do ser humano e de várias espécies animais, mas habita também em solo, esgoto e água. É relacionada com as infecções extraintestinais, sobretudo no ambiente hospitalar, destacando-se infecção urinária em pacientes sondados, septicemia, infecções de ferida operatória, em queimados e em sepse complicada com síndrome de angústia respiratória em

recém-nascido de mãe com corioamnionite. Há descrição de resistência cromossômica indutível, que codifica uma cefalosporinase, podendo inativar cefalosporinas de amplo espectro.

Também são cocos gram-negativos não fermentadores de interesse clínico: *Agrobacterium radiobacter*, que causa infecções associadas a cateteres intravasculares e peritoneais; *Psychrobacter immobilis*, isolado em alimentos; *Ochrobactrum anthropi*, encontrado em fontes ambientais e cateter vascular; *Pseudomonas paucimobilis*, distribuída no meio ambiente, inclusive na água; *Pseudomonas putrefaciens*, encontrada em alimentos e na espécie humana; *Methylobacterium mesophilicum*, associada a cateteres vasculares e CAPD; *Roseomonas*; *Weeksella*; *Oligella*; *Eikenella corrodens*; *Actinobacillus hominis*, associado à mordedura animal; *Chromobacterium violaceum*; *DF3*, semelhante ao gênero *Capnocytophaga*; *EF4*, semelhante ao gênero *Pasteurella*; *N. meningitidis*; *N. gonorrhoeae*; *G. vaginalis*; *H. pylori*; *H. influenzae*; *R. pickettii*; *Brucella* e *Francisella*, agente etiológico da tularemia, doença de animais selvagens, perpetuada na natureza por ectoparasitos como o carrapato.

Neisseria meningitidis

É causa de doença bacteriana aguda, grave (mais comum em crianças, sendo a segunda causa mais frequente de meningite bacteriana em adultos adquirida na comunidade), que pode evoluir para meningoencefalite, meningococcemia aguda ou crônica, trombose de pequenos vasos com envolvimento de múltiplos órgãos, coagulação intravascular disseminada, artrite, pneumonia, uretrite e ocasional comprometimento da glândula suprarrenal (síndrome de Waterhouse-Friderichsen).

Existem cerca de 13 sorogrupos, identificados a partir do polissacarídeo capsular (A, B, C, D, X, Y, Z, E, W-135, H, I, K e L), dos quais os grupos A, B, C, Y e W-135 são os mais associados a doenças. Epidemias estão mais relacionadas com os tipos A e C, geralmente ocorrendo quando o índice de portadores (crônicos, intermitentes e transitórios) ultrapassa 20% da população.

O ser humano é o único reservatório conhecido, e, em períodos endêmicos, cerca de 10% da população têm essa espécie colonizando a nasofaringe. A transmissão se dá por contato direto (inalação de perdigotos da nasofaringe), e o período de incubação varia de 2 a 10 dias (média de 3 a 4 dias), com transmissibilidade persistindo até 24 a 48 h de tratamento efetivo.

Profissionais de saúde podem adquirir a doença por contato com sangue, liquor e secreção de vias respiratórias, por manipulação parenteral ou contato direto de mucosas com fluidos contaminantes eliminados ao tossir ou vomitar, ou durante o manuseio do paciente ou manobras de reanimação e aspiração de secreções. Está recomendado o isolamento total (estrito) ou respiratório durante 24 a 48 h de tratamento efetivo, além da utilização de máscara pelo paciente (antes do tratamento e/ou até 24 a 48 h após) durante o seu transporte, e, quando não for possível, o seu isolamento nesse período.

O fármaco de escolha para o tratamento é a penicilina, embora já haja descrição de resistência, devido à diminuição de afinidade por sítios de ligação. Pode-se também usar o cloranfenicol em casos de alergia ou resistência à penicilina, assim como as cefalosporinas de terceira geração (ceftriaxona).

É, portanto, uma doença de notificação compulsória, que requer ações estratégicas preventivas, para a qual podem ser estatuídos programas de vacinação a partir da identificação de cepas prevalentes.

A quimioprofilaxia deve ser iniciada preferencialmente dentro das 24 h após o diagnóstico do caso primário. É indicada para os contactantes domiciliares ou aqueles de ambientes e comunidades fechados, com exposição maior que 4 h diárias nos últimos 7 dias antes do início dos sintomas. Também está indicada para pessoas que compartilhem secreções orais, por meio de beijos e utensílios alimentares e copos. No ambiente hospitalar está indicada a quimioprofilaxia para profissionais de saúde que exerçam manobras de reanimação cardiopulmonar, intubação ou aspiração de secreções potencialmente contaminadas sem uso de equipamentos de proteção individual (EPI).

O fármaco de escolha é a rifampicina. Também se pode usar para adultos (especialmente em gestantes) a ceftriaxona, assim como o ciprofloxacino. A penicilina não erradica germes da nasofaringe; portanto, é recomendada a rifampicina antes da alta hospitalar, quando usada em esquemas terapêuticos.

Vacinação rotineira para profissionais de laboratório que tenham tido contato com o microrganismo poderá ser recomendada. No caso de epidemias com o sorogrupo C, está indicada a imunização dos trabalhadores de saúde.

Helicobacter pylori

A partir de 1982, o *H. pylori* começou a ser isolado da mucosa gástrica de alguns pacientes portadores de gastrite. Tal descoberta revolucionou os conceitos sobre as doenças do aparelho digestivo, uma vez que essa bactéria é a causa mais frequente das gastrites, fator etiológico de maior importância da úlcera péptica e um dos agentes desencadeantes do câncer gástrico.

Cerca de 40% da população adulta dos países desenvolvidos e 80% da população daqueles em desenvolvimento encontram-se atingidos por *H. pylori*. Presume-se que a transmissão se faça VO (ingestão de alimentos ou água contaminada pela saliva). Há referência de isolamento de *H. pylori* em placa dentária.

Procedimentos invasivos (intubação orotraqueal, sondagem nasogástrica, laringoscopia e endoscopia digestiva alta) e uso de utensílios contaminados (pratos, copos, talheres ou alimentos contaminados) podem transmitir esse patógeno. A melhor maneira de evitar a transmissão de *H. pylori* no ambiente hospitalar é um correto processo de higienização, desinfecção e esterilização dos equipamentos.

O tratamento está indicado para os casos sintomáticos, sendo feito com antimicrobianos (amoxicilina, metronidazol, claritromicina, tetraciclina, furazolidona), fármacos à base de bismuto (citrato de bismuto), bloqueadores de acidez (bloqueadores H_2, de bomba protônica) e antiácidos à base de hidróxido de alumínio e magnésio em esquemas que vão de 7 a 14 dias.

Haemophilus

São cocos gram-negativos, anaeróbios facultativos, que geram energia preferencialmente por processos oxidativos. Algumas culturas produzem um odor de ninho de rato, e a maioria das espécies é fastidiosa, necessitando, para o seu crescimento *in vitro*, de um meio de ágar-sangue ou ágar-chocolate.

O *H. influenzae* coloniza o sistema respiratório em cerca de 50% das pessoas, podendo persistir por semanas ou meses, e muitos permanecem assintomáticos por longo tempo. A transmissão ocorre por meio de gotículas no ar ou pelo contato direto com a secreção do sistema respiratório. A forma clínica mais comum causada por essa bactéria é a meningite tipo B, especialmente observada em crianças. Há descrição de epidemias hospitalares, mas a transmissão para profissionais de saúde é um evento raro.

Recomenda-se isolamento respiratório para os pacientes até 24 h após o início da antibioticoterapia. Se, dentre os moradores do domicílio do caso-índice, houver uma criança não vacinada contra *H. influenzae* tipo B, o caso-índice e todos os contactantes domiciliares (exceto gestantes) deverão receber profilaxia com rifampicina, que também estará indicada para crianças de creche onde tenha ocorrido algum caso de meningite causada por *Haemophilus*.

O tratamento é feito com ampicilina, mas cerca de 30% ou mais das cepas são produtoras de betalactamase; portanto, nas formas graves, recomenda-se a associação com cloranfenicol ou o uso de ceftriaxona ou cefotaxima, até que se conheça a sensibilidade da bactéria. O paciente deverá receber rifampicina para a eliminação do estado de portador.

Ralstonia pickettii

É um bacilo gram-negativo não fermentador de vida livre, encontrado no solo e na água, que foi incluído nos gêneros *Pseudomonas* (*P. thomassi* e *P. pickettii*) e *Burkholderia*, atualmente no gênero *Ralstonia*. Tem baixa virulência, mas sua ocorrência tem sido preocupante devido à existência de cepas multidrogarresistentes e à possibilidade de surtos associados à contaminação de fluidos estéreis (usados em injeção ou infusão). Há casos associados a infusão de soluções parenterais (água estéril ou soro fisiológico), ventilação mecânica (contaminação intrínseca do soro fisiológico usado na irrigação) ou diálise.

Clinicamente, os pacientes são oligossintomáticos, mas bacteriemias podem ser observadas, sobretudo em imunodeprimidos (recém-nascidos de baixo peso, transplantados de medula). Apresenta boa sensibilidade ao cloranfenicol e às novas cefalosporinas, mas tem sido resistente a aminoglicosídeos, ampicilina e colistina.

Brucella

É um gram-negativo intracelular, não esporulado ou encapsulado, que causa a brucelose, uma zoonose (doença ocupacional que acomete veterinários, microbiologistas, pastores, fazendeiros, abatedores e açougueiros) cujos reservatórios são os animais domésticos. A transmissão ocorre por meio de leite e derivados, das carnes e do contato direto com animais infectados. As vias de infecção são genital, nasofaríngea, gastrintestinal, conjuntival, respiratória e pele não íntegra. Existem raros casos de transmissão profissional durante atendimento aos doentes. *B. melitensis* (cabra e ovelhas), que causa doença no ser humano, é o mais virulento dos biotipos

(*B. abortus*: gado; *B. suis*: suíno; *B. canis*: cão). Os biotipos *B. neonatae* (rato do deserto) e *B. ovis* (ovelhas) não são patogênicos para o ser humano.

O tratamento deve ser prolongado (bactérias intracelulares pouco acessíveis aos antimicrobianos) e deve ser feito com a associação de tetraciclina ou doxiciclina com estreptomicina, ou doxicilina com rifampicina. Na gestação, por determinar morte fetal, deve-se iniciar o tratamento o mais precocemente possível.

OUTRAS BACTÉRIAS AERÓBIAS

Também são bactérias aeróbias de interesse clínico: *Leptospira*, transmitida por exposição à urina de animais infectados, ingestão, inoculação parenteral ou contato acidental de membrana mucosa com culturas ou espécimes contaminados e penetração de pele íntegra ou com solução de continuidade (quando imersa em água contaminada por longo período), mucosas, sistema respiratório inferior e conjuntiva, sendo rara a transmissão pessoa a pessoa; *Borrelia*, transmitida por carrapatos, não havendo transmissão de pessoa a pessoa; *Treponema*, transmitida por relação sexual, transfusão de sangue e a profissionais de saúde a partir de lesão primária ou secundária durante manipulações sem luvas; e *Legionella*.

Legionella

Este gênero pertence à família Legionellaceae, que inclui 34 espécies e múltiplas subespécies e sorogrupos. A espécie *L. pneumophila* é a mais relacionada com infecções humanas.

Trata-se de bactérias intracelulares, gram-negativas, não formadoras de esporos, saprófitas de água (podem sobreviver em ambientes úmidos durante períodos prolongados e a temperaturas relativamente altas), que raramente se tornam patógenos oportunistas, embora existam 20 espécies relacionadas com infecção humana.

L. pneumophila foi isolada pela primeira vez em 1976, quando da ocorrência de um surto de pneumonia grave (doença dos legionários), com alta taxa de letalidade, entre as pessoas que participavam de uma convenção na Filadélfia (EUA).

Não está ainda totalmente esclarecido o modo como se transmite a legionelose, mas se sabe que a transmissão é exclusiva do meio ambiente, com surtos relacionados com sistema de distribuição e reservatórios de água e aquecimento central, aparelhos de ar condicionado, torres de resfriamento, condensadores, umidificadores, nebulizadores, chuveiros, mangueiras de banheiros e canos de chumbo de água quente em hospitais, ou por aerossolização, aspiração ou mesmo inalação durante a manipulação do sistema respiratório. Não há casos de transmissão inter-humana.

O período de incubação da legionelose é de 2 a 10 dias (média de 6 dias). Clinicamente, pode ser oligossintomática ou apresentar-se como pneumonia, doença não pneumônica referente à *Pontiac fever* e doença inflamatória extrapulmonar. É pouco frequente em crianças (1 a 5% em imunodeprimidos), existindo relato de casos em neonatos.

São controversas as medidas preventivas da legionelose nosocomial, e, quando utilizadas, são dirigidas para o tratamento do sistema de distribuição de água (desinfecção da porção inicial e interna), na tentativa de inativar o microrganismo. O método geral consiste em superaquecimento periódico, mantendo altas temperaturas, a 50°C. Para evitar a recolonização por *Legionella*, deve-se fazer, nos dias subsequentes, a lavagem do sistema com ou sem hipercloração, seguida por cloração contínua (1 a 2 mg de cloro por litro), promovendo, assim, a desinfecção residual, bacteriostática ou bactericida. A desinfecção do local de chegada da água por meio de ultravioleta e aplicação de ozônio (ozonização) não é considerada eficaz, uma vez que só atinge parte da população de *Legionella* (há falhas quando a colonização é elevada).

Um método alternativo com metais (prata/cobre) por eletrólise pode ser também utilizado. Na ocorrência de um surto, recomenda-se adotar, no mínimo, duas medidas: superaquecimento e impregnação com metal, ou superaquecimento mais lavagem e cloração contínua, para que se possa destruir o número máximo de *Legionella*.

Considera-se desnecessária a rotina de culturas do meio ambiente na ausência de doença documentada. Nesse caso, utilizam-se culturas dos tanques de água quente do hospital, chuveiros e torneiras selecionadas, especialmente em unidades de transplantes e de terapia intensiva.

Os fármacos utilizados no tratamento da legionelose são macrolídios, claritromicina e azitromicina. As penicilinas, as cefalosporinas e os aminoglicosídeos não são efetivos.

BACTÉRIAS ANAERÓBIAS

As bactérias anaeróbias estão amplamente distribuídas no solo, em pântanos, oceanos, esgotos, alimentos, animais e sedimentos de lagos e rios. No ser humano, predominam na cavidade oral, no sistema gastrintestinal, em orifícios do sistema geniturinário e na pele. Representam, portanto, o principal componente da microbiota nativa da pele e das membranas mucosas. Sob condições normais (baixa tensão de oxigênio e baixo potencial de oxirredução), os anaeróbios comportam-se como comensais não patogênicos; porém, quando condições próprias, como suprimento vascular comprometido e destruição tissular, são criadas para a sua proliferação, eles se tornam invasores secundários.

As infecções anaeróbias são frequentemente mistas com outros anaeróbios (não usam oxigênio para o seu crescimento e metabolismo), anaeróbios facultativos (conseguem crescer de modo oxidativo, usando oxigênio como receptor de elétrons, ou de modo anaeróbio, usando reações de fermentação para obter energia) e aeróbios (exigem oxigênio para o seu crescimento e metabolismo). São sugestivas de infecção anaeróbia: manifestações em espaços fechados, como abscessos, infiltração nas camadas teciduais; pus com odor fétido; lesões contíguas a uma superfície mucosa; tecido necrosado e com baixo potencial de oxirredução; e gás nos tecidos e/ou culturas aeróbias negativas.

As infecções anaeróbias podem ser de origem endógena ou exógena. As primeiras podem manifestar-se como: botulismo alimentar, infantil e de ferida; gastrenterite causada por *C. perfringens*; gangrena gasosa; mionecrose; tétano; celulite crepitante; infecções superficiais benignas; infecções causadas por mordidas humanas ou animais e aborto séptico. Já as exógenas podem apresentar-se como: abscessos, actinomicose, diarreia e colite associada a antimicrobianos; pneumonia por aspiração; complicações de apendicite e colecistite; celulite crepitante e não crepitante; infecções dentárias e periodontais; endocardite; meningite após abscesso cerebral; pneumonia necrosante; osteomielite; otite média; peritonite; artrite séptica; sinusite; empiema subdural, tétano e empiema torácico.

São topografias de importância para infecções por anaeróbios: boca e sistema respiratório (aspiração da saliva contendo até 10^2 de microrganismos – *P. melaninogenicus*, *Fusobacterium* spp., *Peptostreptococcus* spp.); SNC, com microrganismos que provêm do sistema respiratório por meio da extensão ou disseminação hematogênica; cavidades abdominal e pélvica (10^9 a 10^{11} de microrganismos provenientes da microbiota do cólon – *B. fragilis*, *Clostridioides* spp., *Peptostreptococcus* spp.); e pele e tecidos moles, com infecções sinergísticas causadas por aeróbios e anaeróbios.

Para se obter o isolamento satisfatório de bactérias anaeróbias em espécimes clínicos, é importante que a coleta e o transporte sejam adequados, evitando-se também a exposição do material ao oxigênio atmosférico. Para isso, é necessário o uso de meios de cultura pré-reduzidos, assim como um sistema anaeróbio para cultura e isolamento (técnica em jarras, método de gerador de gás e técnicas em câmaras de anaerobiose).

No isolamento de bactérias anaeróbias, deve-se evitar o emprego de *swab*, devido ao ressecamento e à exposição ao oxigênio atmosférico, preferindo-se o auxílio de agulha e seringa. O material deverá ser enviado imediatamente ao laboratório.

São anaeróbios gram-positivos: *Actinomyces* spp., considerado fungo devido à sua semelhança; *Actinomyces israelii*, que é o de maior importância, sendo constituinte da microbiota normal da boca, do intestino e da vagina; no caso dele, a infecção é endógena e sem transmissão interpessoal; *Lactobacillus* spp., que raramente provoca doença; *Propionibacterium* spp., membro da microbiota normal da pele. Provoca doenças quando infecta derivações e dispositivos de plástico, e participa da gênese da acne; *Eubacterium*, *Bifidobacterium* e *Arachnia*, associados à microbiota orofaringiana ou intestinal; *Clostridioides tetani*, disseminado no solo, sem transmissão de pessoa a pessoa; *Clostridioides botulinum*, que tem o solo como hábitat; a intoxicação ocorre mais por ingestão da toxina nos alimentos processados de modo inadequado, não havendo transmissão pessoa a pessoa; *Clostridioides perfringens*, que tem esporos presentes no solo e faz parte da microbiota normal de animais e do ser humano, podendo haver infecção por contato, de modo endógeno ou exógeno; *Clostridioides difficile*, um importante agente nas diarreias intra-hospitalares, associado à colite pseudomembranosa.

A prevenção da infecção por *C. difficile* deve ser feita mediante um conjunto de medidas que interrompam o processo de aquisição hospitalar. Alguns exemplos são: *coorte* ou isolamento de pacientes; uso de luvas no contato com fezes dos pacientes; desinfecção com formaldeído e glutaraldeído para evitar a contaminação ambiental; higienização das mãos da equipe (apresenta eficácia a clorexidina); uso de termômetros retais

descartáveis; cuidados com os pacientes que apresentem diarreia pelo *C. difficile*, uma vez que sempre haverá um número maior de assintomáticos, reservatórios potenciais para infecção.

São fatores de risco para a ocorrência de infecção por *C. difficile*: uso de antimicrobianos, como clindamicina, ampicilina, cefalosporinas e, mais raramente, tetraciclina, cloranfenicol, aminoglicosídeos parenterais, eritromicina, vancomicina e metronidazol; contato com portadores assintomáticos; idade avançada; doenças de base graves; internação prolongada (mais de 4 semanas); fibrose cística e uso de antiácidos, de enemas, de sondas nasogástricas, de tubos para gastrotomia (pelo contato com as mãos da equipe); alteração da motilidade do sistema gastrintestinal causada por fármacos (atropina, codeína); cirurgias gástricas; doença inflamatória do intestino; e ser do sexo feminino.

São bactérias anaeróbias gram-negativas: *Bacteroides*, encontradas em abscessos abdominais, pulmonares e cerebrais e no empiema (podem causar supuração em infecção cirúrgica, celulite e doença inflamatória pélvica), sendo comum bacteriemia, podendo desenvolver endocardite; *P. melaninogenicus*, que faz parte da microbiota normal da orofaringe, do nariz e dos sistemas intestinais e geniturinário; *Fusobacterium* spp., presente em infecções bacterianas mistas; e *Veillonella*, encontrada na microbiota normal da boca, da nasofaringe e do intestino, mas que raramente causa infecção.

PARASITOS

Consideram-se como parasitos os organismos que exploram outro organismo, ou seja, um hospedeiro. Em geral, os microparasitos são intracelulares, e os macroparasitos, extracelulares.

Os parasitos classificam-se em protozoários, helmintos e ácaros. No controle desses agentes no ambiente hospitalar, é de extrema importância a higienização das mãos durante a assistência aos pacientes, a adequada desinfecção dos materiais que podem agir como fômites (termômetro, endoscopias) e o controle de insetos, especialmente em áreas de manipulação de alimentos.

Os *protozoários* são organismos intracelulares humanos de vida livre, unicelulares, eucariotas, de grande importância para o ser humano, cuja transmissão ocorre de várias maneiras, preferencialmente por meio de picada de inseto vetor ou por ingestão acidental de estágios infectantes. Os principais protozoários de interesse clínico associados a processos infecciosos hospitalares são: *Entamoeba histolytica*, cuja transmissão ocorre por contato direto, por meio de ingestão de água ou alimentos contaminados por cistos que se estabelecem no cólon, podendo invadir e formar abscessos no fígado e em outros tecidos; *Giardia lamblia*, que está mais relacionada com a transmissão pessoa a pessoa ou por ingestão de água e alimentos contaminados com cistos que se localizam no nível do intestino delgado, ligada também a surtos de infecções hospitalares em instituições mentais e em creches; *Cryptosporidium* spp., cuja transmissão se dá por meio das mãos contaminadas de profissionais de saúde entre crianças de creches, transplantados de medula óssea e pacientes renais; há relatos de transmissão perinatal, pelo canal de parto, tendo um período de incubação de 3 a 10 dias; apresenta-se clinicamente com diarreia autolimitada, e não há evidências do aumento de casos em pacientes com AIDS; *Pneumocystis jiroveci*, que apresenta taxonomia controversa de protozoários ou fungos, infecta mais comumente pulmões e pode ser transmitido por contato direto ou inalatório, com surtos descritos entre crianças, pacientes em quimioterapia, transplantados renais cujo caso-índice tenha AIDS, pacientes com AIDS com tempo prolongado de internamento e entre instituições; *Isospora belli* está relacionado com a ingestão de oocistos e apresenta quadros diarreicos, havendo descrições de surtos em instituições mentais, em profissional de laboratório e de pessoa a pessoa; *Trichomonas vaginalis*, cuja transmissão é sexual, pode determinar transmissão nosocomial entre recém-nascidos durante o parto, causando quadros de pneumonias; e *Balantidium coli*, com casos institucionais registrados na década de 1940.

Os *helmintos* são vermes que vivem como parasitos e são divididos em: *Platelmintos* (*Cestodas/Trematodas*) e *Nematoda*.

Os principais helmintos de interesse em processos infecciosos relacionados com a assistência à saúde são: *Strongyloides stercoralis* (verme adulto que se localiza no intestino, após ciclo pulmonar, com grande importância entre pacientes imunossuprimidos recebendo corticosteroides, devido à possibilidade de disseminação sistêmica; há descrições de surtos associados à falha na desinfecção de endoscópio e entre transplantados com rins de um mesmo cadáver); *Ascaris lumbricoides*; *Trichuris trichiura* e toxocaríase (surtos em instituições mentais). Não há descrições de casos de *Enterobius vermicularis*, *Hymenolepis nana* ou tênias e cisticercos adquiridos no hospital.

As principais doenças causadas por *artrópodes* (que se alimentam de sangue) são: *escabiose*, causada pelo *Sarcoptes scabiei*, cuja transmissão se dá de pessoa a pessoa (com período de incubação de 2 a 6 semanas, acometendo a pele) ou por surtos hospitalares relacionados com caso-índice com sarna norueguesa ou entre profissionais de saúde que falharam na adesão às medidas de controle; *pediculose*, causada pelo *Pediculus humanus*, vulgarmente conhecido como piolho (encontrado no couro cabeludo, onde coloca seus ovos, ou lêndeas, e tem um período de incubação que varia de 7 a 14 dias, sendo frequente em hospitais), relacionado com o contato pessoa a pessoa e os problemas de higiene; e *miíase*, causada por *Dermanyssus gallinae*, que pode sobreviver por até 4 a 6 semanas sem se alimentar de sangue, havendo poucos casos de IrAS devido à subnotificação.

ALGAS

As algas são talófitos que formam um pequeno caule, sem raízes, reproduzindo-se por endosporulação. São diferentes dos fungos por terem clorofila e mostram-se capazes de realizar a fotossíntese. Elas têm apresentado grande importância por causarem doenças como infecções subcutâneas, bursite e quadro sistêmico, que é raro.

As principais algas de interesse clínico são: *Clorela*, que raramente provoca doença no homem, e *Prototheca* (*P. stagnora*, *P. wickerhamii* e *P. zopfii*), que habita solo, lagos, tanques, animais, limo das árvores e sistema de esgoto, podendo ser recuperada de unhas, fezes e escarro, mas sem causar doenças. Em geral, ela é encontrada em áreas tropicais, com casos relatados no Panamá, no Vietnã, em Hong-Kong, na África do Sul e no sul dos EUA. É observada em pacientes debilitados e/ou imunodeprimidos.

As IrAS causadas por algas têm sido pouco descritas devido à grande dificuldade de identificá-las. No Brasil, em 1996, na cidade de Caruaru, em Pernambuco, foi descrito um surto com 131 pacientes (46 óbitos) submetidos a hemodiálise, em decorrência da intoxicação a partir da toxina microcistina, produzida pela alga *Microcystis*.

VÍRUS

Os vírus são parasitos subcelulares, metabolicamente inertes por si sós, constituídos de um *core* de ácido nucleico (DNA ou RNA envolvido por uma capa proteica, que usa obrigatoriamente o aparato metabólico de uma célula viva para replicar e produzir mais partículas virais). Sua origem é desconhecida, mas acredita-se que sejam derivados de componentes de células do hospedeiro de vida livre.

Os vírus invadem o organismo humano através da pele (*Papillomavirus*, *H. simples*, hepatite B), da conjuntiva (*Enterovirus 70*, adenovírus), do sistema genital (hepatite C, HIV, *Papillomavirus*, hepatite B e *H. simples*), do sistema intestinal (gastrenterite: *Astrovirus*, *Norwalk*, rotavírus, adenovírus 40 e 41; sem doença entérica: *Poliovirus*, vírus Coxsackie, *Enterovirus*, hepatite A, adenovírus e hepatite E) ou do sistema respiratório (superior: *Rhinovirus*, adenovírus; inferior: *influenza*, vírus sincicial respiratório; sem doença respiratória: rubéola, caxumba, hantavírus, reovírus, varicela-zóster e varíola).

Os vírus estão bastante relacionados com processos de IrAS/IH (5%) e afetam principalmente crianças, idosos e pacientes com doenças crônicas, aumentando em cerca de 9 dias o tempo de internamento hospitalar. Os principais vírus de interesse hospitalar (70%) são o sincicial respiratório, o da *influenza*, o da *parainfluenza*, o adenovírus e o *Rhinovirus*.

O *vírus sincicial respiratório* (vírus RNA, família Paramyxoviridae, gênero dos *Pneumovirus*) tem distribuição mundial (em países tropicais, é mais frequente nos meses chuvosos, e nos países de clima temperado, nos meses frios), e sua infecção natural é limitada ao ser humano e a chimpanzés. A infecção é, em geral, restrita às vias respiratórias superiores, mas pode acometer o sistema respiratório inferior (30 a 71% dos casos). Seu período de incubação é de 5 dias, variando de 2 a 8 dias.

O vírus pode permanecer por horas em superfícies ambientais e nas mãos. A transmissão ocorre por via respiratória, mãos da equipe ou autoincubação dos profissionais de saúde. Os surtos ocorrem, em geral, nos meses em que há maior número de casos na comunidade em que os profissionais de saúde desenvolvem a infecção, sendo observados em berçários, unidades de pediatria, enfermarias de psiquiatria, asilos de idosos, pacientes transplantados, ventilação assistida/intubação orotraqueal e imunodeprimidos. As principais medidas de controle durante surtos hospitalares incluem medidas de barreira (isolamento respiratório em quarto privativo), afastamento de profissionais de saúde contaminados e higienização das mãos.

O *parainfluenza* é transmitido de pessoa a pessoa, por contato direto ou por gotículas de saliva e fômites. Pode causar infecção de vias respiratórias superiores (resfriado comum) e acometer a laringe e a traqueia (crupe), além de causar bronquite, bronquiolite e pneumonia. A transmissão ocorre após 1 semana dos sintomas, e o período de incubação, em adultos, varia de 2 a 6 dias. Podem ocorrer reinfecções devido à imunidade incompleta.

Surtos têm sido descritos em berçários, unidades de pediatria, asilos de idosos e unidades de transplante renal, sempre envolvendo profissionais de saúde contaminados. Portanto, é preciso afastar os profissionais doentes, higienizar as mãos, fazer isolamento respiratório em quartos privativos e, em casos de epidemias, fazer isolamento e *coorte* de pacientes ou isolamento agrupado (separar os pacientes em grupos de infectados, expostos e outros; os expostos podem ser incluídos no grupo de infectados, mesmo sem desenvolverem a doença, e deve haver uma equipe de atendimento distinta para cada grupo. O grupo infectado deverá ser fechado à medida que os pacientes forem recebendo alta).

O *vírus da caxumba* (vírus RNA, família Paramyxoviridae, gênero dos *Paramyxovirus*) tem o ser humano como reservatório. É frequente em crianças e adolescentes, mas é raro em menores de 1 ano de idade. A transmissão ocorre por via respiratória, contato direto com saliva e fômites. O período de incubação é de 12 a 25 dias (média de 18 dias). O vírus pode ser eliminado pela urina (até 14 dias). Dentre as medidas de barreira, inclui-se o isolamento respiratório durante o período de transmissibilidade, que varia de 3 a 7 dias após o início da doença. Todos os profissionais de saúde devem ser vacinados, se suscetíveis, e, caso sejam expostos (se não vacinados), devem ser afastados de suas atividades entre o 12º dia após a primeira exposição e o 26º dia após o último contato. Se desenvolver doença, deverá ficar afastado até 9 dias após a regressão da parotidite. Deve-se evitar também o contato de doentes com mulheres grávidas (no primeiro trimestre da gravidez, está associada a morte fetal).

O *vírus do sarampo* (vírus RNA, família Paramyxoviridae, gênero dos *Morbillivirus*) causa doença no ser humano (reservatório) e tem sua transmissão por via respiratória, por meio de gotículas, assim como pelo contato direto com secreções e/ou artigos contaminados. É uma das doenças de maior transmissibilidade (desde o período prodrômico até 4 dias após os sintomas), e seu período de incubação varia de 7 a 18 dias (média de 10).

Estão recomendadas as precauções básicas (isolamento respiratório). O uso de imunoglobulina após o terceiro dia de exposição pode ser recomendado até um período de 6 dias depois. A vacinação nas primeiras 72 h após a exposição também pode ser protetora. Não existe transmissão placentária, mas a criança, ao nascer, pode apresentar a forma grave de alta letalidade, sendo indicada a gamaglobulina para o recém-nascido. É recomendada a vacinação para os profissionais de saúde, e estes, quando suscetíveis, se expostos, devem receber vacina (dentro das 72 h de exposição) e ficar afastados de suas atividades do quinto dia após o primeiro contato até o 21º dia do último.

O *Rubivirus* (vírus RNA, família Togaviridae) é o agente etiológico da *rubéola*. Os pacientes com a forma adquirida devem ficar sob isolamento respiratório no período de transmissibilidade, e os recém-nascidos com a forma congênita devem ser manipulados com precauções básicas (em especial, o uso de máscaras para os profissionais suscetíveis durante a assistência aos doentes). Não são necessários isolamentos em quartos privativos, desde que fiquem em incubadoras ou em quartos com espaço entre os berços superior a 120 cm. É obrigatória a notificação compulsória da forma congênita. Os profissionais suscetíveis contactantes devem ficar afastados dos doentes entre o sétimo dia após o primeiro contato e o 21º dia após a última exposição, e, caso desenvolvam a doença, deverão permanecer sem trabalhar até o sétimo dia após o início do exantema.

O *Poliovirus* (vírus RNA, família Picornaviridae) tem como reservatório o ser humano, especialmente crianças com infecções assintomáticas. A transmissão, que pode ocorrer após 36 h do contágio, persistindo até por mais de 6 semanas, se dá por via fecal-oral e secreções faríngeas, mas raramente por alimentos. Apresenta período de incubação de 3 a 35 dias (média de 7 a 14 dias). Durante a gravidez, podem-se observar abortamentos, natimortalidade e prematuridade.

O *vírus Coxsackie* (vírus RNA, família Picornaviridae) acomete principalmente crianças menores de 10 anos, e seu reservatório é o ser humano. A transmissão (durante a fase aguda da doença) se faz por contato direto com secreções respiratórias e fezes. O período de incubação varia de 2 a 10 dias (média de 3 a 5 dias), e recomendam-se quartos isolados para pacientes (especialmente pediátricos) e assistência com as precauções básicas.

O *Rhinovirus* (vírus RNA, família Picornaviridae) causa resfriados comuns e é bastante frequente no ser humano. É transmitido por contato direto, por inalação de partículas aéreas em suspensão e, principalmente, pelas mãos (podendo ficar viável por até 1 h) e por artigos contaminados (viável por até 3 h). O período de incubação varia de 12 h a 5 dias (média de 48 h), e a transmissibilidade pode persistir por até 3 semanas. Há relatos de surtos hospitalares em berçários de alto risco. Estão recomendadas as precauções básicas, especialmente a higienização das mãos.

O *Orthopoxvirus* é um gênero de vírus responsável pela varíola e pela varíola dos macacos (monkeypox), que são doenças caracterizadas principalmente pelo aparecimento de bolhas e feridas na pele, além de dor de cabeça, dor muscular, febre, calafrios e dor no corpo. Os sintomas da monkeypox surgem entre 10 e 12 dias do contato com o vírus, ao passo que os da monkeypox aparecem 5 a 21 dias após o contato com o vírus e desaparecem em até 21 dias, sem que seja necessário realizar tratamento específico. A varíola é uma doença considerada erradicada pela Organização Mundial de Saúde (OMS), no entanto existe uma vacina disponível para uso em caso de surto e bioterrorismo, podendo ser administrada em até 4 a 7 dias após a exposição ao vírus. A varíola pode ser transmitida por meio da inalação de gotículas respiratórias liberadas ao tossir, espirrar ou falar e, por isso, é recomendado evitar o contato com outras pessoas, bem como fazer uso de máscaras faciais e realizar a higienização das mãos corretamente.

448 Parte 3 **Microrganismos e Antimicrobianos**

O *Coronavirus* (vírus RNA, família Coronaviridae) é a segunda causa do resfriado comum. Também pode estar relacionado com a esclerose múltipla e raramente causa pneumonia. O período de incubação varia de 2 a 5 dias (média de 6 a 7 dias), e sua transmissão se faz por meio de gotículas respiratórias, objetos e mãos contaminados, sendo então recomendadas as precauções básicas durante o manuseio de doentes. No entanto, no caso de confirmação de infecção pelo SARS-CoV-2, vírus pertencente à família Coronaviridae e responsável pela COVID-19, é recomendado que a pessoa fique em isolamento e sejam adotadas medidas de precaucação como uso de luvas e máscara PFF2/N95 durante toda a assistência ao paciente, bem como reforço na higienização e desinfecção das mãos e do ambiente.

O vírus *influenza* (vírus RNA, família Orthomyxoviridae) é o responsável pela gripe. O ser humano é o reservatório primário da sua infecção, mas aves, mamíferos ou porcos podem ser fontes de novos subtipos e responsáveis por pandemias em populações não imunes. A transmissão ocorre por via respiratória, contato indireto por mãos e fômites, e o vírus pode persistir por mais de 48 h nas superfícies dos ambientes (locais frios e com baixa umidade). O período de incubação varia de 1 a 3 dias, com a transmissão iniciando-se 1 dia antes dos sintomas e persistindo até 5 a 7 dias após o início. Surtos ocorrem principalmente em unidades de psiquiatria, pediatria, UTI e de neonatologia, sendo extremamente graves nos extremos de idade: 80 a 90% de mortes ocorrem em maiores de 65 anos.

O absenteísmo dos profissionais de saúde é grande e precede o surto, sugerindo a transmissão do funcionário para os pacientes. Em menores de 6 meses, idosos, diabéticos, pessoas com disfunção renal, imunodeprimidos, crianças e adolescentes recebendo terapia com ácido acetilsalicílico e profissionais de saúde e seus contatos familiares ou em surtos hospitalares, pode-se realizar quimioprofilaxia com amantadina ou rimantadina, dentro de 48 h do contato, por 5 dias, o que não interfere na resposta vacinal.

A vacinação para gripe, que deve ser anual devido à mutação viral, é recomendada para toda a população, porém está principalmente indicada para pessoas de alto risco (maiores de 65 anos; residentes em asilos; pessoas portadoras de doenças pulmonares, renais e metabólicas; cardiopatas crônicos; doentes com hemoglobinopatias; imunossuprimidos; crianças e adolescentes que recebem terapia com ácido acetilsalicílico [possibilidade de complicações por síndrome de Reye]; profissionais de saúde e pessoas que prestam serviços ou coabitam com pacientes de risco e pacientes com infecção pelo vírus HIV).

Há dois tipos de vacinas para gripe disponíveis, as quais podem ser administradas no início do outono e têm eficácia vacinal de 60 a 80%. Um deles é produzido com vírus em crescimento em ovo e inativo em formalina, contraindicado em pessoas alérgicas a ovo; o outro é derivado de antígeno de superfície purificado, do qual duas doses com intervalo de 1 mês devem ser aplicadas em crianças menores de 9 anos.

Na assistência aos doentes, além das precauções básicas, está recomendado o isolamento respiratório. Durante surtos, devem-se evitar admissões eletivas, cirurgias cardiovasculares e pulmonares, visitas e trabalho de profissionais com doença respiratória aguda.

O *Aphthovirus* (vírus RNA, família Picornaviridae) raramente causa doença no ser humano, e sua transmissão ocorre por contato direto com as lesões na pele de mãos, pés e mucosa bucal, ou por ingestão de produtos de origem animal contaminados, como carne fresca.

O vírus *Norwalk* (vírus RNA, família Caliciviridae) causa gastrenteropatia, e o ser humano é o único reservatório conhecido. A transmissão é feita por via fecal-oral, pela água, por alimentos (mariscos, saladas, bolos congelados) ou por contato aéreo ou fômites em surtos hospitalares. O período de incubação varia de 10 a 52 h (média 24 a 48 h), podendo haver eliminação viral durante a fase aguda da doença e até 24 h após cessar a diarreia. Estão recomendadas as precauções básicas durante a assistência aos pacientes para os profissionais de saúde.

O *Reovirus* (família Reoviridae) apresenta transmissão fecal-oral e respiratória e causa infecção no ser humano e nos animais. O vírus sobrevive no ambiente, sobretudo em água. Estão recomendados quartos privativos para os doentes pediátricos e o uso de precauções básicas (aventais e luvas) durante a assistência.

O *rotavírus* (família Reoviridae) é o principal agente etiológico de diarreias em crianças menores de 5 anos, além de importante causa de surtos em unidades pediátricas. A transmissão ocorre por via fecal-oral, pela água e por via respiratória. O período de incubação varia de 24 a 72 h, com a eliminação viral durante o estágio agudo da doença, que dura de 4 a 6 dias. Em pacientes imunocomprometidos, pode haver excreção viral por mais de 1 mês (diarreia intermitente). O rotavírus pode permanecer por longos períodos em superfícies, em água potável e nas mãos. É relativamente resistente aos desinfetantes, mas sensível aos produtos à base de cloro, indicados durante epidemias. Estão recomendados quartos privativos e assistência, utilizando-se as precauções básicas.

O *Orbivirus* (família Reoviridae) é transmitido por artrópodes (carrapato e flebótomos), que se multiplicam, causando viremia em hospedeiros vertebrados (o vírus permanece nos eritrócitos por até 16 semanas). O período de incubação é de 4 a 5 dias, e não há transmissão inter-humana nem casos autóctones de doença no Brasil.

O *Alphavirus* (vírus RNA, família Togaviridae) é transmitido por artrópodes (*Culiseta*, *Culex*, *Aedes*, *Coquillettidia*, *Mansonia*, *Psorophora*, *Stegomyia*), e os principais reservatórios são pássaros, cavalos e pequenos mamíferos (no ser humano, a viremia é pequena, não sendo uma fonte de infecção).

O *Bunyavirus* (vírus RNA, família Bunyaviridae) representa mais de 145 espécies diferentes, que, dependendo do agente, causam doenças febris com eventual exantema, além de fenômenos hemorrágicos, artrite e encefalite. É transmitido por vetores (anófeles, *Aedes*, flebótomos e *Culex*), dependendo da área onde é endêmico, e as medidas de controle dependem do vetor implicado na transmissão do vírus. Não há transmissão de pessoa a pessoa, e o período de incubação varia de 3 a 15 dias.

Os *Phlebovirus* e *Nairovirus* (vírus RNA, família Bunyaviridae) causam doenças febris hemorrágicas com acometimento do SNC, sendo transmitidos por picadas de artrópodes (flebótomos no *Phlebovirus* e carrapatos no *Nairovirus*). O período de incubação é de 1 a 2 semanas, e não há transmissão de pessoa a pessoa.

O *vírus da febre amarela* (vírus RNA, família Flaviviridae) causa doença de notificação compulsória e é transmitido pela picada do mosquito dos gêneros *Aedes* e *Haemagogus*. Ser humano, macacos e, possivelmente, marsupiais são os reservatórios. O doente deve ser manipulado com precauções básicas. Há vacina com vírus vivo atenuado, indicada para viajantes a áreas endêmicas e contatos peridomiciliares da forma urbana, com imunidade demonstrável após 10 dias de vacinação.

O *vírus da dengue* (vírus RNA, família Flaviviridae) causa doença de notificação compulsória e é transmitido pela picada do mosquito do gênero *Aedes*. Não há transmissão de pessoa a pessoa. Reinfecções por outros sorotipos (1, 2, 3 ou 4) levam à dengue hemorrágica, que pode evoluir para o óbito em 5 a 10% dos casos. Estão recomendadas as precauções básicas durante a assistência aos doentes, prevenindo-se contato com o mosquito durante a fase febril.

O *vírus da hepatite A* (HVA) (vírus RNA, família Picornaviridae, gênero *Hepadnavirus*) já foi demonstrado no ser humano e, raramente, em chimpanzés. A transmissão é fecal-oral (transmissibilidade iniciada na metade final do período de incubação, terminando após a primeira semana de icterícia), com surtos relacionados com a contaminação de alimentos crus (verduras, mariscos, morangos) e água. Em hospedeiros, os surtos estão relacionados com pacientes assintomáticos que apresentam diarreia ou incontinência fecal.

Já foi também relatada a transmissão por transfusão de sangue ou fator VIII e por via sexual. O vírus é infectivo por algumas semanas à temperatura ambiente, sendo destruído mediante fervura por 5 min, perdendo seu poder infeccioso a 70°C por 4 min. Pode permanecer viável quando estocado a 20°C, sendo inativado por autoclavação, por cloro, iodo, permanganato de potássio e radiação ultravioleta. O período de incubação varia de 15 a 50 dias (média de 28 a 30 dias).

Prematuros podem excretar o HVA por até 6 meses. Estão recomendadas as precauções básicas durante a assistência aos doentes, além do uso de imunoglobulina até 2 semanas após o contato, quando houver exposição oral às fezes contaminadas na fase aguda da doença (incluindo os profissionais de saúde suscetíveis que se contaminaram com fezes de doentes), para os contatos familiares e sexuais e em surtos hospitalares. Os profissionais de saúde doentes devem ser afastados de suas atividades até 1 semana após a regressão da icterícia. A vacinação para eles está recomendada no caso de serem suscetíveis e residentes em áreas de alta endemicidade.

O *vírus da hepatite B* (HVB) (vírus DNA, família Hepadnaviridae, gênero *Hepadnavirus*) é de ocorrência mundial, e seu reservatório é o ser humano, sendo o chimpanzé suscetível. É isolado em secreções e excretas, embora a transmissão tenha sido comprovada a partir de sangue, saliva, leite, sêmen e fluidos vaginais. Pode ser transmitido (transmissibilidade enquanto portador do HBsAg, sendo maior nos HBeAg-positivos) por via percutânea, sexual, perinatal (mãe HBsAg no segundo ou terceiro trimestre de gravidez), nas primeiras 2 semanas após o parto (especialmente em portadoras crônicas com HBeAg) e no parto (exposição a sangue e secreções vaginais ou durante a amamentação). Já foi encontrado HBsAg no líquido amniótico e no sangue de cordão umbilical. Os recém-nascidos infectados têm maiores chances de desenvolver carcinoma hepatocelular.

O vírus pode permanecer viável por mais de 7 dias em superfícies ambientais, possibilitando, assim, a transmissão indireta. Até o momento, não foi demonstrada contaminação por via fecal-oral e/ou por vetor. Em cerca de 35% dos casos não se conhece a fonte de infecção. O período de incubação varia de 45 a 180 dias (média de 2 a 3 meses). Após o contágio, está recomendada a imunoglobulina hiperimune (HGIg) ou inespecífica, preferencialmente nas primeiras 24 h, podendo-se repetir a dose após 1 mês. Nos não vacinados, também está recomendada a vacinação (desde que em local distinto da imunoglobulina). Para os contatos sexuais, pode-se fazer HGIg até 14 dias do contágio, assim como para os recém-nascidos ao mesmo tempo da primeira dose de vacina. O parto por cesárea reduz o risco de transmissão da hepatite B.

A vacina da hepatite B no recém-nascido está indicada nas primeiras 12 h após o parto, e não há necessidade de interrupção da amamentação. Os profissionais de saúde podem transmitir o HVB aos seus pacientes, embora o risco seja pequeno. Há relatos de surtos hospitalares associados a médicos, cirurgiões e dentistas.

A vacina contra o HVB (preferindo-se as produzidas por engenharia genética) está indicada para usuários de fármacos intravenosos, homossexuais, bissexuais, portadores de infecções sexualmente transmissíveis (IST) e seus parceiros, presidiários, pacientes em hemodiálise, hemofílicos, contatos domiciliares e sexuais com portadores de HBsAg, doentes mentais internados em instituições de saúde e profissionais de saúde com risco de exposição a sangue e derivados. Durante a assistência aos doentes, recomendam-se as precauções básicas.

Os funcionários de saúde envolvidos rotineira ou inadvertidamente com sangue ou demais fluidos corpóreos, assim como com instrumentais e objetos perfurocortantes, devem ser imunizados (não sendo necessária a imunização prévia, só se for vantajoso o custo-benefício). Entre 1 e 2 meses após a terceira dose da vacina, deve ser realizada uma sorologia para HVB, sendo iniciada a segunda série nos que se mantêm negativos. Também é recomendada a pesquisa do HBsAg nos profissionais das unidades de diálise que não responderam à vacinação para os funcionários suscetíveis ou com a imunidade desconhecida para hepatite B que tiveram acidentes perfurocortantes ou exposição de mucosa a sangue de pacientes HBsAg-positivos.

O *vírus da hepatite C* (HVC) (vírus RNA, família Flaviviridae) tem o ser humano como reservatório e pode ser transmitido por exposição percutânea e sangue ou plasma contaminados, sendo de grande importância a transfusão de sangue e os acidentes perfurocortantes entre profissionais de saúde. Ainda não está bem estabelecida a transmissão por meio de contatos domiciliares ou sexuais (pouca eficiência). O contágio da criança pela mãe é incomum, sendo maior na coinfecção com HIV. O aumento de transaminases no recém-nascido parece estar relacionado com a ocorrência de infecção pelo vírus C durante o terceiro trimestre de gravidez. A transmissibilidade viral inicia-se antes de surgirem os sintomas, persistindo por tempo indefinido. O período de incubação é de 2 semanas a 6 meses (média de 6 a 9 semanas). São fatores de risco para a aquisição do vírus C: ser hemofílico, politransfundido, usuário de droga ilícita intravenosa e paciente em hemodiálise. Após uma exposição percutânea, estima-se a viremia sorológica em até 7% para os profissionais de saúde. São recomendadas as precauções básicas para esses profissionais, assim como o acompanhamento sorológico durante 6 meses (não está estabelecido e não é recomendado o uso da imunoglobulina na prevenção da infecção após contágio).

O *vírus da hepatite D* (HVD) (vírus RNA, gênero *Deltavirus*) tem o seu genoma incapaz de infectar uma célula por si mesmo, necessitando, para tanto, de uma coinfecção com o HVB para sua infectividade e replicação. É distribuído em todo o mundo, mas epidemias têm sido observadas na Amazônia. Seu reservatório é o ser humano, mas pode ser transmitido experimentalmente para chimpanzés e marmotas. Sua transmissão é semelhante à do HVB (sangue, fluidos corpóreos, por punção, transfusão e sexo). O período de incubação varia de 2 a 8 semanas, e a transmissibilidade ocorre durante a fase aguda da doença (eventualmente, também na fase crônica). Pode ocorrer coinfecção aguda pelo vírus delta em paciente cronicamente infectado pelo vírus B, com pior evolução clínica. É incomum, mas há descrição de transmissão vertical (mães HBeAg-positivas infectadas pelo vírus D). A mortalidade da hepatite B varia de 2 a 20%; nos doentes com infecção crônica, de 60 a 70% evoluem para cirrose. Estão recomendadas as medidas de precaução básicas durante a assistência aos pacientes com o vírus B. Os portadores do vírus B devem evitar exposição ao vírus D (nem vacina nem imunoglobulinas são eficazes profilaticamente). Pacientes HBsAg-positivos em hemodiálise, dividindo a mesma máquina com pacientes antidelta, têm risco potencial de transmissão nosocomial.

O *vírus da hepatite E* (HVE) (vírus RNA, classificado como *Calicivirus*) tem reservatório desconhecido e é causa de surtos, especialmente em áreas com precário sistema de saneamento básico (devido à contaminação dos reservatórios de água) ou durante inundações. A transmissão (período de transmissibilidade não conhecido) se faz por via fecal-oral, e o período de incubação varia de 15 a 64 dias (média de 26 a 62 dias). Clinicamente, mais de 50% dos casos evoluem sem icterícia, embora exista maior suscetibilidade para doença fulminante em grávidas no terceiro trimestre de gestação.

Em 1995, foi identificado o *vírus da hepatite G* (HVG) (vírus RNA), que é transmitido pelo sangue, por via transplacentária e por hemodiálise (pelo sangue contaminado). Em inquéritos sorológicos realizados nos EUA, no Japão e na Alemanha, a prevalência do vírus G é de aproximadamente 0,5 a 1,5% em doadores de sangue; em usuários de drogas ilícitas injetáveis, politransfundidos e hemofílicos, varia de 20 a 57%.

Em um estudo de casos realizado em Recife (capital do estado de Pernambuco) em 59 doadores de sangue anti-HVC-positivos, foram encontrados 3,4% com viremia para o HVG. Tem sido alta a identificação do vírus G em pacientes com hepatite C crônica (66% dos infectados com o HVC), o que vem sugerindo uma coinfecção (vírus defectivo que necessitaria do vírus C, mas sem alterar significativamente o curso da doença). Até o momento, não há evidências de casos de câncer hepático nem de cirrose causados pelo vírus G (há dúvidas sobre o seu papel patológico e se ele é primariamente hepatotrópico).

O *vírus da raiva* (vírus RNA, família Rhabdoviridae, gênero *Helysavirus*) tem distribuição mundial, sendo primariamente de animais. É transmitido por mordida ou arranhão de animais infectados. Embora o ser humano possa apresentar o vírus na saliva, não há documentação de transmissão inter-humana. Pode haver também transmissão aérea em cavernas de morcegos. O período de incubação varia de 9 dias até 7 anos (média de 3 a 8 semanas). É uma doença grave de notificação compulsória, cujo tratamento é feito por meio da profilaxia (imunização e cuidados com a ferida).

O *vírus Marburg* (vírus RNA, família Filoviridae, gênero *Filovirus*) causa a febre hemorrágica com envolvimento do SNC. Apresenta alta letalidade (em torno de 25% nos casos primários), sendo compulsória a sua notificação. Seu reservatório é desconhecido (suspeita-se de macacos-verdes africanos). A transmissão (durante a fase aguda) pode ser de pessoa a pessoa, por meio do contato com sangue, secreções, órgãos ou sêmen (persiste por tempo prolongado, sendo necessário realizar cultura para o retorno da atividade sexual). Há descrição de transmissão relacionada com a assistência à saúde (acidentes perfurocortantes) e com acidente de laboratório (manipulação de vísceras e fluidos corpóreos). É questionável a transmissão por aerossóis. O período de incubação varia de 3 a 9 dias.

Estão recomendadas as precauções básicas (isolamento total, mas não sendo obrigatória a proteção respiratória), além da descontaminação prévia química (com hipoclorito ou fenol) ou térmica (60°C por 1 h) de todo o material que entrar em contato com sangue e/ou fluidos corpóreos.

O vírus *Ebola* (vírus RNA, família Filoviridae, gênero *Filovirus*) causa febre hemorrágica com envolvimento do SNC, porém restrita ao continente africano (África Central). Apresenta alta letalidade (88%) e período de incubação de 2 a 21 dias. Desconhecem-se sistemas vetores e/ou hospedeiros naturais, mas observa-se transmissão pessoa a pessoa (contato direto prolongado com fluidos corpóreos), sendo possível a transmissão por aerossóis. Há casos de transmissão por reutilização de agulhas e falhas nas precauções básicas.

É recomendado o isolamento por contato e avalia-se a importância da transmissão aérea, que poderá requerer ou não o isolamento respiratório.

O *Hantavírus* (vírus RNA, família Bunyaviridae) é causa de febre hemorrágica, com letalidade em torno de 50%. Seus reservatórios são os roedores silvestres, sendo o homem um hospedeiro acidental. A transmissão ocorre por via respiratória, a partir de aerossóis de excretas, e por contato direto com a saliva, a partir de mordedura de roedores. Também é possível a transmissão vertical, que pode resultar em morte fetal, e fluidos corpóreos são potencialmente transmissíveis no início da doença. O período de incubação é de alguns dias até 2 meses (média de 2 a 4 semanas).

O vírus *Lassa* (vírus RNA, família Aerovidae) é causa de febre hemorrágica de Lassa (comum na África Central), cuja letalidade é 15%. Durante a gravidez, pode determinar morte fetal em até 80% dos casos. Os reservatórios são roedores e camundongos, e a transmissão se faz por aerossóis ou contato direto com excretas infectadas, que podem estar depositadas na comida e em superfícies. Pode haver transmissão inter-humana por meio de: contato com sangue durante acidentes, ou quando da reutilização de agulhas contaminadas; secreções faríngeas;

urina; ou contato sexual. O período de incubação varia de 6 a 21 dias, e a transmissibilidade ocorre durante a fase aguda da doença, podendo haver contaminação com o sêmen por até 3 meses e com a urina até 9 semanas. Pode ainda haver contaminação hospitalar por meio de alimentos contaminados que estiverem estocados.

Estão recomendadas as precauções básicas (isolamento total), a descontaminação química (com hipoclorito ou fenol) e física (60°C por 1 h) de todos os artigos contaminados com fluidos biológicos, e a ribavirina dentro dos 6 dias de doença.

O vírus *Sabiá* (vírus RNA, família Arenaviridae) é a causa da febre hemorrágica brasileira (de notificação compulsória), e sua letalidade é de 30%. Foi descrito pela primeira vez em 1990, e sua epidemia ainda é pouco conhecida (desconhecem-se hospedeiro e vetor). A transmissão se faz, provavelmente, por meio de aerossóis infectados produzidos por roedores ou em laboratórios de pesquisas. Não parece haver transmissão de pessoa a pessoa. O período de incubação é de 7 a 16 dias.

O vírus da *coriomeningite linfocitária* (vírus RNA, família Arenaviridae) é encontrado na Europa e nas Américas, e causa febre, artralgia e meningite. Tem como reservatório o camundongo. Não há descrição de transmissão de pessoa a pessoa, mas esta ocorre por contato com excretas oriundas de animal contaminado que penetram no paciente por via respiratória. O período de incubação é de 1 a 3 semanas (média de 8 a 13 dias), e a maioria dos casos é assintomática. Surtos têm sido relacionados com a criação de *hamster*.

Os vírus *Junin* (Argentina), *Machupo* (Bolívia) e *Guaranito* (Venezuela) são causa de febre hemorrágica. Têm como hospedeiros naturais os roedores, que transmitem a doença a partir de aerossóis de secreções e excretas, sendo rara a transmissão de pessoa a pessoa. Há descrições de casos intra-hospitalares com o vírus *Machupo*, da Bolívia.

O *Parvovirus* (vírus DNA, família Parvoviridae) tem distribuição mundial, e o único representante de doença humana é o *Parvovirus* B19, que causa o eritema infeccioso, podendo levar a aplasia medular transitória, anemias (em infecções crônicas em imunodeprimidos ou no último trimestre de gravidez) e óbito fetal (primeiro trimestre de gravidez, devido a anemia, hidropisia fetal e insuficiência cardíaca). O ser humano é o único reservatório. A transmissão ocorre também por contato com secreções respiratórias, por via transplacentária e transfusões de sangue e hemocomponentes (rara). Não há transmissão durante a fase exantemática, e, na crise aplásica, há transmissibilidade até 1 semana após a recuperação. Pacientes com anemia crônica podem permanecer eliminando o vírus por vários anos. O período de incubação varia de 4 a 20 dias. Recomendam-se as precauções básicas durante a assistência aos doentes (isolamento respiratório durante o período de transmissibilidade).

Os *Polyomavirus* (vírus DNA, família Papovaviridae) que causam infecção humana são os vírus BK (BKV) e JC (JCV). O ser humano é o único reservatório conhecido, e a transmissão é feita por via respiratória. Os vírus JC e BK apresentam, após viremia, localizações em epitélio renal, e o JC, também em tecido cerebral, associa-se à leucoencefalopatia multifuncional progressiva (LMP). Cerca de 1 a 4% dos pacientes com AIDS desenvolvem LMP; em imunodeprimidos, o BKV pode ser causa de cistite e nefrite tubulointersticial. Há eliminação de vírus em 10 a 47% dos pós-transplantados renais e em 50% dos pós-transplantados de medula (BKV). Há sugestões de oncogenicidade relacionada com esses vírus.

O *Papilomavirus* (vírus DNA, família Papovaviridae) causa verruga plantar, verruga vulgar, epidermodisplasia verruciforme, condiloma acuminado, neoplasia intraepitelial, carcinoma cervical e papilomatose respiratória recorrente. O período de incubação varia de 1 a 20 meses (média de 2 a 3), e a transmissibilidade ocorre enquanto houver lesões visíveis por contato direto, por via sexual (condiloma acuminado), durante a passagem pelo canal de parto (papilomatose laríngea e respiratória recorrente) ou por via ascendente do sistema genital materno (contaminação do útero).

O *Mastadenovirus* (vírus DNA, família Adenoviridae) está relacionado com infecções de vias respiratórias superiores, conjuntiva ocular (resfriado comum, queratoconjuntivite viral, febre faringoconjuntival), cistite hemorrágica, diarreia infantil, infecções do SNC, miocardite, hepatite, insuficiência renal (em transplantados de medula óssea) e pulmonares (em crianças internadas em hospitais).

O período de incubação varia de 2 a 18 dias (média de 8 dias), e a transmissão, que se inicia na fase final do período de incubação e dura até 14 dias após o início do quadro (podendo durar mais de 1 ano em 10% dos pacientes), ocorre principalmente pelas fezes, por contato direto com secreções infectantes (oculares e das vias respiratórias) e indireto com superfícies, instrumental ou artigos contaminados (toalhas). Há relatos de epidemias ligadas a piscinas, consultórios oftalmológicos (tonômetros) ou às mãos da equipe.

Estão recomendadas as precauções básicas; porém, em surtos de berçários e unidades pediátricas, deve-se fazer isolamento total e *coorte* de pacientes. Há uma vacina de uso militar, com eficácia questionável, mas que pode ser usada durante epidemias hospitalares em unidades de pediatria. O álcool a 70% não apresenta eficácia contra adenovírus; contudo, pode ser usado o hipoclorito a 500 ppm, especialmente em instrumental oftalmológico.

A família Herpesviridae (vírus DNA), dos *herpes-vírus*, está subdividida em três subfamílias: Alphaherpesvirinae (*H. simples* e *H. zoster* variceloso); subfamília Betaherpesvirinae (citomegalovírus [CMV]); e subfamília Gammaherpesvirinae (vírus Epstein-Barr [EB] e *Roseolovirus*).

O herpes-vírus simples (HSV, gênero *Simplexvirus*) apresenta dois agentes etiológicos: HSV-1, que ocorre a partir da infância e está associado a gengivoestomatite, queratoconjuntivite e meningoencefalite (transmitido por contato direto com a saliva e, indiretamente, pelas mãos e por instrumental profissional, sobretudo odontológico); e HSV-2, que ocorre a partir da puberdade, causando doença sexualmente transmissível e meningoencefalite (transmitido por contato sexual, canal de parto e, mais raramente, por via intrauterina por contaminação ascendente a partir de bolsa rota, sendo discutível a via transplacentária, que poderia ser causa de anomalias neurológicas e coriorretinite). Dependendo do hábito sexual, pode haver inversão do local preferencial dos vírus. Há associação do herpes-vírus com abortamento, sendo a letalidade perinatal de 60%.

O reservatório é o ser humano. O período de incubação varia de 2 a 12 dias, e a transmissibilidade pode permanecer por 7 semanas após a remissão da estomatite; as lesões genitais são infectantes por 7 a 12 dias na lesão primária e até 1 semana na recorrência. Mesmo pessoas assintomáticas podem eliminar o vírus por via genital ou oral, o que pode causar infecção, embora com menores títulos virais do que nas lesões ativas. O vírus pode permanecer viável por mais de 4 h em mãos e superfícies.

O parto cesariano está indicado antes da ruptura de membranas (menos de 4 h) para mulheres grávidas que tenham sofrido lesão herpética no último trimestre (especialmente se for primária). Estão recomendadas as precauções básicas (uso de luvas ao manipular lesões e quarto privativo ou isolamento em incubadora para neonatos). Os profissionais de saúde com lesões em atividade devem evitar o contato com pacientes, sobretudo recém-nascidos, crianças com eczemas e imunodeprimidos.

O *Varicella virus* (vírus da varicela-zóster), por reativação de formas latentes, causa o herpes-zóster. O ser humano é seu reservatório natural, e o período de incubação varia de 2 a 3 semanas (média de 13 a 17 dias). É altamente transmissível desde 5 dias antes do exantema, persistindo enquanto o paciente apresenta vesículas. A transmissão ocorre mediante contato com fluido vesicular ou secreções de vias respiratórias de modo direto, por via respiratória ou com artigos recentemente contaminados. Pode ocorrer transmissão congênita nos primeiros 5 meses da gestação, com ação teratogênica.

No último trimestre de gravidez ou nas primeiras 48 h após o parto, a varicela pode indicar infecção disseminada grave na criança, devido à viremia materna, com 30% de letalidade. Caso ocorra varicela na mãe nos últimos 4 meses de gestação, a criança pode apresentar varicela materna de 1 a 3 semanas após o parto; no entanto, o quadro do recém-nascido é mais leve. Há relatos de surtos hospitalares em enfermarias pediátricas, de oncologia, em berçários e UTI neonatais, assim como surtos de propagação aérea (necessidade do controle de ar e quartos com pressão negativa). A imunoglobulina específica (VZIg) está indicada até 96 h depois da exposição. O aciclovir é recomendado na terapia e não tem ação profilática.

Há vacina com vírus vivo atenuado, que deve ser administrada na infância, com reforço na adolescência. Todos os profissionais de saúde suscetíveis devem ser vacinados. A vacina pode causar herpes-zóster tardio.

Estão recomendadas as precauções básicas (isolamento total para mãe e recém-nascido, devendo este permanecer até 21 dias, mesmo se assintomático). Os recém-nascidos contactantes de recém-nascido de mãe com varicela periparto devem receber VZIg. O bebê poderá permanecer em alojamento conjunto se tiver recebido VZIg. No *controle da varicela hospitalar*, deve-se proceder da seguinte maneira: evitar internar pacientes com varicela ou suscetíveis expostos à doença nos últimos 21 dias; estimular alta precoce para aqueles com varicela e seus contactantes; manter os pacientes com varicela-zóster que necessitam de internamento em quartos isolados com pressão negativa e longe de pacientes imunodeprimidos suscetíveis; fazer uso de máscaras e luvas durante a assistência aos doentes até 6 dias ou até quando todas as lesões se transformarem em crostas; manter os contactantes e funcionários suscetíveis em quarentena

do 10º dia da primeira exposição ao 21º dia da exposição mais recente; evitar que funcionários suscetíveis entrem em contato com pacientes com lesões; e fazer VZIg (pode prolongar o período de incubação) dentro das 96 h da exposição e quarentena até o 28º dia após a última exposição para os contactantes de imunodeprimidos suscetíveis.

O *citomegalovírus* (CMV) apresenta, na maioria das vezes, infecções assintomáticas, mas pode causar doença sistêmica grave, especialmente quando há transmissão fetal. O ser humano é o único reservatório natural, embora outros animais possam ser acometidos, porém sem causar doença humana. O período de incubação varia de 3 a 12 semanas.

A transmissão ocorre por contato direto com tecidos infectados (transplantes de órgãos); por via transplacentária, que pode ocorrer tanto na infecção primária quanto na reativação (com risco maior quanto mais tardia for a infecção materna); durante a passagem pelo canal de parto; por saliva; leite materno (principal via de transferência perinatal); urina; secreções vaginais e sêmen; e por transfusão de sangue. A transmissibilidade do vírus pela urina e pela saliva pode permanecer por meses e, por infecções neonatais, até por 6 anos. Pode haver vírus viável em superfícies por algumas horas.

A pasteurização e o congelamento inativam o vírus, e o uso semanal de plasma hiperimune em transplantados parece reduzir a gravidade da doença. Tem-se preconizado o uso de interferona-alfa para os receptores renais soropositivos, e estão recomendadas as precauções básicas durante a assistência aos doentes.

O vírus *Epstein-Barr* (EB) é o agente etiológico da mononucleose infecciosa (MI), que, clinicamente, evolui com febre, adenomegalia, faringotonsilite e esplenomegalia. Há relatos de associação do EB com linfomas, câncer nasofaríngeo e gástrico. O ser humano é o reservatório. O período de incubação é de 4 a 6 semanas, mas a excreção faríngea pode durar mais de 18 meses após a recuperação. A transmissão ocorre por via direta, por meio do contato com saliva contaminada, especialmente pelo beijo. Pode também haver contaminação por via indireta, por meio das mãos, de fômites, brinquedos, alimentos (pouca importância epidemiológica), transfusão de sangue e após cirurgia cardíaca (síndrome pós-bomba de infusão). Nos imunodeprimidos pode haver reativação endógena, e os pacientes podem eliminar o vírus pela saliva. Em pacientes transplantados é possível haver contaminação ou reativação de foco endógeno pela imunossupressão. Estão recomendadas precauções básicas durante a assistência aos doentes.

O *Roseolovirus* é o agente etiológico do exantema súbito (*Roseola infantum*), que, clinicamente, se caracteriza por febre aguda e exantema de evolução benigna. Ocorre em crianças entre 6 meses e 3 anos de idade, principalmente nos primeiros 2 anos de vida. O período de incubação varia de 1 a 2 semanas. O vírus é encontrado em linfócitos e glândulas salivares (viremia autolimitada em transplantados, podendo determinar pneumonia, exantema e rejeição) e pode ser transmitido por via respiratória.

O herpes-vírus humano 7 (HSV-7) pode ser responsável por casos de roséola, embora a maioria das infecções primárias seja assintomática (seu papel patogênico ainda não está totalmente esclarecido). A infecção primária, em geral, ocorre na infância. O vírus é eliminado pela saliva, mas já foi isolado na urina e no liquor.

O *human T-cell lymphotropic virus* tipos I e II (HTLV-I e II) pertence à família Oncovirinae (retrovírus, RNA). O HTLV-I está relacionado com leucemias, linfomas, paraparesia espástica tropical e mielopatia crônica progressiva; o HTVL-II é possível causa da leucemia das células pilosas (*hairy cell*). Os dois tipos ocorrem em pessoas acima de 50 anos, e o ser humano é o reservatório. Em primatas, são observadas espécies relacionadas. Há períodos de incubação, e a transmissão é por sangue ou derivados (transfusões ou uso de drogas ilícitas intravenosas), contato sexual ou leite materno. Embora os riscos profissionais sejam desconhecidos, são recomendadas as precauções básicas durante a assistência aos doentes.

Os vírus da imunodeficiência humana (HIV) I e II são *retrovírus* (vírus RNA) que pertencem ao gênero *Lentivirus* e causam a AIDS, reconhecida como entidade nosológica em 1981. O ser humano é o único reservatório conhecido. O vírus já foi isolado no sangue, no fluido seminal, em outras secreções genitais femininas (vaginais), na urina, no liquor, na saliva, na lágrima (concentração viral baixa sem comprovação de transmissão) e no leite materno. Ele não sobrevive por longos períodos fora do corpo humano e pode ser transmitido como vírus livre em secreções ou associado a células vivas, em sangue/derivados, sêmen e leite materno. A viragem sorológica ocorre de 1 a 3 meses após o contágio, e o período de incubação varia de menos de 1 ano até mais de 10 anos. As maiores chances de contágio estão nas fases iniciais da doença (maior viremia). A transmissão ocorre por via parenteral e contato com mucosas ou lesões de pele, podendo também haver transmissão vertical.

A taxa de transmissão do HIV, quando não são realizadas todas as intervenções de profilaxia, chega a cerca de 25% dos recém-nascidos de gestantes HIV-positivas; entretanto, pode ser reduzida a níveis de 1 a 2% quando houver: (1) uso de antirretrovirais a partir da 14ª semana de gestação; (2) utilização de zidovudina (AZT) durante o trabalho de parto e para o recém-nascido exposto, do nascimento até 42 dias de vida, e inibição de lactação associada ao fornecimento de fórmula infantil até os 6 meses de idade; e (3) realização de parto cesáreo, quando indicado. A transmissão do vírus do homem para a mulher é duas vezes maior, com maiores concentrações do vírus no sêmen do que nas secreções vaginais. Há também transmissão de homem para homem/mulher consequente à prática de sexo oral com ejaculação, e de mulher para mulher durante o contato orogenital ou oroanal, especialmente se houver trauma com sangramento. São cofatores de transmissão do homem para a mulher: falhas do preservativo, sexo anal, número de relações, IST associadas, uso de contraceptivos orais e ectopia cervical. São cofatores de transmissão da mulher para o homem: falhas no preservativo; número de contatos sexuais e IST; menstruação e ausência de circuncisão. Na transmissão por uso de drogas ilícitas intravenosas, é de grande relevância a reutilização de seringas e agulhas, quando compartilhadas.

A transmissão por meio de sangue e derivados tem diminuído bastante graças às práticas desenvolvidas nos bancos de sangue em que houve seleção dos doadores, testes sorológicos e avançados em biotecnologia. Parece existir uma associação da transmissão do HIV com transplantes de tecidos vascularizados não submetidos a processos de inativação viral.

Estão recomendados testes sorológicos de todos os doadores para congelamento de sêmen, com sua liberação somente após 6 meses e após confirmação da negatividade sorológica, por nova amostra coletada, afastando-se a possibilidade de um doador estar na janela imunológica. Entretanto, essa segurança para o HIV diminui a mobilidade e a viabilidade dos espermatozoides conservados, o que reduz o sucesso da inseminação. É contraindicada a inseminação artificial a partir de doadores HIV-positivos; porém, tem-se usado, sem que haja contaminação, a técnica na qual se infundem os espermatozoides livres dos leucócitos infectados e do líquido seminal. Após um único acidente percutâneo com material perfurocortante contaminado com sangue, a taxa de soroconversão é estimada em 0,25 a 0,4%, e o risco após exposição de mucosa é de 0,09 a 0,63%. São fatores que influenciam a transmissão parenteral o tamanho do inóculo, a profundidade, o diâmetro da agulha, a viremia do paciente e a gravidade da contaminação. Na exposição de mucosas, são fatores de risco o volume do inóculo, a presença de sangue e a porta de entrada. Os maiores riscos de transmissão do HIV após acidentes percutâneos são: profundidade da lesão, sangue visível no material perfurocortante, pacientes em fase terminal da doença e artigos que entrem em contato com os vasos sanguíneos. A utilização de AZT profilática nesses casos diminui o risco (*odds ratio* [OR] = 0,19).

É controversa a realização de teste sorológico para HIV no pré-operatório de qualquer paciente, quer pelo direito de o cirurgião conhecer os riscos, quer pelo direito do paciente, assim como por outros riscos além do HIV, como HVB/HVC, e o consequente relaxamento nas medidas de precauções básicas. A diálise peritoneal é preferível à hemodiálise em pacientes HIV-positivos (se necessário, deve-se usar máquina separada, sendo esta somente reutilizada após limpeza e desinfecção). Estão recomendadas as precauções básicas durante a assistência a pacientes conhecidamente HIV-positivos, assim como para os não sorologicamente conhecidos, mas que se envolveram em exposição real ou potencial a sangue ou fluidos corpóreos durante atendimento em consultórios odontológicos, em serviços de pequenas cirurgias ou na internação domiciliar.

MYCOBACTERIUM

Esse gênero é composto por bacilos aeróbios, não formadores de esporos, ligeiramente curvos, e, devido ao alto conteúdo lipídico de sua parede celular, é álcool-acidorresistente. Muitas espécies são de vida livre, habitando o solo e a água, mas outras também podem habitar exclusivamente os tecidos humanos. O *Mycobacterium tuberculosis* e o complexo *M. avium*, *M. kansasii*, *M. scrofulaceum*, *M. xenopi*, *M. marinum*, *M. ulcerans*, *M. haemophilum*, *M. asiaticum*, *M. celatum*, *M. gordonae*, *M. gastri* e *M. terrae* são classificados no grupo de crescimento lento (forma-se colônia visível após 7 dias de incubação). São classificados no grupo de crescimento rápido (colônias observadas a olho nu antes de 7 dias de incubação): *M. fortuitum*, *M. chelonae*, *M. abscessus*, *M. smegmatis*, *M. neoaurum* e *M. peregrinum*. O *M. leprae* não apresenta crescimento *in vitro*.

Complexo *Mycobacterium tuberculosis*

Nesse complexo estão incluídos o *M. tuberculosis*, o *M. africanum* e o *M. bovis*, que são microrganismos causadores da tuberculose, uma das mais antigas doenças de notificação compulsória. Sua infecção primária é geralmente assintomática, sendo apenas detectada pela viragem do teste tuberculínico, que é a aplicação intradérmica de um derivado proteico purificado-padrão (PPD). Este, em países com alta endemicidade, como o Brasil, tem seu valor considerado para pessoas não HIV-positivas de ≥ 10 mm, e, para as HIV-positivas, de > 5 mm. Em imunodeprimidos, a infecção por esse complexo pode evoluir diretamente para a forma pulmonar disseminada ou extrapulmonar.

O ser humano é o reservatório primário, mas pode haver envolvimento (raro) de primatas ou outros mamíferos (gado, com o *M. bovis*) e pássaros.

O período de incubação para a viragem do teste tuberculínico varia de 4 a 12 semanas, e o risco de desenvolvimento da doença é maior nos primeiros 2 anos após o contágio. A infecção latente pode persistir por toda a vida; cerca de 10% dos infectados desenvolvem infecção ativa durante alguma fase de sua vida; porém, se for HIV-positivo, essa probabilidade aumenta para cerca de 15% por ano de progressão da doença.

A transmissão ocorre por partículas (1 a 5 m) em suspensão aérea (no ar do quarto, através de ductos de ar condicionado ou para áreas contíguas em quartos com pressão positiva) originárias de pacientes com a forma pulmonar ou laríngea. Um doente bacilífero pode produzir, durante a tosse, cerca de 3.000 partículas infectantes (número igual ao obtido durante 5 min de conversação). O período de transmissibilidade, em geral, termina após 2 semanas do início do tratamento, dependendo do número de bacilos eliminados e sua virulência, dos sintomas de vias respiratórias, da ventilação ambiental e da possibilidade da exposição do bacilo à luz solar ou ultravioleta. A transmissibilidade de bacilos multirresistentes pode persistir por meses.

É rara a transmissão por meio de soluções de continuidade na pele ou por ingestão de leite não pasteurizado. Já foi descrita a transmissão sexual, e é excepcional a transmissão para profissionais de saúde a partir da aerossolização de microrganismos originados durante a limpeza cirúrgica de lesões de pele. Não têm importância na transmissão de bacilos os fômites, por isso não são necessários cuidados especiais na limpeza de utensílios domésticos e roupas de cama e de uso pessoal de pacientes.

Durante a gravidez, pode haver disseminação hematogênica, capaz de determinar infecção congênita via placenta, veia umbilical, por aspiração ou ingestão de fluido amniótico contaminado. Pode haver contaminação do recém-nascido por meio de contato com bacilíferos, o que requer quimioprofilaxia durante 3 meses após ser descartada doença, sendo então realizado teste tuberculínico (os negativos devem ser vacinados com BCG, e os positivos devem fazer quimioprofilaxia até o sexto mês de vida). Essa mesma conduta também está recomendada para o recém-nascido de mãe com tuberculose ativa durante a gestação, que deverá ficar isolado caso ela seja bacilífera no puerpério.

A tuberculose é uma causa de morbiletalidade em pacientes HIV-positivos (reativação de focos latentes devido à imunodepressão celular). Pacientes com células CD4 inferiores a 200/mm³ apresentam pneumonia intersticial sem cavitação ou tendência a localização apical, com PPD negativo e focos a distância (o tratamento deve ser prolongado por 12 meses ou mais). Todos os pacientes HIV-positivos com PPD acima de 5 mm devem receber quimioprofilaxia.

Atualmente, cada vez mais têm-se observado epidemias de tuberculose hospitalares, devido ao retardo no diagnóstico e na aplicação de medidas de isolamento, especialmente nas formas não cavitárias em pacientes com AIDS; à não existência de quartos com pressão negativa; à realização de procedimentos que propiciam a formação de aerossóis, como broncoscopias, intubação endotraqueal, aspiração, drenagem cirúrgica, irrigação ou desbridamento de uma lesão cutânea, necropsias; ao tratamento com pentamidina por inalação; à rápida progressão para doença ativa de pacientes com AIDS secundariamente expostos; e à prolongada infectividade nos casos de tuberculose multirresistente, mesmo após tratamento.

Mycobacterium leprae

O *M. leprae* é o agente etiológico da hanseníase, ou mal de Hansen, uma doença crônica, granulomatosa, que afeta a pele, as vias respiratórias superiores e os nervos periféricos. Existem duas formas clínicas de apresentação segundo a imunidade celular do paciente: a tuberculoide (hiperérgica e paucibacilar) e a lepromatosa (anérgica e multibacilar). Acomete pessoas de qualquer idade, sendo mais frequente em adultos jovens. As crianças raramente desenvolvem a forma lepromatosa. O ser humano é o único reservatório de significância, mas já foram observados casos em macacos, chimpanzés e tatus (integrado), provavelmente devido a contato com doentes humanos.

O período de incubação é, em média, de 4 anos para a forma tuberculoide e de 8 anos para a lepromatosa, podendo variar de 9 meses a 40 anos.

Ainda não é bem conhecida a exata forma de transmissão, mas o contato domiciliar prolongado parece ser relevante. A forma mais comum de disseminação da doença é a eliminação de até 8×10^8 bacilos em uma simples descarga nasal (bacilos viáveis em secreções secas por até 7 dias). Também pode haver eliminação de bacilos por meio das úlceras de pacientes na forma lepromatosa. Há suposições de vetores e transmissão transplacentária. Perde-se a transmissibilidade após 3 meses de tratamento regular e contínuo com dapsona ou clofazimina, ou após 3 dias com rifampicina.

Estão recomendadas as precauções básicas durante o manuseio de pacientes, independentemente da forma da doença.

Complexo MAC

O complexo MAC inclui 28 sorovariantes de duas espécies: o *M. avium* (*M. avium avium*, *M. avium paratuberculosis* e *M. avium silvaticum*) e o *M. intracelulare*. Elas podem ser isoladas na água, inclusive tratada, em plantas, no solo, na poeira, em suínos, no gado, em pássaros, galinhas e outros animais ou locais do ambiente. Podem também colonizar broncoscópios, o que é bastante perigoso para imunodeprimidos/AIDS. Têm baixa patogenicidade, sendo muitas vezes colonizantes, o que dificulta o diagnóstico, especialmente a cultura do escarro. Também podem ser adquiridas por inalação ou ingestão, colonizando o sistema respiratório ou gastrintestinal. Não há evidências de transmissão pessoa a pessoa.

O complexo MAC apresenta mau prognóstico devido à multirresistência aos medicamentos usados no tratamento (azitromicina, claritromicina, ciprofloxacino, clofazimina, etambutol, rifampicina ou rifabutina e amicacina). Utilizam-se na profilaxia a clofazimina, a azitromicina e a claritromicina.

OUTRAS MICOBACTÉRIAS

Mycobacterium kansasii

O reservatório natural é desconhecido. Já foi isolado de amostras de água, de gado e de suínos (raramente). Causa uma infecção pulmonar crônica semelhante à tuberculose clássica. As infecções extrapulmonares são raras. É uma importante micobactéria atípica em pacientes com AIDS com CD4 < 200 células/mm^3. Tem apresentado boa resposta terapêutica (tratamento por 2 anos), embora haja casos de resistência à rifampicina.

Mycobacterium scrofulaceum

Tem como reservatórios a água, o solo e os alimentos. Raramente causa doença pulmonar, sistêmica, conjuntivite, osteomielite, meningite e hepatite granulomatosa. Está associado à linfadenite. Pode ter evolução autolimitada; por isso, o tratamento é reservado para os casos disseminados, devendo ser feito com rifampicina e isoniazida, eventualmente associadas à ciclosserina.

MYCOBACTERIUM XENOPI

Parece que os pássaros são seu reservatório natural. Tem sido isolada em água potável, incluindo reservatórios hospitalares, causando infecções em pacientes com AIDS. Provoca uma pneumonia semelhante à tuberculose em pacientes com câncer de pulmão, alcoólicos, diabéticos e naqueles com AIDS. Já foi isolada em receptores de transplante renal e em pacientes com diálise peritoneal. É de difícil tratamento, com recaídas frequentes, sobretudo se antimicrobianos forem administrados durante menos de 9 meses.

Mycobacterium szulgai

Tem reservatório desconhecido, mas já foi isolado no ambiente (água). É causa rara de doença humana e apresenta sensibilidade variável aos antimicrobianos.

Mycobacterium malmoense

Tem reservatório desconhecido. Está relacionado com DPOC, linfadenite e doença sistêmica. O tratamento é feito com isoniazida, rifampicina e etambutol durante 1 ano.

Mycobacterium simiae

Já foi isolado em macaco, água da torneira e fezes de pessoas assintomáticas. É causa rara de doença humana e apresenta alta resistência aos antimicrobianos.

Mycobacterium genavense

Está relacionado com o *M. simiae*, sendo uma possível causa de infecções disseminadas em pacientes com AIDS.

Mycobacterium marinum

Causa infecção cutânea subsequente a trauma em contato com água doce ou salgada, podendo estar relacionado com peixes e crustáceos. Pode disseminar-se pelo sistema linfático, causando infecções em partes moles e no sistema osteoarticular. O período de incubação varia de 1 a 2 semanas. Há cepas resistentes a isoniazida, ácido para-aminossalicílico (PAS) e estreptomicina. Apresenta boa sensibilidade à rifampicina e ao etambutol (usados até 18 meses).

Mycobacterium ulcerans

Causa úlceras cutâneas em extremidades previamente traumatizadas e está relacionado com a água. Tem evolução lenta, podendo necrosar e estender-se para o tecido subcutâneo e linfático. Na terapêutica, estão indicados a excisão cirúrgica e antimicrobianos.

Mycobacterium haemophilum

Causa infecções em pacientes com AIDS, transplantados renais e de medula. Apresenta dificuldades no diagnóstico por crescer *in vitro* a baixa temperatura e suas colônias levarem até 8 semanas para se tornarem visíveis.

O *M. asiaticum*, embora raro, já foi isolado em casos de pneumopatia. O *M. celatum* não tem significância definida, mas já foi isolado no sistema respiratório, nas fezes, no liquor e no sangue. O *M. gastri* é muito raro e pode ser encontrado na água e no solo. O *Mycobacterium terrae* (*M. terrae*, *M. nonchromogenicum* e *M. trivale*) é raro, mas já existem relatos de infecções pulmonares, osteoarticulares e intestinais. Já foi isolado em água e solo. O *M. gordonae* é raro, porém bastante distribuído no solo e na água, podendo contaminar espécimes em laboratórios.

MICOBACTÉRIAS DE CRESCIMENTO RÁPIDO

M. fortuitum, M. chelonae, M. abscessus, M. massiliense, M. marinum, M. ulcerans, M. immunogenum

O gênero *Mycobacterium* é caracterizado como bacilos aeróbios, imóveis, não esporulados e não encapsulados. Essas bactérias têm elevado teor de lipídios, sobretudo na parede celular, o que altera sua permeabilidade à água, a soluções corantes utilizadas em laboratório e a agentes desinfetantes. Há muito tempo esses microrganismos, designados como micobactérias ambientais, são também conhecidos como micobactérias "atípicas" ou micobactérias não tuberculosas (MNT), pois são distintos dos agentes etiológicos responsáveis pela tuberculose e pela hanseníase.

As micobactérias requerem métodos especiais para estudo, pois muitas crescem lentamente, e outras necessitam de meios especiais na diferenciação das espécies. As espécies de crescimento rápido podem ser identificadas com mais facilidade, enquanto as de crescimento lento são mais difíceis. A distinção entre as espécies com crescimento lento e rápido é determinada pelos seguintes critérios: (a) as com crescimento lento requerem mais de 7 dias em meios ricos para produzir colônias, facilmente visíveis de inóculos diluídos; (b) a espécie dita rápida evidencia crescimento em menos de 7 dias. Certas espécies são intermediárias quanto à velocidade de crescimento.

As micobactérias de crescimento rápido (MCR), anteriormente classificadas como complexo *Mycobacterium fourtuitum*, foram recentemente designadas *M. fortuitum*, *M. peregrinum*, *M. chelonae* e *M. abscessus*. A identificação delas é importante para estabelecer a terapêutica adequada, visto que possuem diferentes padrões de resistência aos fármacos. A literatura registra que essas micobactérias são ambientais, mas patógenas. Comumente, encontram-se no solo, em lagos e em água tratada, sendo possível infectar artigos médicos e causar doenças pulmonares, infecções de ferida cirúrgica, doenças de pele e de tecidos.

Essas micobactérias estão distribuídas na natureza, e é possível isolá-las na água dos rios, na terra, na poeira da casa, em máquinas de gelo e na vegetação. No ser humano, pode-se isolá-las na saliva e na pele, por exemplo. Os componentes do grupo das MCRs são muito resistentes a muitos antibióticos. Alguns são resistentes a desinfetantes e microbicidas clorados, mercuriais e a glutaraldeído.

As micobactérias podem contaminar produtos e dispositivos médicos. A *M. abscessus*, por exemplo, causa uma variedade de infecções sérias que requerem atenção médica. As infecções decorrentes dessa bactéria afetam, geralmente, a pele e os tecidos subcutâneos. A infecção por *M. abscessus* é causada geralmente por injeções de substâncias contaminadas com a bactéria, ou por meio de procedimentos invasivos com equipamento ou material contaminado. A infecção ocorre também após ferimento acidental em que a ferida é contaminada pelo solo. Não pode ser transmitida de pessoa a pessoa.

As características clínicas da infecção de sítio cirúrgico causada por micobactérias em cirurgia plástica geralmente aparecem várias semanas ou alguns meses após o procedimento, habitualmente 4 a 6 semanas. Nos relatos do documento da Agência Nacional de Vigilância Sanitária (Anvisa), os casos existentes foram obtidos por meio de informações de registros de casos feitos à Anvisa, em que se observaram vários padrões de infecções por MCR relacionados, na sua maioria a cirurgias por vídeo e por implantes/biomateriais.

Nos casos estudados (Anvisa) entre 1998 e 2009 (associados a procedimentos invasivos não cirúrgicos), o período de incubação foi em média de 70 dias após os procedimentos (média de 67, mediana de 28,5, máxima de 664). Já nos casos associados a procedimentos com acesso por videocirurgia, o período de incubação observado nos casos foi de 84 dias (média de 53,1, mediana de 31, mínimo de 0 e máxima de 1.091). Em procedimentos de mama (61,9% sem informação sobre a existência de implante e 37,7% com implante), o período de incubação foi de 84 dias (mediana de 35 e máxima de 848).

Todos esses dados, porém, são apenas relatos, haja vista que não foi objetivo do documento uma análise profunda de situações, e não foram descritas ou analisadas informações detalhadas de como os procedimentos foram realizados. Também não se investigou se existiam outras situações de risco após os procedimentos iniciais em instituições de saúde diferentes e, principalmente, se existiram punções nos locais onde os curativos foram realizados, além dos tipos de soluções usadas e as suas condições de armazenamento, de depósitos/almotolias, e se houve uso de água, sabões, entre outros, o que dificulta o estabelecimento da real causa dos casos relatados.

O quadro clínico de infecções por MCR envolve eritema local, enduração, microabscessos e drenagem serosa, muito frequente como queixa inicial, enquanto febre, calafrios ou outras manifestações de infecção sistêmica são raras. A drenagem pode ser purulenta, mas frequentemente é incolor e sem odor, lembrando um seroma estéril. Geralmente, o diagnóstico não é suspeitado de início, e as lesões são então tratadas com incisão simples, drenagem e antibioticoterapia oral de curto período, não espécie-específica para a micobactéria, o que leva a uma evolução do processo inflamatório crônico e granulomatoso, podendo formar abscessos. Na maioria dos casos, o paciente não responde a esse esquema de tratamento inicial, o que leva ao retardo no diagnóstico.

Uma importante indicação de suspeita da infecção por micobactéria é a deiscência de uma ferida previamente cicatrizada ou uma ferida com cicatrização difícil. A ausência de resposta clínica após a administração de antimicrobianos contra as bactérias comuns de infecção da pele (estafilococos e estreptococos) e a negatividade das culturas de rotina do sítio cirúrgico devem alertar para ampliação de procedimentos microbiológicos a fim de isolar micobactérias, *Nocardia* e fungos.

A *Mycobacterium wolinskyi* é uma MCR pertencente ao grupo da *Mycobacterium smegmatis*, que inclui *M. smegmatis sensu stricto* e duas espécies descritas em 1999 (*M. goodi* e *M. wolinskyi*). É menos frequente em ambientes clínicos do que outras espécies MNT; no entanto, seu significado clínico tem aumentado recentemente em infecções oportunistas.

M. wolinskyi está amplamente distribuída no ambiente, especialmente no solo e na água, incluindo a potável, bem como em biofilmes, tubulações de distribuição de água, piscinas, esgotos e superfícies contaminadas. É uma MCR também encontrada em infecções de lesões pós-traumáticas, especialmente aquelas que seguem fraturas expostas e com osteomielite associada. Ela também já foi observada em processos faciais dos tecidos moles após vários procedimentos cosméticos de injeção de preenchimento e *laser* lipólise, pela sua relação com ambiente de *lipoid pneumonia* (em que o lipídio é o fator), seja de maneira crônica ou secundária à ingestão de óleo ou aspiração crônica (geralmente acalasia).

Não existem evidências científicas de *M. wolinskyi* como fonte de um único ponto estabelecido, embora haja relatos de fontes potenciais, incluindo um jateamento de ar frio e um sistema de água autossuficiente, coletadas de amostras contaminadas usadas em máquinas de coração-pulmão para operações cardiotorácicas, o que levou a vários casos de surtos em unidade de cirurgia cardíaca. Estes foram considerados como potenciais fontes; porém, após vigilância ativa posterior, não ocorreram quaisquer outros casos de *M. wolinskyi*.

PARASITOS INTRACELULARES

Chlamydia, *Ehrlichia* e *Rickettsia* são parasitos intracelulares obrigatórios (não geram sua própria energia e utilizam o trifosfato de adenosina [ATP] da célula do hospedeiro) que apresentam RNA/DNA, sendo, portanto, considerados estruturas celulares.

Chlamydia apresenta as seguintes espécies: *C. trachomatis*, *C. psittaci*, *C. pneumoniae* e *C. pecorum* (papel patogênico não conhecido). De maneira geral, podem ser considerados bactérias gram-negativas que não têm a capacidade de sintetizar ATP.

Chlamydia trachomatis

Causa linfogranuloma venéreo (sorotipos L1, L2, L3); uretrite, proctite e cervicite (sorotipos D, K) de transmissão sexual; tracoma (sorotipos A, B e C); conjuntivite e pneumonia em recém-nascido, devido ao contato com secreções vaginais contaminadas na passagem do canal de parto ou por vias ascendentes (sorotipos D e K). O ser humano é o reservatório, e o período de incubação varia de 5 a 12 dias, podendo estender-se até 6 semanas em neonatos. A transmissão ocorre durante a fase ativa da doença, sendo interrompida com cerca de 3 dias de antimicrobiano efetivo. Ocorre por contato direto com secreções ou por via indireta, por meio de toalhas ou roupas contaminadas.

No tracoma, algumas espécies de moscas são responsáveis pela disseminação da doença. No linfogranuloma venéreo pode haver a transmissão direta. A transmissão placentária pode levar a aborto ou infecção fetal. Está recomendada a profilaxia rotineira da oftalmia neonatal com solução de PVP-I a 2,5%, creme de tetraciclina a 1% ou eritromicina a 0,5%, embora esse procedimento não impeça a colonização da nasofaringe e o posterior desenvolvimento de pneumonia. O uso de colírio de nitrato de prata a 1% também não evita a conjuntivite causada por *C. trachomatis*.

Chlamydia psittaci

C. psittaci causa a psitacose, que é uma zoonose encontrada em aves domésticas ou silvestres (especialmente periquitos, araras e papagaios, além de pombo, pato, canário, gaivota, galinha, peru, faisão, garça) e mamíferos (cabra, carneiro, bovinos), que podem ser assintomáticos ou apresentar quadro diarreico. O período de incubação varia de 1 a 4 semanas. A transmissão ocorre por inalação de aerossóis oriundos de fezes dessecadas, eliminadas por animal portador, como também por secreções de olhos e urina. Pode ocorrer ainda por meio da água ou de alimentos (mais raro), assim como pela picada de pássaros ou por via placentária (que pode causar aborto ou infecção fetal). Durante a fase de tosse paroxística, pode haver transmissão de pessoa a pessoa, embora seja rara.

Chlamydia pneumoniae

O homem parece ser o reservatório natural, e o período exato de incubação é desconhecido, mas parece ser de 10 dias. A transmissão ocorre por contato direto com secreções respiratórias, por via respiratória ou fômites, e a transmissibilidade parece prolongar-se até 8 meses. Clinicamente, observa-se quadro de doença respiratória aguda. Há recentes associações de *C. pneumoniae* à doença coronariana (estudos imunocitoquímicos revelaram a ocorrência da *C. pneumoniae* em placas de ateroma de artéria coronariana e aorta).

Mollicutes

Os Mollicutes são os menores organismos de vida livre, que parecem originar-se de deleção genética de uma bactéria anaeróbia do gênero *Clostridioides*. São isolados em mamíferos, aves, plantas e insetos. No ser humano, colonizam membranas mucosas das vias respiratórias e do sistema urinário e podem causar infecções na conjuntiva e no ouvido. Em pacientes imunodeprimidos, podem-se observar infecções sistêmicas.

Existem três gêneros que acometem o homem: *Mycoplasma*, *Ureaplasma* e *Acholeplasma*.

Há 11 espécies de *Mycoplasma* na cavidade oral dos seres humanos (*M. salivarium* é encontrada na gengiva de pessoas com doença periodontal), além de *Acholeplasma laidlawii*, que faz parte dessa microbiota. No sistema geniturinário, existem sete espécies de *Mycoplasma* (especialmente *M. hominis* e *M. genitalium*), além de *Ureaplasma urealyticum*, que pode causar uretrites, prostatites, epididimite, orquite, vaginose e doença inflamatória pélvica. Há uma associação de *U. urealyticum* com calculose, devido ao fato de esse microrganismo produzir urease, que induz à cristalização de fosfato de cálcio.

M. pneumoniae causa infecção aguda das vias respiratórias, sendo uma frequente causa de pneumonia. O ser humano é o único reservatório conhecido, e o período de incubação varia de 6 a 36 dias. A transmissão ocorre por via respiratória, e a transmissibilidade é provavelmente menor que 20 dias, embora se possa isolar o microrganismo até 13 semanas. Há relatos de surtos em comunidades fechadas, domicílios, quartéis e internatos. Estão recomendadas as precauções básicas na assistência aos pacientes, especialmente com gotículas durante toda a doença.

Rickettsiae

As riquétsias são parasitos intracelulares obrigatórios, especialmente de artrópodes, que têm o ser humano e outros vertebrados como hospedeiros acidentais. Contêm DNA e RNA, ciclo de Krebs, cadeia transportadora de elétrons e enzimas para síntese proteica, mas dependem do ATP e da coenzima A da célula hospedeira. São quatro os principais gêneros de importância como causa de doença humana: *Rickettsia*, *Ehrlichia*, *Coxiella* e *Bartonella*.

Ehrlicheae são riquétsias gram-negativas que causam a febre de Senetsu ou erliquiose, uma síndrome febril com comprometimento do sistema reticuloendotelial, encontrada no Japão e na Malásia. *E. chaffeensis* causa uma doença semelhante à febre maculosa das Montanhas Rochosas, nos EUA. Tem boa suscetibilidade às tetraciclinas.

C. burnetti apresenta grande resistência no meio ambiente, podendo sobreviver em lã até 9 meses e, na água e no leite, por até mais de 3 anos. Causa uma doença febril, a febre Q.

B. bacilliformis causa a doença de Carrión (verruga peruana), que é restrita aos Andes. *B. quintana* causa uma doença febril debilitante (febre das trincheiras) e tem como vetor o carrapato humano.

B. henselae causa angiomatose bacilar e peliose hepática em pacientes infectados pelo HIV. Também é responsável pela doença da arranhadura do gato ou linforreticulose de inoculação. O gato doméstico é o reservatório, e pulgas e carrapatos podem estar relacionados com a transmissão. O período de incubação varia de 5 a 50 dias (média de 14 dias). Está recomendada a limpeza da arranhadura e o uso de eritromicina ou tetraciclina no tratamento.

PRÍONS

No século XVII, na Europa, criadores de ovinos conheciam uma doença chamada *scrapie*, caracterizada por prurido, incoordenação motora e paralisia de membros, que evoluía para a morte em alguns casos. Na década de 1930, a doença foi observada nas Américas e na Austrália, associada à importação de animais que vinham da Europa.

Microscopicamente, o que se observava no material obtido em estudos de necropsia era uma vacuolização de células nervosas, com depósito de uma substância chamada amiloide.

Na década de 1950 e ao longo dos anos, vários avanços foram observados em relação à melhor definição de uma síndrome, hoje conhecida como doença de Creutzfeldt-Jakob (DCJ), a partir da investigação de Gajdusek *et al.* (1966) de uma doença caracterizada por incoordenação motora que evoluía para a morte (denominada kuru) em indígenas canibais da Nova Guiné que ingeriam partes do sistema nervoso.

A interrupção desse hábito alimentar causou o desaparecimento de novos casos, e a reprodução do quadro em chimpanzé, após um longo período de incubação, confirmou o seu caráter infeccioso, tal como anteriormente demonstrado para o *scrapie*.

Em 1976, Gajdusek recebeu o Prêmio Nobel de Medicina, projetando então um grande interesse sobre os quadros degenerativos do SNC, observados em pessoas de idade avançada, devido à formação de depósito de substância amiloide. Essas observações também foram encontradas na região do hipocampo, na doença de Alzheimer, a qual, no entanto, não apresenta caráter infeccioso.

Utiliza-se o termo genérico *encefalopatia subaguda espongiforme* para reunir várias doenças neurodegenerativas e fatais que apresentam características clínicas e patológicas semelhantes, incluindo-se dentre as principais: o *scrapie* (que acomete ovinos e caprinos); a encefalopatia espongiforme bovina (EBB, "doença da vaca louca"); as encefalopatias espongiformes de outras espécies animais, inclusive silvestres (como a marta); e as doenças humanas kuru, DCJ, síndrome de Gerstmann-Sträussler-Scheinker (SGSS) e síndrome da insônia fatal (SIF).

É extremamente importante, do ponto de vista de biossegurança, a possibilidade de transmissão de doenças a partir de produtos animais, de cadáveres humanos, de órgãos usados em transplantes, de hormônios naturais de uso terapêutico e de instrumentos médicos contaminados por esses agentes infecciosos, que foram denominados *príons* (proteína infecciosa modificada a partir de proteínas normais, capazes de se autoduplicar e agir como molde para a transformação de outras moléculas proteicas normais).

As encefalopatias espongiformes, caracterizadas por progressivas vacuolizações que se formam a partir da membrana celular para o interior do citoplasma (que posteriormente confluem, apresentando a célula característico aspecto de esponja), podem ser transmitidas por meio da ingestão de alimentos contaminados, por mecanismos iatrogênicos (utilização de órgãos e tecidos infectados em transplantes) ou por fatores genéticos.

Os príons, por sua capacidade invasiva do SNC, bem como sua resistência a agentes químicos e físicos, constituem um risco para receptores e transplantes, hormônios e outros produtos derivados de indivíduos portadores desses agentes.

Os profissionais de saúde, em contato com o SNC e outros tecidos de pacientes com encefalopatias espongiformes, em especial a DCJ, têm risco real de infecção, e medidas de biossegurança rigorosas devem ser introduzidas, idênticas às utilizadas em casos de hepatites B e C e em infecções com o HIV. A eliminação terminal dos príons deve ser feita preferencialmente por autoclavação em temperaturas e tempos de exposição adequados, ou por tratamento com hidróxido de sódio ou hipoclorito, seguida de incineração.

PLANTAS TRANSGÊNICAS

Nas últimas décadas, por meio da biologia molecular e da engenharia genética, tem sido possível realizar o isolamento, a manipulação e a transferência de genes entre organismos. Em plantas, esses experimentos são possíveis graças às tecnologias do DNA recombinante, associadas à cultura de tecidos e a métodos de transformação. Assim, podem-se introduzir em plantas genes isolados de outras espécies de plantas, animais e microrganismos que expressam características relevantes para a agropecuária e a agroindústria.

Atualmente, as principais aplicações visam à obtenção de plantas com resistência a doenças, pragas ou herbicidas, com tolerância a estresse ou com modificações de composição, como conteúdo e qualidade de proteínas. As preocupações relativas às plantas cultivadas modificadas geneticamente estão relacionadas com a segurança do alimento e do produto originado e com o impacto sobre o meio ambiente.

Os cuidados que devem ser tomados dependem dos genes envolvidos e da espécie de planta transformada.

Têm impacto na saúde humana os genes marcadores (resistência aos antimicrobianos e herbicidas) e o gene que codifica as plantas cultivadas transgênicas, de modo a torná-las uma fonte nociva e/ou de material genético sujeito a novas vias de transferência. Há, portanto, riscos ao consumidor de plantas transgênicas em relação à toxicidade do DNA inserido, à toxicidade ou à alergenicidade do produto do gene e aos possíveis efeitos secundários e pleiotrópicos consequentes à inserção e à transferência de genes de plantas usadas como alimentos para microrganismos da microbiota intestinal (em caso de genes empregados como marcadores e que conferem resistência a antimicrobianos).

Capítulo 58 **Microrganismos de Interesse Clínico** **459**

É importante ficar atento para o fato de que algumas variedades geneticamente modificadas de plantas utilizadas na alimentação dos seres humanos e de animais estão sendo comercializadas, e muitas estão disponíveis aos consumidores. Deve-se considerar não apenas o método por meio do qual a planta foi obtida, mas principalmente o impacto dos novos fenótipos gerados sobre ecossistemas naturais e agrícolas e o produto final obtido.

Ao longo de anos, sempre valorizamos a identificação de microrganismos por meio de culturas, sejam de vigilância ou pontuais, quando da existência de evidências de processos infecciosos associados, especialmente em pacientes internados em UTI.

Esses dados, coletados diariamente pela equipe de controle de infecção, eram mensalmente consolidados, com fins de identificar possíveis oportunidades de melhorias nos processos de controle de infecções e/ou na biossegurança junto às equipes multiprofissionais. Por meio deles, após discussões e análises, eram sugeridos os planos de ações que pudessem evitar a ocorrência de novos processos similares, assim como as medidas de precauções focadas no(s) tipo(s) de microrganismo(s) identificado(s) e a sua prevenção (Quadro 58.1).

QUADRO 58.1 Modelo de análise de evento de processo infeccioso e microrganismo isolado /identificado.*

Descrição do processo infeccioso identificado

- **Tipo de infecção**: infecção do trato urinário (ITU)
- **Quantidade**: 1 caso
- **Agente identificado/isolado**: *Klebsiella pneumoniae* produtora de carbapenemase (KPC)
- **Desfecho**: óbito relacionado à ITU ( ) óbito multifatorial (X)
- **Infecção do tipo**: endógena (X) exógena (X)
- **Adesão ao *bundle* ITU**: não identificadas evidências de falhas à adesão, embora a paciente tenha recebido várias oportunidades de manipulações de cateter durante o internamento (fatores exógenos), além de fatores de risco endógenos/comorbidades, mas considerados como possíveis

Histórico e evidências

Nome: XXXX   **Registro**: XXXX   **Local**: UTI X

Sexo: XXXX   **Idade**: XX anos

Diagnóstico admissão na UTI X: sepse de foco pulmonar ou urinário (?) (indeterminado)

Data internamento na UTI X: XX/XX/XX

SAPS médio: 50 (17,35)

Comorbidades: paciente em tratamento conservador à admissão de fratura sacroilíaca + infecção respiratória por *Stenotrophomonas maltophilia* (inativa) + surdez + passado de neoplasia de mama + neoplasia de pele ativa em dorso

Data do óbito: XX/XX/XX

Data da traqueostomia: XX/XX/XX

Antimicrobianos usados durante internamento na UTI X: azitromicina, ceftriaxona, teicoplanina, meropeném, fluconazol, polimixina B, amicacina, linezolida, ciprofloxacino, ceftazidima, sulfametoxazol-trimetoprima

Procedência à admissão hospital X: Residência (*home care*)

Culturas:
- **Urocultura**: XX/XX/XX – positiva 1 milhão UFC/mℓ – *Klebsiella pneumoniae* (KPC) – sensível a gentamicina (MIC = 1)
- **Hemocultura**: XX/XX/XX negativa
- **Diagnóstico ITU**: preenchendo os critérios da Anvisa – outubro 2016

Microbiota do setor identificada no caso de ITU da UTI X

***Klebsiella pneumoniae* (KPC)**: bactéria gram-negativa, aeróbia, constituinte da microbiota intestinal humana, normal

Faz parte dos sistemas respiratório e gastrintestinal, podendo colonizar a pele de pacientes debilitados ou em uso de antibióticos, sendo disseminada por meio das mãos dos profissionais ou de alimentos contaminados.

Tem sido isolada em alcoólicos, diabéticos e em pacientes com doença pulmonar obstrutiva crônica (DPOC), sendo também responsável por peritonites primárias em adultos, pneumonias e outras, especialmente em idosos, recém-nascidos e/ou imunodeprimidos

Fatores de risco endógenos da paciente

Doença neoplásica + longo tempo de internamento hospitalar + uso prévio de vários ciclos de antibióticos + imunodepressão + internamento prévio em *home care*

Precaução adotada na UTI X

Contato: A partir da cultura de vigilância/*swab* retal (KPC)

*Dados fictícios com base em experiências adquiridas.

BIBLIOGRAFIA

Backer RD. Human infection with fungi, Actinomycetes and algal. New York: Springer-Verlag; 1971. p. 832-98.

Brasil. Ministério da Saúde (MS). Plano operacional de redução da transmissão vertical do HIV e da Sífilis. 2007. Disponível em: https://bvsms.saude.gov.br/bvs/publicacoes/plano_operacional_WEB.pdf.

Carvalho ES, Marques SR. Infecção hospitalar em pediatria. Disponível em: https://www.jped.com.br/index.php?p=revista&tipo=pdf-simple&pii=X2255553699028710.

Cavalcante NJF. Parasitas. In: Fernandes AT, Fernandes MO, Ribeiro Filho N. Infecção hospitalar e suas interfaces na área da saúde. São Paulo: Atheneu; 2000. p. 453-6.

Celdrán A et al. Wound infections due to Mycobacterium fortuitum after polypropylene mesh inguinal hernia repair. J Hosp Infect. 2007; 66(4):374-7.

Chadha R et al. An outbreak of post-surgical wound infections due to Mycobacterium abscessus. Pediatr Surg Int. 1998; 13(5-6):406-10.

Covert TC et al. Occurrence of nontuberculous mycobacteria in environmental samples. Appl Environ Microbiol. 1999; 65(6):2492-6.

Drancourt M et al. Phylogenetic analyses of Klebsiella species delineate Klebsiella and Raoultella gene. nov., with description of Raoultella ornithinolytica comb. nov., Raoultella terrigena comb.nov., Raoultella planticola comb.nov. Inter J Syst Evol Microbiol. 2001; 51:925-32.

Esteban-Cantos A et al. The population of carbapenemase-producing Klebsiella pneumoniae is distinct and more clonal than the carbapenem-susceptible population. Antimicrob Agents Chemother. 2017; 61(8):AAC.02520-16.

Fernandes AT, Ribeiro Filho N. Acelulares. In: Fernandes AT, Fernandes MO, Ribeiro Filho N. Infecção hospitalar e suas interfaces na área da saúde. São Paulo: Atheneu; 2000. p. 309-31.

Fernandes AT, Ribeiro Filho N. Chamydia, Mollicute, Rickettsia e bactérias associadas. In: Fernandes AT, Fernandes MO, Ribeiro Filho N. Infecção hospitalar e suas interfaces na área da saúde. São Paulo: Atheneu; 2000. p. 332-5.

Fernandes AT, Ribeiro Filho N, Mazzano R et al. Bactérias aeróbias. In: Fernandes AT, Fernandes MO, Ribeiro Filho N. Infecção hospitalar e suas interfaces na área da saúde. São Paulo: Atheneu; 2000. p. 336-403.

Ferreira H et al. Suscetibilidade de amostras clínicas de Pseudomonas aeruginosa a antibióticos e a clorexidina. Rev Epidemiol Control Infect. 2014; 4(4):243-8.

Fontana RT. As micobactérias de crescimento rápido e a infecção hospitalar: um problema de saúde pública. Rev Bras Enferm. 2008; 61(3).

Fontes E, Santos IKSM, Gama MIC. A biossegurança de plantas cultivadas transgênicas. In: Teixeira P, Valle S. Biossegurança: uma abordagem multidisciplinar. Rio de Janeiro: Fiocruz; 1998. p. 313-27.

Gajdusek DC, Gibs JrCJ, Alpers M. The transmission of a kuru-like syndrome to chimpanzes. Nature. 1966; 209:794-6.

Garcia C. Bactérias anaeróbias. In: Fernandes AT, Fernandes MO, Ribeiro Filho N. Infecção hospitalar e suas interfaces na área da saúde. São Paulo: Atheneu; 2000. p. 404-17.

Glupczynski Y et al. Distribution and prevalence of antimicrobial resistance among gram-negative isolates in Intensive Care Units (ICU) in Belgian hospitals between 1996 and 1999. Acta Clin Belg. 2001; 56:297-306.

Goering L, Jochimsen E. Fatal toxemia of dialysis patitents. Infect Control Hosp Epidemiol. 1996; 17:477-8.

Gravante G et al. Infections after plastic procedures: incidences, etiologies, risk factors, and antibiotic prophylaxis. Aesthetic Plast Surg. 2008; 32(2):243-51.

Guimarães RL. Microbiologia: mecanismos de doença e o papel do laboratório. In: Couto RC, Pedrosa TMG, Nogueira JM. Infecção hospitalar: epidemiologia e controle. 2. ed. Rio de Janeiro: Medsi; 1999. p. 159-205.

Haiavy J, Tobin H. Mycobacterium fortuitum infection in prosthetic breast implants. Plast Reconstr Surg. 2002; 109(6):2124-8.

Heistein JB et al. A prosthetic breast implant infected with Mycobacterium fortuitum. Ann Plast Surg. 2000; 44(3):330-3.

Hinrichsen SL. Biossegurança: precauções-padrão. Racional Hospitalar. 2002; 5(11):14-5.

Hinrichsen SL. Micobactéria de crescimento rápido – MRC. Prática Hospitalar. 2007; IX(53):106-11.

Jones JW et al. Green algal infection in a human. Am J Clin Pathol. 1983; 80:103-7.

Kjoller K et al. Epidemiological investigation of local complications after cosmetic breast implant surgery in Denmark. Ann Plast Surg. 2002; 48(3):229-37.

Leite CQF et al. Prevalência e distribuição de micobactérias nas águas de algumas regiões do Estado de São Paulo – Brasil. Rev Microbiol. 1989; 20(4):432-41.

Lemos MC et al. Stenotrophomonas maltophilia isolates in a tertiary care hospital in Northeast Brazil. Brazilian Journal of Health Review. 2019; 3373-84.

Macedo JLS, Henriques CMP. Infecções pós-operatórias por micobactérias de crescimento rápido no Brasil. Rev Bras Cirur Plast. 2009; 24(4)

Murillo J et al. Skin and wound infection by rapidly growing mycobacteria: an unexpected complication of liposuction and liposculpture. Arch Dermatol. 2000; 136(11):1347-52.

Murray PR, Rosenthal KS, Pfaller MA. Microbiologia médica. 7. ed. Rio de Janeiro: Elsevier; 2014.

Nagpal A et al. A cluster of Mycobacterium wolinskyi surgical site infection at academic medical. Infect Control Hosp Epidemiol. 2014; 35(9): 1169-75.

Newman MI, Camberos AE, Ascherman J. Mycobacteria abscessus outbreak in US patients linked to offshore surgicenter. Ann Plast Surg. 2005; 55(1):107-10.

Paraná R, Schinoni MI. Hepatite E. Rev Soc Bras Med Trop. 2002; 35(3): 247-53.

Podschum R, Ullmann U. Klebsiella spp. as nosocomial pathogens: epidemiology, taxonomy, typing methods, and pathogenicity factors. Clin Microbiol Rev. 1998; 11(4):589-603.

Sampaio JLM et al. An outbreak of keratitis caused by Mycobacterium immunogenum. J Clin Microbio. 2006; 3201-7.

Schatzmayr HG. Príons e sua importância em biossegurança. In: Teixeira P, Valle S. Biossegurança: uma abordagem multidisciplinar. Rio de Janeiro: Fiocruz; 1998. p. 273-93.

Schirmer MR. Infecções gastrintestinais. Ars Cvrandi. 1997; 30:62-78.

Tortoli E. Impact of genotypic studies on mycobacterial taxonomy: the new mycobact14, eria of the 1990 s. Clin Microbiol Rev. 2003;16(2): 319-54.

Trabulsi LR, Alterthum F. Microbiologia. 5. ed. São Paulo: Atheneu; 2008.

Ueda SMY, Fernandes AT. Fungos. In: Fernandes AT, Fernandes MO, Ribeiro Filho N. Infecção hospitalar e suas interfaces na área da saúde. São Paulo: Atheneu; 2000. p. 450.

Vilella TAS, Coelho MRCD, Souza VSB et al. Seropidemiological profile and risk factors for hepatitis B infection in health care workers in dialysis units. Virus Reviews and Research. 2009; 14:1-15.

Walker DH, Barbour AG, Oliver JH et al. Zoonoses bacterianas emergentes e doenças transmitidas por vetores. JAMA. 1997; 7(Suppl 7):3537-48.

Yoo SJ et al. Facial skin and soft tissue infection caused by Mycobacterium wolinskyi associated with cosmetic procedures. BMC Infectious Diseases. 2013; 13:479.

Capítulo 59

Infecções Relacionadas à Assistência à Saúde | Importância e Medidas de Controle

Sylvia Lemos Hinrichsen ▪ Marcos Gallindo ▪ Marcela Coelho de Lemos

INTRODUÇÃO

Nas instituições de saúde/hospitais de todo o mundo, é grande o desafio para a prevenção de danos, em particular das infecções relacionadas à assistência à saúde (IrAS). Sem a menor dúvida, as IrAS causam impacto social e financeiro. Por isso, têm sido uma preocupação que vem exigindo de todos um investimento em políticas e programas para prevenção e controle.

A prevenção das IrAS envolve diversos segmentos, como, por exemplo, a gestão de qualidade/segurança do paciente, que objetiva ações e recursos para garantia de estrutura de trabalho focada em atenção à higiene, formação de profissionais de saúde e pessoal e conhecimento constante das mudanças dos agentes infecciosos que levam ao crescente aumento do risco de infecção, associado a avanços nos cuidados à saúde e aos pacientes cada vez mais vulneráveis. Portanto, conhecer os riscos relacionados às IrAS e as suas medidas de prevenção é um importante diferencial no controle de processos infecciosos durante todo o ciclo assistencial do paciente.

INFECÇÕES DE CABEÇA E PESCOÇO

São raros os relatos de IrAS acometendo as vias respiratórias altas (faringe, epiglote, laringe) e outros planos teciduais das estruturas do pescoço. O índice de infecções em cirurgias de cabeça e pescoço varia de 1,85 (com índice de risco próximo de zero) a 12,1% (com índices de risco próximos de 2 e 3). Nas cirurgias de olhos, nariz e garganta, a incidência de infecções varia de 0,47 (índice de risco próximo de zero e 1) a 20% (risco próximo de 2 e 3).

Em cirurgias oncológicas de cabeça e pescoço, observa-se uma taxa global de infecção de 25,3%, cujos fatores de risco são a existência de cirurgias infectadas ou contaminadas, a duração da cirurgia por mais de 5 h e o uso de radioterapia. As infecções de sítio cirúrgico (ISC) apresentam taxas que variam de 6,25 (cirurgia limpa) a 37,5% (cirurgia infectada). Os Centers for Disease Control and Prevention (CDC) estimam entre 1 e 5% o risco de ISC em procedimentos com ferida limpa.

No espaço faríngeo externo, as infecções surgem a partir de várias fontes do pescoço (faringe, dentes, amígdalas), e as principais complicações são edema e obstrução da laringe, síndrome de morte súbita (envolvimento do nervo vago), miocardite e invasão do espaço retrofaríngeo. Os agentes mais frequentes são *Fusobacterium necrophorum*, *Bacteroides* sp. e estreptococos e anaeróbios.

No espaço retrofaríngeo, encontram-se duas cadeias de gânglios linfáticos, nas quais ocorre intensa drenagem de estruturas das vias respiratórias superiores. A adenite supurativa procedente de qualquer dessas fontes pode progredir para a formação de abscesso. Esses gânglios tendem a regredir aos 4 anos e são responsáveis pela ocorrência mais frequente de abscessos retrofaríngeos em crianças (quadro clínico pouco expressivo com sinais e sintomas relacionados com a faringe, incluindo febre, dor de garganta, dispneia, rigidez de nunca e tumoração faríngea, além de dificuldade respiratória intensa, se houver comprometimento do mediastino ou da pleura). Traumatismos por instrumentação do esôfago (endoscopias, aspiração repetida, passagem de sonda nasogástrica), corpo estranho, repetidas ou difíceis tentativas de intubação e ruptura traumática do esôfago são os fatores mais comuns da gênese de abscessos retrofaríngeos em adultos.

As principais complicações da infecção do espaço retrofaríngeo são meningite, mediastinite, epiglotite, pneumonia, empiema, erosão brônquica, ruptura espontânea com aspiração e asfixia, piopneumotórax, pericardite purulenta e sepse. A mediastinite necrosante descendente é a complicação mais temível da infecção retrofaríngea e origina-se em qualquer espaço profundo do pescoço (fleimão letal) que penetre o mediastino posterior.

A boca tem contato com o meio ambiente e, em consequência, com microrganismos existentes nos alimentos, na água e no ar que a ela aderem, colonizam e nela se multiplicam. Após 4 a 12 h do nascimento, já ocorre colonização da boca com os estreptococos alfa-hemolíticos. Os estafilococos, difteroides e anaeróbios implantam-se na cavidade oral já nas primeiras semanas de vida.

Com a erupção dos dentes, surgem o *Streptococcus mutans* e o *Streptococcus salivarius*, assim como o aumento dos anaeróbios (*Fusobacterium* e *Veillonella*).

A flora da cavidade bucal sofre alterações durante o internamento hospitalar, devido ao tempo de internação, à realização de procedimentos invasivos e às condições clínicas do doente. Passam, então, a colonizá-la os bastonetes gram-negativos e estafilococos, que seguem o perfil de sensibilidade dos microrganismos prevalentes na unidade em que o paciente está internado.

A saliva, com suas enzimas (lisozima) bactericidas e os anticorpos imunoglobulina A (IgA), que dificultam a aderência bacteriana, tem importante papel na limpeza mecânica da cavidade oral por meio do seu fluxo contínuo.

As principais IrAS da boca são estomatites fúngicas (*Candida*), mucocitoses infectadas (processo inflamatório decorrente de radioterapia ou quimioterapia), úlceras e lesões infectadas. As principais infecções bacterianas são causadas por anaeróbios (*Prevotella* sp., *Porphyromonas* sp., *Fusobacterium* sp., *Peptostreptococcus* sp. e *Aggregatibacter actinomycetemcomitans*). A taxa de infecção hospitalar após cirurgias na cavidade oral varia de 4 a 25%, dependendo do tipo de cirurgia.

A candidíase oral (*Candida albicans*) é a principal infecção fúngica da cavidade oral e tem como fatores de risco internação prolongada e uso de antibióticos de largo espectro. Em neonatos, idosos, desnutridos e imunodeprimidos (oncológicos/síndrome da imunodeficiência adquirida [AIDS]), podem-se observar lesões esbranquiçadas na mucosa oral, confluentes, capazes de formar placas ou causar erosões e propagar-se para o esôfago, causando disfagia (forma pseudomembranosa aguda).

A queilite angular pode estar associada a outros tipos de candidíase. É observada nos ângulos da boca, sendo decorrente da umidade local, da dificuldade na abertura da boca e da higienização precária. Infecção bacteriana secundária e sangramentos locais também podem ocorrer.

Cerca de 16,3% das mucosites infectadas ocorrem em pacientes após quimioterapia, caracterizada por dor na cavidade oral, odinofagia e úlceras, que se infectam. Em 2 a 3 dias após procedimentos cirúrgicos da cavidade oral, é possível surgirem infecções dos tecidos moles e da boca. A introdução de bactérias ocorre durante o momento de instrumentação cirúrgica.

Em pacientes oncológicos submetidos a cirurgias de cabeça e pescoço envolvendo a cavidade oral, os fatores de risco mais significativos para infecções são: tempo de cirurgia (acima de 5 h), uso prévio de radioterapia e cirurgia potencialmente contaminada.

A angina de *Ludwig* (gangrenosa) é uma induração dos tecidos conjuntivos do assoalho da boca, do pescoço e da laringe. Há uma extensa celulite lenhosa, bilateral, agressiva, sem supuração ou comprometimento ganglionar, mas com asfixia insidiosa e de rápida disseminação (trombose e erosão da veia jugular interna, erosão da artéria carótida, septicemia, empiemas intra e extrapleurais, pericardite, mediastinite e abscesso do mediastino), sendo rara como IrAS/infecções hospitalares (IH). As tonsilites (odinofagia seguida de placas nas amígdalas) raramente se desenvolvem como IrAS/IH.

A angina de *Vincent* (febre, odinofagia, mau hálito) é causada por espiroquetas que ocorrem nas amígdalas e na faringe posterior. Embora rara, pode ser observada em pacientes hospitalizados. A gengivoestomatite causada por herpes simples, bastante frequente em crianças, pode ser a primeira manifestação do herpes. Cerca de 10% dos pacientes com doença meningocócica desenvolvem herpes simples labial ou orolabial.

As principais complicações das infecções da cavidade oral são celulites de face e periorbitária, meningite, abscesso cerebral, endocardite, abscesso pulmonar, pneumonia de aspiração, trombose séptica do seio cavernoso, abscesso retrofaríngeo, abscesso peritonsilar, sinusite maxilar, osteomielite dos ossos da face e infecções de próteses.

Na prevenção dos processos infecciosos orais, é importante fazer diariamente uma boa higiene bucal, além de: manter o paciente hidratado e com saliva fluida (monitorar os pacientes submetidos a radioterapia, uma vez que ela lesa as glândulas salivares, causando xerostomia, cujo principal sintoma é a hipossalivação); evitar o jejum prolongado, que altera a flora bucal, favorecendo a implantação de bactérias hospitalares, especialmente gram-negativas; manter higiene rigorosa no preparo dos alimentos (restringir açúcares); evitar alimentos crus ou crocantes que provoquem pequenos ferimentos na mucosa, o que facilita a invasão bacteriana, especialmente nos submetidos a quimioterapia/radioterapia; higienizar as mãos antes de colocar sondas naso/orogástricas (um período curto de sondagem evita a colonização da sonda e a migração bacteriana ao longo dela); e remover a placa dentária e iniciar tratamento prévio odontológico, visando diminuir a flora do sulco gengival e da superfície dentária, o que reduz o inóculo bacteriano inserido nos tecidos durante a instrumentação cirúrgica.

A avaliação odontológica pode ser realizada inclusive durante o internamento, possibilitando o diagnóstico de doenças como gengivite e doença periodontal. Estas estão relacionadas a aumento do risco de infecções como a pneumonia associada à ventilação mecânica (PAVM) em ambiente de unidade de terapia intensiva (UTI) e a endocardite infecciosa, por exemplo. O uso de clorexidina 2 vezes/dia durante a higiene oral está associado a menor risco de PAVM na UTI.

Existem algumas controvérsias quanto ao uso rotineiro de antibioticoprofilaxia cirúrgica. Ela é recomendada nas cirurgias potencialmente contaminadas ou quando há comunicação da cavidade oral com sítios estéreis, ou em cirurgias limpas contaminadas com câncer de cabeça e pescoço. Em cirurgias limpas e em cirurgias otolaringológicas, não parece haver razão para o seu emprego. A antibioticoprofilaxia poderá estar indicada em alguns pacientes portadores de cardiopatias e próteses valvares, devido ao risco de endocardite e infecções em próteses. As indicações de antibioticoprofilaxia para endocardite infecciosa são cada vez mais limitadas, devendo-se consultar as recomendações da American Heart Association (AHA), revisadas periodicamente.

A profilaxia das IrAS/IH não cirúrgicas de cabeça e pescoço, incluindo-se otite e sinusite, está relacionada com as medidas de transmissão cruzada de infecções e com procedimentos invasivos usados nessas complicações. Dentre eles, destacam-se as sondas nasogástrica e nasoenteral (maior contato com os óstios dos seios paranasais e a tuba auditiva, que se comunica com o ouvido, no qual os riscos são decorrentes de: trauma relacionado com a sua instalação ou movimentação durante o uso, anoxia tissular por pressão sobre a mucosa e contaminação por via endógena, ou mesmo exógena, durante a sua instalação e manipulação).

São recomendadas sondas a partir da cavidade oral, com sua manipulação precedida de higienização das mãos e utilização de luvas descartáveis de procedimentos. As dietas devem ser conservadas à temperatura recomendada antes da admissão; são necessárias limpeza e rinsagem da sonda, com posicionamento adequado do paciente para evitar o refluxo.

Não são frequentes relatos de sinusites nosocomiais (incidência de 1,4 a 27%), e os existentes estão relacionados com internamentos em UTI ou com pacientes vítimas de trauma de face. A passagem da sonda por via oral (VO) está ligada a menor incidência de sinusite e pode ser considerada em ambiente de terapia intensiva.

Os principais fatores de risco para a ocorrência de sinusites nosocomiais são intubação nasotraqueal e respectivo tempo de duração, assim como a sonda nasogástrica e seu tempo de permanência. Após 7 dias de intubação nasotraqueal ou sondagem nasogástrica ou nasoenteral, 95% dos pacientes apresentam quadro radiológico compatível com sinusite, e em 38% observa-se cultura positiva após punção transnasal.

As sinusites nosocomiais secundárias a trauma cranioencefálico ou a intubação nasotraqueal prolongada são comumente causadas por flora polimicrobiana. Esses microrganismos refletem as mudanças nosocomiais na flora bacteriana do sistema respiratório superior, assim como o surgimento de resistência microbiana durante a intubação prolongada. Os germes encontrados são: *Pseudomonas aeruginosa*, *Staphylococcus aureus* resistente à meticilina, *Candida albicans*, *Morganella morganii*, *Escherichia coli*, *Klebsiella pneumoniae*, *Serratia marcescens*, *Streptococcus viridans*, *Enterococcus faecalis* e *Peptostreptococcus* sp.

O diagnóstico da sinusite nosocomial é feito por meio de radiografia ou tomografia computadorizada (TC) dos seios paranasais (opacificação ou níveis fluidoaéreos nos seios maxilares, esfenoides e etmoides, ou pela obtenção de pus dos seios maxilares por meio de punção transnasal). O tratamento é controverso: drenagem do seio envolvido com lavagens seriadas e antibiótico tópico, retirada ou realocação das cânulas nasais, uso de descongestionantes ou antibioticoterapia sistêmica.

As infecções não relacionadas com cirurgias, como conjuntivite, blefarite, queratite e endoftalmite, podem ser adquiridas por contato direto (via oftalmológica [< 0,5%], mãos de funcionários ou soluções contaminadas) ou por disseminação hematogênica, a partir de infecção a distância.

A conjuntivite (vermelhidão conjuntival, com ou sem secreção mucopurulenta, fotofobia, sensação de corpo estranho e formação de pseudomembrana) é a infecção não cirúrgica mais frequente (0,24 por 10.000 saídas). É unilateral, podendo haver acometimento secundário do outro olho, e ocorre principalmente em neonatos. Os microrganismos mais comumente associados são vírus, estafilococos, estreptococos, *Haemophilus* sp., *Neisseria* sp. e clamídia.

A blefarite (dor ou queimação da pálpebra, podendo haver edema e formação de crosta com irritação local) pode ser secundária a fatores locais ou decorrer de disseminação sistêmica de outra infecção. Os agentes etiológicos mais frequentes são estafilococos, estreptococos e gram-negativos.

A queratite (dor, sensação de corpo estranho, lacrimejamento, fotofobia, congestão ocular e opacidade da córnea) não relacionada com a cirurgia pode ocorrer isoladamente ou junto a blefarite ou conjuntivite. Os agentes mais comuns são: *Staphylococcus aureus*, *Streptococcus pneumoniae*, *Pseudomonas aeruginosa* e moraxela, além de vírus e fungos.

A endoftalmite (dor ocular, diminuição da acuidade visual, perda progressiva da percepção à luz, edema e eritema da pálpebra superior e opacificação da câmara anterior) pode ser secundária a infecção contígua ou disseminação hematogênica. As infecções sistêmicas mais frequentemente relacionadas com endoftalmites são endocardites agudas, infecções intra-abdominais, infecções urinárias, do acesso vascular e do sistema nervoso central (SNC). A endoftalmite é a infecção ocular mais grave pós-cirurgia, e sua incidência varia de 0,05 a 2 casos por 1.000 cirurgias realizadas. É mais frequente após cirurgia de catarata, mas pode ocorrer depois de qualquer cirurgia oftalmológica. O diagnóstico é feito por paracentese, aspiração do vítreo ou vitrectomia. Os principais agentes são estafilococos, gram-negativos e fungos. As infecções oculares pós-cirúrgicas são secundárias a contaminação veiculada pelo ar nas salas de cirurgia (rara) e contaminação de tecidos adjacentes (pálpebras e conjuntivas), de fluidos (relatos de surtos) ou de instrumentos e implantes.

A celulite pré-septal ou orbital (dor, eritema e edema de pálpebra, congestão conjuntival) é bastante incomum e tem como agentes o *Staphylococcus aureus* e os estreptococos beta-hemolíticos.

A dacriocistite (dor, edema e eritema do saco lacrimal, podendo haver pus) ocorre como complicação de dacriocistorrinostomia ou de cirurgia de sítio contíguo. Os principais agentes são: pneumococos, *Staphylococcus aureus* e bacilos gram-negativos. Eventualmente pode haver espécies de *Candida* ou micobactérias envolvidas.

A esclerite e a episclerite (dor ocular, congestão conjuntival, hemorragia subconjuntival, lágrimas com sangue ou formação de fístula) é uma rara complicação extraocular pós-cirúrgica de correção de descolamento de retina (0,24 a 4%). A dor ocular e facial intensa é mais sugestiva de esclerite. Os principais agentes envolvidos são: *Staphylococcus epidermidis*, *Staphylococcus aureus* e gram-negativos, podendo ser também de causa autoimune.

A queratite pode seguir a ceratoplastia ou outras cirurgias de córnea e tem como agentes mais frequentes estafilococos, pneumococos, *Streptococcus viridans*, moraxela e gram-negativos.

Na prevenção das IrAS não relacionadas com cirurgias, é importante proceder ao controle e à cura de outros focos de infecção. Em neonatos, a prevenção de conjuntivites causadas principalmente por *Neisseria gonorrhoeae* ou clamídia é feita pela administração tópica de nitrato de prata a 1% ou colírio de eritromicina. É fundamental a higienização das mãos antes e depois do procedimento ou manuseio do paciente, para evitar infecções cruzadas ou veiculadas por profissionais de equipes multiprofissionais.

O principal modo de prevenir infecções oculares relacionadas com as cirurgias é a adesão às técnicas assépticas para a realização dos procedimentos e o uso correto das soluções de irrigação, evitando-se a utilização de frascos de múltiplo uso. Antibioticoprofilaxia tópica ou subconjuntival em cirurgias oftalmológicas está indicada, mas ainda faltam estudos controlados e bem conduzidos que comprovem sua eficácia.

Tem-se observado o uso de polivinilpirrolidona-iodo (PVP-I) de aplicação tópica no saco conjuntival e nas margens das pálpebras. O uso da clorexidina não tem sido recomendado pela sua associação com alterações da repitelização da córnea com lesões irreversíveis que causam cegueira. Caso haja contaminação da conjuntiva com clorexidina (em concentração de 0,1 a 4%), deve-se removê-la o mais rapidamente possível, por meio de lavagem abundante com água corrente.

As infecções do ouvido mais comuns são: otite externa aguda (otalgia, otorreia, hipoacusia relacionada com a queda da imunidade, traumatismos da orelha externa, causados por *Staphylococcus aureus*, *Pseudomonas aeruginosa* e outras bactérias gram-negativas); otite externa maligna (otalgia, otorreia, hipoacusia e queda do estado geral, podendo haver paralisia facial, parotidite, mastoidite, osteomielite do osso temporal e da base do crânio, frequente em idosos, diabéticos e imunodeprimidos, causada geralmente por *Pseudomonas aeruginosa*); herpes-zóster ótico (síndrome de *Ramsay Hunt*) (infecção do gânglio geniculado do VII par craniano, que se caracteriza por lesões vesiculocrostosas disseminadas por toda a cavidade conchal, com ou sem paralisia facial e perda sensorineural da audição e/ou vertigem); meningite bolhosa (dor local intensa, vesículas hemorrágicas sobre a membrana timpânica e a pele do meato ósseo profundo); otomicose (infecção do conduto auditivo externo causada pela invasão de fungos *Aspergillus* e *Candida*); e otite média (febre, dor no tímpano, inflamação, retração ou diminuição da mobilidade do tímpano ou fluido atrás do tímpano, frequente em crianças e desencadeada por rinossinusites, propagadas à orelha média por meio do tubo auditivo, sendo causada por *Streptococcus pneumoniae*, *Haemophilus influenzae*, *Moraxella catarrhalis*, estreptococos do grupo A, *Staphylococcus aureus*, Enterobacteriaceae, estafilococos e pseudômonas).

As otites relacionadas à assistência à saúde têm sido pouco relatadas. A principal causa da otite média nosocomial é a disfunção prolongada da tuba auditiva, causada por instrumentos que ocluem as vias respiratórias, dificultando a drenagem de secreções. Não é fácil estabelecer o diagnóstico quanto à origem nosocomial da maioria das infecções hospitalares do SNC, já que faltam definições quanto ao período de incubação de alguns microrganismos, uniformidade quanto ao tempo de aparecimento das infecções após uma derivação ventricular (30 dias a 1 ano) e concordância, por parte dos cirurgiões, quanto ao diagnóstico de infecção ter surgido após a alta.

Os pacientes mais predispostos a adquirir IrAS/IH do SNC após neurocirurgias (com ou sem derivação ventricular) são os neonatos, especialmente se internados em UTI, e os submetidos a procedimentos diagnósticos ou terapêuticos com penetração do SNC. A fonte de infecção do SNC após neurocirurgia pode estar diretamente relacionada com o ato cirúrgico, com inoculação direta da flora residual da pele do paciente, por disseminação por contiguidade de tecido contaminado do hospedeiro, por inoculação direta a partir das mãos dos membros da equipe cirúrgica, especialmente quando há falhas técnicas grosseiras ou furos nas luvas, ou, mais raramente, por contaminação do material cirúrgico, de próteses ou de soluções utilizadas na cirurgia.

As meningites pós-craniotomias desenvolvem-se dentro de 10 dias depois da cirurgia, com quase todos os diagnósticos em até 28 dias. O prognóstico das IrAS/IH pós-neurocirúrgicas varia conforme sua topografia. Infecções superficiais raramente estão relacionadas com a letalidade. Entretanto, meningites pós-craniotomias apresentam uma letalidade que varia de 20 a 67% e estão associadas a graves sequelas neurológicas.

Em neonatos, o principal fator de risco para IrAS/IH, em geral ligado a bacteriemias de alta letalidade (> 60%), é a inexistência de barreiras de proteção completamente formadas, especialmente em prematuros. Os principais agentes etiológicos associados às meningites em neonatos são os gram-negativos e o *Staphylococcus epidermidis*, que juntos representam cerca de 50% nessa população de pacientes.

As IrAS/IH do SNC não cirúrgicas ocorrem menos frequentemente que as cirúrgicas. As primeiras compreendem: infecções por disseminação hematogênica ou por contiguidade a partir de um foco infeccioso prévio; e fístulas pós-traumáticas do SNC decorrentes de procedimentos invasivos, tais como punção liquórica, colocação de reservatório de liquor Ommaya, ventriculostomia, anestesia peridural ou raquianestesia e implantação de cateteres epidurais e de pressão intracraniana. Já as cirúrgicas são: incisionais superficiais que acometem pele e tecido subcutâneo; incisionais profundas que afetam fáscia e camadas musculares; ou órgão/espaço-específicas, quando envolvem órgãos ou espaços profundos manipulados durante a cirurgia, mas não necessariamente a incisão, podendo apresentar-se como processo infeccioso local (osteomielite, abscesso cerebral ou epidural e empiema subdural) ou difuso (meningite, ventriculite e meningoencefalite). Embora menos frequentes, as infecções do SNC não cirúrgicas são importantes pela alta letalidade e pelos altos índices de sequelas.

A antibioticoprofilaxia com antibióticos eficazes contra bactérias aeróbias e anaeróbias até 60 min da incisão cirúrgica em neurocirurgias tem bases pouco sólidas, uma vez que a eficácia da utilização de antibióticos profiláticos em procedimentos neurocirúrgicos limpo-contaminados (em que há ruptura de seios cranianos não infectados ou cirurgias cujo acesso é transoral ou transnasal) não foi medida a partir de estudos controlados, mas segue uma lógica teórica. É importante que a drenagem ventricular e sistemas de monitoramento de pressão intracraniana sejam removidos assim que possível, para reduzir os riscos de infecções do SNC.

INFECÇÕES/INTOXICAÇÕES ALIMENTARES

A diarreia aguda é uma alteração do hábito intestinal normal do paciente, com aumento do número de evacuações e diminuição da consistência das fezes. É uma frequente causa de internações, sobretudo em serviços pediátricos (20% das internações por diarreia são associadas a distúrbios hidreletrolíticos e/ou infecção disseminada).

Os pacientes internados com quadros diarreicos podem ser um foco importante de disseminação de enteropatógenos a outros pacientes suscetíveis. A diarreia infecciosa é, em geral, acompanhada de outros sintomas, tais como febre, vômitos, mal-estar, dor abdominal e perda hidreletrolítica, que leva à desidratação.

A diarreia nosocomial é definida como aquela adquirida dentro do hospital, com início dos sintomas pelo menos 72 h após a admissão. Para o seu diagnóstico, é preciso estar atento se o paciente faz uso de medicamentos que possam ter efeito laxante ou se estão prescritas soluções orais hiperosmolares. Algumas doenças podem também ser causas de diarreia, como hipoparatireoidismo, síndrome da alça cega e certos tumores.

Um processo diarreico hospitalar piora o quadro clínico do paciente, já que ele tem outras doenças, além de aumentar a sua permanência no hospital, deixando-o em risco de outras infecções nosocomiais, o que contribui para o aumento da morbidade e da mortalidade. Por isso, é importante conhecer os enteropatógenos e as vias de transmissão comumente envolvidas na diarreia nosocomial, bem como as medidas de controle e terapêuticas a serem adotadas para a prevenção e o tratamento da contaminação hospitalar.

São fatores de risco de transmissão de diarreias nosocomiais: a idade (recém-nascidos/lactantes jovens e adultos entre 41 e 60 anos); o número de pacientes no quarto, especialmente em serviços de pediatria, em função da não adoção de medidas de higiene adequadas; a suscetibilidade individual (imunodeprimidos, acidez gástrica diminuída, alteração da flora intestinal normal, pacientes internados em UTI, uso de nutrição por sonda nasogástrica ou nasoenteral); o tempo de internação (quanto mais tempo o paciente ficar internado, mais risco terá de desenvolver diarreia, devido à maior exposição aos enteropatógenos nosocomiais e ao maior uso de medicamentos, sobretudo antibióticos que aumentam a suscetibilidade aos patógenos); o uso de antibioticoterapia (antibióticos como eritromicina, neomicina, metronidazol, tetraciclinas, cefalosporinas, penicilinas e clindamicina, que determinam alterações da colonização bacteriana habitual do tubo digestivo) e os medicamentos (antiácidos ou bloqueadores H_2, com o objetivo de proteger a mucosa gástrica em situações de estresse, que predispõem a entrada e a proliferação dos microrganismos e que podem levar à gastrenterite).

A via de transmissão dos enteropatógenos hospitalares pode ser direta (de pessoa a pessoa, pela não higienização das mãos e dos microrganismos na superfície das mãos, embaixo das unhas e embaixo dos anéis) ou indireta (paciente contaminado por fômites contaminados).

A sobrevida do microrganismo no ambiente hospitalar por períodos prolongados aumenta as chances de uma pessoa suscetível ser exposta a ele. Um bom exemplo para essa relação entre patógeno e o ambiente hospitalar é o rotavírus, que é excretado pelas fezes, mas é capaz de permanecer viável em superfícies, como grades de berços, criados-mudos, botões de aviso ou de cômodas, brinquedos, paredes, telefones, por até 25 dias.

Shigella sp. e *Escherichia coli* enteropatogênica clássica (EPEC) são transmitidas principalmente pelas mãos do pessoal que administra cuidados aos pacientes. *Shigella* sp. também pode ser transmitida por meio dos alimentos e utensílios contaminados que são oferecidos a outros doentes.

Salmonella sp. tem sua transmissão fecal-oral, mas também pode ser transmitida, sobretudo no ambiente hospitalar, por alimentos e fômites contaminados (instrumentos cirúrgicos). A salmonela já foi isolada em mãos de indivíduos que trabalham no hospital, na água utilizada para preparar mamadeiras, no criado-mudo ou em cômodas que ficam ao lado do paciente.

O risco de transmissão de salmonela dentro de um hospital existe enquanto há indivíduo contaminado e durante o tempo em que persiste a excreção fecal do agente, mesmo que não haja mais diarreia. A excreção da salmonela é mais longa em crianças menores de 5 anos de idade, sobretudo em lactentes sem controle esfincteriano. O uso de antimicrobianos também pode prolongar o tempo de excreção do microrganismo. Cerca de 1% dos pacientes com salmonela excretam-na durante o período de 1 ano.

O *Clostridium difficile* (*C. difficile*) é um microrganismo comumente recuperado na diarreia de adultos hospitalizados, especialmente nos que utilizam antimicrobianos (ampicilina, cefalosporinas e clindamicina). A infecção inclui a colite pseudomembranosa (diarreia, dor abdominal, febre, toxicidade sistêmica, fezes com sangue, muco, pus, além de placas amareladas de 2 a 5 mm), que está ligada à ação de toxinas produzidas pelo organismo. Esta infecção é comum em ambiente de terapia intensiva e pode causar surtos de diarreia na unidade. O método mais eficaz para o diagnóstico do *C. difficile* é a reação em cadeia de polimerase (PCR), ainda pouco disponível em muitos serviços.

Os agentes etiológicos mais observados nos processos de diarreia relacionada à assistência à saúde são:

- Bactérias: *C. difficile* (21 a 52% em adultos, 1 a 5% em crianças, 6 a 7% em imunodeprimidos por HIV e 15% em outros), *Salmonella* sp. (3 a 11,8% em adultos e 4 a 11,2% em crianças), *Shigella* sp. (1% em adultos, 2 a 12,3% em crianças e 5 a 10% em imunodeprimidos por HIV) e *Escherichia coli* enteropatogênica clássica (6 a 14,5% em crianças)
- Vírus: rotavírus (13 a 45% em crianças e 12% em outros), citomegalovírus (CMV) (12 a 45% em imunodeprimidos por HIV) e adenovírus (7 a 8% em crianças)
- Protozoários: *Cryptosporidium* sp. (1 a 11% em crianças e 14 a 26% em imunodeprimidos por HIV) e *Microsporidium* sp. (8 a 33% em imunodeprimidos por HIV)
- Fungos: *Candida* sp. (6 a 53% em imunodeprimidos por HIV).

Embora com menor frequência, os alimentos também podem ser causa de processos infecciosos diarreicos provocados por bactérias (toxigênicas), fungos, vírus e parasitos.

A intoxicação alimentar (quadro de gastrenterite) é causada por uma toxina produzida no alimento por agentes infecciosos, como *Staphylococcus aureus*, *Bacillus aureus* e *Clostridium botulinum*. Já a infecção alimentar é decorrente da reprodução de microrganismos (*Salmonella* sp., *Yersinia enterolitica*, *Campylobacter jejuni*, *Escherichia coli* patogênica, *Clostridium perfringens*, *Vibrio parahaemolyticus* e *Vibrio cholerae*) no interior do intestino, com ou sem agressão de epitélio ou produção de toxinas.

Na avaliação para verificar se surtos de toxi-infecções são decorrentes de alimentos, é necessária a identificação do microrganismo responsável (coletar amostras dos alimentos suspeitos).

Nos processos disentéricos ou diarreicos associados a febre, recomenda-se coletar amostras de fezes para exames (coprocultura, lâmina direta e exame parasitológico) dos doentes e manipuladores. Em casos de toxi-infecções devido a nutrição enteral e fórmulas lácteas, estará também indicado o exame microbiológico, enviando amostras em isopor com gelo para evitar contaminação durante o transporte. Vale salientar que a nutrição enteral raramente é causa de diarreia.

O fluxograma das etapas de preparação dos alimentos suspeitos auxiliará na determinação das falhas durante o processamento e a manipulação. As dietas enterais podem ser contaminadas por microrganismos durante o preparo ou a reidratação das fórmulas liofilizadas pelos manipuladores; pode haver também contaminação de utensílios e equipamentos e/ou uso inadequado de fórmulas estéreis.

Os principais fatores que contaminam as dietas enterais são: temperaturas inadequadas do ambiente, transporte e administração; cozimento indevido e falhas no processamento dos alimentos *in natura*; armazenamento incorreto; má higiene pessoal e contaminação dos equipamentos, utensílios, matéria-prima e embalagem.

Na avaliação microbiológica das dietas enterais, o número de microrganismos aeróbios antes da administração deverá ser menor que 10^2 unidades formadores de colônias (UFC)/g; ao término, menor que 10^3 UFC/g.

As dietas enterais contaminadas por microrganismos podem interferir na flora intestinal do paciente, modificando a colonização do sistema gastrintestinal (favorecido também pelo uso de antiácidos e bloqueadores H_2, uso de fenoxilato, vagotomia, uso de imunossupressores e desnutrição grave), o que leva ao aparecimento de doenças. Por isso, dietas enterais "artesanais" devem ser evitadas em ambiente hospitalar, particularmente nas UTIs. Recomendam-se dietas industrializadas em sistema fechado, seguindo a orientação do fabricante quanto à rotina de troca dos equipos de infusão.

No controle da diarreia durante uma hospitalização, é necessário diagnosticar e tratar o paciente infectado, assim como evitar a transmissão dos agentes para outros pacientes do hospital. Devem ser sistematizadas as técnicas de higiene na manipulação dos objetos, principalmente em unidades de pediatria. Tanto os profissionais de saúde quanto os familiares/visitantes precisam ser orientados quanto a: higienização das mãos antes e depois de procedimentos com o paciente e manuseio de artigos potencialmente contaminados; uso de luvas, se houver contato com material contaminado; aventais, se o paciente não tiver controle esfincteriano; e acondicionamento de material infectante em locais apropriados antes de ser enviado para descontaminação, quando esta for necessária. Não estão indicadas máscaras no manuseio de pacientes com diarreia. Em situações em que ele tenha uma higiene ruim, recomendam-se quartos privativos. Pacientes com o mesmo enteropatógeno podem dividir o mesmo quarto/ambiente. Sistemas fechados de coleta de fezes podem ser úteis em casos de fezes líquidas e abundantes, bem como no controle de surtos.

Em situações de surtos diarreicos, os pacientes que estiverem em contato com o caso-índice, mesmo após a alta, devem permanecer em observação por um período de pelo menos 2 semanas e devem ser orientados a retornar ao serviço de saúde se apresentarem quaisquer sintomas sugestivos de doença diarreica. No diagnóstico diferencial de processos diarreicos, é importante estar atento à diarreia por *C. difficile* (CDAD), que é uma doença associada ao patógeno. O *C. difficile* é um bacilo anaeróbio gram-positivo formador de esporos, geralmente disseminado pela via fecal-oral. Não é invasivo e produz as toxinas A e B, que causam a CDAD, cujos principais fatores de riscos reconhecidos para a sua ocorrência são:

- Exposição a antibióticos, especialmente clindaminicina, quinolona e cefalosporinas, embora haja relatos com praticamente todas as classes terapêuticas

- Idade acima de 65 anos
- Doença de base do tipo neoplasia, transplantes e imunossupressão
- Uso de bloqueadores de bomba de prótons (omeprazol e análogos)
- Dietas enterais
- Internação em quartos nos quais tenham sido internados anteriormente pacientes com CDAD (com controvérsias).

Do ponto de vista clínico, os pacientes podem ser assintomáticos (3 a 5%) já antes da internação hospitalar (há relatos de casos oriundos da comunidade em pacientes expostos a antibióticos). Porém, se forem sintomáticos, apresentarão diarreia sem colite, diarreia com colite sem pseudomembrana, diarreia com colite pseudomembranosa e colite fulminante (megacólon tóxico, perfuração colônica, choque séptico e morte com a cepa NAPI/027 – 2 a 7%).

Os pacientes com CDAD podem apresentar um número de evacuações que varia de 3 a 30 episódios por dia, com ou sem muco, pus e sangue nas fezes, podendo ou não ser acompanhadas por febre, mas com dor abdominal e anorexia, além de perda de peso, especialmente em pessoas idosas. Raramente o quadro pode manifestar-se com íleo prolongado, distensão abdominal e vômitos.

São fatores de risco para doença grave: idade ≥ 65 anos; leucocitose (> 15.000 leucócitos/mℓ); albumina baixa (< 3 g/dℓ); creatinina aumentada (1,5 vez o valor basal); comorbidades (doença de base grave e ou imunodeficiência).

Recidivas de CDAD são observadas, sendo difícil estabelecer se por permanência da cepa anterior ou reinfecção por uma nova cepa. Ocorrem dentro de 8 semanas após o início do episódio anterior, desde que os sintomas deste tenham sido resolvidos. São fatores de risco para recidivas: idade ≥ 65 anos; uso contínuo de antibioticoterapia; histórico de recidiva prévia; uso concomitante de inibidores de bomba de prótons; e gravidade inicial da CDAD.

As medidas preventivas de infecção por *C. difficile* incluem:

- Isolamento de pacientes sintomáticos e/ou sob suspeita em quartos individuais e/ou coorte de pacientes infectados em uma mesma enfermaria
- Uso de equipamentos de proteção individual (EPI) para as equipes multiprofissionais assistenciais (avental, luvas), sendo controversa a utilização entre visitantes e acompanhantes
- Higienização das mãos por profissionais de saúde e outros, preferencialmente com água e sabão, pois o álcool em gel não tem eficácia contra a eliminação de esporos
- Isolamento de contato, quando da suspeita, até o término da diarreia, ou 48 h depois do seu término; se surto, até a alta, exceto se a PCR para pesquisa de *C. difficile* ou a detecção de glutamato desidrogenase (GDH) estiverem disponíveis
- Portadores sem diarreia não devem ser tratados nem colocados em isolamento, mesmo em situações de surto
- Suspensão do uso de antibióticos o mais rápido possível
- Implementação de programa de uso de antimicrobiano-*stewardship*, segundo microbiota e protocolos de uso empírico e/ou baseado em culturas
- Uso de medicações que diminuam a acidez gástrica (bloqueadores de bomba de prótons) restrito a pacientes segundo situações clínicas

- Limpeza mecânica do ambiente e de superfícies de vários toques, como maçanetas, mesa de cabeceira e mesas de alimentação, barras de proteção, campainhas/botões de acionamento das camas, telefone, controle remoto, telas e teclados de monitores, ventiladores, barras de apoio de banheiros, vasos sanitários, pias, entre outros

- Uso de cloro ou outros produtos esporicidas com concentração mínima de 1.000 a 3.000 ppm (0,1 a 0,3%), para desinfecção de superfícies/ambiente, observando que estes podem danificar equipamentos de metal ou eletrônicos, preferindo usar outros desinfetantes esporicidas.

INFECÇÕES CAUSADAS POR PROCEDIMENTOS ENDOSCÓPICOS

A Resolução da Diretoria Colegiada (RDC) nº 6, de 1º de março de 2013, dispõe sobre os requisitos para boas práticas de funcionamento para serviços de endoscopias em vias de acesso ao organismo por orifícios exclusivamente naturais, e discorre sobre a classificação dos tipos de serviço de endoscopia, recursos humanos, infraestrutura física necessária, recursos materiais, processamento de equipamentos e acessórios.

O risco de infecção causada por procedimentos endoscópicos terapêuticos e/ou diagnósticos está presente e depende da suscetibilidade do paciente, do tipo de procedimento, da virulência do microrganismo, da quantidade do inóculo e da adesão às técnicas de limpeza, desinfecção e esterilização, bem como sua eficácia. Os endoscópios são aparelhos de alto custo e estrutura complexa e delicada, em parte constituídos de fibra óptica e, portanto, termossensíveis, ou seja, não resistem a temperaturas acima de 65°C.

As infecções oriundas de endoscopias podem ser de origem endógena ou exógena, sendo esta última decorrente do reprocessamento inadequado do aparelho e dos acessórios após o uso. Do ponto de vista clínico, podem-se observar bacteriemias transitórias, quando há lesão de mucosas; colangites (colangiografia); infecções urinárias (cistoscopias); e infecções pulmonares (broncoscopias).

Quanto ao risco de transmissão da infecção, os endoscópios podem ser: de alto risco ou críticos (entram em contato com superfícies corpóreas estéreis, estando indicada a esterilização para artroscópios, ventriloscópios, fetoscópios, laparoscópios, cistoscópios e broncoscópios) e de risco médio ou semicríticos (entram em contato com tecidos colonizados, estando indicada a desinfecção de alto nível para retoscópios, colonoscópios, duodenoscópios, gastroscópios, broncoscópios flexíveis).

Os agentes infecciosos associados aos procedimentos endoscópicos são os da flora normal das diferentes topografias corporais, e os mais comuns são os bacilos gram-negativos. Em fontes úmidas, a bactéria *Pseudomonas aeruginosa* é a mais comum. As micobactérias também têm relevante importância, pois são resistentes aos desinfetantes químicos, podendo permanecer por longos períodos nos materiais.

A transmissão do vírus da hepatite B (HVB), do vírus da hepatite C (HVC) e do vírus da imunodeficiência humana (HIV) pelo endoscópio é incomum; porém, mesmo assim, está indicado o reprocessamento adequado como prevenção.

Existem relatos de transmissão cruzada por *Strongyloides* sp. e *Helicobacter pylori*. Outros microrganismos também podem ser transmitidos (herpes, patógenos entéricos, *Mycobacterium tuberculosis*), exigindo que medidas de biossegurança sejam adotadas, incluindo o uso de EPI e a vacinação dos profissionais, com ênfase na hepatite B.

A limpeza adequada dos endoscópios, quando utilizados durante cirurgias e/ou diagnósticos de doenças gastrintestinais, é um pré-requisito indispensável para o controle de infecções. Entretanto, os endoscópios digestivos e broncoscópios flexíveis são aparelhos caros e frágeis que necessitam de manutenção rigorosa e desinfecção específica, pois eles não podem ser esterilizados pelos métodos clínicos. Atualmente, esses aparelhos são imersíveis em água, o que possibilita melhor e mais adequada desinfecção.

O processo de desinfecção dos endoscópios é, hoje, uma preocupação multidisciplinar, pois requer discussões sobre os riscos físicos, biológicos e químicos, tanto para os pacientes quanto para a equipe, além de exigir permanente monitoramento da saúde tecnológica, feito pela engenharia clínica do hospital (RDC nº 6, 2013).

Os surtos de infecções por micobactérias (*Mycobacterium balletii* e *Mycobacterium massiliense*) relacionados com limpeza, desinfecção e esterilização inadequadas de instrumental cirúrgico (2004-2009) motivaram várias discussões e/ou mudanças no processo. No sentido de controlar essa epidemia, a Agência Nacional de Vigilância Sanitária (Anvisa) estabeleceu novas recomendações conforme a RDC nº 8, de 27 de fevereiro de 2009, publicada no Diário Oficial da União (DOU), Poder Executivo, de 2 de março de 2009. Essas recomendações tiveram como bases de evidências as amostras biológicas coletadas durante as investigações em pessoas submetidas a procedimentos invasivos, em sua maioria do tipo "scopias", particularmente naquelas efetuadas por videocirurgias que confirmam a ocorrência de infecção por *Mycobacterium massiliense*. O processo de limpeza e a desinfecção do instrumental utilizado (artigos críticos) com glutaraldeído a 2% foram ineficazes para eliminar o bacilo.

O glutaradeído é o desinfetante indicado para desinfecção de alto nível de produtos para a saúde imersíveis termossensíveis, como os endoscópios. Trata-se de um aldeído que não pode ser usado em materiais de inaloterapia e assistência ventilatória. Seu mecanismo de ação se baseia na alteração da síntese de proteína, ácido ribonucleico (RNA) e ácido desoxirribonucleico (DNA) dos microrganismos, por alquilação dos grupos sulfiril, hidroxila, carboxil e amino. Fitas-teste para avaliar a concentração da solução, pelo menos diariamente, mas preferencialmente a cada reúso, são utilizadas no monitoramento, uma vez que o tempo de uso da mesma solução depende do tempo de ativação do produto (14 a 28 dias) e dos resultados da concentração nas fitas-teste. Como vantagem, é um produto não corrosivo para metais, plásticos e borrachas, sendo ativo na presença de matéria orgânica, com excelente compatibilidade com os materiais. Entretanto, é irritante para a pele, as membranas, as mucosas e o olho; logo, é necessária a colocação de sistemas de ventilação apropriados e contêineres fechados. Por conta dessa limitação, alguns países não recomendam os desinfetantes com aldeídos para desinfecção.

Recomenda-se, portanto, que todos os serviços de saúde/hospitais/clínicas sigam as normas e recomendações da RDC nº 6, de 2013, e das sociedades/especialidades afins sobre limpeza, desinfecção, acondicionamento e transporte de endoscópios flexíveis, assim como sobre os cuidados de proteção ao ambiente e aos profissionais que processam os aparelhos. A limpeza correta desses aparelhos é, sem dúvida, uma das mais importantes etapas para a segurança dos pacientes.

INFECÇÕES RESPIRATÓRIAS

Os processos infecciosos respiratórios do sistema respiratório inferior apresentam-se como pneumonias, traqueíte, traqueobronquite (devido a associação do tubo traqueal, umidificação inadequada, uso de materiais irritantes na parede do tubo, especialmente se reesterilizado ou consequente a trauma produzido pela aspiração das secreções da traqueia), abscesso pulmonar e empiema; e os do sistema respiratório superior, como sinusite, faringite, laringite e epiglotite.

A pneumonia relacionada com a assistência à saúde é a infecção do sistema respiratório inferior que ocorre 48 h ou mais após a internação no hospital, desde que não esteja presente ou em período de incubação por ocasião da admissão hospitalar. É um dos principais processos infecciosos que podem estar relacionados com a assistência à saúde, apresentando-se com alta mortalidade (36 a 80%). Trata-se de uma importante causa de infecção em UTI, podendo estar relacionada com microrganismos de infecções comunitárias (não hospitalares, adquiridas antes da internação), se precoce, ou IrAS/IH primárias ou complicadas.

Em adultos, as pneumonias comunitárias (3,4 a 5,4%) precisam de internação hospitalar, mas apresentam baixa mortalidade, de 0,3 a 0,5%. Em geral, nesses tipos de infecção, não se consegue identificar o agente etiológico.

Os fatores de risco para as pneumonias relacionadas com IrAS são: condições imunitárias do paciente; uso de imunossupressores ou imunodepressão; gravidade da doença de base ou comorbidades; desnutrição; uso prévio de antimicrobianos; cirurgias prolongadas; choque; coma; sinusites; bacteriemias; intubação; ventilação mecânica; aspiração de secreções; condensado contaminado dos circuitos; contaminação exógena; colonização microbiana e gástrica; retenção e aspiração de secreções acumuladas acima do balonete ou no interior do tubo orotraqueal; virulência do patógeno; quantidade de microrganismos aspirados; tempo de internação; e translocação bacteriana.

Os fatores que influenciam a colonização e a infecção do sistema respiratório são os do próprio hospedeiro; a ocorrência de cirurgia; as medicações; os procedimentos invasivos; os equipamentos de terapia respiratória; a colonização da orofaringe; a colonização gástrica; a aspiração; o número/virulência do microrganismo; e as defesas do pulmão (mecanismo celular/humoral), que, por bacteriemia/translocação, levam à pneumonia.

As vias de colonização da orofaringe em paciente intubado são a nasofaringe e a orofaringe, a laringe, o balonete endotraqueal, o tubo nasogástrico, o tubo endotraqueal, as mãos da equipe de saúde ou do paciente, o esfíncter esofágico inferior, o estômago e a contaminação fecal-oral por meio das mãos e do ânus.

A mortalidade associada à ventilação mecânica, um dos principais fatores de risco para a ocorrência de pneumonia adquirida no ambiente hospitalar, varia de 20 a 50%, e a mortalidade atribuída, de 10 a 30%. Em relação à morbidade, estudos mostram que a PAVM aumenta em 4,3 a 6,1 dias o tempo de internação em UTI, e em 4 a 9 dias o tempo de internação em hospital. Esses dados têm grande importância para a implementação de medidas de prevenção, principalmente os relacionados ao acúmulo de secreções em pacientes intubados na nasofaringe, no tubo endotraqueal, no tubo nasogástrico, na laringe, no esôfago, no *cuff* e na traqueia.

As principais causas de febre em paciente sob ventilação mecânica são reação ao fármaco, infecção extrapulmonar, transfusão sanguínea e inflamação extrapulmonar.

São causas de infiltrado pulmonar em pacientes sob ventilação mecânica hemorragia pulmonar, aspiração química, derrame pleural, insuficiência cardíaca congestiva e tumor. Portanto, infiltrados pulmonares nem sempre são infecciosos.

As pneumonias do paciente internado no ambiente hospitalar podem ser: comunitária grave; hospitalar precoce (menos de 5 dias); causada por microrganismos comunitários ou nosocomiais; e hospitalar tardia (mais de 5 dias); PAVM precoce (menos de 5 dias) e tardia (mais de 5 dias). Considera-se como PAVM um tipo de pneumonia que ocorre mais de 48 h após a intubação traqueal.

A ventilação mecânica, é sem dúvida, o principal fator de risco para a ocorrência de pneumonia hospitalar, além de idade (≥ 70 anos), doença pulmonar crônica, rebaixamento do nível de consciência, broncoaspiração pelo paciente, cirurgia de tórax, elevação do pH gástrico, uso de sonda nasogástrica e uso prévio de antimicrobianos.

Na aquisição de PAVM, é importante observar:

- Fatores de risco que aumentam a colonização da orofaringe e/ou do estômago por microrganismos, como o uso de antimicrobianos, o internamento em UTI e a ocorrência de doença pulmonar crônica
- Condições que propiciam a aspiração no sistema respiratório e/ou o refluxo do sistema gastrintestinal, como intubação endotraqueal ou intubações subsequentes, assim como utilização de sonda nasogástrica, decúbito inadequado, cirurgias que envolvam cabeça, pescoço, tórax e abdome superior
- Condições que mantenham o paciente sob tempo prolongado da ventilação mecânica com exposição a dispositivos respiratórios ou mãos contaminadas das equipes multiprofissionais
- Fatores endógenos (do próprio paciente/hospedeiro), como extremos de idades, desnutrição, doenças de base e imunossupressão.

Cerca de 60% das pneumonias relacionadas com IrAS são decorrentes de bactérias aeróbias gram-negativas (*Pseudomonas aeruginosa*, *Enterobacter*, *Klebsiella pneumoniae*, *Escherichia coli* e *Haemophilus influenzae*). São também importantes os *Staphylococci aureus* (segundo patógeno mais prevalente). A *Candida albicans* habitualmente é um colonizante; portanto, não causa pneumonia e não deve ser tratada, a menos que haja risco de infecção sistêmica (presença de *Candida* em outros sítios ou escores de risco elevados para fungemia).

Os agentes etiológicos mais frequentes na pneumonia precoce relacionada com IrAS (menos de 5 dias) são *Streptococcus pneumoniae*, *Haemophilus influenzae* e gram-negativos entéricos. Os patógenos mais observados nas PAVMs tardias (mais de 5 dias) são as Enterobacteriaceae e, nas precoces (menos de 5 dias), *Streptococcus pneumoniae*, *Haemophilus influenzae* e *Staphylococcus aureus* sensível à meticilina.

Quando há aspiração, cerca de 35% das infecções são causadas por anaeróbios gram-positivos. São fatores predisponentes para aspiração: depressão do SNC (acidente vascular cerebral, encefalopatia metabólica, anestesia geral, abuso de substâncias, abuso do álcool e convulsões); distúrbios gastrintestinais (vômitos, obstrução e disfunção intestinais, dilatação gástrica, problemas esofágicos) e eliminação de barreiras mecânicas (sondas nasogástricas, intubação endotraqueal, traqueostomia e doença periodôntica).

Em imunossuprimidos, transplantados ou neutropênicos, os fungos (*Aspergillus* sp., *Ergomycetes* sp.) e a nocárdia são os mais prevalentes, seguidos pelos vírus (CMV e varicela-zóster) e pelo *Pneumocystis jiroveci*.

Os agentes etiológicos isolados em pacientes com pneumonia associada a ventiladores de fonte exógena são: *Aspergillus* sp., vírus respiratórios, *Chlamydia* sp., nocárdia, legionela e micobactérias. Bactérias gram-positivas e gram-negativas, micoplasma, anaeróbios, herpes simples e leveduras são de fonte endógena (paciente).

Os critérios diagnósticos baseiam-se na clínica do paciente (febre, novo escarro purulento ou mudança na sua coloração, crepitações pulmonares ou alterações na percussão pulmonar) e nos achados laboratoriais (leucocitose na hemocultura) e radiológicos (infiltrado pulmonar novo ou progressivo à radiografia do tórax, cavitação ou efusão pleural). Uso de escores para auxílio no diagnóstico da PAVM, como o Clinical Infection Pulmonary Score (CPIS), não parece ser melhor que o julgamento clínico em estudos mais recentes.

Entre as técnicas usadas no diagnóstico das pneumonias estão o aspirado traqueal (100.000 UFC/mℓ com 52 a 100%/67 a 80% de sensibilidade e 29 a 100%/60 a 72% de especificidade, apresentando valor preditivo positivo de 45 a 100%) e o lavado broncoalveolar (100.000 UFC/mℓ com 80 a 100%/50 a 89% de sensibilidade e 75 a 100%/45 a 87% de especificidade, apresentando valor preditivo positivo de 76 a 100%). Há também a cultura do escarro (sensibilidade de 49 a 80% e especificidade de 50 a 58%), o escovado broncoalveolar (1.000 UFC/mℓ com uma especificidade de 60 a 100%/50 a 94%, apresentando valor preditivo positivo de 62 a 100%) e o aspirado com cateter protegido (10.000 UFC/mℓ com sensibilidade de 61 a 100% e especificidade de 63 a 100%).

A cultura de material de vias respiratórias obtido por aspiração traqueal constitui um método não invasivo muito utilizado, mas com resultados que não conferem a certeza de que o material seja representativo do local correto. A colonização das vias respiratórias, frequente em pacientes intubados, também colabora para a baixa acurácia dessa técnica. Culturas negativas têm alto valor preditivo negativo, mas raramente ocorrem em pacientes febris, intubados e sem foco pneumônico. Há resultados falso-positivos quando há pneumonias. Por outro lado, estudos têm mostrado que resultados positivos podem guiar a terapêutica quando há sinais clínicos e laboratoriais de infecção. Não se recomenda tratar culturas desse tipo na ausência de sinais de infecção.

As pneumonias relacionadas com a assistência à saúde fazem diagnóstico diferencial com embolia pulmonar, atelectasia, aspiração, edema pulmonar cardiogênico e não cardiogênico, hemorragia pulmonar, hérnias transdiafragmáticas, vasculites com manifestações pulmonares, doenças pleurais, neoplasias, contusão pulmonar, síndrome de angústia respiratória aguda (SARA) e pneumonias secundárias a medicamentos.

A letalidade da pneumonia relacionada com a assistência à saúde nosocomial varia de 28 a 55%, sendo maior que a apresentada pelas infecções do trato urinário (ITU) ou cutâneas (1 a 4%).

São fatores de risco para a letalidade nas pneumonias relacionadas com a assistência à saúde: uso inadequado de antimicrobianos, falência respiratória, antibioticoterapia prévia, doença de base grave, bactérias multirresistentes, pneumonias bilaterais, extremos de idade, gradiente alveolar alto, choque séptico e neoplasias.

Na prevenção de pneumonias relacionadas com a assistência à saúde, recomendam-se: educação continuada dos profissionais; vigilância das áreas críticas; uso de água estéril para enxágue de equipamentos após desinfecção e uso de líquido estéril para sucção de secreções ou nebulização; bem como evitar a formação de aerossóis; realizar limpeza e desinfecção ou esterilização de equipamentos; esterilizar ou desinfetar os circuitos/umidificadores/nebulizadores/sensores de oxigênio/ambu/máscaras/tubos entre pacientes; não reprocessar artigos de uso único; não trocar os circuitos/tubos/válvulas expiratórias com umidificadores acoplados com intervalos inferiores a 48 h; descartar o líquido condensado no circuito sem que este reflua no paciente ou contamine o ambiente; não colocar filtros bacterianos entre umidificadores e tubos inspiratórios no circuito do ventilador; trocar dispositivos higroscópicos/nariz artificial/umidificadores de parede, de acordo com as orientações do fabricante; trocar nebulizadores de grande volume para traqueostomizados a cada 24 h; verificar sistematicamente a posição da sonda enteral; evitar jejum; preferir dieta oral e sem sonda; aspirar secreções da região subglótica antes de esvaziar o balonete da cânula; controlar a dor; estimular deambulação precoce; estabelecer fisioterapia específica para estímulo de tosse e mobilização do diafragma pós-cirurgias; administrar vacina antipneumocócica para grupos de risco (> 65 anos, com doença pulmonar ou cardiovascular crônica, diabetes melito, alcoolismo, cirrose, escape de liquor, imunossuprimidos, asplenia funcional ou anatômica, HIV/AIDS); não usar antibioticoprofilaxia; elevar cabeceira do leito para 30 a 45°C, se possível, para evitar aspiração do conteúdo gástrico; higienizar as mãos antes e depois dos procedimentos; e usar luvas quando estiver em contato com sangue e/ou secreções.

As culturas de vigilância rotineiras não estão recomendadas, mas são importantes para o conhecimento da microbiota do

470 Parte 3 **Microrganismos e Antimicrobianos**

paciente/unidade, especialmente para a implantação/implementação de medidas de precaução a serem adotadas pelas equipes multiprofissionais durante a assistência ao paciente.

Na prevenção de processos infecciosos adquiridos por transmissão cruzada, são fundamentais: a higienização das mãos, independentemente do uso de luvas e mesmo antes e depois de usá-las; e o uso de precauções de barreira (utilizar luvas ao manipular secreções respiratórias, trocando-as a cada procedimento/paciente, assim como avental, quando houver risco de contaminação por meio de respingos na roupa). A técnica asséptica na realização de traqueostomias é com cânula estéril em traqueostomizados ou cânula que tenha sofrido desinfecção de alto nível e aspiração de secreções.

Os sinais e sintomas que indicam secreções no sistema respiratório superior são: murmúrio respiratório, tosse, espirro, agitação, náuseas, vômitos, salivação, sinais de decréscimo de oxigênio para os tecidos e acúmulo de secreções nas vias respiratórias superiores. A aspiração das vias respiratórias tem como objetivo a remoção de secreções, sangue e vômitos do sistema respiratório (vias respiratórias superiores e inferiores), sem traumatismos, com a finalidade de manter as vias respiratórias permeáveis, prevenir infecções, promover trocas gasosas, incrementar a oxigenação arterial e melhorar a função pulmonar. Está indicada para manter a via respiratória pérvia quando não for possível mantê la pelos mecanismos fisiológicos (tosse e deglutição espontânea ou devido à prematuridade).

Na aspiração das vias respiratórias, utilizam-se: estetoscópio, fonte de oxigênio e conexões; sistema de vácuo e conexões; monitor cardiorrespiratório e oxímetro de pulso; óculos protetores; máscara facial; avental descartável; luva estéril durante aspiração endotraqueal e traqueostomia; luvas de procedimento, se houver somente aspiração das vias respiratórias superiores; sonda de aspiração traqueal adequada à idade; solução fisiológica a 0,9%; compressa estéril; gaze estéril e seringas.

As principais complicações decorrentes da aspiração das vias respiratórias são: infecções respiratórias por contaminação durante a técnica de aspiração; atelectasias por excesso de instilação e pressão negativa excessiva; trauma mecânico (edema, hemorragia de mucosa, traqueítes, laceração de conduto nasal, perfuração da faringe, irritação nasal e infecção); hipoxia, arritmias cardíacas; aumento da pressão intracraniana (hemorragia intraventricular, exacerbação do edema cerebral); hipotensão ou hipertensão, tosse descontrolada (paroxística); e estímulo à produção de secreção.

A fisioterapia respiratória tem um importante papel no controle de processos infecciosos pulmonares nosocomiais. O fisioterapeuta, utilizando fisioterapia motora ou respiratória, trata de muitos pacientes infectados, movendo-se de um a outro, de uma unidade a outra por todo o hospital. As feridas infectadas são expostas durante certos procedimentos, e, como a terapia é feita ao lado do leito ou no setor de fisioterapia em que os pacientes são manuseados, a chance de transmissão de infecção por contato é grande, sendo fortemente recomendado o treinamento dos profissionais quanto às medidas de prevenção.

A assistência respiratória inclui atividades como ventilação mecânica, administração de gases medicinais e medicamentos com aerossóis, diagnóstico cardiopulmonar, higiene brônquica, terapia de expansão pulmonar e educação do paciente.

Os modos de transmissão de infecções relacionadas à assistência respiratória envolvem fluidos contaminados e produção de aerossóis e gotículas por meio de espirro, tosse, fala e nebulização).

Pelas mãos são transmitidos *Staphylococcus aureus* e bacilos gram-negativos. Procedimentos como aspiração traqueal e manipulação de circuitos ventilatórios ou tubos endotraqueais aumentam a chance de contaminação cruzada.

Fluidos contaminados com secreções, saliva ou sangue e aerossol condensado em tubo ou no circuito do ventilador podem ser fontes de contaminação, nas quais a *Legionella* sp. e outras bactérias podem multiplicar-se em grande número, infectando por meio da aspiração do que foi acumulado. Pode haver contaminação do paciente por meio de ventilação mecânica, invadindo o sistema respiratório debilitado, ou até mesmo por meio de outro paciente, pelas mãos ou equipamentos utilizados.

Procedimentos ou artigos usados no sistema respiratório, como nebulizadores, aparelhos de broncoscopia, espirômetros, analisadores de oxigênio, lâmina de laringoscópio e tubo endotraqueal, podem transmitir infecções. Os nebulizadores podem ser contaminados pelas mãos dos profissionais, por fluidos não estéreis adicionados no reservatório, retrogradamente pelo paciente ou por inadequada esterilização ou desinfecção entre os usos.

A nebulização com reservatório possibilita o desenvolvimento de bactérias hidrófilas, que podem ser inaladas durante o uso do aparelho. Bactérias gram-negativas (*Pseudomonas* sp., *Stenotrophomonas* sp., *Flavobacterium* sp., *Legionella* sp., micobactérias não tuberculosas) podem multiplicar-se no fluido nebulizador e aumentar o risco de pneumonias.

Os nebulizadores que são usados para inalar medicação, se manuseados ou colocados com um ventilador, podem produzir aerossóis transportadores de bactérias. Aerossóis contaminados com *Aspergillus* sp. ou *Legionella* sp. podem causar pneumonias.

Os aparelhos de aerossol utilizados com circuito devem ser enchidos somente com fluido estéril e trocados a cada 24 h. Os circuitos, umidificadores e nebulizadores devem ser esterilizados ou sofrer desinfecção de alto nível entre os pacientes.

As bolsas de reanimação manual podem ser contaminadas pelas secreções do paciente e tornar-se um reservatório para patógenos. Quando as válvulas da bolsa estão visivelmente sujas com secreções, devem ser enxaguadas com água estéril. A cada procedimento, ou quando apresentam sujidade visível, após enxágue, a bolsa deve ser esterilizada ou passar por desinfecção de alto nível. O oxímetro de pulso deve ser desinfetado com álcool a 70% a cada procedimento e não deve ser usado em pele edemaciada ou lesada.

O uso de oxigênio também pode comprometer o sistema respiratório. O oxigênio é abastecido por sistema de fluxo baixo, que inclui cânula nasal, máscara facial, máscara respiratória parcial, tenda umidificada e tenda de oxigênio, ou alto, que promove uma consistente concentração de oxigênio com máscaras de Venturi ou com um ventilador.

No sentido de evitar combustão e aumento do risco de incêndios devido ao uso de oxigênio, deve-se proibir o tabagismo, evitar ligações-terra para equipamentos elétricos e retirar materiais inflamáveis (álcool, acetona, óleo).

A condensação no tubo de oxigênio pode tornar-se um reservatório de microrganismos; por isso, os condensados coletados no tubo devem ser drenados e descartados, tomando-se o cuidado de impedir que o fluido drene para o paciente. Depois da manipulação do tubo ou fluido, as mãos devem ser higienizadas.

Os microrganismos que o contaminam podem ser transmitidos pelas mãos dos profissionais; portanto, ele deve ser tratado como matéria contaminada e disposto de modo apropriado, segundo critérios adotados pelo hospital.

Circuitos aquecidos podem ser usados para diminuir ou eliminar a formação de condensado. Assim, o filtro umidificador pode ser colocado entre o circuito do ventilador e a via respiratória do paciente. Os filtros podem aumentar o espaço morto e a resistência à respiração, com menor umidade, o que resulta em secreções grossas e obstrução em alguns doentes. Entretanto, eles são cada vez mais utilizados em ambiente de terapia intensiva, restando o uso de umidificadores aquosos aquecidos quando de pacientes hipersecretivos ou com secreção extremamente espessa.

Os circuitos fabricados para uso único não devem ser reprocessados, a não ser que esse procedimento não mude a sua integridade estrutural e funcional. Não está mais indicada a troca rotineira do circuito respiratório do ventilador, mas um sistema de umidificação adequado pode reduzir ou eliminar bactérias patogênicas. Quando os circuitos precisarem ser enxaguados depois de ser desinfetados, deve-se usar somente água estéril. Ela deve ser usada também nos umidificadores, pois a água de torneira ou destilada pode abrigar *Legionella* sp. (mais resistentes ao calor que outras bactérias). Caso não haja rota de transmissão do reservatório aquecido para o paciente, é possível usar água de torneira ou destilada.

O cateter de aspiração traqueal pode introduzir microrganismos no sistema respiratório inferior do paciente e contaminar o ambiente próximo. Portanto, deverá ser estéril e de uso único. É recomendado o uso de água estéril caso o cateter necessite ser desobstruído e limpo durante a aspiração.

Os pacientes sob ventilação mecânica têm maiores riscos de adquirir infecções respiratórias por via respiratória artificial, aspiração de bactérias colonizantes da orofaringe/sistema gastrintestinal, desvio do mecanismo de defesa de filtração da via respiratória superior, contaminação do tubo do circuito do ventilador e sistema de umidificação.

O condensado formado no período inspiratório no tubo do circuito do ventilador pode vir contaminado pela secreção do paciente, e a disseminação dessa contaminação para dentro da árvore traqueobrônquica ou do reservatório do nebulizador pode ocorrer durante o procedimento que movimenta o tubo (movimentos do paciente, reposição do tubo, mudança do circuito do ventilador, aspiração). Portanto, os condensados devem ser removidos periodicamente, sempre que houver acúmulo.

Aerossol produzindo umidificação e nebulização pode também transmitir bactérias do reservatório do aparelho para a via respiratória do paciente. O efluente do circuito pode conter bactérias e contaminar o meio ambiente, aumentando o risco de transmissão. Os contaminantes provenientes de gases medicinais podem passar do ventilador para a via respiratória do paciente, mas os mecanismos internos dos ventiladores não são considerados uma fonte importante de contaminação bacteriana na inalação do ar.

A via respiratória artificial que substitui a via respiratória superior aumenta as chances de aquisição de infecção pulmonar, pois as secreções contendo flora oral ou gastrintestinal podem ser aspiradas para dentro do pulmão. As chances de aspiração aumentam com tubo nasogástrico e parenteral (nasoenteral).

Os aparelhos de teste de função pulmonar (espirômetro, *peak flow*) usados para medir a função pulmonar podem ser contaminados com microrganismos, que podem ser transmitidos ao paciente por meio do contato com o bocal dos tubos ou clipes nasais, e devem ser desinfetados ou esterilizados a cada paciente, conforme recomendações do fabricante. Podem ser usados filtros de baixa ou alta resistência entre vários bocais (multibocais) e do espirômetro, para minimizar a contaminação entre o equipamento e o paciente. Esses filtros podem reduzir a exposição a partículas geradas pelo paciente durante o esforço expiratório.

A traqueostomia é um procedimento invasivo que pode causar infecções, especialmente do sistema respiratório. Por isso, deve ser realizada com técnicas assépticas, seguindo protocolos de indicação/tempo conforme políticas de procedimentos institucionais. As principais complicações da traqueostomia são: obstrução da cânula por secreções ressecadas e deslocamento da cânula; lesões de mucosa traqueal provocadas por cânula de calibre inadequado e descentralizada; necrose traqueal por pressão do balão sobre a mucosa; sangramento tardio local e infecções decorrentes das complicações e consequentes à técnica não asséptica de aspiração, curativo ou cuidados com a cânula. As infecções pós-traqueostomias podem desenvolver-se no próprio local ou no sistema respiratório. A incidência de pneumonia em traqueostomizados varia de 5 a 25%.

Na limpeza e troca da cânula interna, deve-se: desconectar o circuito de umidificação, se o paciente estiver sob oxigênio; aspirar o paciente; remover a cânula em solução desencrostante; aspirar a cânula externa enquanto a interna está na solução; instalar água para auxiliar a retirada de resíduos e crostas da parede da cânula, se necessário; ter certeza de que não tenham permanecido partículas estranhas, como fibras de gaze; retirar a cânula da solução e enxaguá-la em água corrente, secando-a e friccionando-a em álcool a 70%; trocar o curativo, limpando em volta da cânula com solução de clorexidina (PVP-I), secá-la e, se necessário, fazer a troca do cadarço por outro estéril (com o cuidado de manter a cânula fixa durante esse procedimento, não deixando que fiapos de gaze ou antisséptico penetrem na traqueia); e reinserir a cânula, fixando-a no ponto indicado após aspirar o doente. O curativo da traqueostomia deverá ser trocado diariamente ou sempre que estiver úmido ou com a cor alterada por sangue e/ou secreções.

A cânula externa deve ser trocada com técnica asséptica, em caso de secreção ressecada, pelo risco de obstrução. É importante limpar o aspirador, esvaziando o frasco quando chegar a 66% de sua capacidade ou a cada 12 h, nunca deixando que o líquido do vidro do aspirador ultrapasse 75% de sua capacidade e trocando o intermediário de látex junto com o frasco do aspirador por outro estéril.

Pela relevância da PAVM no ambiente hospitalar, os programas de controle de infecções institucionais devem desenvolver equipes multiprofissionais segundo uma cultura de segurança do paciente com tolerância zero, que tem como objetivo o comprometimento de não permitir que as infecções respiratórias, assim como outras (sistema urinário, cateter, sítio cirúrgico), ocorram, e se existentes, estejam dentro e/ou abaixo dos indicadores de qualidade assistencial. Assim, é fundamental que as equipes adotem ferramentas como o *brainstorm* (tempestade de ideias), a planilha dos 5W (*what*, *why*, *where*, *who*, *when*) e 2H (*how* e *how much*), e o diagrama de *Ishikawa*, ou espinha de peixe, para a análise de eventos adversos/riscos (Quadro 59.1).

INFECÇÕES URINÁRIAS

A ITU é uma das IrAS de grande impacto (40%), e cerca de 80% são associados a cateter. Presume-se que 12 a 16% dos pacientes adultos internados em instituições de saúde/hospitais poderão ter um cateter urinário em algum momento.

A ITU relacionada a cateter (ITURC) é responsável por 20% dos episódios de bacteriemia associada a IrAS em hospitais e mais de 50% daqueles de cuidados crônicos. A bacteriúria (presença de bactéria na urina, identificada por cultura quantitativa de urina microscópica) acomete mais de 25% dos pacientes que precisam de cateter urinário por um período de tempo superior a 1 semana, com um risco diário de 3 a 7%, e de 100% após 30 dias, por conta do desenvolvimento de biofilme, considerado como um importante fator determinante para a ocorrência de bacteriúria durante a cateterização vesical.

O biofilme é um complexo de material orgânico constituído de microrganismos em crescimento, que produzem substâncias mucopolissacarídicas dentro do cateter. Essa produção começa imediatamente após a inserção do cateter, quando o organismo adere à proteína do hospedeiro, ao longo da superfície interna e externa do mesmo. A bactéria, em geral, origina-se da área periuretral ou ascende através do tubo de drenagem, devido à colonização na bolsa coletora. Cerca de 5% dos episódios de ITURC assintomática acontecem com a introdução do organismo da região periuretral proveniente da bexiga quando da inserção do cateter. Um biofilme maduro é geralmente formado quando o cateter está posicionado por mais de 2 semanas e a cultura coletada por esse cateter é contaminada por organismos desse biofilme. Outros fatores importantes para o desenvolvimento de ITU em ambiente hospitalar devem ser considerados, como:

- Procedimentos urológicos (citoscopias e cirurgias), que contribuem para o aumento da taxa de ITU (5 a 10%)
- Doenças urológicas (10 a 12%)
- Cepas bacterianas resistentes.

Na definição dos processos infecciosos urinários, é importante que sejam estabelecidos critérios definidores de:

- ITU, como presença de bactéria na urina < 1000.000 (10^5) unidades formadoras de colônicas bacterianas por mililitro de urina (UFC/mℓ)

QUADRO 59.1 Fatores de risco para PAVM.

Intubação e ventilação mecânica (VM)

Falha na higiene oral com antissépticos
Pressão do *cuff* < 20 cmH$_2$O
Não utilização de cânula de aspiração subglótica
Não utilização de sistemas fechados de aspiração

Equipes multiprofissionais e conhecimentos

Treinamentos insuficientes e/ou sem foco de aprendizado/desenvolvimento de pessoas
Número de profissionais multidisciplinares desproporcional ao quantitativo de pacientes
Não adesão/acesso aos protocolos de prevenção
Inexperiência profissional (prática e/ou teórica)
Utilização de profissionais de outras áreas sem experiência

Técnicas inadequadas

Inconsistência de técnicas de precaução
Baixa adesão da higienização das mãos
Contaminação cruzada na manipulação de secreções/paciente
Não seguimento dos *bundles* de PAVM,* em especial, falha na manutenção do decúbito acima de 30°

Utilização de antimicrobianos

Ausência de um programa de uso de antimicrobianos *Stewardship* gerenciado segundo protocolos empíricos e/ou baseados em culturas, ambos observando: indicação/paciente corretos, dose/via/tempo certos
Não realização de escalonamento de antimicrobianos
Doses de antimicrobianos inadequadas/peso/distribuição tecidual

Situações que aumentam a possibilidade de aspiração

Ausência de medidas/medicamentos para prevenção de úlcera de estresse
Falha na manutenção do decúbito acima de 30°
Cirurgia torácica ou abdominal
Técnica de aspiração inadequada

Outras circunstâncias associadas

Evidências de outras infecções
Embolismo pulmonar
Tempo de hospitalização
Alimentação parenteral e enteral
Episódios de hiperglicemia

*Bundles/estratégias/medidas de prevenção de PAVM sugeridas pelo Institute of Health Improvement (IHI): manter o paciente com cabeceira/decúbito elevado entre 30 e 45°; avaliar diariamente a sedação e, sempre que possível, diminuí-la (despertar precoce); aspirar a secreção acima do balonete (subglótica); prevenir tromboembolismo venoso (TEV); prevenir úlcera de estresse; fazer higiene oral com antissépticos orais (o uso de clorexidina, por via oral [VO], na formulação de 0,12%, com uma pequena esponja, para evitar lesões da cavidade, 3 a 4 vezes/dia, tem demonstrado diminuição de PAVM. Entretanto, é preciso ficar atento à ocorrência de alergias, irritação da mucosa e/ou escurecimento transitório dos dentes).

- ITU baixa, como presença de ITU com sintomas sugestivos de cistite (disúria ou frequência, sem febre, dor e calafrios)
- ITU alta, como evidência de ITU com sintomas sugestivos de pielonefrite (dor ou desconforto lombar, febre, outras manifestações de resposta inflamatória sistêmica)
- ITU leve, menos de três sintomas de ITU

- ITU grave, com três ou mais sintomas clássicos de ITU
- ITU recorrente, com pelo menos três episódios de infecção não complicada documentada por meio de cultura nos últimos 12 meses, em mulher, sem anormalidades estrutural e funcional.

Também são importantes as definições de:

- Bacteriúria: presença de bactéria na urina revelada por cultura quantitativa de urina ou microscopia
- Bacteriúria assintomática: presença de bactéria em urina quantitativa (mais de 10^5 UFC/mℓ) ou em microscopia (mais de 10 leucócitos/mm^3) de um paciente sem sintomas típicos de ITU alta, devendo ser confirmada em duas amostras simples de urina com intervalo superior a 24 h
- Bacteriúria sintomática: presença de bactéria em urina quantitativa (mais de 10 UFC/mℓ) ou em microscopia (mais de 10 leucócitos/mm^3) em um paciente, com sintomas típicos de ITU baixa ou alta. A ocorrência de bacteriúria sintomática pode ser determinada em amostra única de urina.

Considera-se *piúria* a existência de leucócitos > 10 células/mℓ em amostra recente de urina. A piúria está presente em 96% dos pacientes sintomáticos com bacteriúria, se > 10^5 UFC/mℓ, mas apenas na faixa < 1% dos pacientes assintomáticos com bacteriúria. Já a *hematúria* é a presença de sangue na urina (macroscópica) ou invisível (microscópica), e a *candidúria* é o crescimento de *Candida* spp. em cultura de urina coletada com técnica apropriada em um paciente com ou sem sintomas de ITU.

São *sintomas clássicos de ITU*: disúria, aumento da frequência da micção, desconforto suprapúbico, urgência urinária, polaciúria e hematúria.

Bacteriemia é a presença de bactéria no sangue diagnosticada por meio de hemocultura e/ou sinais e sintomas específicos, como febre e calafrios. A mortalidade de bacteriemia secundária à ITU relacionada com a sondagem vesical é de 13%. As infecções podem disseminar-se para outros sítios do sistema urinário e cursar com formação de abscesso perinefrético, vesical ou uretral, assim como epididimite, orquite e refluxo vesicoureteral. As ITUs podem causar infecções secundárias a distância, especialmente de sítio cirúrgico. Metaplasia escamosa, carcinoma da bexiga e urolitíase podem associar-se à sondagem vesical crônica.

Considera-se como *cateter urinário de baixa permanência* quando inserido por 1 a 7 dias; de *média permanência*, quando o cateter vesical está presente de 7 a 28 dias; e de *longa permanência*, por mais de 28 dias.

Os agentes etiológicos mais comumente envolvidos em ITUs comunitárias são: *Escherichia coli* (70 a 85%), *Staphylococcus saprophyticus*, *Proteus* sp., *Klebsiella* sp. e *Enterococcus faecalis*.

Os microrganismos mais associados à ITURC são: *Escherichia coli*, *Klebsiella pneumoniae*, *Enterobacter* sp., *Proteus* sp., *Pseudomonas aeruginosa*, *Staphylococcus saprophyticus* e *Candida* sp. A *Escherichia coli* é, em geral, a espécie mais comum em pacientes com bacteriemia por ITURC em hospitais de cuidados agudos, e o *Proteus mirabilis* é o mais frequente em pacientes em uso crônico de cateter (40%), produzindo mais biofilme que as outras bactérias, o que pode causar isolados de cateteres obstruídos (80%) devido à produção de urease.

Tem sido observado o aumento das bactérias produtoras da betalactamase de espectro estendido (ESBL) com resistência à maioria dos antibióticos. Nos hospitais brasileiros, tem sido alta a frequência das enterobactérias resistentes aos carbapenêmicos, e isolados de *Klebsiella pneumoniae* carbapenemase (KPC) têm sido relatados em todos os estados do país.

São fatores de risco para ITU:

- Associado, mas não conhecido: mulher saudável em pré-menopausa
- Recorrente, mas sem implicações graves: comportamento sexual e dispositivo de contraceptivo, deficiência hormonal em pós-menopausa, tipo de secreção em determinados grupos sanguíneos, diabetes melito controlado
- Extragenital com implicações mais graves: gravidez, sexo masculino, diabetes melito mal controlado, imunossupressão importante, doenças do tecido conjuntivo, recém-nascido prematuro
- Urológico com complicações mais graves que podem se resolver durante a terapia: obstrução uretral, cateter urinário de curta e longa duração, bacteriúria assintomáica, disfunção neurogênica controlada da bexiga, cirurgia urológica
- Cateter urinário permanente e fator de risco urológico não resolvido, com risco de implicações mais graves: tratamento de cateter urinário de longa permanência, obstrução urinária não resolvida e bexiga neurogênica mal controlada.

Os fatores de risco relacionados com as infecções urinárias são: refluxo uretral; cálculos; tumores; compressão vesical (gravidez, tumores); uretra mais curta; fimose; cateter; cistoscópio; alterações neurológicas que interferem no esvaziamento vesical; hipertrofia prostática e fístula uretrovesical; aumento do tempo de cateterismo; sexo feminino; diabetes melito; insuficiência renal (creatina > 2 mg%); tipo de sistema de drenagem urinária usado (aberto ou fechado); tipos de cuidados com o sistema de drenagem urinária; uso de sonda vesical de demora; não uso de antibióticos; doenças de base graves e colonização retal.

Algumas bactérias têm propriedades que possibilitam sua maior aderência ao epitélio do sistema urinário e aos materiais, como é o caso da *Escherichia coli*, que apresenta em suas fímbrias e *pili* substâncias (manose) que facilitam a sua aderência, tornando iminente a infecção.

São fatores bacterianos relacionados com as infecções urinárias: a colonização periureteral; a produção de toxinas e enzimas (urease, hemolisina); e a capacidade de sobreviver no sangue e chegar ao rim.

São fatores predisponentes para infecções urinárias:

- Menores de 1 ano de ambos os sexos: anomalias anatômicas ou funcionais
- Um a 5 anos: anomalias congênitas e refluxo vesicoureteral (pênis não circuncidado em meninos)
- Seis a 15 anos: refluxo vesicoureteral (no sexo feminino, nenhum)
- Dezesseis a 35 anos: uso de diafragma e intercurso sexual (mulheres); homossexualidade (homens)
- Trinta e seis a 65 anos: cirurgia ginecológica e prolapso vesical (mulheres); hipertrofia prostática, obstrução, cateterismo e cirurgia (homens)
- Acima de 65 anos em ambos os sexos: todos os mencionados, além de incontinência e cateterização prolongada.

Em ambiente de UTI, a recomendação atual é reavaliar diariamente a necessidade de manter a sondagem vesical de demora, retirando-a assim que possível. Havendo urocultura positiva (particularmente por levedura), na ausência de sinais clínicos ou laboratoriais de infecção, deve-se remover a sonda e recultivar após 48 h, não havendo indicação de iniciar terapia específica em um primeiro momento, à exceção de casos de sepse e choque séptico de foco indeterminado.

No sentido de organizar as intervenções para prevenir a ITURC e intervir educacionalmente, é importante evitar o uso desnecessário do cateter urinário. Nesse sentido, são sugeridas implantações de protocolos e intervenções para diminuir a inserção não necessária do cateter urinário (estágio 1 de vida do cateter), seguidas da remoção do cateter urinário desnecessário (estágio 2 do ciclo de vida do cateter). Os quatro ciclos de vida do cateter urinário são: inserção, cuidados, remoção e reinserção.

É, ainda, importante observar a real necessidade não só da inserção, mas também da manutenção do cateterismo vesical. Nesse sentido, existem critérios para a continuação do cateter por meio do *bundle* CHORUS (EMR, *eletronic medical record*) (APIC, 2014), que auxilia a equipe assistencial na avaliação diária de todos os cateteres, usando a seguinte classificação:

- C (conforto): em pacientes terminais, incontinentes com feridas sacrais ou perineais abertas
- H (hemodinâmico): monitoramento fechado do débito urinário e tratamento agressivo com diuréticos ou fluidos
- O (obstrução): anatômica ou fisiológica da saída (hipertrofia prostática, coágulos de sangue)
- R (retenção): urinária não controlável por outros meios
- U (urologia): fazer estudo urológico ou de bexiga neurogênica
- S (*surgery*/cirurgia): se procedimento cirúrgico urológico, ginecológico e perineal, inserção de cateter epidural, e antes de cirurgia de fratura ortopédica.

São *bundles* de bexiga:

- Adesão: aos princípios gerais de controle de infecção, incluindo higienização das mãos, vigilância e *feedback*, inserção asséptica, inserção e manutenção adequadas
- Bexiga: uso de ultrassom para evitar a cateterização
- *Condom* cateteres ou alternativas ao cateter: como cateterização intermitente em pacientes adequados
- Usar cateteres só quando necessário
- Remoção precoce do cateter usando lembretes e/ou protocolo de ordem de parada.

Existem práticas que previnem a ITURC dos *bundles* de bexiga propostas pela Michigan Keystone, em colaboração com Johhs Hopkins University, que propõem um modelo com base em quatro tópicos (E):

- Engaje (*Engaje*): explicar as razões e a importância das intervenções, interligando as equipes multiprofissionais para alcançar os resultados
- Eduque (*Educate*): compartilhar conhecimentos e evidências relacionados aos cuidados apropriados com cateter, indicações de inserção do cateter, técnica de inserção, higienização das mãos, alternativas aos cateteres e educação continuada das equipes multiprofissionais/médicas

- Execute (*Execute*): uso de ferramentas como protocolos, algoritmos, *bundles*, lembrentes, *checklists*, entre outras
- Avalie (*Evaluate*): implantação de medidas de desempenho, como adesão aos pacotes/higienização das mãos; *feedback* sobre as taxas de ITURC às equipes por hospital e por setor, sobre a higienzação das mãos, os cuidados com cateter e os custos da ITU, que variam de acordo com o programa de prevenção institucional para ITURC; medidas adotadas relacionadas às barreiras encontradas na tentativa de mudança de hábitos já bem estabelecidos pelas equipes multiprofissionais (médicos e enfermeiros); e recomendações gerais preventivas (Quadro 59.2).

INFECÇÕES DA CORRENTE SANGUÍNEA

As infecções da corrente sanguínea vêm representando um problema de grande importância, por ser consequência do envelhecimento da população e da maior sobrevida de pacientes graves, imunodeficientes, neoplásicos, prematuros, com traumas e grandes queimados. Esses pacientes, na maioria das vezes, estão expostos a diversos patógenos da flora hospitalar devido aos múltiplos procedimentos invasivos a que são submetidos.

Mesmo sendo necessários na prestação de cuidados aos pacientes hospitalizados, os cateteres vasculares estão associados a risco de infecção de corrente sanguínea, o que aumenta os custos dos sistemas de saúde e a morbidade e a mortalidade dos pacientes. Ao mesmo tempo, sabe-se que essas infecções podem ser evitadas, embora sejam as mais frequentemente encontradas no ambiente hospitalar, juntamente com as urinárias, respiratórias e cirúrgicas.

O risco de infecção da corrente sanguínea varia conforme o tipo de cateter, e as maiores incidências estão associadas a cateteres venosos centrais não tunelizados. Entretanto, o uso de dispositivos vasculares, sejam centrais ou periféricos, tem contribuído de maneira significativa para o aumento do número de infecções da corrente sanguínea. Na definição de processo infeccioso da corrente sanguínea, é necessário identificar no paciente:

- Um patógeno reconhecido isolado a partir de uma ou mais hemoculturas, não estando este relacionado com infecção de outro sítio
- Pelo menos um entre os sinais e sintomas de febre > 38°C, calafrios ou hipotensão, e o mesmo microrganismo cultivado a partir de duas ou mais hemoculturas em diferentes ocasiões, sem estar relacionado com infecção em outro sítio.

É importante estar atento ao período de janela da infecção de 7 dias, durante os quais são identificados todos os elementos necessários para a definição da infecção (sinais, sintomas, resultados de exames de imagens e/ou laboratoriais). Para a identificação do período de janela da infecção primária de corrente sanguínea laboratorial (IPCSL), devem-se considerar 3 dias antes e 3 dias depois da data da primeira hemocultura positiva. A data da infecção corresponde à identificação do primeiro elemento (sinal ou resultados de exames de imagens ou laboratoriais) utilizado para a definição da IPCSL ocorrido dentro do período de janela de infecção de 7 dias.

QUADRO 59.2 Medidas recomendadas para a prevenção de ITURC.*

Medidas gerais

Implantar protocolos de cuidados com cateter (B)

Implantar medidas que aumentem a adesão à higienização das mãos e a necessidde do uso de luvas descartáveis entre pacientes cateterizados (A)

Inserção e escolha de cateter

Introduzir cateteres em condições antissépticas (B)

Minimizar trauma uretral, utilizar lubrificante adequado e cateter com menor calibre possível (B)

Cateteres impregnados de antibióticos podem reduzir a frequência de bacteriúria assintomática dentro de 1 semana, embora não exista evidência de que eles diminuam infecção sintomática, não devendo ser recomendados de rotina (B)

Não existem benefícios do uso de cateteres impregnados com prata (B)

Preferir cateter vesical de silicone para os pacientes com frequentes obstruções (B)

Prevenção de infecções

Manter o sistema do cateter fechado (A)

Cateterização por curto tempo (A)

Não aplicar antissépticos tópicos ou antibióticos no cateter, na uretra ou no meato (A)

Não utilizar antibióticos profiláticos e substâncias antissépticas, pois os benefícios não estão estabelecidos (A)

Cateteres de longa permanência devem ser trocados em intervalos adaptados individualmente a cada paciente, porém antes de uma provável obstrução ocorrer, não havendo evidência para o exato intervalo entre as trocas dos cateteres (B)

A bolsa de drenagem deve ser colocada abaixo do nível da bexiga e do tubo coletor (B)

Não está recomendada terapia supressiva crônica com antibióticos (A)

Não é indicada irrigação vesical, exceto após cirurgias prostáticas e vesicais, que sangram intensamente (B)

Diagnóstico de infecção

Não é recomendada cultura de urina de rotina em pacientes cateterizados assintomáticos (A)

Em pacientes com sepse, as culturas de urina devem ser coletadas antes de se iniciar a terapia com antimicrobianos (C)

Eliminar outras causas de infecção antes do tratamento para ITURC, uma vez que episódios de febre ocorrem apenas em menos de 10% dos pacientes cateterizados (de longa permanência) (A)

Tratamento

Tratar ITURC da seguinte maneira:

- Não é recomendado tratamento sistêmico com antimicrobiano enquanto o cateter estiver inserido em bacteriúria sintomática associada a cateter, exceto em determinadas circunstâncias, principalmente antes de intervenção traumática do sistema urinário (A)
- Em candidúria assintomática, não é recomendada terapia antifúngica sistêmica nem local, mas deve-se considerar a retirada do cateter ou *stent* (A/C)
- Em infecção sintomática, está recomendado o tratamento antimicrobiano (B)
- Pode-se substituir ou remover o cateter antes de se iniciar a terapia antimicrobiana, se ele estiver inserido por mais de 7 dias em casos de ITURC sintomática (B)
- Nas terapias empíricas, os antimicrobianos devem ser prescritos com base no padrão de sensibilidade local (C)
- A terapia com antimicrobianos deverá ser ajustada de acordo com a sensibilidade do patógeno após avaliação do resultado da cultura (B)
- Terapia sistêmica antifúngica está indicada em casos de candidúria associada a sintomas urinários, ou como sinal de infecção sistêmica (B)
- A bacteriúria não resolvida espontaneamente após remoção do cateter poderá ser tratada (C)

Sistemas de drenagem alternativos

Há poucas evidências para sugerir que o antibiótico profilático diminua a bacteriúria em pacientes com cateterização intermitente, não sendo, portanto, uma recomendação viável (B)

Os sistemas de drenagem suprapúbica, *condom* ou de cateterização intermitente em pacientes apropriados são preferíveis ao cateter uretral (B)

Há evidências limitadas de que a cateterização intermitente no pós-operatório reduza o risco de bacteriúria quando comparada com cateter inserido, não sendo possível fazer tal recomendação (C)

Seguimento e monitoramento a longo prazo

Investigar câncer de bexiga em pacientes com cateter uretral por mais de 10 anos (C)

*Nível e qualidade da evidência científica. **A**: consiste em estudos de nível 1, com forte recomendação na escolha. Os níveis de evidência para recomendar rotineiramente a conduta e os benefícios são excelentes e têm peso maior que o dano, com boas evidências para se apoiar a recomendação. **B**: consiste em estudos de níveis 2 e 3, ou generalização de estudos de nível 1, que recomenda a ação. São encontradas evidências importantes no desfecho, e a conclusão é de que há benefício na escolha da ação em relação aos riscos do dano, com evidências moderadas para se apoiar a recomendação. **C**: consiste em estudos de nível 4 ou generalização de estudos de nível 2 ou 3, com mínimas evidências satisfatórias na análise dos desfechos. Os benefícios e os riscos do procedimento não justificam a generalização da recomendação, e há evidências insuficientes/pobres contra ou a favor para embasar uma recomendação. **D**: consiste em estudos de nível 5 ou qualquer estudo inconclusivo, com qualidade precária. Há evidências para se descartar a recomendação.

Fonte: adaptado de Medeiros e Stein, 2002; CEBM, 2009.

A IPCSL é definida quando tem como parâmetro a confirmação laboratorial, com a presença de microrganismos em hemocultura, e a infecção primária de corrente sanguínea laboratorial clínica (IPCSLC), quando confirmada clinicamente, substituindo o isolamento de microrgansimos no sangue por marcadores clínicos substitutos. Também é importante conhecer duas expressões usadas, que são: infecção da corrente sanguínea associada a cateter central (CLABSI) e infecção da corrente sanguínea relacionada a cateteres vasculares (CRBSI).

São fatores de risco associados a IPCSL: hospitalização prolongada antes da cateterização; duração prolongada da cateterização; alta colonização microbiana em sítio de inserção; alta colonização microbiana do canhão do cateter (ou *hub*, conexão de plástico rosqueada no final do cateter e que interliga seringa, equipo, entre outros); cateterização femoral em adultos; netropenia; prematuridade (idade gestacional precoce); proporção reduzida em UTI entre equipe de enfermagem e pacientes; nutrição parenteral total; cuidados com o cateter abaixo do padrão (manipulação excessiva do cateter); e transfusão de hemoderivados (em crianças). São fatores associados à redução do risco de IPCSL: sexo feminino, uso de antimicrobianos e cateteres impregnados com minociclina e rifampicina.

Para a prevenção de CRBSI, são recomendados:

- Educação dos profissionais multidisciplinares em relação às indicações para uso dos cateteres vasculares, seguindo procedimentos adequados e medidas de controle de infecções
- Vigilância epidemiológica, especialmente em áreas críticas, UTI
- Técnica asséptica que garanta barreiras estéreis durante a inserção dos cateteres e/ou trocas, as quais incluem a higienização das mãos, o uso de máscara, touca/gorro, avental e luvas estéreis, o preparo da pele limpa no local de inserção do cateter central ou periférico, assim como durante a troca de curativos com clorexidina alcoólica > 0,5% com almotolia de uso único
- Inserção sistematizando a utilização dos materiais necessários. Na inserção de cateter venoso central (CVC) não tunilizado em pacientes adultos, deve-se utilizar a veia subclávia em vez da veia jugular ou da femoral, para minimizar o risco de infecção
- Manutenção dos cateteres.

Na inserção dos cateteres é importante atentar para:

- Evitar o uso da veia femoral para CVC em pacientes adultos obesos quando o cateter for colocado em condições planejadas e controladas
- Remover os cateteres o mais rápido possível (48 h) quando não se puder assegurar técnica asséptica, principalmente em situações de emergência
- Utilizar punção guiada do ultrassom para inserção de cateter em jugular interna
- Remover de imediato cateteres não necessários
- Remover os cateteres venosos periféricos quando houver sinais de flebite (calor, sensibilidade, eritema e/ou cordão venoso palpável), infecção e/ou mau funcionamento
- Não emergir em água o cateter nem o sítio de inserção do cateter vascular

- Monitorar o sítio de inserção do cateter por meio de visualização, quando o curativo for transparente, e por meio de palpação, quando o curativo for feito com gaze
- O uso de pomada antimicrobiana estéril no sítio de inserção dos cateteres para hemodiálise pode ser considerado, mas não nos demais cateteres vasculares.

Na manutenção de cateteres, não se deve substituir rotineiramente os centrais, para prevenir CRBSI, assim como não se deve trocá-lo por fio-guia em pacientes com CRBSI. Para os CVC não tunelizados em adultos e crianças, é preciso trocar o curativo transparente e realizar o cuidado no sítio de inserção com antisséptico à base de clorexidina a cada 5 a 7 dias, ou imediatamente, se o curativo estiver sujo, úmido ou solto, além de trocar curativos com gaze e fita adesiva estéril a cada 2 dias ou antes, se o curativo estiver sujo, úmido ou solto.

É importante atentar à desinfecção do canhão (*hub*) do cateter, aos conectores sem agulha, aos injetores e à cânula ou torneirinha antes de acessar o dispositivo, por meio de fricção mecânica vigorosa por no mínimo 5 s com preparação alcoólica de clorexidina, álcool a 70% ou PVP-I, utilizando material de uso único, tipo sachê individual.

Os conjuntos de administração, como equipos, extensores e conectores não utilizados para sangue, hemoderivados e lipídios devem ser substituídos a intervalos não inferiores a 96 h. O intervalo de troca para conjuntos de administração utilizados de modo intermitente ainda apresenta pontos não definidos.

Tem sido intensa a utilização de tecnologias complementares para a prevenção de CRBSI, com boa eficácia e baixo risco de viés. Entretanto, o seu uso deverá ser recomendado em situações específicas, de acordo com o principal mecanismo fisiopatológico previsto na gênese da CRBSI, e dependendo do tipo de dispositivo (via intraluminal, extraluminal ou ambas). São tecnologias disponíveis:

- Esponjas ou coberturas transparentes impregnadas com gliconato de clorexidina (uso recomendado para cateteres de curta permanência, nos quais as infecções ocorrem principalmente pela via extraluminal)
- Cateteres impregnados ou recobertos com antimicrobianos e/ou antissépticos (prata/platina/carbono-iontoforética com atividade externa e interna; prata/matriz cerâmica de zeólita-impregnado com atividade externa e interna; primeira geração clorexidina ou sulfadiazina de prata com atividade externa; segunda geração clorexidina ou sulfadiazina de prata com atividade externa e interna recoberta com clorexidina; cloreto de benzalcônio com atividade externa e interna; cloreto de benzalcônio revestido com heparina com atividade externa e interna; minociclina e rifampicina com atividade externa e interna; e miconazol e rifampicina com atividade externa e interna)
- Selamento (*lock*), que consiste na aplicação de um produto antimicrobiano (antisséptico ou antibiótico) nos lumens dos cateteres, geralmente associado a anticoagulante (heparina ou quelante iônico, como citrato ou ácido etilenodiaminotetracético (EDTA), além de outros, como pomadas de PVP-I ou de polisporina tripla (polimixina B, bacitracina e gramicidina) para sítios de inserção dos cateteres de diálise

após cada sessão, conectores (*needleless connectors*) impregnados com sais de prata, capas de conectores impregnadas com álcool, cateteres centrais de inserção periférica (PICC) e toalhinhas com clorexidina.

Os PICCs não são recomendados para pacientes internados com o propósito de reduzir as taxas de CRBSI. Já existem PICCs impregnados ou recobertos de minociclina/rifampicina e de acetato de clorexidina.

A clorexidina é uma biguanida sintetizada pela primeira vez na Inglaterra (1950), que foi introduzida nos EUA na década de 1970, utilizada como antisséptico. Tem ação rápida (em torno de 15 s), mas com efeito mais lento que o álcool, sendo apresentada como gliconato de clorexidina, o que a torna mais solúvel em água. Tem também efeito residual intenso, que se prolonga por cerca de 8 h, sendo superior ao da PVP-I, da triclosana e do hexaclorofeno. É efetiva contra bactérias gram-positivas, gram-negativas e algumas micobactérias, mas com baixa atividade contra fungos e *Mycobacterium tuberculosis*. *In vitro*, apresenta atividade contra vírus com invólucro (HIV, CMV, herpes simples, influenza), embora seja menor em vírus sem invólucro (rotavírus, adenovírus, enterovírus). Não elimina micobactérias, embora as inative por não ser esporicida, e é pouco absorvida pela pele íntegra, representando uma alternativa de uso para pacientes alérgicos ao iodo. Apresenta maior resistência a contaminação do que os outros antissépticos.

Por ser uma molécula catiônica, a atividade da clorexidina pode ser reduzida na presença de sabão natural e surfactantes não iônicos. Agentes iônicos (tensoativos) presentes em diversas substâncias detergentes, embora não sejam totalmente incompatíveis com os sais de clorexidina, podem inativar a ação antisséptica do princípio ativo, dependendo da intensidade, concentração da mistura e composição química. Mesmo em concentrações baixas (0,5, 0,75 ou 1%), é mais efetiva que os sabonetes comuns, embora menos eficaz que as soluções com essa substância na concentração a 4%. As concentrações baixas (0,5 a 1%) com álcool têm maior efeito residual do que o álcool isolado. Deve ser armazenada em recipientes de vidro, polipropileno e polietileno de alta densidade, para evitar adsorção e interação com o antisséptico.

Embora não existam evidências de ação de carcinogenicidade, a clorexidina pode apresentar irritação da pele e hipersensibilidade, quando usada em concentrações não recomendadas. Tem também efeito cumulativo, e há relatos de oftalmotoxicidade (conjuntivite e lesões graves na córnea) e ototoxicidade, não devendo ser usada em região genital, cavidades intracorpóreas (uso externo), cérebro e meninges. O uso em prematuros ou recém-nascidos com menos de 2 meses de vida deve ser feito com cautela, para evitar queimadura química. Comercialmente, ela é encontrada na forma de solução degermante, tópica e alcoólica, a 0,5 a 1% para a higienização das mãos, aquosa a 2% para antissepsia de mucosa e uso odontológico, e dentrifrícia (0,012 a 0,025%).

Os principais organismos envolvidos na bacteriemia primária são: estafilococos coagulase-negativos (acesso venoso central, hospitalização prolongada, emulsões lipídicas intravenosas, pacientes graves, recém-nascido de baixo peso); *Staphylococcus aureus* (resistente à meticilina: doença de base grave; hospitalização prolongada, prognóstico ruim, uso prévio de antimicrobianos, grande queimado); enterococos (gravidade da doença de base, cirurgia de grande porte, internamento em UTI, hospitalização prolongada, uso prévio de antimicrobianos, grande queimado); *Candida* sp. (colonização, cirurgia abdominal de grande porte recente, internamento em UTI, prolongamento da hospitalização, uso prévio de antimicrobianos, hemodiálise, azotemia, doença grave, hospitalização prévia, diarreia, candidúria, bacteriemia prévia, recém-nascido de baixo peso, prematuridade, grande queimado); *Escherichia coli*, *Enterobacter* sp. e *Proteus mirabilis*.

São procedimentos de alto risco para o desenvolvimento de bacteriemia: dilatação esofágica com dilatador não estéril; prostatectomia transuretral com urina infectada; prostatectomia retropúbica com urina infectada; cirurgia periodôntica; extração dentária; cirurgia infectada; e cirurgia em queimado.

Sepse deve ser definida como uma disfunção de órgãos, com risco de vida, causada por uma resposta desregulada do hospedeiro à infecção. Para operacionalização clínica, essa disfunção orgânica pode ser representada por um aumento de 2 ou mais pontos na contagem de pontos do SOFA (*Sequential Organ Failure Assessment*) relacionado à sepse. Esse parâmetro está associado com uma mortalidade hospitalar superior a 10%.

Choque séptico deve ser definido como um subconjunto de casos de sepse em que particularmente há maior risco de mortalidade, o que está associado a profundas alterações circulatórias, celulares e metabólicas. Os pacientes com choque séptico podem ser clinicamente identificados pelo requisito de uso de vasopressores para manter uma pressão arterial média de 65 mmHg ou superior e um nível de lactato sérico superior a 2 mmol/ℓ (> 18 mg/dℓ) na ausência de hipovolemia. Essa combinação é associada com taxas de mortalidade hospitalares maiores do que 40%.

Para departamentos de emergência, serviços pré-hospitalares e unidades de internação (ou enfermarias), pacientes adultos com suspeita de infecção podem ser rapidamente identificados como sendo mais propensos a ter maus resultados típicos da sepse se tiverem, pelo menos, dois dos seguintes critérios clínicos que, juntos, constituem um novo escore clínico para ser usado à beira do leito denominado quickSOFA (qSOFA): frequência respiratória de 22/min ou superior, atividade mental alterada, ou pressão arterial sistólica de 100 mmHg ou menos (Singer et al., 2016).

INFECÇÃO DO SÍTIO CIRÚRGICO

As ISCs são as principais complicações apresentadas por pacientes cirúrgicos, com grande impacto na saúde pública e com importantes taxas de ocorrência, não mais aceitas nos dias atuais. Suas consequências são danos físicos, emocionais e financeiros, além dos custos excessivos e de imagem das instituições envolvidas na assistência aos pacientes.

Os critérios para o diagnóstico de ISC baseiam-se em achados clínicos, sinais e sintomas, e também nas avaliações clínico-laboratoriais definidas por critérios do National Healthcare Safety Network (NHSN) e da Anvisa.

Segundo o grau intrínseco de contaminação bacteriana intra-operatória, classificam-se as cirurgias, pelo seu potencial de contaminação (índice de risco de infecção), em:

- Limpa: eletiva, com fechamento por primeira intenção, sem nenhum sinal nem sintoma de inflamação, sem penetração nos sistemas respiratório, gastrintestinal, geniturinário ou na orofaringe, sem nenhuma falha técnica asséptica e sem drenos
- Potencialmente contaminada: há abertura dos sistemas respiratório, gastrintestinal ou geniturinário sob condições controladas, sem sinais de processo inflamatório, com penetração da orofaringe ou vagina e pequena quebra de técnica
- Contaminada: incisão no caso de inflamação não purulenta aguda, quebra grosseira da técnica asséptica, trauma penetrante há menos de 4 h, feridas abertas cronicamente, contaminação do sistema gastrintestinal, penetração no sistema biliar ou geniturinário em caso de bile ou urina infectada
- Infectada: secreção purulenta há mais de 4 h, ferida traumática com tecido desvitalizado, corpo estranho ou contaminação fecal.

São medidas que reduzem a incidência de infecção cirúrgica: os cuidados no preparo pré-operatório; a utilização de rigorosas técnicas de assepsia no intraoperatório e a vigilância contínua. Os fatores predisponentes básicos para a ocorrência de infecção pós-operatória são: o reservatório ou a fonte de microrganismos; o modo de transmissão; e a incisão cirúrgica.

A instalação de uma infecção depende também da quantidade do agente inoculado e da sua virulência, além da capacidade de defesa do hospedeiro. Os fatores que influenciam a incidência de infecções cirúrgicas são os relacionados com o microrganismo, o paciente (idade, doença preexistente, sexo, raça, diabetes melito, obesidade, período de hospitalização, neoplasia, uso de esteroides, infecções fora do sítio operatório, desnutrição, tabagismo, se é portador nasal de *Staphylococcus aureus*) e o procedimento cirúrgico (tricotomia, campos cirúrgicos, lavagem ou irrigação tópica da ferida, técnica cirúrgica, perfusão tecidual, estresse cirúrgico, drenos, instrumentais cirúrgicos, cirurgias de emergência, duração da cirurgia, perfuração de luvas cirúrgicas, horário do dia, estação do ano, procedimentos múltiplos).

Quanto aos fatores relacionados com o microrganismo, é importante saber que, quanto maior o inóculo, maior a chance de ocorrer infecção, e que, quanto menor a chance de uma bactéria chegar à incisão cirúrgica, menor será a probabilidade de desenvolver complicação infecciosa.

Os principais agentes etiológicos já isolados de ISC são: *Staphylococcus aureus*, *Enterococcus* sp., *Staphylococcus* sp., *Escherichia coli*, *Pseudomonas aeruginosa*, *Enterobacter* sp., *Proteus mirabilis*, *Streptococcus* sp. e *Candida albicans*. São medidas preventivas de ISC: diminuir o tempo de internação; corrigir as desordens hidreletrolíticas/metabólicas; restringir o uso de corticosteroides; tratar as infecções prévias; realizar tricotomia restrita à área próxima à cirurgia, utilizando alternativas à lâmina; proceder à antissepsia do campo operatório; eliminar portadores de *Staphylococcus aureus*; reduzir a carga bacteriana do sítio operatório; limitar a duração do procedimento cirúrgico; restringir o uso de eletrocautério; fazer transfusão de sangue homólogo

(preferir autólogo); fazer controle ambiental e higiene da sala cirúrgica; ter cuidado com corpos estranhos no campo operatório; realizar antibioticoprofilaxia em procedimentos indicados; usar técnica asséptica; realizar assepsia e técnica cirúrgica adequada; restringir o uso de drenos; e fazer vigilância ativa com *feedback* das taxas de infecção para os cirurgiões.

INFECÇÃO EM PÓS-OPERATÓRIO DE CIRURGIA CARDIOVASCULAR

A partir do momento que o paciente entra em cirurgia cardíaca, com circulação extracorpórea (CEC), vários eventos começam a ocorrer, dentre eles a síndrome de resposta inflamatória sistêmica (liberação de mediadores inflamatórios e citocinas pelo músculo cardíaco e pelos pulmões), que, muitas vezes, pode ser confundida com quadro séptico. Esses mediadores podem causar disfunção orgânica múltipla, incluindo a síndrome do desconforto respiratório agudo (SDRA), anteriormente conhecida como pulmão de choque.

No pós-operatório de cirurgia cardíaca, a febre nem sempre é decorrente de quadro infeccioso, podendo ser atribuída à própria CEC ou a outros processos inflamatórios, como flebites e atelectasias.

Na maioria das cirurgias cardiovasculares, a abordagem do coração é realizada por meio da esternotomia mediana, sendo a mediastinite a mais importante complicação (média de 2% com variação de 0,5 a 5%), que, além de provocar graves consequências clínicas para o paciente, aumenta o tempo de internação, elevando significativamente o custo total da cirurgia. Nos procedimentos cirúrgicos de revascularização do miocárdio, quando se utiliza a artéria torácica interna (artéria mamária) bilateralmente, esses índices chegam a 7%. No que se refere à mortalidade, tal complicação apresenta índice menor que 5%, se tratada precoce e efetivamente, podendo alcançar cerca de 70% nos casos mais avançados.

Define-se como infecção de ferida superficial aquela que ocorre dentro de 30 dias após a cirurgia, comprometendo a pele e o tecido subcutâneo, acompanhada ao menos de: drenagem de secreção purulenta através da ferida operatória, cultura positiva de secreções ou fragmentos de tecido retirados do local da incisão e sinais inflamatórios localizados (dor ou aumento da sensibilidade local, edema, rubor ou calor local).

A infecção de ferida profunda é definida como aquela que ocorre dentro de 30 dias após a cirurgia, comprometendo os tecidos moles profundos (fáscia e músculos), e que apresenta pelo menos: drenagem de secreção purulenta através da ferida operatória não oriunda da cavidade pleural, pericárdica ou do mediastino; deiscência espontânea ou provocada pela cirurgia nos casos em que o paciente apresenta febre, dor localizada ou aumento da sensibilidade na área, excluindo-se os casos com cultura da secreção local negativa; e abscesso ou deiscência da ferida, envolvendo o tecido profundo, encontrado no exame direto durante a reoperação por histopatologia ou por imagem.

Os pacientes com mediastinite (taxa de mortalidade de até 70%) devem apresentar cultura positiva dos tecidos mediastinais, obtidos durante a cirurgia ou mediante aspiração percutânea retroesternal com agulha de secreção mediastinal, além de evidências de mediastinite observadas durante a cirurgia e comprovadas por exame histopatológico e sinais de infecção, como febre, dor torácica ou instabilidade esternal, com secreção purulenta oriunda do mediastino, hemoculturas ou culturas da secreção mediastinal positivas, alargamento do mediastino observado por meio do estudo radiológico do tórax ou coleção líquida com bolhas de ar na TC.

A mediastinite em crianças < 1 ano de idade com sinais de infecção sem definição da causa é caracterizada por febre, hipotermia, apneia, bradicardia, instabilidade esternal com saída de secreção purulenta da área mediastinal, hemocultura ou cultura de secreção mediastinal positiva, alargamento do mediastino revelado por radiografia de tórax ou coleção líquida mediastinal na TC. Observa-se, também, edema ou hematoma decorrente da manipulação local de retirada dos enxertos (região da safenectomia ou no leito da artéria radial) e infecção em cerca de 1 a 2% dos pacientes submetidos a revascularização do miocárdio. O índice de infecção pós-esternotomia pode variar de 2 a 2,5%, podendo ser de 0,8 a 16%.

O tipo de cirurgia realizada parece ser um fator de risco para o aparecimento de infecção na região esternal. Nas cirurgias valvulares e correções das cardiopatias congênitas, a mediastinite varia de 1,6 a 2%, enquanto, na cirurgia de revascularização do miocárdio, de 7,5 a 8,7% (podendo ser afetada pelo tipo de enxerto empregado). A utilização da artéria torácica interna (artéria mamária) apresenta risco maior de infecção quando comparada ao uso de veia safena isoladamente.

A artéria torácica interna dissecada bilateralmente aumenta em 5 vezes a incidência de infecção, se comparada ao uso isolado de veia safena, e em 3 vezes, se comparada ao uso de apenas uma artéria torácica interna. Em paciente diabético, o risco é aumentado em 13,9 vezes quando do uso da artéria torácica interna bilateral, uma vez que esta é a principal fonte de irrigação do esterno.

São fatores de risco associados a infecção pós-esternotomia: tabagismo; estoma funcionante; estado nutricional e tipo de procedimento cirúrgico; tempo de internação, tempo de cirurgia e insuficiência de múltiplos órgãos; obesidade, antibioticoprofilaxia e transfusões sanguíneas; diabetes melito, degermação da pele e baixo débito; doença pulmonar crônica; tempo de cirurgia extracorpórea e tempo de internação em UTI; imunossupressão, eletrocautério e tempo de intubação. Se a cirurgia for prévia, são fatores de risco o tipo de enxerto utilizado e a realização de traqueostomia.

Após o terceiro dia de internação, já ocorre a mudança da flora bacteriana do paciente. Por isso, internação pré-operatória acima de 7 dias tem-se mostrado como importante fator de risco isolado para o aparecimento de infecção de ferida. Pacientes com mais de 65 anos, tabagistas, com doença pulmonar crônica, obesos e diabéticos têm incidência de infecção de ferida 3 vezes maior do que a população em geral.

O risco de infecção operatória (mediastinite) aumenta em cirurgias com duração superior a 5 h.

A CEC (após começar e até 48 h depois do seu término) promove alterações da imunidade (humoral e celular) do paciente; ativa o complemento, a calicreína e as cascatas da coagulação; e eleva os níveis de endotoxina e dos fatores de necrose tumoral, importantes na reação inflamatória global. A superfície não endotelizada da CEC está associada a importantes alterações na coagulação por meio do consumo e da destruição dos fatores de coagulação. Há, portanto, necessidade de heparinização total, o que aumenta o risco de sangramento e as necessidades de transfusões de sangue/hemoderivados, alterando a imunidade do doente e potencializando o risco de infecção.

Diante disso, novos sistemas de CEC têm sido desenvolvidos para minimizar esse risco. Uma rotineira e criteriosa revisão de hemostasia deve ser feita, para evitar hematomas ou coágulos retroesternais, que devem ser impedidos com a manutenção do saco pericárdico aberto e drenados sob aspiração contínua. A reexploração cirúrgica por sangramento ocorre em 4% dos casos e não tem se mostrado um risco significativo para o aparecimento de infecção de ferida cirúrgica.

Doença pulmonar obstrutiva crônica predispõe à deiscência da ferida operatória, e muitos dos pacientes acometidos por ela necessitam de assistência ventilatória mecânica, ficando, assim, intubados por um tempo maior, o que, sem a menor dúvida, aumenta o risco de infecção.

O uso de corticosteroides deve ser descontinuado e evitado durante as 6 primeiras semanas do pós-operatório.

O baixo débito, que pode ocorrer no pós-operatório, leva a má perfusão tecidual, favorecendo o aparecimento de infecção de ferida, exige um grande suporte de fármacos vasoativos e dispositivos de assistência circulatória (balão intra-aórtico, bomba centrífuga e ventrículo artificial) e é decorrente de uma disfunção ventricular preexistente ou oriunda de complicações durante a cirurgia (má proteção miocárdica, infarto intraoperatório).

Os principais microrganismos identificados nas infecções esternais são os estafilococos, sendo o *Staphylococcus aureus* e o *Staphylococcus epidermidis* os mais encontrados (40 a 50%).

Estafilococos como agentes etiológicos sugerem a contaminação direta da ferida operatória na sala de cirurgia. O *Staphylococcus aureus* resistente à meticilina tem importante relevância, uma vez que 4% do pessoal que trabalha em hospitais são portadores. Dentre os gram-negativos mais comumente encontrados, destacam-se *Escherichia coli*, *Klebsiella* sp., *Enterobacter* sp., *Proteus* sp. e *Pseudomonas* sp.

A bactéria gram-negativa isolada da ferida esternal é semelhante àquela encontrada no local de retirada da veia safena ou região inguinal, sugerindo que o transporte desses microrganismos para o tórax ocorra por via hematogênica ou contato direto durante a manipulação desses locais. Processos infecciosos causados por gram-negativos podem ocorrer como infecção secundária na UTI, sendo de maior gravidade. É muito preocupante a emergência de patógenos multidrogarresistentes ou mesmo panresistentes nos ambientes hospitalares, o que pode tornar uma mediastinite intratável em algumas situações.

Em pacientes diabéticos, com disfunção ventricular grave no pós-operatório e falência de múltiplos órgãos, há predomínio de infecções graves polimicrobianas.

A infecção por *Candida*, em geral, representa colonização após a erradicação de bactérias preexistentes e está associada a altas taxas de mortalidade (75%), com possibilidades de evoluir para mediastinite crônica.

Há relatos de surtos de infecções por *Burkholderia cepacia* por meio de contaminação do transdutor de pressão, por *Enterobacter cloacae* de solução cardioplégica e por *Pseudomonas aeruginosa* por contaminação do sangue residual nos aspiradores da máquina de circulação extracorpórea.

O diagnóstico de mediastinite (a esternotomia mediana em geral não é dolorosa) é essencialmente clínico, sendo a dor à palpação da região esternal o sinal mais importante e usual, na ausência de sinais inflamatórios superficiais ou sistêmicos. Na febre, devem-se investigar todas as outras causas possíveis para descartar ou não a hipótese de infecção da esternotomia, que surge por volta do 10° dia de pós-operatório, podendo aparecer do terceiro ao 30° dia após a alta hospitalar.

A cultura do material de drenagem da ferida define o diagnóstico e o agente etiológico responsável. A TC de tórax pode ser indicada quando a coleção retroesternal for indicativa de mediastinite.

Nos casos de deiscência do esterno, 15 a 30% evoluem sem sinais evidentes (culturas de secreção e de tecidos mediastinais negativas). Em cerca de 50% das mediastinites, não há instabilidade esternal. A endocardite infecciosa pós-cirurgia em próteses biológicas ou mecânicas apresenta incidências que variam de zero a 9,5% (média de 2,3%). A endocardite infecciosa precoce ocorre em até 60 dias após o procedimento cirúrgico; já a tardia, entre 2 e 12 meses.

Graças à melhora da técnica cirúrgica, ao uso de antibioticoprofilaxia e aos cuidados pré-operatórios, tem-se observado uma redução dos índices de endocardite infecciosa.

A valva mitral apresenta menor taxa de infecção (0,6%) que a aórtica (1,4%). Os pacientes que trocam a valva nativa apresentam melhor evolução do que os que foram submetidos a retrocas. Os pacientes com próteses têm maior risco de endocardite infecciosa pós-cirurgia e maior incidência periprotética. Os agentes mais envolvidos nas endocardites infecciosas são: *Staphylococcus aureus*, fungos, enterococos e estreptococos não enterococos.

Outras infecções que podem acometer os pacientes em pós-operatório de cirurgia cardiovascular são as relacionadas com os procedimentos invasivos, sobretudo quando os pacientes permanecem por maior tempo em UTI (pneumonias relacionadas com a ventilação mecânica, infecções urinárias associadas a cateterismo vesical e sepse).

A sepse, em geral, está relacionada com o acesso vascular e tem o *Staphylococcus aureus* ou o estafilococo coagulase-negativo como principais agentes etiológicos. Eventualmente, os bacilos gram-negativos podem estar envolvidos se o foco inicial da infecção for as vias respiratórias ou o sistema urinário.

Atualmente, a antibioticoprofilaxia em cirurgia cardiovascular tem como objetivo prevenir a infecção de ferida profunda e a mediastinite, uma vez que 80% das cirurgias são de revascularização do miocárdio.

Além do uso rotineiro de antibioticoprofilaxia, é importante, também, controlar os fatores de risco do paciente submetido a cirurgia cardiovascular. Para isso, o antibiótico profilático deverá ser iniciado antes da incisão da pele, na indução anestésica, após o término da circulação extracorpórea, e mantido até no máximo 48 h após o fechamento do tórax. Não está justificada a manutenção da antibicoprofilaxia após esse período de tempo (48 h), mesmo se o paciente for grave, se necessitar de maior controle hemodinâmico invasivo e/ou de medicamentos intravenosos, com manutenção de sondas e/ou cateteres por maior tempo (estes devem ser retirados nas primeiras 24 a 48 h, assim que o paciente não necessitar mais de monitoramento invasivo e de medicação intravenosa), ou quando o risco de infecção por via hematogênica for grande.

A cefazolina e a cefalotina são os antibióticos mais utilizados na profilaxia, em função de sua vida média, de sua cobertura contra gram-negativos e estafilococos, da segurança e dos custos (50% dos protocolos americanos a utilizam). As cefalosporinas de segunda geração (cefuroxima, cefamandol) são utilizadas em 15 a 20% dos protocolos.

A vancomicina, que pode causar efeitos adversos na hemodinâmica do paciente, como grande vasodilatação periférica e necessidade de utilização de norepinefrina no pós-operatório, é utilizada em menos de 10% dos protocolos, sendo reservada para pacientes alérgicos à penicilina, quando há muitos fatores de risco para infecção de ferida cirúrgica (diabéticos, obesos, tempo cirúrgico previsto muito grande, tempo de internação pré-operatório maior que 7 dias) ou em hospitais com grande prevalência de *Staphylococcus aureus* resistentes à meticilina.

Além da antibioticoprofilaxia, é extremamente importante que todos os cuidados no pré-operatório sejam tomados. É fundamental o uso de técnicas assépticas pela equipe cirúrgica, mantendo o menor número possível de pessoas dentro da sala de cirurgia, além da busca por menor tempo de cirurgia.

A tricotomia do paciente deverá ser realizada no máximo 2 h antes da cirurgia, sendo restrita aos locais de incisão e, de preferência, com máquinas especiais, que cortam o pelo bem rente à pele, no caso de ser necessária a remoção completa do pelo. Um banho no paciente com PVP-I ou clorexidina (2%) deverá ser realizado na noite anterior e na manhã da cirurgia.

As infecções preexistentes devem ser tratadas, sempre que possível, antes da cirurgia (inclusive as dentárias). Também é fundamental avaliar o estado nutricional e imunológico do paciente, assim como sua função renal e estomas funcionantes.

A hemostasia deve ser meticulosa (visando à redução de reoperações por sangramento ou à formação de coágulos retroesternais e pericárdicos); e o tempo cirúrgico não deve ser prolongado em demasia, pois pode haver grande desvitalização tecidual com a cauterização abusiva dos tecidos ou a inclusão desnecessária de materiais estranhos, especialmente cera de osso.

A irrigação da ferida cirúrgica e da cavidade pericárdica com antibióticos locais é bastante controversa.

Na síntese, deve-se evitar a formação de espaço morto e isquemia tecidual. A sutura do esterno deve ser eficiente, com boa coaptação das bordas, evitando-se a sua mobilização durante os dois primeiros meses de pós-operatório, quando está ocorrendo a ossificação.

A extubação deverá ser realizada o mais precocemente possível; porém, caso a intubação seja mantida por mais tempo, a traqueostomia deverá ser realizada entre o 15° e o 21° dia de pós-operatório.

A transferência para enfermaria/apartamentos privativos deverá ser indicada assim que o paciente for extubado e estiver hemodinamicamente estável. A deambulação deverá ser estimulada o mais cedo possível. Um bom programa de controle de IrAS ajuda a reduzir a incidência de ISC em até 80%.

INFECÇÕES INTRACAVITÁRIAS

A peritonite (inflamação do peritônio ou de parte dele) é o resultado da contaminação da cavidade peritoneal por agentes químicos irritantes, microrganismos ou ambos.

As peritonites podem ser primárias, secundárias e terciárias. As primárias são as espontâneas da infância ou do adulto, do paciente em diálise peritoneal crônica ambulatorial, tuberculosas e após translocação bacteriana; as secundárias são as supurativas agudas, após perfuração do sistema gastrintestinal, por necrose entérica, pelviperitonite, pós-operatórias, por deiscências de anastomoses e após trauma abdominal fechado ou penetrante; e as terciárias são as sem evidências de patógenos, por fungos e com baixo grau de bactérias patogênicas.

Os agentes etiológicos mais envolvidos nas peritonites primárias são: *Streptococcus pneumoniae*, estreptococos beta-hemolíticos, enterobactérias e enterococos. A maioria dos microrganismos associados à peritonite secundária está associada à colonização das vísceras ocas intra-abdominais, e essa flora depende de vários fatores: idade, raça, dieta, tipo de cirurgia prévia, período de hospitalização, desnutrição, acidez gástrica, sais biliares, motilidade intestinal, mecanismo imune e uso prévio de antibióticos. Em geral, a flora é mista, e há em média 2 a 5 agentes por paciente.

Cerca de 94% dos microrganismos são anaeróbios (60% de *Bacteroides fragilis*, que apresenta sinergismo com as enterobactérias e o enterococo, além de peptostreptococo e *Clostridium* sp.). Dentre os aeróbios, predominam: *Escherichia coli*, *Klebsiella*, estreptococo, *Proteus* e *Enterobacter*. Cepas de *Pseudomonas aeruginosa*, *Acinetobacter* sp., *Providencia* sp., *Serratia marcescens*, enterococo, estafilococo coagulase-negativo e espécies de *Candida* sp. são encontradas em pacientes em hospitalização prolongada e uso de antibióticos.

No intestino delgado (volume de 10^3 bactérias/cm^3) e íleo terminal (10^{10} bactérias/cm^3), observa-se o predomínio de bactérias gram-negativas. No ceco, há concentrações maiores de gram-negativos (cólon distal), com predomínio de bacteroides e enterobactérias. Nos pacientes cirróticos predominam as enterobactérias (*Escherichia coli*). O *Staphylococcus aureus* e os anaeróbios são pouco frequentes.

Nos doentes submetidos a diálise peritoneal predominam os gram-positivos (80%), com pequena participação dos gram-negativos (15% de enterobactérias).

O diagnóstico é basicamente clínico (dor abdominal, em geral no local da inflamação aguda, e, se houver perfuração, do tipo difuso, além de náuseas, vômitos e febre). Há leucocitose com desvio à esquerda, hemoculturas positivas e radiografia simples de abdome com ar livre abaixo do diafragma. A TC pode identificar coleções líquidas dentro da cavidade abdominal, sendo geralmente o exame de escolha, superior à ressonância magnética. A ultrassonografia abdominal é bastante útil no diagnóstico de abscesso abdominal, especialmente no hepático, no esplênico ou no ovariano. Podem ser usados radioisótopos (gálio e índio) como mais um elemento diagnóstico.

A antibioticoprofilaxia de peritonite primária não está recomendada a crianças com ascite e é questionável em adultos, pois, embora reduza a incidência de peritonite, não interfere na necessidade de hospitalização nem na mortalidade. Em crianças com síndrome nefrótica e com mais de 2 anos, pode-se fazer vacina antipneumocócica, com reforço após 3 a 5 anos.

As principais medidas preventivas de peritonite são: preparo adequado pré-operatório, técnicas cirúrgicas assépticas, cateterização venosa central, sonda nasogástrica, sonda vesical, reposição de volume, hidratação com soluções cristaloides, plasma e albumina, uso de antibióticos profiláticos/terapêuticos, correção dos distúrbios hidreletrolíticos/metabólicos, suporte das falências orgânicas com uso de fármacos vasoativos e assistência respiratória.

O tratamento das peritonites primária e secundária visa prevenir a difusão sistêmica da infecção e resolver os focos pela drenagem cirúrgica, pela ressecção do tecido necrótico e pelo desvio dos conteúdos gastrintestinal, pancreático e biliar.

INFECÇÕES EM NEUTROPÊNICOS E TRANSPLANTADOS

Neutropenia

A neutropenia é a redução significativa do número absoluto de neutrófilos no sangue periférico, sendo classificada como leve (número absoluto de neutrófilos entre 1.000 e 1.500/mm^3), moderada (500 e 1.000/mm^3), grave (entre 100 e 500/mm^3) e muito grave (< 100/mm^3).

O risco de processos infecciosos é inversamente proporcional ao número de granulócitos e diretamente proporcional à duração da neutropenia. As infecções em pacientes neutropênicos são consideradas muito graves, com risco à vida, quando existem menos de 100 neutrófilos/mm^3 e se a neutropenia persistir por mais de 10 dias (quando a neutropenia dura menos de 7 a 10 dias, em geral, a evolução é boa, sem riscos de mortalidade).

A neutropenia é considerada um importante fator de risco para infecção no paciente que recebe quimioterapia citotóxica, ou com imunodeficiência celular/humoral, disfunção dos neutrófilos, alterações em barreiras anatômicas, disfunções neurológicas, fenômenos obstrutivos e/ou procedimentos invasivos. Processos infecciosos são causa de morte em cerca de 10 a 30% dos pacientes com câncer.

Do ponto de vista clínico, os pacientes neutropênicos não apresentam, em geral, sinais nem sintomas clássicos de infecção (devido ao número inadequado de neutrófilos circulantes), sendo comum a ausência de infiltrados pulmonares ou de secreção purulenta.

A febre (temperatura axilar > 38,3°C, ou temperatura de 38°C com duração superior a 1 h, ou ainda três picos de 38°C em intervalo de 24 h, na ausência de outros fatores que possam ter provocado a elevação da temperatura) é, portanto, o principal sinal de processo infeccioso em atividade. Febre em neutropênico é sugestiva de infecção em 60% dos pacientes e de bacteriemia, em 20%, mesmo sem evidências clínicas de infecção.

O exame clínico de paciente neutropênico deve incluir sistematicamente a cavidade oral, a região perianal (se houver dolorimento, deve-se evitar o toque retal) e a pele (observar se há hiperemia no local de inserção do cateter venoso).

Existe uma série de fatores que influenciam o risco de infecção relacionada com o cateter, tais como: tipo de cateter (longa permanência, semi-implantado ou totalmente implantado, com um ou mais lumens que possibilitam coletas de sangue para exames e que são muito usados em pacientes com câncer; cateteres com sítio externo e um túnel por onde é colocado antes de ser implantado no acesso venoso; aqueles com *cuff* de dácron, que dificultam a migração bacteriana para o túnel e a corrente sanguínea); sítio de inserção (infecções do sítio externo, do túnel relacionadas com o cateter); tamanho; duração do uso; cuidados diários; tipos de curativos utilizados; qualificação técnica dos responsáveis pelo implante; e os próprios fatores relacionados com o paciente.

Nas infecções por micobactérias atípicas está recomendada a retirada do cateter.

Em cateteres com mais de um lúmen, sugere-se a administração de antibióticos alternadamente em cada via.

As infecções do sítio externo podem ser tratadas sem a retirada do cateter, a qual é recomendada quando ocorre infecção de túnel, infecção associada à dificuldade de fluxo e bacteriemia devido a *Bacillus* sp., *Pseudomonas aeruginosa* ou espécies de *Candida*.

Os principais sítios de infecção no paciente neutropênico são a região periodontal, a orofaringe, os pulmões, o esôfago, o cólon, a região perianal e a pele. Os agentes etiológicos mais frequentes em neutropênicos são, em geral, os microrganismos que colonizam o paciente. As infecções iniciais são causadas por bactérias e, eventualmente, por vírus. Estas últimas, devido ao tratamento antimicrobiano empírico, raramente são causa de morte. Os fungos, os vírus e as bactérias multirresistentes são os principais agentes das infecções posteriores, que apresentam alta letalidade.

Na década de 1980 (antes predominavam patógenos gram-negativos), a partir do uso mais frequente de cateteres intravenosos de longa permanência e de tratamentos com esquemas de quimioterapia mais intensivos, bem como do uso de quinolonas na antibioticoprofilaxia, observou-se um aumento de bactérias gram-positivas, especialmente *Staphylococcus aureus* e *Staphylococcus epidermidis*.

É crescente a preocupação em relação à ocorrência de processos infecciosos causados por *Staphylococcus aureus* resistentes à meticilina (MRSA), o que vem justificando o uso precoce de glicopeptídios (vancomicina, teicoplanina). Entretanto, observam-se infecções causadas por enterococos e por estreptococos beta-hemolíticos resistentes à vancomicina.

A decisão pela suspensão dos antibióticos no tratamento de pacientes neutropênicos febris é pautada na contagem de neutrófilos. Se o paciente encontrar-se afebril após 7 dias de tratamento e com mais de 500 neutrófilos, os antibióticos deverão ser suspensos. Porém, se o paciente estiver afebril, mas permanecer neutropênico, será controverso, tendendo-se a manter a antibioticoterapia até a elevação dos neutrófilos, devido aos riscos de recidivas quando esta for suspensa, especialmente quando não se identificou o foco.

Em pacientes com neutropenia febril leve (baixo risco), sem evidências clínicas de infecção ou mucosite, pode-se considerar a possibilidade de interrupção do tratamento (ou mantendo-o por via oral em seu domicílio) após 5 a 7 dias sem febre, mantendo-se o paciente sob vigilância, devido à possibilidade de recorrência e de forma grave.

Caso o paciente apresente hemoculturas positivas, recomenda-se um curso de 10 a 14 dias de tratamento. Quando um sítio ou um microrganismo é identificado e o paciente persiste profundamente neutropênico, a cobertura de amplo espectro deve ser sempre mantida.

Infecções relacionadas com *Mycobacterium tuberculosis* e micobactérias atípicas têm sido descritas mais frequentemente associadas a processos infecciosos em pacientes neutropênicos.

Os anaeróbios raramente são causas de infecções primárias e estão associados a infecções mistas da cavidade oral, do sistema gastrintestinal e da região perianal.

As infecções virais são frequentes em pacientes neutropênicos portadores de leucemias, linfomas ou nos transplantados de medula óssea. Os microrganismos mais observados nesses pacientes são: herpes-vírus simples (HSV), vírus da varicela-zóster (VZV) e CMV. As infecções causadas por HSV são, em geral, recorrências de infecções primárias, e a sorologia positiva é um importante fator de risco para infecção. As infecções herpéticas (a disseminação visceral é rara) na cavidade oral e no esôfago são bastante dolorosas, dificultam a alimentação e facilitam a ocorrência de infecções fúngicas ou bacterianas.

As infecções por vírus herpes zóster varicela (HZV) são mais graves em pacientes com alterações da imunidade celular (linfócitos T), podendo evoluir com pneumonia de alta mortalidade. Já as causadas por CMV, que nem sempre indicam doença, são comuns em transplantados de medula óssea e ocorrem devido à reativação de infecção passada ou a fontes exógenas, como transfusões de sangue ou de medula óssea de doador infectado. A mortalidade associada às diversas síndromes associadas ao CMV é alta, e a abordagem deve ser o mais precoce possível.

As infecções fúngicas são observadas em 10 a 40% dos pacientes com neoplasias hematológicas, e os principais agentes causadores são *Candida* e *Aspergillus*, embora possam ser isolados o *Fusarium* e o *Mucor*. Os principais fatores de risco para infecções fúngicas são: neutropenia grave prolongada, alterações da microbiota normal por uso de antimicrobianos, procedimentos invasivos (CVC e nutrição parenteral), uso de corticosteroides, não controle da doença de base e não recuperação dos granulócitos e hospitalização prolongada.

Candida sp. no escarro, lavado broncoalveolar, *swab* da orofaringe e na urina não define o diagnóstico de doença fúngica, pois a colonização nesses sítios é frequente por esse patógeno. *Aspergillus* sp. em secreções respiratórias e o surgimento de novas imagens à radiografia do tórax em paciente com neutropenia persistente e em uso de antibióticos são elementos essenciais que já autorizam o início da terapia antifúngica.

Na abordagem terapêutica do paciente neutropênico, podem-se utilizar fatores estimuladores de colônias granulocíticas (G-CSF) e granulocítico-macrofágicas (GM-CSF), que têm a capacidade de estimular a produção, a liberação e o aumento da atividade fagocítica dos neutrófilos e macrófagos.

São documentados benefícios de seu uso (diminuição dos episódios infecciosos, melhora da qualidade de vida e diminuição da mortalidade por infecções) em pacientes com leucemia aguda, em neutropenias prolongadas, em receptores de transplantes de medula óssea autólogos (fármacos aceleram o tempo de pega do enxerto e diminuem o tempo de neutropenia), em crianças portadoras de agranulocitose infantil crônica (síndrome de *Kostmann*) ou diante de piora clínica devido a infecções e/ou sepse.

As transfusões de granulócitos já foram muito utilizadas no início da década de 1980, mas estão em desuso devido às dificuldades técnicas na obtenção do produto, ao seu efeito efêmero, à falta de condições de determinar uma dose para o tratamento e ao seu potencial para transmissão de infecções (especialmente CMV). Devido aos avanços tecnológicos (máquinas processadoras de sangue, desenvolvimento dos fatores estimuladores de colônias, seleção de doadores CMV-negativos e irradiação dos produtos sanguíneos para prevenir doença do enxerto-*versus*-hospedeiro [GVHD] transfusional), em determinadas situações, como infecções graves não controladas com antibióticos ou antifúngicos, pode ser feita a transfusão.

Na prevenção de processos infecciosos em neutropênicos, é fundamental a higienização das mãos, que diminui significativamente a transmissão de bactérias e possivelmente os fungos, em especial *Candida*. Deve-se evitar o consumo de alimentos crus ou de origem desconhecida e fazer o controle do ar ambiente (quartos com fluxo de ar laminar, mas de alto custo) para a prevenção de *Aspergillus* sp.

Não se recomenda a antibioticoprofilaxia com quinolonas e sulfametoxazol-trimetoprima (SMZ-TMP) rotineiramente em pacientes neutropênicos, uma vez que determina o surgimento de cepas multirresistentes, não diminuindo as taxas de infecções nem a mortalidade. A única exceção é a prevenção de *Pneumocystis jiroveci* em portadores de leucemia linfoblástica, em transplantados de medula óssea, nos que estão em uso de esquemas terapêuticos com grande atividade imunossupressora e em pacientes com AIDS (CD4 < 200 células/mm^3).

O aciclovir tem sido eficaz na prevenção da recorrência de herpes simples em portadores de leucemia aguda e em pacientes com sorologia positiva. O uso de fluconazol profilático no transplante de medula óssea pode reduzir a frequência de infecções fúngicas superficiais e profundas, embora esse efeito não tenha sido observado em leucêmicos submetidos a quimioterapia. A utilização desse fármaco também tem sido limitada devido à ausência de atividade contra *Candida krusei*, *Candida glabrata* e *Aspergillus* sp. Em situações nas quais é alta a frequência de infecções por *Candida* sp. em pacientes com neutropenia prolongada, pode ser benéfico o uso profilático de fluconazol, dependendo do perfil de sensibilidade de cada instituição.

Transplante hepático

O transplante hepático continua sendo um procedimento de grande porte, bastante invasivo, realizado em pacientes imunossuprimidos devido à sua doença de base e às múltiplas hemotransfusões pré-operatórias. A imunossupressão pós-operatória também predispõe ao surgimento de infecções oportunistas e/ou agravamento de infecções, contribuindo para uma acentuada morbidade e mortalidade relacionada diretamente com a infecção.

O transplantado de fígado tem mais infecções no sistema biliar, causadas por *Pseudomonas aeruginosa* ou enterococos. No preparo de um candidato a transplante, é essencial que se avalie o risco de infecção, uma vez que já se observou que o estado clínico do receptor no momento do transplante tem sido relacionado não só com a sobrevida pós-transplante, mas também com a incidência de infecções no período pós-operatório. A doença de base que indicou o transplante pode ser relacionada com a incidência de infecção, especialmente por fungos.

São fatores de risco para infecção fúngica no pós-operatório do transplante e cirurgia de retransplante hepático: elevada pontuação na classificação *Risk-Score*; grande volume de hemotransfusões peroperatórias; reconstrução biliar em Y de Roux; doses elevadas de corticosteroides; uso de antimicótico; crescimento de bactérias/fungos na coprocultura; cirurgias de urgência; permanência prolongada em UTI; reparações após transplante hepático em pacientes pediátricos; uso de antibióticos; e ocorrência de complicações vasculares.

Na avaliação infectológica, do ponto de vista legal, são obrigatórios exames sorológicos no doador para hepatite B (HbsAg, anti-Hbe total), hepatite C (anti-HVC) e HIV, HIV-1 e 2 (anti-HIV, anti-HIV-1 e 2), assim como sorologia para doença de Chagas e sífilis.

Os protocolos de avaliação pré-transplante variam segundo os diversos serviços, mas em geral avaliam sorologicamente os pacientes para os vírus das hepatites A, B, C e delta, bem como CMV, herpes-vírus, HIV, vírus linfotrópico humano (HTLV-1 e 2) e vírus Epstein-Barr (EB). Também se inclui a sorologia para sífilis e doença de Chagas, além de exames parasitológicos de fezes (em especial, *Strongyloides stercoralis* e *Schistosoma mansoni*).

A grande limitação da investigação sorológica é a "janela imunológica", em que se transplantam órgãos de portadores de doenças adquiridas recentemente sem que o paciente apresente alguma manifestação clínica e/ou biológica na forma de anticorpos sanguíneos. Também são realizados *swabs* de garganta e nariz para o monitoramento da flora, visando à erradicação de bactérias e fungos pela descontaminação seletiva pré-transplante ou, mais frequentemente, pós-transplante.

Define-se como descontaminação seletiva intestinal a eliminação de bactérias gram-negativas aeróbias e *Candida*, enquanto se preserva a flora anaeróbia. Essa descontaminação (intestinos delgado e grosso) pode ser feita com polimixina B, tobramicina e anfotericina B durante 3 semanas após o transplante; para gram-negativos, ela aumenta a incidência de bactérias gram-positivas (estafilococos coagulase-negativos e enterococos), assim como diminui a positividade para *Candida*, sem, entretanto, eliminá-la. Também é possível fazer a descontaminação intestinal com quinolonas (norfloxacino seguido de ciprofloxacino), iniciadas quando da entrada do paciente na lista de espera, sendo mantidas por até 4 semanas após o transplante.

É importante, entretanto, estar alerta para o fato de que a descontaminação intestinal seletiva para gram-negativos não previne a endotoxemia, assim como a falência de múltiplos órgãos nos pacientes em que é utilizada. Há trabalhos que demonstram a associação entre a colonização nasal por *Staphylococcus aureus* e a infecção por esse microrganismo em diversos sítios. Infecção por *Staphylococcus aureus* em paciente em geral após 16 dias de transplante (30%) tem sido observada. Há estudos demonstrando infecções em pós-transplantados, cujo padrão de DNA do *Staphylococcus aureus* encontrado foi o mesmo da bactéria que colonizava o paciente previamente ao transplante.

Dependendo do tempo de reanimação, da existência prévia de intubação orotraqueal, da sonda vesical de demora, das vias de infusão venosa, dos procedimentos cirúrgicos e da condição da morte encefálica, os doadores cadavéricos podem ser portadores de infecções adquiridas no hospital.

Os transplantes a partir de doadores vivos apresentam menor risco de transmissão de doenças, uma vez que se pode realizar com mais cuidado a investigação infectológica do doador, embora haja registro de transmissão de tuberculose e doença de Chagas.

A profilaxia antibiótica, antiviral e antifúngica em pacientes que irão submeter-se a transplante hepático é importante, e vários são os esquemas utilizados nos diversos centros que realizam esse procedimento.

Os antibióticos profiláticos utilizados pela maioria das equipes têm curso mais longo que a clássica profilaxia cirúrgica de até 24 h. O que é justificado, embora não totalmente explicado, é que esses pacientes se submetem a diversos procedimentos invasivos terapêuticos e de monitoramento, que são instalados por períodos de 72 h em média.

No pós-operatório tardio do transplante, a profilaxia mais comumente utilizada é contra o *Pneumocystis jiroveci* (pneumocistose com alta mortalidade e morbidade), que ocorre em 5 a 10% dos transplantados de fígado. A profilaxia é feita com SMZ-TMP durante 6 meses a 1 ano. Pode-se usar também a pentamidina (inalações mensais) nos pacientes que não toleram SMZ-TMP.

Dentre as infecções virais mais comuns em transplantados de fígado, as que merecem mais atenção são as determinadas pelo HVB (se houver replicação viral, observa-se rápida recidiva da doença e perda do enxerto), pelo HVC e pelo CMV. Os pacientes portadores do HVB (não replicativos, isto é, HbeAg-negativos) que utilizam gamaglobulina hiperimune anti-Hbs durante o transplante e indefinidamente após têm os melhores resultados.

Há estudos em pacientes com HVB (em replicação) utilizando a lamivudina e a interferona no período pré-transplante, seguidos ou não de lamivudina no período pós-transplante. Entretanto, apesar dos bons resultados obtidos (negativação do DNA viral após o uso do fármaco), tem-se observado o desenvolvimento de resistência à lamivudina com recorrência rápida da infecção viral.

Nos portadores do HVC, a recidiva da infecção viral no enxerto é praticamente universal. Nos pacientes pós-transplante que apresentam elevação das enzimas hepáticas, utilizam-se a interferona e a ribavirina terapeuticamente para o controle do vírus (alguns centros de transplante reservam esse esquema para o tratamento da recidiva, enquanto outros o utilizam na prevenção a partir da terceira semana pós-transplante até 1 ano).

A infecção causada por CMV em pacientes pós-transplantados apresenta alta morbidade e eventual mortalidade em pacientes imunossuprimidos, especialmente na primoinfecção (paciente sorologicamente negativo que recebe transfusões ou um órgão de doador sorologicamente positivo). Os pacientes CMV-positivos que recebem transfusões ou um órgão de doador CMV-positivo apresentam risco intermediário de reativação ou de nova infecção. Os pacientes CMV-negativos que recebem exclusivamente hemoderivados e órgãos CMV-negativos apresentam mínima possibilidade de infecção, embora existente.

É controverso em adultos, mas algumas equipes utilizam o ganciclovir profilático (VO, com boa eficácia e baixa toxicidade) ou a globulina hiperimune pós-transplante por períodos variados. Esse esquema vem sendo usado durante o tratamento antirrejeição em pacientes corticorresistentes com anticorpo monoclonal anti-CD3 ou em pacientes pediátricos (maior incidência de CMV-negativos).

O monitoramento do CMV circulante no sangue por meio da detecção de antigemia pelo pp65, que evidencia o vírus antes da instalação da doença, pode ser feito semanalmente, durante os 3 primeiros meses pós-transplante, até que não mais se detectem partículas virais no sangue do paciente, caracterizando, assim, o término do tratamento.

As infecções fúngicas no transplante de fígado ocorrem em 20 a 30% dos pacientes, sendo *Candida* sp. o fungo mais prevalente (80%). Em geral, são infecções adquiridas por via endógena, a partir de cepas que colonizam o sistema gastrintestinal (70% da população normal são colonizados por *Candida* sp.). A infecção ocorre durante o procedimento cirúrgico, quando há ruptura da barreira mucosa pela abertura do sistema biliar e, ocasionalmente, pela abertura da alça do intestino delgado, ou por translocação da levedura, mesmo na vigência de integridade mecânica da mucosa.

O uso de antibióticos de amplo espectro e de antiácidos determina o desequilíbrio da flora, facilitando a proliferação de *Candida* sp. e desencadeando infecção sistêmica.

A profilaxia antifúngica visa, portanto, prevenir a doença fúngica invasiva durante o período de maior risco, que é, em geral, no 16º dia pós-transplante.

Constituem fatores de risco para infecção fúngica em pacientes transplantados duas ou mais das seguintes condições encontradas conjuntamente: retransplante, creatinina sérica maior que 2 mg/dℓ, coledocojejunostomia, transfusão superior ou igual a 40 unidades de hemoderivados e colonização fúngica detectada nos primeiros 3 dias após o transplante.

O fluconazol reduz a colonização e a infecção fúngica invasiva e apresenta atividade contra várias espécies de *Candida* sp. Pode ser usado por via oral, embora estudos demonstrem que, quando utilizado por longos períodos, pode induzir o aparecimento de espécies resistentes. É um fármaco capaz de interagir com imunossupressores, como ciclosporina A e tacrolimo, podendo ser hepatotóxico.

Transplante de medula óssea

O transplante de medula óssea tem sido bastante frequente. Os pacientes que a ele se submetem apresentam risco de infecções desde a admissão e mesmo após o transplante. Os principais fatores facilitadores de processos infecciosos nos pacientes transplantados de medula óssea são: neutropenia (relacionada com o tempo de duração, a velocidade de instalação e a intensidade); deficiência da imunidade celular (suscetibilidade a infecções por herpes simples, CMV, varicela-zóster, Epstein-Barr e infecções fúngicas); deficiência da imunidade humoral (a deficiência de IgA favorece o aparecimento de doença periodontal, sinusites, vulvovaginite); uso de imunossupressores para o controle de GVHD e dos mecanismos de rejeição; antimicrobianos, favorecendo a seleção de microrganismos resistentes, a indução de resistência e a colonização por fungos ou bactérias; desnutrição proteico-calórica, provocada pelo transplante, que determina retardo na recuperação da medula óssea, das mucosas lesadas e do sistema imunológico; uso de cateteres centrais de longa permanência, tipo *Hickman*; radiação; transfusão de sangue e hemoderivados; colonização ou infecção prévia por agentes virulentos; doenças latentes ou em incubação; hospedeiro/enxerto e enxerto/hospedeiro.

As infecções em pacientes transplantados de medula podem ser causadas por agentes endógenos ou adquiridas no meio ambiente. A imunossupressão é maior nos primeiros 100 dias, quando então o paciente está sujeito a infecções por bacilos gram-negativos, estafilococos, fungos e vírus (CMV). Após esse período, aumenta o risco de infecções herpéticas e pneumocócicas da comunidade e por *Legionella* em hospitais.

As bactérias gram-positivas geralmente se originam da pele, da orofaringe e do cateter de *Hickman* (de longa permanência, seguro e que funciona bem, mas que pode ser foco mantenedor de infecção). As bactérias gram-negativas são normalmente originadas do sistema digestório (incluindo boca e região perianal).

Os fungos leveduriformes (*Candida* sp.) são, em geral, associados à colonização e à inativação a partir de mucosas e/ou cateteres centrais, enquanto os filamentosos (*Aspergillus* sp.) normalmente são adquiridos a partir das vias respiratórias e dos seios da face. Os sistemas de ar são fontes frequentes de fungos, por isso necessitam de manutenção rigorosa.

As infecções virais em transplantados de medula são decorrentes da reativação de infecções latentes, sendo as herpéticas (herpes simples, HZV e CMV) as mais comuns, seguidas daquelas por adenovírus e vírus BK. As infecções por rotavírus, vírus JC e parvovírus B19 são pouco frequentes.

O HIV e os vírus das hepatites podem, eventualmente, ser transmitidos por meio de transfusão ou de outras situações de contaminação parenteral. A aquisição de infecções em transplantados de medula ocorre em períodos diversos pós-transplante, como: período de neutropenia (bactérias gram-positivas/negativas, HZV, herpes simples, CMV, *Candida* sp., vírus, *Pneumocystis jiroveci*, *Toxoplasma gondii*); período de GVHD aguda (bactérias gram-positivas/negativas, *Pneumocystis jiroveci*, *Aspergillus* sp.) e período de GVHD crônica (bactérias capsuladas).

No controle de infecções em pacientes transplantados, é importante que o paciente fique em quarto privativo simples, sem climatização nem filtração de ar ambiente; que se usem as precauções básicas durante toda a assistência do doente; e que sejam prescritos antibióticos profiláticos, segundo protocolos preestabelecidos. A antibioticoprofilaxia em transplante de medula pode ser feita com SMZ-TMP para a prevenção de *Pneumocystis jiroveci*, nas doses habituais, por 4 a 5 dias do pré-transplante, retomando após a "pega" da medula até mais ou menos 90 dias pós-transplante, podendo ser continuada enquanto durar o tratamento imunossupressor em caso de GVHD crônica.

Quando o número de granulócitos do paciente estiver abaixo de $500/mm^3$, deve-se iniciar cefalosporina de terceira ou de quarta geração, que será mantida até a recuperação da medula ou até que alguma modificação seja determinada pela evolução do paciente, em geral persistência da febre ou aparecimento em culturas de agentes resistentes a esses antibióticos. Em geral, nesses doentes é necessária a associação de aminoglicosídeos e/ou anfotericina B.

A utilização de glicopeptídios (vancomicina) e/ou de aminoglicosídeos poderá ser indicada quando se necessitar de maior cobertura de bactérias gram-positivas/negativas em pacientes com febre no período neutropênico. Os antifúngicos profiláticos, em especial os do grupo azólico, são amplamente usados desde a admissão do paciente até a recuperação da medula, ou até a introdução da anfotericina B (lipossomal, de preferência), se esta for necessária. Deve-se estar atento para a ocorrência de infecções por fungos resistentes aos derivados azólicos, como *Aspergillus* sp., *Candida krusei* e *Torulopsis glabrata*.

O aciclovir está recomendado para os pacientes com história de herpes simples ou varicela-zóster, podendo ser usado até 1 ano pós-transplante. A higienização das mãos antes e depois de cada procedimento ainda constitui excelente medida preventiva de processos infecciosos em pacientes transplantados de medula óssea.

É discutível a real eficiência do uso de máscaras, gorro, propés e aventais para o acesso às unidades de internação, assim como a rigorosa higiene oral, a descontaminação do sistema digestório com antibióticos absorvidos orais e os filtros de ar de alta eficiência.

A prática de culturas de "vigilância" rotineiras nesses pacientes também é controversa, embora seja importante para o monitoramento de colonização por bactérias multirresistentes para a cobertura empírica da neutropenia febril.

A detecção precoce de CMV pode ser feita por meio de antigenemia ou PCR.

O uso de imunoglobulinas não está indicado em transplantes autólogos, mas é benéfico em pacientes submetidos a transplante de medula óssea alogênico, especialmente nos que desenvolvem GVHD.

Os pacientes pós-transplantados, que chegam a um período de mais de 6 meses sem imunossupressão, devem receber vacinação contra as doenças infecciosas prevalentes e para as quais existam vacinas eficazes, exceto as de vírus vivos, que devem ser evitadas. Para esses pacientes, recomendam-se quartos individuais, a fim de não só prover conforto e privacidade, mas também reduzir o risco de transmissão de infecções cruzadas. Toda atenção também deve ser dada ao sistema de ventilação da unidade, que deve ter filtro *high-efficiency particulate air* (HEPA) com manutenção periódica.

Outros transplantes

Nos transplantes cardíacos, os pacientes têm mais riscos de desenvolver pneumonias e infecções relacionadas com cateter venoso. Os principais sítios de infecção nos transplantados renais são ferida cirúrgica, pneumonia, infecção urinária e infecção relacionada com o cateter venoso. A frequência de infecções urinárias e estafilococcias, assim como pneumocistose, nocardiose, listeriose e toxoplasmose, observadas após os 6 meses de transplante, será menor devido ao uso de cotrimoxazol profilático.

Nos transplantes de coração-pulmão, cerca de 30% dos pacientes têm IrAS (pneumonias) no primeiro mês. Nos transplantados de pâncreas, cerca de 22% das infecções são abdominais, ocorrendo no primeiro mês e com mortalidade de 27%. Infecções cirúrgicas ocorrem em até 50% desses pacientes.

A tuberculose pode se dar em pessoas submetidas a imunossupressão prolongada (20 vezes maior que da comunidade), em geral surgida após 76 dias do transplante (média de 55 a 102 dias). Os pacientes submetidos a transplantes de órgãos sólidos apresentam IrAS/IH e/ou oportunistas precoces (primeiros 6 meses) ou tardias (após 6 meses).

As complicações infecciosas de flora hospitalar que ocorrem no primeiro mês de transplante geralmente estão relacionadas com a duração e a técnica cirúrgica (manipulações excessivas, reconstruções extensas do tipo anastomose), sendo causadas por microrganismos presentes na flora do sistema ou órgão manipulado.

Outros agentes infecciosos também podem acometer os pacientes nesses primeiros 6 meses pós-transplante, tais como herpes simples, *Listeria*, *Legionella*, *Nocardia*, vírus das hepatites, CMV, micobactérias e outros bacilos gram-negativos.

As infecções tardias (após 6 meses) observadas nos pacientes transplantados estão, em geral, relacionadas com o período de rejeição e com o aumento de imunossupressão. Os principais agentes etiológicos são criptococos, *Aspergillus*, *Toxoplasma* e *Salmonella* (diarreia e septicemia).

Infecções e imunodepressão

Uma pessoa é considerada imunodeficiente quando um ou mais defeitos nos mecanismos de defesa imunológicos, transitórios ou não, de caráter hereditário/genético ou decorrentes de imaturidade/envelhecimento, induzidos por agressões externas, são suficientes para predispor às infecções persistentes ou graves.

Os principais grupos de imunocomprometidos são:

- Pacientes com disfunções imunes relacionadas com doenças genéticas ou hereditárias, imunodeficiências primárias
- Pacientes com disfunções induzidas por agressões externas (pós-operatório, politrauma, queimados, esplenectomizados), por hábitos de vida, radiações e/ou fármacos imunossupressores
- Pacientes com outras disfunções, como desnutrição ou doenças que levem a sequelas motoras
- Pacientes com disfunção do SNC por tumor cerebral ou mesmo por acidente vascular cerebral (AVC), que têm maiores riscos de contrair pneumonias aspirativas.

Os doentes com obstruções por hipertrofia prostática, carcinoma broncogênico, linfoma abdominal ou carcinoma de cólon apresentam mais ITU por *Escherichia coli*, pneumonias por cocos gram-positivos/gram-negativos/anaeróbios ou colangite por gram-negativos e *Clostridium* sp.

Nos indivíduos queimados, politraumatizados, submetidos a cirurgias e/ou procedimentos diagnósticos/terapêuticos, há danos nas barreiras fisiológicas, que predispõem a infecções por *Staphylococcus aureus*, *Pseudomonas aeruginosa* e *Candida* sp.

A existência de mieloma múltiplo, esplenectomia, hipogamaglobulinemia comum e variável, assim como agamaglobulinemia, tem como fator predisponente o déficit humoral, que está relacionado com processos infecciosos por bactérias capsuladas (pneumococo, *Haemophilus influenzae*, *Salmonella*) e *Pneumocystis jiroveci* (na agamaglobulinemia).

A deficiência imunocelular observada em pacientes com leucemia linfocítica aguda, linfoma de Hodgkin, transplantes, AIDS ou consequente ao uso de fármacos ou de origem congênita está relacionada com processos infecciosos por bactérias (*Listeria*, *Salmonella*, *Nocardia*, *Legionella*, micobactérias), fungos (*Cryptococcus neoformans*, *Histoplasma capsulatum*, *Pneumocystis jiroveci*), vírus (HZV, herpes simples, CMV), protozoários (*Toxoplasma gondii*, *Cryptosporidium*) e helmintos (*Strongyloides stercoralis*).

Anemia aplásica, leucemia aguda, mielossupressão por fármacos ou radiação causam granulocitopenia, o que predispõe os pacientes a infecções por bactérias gram-negativas (*Escherichia coli*, *Pseudomonas aeruginosa*, *Klebsiella pneumoniae*), gram-positivas (*Staphylococcus aureus*, *Staphylococcus epidermidis*) e fungos (*Candida*, *Aspergillus* e *Mucor*).

Doenças do tecido conjuntivo (lúpus eritematoso sistêmico e antirreumatoide), diabetes melito e insuficiência renal crônica são fatores de risco para o desenvolvimento de processos infecciosos. Os pacientes com doenças do tecido conjuntivo apresentam mais predisposição para desenvolver infecções graves de pele, do sistema urinário por gram-negativos e do sistema respiratório, além de sepse por gram-positivos, principalmente se estiverem em uso de cateteres e com pneumonias.

Os diabéticos também são considerados imunossuprimidos e frequentemente desenvolvem processo infeccioso por *Candida*, *Mucor* e *Pseudomonas aeruginosa* (otite externa).

Nos pacientes renais crônicos, os principais microrganismos causadores de infecção são o *Staphylococcus aureus* e o *Staphylococcus epidermidis*. As infecções causadas por esses agentes são relacionadas com a quebra de barreira para a instalação de cateteres e *shunts* para os procedimentos dialíticos e com a frequência de hospitalizações.

Medidas preventivas no controle de infecções em imunodeprimidos visam reduzir o tempo de internação, limitar os procedimentos que quebram barreiras (cateteres, sondas, cirurgias) e realizar o uso racional de antimicrobianos, a seleção rigorosa dos doadores de órgãos e de sangue e o isolamento com fluxo unidirecional, fluxo laminar e filtros HEPA para os períodos de maior supressão.

Na redução da exposição a patógenos exógenos, é fundamental a higienização das mãos antes e depois de qualquer procedimento, não só dos profissionais, mas também dos visitantes e dos pacientes. É fundamental que se criem hábitos quanto à higienização das mãos após a retirada de luvas; que não se usem anéis, pois eles facilitam a proliferação microbiana, além de rasgarem as luvas; e que se aparem e limpem as unhas, evitando o uso de unhas artificiais, uma vez que favorecem o surgimento de bactérias gram-negativas.

Quando visitantes, as crianças devem ser avaliadas quanto à existência ou contato nas últimas 4 semanas com varicela, rubéola, caxumba, coqueluche, hepatite A, faringite estreptocócica, diarreia, vômitos, doença exantemática e mesmo imunização com vírus vivo. Os pacientes deverão higienizar sempre as mãos após o contato com crianças.

As flores devem ser proibidas em áreas de alto risco. Caso sejam permitidas, deverão ser manuseadas por profissionais que não assistam o doente ou que usem luvas durante o contato com o vegetal, e que tratem adequadamente os recipientes com água.

É importante saber que a água em vasos de flores frescas contém uma flora patogênica, com elevados índices de resistência aos antimicrobianos. Isso pode contaminar o paciente, sobretudo por meio das mãos da equipe, que são colonizadas ao trocarem a água do vaso. Quando existirem flores naturais no ambiente hospitalar, a água deverá ser trocada a cada 48 h e desprezada no expurgo. O vaso deverá ser limpo e desinfetado após o uso. As plantas são menos manipuladas que as flores frescas e, por isso, representam risco menor, mas albergam bactérias gram-negativas/anaeróbias (clostrídios).

Psicologicamente, os animais domésticos têm papel fundamental na recuperação de pacientes internados; entretanto, são capazes de veicular doenças que podem ser transmitidas ao doente. Tartarugas podem transmitir *Salmonella*; urina de cães e gatos, *Leptospira*; urina de ratos e *hamsters*, o vírus da coriomeningite linfocitária; cães e gatos, antraz, *Campylobacter* sp., criptosporidiose, histoplasmose, larva *migrans* visceral, *Pasteurella multocida*, raiva, *Salmonella* e tularemia; cachorro, *Brucella*, dirofilaríase, febre das Montanhas Rochosas, hidatidose e listeriose; gatos, doença da arranhadura do gato, febre Q, peste e toxoplasmose; camundongos, febre da mordida do gato, leptospirose, peste e *Salmonella*; coelhos, listeriose, *Mycobacterium marinum*, peste, *Salmonella* e tularemia; pássaros, tularemia, tifo murino, *Salmonella*, psitacose, listeriose, erisipeloide e encefalite viral; ratos, *Yersinia* sp.

Deve-se evitar dar água da rede, frutas e vegetais frescos a pacientes neutropênicos, uma vez que são fontes de microrganismos (gram-negativos). Estão recomendados água estéril e frutas ou vegetais descontaminados por cloro ou raios gama.

No sentido de aumentar a resistência do paciente imunodeprimido, deve-se evitar o uso de antiácidos e bloqueadores H_2 (utilizados na prevenção de úlcera de estresse).

As vacinas de vírus vivos não estão recomendadas aos pacientes com imunossupressão grave. Após exposição ao vírus das hepatites A/B e do sarampo, podem-se usar imunoglobulinas específicas. Para os receptores de transplante de medula, pode-se administrar vacina contra *Streptococcus pneumoniae*, *Haemophilus influenzae*, hepatite B, tétano/difteria, poliomielite e MMR (sarampo, parotidite e rubéola), dependendo do tipo de transplante, da doença de base, do esquema pré-operatório e do desenvolvimento ou não de rejeição. Há estudos em relação ao uso de vacinas contra *Pseudomonas aeruginosa* em pacientes com fibrose cística e em politraumatizados, associado à imunização contra *Klebsiella*.

O isolamento reverso (quarto com pressão positiva submetida a ar perpassando filtros HEPA, capazes de remover mais de 99,97% das partículas > 0,3 μm no ambiente e fornecer uma troca de ar na sala que pode chegar a 300/h, impedindo a deposição do microrganismo sobre a ferida no momento do ato operatório, devido à sua unidirecionalidade) é utilizado com o objetivo de reduzir a exposição de um paciente recebendo quimioterapia citotóxica aos patógenos hospitalares. Assim, ao entrar no quarto, o pessoal deverá paramentar-se com aventais e luvas estéreis. Mesmo com todos esses cuidados, estudos demonstram que não há redução na aquisição de novos patógenos, pois as recomendações habitualmente não são seguidas.

Entre as medidas associadas à assistência à saúde em hospedeiros imunocomprometidos, devem ser proibidos flores frescas e vasos de plantas nos quartos. Além disso, é preciso manter a vedação de portas e janelas e uma eficiente higienização do chão com pano úmido, bem como atenção especial às construções. Todas essas medidas visam reduzir o risco de colonização do ambiente pelas espécies de *Aspergillus*, principal fungo filamentoso causador de infecção nesse grupo de pacientes. É importante que existam normas para familiares/visitantes de pacientes, em especial um processo educativo que evite pessoas com possíveis infecções contagiosas no mesmo ambiente do paciente/hospital. A higienização das mãos deve ser garantida, assim como se deve evitar a ingesta de alimentos crus, por causa do risco de infecção gastrintestinal (TGI) por *Campylobacter jejuni* e *Salmonella enteritidis*.

Em pacientes com neutropenia, sobretudo nos que a têm há mais de 14 dias e que receberam transplante alogênico de medula óssea por anemia aplásica, se hospitalizados em ambiente onde haja reformas que possam favorecer infecções por *Aspergillus* sp. ou *Fusarium* sp., devem-se empregar filtros HEPA no ar admitido no quarto do paciente.

INFECÇÕES E DISPOSITIVOS/ BIOMATERIAIS/PRÓTESES

Dispositivos ortopédicos

A cada dia, tem aumentado significativamente o uso de materiais implantáveis para osteossínteses em cirurgias ortopédicas, incluindo hastes, placas e parafusos, assim como próteses articulares, entre outras. A ocorrência de processos infecciosos nesses dispositivos/biomateriais é, sem a menor dúvida, importante pelo seu significado como um todo, especialmente pelos riscos que podem existir para o paciente e pelos custos decorrentes. Daí a necessidade de minimizar ao máximo todas as possibilidades da não ocorrência de infecções após o implante desses biomateriais/próteses.

Sabe-se que, após a adesão bacteriana à superfície do implante, inicia-se a formação de uma estrutura denominada biofilme, que representará um grande desafio para o diagnóstico etiológico e o tratamento das infecções. O biofilme é uma estrutura de agregação bacteriana à superfície do implante, entremeada por matriz exopolissacarídea. Ocorre em quatro estágios:

- Ataque inicial do fenótipo planctônico das células bacterianas a uma superfície
- Formação de uma estrutura líquida e fina de microcolônias
- Maturação das microcolônias e posterior formação da matriz exopolissacarídea
- Dispersão de células bacterianas livres para formação de novos nichos.

Em todas as fases de formação do biofilme, os sistemas *quorum sensing* (QS) estão envolvidos na regulação da população bacteriana e na atividade metabólica interna. O sistema QS é o componente central da comunicação intercelular bacteriana, que atua como uma linguagem para a interação de células que respondem coletiva e geneticamente às pequenas moléculas sinalizadoras. Após a maturação do biofilme, observa-se uma dificuldade de penetração dos antimicrobianos e das defesas do hospedeiro na estrutura madura, causando insucesso terapêutico sem a remoção mecânica dos implantes e o desbridamento do local.

As vias de infecção são:

- *Hematogênica:* a partir do foco infeccioso a distância ou da manipulação dos tecidos colonizados ou infectados, podendo ocorrer a qualquer momento após a colocação de biomaterial/prótese, constituindo-se como a mais frequente via de infecção em pacientes que desenvolvem quadro clínico tardio
- *Implantação direta:* microrganismos implantados diretamente ou por meio da disseminação de sítios infecciosos contíguos, tendo relação com as infecções agudas pós-operatórias pelo implante das bactérias em inóculo excessivo no momento da cirurgia ou no pós-operatório imediato, punções e artroscopias pós-operatórias
- *Reativação de infecções prévias:* não frequentes, mas provenientes de processos infecciosos anteriores decorrentes de procedimentos cirúrgicos, pioartrites e pós-punções articulares.

As infecções em implantes estão relacionadas com vários fatores, que vão desde a natureza dos materiais utilizados (que determinariam a deposição de diferentes proteínas nas próteses, proporcionando a colonização e a aderência de bactérias) até as alterações das funções dos neutrófilos, além de elevação local de citocinas; diminuição do número de linfócitos B e T; inibição da produção de imunoglobulinas; estado nutricional e imunológico do hospedeiro; ocorrência ou não de diabetes melito, de infecções prévias ou de sítios diferentes; hospitalização prolongada pré-operatória; inadequada utilização de antibioticoprofilaxia; técnica cirúrgica e duração da cirurgia. Também são fatores predisponentes, além do hospedeiro, os biomateriais/próteses (dependendo da liga metálica usada na confecção, que poderá favorecer a persistência de inóculos bacterianos mínimos implantados no ato cirúrgico), o cimento polimetilmetracrilato e o próprio ato cirúrgico (ambiente, paramentação da equipe e técnica cirúrgica). Cirurgias com tempo prolongado (superior a 2 h) implicam risco aumentado de infecção.

A incidência de infecções em próteses articulares varia de acordo com o local de inserção da prótese. As próteses de cotovelo são as que apresentam os maiores índices (2 a 9%) de infecção, enquanto nas de ombro e punho, o índice de infecção é menor que 2%. A média de infecções em próteses de joelho é de 2,9% e, no quadril, de 0,9%.

A infecção pode ser de origem endógena ou exógena, podendo ocorrer por implantação direta do microrganismo na ferida por via hematogênica ou devido à reativação de infecção latente. Os microrganismos prevalentes são as bactérias gram-positivas (*Staphylococcus epidermidis*, *Staphylococcus aureus*, enterococos e difteroides) e gram-negativas (*Escherichia coli*, *Proteus*, *Pseudomonas aeruginosa*); os anaeróbios, os fungos (*Candida albicans*, *Candida glabrata* e *Candida parapsilosis*) e as bactérias de flora mista.

O aparecimento de *Streptococcus viridans* e estreptococos do grupo D sugere um aumento da importância da via hematogênica, a partir de infecções dentárias e do sistema geniturinário. *Mycobacterium fortuitum* e *Mycobacterium tuberculosis* são implicados em infecções de próteses por reativação de infecções latentes.

As infecções cirúrgicas ortopédicas relacionadas com a assistência à saúde são as que se manifestam nos primeiros 30 dias da data da cirurgia, ou, no caso de implante de prótese, no primeiro ano. Elas podem ser agudas, quando ocorrem antes do terceiro mês de pós-operatório, em geral associadas à própria flora do paciente ou ao ambiente cirúrgico, decorrentes da contaminação durante o ato operatório ou da contaminação do implante, estando associadas à hospitalização e subdividindo-se em superficiais e profundas; e tardias, que se manifestam após o terceiro mês de pós-operatório e estão associadas à bacteriemia ou à inoculação intraoperatória, sendo, em geral, originárias do sistema respiratório/urinário e da pele.

Os fatores de risco relacionados com o paciente submetido a implante de dispositivos articulares são: artrite reumatoide, diabetes melito, idade avançada, obesidade, desnutrição, uso de imunossupressores, infecções em outros sítios e infecção prévia articular. Já os relacionados com o procedimento são: tempo de duração da cirurgia (quanto maior o tempo, maior o risco de infecção), técnica cirúrgica e cuidados pré-cirurgia.

Clinicamente, as infecções em próteses ortopédicas manifestam-se por febre, sinais flogísticos com enduração, eritema e dor na articulação, podendo haver ou não drenagem serossanguinolenta e/ou purulenta da ferida ou deiscência, especialmente em infecções precoces e agudas.

Todas as medidas preventivas de processos infecciosos em dispositivos/biomateriais/próteses visam evitar a implantação de microrganismos durante o ato cirúrgico, a disseminação hematogênica secundária a processos de bacteriemia ou a reativação de focos infecciosos latentes.

Vários são os estudos que demonstram a eficácia da utilização de sistemas de ventilação com capacidade de reduzir a contaminação bacteriana do ar na sala operatória. Entretanto, devido a seus elevados custos, esses sistemas ainda não são uma realidade na maioria dos hospitais brasileiros.

Algumas instituições de saúde/hospitais têm usado sistemas de radiação ultravioleta (UV), em função da eficiência bactericida, apesar de poderem causar conjuntivites e lesões de pele e de córnea nos pacientes e na equipe profissional. Sabe-se que a radiação UV tem sido usada há algum tempo em unidades de isolamento para *Mycobaterium tuberculosis*, assim como na desinfecção de superfícies, que deve ser precedida de limpeza mecânica e aplicação de um desinfetante químico. Como vantagens desse método automático, destacam-se o tempo (40 min), a ausência de resíduos, a não necessidade de selar o ambiente antes da utilização e a boa eficácia contra um grande número de microrganismos associados à assistência à saúde, embora seja pouco efetiva na presença de matéria orgânica e tenha custo elevado e efeito destrutivo de superfícies de plástico e vinil ao longo do tempo, além de desbotamento de tintas e tecidos.

Um sistema de isolamento individual (uso de roupas de baixa porosidade, capacetes), assim como o controle biológico dos materiais implantados (evitando-se que estes entrem em contato com a pele do paciente), a antibioticoprofilaxia adequada e a diminuição do número de pessoas dentro da sala de cirurgia (relacionadas com a movimentação e a conversação durante o ato cirúrgico) têm sido estimulados no sentido de controlar melhor a ocorrência de processos infecciosos durante a implantação de próteses.

Próteses geniturinárias

As principais próteses geniturinárias são as penianas e os esfíncteres urinários artificiais. As infecções em próteses penianas são mais frequentes nas cirurgias de reparo ou de recolocação de dispositivos que apresentam mau funcionamento, estando relacionadas com a duração do processo cirúrgico.

Os processos infecciosos em próteses penianas iniciam-se na sala de cirurgia, a partir da pele, da ampola retal e da urina, nos casos precoces, e da uretra, nos casos tardios.

Sugere-se também o envolvimento da via hematogênica, recomendando-se profilaxia dentária e atenção a infecções abdominais e cirurgias intestinais.

É o *Staphylococcus epidermidis* o agente microbiano mais prevalente (40 a 80%), seguido das enterobactérias (*Escherichia coli*, *Pseudomonas aeruginosa*, *Klebsiella*, *Proteus mirabilis*, *Enterobacter cloacae*) e dos enterococos. São raras as infecções por fungos (*Candida albicans*). O período entre a cirurgia e a manifestação da infecção varia entre 5 e 47 meses, sendo mais prolongada quando decorrente do *Staphylococcus epidermidis* e mais curta quando por gram-negativos. Os principais fatores de risco são: diabetes, paraplegia e uso prolongado de corticosteroides e de antibióticos no período pré-operatório (este mais relacionado com as infecções fúngicas).

As infecções em esfíncteres urinários artificiais variam entre 2 e 15,4%, e os principais fatores de risco são os mesmos das infecções em próteses penianas.

A melhor terapêutica das infecções em esfíncteres urinários artificiais ainda é a sua remoção, embora exista algum sucesso com o uso de antibióticos sistêmicos e a irrigação com soluções de antibióticos.

Todas as medidas preventivas devem incluir a profilaxia antimicrobiana, os cuidados com a assepsia pré-operatória, o uso de gentamicina intrapeniana e a troca de luvas antes da manipulação da prótese.

No implante de prótese peniana, a tricotomia deve ser realizada imediatamente antes da cirurgia, após o paciente ter sido orientado a se lavar com iodopovidona na véspera e no dia da cirurgia. Deve-se isolar o ânus e qualquer outro estoma presente e proceder à antissepsia cuidadosa durante, no mínimo, 7 minutos.

Na prevenção de processos infecciosos em esfíncteres urinários artificiais, é fundamental uma rigorosa esterilização pré-operatória da urina. Deve-se também estar atento para o perfil de sensibilidade dos antibióticos e verificar se há comprovação de uroculturas negativas antes do implante.

Próteses cardiovasculares

Os principais microrganismos associados a processos infecciosos em próteses cardiovasculares são: estafilococos coagulase-negativos, *Staphylococcus aureus*, estreptococos, enterococos, difteroides, bactérias gram-negativas, cocos gram-negativos fastidiosos e fungos.

É difícil estabelecer quando a bactéria contaminante é endógena ou exógena, mas algumas evidências sugerem a fonte endógena como a mais comumente envolvida.

A colonização do ambiente, dos profissionais de saúde e do ar da sala cirúrgica raramente ocorre por estafilococos resistentes à meticilina, enquanto a maioria dos estafilococos encontrados em culturas de portadores de infecções de válvulas protéticas são resistentes à meticilina. O *Staphylococcus epidermidis* tem sido encontrado tanto na pele do paciente como nas infecções de válvulas protéticas.

As fontes de contaminação hematogênica podem ser cateteres intravenosos, infecções pós-operatórias da ferida cirúrgica, pneumonia pós-operatória, ITU e cáries dentárias. São fontes endógenas a implantação de próteses contaminadas, a flora da pele da equipe médica, o sistema de ventilação da sala cirúrgica ou a contaminação da bomba de circulação extracorpórea.

A endocardite por infecção da válvula protética é uma das mais graves complicações da troca de válvulas cardíacas, seja mecânica ou biológica. O risco de endocardite em prótese valvar é maior nos primeiros 3 meses pós-operatórios, mantendo-se mais elevado até o sexto mês, quando declina gradualmente até chegar a uma taxa relativamente constante de 0,2 a 0,6% ao ano após o 12º mês pós-operatório.

A endocardite precoce ocorre em até 60 dias de pós-operatório, e a tardia, após mais de 60 dias (índice de infecção 2 vezes maior). Parece não haver diferença entre as próteses mecânicas e as biológicas em relação a complicações infecciosas.

Infecções em marca-passos cardíacos são observadas, e os principais fatores de risco são: diabetes, corticoterapia, doenças oncológicas, dermatoses, troca de baterias e hematomas. As infecções podem ser identificadas na loja subcutânea, no pertuito dos eletrodos ou no sistema vascular e no endocárdio. As infecções da loja do marca-passo manifestam-se em até 2 semanas e são consequentes à contaminação por meio da pele no ato cirúrgico. As infecções que envolvem os eletrodos apresentam-se clinicamente em até 33 semanas após sua instalação. A endocardite é pouco frequente e deve ser suspeitada quando houver febre persistente, sem outros focos infecciosos e hemoculturas positivas.

Os estafilococos são os microrganismos mais frequentes em infecções de marca-passos (75%), sendo o *Staphylococcus aureus* o mais prevalente em infecções precoces (até 2 semanas) e o *Staphylococcus epidermidis* nos casos tardios.

A incidência de infecções em enxertos vasculares heterólogos é de cerca de 3,5%, dependendo da técnica e do local de implantação da prótese, assim como da antibioticoprofilaxia.

As incisões inguinais e de coxa e as próteses com tunelização subcutânea aumentam significativamente as chances de infecção, assim como os implantes realizados em condições de emergência e reoperações precoces para tratamento de tromboses ou sangramentos na prótese.

As principais fontes de contaminação são o contato operatório, a lesão linfática adjacente e os trombos colonizados na artéria nativa. A contaminação intraoperatória é a mais importante causa de infecção. Os microrganismos mais frequentes são os estafilococos coagulase-negativos (*Staphylococcus aureus* – 80%) e os gram-negativos (*Escherichia coli*, Enterobacteriaceae, *Klebsiella* e *Pseudomonas aeruginosa*). Os fungos estão relacionados com os processos infecciosos tardios.

Devido à formação de biofilme na prótese valvar, estafilococos de origem hospitalar resistentes à metilcilina podem causar endocardite até 12 meses após a alta, sobretudo os estafilococos coagulase-negativos.

Na prevenção de infecções em próteses cardiovasculares, é fundamental atentar aos cuidados e à conduta da equipe cirúrgica dentro da sala operatória, assim como ao tempo cirúrgico (o menor possível, visando reduzir a possibilidade de exposição do paciente a bactérias, especialmente nas cirurgias com circulação extracorpórea), à técnica cirúrgica e à antibioticoprofilaxia adequada.

A descontaminação da pele do paciente com banhos de solução bactericida pode ser feita no pré-operatório, assim como a remoção de pelos, que é recomendada para ser realizada imediatamente antes da cirurgia, evitando-se a escarificação da pele.

Próteses do sistema nervoso central

As ISCs representam um problema no pós-operatório de cirurgia neurológica e estão associadas a elevada mortalidade, graves sequelas neurológicas e altos custos à saúde pública e privada. Várias são as técnicas cirúrgicas neurológicas que utilizam sistemas implantados no SNC para o direcionamento de fluxo do liquor, para o monitoramento da pressão liquórica ou injeção intraventricular de fármacos quimioterápicos ou substâncias diagnósticas.

As infecções do SNC estão diretamente ligadas aos cuidados com a manipulação dos cateteres (devendo-se, assim, evitar a contaminação com a pele) e à qualidade do cirurgião e de sua técnica.

As infecções são mais comuns entre as crianças com menos de 1 ano de idade (2 a 27%), e os principais fatores de risco são: meningites prévias, tipo de hidrocefalia, infecções recentes de *shunts* do SNC e doenças subjacentes (de pele). Os riscos de ventriculostomias são maiores quando a cateterização é feita por mais de 5 dias, quando há hemorragia intracerebral e intraventricular, quando a pressão intracraniana é superior a 20 mmHg, em neurocirurgia e sistema de drenagem e infecção ventricular. São fatores de risco que não influenciam os índices de infecção perfuração do cateter, ventriculostomia prévia e instalação de ventriculostomia em terapia intensiva.

A maioria das infecções ocorre nos primeiros 60 dias após a cirurgia. Os principais agentes etiológicos dos processos infecciosos relacionados com os sistemas implantáveis do SNC são o *Staphylococcus epidermidis* e o *Staphylococcus aureus* (70%), cuja contaminação cirúrgica ocorre a partir da pele ou pela colonização da extremidade distal do cateter, em consequência de perfuração do intestino ou contaminação da ferida cirúrgica pela flora intestinal, causada especialmente por bactérias gram-negativas.

O *Streptococcus viridans* está relacionado com os processos infecciosos originados a partir de infecções dentárias, e os patógenos entéricos, com as infecções urinárias. Nos últimos anos, vem sendo observado o aumento de casos de infecções associados a bactérias gram-negativas (*Pseudomonas aeruginosa*, *Acinetobacter* spp., *Klebsiella* spp.) com um perfil de multirresistência importante. As infecções por fungos ou bactérias anaeróbias ainda são raras. Alguns trabalhos vêm demonstrando os benefícios do uso de cateteres impregnados com rifampicina ou clindamicina.

Próteses em diálise

As infecções peritoneais decorrentes de diálise peritoneal são consequentes a cateter, flora da pele do paciente, perfuração intestinal e reativação de foco intra-abdominal.

É importante lembrar que o paciente urêmico é considerado imunossuprimido, já que a uremia deprime a atividade dos monócitos e das células citotóxicas, e afeta as respostas humorais, com comprometimento da imunidade celular adquirida. Esse paciente está sujeito a infecções urinárias, pulmonares, gastrintestinais e de feridas cirúrgicas.

Os pacientes urêmicos são mais vulneráveis a peritonites e septicemias, uma vez que as funções de fagocitose e de aderência dos granulócitos polimorfonucleares estão deprimidas.

Os principais microrganismos associados a infecções em próteses para diálise peritoneal são bacilos gram-positivos (*Staphylococcus epidermidis*: 32,9%; *Staphylococcus aureus*: 18,8%; e estreptococos: 12,8%) e gram-negativos (26,3%), e fungos (6,7%). O *Staphylococcus aureus* é o agente mais implicado nas septicemias desencadeadas por infecção de acessos vasculares. É uma bactéria que está presente no nariz, na garganta e na pele em 60 a 70% dos pacientes em hemodiálise, e em 10 a 14% da população, sugerindo que a autocolonização seja a principal causa da infecção.

Os *shunts* externos estão sujeitos às infecções por atravessarem a pele. O índice de infecções desses *shunts* é de 21% (9% durante as primeiras 6 semanas de uso). Atualmente, tem-se abandonado o uso de *shunts* externos, preferindo-se o emprego do acesso venoso central como método de escolha para o tratamento de curta duração.

Os índices de infecções da técnica de Brescia-Cimino, com a construção de fístulas arteriovenosas para tratamento prolongado, são menores (3%), e os índices mensais de infecção são 8 vezes menores do que os dos *shunts* temporários.

As infecções em próteses vasculares são a principal causa de infecção relacionada com acessos vasculares para hemodiálise.

A taxa de infecção dos acessos protéticos (politetrafluoretileno expandido [PTFE]) varia de 11 a 35%, e sua incidência após 3 anos é de 50 a 60%. O risco de infecção do acesso protético é maior quando se utiliza a via inguinal em comparação com o antebraço.

A idade avançada e o diabetes melito são fatores de risco para infecções de próteses.

Clinicamente, observam-se alterações precoces locais (eritema, dor e endurecimento) cuja gravidade está relacionada com o tipo de acesso, o tempo de evolução, o local da implantação do acesso e o uso de antibióticos prévios. Pode haver formação de abscessos e fistulização com drenagem de secreção purulenta, assim como, tardiamente, falsos aneurismas (massas pulsáteis e dolorosas próximas às áreas de anastomose ou punções), sangramentos e rupturas de vasos.

Bacteriemias podem ocorrer como resultado do comprometimento sistêmico, e sua letalidade é de até 10% em consequência de septicemia, abscessos, embolias e endocardites. A profilaxia antibiótica antiestafilocócica está indicada, mas deve ser usada apenas uma dose, imediatamente antes do procedimento, pois o uso continuado poderá facilitar a ocorrência de microrganismos resistentes.

Há estudos que demonstram a eficácia do uso de rifampicina VO, mupirocina tópica intranasal e bacitracina intranasal durante 5 dias nos portadores de *Staphylococcus aureus*, e a cada 3 meses, quando demonstrada a recorrência de colonização, sendo atualmente uma prática bastante usada na diálise peritoneal ambulatorial contínua (CAPD), nos portadores de insuficiência renal crônica, como opção terapêutica domiciliar. Cerca de 51% dos pacientes em regime de CAPD desenvolvem peritonite durante os 5 anos de seguimento, e a maioria dessas infecções ocorre no primeiro ano de tratamento. Os principais grupos de risco são pacientes pediátricos, idosos (maioria de 60 anos), com baixo nível de escolaridade, negros ou aqueles que não se submetem ao protocolo de tratamento. A peritonite que se observa em pacientes em CAPD pode ser consequência da disseminação por contiguidade da flora que coloniza a pele dos pacientes ou por reativação de infecções latentes por micobactérias. O principal agente etiológico é o estafilococo coagulase-negativo (cresce com facilidade nos cateteres de silicone, o que dificulta a ação dos antimicrobianos), sendo raro o envolvimento de dois patógenos. Nos casos de anaeróbio e enterobactérias, deve ser considerada a possibilidade de perfurações intestinais. São bastante frequentes as infecções fúngicas.

Na prevenção de infecções em CAPD, os sistemas com bolsas de drenagem mostram-se muito mais seguros do que os frascos que se contaminam na ponta da conexão do tubo de drenagem durante as suas trocas, preferencialmente a técnica de bolsa dupla – uma contendo o líquido de diálise e outra vazia, para a drenagem, ambas conectadas por meio de um tubo em Y, possibilitando a lavagem do sistema com líquido de diálise estéril antes da sua infusão na cavidade peritoneal.

Entre as medidas preventivas nas diálises peritoneais crônicas, é também fundamental que os pacientes sejam educados quanto às técnicas de assepsia e cuidados com o cateter, com o local de inserção e seu estado nutricional. Na hemodiálise,

a paramentação do médico e dos auxiliares deve ser completa, assim como os cuidados de assepsia devem ser rigorosos.

Os agentes infecciosos prevalentes decorrentes dos procedimentos de inserção de cateteres para hemodiálise são os gram-positivos (*Staphylococcus aureus*: 47,9%; *Staphylococcus epidermidis*: 27,4%; estreptococos: 4,1%) e os gram-negativos (*Enterobacter* spp.: 5,5%; *Escherichia coli*: 5,5%; *Serratia marcescens*: 5%).

Lentes intraoculares

As infecções após o implante de lentes intraoculares no tratamento da catarata se instalam no pós-operatório, precoce ou tardiamente, e manifestam-se clinicamente como endoftalmite. No entanto, sua incidência após cirurgia de catarata é inferior a 1%, e o tempo entre o procedimento e o diagnóstico varia de 1 dia a 6 semanas, embora a maioria dos casos ocorra na primeira semana de pós-operatório. Os fatores de risco incluem diabetes melito, colonização ou infecção ocular no momento do procedimento cirúrgico, obstrução do canal lacrimal, idade acima de 85 anos e imunodeficiência. Fatores relacionados ao procedimento incluem a ocorrência de outras complicações cirúrgicas, a presença de lentes intraoculares, entre outros.

A flora habitante do saco conjuntival parece ser a principal causa das infecções, especialmente durante as fases de aspiração da catarata e de implantação da lente intraocular. Em cerca de 70%, os agentes etiológicos são os germes gram-negativos, especialmente os estafilococos coagulase-negativos (40%), seguidos do *Staphylococcus aureus*, dos bacilos gram-negativos (20%) e, raramente, dos fungos.

Clinicamente, a endoftalmite pode manifestar-se 2 a 4 dias após a cirurgia, ou passados 30 dias.

Os principais sinais e sintomas observados na endoftalmite aguda são dor ocular, redução da visão, cefaleia, secreção purulenta, edema palpebral e hiperemia conjuntival. Na manifestação crônica, há redução da visão e dor mínima. A prevenção objetiva a preservação da visão do paciente.

É fundamental que se faça uma investigação pré-operatória rigorosa de processos infecciosos oculares, tais como blefarite ou conjuntivite, mesmo a distância. A antissepsia ocular pode ser realizada com polivinilpirrolidona – iodo com eficácia e segurança nas concentrações de 0,5 e 0,2%. A clorexidina é segura em concentrações entre 0,05 e 0,02%, podendo ser associada com antibiótico tópico, garantindo técnica cirúrgica aprimorada e evitando contato manual ou com estruturas externas do olho com a lente. Deve-se também ter cuidado para não haver fragmentos vítreos e abertura na ferida cirúrgica, monitorando o ar ambiental, o material e a solução de irrigação.

Implantes mamários

A mama não é anatomicamente estéril, pois os numerosos ductos mamários representam uma via fisiológica de comunicação entre a superfície da pele e os tecidos profundos. Os ductos mamários comunicam-se com o espaço periprotético utilizando galactóforos, e uma mistura de trombina e fibrinogênio já foi usada para vedar ductos remanescentes no pós-operatório.

O perfil bacteriano da flora habitual da mama coincide com os germes infectantes, sendo os estafilococos os mais frequentes (50%), seguidos de difteroides, lactobacilos e estreptococos. A incidência de infecções é de 2 a 3%.

Os primeiros sinais e/ou sintomas de infecção manifestam-se nas primeiras 2 semanas após o implante, com febre de baixa intensidade, dor e eritema. Durante a evolução, pode haver fistulação, drenagem de secreções, exposição da prótese e até choque séptico.

GASTROPLASTIAS

A cirurgia de redução de peso vem sendo utilizada desde 1982 para tratar a obesidade mórbida (pessoa com um índice de massa corpórea [IMC] superior a 40). Atualmente, existem, inclusive, técnicas cirúrgicas, como balão intragástrico, banda gástrica ajustável, *bypass* em Y de Roux, cirurgia de Capella e cirurgia de Scopinaro.

O risco da cirurgia da obesidade existe (< 1,5%), em particular quando o paciente apresenta alterações respiratórias, circulatórias e cardíacas. É possível ocorrer deiscência (abertura) dos grampos ou das anastomoses (emendas), o que pode levar o paciente a nova cirurgia, bem como causar embolia pulmonar e morte (raras).

No caso de deiscência dos grampos ou das anastomoses, podem-se observar abscessos intra-abdominais (sepse abdominal) secundários (microbiota hospitalar).

Em geral, os abscessos secundários representam 45 a 75% de todos os abscessos intra-abdominais, sendo, na sua maioria, decorrentes de deiscências anastomóticas. Ocorrem após cirurgias do tubo digestório, principalmente do cólon, cuja colonização abundante aumenta em muito o potencial de contaminação do campo operatório e da ferida cirúrgica. O risco de infecção, portanto, está diretamente relacionado com o grau de colonização do órgão manipulado durante a cirurgia.

As bactérias encontradas geralmente são da microbiota endógena e desencadearão o processo infeccioso. Nos pacientes graves, em uso de antimicrobianos, a microbiota pode conter bactérias selecionadas, multirresistentes e capazes de provocar infecções de difícil tratamento.

Um fator de grande importância na determinação de um abscesso intra-abdominal (intraperitoneal, retroperitoneal e visceral) é a técnica cirúrgica. A hemostasia inadequada dos tecidos, a manutenção de tecidos desvitalizados e a utilização de fios de sutura impróprios, que podem atuar como corpos estranhos, interferem na resposta inflamatória local, reduzindo o aporte de células fagocíticas à zona de contaminação e permitindo, assim, que um inóculo bacteriano reduzido inicie um processo infeccioso. O número de bactérias necessárias para provocar infecção com necrose tissular e abscedação é da ordem de 10^5 por grama de tecido ou por mililitro de líquido biológico.

Além das alterações da resposta inflamatória local, existem mecanismos imunológicos antibacterianos que também podem sofrer alterações e facilitar o desenvolvimento de infecções cirúrgicas. Interferências com a função fagocítica são observadas em uremia, cetose, hiperglicemia, leucemia e síndromes de deficiência imunológica. As deficiências nutricionais são capazes de causar disgamaglobulinemia e redução do nível da atividade do sistema complemento. A desnutrição é, portanto, um fator de redução da imunidade celular, demonstrado por meio de hipoergia ou anergia aos testes cutâneos de hipersensibilidade retardada.

Fármacos imunossupressores podem levar a alterações quantitativas e/ou qualitativas na síntese de anticorpos, facilitando o desenvolvimento de infecções cirúrgicas.

Os abscessos intra-abdominais podem ser intraperitoneais, retroperitoneais e viscerais (hepáticos, esplênicos, pancreáticos, renais).

Os intraperitoneais podem originar-se em associação com a peritonite difusa (as contaminações da cavidade peritoneal tendem a ser bloqueadas pelas defesas do organismo, que excluem o foco séptico do restante da cavidade; caso isso não ocorra, a disseminação fica na dependência da duração, da localização inicial, do grau e da natureza da contaminação, assim como a eficiência dos mecanismos de defesa), por contiguidade a um foco séptico (o processo inflamatório-infeccioso, que evolui de modo insidioso, pode ser bloqueado por alças intestinais e epíploo junto à sua origem, quer seja o apêndice, a vesícula biliar, o local de deiscência parcial de anastomose ou a sutura de vísceras ocas, havendo, então, a formação de abscesso nesses locais) e por contaminação de coleções intraperitoneais pós-operatórias ou idiopáticas (5 a 10% dos abscessos subfrênicos).

O tratamento dos abscessos intraperitoneais consiste em drenagem e antibioticoterapia. A drenagem pode ser cirúrgica ou por meio da introdução de cateteres por via percutânea, guiados por TC ou ultrassonografia. Na escolha do tipo de drenagem do abscesso intra-abdominal, devem ser consideradas as condições do abdome e do paciente, a localização do abscesso e a natureza do seu conteúdo.

A antibioticoterapia empírica é baseada na etiologia provável, e a definitiva, no resultado da cultura e do antibiograma. A duração do tratamento com antibióticos varia de acordo com a clínica do paciente e a eficácia do tratamento cirúrgico efetuado. Um curso completo de antibióticos por 10 a 14 dias nem sempre é necessário quando a drenagem cirúrgica for adequada e o paciente não apresentar sinais de disseminação do quadro infeccioso. Nessas circunstâncias, antibioticoterapia por 3 a 5 dias pode ser suficiente para complementar a terapêutica cirúrgica do abscesso intraperitoneal.

Na prevenção dos abscessos secundários (flora hospitalar), são fundamentais o preparo pré-operatório adequado, a boa técnica cirúrgica e o uso racional de antibióticos profiláticos. As sondas de gastrostomias necessitam de menor manutenção, são habitualmente de grande calibre e aceitam medicamentos (líquidos ou macerados). Contudo, devem ser lavadas antes e depois da administração de soluções e de medicamentos viscosos, e a cada 8 h para evitar obstrução.

INFECÇÕES DE PELE E PARTES MOLES

A pele é uma barreira natural de proteção e evita que microrganismos possam transformar sua ocorrência local em doenças. Além de exercer função protetora, impede a perda corporal de calor, água e eletrólitos.

Entretanto, em pessoas hospitalizadas, essa proteção sofre agressões e interrupções, por meio de maceração e irritação da pele devido a cirurgias, colocação de cateteres intravasculares, queimaduras e úlceras e dermatoses crônicas. Portanto, microrganismos penetrando em sítios naturalmente estéreis através da pele podem produzir infecções localizadas e em tecidos adjacentes ou a distância.

As infecções superficiais mais frequentes são as celulites, os abscessos cutâneos e as úlceras infectadas. Menos frequentemente, observam-se infecções que afetam os tecidos mais profundos, como fáscia e musculatura. A incidência dessas infecções no ambiente hospitalar varia de acordo com o tipo de instituição e o perfil dos doentes nela internados.

São mais elevadas as taxas de infecções de pele em hospitais onde há doentes de longa permanência (35 a 50% das infecções hospitalares), enquanto, em hospitais gerais, essas taxas variam de 1,1 a 8%, em unidades pediátricas, entre 5 e 44% e em serviços geriátricos podem chegar a 66%.

A pele, geralmente, não é colonizada por bactérias. Bactérias gram-positivas, como o *Staphylococcus aureus*, são encontradas em cerca de 20% das pessoas nas áreas intertriginosas (região do períneo). Os estafilococos coagulase-positivos são os mais numerosos na flora cutânea, e mais de 50% dos estafilococos residentes são *Staphylococcus epidermidis*, que colonizam, principalmente, o tronco superior. *Staphylococci saprophyticus* frequentemente provocam infecções urinárias nas mulheres, e *Micrococcus* spp. (*M. luteus* e *M. varian*) estão presentes na pele com frequência. *Peptostreptococcus asaccharolyticus* faz parte da flora normal em mais de 20% da população, e os estafilococos anaeróbios são encontrados, especialmente, na região frontal e nas fossas cubitais. Os estreptococos não fazem parte da flora normal da pele, embora possam ser encontrados como flora transitória na região perioral. *Streptococcus pyogenes* (grupo A) só causa infecção se houver solução de continuidade do estrato córneo. Em pele intacta, é fugaz a sua sobrevivência, embora possa provocar infecções graves em alguns hospedeiros.

As corinebactérias (bacilos gram-positivos) do grupo JK que colonizam áreas intertriginosas podem ser prevalentes em indivíduos imunocomprometidos. *Brevibacterium* sp. é um bacilo gram-positivo que habita a pele (em particular, úmida) de pacientes portadores de tinha dos pés, sendo o provável causador do odor desagradável dos mesmos. *Propionibacterium* sp. (bacilo gram-positivo) é habitante normal dos folículos pilosos e das glândulas sebáceas. *Propionibacterium acnes* está presente em adultos, mais frequentemente no couro cabeludo, na região frontal e no dorso, sendo responsável pela seborreia.

Dentre as bactérias gram-negativas, as mais comuns são *Acinetobacter* sp., encontradas em mais de 25% da população, especialmente em áreas úmidas, no período de verão, provavelmente pelo aumento da secreção sudoral. *Pityrosporum orbiculare* e *Pityrosporum ovale* são leveduras lipofílicas presentes no tórax, principalmente em áreas de maior secreção sebácea. *Candida* sp. raramente reside na pele normal, sendo mais comum na cavidade oral e no sistema digestório.

Os mecanismos de defesa da pele são específicos, pois atuam no combate às infecções superficiais já estabelecidas e na prevenção da disseminação das infecções e das reinfecções com os mesmos agentes patogênicos (células de Langerhans, antígeno de histocompatibilidade maior classe II; IgA; linfócitos T; linfócitos B) e não específicos (estrato córneo íntegro), proporcionando proteção contra desidratação, agressão por substâncias químicas, invasão microbiana e radiação ultravioleta. As glândulas sebáceas ajudam no controle e na manutenção da flora normal da pele, e as glândulas sudoríparas regulam a temperatura corporal.

Existem situações nas quais todos os mecanismos de defesa da pele não se encontram adequados para a sua proteção, tais como quando do uso de cateteres intravasculares por períodos prolongados, quando há curativos oclusivos sobre cicatrizes cirúrgicas nos pós-operatórios e em procedimentos diagnósticos invasivos.

O uso de corticosteroides pode determinar atrofia da pele, diminuindo a eficiência da função de barreira de proteção, o que permite que agentes patogênicos invadam a pele e possam até disseminar-se pela rede vascular cutânea.

As principais infecções da pele e das partes moles são: impetigo, síndrome da pele escaldada estafilocócica, ectima, foliculite, furúnculos, carbúnculos, erisipela, celulite, onfalite e gangrena infecciosa e gasosa. As principais infecções nosocomiais de pele e tecidos moles são celulites e abscessos cutâneos/subcutâneos.

A celulite é a inflamação aguda da pele e dos tecidos subcutâneos, geralmente associada a dor local e febre, podendo representar uma infecção primária da pele ou secundária à bacteriemia. Corresponde a cerca de 10% das infecções nosocomiais. Os principais fatores de risco para o desenvolvimento de celulites e abscessos de pele são: trauma prévio, tecido desvitalizado, lesões de pele, insuficiência vascular, edema crônico, diabetes, úlceras de estase e idade avançada. Os agentes etiológicos da celulite são, em geral, habitantes da pele (*Streptococcus pyogenes* e *Staphylococcus aureus*). Em pacientes diabéticos, imunodeprimidos, idosos ou cronicamente hospitalizados, os principais agentes das celulites são gram-negativos, como *Escherichia coli*, *Proteus*, *Klebsiella* sp., *Enterobacter* sp., outras bactérias gram-positivas, anaeróbios e fungos.

A celulite progressiva do pé diabético geralmente é polimicrobiana, isolando microrganismos aeróbios e anaeróbios. Pacientes com internação prolongada podem desenvolver colonização da superfície da ferida por bactérias hospitalares.

A onfalite é uma celulite grave do cordão umbilical dos recém-nascidos, cujo principal agente etiológico é o *Streptococcus pyogenes*, além de bacilos gram-negativos (estes devido ao uso de agentes profiláticos no cordão umbilical). A onfalite pode evoluir para uma fasciite necrosante. A disseminação hematogênica é rara, embora possa ocorrer.

A gangrena infecciosa é uma celulite que progride rapidamente, com extensa hemorragia da pele e necrose do tecido subcutâneo e áreas adjacentes. Eventualmente, pode iniciar-se em local de infecção metastática no curso de bacteriemia (mionecrose clostridial causada pelo *Clostridium septicum*).

São vários os quadros clínicos que dependem dos agentes etiológicos, dos fatores predisponentes e da localização anatômica da infecção: gangrena estreptocócica (fasciite necrosante), gangrena gasosa (mionecrose clostridial), gangrena bacteriana sinérgica progressiva, balanite gangrenosa (celulite necrosante sinérgica, fleimão perineal), celulite gangrenosa do imunodeprimido, celular convencional (complicada com áreas localizadas de pele com necrose).

A gangrena gasosa é um processo que se caracteriza por gás nos tecidos moles, cuja entidade de maior importância é a gangrena gasosa clostridial, ou mionecrose clostridial, causada pelo *Clostridium perfringens* (80 a 95%) e pelo *Clostridium septicum*. Instala-se por processos traumáticos (50%) e por complicações pós-cirúrgicas (30%) e não traumáticas (20%). Em diabéticos, são fatores predisponentes a aplicação de injeções intramusculares, o traumatismo em membros inferiores e os medicamentos vasoconstritores, como epinefrina, insulina e barbitúricos.

A erisipela é uma infecção cutânea superficial com envolvimento linfático, causada por estreptococos (79%), que apresenta lesões eritematoedematosas, brilhantes e circunscritas, podendo evoluir com bolhas. Uma das complicações observadas é a elefantíase dos vasos linfáticos, que ocorre quando há recidivas no mesmo sítio.

O impetigo é uma infecção superficial da pele, de caráter contagioso, causada, principalmente, pelo *Streptococcus pyogenes* (80%) ou em conjunto com o *Staphylococcus aureus*. É prevalente em crianças não hospitalizadas, podendo também ocorrer em doentes internados, sobretudo em berçários (região de fraldas, áreas sujeitas a agressões por esparadrapos, curativos ou outros produtos). Isso requer atenção à flora bacteriana do hospital e ao cuidado dos profissionais de saúde com a higienização das mãos, assim como a banhos de rotina nos pacientes, uma vez que os principais fatores de risco relacionados com o seu aparecimento são cuidados precários de higiene, umidade e maceração da pele, excesso de calor, soluções de continuidade na pele e pequenos traumatismos locais. Todos os pacientes com impetigo devem ser manipulados com precauções de contato.

O ectima caracteriza-se por lesões que se iniciam com aspecto semelhante ao do impetigo e que atravessam a epiderme, causadas por estreptococos do grupo A e localizadas, preferencialmente, em membros inferiores. São, portanto, úlceras profundas, razão pela qual deixam cicatrizes após sua resolução.

A foliculite é uma piodermite localizada dentro dos folículos pilosos e regiões apócrinas, cujo agente causal mais envolvido é o *Staphylococcus aureus*. Em pacientes hospitalizados, granulocitopênicos ou imunodeprimidos, o principal agente etiológico é a *Pseudomonas aeruginosa*, que cursa gravemente, evoluindo, em alguns casos, para ectima gangrenoso. Pacientes com acne em uso de antibióticos por períodos prolongados podem desenvolver foliculite por enterobactérias. Na prevenção desse processo infeccioso, são fundamentais os cuidados locais.

O furúnculo é um nódulo inflamatório profundo que se segue a uma foliculite. O carbúnculo é um processo de maior extensão que afeta o subcutâneo. Tanto no furúnculo como no carbúnculo, o agente etiológico mais envolvido é o *Staphylococcus aureus*. São fatores predisponentes para a furunculose: obesidade, discrasias sanguíneas, uso de corticosteroides, defeitos nas funções dos neutrófilos e diabetes melito.

A síndrome da pele escaldada estafilocócica é a manifestação mais grave do *Staphylococcus aureus*, que se caracteriza por grandes bolhas e esfoliação, à semelhança de uma grande queimadura. Acomete mais crianças jovens e é rara em adultos. Há relatos de epidemias em berçários.

As úlceras de pressão estão, em geral, relacionadas com diabetes, insuficiência vascular, vasculites, doenças malignas ou pressão. São decorrentes da excessiva compressão dos tecidos moles contra as proeminências ósseas, que levam ao processo de necrose tecidual, favorecendo a infecção. Os pacientes com maiores riscos de desenvolver úlceras de pressão são os que permanecem acamados por longos períodos, com atrofia muscular, disfunções motoras/sensoriais ou muito emagrecidos.

A ocorrência de úlceras de pressão em pacientes com doenças crônicas hospitalizados é de 45% (em geral, causadas por bactérias multirresistentes), enquanto, em pacientes internados em hospitais gerais, é de 3%.

Os microrganismos (natureza polimicrobiana, com bactérias aeróbias e anaeróbias) que infectam as úlceras de pressão podem ser de origem endógena, pertencentes à flora da pele ou ao sistema digestório, ou oriundos de pacientes infectados ou colonizados, ou das mãos dos profissionais.

Os principais patógenos relacionados com as úlceras de pressão são: *Proteus* sp., *Escherichia coli*, *Staphylococcus* sp., *Pseudomonas* sp., *Peptostreptococcus* sp., *Peptococcus* sp., *Bacteroides fragilis* e *Clostridium perfringens*.

A cultura da superfície da ferida pode refletir apenas colonização, e não infecção. Assim, o critério para o diagnóstico de infecção de úlcera de pressão exige cultura de secreção aspirada ou de biopsia tecidual da úlcera.

São fatores de risco para o desenvolvimento de úlceras de pressão: incontinência urinária, idade avançada, obesidade, anemia, contraturas musculares, deficiência neurológica, desnutrição, desidratação, diabetes, hipoalbuminemia, edema e áreas do corpo com maior transpiração. Para sua prevenção, são fundamentais a higienização das mãos e as medidas de precaução de contato.

As micoses cutâneas e subcutâneas têm assumido importância cada vez maior no ambiente hospitalar. *Candida* sp. é o quinto microrganismo mais frequentemente isolado em infecções da corrente sanguínea. Em relação às micoses superficiais nosocomiais, acredita-se que haja uma grande subnotificação por serem infecções de baixa morbidade.

As micoses superficiais são, em geral, infecções oportunistas, de origem endógena, que surgem quando as condições clínicas do doente (diabetes, obesidade, uso prévio de antimicrobianos de largo espectro, uso de corticosteroides ou fármacos imunossupressores, imunodeficiências) permitem o supercrescimento e a invasão fúngica.

Vários têm sido os trabalhos que abordam a importância da aquisição nosocomial de *Candida* sp., especialmente por meio de infecção cruzada com outros doentes internados. Há relatos de surtos de *Candida* sp. a partir de profissionais colonizados ou portadores de micoses ungueais e cutâneas.

Os fungos (*Candida* sp.) são capazes de contaminar e sobreviver em superfícies e artigos porosos, multiplicando-se com facilidade e colonizando soluções de diálise e nutrição parenteral, superfícies internas de equipos de soro, cateter urinário e intravascular, próteses, soluções degermantes e tópicas, como sabonetes e PVP-I, bicos de mamadeiras, luvas de procedimentos, superfícies de equipamentos, alimentos de origem vegetal e animal, sistemas de ar condicionado e superfícies em geral.

Na prevenção de processos fúngicos nosocomiais, é importante que se higienizem as mãos antes e depois da manipulação; previnam-se dermatites de fraldas, úlceras de pressão, lesões intertriginosas ou lesões causadas por esparadrapos/curativos; sejam usados racionalmente os antimicrobianos de largo espectro, especialmente os anaerobicidas, que proporcionam o supercrescimento de leveduras; se façam rigorosa limpeza ambiental e desinfecção de superfícies e artigos; e se identifiquem e tratem os profissionais infectados. Caso existam lesões nas mãos dos profissionais, recomenda-se o uso de luvas de procedimento durante a manipulação de doentes, medicamentos e soluções até o total desaparecimento de sinais e sintomas.

INFECÇÕES EM POLITRAUMATIZADOS

É bastante difícil o diagnóstico das IrAS em politraumatizados, uma vez que esses pacientes podem apresentar simultaneamente inflamação de origem não infecciosa, hematoma, atelectasia, trombose venosa profunda, reação a medicamentos ou ao álcool, reação pós-transfusional e ossificação ou osteogênese. Em geral, tais pacientes encontram-se em coma, sob ventilação mecânica e/ou sedados, o que dificulta bastante o diagnóstico de infecção nosocomial.

Também é bastante difícil diferenciar se a infecção é comunitária ou se foi adquirida durante o internamento, ou se foi decorrente de procedimentos realizados ou de um atendimento inadequado.

As principais IrAS/IH nos politraumatizados são: infecções do sistema respiratório inferior e do trato urinário, associadas a cateter vascular, de ferida cirúrgica, intra-abdominais e do SNC, e sinusite.

Os principais agentes etiológicos associados às infecções nosocomiais são: *Staphylococcus aureus*, *Escherichia coli*, *Enterobacter* sp., *Pseudomonas aeruginosa*, *Klebsiella*, enterococos, *Proteus*, anaeróbios e fungos.

As fontes mais comuns de infecções sistêmicas em politraumatizados são: cateteres vasculares, pneumonias, infecção intra-abdominal (lesão do cólon), infecção do SNC e da ferida. É rara a ocorrência de sepse ou bacteriemia decorrente de infecção urinária ou sinusite.

Os principais agentes gram-positivos responsáveis por infecções em politraumatizados são estafilococos coagulase-negativos, *Staphylococcus aureus* (40% são resistentes à meticilina) e enterococos. Entre os gram-negativos, destacam-se *Enterobacter* sp. e *Pseudomonas aeruginosa*.

INFECÇÕES NOSOCOMIAIS E SÍNDROME DA IMUNODEFICIÊNCIA ADQUIRIDA

Os pacientes com HIV/diagnóstico de AIDS são suscetíveis às IrAS/IH causadas por agentes pouco comuns (*Listeria*, *Mycobacterium bovis*, *Legionella*), assim como há relatos de bacteriemias por pneumococos, *Haemophylus influenzae*, *Salmonella* sp. e *Shigella* sp. Os pacientes HIV-positivos que adquirem *influenza*, escabiose e infecções por *Pseudomonas aeruginosa* têm pior evolução e maior risco de recidiva para infecção pelo vírus sincicial respiratório. Em consequência do uso de antimicrobianos, já foram descritos casos de superinfecções por *Clostridium dificille* em pacientes positivos para o vírus HIV.

Há estudos que demonstram que 30 a 40% dos pacientes com doença relacionada ao HIV estão colonizados por *Staphylococcus aureus*, o que tem sido associado a maior incidência de bacteriemias em usuários de fármacos intravenosos e a casos de infecção relacionada com cateter de *Hickman* e outros cateteres centrais. O uso de cotrimoxazol profilático na pneumocistose tem reduzido a colonização de *Staphylococcus aureus* em pacientes com HIV/diagnóstico de AIDS, promovendo, assim, um efeito protetor. Há também o risco de disseminação de outros agentes, tais como *Mycobacterium tuberculosis*, varicela-zóster e *Sarcoptes scabiei*.

São fatores de risco relacionados com IrAS em pacientes com HIV/diagnóstico de AIDS: tempo de internação (> 29,8 dias); uso de cateter urinário; procedimentos gastrintestinais; número/duração dos procedimentos invasivos (acesso venoso central); desnutrição; neutropenia; e uso prévio de antimicrobianos. O agente etiológico mais comumente identificado em processos infecciosos relacionados com a assistência à saúde em unidades de pacientes com HIV/diagnóstico de AIDS é o *Staphylococcus aureus*.

Os sítios de infecção mais frequentemente relacionados com processos infecciosos hospitalares em adultos têm sido os sistemas urinário e respiratório e a pele. A ocorrência de infecção urinária de pior prognóstico tem sido correlacionada ao baixo nível de CD4, cujos principais agentes etiológicos identificados são: *Escherichia coli*, *Candida albicans*, *Pseudomonas aeruginosa* e *Enterococcus faecalis*.

Episódios de bacteriemias têm sido relacionados com CVC, sendo o *Staphylococcus aureus* o mais frequente (38,5%), seguido do estafilococo coagulase-negativo e do *Acinetobacter baumannii*.

INFECÇÕES EM QUEIMADOS

São extremamente importantes as infecções em pacientes queimados, que variam desde celulite localizada a infecção sistêmica grave. Enquanto houver tecidos desvitalizados, haverá o risco de infecções. Embora a contaminação da ferida possa ter ocorrido no momento do acidente, a maioria das infecções irá desenvolver-se após 72 h (se o paciente tiver sido hospitalizado de imediato, serão consideradas IrAS).

A queimadura rompe todos os mecanismos de defesa da pele (flora residente, umidade, descamação, ácidos graxos, pobreza de nutrientes, pH ácido), transformando-a em um rico meio de cultura. Isso facilita a colonização bacteriana, inicialmente por microrganismos da flora comunitária e, após os 5 primeiros dias de internação, por gram-negativos e estafilococos de flora hospitalar, podendo também instalar-se infecções fúngicas e virais.

É extremamente difícil fazer o diagnóstico diferencial entre colonização e infecção da escara do queimado. Assim, poderão ser evidências de atividade infecciosa: aparecimento de

496 Parte 3 **Microrganismos e Antimicrobianos**

febre ou hipotermia, mudanças no sensório (confusão mental, letargia ou coma), alterações metabólicas (hiperglicemia), íleo adinâmico, hipotensão, oligúria, SARA, trombocitopenia e leucopenia.

A realização de biopsias frequentes e seriadas das regiões comprometidas, 2 a 3 vezes/semana, constitui o melhor método para distinguir entre uma colonização e uma infecção invasiva. O histopatológico dos tecidos vitalizados de uma queimadura demonstra 10^5 ou mais microrganismos por grama de tecido, podendo ser considerado importante evidência de infecção.

Os principais microrganismos isolados em infecções nosocomiais (que variam conforme a instituição) em queimados são: *Staphylococcus aureus*, *Pseudomonas aeruginosa*, enterococos, *Escherichia coli*, *Enterobacter cloacae* e *Serratia marcescens*.

Os bacilos gram-positivos podem provocar infecção a partir das queimaduras, de bacteriemias decorrentes de pneumonias, de cateteres venosos, de tromboflebites supurativas, de endocardites e do sistema geniturinário (quando enterococos). Bactérias gram-negativas podem causar infecção sistêmica a partir de fontes intra-abdominais, por disseminação hematogênica, decorrente de pielonefrite ou infecção urinária, pneumonias, traqueobronquites e da ferida por queimadura. Fungos podem determinar infecção a partir da colonização de cateteres, traqueobronquites, pneumonias, do sistema gastrintestinal ou geniturinário.

Os principais reservatórios de microrganismos de infecções em queimados são vegetais e frutas, flora intestinal dos pacientes, escara do queimado, mãos da equipe e ambiente inanimado (água, equipamento de hidroterapia, roupas de cama e colchões).

Em relação à contaminação ambiental em unidades de queimados, há relatos de isolamento de *Pseudomonas aeruginosa* de equipamento de hidroterapia, torneiras de pia, registro de torneira, sabonete em barra, toalheiro, cuba da pia, água de nebulização, colchão, superfície de balcão e grade do leito. A bactéria *Providencia stuartii* já foi veiculada ao ar; *Enterobacter cloacae*, à cadeira e à mangueira de tanque de hidroterapia; e *Acinetobacter calcoaceticus*, ao colchão.

A transmissão ocorre por meio das mãos dos profissionais, de fômites (estetoscópio, eletrodos de eletroencefalograma, grades da cama) e hidroterapia (mãos da equipe, água). A via respiratória tem pouca importância na transmissão.

A colonização da escara é influenciada por seu tamanho e sua localização, assim como pelo tipo de tratamento (aberto ou fechado) e pelo tipo de antimicrobiano tópico empregado.

INFECÇÕES DO ACESSO VASCULAR

A partir de 1945, foram introduzidos cateteres venosos plásticos, o que possibilitou a manutenção do acesso vascular por tempo prolongado. O uso desses dispositivos está relacionado com reposição de fluidos e eletrólitos, terapia transfusional de sangue e derivados, administração de fármacos intravenosos, hemodiálise, monitoramento hemodinâmico (venoso, arterial e da artéria pulmonar), nutrição parenteral, quimioterapia e administração de contrastes.

As principais infecções relacionadas com o acesso vascular são: celulite periorifício, flebite, tromboflebite séptica, septicemia, endocardite e infecções metastáticas (osteomielites, endoftalmites e artrite). Os riscos de infecção estão relacionados com os fatores do próprio paciente (seu estado imunológico) e com o acesso vascular (tipo de cateter, localização do acesso, solução infundida, manipulação e tempo de permanência).

As infecções do acesso vascular são, portanto, graves e apresentam alta letalidade. Independentemente do procedimento, seja cateterismo cardíaco diagnóstico, instalação de eletrodo de marca-passo provisório, balão intra-aórtico (BIA), próteses percutâneas, oclusores e afins, o mecanismo de infecção envolve fatores do hospedeiro e do procedimento/dispositivo, como: quebra de barreira (falha na assepsia/antissepsia durante o implante e os cuidados), formação de biofilme, padrão de colonização da pele, infecção da pele ou loja circundante e disseminação hematogênica com infecção secundária do dispositivo.

As próteses percutâneas (valvares cardíacas e de aorta) estão associadas a infecções. Quando presentes, o paciente pode evoluir com febre e bacteriemia de origem inexplicada com associação de endocardite infecciosa, fenômenos embólicos, abscessos e elevada morbimortalidade.

A ocorrência de material inerte, indo da pele ao sistema vascular, cria uma complexa relação entre o cateter, o hospedeiro e os microrganismos, que pode determinar alterações iatrogênicas, as quais vão desde um quadro inflamatório, não associado à infecção, até um quadro grave, de septicemia.

O cateter vascular é um biomaterial que, por liberação de substâncias tóxicas ou sua reabsorção, provoca uma resposta inflamatória com grande número de polimorfonucleares e macrófagos. Estes corroem o cateter por fagocitarem pequenos fragmentos de material biodegradável, formando inclusões citoplasmáticas. Os cateteres não biodegradáveis causam uma frustra fagocitose que torna essas células permanentemente ativadas, estimulando a desgranulação dos polimorfonucleares com liberação de mediadores de inflamação (hidrolase, elastase, prostaglandinas, fator de necrose tumoral, interleucinas), os quais ativam o complemento e os fatores de coagulação. A resposta inflamatória é cronicamente mantida, mas com defeitos na atividade fagocitária, devido à ação anticomplemento da elastase e à diminuição do poder bactericida dos leucócitos em função de sua desgranulação, descarregando sua carga de lisossomos, com exaustão metabólica e perda da capacidade de funcionamento efetivo.

Nas primeiras 6 h após a introdução de um cateter, há déficit da função dos neutrófilos; após esse período, há diminuição na atividade do complemento, o que reduz a resistência anti-infecciosa dos tecidos pericateter, especialmente os não biocompatíveis. As bactérias, então, agem como cofatores de estímulo à inflamação, utilizando a lesão tecidual para estabelecer uma infecção com menos inóculos.

O cateter é revestido com um biofilme formado por proteínas do paciente e de microcolônias de germes aderidos a uma fina matriz de glicocálice. Os cateteres de Teflon® e de poliuretano são mais resistentes à aderência microbiana que os de cloreto de polivinila (PVC), polietileno e silicone (menos diferenças são observadas nos cateteres implantáveis ou recobertos com proteínas plasmáticas). A colonização microbiana é promovida pelas adesinas, pela hidrofobicidade e pelo exoglicocálice.

O estafilococo coagulase-negativo produz um muco viscoso (*slime*), um polissacarídio extracelular que, como cimento, promove agregação das células bacterianas entre si com outras superfícies (cateteres). Níveis subterapêuticos de antibióticos reduzem a aderência microbiana devido à sua ação antiadesina. Pode ser necessária a retirada de um cateter no controle de um processo infeccioso.

Quando um cateter entra em contato com o sangue, ocorre deposição de proteínas e células sanguíneas na matéria, podendo desencadear a formação de coágulos e trombos, os quais podem favorecer a aderência microbiana e embolizar.

As bactérias podem ser introduzidas diretamente no cateter, durante sua inserção, e ser provenientes da colonização da pele periorifício, da contaminação do canhão (conexão entre o sistema de infusão e o acesso vascular), assim como do uso de infundido contaminado ou de soluções contaminadas utilizadas para deixar o cateter permeável, por via hematogênica de um foco infeccioso a distância, ou do monitoramento hemodinâmico do uso de transdutores contaminados.

Os principais microrganismos envolvidos em infecções do acesso vascular são os gram-positivos, especialmente o *Staphylococcus aureus* e o estafilococo coagulase-negativo (*Staphylococcus epidermidis*, por ter hábitat na própria pele dos pacientes e por ter capacidade de aderir a cateteres plásticos).

Também vêm apresentando importância nas infecções por acesso vascular os enterococos (5%) e, recentemente, os resistentes à vancomicina. Os bacilos gram-negativos estão presentes em 25 a 40% das infecções, especialmente relacionados com a contaminação de infundidos devido à sua capacidade de multiplicação à temperatura ambiente em um meio adequado. As soluções glicosadas favorecem o desenvolvimento de enterobactérias, e a água destilada e as emulsões lipídicas favorecem o crescimento de *Serratia marcescens*, *Pseudomonas* sp. e *Acinetobacter* sp. Os infundidos contaminados podem estar relacionados com *Pseudomonas aeruginosa*, *Flavobacterium* sp., *Acinetobacter* sp., *Burkholderia cepacia*, *Burkholderia pickettii*, *Stenotrophomonas maltophilia*, *Enterobacter* sp., *Klebsiella* sp., *Serratia marcescens* e *Citrobacter freundii*. A colonização cutânea pericateter, pacientes queimados ou recebendo antibióticos de largo espectro e transdutores contaminados estão relacionados com *Pseudomonas aeruginosa*, *Flavobacterium* sp. e *Acinetobacter* sp.

Mycobacterium fortuitum e *Mycobacterium mucogenicum* têm sido isolados em pacientes imunodeprimidos com cateter semi-implantável, causando septicemia ou infecções do sítio de inserção.

Candida sp., *Aspergillus* e *Malassezia furfur* têm sido isolados em pacientes graves com neoplasias ou imunocomprometidos com cateteres de longa duração, especialmente os semi-implantáveis.

Candida albicans, *Candida tropicalis* e *Candida parapsilosis* têm sido associadas à nutrição parenteral prolongada. O *Aspergillus* está relacionado com contaminação aérea, durante a implantação do cateter e suas infecções. A *Malassezia furfur* origina-se a partir da camada lipídica da pele do paciente e contamina emulsões lipídicas, especialmente em recém-nascidos prematuros com graves doenças de base.

INFECÇÃO PUERPERAL

A mastite é um processo infeccioso da mama cuja incidência varia de 2 a 6% das mulheres que amamentam (mais frequentes em primíparas do que em multíparas).

A mastite puerperal pode estar associada a surtos detectados em berçários, devido a infecções cruzadas, por superlotação ou pela falta de hábitos ou consciência da importância da higienização das mãos dos profissionais de saúde que prestam assistência, ou por contaminação das vias respiratórias destes.

Os principais fatores predisponentes são primiparidade decorrente da fragilidade da pele, anomalias dos mamilos, ingurgitamento mamário, más condições de higiene das mamas e fissuras ou rachaduras mamilares. Os principais agentes etiológicos frequentemente associados à mastite são: *Staphylococcus aureus* (que colonizam os recém-nascidos e passam para as mães durante a amamentação), estreptococos beta-hemolíticos dos grupos A e B, *Escherichia coli*, *Klebsiella pneumoniae* e enterococos.

Como medida profilática para a gestante, deve-se orientá-la quanto à importância da amamentação e do preparo das mamas e quanto à técnica correta, evitando-se ingurgitamento mamário e traumas mamilares, que podem ser fatores predisponentes para infecções. A puérpera também deverá ser orientada quanto à importância da higienização das mãos antes e depois da amamentação.

A infecção puerperal (febre puerperal ou endometrite) ainda é uma das principais causas de morbimortalidade no período pós-parto, sendo, portanto, caracterizada como qualquer isolamento de microrganismos no endométrio; elevação de temperatura ($> 38°C$); taquicardia consistente e súbita; drenagem uterina purulenta; e dor abdominal com hipersensibilidade do útero.

É considerada como ISC a drenagem purulenta pela incisão com ou sem um patógeno até 30 dias depois da cirurgia.

Define-se como infecção de episiotomia a existência da mesma com drenagem purulenta ou episiotomia com abscesso. É, portanto, uma infecção rara e classificada conforme a profundidade e a gravidade do processo inflamatório. A manifestação simples é limitada à pele e à fáscia superficial adjacente, e a infecção da fáscia superficial é grave e com manifestações cutâneas tardias e mionecrose, afetando músculos do períneo.

São medidas de controle de infecção puerperal a higienização das mãos; assistência pré-natal, assistência no trabalho de parto e parto (banho com a finalidade de eliminar a sujidade e reduzir a flora transitória; tricotomia, embora controversa, devendo ser feita no hospital após o aparo dos pelos pubianos à administração 2 h antes do parto ou no momento deste; enteroclisma, que deve ser realizado nas parturientes em trabalho de parto com membranas ovulares íntegras e com dilatação cervicouterina inferior a 6 cm, com posterior banho de aspersão; número menor possível de toques vaginais e amniotomia com técnica adequada, com uso de luvas e amniótomo estéril e descartável).

Na tricotomia, o instrumento usado deverá ser o mais eficiente e o que menos provocar lesão cutânea, recomendando-se apenas que o pelo seja aparado ou, caso haja necessidade de sua remoção total, que se utilize um tricotimizador adequado. Recomenda-se, após tricotomia, a higienização da área com solução degermante, à base de PVP-I, polímero usado para dissolver o iodo.

O toque vaginal, quando realizado, deverá ser feito com técnica adequada, usando-se luvas estéreis ou de procedimentos. Para a lubrificação, é recomendada solução antisséptica de clorexidina ou PVP-I (contraindicada quando houver suspeita de mecônio) em solução aquosa. Há quem preconize a limpeza perineal com água e sabão antes de cada toque, utilizando a própria umidificação da vagina presente durante o trabalho de parto como lubrificante. O uso de vaselina não está recomendado por atuar como meio de cultura devido ao tipo de recipiente.

Os partos realizados na água podem ocasionar riscos que vão desde hipotermia materna ou fetal a acidentes e infecções cruzadas ou por agentes que se proliferem na própria água (*Pseudomonas aeruginosa* e legionela).

Durante o parto cesáreo, deve-se realizar a antissepsia da região abdominal e da região vulvoperineal para o parto vaginal, com solução de PVP-I alcoólica e PVP-I tópica. É obrigatória a degermação das mãos, assim como a paramentação da equipe cirúrgica. É fundamental, também, limitar o número de pessoas que circularão na sala de parto.

Os iodóforos estão disponíveis, no Brasil, nas apresentações:

- PVP-I a 10%, com 1% de iodo ativo, em veículo alcoólico, solução tintura, indicado para preparação pré-operatória da pele do paciente e da equipe cirúrgica e demarcação do campo operatório. Não deve ser usada em neonatos com menos de 2 meses de vida, indivíduos com hipertireoidismo ou outros transtornos da tireoide, feridas abertas, curativos oclusivos e mulheres em período de amamentação
- PVP-I a 10%, com 1% de iodo ativo, em veículo aquoso, solução tópica. É indicada para assepsia da pele e uso ginecológico, tendo-se cuidado quando o uso for prolongado, por causar irritação da pele
- PVP-I a 10%, com 1% de iodo ativo, solução tensoativa, indicada para degermação das mãos e antebraços da equipe cirúrgica e a preparação pré-operatória da pele de pacientes.

A sondagem vesical deverá ser feita quando for estritamente necessária (uso de técnica com sistema fechado e válvula antirrefluxo, devendo-se ter a menor permanência possível). No parto cesáreo, deverá ser realizada após a anestesia, para evitar trauma uretral.

A infecção puerperal varia de acordo com cada instituição de saúde. Internacionalmente, 3 a 20%; no Brasil: 1 a 7,2%, dependendo do sistema de vigilância epidemiológica (ativo ou passivo), do tipo de parto, do nível socioeconômico da população assistida, da qualidade da assistência prestada durante o pré-natal, do trabalho de parto e do parto. Acredita-se que a incidência de infecções puerperais, no Brasil, seja bem maior do que se observa, uma vez que a maioria dos diagnósticos se faz em consultórios e/ou em outros locais distantes de onde ocorreu o parto, não havendo a notificação destes para a instituição de origem.

As infecções endógenas e endêmicas, causadas por microrganismos aeróbios e anaeróbios provenientes da flora vaginal, são consideradas as principais responsáveis pela infecção puerperal. Os estreptococos do grupo B, presentes em cerca de 30% das culturas vaginais de mulheres grávidas, são de origem endógena. Já os do grupo A, apesar de não fazerem parte da flora vaginal, podem causar infecção, uma vez que são de origem exógena e fazem parte da nasofaringe dos profissionais ou de lesões de pele da paciente. Os estreptococos D não são frequentemente observados em mulheres com febre puerperal.

Staphylococcus aureus tem sido encontrado em cerca de 2% das culturas vaginais de mulheres grávidas, enquanto *Staphylococcus epidermidis* é um habitante normal da flora cervical, mas que, quando presente intraútero, está relacionado com infecção.

Bactérias anaeróbias gram-positivas (peptococos e peptostreptococos) são consideradas habitantes não patogênicos da vagina e da cérvice, que se tornam virulentas na ocorrência de tecido traumatizado e desvitalizado, e de sangue coagulado. *Bacteroides fragilis* (anaeróbio gram-negativo) é encontrado no canal de parto e no intestino, sendo considerado não patogênico, mas podendo tornar-se virulento na ocorrência de tecido necrosado e lóquios fétidos.

Bactérias gram-negativas (*Escherichia coli*, *Klebsiella* sp., *Enterobacter* sp., *Proteus* sp. e *Pseudomonas* sp.) estão geralmente relacionadas com a ITU em gestantes. *Escherichia coli* é, portanto, a bactéria de maior importância na infecção puerperal, sendo responsável pelo choque séptico. *Gardnerella vaginalis* (antigo *Haemophilus vaginalis*) tem provocado infecções vaginais em gestantes, podendo ser causa de infecção puerperal.

INFECÇÃO NEONATAL

As infecções neonatais são processos infecciosos graves de alta morbimortalidade.

Vários são os fatores de risco (isolados ou em conjunto) que contribuem para a maior incidência de infecções nosocomiais em recém-nascidos: baixo peso; prematuridade; internação prolongada; excesso de pacientes/número deficiente de funcionários; uso prévio de antimicrobianos de largo espectro; procedimentos que ocasionam a quebra de barreira anatômica (cateter intravascular, sonda urinária, tubos endotraqueais, sondas de alimentação enteral, uso de eletrodos fetais, circuncisão, coleta de sangue); nutrição parenteral; contaminação de infusões venosas; corticosteroides; bloqueadores H_2; vitamina E (associada à sepse e à enterite necrosante quando nível sérico > 3,5 mg/dℓ); e válvula de derivação ventriculoperitoneal; hipertensão materna associada a recém-nascido neutropênico.

Os principais modos de transmissão associados às infecções hospitalares são o contato direto e indireto, a via respiratória (microrganismos presentes na boca e nas vias respiratórias, transmitidos durante a fala, o espirro e a tosse, permanecendo em suspensão), os fluidos contaminados (sangue, leite materno, medicação, fórmulas lácteas, fluidos intravenosos) e os vetores (malária, dengue e febre amarela).

Em geral, o recém-nascido é colonizado por meio do contato direto (contato físico com pessoa colonizada ou infectada), embora o indireto com objetos inanimados (termômetros, transdutores, escovas para a higienização das mãos, reservatórios de água) possa ser uma forma de transmissão de microrganismos como *Pseudomonas*, *Flavobacterium* e *Legionella*.

Os agentes etiológicos responsáveis pelas infecções de recém-nascidos saudáveis de berçário nível I são adquiridos por intermédio das mães (*Listeria*, HSV) ou no berçário (*Staphylococcus aureus*, enterococos, bactérias entéricas, vírus respiratório).

Cerca de 50% dos recém-nascidos colonizam-se com o *Staphylococcus aureus* já nos primeiros dias de vida (são mais comuns cepas do próprio berçário do que da mãe).

Os principais fatores de risco para infecções por estafilococos são lesões de pele e procedimentos invasivos.

O estafilococo coagulase-negativo faz parte da flora normal da pele e das narinas, sendo raramente responsável por doenças em recém-nascidos saudáveis. Nos últimos 20 anos, tornou-se uma bactéria de grande importância no ambiente hospitalar, ocorrendo em prematuros submetidos a procedimentos invasivos (cateter intravascular, intubação traqueal, nutrição parenteral com lipídios, cateter venoso, válvulas ventriculoperitoneais).

Os enterococos do grupo B têm sido uma das principais causas de meningite e sepse em unidades neonatais, e a maior fonte de infecção é a própria mãe, que faz parte da flora normal dos sistemas genital e gastrintestinal.

Os enterococos (antigos estreptococos do grupo D) habitam o sistema gastrintestinal e podem causar doença invasiva, especialmente *Enterococcus faecalis*.

As enterobactérias fazem parte da flora fecal do recém-nascido, adquiridas da mãe ao nascimento, ou na própria unidade. A *Escherichia coli* de origem materna é a principal responsável por sepse ou meningite. A *Klebsiella* é de origem hospitalar, com transmissão de recém-nascido a recém-nascido, via mão contaminada. O sistema gastrintestinal do recém-nascido é o seu maior reservatório. O *Citrobacter* também faz parte da flora gastrintestinal e pode ser transmitido verticalmente. A *Serratia* é considerada comensal, mas pode causar epidemias em UTI neonatal. O *Enterobacter* faz parte da flora da unidade de cuidados intensivos e pode causar sepse e meningite.

A *Pseudomonas* prolifera na água ou em ambientes úmidos, contaminando equipamentos, especialmente os usados em reanimação e terapia respiratória. Rapidamente coloniza a pele e os sistemas gastrintestinal e respiratório, causando sepse e pneumonia necrosante, sendo a maior causa de endoftalmite em recém-nascido no ambiente hospitalar.

O *Haemophilus influenzae* vem sendo associado a sepse precoce em prematuros e a complicações obstétricas maternas.

A *Candida* (espécies *albicans*, *tropicalis* e *parapsilosis*) é o fungo mais prevalente em recém-nascidos infectados, que adquirem esse patógeno ao nascimento, sendo 20% colonizados já na primeira semana de vida. São fatores de risco para infecções fúngicas: prematuridade, déficit imunológico, procedimentos invasivos, nutrição parenteral prolongada e uso prévio de antibióticos.

Entre os vírus, o rotavírus (na maioria das vezes, a infecção é assintomática) é endêmico em alguns berçários e UTI, sendo geralmente adquirido em hospital.

O vírus sincicial respiratório (VSR) está relacionado com processos infecciosos em unidades neonatais, sendo pouco diagnosticado na instituição por conta do seu período de incubação, maior que 72 h, que faz com que não se observem manifestações clínicas durante a permanência hospitalar. O recém-nascido adquire a infecção da própria mãe, da família, de outros recém-nascidos ou da equipe de profissionais da unidade, uma vez que a transmissão é feita por meio de contato ou gotícula. O VSR pode sobreviver em superfícies por tempo suficiente para ser transmitido por fômites.

INFECÇÕES TRANSMITIDAS PELO SANGUE

O sangue e os hemocomponentes podem transmitir doenças, além de poderem causar complicações não infecciosas no receptor, como reações hemolíticas agudas e reações não hemolíticas. As reações hemolíticas agudas podem ser imunológicas (53% dos óbitos). As não hemolíticas são, em geral, pirogênicas ou alérgicas (1% dos óbitos), ou por sobrecarga volumétrica, reações mediadas por leucoaglutininas, púrpura pós-transfusional, hemossiderose e GVHD.

As complicações infecciosas (doenças pós-transfusionais) podem ser agudas (bacterianas por contaminação exógena ou endógena) e tardias (virais, por protozoários, por espiroquetas, por parasitos).

Contaminação exógena por bactérias (gram-positivas ou gram-negativas) podem ser decorrentes de *Pseudomonas* (28% durante o processamento), *Serratia* e estafilococos, que podem contaminar a bolsa de sangue no momento da venopunção e durante o processamento ou a estocagem. Concentrados de plaquetas, por serem estocados à temperatura ambiente, possibilitam a multiplicação e a produção de toxinas bacterianas.

A contaminação endógena, em geral, é assintomática e determina períodos curtos de bacteriemia no doador. As principais bactérias relacionadas com a contaminação endógena são: *Yersinia enterocolitica*, *Brucella melitensis*, estreptococos, estafilococos, *Campilobacter* e *Salmonella* sp.

As principais doenças virais que podem ser transmitidas pelo sangue são: hepatite viral tipo A (HVA), hepatite viral tipo B (HVB), hepatite viral tipo C (HVC), hepatite viral delta (HVD), doença de inclusão citomegálica (CMV), mononucleose infecciosa pelo vírus Epstein-Barr, AIDS pelo HIV-1 e 2, *human T-cell lymphotropic virus* tipos 1 e 2 (HTLV-1 e 2) e parvovirose pelo *Parvovirus* B19.

As doenças transmitidas pelo sangue por protozoários são: malária (*Plasmodium malariae*, *Plasmodium falciparum*, *Plasmodium vivax* e *Plasmodium ovale*), doença de Chagas (*Trypanosoma cruzi*), toxoplasmose (*Toxoplasma gondii*), leishmaniose (*Leishmania donovani*) e babebiose (*Babesia microti*).

São também doenças que podem ser transmitidas pelo sangue a sífilis (*Treponema pallidum*), a doença de *Lyme* (*Borrelia burgdorferi*) e a filariose (*Wuchereria bancrofti*, *Brugia malayi*, *Loa loa*, *Mansonella ozzardi* e *M. perstans*).

O estado de portador do HVA não existe, embora alguns casos possam evoluir de modo prolongado por alguns meses, com resolução benigna e completa. A transmissão pós-transfusional é rara, mas pode ocorrer durante o período assintomático (7 a 28 dias antes do início dos sintomas), e os receptores podem desenvolver os sintomas 22 a 32 dias após a transfusão. Assim, por ser rara a transmissão de HVA por transfusões de sangue/hemocomponentes, não se justifica a triagem sorológica para hepatite A na rotina de testes dos bancos de sangue. Logo, todo doador com quadro febril deverá ser excluído como prevenção contra a transmissão do HVA.

A hepatite B (DNA-vírus da família Hepadnaviridae) determina o estado de portador crônico em 6 a 10% dos pacientes, além de maiores riscos em relação ao desenvolvimento de doença hepática crônica e hepatocarcinoma. O risco de hepatite pós-transfusional relacionado com o HBV é de 0,002% por transfusão, e o período de incubação da hepatite pós-transfusional é de 6 semanas a 6 meses. A prevenção baseia-se na exclusão dos doadores de alto risco para infecção e na vacinação para hepatite B dos indivíduos soronegativos.

Os fatores de risco para a hepatite C são os mesmos da hepatite B. Cerca de 75% dos casos agudos são assintomáticos/subclínicos, e, quando sintomáticos, são laboratorial e clinicamente idênticos aos das outras hepatites. Aproximadamente 50 a 62% dos pacientes com hepatite C desenvolvem hepatite crônica ativa com ou sem cirrose (presente em 20 a 50% dos pacientes). A hepatite crônica pode estar também associada ao hepatocarcinoma.

O risco de transmissão do HVC durante o período de viragem sorológica é de 1/103.000 entre receptores de múltiplas transfusões. A associação, na triagem sorológica, da dosagem de alanina aminotransferase (ALT) e anti-HBc, além da exclusão de fatores de risco para o HIV, tem diminuído o número de casos de hepatite C pós-transfusional.

O vírus delta é um RNA-vírus defectivo que precisa do HVB para a sua replicação. A prevenção dessa hepatite consiste na triagem sorológica para hepatite B. Os receptores de sangue com HbsAg positivo que necessitem de transfusão de sangue ou hemocomponentes devem recebê-los de um único doador ou de doadores selecionados. A vacinação para o HVB tem sido a medida profilática que vem reduzindo a infecção e a incidência do HVD.

Na triagem sorológica de doadores com a finalidade de proteção do receptor, a Portaria nº 1.376/93, do Ministério da Saúde, em relação à hepatite, recomenda excluir definitivamente: candidatos com história de hepatite após 10 anos de idade; teste positivo para HbsAg ou anti-HBc; teste positivo para anti-HVC e elevação de 2 vezes o valor normal da ALT em mais de uma ocasião. Em relação à pele, os candidatos com tatuagem ou acupuntura nos últimos 12 meses também devem ser excluídos.

O risco de transmissão sanguínea do CMV tem diminuído bastante devido à estocagem do sangue em temperaturas baixas. O CMV sobrevive em leucócitos entre 2 e 6°C até 48 h. Doadores com infecção aguda (IgM-reagentes) apresentam maior probabilidade de transmitir em relação aos doadores com anti-IgM negativo.

O vírus Epstein-Barr raramente está relacionado com a transfusão de sangue. O uso de concentrado de hemácias congeladas e deglicerolizadas pode prevenir a transmissão proveniente de um doador, mesmo durante a infecção aguda. Não está, entretanto, justificada a triagem sorológica em doadores de sangue, uma vez que cerca de 90% da população apresenta anticorpos que sugerem exposição prévia e imunidade.

O HIV-1 foi relacionado inicialmente à transfusão de sangue em pacientes hemofílicos. O HIV-2 é endêmico no oeste da África, mas existem relatos desse vírus na Europa, na América do Sul e no Canadá. A transmissão sanguínea do HIV-2 já foi também documentada.

No Brasil, a prevalência de positividade dos testes para HTLV-1 em doadores de sangue é de 0,1 a 0,35%. Nas infecções pós-transfusionais, em áreas endêmicas, a taxa de soroconversão ocorre em 14 a 63% dos receptores, sendo detectável 3 a 6 semanas após a transfusão. O *Parvovirus* B19 já foi relatado em pessoas que receberam múltiplas transfusões de hemocomponentes, celulares ou não.

A transmissão da malária pelo sangue e hemoderivados está associada às pequenas quantidades de hemácias com formas assexuadas do protozoário. O período de incubação varia em torno de 1 a 15 semanas, dependendo da imunidade do receptor, do número de parasitos transfundidos e viáveis, das espécies, da cepa e do uso prévio de quimioprofilaxia.

A chance de transmissão da doença de Chagas pelo sangue em uma única transfusão varia de 13 a 23%, dependendo da parasitemia, da infectividade da cepa, da quantidade de sangue transfundido e da resistência do receptor. O risco de infecção é maior nas transfusões de hemocomponentes celulares. O período de incubação varia de 20 a 40 dias, e o parasito pode sobreviver a 4°C durante 18 a 21 dias e até congelado.

O *Toxoplasma gondii* pode sobreviver a 4°C por mais de 50 dias, e a transfusão de leucócitos parasitados (deleucotização previne a doença) pode transmitir a doença a imunodeprimidos (transplantados de medula).

É rara a transmissão de leishmaniose por transfusão, embora existam relatos em imunodeprimidos e recém-nascidos.

A babebiose, apesar de rara, pode ser transmitida por transfusão de sangue (doadores assintomáticos). O período de incubação varia entre 6 e 9 semanas, e a parasitemia pode persistir até 1 ano após a picada do inseto, podendo o parasito sobreviver por mais de 35 dias a 4°C.

O *Treponema pallidum* pode sobreviver em sangue estocado a 4°C durante 5 dias ou em plaquetas armazenadas a 22°C. A transmissão pode ocorrer no período de incubação, variável de 4 a 18 semanas, bem como antes de os testes sorológicos positivarem ou de surgirem sinais e/ou sintomas.

Não parece haver nenhum caso de transmissão de *Borrelia* por transfusão de sangue, embora a possibilidade exista, uma vez que o agente pode permanecer viável em sangue estocado por mais de 6 semanas. A probabilidade de transmissão de filariose pelo sangue é muito baixa, o que justifica a não realização de triagem específica (as microfilárias transfundidas são incapazes de completar seus ciclos de vida após a inoculação intravenosa). A transmissão de riquétsias por transfusão sanguínea também pode ocorrer, embora seja rara.

A doença de *Creutzfeldt-Jakob* (DCJ) acomete o SNC e tem sido relacionada com a transfusão de sangue e com o transplante de córnea. O banco de sangue é considerado área crítica em relação ao controle de infecções hospitalares, devido ao risco potencial de transmissão de infecções pelas atividades desenvolvidas nesse serviço. Portanto, a limpeza e a desinfecção do setor deverão ser realizadas de maneira correta e efetiva, conforme o tipo de superfície. As superfícies em contato com as bolsas de sangue devem estar íntegras, para que não ocorram perfurações nelas e posterior contaminação. A coleta de sangue deverá ser feita por métodos assépticos e por meio de uma única punção venosa. É recomendado o uso de EPI para os profissionais em contato direto com o sangue. O material descartável contaminado deverá ser colocado em recipientes apropriados para descarte de lixo, e os cortantes, em recipientes de paredes rígidas. Os componentes sanguíneos devem ser processados em sistemas fechados. Caso se utilizem sistemas abertos, deverão ser processados em ambiente de fluxo laminar. Por fim, antes de ser liberada para a transfusão, a bolsa deverá ser inspecionada (observar se há coágulos).

Na triagem sorológica, deverão ser incluídos testes para doença de Chagas (dois métodos), AIDS, hepatites B (incluindo anti-HBc e dosagem de ALT) e C, sífilis e HTLV-1 e 2. Em situações específicas, poderão ser incluídos testes para a investigação de malária e CMV.

Toda unidade de sangue com pelo menos um dos testes reativos será descartada; o doador com resultado reativo deverá ser encaminhado para serviços especializados de diagnóstico e tratamento.

São técnicas hemoterápicas que podem minimizar ou até mesmo excluir o risco de transmissão de doenças: autotransfusão, associada ou não ao uso de eritropoetina em cirurgias eletivas; recuperadora de sangue intraoperatório, que lava o sangue coletado, concentra-o e devolve-o filtrado ao paciente; filtros para leucócitos, o que pode diminuir a infectividade do sangue do doador, em especial no caso de CMV; concentrados de hemácias congeladas; e solução de hemoglobina sem estroma eritrocitário ou quimicamente modificada, assim como de hemácias artificiais (em fase experimental). Está recomendada a autoclavação no descarte das bolsas com sorologia positiva ou vencimento de prazo de validade.

INFECÇÕES EM SERVIÇO DE ANATOMIA PATOLÓGICA

Já é de longa data a preocupação em relação à possibilidade de adquirir IrAS decorrente de necropsias ou de outros procedimentos, como biopsias e exames citológicos. Nesse sentido, é fundamental que o laboratório de anatomia patológica obedeça às recomendações sanitárias, que proporcionam segurança aos funcionários do setor e/ou visitantes. As necropsias são exames que oferecem maiores riscos de contaminação por *Mycobacterium tuberculosis*.

Os exames de congelação possibilitam que o corte histológico seja obtido do material congelado, sendo corado imediatamente para exame, geralmente em fixação prévia. Há, porém, necessidade de descontaminação após o uso, inclusive do material de corte.

Os exames citológicos chegam ao laboratório após a coleta e são submetidos a fixação prévia. Os líquidos de punção necessitam de centrifugação para o preparo da lâmina microscópica.

As principais vias de contaminação durante o procedimento de exames anatomopatológicos são: ar, que viabiliza a suspensão de partículas microscópicas, constituindo aerossóis; líquidos

veiculados de modo direto ou por meio de instrumentos cirúrgicos, como agulhas, bisturis e serras; roupas; e recipientes. O principal meio de transmissão do *Mycobacterium tuberculosis* é a formação de aerossóis.

A hepatite B é veiculada por fluidos corporais, em decorrência de acidentes na manipulação de agulhas e bisturis. As principais infecções relacionadas com as necropsias são tuberculose, HIV, hepatite B, hepatite C e DCJ. Outros microrganismos infecciosos/infecções também podem ser transmitidos, tais como *Streptococcus pyrogens* (no manuseio *post mortem*), *Legionella* sp., *Neisseria meningitidis*, *Blastomyces dermatitidis*, vírus Ebola/Marburg, hantavírus, *anthrax*, tétano, febre de Lassa, febre hemorrágica do Congo-Crimeia e febre tifoide.

INFECÇÕES TRANSMITIDAS POR ANIMAIS DE LABORATÓRIO

Os estudos realizados em animais são fundamentais na pesquisa, uma vez que são utilizados como modelos para a identificação da causa, o tratamento e a prevenção de doenças. Há, porém, um risco potencial de transmissão de infecções de animais de laboratório para o ser humano.

Os principais animais utilizados em laboratórios de pesquisa são: camundongo, rato, *hamster*, cobaia, coelho, gato, cão, porco, ovelha, boi, cavalo, pássaros, peixes, anfíbios e répteis. A transmissão de doenças para a equipe de profissionais do laboratório ocorre principalmente pela aeração do material infectante oriundo do animal, ou por inoculação direta por meio de mordidas ou arranhaduras, assim como pela exposição indireta, por meio de equipamentos ou suprimentos contaminados.

Entre as recomendações para reduzir o risco de transmissão de patógenos zoonóticos, que são transmitidos do animal para o ser humano, destacam-se: a quarentena dos animais; o tratamento ou a remoção dos animais infectados; a vacinação para os animais/profissionais infectados; a vacinação para os animais/profissionais da equipe; o uso de receptáculos ou engaiolamento; e o uso de roupas protetoras.

Entre os agentes etiológicos encontrados em animais de importância relacionados com processos infecciosos no homem, estão: as bactérias (campilobacteriose, salmonelose, shigelose, micobacterioses, brucelose, leptospirose, peste, febre da mordida do rato, tularemia); as clamídias (psitacose); os fungos; os parasitos (criptosporidiose, giardíase, toxoplasmose, doença de Chagas, malária, leishmaniose); as riquétsias (febre Q); e os vírus (*Poxvirus*, *Orthopoxvirus*, *Parapoxvirus*, vírus do sarampo, HVA, HVB, HVC, HVD, herpes-vírus B, vírus da coriomeningite linfocitária, vírus da raiva, *influenza*, vírus da imunodeficiência símia, vírus Hantaan, vírus Ebola, vírus Marburg, arenavírus).

Os animais de laboratório que transmitem as principais zoonoses são: aves/pássaros (salmonelose, psitacose, erisipeloide, criptosporidiose, campilobacteriose); camundongo (hantavírus, criptosporidiose, giardíase, psitacose, salmonelose, leptospirose, febre hemorrágica por arenavírus, coriomeningite linfocitária); cobaia (coriomeningite linfocitária, criptosporidiose); rato (coriomeningite linfocitária, hantavírus, leptospirose, salmonelose, febre da mordida do rato, peste); *hamster* (salmonelose, leptospirose, campilobacteriose, coriomeningite linfocitária); furão (*influenza*, raiva, giardíase, salmonelose, campilobacteriose, micobacteriose, criptosporidiose); cão (brucelose, campilobacteriose, giardíase, criptosporidiose, leptospirose, raiva); gato (campilobacteriose, salmonelose, toxoplasmose, febre Q, febre da mordida do rato, peste, tularemia, pasteurelose, doença da arranhadura do gato, criptosporidiose, raiva); ovelha/cabra (leptospirose, salmonelose, campilobacteriose, febre Q, erisipeloide); coelho (campilobacteriose, leptospirose, salmonelose, peste, tularemia); e primata não humano (herpes-vírus B, pústula do macaco, Yoba vírus, HVA, HVB, vírus Ebola, vírus do sarampo, raiva, campilobacteriose, shigelose, salmonelose, micobacteriose, yersinose, giardíase, criptosporidiose, vírus da imunodeficiência símia).

INFECÇÕES E SERVIÇO DE RADIOLOGIA

Uma unidade de radiologia dentro de um hospital tem grande fluxo diário de pessoas, internadas do próprio hospital ou oriundas da comunidade, as quais podem potencialmente veicular as mais diversas doenças de baixa ou alta transmissibilidade.

Os procedimentos radiológicos oferecem potenciais de risco de infecção diferenciados, de acordo com o grau de invasibilidade. Classificam-se em: críticos, que invadem áreas estéreis do corpo (angiografias, biopsias, cistogramas); semicríticos, que entram em contato com mucosas colonizadas e pele não íntegra (criocistografia, enema opaco com contraste de bário, urografia excretora); e não críticos, que não entram em contato com áreas estéreis nem com mucosas colonizadas ou pele não íntegra (radiografias simples, mamografias, tomografias computadorizadas, ressonâncias magnéticas com e sem contraste).

Bacteriemias associadas a estudos radiológicos do sistema gastrintestinal têm sido documentadas. Há também relatos de septicemia por *Clostridium perfringens* em paciente com leucemia aguda, o que respalda a recomendação de antibioticoprofilaxia para enterococos aos pacientes imunodeprimidos e/ou portadores de endocardites, próteses valvares cardíacas e *shunts* por ocasião de enemas contrastados.

Há risco potencial de contaminação por via retrógrada durante a realização de estudos radiográficos do sistema gastrintestinal, envolvendo enema opaco com bário, pela contaminação dos artigos com material fecal com *Salmonella tiphy*, vírus da poliomielite, ameba ou outros microrganismos coliformes.

O maior risco de infecção em procedimentos radiológicos endoscópicos é a bacteriemia e a possibilidade de infecção no local do procedimento, estando recomendada a antibioticoprofilaxia em pacientes de risco aumentado.

Há relatos de meningites após mielografia, que, na maioria das vezes, são causadas por estreptococos orofaríngeos (da flora orofaríngea dos profissionais), o que reforça a necessidade do uso de máscaras cirúrgicas durante o exame.

A radiologia vascular apresenta baixo índice de infecção relacionada com o procedimento, sendo a bacteriemia a mais comum. A antibioticoprofilaxia está indicada em pacientes de risco.

Biopsias, aspiração de material para fins diagnósticos ou terapêuticos, tratamento de estenoses e de cálculos apresentam baixos índices de infecção hospitalar.

Em unidades de radiologia, todo material biológico dos pacientes deve ser considerado potencialmente contaminado e/ou veiculador de microrganismos. Portanto, as precauções básicas devem ser adotadas sistematicamente de acordo com o potencial de transmissão. A higienização das mãos antes e depois de cada procedimento é uma das medidas mais importantes e/ou efetivas no controle de processos infecciosos nosocomiais.

Todo material perfurocortante deverá ser desprezado em recipientes de paredes rígidas (desprezo em conjunto de agulha montada na seringa sem recapeamento).

Além de treinamentos em práticas básicas de biossegurança, os profissionais do setor devem receber vacinas contra a hepatite B, cuja efetividade é a partir do 10º dia de vacinação.

Todo o ambiente deve ser submetido a procedimentos de limpeza concorrente a cada atendimento. Para isso, está recomendado o uso de desinfetantes nas superfícies ou de coberturas com filmes plásticos descartáveis, trocados a cada atendimento, em interruptores e painéis de controle. Os artigos reusáveis devem ser limpos e desinfetados de acordo com o potencial de infecção.

INFECÇÕES E MEDICINA HIPERBÁRICA

A câmara hiperbárica é empregada no tratamento de várias doenças, por meio da aplicação da pressão (particularmente oxigênio) sobre o corpo humano. Com esse procedimento, fornece-se, então, oxigênio em alta concentração (100%), com o objetivo de hiperoxigenar (2 a 2,8 atmosferas [atm], e/ou até 6 atm, com média de 2 atm de 25 min por intervalos de 10 min) o sangue para que se mantenha o aporte de oxigênio nos tecidos.

A terapia por oxigênio hiperbárico está recomendada nas seguintes situações: doença da descompressão; embolia gasosa arterial; envenenamento por monóxido de carbono; gangrena gasosa; isquemia aguda traumática; infecções necrosantes de partes moles (celulite, fasciíte necrosante, síndrome de *Fournier*); estímulo à cicatrização em feridas crônicas (diabéticas ou arteriais); enxertos; osteorradionecrose e radionecrose de partes moles; osteomielite crônica refratária; queimaduras térmicas e grandes perdas sanguíneas.

Os pacientes submetidos a tratamentos em câmaras hiperbáricas estão sujeitos a processos infecciosos de transmissão aérea ou por contato (lesões drenantes).

Nas câmaras múltiplas, pode ocorrer a transmissão aérea de infecções, a partir de pacientes com tuberculose pulmonar bacilífera, epiglotite por *Haemophilus*, meningite por meningococo/*Haemophilus*, pneumonia, sarampo, rubéola, caxumba, infecções pelo vírus sincicial respiratório, varicela-zóster ou *Aspergillus* e *Legionella*.

Não está recomendada a realização sistemática de culturas ambientais na câmara, a não ser por ocasião de surtos relacionados com a sua utilização.

A transmissão de infecção cruzada entre pacientes de câmara hiperbárica pode ocorrer durante a assistência a pacientes queimados, devido a: possibilidade de já terem esses microrganismos em suas escaras; perda da integridade epitelial, que favorece infecções invasivas; e/ou contaminação do tanque de hidroterapia utilizado paralelamente ao tratamento. A transmissão por via fecal-oral é possível, particularmente em recém-nascidos com gastrenterite infecciosa, hepatite A ou colite pseudomembranosa, cujos esporos podem permanecer viáveis em superfícies por períodos maiores que 5 meses.

Há risco potencial de transmissão de bactérias multirresistentes entre pacientes com úlceras cutâneas pela utilização de câmaras múltiplas, devido à manipulação incorreta da ferida e não propriamente da câmara. Está recomendada, portanto, a limpeza da câmara, bem como o seu uso não compartilhado.

INFECÇÕES E SERVIÇO DE RADIOTERAPIA

A toxicidade decorrente da radioterapia está relacionada com o local em que está sendo aplicada, a dose total e o número de doses. Os efeitos deletérios da radioterapia na pele são mínimos, podendo ocorrer fibrose tardia do subcutâneo a partir da terceira semana, que pode infectar. Mielossupressão reversível também pode ocorrer, além de complicações decorrentes da neutropenia.

Doses superiores a 20 Gy sobre as glândulas salivares podem causar xerostomia, que predispõe ao aparecimento de cáries, ou osteorradionecrose de mandíbula, quando se irradia para a cavidade oral. Mucosite de graus variados pode estar associada a radioterapia das cavidades oral e cervical, capaz de complicar-se com processos infecciosos.

De 2 a 6 h após a irradiação abdominal ou pélvica, é possível observar vômitos e diarreia. Complicações crônicas, embora menos frequentes, também podem ser observadas, tais como odinofagia e enterite actínica, as quais podem cursar com quadros de disfagia e diarreias associadas a emagrecimento. A radioterapia do sistema urinário potencialmente causa fibrose, hematúria e disúria.

PERÍODOS DE TROCAS DE DISPOSITIVOS E MATERIAIS DESCARTÁVEIS

Na prevenção de processos infecciosos relacionados com a assistência à saúde, é fundamental que se observem as trocas de dispositivos descartáveis, como cateteres, curativos, equipos, sondas e outros materiais. Elas devem ser sistematizadas em todas as unidades assistenciais do hospital, observando as recomendações do fabricante, mas preferindo os sistemas que impeçam o fluxo livre.

Existem algumas premissas gerais que podem ser observadas quando da elaboração de recomendações sobre a periodicidade de trocas de materiais descartáveis. É importante ressaltar que a troca dos equipos e dispositivos complementares deve ser pautada em alguns fatores, como tipo de solução utilizada, frequência da infusão (contínua ou intermitente), suspeita de contaminação ou em caso de a integridade do produto ou do sistema apresentar-se comprometida.

Deve-se atentar também para os equipos e dispositivos complementares, que precisam ser trocados sempre nas mudanças dos cateteres venosos (periféricos ou centrais), devendo ser do tipo *luer lock* para garantir injeção segura e evitar desconexões.

É importante minimizar o uso de equipos e extensões com vias adicionais, pois cada via é uma fonte potencial de contaminação/infecção. Equipos de infusão contínua não devem ser trocados em intervalos inferiores a 96 h, e equipos de administração intermitente, a cada 24 h.

Deve-se evitar a desconexão do equipo do *hub* do cateter ou conector, pois desconexões repetidas com consequentes reconexões do sistema aumentam o risco de contaminação do *luer* do equipo, do *hub* do cateter e dos conectores sem agulhas, que podem acarretar IPCSL.

A troca do equipo e dos dispositivos complementares de nutrição parenteral deverá ser a cada bolsa, mantendo-se via exclusiva. A troca de equipo e dispositivo complementar de infusões lipídicas, que precisa ser isento de dietilexilftalato (DEHP), deverá ser realizada a cada 12 h, e os equipos e dispositivos de administração de hemocomponentes também devem ser trocados a cada bolsa.

A troca de equipos de sistema fechado de monitoramento hemodinâmico e pressão arterial invasiva deverá ser feita a cada 96 h.

Filtros de linha não devem ser utilizados com o objetivo de prevenir infecção.

A bomba de infusão é um aparelho médico-hospitalar ou veterinário, utilizado para infundir líquidos tais como fármacos ou nutrientes, com controle de fluxo e volume nas vias venosa, arterial ou esofágica. Existem vários modelos de bomba de infusão, divididas em três classes principais:

- Bombas de infusão volumétricas universais
- Bombas de infusão de equipos especiais
- Bombas de infusão de seringas. Estão indicadas para uso em todos os casos de pacientes de risco, especialmente em UTI (adulto, crianças, neonatal). Seu uso é indispensável para substâncias tituláveis (sedativo-vasoativas e outras situações), independentemente do volume de infusão. Está, portanto, recomendada em:
  - Pacientes diabéticos/insulina/substâncias vasoativas
  - Pacientes graves (recém-nascidos/idosos/cardiopatas/imunossuprimidos, outros)
  - Nutrição integral/parenteral
  - Anestésicos/controle intra/pós-operatório/tratamento da dor (opiáceos)
  - Antibióticos (a exemplo de vancomicina) para evitar síndrome do pescoço vermelho e/ou quando associados a controle de volume/outras substâncias/pacientes críticos
  - Quimioterápicos.

A limpeza e a desinfecção da superfície e do painel das bombas de infusão devem ser realizadas a cada 24 h e na troca de paciente, utilizando produto conforme recomendação do fabricante.

BIBLIOGRAFIA

Abboud CS. Infecção em pós-operatório de cirurgia cardíaca. Rev Soc Cardiol. 2001; 11(5):915-9.

Alário MM. Infecção intracavitária. In: Fernandes AT, Fernandes MO, Ribeiro Filho N. Infecção hospitalar e suas interfaces na área da saúde. São Paulo: Atheneu; 2000. p. 740-5.

Armond GA. Procedimentos nas vias urinárias. In: Martins MA. Manual de infecção hospitalar: epidemiologia, prevenção e controle. 2. ed. Rio de Janeiro: Medsi; 2001. p. 336-42.

Associação Brasileira das Empresas de Refeição Coletiva. Manual de ABERC de práticas de elaboração e serviços de refeições para a coletividade. 2. ed. 1995.

Association for Professionals in Infection Control and Epidemiology (APIC). Guide to Preventing Catheter-Associated Urinary Tract Infections. 1st ed. United States of America; 2014. Disponível em: https://patientcarelink. org/wp-content/uploads/2015/11/APIC-Guide-to-Preventing-CAUTI-May-2014.pdf.

Association for Professionals in Infection Control and Epidemiology (APIC). Guideline for prevention of intramuscular device-related infections. Am Infect Control. 2002; 30:476-89.

Azevedo WM. Infecções no paciente transplantado de medula óssea. In: Martins MA. Manual de infecção hospitalar: epidemiologia, prevenção e controle. 2. ed. Rio de Janeiro: Medsi; 2001. p. 293-9.

Batista BMS. Rotina do banco de leite humano do Hospital das Clínicas da UFMG. In: Martins MA. Manual de controle de infecções: epidemiologia, prevenção e controle. 2. ed. Rio de Janeiro: Medsi; 2001. p. 1085-7.

Bicalho MA, Fagundes EM, Glória AB. Infecções no paciente neutropênico febril portador de neoplasia. In: Martins MA. Manual de controle de infecções: epidemiologia, prevenção e controle. 2. ed. Rio de Janeiro: Medsi; 2001. p. 262-78.

Brasil. Agência Nacional de Vigilância Sanitária (Anvisa). Critérios diagnósticos de infecções relacionadas à assistência à saúde. Brasília: Anvisa; 2013. Disponível em: https://bvsms.saude.gov.br/bvs/publicacoes/criterios_diagnosticos_infeccoes_assistencia_saude.pdf.

Brasil. Agência Nacional de Vigilância Sanitária (Anvisa). Medidas de prevenção de infecção relacionada à assistência à saúde. Brasília: Anvisa; 2017. Disponível em: https://portaldeboaspraticas.iff.fiocruz.br/wp-content/uploads/2019/07/Caderno-4-Medidas-de-Preven%C3%A7%C3%A3o-de-Infec%C3%A7%C3%A3o-Relacionada-%C3%A0-Assist%C3%AAncia-%C3%A0-Sa%C3%BAde.pdf.

Brasil. Ministério da Saúde (MS). Agência Nacional de Vigilância Sanitária (Anvisa). Informe/Técnico nº 04/07. Glutaraldeído em estabelecimentos de assistência à saúde: fundamentos para a utilização. Disponível em: http://anvisa.gov.br/servicosaude/controle/Alertas/informe_tecnico_04.pdf.

Brasil. Ministério da Saúde (MS). Agência Nacional de Vigilância Sanitária (Anvisa). Resolução RDC nº 8, de 27 de fevereiro de 2009. Dispõe sobre as medidas para resolução da ocorrência de infecções por micobactérias de crescimento rápido (MCR) em serviços de saúde. DOU 02/03/2009.

Brasil. Ministério da Saúde (MS). INAN/PNIAM. Normas para banco de leite humano. 4. ed. Brasília: MS; 1999. p. 15-20.

Brasil. Ministério da Saúde (MS). INAN/PNIAM. Recomendações técnicas para o funcionamento de banco de leite humano. 3. ed. Brasília: MS; 1998. p. 19-26.

Brasil. Ministério da Saúde (MS). Manual de processamento de artigos e superfícies em estabelecimentos de saúde. 2. ed. Brasília: MS; 1994.

Brasil. Ministério da Saúde (MS). Secretaria de Vigilância Sanitária. Portaria nº 337, de 14 de abril de 1999. Dispõe sobre os requisitos mínimos exigidos para terapia de nutrição enteral. DOU. Brasília: MS; 1999.

Bravo Neto GP. Sepse abdominal: peritonite e abscesso intra-abdominal. In: Schechter M, Marangoi DV. Doenças infecciosas: conduta diagnóstica e terapêutica. 2. ed. Rio de Janeiro: Guanabara Koogan; 1998. p. 381-400.

Caneo LF. Infecção da ferida operatória pós-cirurgia cardiovascular. In: Fernandes MO, Ribeiro Filho N. Infecção hospitalar e suas interfaces na área da saúde. São Paulo: Atheneu; 2000. p. 506-15.

Carrara D, Strabelli, Uip DE. Controle de infecção: a prática no terceiro milênio. Rio de Janeiro: Guanabara Koogan; 2017.

Cavalcante NJF. AIDS e infecção hospitalar. In: Fernandes AT, Fernandes MO, Ribeiro Filho N. Infecção hospitalar e suas interfaces na área da saúde. São Paulo: Atheneu; 2000. p. 683-9.

Cavalcante NJF. Infecção em pacientes imunologicamente comprometidos. In: Fernandes AT, Fernandes MO, Ribeiro Filho N. Infecção hospitalar e suas interfaces na área da saúde. São Paulo: Atheneu; 2000. p. 670-82.

Cechinel RB, Zimerman RA. Infecção da corrente sanguínea relacionada a cateteres vasculares. In: Carrara D, Strabelli, Uip DE. Controle de infecção: a prática no terceiro milênio. Rio de Janeiro: Guanabara Koogan; 2017. p. 234-44.

Chlorhexidine Gluconate Topical. Monograph: Chemistry and Stability. Medscape from WEBMD. Disponível em: http://www.medscape.com/druginfo/monograph?cid=med&drugid=4711&drugname=Chlorhexidine+Gluconate+Topical&monotype=monograph&secid=10.

Costa IC, Hinrichsen SL, Alves JL et al. Prevalência e custos de processos infecciosos em unidades de terapia intensiva. RAS. 2003; 5(20):7-16.

Enokihara MY. Infecção da pele e partes moles. In: Fernandes AT, Fernandes MO, Ribeiro Filho N. Infecção hospitalar e suas interfaces na área da saúde. São Paulo: Atheneu; 2000. p. 607-14.

Escobar AMUC, Grisi SJFE, Telles Júnior M. Diarreia de aquisição intra-hospitalar. In: Fernandes AT, Fernandes MO, Ribeiro Filho N. Infecção hospitalar e suas interfaces na área da saúde. São Paulo: Atheneu; 2000. p. 734-9.

Fazio Júnior J, Nomura Y, Nogueira PRC. Infecção neonatal. In: Fernandes AT, Fernandes MO, Ribeiro Filho N. Infecção hospitalar e suas interfaces na área da saúde. São Paulo: Atheneu; 2000. p. 621-45.

Fecuri Junior R. Infecção em implantes e próteses. In: Fernandes AT, Fernandes MO, Ribeiro Filho N. Infecção hospitalar e suas interfaces na área da saúde. São Paulo: Atheneu; 2000. p. 702-19.

Fernandes AT, Furtado JJD, Porfírio FMV et al. Infecção hospitalar da corrente sanguínea. In: Fernandes AT, Fernandes MO, Ribeiro Filho N. Infecção hospitalar e suas interfaces na área da saúde. São Paulo: Atheneu; 2000. p. 580-606.

Fernandes AT, Gilio AE. Infecção em pacientes politraumatizados. In: Fernandes AT, Fernandes MO, Ribeiro Filho N. Infecção hospitalar e suas interfaces na área da saúde. São Paulo: Atheneu; 2000. p. 690-701.

Fernandes AT, Ribeiro Filho N. Infecção em queimados. In: Fernandes AT, Fernandes MO, Ribeiro Filho N. Infecção hospitalar e suas interfaces na área da saúde. São Paulo: Atheneu; 2000. p. 657-69.

Fernandes AT, Ribeiro Filho N. Infecção do acesso vascular. In: Fernandes AT, Fernandes MO, Ribeiro Filho N. Infecção hospitalar e suas interfaces na área da saúde. São Paulo: Atheneu; 2000. p. 556-79.

Fernandes AT, Zamorano PO, Torezan Filho MA. Pneumonia hospitalar. In: Fernandes AT, Fernandes MO, Ribeiro Filho N. Infecção hospitalar e suas interfaces na área da saúde. São Paulo: Atheneu; 2000. p. 516-55.

Ferraz AAB, Souza Leão C, Campos JM et al. Profilaxia antimicrobiana na cirurgia bariátrica. Rev Col Bras Cir. 2007; 34(2):73-7.

Ferreira TRAS, Santos JS, Soares RDL. Serviço de nutrição hospitalar. In: Martins MA. Manual de infecção hospitalar: epidemiologia, prevenção e controle. 2. ed. Rio de Janeiro: Medsi; 2001. p. 751-62.

Gabrielooni MC, Barbieri M. Infecção em obstetrícia. In: Fernandes AT, Fernandes MO, Ribeiro Filho N. Infecção hospitalar e suas interfaces na área da saúde. São Paulo: Atheneu; 2000. p. 646-56.

Gagliardi EMDB, Fernandes AT, Cavalcante NJF. Infecção do trato urinário. In: Fernandes AT, Fernandes MO, Ribeiro Filho N. Infecção hospitalar e suas interfaces na área da saúde. São Paulo: Atheneu; 2000. p. 459-78.

Hinrichsen SC, Amorim MMR, Souza ASR et al. Fatores associados à bacteriúria após sondagem vesical na cirurgia ginecológica. Rev Assoc Med Bras. 2009; 55(2).

Hinrichsen SC, Amorim MMR, Souza ASR et al. Perfil dos microrganismos isolados no trato urinário após sondagem vesical em cirugia ginecológica. Rev Bras Saúde Matern Infant. 2009; 9(1):77-84.

Hinrichsen SL. Qualidade e segurança do paciente: gestão de riscos. Rio de Janeiro: Medbook; 2012. 352 p.

Hinrichsen SL, Falcão E, Vilella TAS et al. Candidemia em hospital terciário no Nordeste do Brasil. Rev Soc Bras Med Trop. 2008; 41(4):394-8.

Hinrichsen SL, Falcão E, Vilella TAS et al. Candidemia: incidence and antifungal susceptibility in two tertiary core hospitals. Jornal Salud Ciencia. 2011; 18:7.

Horstkotte D et al. Late prosthetic valve endocarditis. Eur Heart J. 1995; 16(Suppl B):39-47.

Hosho CS, Araújo CL, Garcia DO et al. Antissepsia cirúrgica oftálmica: polivinilpirrolidona – iodo versus clorexidina. Investigação. 2017; 16(2):1-5.

Instituto Garrido de Gastroenterologia e Cirurgia da Obesidade. Disponível em: http://www.institutogarrido.com.br/.

Leitão MBMA. Infecções da cavidade oral. In: Martins MA. Manual de infecção hospitalar: epidemiologia, prevenção e controle. 2. ed. Rio de Janeiro: Medsi; 2001. p. 208-14.

Leitão MBMA. Infecções de pele e tecidos moles. In: Martins MA. Manual de infecção hospitalar: epidemiologia, prevenção e controle. 2. ed. Rio de Janeiro: Medsi; 2001. p. 215-23.

Lima AS, Clemente VT. Infecções no paciente transplantado hepático. In: Martins MA. Manual de infecção hospitalar: epidemiologia, prevenção e controle. 2. ed. Rio de Janeiro: Medsi; 2001. p. 279-92.

Lima SL, Blom BC. Prevenção de infecção em próteses. In: Couto RC, Pedrosa TMG, Nogueira JM. Infecção hospitalar: epidemiologia e controle. 2. ed. Rio de Janeiro: Medsi; 1999. p. 431-4.

Mango VL, Frishman WH. Physiologic, psychologic, and metabolic consequences of bariatric surgery. Cardiol Rev. 2006; 14:232-7.

Medeiros LR, Stein A. Níveis de evidência e graus de recomendação da medicina baseada em evidências. Rev AMRIGS. 2002; 46(1,2):43-6.

Moraes HAB. Infecção do trato urinário. In: Carrara D, Strabelli, Uip DE. Controle de infecção: a prática no terceiro milênio. Rio de Janeiro: Guanabara Koogan; 2017. p. 252-72.

Nigohosian I. Fisioterapia. In: Fernandes AT, Fernandes MO, Ribeiro Filho N. Infecção hospitalar e suas interfaces na área da saúde. São Paulo: Atheneu; 2000. p. 882-9.

Oliveira AC, Armond GA, Tadesco IA. Procedimentos nas vias respiratórias. In: Martins MA. Manual de infecção hospitalar: epidemiologia, prevenção e controle. 2. ed. Rio de Janeiro: Medsi; 2001. p. 343-53.

Oliveira AC, Lemos W. Infecções associadas a próteses ortopédicas. In: Martins MA. Manual de infecção hospitalar: epidemiologia, prevenção e controle. 2. ed. Rio de Janeiro: Medsi; 2001. p. 312-5.

Oliveira AC, Ribeiro MR. Procedimentos endoscópicos. In: Martins MA. Manual de infecção hospitalar: epidemiologia, prevenção e controle. 2. ed. Rio de Janeiro: Medsi; 2001. p. 366-74.

Oxford Centre for Evidence-based Medicine – Levels of Evidence (March 2009). Disponível em: https://www.cebm.ox.ac.uk/resources/levels-of-evidence/oxford-centre-for-evidence-based-medicine-levels-of-evidence-march-2009.

Pedrosa TMG, Couto RC. Prevenção da infecção do trato urinário. In: Couto RC, Pedrosa TMG, Nogueira JM. Infecção hospitalar: epidemiologia e controle. 2. ed. Rio de Janeiro: Medsi; 1999. p. 381-6.

Pedrosa TMG, Figueredo Neto M. Serviço de nutrição e dietética. In: Couto RC, Pedrosa TMG. Guia prático de infecção hospitalar. Rio de Janeiro: Medsi; 1999. p. 221-44.

Pinczowski H. Radioterapia e o paciente oncológico. In: Fernandes AT, Fernandes MO, Ribeiro Filho N. Infecção hospitalar e suas interfaces na área da saúde. São Paulo: Atheneu; 2000. p. 947-53.

Porfírio FMV. Infecções transmitidas por animais de laboratório. In: Fernandes AT, Fernandes MO, Ribeiro Filho N. Infecção hospitalar e suas interfaces na área da saúde. São Paulo: Atheneu; 2000. p. 924-41.

Rabhae GN, Ribeiro Filho N, Fernandes N. Infecção do sítio cirúrgico. In: Fernandes AT, Fernandes MO, Ribeiro Filho N. Infecção hospitalar e suas interfaces na área da saúde. São Paulo: Atheneu; 2000. p. 479-505.

Ramalho MO, Curti Júnior R, Júnior FIO. Serviço de anatomia patológica. In: Fernandes AT, Fernandes MO, Ribeiro Filho N. Infecção hospitalar e suas interfaces na área da saúde. São Paulo: Atheneu; 2000. p. 918-23.

Ramalho MO, Vicentini A. Infecção da cabeça e do pescoço. In: Fernandes AT, Fernandes MO, Ribeiro Filho N. Infecção hospitalar e suas interfaces na área da saúde. São Paulo: Atheneu; 2000. p. 720-33.

Rocha LC. Infecções respiratórias. In: Martins MA. Manual de infecção hospitalar: epidemiologia, prevenção e controle. 2. ed. Rio de Janeiro: Medsi; 2001. p. 190-9.

Santos Junior BJ, Hinrichsen SL, Lira C et al. Riscos ocupacionais em centros de radiodiagnósticos. Rev Enferm UERJ. 2010; 18(3):365-70.

Scuracchio PSP, Monteiro AM, Biancalana Júnior A. Banco de sangue. In: Fernandes AT, Fernandes MO, Ribeiro Filho N. Infecção hospitalar e suas interfaces na área da saúde. São Paulo: Atheneu; 2000. p. 819-23.

Singer M, Deutschman CS, Seymaer CW et al. The Third International Consensus Definitions for Sepsis and Septic Shock (Sepsis 3). JAMA. 2016; 315(8):801-10.

Tablan OC et al. Guidelines for preventing health-care-associated pneumonia. Recommendatons of CDC and the Healthcare Infection Control Practices Advisory Committee. Atlanta: Centers for Disease Control and Preention (CDC); 2003.

UNAIDS. Terminologia. Disponível em: https://unaids.org.br/terminologia/.

Xavier ECS, Fernandes AT, Assumpção LB. Medicina hiperbárica. In: Fernandes AT, Fernandes MO, Ribeiro Filho N. Infecção hospitalar e suas interfaces na área da saúde. São Paulo: Atheneu; 2000. p. 945-6.

Xavier ECS, Graziano KU. Serviço de radiologia. In: Fernandes AT, Fernandes MO, Ribeiro Filho N. Infecção hospitalar e suas interfaces na área da saúde. São Paulo: Atheneu; 2000. p. 942-4.

Zhan R, Zhu Y, Shen Y et al. Post-operative central nervous system infections after cranial surgery in China: incidence, causative agents and risck factores in 1470 patients. Eur J Clin Microbiol Infect Dis. 2013; 10:1-6.

Zingler R, Silva CV. Infecção pulmonar. In: Carrara D, Strabelli UIP, DE. Controle de infecção: a prática no terceiro milênio. Rio de Janeiro: Guanabara Koogan; 2017. p. 245-56.

Capítulo 60

Infecções Fúngicas

Sylvia Lemos Hinrichsen ▪ **Armando Marsden Lacerda Filho** ▪
Reginaldo Gonçalves de Lima Neto ▪ **Marcela Coelho de Lemos**

INTRODUÇÃO

As infecções causadas por fungos merecem atenção especial nos dias de hoje e, em especial, dos profissionais da área de saúde, como médicos, dentistas, biomédicos, bioquímicos, biólogos, fisioterapeutas, pessoal da enfermagem, nutricionistas e administradores e gestores de hospitais públicos e privados. A cada dia esse grupo de microrganismos assume um papel mais importante na vida do ser humano, particularmente devido ao pouco conhecimento do seu modo de vida e de sua atuação no meio ambiente. A maioria dessas infecções é crônica e de evolução lenta. Acomete, sobretudo, pacientes vulneráveis e indivíduos com algum tipo de imunodeficiência induzida ou adquirida (diabetes, doenças pulmonares, pacientes de unidade de terapia intensiva (UTI), transplantados em geral, com leucemias, neoplasias diversas, doenças do sistema reticuloendotelial [SRE], desnutrição, idades extremas e submetidos a corticoterapia, antibioticoterapia prolongada, quimioterapia e pacientes portadores do vírus HIV/diagnóstico de AIDS. Com exceção da *Candida albicans* (habitante normal do intestino humano), todos os outros fungos e leveduras existem saprofiticamente ou como comensais no meio ambiente. Uma infecção causada por fungos normalmente exógenos, não diagnosticada precocemente, pode permanecer latente e servir como fonte endógena para o recrudescimento tardio da mesma infecção pelo mesmo patógeno.

As micoses podem ser adquiridas de várias maneiras:

- Por *contato direto ou indireto*: com pessoas, animais e objetos contaminados
- Por *inoculação*, por meio de esporos ou conídios presentes no solo e em vegetais, feridas abertas, arranhões, furadas acidentais, traumas diversos, sondas, cateteres e soro
- Por *inalação*: dos esporos aerodispersos contidos na poeira do ar ou nos sistemas de ar-condicionado localizados ou centrais
- Por *ingestão*: dos esporos contidos nos alimentos em geral, na água ou em sucos contaminados.

Os fungos são seres vivos do reino Fungi, eucariotos, heterotróficos, uni ou pluricelulares, aclorofilados, aeróbios, que se reproduzem sexuada ou assexuadamente, nutrem-se por absorção, acumulam glicogênio como substância de reserva e vivem extensamente distribuídos na natureza. Existem aproximadamente mais de 4,5 milhões de espécies no planeta.

São constituídos por dois sistemas: um vegetativo, denominado micélio, formado pela reunião de hifas septadas ou não nos fungos filamentosos e unicelulares nas leveduras; e um reprodutor ou de frutificação, cujos órgãos se diferenciam para servir à reprodução, representados pelos esporos ou conídios.

As micoses são divididas em superficiais, subcutâneas, profundas ou sistêmicas e oportunistas. Nas *micoses superficiais*, os fungos atacam as camadas mais superficiais da pele, dos pelos e das unhas. Nas *micoses subcutâneas*, eles invadem não somente a superfície, mas também o tecido subcutâneo, incluindo gânglios e músculos. Nas *micoses sistêmicas ou profundas*, os fungos invadem pulmões, coração, rins, baço, ossos e órgãos dos sistemas nervoso, linfático, hematopoético, gastrintestinal, podendo ainda disseminar-se por todo o organismo, causando a fungemia. As *micoses oportunistas* são causadas por fungos normalmente saprofíticos que vivem espalhados pela natureza e acometem imunodeprimidos. Muitas espécies atuam na degradação e transformação da matéria orgânica, são encontradas no solo e em vegetais em decomposição.

As principais micoses superficiais são: pitiríase versicolor (gênero *Malassezia*), *tinea nigra palmaris* (*Phaeoannelomyces/ Exophiala werneckii*), foliculite pitirospórica e pitiríase capitis (*Malassezia*), *piedra* branca (*Trichosporom beigelii/ T. cutaneum*), *piedra* preta (*Hortae werneckii*), dermatofitoses (*Trichophyton* sp., *Microsporum* sp. e *Epidermophyton floccosum*) e leveduroses (*Candida albicans* e suas espécies, *Geotrichum* sp., *Trichosporon* sp., *Rhodotorula* sp.).

Os aspectos clínicos da maioria das micoses superficiais são relativamente típicos. O diagnóstico é feito mediante raspagem das escamas de pele, pelos e unhas ou fragmentos de tecidos (biopsias), observados por meio do exame direto após clarificação com hidróxido de potássio entre 10-40%, lactofenol azul de algodão ou azul de metileno, em que se deve constatar a existência ou não de estruturas celulares dos fungos.

As culturas do material biológico são feitas em placas ou em tubos de ensaio contendo meio de ágar *Sabouraud* com e sem antibiótico (50 mg/L) e, em seguida, incubadas em duplicata à temperatura ambiente e em estufa a 37°C por um período de 7 a 30 dias. O diagnóstico final é liberado após isolamento, purificação e identificação do agente etiológico, por meio dos estudos da macro e micromorfologia e de testes adicionais. Atualmente, é importante fazer os testes genéticos usando técnicas de biologia molecular ou avaliação proteômica por MALDI-TOF MS para identificação da espécie.

CANDIDÍASE

Candida spp. são leveduras ubíquas, encontradas em plantas, que fazem parte da flora normal do trato alimentar e das membranas dos seres humanos. Podem também estar presentes em material enviado a laboratório, como resultado de contaminação ambiental, colonização ou mesmo processo infeccioso verdadeiro.

As leveduras, que são constituintes da flora normal, podem invadir os tecidos e causar situações ameaçadoras à vida, tanto em pacientes com sistema imunológico comprometido como naqueles que tiveram o curso de suas doenças alterado por procedimentos iatrogênicos. A fungemia, que corresponde à presença de fungos na corrente sanguínea, pode ocorrer quando cateteres intravasculares não são trocados ou removidos a intervalos frequentes, especialmente em alimentação parenteral hiperlipídica.

A candidíase, também chamada de candidose ou monolíase, é uma infecção de mucosas, pele e unhas causada por leveduras do gênero *Candida*, principalmente *Candida albicans* (*C. albicans*) e outras espécies, como *C. tropicalis*, *C. parapsilosis*, *C. glabrata*, *C. guilliermondii*, *C. stellatoidea*, *C. zeulanoides*, *C. norvergensis*, *C. lusitanae* e *C. auris*.

A candidíase cutânea caracteriza-se pelo intertrigo na pele glabra. As dobras apresentam-se eritematosas, maceradas, pruriginosas, com vesicopústulas-satélites que rompem, deixando base eritematosa com colarite descamativa. A candidíase mucocutânea crônica caracteriza-se pela candidíase da pele, das unhas e da orofaringe, sendo resistente ao tratamento. Ocorre principalmente em crianças com menos de 3 anos de idade com anormalidades de imunidade. Já a candidíase mucosa subdivide-se em: candidíase oral, que se apresenta com placas brancas eritematosas aderentes à mucosa oral e à língua; candidíase vaginal, caracterizada por leucorreia branca e cremosa acompanhada de queimação e prurido juntamente com placas brancas na parede vaginal, na vulva e no colo; e balanite ou balanopostite, que consiste em pápulas eritematosas ou papulopústulas na glande que rompem e deixam erosões com colarite descamativa.

A confirmação da candidíase, em geral, é feita pelas características clínicas das lesões e pela análise dos exames laboratoriais. O exame micológico direto é feito com os raspados de lesões e secreções cutâneas, utilizando KOH a 20% ou lactofenol azul de algodão, em que podem ser observadas células de leveduras com ou sem blatosporos, pseudomicélio e hifas delgadas e hialinas. É necessária a cultura micológica em vários tipos de meios, tais como ágar Sabouraud com antibiótico e CHROMagar para o isolamento da maioria das leveduras. A identificação pode ser feita utilizando-se métodos tradicionais de auxonograma e zimograma, que são testes bioquímicos de assimilação e de fermentação dos carboidratos. Existem vários métodos automatizados e semiautomatizados, além de testes moleculares, para determinação das espécies isoladas. O tratamento baseia-se na administração de uma das várias substâncias antifúngicas (via oral, parenteral ou local, dependendo de cada caso), como: fluconazol, cetoconazol, itraconazol, anfotericina B, entre outras.

CRIPTOCOCOSE

As espécies patogênicas do gênero *Cryptococcus* que causam a criptococose são relacionadas principalmente com os complexos *C. neoformans* e *C. gattii*, que são os agentes causais dessa infecção micótica subaguda ou crônica que apresenta amplo espectro clínico (cérebro, pulmões, pele). Sua importância é ressaltada em função de sua alta frequência em pacientes portadores do vírus HIV/diagnóstico de AIDS, sendo, em geral, um fungo oportunista.

O *C. neoformans* var. *neoformans* tem sido isolado em solos, animais e até em seres humanos, sendo os excrementos de pombo a principal fonte na natureza, enquanto a espécie *C. gattii* é encontrada principalmente em certas espécies de eucalipto/árvores da Mata Atlântica. Não têm sido relatados surtos nem epidemias de criptococose associada a uma fonte ambiental comum.

A transmissão ocorre pela inalação do fungo do ambiente. Algumas aves são responsáveis pela formação de vários focos localizados, mas também atuam como vetores dessa micose.

A infecção do trato respiratório pode ser assintomática ou apresentar sintomas pulmonares específicos, como febre, tosse produtiva, dor pleurítica e emagrecimento. A doença pode disseminar-se por via hematogênica, comprometendo outros órgãos e o sistema nervoso central (SNC), assim como apresentar uma meningite crônica, principalmente em pacientes imunodeprimidos. O papiledema pode ser observado em 33% dos pacientes, e há descrição de amaurose bilateral em doentes com meningoencefalite por *Cryptococcus*.

O *Cryptococcus gattii* ocorre quase exclusivamente em pacientes imunocompetentes, com frequência de hidrocefalia e lesões focais do SNC. O diagnóstico é feito pelo exame microscópico de liquor, pus e escarro com tinta da China ou nanquim, que permite a visualização da cápsula mucopolissacarídica do fungo. A cultura dos espécimes clínicos (liquor, sangue, urina, escarro e pus) em ágar Sabouraud é determinante para o isolamento e a identificação do fungo. A diferenciação da espécie causadora é feita por meio do cultivo em ágar contendo canavalina, glicina e azul de bromotimol (*C. neoformans* cresce modificando o meio para cor amarelo-esverdeado, e o *C. gattii* para cor azul) e de testes imunológicos baseados na detecção de antígenos presentes na cápsula polissacarídica, utilizando a técnica de aglutinação em látex em amostra de liquor, soro e urina, com sensibilidade em torno de 90%.

Em pacientes portadores do vírus HIV/diagnóstico de AIDS pode haver evolução com meningite, sepse ou disseminação do fungo para articulações, pericárdio, pleura, pulmões, pele, mucosas, próstata e mediastino. O tratamento é instituído de acordo com a gravidade do quadro clínico. Vários tipos de antifúngicos são utilizados, como fluconazol, itraconazol, anfotericina B, entre outros. Pode ser administrado um único tipo de antibiótico ou associado a outras substâncias.

ASPERGILOSE

É considerada uma micose oportunista por excelência, pois raramente ocorre como doença primária em indivíduos sadios, sendo mais comum em pacientes imunodeprimidos. A infecção pode localizar-se em pulmões, ouvidos, no SNC, nos olhos e em outros órgãos.

A aspergilose é causada por diferentes espécies do gênero *Aspergillus*, sendo o *A. fumigatus* o mais comum, seguido por espécies das seções *niger*, *flavus* e *nidulans*. Os microrganismos podem ser encontrados no solo, no ar, em plantas e em matéria orgânica em geral. Casos de aspergilose têm sido descritos em todo o mundo, sendo a forma clínica pulmonar a de ocorrência mais comum. Casos de infecção relacionada à assistência à saúde (IrAS) causada por *Aspergillus* também têm sido relatados em todo o mundo, principalmente em pacientes admitidos com neoplasias hematológicas, transplantados ou que apresentam doença pulmonar obstrutiva crônica. A doença é adquirida pela inalação de esporos/conídios ou através da pele, com pequeno corte ou ferida aberta.

A infecção começa normalmente como doença pulmonar, produzindo lesões granulomatosas nos pulmões e brônquios, podendo disseminar-se hematologicamente e afetar o encéfalo, o tubo digestivo e os rins. A forma pulmonar é mais comum em pacientes debilitados e imunodeprimidos; a disseminada é geralmente aguda e fatal.

Entre as várias formas clínicas de aspergilose, destacam-se miocardite, meningite, osteomielite, micetoma, infecção de queimaduras, sinusite, onicomicose, queratomicose, otomicose e abscesso fúngico; nas duas últimas, não há invasão de tecido. Há ainda a aspergilose alérgica em pacientes com asma prévia.

O diagnóstico é feito mediante exames diretos e cultura de escarro, secreção traqueal ou lavado broncoalveolar, e por meio de biopsias dos órgãos afetados (pulmão, nariz, seios paranasais, brônquios e válvulas cardíacas). A identificação é feita com o estudo da macro e micromorfologia das espécies isoladas.

No tratamento são utilizados vários tipos de antifúngicos, como anfotericina B, voriconazol e outros derivados azólicos, que podem ser associados ou não a outras substâncias.

CROMOMICOSE OU CROMOBLASTOMICOSE

É uma infecção fúngica da pele e dos tecidos subcutâneos, adquirida por meio da inoculação dos esporos existentes no solo ou em vegetais contaminados. A maioria das contaminações está ligada às atividades dos indivíduos infectados após trauma ou acidentes, como agricultores, trabalhadores rurais, lavradores e pessoas que vivem ou trabalham no campo.

É uma micose causada por seis espécies de fungos demácios, isto é, fungos que apresentam elevada proporção de melanina compondo sua parede celular, e a coloração da cultura varia do verde-oliva ao preto. Historicamente, a espécie responsável pela maioria dos casos no Brasil é *Fonsecaea pedrosoi*. As demais espécies são: *Fonsecaea compacta*, *Fonsecaea monophora*, *Phialophora verrucosa*, *Cladosporium carrionii* e *Rhinocladiella aquaspersa*. Outros fungos demácios podem causar infecções sem apresentar corpos fumagoides, mas hifas demácias septadas e clamidosporos redondos causando as feo-hifomicoses.

Os aspectos clínicos e locais das lesões são variados. A forma típica se apresenta como lesões verrucosas, vegetantes, localizadas nos membros inferiores, que se disseminam por via linfática ou hematogênica, produzindo novas lesões.

As formas localizadas eritematodescamativas, eritematoescamosas planas, papulopedunculares, granulomatosas nodulares e, raramente, queloidiformes podem ocorrer na face, no tórax, nos braços, nas mãos e nas pernas. O diagnóstico laboratorial é baseado no encontro das estruturas típicas no exame direto e no histopatológico, isto é, na observação de células arredondadas, de paredes espessas, com coloração marrom, apresentando septação interna ou não, denominadas corpos fumagoides, células escleróticas ou corpúsculos de Medlar. Isso certifica que se está diante de uma cromomicose, confirmando-se depois, por meio da cultura, o gênero e a espécie do fungo causador.

É uma micose difícil de tratar devido às caraterísticas estruturais da parede celular (espessa, rígida e resistente) dos fungos causadores. Por isso, o diagnóstico precoce é essencial para instituir um tratamento efetivo. Em geral, é bastante prolongado dependendo do caso, podendo haver reinfecções. Portanto, é necessário monitorar os pacientes e suas lesões por um longo tempo.

HISTOPLASMOSE

A histoplasmose, também chamada de retículo-histiocitose sistêmica ou doença de Darling, é uma micose oportunista comum e autolimitada, causada por um agente termotolerante de baixa virulência, o *Histoplasma capsulatum* (*H. capsulatum*). Este, por sua vez, apresenta caráter dimórfico e pode determinar, na ocorrência de deficiências imunológicas, metabólicas e anatômicas, doenças graves, em geral disseminadas, e, com frequência, acometimento do trato respiratório.

O *H. capsulatum*, por ser um fungo dimórfico, desenvolve-se como bolor (forma filamentosa), *in natura* ou em determinados meios de cultura à temperatura ambiente, ou cresce como levedura nos tecidos do hospedeiro e em meios de cultura incubados a 37°C. Apresenta duas variedades causadoras de quadros nosológicos diferentes: *Histoplasma capsulatum* var. *capsulatum* e *Histoplasma capsulatum* var. *duboisii*, que causa a histoplasmose *duboisii* ou africana.

O agente causador é originário do solo, especialmente de locais com alto teor de compostos nitrogenados como ureia, creatinina e ácido úrico, como cavernas, minas abandonadas, construções velhas e troncos ocos de árvores. Isso expande a localização quanto à raça ou ao sexo, podendo incidir em qualquer idade, embora as formas mais graves sejam encontradas em lactentes e em pessoas acima dos 50 anos.

O fungo se multiplica em excrementos de aves e morcegos, e a infecção pode acometer qualquer indivíduo que entrar em contato com os solos contaminados, podendo também ser adquirida pela aspiração de propágulos ou conídios do *H. capsulatum*. Não é uma doença contagiosa nem transmissível de um ser humano para outro, nem do animal para o ser humano.

As formas clínicas da histoplasmose são determinadas por algumas variáveis, como o estado imunológico do paciente e a quantidade de elementos infecciosos inalados.

Essa micose pode assumir três formas clínicas: a *forma pulmonar*, em indivíduos imunocompetentes, como uma infecção benigna e autolimitada, caracterizada por *rash* cutâneo, febre, cefaleia, mialgias, dor retroesternal e tosse seca; a *forma dissemi-nada*, que assume, às vezes, caráter oportunista, sempre grave e definida pelo foco extrapulmonar, podendo comprometer os sistemas reticuloendotelial e digestório, as suprarrenais, os ossos, a pele, o SNC e outros, e que afeta mais pacientes lactentes ou acima de 50 anos, ou portadores do vírus HIV/diagnóstico de AIDS; e a *forma pulmonar crônica*, que ocorre apenas em indivíduos portadores de doença pulmonar obstrutiva crônica (DPOC), cujo quadro clínico e radiológico é parecido com o da tuberculose de reinfecção do adulto.

Pode aparecer ainda a *forma nodular*, capaz de crescer e assimilar tumor de pulmão, além de broncolitíase e fibrose mediastínica. O diagnóstico é feito mediante anamnese e exame físico, esmiuçando-se os prováveis fatores epidemiológicos, além do exame micológico.

O exame direto entre lâmina e lamínula oferece pouco rendimento, sendo necessário o uso de métodos específicos de coloração fúngica (Gomori-Grocott e PAS) no material de biopsia; entretanto, a cultura é fundamental. No exame direto corado, observam-se células leveduriformes intracelulares dentro de histiócitos e macrófagos. No microcultivo em temperatura ambiente observa-se a presença de vários esporos ornamentados ou tuberculados chamados de estalagmosporos, típicos do *H. capsulatum*. A sorologia, representada pela imunodifusão dupla em gel de ágar, é um método simples e oferece alta sensibilidade.

Em poucos casos, ocorre doença pulmonar cavitária crônica. Também em alguns pacientes, a infecção pulmonar por meio do sangue afeta suprarrenais, baço, fígado, rins, pele, mucosa oral, olhos e SNC. Manifesta-se como doença moderada e crônica em indivíduos imunocompetentes, mas é fulminante nos pacientes com imunodeficiência.

O uso de máscaras apropriadas a fim de evitar a inalação de propágulos ou conídios é indicado para os que necessitam visitar locais suspeitos.

ESPOROTRICOSE

É uma micose aguda ou crônica granulomatosa e piogranulomatosa, subcutânea com manifestações cutaneomucosas, cutaneolinfáticas e, às vezes, sistêmica. As espécies que compõem o complexo *Sporothrix schenckii* e que se relacionam com a esporotricose estão divididas em dois clados, o clado clínico, que inclui *S. schenckii stricto sensu*, *S. brasiliensis*, *S. globosa* e *S. luriei*, e o clado ambiental, composto por vários outros complexos, *S. candida*, *S. inflata*, *S. gossypina*, *S. stenoceras* e *S. pallida*, sendo este último responsável por conter espécies raramente envolvidas em casos de esporotricose, como *S. chilensis*. Tal infecção geralmente decorre de ferimentos cutâneos causados por materiais contaminados, como espinhos de plantas, madeiras em geral, solos, picadas de insetos e por mordidas e arranhaduras de animais infectados, em particular, os gatos. O *Sporothrix* spp. são fungos dimórficos que, à temperatura ambiente, têm forma filamentosa ou miceliana, e a 37°C, tem a forma leveduriforme ou de leveduras. É encontrado no solo, em tronco de madeira umedecido e em vegetais em decomposição. Seu período de crescimento varia de 7 a 30 dias. As espécies de *Sporothrix* se assemelham micromorfologicamente em culturas, sendo necessária a identificação molecular.

É uma micose encontrada em áreas urbanas e rurais. Sexo, idade e raça não influem tanto quanto a ocupação do paciente (acomete mais jardineiros, agricultores, lenhadores e pessoas que lidam com a terra e cuidam de animais, cuja exposição aos fatores de risco é maior). Nestes últimos anos tem havido um aumento de casos de esporotricose relacionados ao contato com animais domésticos e de rua, principalmente gatos. Milhares de casos já foram diagnosticados no Rio de Janeiro, em Recife e em outras partes do país. A esporotricose é mais frequente em regiões tropicais e subtropicais, com alta incidência na América Central e na América do Sul, inclusive no Brasil, em especial no Sul e no Sudeste. É endêmica na província de Gateng, na África do Sul, e há casos nos EUA e no Japão.

Existem formas tegumentares e extrategumentares. Nas primeiras, a *cutaneolinfática ascendente* é a mais comum, caracterizada por lesão papulonodular seguida de uma linfangite direcionada às regiões axilar e inguinal. A *cutaneolocalizada* caracteriza-se por lesões variadas, como papulonodular, ulcerada, gomosa e verrucosa, afetando mais a região da face. A *cutaneodisseminada* caracteriza-se por lesões nodulares ou gomosas disseminadas por via hematogênica em indivíduos imunodeprimidos.

As formas extrategumentares são raras, ocorrem por inoculação ou inalação, associadas a DPOC, diabetes melito, vírus da imunodeficiência humana (HIV), uso de corticosteroides e alcoolismo. Compromete pulmões, músculos, SNC, ossos, articulações e testículos. Em casos de baixa resistência ao *Sporothrix*, pode haver comprometimento de um ou mais órgãos. Muitas das lesões são semelhantes às de leishmaniose, cromomicose, tuberculose cutânea, paracoccidioidomicose, doença de Jorge Lobo, furunculose, impetigo, foliculite, sífilis, pioderma, doença da arranhadura do gato, neurodermites, carcinomas basocelular e espinocelular, sarcoma de pele e histoplasmose, devido às diversas formas da esporotricose.

O diagnóstico é baseado principalmente nos exames diretos e histopatológicos, mas principalmente nas culturas de secreções ou fragmentos de tecidos, que são considerados o padrão-ouro. A histopatologia oferece maior segurança, pois o exame direto das secreções coradas é difícil, devido à raridade dos achados das células leveduriformes em parasitismo. Por isso, o diagnóstico final é sempre dado pelo isolamento e a identificação do agente envolvido em cultura.

A observação das estruturas reprodutivas características de conidiogênese (frutificação com disposição floral ou em forma de margarida) pelo microcultivo a temperatura ambiente confirma o diagnóstico. O quadro radiológico é parecido com o de uma tuberculose cavitária. O teste da esporotriquina contribui para o diagnóstico diferencial, bem como o teste de imunodifusão dupla, porém estão em desuso pelo desinteresse da indústria farmacêutica na fabricação.

O tratamento de preferência é feito com itraconazol ou solução de iodeto de potássio por via oral. Anfotericina B deve ser usada nos casos disseminados e a terbinafina tem sido de eleição em gestantes e pacientes que utilizam fármacos que podem apresentar interações medicamentosas com o itraconazol.

COCCIDIOIDOMICOSE

É micose sistêmica geralmente pulmonar, que pode causar sintomas variados, confundindo-se com as várias outras patologias do pulmão. Em geral, apresenta-se como infecção benigna, de resolução espontânea; porém, pode evoluir para uma infecção progressiva, potencialmente letal, com disseminação hematogênica, para outros órgãos, se não for diagnosticada em tempo. É também conhecida como febre do vale de São Joaquim, reumatismo do deserto e granuloma coccidióidico.

O principal agente etiológico é o *Coccidioides immitis*, encontrado no solo das regiões áridas e semiáridas da América (sudoeste dos EUA e norte do México), além de Guatemala, Honduras, El Salvador, Venezuela, Colômbia, Bolívia, Uruguai, Paraguai, Argentina e Brasil. A distribuição do fungo no solo é focal, sendo isolado com mais frequência em solos alcalinos e de elevada salinidade, assim como nas tocas de pequenos animais como roedores e marsupiais, a exemplo do tatu, no Brasil.

A coccidioidomicose é adquirida por meio da inalação de artroconídios/artrosporos infectantes dispersos na poeira do solo contaminado. As principais manifestações da doença variam desde um estágio gripal até um quadro clínico de grave infecção respiratória inespecífica, com febre alta, dor torácica, tosse com ou sem expectoração e perda de peso, acompanhadas de sintomas gerais ou manifestações alérgicas como eritema nodoso.

O *Coccidioides immitis* é encontrado em várias outras regiões endêmicas das Américas do Norte, Central e do Sul; porém, no Nordeste brasileiro predomina o *Coccidioides posadasii*. Foi isolado e caracterizado geneticamente por vários pesquisadores diversostes moleculares realizados. Essas espécies já foram isoladas e identificadas em vários tipos de amostras biológicas (escarro normal ou induzido, lavado broncoalveolar, biopsias, como também de solos suspeitos). A identificação feita por exame direto é fácil, devido à presença de células globosas, de paredes espessas ou birrefringentes, em diferentes estágios de maturação chegando até 80 μm de diâmetro, com várias esférulas maduras liberando numerosos endósporos. O isolamento é feito em meio de Sabouraud com antibióticos, e a identificação das culturas é realizada pelos estudos da micromorfologia caraterística do *Coccidioides* spp., como a presença de filamentos micelianos e fragmentos de hifas artrosporadas/artroconídios (com células disjuntoras), e confirmada por meio das várias técnicas de identificação molecular.

No Brasil, a coccidioidomicose era uma doença quase praticamente desconhecida na década passada; porém, nestes últimos anos, surgiram vários casos, principalmente nos estados do Nordeste, como Bahia, Piauí, Maranhão, Ceará, e, mais recentemente, no sertão de Pernambuco, em uma cidade chamada Serra Talhada. Destaca-se que quase a totalidade dos pacientes diagnosticados com coccidioidomicose no Nordeste do Brasil refere ter realizado caça ao tatu (*Dasypus novemcinctus*) nas semanas que antecederam o início dos sintomas respiratórios. É questão de tempo aparecerem casos no sertão dos estados da Paraíba e do Rio Grande do Norte. É uma doença de notificação obrigatória; por isso, se diagnosticada, deve ser comunicada ao Sistema de Vigilância Sanitária do Ministério da Saúde.

O tratamento pode variar de acordo com cada caso, e vários tipos de substâncias antifúngicas podem ser usados, como anfotericina B, itraconazol, cetoconazol e fluconazol associados ou não a outras substâncias antibióticas.

MUCORMICOSE

A mucormicose é uma infecção fúngica aguda, geralmente grave, causada por fungos do filo Zycomycota. É considerada uma micose oportunista que ataca principalmente os seios paranasais, o cérebro, os pulmões e o aparelho digestivo. Os agentes etiológicos mais comuns das doenças são as espécies *Rhizopus oryzae*, *Mucor ramosissimus*, *Cunninghamella bertholletiae*, *Mucor pusillus* e *Absidia corymbifera*. Esses fungos são onipresentes, termotolerantes e vivem em material orgânico, como pães velhos e frutos, e também no solo, onde hidrolisam amido e açúcares.

A mucormicose não é comum, sendo geralmente frequente em pacientes com doenças prévias graves, como diabetes melito, em cetoacidose metabólica e neoplasias malignas, além de pacientes transplantados ou sendo tratados com corticosteroides, antibióticos e antileucêmicos. A infecção pode ser adquirida mediante exposição ao fungo a partir de matéria orgânica contaminada, pela ingestão do fungo ou através de feridas na pele ou nas mucosas. Não é transmissível de pessoa a pessoa.

A infecção nos seios paranasais e no nariz produz quadro clínico característico, com febre baixa, dor surda nos seios paranasais, congestão nasal e secreção nasal rala, fétida e sanguinolenta. A partir daí a infecção pode disseminar-se pelos vasos sanguíneos, causando necrose e trombose vascular, edema facial unilateral e fístula palpebral, com um intenso infiltrado polimorfonuclear, chegando até a área orbital, o encéfalo e as meninges, produzindo uma meningoencefalite rapidamente fatal.

A mucormicose pulmonar manifesta-se como uma pneumonia grave progressiva, enquanto a disseminação no trato gastrintestinal apresenta-se com ulcerações com tendência a perfuração.

O diagnóstico é feito pelo isolamento do fungo em secreções, tecidos e cultura de material. A biopsia em cortes histológicos também é um bom indicador, assim como o esfregaço de escarro. Tanto ao exame microscópico direto como em histopatológicos, é possível observar filamentos micelianos hialinos e espessos, asseptados (cenocíticos) ou paucisseptados, apresentando dicotomia (bifurcação/ramificação), geralmente em ângulo reto (90°). A identificação dos diferentes gêneros do fungo tem por base suas características morfológicas, sendo muitas vezes necessária a ajuda de um taxonomista especialista no filo Zygomycota.

A mucormicose ganhou grande relevância mundial na pandemia de COVID-19. Além da diabetes descompensada, o aumento de citocinas provocado pelo SARS-Cov-2 e os tratamentos com corticoides aos quais o paciente com o novo coronavírus é submetido para cuidar das manifestações da virose ampliam o risco de desenvolvimento da mucormicose e de sua forma mais grave. Do ponto de vista clínico, a mucormicose se apresenta, em pacientes COVID-19, mais frequentemente sob a forma rino-órbito-cerebral, com comprometimento da mucosa nasal, dos seios paranasais, do palato, do globo, do nervo ocular e do cérebro. Recentemente houve uma explosão de casos na Índia, com dezenas de milhares de novas notificações no país asiático, em virtude dos altos níveis de diabetes em sua população – um dos maiores do mundo – onde a automedicação é comum.

PARACOCCIDIOIDOMICOSE

É uma infecção fúngica de caráter endêmico nas populações da zona rural, causada por um fungo dimórfico que vive como sapróbio no solo, chamado *Paracoccidioides brasiliensis*. É uma micose sistêmica autóctone da América Latina, tendo maior incidência no Brasil, principalmente no Sudeste, no Sul e no Centro-Oeste.

Há também pouca informação quanto à participação de outras espécies de animais na ecoepidemiologia do fungo, e os isolamentos obtidos de animais como morcego e pinguim não foram reprodutíveis. Até o presente, o fungo tem sido isolado com maior frequência do tatu, *Dasypus novemcinctus*. Estudos soroepidemiológicos demonstram que a infecção é frequente em cães, sobretudo da área rural, e recentemente foi relatado o primeiro caso de paracoccidioidomicose natural em cão. Acomete principalmente indivíduos do sexo masculino e na faixa entre 20 e 60 anos.

As principais fontes de infecção são o solo e os vegetais. As formas de contaminação são variadas: inoculação dos esporos através de ferimentos já existentes ou traumas acidentais na pele, mucosas das cavidades oral ou anal e inalação de esporos veiculados pelo ar, que parece ser a principal via de contaminação. O contato inicial com indivíduo tende a evoluir para um quadro infeccioso subclínico ou assintomático, identificado por testes intradérmicos ou por achado em necropsias. A forma aguda ou subaguda é observada em crianças e em adultos com menos de 30 anos, de ambos os sexos. O principal aspecto clínico é representado por adenopatias simples ou múltiplas, hepatoesplenomegalia, eventual disfunção de medula óssea, além de lesões primárias da pele, mucosa da boca, laringe e faringe.

Febre, emagrecimento e envolvimento do sistema linfático, na maioria das vezes, comprometem as condições gerais do paciente.

Devido à variedade de aspectos clínicos, a paracoccidioidomicose pode ser confundida com várias outras doenças, como tuberculose, leishmaniose tegumentar, esporotricose verrucosa ou cutaneolinfática, cromomicose, histoplasmose, hanseníase, treponematose, calazar, doenças linfoproliferativas e sarcoidose.

O diagnóstico definitivo é baseado no achado de células fúngicas típicas ao exame direto (células leveduriformes globosas, birrefringentes com ou sem duplo contorno, apresentando brotamento simples ou múltiplo, com células típicas em "*mickey mouse*" ou "roda de leme"). Esses achados caracterizam o padrão-ouro de diagnóstico da paracoccidioidomicose.

O tratamento é feito com vários tipos de antifúngicos, como anfotericina B, itraconazol e/ou várias outras substâncias associadas ou não no tratamento desse tipo de micose.

OUTRAS MICOSES

A rinosporidiose é uma infecção causada pelo *Rhinosporidium seeberi*, caracterizada pela formação de granuloma vegetante (pólipos), papiloso, de localização predominantemente nasal, podendo afetar as mucosas dos olhos e genital. Até pouco tempo (2002), o *Rhinosporidium seeberi* era considerado um fungo, mas teve suas relações filogenéticas revistas e, atualmente, é caracterizado como um protista aquático que parasita peixes e anfíbios. O diagnóstico é dado exclusivamente pelo exame direto e histopatológico. As estruturas celulares típicas são enormes em comparação a outros fungos. A visualização é de esferas grandes, arredondadas, chamadas esporângios com diferentes estágios de maturação, e consequentemente diâmetros diversos, entre 40 e 400 µm, de paredes espessas contendo numerosos esporos (esporangiósporos). Na maioria dos casos, o tratamento é cirúrgico, podendo ser complementado com algum antifúngico.

A doença de Jorge Lobo (lobomicose ou blastomicose queloidiana) é uma infecção subcutânea, crônica, não debilitante, de zona tropical (Américas do Sul e Central), causada pelo fungo *Lacazia loboi*. Foi descrita pela primeira vez em 1931 pelo famoso médico e dermatologista pernambucano Dr. Jorge Lobo. É uma doença que acomete quase exclusivamente a pele e o tecido subcutâneo, sendo raro o envolvimento sistêmico. Em ambas as micoses, rinosporidiose e lobomicose, os organismos não foram cultivados em meios artificiais até a presente data; por essa razão, o diagnóstico etiológico é baseado nos exames diretos e histopatológicos. Na lobomicose, o tratamento é feito com antifúngicos associados ou não a outras substâncias. Em alguns casos, a exérese cirúrgica é recomendada.

MICOSES OPORTUNISTAS

As micoses oportunistas são infecções causadas por várias espécies de fungos geralmente sapróbios, que vivem em solo, vegetais, matérias orgânicas em decomposição e água, estando extensamente distribuídos na natureza. A maioria pode causar infecções no hospedeiro devido a uma série de fatores, como imunodepressão induzida ou adquirida (transplantes de órgãos, doenças preexistentes, diabetes, subnutrição, idade, estresse, uso de antibióticos, imunossupressores, fármacos antineoplásicos e corticosteroides, além do vírus HIV/diagnóstico de AIDS). O termo *oportunista* é empregado também para designar fungos filamentosos ou leveduriformes que provocam infecções mesmo em indivíduos sadios, desde que as condições sejam favoráveis. As micoses oportunistas podem ser superficiais, subcutâneas, profundas ou sistêmicas.

As infecções oportunistas apresentam aspectos clínicos muito variados e dependem do local ou órgão afetado. A levedura *C. albicans* e suas espécies são um exemplo típico de infecção oportunista. Fazendo parte da flora natural das mucosas oral, vaginal e dos intestinos, proliferam quando há um desequilíbrio imunológico localizado ou generalizado no organismo. Inúmeros são os fatores predisponentes, e alguns já foram citados anteriormente. A candidíase orofaringiana em indivíduos pertencentes a grupos de risco, como viciados em drogas ilícitas e homossexuais, pode servir de alarme na detecção do vírus HIV/diagnóstico de AIDS. Os *Aspergilli fumigatus* e dos grupos *niger* e *flavus* são os principais agentes do aspergiloma intracavitário (bola fúngica) e da aspergilose pulmonar invasiva. Outros fungos, dos gêneros *Mucor, Rhizopus, Absidia, Mortiriella, Cladosporium, Penicillium, Fusarium, Helmintosporium, Rhodotorula, Malassezia, Geotrichum, Alternaria, Curvularia, Scedosporium, Acremonium, Trichosporon* e *Scopulariopsis*, também são isolados em menor grau de vários processos infecciosos.

A *Rhodoturula* sp. é um fungo que pode ser encontrado naturalmente no ambiente, sendo considerado, de forma geral, não patogênico. No entanto, é possível que leve a infecção, principalmente em pessoas imunossuprimidas, estando na maioria dos casos associada a cateteres, próteses e enxertos. Assim, o desenvolvimento desse fungo em pacientes imunossuprimidos pode aumentar o risco de meningite, endocardite e peritonite. No caso de pessoas imunocompetentes, a infecção por *Rhodoturula* sp. está associada por onicomicose, no entanto essa situação é pouco frequente.

A infecção por *Fusarium solani* é potencialmente grave em pacientes imunocomprometidos, sobretudo em portadores de neoplasias hematológicas. O diagnóstico das infecções causadas por fungos oportunistas é baseado em uma série de hipóteses elaboradas pelos clínicos e especialistas. Uma análise detalhada do protocolo médico atual e dos dados anteriores com referência à doença de base, aos tratamentos com antibióticos, corticosteroides, antineoplásicos, cirurgias, transplantes, traumatismos e queimaduras pode servir de indicador para um diagnóstico precoce e um tratamento adequado da infecção, dependendo do local da lesão, dos órgãos e do tipo de material biológico envolvido (pele, mucosas, gânglios, secreção pulmonar, líquido cefalorraquidiano [LCR], fragmentos de biopsia, sangue, urina, fezes). O diagnóstico sempre é feito por meio dos exames direto, de cultura e histopatológico.

Os testes complementares sorológicos e biomoleculares são feitos para confirmar o diagnóstico clínico mais rapidamente, como, por exemplo, testes de imunodifusão dupla (ID), fixação do complemento, contraimunoeletroforese, Elisa, DNA polimórfico amplificado ao acaso (RAPD; do inglês *random amplification of polymorphic DNA*) e reação em cadeia da polimerase (PCR). Uma desvantagem é que nem todo laboratório dispõe de pessoal capacitado para a realização desses testes, e outra é o alto custo desses exames.

O tratamento adequado é baseado no tipo de fungo isolado, no comprometimento de um ou mais órgãos (infecção localizada ou sistêmica) e na gravidade do quadro clínico. A administração de qualquer antifúngico requer cuidados especiais, principalmente devido às condições em que se encontra a maioria dos pacientes com infecções oportunistas. É necessário observar rigorosamente a posologia de cada medicamento, na tentativa de reduzir os índices de morbidade nesses casos. São necessárias também medidas de prevenção para que não ocorram recidivas.

PNEUMOCISTOSE

A pneumocistose (*Pneumocystis jiroveci*), também denominada pneumonia pneumocística ou pneumonia intersticial plasmocitária pneumocística, é uma infecção fúngica oportunista aguda, que determina rápida deterioração clínica causada pelo *Pneumocystis jiroveci*. Esse agente, desde sua identificação em 1909, por Chagas, apresenta taxonomia controversa; porém, estudos demonstraram sua maior semelhança com fungos do que com protozoários. O *Pneumocystis jiroveci* vive naturalmente nos pulmões de roedores e de alguns animais domésticos (cães, gatos, cabras, carneiros, coelhos), podendo ser adquirido na primeira década de vida do ser humano, permanecendo no seu estado latente, mas apto a transmitir a doença diante de qualquer mecanismo capaz de determinar a imunodepressão ou debilidade orgânica. É muito comum em pacientes com HIV, transplantados renais e desnutridos.

O contágio ocorre por meio da inalação de formas infectantes que manifestam a doença em caso de imunodepressão medicamentosa (terapia com corticosteroides) ou debilidade orgânica (doenças graves, crianças distróficas ou prematuras).

A infecção tem foco pulmonar, apresentando frequentemente tosse seca, dor torácica, febre, astenia, perda de peso e hipoxemia, bem como dispneia progressiva que evolui para insuficiência respiratória. Há infiltrado inflamatório no pulmão, alveolite e edema.

Além do foco pulmonar, podem ocorrer outros tipos de lesões, bem como coroidite e formas generalizadas (lesões esplênicas, gânglios para-aórticos, rins, medula óssea).

O diagnóstico da doença é feito a partir da análise histopatológica de material coletado do pulmão, como escarro induzido por nebulização salínica hipertônica, imunofluorescência, broncoscopia com lavado broncoalveolar e biopsia pulmonar.

BIBLIOGRAFIA

Aragão REM, Mucciolii C, Barreira IMA et al. Amaurose bilateral por meningoencefalite criptocócica: relato de caso. Arq Bras Oftalmol. 2008; 71(1):101-3.

Baltazar LM, Ribeiro MA. Primeiro isolamento ambiental de Cryptococcus gattii no Estado do Espírito Santo. Rev Soc Bras MedTrop. 2008; 41(5):449-53.

Brasil. Agência Nacional de Vigilância Sanitária (Anvisa). Comunicado de Risco nº 01/2017 – GVIMS/GGTES/Anvisa – Relatos de surtos de *Candida auris* em serviços de saúde da América Latina. Disponível em: https://www.gov.br/anvisa/pt-br/centraisdeconteudo/publicacoes/servicosdesaude/comunicados-de-risco-1/comunicado-de-risco-no-01-2017-gvims-ggtes-anvisa-1.

Brilhante RSN, de Lima RAC, Ribeiro JF et al. Genetic diversity of Coccidioides posadasii from Brazil. Medical Mycology. 2013; 51:432-7.

Chauhan K, Soni D, Sarkar D, Karuna T, Sharma B, Singh S, Karkhur S. Mucormycosis after COVID-19 in a patient with diabetes. Lancet. 2021 Aug 21;398(10301):e10.

Cruz LCH. Complexo Sporothrix schenckii. Revisão de literatura e considerações sobre o diagnóstico e a epidemiologia. Veterinária e Zootecnia. Ed. comemorativa. 2013; 20.

Fernandes N. Micoses superficiais e cutâneas. In: Batista RS, Gomes AP et al. Medicina tropical. abordagem atual das doenças infecciosas e parasitárias. Rio de Janeiro: Cultura Médica, 2001. p. 935-42.

Fredericks DN, Jolley IA, Lepp PW et al. Rhinosporidium seeberi: a human pathogen from a rovel group of aquatic protistan parasites. Emerging Infectious Diseases. 2000; 6:273-82.

Hinrichsen SL, Falcão E, Vilella TAS et al. Isolados de Candida em hospital terciário no nordeste do Brasil. Braz J Microbiol. 2009; 40(2):325-8.

Hinrichsen S, Falcão E, Vilella T et al. Candidemia em dois hospitais terciários. Salud (i) ciência (impresa) – Salud (i) ciência (En línea); 2011; 18(7):618-22. Disponível em: http://bases.bireme.br/cgi-bin/wxislind.

exe/iah/online/?IsisScript=iah/iah.xis&src=google&base=LILACS&lang=p&nextAction=lnk&exprSearch=654080&indexSearch=ID.

Hinrichsen SL, Falcão E, Vilella TSA et al. Candidemia in a tertiary hospital in norteastern Brazil. Rev Soc Bras Med Trop. 2008; 41(4):394-8.

Hinrichsen SL, Marsden A, Falcão E et al. Doenças dermatológicas em profissionais de saúde de uma unidade de terapia intensiva em Recife, PE. Rev Bras Med. 2008; 65(4):100-4.

Hinrichsen SL. DIP – Doenças infecciosas e parasitárias. Rio de Janeiro: Medsi/Guanabara Koogan; 2005. p. 1098.

Igreja RP. Criptocose. In: Batista RS, Gomes AP et al. Medicina tropical. Abordagem atual das doenças infecciosas e parasitárias. Rio de Janeiro: Cultura Médica; 2001. p. 912-6.

Lacaz CS, Porto E, Martins JEC et al. Tratado de micologia médica. 9. ed. São Paulo: Sarvier; 2002. p. 639.

Maresca AF, Igreja RP, Farinazzo RJM et al. Doença de Jorge Lobo. In: Batista RS, Gomes AP et al. Medicina tropical. Abordagem atual das doenças infecciosas e parasitárias. Rio de Janeiro: Cultura Médica; 2001. p. 921-6.

Melo S, Maymane WH, Igreja RP. Esporotricose. In: Batista RS, Gomes AP et al. Medicina tropical. Abordagem atual das doenças infecciosas e parasitárias. Rio de Janeiro: Cultura Médica; 2001. p. 925-34.

Neves SL, Petroni TF, Fedalto PF et al. Paracoccidioidomicose em animais silvestres e domésticos. Semina Ciênc Agrar. 2006; 27(3):481-8.

Pincelli TPH, Brandt HRC, Motta AL et al. Fusariose em paciente imunocomprometido: sucesso terapêutico com variconazol. An Bras Dermatol. 2008; 83(4):331-4.

Queiroz-Telles F, Esterre P, Perez-Blanco M et al. Chromoblatomycosis: An overview of clinical manifestations, diagnosis and treatment. Medical Mycology. 2009; 47(1):3-15.

Relato de caso. Meningite e endocardite infecciosa causada por *Rhodotorula mucilaginosa* em paciente imunocompetente. Disponível em: https://www.scielo.br/j/rbti/a/LkdV6RnjSdxkCZmYb4XDkwp/?format=pdf&lang=pt.

Schubach A, Barros MB, Wank B. Endemic sporotrichosis. Curr Opin Infect Dis. 2008; 21(12):129-33.

Soubelle MA, McKellar PP, Sussland D. Epidemiologic, clinical, and diagnostic aspects of coccidioidomycosis. J Clin Microbiology. 2007; 45(1):26-30.

Seidel D, Simon M, Sprute R, Lubnow M, Evert K, Speer C, Seeßle J, Khatamzas E, Merle U, Behrens C, Blau IW, Enghard P, Haas CS, Steinmann J, Kurzai O, Cornely OA. Results from a national survey on COVID-19-associated mucormycosis in Germany: 13 patients from six tertiary hospitals. Mycoses. 2022 Jan;65(1):103-109.

Valle ACF, Costa RLB. Paracoccidioidomicose. In: Batista RS, Gomes AP et al. Medicina tropical. Abordagem atual das doenças infecciosas e parasitárias. Rio de Janeiro: Cultura Médica; 2001. p. 941-58.

Wirth F, Goldani LZ. Review Article. Epidemiology of Rhodotorula: An Emerging Pathogen. Wirth F, Goldani LZ. Disponível em: https://www.ncbi.nlm.nih.gov/pmc/articles/PMC3469092/pdf/IPID2012-465717.pdf.

Capítulo 61

Antimicrobianos Profiláticos

Sylvia Lemos Hinrichsen ▪ Jocelene Tenório Godoi ▪ Grace Kelly Cordeiro da Silva ▪ Tatiana de Aguiar Santos Vilella ▪ Líbia Moura ▪ Juannicelle Tenório Godoi ▪ Emmanuelle Tenório Godoi ▪ Marcela Coelho de Lemos

EM CIRURGIAS

O tratamento cirúrgico implica riscos de morbidade e mortalidade a que estão sujeitos todos os pacientes que recebem uma indicação de cirurgia. Cabe à equipe médica fazer uma avaliação criteriosa e individual, para que os benefícios sejam maiores que os riscos.

Entre as complicações pós-operatórias mais importantes e temíveis estão as infecções. Em contrapartida, vem se desenvolvendo na literatura médica uma metodologia de controle e prevenção das infecções cirúrgicas baseada no sistema de vigilância epidemiológica, na busca ativa e no processo continuado de educação da comunidade que frequenta o hospital.

Os antibióticos profiláticos são aqueles aplicados antes da ocorrência da contaminação, em pacientes que não apresentam sinais ou sintomas de infecção, enquanto a terapia precoce consiste na aplicação imediata de antibióticos assim que é realizado o diagnóstico de contaminação ou infecção. Desse modo, o antibiótico profilático previne a infecção, por um agente contraído ou fortemente suspeito, em um paciente que se encontra sob risco de adquirir infecção de ferida operatória. No entanto, o uso desses agentes antibióticos profiláticos sistêmicos continua sendo uma questão controversa entre os cirurgiões, e a decisão deve ser baseada nas evidências de que os benefícios serão maiores do que os efeitos adversos. O uso profilático dos antibióticos tem se mostrado eficaz quando associado a medidas de prevenção e quando são utilizados de maneira racional; porém, quando usados de maneira inadequada, podem elevar o índice de infecção e induzir a um custo desnecessário.

Indicações

As cirurgias são classificadas em:

- Limpas (eletivas, sem infecção local, sem entrada nos tratos gastrintestinal/respiratório/urinário/biliar)
- Potencialmente contaminadas (com cobertura controlada dos tratos urinário/gastrintestinal/biliar ou por trauma contuso)
- Contaminadas
- Infectadas

Poucos são os procedimentos cirúrgicos em que está assegurado o sucesso da antibioticoprofilaxia. Antibiótico profilático é aquele que vai prevenir a infecção da ferida cirúrgica, mas não previne infecção urinária, pneumonia ou infecção de cateter.

Existe uma "janela de oportunidade" temporal, em que a antibioticoprofilaxia na cirurgia se mostrou eficaz, quando observado que pacientes que receberam antibioticoprofilaxia no período de 2 h ou menos antes da incisão cirúrgica apresentaram menos infecções do que aqueles que a receberam mais de 2 h antes, ou após a incisão cirúrgica. As recomendações da antibioticoprofilaxia cirúrgica referem-se à escolha do antimicrobiano adequado, ao uso de dose adequada para o peso do paciente, tendo-se maior atenção aos obesos, monitorando a manutenção de níveis séricos e tissulares terapêuticos durante a cirurgia, o que pode requerer a repetição de doses em cirurgias mais prolongadas.

O antimicrobiano deverá ser administrado na hora exata estabelecida, recomendando-se que doses suplementares sejam administradas, o que exigirá uma organização multidisciplinar sistemática, principalmente no centro cirúrgico e, em especial, junto aos anestesiologistas.

O uso da antibioticoprofilaxia no pós-operatório deve ser desencorajado, pois não há benefício adicional, e pode ocorrer aumento de reações adversas como alergia, diarreia, infecção por *Clostridium difficile*, além da incidência de patógenos resistentes. Assim, um Protocolo de Antibioticoprofilaxia no Paciente Cirúrgico auxilia o cirurgião e o anestesiologista na escolha da profilaxia adequada para cada tipo de cirurgia nas diferentes especialidades, apoiando a decisão clínica e colaborando para a segurança dos pacientes.

Deverá ser iniciado 1 h antes do procedimento (geralmente coincidindo com o momento da indução anestésica) e descontinuado logo após. Em cirurgias com mais de 4 h, deve-se repetir a dose após 2 h da primeira e suspender a seguir. A maioria das cirurgias não precisa de antibioticoprofilaxia. Mas estará indicada em cirurgias limpas, não devendo ser prescrita em associações, e deve ser de uso parenteral (intramuscular [IM] ou intravenoso [IV]) para atingir níveis séricos efetivos. Antibiótico oral não promove níveis séricos suficientes para prevenir infecção.

O microrganismo mais prevalente é o *Staphylococcus aureus*, daí a recomendação do uso de cefalosporina de primeira geração (cefazolina ou cefalotina). Outras cefalosporinas são menos eficazes.

O ideal é que a antibioticoprofilaxia seja indicada segundo estudos locais (microbiota) bem controlados, adaptados a cada especialidade.

A conduta de manter a antibioticoprofilaxia até a retirada dos drenos e cateteres não é recomendada, pois, além de não reduzir o percentual de infecção, aumenta a possibilidade de colonização por microrganismos resistentes aos fármacos utilizados.

Aos pacientes portadores de MRSA (*Staphylococcus aureus* resistente à meticilina) que necessitam submeter-se a tratamento cirúrgico, recomenda-se a descolonização tópica prévia do MRSA. Se a descolonização prévia não for possível, e quando a profilaxia estiver indicada, o esquema poderá incluir o uso de glicopeptídio.

Aos pacientes já em uso de antibiótico que apresentarem uma doença infecciosa que requeira tratamento antibiótico e necessite de intervenção cirúrgica, recomenda-se ajustar a dose, garantindo a administração em horário próximo à cirurgia e nível tecidual durante todo o procedimento. De acordo com cada caso, o antibiótico terapêutico será mantido posteriormente, por período variável.

Nas *cirurgias limpas*, em que a taxa esperada de infecção é de até 5%, não se usam antibióticos profiláticos, com exceção de algumas situações nas quais se faz uma dose única (pacientes acima de 70 anos, desnutridos, imunodeprimidos, em urgências com implante de prótese, diante de esplenectomia em pacientes com hipertensão portal esquistossomótica, hernioplastias incisionais, pacientes portadores de doenças reumáticas, diabetes descompensado, obesidade mórbida, hérnias multirrecidivadas, imunossupressão, radioterapia prévia, uremia, hepatopatia e pneumopatia).

O uso de antibiótico profilático fica reservado para as *cirurgias potencialmente contaminadas* (sem infecção local, perfuração de úlcera oca, trauma penetrante com menos de 4 h, cirurgias gastrintestinais com escape de conteúdo para a cavidade ou quebra significativa das técnicas assépticas), que têm risco de infecção de 5 a 10%.

Nas *cirurgias infectadas* (infecção local, abscessos, perfuração de úlcera com conteúdo infectado, trauma penetrante com mais de 4 h), o esquema antibiótico deverá ser terapêutico.

Os princípios básicos da antibioticoprofilaxia são: espectro; toxicidade; risco de alterar a flora bacteriana; farmacocinética; duração e custo.

Com relação ao espectro, deve-se escolher um antibiótico que dê cobertura à flora bacteriana encontrada, que não vá de encontro ao perfil bacteriológico identificado no hospital e que tenha associação sinérgica, nunca antagônica (não se devendo associar antibiótico bactericida com bacteriostático). Conhecer a farmacocinética é muito importante, e dados como concentração inibitória mínima, meia-vida, metabolização, via de excreção e dose inicial devem ser considerados.

Deve-se utilizar o antimicrobiano na dose adequada capaz de inibir a flora contaminante, ou seja, nível sérico tissular > MIC 90 durante o ato cirúrgico.

O momento de início do antibiótico profilático deve ser até 1 h antes da incisão, exceto na cesárea, que deve ser no pós-clampeamento.

A cefazolina e a cefalotina são ambas cefalosporinas de primeira geração e com espectro semelhante (estafilococos e alguns gram-negativos como *Escherichia coli*).

A cefazolina é preferida à cefalotina, por sua meia-vida sérica tecidual maior (4 h), o que permite excelente ação sobre as principais bactérias de interesse cirúrgico. A cefalotina, por ter meia-vida mais curta (2 h), obriga ao aumento do número de doses a cada hora, o que também eleva o custo. A repetição

do antibiótico profilático intraoperatório deve ser realizada se o tempo cirúrgico ultrapassar a sua meia-vida.

Em cirurgias com duração superior a 3 h, ou em caso de sangramento importante com reposição volêmica superior a 1 ℓ, pode-se repetir o antibiótico profilático.

A cefuroxima tem espectro um pouco melhor para gram-negativos e sua utilização deve ser preferida se houver elevada incidência de infecções por enterobactérias. Também pode ser usada cefuroxima, se houver necessidade de concentração em sistema nervoso central (SNC).

Nos pacientes alérgicos aos betalactâmicos poderão ser prescritos sulfametoxazol-trimetoprima (SMZ-TMP), clindamicina, metronidazol e até vancomicina.

A duração da antibioticoprofilaxia deverá ser proposta para cada caso e, na maior parte das cirurgias, é preconizada a dose única. Deve haver repetição durante a cirurgia, dependendo da duração da cirurgia e da meia-vida do antimicrobiano. Para cirurgias com implantação de próteses, cirurgias cardíacas e colorretais a duração pode ser de 24 a 48 h (segundo protocolos das especialidades/equipes).

Em caso de falha na profilaxia, ou seja, se vier a ocorrer infecção, usar outro antimicrobiano, diferente do utilizado na profilaxia, para tratamento. As bactérias envolvidas podem ser resistentes ao profilático.

Para cirurgias urológicas é imprescindível verificar se há urocultura no pré-operatório e, em caso de urocultura positiva, a indicação é tratamento e/ou reavaliação com a equipe sobre outro momento cirúrgico, se possível.

Se houver identificação de infecção durante o ato cirúrgico, o uso de antibiótico deixa de ser profilático e passa a ser terapêutico. A escolha do antimicrobiano deve ser reformulada com base na infecção identificada, e o tempo de duração do tratamento deve obedecer a critérios clínicos.

O ideal é que a profilaxia seja definida por estudos locais, bem controlados e adaptados a cada especialidade/serviços.

A administração deve ser a mais próxima da incisão (de preferência 1 h antes da incisão/indução anestésica), e o intervalo de repetição deve ser de uma a duas vezes a meia-vida do fármaco, para manter o nível sistêmico máximo durante o trauma cirúrgico. A duração da antibioticoprofilaxia não deve exceder 24 a 48 h, devendo cobrir preferencialmente apenas o procedimento cirúrgico.

A cefazolina é o fármaco de escolha recomendado pela Organização Mundial da Saúde (OMS) e pela Infectious Diseases Society of America (IDSA), pois tem meia-vida de 4 h, que permite cobertura adequada durante 3 h de operação, e excelente ação sobre as principais bactérias de interesse cirúrgico.

A cefalotina tem efeito similar, mas sua meia-vida mais curta (2 h) obriga ao aumento do número de doses a cada hora, elevando o custo. A cefalotina, então, fica como opção para tratamento.

CIRURGIA GERAL

Em geral, não é necessário profilaxia antimicrobiana quando se realiza uma cirurgia limpa, exceto na possibilidade de risco aumentado de infecção.

Se houver identificação de infecção durante o ato cirúrgico, o uso de antibiótico deixa de ser profilático e passa a ser terapêutico. A escolha do antimicrobiano deve ser reformulada com base na infecção identificada, e o tempo de duração do tratamento deve obedecer a critérios clínicos.

Agentes mais frequentes: gram-positivos (*Staphylococcus aureus* ou *Staphylococcus epidermidis*) e coliformes aeróbios (*Escherichia coli*).

- Nas cirurgias do sistema gastrintestinal: via biliar (paciente de alto risco – colecistite aguda, exploração de via biliar, maior de 70 anos); hepatobiliar; colangiopancreatoduodenografia endoscópica retrógrada (CPER) e de pâncreas. *Dose*: 1 g de cefazolina (2 g se o paciente tiver mais de 70 kg) IV, 1 h antes da incisão, e uma segunda dose se o procedimento durar mais de 3 h. *Agentes*: coliformes > enterococos > estreptococos > clostrídios, peptostreptococos, bacteroides, *Prevotella* ou *Porphyromonas*
- Nas cirurgias do tubo digestivo superior (estômago, duodeno, intestino delgado e esôfago), os agentes mais comuns são: coliformes, enterococos, estreptococos, clostrídios, peptostreptococos, *Prevotella* e *Porphyromonas*. Nesses casos, pode-se usar ceftriaxona (1 g) ou clindamicina (600 mg) + metronidazol, podendo ser mantido até 24 a 48 h.

Em cirurgias de estômago está indicada a cefazolina (2 g) dose única. Nos procedimentos cirúrgicos eletivos e conservadores do estômago, em pacientes com úlcera duodenal (vagotomia com ou sem drenagem) decorrente de hiperacidez gástrica e de uma importante redução de densidade bacteriana, que diminui a infecção de ferida operatória, a antibioticoprofilaxia não é necessária. Também pode-se usar cefoxitina ou cefuroxima na dosagem já descrita, e os agentes são os mesmos comentados no grupo anterior.

É importante lembrar que na cirurgia biliar a profilaxia só deve ser recomendada em casos de alto risco (> 70 anos, vias biliares, colocação de *stents*, cirurgia biliar prévia, icterícia, colecistite aguda ou cálculos no ducto biliar comum). E, na cirurgia gastroduodenal, quando houver redução de acidez gástrica, redução da motilidade gástrica, úlceras sangrantes ou obstrutivas, doenças malignas, obesidade mórbida (*bypass* gástrico) e gastrotomia endoscópica.

O uso de cefoxitina, amoxicilina-clavulanato e ampicilina-sulbactam é eficaz, porém caro, e favorece o desenvolvimento de resistência bacteriana.

- Cirurgia gastroduodenal – cefazolina 1 a 2 g IV, 1 h antes da incisão, em dose única ou com reforços transoperatórios (4/4 h), podendo ser mantido de 8/8 h por 24 h.

Antibioticoprofilaxia não está indicada nos pacientes com úlceras duodenais simples não obstrutivas.

Na herniorrafia sem fatores de risco, a antibioticoprofilaxia não está indicada. Na existência de fatores de risco (obesidade mórbida, diabetes descompensado, uso crônico de corticosteroide e colocação de tela), pode-se utilizar cefazolina (1 g IV) de 4/4 h, não estando indicado intervalo para repetição no pós-operatório.

CIRURGIA DE URGÊNCIA DO CÓLON/RETO

Usar metronidazol, 500 mg IV + amicacina 500 mg 1 h antes da incisão, podendo ser repetida a amicacina (12/12 h) e o metronidazol (8/8 h) por 24 h.

No caso de cirurgia infectada, tratar com ampicilina ou penicilina + metronidazol + gentamicina/amicacina por 5 a 7 dias.

As cirurgias de cólon cursam com elevadas taxas de infecção quando não se utiliza a profilaxia antimicrobiana. O ideal é que se obtenha uma boa preparação mecânica. A profilaxia deve ter efeito de cobertura para enterobactérias e *Bacteroides fragilis*, mas não se justifica terapia específica para enterococos, a menos que haja alto risco para endocardite.

Os agentes mais frequentes nesses casos são coliformes, enterococos, bacteroides, peptostreptococos e clostrídios.

Nas cirurgias de cólon com fezes na cavidade deve-se manter a profilaxia por 24 h, além da lavagem exaustiva da cavidade.

APENDICITE NÃO PERFURADA

Usar a cefoxitina 1 a 2 g IV, 1 h antes da incisão, com intervalo para repetição de 2/2 h no intraoperatório e 8/8 h após. Ou ceftriaxona 1 g IV, de 12/12 h; ou gentamicina (80 mg de 8/8 h) e metronidazol (500 mg de 8/8 h). Em casos de alergia aos betalactâmicos, pode-se usar: (1) clindamicina mais gentamicina ou aztreonam ou uma fluoroquinolona e (2) metronidazol mais gentamicina ou uma fluoroquinolona (ciprofloxacino ou levofloxacino).

- Os agentes mais frequentemente encontrados são coliformes e anaeróbios
- Em caso de gangrena ou perfuração, o tratamento deve ser mantido
- Em cirurgias proctológicas orificiais (contaminadas ou infectadas) e em pacientes clinicamente estáveis, submetidos a drenagem de abscesso único, bem definido, mesmo que seja intraperitoneal, não está indicada a antibioticoprofilaxia
- Em cirurgias laparoscópicas sem fatores de risco, a antibioticoprofilaxia não parece eficaz devido ao baixo risco de infecção

CIRURGIA DE OBESIDADE MÓRBIDA

Usar cefazolina 1 g para pacientes de até 80 kg e 2 g para pacientes com mais de 80 kg. A dose deve ser administrada até 30 min antes da cirurgia e uma dose subsequente deve ser aplicada a cada 2 a 5 h, enquanto durar a cirurgia. Também está indicada a ceftriaxona 2 g IV, na indução anestésica (1 h antes da incisão).

Em casos de alergia aos betalactâmicos, pode-se usar: clindamicina ou vancomicina + gentamicina ou aztreonam ou 1 fluoroquinolona.

TRAUMA PENETRANTE ABDOMINAL

Usar a ceftriaxona 1 g IV, no atendimento de emergência, mantendo-a a cada 12 h por até 24 h, ou gentamicina (80 mg de 8/8 h) + metronidazol (500 mg de 8/8 h).

Os agentes mais comuns após lesão do intestino são os coliformes e os anaeróbios gram-positivos e negativos.

TRANSPLANTE RENAL

Os antibióticos de escolha são a cefazolina ou a cefuroxima.

- Administração: cefazolina 2 g IV, ou cefuroxima 750 mg IV, até 60 min antes da incisão. Ao optar pela cefazolina, pode-se manter 1 g IV, de 8/8 (mais duas doses).

Os agentes mais encontrados são os *Staphylococci*.

TRANSPLANTE HEPÁTICO

Está indicada a ampicilina/sulbactam.

- Administração: 3 g ampicilina/sulbactam IV, 30 min antes da incisão, e segunda dose só se o procedimento durar mais de 3 a 4 h.

Também podem ser utilizados os carbapenêmicos (imipenem/cilastatina ou meropenem), 500 mg 1 h antes da incisão, mantendo-se o tratamento. O imipenem deve ser administrado a cada 6 h, e o meropenem, a cada 8 h.

Os agentes mais frequentes são coliformes, *Enterococcus* e *Staphylococcus*.

Nos pacientes alérgicos às penicilinas, utiliza-se ciprofloxacino (400 mg IV, 12/12 h) associado com metronidazol (500 mg IV, 8/8 h). Profilaxia antifúngica com fluconazol 50 mg/dia também é recomendada.

TRANSPLANTE CARDÍACO E PULMONAR

Está indicada a cefazolina ou a cefuroxima IV, em doses plenas, iniciada na indução anestésica e mantida por 48 h.

DOADOR DE ÓRGÃOS

Os antibióticos indicados são a ampicilina/sulbactam ou a oxacilina.

- Administração: 3 g de ampicilina/sulbactam ou 1 g de oxacilina IV, 30 min antes da incisão.

Os principais agentes são os *Staphylococci* ou *Enterococci* (doador contaminado).

CIRURGIA DE CABEÇA E PESCOÇO

Na biopsia de gânglio e/ou cirurgias não contaminadas (que não atinjam as mucosas), não há indicação de antibioticoprofilaxia. Se houver cirurgia com abertura da cavidade bucofaríngea (contaminada), está indicada cefazolina (1 a 2 g IV) ou a clindamicina (600 a 900 mg IV 1 h antes da incisão), podendo ser mantida de 6/6 h até 24 h. Também poderá ser indicada a amoxicilina/clavulanato (1,5 g IV) mais 1 g a cada 3 h, podendo ser mantido 1 g de 8/8 h por 24 h.

As microbiotas normais da boca e da orofaringe são responsáveis pela maioria das infecções que se seguem aos procedimentos de cabeça e pescoço.

CIRURGIA PLÁSTICA

Em cirurgias limpas/enxertos/retalhos/mamoplastia, poder-se-á utilizar a cefazolina (1 a 2 g IV 1 h antes da incisão) com intervalo de repetição de 4/4 h no intraoperatório, sem manutenção no pós-operatório.

No caso de cirurgia potencialmente contaminada, fazer cefazolina (1 a 2 g IV 1 h antes da incisão) de 3/3 a 4/4 h no intraoperatório e de 8/8 h por até 24 h (no pós-operatório).

Em casos de alergia aos betalactâmicos, pode-se usar clindamicina ou vancomicina + aminoglicosídeo ou aztreonam ou fluoroquinolona.

FRATURAS DE MANDÍBULA

- Antibiótico: cefazolina
- Administração: 2 g IV no momento da indução anestésica. Em procedimentos extensos, 1 g adicional a cada 3 h até o término da cirurgia
- Agentes causais: bactérias da flora oral.

CIRURGIA ORTOPÉDICA

Fraturas expostas

- Fratura exposta tipo I: área de exposição < 1 cm. O antimicrobiano indicado é a cefazolina (1 g) IV com intervalo para repetição no intraoperatório de 3/3 a 4/4 h e no pós-operatório de 8/8 h por 48 a 72 h
- Fratura exposta tipo II: área de exposição entre 1 e 10 cm, sem lesão de partes moles extensa, sem retalho ou erosão
- Fratura exposta tipo III: área de exposição > 10 cm, exposição ou lesão tecidual ampla ou amputação traumática tipo IIIa com dano extenso de partes moles, lacerações, fraturas segmentares, ferimentos por arma de fogo, com boa cobertura óssea de partes moles; tipo IIIb com cobertura inadequada de partes moles ao osso e tipo IIIc com lesão arterial importante, requerendo reparo vascular.

Nesses casos (tipos II e III), está indicado o uso de clindamicina (600 mg de 6/6 h IV) + gentamicina (60 a 80 mg/kg de 8/8 IV) no intraoperatório. O intervalo para repetição no pós-operatório para a clindamicina (600 mg 6/6 h) e a gentamicina (1 mg/kg 8/8 h) é de 5 a 7 dias se PCR (proteína C reativa) estiver normal.

Cirurgias eletivas

Nas cirurgias ortopédicas eletivas limpas, não há indicação de profilaxia antibiótica.

- Antibiótico: cefazolina (1 g IV) 1 h antes da incisão de 4/4 h (intraoperatório), podendo ser mantida no pós-operatório de 8/8 h por 24 a 48 h. Está indicada na inserção de próteses e outros materiais
- Em casos de alergia pode-se usar clindamicina (600 mg IV) ou vancomicina (1 g IV).

Artroplastia

Está indicada a cefazolina (1 g IV 1 h antes da incisão), mantida no intraoperatório de 4/4 h e de 8/8 h por 24 a 48 h, no pós-operatório.

Na revisão de artroplastia por infecção, após cirurgia recente (até 30 dias), poder-se-á fazer cefepima ou ceftazidima (1 a 2 g IV na indução anestésica, mantida no intraoperatório de 12/12 h) mais glicopeptídio (vancomicina/teicoplanina) 1 g IV, administrado 1 h antes da incisão anestésica, mantido no intraoperatório de 12/12 h.

Nesses casos, é fundamental a coleta de culturas de material cirúrgico (fragmento ósseo) para adequar aos antimicrobianos.

Os agentes causais nas artroplastias e/ou fixação interna são os *Staphylococcus* spp.

Nas fraturas tipos I e II, além dos *Staphylococci*, são frequentes os coliformes.

Cimentos impregnados com antibióticos parecem ser efetivos.

Em cirurgias com torniquetes, fazer antibioticoprofilaxia previamente ao seu emprego.

CIRURGIA VASCULAR PERIFÉRICA

- Antibiótico: cefazolina (1 g) ou clindamicina (600 mg)
- Administração: IV 1 h antes da incisão, repetindo-se a dose se a cirurgia demorar mais de 3 h, podendo ser mantida até 24 h.

Não está indicada a profilaxia na endarterectomia de carótida sem prótese ou na implantação de cateter de longa permanência.

CIRURGIA CARDÍACA, CIRURGIA DE REVASCULARIZAÇÃO MIOCÁRDICA, TROCA DE VÁLVULA, TORÁCICA/MARCA-PASSO DEFINITIVO

- Antibiótico: cefazolina ou cefuroxima
- Administração: 1 g de cefazolina/1,5 g de cefuroxima IV 1 h antes da incisão, repetindo-se a dose se a cirurgia demorar mais de 3 a 4 h, mantendo-se por 24 h (sem implante de prótese) ou por 48 h (se houver implante de prótese)
- No implante de marca-passo definitivo usar cefazolina (1 a 2 g IV de 4/4 h e de 8/8 h após por 24 h)
- Os antimicrobianos devem ser usados até 24 a 48 h, não havendo justificativa científica para o uso por maior tempo ou a manutenção até a retirada de sondas ou drenos
- Agentes causais: *Staphylococcus epidermidis* e *Staphylococcus aureus*
- Em alérgicos à penicilina usar vancomicina, 1 g IV, lento, ao longo de 1 h antes da anestesia
- Na ressecção pulmonar sem infecção está indicada a cefazolina (1 g IV 4/4 h no intraoperatório) e de 8/8 por até 24 h (pós-operatório).

NEUROCIRURGIA

Craniotomia eletiva/cirurgia de coluna com prótese

- Antibiótico: cefazolina
- Administração: 2 g IV 1 h antes da incisão, repetindo-se a dose se a cirurgia demorar mais de 3 a 4 h (1 g 4/4 h intraoperatório, podendo ser mantida de 8/8 por 24 h no pós-operatório), ou só enquanto durar a cirurgia

- Em neurocirurgia com acesso transesfenoidal, pode-se usar clindamicina, 900 mg, em dose única
- Agentes causais: *Staphylococcus aureus* e *Staphylococcus* coagulase-negativo.

DERIVAÇÃO VENTRICULOPERITONEAL

- Antibiótico: cefazolina
- Administração: 2 g IV 1 h antes da incisão, podendo ser mantida na dose de 1 g 4/4 h (intraoperatório) e de 8/8 h por 5 dias (pós-operatório)
- Agente causal: *Staphylococcus*.

Caso se trate de cirurgia neurológica limpa, sem implante de prótese, usar cefuroxima intraoperatória. Caso haja implante de prótese, fazer cefuroxima por 24 h.

Nas cirurgias potencialmente contaminadas, associar metronidazol.

PACIENTES IMUNOCOMPROMETIDOS

- Antibióticos: ceftriaxona + metronidazol
- Administração: 1 a 2 g (se o paciente tiver peso superior a 70 kg) de ceftriaxona IV + 500 mg de metronidazol IV 1 h antes da incisão em dose única
- Agente causal: flora variável, principalmente gram-negativo e anaeróbio.

CIRURGIA OTORRINOLARINGOLÓGICA

Em cirurgia otorrinolaringológica, a profilaxia está indicada quando houver incisão que adentre a cavidade oral ou a faringe, embora seja controverso o uso de profiláticos.

Pode-se usar clindamicina, 600 mg IV, 1 h antes da incisão, podendo ser mantida por 24 h, ou só durante as cirurgias.

Ou usar cefazolina, 1 a 2 g IV, 1 h antes da incisão, de 4/4 h, por 24 h, ou só durante a cirurgia.

CIRURGIA UROLÓGICA

Na extração endoscópica ou manipulação percutânea de cálculos está indicada a cefazolina (1 a 2 g IV até 1 h antes da incisão e de 4/4 h), podendo ser mantida por 24 h ou dose única. Como alternativa, recomenda-se a ceftriaxona (1 g de 12/12 h por 24 h).

Em cirurgias urológicas com manipulação intestinal, pode-se usar cefazolina (1 a 2 g IV, durante 4/4 h e 8/8 h após), mais metronidazol (500 mg IV, de 8/8 h) por 24 h, podendo ser mantido norfloxacino até a retirada de sonda vesical de demora. Há necessidade de preparo intestinal no pré-operatório.

Na prostatectomia/ressecção de tumores vesicais e nefrectomia, usar cefazolina (1 g IV 1 h antes da incisão e de 3/3 a 4/4 h no intraoperatório), que pode ser mantida de 8/8 h por 24 h (pós-cirurgia).

Em biopsia transretal de próstata está indicada a fluoroquinolona (ciprofloxacino 400 mg IV ou 500 mg por via oral (VO), até 1 h antes da incisão), podendo ser mantida de 12/12 h por até 24 h.

CIRURGIA GINECOLÓGICA/OBSTÉTRICA

Na histerectomia ou miomectomia vaginal ou abdominal com ou sem contaminação da cavidade abdominal e na mastectomia, fazer cefazolina (1 a 2 g IV até 1 h antes da incisão e de 4/4 h no intraoperatório), não estando indicada a manutenção no pós-operatório. Cefoxitina ou ampicilina-sulbactam também podem ser usadas.

Em casos de alergia aos betalactâmicos, pode-se usar clindamicina ou vancomicina + aminoglicosídeo ou aztreonam ou 1 fluoroquinolona; metronidazol + um aminoglicosídeo ou 1 fluoroquinolona.

No parto a fórcipe ou cesárea/urgência ou trabalho de parto prolongado fazer cefazolina (1 a 2 g IV após clampeamentos do cordão), não estando indicados intervalos de repetição (nem intra nem pós-cirurgia).

Embora a OMS recomende a administração do antibiótico profilático após clampeamento do cordão, estudos mostram que a antibioticoprofilaxia realizada algumas horas antes do clampeamento foi mais eficaz, e não há evidências claras de danos para o recém-nascido relacionados com a administração de antibióticos antes de incisão. Essa questão continua controversa, mas qualquer prática é aceitável e mais eficaz para prevenir a infecção pós-cesariana do que o placebo.

Em pacientes alérgicas aos betalactâmicos, é indicada a associação da clindamicina, na dose de 600 mg IV, a 80 mg de gentamicina IM, antes e 8 h após a cesariana.

Não está recomendada antibioticoprofilaxia para cerclagem cervical e abortamento espontâneo ou eletivo (embora, neste, possa ser feita cefazolina 1 g IV em dose única, após clampeamento de cordão).

No abortamento clandestino ou infectado está indicado tratamento com:

- Ampicilina 1 a 2 g IV de 4/4 h ou penicilina cristalina 3 milhões IV de 4/4 h
- Gentamicina 5 mg/kg IV dose única
- Metronidazol 500 mg IV de 8/8 h ou clindamicina 600 mg IV de 8/8 h
- Amoxacilina/clavulanato 500 mg/125 mg VO/IV de 8/8 h.

CIRURGIAS OFTALMOLÓGICAS

Os agentes envolvidos são *Staphylococcus*, *Streptococcus*, pneumococos, *Pseudomonas aeruginosa*, *Proteus mirabilis* e, raramente, fungos.

É recomendada a antissepsia pré-operatória com soluções aquosas de povidona-iodo a 5%. O uso de colírios que contenham gramicidina, neomicina, polimixina e/ou fluoroquinolonas, uma gota a cada 5 a 15 min dentro da hora antes do início do procedimento, também é recomendado.

Nas cirurgias oftalmológicas, a antibioticoprofilaxia sistêmica não está recomendada.

Na implantação de lentes está indicado o uso de fluoroquinolona colírio (tópico) na indução anestésica, podendo ser mantido por até 24 h.

OUTRAS SITUAÇÕES

A antibioticoprofilaxia não está indicada em cateterização cardíaca, herniorrafia, cirurgia de varizes, cirurgia plástica (embora em cirurgias mamárias a profilaxia seja controversa), procedimentos dermatológicos, paracentese, reparo de laceração simples, extração dentária, tratamento de canal e em queimaduras em pacientes assistidos ambulatorialmente.

Na biopsia de gânglios, nódulos ou lesões cutâneas também não se deve utilizar a antibioticoprofilaxia.

Em cirurgia pediátrica do sistema digestório está indicado antibiótico (intraoperatório). Na cirurgia cardíaca infantil, o antibiótico poderá ser mantido até 24 h. Na correção de meningomielocele não está recomendada a antibioticoprofilaxia.

Nas cirurgias ortopédicas, em geral, o risco de infecção é baixo e não há justificativa para o uso de antimicrobianos, exceto quando houver implante de próteses, em que está recomendado o uso de antibiótico modificado por até 24 h.

Adição rotineira de cimento, impregnado com antimicrobianos, está reservada para situações de alto risco.

Em cirurgias torácicas não cardíacas não há consenso quanto à necessidade de profilaxia. Por causa do risco de desenvolvimento de mediastinite, a dose intraoperatória de antibiótico pode ser recomendada.

A antibioticoprofilaxia em procedimentos dentários é recomendada aos pacientes que apresentem risco aumentado de ocorrência infecciosa, infecção de próteses osteoarticulares ou algum grau de imunodepressão.

Não há evidência baseada em ensaios clínicos randomizados disponíveis no momento que suporte a indicação de antibioticoterapia profilática ou terapêutica específica para pacientes com quadro de COVID-19 leve.

PROFILAXIA ANTIMICROBIANA DE INFECÇÕES NÃO CIRÚRGICAS

Febre reumática

A profilaxia da febre reumática envolve o diagnóstico rápido e correto, bem como o tratamento efetivo da infecção estreptocócica que é feito em duas fases: *primária* (nunca teve a doença) e *secundária* (já teve a doença).

O objetivo da profilaxia primária é a erradicação do estreptococo.

Os indivíduos que já tenham apresentado febre reumática devem ser considerados suscetíveis à sua recorrência quando novamente infectados pelo estreptococo do grupo A. São candidatos à precaução secundária, que objetiva evitar recidivas de infecção estreptocócica de orofaringe. O início da profilaxia deverá ser:

- Início: tão logo tenha sido estabelecido o diagnóstico
- Profilaxia recomendada e duração: utiliza-se a penicilina G benzatina na dose de 1.200.000 U, IM, a cada 28 dias. Pode-se usar como alternativa a penicilina V na dose de 400.000 U (para adultos) ou 200.000 U (para crianças com menos de 25 kg), de 12/12 h e a eritromicina na dose de 500 mg (para adultos) ou 250 mg (para crianças) VO, 12/12 h, porém a penicilina G benzatina apresenta maior eficácia.

O tempo de manutenção da profilaxia tem sido motivo de divergência, mas em geral recomenda-se que não seja inferior a 5 anos. Para profissionais da saúde, professores e outros profissionais que lidam com doentes ou contato próximo com público, sobretudo infantil, aconselham-se a profilaxia por toda a vida profissional. A cardite reumática tem alto risco de recorrência, por isso a profilaxia deverá ser a longo prazo, até a idade adulta ou por toda a vida, mesmo após cirurgia valvular, incluindo troca valvular (pelo menos por 10 anos ou até 25 a 30 anos de idade). A OMS recomenda a profilaxia habitual, com o intervalo de 4 semanas, indicando o intervalo de 3 semanas se o risco de adquirir a infecção for elevado.

Meningoencefalite causada por *Haemophilus influenzae* tipo B

- Indicação: risco limitado à criança com menos de 4 anos de idade, devendo ser tratados os contactantes domiciliares (crianças com menos de 4 anos), adultos que tenham contato com crianças de até 4 anos de idade e o caso-índice antes da alta, por ter mantido contato como indicado anteriormente
- Profilaxia recomendada e duração: rifampicina VO na dose de 20 mg/kg/dia, fracionada de 12/12 h (600 mg a cada 12 h, em adultos), mantida pelo prazo de 2 a 4 dias.

Em creches, ao identificar um caso, a profilaxia está indicada necessariamente para as crianças com menos de 2 anos e, opcionalmente, para todas as outras crianças.

Se forem identificados dois ou mais casos, no período de 60 dias, todos os contactantes devem ser tratados, inclusive os adultos.

Infecção pneumocócica

- Indicação: pacientes com esplenectomia anatômica ou funcional (anemia falciforme). Em pacientes esplenectomizados, fazer também a vacina antipneumocócica (após esplenectomia)
- Profilaxia recomendada (quando o emprego da vacina estiver impossibilitado): penicilina G benzatina na dose de 600.000 ou 1.200.000 U, IM, a cada 3 semanas, durante 2 anos após a cirurgia; penicilina V VO, em doses de 200.000 a 400.000 U, a cada 12 h; amoxicilina, na dose de 20 mg/kg/dia, fracionada em duas doses diárias, é uma opção melhor em crianças abaixo de 5 anos de idade, por sua atividade contra os hemófilos.

Infecções recorrentes no sistema urinário

- Indicação: mulheres jovens de meia-idade, com dois ou mais episódios recorrentes de novas infecções em 6 meses, ou mais episódios por ano
- Início: logo após a constatação da recorrência
- Duração: 6 meses a 1 ano. Se houver recorrência de infecção dentro de 3 meses, a profilaxia deverá ser novamente administrada por 2 anos. A profilaxia diminui as recorrências em 75%. O uso de cefalosporinas é caro e induz a resistência
- Profilaxia indicada (Quadro 61.1).

Quimioprofilaxia continuada ou pós-coital com nitrofurantoína é indicada para grávidas em risco de infecção recorrente do sistema urinário.

Otite média aguda recorrente

- Indicação: crianças com pelo menos três episódios de otite aguda durante os últimos 6 meses ou quatro episódios em 1 ano
- Início: logo após a constatação da recorrência
- Duração: 6 meses ou durante o inverno e a primavera.

Difteria

- Indicação: crianças suscetíveis expostas (familiares, creches ou que compartilhem o mesmo quarto de hospital)
- Início: após o diagnóstico do caso-índice
- Profilaxias indicadas: eritromicina
  - Crianças: 40 a 50 mg/kg/dia (máxima de 2 gramas/dia), dividida em 4 doses iguais, durante 7 dias VO
  - Adultos: 500 mg, de 6/6 h, durante 7 dias VO.

Pneumocystis jiroveci em pacientes com portadores do vírus HIV/diagnóstico de AIDS

- Indicação: adultos com infecção prévia por *Pneumocystis jiroveci* (profilaxia secundária) ou sem infecção prévia mais CD4 menor que 200 células/mm^3 (profilaxia primária).

Para recém-nascidos de mães portadoras do vírus HIV/diagnóstico de AIDS, está indicada a profilaxia a partir da sexta semana de vida, que deverá ser mantida até a realização dos testes confirmatórios da infecção pelo vírus HIV.

O uso de SMZ-TMP também está indicado na profilaxia primária da toxoplasmose.

Os pacientes em uso de sulfadiazina mais pirimetamina para toxoplasmose também fazem uso de profilaxia primária eficaz para pneumocistose.

Citomegalovírus

No pós-transplante, usar ganciclovir por 100 dias após o procedimento, ou por 2 semanas, a partir da segunda ou terceira semana.

Como alternativa menos eficaz, pode-se usar o aciclovir por 1 a 3 meses pós-transplante, ou o foscarnet, que é uma alternativa provavelmente tão ou mais eficaz que o ganciclovir, porém mais tóxica e mais cara.

QUADRO 61.1 Posologia e administração.

Pós-coito	Cotrimoxazol – 80 + 400 mg/dose
	Nitrofurantoína – 100 mg/dose
	Norfloxacino – 200 mg/dose
(Dose única)	Ciprofloxacino – 250 mg/dose
Quimioprofilaxia contínua	Nitrofurantoína – 100 mg/24 h
Automedicação	Cotrimoxazol – 80 + 400 mg/12 h – 3 dias
	Norfloxacino – 200 mg/12 h – 3 dias
	Nitrofurantoína – 100 mg/12 h – 5 dias
	Ciprofloxacino – 250 mg/12 h – 3 dias

A imunoglobulina anticitomegalovírus pode ser também efetiva, especialmente em associação com o ganciclovir, em casos de alto risco, porém com custo muito elevado.

Em pacientes portadores do vírus HIV, na profilaxia primária, geralmente não é empregado o ganciclovir por causa da toxicidade. Na profilaxia secundária, utiliza-se o ganciclovir IV, nas doses de 5 mg/kg/dia, 5 a 7 vezes/semana. O foscarnet, na dose de 90 a 120 mg/kg/dia, é também bastante eficaz, porém tóxico e caro.

Vírus sincicial respiratório (RSV)

A imunoglobulina hiperimune intravenosa (RSV-IVIg) diminui as infecções e a morbidade em crianças de alto risco (lactentes com displasia broncopulmonar dependentes de oxigênio, prematuros nascidos com menos de 32 semanas de idade gestacional que tenham menos de 6 meses durante a estação do vírus). Entretanto, é uma profilaxia extremamente cara.

A imunoprofilaxia com palivizumabe na dose de 15 mg/kg, IM, uma vez por mês, durante a sazonalidade do vírus sincicial respiratório, em 5 administrações, é indicada para prematuros com idade gestacional de até 28 semanas e crianças com até 2 anos de idade e com doença pulmonar crônica ou doença cardíaca congênita.

Varicela

A profilaxia recomendada é com imunoglobulina hiperimune varicela-zóster (VZIg) até 96 h do contato (possivelmente, até 5 dias) e vacina dentro de 72 h. O uso oral de aciclovir, na dose de 40 mg/kg/dia, em quatro administrações é eficaz (superior aos resultados obtidos com VZIg) na profilaxia em crianças imunocompetentes expostas à varicela.

Hepatite B

Os pacientes não imunizados devem receber profilaxia de acordo com o tipo de contato:

- Contato percutâneo ou mucoso, incluindo contato sexual não protegido com pacientes agudamente infectados: vacinação mais imunoglobulina hiperimune, 0,06 mℓ/kg (máximo de 5 mℓ) (administrar dentro de 2 semanas)
- Contato sexual com portador crônico: vacinação
- Contato domiciliar com portador crônico: vacinação
- Contato domiciliar agudo com exposição a sangue: vacinação mais imunoglobulina hiperimune
- Recém-nascido de mãe HBsAg-positiva: imunoglobulina hiperimune (de preferência dentro de 12 h do nascimento), 0,5 mℓ IM, mais vacinação.

Hepatite C

Não há, até o momento, profilaxia recomendada.

Hepatite A

A vacinação para o vírus da hepatite A é feita com vacinas que contêm células inteiras do vírus A inativo, estando indicada para profissionais da área de saúde, atendentes de creches/asilos, manipuladores de leite/alimentos, viajantes para áreas endêmicas, pacientes com doença crônica do fígado, pacientes em hemodiálise, homossexuais, hemofílicos, usuários de drogas ilícitas IV e pessoas que vivem em comunidades fechadas.

A dose é de 0,5 mℓ (2 a 18 anos) ou 1 mℓ (maiores de 18 anos) ou 1 mℓ (maiores de 18 anos) IM na região deltoide (duas doses, com intervalo de 6 meses entre elas).

Não há indicação para crianças menores de 2 anos e hemodialisados. Pacientes com insuficiência renal poderão necessitar de doses maiores.

Níveis protetores são obtidos após 30 dias da primeira dose (95 a 100%) e atingem 100% após a segunda dose.

Sífilis

A profilaxia pode ser feita com penicilina G benzatina, após contato:

- Adultos e adolescentes com mais de 45 kg, incluindo gestantes: 2,4 milhões UI, IM (1,2 milhão UI em cada glúteo)
- Crianças e adolescentes com menos de 45 kg: 50 mil UI/kg, IM, dose única (dose máxima total: 2,4 milhões UI).

Estreptococos do grupo B

A profilaxia está indicada se a mãe for portadora e estiver em trabalho de parto ou se tiver ocorrido ruptura prematura de membrana por 12 h ou mais. Usa-se ampicilina até o nascimento. Para o recém-nascido, é indicada ampicilina por 5 a 7 dias.

Gonorreia

A profilaxia deverá ser feita imediatamente após o contato sexual com pacientes infectados ou de alto risco, podendo-se usar ceftriaxona ou cefixima ou ciprofloxacino, todos em dose única. Outras fluoroquinolonas também podem ser utilizadas por via oral.

Herpes simples

Genital (recorrências frequentes): aciclovir 400 mg 2 vezes/dia VO, por 6 a 12 meses, fanciclovir 50 mg 2 vezes/dia VO, por 4 meses ou mais, ou valaciclovir 500 mg 2 vezes/dia VO.

Miocutâneo ou disseminado em imunodeprimidos: aciclovir enquanto durar a imunodeficiência.

Influenza

A profilaxia está indicada para os pacientes não imunizados durante epidemias (Quadro 61.2).

A quimioprofilaxia com antiviral não é recomendada se o período após a última exposição a uma pessoa com infecção pelo vírus for maior que 48 h.

Leptospirose

A quimioprofilaxia poderá ser feita com a doxiciclina na dose de 100 mg, 2 vezes/dia, por 3 a 5 dias. Para os que exercem atividades em locais de risco constante da transmissão, a prevenção pode ser realizada com a doxiciclina 200 mg/semana.

QUADRO 61.2 Posologia e administração.

Fármaco	Faixa etária		Quimioprofilaxia
Fosfato de oseltamivir (Tamiflu®)	Adulto		75 mg/dia VO/10 dias
	Criança maior de 1 ano de idade	≤ 15 kg	30 mg/dia VO/10 dias
		> 15 kg a 23 kg	45 mg/dia VO/10 dias
		> 23 kg a 40 kg	60 mg/dia VO/10 dias
		> 40 kg	75 mg/dia VO/10 dias
	Criança menor de 1 ano de idade	0 a 8 meses	3 mg/kg/dia, 10 dias
		9 a 11 meses	3,5 mg/kg/dia, 10 dias
Zanamivir (Relenza®)	Adulto		10 mg: duas inalações de 5 mg, 1 vez/dia, 10 dias
	Criança	≥ 5 anos	10 mg: duas inalações de 5 mg, 1 vez/dia, 10 dias

PACIENTES COM MIELOMA MÚLTIPLO

Está indicado o SMZ-TMP (cotrimoxazol), que reduz a morbidade infecciosa e apresenta toxicidade aceitável.

Pacientes com neutropenia

Norfloxacino, ciprofloxacino e outras quinolonas diminuem a ocorrência de infecções por gram-negativos em pacientes com neutropenia secundária à quimioterapia do câncer, mas não reduzem a mortalidade, e estão associados ao aumento de resistência bacteriana. Seu uso rotineiro deve ser evitado. O SMZ-TMP pode ser igualmente eficaz e está menos associado à resistência.

A profilaxia antifúngica não deve ser rotineira, portanto é preciso evitá-la, a não ser que o paciente tenha tido, recentemente, infecção fúngica invasiva. O uso de fluconazol para profilaxia seleciona cepas resistentes de *Candida* (*C. krusei*) e predispõe à aspergilose.

Uretrite causada por *Chlamydia*

Está indicado o uso da azitromicina em dose única ou a doxiciclina por 7 dias, após a exposição. Outros macrolídios e ofloxacino, todos por 7 dias, também podem ser usados.

Cancroide

Pode-se usar a ceftriaxona em dose única ou a eritromicina por 7 dias, assim como SMZ-TMP, por 7 dias, após a exposição sexual.

Candidíase

Na candidíase mucocutânea recorrente crônica está recomendado o cetoconazol por um período indefinido.

Na vulvovaginite por *Candida* (mais de três episódios/ano), fazer o cetoconazol semanal ou o clotrimazol tópico diário.

Na candidíase autofágica em pacientes com portadores do vírus HIV, poderá ser usado o cetoconazol por um período indefinido (segundo níveis de CD4/protocolos).

Em episódios graves ou frequentes recomenda-se fluconazol 100 a 200 mg 1 vez/dia VO, e como alternativa o itraconazol 200 mg 1 vez/dia VO.

Cólera

A quimioprofilaxia de contatos não é indicada por não ser eficaz para conter a propagação dos casos. Além disso, o uso de antibiótico altera a microbiota intestinal, modificando a suscetibilidade à infecção, podendo provocar o aparecimento de cepas resistentes.

Coqueluche

A profilaxia é recomendada para todos os contatos íntimos ou domiciliares com menos de 7 anos. Deverá ser também considerada nos contatos acima dessa idade, uma vez que crianças maiores ou adultos podem transmitir a infecção. As recomendações independem do estado de imunização dos contactantes.

O fármaco de primeira escolha é a azitromicina, administrada 1 vez/dia durante 5 dias, e o de segunda escolha é a claritromicina de 12 em 12 h durante 7 dias. Nos casos de indisponibilidades dos medicamentos anteriores, indica-se a eritromicina VO, durante 7 a 14 dias. A associação SMZ+TMP é recomendada como alternativa para os casos de intolerância aos macrolídios.

Criptococose em pacientes portadores do vírus HIV

A profilaxia secundária e para casos com CD4 < 50 a 100 células/mm^3 é feita com fluconazol (200 mg/dia) por tempo não estabelecido. Como alternativas têm-se a anfotericina B e o itraconazol.

Toxoplasmose em pacientes portadores do vírus HIV

A profilaxia primária é recomendada para adultos com CD4 < 100 células/mm^3 e sorologia positiva para *Toxoplasma*. Pode ser feita com SMZ+TMP. A profilaxia secundária deve ser feita com sulfadiazina mais pirimetamina. Em pacientes que não tolerem a sulfadiazina, usar clindamicina.

Em crianças, a profilaxia secundária é feita com pirimetamina associada a sulfadiazina e ácido folínico, na dose de 15 mg. O SMZ+TMP diário também é eficaz. A profilaxia primária não é recomendada.

Nos pacientes que apresentam elevação dos níveis de CD4, com contagem de células superior a 200/mm^3, a profilaxia poderá ser suspensa.

Micobacterioses atípicas em pacientes portadores do vírus HIV

A profilaxia é recomendada para os pacientes com contagens de linfócitos CD4 < 50 a 100 células/mm^3. O fármaco de escolha é a claritromicina. A rifabutina é uma alternativa; entretanto, tem alto custo e está associada a efeitos adversos oculares, além de selecionar micobactérias resistentes à rifampicina.

Em crianças, está indicada a profilaxia primária de acordo com os níveis de linfócitos CD4. Os esquemas recomendados são: azitromicina, claritromicina e rifabutina.

Tuberculose

A profilaxia é realizada por meio da isoniazida durante 6 meses, na dose de 10 mg/kg/dia, com dose máxima diária de 300 mg, em uma única tomada ao dia. Tem-se como alternativa a rifampicina 10 a 15 mg/kg/dia (dose máxima 600 mg) 1 vez/dia + pirazinamida 35 mg/kg/dia (dose máxima 2.000 mg) 1 vez/dia VO, por 2 meses.

PROFILAXIA DA ENDOCARDITE INFECCIOSA

A endocardite infecciosa (EI) é uma complicação que pode ocorrer em pacientes portadores de alterações anatômicas do coração que apresentem episódios de bacteriemia.

A profilaxia da EI baseia-se na identificação dos pacientes com risco de desenvolvimento de EI, no conhecimento dos procedimentos indutores de bacteriemia e que necessitem de profilaxia e na seleção do agente antimicrobiano mais apropriado.

Os procedimentos odontológicos são os que apresentam as maiores taxas de bacteriemia (extração dentária, 88%, e cirurgia periodontal, 60%). No sistema gastrintestinal, o maior índice de bacteriemia (45%) é encontrado na dilatação esofágica. Os microrganismos mais relacionados e importantes causadores de EI relacionada com procedimentos orofaríngeos são os estreptococos do grupo *viridans*.

A profilaxia da EI deve ser realizada nos pacientes com risco elevado e moderado. Não está recomendada a profilaxia em situações de baixo risco (Quadro 61.3).

Os riscos de endocardite são do tipo elevado, moderado e baixo:

- Risco elevado: pacientes portadores de próteses cardíacas biológicas ou mecânicas; história de EI prévia, mesmo na ausência de cardiopatia; portadores de cardiopatias congênitas cianógenas complexas; portadores de *shunt* sistêmico-pulmonar implantados cirurgicamente
- Risco moderado: outras cardiopatias congênitas, exceto comunicação interatrial (CIA); portadores de disfunção valvular reumática ou por outras causas, mesmo após correção cirúrgica; cardiomiopatia hipertrófica e portadores de prolapso mitral com regurgitação
- Baixo risco: CIA isolada; portadores de CIA, comunicação intraventricular (CIV) ou ducto arterioso submetidos a cirurgia, sem implante de material protético e com mais de 6 meses da operação; pacientes submetidos a cirurgia de revascularização miocárdica; portadores de prolapso mitral sem regurgitação; portadores de sopros cardíacos funcionais ou fisiológicos; presença de enfermidade de Kawasaki sem disfunção valvular; antecedentes de febre reumática sem disfunção valvular; portadores de marca-passos; e portadores de desfibriladores implantados.

Na endocardite bacteriana, a antibioticoprofilaxia poderá ser feita com:

QUADRO 61.3 Procedimentos que necessitam de profilaxia para endocardite infecciosa.

- Procedimentos odontológicos com sangramento de mucosa gengival e na região periapical dos dentes
- Amigdalectomia e/ou adenoidectomia
- Cirurgias sobre a mucosa respiratória ou digestiva
- Broncoscopia com broncoscópio rígido
- Esclerose de varizes de esôfago
- Dilatação esofágica
- Colangiografia retrógada endoscópica com obstrução
- Cirurgia biliar
- Cistoscopia
- Dilatação uretral
- Sondagem vesical na presença de infecção urinária
- Cirurgia urológica na presença de infecção urinária
- Cirurgia de próstata
- Incisão e drenagem de abscessos ou tecidos infectados
- Histerectomia vaginal (em pacientes de alto risco)
- Parto vaginal na presença de infecção (em pacientes de alto risco)

- Amoxicilina: 2 g VO, IM ou IV, 1 h antes do procedimento (ou 50 mg/kg – crianças)
- Alérgicos a penicilina-clindamicina: 600 mg (ou 20 mg/kg – criança), 1 h antes do procedimento.

PROFILAXIA ANTIBIÓTICA EM ENDOSCOPIA DIGESTIVA

As recomendações de profilaxia antibiótica em procedimentos endoscópicos gastrintestinais estão indicadas para:

- Profilaxia para EI
- Profilaxia em pacientes portadores de próteses vasculares
- Profilaxia em pacientes com prótese ortopédica há pelo menos 6 meses
- Profilaxia no paciente com obstrução do sistema biliar e pseudocisto de pâncreas
- Profilaxia antibiótica em pacientes com gastronomia endoscópica percutânea
- Profilaxia antibiótica no paciente com cirrose, ascite, hemorragia, e no paciente imunocomprometido.

O risco de EI ou outras complicações infecciosas secundárias à endoscopia digestiva é baixo. São raros os relatos de EI atribuídos diretamente à endoscopia digestiva (Quadro 61.4).

Os procedimentos endoscópicos gastrintestinais podem, potencialmente, ocasionar outras complicações infecciosas, como colangite e celulite.

O uso indiscriminado de antibiótico em associação com procedimentos endoscópicos gastrintestinais deve ser desencorajado em virtude do aumento dos custos e da exposição desnecessária do paciente às reações adversas desses antibióticos.

Situações rotineiras como escovar dentes e procedimentos não endoscópicos, como enemas retais, podem gerar bacteriemias de maior importância do que com a endoscopia. A bacteriemia é mais importante durante a dilatação do esôfago

524 Parte 3 **Microrganismos e Antimicrobianos**

QUADRO 61.4 Antibioticoterapia profilática para procedimentos endoscópicos gastrintestinais.

- Lesões cardíacas de alto risco para o desenvolvimento de endocardite infecciosa:
  - Prótese valvar
  - História prévia de endocardite
  - Cirurgia de *shunt* aortopulmonar
- Lesões cardíacas de risco intermediário, risco maior do que a população geral:
  - Cardiopatia congênita
  - Febre reumática e outras situações com disfunção valvular adquirida, mesmo após cirurgia de correção

e a esclerose de varizes do esôfago. A bacteriemia durante a esclerose pode ser reduzida com o uso de agulhas curtas e de soluções estéreis. A bacteriemia pode ocorrer em 13% dos pacientes cirróticos submetidos à esclerose.

Os patógenos comumente isolados são o *Staphylococcus viridans*, o *Staphylococcus aureus* e o *Staphylococcus epidermidis*.

A biopsia parece não aumentar o risco de bacteriemia.

A profilaxia antibiótica não é recomendada nos pacientes de risco intermediário e baixo submetidos a procedimentos endoscópicos do sistema digestório superior, a colonoscopia com ou sem biopsia de mucosa, a polipectomia e a esclerose. Os dados atuais são insuficientes para recomendar profilaxia nos pacientes de alto risco.

Em procedimentos endoscópicos de alto risco de bacteriemia (dilatação esofágica, esclerose, laserterapia, gastrostomia percutânea e colangiopancreatografia endoscópica retrógrada

em pacientes com obstrução biliar ou pseudocisto pancreático), a profilaxia está recomendada para pacientes de alto risco de desenvolvimento de EI. Não deve ser feita profilaxia nos pacientes de baixo risco (risco igual ao da população em geral). Nos pacientes de risco intermediário não existem dados que recomendem rotineiramente a profilaxia.

A infecção de prótese em paciente com prótese vascular está associada a alta morbidade e mortalidade. Entretanto, o risco de infecção pela prótese reduz-se com o tempo.

Durante o primeiro ano, depois da colocação de uma prótese vascular, deve ser realizada a profilaxia antibiótica em pacientes submetidos a dilatação esofágica, esclerose de varizes e colangiografia (os demais casos deverão ser avaliados pelo endoscopista).

A colangite e a sepse podem ser determinadas pela colangiografia retrógrada. A instrumentação da árvore biliar pode disseminar bactérias quando não é realizada a drenagem adequada. Além das bactérias já existentes, o próprio endoscópio poderá ser o vetor dessas bactérias, principalmente *Pseudomonas*.

Nos procedimentos de alto risco (dilatação esofágica, esclerose de varizes, colangiografia), os casos devem ser avaliados individualmente.

Vários são os procedimentos endoscópicos nos quais a profilaxia antibiótica pode ou não estar recomendada (Quadro 61.5).

A antibioticoprofilaxia é o uso de medicação efetiva e não tóxica para prevenir infecção causada por microrganismo específico ou para erradicar precocemente uma infecção já instalada. Na endoscopia gastrintestinal, justifica-se o uso de antibiótico para evitar infecção local ou sistêmica em algumas condições clínicas ou procedimentos endoscópicos (Quadro 61.6).

QUADRO 61.5 Procedimentos endoscópicos e profilaxia antibiótica.

Condições do paciente	Procedimentos	Antibiótico	Comentários
Prótese valvar *História de endocardite infecciosa*	Dilatação esofágica Esclerose de varizes Colangiografia	Recomendado	Situações de alto risco para desenvolvimento de complicações infecciosas
Shunt aortopulmonar Prótese vascular	Outros procedimentos endoscópicos (altos ou colonoscopia com ou sem biopsia)	Dados insuficientes	Situações com baixo nível de bacteriemia
Doença reumática valvar com disfunção Prolapso da válvula mitral com regurgitação	Dilatação esofágica Esclerose de varizes	Dados insuficientes	Situações de risco intermediário para desenvolvimento de complicações infecciosas
Miocardiopatia hipertrófica Cardiopatia congênita	Colangiografia Outros procedimentos endoscópicos (altos ou colonoscopia com ou sem biopsia)	Não necessita	Situações com baixo nível de bacteriemia
Marca-passo Ponte de safena	Todos os procedimentos	Não recomendado	Situações de baixo risco para desenvolvimento de complicações infecciosas
Obstrução biliar sem colangite	Colangiografia	Recomendado	Prudente ser usado, porém não substitui a drenagem
Pseudocisto de pâncreas	Outros procedimentos endoscópicos (altos ou colonoscopia com ou sem biopsia)	Dados insuficientes	Situações com baixo nível de bacteriemia
Cirrose com hemorragia digestiva e ascite	Dilatação esofágica Esclerose de varizes Colangiografia	Recomendado	Risco de infecção relatado com endoscopia Redução de mortalidade

QUADRO 61.6 Antibioticoprofilaxia e procedimentos endoscópicos.

Situações/ procedimentos	Antibióticos
Colangiografia endoscópica – obstrução biliar e lesões císticas do pâncreas	Ampicilina 2 g e gentamicina 1,5 mg/kg (até 120 mg) 30 min antes do procedimento
	Alérgicos à penicilina fazer vancomicina, 1 g IV, ou ciprofloxacino VO 750 mg IV 30 min antes do procedimento
Gastrostomia endoscópica percutânea	Cefazolina 1 g IV, 30 min antes do procedimento
	Cefotaxima 2 g IV, 30 min antes do procedimento
Cirrose e hemorragia digestiva	Ceftriaxona 1 g IV 12/12 ou ciprofloxacino 400 mg IV 12/12 h ou ciprofloxacino 500 mg VO 12/12 h, por 7 dias.
	Crianças: cefotaxima 100 mg/kg/dia durante 7 dias IV

IM: via intramuscular; IV: via intravenosa; VO: via oral.

BIBLIOGRAFIA

Anlicoara R. Antibioticoprofilaxia de cirurgia bariátrica com cefazolina em infusão contínua: determinação da concentração no tecido celular subcutâneo [dissertação]. Pernambuco: UFPE; 2012.

Barros E, Bittencourt H, Caramari ML et al. Antimicrobianos – consulta rápida. 3. ed. Porto Alegre: Artmed; 2001. p. 329-31.

Bollani et al. Revised recommendations concerning palivizumab prophylaxis for respiratory syncytial virus (RSV). Italian Journal of Pediatrics. 2015; 41:97.

Brasil. Ministério da Saúde (MS). Protocolo Clínico e Diretrizes Terapêuticas para Atenção Integral às Pessoas com Infecções Sexualmente Transmissíveis. Brasília: MS; 2015.

Brasil. Ministério da Saúde (MS). Secretaria de Vigilância em Saúde. Departamento de DST, AIDS e Hepatites Virais. Protocolo de Assistência Farmacêutica em DST/HIV/AIDS. Brasília: MS; 2010.

Brasil. Ministério da Saúde (MS). Secretaria de Vigilância em Saúde. Departamento de Vigilância das Doenças Transmissíveis. Protocolo de Tratamento de Influenza. Brasília: MS; 2015.

Brasil. Ministério da Saúde (MS). Secretaria de Vigilância em Saúde. Departamento de Vigilância Epidemiológica. Manual Integrado de Vigilância Epidemiológica da Cólera. 2. ed. Manual Integrado de Prevenção e Controle da Cólera. Brasília: MS; 2010.

Brasil. Ministério da Saúde (MS). Secretaria de Vigilância em Saúde. Guia de Vigilância em Saúde. 1. ed. atual. Brasília: MS; 2016.

Bratzler DW, Dellinger EP, Olsen KM et al. Clinical practice guidelines for antimicrobial prophylaxis in surgery. Am J Health Syst Pharm. 2013; 70(3):195-283.

Fernandes FO, Fernandes AJV, Fernandes RTA. Antimicrobianos. Uso profilático. In: Tavares W, Marinho LAC. Rotinas de diagnósticos e tratamento das doenças infecciosas e parasitárias. 2. ed. São Paulo: Atheneu; 2007. p. 1063-7.

Ferraz EM, Ferraz AAB. Infecção em cirurgia: aspectos históricos. In: Ferraz EM. Infecção em cirurgia. Rio de Janeiro: Medsi; 1997. p. 106.

Ferraz EM, Ferraz AAB. Infecção em cirurgia, profilaxia e tratamento. In: Ferraz AAB. Bases da técnica cirúrgica e da anestesia. Recife: Editora Universitária/UFPE; 2001. p. 283-18.

Ferraz EM, Ferraz AAB. Princípios gerais do uso de antibióticos. In: Ferraz AAB. Bases da técnica cirúrgica e da anestesia. Recife: Editora Universitária/UFPE; 2001. p. 319-33.

Hospital Sírio-Libanês. Diretrizes Assistenciais. Protocolo de Antibioticoprofilaxia nos Procedimentos do Centro Diagnóstico. Versão eletrônica atualizada 2015. Disponível em: https://www.hospitalsiriolibanes.org.br/institucional/gestao-da-qualidade/Documents/2018-11-01-protocolos/Protocolo%20Antibioticoprofilaxia%20no%20Paciente%20Cir%C3%BArgico%20e%20do%20Centro%20Diagn%C3%B3stico/Manual%20Antibioticoprofilaxia-centro-diagnostico_150924.pdf.

Lima FEBA, Campos J. Cuidados pré-operatórios. In: Ferraz AAB. Bases da técnica cirúrgica e da anestesia. Recife: Editora Universitária/UFPE; 2001. p. 335-41.

Machado A, Comiran CC, Bans E. Antimicrobianos profiláticos. In: Bans E, Bittencourt H, Caramari HL et al. Antimicrobianos. Consulta rápida. Porto Alegre: Artmed; 2001. p. 55-72.

Medeiros EAS, Stemplink VA, Santi LQ et al. Curso uso racional de antimicrobianos para prescritores. São Paulo; 2008. p. 262.

Médecins Sans Frontières. Clinical guidelines: diagnosis and treatment manual for curative programmes in hospitals and dispensaries: Guidance for prescribing. 2016. Disponível em: https://samumsf.org/sites/default/files/2018-10/MSF%20Clinical%20Guideline%202016.pdf.

Moura LB, Trivellato AE, Figueiredo CE et al. Comparação do índice de infecção pós-operatória em fraturas mandibulares lineares com o uso de profilaxia antibiótica. Rev Odontol Unesp. 2017; 46(1):14-8.

Nishimura RA, Carbelo BA, Faxon DP et al. Guideline update on valvular heart disease: focused update or infective endocardites. J Am Coll Cardiol. 2008; 52(8):676-85.

Rey JR, Axon A, Budzynska A et al. Guidelines of the European Society of Gastrintestinal Endoscopy. Endoscopy. 1998; 30:318-24.

Swedish-Norwegian Consensus Group. Antibiotic prophylaxis in surgery: summary of a Swedish-Norwegian Consensus onference. Scand J Infect Dis. 1998; 30:547-57.

Tavares W. Uso profilático dos antimicrobianos. In: Tavares W. Manual de antibióticos e quimioterápicos anti-infecciosos. 3. ed. São Paulo: Atheneu; 2001. p. 351-99.

Tavares W. Antibióticos e quimioterápicos para o clínico. 3. ed. rev. e atual. São Paulo: Atheneu; 2014.

World Health Organization (WHO). Guidelines for Safe surgery. Geneva: WHO; 2009.

Capítulo 62

Profilaxia para Contatos com Meningite Meningocócica e Outros Agentes Infecciosos

Sylvia Lemos Hinrichsen ▪ Jocelene Tenório Godoi ▪ Eduardo Caetano Brandão ▪ Tatiana de Aguiar Santos Vilella ▪ Marcela Coelho de Lemos

O medo é paralisante... assim, vença-o e siga em frente...
(Sylvia Lemos Hinrichsen)

INTRODUÇÃO

Define-se como meningite o processo inflamatório que ocorre nas meninges, membranas que envolvem o cérebro e a medula espinal. Pode ser causada por agentes infecciosos, como bactérias, vírus, parasitas e fungos e também por processos não infecciosos. As meningites bacterianas e virais são as mais importantes do ponto de vista da saúde pública, devido a sua magnitude, capacidade de ocasionar surtos, e no caso da meningite bacteriana, à gravidade dos casos. Nos países em desenvolvimento, a meningite é considerada uma doença endêmica; assim, casos da doença são esperados ao longo de todo o ano, com a ocorrência de surtos e epidemias ocasionais, sendo mais comum a ocorrência das meningites bacterianas no inverno e das virais no verão.

A meningite por *Neisseria meningitidis* pode ocorrer em pessoas de qualquer faixa etária, porém é mais comum em crianças até 5 anos, e mais rara em idosos. O risco de doença meningocócica em lactentes é três vezes maior que em crianças de 1 a 4 anos de idade e é seis vezes maior comparado a uma criança de 5 a 9 anos de idade. É uma doença grave, com alta capacidade de transmissão.

A adoção de medidas profiláticas diante de paciente com quadro sugestivo de infecção causada por meningococos e/ou outros agentes infecciosos deve estar relacionada com o alto grau de suspeita diagnóstica (Quadro 62.1).

QUADRO 62.1 Profilaxia após contato com agentes infecciosos.

Caxumba
O uso de vacina pós-exposição não tem demonstrado efeito protetor
Excluir o doente do convívio social durante 9 dias após o início da doença
Haemophilus ducreyi (cancro mole)
Tratar os parceiros sexuais do doente (se tiver havido contato nos dez dias que antecederam o início da doença), independentemente da presença de sinais ou sintomas
Candidíase vaginal
Não está indicada rotina para tratar os parceiros sexuais
Pode ser benéfico o tratamento com pomadas antifúngicas dos parceiros de mulheres com candidíase de repetição, se eles apresentarem balanite
Cólera
Não há recomendações para quimioprofilaxia dos contatos de doentes com cólera
Coqueluche
Vacinar com DPT ou DaPT os < 7 anos e DTaP > 7 anos, se indicado
Difteria
Vacinar com DPT ou dT > 7 anos, se a última dose foi aplicada há mais de 5 anos
Fazer *penicilina benzatina* independentemente da situação vacinal
Acompanhar por 7 dias, uma vez que mesmo com profilaxia o contactante poderá adoecer

(continua)

Capítulo 62 Profilaxia para Contatos com Meningite Meningocócica e Outros Agentes Infecciosos **527**

QUADRO 62.1 Profilaxia após contato com agentes infecciosos. (*Continuação*)

Doenças/infecções sexualmente transmissíveis (DST/IST)

Os principais agentes etiológicos são: *Neisseria gonorrhoeae, Chlamydia trachomatis, Gardnerella vaginalis, Haemophilus influenzae* e enterobactérias

Tratar os parceiros sexuais da mulher com doença se o contato sexual tiver ocorrido até 60 dias antes do início dos sintomas

Nos casos de linfogranuloma venéreo por *Chlamydia trachomatis*, os contactantes sexuais nos 30 dias que antecederam os sintomas do paciente devem ser examinados e tratados

Os contactantes sexuais dos pacientes com gonorreia (*Neisseria gonorrhoeae*) devem ser examinados e tratados para gonorreia e para *Chlamydia trachomatis* se ocorreu contato sexual até 60 dias antes do início dos sintomas ou do diagnóstico do caso-índice

Nesse caso, evitar relações sexuais até o fim do tratamento e colher culturas

Os parceiros de pacientes com *sífilis*, nos 90 dias que antecederam o diagnóstico, mesmo com testes sorológicos negativos, devem ser tratados

Os parceiros sexuais de pessoas com *tricomoníase* (*Trichomonas vaginalis*) devem ser tratados e evitar contato sexual até o término do tratamento

Estreptococos beta-hemolíticos do grupo A

Analisar os riscos de contactantes imunodeprimidos, idosos, pacientes com varicela ou outras situações que predisponham a infecções graves. Não está indicada rotina de quimioprofilaxia para os contatos

Afastar o doente da escola, trabalho, creches até 24 h após o início da antibioticoterapia

Estupro

Deverá ser indicado acompanhamento psicológico

Na profilaxia contra hepatite B, vacinar

A profilaxia contra o vírus HIV com o uso de antirretrovirais (esclarecendo que há dúvidas sobre o efeito protetor) deverá ser considerada em casos com suspeita de epidemiologia para o vírus HIV; na ocorrência de penetração oral, vaginal ou anal; se ejaculação em mucosa com participação de múltiplos estupradores e lesão de mucosa. Iniciar até 72 h após o acidente

Pesquisar *Trichomonas vaginalis, Neisseria gonorrhoeae* e *Chlamydia trachomatis* em razão da sua frequência em mulheres vítimas de estupro

Granuloma inguinal (donovanose)

Tratar os contactantes sexuais, nos 60 dias que antecederam o diagnóstico do caso-índice, independentemente dos sintomas

Haemophilus influenzae B

É frequente o estado de portador assintomático entre os contactantes domiciliares

A quimioprofilaxia está indicada para todos os contatos, independentemente da idade, que conviveram com o caso-índice por mais de 4 h/dia e no mínimo nos 5 a 7 dias que antecederam sua hospitalização

Em creches, com dois casos em menos de 60 dias, fazer profilaxia para todos os funcionários e alunos

Hanseníase

Todos os contactantes intradomiciliares sadios nos últimos 5 anos devem fazer duas doses de BCG, com intervalo de 6 meses entre as doses. Caso haja cicatriz de BCG, considerar esta como primeira dose e fazer apenas a segunda dose

Caso haja cicatriz de BCG, considerar esta como primeira dose e fazer apenas a segunda dose

Hepatite A

Fazer imunoglobulina-padrão até 15 dias após o contato (80 a 90% de proteção)

Excluir o doente da escola, do trabalho e das creches por 1 semana após o início da doença

Hepatite B

Fazer vacina anti-hepatite B e imunoglobulina hiperimune

Leptospirose

Nos casos expostos com suspeita de contaminação ou que foram mordidos por ratos poderão ser administrados antibióticos

Mycoplasma pneumoniae

Indicar quimioprofilaxia só para os imunodeprimidos

Rubéola

O uso de gamaglobulina-padrão na gestante não diminui a incidência de teratogenicidade no feto

A vacina após contato não previne a doença

Afastar o paciente do contato social até 7 dias após o início do *rash*

(continua)

528 Parte 3 **Microrganismos e Antimicrobianos**

QUADRO 62.1 Profilaxia após contato com agentes infecciosos. (*Continuação*)

Sarampo

Vacinar nas primeiras 72 h após o contato pode prevenir o sarampo

Se não for possível a vacina, fazer imunoglobulina-padrão nos primeiros 6 dias após o contato

Tuberculose

Quimioprofilaxia para contatos menores de 5 anos, não vacinados com BCG, com PPD positivo e radiografia de tórax normal

Quimioprofilaxia para recém-nascido (RN) por 3 meses e, a seguir, realizar PPD. Se o PPD for positivo, manter a quimioprofilaxia até completar 6 meses. Se o PPD for negativo, suspender a quimioprofilaxia e aplicar BCG

Quimioprofilaxia para quem apresentar viragem tuberculínica recente

Varicela

Vacinar nas primeiras 96 h após o contato (poderá prevenir a varicela)

O uso de antiviral poderá prevenir a infecção aparente, sem inibir a formação de imunidade. Para melhor proteção, adiar o início da medicação para 7 dias após o contato com o caso de varicela

Em imunodeprimidos e gestantes suscetíveis deve-se fazer uso de imunoglobulina humana hiperimune contra varicela (VZIg)

Mordeduras

Cerca de 80% dos pacientes que sofrem mordeduras não precisam de cuidados médicos

Feridas por mordeduras podem apresentar-se como lacerações, avulsões, feridas puntiformes e arranhaduras

As bactérias responsáveis pela infecção nas mordeduras podem ter origem ambiental, na flora normal da pele da vítima e na flora da cavidade oral do atacante (mais comum)

Cerca de 85 a 90% dos casos de mordedura no homem são causados por cães, seguidos de mordeduras de gatos (5 a 10%), de roedores (2 a 3%) e humanas (2 a 3%)

São fatores de risco de infecção por mordeduras: localização em mãos, pés e grandes articulações; localização em couro cabeludo e face em crianças; feridas puntiformes; agressão com esmagamento; retardo no tratamento (> 12 h); idade > 50 anos; imunossuprimidos (asplenismo, uso de corticosteroides, doenças imunes); alcoolismo crônico; diabetes melito; doença vascular; e edema preexistente em extremidades

Os principais microrganismos (raros) transmitidos por mordeduras humanas são: *Actinomyces* sp., *Clostridium tetani*, vírus das hepatites B e C, herpes-vírus simples, *Mycobacterium tuberculosis* e *Treponema pallidum*

Os anaeróbios predominantes em mordeduras humanas são os mesmos das mordeduras animais; no entanto, o *Bacteroides fragilis* é um frequente produtor de betalactamase. Também são encontrados o *Fusobacterium* sp. e o peptostreptococo

Os agentes gram-positivos mais frequentes em mordeduras humanas são estreptococos alfa e beta-hemolíticos, *Staphylococcus aureus* (20 a 40%), *Staphylococcus epidermidis* e *Corynebacterium* sp.

Eikenella corrodens é um bacilo gram-negativo encontrado em 10 a 29% das agressões do punho cerrado em humanos, que causa infecção grave, crônica e indolente. É prevalente na placa gengival humana em 59% e age sinergicamente com o *Streptococcus viridans* (o mais frequente nesse tipo de agressão), causando osteomielite.

O vírus HIV não é encontrado comumente na saliva, mas a sua presença torna a transmissão da doença biologicamente possível, e a mordedura humana de pessoas infectadas ou de alto risco pode ter um risco muito baixo, mas real, de transmissão

Os microrganismos mais encontrados em mordeduras por cães são *Staphylococcus* sp., *Streptococcus* sp. e *Corynebacterium* sp.

As bactérias anaeróbias em mordeduras por cães e gatos representam 38 a 76% (*Bacteroides fragilis*, *Prevotella*, *Porphyromonas*, *Peptostreptococcus* e *Fusobacterium* sp., assim como *Veillonella*)

A *Pasteurella multocida* é o principal patógeno isolado de mordeduras de gatos (presente na flora normal de 70 a 90% destes), podendo estar ainda associado a mordeduras por cães (encontrado em 50 a 66% na flora normal)

Capnocytophaga canimorsus é uma bactéria gram-negativa que causa infecção bacteriana rara, mas potencialmente fatal, e que tem sido associada à mordedura por cães e ainda menos à mordedura ou à arranhadura de gatos (presente na flora normal de 16% dos cães e 18% dos gatos)

Mordeduras por gatos raramente têm sido associadas à transmissão de tularemia, peste, esporotricose, blastomicose e raiva

A infecção causada pela *Bartonella henselae* (doença da arranhadura do gato) tem sido, em 99% dos casos, atribuída a esse animal

Nas mordeduras, fazer: irrigação abundante com solução salina, solução de povidona-iodo; desbridamento cuidadoso, se indicado; antibioticoprofilaxia nas mordidas humanas; antibioticoterapia se houver sinais de infecção; imobilização em posição funcional, elevação do membro afetado; toxoide tetânico com ou sem imunoglobulina, se indicado; profilaxia contra raiva, se indicado; e sutura (bastante controverso)

A antibioticoprofilaxia está indicada nas mordeduras: em mãos; feridas puntiformes profundas; feridas que requeiram desbridamento cirúrgico; pacientes idosos; imunodeprimidos; mordedura próxima ou em articulação com prótese e mordedura em extremidade com doença venosa e/ou linfática (em geral após mastectomia)

No tratamento das mordeduras humanas e por cães e gatos a antibioticoterapia indicada é: amoxicilina-clavulanato; sulfametoxazol–trimetoprima + clindamicina; ampicilina-sulbactam e penicilina e/ou doxiciclina, uma vez que os principais agentes etiológicos são *Staphylococcus aureus*, *Staphylococcus epidermidis*, anaeróbios e *Eikenella corrodens*. Nas mordeduras por cães e gatos, incluir a *Pasteurella multocida*, cujo fármaco de escolha é penicilina ou doxiciclina (esta em caso de alergia à penicilina)

PRECAUÇÕES E BIOSSEGURANÇA

A transmissão do meningococo sorogrupos A, B, C é feita de pessoa a pessoa por meio de gotículas da boca, narina ou contato direto (boca a boca) com portador assintomático ou doente.

Pode ocorrer transmissão em pessoal de laboratório que manipule culturas de *N. meningitidis* pela inoculação, ingestão ou exposição de mucosas a perdigotos.

A transmissão por objetos não é significante e o período de inoculação é de 4 dias (2 a 10 dias).

A antibioticoprofilaxia está indicada para contatos familiares íntimos, em creches, orfanatos, quartéis, turmas de pré-escolar ou maternal, e pessoas que estiveram em contato com o paciente por cerca de 4 h/dia, durante 5 a 7 dias.

As precauções-padrão utilizadas como medidas de barreira pelos profissionais de saúde e/ou familiares devem ser adotadas até 24 h após o início do tratamento com antibiótico específico.

A antibioticoprofilaxia também está indicada para o profissional de saúde exposto diretamente e sem proteção facial (uso de máscaras) às secreções nasofaríngeas, durante manobras de reanimação boca a boca, intubação endotraqueal, aspiração de secreções de orofaringe, ou se o paciente tossiu diretamente no seu rosto em qualquer momento do período de contagiosidade, que pode ser de até 7 dias antes do início da doença.

Atividades gerais de assistência, sem contato direto com secreções orofaríngeas, como o simples transporte do doente, ou seu trânsito no ambiente, não justificam o início de antibioticoprofilaxia.

Observa-se que os profissionais da área da saúde têm dificuldades em caracterizar o contato com o doente ou suspeito, tendendo a generalizar o uso da medicação preventiva sem nenhum outro critério além do medo de contaminação.

A quimioprofilaxia está indicada para os profissionais que tiveram real contato com secreções respiratórias do doente sem a proteção adequada quando da realização de intubação endotraqueal, da manipulação do tubo endotraqueal e do exame próximo à faringe do paciente que tosse sem estar fazendo uso de antibiótico terapêutico específico ou até 24 h do seu uso.

É mínimo o risco de contágio para o profissional de saúde quando são adotadas as precauções-padrão (uso de máscaras e luvas).

Se indicada a quimioprofilaxia, esta deverá ser iniciada o mais rápido possível, dentro das primeiras 24 h do contato, mesmo antes da confirmação bacteriológica.

A chance de o indivíduo evoluir com doença invasiva é maior nos primeiros 5 dias após a infecção. A eficácia da quimioprofilaxia, quando feita adequadamente, é de 90 a 95%. Portanto, mesmo os contactantes que receberam a quimioprofilaxia podem vir a adoecer e devem estar alertas para o aparecimento dos primeiros sintomas, pois o retardo do tratamento implica maior letalidade.

Mesmo durante epidemias ou surtos, a quimioprofilaxia é recomendada apenas para os contactantes próximos. Nesse caso deve ser considerada a utilização da vacina como medida profilática, cabendo aos serviços de vigilância epidemiológica a identificação precoce de surtos e epidemias e a definição da população-alvo para vacinação.

Não são necessários exames de secreção nasofaríngea nos contatos, que devem ser orientados a procurar assistência médica imediata se surgirem sintomas da doença.

O portador crônico e assintomático de *Neisseria meningitidis* nas vias respiratórias superiores não tem importância epidemiológica dentro do hospital, não sendo necessário realizar exames de secreções nasofaríngeas, bem como ser imunizado ou afastado de suas atividades profissionais e/ou tratado. Não há, portanto, também indicação de quimioprofilaxia.

O profissional doente deverá ser afastado de suas atividades até 24 h após iniciada a antibioticoterapia, dependendo do estado clínico, porque poderá contaminar outras pessoas durante as suas atividades laborais habituais.

Os técnicos de laboratórios que manipularem com frequência preparações solúveis de *Neisseria meningitidis* poderão ser beneficiados com a vacinação pré-exposição.

Assim, caso haja indicação de antibioticoprofilaxia para o profissional de saúde, e este a recuse, deverá ser registrada a ocorrência (por escrito e assinada), ficando essa informação arquivada.

Diante da exposição à doença o funcionário deverá comunicar o fato à divisão de recursos humanos, dentro do prazo de 24 h, quando o vínculo empregatício for pela Consolidação das Leis do Trabalho (CLT), e em 10 dias para o Regime Jurídico Único (RJU).

Na antibioticoprofilaxia, o fármaco de escolha é a rifampicina (600 mg por via oral [VO], de preferência com o estômago vazio, de 12/12 h por 2 dias seguidos para adultos ou 20 mg/kg, 2 tomadas/dia durante 2 dias para crianças (maiores de 1 mês, 10 mg/kg, 12/12 h, e menos de 1 mês, 5 mg/kg, 12/12 h).

A rifampicina (600 mg VO de 12/12 h por 4 dias) também é eficaz na profilaxia do *Haemophilus influenzae*.

A eficácia da rifampicina em evitar a evolução da doença é de 72 a 90%.

O uso de anticoncepcionais, anticoagulantes e antirretrovirais interfere no efeito da rifampicina, reduzindo-lhe a ação.

A rifampicina não deve ser usada com bebidas alcoólicas e está contraindicada em gestantes.

Em gestantes e lactantes, ou quando a rifampicina não puder ser usada, está indicada a antibioticoprofilaxia com ceftriaxona (250 mg por via intramuscular (IM) em dose única para adultos e 125 mg para < 12 anos).

Em casos selecionados, o ciprofloxacino (500 mg VO em dose única) poderá ser usado como alternativa, não estando indicado em gestantes e menores de 18 anos.

Os cuidados na biossegurança da assistência devem ser praticados de modo rotineiro e universal.

A assistência a pacientes com suspeita de meningite bacteriana sempre gera um estresse para as equipes multiprofissionais nas instituições de saúde, sejam públicas ou privadas. E, mesmo com toda a informação existente, o medo está sempre associado aos que prestam assistência, e, por mais que se promovam treinamentos, planos de contingências de surtos, sempre existirão dificuldades, especialmente no seguimento de recomendações, e principalmente na adoção de precauções assistenciais. Dessa maneira, incluir um processo educativo nas medidas profiláticas para todos das equipes multiprofissionais, incluindo pacientes, familiares, cuidadores e outros, é uma prática que melhora a sistematização do processo preventivo institucional/hospital.

530 Parte 3 **Microrganismos e Antimicrobianos**

A vacinação é considerada a forma mais eficaz na prevenção da doença, e as vacinas contra o meningococo são sorogrupo ou sorossubtipo específicas. São utilizadas na rotina para imunização e para controle de surtos.

BIBLIOGRAFIA

Albuquerque V. Profilaxia nas mordeduras. In: Melo HRL et al. Condutas em doenças infecciosas. Rio de Janeiro: Medsi; 2004. p. 744-52.

Baptista PN, Rocha MAW, Pimentel AM. Profilaxia após exposição a agentes infecciosos. In: Melo HRL et al. Condutas em doenças infecciosas. Rio de Janeiro: Medsi; 2004. p. 753-7.

Berezin EN. Epidemiologia da infecção meningocócica. Sociedade Brasileira de Pediatria. 2015. p. 1-8.

Brasil. Ministério da Saúde (MS). Manual de controle de infecção hospitalar. Brasília. Centro de Documentação do Ministério da Saúde. 1987. p. 73-85.

Brasil. Ministério da Saúde (MS). Guia de Vigilância em Saúde. Volume único, 2019.

Centers for Disease Control and Prevention. Sexually transmitted diseases treatment guidelines/2002. MMWR. 2002; 51 (No RR-6).

Fernandes BR, Freitas DHM, Gomes ACSC et al. Diagnóstico diferencial das meningites. Rev Med Minas Gerais. 2008; 18(3 Suppl 4):S68-S71.

Gilbert DN, Moellerning RC, Eliopontas GM et al. Guia Sanford. Guia de terapêutica antimicrobiana. 2008. p. 210.

Hinrichsen SL. A biossegurança dos profissionais de saúde: um grande desafio. Prática hospitalar. 2001;14(mar-abr):31-8.

Nogueira AS, Fostes CQ. Infecções do sistema nervoso central. In: Schechter M, Marongoni, DV. Doenças Infecciosas. Conduta diagnóstica e terapêutica. 2. ed. Rio de Janeiro: Guanabara Koogan; 1998. p. 252-62.

Pedrosa TMG, Couto RC. Prevenção das infecções nosocomiais ocupacionais. In: Couto RC, Pedrosa TMG, Nogueira JM. Infecção hospitalar: epidemiologia e controle. Rio de Janeiro: Medsi; 1999. p. 585-611.

Sequéria EJD. Saúde ocupacional e medidas de biossegurança. In: Martins MA. Manual de infecção hospitalar: epidemiologia, prevenção, controle. 2. ed. Rio de Janeiro: Medsi; 2001. p. 643-73.

Capítulo 63

Antibióticos

Sylvia Lemos Hinrichsen ▪ Jocelene Tenório Godoi ▪ Tatiana de Aguiar Santos Vilella ▪ Líbia Moura ▪
Juannicelle Tenório Godoi ▪ Emmanuelle Tenório Godoi ▪ Marcela Coelho de Lemos

INTRODUÇÃO

Antibióticos são substâncias produzidas por organismos vivos (fungos/bactérias), que inibem o crescimento de microrganismos ou os destroem. São, portanto, substâncias sintéticas e/ou semissintéticas com ação antimicrobiana.

Na escolha do antibiótico adequado, deve-se estar atento às suas características, sendo importante observar: se a atividade antimicrobiana é efetiva ou seletiva e não apresenta toxicidade para o hospedeiro; se é bactericida; se não altera a microbiota saprófita; se não induz resistência em organismos inicialmente sensíveis; se penetra de modo constante em todos os órgãos e tecidos; se não tem sua eficácia diminuída por condições locais, como pH e/ou potencial de oxirredução; se é estável em solução; se a biodisponibilidade é semelhante quando administrado por via oral ou parenteral; se tem meia-vida prolongada, o que leva à diminuição da necessidade de administração frequente; e se é de baixo custo.

Como não existe o antibiótico ideal, sempre que for utilizar algum, faz-se necessário observar:

- Se o paciente está infectado
- Onde está localizada a infecção, e qual é a sua porta de entrada
- Qual o grupo etário do paciente
- Qual a urgência da situação, se foi coletado material para exame microbiológico
- Quais os fatores predisponentes do paciente às infecções
- Se as características do paciente podem influenciar a escolha do antibiótico, sua dose ou sua via.

Portanto, para a utilização dos antimicrobianos, é necessário seguir um protocolo no qual os diversos fatores que podem influenciar o seu uso ou sua eficácia sejam considerados.

ASPECTOS GERAIS DO USO DE ANTIBIÓTICOS

A antibioticoterapia exige a observação de princípios que estão relacionados com alguns conceitos básicos essenciais à sua compreensão. Para isso, é importante definir, em primeiro lugar, o que são antibióticos bactericidas e antibióticos bacteriostáticos.

Antibióticos bactericidas são aqueles capazes de destruir microrganismos, enquanto os *bacteriostáticos* apenas inibem o seu crescimento, necessitando da reação do hospedeiro para eliminá-los. A classificação de um antibiótico em bactericida ou bacteriostático não depende somente do fármaco em questão, mas também do seu modo de ação e do microrganismo sobre o qual está agindo. Os antibióticos que interferem na formação da parede celular geralmente são bactericidas, enquanto os que atuam na síntese proteica são bacteriostáticos. Entretanto, deve-se levar em consideração que um mesmo antibiótico pode ter ação bactericida e bacteriostática, dependendo do microrganismo. Como exemplo, pode-se observar a penicilina G, que é bactericida para a maior parte das bactérias e bacteriostática para os enterococos. Já o cloranfenicol é bacteriostático para enterobactérias, mas bactericida para *Haemophilus* e *Neisseria meningitidis*. A eritromicina pode ser bacteriostática em baixas concentrações e bactericida em altas.

São poucas as situações clínicas em que é importante diferenciar bactericidas e bacteriostáticos, e elas se resumem a infecções nas quais a resposta do hospedeiro não é eficaz ou a condições em que há risco imediato à vida, especialmente em pacientes neutropênicos.

Outro conceito importante a definir é o da atividade antimicrobiana de um composto, que pode ser quantificada pela concentração inibitória do crescimento bacteriano (CIM/MIC) e pela concentração bactericida mínima (CBM).

Vários são os métodos existentes para testar, *in vitro*, a suscetibilidade de um organismo a determinado antibiótico. O mais conhecido e barato ainda é o *método de difusão em disco*, que, entretanto, só pode ser utilizado para microrganismos que cresçam rapidamente na placa de ágar utilizada, não sendo adequado para bactérias com toxicidade ou anaeróbias. Por causa dessa limitação, foram estabelecidos métodos quantitativos, que consistem em inocular quantidades conhecidas de bactérias em diluições sucessivas de antibióticos.

Define-se, portanto, a CIM/MIC como a menor concentração de antibiótico capaz de inibir o crescimento de bactérias após 18 a 24 h em cultura, enquanto a CBM é a menor concentração capaz de matar mais de 99,9% do inóculo utilizado.

A utilização desses conceitos favoreceu o desenvolvimento de métodos que possibilitam a rápida identificação de microrganismos e a avaliação de sua suscetibilidade aos antimicrobianos. Essas novas técnicas podem ser manuais ou automatizadas e variam quanto a custos, sensibilidade, especificidade, tempo de execução e rapidez de resposta. Sistemas automatizados viabilizam a identificação de bactérias aeróbias, anaeróbias e leveduras em um período de 4 a 12 h, com bom controle de qualidade.

Um microrganismo é definido como *resistente* a um antibiótico quando a CIM/MIC para tal fármaco excede as concentrações séricas médias alcançáveis com as doses usuais do antibiótico. A resistência pode ser natural, constituída de determinada espécie bacteriana ou adquirida mediante mutação ou transferência de genes de uma bactéria para outra. A resistência de um microrganismo aos antimicrobianos deve-se a alguns fatores, como: modificação ou redução da importância fisiológica de determinar a enzima-alvo; incapacidade de o antibiótico alcançar o seu alvo; e destruição ou alteração do antimicrobiano, o que faz com que este não seja capaz de exercer a sua ação.

Define-se como *tolerância* a relação CBM/CIM maior que 1/32. Seu significado clínico, entretanto, não está ainda estabelecido, tendo talvez importância em infecções estafilocócicas.

O mecanismo de *seleção* ocorre quando determinada população bacteriana naturalmente apresenta subpopulações resistentes ao antibiótico em uso. Por um processo de seleção natural, as bactérias sensíveis são eliminadas, levando ao predomínio de bactérias resistentes. A *indução*, por sua vez, é a expressão de determinado mecanismo de resistência previamente presente, porém inibido, na bactéria. Nesse caso, o antibiótico funciona como depressor ou libertador do mecanismo de resistência.

A associação de dois ou mais antibióticos pode resultar em ação bacteriana menor (antagonismo), igual (indiferença) ou superior (sinergismo), dependendo da ação de cada antibiótico isoladamente. É importante destacar que um antibiótico induz resistência, à qual ele é estável, mas isso resulta em inibição da atividade do outro.

O sinergismo, frequentemente utilizado para justificar o uso de múltiplos antibióticos, restringe-se, na prática, a um fenômeno *in vitro*, de significado clínico questionável, exceto no tratamento de endocardites bacterianas por *Enterococcus* spp., nas infecções graves por *Pseudomonas aeruginosa* e *Acinetobacter baumannii*, e nas septicemias em neutropênicos.

Da mesma maneira, também não se demonstrou a importância clínica do fenômeno do antagonismo, salvo no uso de clortetraciclina e penicilina no tratamento da meningite pneumocócica (letalidade 2,5 vezes maior quando comparada ao uso isolado de penicilina).

Na escolha do antibiótico, é importante valorizar e considerar as características do paciente, tais como: história de alergias às medicações, idade, gravidez, funções renais e hepáticas e situação hemodinâmica.

A associação de antibióticos está indicada e é justificável em pacientes neutropênicos febris, em endocardites por enterococos e em infecções polimicrobianas. As situações clínicas em que se demonstrou de maneira convincente que o uso de antibioticoterapia múltipla evita o surgimento de germes resistentes foram no tratamento da tuberculose e no tratamento de infecções graves por *Pseudomonas aeruginosa*.

A utilização racional dos antimicrobianos está embasada no conhecimento ou na presunção segura do microrganismo causador da infecção, no conhecimento farmacológico do medicamento que vai ser utilizado e na avaliação clínica precisa do paciente. A decisão clínica do que usar é complexa e envolve múltiplos fatores, sendo requeridos do prescritor conhecimentos básicos sobre doenças infecciosas, farmacologia dos antimicrobianos e microbiologia.

O uso racional dos antimicrobianos, além de depender da boa formação médica, é uma atividade multidisciplinar envolvendo a equipe de controle de infecções, a farmácia, o laboratório de microbiologia e a direção do hospital, que dá suporte às decisões tomadas. Nesse aspecto, é de primordial importância o apoio do laboratório de microbiologia, provendo informações sobre os microrganismos prevalentes na instituição e colaborando para o uso otimizado dos antimicrobianos.

O emprego adequado de um antimicrobiano pressupõe conhecimento da sua farmacocinética. Os parâmetros farmacocinéticos, tais como absorção, biodisponibilidade, meia-vida, distribuição tissular, excreção e outros, são importantes no momento da decisão por um fármaco.

Na escolha da via de administração de um antimicrobiano, deve ser considerada a adequação ao estado clínico e às características farmacocinéticas do medicamento. Existe uma tendência a escolher a via parenteral no ambiente hospitalar, mas é peciso considerar os custos e riscos associados à terapia intravenosa, tais como flebite, celulite, bacteriemia e aumento da taxa de permanência.

A padronização de antimicrobianos feita pela Comissão de Farmácia e Terapêutica (CFT) e pela Comissão de Controle de Infecção Hospitalar (CCIH) deverá selecionar somente os antibióticos mais eficazes, de menor toxicidade e custo reduzido, levando-se em conta o perfil dos pacientes e a microbiota do hospital. O estoque da farmácia deverá possuir somente os antimicrobianos padronizados. Os dados do perfil de sensibilidade e resistência dos microrganismos são importantes para racionalização do uso dos antimicrobianos.

Ampliar o acesso ao conhecimento adequado sobre o uso consciente de antibióticos é um dos principais objetivos do plano de ação global da OMS e da Relação Nacional de Medicamentos Essenciais 2022 (Rename) para combater a resistência e otimizar o uso dos antimicrobianos. A classificação "AWaRe" em relação aos medicamentos antimicrobianos, presente na lista de medicamentos essenciais da OMS, define os agentes antimicrobianos em três categorias – Access, Watch, Reserve ("AwaRe"), traduzidos na Rename como Acesso, Alerta e Reservado – e apresenta recomendações sobre o uso de cada categoria. Essa inovação visa contribuir para a redução do desenvolvimento de bactérias resistentes a esses medicamentos e está alinhada ao Plano de Ação Global da OMS.

ANTIBIÓTICOS

Aminoglicosídios

São antibióticos utilizados no tratamento de infecções graves por bactérias gram-negativas em razão de sua excelente atividade antibacteriana e seu baixo custo. Apesar de serem amplamente empregados, há muitos anos não são observadas alterações significativas em relação às bactérias resistentes a esses fármacos.

Os aminoglicosídios ligam-se irreversivelmente a ribossomos bacterianos, inibindo a síntese proteica e/ou levando à leitura incorreta do código genético. São bactericidas por inibirem a síntese de proteínas indispensáveis à bactéria.

A principal forma de resistência adquirida ocorre por meio de modificações químicas da molécula antibiótica, catalisadora de enzimas bacterianas, que são mediadas por plasmídios, transferindo-se de uma bactéria para outra. Outras formas de resistência são as mutações nos locais de ligação de aminoglicosídios a ribossomos e a dificuldade de penetrar a bactéria por alteração metabólica, o que reduz o transporte ativo desses antibióticos. Seus representantes são: amicacina, gentamicina, netilmicina, tobramicina, estreptomicina, colimicina e neomicina.

Farmacologia

- Mecanismo de ação: bactericida. Inibem a síntese proteica das bactérias sensíveis, pelo bloqueio de subunidades de ribossomos
- Distribuição: todos os tecidos e líquidos orgânicos, inclusive o sistema nervoso central (SNC)
- Eliminação: não apresentam metabolização e são excretados pelos rins. Estudos recentes têm demonstrado que podem ser administrados em dose única diária, sem perda da eficácia e com redução da toxicidade renal, principalmente em imunodeprimidos, crianças e recém-nascidos (RN)
- Espectro: principal atividade sobre gram-negativos aeróbios, incluindo todas as enterobactérias, *Pseudomonas aeruginosa* e *Acinobacter* spp.

Apresentam pouca atuação sobre gram-positivos, especialmente em estafilococos; porém, isso não é suficiente para o seu uso isolado. Têm excelente atividade bactericida sobre os gram-negativos adquiridos na comunidade.

A amicacina é o aminoglicosídio de maior espectro, por não sofrer inativação pelas enzimas que inativam os demais aminoglicosídios.

Têm também atividade contra micobactérias (*Mycobacterium tuberculosis*).

Toxicidade/interações/incompatibilidade/estabilidade

- Toxicidade: neurotoxicidade, toxicidade e nefrotoxicidade
- Reações adversas: hipersensibilidade, *rash*, urticária, estomatite e eosinofilia; renais: nefrotoxicidade reversível; auditivas: lesão do VIII par craniano; no sistema nervoso: bloqueio neuromuscular; outros efeitos adversos: náuseas, vômitos, leucopenia, trombocitopenia, taquicardia, hepatomegalia, esplenomegalia, miocardite e elevação temporária das enzimas hepáticas
- Interações: agentes bloqueadores neuromusculares – efeito de recurarização; antibióticos – a penicilina pode inativar *in vitro* os aminoglicosídios
- Cuidados: a função renal deve ser monitorada a intervalos regulares. Os aminoglicosídios podem agravar a *miastenia gravis* e a doença de *Parkinson*.

Amicacina

Espectro

Bacilos gram-negativos aeróbios (*Serratia* sp., *Proteus* sp., *Pseudomonas* sp., *Klebsiella* sp., *Enterobacter* sp., *Escherichia coli*, *Acinetobacter* sp., micobactérias e *Nocardia asteroides*). É usada, principalmente, em infecções causadas por microrganismos resistentes a outros aminoglicosídios, bem como no tratamento de infecções por *Nocardia asteroides* e micobacterioses atípicas (em associação com outros fármacos).

A amicacina é o aminoglicosídio de mais amplo espectro e não é inativada pela maioria das enzimas que inativam os outros aminoglicosídios. Tem baixa penetração no SNC e nos olhos, mas inflamação aumenta a penetração nas membranas peritoneal e pericárdica e nas meninges. Em pacientes com hematócrito < 25%, há aumento do nível sérico da medicação. O nível sérico terapêutico é de 8 a 16 mg/mℓ, com pico de 15 a 30 mg/mℓ.

Toxicidade/interações/incompatibilidade/estabilidade

As principais reações adversas são: nefrotoxicidade (menos frequente nos esquemas de dose única diária); ototoxicidade, predominantemente coclear, com diminuição da audição, principalmente para altas frequências; bloqueio neuromuscular, de modo mais pronunciado com o uso intrapleural ou intraperitoneal e em pacientes com *miastenia gravis* ou sob o efeito de outros agentes neuromusculares ou anestésicos; anafilaxia e exantema (incomuns); eosinofilia; febre; discrasias sanguíneas; angioedema; dermatite esfoliativa e estomatite.

Interações

Há sinergismo contra *Enterococcus* sp., quando associada a beta-lactâmicos. A furosemida potencializa os efeitos ototóxicos em animais. Anfotericina B, cefalotina, vancomicina, anti-inflamatórios não esteroides, ciclosporina, cisplatina, enflurano e metoxiflurano aumentam a nefrotoxicidade quando usados com amicacina. Associado a sulfato de magnésio ou outros bloqueadores neuromusculares, pode-se observar o aumento do risco de apneia ou paralisia respiratória.

A amicacina é incompatível com alopurinol, aminofilina, anfotericina B, cefalosporinas, cloreto de potássio, dexametasona, eritromicina, fenitoína, heparina, penicilinas e tiopental. As soluções diluídas são estáveis por 24 h em temperatura ambiente, ou por 48 h sob refrigeração. Deve-se evitar a infusão de outra substância no mesmo horário.

A amicacina não deve ser misturada com outro medicamento nem deve ser administrada por via intravenosa (IV) de forma direta, mas, sim, por IV em infusão com ETC.

Dosagem e administração

A dose usual é de 15 mg/kg/dia a cada 8 ou 12 h, ou em dose diária, IV ou intramuscular (IM), com dose de ataque de 7,5 a 15 mg/kg. Em infecções graves por *Pseudomonas aeruginosa*, podem ser usados 500 mg a cada 12 h, porém não mais de 1,5 g/dia, por no máximo 10 dias nesta dosagem.

Para administração intravenosa, é recomendada a infusão, utilizando-se como diluentes soros fisiológico, glicosado ou glicofisiológico, e observando-se uma concentração entre 2,5 e 5 mg/mℓ, que deve ser infundida em 30 a 60 min.

534 Parte 3 **Microrganismos e Antimicrobianos**

Em crianças, está indicada na fibrose cística (administrar 30 a 40 mg/kg/dia, divididos a cada 8 h, uma vez que pode haver diminuição de meia-vida). Demais situações pediátricas estão listadas no Quadro 63.1.

QUADRO 63.1 Dosagem e administração de amicacina de acordo com idade e peso.

Idade	Peso	Dose
< 1 semana	< 2 kg	15 mg/dia IM ou IV divididos de 12/12 h
	> 2 kg	20 mg/kg/dia IM ou IV divididos de 12/12 h
> 1 semana e < 1 mês		30 mg/kg/dia IM ou IV divididos de 8/8 h
> 1 mês		40 mg/kg/dia IM ou IV divididos de 8/8 h

IM: via intramuscular; IV: via intravenosa.

Na gestação e lactação, pode haver, ao fim da gravidez, acúmulo de medicação no plasma fetal e no líquido amniótico, devendo ser usada somente se for essencial. Há suspeita de lesão ao VII par craniano no recém-nascido, e no leite materno alcança níveis superiores a 50% do nível sérico, embora sem riscos de efeitos sistêmicos no lactente, por não ser absorvida. Segundo a Food and Drug administration (FDA), a categoria de risco é D, e a correção na insuficiência renal deve ser realizada conforme descrito no Quadro 63.2.

QUADRO 63.2 Correção na insuficiência renal.

DCE (mℓ/min)*	> 50	10 a 50	< 10
Intervalo (h)	12/24	24/48	48/72

*Clearance de creatinina. DCE: depuração da creatinina endógena.

Na reposição pós-diálise, deverá ser reposta metade da dose normal após hemodiálise, e na diálise peritoneal ambulatorial contínua (CAPD), será preciso administrar 15 a 20 mg/ℓ.

Arbecacina

Espectro

Tem atividade contra gram-negativos, mas também é ativa contra os estafilococos resistentes à oxacilina, incluindo aqueles com sensibilidade reduzida aos glicopeptídios.

É principalmente usada em infecções graves por estafilococos resistentes à oxacilina que não responderam aos tratamentos convencionais.

Toxicidade/interações/incompatibilidade/ estabilidade

As principais reações adversas são a nefrotoxicidade e a ototoxicidade (semelhante a outros aminoglicosídios).

Associada a anestésicos ou relaxantes musculares, pode causar bloqueio neuromuscular. Os diuréticos de alça aumentam os riscos de nefrotoxicidade e de ototoxicidade; se usada com dextrana pode determinar o aumento do risco de nefrotoxicidade.

É incompatível com ampicilina, cefazolina, cilastatina, imipenem, piperacilina e sulbactam.

Deve ser utilizada imediatamente após a diluição, descartando-se as sobras.

Dosagem e administração

Doses usuais de 75 a 100 mg, a cada 12 h, intramuscular (IM) ou intravenosa (IV).

A administração por via intramuscular ou em infusão intravenosa deve ser diluída em soro fisiológico ou glicosado, observando-se uma concentração final entre 0,5 e 1 mg/mℓ. A infusão deve ser feita em 30 a 120 min.

Em crianças, usar dose de 4 a 6 mg/kg/dia (duas vezes).

Na gestação de ratos, causa ototoxicidade e retardo de desenvolvimento (risco C). É seguro o seu uso durante a lactação.

Não há maiores informações sobre o ajuste para função renal e reposição na diálise.

Espectinomicina

Espectro

É ativa contra bactérias gram-negativas (embora com atividade inferior à de outros aminoglicosídios).

Foi usada como alternativa no tratamento da gonorreia urogenital ou retal, principalmente em pacientes alérgicos aos betalactâmicos ou com infecções por *Neisseria gonorrhoeae* produtora de penicilinase, mas não está indicada na faringite gonocócica.

Não tem ação nas infecções por *Chlamydia* sp. ou *Treponema pallidum*.

Toxicidade/interação/incompatibilidade/ estabilidade

As principais reações adversas são: urticária, calafrios, febre, tontura, insônia, náuseas e dor no local da injeção. Eleva os níveis de ácido úrico.

Não deve ser misturada com outros medicamentos.

A solução reconstituída permanece estável por 24 h em temperatura ambiente ou sob refrigeração.

Dosagem e administração

Doses usuais de 2 a 4 g (IM profunda), em dose única.

Para uso intramuscular, reconstituir o pó liofilizado com diluente que acompanha o medicamento. Não administrar por qualquer outra via.

Em crianças, usar a dose de 40 mg/kg/dia (IM).

Apresenta risco B na gestação.

Não necessita ajuste para função renal e não é removida por hemodiálise ou diálise peritoneal.

Estreptomicina

É ativa contra bacilos gram-negativos aeróbios (*Serratia* sp., *Pseudomonas* sp., *Klebsiella* sp, *Enterobacter* sp., *Escherichia coli*, *Yersinia* sp., *Francisella tularensis*, *Brucella* sp. e *Nocardia* sp.); *Mycobacterium tuberculosis*, *Streptococcus viridans* e *Enterococcus* sp.

Pode ser usada como agente único no tratamento da tularemia e da peste; associada à tetraciclina, no tratamento da brucelose; associada a outros tuberculostáticos, no tratamento de segunda linha da tuberculose e no tratamento de micobacterioses atípicas; associada à penicilina, à ampicilina ou à vancomicina no tratamento de infecções graves causadas por *Enterococcus* sp. ou *Streptococcus viridans* (embora a gentamicina seja a preferida nessa situação). Por estar disponível apenas para uso intramuscular, apresentar maior toxicidade e ser menos ativa que a gentamicina na maioria das situações, o seu uso está limitado ao tratamento da tuberculose, da peste e da tularemia.

Toxicidade/interações/incompatibilidade/estabilidade

As principais reações adversas são: nefrotoxicidade e ototoxicidade, com diminuição principalmente na função vestibular; bloqueio neuromuscular (no uso intrapleural ou intraperitoneal e em pacientes com *miastenia gravis* ou sob o efeito de outros agentes neuromusculares ou anestésicos); neurite óptica e neurite periférica (raras); anafilaxia e exantema (raros), eosinofilia, febre, discrasias sanguíneas, angioedema, dermatite esfoliativa e estomatite.

Há sinergismo contra *Enterococcus* sp. entre penicilinas e aminoglicosídios. A furosemida potencializa os efeitos ototóxicos em animais, e anfotericina B, cefalotina, vancomicina, anti-inflamatórios não esteroides, ciclosporina, enflurano e metoxiflurano podem aumentar a nefrotoxicidade. Há aumento de nefrotoxicidade e de ototoxicidade quando usada com cisplatina.

Sulfato de magnésio e outros bloqueadores neuromusculares podem aumentar o risco de apneia ou de paralisia respiratória.

É incompatível com penicilinas e vitaminas.

A solução reconstituída é estável por 48 h em temperatura ambiente ou por 14 dias sob refrigeração.

Dosagem e administração

Dose usual de 15 a 25 mg/kg/dia (IM profunda), de 12 em 12 h. Usar 4 g ao dia, de 6/6 h ou de 12/12 h, por 7 a 10 dias, para tratamento de peste ou outras infecções graves. Na tuberculose, deve ser usada nos primeiros 3 meses de tratamento, na dose de 15 a 25 mg/kg/dia, de 12/12 h.

Para uso intramuscular, deve-se reconstituir o pó liofilizado com um volume de 3,5 a 5 mℓ de água destilada ou soro fisiológico. Não administrar por qualquer outra via.

Em crianças, usar a mesma dose do adulto. Na fibrose cística, como há diminuição da meia-vida, usar 20 a 40 mg/kg/dia IM, de 6/6 h ou de 12/12 h.

Na gestação e lactação: se usada no primeiro trimestre da gestação, pode causar perda auditiva e micromelia na criança (risco D). No leite materno, atinge níveis superiores a 50% do nível sérico, embora o seu uso seja seguro.

A correção na insuficiência renal deve ser realizada conforme especificado no Quadro 63.3.

QUADRO 63.3 Correção na insuficiência renal.

DCE (mℓ/min)*	> 50	10 a 50	< 10
Intervalo (h)	12/24	24/72	72/96

*Clearance de creatinina. DCE: depuração de creatinina endógena.

É removida por hemodiálise e por diálise peritoneal (repor metade da dose normal após a hemodiálise). Na diálise peritoneal ambulatorial contínua, fazer 20 a 40 mg/ℓ ao dia.

Em pacientes com hematócrito < 25%, há aumento dos níveis séricos da medicação (o nível sérico no pico é de 15 a 25 mg/mℓ).

Pode haver ligeiro escurecimento da estreptomicina, porém isso não afeta a sua potência.

Gentamicina
Espectro

É ativa contra bacilos gram-negativos aeróbios (*Serratia* sp., *Proteus* sp., *Pseudomonas* sp., *Klebsiella* sp., *Enterobacter* sp. e *Escherichia coli*) e *Staphylococcus aureus*.

É o aminoglicosídio de escolha quando as taxas de resistência dos gram-negativos são baixas. Pode ser usada associada a ampicilina, penicilina ou vancomicina no tratamento de endocardite por *Enterococcus* sp., *Streptococcus* sp. ou *Streptococcus viridans*; a vancomicina e rifampicina no tratamento de endocardite por *Staphylococcus* coagulase-negativo em válvula protética; e a penicilina no tratamento de endocardite por *Corynebacterium* sp.

Toxicidade/interações/incompatibilidade/estabilidade

As principais reações adversas são: nefrotoxicidade e ototoxicidade, com diminuição principalmente da função vestibular; bloqueio neuromuscular, em especial quando usada intrapleural ou intraperitonealmente ou em pacientes com *miastenia gravis* ou sob o efeito de agentes neuromusculares ou anestésicos; neurite óptica e neurite periférica (raras); e eosinofilia, febre, discrasias sanguíneas, angioedema, dermatite esfoliativa e estomatite. Pode causar inflamação local e radiculite no uso intratecal ou intraventricular.

Há sinergismo contra *Enterococcus* sp., entre penicilinas e aminoglicosídios. A furosemida potencializa os efeitos ototóxicos em animais, e anfotericina B, cefalotina, vancomicina, anti-inflamatórios não esteroides, ciclosporina, enflurano e metoxiflurano podem aumentar a nefrotoxicidade. Há aumento de nefrotoxicidade e ototoxicidade quando usada com cisplatina. Sulfato de magnésio e outros bloqueadores neuromusculares podem aumentar o risco de apneia ou de paralisia respiratória. A gentamicina não deve ser misturada com outros medicamentos. Quando houver necessidade de administrar em associação com penicilinas, deve-se observar o intervalo de 1 hora entre um medicamento e outro. As soluções diluídas são estáveis por 24 h em temperatura ambiente ou sob refrigeração.

Dosagem e administração

Doses usuais de 3 a 5 mg/kg/dia, de 8 em 8 h, ou em dose única, diária, IM, com dose de ataque de 1,5 a 2 mg/kg, nos esquemas de doses fracionadas. Na endocardite por *Pseudomonas aeruginosa* em paciente jovem e usuário de drogas ilícitas intravenosas, usar 8 mg/kg/dia. Em nebulização (fibrose cística), fazer 40 a 80 mg para administração de 8 em 8 h ou de 12 em 12 h.

A administração poderá ser intramuscular, intravenosa direta ou, preferencialmente, por infusão. Os diluentes compatíveis são soros fisiológico, glicosado, glicofisiológico e Ringer com lactato de sódio. É importante também observar uma concentração final máxima de 10 mg/mℓ (a infusão deve ser feita em 30 a 120 min).

Em crianças, na endocardite bacteriana, deve-se usar 6 a 7,5 mg/kg, divididos de 8 em 8 h. Na fibrose cística, 7 a 10 mg/kg/dia, divididos de 6 em 6 h ou de 8 em 8 h, pois há diminuição da meia-vida (Quadro 63.4).

QUADRO 63.4 Dosagem e administração de gentamicina de acordo com a idade.

Idade	Dose
< 1 semana	5 mg/dia, 12/12 h
> 1 semana < 1 mês	7,5 mg/kg/dia, 8/8 h
1 mês	> 5 mg/kg/dia, 8/8 h

Ao final da gestação, pode haver acúmulo no plasma fetal e no líquido amniótico; por isso, deve-se usar a gentamicina somente se for essencial (risco C). Há suspeita de lesão ao VII par craniano do recém-nascido. No leite materno, chega a níveis superiores a 50% do nível plasmático, mas é segura por não ser absorvida.

A correção na insuficiência renal se faz conforme o Quadro 63.5.

QUADRO 63.5 Correção na insuficiência renal.

DCE (mℓ/min)*	> 50	10 a 50	< 10
Intervalo (h)	8/24	24/48	48/72

*Clearance de creatinina. DCE: depuração da creatinina endógena.

É removida por hemodiálise (70 a 80% após cada 12 h). Repor metade da dose normal após hemodiálise e, na diálise peritoneal ambulatorial contínua, administrar 3 a 4 mg/ℓ ao dia.

O uso intravenoso direto pode causar bloqueio neuromuscular, e a absorção intramuscular em diabético é diminuída, devendo, portanto, ser evitada essa via.

Neomicina
Espectro

É ativa contra bacilos gram-negativos aeróbios (*Proteus* sp., *Klebsiella* sp., *Enterobacter* e *Escherichia coli*) e cocos gram-positivos (*Staphylococcus aureus* e *Enterococcus faecalis*). Muitas cepas de *Pseudomonas aeruginosa* são resistentes. Tem atividade inferior à dos outros aminoglicosídios, com toxicidade maior.

Está indicada no preparo do cólon para cirurgia, por via oral ou parenteral, ou para reduzir a população bacteriana intestinal em pacientes com encefalopatia hepática.

Toxicidade/interações/incompatibilidade/estabilidade

As reações adversas são: nefrotoxicidade e ototoxicidade, com diminuição principalmente da função coclear; eosinofilia, febre, discrasias sanguíneas, angioedema, dermatite esfoliativa e estomatite; necrose das células das criptas intestinais, podendo levar à má absorção e à superinfecção.

Interações

Os diuréticos de alça potencializam os efeitos ototóxicos em animais. A cefalotina e a vancomicina aumentam a nefrotoxicidade. Há diminuição da absorção de digoxina. Quando usada com anticoagulantes orais, há aumento do tempo de protrombina.

Dosagem e administração

Doses usuais de 4 a 12 g ao dia, VO, de 6/6 h. Pode ser usada oralmente ou em administração tópica, conforme a indicação clínica.

Em crianças em *coma hepático*, deve-se usar 2,5 a 7 g/m² ao dia, ou 50 a 100 mg/kg/dia VO, divididos de 6 em 6 h. Na *diarreia* por *Escherichia coli* enteroinvasora, 50 mg/kg/dia, divididos de 6 em 6 h, durante 3 dias. Para preparo cirúrgico do trato gastrintestinal, usar 90 mg/kg/dia, divididos de 4 em 4 h, durante 3 dias.

Ao final da gestação, pode haver acúmulo no plasma fetal e no líquido amniótico. Há suspeita de lesão ao VIII par craniano de recém-nascido, devendo ser usada somente se for essencial.

A neomicina não necessita de ajuste para função renal, uma vez que é pequena a quantidade da medicação absorvida. Quando absorvida, é removida por hemodiálise ou diálise peritoneal.

Netilmicina
Espectro

Ativa contra bacilos gram-negativos aeróbios (*Serratia* sp., *Proteus* sp., *Pseudomonas* sp., *Klebsiella* sp., *Enterobacter* sp. e *Escherichia coli*). Pode ser também ativa contra algumas Enterobacteriaceae resistentes à gentamicina. Tem boa atividade contra *Staphylococcus aureus*, inclusive contra cepas resistentes à gentamicina e à amicacina.

A netilmicina tem ação semelhante à da gentamicina e da tobramicina, podendo ser ativa contra *Staphylococcus aureus* e Enterobacteriaceae resistentes à gentamicina, sendo menos ativa contra *Pseudomonas* sp. Tem baixa penetração no SNC e nos olhos, e a inflamação aumenta a penetração nas cavidades peritoneal e pericárdica.

Toxicidade/interações/incompatibilidade/estabilidade

As reações adversas são: nefrotoxicidade e ototoxicidade, com diminuição principalmente da função vestibular; bloqueio neuromuscular, em especial com o uso intrapleural ou intraperitoneal e em pacientes com *miastenia gravis* ou sob o efeito de agentes neuromusculares ou de anestésicos; neurite óptica e neurite periférica (raras), eosinofilia, febre, discrasias sanguíneas, angioedema, dermatite esfoliativa e estomatite.

Há sinergismo contra *Enterococcus* sp. entre penicilinas e aminoglicosídios. A furosemida potencializa os efeitos ototóxicos em animais, e anfotericina B, cefalotina, vancomicina, anti-inflamatórios não esteroides, ciclosporina, enflurano e metoxiflurano podem aumentar a nefrotoxicidade. Aumento de nefrotoxicidade e ototoxicidade ocorre quando ela é usada com cisplatina, e o sulfato de magnésio e outros bloqueadores neuromusculares podem aumentar o risco de apneia ou de paralisia respiratória. Não deve ser misturada com outros medicamentos. As soluções diluídas são estáveis por até 7 dias em temperatura ambiente ou sob refrigeração.

Dosagem e administração

Doses usuais de 1,5 a 3,5 mg/kg, IV ou IM, de 12 em 12 h. Em infecções graves, 4 a 6,5 mg/kg/dia, divididos de 8 em 8 h ou de 12 em 12 h.

A administração é feita por via intramuscular ou infusão intravenosa. Deve-se utilizar como diluentes os soros fisiológico, glicosado, glicofisiológico ou Ringer com ou sem lactato, com concentração final entre 2 e 3 mg/mℓ. Infundir por 30 a 120 min.

Em pacientes com hematócrito < 25%, há aumento dos níveis séricos da medicação. O nível sérico terapêutico tem pico de 6 a 10 mg/mℓ.

Em crianças com *fibrose cística*, deve-se administrar 7 a 10 mg/kg/dia, divididos de 6 em 6 h ou de 8 em 8 h, devido à diminuição da meia-vida. Os demais casos estão incluídos no Quadro 63.6.

QUADRO 63.6 Dosagem e administração de netilmicina de acordo com a idade.

Idade	Dose
< 1 semana	6 mg/dia, 12/12 h
> 1 semana < 1 mês	7,5 a 9 mg/kg/dia, 8/8 h
1 mês	6 a 7,5 mg/kg/dia, 8/8 h

Ao final da gestação, pode haver acúmulo no plasma fetal e no líquido amniótico; portanto, usá-la somente se for necessário. A correção na insuficiência renal é apresentada no Quadro 63.7. É preciso repor metade da dose normal após hemodiálise, e na diálise peritoneal ambulatorial contínua, 3 a 4 mg/ℓ ao dia.

QUADRO 63.7 Correção na insuficiência renal.

DCE (mℓ/min)*	> 50	10 a 50	< 10
Intervalo (h)	8/24	42/48	48/72

Clearance de creatinina. DCE: depuração da creatinina endógena.

Tobramicina
Espectro

É ativa contra bacilos gram-negativos aeróbios (*Serratia* sp., *Proteus* sp., *Pseudomonas* sp., *Klebsiella* sp., *Enterobacter* sp. e *Escherichia coli*) e tem maior atividade contra *Serratia marcescens* do que a gentamicina.

As indicações são semelhantes às da gentamicina, mas apresenta maior atividade *in vitro* contra *Pseudomonas aeruginosa*.

Tem baixa penetração no SNC e nos olhos, e a inflamação aumenta a penetração nas cavidades peritoneal e pericárdica. Tem boa penetração óssea e pode ser menos nefrotóxica do que a gentamicina. Em pacientes com hematócrito < 25%, há aumento dos níveis séricos do fármaco. O nível sérico terapêutico é de 5 a 8 mg/mℓ, e o nível pré-dose, de 1 a 2 mg/mℓ.

Toxicidade/interações/incompatibilidade/estabilidade

As reações adversas são: nefrotoxicidade e ototoxicidade, com diminuição principalmente da função vestibular; bloqueio neuromuscular, em especial com o uso intrapleural ou intraperitoneal e em pacientes com *miastenia gravis* ou sob o efeito de agentes neuromusculares ou de anestésicos; neurite óptica e neurite periférica (raras), anafilaxia e exantema (raras), eosinofilia, febre, discrasias sanguíneas, angioedema, dermatite esfoliativa e estomatite.

Há sinergismo contra *Enterococcus* sp., entre penicilinas e aminoglicosídios. A furosemida potencializa os efeitos ototóxicos em animais, e anfotericina B, cefalotina, vancomicina, anti-inflamatórios não esteroides, ciclosporina, enflurano e metoxiflurano podem aumentar a nefrotoxicidade. Ocorre aumento de nefrotoxicidade e ototoxicidade quando é usada com cisplatina, e o sulfato de magnésio e outros bloqueadores neuromusculares podem aumentar o risco de apneia ou de paralisia respiratória. Não deve ser misturada com outros medicamentos.

A solução reconstituída é estável por 24 h em temperatura ambiente e por 4 dias sob refrigeração. Após a diluição, as soluções são estáveis por 48 h em temperatura ambiente ou sob refrigeração.

Dosagem e administração

Doses usuais de 3 a 5 mg/kg/dia por via intravenosa ou intramuscular, divididos de 8 em 8 h, com dose de ataque de 1,5 a 2 mg/kg. Uso em nebulização (fibrose cística), 40 a 80 mg, de 8 em 8 h ou de 12 em 12 h. A administração é intramuscular ou por infusão intravenosa, diluindo-se o conteúdo das ampolas em soros fisiológico, glicosado, glicofisiológico ou Ringer com ou sem lactato de sódio. A concentração final deve estar entre 0,5 e 1 mg/mℓ, que deverá ser infundida em 20 a 60 min.

Em crianças com fibrose cística (devido à diminuição de meia-vida), devem-se usar 7 a 10 mg/kg/dia, divididos de 6 em 6 h ou de 8 em 8 h (Quadro 63.8).

Ao final da gestação, pode haver acúmulo no plasma fetal e no líquido amniótico; portanto, deve-se usar somente se estritamente necessário (risco C). A correção na insuficiência renal é apresentada no Quadro 63.9.

QUADRO 63.8 Dosagem e administração de tobramicina de acordo com a idade.

Idade	Dose
< 1 semana	4 mg/dia, 12/12 h
> 1 semana	6 mg/kg/dia, 8/8 h
Crianças	3 a 5 mg/kg/dia, 6/6 ou 8/8 h

538 Parte 3 **Microrganismos e Antimicrobianos**

QUADRO 63.9 Correção na insuficiência renal.

DCE (mℓ/min)*	80 a 50	10 a 50	< 10
Intervalo (h)	8/24	24/48	48/72

*Clearance de creatinina. DCE: depuração da creatinina endógena.

É preciso repor a metade da dose normal após hemodiálise, e diálise peritoneal ambulatorial contínua, 3 a 4 mg/ℓ ao dia. O uso de aminoglicosídios em dose única diária mantém sua eficácia e reduz a nefrotoxicidade.

Carbapenêmicos

Os carbapenêmicos são antibióticos de mais amplo espectro, que têm ação sobre germes gram-positivos e negativos, aeróbios e anaeróbios. Constituem uma das poucas opções contra *Acinetobacter* sp. resistente e contra enterobactérias produtoras de betalactamases cromossômicas induzíveis. São extremamente ativos contra anaeróbios, tendo espectro comparável ao do cloranfenicol, do metronidazol e da clindamicina. Têm ação sinérgica contra *Pseudomonas aeruginosa* e *Staphylococcus aureus*, bem como contra os aminoglicosídios.

Apresentam um anel betalactâmico, diferente quimicamente das penicilinas, cefalosporinas e cefamicinas. Não têm ação contra estafilococos resistentes à oxacilina, nem boa efetividade contra *Enterococcus* sp.

São poderosos indutores da produção de betalactamases, devendo ser reservados para infecções por germes resistentes a outras classes de antibióticos.

Os carbapenêmicos são fármacos que podem predispor a infecções por fungos ou bactérias oportunistas, como *Stenotrophomonas maltophilia*. Infecções por *Pseudomonas aeruginosa* podem não responder a esses antibióticos devido ao desenvolvimento de resistência durante o uso.

O meropenem tem menor efeito neurotóxico, sendo mais indicado em casos com doenças neurológicas e/ou infecções do SNC. São representantes imipenem, meropenem e ertapeném.

São medicamentos que podem causar *rash*, febre, prurido, urticária, eosinofilia, leucopenia, neutropenia, trombocitopenia, trombocitose, convulsões, sonolência, encefalopatia, confusão mental e mioclonia (efeitos mais comuns em portadores de convulsões, tumores cerebrais e trauma craniano), além de náuseas, vômitos, diarreia, elevação da ureia e da creatinina sérica (em 2% dos pacientes) e aumento temporário das enzimas séricas.

Devem ser usados com cautela nos pacientes com alergia à penicilina. Por comprometerem os sistemas renal, hepático e hematológico, necessitam de bom monitoramento, estando recomendado o uso com precaução em gestantes e mulheres que amamentam.

In vitro, o imipenem antagoniza a atividade antibacteriana das cefalosporinas e penicilinas. Com o cloranfenicol, pode antagonizar *in vitro* a atividade do imipenem.

Os carbapenêmicos têm ação bactericida e inibem a síntese de mucopeptídios da parede bacteriana. Têm distribuição em todos os tecidos e fluidos.

O imipenem, quando administrado com a cilastatina, é recuperado em 70% na urina, mas aproximadamente 20 a 30% são inativados por hidrolisação não específica.

O meropenem apresenta menor risco de indução de crises convulsivas, podendo ser uma boa opção para tratamento das infecções do SNC.

Imipenem-cilastatina
Espectro

Essa combinação tem ação contra a maioria dos gram-positivos aeróbios (*Streptococcus pneumoniae*, *Streptococcus* dos grupos A e B, *Staphylococcus aureus* oxacilinassensível), e *Staphylococci aureus* oxacilinorresistentes são rotineiramente resistentes a ela. Atua também sobre bactérias gram-negativas, incluindo *Neisseria meningitidis*, *Neisseria gonorrhoeae* e *Haemophilus influenzae*, e tem efeito sobre *Escherichia coli*, espécies de *Klebsiella*, *Salmonella* e *Shigella*. A ação sobre *Pseudomonas aeruginosa* e espécies de *Pseudomonas* é significante; porém, neste último caso, eles não devem ser usados como agentes únicos.

Apresentam excelente atividade sobre bactérias anaeróbias, mas não têm atividade sobre espécies de *Legionella*, *Mycoplasma*, *Flavobacterium* e *Xanthomonas maltophilia*, *Pseudomonas cepacia*, *Corynebacterium* do grupo JK, *Streptococcus faecium*, *Staphylococcus aureus* resistentes à oxacilina e *Clostridium difficile*.

A combinação imipenem-cilastatina é principalmente usada em: infecções nosocomiais por organismos multirresistentes, particularmente causadas por *Citrobacter freundii*; pacientes previamente tratados com múltiplos antibióticos; infecções polimicrobianas, especialmente as que envolvem gram-negativos aeróbios e anaeróbios; infecções intra-abdominais e de partes moles; osteomielites, principalmente nos pacientes com diabetes; infecções complicadas do trato urinário; e infecções causadas por germes resistentes a outros agentes.

Toxicidade/interações/incompatibilidade/estabilidade

As principais reações adversas de imipenem-cilastatina são: náuseas, principalmente se a infusão for rápida; diarreia; reação cutânea; febre e superinfecção por bactérias e fungos; reação de sensibilidade cruzada à penicilina; convulsões e outras manifestações de neurotoxicidade, ocorrendo com maior frequência em pacientes com lesão no SNC, história prévia de convulsões, insuficiência renal e quando são administradas doses excessivas. Podem também ocorrer elevação das transaminases, eosinofilia, positivação do teste de Coombs, trombocitopenia e diminuição no tempo de protrombina. Devido ao seu potencial pirogênico, não devem ser usados no tratamento de meningites.

Apresentam efeito sinérgico com os aminoglicosídios contra *Pseudomonas aeruginosa*, e seu uso associado com ganciclovir pode levar a convulsão generalizada. Não devem ser misturados a outros medicamentos e não podem ser associados à SRL como diluente.

Quando utilizado soro fisiológico, as soluções reconstituídas e diluídas são estáveis por 10 h à temperatura ambiente e por 48 h sob refrigeração. Se os diluentes escolhidos forem soros glicosado ou glicofisiológico, as soluções reconstituídas e diluídas serão estáveis por 4 h à temperatura ambiente e por 24 h sob refrigeração.

Dosagem e administração

Doses usuais de 0,5 a 1 g IV, de 6 em 6 h ou de 8 em 8 h. É preciso infundir em 20 a 30 min. A dose máxima no adulto é de 50 mg/kg/dia.

Não se deve usar por via intravenosa direta, e as soluções para infusão intravenosa podem ser obtidas por diluição da solução inicial em soro fisiológico, glicosado ou glicofisiológico. É necessário observar a concentração final de 5 mg/mℓ. Para pacientes sob restrição hídrica, pode-se concentrar a solução até 7 mg/mℓ e infundir por um período de 20 a 60 min.

O uso em crianças é apresentado no Quadro 63.10.

QUADRO 63.10 Administração e dosagem de imipenem-cilastatina em crianças.

Recém-nascidos	Dose
< 2 kg até 7 dias	50 mg/kg/dia IV de 12/12 h
< 2 kg > 7 dias	50 mg/kg/dia IV de 8/8 h
> 2 kg até 7 dias	50 mg/kg/dia IV de 12/12 h
> 2 kg > 7 dias	50 mg/kg/dia IV de 8/8 h
Crianças	60 a 100 mg/kg/dia IV de 6/6 h, dose máxima de 4 g/dia

Não há informação disponível sobre lactação, mas tem risco C na gestação. O ajuste da dose pela função renal (*clearance* de creatinina) é apresentado no Quadro 63.11.

Quanto à reposição na diálise, a hemodiálise reduz a meia-vida em 80%. Deve-se administrar dose normal após a sessão. Na diálise peritoneal ambulatorial contínua, considerar *clearance* renal e creatinina < 10 mℓ/min.

Apresentação para uso intramuscular não tem sido encontrada no mercado. Entretanto, no uso intramuscular, a solução reconstituída é estável somente por 1 h à temperatura ambiente ou por 4 h sob refrigeração; para uso intramuscular, deve-se reconstituir o pó liofilizado com 2 mℓ de água destilada.

QUADRO 63.11 Correção na insuficiência renal.

DCE (mℓ/min)*	> 50	10 a 50	< 10
Dose (%)	100	50	25

Clearance de creatinina. DCE: depuração de creatinina endógena.

Meropenem

Atua sobre a maioria dos gram-positivos aeróbios, como *Streptococcus pneumoniae*, *Streptococcus* dos grupos A e B e *Staphylococcus aureus* oxacilinossensível, além de bactérias gram-negativas, incluindo *Neisseria meningitidis*, *Neisseria gonorrhoeae* e *Haemophilus influenzae*. Tem efeito também sobre *Escherichia coli*, espécies de *Klebsiella*, *Salmonella* e *Shigella*. Sua ação sobre *Pseudomonas aeruginosa* e espécies de *Pseudomonas* é significante; porém, neste último caso, não deve ser usado como agente único.

O meropenem apresenta excelente atividade sobre bactérias anaeróbias; no entanto, não tem atividade sobre espécies de *Legionella*, *Mycothomonas maltophilia*, grupo JK, *Streptococcus faecium*, *Staphylococcus aureus* resistentes à oxacilina e *Clostridium difficile*. A atuação sobre cocos gram-positivos é inferior à do imipenem, incluindo estafilococos coagulase-negativos, pneumococos resistentes à penicilina e enterococos.

Tem também atividade discretamente superior em enterobactérias, *Neisseria* e *Pseudomonas*, mas *Staphylococci aureus* resistentes à meticilina (MRSA) são resistentes a ele. A atividade sobre anaeróbios é semelhante à do imipenem.

O meropenem é usado, principalmente, em: infecções nosocomiais causadas por organismos multirresistentes, particularmente por *Citrobacter freundii*, em pacientes previamente tratados com múltiplos antibióticos; infecções polimicrobianas, especialmente as que envolvem gram-negativos aeróbios e anaeróbios; infecções intra-abdominais e de partes moles; osteomielites, particularmente nos pacientes com diabetes; infecções complicadas do trato urinário; e infecções causadas por germes resistentes a outros agentes. Como tem menor propensão a causar convulsões, é o carbapenêmico de escolha para o tratamento de infecções do SNC.

Toxicidade/interações/incompatibilidade/estabilidade

As reações adversas observadas são: náuseas, principalmente se a infusão for rápida; diarreia; reação cutânea; febre e superinfecção por bactérias e fungos; e reação de sensibilidade cruzada à penicilina. Podem também ocorrer elevação das transaminases, eosinofilia, positivação do teste de *Coombs*, trombocitopenia e protrombinemia. O risco de convulsões é bem menor que o do imipenem. Não há nenhuma interação significativa até o momento, mas ele não deve ser misturado com outros medicamentos.

Quando se utiliza soro fisiológico como diluente, as soluções são estáveis por 10 h em temperatura ambiente ou por 48 h sob refrigeração; se o diluente empregado é o soro glicosado, as soluções são estáveis por 3 h em temperatura ambiente ou por 18 h sob refrigeração. Em soluções glicofisiológicas, a estabilidade é de 3 h em temperatura ambiente ou por 14 h sob refrigeração. Em solução de Ringer, a estabilidade é de 8 h em temperatura ambiente ou por 48 h sob refrigeração. Se a administração for em soluções contidas em bolsas flexíveis de cloreto de polivinil (PVC), as soluções são estáveis por 24 h em soro glicosado. A solução reconstituída para uso intramuscular é estável por 4 h em temperatura ambiente ou sob refrigeração.

Dosagem e administração

Doses usuais de 0,5 a 1 g por via intravenosa de 6 em 6 h, ou de 8 em 8 h, dependendo da gravidade da infecção. Para administração intramuscular, deve-se reconstituir o pó liofilizado com 2 mℓ do diluente específico que acompanha o medicamento. Para uso intravenoso direto, deve-se utilizar 10 a 20 mℓ de água destilada para reconstituir o pó liofilizado. As soluções para infusão intravenosa podem ser obtidas por diluição da solução inicial com soros fisiológico, glicosado, glicofisiológico e Ringer com ou sem lactato de sódio, mantendo-se uma concentração final de 1 a 20 mg/mℓ. A infusão deve ser feita por um período de 15 a 30 min, observando-se que a formulação para uso intramuscular não deve ser administrada por via intravenosa e vice-versa.

540 Parte 3 **Microrganismos e Antimicrobianos**

Em crianças, o meropenem pode ser usado na faixa etária de 6 a 12 anos, na dose de 10 a 20 (60) mg/kg, a cada 6 ou 8 h. Para peso superior a 50 kg, usar dose de adulto, e para meningite, 120 mg/kg/dia, de 8 em 8 h. O ajuste da dose pela função renal é apresentado no Quadro 63.12. A dose normal deve ser administrada após a sessão de hemodiálise. Na diálise peritoneal ambulatorial contínua, considerar *clearance* renal de creatinina menor que 10 mℓ/min.

QUADRO 63.12 Correção na insuficiência renal.

DCE (mℓ/min)*	> 50	10 a 50	< 10
Dose/Intervalo (h)	500 mg/ 6 h	250 a 500 mg/12 h	250 a 500 mg/24 h

Clearance de creatinina. DCE: depuração da creatinina endógena.

Ertapeném sódico

Espectro

É um I-β-metil carbapeném sintético de amplo espectro e ação prolongada, sendo considerado o novo membro da família dos antibacterianos betalactâmicos. É bactericida e inibe a síntese da parede celular, mediada pela sua ligação às proteínas ligadoras de penicilina (PBP). Apresenta alta afinidade pelas PBPs 1a, 1b, 2, 3, 4 e 5 da *Escherichia coli*, com preferência pelas PBPs 2 e 3. O ertapeném é significativamente estável à hidrólise pela maioria das classes de betalactamases, incluindo as penicilinas, as cefalosporinas e as betalactamases de espectro estendido, mas não as metalobetalactamases.

O ertapeném sódico é bem absorvido após administração intramuscular, e sua biodisponibilidade é de aproximadamente 92%, com concentração plasmática em torno de 2 h. Tem alta ligação proteica (em torno de 95%), o que possibilita a administração em dose única diária. O ertapeném penetra as vesículas cutâneas induzido por sucção e também pode ser encontrado no leite materno. O metabolismo e a eliminação são predominantemente por via renal.

O ertapeném está indicado no tratamento de pacientes adultos com infecções moderadas a graves causadas por cepas sensíveis dos microrganismos e no tratamento empírico inicial anterior à identificação do patógeno causador de infecções intra-abdominais complicadas, infecções complicadas de pele e seus anexos (pé diabético), pneumonia adquirida na comunidade, infecções complicadas do trato urinário (endomiometrite pós-parto, aborto séptico), infecções ginecológicas pós-cirúrgicas e septicemia bacteriana.

É recomendado nas infecções de pele e anexos, moderadas a graves, causadas por cepas suscetíveis dos gram-negativos (*Escherichia coli*, *Klebsiella pneumoniae*), dos gram-positivos (*Staphylococcus aureus* suscetível à meticilina, *Streptococcus pyogenes*) e dos anaeróbios (*Bacteroides fragilis* e outras bactérias do grupo *Bacteroides fragilis*, espécies de *Clostridium*, exceto *Clostridium difficile*, de *Eubacterium*, de *Peptostreptococcus* e de *Prevotella*).

Também apresenta atividade contra os seguintes patógenos:

• Gram-negativos: *Haemophilus influenzae*, *Moraxella catarrhalis*, *Proteus mirabilis*

• Gram-positivos: *Streptococcus agalactiae*, *Streptococcus pneumoniae* (*Streptococcus pneumoniae* resistente à penicilina e *Streptococcus pneumoniae* suscetível à penicilina)

• Anaeróbios: *Porphyromonas asaccharolytica*.

Staphylococci resistentes à meticilina, muitas cepas de *Enterococcus faecalis* e a maioria das cepas de *Enterococcus faecium* são resistentes ao ertapeném. Além disso, ele não é adequado para infeções relacionadas à assistência à saúde (IrAS) nas quais tenham sido identificadas *Pseudomonas* e espécies de *Acinetobacter*.

Toxicidade/interações/incompatibilidade/ estabilidade

O ertapeném provoca reações de hipersensibilidade (anafiláticas) graves e até fatais em pacientes com sensibilidade a betalactâmicos. Também podem ser observadas reações a anestésicos locais do tipo amida, cloridrato de lidocaína e diluente da formulação intramuscular. Pacientes em uso de ertapeném podem ainda apresentar cefaleia, diarreia, náuseas, vômitos e complicações na veia de infusão, como flebite ou tromboflebite.

Os efeitos adversos mais comuns são tontura, sonolência, insônia, convulsões, confusão, extravasamento do sangue, hipotensão, dispneia, candidíase oral, constipação intestinal, regurgitação ácida, diarreia associada a *Clostridium difficile*, secura da boca, dispepsia, anorexia, eritema, prurido, dor abdominal, alteração do paladar, astenia/fadiga, edema/inchaço, febre, dor, dor torácica e prurido vaginal.

As anormalidades laboratoriais observadas com maior frequência são aumentos de alanina aminotransferase (ALT), aspartato aminotransferase (AST), fosfatase alcalina e plaquetas.

Outros efeitos também podem ser relatados, como: aumento dos valores de bilirrubina sérica direta, indireta e total; eosinofilia; aumento do tempo de tromboplastina parcial (TTP); bacteriúria; aumento da ureia sanguínea e da creatinina sérica; hiperglicemia; monocitose; aumento de células epiteliais na urina; hematúria; leucopenia; redução do número de neutrófilos segmentados, do hematócrito e da hemoglobina; e plaquetopenia.

Apesar de a probenecida reduzir o *clearance* renal dos antimicrobianos betalactâmicos, não é necessário o ajuste posológico do ertapeném quando administrados concomitantemente. Não há outros estudos clínicos sobre interações medicamentosas do ertapeném, mas sabe-se que, em estudos *in vitro*, ele não inibe o metabolismo elaborado pelas isoenzimas IA2, 2C9, 2C19, 2D6 do citocromo P450.

O ertapeném é fornecido na forma de pó liofilizado, que, até a reconstituição, deve ser armazenado a 25°C ou menos, e cujo prazo de validade é de 15 meses. O pó deve ser reconstituído com 10 mℓ de água para injeção, solução de cloreto de sódio a 0,9% ou água bacteriostática para injeção. A seguir, deve ser transferido para 50 mℓ de solução de cloreto de sódio a 0,9%, podendo ficar armazenado em temperatura ambiente (25°C) e ser administrado por infusão até 6 h após a reconstituição ou refrigerado (5°C) durante 24 h. A solução deve ser utilizada até 4 h após a remoção do refrigerador. Porém, as soluções de ertapeném não devem ser congeladas nem diluídas com dextrose. Para injeção intramuscular, o conteúdo de um frasco deve ser reconstituído com 3,2 mℓ de injeção de cloridrato de lidocaína a 1% (sem epinefrina) e utilizado até 1 hora após a preparação.

Dosagem e administração

A dose-padrão de ertapeném para adultos é de 1 g administrado em dose única diária, e não é necessária a titulação da dose para a maioria dos pacientes (Quadro 63.13).

QUADRO 63.13 Dosagem e administração de ertapeném de acordo com a idade.

Idade	Dose
> 13 anos	1 g/dia IV ou IM
> 3 meses < 12 anos	15 mg/kg, 12/12 h IV ou IM

IV: via intravenosa; IM: via intramuscular.

Pode ser administrado por infusão IV ou injeções IM. Quando por via intravenosa, tem duração de 30 min e não deve ser feito concomitantemente com outras medicações.

Pode ser usado por via intramuscular, como alternativa à administração intravenosa, devendo ser aplicado em massa muscular grande (glúteos ou parte lateral da coxa). A solução reconstituída para uso IM não deve ser administrada por via intravenosa. O ertapeném não deve ser aplicado com diluentes que contenham dextrose (usar soro fisiológico a 0,9% ou água bacteriostática).

No uso IV, dissolver bem o pó liofilizado no frasco-ampola para 50 mℓ de soro fisiológico para a infusão.

A duração usual do tratamento com ertapeném é de 3 a 14 dias, mas isso varia conforme o tipo de infecção e os patógenos causadores. Quando houver indicação clínica e for observada melhora, o paciente poderá passar a receber um antimicrobiano por via oral.

A administração de ertapeném em pacientes com menos de 18 anos de idade não é recomendada, porque sua segurança e eficácia nesses pacientes ainda não foram estabelecidas. Não há necessidade de ajustes posológicos para pacientes idosos ou com insuficiência hepática. Além disso, ele só deve ser usado durante a gravidez se o benefício potencial justificar o risco para a mãe e o feto. Por ser excretado no leite humano, deve-se ter cautela ao administrar a nutrizes.

Quanto ao uso em pacientes com insuficiência renal, fica estabelecido que:

- Na forma leve a moderada (*clearance* de creatinina superior a 30 mℓ/min/1,73 m², não há necessidade de ajuste posológico
- No estágio avançado menor ou igual a 30 mℓ/min/1,73 m², incluindo os pacientes em hemodiálise, a dose deve ser de 500 mg/dia. Todavia, se os pacientes em hemodiálise receberem dose diária de 500 mg até 6 h antes da sessão dialítica, recomenda-se uma dose suplementar de 150 mg ao seu término.

A estimativa de *clearance* de creatinina, quando só há disponibilidade de creatinina sérica, poderá ser calculada conforme o Quadro 63.14.

QUADRO 63.14 Estimativa de *clearance* de creatinina.

Sexo	Fórmula estimativa do *clearance* de creatinina
Homem	(Peso em kg) × (140 – idade em anos) / (72) × creatinina sérica (mg/100 mℓ)
Mulher	(0,85) × (peso em kg) × (140 – idade em anos) / (72) × creatinina sérica (mg/100 mℓ)

Cefalosporinas

Todas as cefalosporinas resultam de modificações químicas da primeira cefalosporina, conhecida como cefalosporina C, a qual foi isolada em 1945 do fungo *Cephalosporium acremonium*. São compostos betalactâmicos, semissintéticos, manipulados em laboratório a partir da estrutura básica, amplamente distribuídos pelos líquidos e tecidos corporais.

Entretanto, as cefalosporinas de primeira geração têm pouca penetração no humor vítreo e no SNC. As de terceira e quarta gerações podem alcançar níveis elevados no SNC, sendo usadas no tratamento da meningite.

As cefalosporinas são tradicionalmente divididas em "gerações", de acordo com seu espectro, e todas, da primeira à quarta geração, são inativas contra *Listeria* sp. e *Acinetobacter* sp. No entanto, a cefpiroma (quarta geração) tem atividade contra *Enterococcus* sp. Como os outros betalactâmicos, elas podem apresentar sinergismo contra os aminoglicosídios.

Classificação

As cefalosporinas são divididas em cinco gerações:

- Primeira geração: cefalexina, cefadroxila, cefalotina, cefazolina, cefapirina, cefradina, ceforanide
- Segunda geração: cefuroxima, cefaclor, cefoxitina, cefotetana, cefmetazol, cefprozila, cefamandol, loracarbef
- Terceira geração
  - Sem ação antipseudômonas: cefotaxima, cefixima, cefateina, cefetamete pivoxila, ceftizoxima, cefpodoxima, cefodizima, ceftriaxona
  - Com ação antipseudômonas: ceftazidima, cefoperazona
- Quarta geração: cefpiroma e cefepima
- Quinta geração: ceftarolina

Características

São características das cefalosporinas:

- Primeira geração: têm boa atividade sobre cocos gram-positivos, mas os *Enterococci* apresentam resistência. A atividade sobre os bacilos gram-negativos é limitada a *Escherichia coli*, *Proteus mirabilis* e *Klebsiella pneumoniae*
- Segunda geração: apresentam dois subgrupos:
  - Subgrupo cefuroxima: atividade sobre cocos gram-positivos semelhante à da primeira geração. Maior atividade sobre gram-negativos que a primeira geração. Ativa sobre *Haemophilus influenzae* betalactamase-positivo, *Moraxella catarrhalis* e *Streptococcus pneumoniae*. Pouca ação contra anaeróbios
  - Subgrupo cefamicina: apresentam menor atividade sobre gram-positivos e atuam sobre gram-negativos; porém, a principal característica é a excelente atividade sobre anaeróbios, principalmente *Bacteroides*

542 Parte 3 **Microrganismos e Antimicrobianos**

- Terceira geração: são divididas em cefalosporinas com ou sem atividade sobre *Pseudomonas*. Todas as de terceira geração são menos ativas sobre gram-positivos do que as de primeira geração. Apresentam excelente atividade sobre gram-negativos, exceto *Serratia*, *Acinetobacter* e *Pseudomonas*. A ceftazidima e a cefoperazona apresentam boa atividade sobre *Pseudomonas*
- Quarta geração: associam as vantagens das cefalosporinas de primeira e terceira gerações com atividade sobre gram-positivos e negativos. São mais estáveis que as de terceira geração na presença das betalactamases de amplo espectro, mas iguais ou inferiores à ceftazidima contra *Pseudomonas aeruginosa*. São menos indutoras de resistência entre os gram-negativos do que as demais cefalosporinas.

As cefalosporinas, portanto, têm ação bactericida, por interferir em várias enzimas que são responsáveis pela síntese do mucopeptídio da parede bacteriana. São distribuídas em todos os tecidos e líquidos, porém com pouca concentração no SNC, com exceção da cefuroxima e das cefalosporinas de terceira geração. Têm excreção renal, mas algumas apresentam metabolização hepática.

Toxicidade/interações/incompatibilidade/estabilidade

As reações adversas são hipersensibilidade, que pode ocorrer em 5% dos pacientes, urticária, prurido, *rash*, febre e, ocasionalmente, anafilaxia. O teste de *Coombs* é direto e indireto em 3% dos pacientes. Podem ocasionar neutropenia, trombocitopenia, leucopenia, eosinofilia, além de elevação da ureia, da creatinina, da fosfatase alcalina e das transaminases.

Toxicidade renal pode ocorrer em pacientes com mais de 50 anos, pacientes com disfunção renal e pacientes que recebam outras substâncias nefrotóxicas. Há riscos de nefrotoxicidade se associada a aminoglicosídios e vancomicina.

Cefotaxima e ceftriaxona devem ser administradas com cautela a pacientes com disfunção hepática e necessitam de correção na insuficiência renal.

Cefalosporinas de primeira geração
Cefalexina
Espectro

Atividade sobre cocos gram-positivos, produtores de penicilinas ou não (*Staphylococcus aureus* e *Staphylococcus epidermidis*). É efetiva para *Streptococcus* beta-hemolítico, *Streptococcus* do grupo B e *Streptococcus pneumoniae*. Apresenta atividade limitada contra bactérias gram-negativas, *Escherichia coli*, *Klebsiella pneumoniae* e *Proteus mirabilis*, além de atividade sobre anaeróbios da cavidade oral.

Não atua sobre *Enterobacter* sp., *Serratia* sp., *Pseudomonas* sp. e *Staphylococcus aureus* oxacilinorresistente.

Está indicada em infecções urinárias, de pele, de tecidos moles e das vias respiratórias. São reações adversas: exantema maculopapular, urticária, febre, eosinofilia, broncospasmo e anafilaxia. Alguns pacientes alérgicos à penicilina também o são às cefalosporinas. O teste de *Coombs* é positivo. Raramente há hemólise, granulocitopenia, trombocitopenia, diarreia, necrose

tubular renal e nefrite intersticial. Ocorre aumento das transaminases. Interage com aminoglicosídios, diuréticos de alça e vancomicina, visto que estes potencializam a nefrotoxicidade.

A suspensão após reconstituição pode ser mantida em refrigeração por até 14 dias.

Dosagem e administração

Se administrada com alimento, o pico sérico é retardado, mas a absorção total do fármaco não é diminuída. Varia de 250 mg a 1 g por VO, de 6 em 6 h, com dose máxima diária de 4 g. A administração e a dosagem em crianças são apresentadas no Quadro 63.15.

Na gestação, é segura (risco B), assim como na lactação. Porém, em pacientes com insuficiência renal, a administração é orientada pelo *clearance* de creatinina (Quadro 63.16). Na hemodiálise, deve-se repor 250 mg ao término. Na diálise peritoneal ambulatorial contínua, administrar 250 mg de 8/8 h ou de 12/12 h.

QUADRO 63.15 Dosagem e administração de cefalexina em crianças.

Idade	Dose e intervalo
Até 4 semanas	Não recomendado
Acima de 4 semanas	25 a 100 mg/kg/dia VO de 6/6 h

VO: via oral.

QUADRO 63.16 Correção na insuficiência renal.

DCE (mℓ/min)*	> 50	50 a 100	< 10
Intervalo (h)	6	6 a 8	12

Clearance de creatinina. DCE: depuração de creatinina endógena.

Cefadroxila
Espectro

Tem atividade sobre cocos gram-positivos, produtores de penicilinase ou não (*Staphylococcus aureus* e *Staphylococcus epidermidis*). É efetiva para *Streptococcus pneumoniae* e apresenta atividade limitada contra bactérias gram-negativas (*Escherichia coli*, *Klebsiella pneumoniae* e *Proteus mirabilis*). Tem também atividade sobre anaeróbios da cavidade oral.

É indicada em infecções urinárias, de pele, de tecidos moles e das vias respiratórias, e não atua sobre *Enterobacter* sp., *Serratia* sp., *Pseudomonas* sp. e *Staphylococcus aureus* oxacilinorresistente.

Toxicidade/interações/incompatibilidade/estabilidade

São reações adversas: exantema maculopapular, urticária, febre, eosinofilia, broncospasmo e anafilaxia. Alguns pacientes alérgicos à penicilina também o são às cefalosporinas. O teste de *Coombs* é positivo, e raramente há hemólise, granulocitopenia e trombocitopenia. Pode causar diarreia, necrose tubular renal e nefrite intersticial (raras), além de aumento das transaminases. Aminoglicosídios, diuréticos de alça e vancomicina potencializam a nefrotoxicidade.

A suspensão após reconstituição pode ser mantida em refrigeração por até 14 dias.

Dosagem e administração

Pode ser usada a cada 12 h (500 mg a 1 g) ou a cada 24 h (1 a 2 g). A dose máxima diária é de 2 g. A administração com alimentos não altera significativamente a absorção, e a administração em crianças é apresentada no Quadro 63.17.

É provavelmente segura durante a gestação e a lactação (risco B). Em pacientes com insuficiência renal, a administração é orientada pelo *clearance* de creatinina (Quadro 63.18).

QUADRO 63.17 Dosagem e administração de cefadroxila em crianças.

Idade	Dose e intervalo
Até 4 semanas	Não recomendado
Acima de 4 semanas	30 mg/kg/dia VO, de 12/12 h

VO: via oral.

QUADRO 63.18 Correção na insuficiência renal.

DCE (mℓ/min)*	> 50	50 a 10	< 10
Intervalo (h)	12	12 a 24	24 a 48

Clearance de creatinina. DCE: depuração de creatinina endógena.

Administrar 500 mg após hemodiálise. Na diálise peritoneal ambulatorial contínua, usar 500 mg a cada 24 h.

Cefalotina

Espectro

É muito ativa sobre cocos gram-positivos, produtores de penicilinase ou não (*Staphylococcus aureus* e *Staphylococcus epidermidis*), e é efetiva para *Streptococcus* beta-hemolítico, *Streptococcus* do grupo B e *Streptococcus pneumoniae*. Tem atividade limitada contra bactérias gram-negativas, *Escherichia coli*, *Klebsiella pneumoniae*, *Proteus mirabilis* e espécies de *Shigella*.

Seus principais usos são em pneumonias, infecções urinárias, infecções de pele e de tecidos moles, infecções das vias respiratórias superiores e profilaxia cirúrgica.

Tem pequena atuação sobre os germes anaeróbios e não é ativa sobre *Bacteroides fragilis*.

Toxicidade/interações/incompatibilidade/estabilidade

São reações adversas: exantema maculopapular, urticária, febre, eosinofilia, broncospasmo e anafilaxia. Alguns pacientes alérgicos à penicilina também o são às cefalosporinas. Pode causar trombocitopenia; diarreia, necrose tubular renal, nefrite intersticial (raras) e aumento das transaminases também podem ser observados.

Interage com aminoglicosídios, diuréticos de alça e vancomicina, potencializando a nefrotoxicidade. Apresenta incompatibilidade com aminoglicosídios, antimicrobianos (em geral), barbitúricos, bleomicina, dopamina, doxorrubicina, eritromicina, lipídios e tetraciclina.

A solução reconstituída é estável por 12 h em temperatura ambiente e por 4 dias se mantida sob refrigeração. Para infusão intravenosa, a diluição com solução fisiológica ou glicosada é estável por 24 h em temperatura ambiente ou por 4 dias sob refrigeração.

Dosagem e administração

Administrar 0,5 a 2 g IV de 4/4 ou 6/6 h, com dose mínima de 12 g/dia. O modo de administração é por via intramuscular, adicionando-se 4 mℓ de água destilada ao pó liofilizado, ou por infusão intravenosa, diluindo-se a solução inicial com soro fisiológico ou glicosado até uma concentração de 20 mg/mℓ. Infundir em 30 min. A dosagem em crianças é apresentada no Quadro 63.19.

É provavelmente segura na gestação (risco B), assim como na lactação. Em pacientes com insuficiência renal, a administração é orientada pelo *clearance* de creatinina (Quadros 63.20 e 63.21).

QUADRO 63.19 Dosagem e administração de cefalotina em crianças.

Idade	Dose e intervalo
Até 1 semana	40 mg/kg/dia IV de 8/8 ou 12/12 h
1 a 4 semanas	60 a 80 mg/kg/dia IV de 6/6 ou 8/8 h
Acima de 4 semanas	75 a 160 mg/kg/dia IV de 4/4 ou 6/6 h

IV: via intravenosa.

QUADRO 63.20 Correção na insuficiência renal.

DCE (mℓ/min)*	> 50	50 a 10	< 10
Intervalo (h)	6	6 a 8	12

Clearance de creatinina. DCE: depuração de creatinina endógena.

QUADRO 63.21 Reposição na diálise.

Hemodiálise	500 mg após diálise
CAPD	0,5 a 1 g 12/12 h

CAPD: diálise peritoneal ambulatorial contínua.

Cefazolina

Espectro

É muito ativa sobre cocos gram-positivos, produtores de penicilinase ou não (*Staphylococcus aureus* e *Staphylococcus epidermidis*), sendo efetiva para *Streptococcus* β-hemolítico, *Streptococcus* do grupo B e *Streptococcus pneumoniae*.

Tem atividade limitada contra bactérias gram-negativas, *Escherichia coli*, *Klebsiella pneumoniae*, *Proteus mirabilis* e espécies de *Shigella*, além de pequena atuação sobre os germes anaeróbios, não sendo ativa sobre *Bacteroides fragilis*.

É usada na profilaxia cirúrgica, em pneumonias, infecções do trato urinário e infecções das vias respiratórias superiores.

Toxicidade/interações/incompatibilidade/estabilidade

As principais reações adversas são: exantema maculopapular, urticária, febre, eosinofilia, broncospasmo e anafilaxia. Alguns pacientes alérgicos à penicilina também o são às cefalosporinas. Podem-se observar tromboflebites, teste de *Coombs* positivo e, raramente, hemólise, granulocitopenia, trombocitopenia e alterações na coagulação em pacientes urêmicos. Diarreia, necrose tubular renal, nefrite intersticial (raras) e aumento das transaminases também podem ser observados.

544 Parte 3 **Microrganismos e Antimicrobianos**

Aminoglicosídios, diuréticos de alça e vancomicina potencializam a nefrotoxicidade. Há incompatibilidade com barbitúricos, eritromicina e gliconato de cálcio.

A solução reconstituída é estável por 24 h em temperatura ambiente e por 10 dias se mantida sob refrigeração. Para infusão intravenosa, a diluição fisiológica ou glicosilada é estável por 24 h em temperatura ambiente ou por 4 dias sob refrigeração.

Dosagem e administração

Dose de 0,5 a 1,5 IV de 6/6 ou 8/8 h, com dose máxima de 6 mg/dia. Para administração por via intramuscular, adiciona-se ao pó liofilizado um volume de 2 a 4 mℓ de água destilada ou soro fisiológico. Para administração intravenosa direta, adiciona-se ao pó liofilizado um volume de 5 a 10 mℓ de água destilada. Para infusão intravenosa, podem-se utilizar como diluentes soluções fisiológicas, glicosada, glicofisiológica e Ringer com ou sem lactato de sódio, respeitando-se uma concentração final entre 10 e 20 mg/mℓ. A infusão deve ser feita em 30 min.

Alcança níveis adequados após aplicações IM, sendo bem tolerada por essa via. Não cruza a barreira hematencefálica. Contém 2 mEq de sódio por grama.

A dosagem em crianças é apresentada no Quadro 63.22. Na gestação, é provavelmente segura (risco B), assim como na lactação. Em pacientes com insuficiência renal, a administração é orientada pelo *clearance* de creatinina (Quadro 63.23). Na hemodiálise, deve-se repor 0,5 a 1 g após o procedimento, e, na diálise peritoneal ambulatorial contínua, 0,5 a 1 g de 12/12 h.

QUADRO 63.22 Dosagem e administração de cefazolina em crianças.

Idade	Dose e intervalo
Até 1 semana	15 a 20 mg/kg/dia IV de 12/12 h
1 a 4 semanas	15 a 20 mg/kg/dia IV de 8/8 ou 12/12 h
Acima de 4 semanas	8 a 25 mg/kg/dia IV de 6/6 ou 8/8 h

IV: via intravenosa.

QUADRO 63.23 Correção na insuficiência renal.

DCE (mℓ/min)*	> 50	50 a 10	< 10
Intervalo (h)	6 a 8	12	24 a 48

*Clearance de creatinina. DCE: depuração de creatinina endógena.

Cefalosporinas de segunda geração
Cefaclor
Espectro

Tem atividade sobre cocos gram-positivos, produtores de penicilinase ou não (*Staphylococcus aureus* e *Staphylococcus epidermidis*), sendo efetivo para *Streptococcus* β-hemolítico, *Streptococcus* do grupo B e *Streptococcus pneumoniae*.

Tem atividade limitada contra bactérias gram-negativas, *Escherichia coli*, *Klebsiella pneumoniae* e *Proteus mirabilis*.

Apresenta atividade sobre anaeróbios da cavidade oral, mas não atua sobre *Enterobacter* sp., *Serratia* sp., *Pseudomonas* sp. e *Staphylococcus aureus* oxacilinorresistente.

Tem praticamente o mesmo espectro da cefalexina, porém com maior atividade sobre *Haemophillus influenzae*. É usado principalmente em infecções urinárias, de pele, de tecidos moles e das vias respiratórias. É importante observar que concentrações baixas nas secreções do ouvido médio levam a algumas falhas terapêuticas quando usado na otite média.

Toxicidade/interações/incompatibilidade/estabilidade

As principais reações adversas são: exantema maculopapular, urticária, febre, eosinofilia, broncospasmo e anafilaxia. Alguns pacientes alérgicos à penicilina também o são às cefalosporinas. O teste de *Coombs* é positivo, e raramente há hemólise, granulocitopenia e trombocitopenia. Diarreia, necrose tubular renal, nefrite intersticial (raras) e doença do sono também podem ser observadas.

Aminoglicosídios, diuréticos de alça e vancomicina potencializam a nefrotoxicidade. A suspensão reconstituída deve ser mantida sob refrigeração por até 14 dias.

Dosagem e administração

Varia de 250 a 500 mg de 8 em 8 h, com dose máxima diária de 4 g. A administração com alimentos retarda a absorção, e a administração em crianças é apresentada no Quadro 63.24. É seguro na gestação (risco B) e na lactação. Em pacientes com insuficiência renal, a administração é orientada pelo *clearance* de creatinina (Quadros 63.25 e 63.26). Nas hemodiálises venosas ou arteriovenosas, não há dados disponíveis sobre o uso.

QUADRO 63.24 Dosagem e administração de cefaclor em crianças.

Idade	Dose e intervalo
Até 1 semana	20 a 40 mg de 8/8 ou 12/12 h
De 1 a 4 semanas	20 a 40 mg de 6/6 ou 8/8 h
Acima de 4 semanas	20 a 40 mg/kg/dia de 8/8 ou 12/12 h

QUADRO 63.25 Correção na insuficiência renal.

DCE (mℓ/min)*	> 50	50 a 10	< 10
Dose (%)	100	50 a 100	50

*Clearance de creatinina. DCE: depuração de creatinina endógena.

QUADRO 63.26 Reposição pós-diálise.

Hemodiálise	250 mg após
CAPD	500 mg de 8/8 ou 12/12 h

CAPD: diálise peritoneal ambulatorial contínua.

Cefoxitina
Espectro

A cefoxitina, além de ter atividade similar à da cefuroxima, apresenta ótima ação sobre anaeróbios, inclusive *Bacteroides fragilis*. Está indicada nos seguintes casos: profilaxia em cirurgias colorretais, infecções intra-abdominais, infecções de membros inferiores em diabéticos e infecções ginecológicas.

Não alcança níveis terapêuticos no SNC, e é poderosa indutora da produção de betalactamases em algumas bactérias gram-negativas.

Toxicidade/interações/incompatibilidade/estabilidade

As reações adversas são: exantema maculopapular, urticária, febre, eosinofilia, broncospasmo e anafilaxia. Alguns pacientes alérgicos à penicilina também o são às cefalosporinas. Há tromboflebites, testes de *Coombs* positivo e, raramente, hemólise, granulocitopenia e trombocitopenia. Também pode haver diarreia, necrose tubular renal e nefrite intersticial (raras), bem como alterações das provas de função hepática.

Aminoglicosídios, diuréticos de alça e vancomicina potencializam a nefrotoxicidade.

A solução reconstituída é estável por 24 h em temperatura ambiente ou por 48 h sob refrigeração. Pode ser usado soro glicosado ou fisiológico para infusão intravenosa.

Dosagem e administração

Administrar 1 a 2 g, IV ou IM, de 6/6 ou de 8/8 h, com dose diária máxima de 12 g.

A administração intravenosa em *bolus* deve ser lenta, em 3 a 5 min, em uma concentração que não exceda 100 mg/mℓ, ou infusão durante 10 a 60 min, com concentração que não exceda 40 mg/mℓ.

A administração em crianças é apresentada no Quadro 63.27. É segura na gestação (risco B) e na lactação. Em pacientes com insuficiência renal, a administração é orientada pelo *clearance* de creatinina (Quadros 63.28 e 63.29).

QUADRO 63.27 Dosagem e administração de cefoxitina em crianças.

Idade	Dose e intervalo
Até 1 semana	100 mg IV de 8/8 h
De 1 a 4 semanas	100 mg de 8/8 h
Acima de 4 semanas	100 mg/kg/dia em 4 ou 6 doses

IV: via intravenosa.

QUADRO 63.28 Correção na insuficiência renal.

DCE (mℓ/min)*	> 50	50 a 10	< 10
Intervalo (h)	6 a 8	8 a 12	24 a 48

Clearance de creatinina. DCE: depuração de creatinina endógena.

QUADRO 63.29 Reposição pós-diálise.

Hemodiálise	1 g após
CAPD	1 g de 24/24 h

CAPD: diálise peritoneal ambulatorial contínua.

Cefuroxima
Espectro

É ativa *in vitro* sobre *Streptococcus* dos grupos A e B, *Streptococcus pneumoniae* e *viridans*. Tem boa atividade sobre *Staphylococcus aureus* penicilinaseresistente. É ativa sobre bacilos gram-negativos, incluindo *Escherichia coli*, *Proteus mirabilis*, *Klebsiella* sp., *Salmonella*, *Shigella* e *Yersinia*. Também é ativa sobre *Haemophilus influenzae*, *Neisseria meningitidis* e *gonorrhoeae*.

É usada em infecções de pele e de tecidos moles, artrite séptica, osteomielite, celulite periorbitária e infecções das vias respiratórias. Apresenta boa penetração no liquor, alcançando concentrações suficientes para o tratamento de meningites causadas por germes sensíveis, mas é inferior às cefalosporinas de terceira geração.

Toxicidade/interações/incompatibilidade/estabilidade

São reações adversas: exantema maculopapular, urticária, febre, eosinofilia, broncospasmo e anafilaxia. Alguns pacientes alérgicos à penicilina também o são às cefalosporinas. Há tromboflebites, testes de *Coombs* positivo e, raramente, hemólise, granulocitopenia e trombocitopenia. Diarreia, necrose tubular renal, nefrite intersticial (raras), aumento das transaminases, fosfatase alcalina e DHL (desidrogenase láctica) podem também estar presentes.

Aminoglicosídios, diuréticos de alça e vancomicina potencializam a nefrotoxicidade. É compatível com aminoglicosídios. A solução reconstituída é estável por 24 h em temperatura ambiente ou por 48 h sob resfrigeração. As soluções diluídas são estáveis por 24 h em temperatura ambiente e por 7 dias sob refrigeração.

Dosagem e administração

Dose de 0,5 g a 1,5 g IV de 8/8 h, com dose diária máxima de 9 g/dia, ou 125 a 500 mg VO de 12/12 h. A alimentação não interfere na administração por via oral. Para uso intramuscular, deve-se reconstituir o pó com 3 mℓ de água destilada, administrando lentamente, em 3 a 5 min. Para uso intravenoso direto, deve-se reconstituir em 8 mℓ de água destilada. As soluções para infusão intravenosa podem ser obtidas por reconstituição de pó liofilizado em 6 mℓ de água destilada e diluição da solução inicial em soluções fisiológicas, glicosada, glicofisiológicas e Ringer com ou sem lactato de sódio, observando-se uma concentração de < 30 mg/mℓ. Infundir em 15 a 60 min.

A administração em crianças é apresentada no Quadro 63.30. É segura na gestação (risco B) e na lactação. Em pacientes com insuficiência renal, a administração é orientada pelo *clearance* de creatinina (Quadros 63.31 e 63.32).

QUADRO 63.30 Dosagem e administração de cefuroxima em crianças.

Idade	Dose e intervalo
Até 1 semana	Não recomendado
De 1 a 4 semanas	30 a 50 mg/kg/dia de 6/6 h ou de 8/8 h
Acima de 4 semanas	50 a 240 mg/kg/dia de 6/6 h ou de 8/8 h

QUADRO 63.31 Correção na insuficiência renal.

DCE (mℓ/min)*	> 50	50 a 10	< 10
Intervalo (h)	6 a 8	8 a 12	24 a 48

Clearance de creatinina. DCE: depuração de creatinina endógena.

QUADRO 63.32 Reposição pós-diálise.

Hemodiálise	750 mg
CAPD	1 g de 12/12 h

CAPD: diálise peritoneal ambulatorial contínua.

Cefalosporinas de terceira geração | Sem ação antipseudômonas

Cefetamete pivoxila

Espectro

Tem boa atividade sobre cocos gram-negativos (*Neisseria* sp., *Moraxella catarrhalis*, *Haemophilus influenzae*, *Escherichia coli*, *Salmonella* sp., *Proteus* sp. e *Yersinia* sp.) e exerce atividade discreta sobre gram-positivos como *Streptococcus* sp. Não apresenta efetividade sobre *Staphylococcus* sp., *Enterococcus* sp. e *Pseudomonas* sp., e não atua sobre anaeróbios.

É usado principalmente em infecções das vias respiratórias superiores e inferiores, infecções urinárias e uretrite gonocócica.

Toxicidade/interações/incompatibilidade/ estabilidade

São reações adversas: prurido, febre, eosinofilia, exantema maculopapular e anafilaxia. Alguns pacientes alérgicos à penicilina também o são ao cefetamete. Podem ainda ocorrer diarreia, vômitos, náuseas, dor abdominal, leucopenia, alterações nas provas hepáticas, colite pseudomembranosa e cefaleia. Não são descritas interações. A solução reconstituída pode ser mantida sob refrigeração.

Dosagem e administração

Administrar 500 mg por via oral de 12/12 h, com dose máxima diária de 1 g. Em uretrite gonocócica, pode ser usada dose única de 1,5 g VO.

Pode ser usada com refeições, embora o fabricante o recomende 1 h antes ou após. Em crianças, 10 mg/kg/dose a cada 12 h. Não existem estudos controlados a respeito da gestação e da lactação, mas é provavelmente segura.

Em pacientes com insuficiência renal, a administração é orientada pelo *clearance* de creatinina (Quadro 63.33). Quanto à reposição pós-diálise, não existem dados disponíveis.

QUADRO 63.33 Dosagem e administração de cefetamete pivoxila.

DCE (mℓ/min)*	> 40	10 a 40	< 10
Intervalo (h)	12	12	24
Dose	500 mg	125 mg	125 mg

*Clearance de creatinina. DCE: depuração de creatinina endógena.

Cefixima

Espectro

Tem boa atividade sobre gram-negativos (*Neisseria* sp., *Moraxella catarrhalis*, *Haemophilus influenzae*, *Escherichia coli*, *Salmonella* sp., *Proteus* sp. e *Yersinia* sp.), assim como uma discreta ação sobre gram-positivos (*Streptococcus* sp.). Não apresenta efetividade sobre *Staphylococcus* sp., *Enterococcus* sp., *Pseudomonas* sp., *Salmonella* sp. e *Shigella* sp., e não atua sobre anaeróbios.

É usada principalmente em infecções das vias respiratórias superiores e inferiores, otites e infecções urinárias, sendo eficaz no tratamento da febre tifoide. Porém, apresenta utilidade controversa na shigelose.

Toxicidade/interações/incompatibilidade/ estabilidade

As reações adversas incluem *rash* cutâneo, febre, urticária, náuseas, vômitos, diarreia, dor abdominal, colite pseudomembranosa, alterações de provas hepáticas, cefaleia, leucopenia e trombocitopenia. Nenhuma interação significativa foi descrita até o momento. A suspensão pode ser mantida por 14 dias em temperatura ambiente.

Dosagem e administração

Dose única de 400 mg/dia ou 200 mg de 12/12 h. É possível ser usada com refeições, embora possa haver retardo na absorção. A apresentação oral como suspensão é mais bem absorvida do que em cápsulas.

Em crianças, devem-se administrar 8 mg/kg em dose única, ou divididos de 12/12 h. É provavelmente segura na gestação e na lactação (risco B). Contém 2,2 mEq de sódio/g. Em pacientes com insuficiência renal, a administração é orientada pelo *clearance* de creatinina (Quadros 63.34 e 63.35).

QUADRO 63.34 Correção na insuficiência renal.

DCE (mℓ/min)*	> 50	10 a 50	< 10
Dose (%)	100	75	50

*Clearance de creatinina. DCE: depuração de creatinina endógena.

QUADRO 63.35 Reposição pós-diálise.

Hemodiálise	300 mg
CAPD	200 mg/dia

CAPD: diálise peritoneal ambulatorial contínua.

Cefotaxima

Espectro

É ativa sobre a maioria dos gram-positivos, exceto *Enterococcus* sp., *Staphylococcus aureus* resistente à oxacilina e *Listeria* sp. Tem excelente atividade sobre gram-negativos (*Escherichia coli*, *Proteus mirabilis*, *Klebsiella* sp., *Haemophilus influenzae*, *Neisseria* sp., *Enterobacter* sp., *Citrobacter* sp.), mas não apresenta atuação sobre *Pseudomonas aeruginosa* e não é ativa sobre *Bacteroides fragilis* e *Clostridium difficile*.

É usada em pneumonias, infecções urinárias, meningites, infecções intra-abdominais e ginecológicas (deve ser empregada em associação com anaerobicidas), infecções das vias respiratórias superiores e bacteriemias. Utiliza-se preferencialmente em infecções causadas por microrganismos de ambiente hospitalar.

Toxicidade/interações/incompatibilidade/estabilidade

As principais reações adversas são exantema maculopapular, urticária, febre, eosinofilia, broncospasmo e anafilaxia. Alguns pacientes alérgicos à penicilina também o são à cefotaxima e a outras cefalosporinas. Podem-se observar também tromboflebites, teste de *Coombs* positivo e, raramente, hemólise, granulocitopenia e trombocitopenia. Diarreia, necrose tubular renal, nefrite intersticial (raras), aumento das transaminases, superinfecção e colite pseudomembranosa também podem ser observados. Aminoglicosídios, diuréticos de alça e vancomicina potencializam a nefrotoxicidade.

Apresenta incompatibilidade com bicarbonato de sódio, aminoglicosídios, metronidazol, penicilinas e aminofilina. A solução reconstituída é estável por 24 h em temperatura ambiente ou por 10 dias sob refrigeração. As soluções diluídas mantêm a estabilidade por 24 h em temperatura ambiente e por 5 dias sob refrigeração.

Dosagem e administração

No caso de infecções moderadas, 1 a 2 g IV de 6/6 h ou de 8/8 h; em infecções graves, 2 g IV de 4/4 h, com dose máxima diária de 12 g.

Na administração por via intramuscular, reconstitui-se o pó liofilizado em 1 a 3 mℓ de água destilada. Para uso intravenoso direto, deve-se diluir o pó liofilizado em 10 mℓ de água destilada, e, para infusão intravenosa, diluir a solução inicial em soros fisiológico, glicosado, glicofisiológico ou Ringer com lactato de sódio, mantendo a concentração final em 10 mg/mℓ. Infundir em 20 a 30 min. A dosagem e a administração para crianças estão descritas no Quadro 63.36. É segura na gestação e na lactação (risco B). Em pacientes com insuficiência renal, a administração é orientada pelo *clearance* de creatinina (Quadro 63.37). Na reposição pós-diálise, 1 g IV após hemodiálise; e na diálise peritoneal ambulatorial contínua, fazer 1 g/dia.

QUADRO 63.36 Dosagem e administração de cefotaxima em crianças.

Idade	Dose e intervalo
Até 1 semana	25 a 50 mg/kg IV ou IM
De 1 a 4 semanas	25 a 50 mg/kg IV ou IM de 8/8 h
Acima de 4 semanas	50 a 1.800 mg/kg IV ou IM de 4/4 h ou de 6/6 h

IM: via intramuscular; IV: via intravenosa.

QUADRO 63.37 Correção na insuficiência renal.

DCE (mℓ/min)*	> 40	10 a 40	< 10
Intervalo (h)	12	12	24
Dose	500 mg	125 mg	125 mg

Clearance de creatinina. DCE: depuração de creatinina endógena.

Cefpodoxima
Espectro

É ativa contra *Streptococcus pneumoniae*, *Streptococcus* sp., *Haemophilus influenzae*, *Neisseria gonorrhoeae*, *Staphylococcus aureus*, *Streptococcus pyogenes*, *Escherichia coli*, *Klebsiella* sp. e *Proteus* sp. Está indicada na pneumonia adquirida na comunidade e em infecções de pele, sendo também uma alternativa para tratamento de gonorreia, faringite e infecções urinárias não complicadas.

Toxicidade/interações/incompatibilidade/ estabilidade

Os efeitos adversos incluem reações alérgicas (exantema maculopapular, prurido, febre, púrpura, urticária, eosinofilia, broncospasmo e anafilaxia), mal-estar, vômitos, náuseas e alterações nas provas hepáticas. A administração concomitante com antiácidos diminui a sua biodisponibilidade. O teste de *Coombs* pode ser falsamente positivo, assim como o teste para glicose urinária.

Pode ser administrada com as refeições, mas há retardo na absorção. É preciso manter a suspensão no refrigerador e descartar o conteúdo não usado após 14 dias.

Dosagem e administração

A dose usual é de 100 a 400 mg VO de 12/12 h. Em crianças, a dose média recomendada é de 8 mg/kg/dia (até 200 mg/dia), divididos em duas doses, a cada 12 h. Em pacientes com insuficiência renal, a administração é orientada pelo *clearance* de creatinina (Quadro 63.38). Após hemodiálise, fazer 200 mg, e na diálise peritoneal ambulatorial contínua, considerar *clearance* de creatinina < 10 mℓ/min.

QUADRO 63.38 Dosagem e administração de cefpodoxima.

DCE (mℓ/min)*	> 50	10 a 50	< 10
Dose/Intervalo (h)	12	16	24/48

Clearance de creatinina. DCE: depuração de creatinina endógena.

Ceftazidima
Espectro

É ativa contra grande parte dos cocos gram-positivos, exceto *Staphylococcus aureus* resistente à oxacilina e *Enterococcus* sp. Tem boa atividade contra gram-negativos (*Escherichia coli*, *Klebsiella* sp., *Proteus* sp., *Haemophilus influenzae*, *Neisseria* sp., *Shigella* sp., *Moxarella* sp.), mas *Citrobacter* sp., *Enterobacter* sp., *Serratia* sp. e *Providencia* sp. podem desenvolver resistência durante o tratamento. A maioria das cepas de *Acinetobacter* sp. é resistente. Não tem atividade contra germes anaeróbios e bacilos gram-positivos, como *Listeria*.

Tem boa atividade contra *Pseudomonas* sp., sendo considerada a cefalosporina de preferência no tratamento de infecções por esse germe. Entretanto, tem ação inferior à das demais cefalosporinas de terceira geração contra germes gram-positivos.

É principalmente usada em pneumonias, infecções urinárias, meningites, infecções intra-abdominais e ginecológicas (deve ser usada em associação com anaerobicidas), infecções por *Pseudomonas aeruginosa* e bacteriemias. É usada preferencialmente em infecções causadas por germes hospitalares. Alcança níveis terapêuticos no liquor. Contém 2,3 mEq de sódio/g.

Toxicidade/interações/incompatibilidade/ estabilidade

As principais reações adversas são: exantema maculopapular, febre, urticária, eosinofilia, broncospasmo e anafilaxia. Alguns pacientes alérgicos à penicilina também o são às cefalosporinas. Há tromboflebites, teste de *Coombs* positivo e, raramente, hemólise e granulocitopenia, além de diarreia, necrose tubular renal, nefrite intersticial (raros casos), aumento das transaminases, superinfecção e colite pseudomembranosa. Há ainda

548 Parte 3 **Microrganismos e Antimicrobianos**

um relato de caso de meningite asséptica induzida por ceftazidima. Aminoglicosídios, diuréticos de alça e vancomicina potencializam a nefrotoxicidade.

A solução reconstituída é estável por 24 h em temperatura ambiente e por até 10 dias sob refrigeração. Após a rediluição, as soluções são estáveis por 24 h em temperatura ambiente e por até 7 dias sob refrigeração.

É incompatível com bicarbonato de sódio, aminoglicosídios, vancomicina e ranitidina.

Dosagem e administração

Doses usuais de 0,5 a 2 g IV ou IM, de 8/8 h ou de 12 em 12 h (dose máxima de 6 g/dia). O uso de infusão contínua ou de intervalos curtos de doses pode ser útil em infecções graves por *Pseudomonas aeruginosa* que não estejam respondendo ao tratamento convencional.

A administração por via intramuscular não deve exceder 1 g, reconstituindo o pó liofilizado com 3 mℓ de água destilada. Para administração por via intravenosa direta, deve-se reconstituir o pó liofilizado com 10 mℓ de água destilada ou soros fisiológico ou glicosado. As soluções para infusão intravenosa podem ser obtidas por diluição da solução inicial com soros fisiológico, glicosado, glicofisiológico e Ringer com ou sem lactato de sódio. A concentração final deve permanecer $\leq$ 40 mg/mℓ, e a infusão final deve ser administrada por um período de 15 a 30 min.

É segura na gestação e na lactação (risco B). A dosagem e a administração a crianças estão descritas no Quadro 63.39. Em pacientes com insuficiência renal, a administração é orientada pelo *clearance* de creatinina (Quadro 63.40).

QUADRO 63.39 Dosagem e administração de ceftazidima em crianças.

Idade	Dose e intervalo
Até 1 semana	60 a 100 mg/kg/dia, de 8/8 h ou 12/12 h
De 1 a 4 semanas	30 a 50 mg/kg, de 8/8 h
Fibrose cística	200 mg/kg/dia, de 6/6 h

Na reposição pós-diálise, administra-se a dose de 1 g após a hemodiálise. Na diálise peritoneal ambulatorial contínua, deve-se considerar *clearance* de creatinina < 10 mℓ/min.

QUADRO 63.40 Correção na insuficiência renal.

DCE (mℓ/min)*	> 50	50 a 10	< 10
Dose/Intervalo (h)	8/12	24/48	48/72

Clearance de creatinina. DCE: depuração de creatinina endógena.

Ceftriaxona
Espectro

É ativa sobre a maioria dos gram-positivos, exceto *Enterococcus* sp., *Staphylococcus aureus* resistente à oxacilina e *Listeria* sp. Tem excelente atividade contra gram-negativos (*Escherichia coli*, *Klebsiella* sp., *Proteus mirabilis*, *Haemophilus influenzae*, *Neisseria* sp., *Shigella* sp., *Moraxella* sp.), mas pode-se observar resistência durante o tratamento em infecções por *Citrobacter* sp., *Enterobacter* sp., *Serratia* sp. e *Providencia* sp.

Não apresenta atividade sobre *Pseudomonas aeruginosa* e *Acinetobacter* sp. e não é ativa sobre *Bacteroides fragilis* e *Clostridium difficile*.

É principalmente usada contra pneumonias, infecções urinárias, meningites, infecções intra-abdominais e ginecológicas (deve ser usada em associação com anaerobicidas), bacteriemias, gonorreia e sífilis, além de infecções hospitalares e na profilaxia da doença meningocócica em gestantes.

Toxicidade/interações/incompatibilidade/ estabilidade

As reações adversas são: exantema maculopapular, febre, urticária, eosinofilia, broncospasmo e anafilaxia. Alguns pacientes alérgicos à penicilina também o são às cefalosporinas. Há tromboflebites, teste de *Coombs* positivo e, raramente, hemólise, granulocitopenia e trombocitopenia. Diarreia, necrose tubular renal, nefrite intersticial (raras), aumento das transaminases, superinfecção, colite pseudomembranosa e formação de barro biliar (podendo levar a um quadro semelhante à colelitíase) são também observados. Aminoglicosídios, diuréticos de alça e vancomicina potencializam a nefrotoxicidade.

A solução reconstituída é estável por 3 dias em temperatura ambiente, e as soluções diluídas são estáveis por 3 dias em temperatura ambiente ou por 10 dias sob refrigeração.

Dosagem e administração

Em infecções moderadas, 500 mg a 1 g IV ou IM de 12/12 h ou de 24/24 h, com dose máxima diária de 4 g. Para administração por via intramuscular, não deve exceder 1 g, reconstituindo o pó liofilizado com um volume de 1 a 4 mℓ de água destilada ou soro fisiológico. Para administração por via intravenosa direta, o volume utilizado deve ficar entre 2,5 e 10 mℓ, reconstituindo o pó liofilizado com 10 mℓ de água destilada, ou soro fisiológico ou glicosado. Para infusão intravenosa, as soluções podem ser obtidas por diluição da solução inicial em água destilada, soros fisiológico, glicosado, glicofisiológico e Ringer com ou sem lactato de sódio, respeitando-se uma concentração final entre 10 e 40 mg/mℓ. Infundir em 15 a 30 min. A posologia pediátrica consta do Quadro 63.41. Não existem estudos controlados sobre seu uso na gestação e na lactação, mas é provavelmente segura. Não deve ser usada próximo ao termo, pois desloca a bilirrubina dos locais de ligação com a albumina e pode ser prejudicial ao recém-nascido com icterícia (risco C).

Não é necessária correção na insuficiência renal. Caso exista insuficiência hepática associada à renal, a dose não deve exceder 2 g. A reposição pós-diálise não é necessária. Na diálise peritoneal ambulatorial contínua, fazer 750 mg de 12 em 12 h. Contém 3,4 mEq de sódio/g.

QUADRO 63.41 Dosagem e administração de ceftriaxona em crianças.

Idade	Dose e intervalo
Até 1 semana	Evitar*
De 1 a 4 semanas	50 a 75 mg/kg IV ou IM de 24/24 h
Acima de 4 semanas	50 a 100 mg/kg IV ou IM de 12/12 h ou de 24/24 h

*Desloca a bilirrubina dos locais de ligação com a albumina. IM: via intramuscular; IV: via intravenosa.

Cefodizima

Espectro

É ativa sobre a maioria dos gram-positivos, mas não tem atividade sobre *Enterococcus* sp., *Staphylococcus aureus* resistente à oxacilina e *Listeria* sp. Tem excelente atividade sobre gram-negativos (*Escherichia coli*, *Proteus mirabilis*, *Klebsiella* sp., *Haemophilus influenzae*, *Neisseria* sp., *Enterobacter* sp. e *Citrobacter* sp.), mas não apresenta atividade sobre *Pseudomonas aeruginosa* e *Acinetobacter* sp., além de não ser ativa sobre *Bacteroides fragilis* e *Clostridium difficile*.

É principalmente usada em pneumonias, infecções urinárias baixas, pielonefrites e sepse. Em infecções intra-abdominais e ginecológicas, deve ser administrada em associação a anaerobicidas. Tem utilização preferencial em infecções relacionadas com a flora de ambiente hospitalar.

Toxicidade/interações/incompatibilidade/estabilidade

As reações adversas incluem reações alérgicas como exantema maculopapular, urticária, febre, eosinofilia, broncospasmo e anafilaxia. Alguns pacientes alérgicos à penicilina também o são à cefodizima. Podem ocorrer ainda diarreia, náuseas, vômitos, dor abdominal, flebite, granulocitopenia, anemia hemolítica, trombocitopenia, alterações nas provas hepáticas e necrose tubular renal. Seu uso prolongado pode levar à colite pseudomembranosa e à superinfecção.

Aminoglicosídios, diuréticos de alça e vancomicina têm sua nefrotoxicidade potencializada.

Não se deve misturar cefodizima com outros medicamentos, nem diluir com SRL. As soluções reconstituídas ou diluídas são estáveis por 6 h à temperatura ambiente e por 24 h sob refrigeração.

Dosagem e administração

Dose de 1 a 2 g IV ou IM em dose única diária, ou de 12/12 h (dose máxima de 4 g ao dia). Para administração por via intramuscular ou intravenosa direta, deve-se diluir em 4 a 10 mℓ de água destilada. Para infusão intravenosa, as soluções podem ser obtidas por diluição da solução inicial em água destilada, soros fisiológico, glicosado, glicofisiológico e Ringer, observando-se uma concentração entre 25 e 50 mg/mℓ. Infundir em 20 a 30 min.

Em crianças até 12 anos, 50 a 100 mg/kg/dia, IV ou IM, de 12/12 h ou de 24/24 h. O uso na gestação e na lactação é provavelmente seguro. Apresenta efeito imunomodulador, segundo o fabricante, de significado clínico não estabelecido.

Cefoperazona

Espectro

Apresenta menor atividade que as outras cefalosporinas de terceira geração sobre gram-negativos. É ativa sobre a maioria dos gram-positivos, exceto *Enterococcus* sp., *Staphylococcus aureus* resistente à oxacilina e *Listeria* sp., e sobre a *Pseudomonas aeruginosa*. Também não é ativa sobre *Bacteroides fragilis* e *Clostridium difficile*.

Dosagem e administração

Em infecções moderadas, 1 a 4 g IV de 8/8 h, e em infecções graves, 3 g IV de 6/6 h, com dose máxima diária de 12 g.

No Quadro 63.42 são apresentadas as dosagens para crianças. Não são necessários ajustes na insuficiência renal e na reposição pós-diálise.

QUADRO 63.42 Dosagem e administração de cefoperazona em crianças.

Idade	Dose e intervalo
Até 4 semanas	50 mg/kg/dia IV de 12/12 h
Após 4 semanas	25 a 150 mg/kg/dia IV de 12/12 h

IV: via intravenosa.

Cefalosporinas de quarta geração

Cefepima

Espectro

Tem excelente atividade sobre gram-negativos (*Neisseria* sp., *Moraxella catarrhalis*, *Haemophilus influenzae*, *Escherichia coli*, *Salmonella* sp., *Proteus* sp., *Yersinia* sp., *Enterobacter* sp. e *Moxarella* sp.) e apresenta boa atividade sobre a maioria das cepas de *Pseudomonas aeruginosa* e contra vários germes gram-positivos, de maneira semelhante às cefalosporinas de primeira geração.

Apresenta baixo potencial indutor de betalactamases e não tem efetividade sobre *Staphylococcus aureus* resistentes à oxacilina, *Enterococcus* sp. e *Listeria* sp. A maioria das cepas de *Acinetobacter* sp. é resistente.

Tem baixa atuação sobre anaeróbios. É usada principalmente em pneumonias, infecções urinárias baixas, infecções intra-abdominais e ginecológicas (em associação com anaerobicidas), septicemias e febre em neutropênicos, com utilização preferencial em infecções.

Toxicidade/interações/incompatibilidade/estabilidade

São reações adversas: reações alérgicas (urticária, prurido, febre), mal-estar, diarreia, náuseas, vômitos, dispepsia, visão turva, sensação de "cabeça leve" e alterações nas provas de função hepática. Seu uso prolongado pode levar à colite pseudomembranosa e à superinfecção. Pessoas com história de anafilaxia à penicilina não devem utilizar a cefepima. Não foram descritas interações. É incompatível com aminoglicosídios, metronidazol, netilmicina e vancomicina.

A solução reconstituída ou diluições são estáveis por 24 h em temperatura ambiente ou por 7 dias sob refrigeração.

Dosagem e administração

Em infecções moderadas, 1 a 2 g IV ou IM de 12/12 h, e em infecções graves, 2 g IV de 8/8 h, com dose máxima diária de 6 g. Para administração intramuscular, deve-se reconstituir o pó liofilizado em volume de 1,5 a 10 mℓ de água destilada ou solução fisiológica; para administração intravenosa direta, deve-se utilizar um volume de 5 a 10 mℓ dos mesmos diluentes. As soluções para infusão intravenosa podem ser obtidas por diluição da solução inicial com soros fisiológico, glicosado, glicofisiológico e Ringer com lactato de sódio, observando-se concentrações finais < 40 mg/ml. Infundir em 30 min.

Em crianças, devem-se administrar 100 a 150 mg/kg/dia a cada 8 ou 12 h. Provavelmente é segura na gestação e na lactação (risco B). Em pacientes com insuficiência renal, a administração é orientada pelo *clearance* de creatinina (Quadro 63.43). Usar dose de 1 g após a hemodiálise. Na diálise peritoneal ambulatorial contínua, 1 g em 24 a 48 h.

QUADRO 63.43 Correção na insuficiência renal.

DCE (ml/min)*	> 50	10 a 50	< 10
Intervalo (h)	12	16/24	24/48

Clearance de creatinina. DCE: depuração de creatinina endógena.

Cefpiroma

Espectro

Tem excelente atividade sobre gram-negativos (*Neisseria* sp., *Moxarella catarrhalis*, *Haemophilus influenzae*, *Escherichia coli*, *Salmonella* sp., *Proteus* sp., *Yersinia* sp., *Enterobacter* sp. e *Moraxella* sp.) e boa atividade sobre vários gram-positivos, de maneira semelhante às cefalosporinas de primeira geração. Apresenta baixo potencial indutor de betalactamases e não é ativa sobre *Staphylococcus aureus* resistentes à oxacilina, *Enterococcus* sp. e *Listeria* sp. A maioria das cepas de *Acinetobacter* sp. e algumas *Pseudomonas aeruginosa* são resistentes. Tem baixa atuação sobre anaeróbios.

É usada principalmente em pneumonias, infecções urinárias baixas, infecções intra-abdominais e ginecológicas (em associação com anaerobicidas), septicemias e febre em neutropênicos. Tem utilização preferencial em infecções relacionadas com a flora de ambiente hospitalar.

Toxicidade/interações/incompatibilidade/ estabilidade

São efeitos adversos reações alérgicas como exantema maculopapular, urticária, febre, eosinofilia, broncospasmo e anafilaxia. Podem ainda ocorrer mal-estar, vômitos, náuseas, vertigens, parestesias, convulsões, sensação de boca seca, flebite, dor no local da infusão, leucopenia, granulocitopenia e alterações nas provas hepáticas. Seu uso prolongado pode levar à colite pseudomembranosa e à superinfecção. Não foram descritas interações. É incompatível com o bicarbonato de sódio.

Soluções reconstituídas ou diluídas são estáveis por 6 h em temperatura ambiente e por 24 h sob refrigeração.

Dosagem e administração

Administrar 1 a 2 g IV de 12/12 h, com dose máxima diária de 4 g. Não se deve administrar por via intramuscular (IM). Para administração intravenosa direta, deve-se reconstituir o pó liofilizado com um volume de 10 a 20 ml de água destilada. As soluções para infusão intravenosa podem ser obtidas por diluição da solução inicial com soros fisiológico, glicosado, glicofisiológico e Ringer, observando-se concentrações entre 10 e 20 mg/ml e infundindo-se durante 20 a 30 min.

Em crianças, doses de 100 mg/kg/dia, de 12/12 h. Provavelmente é segura na gestação e na lactação. Em pacientes

com insuficiência renal, a administração é orientada pelo *clearance* de creatinina (Quadro 63.44). Usar uma dose de 500 mg após hemodiálise.

QUADRO 63.44 Correção na insuficiência renal.

DCE (ml/min)*	> 50	20 a 50	< 20
Intervalo (h)	12/12	12/12	24/24
Dose (g)	1	0,5	0,5

Clearance de creatinina. DCE: depuração de creatinina endógena.

Cefalosporinas de quinta geração

Ceftarolina

Espectro

A ceftarolina é um antibiótico cefalosporínico de quinta geração com atividade contra MRSA e bactérias gram-positivas. Também possui amplo espectro de ação contra bactérias gram-negativas. Está indicada para o tratamento de pacientes adultos com infecções complicadas de pele e tecidos moles causadas por isolados sensíveis de *Staphylococcus aureus* (incluindo cepas resistentes à meticilina), *Streptococcus pyogenes*, *Streptococcus agalactiae*, *Streptococcus anginosus* (incluindo *S. anginosus*, *S. intermedius* e *S. constellatus*), *Streptococcus dysgalactiae*, *Escherichia coli*, *Klebsiella pneumoniae*, *Klebsiella oxytoca* e *Morganella morganii*; e pneumonia adquirida na comunidade causada por isolados sensíveis de *Streptococcus pneumoniae* (incluindo casos com bacteriemia concomitante), *Staphylococcus aureus* (apenas cepas sensíveis à meticilina), *Escherichia coli*, *Haemophilus influenzae*, *Haemophilus parainfluenzae* e *Klebsiella pneumoniae*.

Toxicidade/interações/incompatibilidade/ estabilidade

As reações adversas são: diarreia, náuseas, vômitos, dor abdominal, cefaleia, tontura, *rash*, prurido, transaminases aumentadas, flebite, pirexia e reações no local de infusão (eritema, flebite, dor).

Esta solução pode ser armazenada por até 24 h em 2 a 8°C. No entanto, uma vez removida da refrigeração, a solução diluída deverá ser utilizada em até 6 h.

Dosagem e administração

Administrar 600 mg de pó para solução 12/12 h por infusão intravenosa durante 60 min em pacientes ≥ 18 anos de idade, com dose máxima diária de 1.200 mg.

Ceftarolina em pó deve ser reconstituída com 20 ml de água para injeção esterilizada. A solução reconstituída resultante deve ser agitada antes de ser transferida para um frasco ou bolsa de infusão e, então, deve ser imediatamente diluída em soro fisiológico, glicosilado, glicofisiológico e lactato de Ringer. Uma bolsa de infusão de 250 ml, 100 ml ou 50 ml pode ser utilizada para preparar a infusão. O intervalo de tempo total entre o início da reconstituição e a finalização da preparação da solução diluída para infusão intravenosa não deve exceder 30 min. 1 ml da solução reconstituída contém 30 mg de ceftarolina fosamila. A solução diluída (frasco ou bolsa de infusão) deve ser administrada em até 6 h quando mantida à temperatura ambiente de 25°C.

Ceftobiprol

Espectro

O ceftobiprol foi desenvolvido para ter atividade contra *Staphylococcus aureus* resistente à meticilina (MRSA), *Streptococcus pneumoniae* resistente à penicilina e às cefalosporinas de terceira geração e bactérias gram-negativas associadas à pneumonia hospitalar e pneumonia comunitária. Dessa forma, o uso desse medicamento pode ser indicado no tratamento de infecções complicadas de pele, infecções de tecidos moles e pneumonia.

Toxicidade/interações/incompatibilidade/estabilidade

O ceftobiprol é considerado seguro, podendo ter como efeitos adversos náuseas, dor de cabeça e alterações gastrointestinais.

Dosagem e administração

O ceftobiprol é administrado por via intravenosa, sendo recomendado, de forma geral, 500 mg a cada 8 horas, com 2 horas de perfusão, durante 4 a 14 dias, podendo o esquema terapêutico ser ajustado de acordo com a saúde renal.

Fluorquinolonas

As quinolonas também podem ser classificadas em gerações. Da *primeira geração*, o composto mais representativo é o ácido nalidíxico; da *segunda geração*, o ácido pipemídico; da *terceira geração*, as fluorquinolonas (norfloxacino, pefloxacino, ofloxacino, ciprofloxacino e lomefloxacino); da *quarta geração*, esparfloxacino, transfloxacino, levofloxacino e gatifloxacino.

As fluorquinolonas inibem a DNA-girase bacteriana (topoisomerase II), enzima fundamental na replicação do DNA, tendo como resultado um afrouxamento do superespiralamento das cadeias de DNA, que passam a não caber mais em seu espaço dentro da célula, além de haver superprodução de algumas enzimas e degradação do cromossomo. São substâncias bactericidas e concentram-se bem no interior de fagócitos.

Resistência às quinolonas ocorre devido a mutações que modificam as girases, diminuindo a afinidade dessas enzimas por tais componentes. Resistências cruzadas entre as quinolonas podem ocorrer, embora bactérias resistentes a ácido nalidíxico sejam, em geral, sensíveis às fluorquinolonas, que são mais potentes; afinal, são antimicrobianos desenvolvidos a partir de modificações na estrutura do ácido nalidíxico. O desenvolvimento de resistência pode ser rápido, havendo possibilidade de redução simultânea da sensibilidade para antimicrobianos de outros grupos.

São características das fluorquinolonas:

- Mecanismo de ação: as quinolonas incluem a DNA-girase bacteriana, impedindo a transcrição do DNA. Têm efeito bactericida
- Distribuição: têm excelente distribuição nos vários tecidos e fluidos corporais
- Eliminação: são excretadas pelo fígado; nos pacientes com insuficiência renal, ocorre aumento da meia-vida

- Espectro: os bacilos aeróbios gram-negativos apresentam alta suscetibilidade às quinolonas, incluindo *Escherichia coli*, *Klebsiella pneumoniae*, espécies de *Salmonella* e *Shigella*, *Campylobacter* e *Pseudomonas aeruginosa*; porém, as outras *Pseudomonas* são resistentes às quinolonas.

Apresentam boa atividade contra organismos gram-positivos, incluindo *Streptococcus pyogenes* e *Staphylococcus pneumoniae*; porém, não devem ser considerados como fármacos de primeira escolha.

São ativas contra espécies de *Clostridium*, cocos anaeróbios, *Bacteroides fragilis* e *Chlamydia tracomatis*.

Toxicidade/interações/incompatibilidade/estabilidade

Uma das reações adversas é hipersensibilidade, que ocorre em menos de 1% dos pacientes. Podem também produzir erosão das cartilagens, sintomas gastrintestinais (náuseas, vômitos e anorexia) e cefaleia, além de leucopenia e elevação das enzimas hepáticas.

Não devem ser utilizadas em pacientes com hipersensibilidade a quinolonas. Podem ocorrer convulsões com altas doses; por isso, é necessário ter cuidado com pacientes com distúrbios neurológicos. Aumentam os níveis séricos da aminofilina e a concentração dos anticoagulantes orais.

Ciprofloxacino

Espectro

O ciprofloxacino é a quinolona com maior atividade, *in vitro*, contra bacilos gram-negativos aeróbios. A maioria das Enterobacteriaceae é sensível, assim como outros gram-negativos, entre eles *Haemophilus influenzae*, *Shigella* sp., *Salmonella* sp., *Brucella* sp., *Legionella* sp., *Neisseria* sp., *Moxarella* sp., *Campylobacter* sp., *Vibrio* sp. e *Aeromonas* sp.

Tem atividade moderada contra *Ureaplasma urealyticum*, *Mycoplasma hominis*, *Chlamydia trachomatis*, *Mycobacterium kansasii* e *Mycobacterium fortuitum*. É muito ativo contra *Gardnerella vaginalis* e pouco ativo contra *Streptococcus pneumoniae*, *Enterococcus* sp., *Chlamydia pneumoniae* e *Mycoplasma pneumoniae*, além de pouca ou nenhuma atividade contra bactérias anaeróbias.

É usado em infecções complicadas do trato urinário que envolvem bactérias gram-negativas resistentes, por *Pseudomonas aeruginosa*, prostatite bacteriana crônica refratária a outros antibióticos orais, osteomielites gram-negativas resistentes e infecções da pele e de tecidos moles em diabéticos (associadas a medicações com boa atividade contra estreptococos), diarreias bacterianas, incluindo a "diarreia do viajante", otite externa invasiva em pacientes com diabetes e exacerbações infecciosas em pacientes com fibrose cística. É eficaz na erradicação do meningococo da orofaringe.

Toxicidade/interações/incompatibilidade/estabilidade

As principais reações adversas são dispepsia, náuseas, vômitos, elevação das transaminases, dor abdominal e diarreia. Enterocolite por *Clostridium difficile* é rara. Reações de hipersensibilidade, como exantema, prurido, febre, fotossensibilidade, urticária e anafilaxia, também são raras. Podem ocorrer artralgia e artrite reversíveis. Eosinofilia e leucopenia têm sido descritas, mas desaparecem com a suspensão da medicação.

A absorção enteral é diminuída pela ingestão concomitante de antiácidos, como hidróxidos de alumínio e magnésio, e por sais de zinco e ferro. A suplementação oral de cálcio em altas doses e o uso de sucralfato têm o mesmo efeito: pode causar aumento dos níveis séricos de teofilina, cafeína e varfarina. Não se deve misturar o ciprofloxacino com outros medicamentos.

As soluções diluídas são estáveis por até 14 dias em temperatura ambiente, mas é importante manter os frascos na embalagem original até o momento do uso.

Dosagem e administração

Doses usuais de 400 a 500 mg IV, de 12 em 12 h, chegando a 500 mg IV, de 8 em 8 h. Em casos muito graves, 250 a 750 mg VO, de 12 em 12 h. Para erradicação do meningococo da orofaringe, fazer dose única de 500 mg VO.

Recomenda-se que a administração por via oral seja feita 2 h após as refeições. As soluções parenterais somente devem ser administradas por via intravenosa direta ou infusão. Os diluentes compatíveis são os soros fisiológico, glicosado, glicofisiológico e Ringer com ou sem lactato de sódio. É importante observar concentração final de 1 a 2 mg/mℓ de solução e infundir em 30 a 60 min.

Em animais de laboratório, as quinolonas causaram erosões das cartilagens de crescimento, mas esse efeito nunca foi relatado em seres humanos. Contudo, elas podem ser usadas em pediatria se não houver opção adequada e os benefícios forem indiscutíveis. Há evidências de que as crianças entre 1 e 6 anos de idade metabolizam o ciprofloxacino mais rapidamente do que os adultos, precisando de doses proporcionalmente maiores e intervalos de administração menores. Assim, são sugeridos: 30 a 45 mg/kg/dia VO, de 8/8 h ou 12/12 h. Em crianças maiores, 20 a 30 mg/kg/dia VO ou IV de 12/12 h. Se ocorrer artralgia ou artrite, a medicação deve ser suspensa.

Na gestação, apresenta risco C, e não se deve usar na lactação. O ajuste na insuficiência renal é feito conforme o Quadro 63.45. A dose de reposição pós-diálise é de 250 mg. Nos pacientes com diálise peritoneal ambulatorial contínua, deve-se administrar 50% da dose.

QUADRO 63.45 Correção na insuficiência renal.

DCE (mℓ/min)*	> 50	10 a 50	< 10
Dose (%)	100	50	33

*Clearance de creatinina. DCE: depuração de creatinina endógena.

Lomefloxacino
Espectro

Tem o mesmo perfil do ciprofloxacino, porém é menos efetivo para gram-negativos.

Dosagem e administração

Deve-se administrar 400 mg VO, de 12 em 12 h por 10 a 14 dias. Em pacientes com insuficiência renal, a administração é orientada pelo *clearance* de creatinina (Quadro 63.46). Não há influência na absorção se usada com alimentos. Em pacientes em diálise peritoneal ambulatorial contínua, considerar depuração de creatinina endógena (DCE) < 10 mℓ/min.

Deve-se evitar o uso em crianças, na gestação e na amamentação. A absorção é diminuída com antiácido (com magnésio e alumínio) e compostos com zinco, ferro e cálcio. Com o seu uso podem ser observadas alterações gastrintestinais, cefaleia, tonturas e reações de fotossensibilidade.

QUADRO 63.46 Correção na insuficiência renal.

DCE (mℓ/min)*	> 50	10 a 50	< 10
Dose (%)	100	75 a 100	50

*Clearance de creatinina. DCE: depuração de creatinina endógena.

Norfloxacino
Espectro

Apresenta boa ação sobre bacilos gram-negativos aeróbios, e é ativo sobre *Pseudomonas aeruginosa*, embora as *Pseudomonas* não *aeruginosa*, *cepacia*, e *fluorescens* sejam menos sensíveis. Não apresenta efeito sobre anaeróbios.

É indicado principalmente em infecções urinárias, como, por exemplo, contra bactérias gram-negativas resistentes, como *Pseudomonas aeruginosa*, e na prostatite bacteriana crônica refratária a outros antibióticos orais. Só alcança níveis terapêuticos na urina, nas fezes e na próstata. É eficaz também na profilaxia de infecções por gram-negativos em pacientes cirróticos com ascite e em pacientes submetidos a transfecções por germes gram-positivos, especialmente *Staphylococcus aureus* multirresistentes.

Toxicidade/interações/incompatibilidade/estabilidade

São reações adversas: dispepsia, náuseas, vômitos, elevação das transaminases, dor abdominal, diarrcia e reações de hipersensibilidade, como exantema cutâneo, prurido, febre, urticária e anafilaxia.

Também são descritas lesões de cartilagem em animais de laboratório, artralgia e artrites reversíveis em crianças. Eosinofilia e leucopenia podem ocorrer, mas desaparecem com a suspensão da medicação. Também há descrição de leucocitose.

A absorção no trato gastrintestinal é diminuída pela ingestão concomitante de antiácidos. Eleva os níveis séricos de ciclosporina, aumentando sua toxicidade.

Dosagem e administração

Dose de 400 mg VO, de 12 em 12 h. Alimentos diminuem a absorção; portanto, ele deve ser administrado de estômago vazio, 1 h antes ou 2 h após as refeições.

Em animais de laboratório, as quinolonas causaram erosões das cartilagens de crescimento, mas esse efeito nunca foi relatado em seres humanos. Contudo, as quinolonas podem ser usadas em pediatria se não houver opção adequada e os benefícios forem indiscutíveis. A dose pediátrica de norfloxacino é de 10 a 15 mg/kg/dose, de 12 em 12 h. Se ocorrer artralgia ou artrite, a medicação deverá ser suspensa.

Na gestação, apresenta risco C, e não se deve usar na lactação. Em pacientes com insuficiência renal, a administração é orientada pelo *clearance* de creatinina (Quadro 63.47).

QUADRO 63.47 Correção na insuficiência renal.

DCE (ml/min)*	> 50	10 a 50	< 10
Intervalo (h)	12	12 a 24	24

Clearance de creatinina. DCE: depuração de creatinina endógena.

Ofloxacino
Espectro

Apresenta excelente espectro de ação para os bacilos gram-negativos aeróbios, e é ativo sobre *Pseudomonas aeruginosa*. As *Pseudomonas* não *aeruginosa*, *cepacia* e *fluorescens* são menos sensíveis. Das quinolonas, é a que tem maior atividade sobre *Staphylococcus aureus* resistente à oxacilina.

Junto com o ciprofloxacino, apresenta boa atividade sobre *Mycobacterium tuberculosis kansasii* e *fortuitum*. Tem baixa atividade para *Enterococcus faecalis* e *Streptococcus pneumoniae*, e não é ativo sobre anaeróbios.

É usado principalmente em uretrite aguda, gonocócica ou por *Chlamydia* sp., infecções de pele e de tecidos moles, infecções do trato respiratório, infecções do trato urinário, prostatite bacteriana crônica, osteomielite crônica, tratamento empírico de diarreias bacterianas, incluindo a "diarreia do viajante", o tratamento da otite externa invasiva e exacerbações infecciosas de pacientes com fibrose cística. A dose única, de 400 mg VO, é efetiva para erradicar o meningococo da orofaringe.

Toxicidade/interações/incompatibilidade/estabilidade

As reações são dispepsia, náuseas, vômitos, elevação das transaminases, dor abdominal e diarreia. Enterocolite por *Clostridium difficile* é rara. Reações de hipersensibilidade, como exantema cutâneo, prurido, febre, fotossensibilidade, urticária e anafilaxia podem ocorrer. Eosinofilia e leucopenia também podem ocorrer, mas desaparecem com a suspensão da medicação. Também há descrição de leucocitose.

A absorção no trato gastrintestinal é diminuída pela ingestão concomitante de antiácidos, como hidróxido de alumínio e magnésio, e por sais de zinco e ferro. A suplementação oral de cálcio em altas doses e o uso de sucralfato têm o mesmo efeito. Não se deve misturar o ofloxacino com outros medicamentos ou soluções contendo íons cálcio, cobre, ferro, magnésio e zinco. As soluções diluídas são estáveis por 3 dias em temperatura ambiente e por 14 dias sob refrigeração.

Dosagem e administração

Para *Neisseria gonorrhoeae*, é usada a dose única de 400 mg VO. Em infecções urinárias, 200 mg VO, de 12 em 12 h, por 3 a 10 dias. No caso de prostatite, 300 mg VO, de 12/12 h, por 6 semanas. Para cervicite e urctrite não gonocócica, 300 mg, de 12 em 12 h, VO, por 7 dias. Em infecções de pele, 400 mg de 12 em 12 h. Administrar 1 h antes ou 2 h após as refeições.

Os comprimidos não devem ser oferecidos juntamente com antiácidos que contenham hidróxido de alumínio ou magnésio. As soluções parenterais não devem ser administradas por via intramuscular ou intravenosa direta. Para infusões intravenosas, os diluentes compatíveis são os soros fisiológico, glicosado ou glicofisiológico. A concentração final da solução para infusão deve ser de 4 mg/ml de ofloxacino, e o tempo de infusão, de 60 min.

Em animais de laboratório, as quinolonas causaram erosões das cartilagens de crescimento, mas esse efeito nunca foi relatado em seres humanos. Contudo, elas podem ser usadas em pediatria se não houver opção adequada e os benefícios forem indiscutíveis. A dose recomendada é de 15 mg/kg/dia VO, ou 10 mg/kg/dia IV, divididos de 12 em 12 h. Se ocorrer artralgia ou artrite, a medicação deverá ser suspensa. Em pacientes com insuficiência renal, a administração é orientada pelo *clearance* de creatinina (Quadro 63.48).

Após hemodiálise, fazer 200 mg. Nos pacientes em diálise peritoneal ambulatorial contínua, não há necessidade de suplementação. Na hemodiálise venovenosa contínua, considerar *clearance* de creatinina = 10 a 50 ml/min.

QUADRO 63.48 Correção na insuficiência renal.

DCE (ml/min)*	> 50	10 a 50	< 10
Dose (%)	100	50	25

Clearance de creatinina. DCE: depuração de creatinina endógena.

Pefloxacino
Espectro

Tem o mesmo espectro do ciprofloxacino, porém com atividade antipseudômonas inferior. Atua sobre a *Legionella* sp. É usado principalmente em infecções do trato urinário, prostatite bacteriana crônica refratária a outros antibióticos orais, osteomielite crônica, tratamento empírico de diarreias bacterianas, incluindo a "diarreia do viajante", tratamento da otite externa invasiva em pacientes com diabetes e no tratamento de exacerbações infecciosas em pacientes com fibrose cística.

Toxicidade/interações/incompatibilidade/estabilidade

São reações adversas: dispepsia, náuseas, vômitos, elevação das transaminases, dor abdominal e diarreia. A enterocolite por *Clostridium difficile* é rara. Reações de hipersensibilidade, como exantema cutâneo, prurido, febre, fotossensibilidade, urticária e anafilaxia podem ocorrer. Há descrição de lesões de cartilagens em animais de laboratório e artralgia e artrite reversíveis em crianças. Eosinofilia e leucopenia podem ocorrer, mas desaparecem com a suspensão da medicação. Também há descrição de leucocitose.

A absorção do trato gastrintestinal é diminuída pela ingestão concomitante de antiácidos, como hidróxido de alumínio e magnésio, e por sais de zinco e ferro. Suplementações orais de cálcio em altas doses e de sucralfato têm o mesmo efeito. O pefloxacino pode ainda causar aumento dos níveis séricos de teofilina, cafeína e varfarina por redução do metabolismo, além de ser incompatível com cloreto de sódio e demais soluções que contenham íons cloro.

Dosagem e administração

Doses de 400 mg, IV ou VO, de 12 em 12 h. Não se deve administrá-lo pelas vias intramuscular ou intravenosa direta. As soluções para infusão intravenosa devem ser obtidas por diluição do conteúdo das ampolas de soro glicosado, observando uma concentração final de 1,6 mg/mℓ. Infundir em 60 min. Os comprimidos devem ser administrados em horários distantes das refeições.

Em animais de laboratório, as quinolonas causaram erosão das cartilagens de crescimento, mas esse efeito nunca foi relatado em seres humanos. Contudo, elas podem ser usadas em pediatria se não houver opção adequada e os benefícios forem indiscutíveis. A dose recomendada é de 20 a 40 mg/kg/dia, de 12 em 12 h, não ultrapassando as doses de adulto. Se ocorrer artralgia ou artrite, a medicação deverá ser suspensa.

Não se deve usar pefloxacino na gestação e na lactação, a não ser que não haja outra opção (risco C na gestação). Não é necessário ajuste para insuficiência renal e reposição pós-diálise.

Gatifloxacino

Espectro

Tem ação contra *Pseudomonas* adquirida na comunidade; na exacerbação aguda bacteriana de bronquite crônica; na sinusite aguda; em infecções não complicadas de pele e estruturas cutâneas; em infecções complicadas e não complicadas do trato urinário (cistite); na pielonefrite e nas gonorreias uretral, faríngea e renal não complicadas (em pacientes do sexo masculino), bem como nas gonorreias endocervical, faríngea e retal (em pacientes do sexo feminino).

Tem amplo espectro de microrganismos aeróbios, gram-negativos e gram-positivos, além de outros microrganismos (*Chlamydia pneumoniae*, *Legionella pneumophila* e *Mycoplasma pneumoniae*). Também é ativo contra *Streptococcus* sp. e *Pneumococcus* sp. É uma boa opção quando associado ao metronidazol em infecções do pé em diabéticos.

Toxicidade/interações/incompatibilidade/estabilidade

São reações adversas: náuseas, diarreia, vômitos, dispepsia, dor abdominal, alteração do paladar, vaginite, cefaleia, tonturas, insônia, processos alérgicos, febre, calafrios, palpitações, sudorese, zumbido, visão anormal, parestesias, vertigens, disúria, intolerância ao álcool, anorexia, ansiedade, convulsões, distúrbios do pensamento e do comportamento, dores ósseas e articulares e alterações de exames laboratoriais.

Apresenta interações medicamentosas com sulfato ferroso, outros sais de ferro, zinco e magnésio, que podem reduzir sua absorção.

O gatifloxacino deve ser administrado com pelo menos 2 h de intervalo. Foram relatados distúrbios do controle da glicemia em pacientes tratados com hipoglicemiantes orais ou insulina. O gatifloxacino pode aumentar os níveis séricos de digoxina.

É preciso evitar seu uso com substâncias que possam aumentar o intervalo QT, como cisaprida, terfenadina, antipsicóticos, antiarrítmicos, antidepressivos cíclicos e macrolídios. Aditivos ou outras medicações não devem ser associados ao gatifloxacino, nem administrados pela mesma linha intravenosa; se necessário, deve-se usar a mesma linha para outra medicação. É essencial lavar com solução compatível (ver *Dosagem e administração*).

O gatifloxacino deve ser mantido em temperatura entre 15 e 30°C e não pode ser congelado. Após diluição, o conteúdo do frasco-ampola permanece estável por 14 dias em temperatura de 20 a 26°C ou sob refrigeração entre 2 e 8°C.

Dosagem e administração

A dose usual é de 400 mg VO (comprimidos revestidos). No caso de pneumonia adquirida na comunidade, 400 mg/dia, 7 a 14 dias; se ocorrer exacerbação aguda bacteriana de bronquite crônica, 400 mg/dia, 7 a 10 dias; em sinusite aguda, 400 mg/dia, 10 dias; infecções não complicadas de pele e estruturas cutâneas requerem 400 mg/dia, 7 a 10 dias; já para infecções complicadas do trato urinário (cistite), 400 mg/dia, 1 dia; em infecções complicadas do trato urinário e pielonefrite aguda, 400 mg/dia, 7 a 10 dias; e para as gonorreias uretral, faríngea e retal não complicadas em pacientes do sexo masculino, e endocervical, faríngea e retal em pacientes do sexo feminino, 400 mg/dia, por 1 dia.

Como o gatifloxacino é eliminado principalmente por via renal, a dosagem deve ser modificada em pacientes com *clearance* de creatinina < 30 mℓ/min, incluindo aqueles em hemodiálise e diálise peritoneal ambulatorial contínua. Nessa população, a dosagem deve ser de 400 mg nos dias 1 e 2, e não se deve administrar dose no dia 3, oferecendo-se, então, 400 mg a cada 48 h a partir do dia 4. Para pacientes em hemodiálise, a dose deve ser feita após a sessão de diálise. Não há ajustes de dose nos esquemas de dose única (400 mg) para o tratamento de infecção não complicada do trato urinário e gonorreia. O cálculo para estimar o *clearance* de creatinina é apresentado no Quadro 63.14.

Os comprimidos podem ser administrados independentemente das refeições. O conteúdo do frasco-ampola deve ser diluído em 160 mℓ de solução compatível (glicose a 5%, cloreto a 0,9% e lactato de Ringer), de modo a obter concentração final de 2 mg/mℓ. As minibolsas não precisam de diluição adicional. Administrar em 1 h.

Deve ser evitado em menores de 16 anos, uma vez que a eficácia e a segurança ainda não estão estabelecidas. Na gestação e na lactação, as doses de segurança não estão definidas, por isso deve ser evitado nesses casos.

Levofloxacino

Espectro

Apresenta atividade contra um amplo espectro de bactérias aeróbias e anaeróbias gram-positivas e gram-negativas, incluindo *Staphylococcus aureus*, *Staphylococcus epidermidis*, *Enterococcus avium*, *Clostridium perfringens*, *Enterobacter aerogenes*, *Bacteroides fragilis*, *Proteus vulgaris* e *Neisseria gonorrhoeae*. Também tem boa atividade contra *Mycoplasma pneumoniae*, *Chlamydia* sp., *Moraxella catarrhalis*, *Streptococcus pneumoniae*, *Legionella pneumophila*, *Streptococcus pyogenes* e *E. coli*.

Deve ser usado principalmente em pneumonias adquiridas na comunidade, infecções de pele e tecidos moles (pé diabético), e infecções geniturinárias e gastrintestinais. É uma alternativa para infecções das vias respiratórias superiores, incluindo sinusite e exacerbação aguda de bronquite crônica. Também pode ser usado na osteomielite; em infecções do trato respiratório superior e inferior por *Moraxella catarrhalis*, *Streptococcus pneumoniae*, *Legionella pneumophila*, *Streptococcus pyogenes*; exacerbação de bronquite; pneumonia da comunidade; faringite/tonsilite; e infecções de pele por *Staphylococcus aureus*.

Toxicidade/interações/incompatibilidade/estabilidade

Em geral, é bem tolerado. As reações adversas comuns incluem diarreia, náuseas, vômitos, dor abdominal, prurido, exantema e vaginite. Da mesma maneira que outras quinolonas, pode provocar efeitos neurológicos adversos, como vertigem e tonturas. Portanto, o paciente deve ser aconselhado a não dirigir automóvel, operar máquinas ou dedicar-se a atividades que exijam coordenação e alerta mental até que se conheça a sua reação à medicação. Também acarreta cefaleia, artralgias, *rash*, trombocitopenia, leucocitopenia e aumento de enzimas hepáticas.

A administração deve ser por via oral, concomitantemente com antiácidos que contenham cálcio, magnésio ou alumínio, bem como sucralfato e cátions metálicos (o ferro e preparações mutivitamínicas contendo zinco podem interferir na absorção gastrintestinal do levofloxacino, resultando em níveis menores na urina e no sangue).

Esses agentes devem ser tomados, pelo menos, 2 h depois da administração do levofloxacino. O uso concomitante com teofilina pode elevar os níveis séricos desta, que, portanto, devem ser cuidadosamente monitorados. Além disso, os ajustes na sua dose devem ser realizados.

Dosagem e administração

A dose usual no adulto é de 500 mg, VO ou IV, 1 vez/dia. Os comprimidos podem ser ingeridos independentemente das refeições. Deve-se evitar administrar por via intravenosa rápida ou em bolo. A infusão deve ser lenta, por um período mínimo de 60 min. Não administrar pelas vias intramuscular, intraperitoneal ou subcutânea. Pode ser oferecido com as refeições, ou até 1 h após as mesmas. O levofloxacino injetável deve ser administrado por infusão intravenosa.

A segurança e a eficácia do levofloxacino em crianças e adolescentes em fase de crescimento não foram estabelecidas; por isso, ele deve ser evitado nessas faixas etárias. Na gestação e na lactação, tem risco C; logo, deve-se evitar seu uso em mulheres grávidas, a menos que os benefícios justifiquem o potencial risco para o feto.

O ajuste para função renal é feito conforme o Quadro 63.49. Em pacientes em diálise ou em diálise peritoneal ambulatorial contínua, administrar 250 mg a cada 48 h (a primeira dose com 500 mg). Não misturar com outros medicamentos.

QUADRO 63.49 Correção na insuficiência renal.

Depuração	Dose inicial (mℓ/min)	Dose de manutenção
20 a 49	500 mg	250 mg, a cada 24 h
10 a 19	500 mg	250 mg, a cada 48 h
Hemodiálise	500 mg	250 mg, a cada 48 h
CAPD	500 mg	250 mg, a cada 48 h

CAPD: diálise peritoneal ambulatorial contínua.

Lomefloxacino
Espectro

A maioria das Enterobacteriacea é sensível, assim como outros gram-negativos, entre eles *Haemophilus influenzae*, *Shigella* sp., *Salmonella* sp., *Brucella* sp., *Legionella* sp., *Neisseria* sp., *Moraxella* sp., *Campylobacter* sp., *Vibrio sp.* e *Aeromonas* sp.

O lomefloxacino tem atividade moderada contra *Ureaplasma urealyticum*, *Mycoplasma hominis* e *Chlamydia trachomatis*, e é ativo contra *Mycobacterium tuberculosis*, *Mycobacterium kansasii* e *Mycobacterium fortuitum*. É muito ativo contra *Gardnerella vaginalis* e pouco ativo contra *Streptococcus pneumoniae*, *Enterococcus* sp., *Chamydia pneumoniae* e *Mycoplasma pneumoniae*, além de exercer pequena ou nenhuma atividade contra bactérias anaeróbias, sendo usado principalmente como alternativa oral para o tratamento de infecções urinárias e respiratórias por germes sensíveis.

Toxicidade/interações/incompatibilidade/estabilidade

São reações adversas: desconforto gastrintestinal, náuseas, vômitos, cefaleia, tonturas e reações de fotossensibilidade. Antiácidos contendo magnésio e alumínio, assim como compostos de zinco, ferro e cálcio, podem diminuir a absorção do lomefloxacino.

Dosagem e administração

Doses usuais de 400 mg VO, de 12 em 12 h, por 10 a 14 dias. Alimentos não influenciam a absorção.

As quinolonas causam erosões das cartilagens de crescimento em animais de laboratório, mas esse efeito não foi encontrado em seres humanos. Porém, não há informações sobre o lomefloxacino nesses casos, devendo-se evitar seu uso em crianças (riscos × benefícios). Deve-se evitá-lo também na gestação e na lactação.

O ajuste para função renal é feito conforme o Quadro 63.50. Não há dados disponíveis em relação à hemodiálise, e em pacientes em diálise peritoneal ambulatorial contínua, deve-se considerar *clearance* de creatinina < 10 mℓ/min.

QUADRO 63.50 Correção na insuficiência renal.

DCE (mℓ/min)*	> 50	10 a 50	< 10
Dose (%)	100	75 a 100	50

Clearance de creatinina. DCE: depuração de creatinina endógena.

Moxifloxacino
Espectro

Suas principais indicações são:

- Exacerbação aguda de bronquite crônica
- Pneumonia adquirida na comunidade
- Pneumonias hospitalares nas primeiras 48 h
- Sinusites agudas
- Infecções de pele e de tecidos moles.

Exerce ação contra *Streptococcus pneumoniae*, *Mycoplasma pneumoniae*, *Legionella* sp., *Chlamydia pneumoniae*, *Haemophilus influenzae, Staphylococcus aureus* e Enterobacteriaceae nas pneumonias desenvolvidas no hospital nas primeiras 48 h de internação, em pacientes com ou sem fatores de risco de gravidade.

Toxicidade/interações/incompatibilidade/estabilidade

São reações adversas: desconforto abdominal, náuseas, vaginites, flatulência, artrite, artralgias, cefaleia e alteração de enzimas hepáticas. Outros efeitos mais raros incluem leucopenia, trombocitopenia, anemia, nervosismo, sonolência, ansiedade, tremores, confusão mental, depressão e sensação de boca seca. Em pacientes com bradicardia ou infarto do miocárdio, é preciso usar com cautela. O moxifloxacino causa aumento do intervalo QT de modo dose-dependente.

Apresenta interações com sucralfato, sais de zinco, magnésio, alumínio e ferro, que podem diminuir a absorção. Deve-se também evitar seu uso com medicamentos que aumentem o intervalo QT (antiarrítmicos, terfenadina, cisaprida, antidepressivos cíclicos, antipsicóticos, macrolídios) ou que causem bradicardia.

Dosagem e administração

Dose usual de 400 mg/dia. Administração por via oral. Os comprimidos podem ser ingeridos independentemente das refeições, e o tempo de uso varia de acordo com a seguinte indicação clínica:

- Exacerbação aguda de bronquite crônica: 5 dias
- Pneumonia adquirida na comunidade: 10 dias
- Sinusite aguda: 7 dias
- Infecções de pele e de tecidos moles: 7 dias.

É importante evitar o uso de moxifloxacino em pacientes com insuficiência hepática moderada a grave e em crianças com menos de 16 anos. A eficácia e a segurança ainda não estão estabelecidas, e não há dados disponíveis sobre o uso na gestação e na lactação. Não são necessários ajustes para função renal e reposição pós-diálise.

Glicopeptídios

São substâncias que agem por meio da inibição da síntese da parede celular e alteram a permeabilidade da membrana bacteriana, inibindo a síntese de RNA. Têm ação bactericida, exceto em *Enterococcus* sp., contra os quais são bacteriostáticos em concentrações usuais. Associados a outros antibióticos, os glicopeptídios têm resultados por vezes conflitantes e de significado clínico não plenamente estabelecido. Para o *Staphylococcus aureus* e a maioria dos *Enterococci*, sua ação é sinérgica com a dos aminoglicosídios, já tendo sido demonstrado sinergismo com rifampicina contra estafilococos.

Vancomicina
Espectro

É usada unicamente nas infecções causadas por bactérias aeróbias gram-positivas, *Staphylococcus aureus*, estreptococos do grupo A, *Streptococcus pneumoniae*, *Streptococcus viridans*, *Corynebacterium diphtheriae* e espécies de *Clostridium*. É o principal agente em *Streptococcus aureus* e *Streptococcus epidermidis* resistentes à meticilina ou nos pacientes com alergia à penicilina.

Seus principais usos são em IrAS por germes gram-positivos, colite pseudomembranosa e endocardite bacteriana em pacientes alérgicos à penicilina. Na colite pseudomembranosa, recomenda-se evitar a vancomicina, reservando seu uso para os casos de falha terapêutica ao metronidazol, a fim de prevenir o surgimento de cepas resistentes de *Enterococcus* sp.

Entretanto, tem sido recomendado que o tratamento da colite pseudomembranosa seja feito com metronidazol, reservando-se os glicopeptídios para os casos de falhas deste, evitando-se a exposição de *Enterococcus* spp. intestinais a essas medicações.

Toxicidade/interações/incompatibilidade/estabilidade

As reações adversas da vancomicina são: ototoxicidade, hipersensibilidade (exantema cutâneo, febre e anafilaxia), síndrome do homem vermelho (prurido, exantema eritematoso na face, no pescoço e na cintura escapular, hipotensão), geralmente relacionada com a administração rápida do fármaco, além de espasmos e dores cervicais também relacionados com a administração rápida do medicamento, tromboflebites, neutropenia reversível, eosinofilia, nefrotoxicidade e náuseas.

Os aminoglicosídios potencializam a ototoxicidade e a nefrotoxicidade. O uso combinado de aminoglicosídios ou rifampicina apresenta efeito sinérgico contra alguns gram-positivos.

A vancomicina é incompatível com heparina, fenobarbital, cloranfenicol, penicilina G, ceftazidima, ticarcilina, bicarbonato de sódio e dexametasona. A solução reconstituída é estável por 14 dias em temperatura ambiente ou sob refrigeração. Após a diluição, a estabilidade mantém-se por 7 dias em temperatura ambiente.

Dosagem e administração

Nos pacientes com creatinina < 1,5 mg/dℓ, deverão ser usados 1 g a cada 12 h ou 500 mg a cada 6 h, exclusivamente IV, diluídos em 100 a 200 mℓ de solução fisiológica ou glicosada, para infusão em 60 min. Deve-se ter atenção para a síndrome do homem vermelho, que, em geral, está associada não só ao tempo de infusão, mas também à diluição do fármaco.

A dosagem máxima diária é de 2 g/dia, e não se deve administrá-la por via intramuscular. A administração por via intravenosa pode ser direta, reconstituindo-se 500 mg do pó liofilizado em 10 mℓ de água destilada. Para infusão intravenosa a solução inicial deve ser diluída em soros fisiológico, glicosado, glicofisiológico ou Ringer, e a concentração final deve estar entre 2,5 e 5 mg/mℓ. Infundir por 60 min.

Também se pode administrar o fármaco por infusão contínua (Quadro 63.51).

QUADRO 63.51 Dosagem e administração de vancomicina.

Idade	Dose e intervalo
Até 1 semana	30 mg/kg/dia, de 12/12 h
1 a 4 semanas	45 mg/kg/dia, de 8/8 h
Acima de 4 semanas	40 mg/kg/dia, de 6/6 h

Nas meningites em crianças, devem-se usar 60 mg/kg/dia, de 6 em 6 h. Doses maiores podem ser necessárias para se obterem níveis séricos adequados, especialmente em pacientes onco-hematológicos. Recomenda-se monitorar os níveis séricos.

Apresenta risco C na gestação e é segura na lactação. Em pacientes com insuficiência renal, o uso pode ser corrigido apenas com base na creatinina ou no *clearance*.

Nos pacientes com creatinina entre 1,5 e 5 mg/dℓ, o intervalo deverá ser a cada 3 a 6 dias; se a creatinina estiver acima de 5 mg/dℓ, o intervalo entre as doses deverá ser de 12 a 14 dias (Quadro 63.52). Para a hemodiálise peritoneal ambulatorial contínua, considerar *clearance* de creatinina < 10 mℓ/min.

QUADRO 63.52 Correção na insuficiência renal.

DCE (mℓ/min)*	> 50	10 a 50	< 10
Intervalo	12 a 24 h	2 a 7 dias	7 a 10 dias

Clearance de creatinina. DCE: depuração de creatinina endógena.

O monitoramento terapêutico de vancomicina é uma estratégia útil para se evitar falhas terapêuticas por subdosagem, melhorar a penetração nos tecidos infectados e prevenir a resistência bacteriana, visando atingir o alvo terapêutico, sendo utilizados de 10 a 15 mg/ℓ para infecções leves e de 15 a 20 mg/ℓ para infecções graves.

Valores inferiores a 10 mg/ℓ podem gerar falha terapêutica e induzir resistência bacteriana, e valores superiores a 20 a 25 mg/ℓ são potencialmente tóxicos. Para garantir a máxima eficácia do fármaco, recomenda-se a administração de dose de ataque com base no peso do paciente e de dose de manutenção que garanta níveis de vale sérico entre 10 e 25 mg/ℓ.

Torna-se, portanto, necessário o monitoramento dos níveis séricos de vancomicina (NSV), aumentando a segurança e a eficácia terapêuticas e diminuindo a incidência de reações adversas relacionadas à superdosagem.

Para garantir o uso correto do medicamento, foi criado um algoritmo para direcionamento do raciocínio clínico e tomada de decisão na escolha da dose apropriada pela equipe médica e controle adequado pela enfermagem. As recomendações podem não se aplicar a um paciente específico. As sugestões baseiam-se em recomendações da literatura médica, necessitando sempre da avaliação do médico responsável para a decisão final. Dessa maneira, tais recomendações não devem ser encaradas pelos prescritores, pelos convênios ou pelas instituições de saúde como medidas obrigatórias.

A dosagem do NSV deverá ser coletada pela enfermeira ou pelo técnico de enfermagem responsável pela administração do medicamento, imediatamente antes da instalação da dose seguinte, ou seja, no vale. Não se deve ultrapassar 2 g por dose e 6 g por dia de vancomicina. Caso seja necessário ultrapassar essas doses, devem-se considerar alternativas terapêuticas como teicoplamina, daptomicina ou linezolida. Sugere-se anti-histamínico (p. ex., difenidramina, 25 mg IV) antes da administração de doses ≥ 1,5 g para a prevenção de reações adversas ao medicamento. São critérios de inclusão os pacientes em uso de vancomicina intravenosa acima de 18 anos, de ambos

os sexos e tempo estimado de tratamento superior a 5 dias, sendo excluídos, além de menores de 18 anos, os pacientes em uso de vancomicina para profilaxia cirúrgica com previsão de uso < 48 h e/ou em uso de vancomicina oral.

São condições clínicas relevantes quando do uso de vancomicina, exigindo monitoramento sérico, os pacientes: (a) em uso de dose maior que 2 g/dia; (b) hemodinamicamente instáveis; (c) acima de 60 anos; (d) queimados; (e) oncológicos; (f) obesos (IMC > 30); (g) diabéticos maiores de 50 anos; e (h) portadores de infecções graves (meningite, osteomielite aguda, endocardite, sepse grave, pneumonia). (Hospital Sírio Libanês. Protocolo de Monitoramento de Vancomicina. Disponível em: https://www.hospitalsiriolibanes.org.br/institucional/gestao-da-qualidade/Documents/monitoramento-vancomicina.pdf).

Teicoplanina
Espectro

Não apresenta atuação sobre bactérias gram-negativas, micobactérias e fungos, mas é ativa sobre gram-positivos. No entanto, algumas cepas de *Staphylococcus haemolyticus*, *Staphylococcus aureus* e *Staphylococcus epidermidis* são resistentes à teicoplanina, mas sensíveis à vancomicina. A teicoplanina é mais ativa que a vancomicina contra *Enterococcus* sp., sendo usada principalmente em infecções graves por gram-positivos hospitalares resistentes a betalactâmicos.

Toxicidade/interações/incompatibilidade/estabilidade

São reações adversas: *rash* (em até 5%), podendo persistir mesmo após a suspensão da medicação, especialmente em pacientes com insuficiência renal, nefrotoxicidade, ototoxicidade, trombocitose, aumento das transaminases, cefaleia, tonturas, trombocitopenia, neutropenia e eosinofilia. Medicações que possam ser nefrotóxicas e ototóxicas devem ser descontinuadas. É incompatível com aminoglicosídios.

A solução reconstituída é estável por 48 h em temperatura ambiente e por até 21 dias sob refrigeração. Após a diluição em soro fisiológico, a solução mantém-se estável por 21 dias se refrigerada; porém, se diluída em soro glicosado ou glicofisiológico, a estabilidade é mantida somente por um dia. A solução obtida por diluição em Ringer com lactato de sódio é estável por 2 dias em temperatura ambiente ou sob refrigeração.

Dosagem e administração

Dose inicial de 200 a 400 mg, IM ou IV, de 12 em 12 h por 3 ou 4 dias, seguida da mesma dose a cada 24 h. Em infecções graves, utilizar 400 mg de 12 em 12 h ou 800 mg de 24 em 24 h, por todo o tratamento.

Para a administração por via intramuscular ou intravenosa direta, reconstituir o pó liofilizado (200 ou 400 mg) em 3 mℓ de água destilada. Para infusão intravenosa, diluir a solução inicial em soros fisiológico, glicosado, glicofisiológico ou Ringer com lactato de sódio, observando uma concentração final de 1 a 16 mg de teicoplanina por mℓ de solução. Infundir por 30 min.

Para pacientes com comprometimento da função renal, o ajuste é feito conforme o Quadro 63.53. Não é necessário reposição na diálise.

QUADRO 63.53 Correção na insuficiência renal.

DCE (mℓ/min)*	> 50	10 a 50	< 10
Intervalo doses (h)	24	48	72

*Clearance de creatinina. DCE: depuração de creatinina endógena.

O monitoramento de drogas terapêuticas (TDM) como a teicoplamina em pacientes críticos tem enfatizado a importância de se manter doses adequadas de carga (6 mg/kg a cada 12 h para 3 doses) para todos os pacientes, independentemente de sua função renal, a fim de alcançar níveis terapêuticos ideais no período de tratamento. Subsequentemente, a TDM é importante para assegurar que os regimes posológicos sejam otimizados para cada paciente.

Lipopeptídio
Daptomicina

A daptomicina é um antimicrobiano lipopeptídico cíclico obtido da fermentação do *Streptomyces pristinaespiralis*, cujo mecanismo de ação consiste na ligação da daptomicina à membrana celular bacteriana, levando à rápida despolarização do potencial de membrana. Isso determina a inibição da síntese de proteínas, DNA e RNA, além do extravasamento de conteúdo citoplasmático e da morte bacteriana.

Emergência de resistência é rara (0,2% dos pacientes), ocorrendo com enterococo resistente à vancomicina (VRE) e estafilococo coagulase-negativo. Não parece haver resistência cruzada com outras classes de antimicrobianos.

É administrada por via IV e alcança pico sérico máximo em cerca de 30 min. Apresenta meia-vida de 8 h e ligação proteica de 92%, além de baixo volume de distribuição e eliminação predominantemente renal (78%).

A dose recomendada é de 4,0 mg/kg em dose única diária, diluída em soro fisiológico, para ser administrada em infusão de 30 min para as infecções de pele/partes moles e de 6 mg/kg para bacteriemia (com ou sem endocardite de câmara direita).

A principal indicação clínica da daptomicina (aprovada para adultos maiores de 18 anos) é o conjunto das infecções causadas por *S. aureus*, *E. faecalis*, *S. agalactiae* e *S. pyrogenes*. Mostra-se potente, também, contra bactérias resistentes à vancomicina e à linezolida. Apesar de apresentar excelente atividade *in vitro* contra penumococo, a daptomicina é inativada pelo surfactante pulmonar, não podendo, dessa maneira, ser utilizada no tratamento de pneumonia.

Entre seus principais efeitos colaterais, merecem destaque mialgia, artralgia e fraqueza muscular distal. Laboratorialmente, exige monitoramento semanal de creatinofosfoquinase (CPK), pois ela se eleva. Não interage com o sistema citocromo P450.

Estreptograminas

Derivadas do *Streptomyces pristinaespiralis*, atuam inibindo a síntese proteica, agindo sobre a subunidade 50S do ribossomo.

Geralmente, são comercializadas associadas a mais componentes para obtenção do efeito bactericida, pois isoladamente são bacteriostáticas. As pristinamicinas IA e IIA têm sido usadas no ser humano há mais de 30 anos. A associação de quinupristina com dalfopristina tem apresentado boa atividade contra bactérias gram-positivas multirresistentes (pneumococo resistente à penicilina, *Staphylococcus aureus* resistente à oxacilina e *Enterococcus faecium* resistente à vancomicina), mas tem pouca efetividade contra *Enterococcus faecalis*.

A quinupristina é um derivado semissintético da pristinamicina I; e a dalfopristina, da pristinamicina II.

Pristinamicina
Espectro

É ativa contra *Staphylococcus aureus* e *Staphylococcus* coagulase-negativos (incluindo cepas resistentes à oxacilina), além de *Streptococcus* sp., incluindo pneumococos resistentes aos macrolídios e à penicilina, *Neisseria* sp., *B. pertussis*, *H. influenzae*, *Mycoplasma* sp., *Chlamydia* sp., *Legionella* sp., *M. catarrhalis*, *Ureaplasma urealyticum*, *Corynebacterium diphtheriae* e diversos anaeróbios. *Enterococcus* sp. são muitas vezes resistentes.

É usada em infecções respiratórias, genitais, osteoarticulares, cutâneas e de partes moles. Pode ser utilizada na prevenção da endocardite bacteriana; contudo, deve-se evitar o uso abusivo, para não estimular o desenvolvimento rápido de resistência.

Toxicidade/interações/incompatibilidade/estabilidade

São reações adversas: alterações gastrintestinais, náuseas, vômitos, diarreia, colite hemorrágica (rara) e colite pseudomembranosa (rara). Hipersensibilidade com exantemas, urticária e eritema pode ocorrer; entretanto, choque anafilático e erupções bolhosas são raros. Interage com a ciclosporina, aumentando seus níveis séricos.

Dosagem e administração

Doses usuais de 2 a 3 g ao dia, em duas ou três administrações; em infecções graves, até 4 g ao dia podem ser empregados, e na prevenção da endocardite bacteriana, 1 g 1 h antes da intervenção de risco.

Em crianças, deve-se usar a dose de 50 mg/kg/dia, em duas ou três administrações, para a maioria das indicações. Em infecções graves, até 100 mg/kg/dia.

É provavelmente segura na gestação (risco B), mas não há estudos sobre a lactação. Não são necessários ajustes na insuficiência renal.

Quinupristina-Dalfopristina
Espectro

É ativa contra cocos gram-positivos em geral, com exceção de *Enterococcus faecalis* e outros enterococos não *faecium*. Age, inclusive, contra cepas de pneumococos multirresistentes, *Staphylococcus aureus* resistente à oxacilina e *Staphylococcus aureus* com sensibilidade reduzida aos glicopeptídios. Também é ativa contra *Corynebacterium jeikeium*, *Listeria monocytogenes*, *Legionella* sp., *Moraxella catarrhalis*, *Neisseria meningitidis*, *N. gonorrhoeae*, *Mycoplasma pneumoniae* e *Chlamydia trachomatis*. É usada principalmente em infecções graves por germes gram-positivos multirresistentes ou infecções não responsivas ao tratamento convencional.

Toxicidade/interações/incompatibilidade/estabilidade

São reações adversas: irritação venosa local, náuseas, vômitos, diarreia, erupções cutâneas e prurido. Em menos de 1% dos pacientes já foram descritos: artralgias, mialgias, palpitações, candidíase oral, estomatite, constipação intestinal, dispepsia, edema periférico, colite pseudomembranosa, pancreatite, vasodilatação, parestesias, confusão, tonturas, sonolência, hipertonia, insônia, ansiedade, cãibras, sudorese e urticária.

A quinupristina-dalfopristina inibe uma das enzimas do citocromo P450, além de interferir no metabolismo da ciclosporina, da terfenadina, do midazolam e do nifedipino.

Não existem estudos de compatibilidade com outras medicações; só é reconhecidamente compatível, até o momento, com solução de glicose a 5% (incompatível com cloreto de sódio).

Mesmo a lavagem (*flushing*) de veias e equipos só deve ser feita com SG, e os frascos não abertos devem ser conservados sob refrigeração entre 2 e 8°C de temperatura. A solução deve ser diluída imediatamente antes do uso, em pelo menos 250 mℓ de SG a 5%. A estabilidade física e química da solução diluída é de 3 h em temperatura ambiente, ou de 48 h a 4°C; porém, não se recomenda estocar por mais de 24 h. A solução não deve ser congelada.

Dosagem e administração

Usar 7,5 mg/kg/dose a cada 8 h. Não deve ser administrada em *bolus*. Antes e após a administração, é importante lavar os equipos e extensores com SG a 5%, a fim de diminuir o risco de precipitação. Para reduzir o risco de flebite, deve-se lavar a veia com SG a 5% antes e após a administração, diluir a substância em pelo menos 250 mℓ de SG a 5% e infundir preferencialmente por cateter venoso central. Em caso de irritação venosa, pode-se aumentar o volume para 500 a 750 mℓ. Administrar em 1 h.

Em geral, ajustes de dose não são necessários em pacientes com diminuição da função hepática; no entanto, em casos de insuficiência hepática, pode ser utilizada uma dose de 5 mg/kga a cada 8 h, se o paciente não tolerar as doses normais.

Em crianças, usar o mesmo esquema do adulto (7,5 mg/kg/dose, 8/8 h).

Em ratas, quinupristina-dalfopristina foi excretada no leite. Não há dados em humanos, mas a amamentação deve ser efetivada. Apresenta risco B na gestação e não necessita de ajuste na insuficiência renal.

Não são necessários ajustes de dose em pacientes em diálise peritoneal. Não há informações sobre outros tipos de diálise, mas o alto peso molecular dos componentes sugere que não haja eliminação pela hemodiálise.

Oxazolidinonas

Este é um grupo de fármacos totalmente sintético. Seu mecanismo de ação é a inibição da síntese proteica, provavelmente em uma fase muito precoce antes da interação do RNA com o ribossomo 30S e o cólon iniciador. Não há resistência natural de gram-positivos, alguns anaeróbios e *Chlamydia*.

Linezolida

Espectro

É ativa contra cocos gram-positivos em geral, incluindo enterococos resistentes a glicopeptídios, estafilococos com sensibilidade reduzida à vancomicina e resistentes à oxacilina, assim como pneumococos e outros estreptococos resistentes à penicilina. Também são sensíveis *Corynebacterium jeikeium*, *Pasteurella multocida* e *P. canis*, *Clostridium perfringens*, *Peptostreptococcus*, *Bacteroides fragilis*, *Prevotella* sp. e *Chlamydia pneumoniae*.

É usada principalmente em infecções por cocos gram-positivos, especialmente em casos de resistência aos tratamentos convencionais.

Toxicidade/interações/incompatibilidade/estabilidade

Cerca de 22% dos pacientes apresentam reações adversas, em sua maioria leves e que não obrigam à interrupção do tratamento. As mais comuns são cefaleia, diarreia, náuseas, vômitos, sabor metálico, testes de função hepática anormais e candidíase vaginal. Anemia, eosinofilia, trombocitopenia e neutropenia também podem ocorrer, assim como tonturas, insônia, parestesias, visão turva, zumbidos, hipo ou hipertensão arterial, prurido, urticária, sudorese, exantema, dor abdominal, boca seca, dispepsia, gastrite, glossite e estomatite.

A linezolida é um inibidor fraco da monoamina oxidase (MAO), não seletiva e reversível. Pode haver hipertensão arterial, em geral leve e reversível, quando é administrada em associação com medicações simpaticomiméticas ou adrenérgicas, como fenilpropanolamina, pseudoefedrina, dopamina, epinefrina, norepinefrina e outras. Deve-se evitar a ingestão de grandes quantidades de alimentos contendo tiramina (queijos maturados, extrato de leveduras, bebidas alcoólicas não destiladas e produtos de soja fermentados, como o molho de soja).

Não se devem introduzir aditivos à solução para uso intravenoso. Se associada a outros fármacos, administrá-los separadamente. Se for usado cateter intravenoso para infusão sequencial de várias medicações, ele deverá ser lavado antes e depois da administração da linezolida, com pequeno volume de uma solução compatível (glicose a 5%, cloreto de sódio a 0,9%, SRL). A solução para infusão é incompatível com anfotericina B, fenitoína, clorpromazina, diazepam, pentamidina, lactobionato de eritromicina, sulfametoxazol-trimetoprima e ceftriazona.

A bolsa deverá ser mantida protegida da luz, dentro da embalagem de papel laminado e da caixa até o momento do uso. Nessas condições, a solução é estável por 24 meses. É preciso usar imediatamente após a abertura da bolsa. A suspensão oral deve ser mantida dentro da caixa; após a reconstituição, permanece estável por 3 semanas.

Dosagem e administração

Doses usuais de 400 a 600 mg, IV ou VO, a cada 12 h. Toda solução não utilizada deve ser desprezada.

A segurança em crianças com menos de 3 meses tem sido pouco estabelecida; porém, acima dessa idade, usam-se 10 mg/kg/dose, a cada 12 h, até o máximo de 600 mg/dose.

Houve toxicidade em embriões de ratos e camundongos, devendo ser evitada na gestação. Em ratos, observou-se excreção pelo leite. Não é necessário ajuste na insuficiência renal. Após diálise, administrar uma dose após cada sessão.

Monobactâmicos

São compostos (monocíclicos betalactâmicos) com atividade contra bacilos gram-negativos aeróbios, que, devido às suas diferentes propriedades antigênicas, podem ser usados em pessoas alérgicas a betalactâmicos. Os monobactâmicos podem ser uma alternativa aos aminoglicosídios, pois apresentam espectro semelhante e menor toxicidade.

Aztreonam

Espectro

Por atuar apenas em germes gram-negativos, tem indicações superponíveis às dos aminoglicosídios. Não apresenta atividade sobre a maioria das Enterobacteriaceae, exceto *Citrobacter freundii* e *Enterobacter cloacae*. *Enterobacter* sp. resistentes às cefalosporinas de terceira geração são resistentes ao aztreonam.

O aztreonam é menos ativo contra *Pseudomonas aeruginosa* que ceftazidima e imipenem. Apresenta boa ação contra *Neisseria gonorrhoeae*, *Neisseria meningitidis*, *Haemophilus influenzae*, *Moraxella catarrhalis*, *Escherichia coli*, *Hafnia olvei*, *Klebsiella* sp., *Morganella* sp., *Aeromonas hydrophilia* e *Plesiomonas shigelloides*.

Apresenta fraca atividade sobre *Burkholderia cepacea* e *Stenotrophomonas maldophilia*, e tem ação restrita a gram-negativos (não atua sobre germes gram-positivos e anaeróbios). Superinfecções, especialmente decorrentes de *Enterococcus*, podem ocorrer.

O aztreonam não determina ototoxicidade ou nefrotoxicidade e penetra bem nas meningites inflamadas. É útil no tratamento de infecções graves por germes gram-negativos, em especial em idosos. Raramente é indicado como única medicação no tratamento de infecções de etiologia desconhecida, em razão de seu espectro reduzido, sendo geralmente associado a fármaco com ação contra gram-positivos e/ou anaeróbios. No entanto, seu alto custo tem limitado o uso, embora preserve a flora anaeróbia e induza menos a resistência.

É usado em infecções do trato urinário, do trato respiratório inferior, da pele e de anexos cutâneos, e em infecções intra-abdominais ou ginecológicas e septicemias causadas por microrganismos gram-negativos suscetíveis. Cruza a barreira hematencefálica.

Toxicidade/interações/incompatibilidade/estabilidade

O aztreonam apresenta excelente tolerabilidade. Suas principais reações adversas são cutâneas e gastrintestinais (diarreia, náuseas e vômitos). Colite pseudomembranosa é rara. Pode causar, também, aumento das transaminases e fosfatase alcalina, mas sintomas de disfunção hepatobiliar são raros. Há ainda registro de elevação dos níveis séricos de creatinina, embora a nefrotoxicidade seja rara; não há descrição de sangramento e anormalidades plaquetárias, mas pode ocorrer alteração na protrombina e no tempo de ativação parcial da tromboplastina. Pode haver eosinofilia, leucopenia, neutropenia, trombocitopenia, anemia, trombocitose ou leucocitose, teste de *Coombs* positivo e reações de hipersensibilidade.

O aztreonam age sinergicamente com os aminoglicosídios contra *Pseudomonas aeruginosa* e algumas enterobacteriáceas. Não há reações cruzadas com penicilinas ou cefalosporinas. É incompatível com a ampicilina e o metronidazol.

As soluções reconstituídas ou diluídas são estáveis por 4 h em temperatura ambiente ou por 7 dias sob refrigeração.

Dosagem e administração

Dose usual de 1 g, IV ou IM, de 8 em 8 h. Em infecções do trato urinário por gram-negativos, 500 mg IM, de 8/8 h ou de 12/12 h. Para infecções sistêmicas graves, mais de 2 g IV, a cada 6 h ou 8 h, com dose diária máxima de 8 g.

Para administração intramuscular, reconstituir o pó liofilizado em 1,5 a 3 mℓ de água destilada ou em soro fisiológico. Para administração intravenosa direta, usar um volume de 6 a 10 mℓ de água destilada. Para infusão intravenosa, diluir a solução inicial com soros fisiológico, glicosado, glicofisiológico e Ringer com ou sem lactato de sódio, mantendo a concentração da solução final em 20 mg/mℓ. A infusão deve ser feita em 20 a 60 min.

Em crianças, devem-se usar 30 a 50 mg/kg/dose, de 6 h em 6 h ou de 8 h em 8 h. É provavelmente seguro na gestação e na lactação (risco C), já que apenas 1% da dose passa para o leite. A dosagem para neonatos é apresentada no Quadro 63.54.

QUADRO 63.54 Dosagem e administração de aztreonam para neonatos.

Idade/peso	Dose
≤ 7 dias ≤ 2 kg	60 mg/kg/dia de 12 h em 12 h
≤ 7 dias > 2 kg	90 mg/kg/dia de 8 h em 8 h
> 7 dias < 1.200 g	60 mg/kg/dia de 12 h em 12 h
> 7 dias entre 1.200 e 2.000 g	90 mg/kg/dia de 8 h em 8 h
> 7 dias > 2 kg	120 a 200 mg/kg/dia de 6 h em 6 h

Para pacientes com comprometimento da função renal (doses a cada 6, 8 ou 12 h), a correção é apresentada no Quadro 63.55.

Na hemodiálise, administrar 500 mg após término, e na diálise peritoneal ambulatorial contínua, usar um quarto da dose usual do paciente.

O aztreonam interfere na síntese da parede bacteriana, apresentando ação bactericida. Distribui-se em todos os tecidos, mas não alcança níveis em meningites, não sendo usado nessas infecções. Sua excreção é renal.

QUADRO 63.55 Correção na insuficiência renal.

DCE (mℓ/min)*	> 50	10 a 50	< 10
Dose (%)	100	50 a 75	25

Clearance de creatinina. DCE: depuração de creatinina endógena.

Macrolídios

São um grupo de antibióticos de baixa toxicidade, com boa absorção oral e atividade contra microrganismos resistentes a outros antimicrobianos. A azitromicina, a claritromicina e a roxitromicina têm apresentado atividade contra bactérias atípicas.

Azitromicina

Espectro

É efetiva contra *Moraxella catarrhalis*, *Chlamydia pneumoniae*, *Legionella pneumophila*, *Shigella* sp., *Salmonella* sp., *Mycoplasma pneumoniae* e *Neisseria gonorrhoeae*. É mais ativa que a eritromicina e a claritromicina contra *Haemophilus influenzae*, mas inferior a elas contra *Streptococcus* sp. e *Staphylococcus* sp. Sua eficácia no tratamento das faringites estreptocócicas é questionável, mas tem boa atividade sobre *Toxoplasma gondii* e *Mycobacterium avium*.

Suas principais indicações são: infecções bacterianas das vias respiratórias, dos tecidos moles e da pele; sinusite aguda; tratamento e profilaxia das micobacterioses atípicas em pacientes com AIDS; uretrites e cervicites. É uma alternativa para o tratamento de shigelose e febre tifoide.

Toxicidade/interações/incompatibilidade/estabilidade

Reações adversas como náuseas, diarreia, dor abdominal, cefaleia e tonturas podem ocorrer, mas são pouco frequentes. Pode haver perda auditiva com o uso de doses elevadas. Interações não são conhecidas. As soluções reconstituídas podem ser mantidas em temperatura ambiente (15 a 30°C) por até 5 dias.

Dosagem e administração

Dose inicial de 500 mg no primeiro dia, via oral, seguida de 250 mg/dia durante mais 4 dias. Alternativamente, 500 mg/dia por 3 dias. Em micobactérias atípicas, 500 mg por 20 a 30 dias (ou indefinido). Para profilaxia, 1.200 mg, 1 vez/semana. No tratamento de uretrite e cervicite, é usada dose única de 1 g.

Quando administrada por via oral, deve ser feito jejum de pelo menos 1 h antes ou 2 h após as refeições. A presença de alimentos pode diminuir em até 50% sua biodisponibilidade.

Na gestação e na lactação, não há informações disponíveis; portanto, deve-se evitar seu uso, embora a medicação seja provavelmente segura. Em crianças, 10 mg/kg/dia VO, por 3 dias, para o tratamento de infecções cutâneas leves, e por 5 dias para sinusites, otites e pneumonias. Não é recomendada para o tratamento da faringite estreptocócica. Para a prevenção de micobacterioses atípicas em pacientes com HIV, usar 10 a 15 mg/kg, 1 vez/semana. Não são realizados ajustes na insuficiência renal nem reposição na diálise.

Claritromicina

Espectro

É efetiva contra *Moraxella catarrhalis*, *Chlamydia pneumoniae*, *Chlamydia trachomatis*, *Legionella* sp., *Legionella pneumophila*, *Mycoplasma pneumoniae*, *Borrelia burgdorferi* e *Mycobacterium* complexo *avium-intracellulare*. Apresenta atividade moderada contra *Neisseria gonorrhoeae* e *Haemophilus* sp., além de melhor atividade que a eritromicina sobre *Streptococcus* sp. e *Staphylococcus* sp.

É usada principalmente em infecções respiratórias, de pele e de tecidos moles, e sinusite. Tem bons resultados nas infecções ocasionadas por micobactérias em pacientes com HIV.

Toxicidade/interações/incompatibilidade/estabilidade

As reações adversas são pouco frequentes; porém, quando presentes, observam-se náuseas, vômitos, dor abdominal, cefaleia e tonturas. A claritromicina pode aumentar os níveis séricos da teofilina e da carbamazepina.

O fármaco não deve ser misturado com outros medicamentos, e os comprimidos devem ser guardados em local fresco, seco e ao abrigo da luz. A solução injetável reconstituída é estável por 24 h em temperatura ambiente ou por 48 h sob refrigeração.

Dosagem e administração

A dose usual é de 250 a 500 mg VO, de 12/12 h, por 7 dias. Nas infecções por micobactérias em pacientes com HIV, utilizar 500 mg VO, a cada 12 h, por 3 a 6 semanas. Na profilaxia primária, 500 mg VO, de 12/12 h, por toda a vida ou enquanto o paciente permanecer com menos de 50 linfócitos CD4/mm^3.

Pode ser administrada junto com as refeições ou separadamente. A forma injetável não deve ser aplicada pelas vias intramuscular ou intravenosa direta. A solução para infusão intravenosa pode ser obtida pela reconstituição do pó liofilizado com 10 mℓ de água destilada e posterior diluição em soros fisiológico, glicosado, glicofisiológico ou Ringer com lactato de sódio. A concentração final deve estar entre 4 e 10 mg/mℓ. Infundir por 60 min. Em crianças, utilizar, por via oral ou intravenosa, 15 mg/kg/dia, com dose dividida de 12/12 h.

Ocorrem anomalias cardiovasculares na prole de ratos, fenda palatina em camundongos e retardo do crescimento fetal em macacos (risco C); porém, não há dados sobre o uso na lactação. O ajuste na insuficiência renal é apresentado no Quadro 63.56. Não é necessário realizar reposição na diálise.

QUADRO 63.56 Correção na insuficiência renal.

DCE (mℓ/min)*	> 50	10 a 50	< 10
Dose (%)	100	50 a 100	50 a 75

Clearance de creatinina. DCE: depuração de creatinina endógena.

Diritromicina

Espectro

A diritromicina é ativa contra *Moraxella catarrhalis*, *Streptococcus pneumoniae*, *Legionella pneumophila*, *Streptococcus pyogenes*, *Staphylococcus aureus* e *Staphylococcus epidermidis*. É usada principalmente em infecções leves a moderadas do aparelho respiratório superior e inferior por *Moraxella catarrhalis*, *Streptococcus pneumoniae*, *Legionella pneumophila* e *Streptococcus pyogenes*, assim como na exacerbação de bronquite, pneumonia da comunidade, faringite, tonsilite e infecções de pele por *Staphylococcus aureus*.

562 Parte 3 **Microrganismos e Antimicrobianos**

Toxicidade/interações/incompatibilidade/estabilidade

Os efeitos adversos são: cefaleia, tonturas, vertigem, insônia, *rash*, prurido, urticária, dor abdominal, náuseas, vômitos, diarreia, tosse, dispneia, trombocitose, eosinofilia, aumento de enzimas hepáticas, hiperbilirrubinemia e aumento de cretinina e de fósforo. O uso de antiácido ou bloqueadores H_2 aumenta sua absorção.

Dosagem e administração

Doses usuais de 500 mg VO, 1 vez/dia. O uso da via parenteral para infecções graves pode variar de 4 a 12 g ao dia, divididos de 4 em 4 h ou de 6 em 6 h, podendo ser administrada com as refeições ou até 1 h depois. Não há dose definida para o uso em crianças, e apresenta risco C na gestação. Não são necessários ajustes para a função renal e reposição pós-diálise.

Eritromicina
Espectro

É ativa contra *Mycoplasma* sp., *Legionella* sp., *Streptococcus pyogenes*, *Streptococcus pneumoniae*, *Staphylococcus aureus* suscetíveis à oxacilina, *Chlamydia* sp., *Campylobacter jejuni*, *Corynebacterium diphtheriae* e *Neisseria* sp. Age contra alguns bacilos gram-negativos, como *Clostridium perfringens*, *Corynebacterium diphtheriae* e *Listeria monocytogenes*, e tem atividade contra *Pasteurella multocida*, *Borrelia* sp. e *Bordetella pertussis*. Apresenta ainda moderada atividade contra *H. influenzae*, e é ativa contra algumas micobactérias atípicas, como *Mycobacterium scrofulaceum* e *Mycobacterium kansasii*.

Suas principais indicações são infecções por *Mycoplasma pneumoniae* e *Legionella* sp. A eritromicina também é efetiva para infecções causadas por *Streptococcus pneumoniae*, *Streptococcus* sp., *Chlamydia* sp., *Campylobacter jejuni*, *Corynebacterium diphtheriae*, *Neisseria gonorrhoeae* e infecções leves por *Staphylococcus aureus* sensível.

A eritromicina é uma das medicações de escolha para o tratamento de pneumonite em pacientes imunocompetentes que não necessitam de internação e pode ser usada na profilaxia de endocardite bacteriana subaguda e na recorrência da febre reumática em pacientes alérgicos à penicilina. É opção para o tratamento de gonorreia e de sífilis em pacientes que não podem usar penicilina ou tetraciclina, e efetiva para eliminar o estado de portador agudo e crônico de difteria. Além disso, se usada precocemente na coqueluche, pode abreviar a duração da doença. Também está indicada no tratamento da sífilis e do tétano em pacientes alérgicos à penicilina.

Toxicidade/interações/incompatibilidade/estabilidade

São reações adversas: irritação gástrica, diarreia, hepatite colestática (rara), exantema, febre, eosinofilia e anemia hemolítica. O uso IV, pelas doses elevadas, pode causar arritmias cardíacas e ototoxicidade.

O cloranfenicol e a clindamicina têm sua ação diminuída quando associados à eritromicina; já a teofilina e a ciclosporina têm sua concentração sérica aumentada. Corticosteroides, carbamazepina, varfarina e digoxina têm seu efeito potencializado.

A eritromicina apresenta incompatibilidade com antimicrobianos (principalmente cefalotina, cefazolina e cloranfenicol), fenobarbital, fenitoína, heparina, vitamina C e vitaminas do complexo B. Preferencialmente, não se deve misturá-la com outros medicamentos.

Na forma de gluceptato, as soluções reconstituídas e diluídas são estáveis por 7 dias quando mantidas sob refrigeração. Na forma de lactobionato, as soluções reconstituídas são estáveis por 24 h em temperatura ambiente e por 14 dias sob refrigeração, mas as sobras devem ser descartadas. Após a reconstituição, a apresentação do lactobionato de eritromicina em embalagens do tipo *piggyback* mantém-se estável por 8 h em temperatura ambiente e por 24 h sob refrigeração.

Dosagem e administração

Doses usuais de 250 mg a 1 g VO, de 6 em 6 h, e 500 mg a 1 g IV, de 6 em 6 h. Uso limitado por flebite. O uso IM não é recomendado devido à dor e à irritação local.

O estolato, o etilsuccinato e os comprimidos com proteção entérica não são afetados pela alimentação.

As formas parenterais devem ser administradas somente em infusão IV. Nas apresentações disponíveis em frascos-ampola, deve-se reconstituir cada grama de eritromicina em 20 mℓ de água destilada após diluir o gluceptato em soros fisiológico ou glicosado e o lactobionato em soro fisiológico ou Ringer com lactato de sódio, observando a concentração final entre 1 e 5 mg/mℓ. Na apresentação *piggyback*, a diluição deve ser feita em SF ou SRL, e a concentração final deve ser de 5 mℓ. Infundir em 20 a 60 min. Para infusão contínua, a concentração máxima recomendada é de 1 mg por mℓ de solução.

Em crianças, a dose é de 30 a 50 mg/kg/dia, VO ou IV, divididos de 6 em 6 h. A eritromicina atravessa a barreira placentária e está presente no leite materno. É a medicação de escolha para o tratamento de *Chlamydia* sp. urogenital na gestação, mas deve ser usada somente se essencial. Apresenta risco B na gestação e é segura na amamentação. O ajuste na insuficiência renal é apresentado no Quadro 63.57. Não é removida por diálise peritoneal ou hemodiálise.

QUADRO 63.57 Correção na insuficiência renal.

DCE (mℓ/min)*	> 50	10 a 50	< 10
Dose (%)	100	100	50 a 75

Clearance de creatinina. DCE: depuração de creatinina endógena.

Espiramicina
Espectro

O espectro de ação da espiramicina é semelhante ao da eritromicina sobre gram-positivos. Ela é ativa contra *Moraxella catarrhalis*, *Chlamydia trachomatis*, *Chlamydia pneumoniae*, *Legionella pneumophila*, *Mycoplasma pneumoniae* e *Neisseria gonorrhoeae*. Tem boa atividade sobre *Toxoplasma gondii* e pode ser usada em infecções de pele e respiratórias e nas prostatites. É o medicamento de escolha no tratamento da toxoplasmose em pacientes grávidas.

Toxicidade/interações/incompatibilidade/estabilidade

São reações adversas: náuseas, vômitos, diarreia, dor abdominal e alergias. Não há interações significativas disponíveis até o momento.

Dosagem e administração

A dose usual é de 2 a 3 g/dia VO, com dose a cada 8 ou 12 h. No tratamento da toxoplasmose, deve-se administrar até 4 g/dia durante 4 semanas.

Em crianças, nas infecções comuns, 50 mg/kg/dia, de 8 em 8 h ou de 12 em 12 h. Na toxoplasmose, 100 mg/kg/dia, divididos de 6 em 6 h, de 8 em 8 h ou de 12 em 12 h, por 3 a 4 semanas. Não é necessário ajuste na insuficiência renal.

Miocamicina
Espectro

É ativa sobre os gram-positivos *Streptococcus* beta-hemolítico do grupo A, *Streptococcus pyogenes*, *Streptococcus pneumoniae*, *Staphylococcus aureus* sensível à oxacilina, *Moraxella catarrhalis*, *Chlamydia trachomatis*, *Chlamydia pneumoniae*, *Legionella pneumophila*, *Mycoplasma pneumoniae* e *Ureaplasma urealyticum*.

Tem boa atividade sobre *Campylobacter jejuni* e é usada em infecções respiratórias altas e pneumonias, infecções de pele e de tecidos moles, uretrites não gonocócicas, legionelose e coqueluche.

Toxicidade/interações/incompatibilidade/estabilidade

São reações adversas: hipersensibilidade, náuseas, vômito, epigastralgia e diarreia.

Dosagem e administração

A dose é de 300 a 600 mg VO, de 8 em 8 h ou 12 em 12 h. No caso de uretrite, 900 mg VO, de 12 em 12 h por 3 semanas. Em crianças, 30 a 40 mg/kg/dia com doses divididas a cada 8 h.

Não existem estudos controlados sobre o seu uso na gestação e lactação. Não são necessários ajustes na insuficiência renal e reposição na diálise.

Roxitromicina
Espectro

É ativa contra gram-positivos e anaeróbios gram-negativos, exceto *Bacteroides fragilis*. Tem atividade contra *Isospora belli*, *Campylobacter* sp., *Legionella* sp., *Mycoplasma* sp., *Chlamydia* sp., *Moraxella catarrhalis* e *Bordetella pertussis*.

Está indicada nas infecções das vias respiratórias superiores, nas uretrites não gonocócicas e nas infecções de pele.

Toxicidade/interações/incompatibilidade/estabilidade

São reações adversas: epigastralgia, náuseas, vômitos, diarreia e aumento das enzimas hepáticas; porém, em geral, é bem tolerada. Deve ser protegida da luz e do calor excessivo. Apresenta interações com derivados do *ergot*.

Dosagem e administração

A dose usual é de 150 mg VO, de 12 em 12 h. Em crianças, 5 mg/kg/dia, de 12 em 12 h. Na gestação e na lactação existem poucos estudos controlados.

Penicilinas

As penicilinas podem ser naturais (penicilina G cristalina, benzatina e procaína e penicilina V), consideradas de primeira geração; ou semi-sintéticas, como meticilina, oxacilina etc chamadas de *antiestafilocócicas* (meticilina, oxacilina, nafcilina, dicloxacilina e cloxacilina); de segunda geração, denominadas *aminopenicilinas* (ampicilina, bocampicilina e amoxicilina); de terceira geração, denominadas *carboxipenicilinas* (carbemicilina, indanil-carbenicilina e ticarciclina); e de quarta geração, que são as ureidopenicilinas e piperazopenicilinas (azlocilina, mezlocilina e piperacilina), assim como as combinações com inibidores de betalactamase (ampicilina + ticarcilina + ácido clavulânico, piperaciclina + tazobactam).

Penicilinas são medicações bactericidas que impedem a formação da parede celular da bactéria. Têm distribuição em todos os tecidos, mas só alcançam concentrações adequadas no SNC se ocorrer inflamação das meninges.

Aproximadamente 15 a 30% são metabolizados no fígado em ácidos peniciloicos, e 4 a 5% são excretados pela bile. A penicilina G e seus metabólitos são excretados pelos rins por secreção tubular.

Toxicidade/interações/incompatibilidade/estabilidade

São reações adversas: alergias, em geral mediadas por imunoglobulina E (IgE) (urticária, dermatite esfoliativa, ocasionalmente anafilaxia < 0,01%, sendo 10% fatais); hematológicas (anemia hemolítica, leucopenia, trombocitopenia, eosinofilia, agranulócitos); neurológicas (hiper-reflexia, convulsões e coma); e digestivas (náuseas e diarreia, elevação das transaminases, hepatite e colestase intra-hepática). Em pacientes com comprometimento da função renal, podem ocorrer convulsões mioclônicas, e no local de administração, pode ocorrer flebite. São indutores menores de betalactamases.

Cerca de 10 a 15% dos pacientes alérgicos a penicilinas têm reação cruzada com cefalosporinas. Altas doses de penicilina podem ocasionar neutropenia, leucopenia e trombocitopenia.

Penicilina G cristalina
Espectro

É ativa em cocos aeróbios gram-positivos, incluindo *Streptococcus pneumoniae*, *Streptococcus* beta-hemolítico dos grupos B, C, D e G, assim como *Streptococcus viridans* e *Staphylococcus aureus* não produtores de penicilinase. Atua também em alguns gram-negativos, como *Neisseria meningitidis*, *Neisseria gonorrhoeae* e *Pasteurella multicida*.

Tem boa ação sobre *Clostridium* sp., mas não atua sobre *Bacteroides fragilis*. É efetiva sobre *Actinomyces israelli*, *Treponema pallidum* e *Borrelia burgdorferi*.

A penicilina é utilizada no tratamento de faringite estreptocócica, erisipela, pneumonia, sífilis, meningite, otite média, endocardite bacteriana, infecções da pele e de tecidos moles e em algumas situações de sepse.

Toxicidade/interações/incompatibilidade/estabilidade

Reações de hipersensibilidade são as mais comuns e não dependem da dose. Incluem exantema maculopapular, urticária, febre, broncospasmo, dermatite esfoliativa, síndrome de Stevens-Johnson e anafilaxia. Convulsões, parestesias e irritabilidade neuromuscular podem ser observadas com altas doses. Anemia hemolítica também é relatada, e nefrotoxicidade é rara.

A probenecida e a sulfimpirazona diminuem a secreção tubular renal da penicilina, aumentando seus níveis séricos. A administração da penicilina G potássica simultaneamente com diuréticos poupadores de potássio ou inibidores da enzima de conversão da angiotensina II pode favorecer o acúmulo de potássio.

Apresenta incompatibilidades com bicarbonato de sódio, aminoglicosídios, tetraciclina, tiopental, aminofilina, ácidos e álcalis.

As soluções diluídas são estáveis por 48 h em temperatura ambiente ou por 7 dias sob refrigeração.

Dosagem e administração

A dose pode variar de 6 a 20 milhões de UI/dia IV, diluídos em SF, a cada 4 ou 6 h.

Cada 1.000.000 de penicilina G potássica possui 1,7 mEq de potássio (no paciente que utiliza 20 milhões de unidades estão sendo ofertados 34 mEq de potássio, o equivalente a uma ampola e meia de potássio a 19,1%.) Os salicilatos aumentam a meia-vida.

Para administração por via intramuscular, reconstitui-se o pó liofilizado em água destilada, utilizando-se 2 mℓ para cada 1.000.000 UI de penicilina. Para infusão intravenosa, dilui-se a solução inicial com soros fisiológico ou glicosado, observando-se uma concentração final de 50.000 UI/mℓ. Infundir durante 30 a 60 min.

Em crianças, em caso de meningite, deve-se usar 200.000 a 400.000 UI/kg/dia IV, divididos a cada 4 ou 6 h (Quadro 63.58).

A penicilina não tem toxicidade fetal conhecida (risco B) e é encontrada em pequenas quantidades no leite materno, sendo, portanto, segura na lactação.

Em pacientes com insuficiência renal, a administração será orientada pelo *clearance* de creatinina (Quadro 63.59). Após hemodiálise, repor 500.000 a 1.000.000 UI IV. Em diálise peritoneal ambulatorial contínua, usar 25 a 50% da dose normal.

QUADRO 63.58 Dosagem e administração de penicilina G cristalina.

Idade/peso	Dose
< 7 dias < 2 kg	50.000 UI/kg/dia IV de 12/12 h
< 7 dias > 2 kg	75.000 UI/kg/dia IV de 8/8 h
> 7 dias < 2 kg	75.000 UI/kg/dia IV de 8/8 h
> 7 dias > 2 kg	100.000 UI/kg/dia IV de 6/6 h
Crianças	25.000 a 10.000 UI/kg/dia IV de 4/4 h ou 6/6 h

QUADRO 63.59 Correção na insuficiência renal.

DCE (mℓ/min)*	> 50	10 a 50	< 10
Dose (%)	100	75	25 a 50

*Clearance de creatinina. DCE: depuração de creatinina endógena.

Penicilina G procaína
Espectro

É ativa em cocos aeróbios gram-positivos, incluindo *Streptococcus pneumoniae*, *Streptococcus* beta-hemolítico dos grupos A, B e G, e sobre *Streptococcus viridans* e *Staphylococcus aureus* não produtores de penicilinase.

Atua sobre *Neisseria gonorrhoeae* não produtora de betalactamase e tem efeito sobre *Treponema pallidum*. É utilizada no tratamento de gonorreia, pneumonia pneumocócica, sífilis, amigdalite e celulite.

Toxicidade/interações/incompatibilidade/estabilidade

Reações de hipersensibilidade são as mais comuns. Manifestações de alergia à penicilina incluem exantema maculopapular, urticária, febre, broncospasmo, dermatite esfoliativa, síndrome de Stevens-Johnson e anafilaxia.

A probenecida e a sulfimpirazona diminuem a secreção tubular renal da penicilina, aumentando seus níveis séricos. Após a reconstituição, pode ser armazenada sob refrigeração por um período de 7 dias.

Dosagem e administração

Para o tratamento da gonorreia, 2,4 milhões UI, IM (via intramuscular) em cada nádega, associada a 1 g de probenecida oral. Para pneumonia, 300.000 UI IM de 12 em 12 h.

A suspensão para injeção IM profunda deve ser obtida por adição de 2 mℓ de água destilada ao pó liofilizado. A dosagem em crianças é apresentada no Quadro 63.60.

A penicilina G procaína é segura durante a gestação (risco B) e na lactação. Não existem dados a respeito do uso em diálise, e não é necessário ajuste em pacientes com insuficiência renal.

QUADRO 63.60 Dosagem e administração de penicilina G procaína em crianças.

Idade/peso	Dose
Neonatos	50.000 UI/kg/dia IM a cada 24 h
Crianças	25.000 a 50.000 UI/kg/dia IM de 12/12 h ou 24/24 h

Penicilina V | Fenoximetilpenicilina potássica
Espectro

É ativa em cocos aeróbios gram-positivos, incluindo *Streptococcus pneumoniae*, *Streptococcus pyogenes* e *Staphylococcus aureus* não produtor de penicilinase. É utilizada no tratamento de amigdalite e erisipela, e na profilaxia de endocardite infecciosa e febre reumática. Pode ser administrada com água 1 h antes ou 2 h após as refeições.

Toxicidade/interações/incompatibilidade/estabilidade

As reações de hipersensibilidade da fenoximetilpenicilina potássica são as mais comuns e não dependem da dose. Incluem exantema maculopapular, urticária, febre, broncospasmo, dermatite esfoliativa, síndrome de Stevens-Johnson e anafilaxia. Anemia hemolítica também é relatada, e nefrotoxicidade é rara.

Probenecida diminui a secreção tubular renal das penicilinas, e a neomicina oral diminui a absorção da penicilina V. A suspensão pode ser mantida até 14 dias sob refrigeração após a reconstituição.

Dosagem e administração

A dose pode variar de 500.000 a 1.000.000 UI VO a cada 4 ou 6 h. Em crianças, a dose varia de 25.000 a 90.000 UI/kg/dia, dividida a cada 4, 6 ou 8 h. Na profilaxia da febre reumática é usada na dose de 200.000 UI (125 mg) a cada 12 h.

A fenoximetilpenicilina potássica é segura durante a gestação (risco B). As penicilinas são encontradas em pequenas quantidades no leite materno, mas são seguras na lactação. Não necessitam de ajuste na insuficiência renal e não é necessária a reposição na diálise.

Penicilina G benzatina
Espectro

Tem ação contra *Streptococcus pyogenes* e *Treponema pallidum*.

É usada principalmente no tratamento de faringite e impetigo estreptocócicos, sífilis e na profilaxia primária e secundária da febre reumática.

Toxicidade/interações/incompatibilidade/estabilidade

Reações de hipersensibilidade podem ocorrer com qualquer dose e são as mais comuns. Incluem exantema maculopapular, urticária, febre, broncospasmo, dermatite esfoliativa, síndrome de Stevens-Johnson e anafilaxia. Anemia hemolítica também é relatada. Nefrotoxicidade é rara.

O uso de probenecida diminui a excreção tubular renal das penicilinas.

As soluções reconstituídas devem ser utilizadas imediatamente e as soluções diluídas podem ser armazenadas por 48 h em temperatura ambiente ou por 7 dias sob refrigeração.

Dosagem e administração

A dose usual para faringite estreptocócica é 1,2 milhão UI IM, em dose única; para sífilis primária, secundária ou latente, é de 2,4 milhões UI IM, em dose única; sífilis tardia, terciária e neurossífilis, 2,4 milhões UI/dia IV por 10 dias; a profilaxia de febre reumática é 1,2 milhão UI IM uma vez por mês (21 em 21 dias).

Para uso intramuscular, deve-se reconstituir o pó liofilizado em 4 a 6 mℓ de água destilada. Não se deve administrar por via intravenosa, subcutânea ou intra-arterial. A administração intravenosa pode causar tromboembolismo, parada cardíaca e morte.

Para uso em crianças, utiliza-se da seguinte maneira: abaixo de 27,5 kg, 50.000 UI/kg, dose única, no máximo 900.000 UI; acima de 27,5 kg, 900.000 UI/kg, dose única. É segura na gestação (risco B) e na lactação. Ajuste para a função renal não é necessário. É uma medicação de depósito, que mantém níveis séricos baixos e constantes por 1 a 3 semanas.

Aminopenicilinas | Ampicilina, ampicilina/sulbactam, amoxicilina e amoxicilina/clavulanato

São também chamadas de penicilinas de segunda geração, por terem atividades contra bacilos gram-negativos (algumas enterobactérias). Têm ação contra *Haemophillus influenzae*, *Escherichia coli*, *Proteus mirabilis*, *Salmonella* sp. e *Shigella* sp. Não são ativas contra *Pseudomonas* sp. ou a grande maioria das enterobactérias, nem contra estafilococos produtores de penicilinase.

Ampicilina
Espectro

Tem excelente ação sobre *Enterococcus* sp., *Listeria monocytogenes* e *Haemophilus influenzae* não produtores de betalactamase. Apresenta boa atividade sobre *Escherichia coli*, *Proteus mirabilis*, *Salmonella tiphy* e espécies de *Shigella*, sendo efetiva sobre *Streptococcus pneumoniae*, *Enterococcus faecalis*, *Neisseria gonorrhoeae* e *meningitidis*. É usada clinicamente no tratamento de infecções respiratórias, otite média aguda, sinusite, faringite, infecção urinária, meningite, febre tifoide e gonorreia. No tratamento da sepse, é associada a outros antibióticos.

Toxicidade/interações/incompatibilidade/estabilidade

São reações adversas: náuseas, vômitos, diarreia, prurido, irritação gastrintestinal, febre, eritema cutâneo, reações anfiláticas e convulsões (se a aplicação for intravenosa rápida).

A eficácia do uso de contraceptivos orais pode ser diminuída. Dissulfiram e probenecida podem aumentar os níveis séricos. Alopurinol pode aumentar a possibilidade de *rash* cutâneo.

Apresenta incompatibilidade com aminoglicosídios, aztreonam, clindamicina e cloroquina. Um grama de ampicilina contém 2,7 mEq de sódio.

A suspensão oral permanece estável por 7 dias em temperatura ambiente ou 14 dias sob refrigeração. A solução reconstituída é estável por 6 h sob refrigeração, e as soluções diluídas para infusão mantêm a estabilidade em soro fisiológico por 24 h à temperatura ambiente e 5 dias sob refrigeração. Se o diluente empregado for soro glicosado, as soluções mantêm-se estáveis por 2 h à temperatura ambiente e 4 h sob refrigeração.

Dosagem e administração

A dose usual é de 1 a 4 g/dia VO divididos de 6 em 6 h ou 4 a 12 g/dia IV divididos a cada 4 ou 6 h, dependendo da gravidade da infecção.

A alimentação interfere na absorção; porém, deve-se administrar o fármaco com o estômago vazio, 1 h antes ou 2 h após as refeições. Para uso intramuscular, reconstituir o pó liofilizado com água destilada, utilizando 2 mℓ para 500 mg ou 3 mℓ para 1 g de ampicilina. Para uso intravenoso direto, reconstituir o pó liofilizado com água destilada usando 5 mℓ para 500 mg ou 7,5 mℓ para 1 g de ampicilina. A partir dessas soluções iniciais, a infusão intravenosa pode ser obtida diluindo-se em soro fisiológico ou glicosado, mantendo-se uma concentração de 30 mg/mℓ. O tempo de infusão pode variar de 15 a 30 min.

A dosagem em crianças é apresentada no Quadro 63.61.

QUADRO 63.61 Dosagem e administração de ampicilina em crianças.

Idade/peso	Dose
Neonatos	—
< 7 dias < 2 kg	50 mg/kg/dia de 12/12 h
> 7 dias < 2 kg	75 mg/kg/dia de 8/8 h
< 7 dias > 2 kg	75 mg/kg/dia de 8/8 h
> 7 dias > 2 kg	100 mg/kg/dia de 6/6 h
Crianças	50 a 400 mg/kg/dia de 6/6 h

A ampicilina é segura durante a gestação (risco B) e na lactação. Em pacientes com insuficiência renal, a administração é orientada pelo *clearance* de creatinina (Quadro 63.62). Após hemodiálise, devem-se repor 500 mg; em diálise peritoneal ambulatorial contínua, 250 mg de 12 em 12 h.

QUADRO 63.62 Correção na insuficiência renal.

DCE (mℓ/min)*	> 50	10 a 50	< 10
Intervalo (h)	6	6 a 12	12 a 24

Clearance de creatinina. DCE: depuração de creatinina endógena.

Amoxicilina
Espectro

É ativa sobre *Enterococcus faecalis*, *Streptococcus pyogenes* e *Streptococcus pneumoniae*. Atua em gram-negativos (*Escherichia coli*, *Proteus mirabilis*, *Salmonella typhi* e *Shigella* sp.) e tem atividade contra *Listeria monocytogenes* e *Haemophilus influenzae* não produtores de betalactamase. Tem ainda boa atividade sobre *Neisseria gonorrhoeae* e *meningitidis*, além de ser ativa sobre anaeróbios gram-positivos não produtores de betalactamases, incluindo *Clostridium* sp. e *Actinomyces israelli*.

A amoxicilina é usada clinicamente no tratamento de otite média aguda, sinusite, faringite, infecção urinária, infecções respiratórias, febre tifoide e profilaxia de endocardite infecciosa.

Toxicidade/interações/incompatibilidade/estabilidade

São efeitos adversos: náuseas, vômitos, diarreia, prurido, irritação gastrintestinal, febre, eritema cutâneo, reações anafiláticas e convulsões (se a aplicação for intravenosa e rápida). A eficácia dos contraceptivos orais pode ser diminuída; o dissulfiram e a probenecida podem aumentar os níveis séricos; o alopurinol pode aumentar a possibilidade de *rash* cutâneo. A suspensão oral permanece estável por 7 dias em temperatura ambiente ou por 14 dias sob refrigeração.

Dosagem e administração

Deve-se administrar 1.500 a 3.000 g VO, divididos a cada 8 ou 12 h. A alimentação não interfere na absorção. É segura na lactação e na gravidez, apresentando risco B.

Em crianças, em infecções leves a moderadas, deve-se administrar 20 a 40 mg/kg/dia, divididos a cada 8 h ou de 12/12 h; e em infecções com risco à vida, 75 a 100 mg/kg/dia com doses a cada 8 h, sendo a dose máxima de 1,5 g.

Em pacientes com insuficiência renal, a administração é orientada pelo *clearance* de creatinina (Quadro 63.63).

QUADRO 63.63 Correção na insuficiência renal.

DCE (mℓ/min)*	> 50	10 a 50	< 10
Intervalo (h)	8	8 a 12	12 a 24

Clearance de creatinina. DCE: depuração de creatinina endógena.

Após hemodiálise, deve-se administrar dose plena, e na diálise peritoneal ambulatorial contínua e nas formas de hemodiálise contínua venosa ou arteriovenosa, deve-se considerar a filtração glomerular entre 10 e 50 mℓ/min; nesse caso, administrar a dose definida do antibiótico a cada 8 ou 12 h.

Amoxicilina + ácido clavulânico
Espectro

O ácido clavulânico é um potente inibidor das betalactamases; por isso, sua associação com a amoxicilina possibilita uma ampliação importante do seu espectro.

É ativo sobre gram-positivos como *Staphylococcus aureus* e *epidermidis* (produtores ou não de betalactamase), *Streptococcus pneumoniae*, *Enterococcus faecalis*, *Streptococcus pyogenes* e *viridans*; e sobre os gram-negativos *Haemophilus influenzae*, *Escherichia coli*, *Proteus mirabilis*, *Proteus vulgaris*, *Klebsiella pneumoniae*, *Moraxella catarrhalis*, *Neisseria gonorrhoeae*, *Legionella* sp., *Salmonella typhi*, *Bordetella pertussis*, *Shigella* sp. e *Yersinia enterocolítica*; e sobre *Bacteroides fragilis*. Não é efetivo sobre *Pseudomonas aeruginosa*, *Serratia* sp., *Enterobacter* sp., *Citrobacter* sp. e *Staphylococcus* resistente à oxacilina.

É usado clinicamente no tratamento de otite aguda, amigdalite, infecções respiratórias e celulite. É uma boa opção para infecções de tecidos moles com flora polimicrobiana e nas infecções intra-abdominais.

Toxicidade/interações/incompatibilidade/estabilidade

São reações adversas: diarreia, dor abdominal e náuseas (efeitos adversos mais comuns), urticária, febre, candidíase vaginal e colite pseudomembranosa. O alopurinol aumenta a possibilidade de eritema cutâneo, especialmente em paciente hiperuricêmico.

Dosagem e administração

A dose usual é de 250 a 500 mg VO de 8/8 h, ou 875 mg de 12/12 h (peso > 40 kg), ou 1 g IV de 6/6 h ou 8/8 h, na dependência da gravidade da infecção.

Alimentos não interferem na absorção da amoxicilina; portanto, não é necessário administrá-la com o estômago vazio. Em crianças, deve-se administrar 20 a 40 mg/kg/dia de amoxicilina, a cada 8 h ou de 12/12 h VO, com dose máxima de 1,5 g (Quadro 63.64).

Apresenta risco B na gestação, sendo segura na lactação. Em pacientes com insuficiência renal, a administração é orientada pelo *clearance* de creatinina (Quadro 63.65).

Após hemodiálise, dose plena, e na diálise peritoneal intermitente, não há necessidade de suplementação. Na diálise peritoneal ambulatorial contínua, é preciso manter os intervalos de 12 em 12 h.

QUADRO 63.64 Dosagem e administração de amoxicilina e ácido clavulânico.

Peso	Dose e intervalo
Recém-nascido	30 mg/kg IV de 12/12 h
Crianças	30 mg/kg IV de 6/6 ou 8/8 h

QUADRO 63.65 Correção na insuficiência renal.

DCE (mℓ/min)*	> 30	10 a 30	< 10
Intervalo (h)	Normal	12 a 12	24 a 24

Clearance de creatinina. DCE: depuração de creatinina endógena.

Ampicilina/sulbactam | Uso venoso

Espectro

Tem atividade contra *Staphylococcus aureus*, *Staphylococcus* sp., produtores ou não de betalactamase, *Streptococcus pneumoniae*, *Enterococcus* sp., *S. pyogenes*, *S. viridans*, *Haemophilus influenzae*, *Escherichia coli*, *Proteus* sp., *Klebsiella pneumoniae*, *Moraxella catarrhalis*, *Neisseria* sp., *Legionella* sp., *Salmonella* sp., *Shigella* sp., *Bordetella pertussis* e *Yersinia enterocolitica*. Tem boa atividade contra anaeróbios em geral, e o componente sulbatam é bastante ativo contra *Acinetobacter* sp. É usada principalmente em infecções respiratórias, sinusite, otite, amigdalite e celulite.

Toxicidade/interações/incompatibilidade/ estabilidade

São reações adversas comuns diarreia, dor abdominal, náuseas e vômitos, mas ocorrem também urticária, febre e candidíase vaginal.

As soluções diluídas para uso IV devem ser administradas até 8 h após a preparação se mantidas em temperatura ambiente e 48 h se mantidas sob refrigeração. O diluente de escolha é o soro fisiológico.

Dosagem e administração

Doses usuais de 1,5 a 3 g IV, divididos em 6 a 8 h, com dose máxima de 12 g ao dia. Doses máximas devem ser utilizadas em infecções por *Acinetobacter*. A alimentação não interfere na absorção.

Em crianças, devem-se usar 50 a 200 mg/kg/dia, com base no componente ampicilina, a cada 4 a 6 h. Doses de até 400 mg/kg/dia podem ser usadas em casos de meningite. Em neonatos, a dose sugerida é de 100 mg/kg/dia, mesmo naqueles com menos de 7 dias. Não há doses definidas para prematuros.

Não há evidências de alterações na fertilidade ou danos ao feto; no entanto, a segurança para uso durante a gravidez não foi estabelecida.

O ajuste para função renal é apresentado no Quadro 63.66. Na hemodiálise, é necessária uma dose após a sessão, e na diálise peritoneal ambulatorial contínua, 0,75 a 1,5 g ao dia, de 12 em 12 h.

QUADRO 63.66 Correção na insuficiência renal.

DCE (mℓ/min)*	> 30	15 a 29	5 a 14
Intervalo (h)	6/8	12	24

Clearance de creatinina. DCE: depuração de creatinina endógena.

Ampicilina/sulbactam | Uso oral (sultamicilina)

Espectro

Tem efetividade contra *Staphylococcus aureus*, *Staphylococcus* sp., produtores ou não de betalactamases, *Streptococcus pneumoniae*, *Enterococcus* sp., *Streptococcus pyogenes*, *Streptococcus viridans*, *Haemophilus influenzae*, *E. coli*, *Proteus* sp., *Klebsiella pneumoniae*, *Moxarella catarrhalis*, *Neisseria* sp., *Legionella* sp., *Salmonella* sp., *Shigella* sp., *B. pertussis* e *Yersinia enterocolitica*.

É usada principalmente em: infecções do trato respiratório superior e inferior, incluindo sinusite, otite média e amigdalite, pneumonias, bronquite; infecções do trato urinário, como infecção urinária e pielonefrite; infecções de pele e de tecidos moles; e infecções gonocócicas. Pode ser ainda utilizada na continuação do tratamento parenteral para completar o tempo necessário do uso do antibiótico.

Toxicidade/interações/incompatibilidade/ estabilidade

As reações adversas mais comuns são: diarreia, náuseas, vômitos, dor, espasmos e desconforto epigástrico. Enterocolite e colite pseudomembranosa são raras. *Rash*, prurido, urticária e febre também ocorrem.

O alopurinol aumenta a possibilidade de eritema cutâneo, especialmente em paciente hiperuricêmico.

Dosagem e administração

As doses usuais no adulto são de 375 a 750 mg, 2 vezes/dia (12/12 h). Em crianças/recém-nascidos com menos de 30 kg, 25 a 50 mg/kg/dia, divididos em duas tomadas; com mais de 30 kg, devem-se usar doses de adulto.

Estudos de reprodução animal não têm revelado alterações na fertilidade ou danos ao feto; entretanto, a segurança para uso durante a gravidez e a lactação não foi estabelecida. O ajuste para a função renal é apresentado no Quadro 63.67.

QUADRO 63.67 Correção na insuficiência renal.

DCE (mℓ/min)*	> 30	15 a 29	5 a 14
Intervalo (h)	12	12	24

Clearance de creatinina. DCE: depuração de creatinina endógena.

Outras penicilinas

Oxacilina

Espectro

Está indicada nas infecções causadas por *Staphylococcus epidermidis*, *Staphylococcus pyogenes* e *Streptococcus viridans*. Não tem efeitos sobre bactérias gram-negativas, sendo pouco ativa contra *Enterococcus* sp.

Toxicidade/interações/incompatibilidade/estabilidade

São efeitos adversos: eritema, urticária, febre, anafilaxia, diminuição da hemoglobina, neutropenia, hematúria transitória e, raramente, nefropatia. A probenecida diminui a excreção renal. Apresenta incompatibilidade com ácidos e aminoglicosídios.

As soluções reconstituídas são estáveis por 3 dias em temperatura ambiente e por 7 dias sob refrigeração. Soluções diluídas mantêm-se estáveis por 24 h em temperatura ambiente.

Dosagem e administração

Em infecções moderadas, 6 g/dia, divididos a cada 4 h ou de 6 em 6 h. Em infecções graves, 9 a 12 g/dia, divididos a cada 4 h ou de 6 em 6 h. Para uso intramuscular, reconstituir 500 mg de oxacilina com 3 mℓ de água destilada ou soro fisiológico. Para uso intravenoso direto, utilizar 5 mℓ de água destilada ou soro fisiológico ou glicosado para 500 mg de oxacilina e, para obter a solução para infusão intravenosa, diluir novamente em soros fisiológico ou glicosado, observando uma concentração final de 10 a 50 mg/mℓ. O tempo de infusão pode variar entre 15 e 30 min.

Deve-se diminuir a dose na insuficiência hepática moderada ou grave, uma vez que 50% da medicação são eliminados por metabolismo hepático. Em criança, a dose máxima é de 8 g/dia (Quadro 63.68).

Apresenta segurança na gestação (risco B) e na lactação. Não há necessidade de correção na insuficiência renal e na insuficiência hepática isoladas, apenas se as duas forem concomitantes. Não é necessária a reposição pós-diálise.

QUADRO 63.68 Dosagem e administração de oxacilina em crianças.

Idade/peso	Dose e intervalo
Neonatos	—
< 7 dias < 2 kg	50 mg/kg/dia de 12/12 h
< 7 dias > 2 kg	100 mg/kg/dia de 8/8 h
> 7 dias < 2 kg	75 mg/kg/dia de 8/8 h
> 7 dias > 2 kg	100 mg/kg/dia de 6/6 h
Crianças	50 a 400 mg/kg/dia de 6/6 h

Carbenicilina

Espectro

As carboxipenicilinas, também chamadas de penicilinas de terceira geração, são indicadas no tratamento de infecções por *Pseudomonas aeruginosa*. Entretanto, tem sido frequente a resistência de *Pseudomonas aeruginosa* a esse grupo de antibióticos. Atualmente, estão disponíveis a carbenicilina e a ticarcilina associadas ao ácido clavulânico, sendo a segunda bastante ativa contra *Pseudomonas aeruginosa*.

É a penicilina de escolha para tratamento das infecções por *Pseudomonas aeruginosa*, mas atualmente é pouco utilizada em virtude do surgimento de outras penicilinas antipseudômonas. Não tem boa atividade contra outros gram-negativos.

Pode ser utilizada em infecções intra-abdominais, pélvicas, urinárias, respiratórias, de pele e de tecidos moles, e osteomielite.

Toxicidade/interações/incompatibilidade/estabilidade

Hipopotassemia com alcalose metabólica é frequente, e hipomagnesemia também pode ocorrer. Reações de hipersensibilidade, como erupções cutâneas, prurido, urticária, febre e reções anafiláticas são raras. Anemia, trombocitopenia, disfunção plaquetária e eosinofilia são também observadas, além de convulsões e irritabilidade neuromuscular com o uso de doses elevadas. Além disso, pode ocorrer descompensação de insuficiência cardíaca pelo aporte elevado de sódio.

Os anticoagulantes orais derivados da cumarina, a heparina e os trombolíticos podem aumentar o risco de hemorragia, como também os anti-inflamatórios não esteroides, os inibidores de ação plaquetária e a sulfimpirazona.

A carbenicilina tem incompatibilidade com aminoglicosídios, anfotericina B, bleomicina, cloranfenicol, eritromicina, lipídios, tetraciclinas e vitaminas B e C.

A solução reconstituída deve ser utilizada imediatamente após o preparo, e as soluções diluídas mantêm a estabilidade por 24 h em temperatura ambiente e por 3 dias sob refrigeração. Um grama de carbenicilina contém 5 mEq de sódio.

Dosagem e administração

Doses de 30 a 40 g/dia, divididos de 4/4 h ou de 6/6 h. Para administração intramuscular, deve-se diluir 1 g do pó em um volume de 1,5 a 3 mℓ, ou 5 g em 7 a 12 mℓ de água destilada; para administração por via intravenosa direta, diluir as soluções iniciais em 20 mℓ de água destilada ou soros fisiológico ou glicosado. As soluções para infusão intravenosa podem ser obtidas mediante diluição em soros fisiológico, glicosado, ou glicofisiológico, observando-se uma concentração máxima de 50 mg/mℓ. O tempo de infusão pode variar entre 30 e 40 min.

A dosagem para crianças é apresentada no Quadro 63.69. É segura na gestação (risco B) e na lactação. A correção pelo *clearance* é apresentada no Quadro 63.70. Na reposição na diálise, administrar dose de 5 g após sessão de hemodiálise. Na diálise peritoneal ambulatorial contínua, administrar 5 g em 24 a 48 h.

QUADRO 63.69 Dosagem e administração de carbenicilina em crianças.

Idade	Dose e intervalo
< 2 kg	75 mg/kg dose IV de 8/8 h
> 2 kg	100 mg/kg dose IV de 6/6 h

QUADRO 63.70 Correção na insuficiência renal.

DCE (mℓ/min)*	50 a 20	10 a 50	< 10
Dose (%)	100	25 a 75	15

*Clearance de creatinina. DCE: depuração de creatinina endógena.

Ticarcilina/clavulanato

Espectro

Apresenta atividade sobre as bactérias produtoras da beta-lactamase, como *Staphylococcus aureus*, *Escherichia coli*, *Klebsiella* sp., *Proteus* sp., *Shigella* sp. e *Haemophilus influenzae*. Não é confiável contra *Enterococcus* sp. e demonstra boa atividade sobre *Pseudomonas aeruginosa*, *Enterococcus* sp., *Acinetobacter* sp. e *Xanthomonas maltophilia*. Sua ação é potencializada por aminoglicosídios.

Atua ainda em várias espécies de anaeróbios, inclusive *Bacteroides fragilis*. Pode ser utilizada em infecções intra-abdominais, pélvicas, urinárias, respiratórias, de pele e de tecidos moles e na osteomielite.

Toxicidade/interações/incompatibilidade/ estabilidade

Hipopotassemia com alcalose metabólica é frequente, e hipomagnesemia também pode ocorrer. Reações de hipersensibilidade, como erupções cutâneas, prurido, urticária, febre e reações anafiláticas, são raras. Anemia, trombocitopenia, disfunção plaquetária, leucopenia e eosinofilia também podem ser observadas. Podem ocorrer convulsões e irritabilidade neuromuscular com o uso de doses elevadas, além de descompensação de insuficiência cardíaca pelo aporte elevado de sódio.

A ticarcilina/clavulanato é inativada por aminoglicosídios quando misturados no mesmo frasco. Probenecida reduz sua excreção. Tem incompatibilidades com bicarbonato de sódio e aminoglicosídios (administrar com uma hora de intervalo).

A solução reconstituída é estável por 6 h em temperatura ambiente e por 3 dias sob refrigeração. As soluções para infusão intravenosa são estáveis por 24 h em temperatura ambiente ou por 7 dias sob refrigeração. Contém 5,2 mEq de sódio por grama de ticarcilina.

Dosagem e administração

A dose usual é de de 3 g IV, de 4/4 h ou de 6/6 h. Não se deve administrar por via IM. Para administração intravenosa direta, deve-se reconstituir o pó liofilizado com 13 mℓ de água destilada ou soro fisiológico. As soluções para infusão intravenosa podem ser obtidas por diluição da solução inicial em soro fisiológico, glicosado ou lactato de Ringer, observando-se concentrações finais entre 10 e 100 mg. Infundir em 30 min.

Em criança, a dose é de 200 a 300 mg/kg/dia IV, divididos a cada 4 ou 6 h. Na gestação e na lactação é segura (risco B). A correção pelo *clearance* é apresentada no Quadro 63.71. Na hemodiálise, repor 3 g após o procedimento; em pacientes em diálise peritoneal ambulatorial contínua, considerar a dose para depuração de creatinina endógena (DCE) < 10 mℓ/min.

QUADRO 63.71 Correção na insuficiência renal.

DCE (mℓ/min)*	20 a 50	10 a 50	< 10
Intervalo (h)	4 a 6	8	12
Dose (g)	3	2 a 3	2 a 3

*Clearance de creatinina. DCE: depuração de creatinina endógena.

Piperacilina/tazobactam

Espectro

Apresenta atividade contra cocos gram-positivos, incluindo enterococos. Associação com o tazobactam amplia o espectro contra muitas bactérias produtoras de betalactamases plasmídicas (*Staphylococcus*, *Neisseria gonorrhoeae*, *Haemophilus influenzae*, *Escherichia coli*, *Proteus mirabilis*, *Proteus vulgaris*, *Klebsiella*, *Salmonella* e *Shigella*) e contra algumas bactérias que produzem betalactamase crossômica (*Moraxella catarrhalis*, *Klebsiella*, *Bacteroides* e *Prevotella*). Apresenta pouca atividade sobre *Serratia*, *Enterobacter* e *Citrobacter*, sendo efetiva sobre cepas de *Acinetobacter* sp.

Pode ser utilizada em infecções intra-abdominais, pélvicas, urinárias, respiratórias, de pele e de tecidos moles, e na osteomielite.

Toxicidade/interações/incompatibilidade/ estabilidade

São reações adversas: náuseas, vômitos, diarreia, hipertensão, insônia, cefaleia, agitação, febre, tonturas, vertigens, *rash*, prurido, colite pseudomembranosa e broncospasmo. Podem ser encontrados eosinofilia, neutropenia, tempo de protrombina elevado, alterações das enzimas hepáticas e aumento de creatinina.

Interações medicamentosas com tetraciclinas podem diminuir o efeito da piperacilina. Aminoglicosídios inativam, *in vitro*, a piperacilina, devendo-se evitar o uso das duas medicações em um mesmo recipiente. Após reconstituição, pode ser armazenada por 24 h em temperatura ambiente ou por 7 dias sob refrigeração.

Dosagem e administração

Na infecção grave, a dose é de 4 g IV, 8/8 h, ou 3 g IV, de 6/6 h; na infecção moderada, 2 g IV a cada 6 ou 8 h. Administrar IV em infusão por 30 min ou mais. A piperacilina pode ser diluída em SF ou SG a 5%. Não é compatível com SRL.

Na gestação e na lactação, tem fator de risco B, e a amamentação pode determinar diarreia e candidíase na criança. A correção pelo *clearance* é apresentada no Quadro 63.72. Na diálise, administrar 25 g a cada 8 h e aplicar uma dose adicional de 0,75 g após cada hemodiálise.

QUADRO 63.72 Correção na insuficiência renal.

DCE (mℓ/min)*	> 50	10 a 50	< 10
Intervalo (h)	4 a 6	6 a 8	8

*Clearance de creatinina. DCE: depuração de creatinina endógena.

Sulfonamidas

São substâncias com efeito bacteriostático, cujos representantes são sulfadiazina, sulfadoxina e sulfametoxazol + trimetoprima.

Sulfadiazina

Espectro

É ativa contra *Escherichia coli*, *Streptococcus pyogenes*, *Streptococcus pneumoniae*, *Haemophilus influenzae*, *Haemophilus ducreyi*, *Nocardia* sp., *Actinomyces* sp., *Chlamydia trachomatis* e *Calymmatobacterium granulomatis*. Tem baixa atividade sobre *Neisseria meningitidis* e *Shigella* sp., sendo ativa sobre *Toxoplasma gondii*.

Em associação com ampicilina ou eritromicina, é usada no tratamento da nocardiose; com a pirimetamina, é o tratamento de escolha da toxoplasmose.

Toxicidade/interações/incompatibilidade/estabilidade

Pode haver cristalúria em pacientes desidratados, anemia hemolítica (fenômeno de sensibilização, deficiência de G6PD), agranulocitose (reversível na maioria dos casos) e anemia aplásica (extremamente rara e, provavelmente, devido ao efeito direto sobre a medula), além de hipersensibilidade (eritema multiforme, urticária, febre, síndrome de *Stevens-Johnson*, síndrome de *Behçet*, fotossensibilidade, reações penfigoides e purpúricas, exantemas petequiais, morbiliformes e escarlatiformes) e necrose focal ou difusa do fígado, que pode evoluir para atrofia amarela e morte. É possível haver também anorexia, náuscas c vômitos de provável origem central.

Tem ação sinérgica com trimetoprima. As sulfonamidas potencializam a ação de anticoagulantes orais, sulfonilureias e hidantoína. A ação antibacteriana é inibida pela presença de sangue, pus e produtos de destruição tecidual.

Dosagem e administração

A dose usual é de 2 a 4 g VO por dia, com doses a cada 4 ou 8 h. No tratamento da toxoplasmose, é usado 1 g de 12/12 h. A administração deve ser feita 1 h antes ou 2 h após as refeições, ou de estômago vazio.

Em prematuros, a sulfadiazina pode deslocar a bilirrubina plasmática da albumina plasmática. Em crianças menores de 2 meses, é usada uma dose de ataque de 150 mg/kg, seguida de 100 mg/dia a cada 4 ou 6 h. Em crianças, a dose máxima diária é de 6 g.

As sulfonamidas atravessam a barreira placentária e alcançam a circulação fetal, atingindo concentrações suficientes para causar efeitos antibacterianos e tóxicos no feto, podendo levar a hemólise, se houver deficiência de G6PD, e *kernicterus*. Não usar em gestantes próximo ao termo (risco B).

No leite materno, chega ao nível correspondente a 50% do nível sérico. Necessita de ajuste na insuficiência renal, conforme o Quadro 63.73.

QUADRO 63.73 Correção na insuficiência renal.

DCE (mℓ/min)*	10 a 50	< 10
Intervalo (h)	8 a 12	12 a 24

Clearance de creatinina. DCE: depuração de creatinina endógena.

Sulfadoxina

Espectro

É ativa sobre *Plasmodium falciparum* e *Pneumocystis jiroveci* e sobre a maioria dos gram-positivos e negativos. É uma medicação de excelente atuação no tratamento e na profilaxia da malária secundária ao *Plasmodium falciparum* resistente à cloroquina.

Toxicidade/interações/incompatibilidade/estabilidade

Pode haver cristalúria em pacientes desidratados e anemia aplásica, embora seja extremamente rara e, provavelmente, por efeito direto sobre a medula. Eritema multiforme, urticária, febre, síndrome de *Stevens-Johnson*, síndrome de *Behçet*, fotossensibilidade, reações penfigoides e purpúricas, exantemas petequiais, morbiliformes e escarlatiformes também podem ocorrer, além de necrose focal ou difusa do fígado, que pode evoluir para atrofia amarela e morte, anorexia, náuseas e vômitos de provável origem central.

A ação bacteriana é inibida pela presença de sangue, pus e produtos de destruição tecidual. As sulfonamidas potencializam a ação de anticoagulantes orais, sulfonilureias e hidantoína.

Dosagem e administração

No tratamento da malária, deve-se administrar 1 g VO no primeiro dia e 500 mg nos 2 dias seguintes. Na profilaxia da malária, usar 1 g VO por semana.

Em crianças, há os mesmos efcitos da sulfadiazina em prematuros. Como profilaxia da malária, usar 30 mg/kg/dia.

As sulfonamidas atravessam a barreira placentária e alcançam a circulação fetal, atingindo concentrações suficientes para causar efeitos antibacterianos e tóxicos no feto, o que pode levar a hemólise, se houver deficiência de G6PD, e *kernicterus*. Não usar em gestantes próximas ao termo.

A medicação está disponível em associação com pirimetamina, cujo potencial teratogênico não é conhecido. No leite materno, alcança nível correspondente a 50% do nível sérico. Não existe informação sobre a necessidade de redução da dose na insuficiência renal.

Sulfametoxazol + trimetoprima (cotrimoxazol)

Espectro

É ativo sobre a maioria dos cocos gram-positivos e negativos, mas não atua sobre *Treponema pallidum*, *Mycobacterium tuberculosis*, *Mycoplasma* sp. e a maioria dos anaeróbios. É a medicação de escolha contra *Stenotrophomonas maltophilia* e *Burkholderia cepacia*. Não tem atividade sobre *Pseudomonas aeruginosa* e *Enterococcus* sp.

Suas principais indicações são: infecções respiratórias, gastrintestinais e urinárias; sinusite; otite média; prostatite; orquite; epididimite; infecções por *Nocardia asteroides*; uretrite ou cervicite por *Neisseria gonorrhoeae*; linfogranuloma venéreo e cancroide; tratamento e profilaxia das infecções por *Pneumocystis jiroveci*; profilaxia da "diarreia do viajante"; infecções urinárias e de exacerbação de infecções agudas em pacientes com bronquite crônica; brucelose; infecções do trato biliar; osteomielite aguda e crônica; infecções periodontais; infecções por *Paracoccidioides brasiliensis*; e na profilaxia de bacteriemia em pacientes neutropênicos.

Toxicidade/interações/incompatibilidade/estabilidade

São reações adversas: anemia aplásica, anemia hemolítica, anemia macrolítica, alterações de coagulação, granulocitopenia, agranulocitose, púrpura de *Henoch-Schönlein*, trombocitopenia, leucopenia e sulfemoglobinemia. Receptores de transplante renal podem sofrer grave toxicidade hematológica.

A maioria dos paraefeitos envolve a pele, podendo causar dermatite esfoliativa; a síndrome de *Stevens-Johnson* e a necrólise epidérmica tóxica (síndrome de *Lyell*) são raras e ocorrem principalmente em indivíduos idosos. Náuseas e vômitos são reações gastrintestinais mais frequentes. Diarreia é rara, glossite e estomatite são relativamente comuns.

Hepatite alérgica colestática também ocorre, assim como cefaleia, alucinações, depressão e vertigem. Em pacientes com doença renal prévia, pode haver diminuição permanente da função renal e também anafilaxia.

Interações com metotrexato e pirimetamina aumentam a possibilidade de citopenias graves. É preciso evitar o uso concomitante de varfarina, fenitoína, tolbutamina e clorpropamida, que têm seu efeito potencializado. A polimixina B e/ou os aminoglicosídios têm sinergismo contra alguns bacilos gram-negativos.

O uso associado à rifampicina é sinérgico para o tratamento de infecções por *Staphylococcus aureus* resistentes à oxacilina.

O cotrimoxazol não deve ser misturado com outros medicamentos. A estabilidade das soluções diluídas pode variar entre 2 e 6 h em temperatura ambiente, dependendo da concentração (soluções mais diluídas são mais estáveis). Em seringa, sem diluir, a atividade é mantida por até 5 dias em temperatura ambiente.

Dosagem e administração

A dose para infecções, exceto pneumocistose, é de 800 mg de sulfametoxazol + 160 mg de trimetoprima de 12 em 12 h, por 10 a 14 dias. No *Pneumocystis jiroveci*, 75 a 100 mg/kg/dia de sulfametoxazol + 15 a 20 mg/kg/dia de trimetoprima com a administração a cada 6 ou 8 h IV, por 14 a 21 dias.

A administração deve ser feita 1 h antes ou 2 h após as refeições, ou de estômago vazio. Não se deve administrá-lo pelas vias intramuscular e intravenosa direta. As soluções para administração por infusão intravenosa podem ser obtidas por diluição do conteúdo das ampolas em soros fisiológico, glicosado, glicofisiológico ou lactato de Ringer, observando-se uma concentração final entre 2,4 e 5,3 mg de sulfametoxazol por mℓ de solução. Infundir por 30 a 90 min.

Em crianças, em infecções urinárias e otite, usar 8 mg/kg ou 150 a 185 mg/kg de sulfametoxazol, de 12 em 12 h por 10 dias. Não usar na gestação próximo ao termo. Pode causar hemólise nos fetos com deficiência de G6PD e *kernicterus*. No leite materno, chega a um nível correspondente a 50% do nível sérico. Necessita de ajuste na insuficiência renal (Quadro 63.74).

Após a hemodiálise, deve-se utilizar metade da dose usual, e na diálise peritoneal ambulatorial contínua e em hemodiálise venovenosa contínua, considerar DCE = 10 a 50 mℓ/min. Não se deve misturá-lo a outros medicamentos.

QUADRO 63.74 Correção na insuficiência renal.

Clearance de creatinina	> 50	10 a 50	< 10
Dose (%)	100	100	50
Intervalo (h)	12	12 a 24	24

Tetraciclinas

São substâncias que se acumulam de maneira ativa na bactéria e por meio da ligação na subunidade 30S do ribossomo, interferindo na síntese proteica, com atividade principalmente bacteriostática e maior em pH ácido. Seus representantes são doxiciclina, minociclina, oxitetraciclina e tetraciclina.

Doxiciclina

Espectro

É ativa contra *Chlamydia* sp., *Neisseria gonorrhoeae*, *Mycoplasma pneumoniae*, *Brucella* sp., *Vibrio cholerae*, *Campylobacter* sp., *Actinomyces israelli* e *Ureaplasma urealyticum*. Apresenta boa atividade em anaeróbios, inclusive *Bacteroides fragilis*.

É usada principalmente em infecções sexualmente transmissíveis e, junto com a eritromicina, é a medicação preferida na pneumonia por *Mycoplasma pneumoniae*. É utilizada também no tratamento de cólera.

Suas principais indicações são: tratamento de infecções sexualmente transmissíveis (IST), como uretrites, endocervicites, doença inflamatória pélvica (DIP) e infecções retais por *Chlamydia* sp.; e outras infecções por *Chlamydia* sp., como linfogranuloma venéreo, psitacose, tracoma, conjuntivite de inclusão e pneumonite. As tetraciclinas e os macrolídios são os fármacos de escolha no tratamento das riquetsioses.

A doxiciclina pode ser alterada com a ampicilina ou outro antibiótico de amplo espectro para tratamento supressivo intermitente em pacientes com infecções broncopulmonares crônicas. É aplicada no tratamento da doença de *Lyme*, sem envolvimento do SNC. Actinomicose, infecções por *Vibrio* sp., *Yersinia* sp., *Campylobacter* sp. e *Pasteurella multocida* respondem bem a essa medicação.

A doxiciclina é utilizada ainda na profilaxia da infecção por *Escherichia coli* enterotoxigênica e da malária por *P. falciparum*; porém, não deve ser empregada primariamente nas infecções por anaeróbios nem para tratar infecções por *Staphylococcus* sp., *Streptococcus* beta-hemolítico do grupo A ou *Streptococcus pneumoniae*, devido à existência de cepas resistentes.

Toxicidade/interações/incompatibilidade/estabilidade

A doxiciclina causa descoloração do esmalte dos dentes, que passam a apresentar cor cinza ou marrom, além de retardo do desenvolvimento ósseo nos fetos e nas crianças. Náuseas, vômitos, úlceras e pancreatite podem ocorrer, bem como superinfecção por *Candida* sp. e diarreia por alteração da flora intestinal. Raramente é causa de colite pseudomembranosa. Podem ainda ocorrer leucocitose e presença de linfócitos atípicos, de granulações tóxicas e de púrpura trombocitopênica, além de hipersensibilidade com queimadura excessiva se houver exposição ao sol, onicólise e pigmentação das unhas.

572 Parte 3 **Microrganismos e Antimicrobianos**

Quando usada com metoxiflurano, a doxiciclina pode causar insuficiência renal grave. Tem sua meia-vida diminuída pelo uso de fenitoína, carbamazepina e barbitúricos.

As tetraciclinas formam produtos tóxicos quando vencido o prazo de validade ou se expostas a luz, calor ou umidade. A solução reconstituída é estável por 72 h se mantida sob refrigeração.

Para administração intravenosa, pode ser diluída em soro fisiológico ou glicosado e a infusão deve ser completa em 12 h, sendo o restante desprezado.

Dosagem e administração

Doses de 200 mg VO em dose de ataque e manutenção de 100 mg VO, divididos de 12 em 12 h ou em dose única diária. A administração com ferro, cálcio ou leite pode diminuir a absorção.

A doxiciclina causa retardo do crescimento ósseo em prematuros e descoloração dos dentes em formação. Por isso, para crianças com idade inferior a 8 anos, deve-se administrar 2 a 4 mg/kg, divididos de 12 em 12 h ou de 24 em 24 h.

Ela também atravessa a barreira placentária e está presente no leite materno; logo, pode haver hepatotoxicidade na gestação e retardo do desenvolvimento ósseo do feto (risco D). Na lactação, é provavelmente segura se o tempo de uso for correto.

Não requer ajuste para insuficiência renal, e não é necessária a reposição pós-diálise.

Minociclina
Espectro

É ativa contra *Chlamydia* sp., *Neisseria gonorrhoeae*, *Mycoplasma pneumoniae*, *Brucella* sp., *Vibrio cholerae*, *Campylobacter* sp., *Actinomyces israelli*, *Helicobacter pylori* e *Ureaplasma urealyticum*. Tem boa atividade em anaeróbios, inclusive *Bacteroides fragilis*.

Embora possa apresentar alguma atividade sobre cocos gram-positivos, não deve ser utilizada em infecções por *Streptococcus* beta-hemolítico do grupo A e *Streptococcus pneumoniae*. É ativa sobre *Xanthomonas malthophila*.

Junto com a eritromicina, é o fármaco de preferência na pneumonia por *Mycoplasma pneumoniae*, além de ser usada no tratamento de cólera. Como apresenta boa atividade sobre *Staphylococcus aureus*, pode ser utilizada como opção nos germes resistentes à oxacilina.

É aplicada também no tratamento de IST, como uretrites, endocardites, DIP e infecções retais por *Chlamydia* sp., além de outras infecções por *Chlamydia* sp., como linfogranuloma venéreo, psitacose, tracoma, conjuntivite de inclusão e pneumonite. As tetraciclinas e os macrolídios são as medicações de escolha no tratamento de infecções por *Mycoplasma pneumoniae* e das riquetsioses.

Em combinação com um aminoglicosídio, é o tratamento mais efetivo contra a brucelose e pode ser alternada com a ampicilina ou outro antibiótico de amplo espectro para tratamento supressivo intermitente em pacientes com infecções broncopulmonares crônicas, embora a doxiciclina seja preferida pela melhor tolerabilidade.

A minociclina é usada ainda no tratamento da doença de *Lyme*, quando não há envolvimento do SNC, e em infecções intestinais por *Vibrio* sp. e *Campylobacter* sp. e infecções de pele e de tecidos moles por *Pasteurella multocida* respondem bem ao tratamento. É a tetraciclina mais ativa contra *Staphylococcus* sp., podendo ser utilizada em infecções estafilocócicas graves, incluindo as causadas por cepas resistentes à oxacilina.

Toxicidade/interações/incompatibilidade/estabilidade

São reações adversas: vertigens, desequilíbrio, zumbido, náuseas, vômitos, úlceras e pancreatite. A minociclina causa descoloração do esmalte dos dentes, que passam a apresentar cor cinza ou marrom, e retardo do desenvolvimento ósseo nos fetos e nas crianças. Pode haver superinfecção por *Candida* sp., bem como diarreia por alteração da flora intestinal. Raramente é causa de colite pseudomembranosa, mas pode provocar leucocitose e presença de linfócitos atípicos, de granulações tóxicas e de púrpura trombocitopênica. Hipersensibilidade é rara; porém, a minociclina causa fotossensibilidade com queimadura excessiva se houver exposição ao sol, além de onicólise e pigmentação das unhas. Quando usada com metoxiflurano, pode causar insuficiência renal grave.

Dosagem e administração

A dose usual é de 1 a 2 g VO por dia, com doses a cada 6 ou 12 h, ou 200 a 500 mg/dia IM, com doses a cada 6 ou 12 h. Não pode ser utilizada por via IV.

Deve ser obrigatoriamente evitada em crianças menores de 8 anos, pois ocasiona retardo do crescimento ósseo e descoloração dos dentes. Em crianças maiores de 8 anos, é preciso avaliar o risco *versus* benefício; se for realmente necessário, deve-se utilizar a dose de 25 a 50 mg/kg VO a cada 6 h, ou 12 a 25 mg/kg IM a cada 8 ou 12 h.

A minociclina cruza a barreira placentária e está presente no leite materno, podendo causar hepatotoxicidade na gestação. Logo, é preciso evitá-la na lactação. Há também retardo do desenvolvimento ósseo no feto; por isso, não se deve usá-la (risco D).

Necessita de ajuste na insuficiência renal (Quadro 63.75). Em pacientes em diálise peritoneal ambulatorial contínua, não há necessidade de qualquer ajuste. Fazer dose após hemodiálise.

QUADRO 63.75 Correção na insuficiência renal.

DCE (mℓ/min)*	> 50	10 a 50	< 10
Intervalo (h)	8 a 12	24	Evitar

Clearance de creatinina. DCE: depuração de creatinina endógena.

Tetraciclina | Cloridrato e fosfato de tetraciclina
Espectro

É ativa sobre *Chlamydia* sp., *Neisseria gonorrhoeae*, *Mycoplasma pneumoniae*, *Brucella* sp., *Vibrio cholerae*, *Campylobacter* sp., *Actinomyces* sp. e *Ureaplasma urealyticum*; porém, pode oferecer resistência a *Staphylococcus* sp., *Streptococcus* beta-hemolítico do grupo A e *Streptococcus pneumoniae*.

É usada principalmente em IST e, junto com a eritromicina, é a medicação preferida no tratamento da pneumonia por

Mycoplasma pneumoniae. É aplicada também no tratamento de cólera e uretrites, endocardites e DIP (IST), além de infecções retais por *Chlamydia* sp. e outras, como linfogranuloma venéreo, psitacose, tracoma, conjuntivite de inclusão e pneumonite.

As tetraciclinas e os macrolídios são os fármacos de escolha no tratamento de infecções por *Mycoplasma pneumoniae*. Em combinação com um aminoglicosídio, é o tratamento mais efetivo contra a brucelose. Pode ser alternada com a ampicilina ou outro antibiótico de amplo espectro para tratamento supressivo intermitente em pacientes com infecções broncopulmonares crônicas. É usada no tratamento da doença de *Lyme* sem envolvimento do SNC. As tetraciclinas também são adequadas para o tratamento das riquetsioses e das infecções por *Vibrio* sp., *Campylobacter* sp., *Pasteurella multocida*, *Actinomyces* sp. e *Ureaplasma urealyticum*.

Toxicidade/interações/incompatibilidade/estabilidade

A tetraciclina causa descoloração do esmalte dos dentes, que passa a se apresentar na cor cinza ou marrom, e retardo do desenvolvimento ósseo nos fetos e nas crianças. São reações adversas: náuseas, vômitos, úlceras e pancreatite. Pode ocorrer também superinfecção por *Candida* sp., bem como diarreia por alteração da flora intestinal. Raramente é causa de colite pseudomembranosa. Pode haver ainda leucocitose e presença de linfócitos atípicos, granulações tóxicas e púrpura trombocitopênica, mas hipersensibilidade é rara. A tetraciclina causa fotossensibilidade com queimadura excessiva se houver exposição ao sol, além de onicólise e pigmentação das unhas.

Quando usada com metoxiflurano, pode causar insuficiência renal grave. Tem meia-vida diminuída com o uso de fenitoína e barbitúricos. Forma produto tóxico quando vencido o prazo de validade ou se exposta a luz, calor ou umidade.

Dosagem e administração

A dose usual é de 250 a 500 mg VO a cada 6 h. Deve ser administrada 2 h antes ou após as refeições, evitando-se o uso concomitante de antiácidos e produtos com ferro, cálcio ou leite, que podem diminuir a absorção.

Deve ser obrigatoriamente evitada em crianças com idade inferior a 8 anos, pois ocasiona retardo do crescimento ósseo e descoloração dos dentes. Em crianças maiores de 8 anos, é preciso avaliar o risco *versus* benefício; se for realmente necessário, utilizar dose de 25 a 50 mg/kg divididos a cada 6 ou 12 h.

A tetraciclina cruza a barreira placentária e está presente no leite materno, podendo causar hepatotoxicidade na gestação. Portanto, não se deve usar na gestação e na lactação. Há também retardo do desenvolvimento ósseo do feto.

O ajuste para insuficiência renal é demonstrado no Quadro 63.76. Não é necessária a reposição pós-diálise.

QUADRO 63.76 Correção na insuficiência renal.

Clearance de creatinina	> 50	10 a 50	< 10
Intervalo (h)	6 a 8	12 a 24	Não usar

OUTROS ANTIBIÓTICOS

Lincosaminas

A clindamicina e a lincomicina pertencem ao grupo das lincosamidas, que têm atividade contra bactérias gram-positivas e anaeróbios.

A clindamicina resulta da modificação química da lincomicina, antibiótico isolado de *Streptomyces lincolnensis*, que tem melhor absorção intestinal e atividade contra protozoários (*Plasmodium* sp., *Toxoplasma gondii*) e *Pneumocystis jiroveci*.

Clindamicina
Espectro

É efetiva sobre *Staphylococcus aureus* (exceto os oxacilinorresistentes) e *Streptococcus* do grupo A, mas não apresenta atuação sobre gram-negativos aeróbios.

Tem boa atividade em anaeróbios gram-positivos e negativos, incluindo *Clostridium perfringens* e *Bacteroides fragilis*; neste último, é considerada a medicação de escolha. *Enterococcus* sp., *Clostridium difficile*, *Clostridium ramosum* e *Mycoplasma pneumoniae* apresentam resistência.

Suas principais indicações são: infecções por germes anaeróbios, principalmente pélvicas ou respiratórias; e infecções por *Streptococcus* sp. e *Staphylococcus* sp., exceto *Staphylococcus aureus* resistentes à oxacilina. Em associação com pirimetamina, a clindamicina é usada no tratamento da toxoplasmose em pacientes com AIDS alérgicos às sulfonamidas. Em associação com quinino, é utilizada em pacientes infectados por *Babesia microli* e por *Plasmodium falciparum* resistente à cloroquina.

Toxicidade/interações/incompatibilidade/estabilidade

São reações adversas: anorexia, náuseas, vômitos, diarreia, gosto metálico, aumento das enzimas hepáticas, colite pseudomembranosa, granulocitopenia, trombocitopenia, discrasias sanguíneas, bloqueio neuromuscular, exantema cutâneo, febre e eritema multiforme exsudativo (síndrome de *Stevens-Johnson*). Se aplicada por via IV, pode causar tromboflebites.

A mistura com ampicilina, fenitoína, barbitúricos, aminofilina, gliconato de cálcio, sulfato de magnésio, cloranfenicol e eritromicina é incompatível no mesmo frasco. Pode ocorrer antagonismo na combinação com eritromicina e cloranfenicol. Os bloqueadores neuromusculares têm seu efeito potencializado, favorecendo o surgimento de apneias ou de paralisia respiratória. Há aumento dos níveis séricos de teofilina.

A clindamicina é incompatível com fenitoína, aminofilina, tobramicina, ampicilina, barbitúricos, sulfato de magnésio, gliconato de cálcio, ciprofloxacino, ranitidina e íons metálicos. A solução parenteral diluída é estável por 16 dias sob refrigeração. Não se deve refrigerar a solução de uso oral, que pode ser estável por até 2 semanas à temperatura ambiente após reconstituição.

Dosagem e administração

A dose usual é de 150 a 450 mg VO de 6/6 h. Em infecções graves, 1.800 a 2.700 mg/dia IV ou IM, divididos a cada 6 ou 8 h.

No caso de babesiose, 600 mg VO de clindamicina, de 8 em 8 h, e 650 mg VO de quinino, de 8 em 8 h, durante 7 dias. Para malária, 450 mg VO de clindamicina, de 6 em 6 h, e 650 mg VO de quinino, de 8 em 8 h, por 3 dias, ou 20 mg/kg/dia de clindamicina, divididos de 12 em 12 h (VO ou IV), por 5 dias.

Na toxoplasmose ocular, 150 a 300 mg VO de clindamicina, de 6 em 6 h, durante 3 a 4 semanas. No caso de toxoplasmose em paciente imunossuprimido: na fase aguda, usar 450 a 600 mg de clindamicina VO ou IV, de 6 em 6 h, e 50 a 75 mg de pirimetamina VO, de 24 em 24 h, por 6 semanas. Em pneumocistose, 900 mg IV de clindamicina, de 8 em 8 h, combinada com 30 mg VO de primaquina por dia.

A clindamicina pode ser administrada por via oral com alimento, mas não deve ser aplicada por via intramuscular ou intravenosa direta. A solução para infusão pode ser obtida por diluição em soros fisiológico, glicosado, glicofisiológico ou lactato de Ringer, observando-se uma concentração final entre 6 e 12 mg/mℓ. Para pacientes em restrição hídrica, pode-se utilizar uma concentração máxima de 18 mg/mℓ. A infusão deve ser feita em 10 a 60 min a uma velocidade não superior a 30 mg por minuto. Não administrar dose IM única superior a 600 mg.

Em crianças, a dose é de 10 a 40 mg/kg/dia, IV, IM ou VO, divididos de 6/6 h ou de 8/8 h. Pode ser usada a superfície corporal para: dose em infecções moderadas de 350 mg/mℓ/dia e, em infecções graves, 450 mg/mℓ/dia.

A clindamicina atravessa a barreira placentária e apresenta risco B na gestação. No leite materno, alcança níveis superiores a 50% do nível plasmático.

Em pacientes em insuficiência renal, não é necessária a redução da dose. Também não é preciso fazer a reposição pós-diálise.

A clindamicina também atua inibindo a síntese proteica e não alcança níveis terapêuticos no SNC. Tem metabolização hepática e eliminação dos metabólitos pela urina, pela bile e pelas fezes.

Lincomicina

Espectro

Atua contra gram-positivos, principalmente *Staphylococcus* sp. e *Streptococcus* sp. Tem boa atividade contra anaeróbios, mas não é ativa contra *Enterococcus faecalis*, leveduras e gram-negativos.

O uso da lincomicina tem sido reduzido, uma vez que a clindamicina é mais ativa e tem menos efeitos colaterais. As indicações são semelhantes às da clindamicina, excetuando-se o uso na pneumocistose e nas protozooses.

Toxicidade/interações/incompatibilidade/ estabilidade

São reações adversas: colite pseudomembranosa, exantema cutâneo, reação anafilactoide, neutropenia e, talvez, hepatotoxicidade e bloqueio neuromuscular.

Há aumento da incidência de paralisia respiratória e apneia se associada a bloqueadores neuromusculares. Se usada com teofilina, há aumento dos níveis séricos desta. O uso de caolim diminui a absorção da lincomicina. É incompatível com vitamina B_6. A solução diluída é estável por 24 h em temperatura ambiente.

Dosagem e administração

As doses usuais são de 600 mg/dia IM; 600 mg IV, de 8 em 8 h ou de 12 em 12 h; e 500 mg VO, de 6 em 6 h ou de 8 em 8 h. O modo de administração é por via oral, intramuscular ou infusão intravenosa. A absorção é diminuída se usada com alimento; portanto, deve ser administrada com água e com o estômago vazio.

A solução para infusão intravenosa pode ser obtida por diluição em soros fisiológico, glicosado, glicofisiológico ou lactato de Ringer, e a concentração final deve estar entre 6 e 10 mg/mℓ. Infundir em 10 a 60 min.

Em crianças, a dose é de 10 mg/kg/dia IM, e em infecções graves, 10 a 30 mg/kg/dia IV, divididos de 8 em 8 h ou de 12 em 12 h. Se for por via oral, usar 30 a 60 mg/kg/dia, divididos de 6 em 6 h ou de 8 em 8 h.

A lincomicina apresenta risco B na gestação, e não há informações sobre lactação. A correção para o paciente com comprometimento da função renal é apresentada no Quadro 63.77. Não é necessário reposição pós-diálise.

QUADRO 63.77 Correção na insuficiência renal.

Clearance de creatinina	> 50	10 a 50	< 10
Intervalo (h)	6	6 a 12	12/24

Cloranfenicol

Espectro

O cloranfenicol é um antibiótico de amplo espectro, com excelente atividade anaeróbia e penetração no SNC, além de ser ativo contra todos os anaeróbios, incluindo *Bacteroides fragilis*. O principal mecanismo de resistência adquirida ao cloranfenicol é a produção de enzima inativadora por bactérias gram-positivas, gram-negativas e *Bacteroides fragilis*. O segundo mecanismo é a impossibilidade de afetar o ribossomo por impermeabilidade da parede celular, encontrada em bacilos gram-negativos, incluindo *Haemophilus influenzae*.

O tianfenicol é um análogo do cloranfenicol, com aspectos antimicrobiano e clínico similares que parecem não ser associados à ocorrência de aplasia medular e síndrome cinzenta. Já o cloranfenicol tem o seu uso restrito devido à toxicidade hematológica (indução de aplasia de medula).

Toxicidade/interações/incompatibilidade/ estabilidade

São reações adversas: febre, *rash* macular e vesicular, urticária, hemorragia em membranas mucosas e reação anafilactoide. O cloranfenicol pode ocasionar depressão da medula óssea com anemia aplásica (1/20.000 a 1/40.000), anemia hipoplásica, trombocitose e granulocitopenia. Podem ocorrer também neurite óptica e periférica, assim como síndrome cinzenta em prematuros ou recém-nascidos menores de 2 semanas (em até 40% dos casos).

O cloranfenicol interage com *fenobarbital* (pode reduzir a concentração plasmática do antibiótico), *antibióticos* (efeito antagônico *in vitro* com penicilina e aminoglicosídios) e *outras medicações* (interfere na biotransformação de clorpropamida, varfarina e fenitoína). Porém, é incompatível com ácido ascórbico, eritromicina e vitaminas do complexo B. A solução reconstituída é estável por até 30 dias em temperatura ambiente e, após a diluição, a estabilidade mantém-se por 24 h na mesma temperatura.

Dosagem e administração

A dose usual é de 12,5 a 25 mg/kg a cada 6 h, com uso parenteral exclusivamente IV ou VO. A dose diária máxima é de 4,8 g/dia VO ou IV. Quando usado por via oral, deve ser com água e de estômago vazio. Não se deve administrá-lo por via intramuscular. A solução para administração por via intravenosa direta pode ser feita diluindo-se o pó liofilizado em água; a infusão intravenosa pode ser obtida por diluição da solução inicial em soros fisiológico, glicosado, glicofisiológico ou Ringer com ou sem lactato de sódio. A concentração final não deve ultrapassar 20 mg/mℓ, e a infusão deve ser feita por um período de 14 a 30 min.

A dosagem em crianças é apresentada no Quadro 63.78. Existem riscos para o recém-nascido se for utilizado próximo ao termo, mas é possível usá-lo se houver indicação (risco C).

Ajuste na função renal não é necessário, assim como reposição pós-diálise.

O cloranfenicol inibe a síntese proteica e é distribuído nos vários tecidos e fluidos, inclusive no SNC (21 a 50%), sendo inativado principalmente pelo fígado. Em pacientes com funções renal e hepática normais, 30% da dose são eliminados pelos rins. Em caso de insuficiência hepática, deve-se aplicar 1 g de ataque e, em seguida, 500 mg, de 6/6 h por 10 a 14 dias.

QUADRO 63.78 Dosagem e administração de cloranfenicol em crianças.

Idade	Dose e intervalo
Até 1 semana	25 mg/kg de 24/24 h
1 a 4 semanas	25 mg/kg de 12/12 h ou de 24/24 h
Acima de 4 semanas	12,5 a 25 mg/kg de 6/6 h IV ou VO

IV: via intravenosa; VO: via oral.

Fosfomicina trometamol

Espectro

Tem atividade contra gram-positivos e gram-negativos (*Streptococcus pneumoniae*, *Staphylococcus* sp., *Neisseria* sp., *Haemophilus* sp., *Escherichia coli*, *Proteus mirabilis*, *Salmonella* sp. e *Shigella* sp.) e pouca atividade contra *Streptococcus* não *pneumoniae*, *Klebsiella* sp., *Enterobacter* sp., *Proteus* indol-positivo e *Pseudomonas* sp. É usada principalmente em infecções urinárias baixas não complicadas (cistites).

Toxicidade/interações/incompatibilidade/ estabilidade

São reações adversas: hipersensibilidade e sintomas gastrintestinais, como pirose, diarreia e náuseas. A metoclopramida diminui sua absorção.

Dosagem e administração

A dose usual é um envelope com 3 g VO, dose única. Alimentos retardam a absorção; portanto, deve ser administrada com o estômago vazio.

A fosfomicina trometamol não pode ser administrada em lactantes; em crianças, deve-se usar um envelope com 2 g VO, dose única. É provavelmente segura na gestação (risco B), mas deve ser evitada na lactação.

Metronidazol

Espectro

É um derivado nitroimidazólico com atividade bactericida sobre bactérias anaeróbias e protozoanicida. Penetra em células por difusão passiva e, em condições de anaerobiose, tem seu nitrogrupo reduzido, causando, então, metabólitos altamente tóxicos, os quais interagem com DNA e outras macromoléculas.

Tem efeito antibacteriano para bactérias anaeróbias, incluindo *Bacteroides fragilis*, outras espécies de *Bacteroides*, *Clostridium*, *Peptococcus* e *Peptostreptococcus*. Não atua sobre bactérias aeróbias, mas tem boa efetividade contra *Helicobacter pylori*, *Gardnerella vaginalis*, *Entamoeba histolytica*, *Giardia lamblia* e *Trichomonas vaginalis*. É usado principalmente nas infecções por germes anaeróbios, amebíase, giardíase e tricomoníase, e nas infecções por *Helicobacter pylori* e *Gardnerella vaginalis*.

Toxicidade/interações/incompatibilidade/ estabilidade

São efeitos adversos: reações eritematosas com prurido e urticária, náuseas, vômitos, desconforto abdominal, gosto metálico na boca e diarreias. Podem ocorrer também neuropatia periférica e crises convulsivas, além de leucopenia. Existem relatos de aplasia medular e efeitos locais (flebite).

O metronidazol potencializa o efeito dos anticoagulantes orais e inibe a álcool-desidrogenase e o dissulfiram (podendo causar psicose aguda). A cimetidina aumenta a meia-vida e diminui o *clearance* do metronidazol. Não se deve misturá-lo com outros medicamentos.

A solução parenteral já vem pronta para o uso e não deve ser administrada por via intramuscular. A infusão deve ser feita em 30 a 60 min, protegendo-a da luz artificial e da luz solar direta, mantendo-a na embalagem original até o momento do uso.

Dosagem e administração

As doses usuais são: dose de ataque de 15 mg/kg e, após, 7,5 mg/kg, de 6 em 6 h VO ou IV (alternativamente pode ser usada a cada 8, 12 ou 24 h). A dose máxima é de 4 g ao dia. Na *tricomoníase*, 2 g VO, dose única, ou 250 mg VO, de 8 em 8 h, por 7 dias; na *amebíase*, 750 mg VO, de 8 em 8 h, por 10 dias; na *giardíase*, 250 mg VO, de 8 em 8 h, por 5 dias; na *colite pseudomembranosa*, 250 mg VO, de 6 em 6 h, por 10 dias (pode ser IV, na dose de 7,5 mg/kg, de 6 em 6 h); na *vaginose*, 500 mg VO, de 12 em 12 h, por 7 dias.

Pode ser administrado por via oral com alimento, por causa da irritação gástrica, embora esse uso retarde a absorção.

O uso da via venosa deve ser lento, em 30 a 60 min, em uma concentração de 5 a 8 mg/min. A concentração final não deve exceder 12 mg/min.

A dosagem em crianças é apresentada no Quadro 63.79. Na giardíase, 5 a 7 mg/kg, de 8 em 8 h, por 5 dias; na amebíase: 35 a 50 mg/kg/dia, de 8 em 8 h, por 10 dias. Deve-se evitar o uso no primeiro trimestre (risco B), utilizando com cautela durante o aleitamento.

Em pacientes com insuficiência renal, a administração é orientada pelo *clearance* de creatinina (Quadro 63.80). Após a hemodiálise, a dose é de 500 mg, e na diálise peritoneal ambulatorial contínua e na hemodiálise venovenosa contínua, considerar *clearance* de creatinina < 10 ml/min.

O metronidazol tem ação bactericida, amebicida e tricomonicida, além de apresentar distribuição em todos os tecidos e fluidos, inclusive no SNC (50%). Cerca de 30 a 60% da dose são metabolizados no fígado, mas sua eliminação é renal; por isso, deve ser usado com cautela em pacientes com neuropatia periférica e doença hepática.

Como o fármaco tem 28 mEq de sódio, deve ser utilizado com cautela em pacientes com insuficiência cardíaca congestiva (ICC). Na insuficiência hepática grave, é necessário reduzir a dose a 50% da dose usual.

QUADRO 63.80 Correção na insuficiência renal.

DCE (ml/min)*	> 50	50 a 10	< 10
Dose (%)	100	100	50

*Clearance de creatinina. DCE: depuração de creatinina endógena.

Metenamina
Espectro

É ativa contra *Escherichia coli*, *Proteus*, *Pseudomonas*, *Staphylococcus saprophyticcus* e *Klebsiella*. É usada principalmente na profilaxia e no tratamento de infecções urinárias.

Toxicidade/interações/incompatibilidade/ estabilidade

São efeitos adversos: *rash*, náuseas, dispepsia, disúria, cristalúria com altas doses e elevação de enzimas hepáticas. O uso concomitante de bicarbonato ou acetazolamida diminui o efeito da metanamina, por deixar a urina alcalina. Aumenta a toxicidade das sulfas e deve ser protegida do calor intenso.

Dosagem e administração

A dose usual em adultos é hipurato, 1 g VO, 2 vezes/dia; e mandelato, 1 g, 4 vezes/dia (a última dose antes de dormir). Pode ser administrada com as refeições para diminuir os efeitos gastrintestinais, e pode ser usado o ácido ascórbico para acidificar a urina. A metenamina apresenta risco C na gestação.

De 6 a 12 anos, a dose é hipurato, 25 a 50 mg/kg/dia, divididos em 2 vezes/dia; mandelato, 50 a 75 mg/dia, divididos em 4 vezes/dia, ou 0,5 g, de 6 em 6 h (a última dose antes de dormir).

Para pacientes com *clearance* de creatinina < 50 ml/min, evitar o uso de metenamina, bem como em pacientes renais em diálise ou sondados.

Nitrofurantoína
Espectro

Age contra *Escherichia coli*, *Enterococcus* sp., *Klebsiella* sp. e *Enterobacter* sp. Não é ativa contra *Serratia* sp., *Pseudomonas* sp. e a maioria das cepas de *Proteus* sp., assim como contra grampositivos e anaeróbios.

Suas principais indicações são: profilaxia e tratamento de infecções não complicadas do trato urinário inferior; suspensão da bacteriúria associada à cateterização vesical; tratamento a longo prazo de infecções crônicas do trato urinário; e esterilização da urina antes de submeter o paciente à ressecção transuretral de próstata.

Toxicidade/interações/incompatibilidade/ estabilidade

São efeitos adversos náuseas, vômitos e diarreia. Há três graus de toxicidade pulmonar: aguda, subaguda e crônica. A forma aguda apresenta febre, calafrios, mialgias, tosse, dispneia e crepitações nas bases, e, na radiografia de tórax, pode haver infiltrado pulmonar; na subaguda, há febre e eosinofilia, que é mais comum quando se usa a medicação por períodos superiores a 1 mês; na forma crônica, ocorre pneumonia intersticial difusa, e a fibrose é rara, sendo mais frequente em pacientes com insuficiência renal crônica. Há casos raros de toxicidade hepática, com icterícia colestática e dano hepatocelular. Pode haver alterações neurológicas reversíveis, como cefaleia, vertigem, tonturas, mialgias e nistagmo. Há também casos de polineuropatia com desmielinização de nervos sensoriais e motores, além de sinais de denervação e atrofia muscular.

A nitrofurantoína causa anemia hemolítica em pacientes com deficiência de G6PD, além de leucopenia, granulocitopenia e anemia megaloblástica. Em pacientes com perda de função renal, a medicação se acumula no plasma, aumentando a possibilidade de efeitos adversos, em especial em relação ao sistema nervoso periférico.

Dosagem e administração

A dose usual é de 50 a 100 mg VO, de 6 em 6 h. No tratamento supressivo, 50 a 100 mg VO, de 24 em 24 h. Pode ser administrada por via oral com alimento e só alcança níveis terapêuticos na urina.

Em crianças, a dose é de 5 a 7 mg/kg VO, de 6 em 6 h. No tratamento supressivo, 1 mg/kg VO, de 24 em 24 h. Não se deve usá-la no terceiro trimestre de gestação, e nos demais trimestres, tem risco B, sendo seguro o uso na lactação se não houver deficiência de G6PD na criança. Não usar quando DCE < 40 ml/min. Evitar em pacientes renais crônicos sob diálise.

Rifamicina
Espectro

Tem boa atividade contra *Streptococcus pneumoniae* e *Streptococcus* sp., assim como contra *Staphylococcus* sp. É ativa contra

Mycobacterium tuberculosis, mas não tem boa atividade contra *Enterococcus* sp., *Clostridium* sp. e germes gram-negativos.

É uma alternativa parenteral para pacientes que não podem usar rifampicina VO ou enteral (basicamente na tuberculose e como medicação adjunta nas estafilococcias não responsivas ao tratamento usual).

Toxicidade/interações/incompatibilidade/estabilidade

Geralmente é bem tolerada. Pode ocorrer hipersensibilidade, com erupções cutâneas e, raramente, edema de glote e anafilaxia, assim como distúrbios gastrintestinais (náuseas, vômitos, diarreia e hepatotoxicidade, com aumento das transaminases e bilirrubinemia).

A medicação pode corar de laranja ou vermelho-alaranjado a pele, a urina, as lágrimas (e lentes de contato) e as mucosas. Têm sido relatadas alterações no metabolismo dos anticoagulantes, dos hipoglicemiantes orais, dos digitálicos e dos anticoncepcionais orais. A solução para infusão intravenosa é estável por até 24 h em temperatura ambiente após a diluição. Apresenta incompatibilidade com soluções ácidas (aminoácidos, derivados da tetraciclina, etionamida e heparina).

Dosagem e administração

A dose usual é de 10 a 30 mg/kg/dia IV, divididos de 8 em 8 h ou de 12 em 12 h. Para uso intramuscular, apresenta-se em ampolas de 1,5 ou 3 mℓ, e a forma disponível para administração em infusão intravenosa apresenta-se em ampolas de 10 mℓ, que devem ser diluídas em soros fisiológico ou glicosado observando-se a concentração final de 1 a 5 mg/mℓ. Infundir em 30 a 180 min.

Em crianças, tem experiência limitada (usar 10 a 30 mg/kg/dia IV, de 8 em 8 h ou de 12 em 12 h).

É preciso evitar o uso da rifampicina, porque não penetra efetivamente no SNC. A rifamicina não deve ser usada como única medicação no tratamento de infecções bacterianas, especialmente nas estafilococcias, pois nesse caso ocorre facilmente o aparecimento de resistência. *O uso tópico está contraindicado por falta de estudos adequados, pela seleção de germes resistentes e pelo risco de reações adversas.*

Secnidazol
Espectro

É análogo ao metronidazol, sendo ativo contra bactérias anaeróbias em geral. Apresenta também atividade contra *Entamoeba histolytica*, *Giardia lamblia*, *Trichomonas vaginalis* e *Gardnerella vaginalis*. É usado principalmente nas infecções por aneróbios por *Gardnerella vaginalis*.

Toxicidade/interações/incompatibilidade/estabilidade

São reações adversas: náuseas, glossites, estomatites, erupções urticariformes, leucopenia (reversível com a suspensão do tratamento), vertigens, incoordenação, ataxia, parestesias e polineuropatias sensorimotoras.

Em pacientes com antecedentes de discrasias sanguíneas e distúrbios neurológicos, é preciso evitar seu uso, bem como em pacientes com hipersensibilidade aos imidazólicos.

O secnidazol causa efeito *antabuse* quando associado à ingestão de bebidas alcoólicas e aumenta o efeito anticoagulante da varfarina. Além disso, quando associado ao dissulfiram, pode provocar surtos delirantes e estado confusional.

Dosagem e administração

A dose usual é: em amebíase intestinal e giardíase, 2 g VO, dose única. Em amebíase hepática, 500 mg VO, de 8 em 8 h, por 5 a 7 dias; na tricomoníase, 2 g VO, dose única (a mesma dose é recomendada para o cônjuge). Em crianças com giardíase, dose única de 30 mg/kg; na amebíase, 30 mg/kg/dia, em dose única diária, por 5 a 7 dias. No primeiro trimestre de gravidez e na lactação, seu uso deve ser evitado em decorrência de sua passagem através da placenta e do leite materno.

Tianfenicol
Espectro

Tem ação contra gram-positivos (*Streptococcus* sp., *Streptococcus* sensíveis à oxacilina) e gram-negativos, incluindo *Neisseria* sp., *Haemophilus* sp., *Escherichia coli*, *Shigella*, *Salmonella* sp. e *Yersinia* sp. É ativo contra anaeróbios (inclusive *Bacteroides fragilis*), *Rickettsia* sp., *Mycoplasma* sp. e *Chlamydia* sp., mas não é efetivo contra *Enterococcus* sp. Suas principais indicações são infecções ginecológicas, respiratórias e por anaeróbios.

Toxicidade/interações/incompatibilidade/estabilidade

São reações adversas: depressão medular reversível (leucopenia, anemia e trombocitopenia), reação de hipersensibilidade (eritema, febre e anafilaxia), náuseas, vômitos, diarreia, cefaleia e confusão mental.

Dosagem e administração

As doses usuais são de 500 mg VO, de 6 em 6 h, 500 a 1.000 mg IV, de 6 em 6 h, 500 a 1.000 mg IV, de 6 em 6 h ou de 8 em 8 h. Em crianças, 50 mg/kg/dia VO, divididos de 6 em 6 h, ou 25 mg/kg/dia IV, de 6 em 6 h. Tem pouca penetração no liquor.

Polimixina B
Espectro

Tem atividade bactericida contra quase todos os bacilos gram-negativos, exceto os do grupo *Proteus*, e aumenta a permeabilidade das paredes celulares das bactérias. Todas as bactérias gram-positivas, os fungos e os cocos gram-negativos *Neisseria gonorrhoeae* e *Neisseria meningitidis* são resistentes.

A polimixina B é indicada nas infecções agudas causadas por cepas suscetíveis de *Pseudomonas aeruginosa*, sendo a medicação de escolha no tratamento de infecções no trato urinário, nas meninges e na corrente sanguínea causadas por cepas suscetíveis de *Pseudomonas aeruginosa*. Também pode ser usada

578 Parte 3 **Microrganismos e Antimicrobianos**

topicamente no tratamento de infecções do olho causadas por cepas suscetíveis de *Pseudomonas aeruginosa* e pode ser indicada em infecções graves causadas por cepas suscetíveis aos seguintes organismos: *Haemophilus influenzae*, especificamente em infecções do trato urinário; *Aerobacter aerogenes*, especialmente em bacteriemia; e *Klebsiella pneumoniae*, especificamente em bacteriemias.

Toxicidade/interações/incompatibilidade/estabilidade

É contraindicada em pacientes com histórico de hipersensibilidade a polimixinas. Pacientes com nefrotoxicidade devido a sulfato de polimixina B normalmente apresentam albuminúria, cilindrúria, azotemia e aumento dos níveis sanguíneos sem aumento da dosagem. Há diminuição do volume urinário e aumento da uremia, que são indicadores de terapia descontinuada com essa medicação. Reações neurotóxicas podem ser manifestadas por rubor facial, vertigem, irritabilidade, fraqueza, sonolência, ataxia, parestesia perioral, dormência das extremidades e embaçamento da visão. Esses são comumente associados a níveis elevados no soro encontrados em pacientes com disfunção renal e/ou nefrotoxicidade. Pode haver sinais de irritação meníngea por causa da administração intratecal.

A neurotoxicidade do sulfato de polimixina B pode resultar em paralisia respiratória por bloqueio muscular, especialmente quando a medicação é administrada imediatamente após anestesia e/ou relaxantes musculares.

Outras reações adversas são: febre, *rash*, urticária, dor nos locais de injeção intramuscular e tromboflebites nos locais de injeção intravenosa. O uso simultâneo ou sequencial de outras medicações neurotóxicas e/ou neurotóxicas com sulfato de polimixina B, particularmente bacitracina, estreptomicina, neomicina, canamicina, gentamicina, tobramicina, amicacina, cefaloridina, paromomicina, viomicina e colistina, deve ser evitado.

As soluções reconstituídas devem ser armazenadas sob refrigeração entre 2 e 8°C, e qualquer porção não usada deve ser descartada em 72 h. Antes da reconstituição, deve-se armazená-la em local com temperatura entre 15 e 30°C. Sulfato de polimixina B não deve ser armazenado em soluções alcalinas, visto que elas são menos estáveis.

Dosagem e administração

Para uso intravenoso, dissolver 500.000 unidades de polimixina B em 300 a 500 mℓ de solução de dextrose 5% para injeções parenterais por gotas contínuas. A dose IV para adulto é de 15.000 a 25.000 unidades/kg/dia em indivíduos com função renal normal e deve ser reduzida para 15.000 unidades/kg ou menos em indivíduos com dano renal. Infusões devem ser oferecidas a cada 12 h; entretanto, a dose diária não deve exceder 25.000 unidades/kg/dia.

Para administração IM, não é rotineiramente recomendada porque causa dor grave nos locais de injeção, particularmente em bebês e crianças. Se usada IM, dissolver 500.000 unidades de polimixina em 2 mℓ de água estéril para injeção ou solução de cloreto de sódio ou solução de hidrocloreto de procaína a 1%.

A dose intramuscular em adulto é de 25.000 a 30.000 unidades/kg/dia, que deve ser reduzida no caso de doença renal. A dose pode ser dividida e administrada em intervalos de 4 ou 6 h.

Em infecções meníngeas, polimixina B deve ser administrada só pela *via intratecal*, dissolvendo 500.000 unidades em 10 mℓ de solução de cloreto de potássio para 500.000 unidades/mℓ por dose. A dosagem intratecal em adulto é de 50.000 unidades 1 vez/dia durante 3 a 4 dias; em seguida, 50.000 unidades em dose única, em dias alternados por pelo menos 2 semanas depois que as culturas do fluido cerebroespinal forem negativas e os níveis de açúcar voltarem ao normal.

Na administração tópica oftalmológica, dissolver 500.000 unidades em 20 a 50 mℓ de água estéril, ou solução de cloreto de sódio para concentrações de 10.000 a 25.000 unidades por mℓ. No tratamento de infecções por *Pseudomonas aeruginosa* no olho, uma concentração de 10.000 a 25.000 unidades/mℓ é administrada em uma a três gotas a cada hora, aumentando os intervalos à medida que for surgindo resposta. Injeção subconjuntival de até 100.000 unidades/dia pode ser usada no tratamento de infecções por *Pseudomonas aeruginosa* na córnea e na conjuntiva. Evitar a instalação sistêmica e oftalmológica acima de 25.000 unidades/kg/dia.

As vias intramuscular e intratecal devem ser utilizadas apenas em pacientes hospitalizados, para fornecer constante supervisão médica. Essa medicação não é absorvida pelo trato digestivo normal, uma vez que 50% de sua atividade é perdida na presença do soro, e os níveis sanguíneos efetivos são baixos. Repetidas doses dão um efeito cumulativo.

Os bebês com função renal normal podem receber 40.000 unidades/kg/dia sem efeitos adversos. Em crianças, administra-se a dose do adulto. O uso intratecal em crianças com mais de 2 anos requer a mesma dose do adulto, mas em crianças com menos de 2 anos, 20.000 unidades 1 vez/dia, por 3 a 4 dias, ou 25.000 unidades, em dose única, em dias alternados por pelo menos 2 semanas depois que a cultura de fluido cerebroespinal for negativa e o conteúdo de açúcar tiver voltado ao normal.

Doses de até 45.000 unidades/kg/dia têm sido usadas em limitados estudos clínicos, no tratamento de sepse por *Pseudomonas aeruginosa*.

Na gravidez, a segurança da polimixina B ainda não foi estabelecida. A função renal deve ser cuidadosamente determinada em pacientes com doença renal, e a retenção de nitrogênio deve ter dosagem reduzida. Em terapia parenteral, deve ser priorizado o monitoramento constante da função renal e dos níveis sanguíneos da substância.

Colistina (Polimixina E)
Espectro

Está indicada nas infecções por *Pseudomonas aeruginosa* ou outros germes gram-negativos sensíveis à colistina, quando houver intolerância ou resistência a outros antibióticos em septicemias, meningites, endocardites, assim como infecções urinárias, casos em que o uso deve ser parenteral.

O uso tópico se aplica em infecções otorrinolaringológicas, da pele, de ferimentos e queimaduras. Em doentes com fibrose cística e aplicação intratecal, convém a terapia por aerossol.

Toxicidade/interações/incompatibilidade/estabilidade

São efeitos adversos: albuminúria, hematúria, cilindrúria, aumento de ureia e creatinina no soro e insuficiência renal aguda (renais), devendo-se controlar a função renal 2 vezes/semana; vertigens, cefaleias, náuseas, vômitos, parestesias, distúrbios visuais, dislexia e má coordenação motora (neurotóxicos). Sob o uso de terapia com colistina parenteral, especialmente em uso intrapleural ou intraperitoneal, podem ocorrer bloqueios neuromusculares, os quais podem levar a uma parada respiratória. Nesses casos, neostigmina não atua como antídoto. Outros efeitos adversos são dor no local da aplicação e, em casos isolados, leucopenia. Em uso intratecal, existe o perigo de síndrome da cauda equina. A toxicidade da substância aumenta com o tempo da terapia (especialmente a ação nefrotóxica); portanto, o tratamento não deve ultrapassar 10 dias.

Se associada a outros quimioterápicos (eritromicina, tetraciclinas, cefalotina), pode levar a precipitações em soluções com colistina. A nefrotoxicidade é potencializada com outros medicamentos nefrotóxicos (aminoglicosídios, cefalosporinas).

A colistina parenteral não pode ser usada em pessoas com hipersensibilidade ao produto ou à polimixina B, assim como durante a gravidez e no aleitamento. Colistina parenteral não pode ser aplicada em injeção IV rápida. Em insuficiência renal (creatinina 1,3 mg/100 mℓ), colistina parenteral só pode ser usada em indicações vitais e dosagens reduzidas. As soluções de colistina parenteral nos solventes indicados têm estabilidade de 6 h em temperatura ambiente.

Dosagem e administração

O colistimetato sódico injetável deve ser administrado em duas a quatro doses divididas em níveis de 2,5 a 5 mg/kg/dia para pacientes com função renal normal, dependendo da gravidade da infecção. A dose diária deve ser reduzida no caso de qualquer comprometimento renal, e o intervalo de tempo entre as injeções deve ser aumentado, o que pode ser frequentemente antecipado a partir do histórico clínico do paciente.

O produto pode ser utilizado em idosos, desde que a função renal esteja monitorada e não haja histórico de comprometimento renal.

O tratamento não deve ultrapassar 10 dias, porque sua toxicidade aumenta com o tempo da terapia, e a função renal deve ser avaliada 2 vezes/semana, conforme os seguintes parâmetros:

- Administração intravenosa
  - Administração direta intermitente: injetar vagarosamente metade da dose total diária durante um período de 3 a 5 min a cada 12 h
  - Infusão contínua: injetar vagarosamente metade da dose total diária durante um período de 3 a 5 min. Adicionar a quantidade remanescente da dose total diária de colistimetato para injeção em NaCl a 0,9%, dextrose a 5% em NaCl a 0,9%, dextrose a 5% em NaCl a 0,225%, SRL ou solução de açúcar invertido a 10%
  - Infusão IV lenta: iniciar 1 a 2 h após a dose inicial, em uma taxa de 5 a 6 mg/h no caso de função renal normal. Quando a função renal estiver comprometida, reduzir a taxa de infusão de acordo com o grau de insuficiência renal.

A escolha de solução IV e do volume a ser utilizado é definida pelas necessidades de fluido e gerenciamento de eletrólitos. Qualquer solução de infusão contendo colistimetato sódico deve ser preparada no momento do uso e não deve ser utilizada por um período superior a 24 h. Em sua superdosagem pode ocorrer exacerbação de reações adversas. Nesse caso, recomenda-se suspensão do colistimetato sódico e tratamento dos sintomas até estabilização do paciente e substituição da terapia antimicrobiana.

Sugestão de modificação do esquema de dosagem do colistimetato sódico injetável em adultos com função renal prejudicada é apresentada no Quadro 63.81.

Telitromicina

Espectro

É o primeiro membro de uma nova família da classe de macrolídio-lincosamina-estreptogramina B, derivado semissintético da eritromicina A, os quetolídeos.

Tem ação bactericida e inibe a síntese proteica das subunidades 50S no nível 23S do RNA ribossômico, sendo sua afinidade de ligação no nível 23S 10 vezes maior do que a eritromicina A em cepas sensíveis à eritromicina e 20 vezes maior em cepas resistentes.

A ligação total à procaína in vitro é de aproximadamente 60 a 70%, primariamente relacionada com a albumina sérica humana. Essa ligação não é alterada em voluntários idosos e em pacientes com insuficiência hepática.

A telitromicina tem metabolização hepática principalmente pelas izoenzimas do citocromo P450, excretadas de modo inalterado (1/3) pelas fezes (20%) e pela urina (12%). Apresenta

QUADRO 63.81 Dosagem do colistimetato sódico injetável segundo o grau de comprometimento da função renal.*

	Normal	Leve	Moderado	Considerável
Clearance plasmático (mg/100 mℓ)	0,7 a 1,2	1,3 a 1,5	1,6 a 2,5	2,6 a 4,0
Clearance de ureia (% do normal)	80 a 100	40 a 70	25 a 40	10 a 25
Dose unitária de colistimetato para injeção (mg)	100 a 150	75 a 115	66 a 150	100 a 150
Frequência (vezes/dia)	4 a 2	2	2 ou 1	A cada 36 h
Dose diária total (mg)	300	150 a 230	133 a 150	100
Dose aproximada (mg/kg/dia)	5	1,5 a 3,8	2 ou 1	1,5

*A dose diária sugerida é de 2,5 a 5 mg/kg; entretanto, o intervalo de tempo entre as injeções deve ser aumentado no caso de função renal comprometida.

potente atividade contra cocos gram-positivos (*Streptococcus pneumoniae*, *Streptococcus pyogenes* e *Staphylococcus aureus*) e cocos gram-negativos (*Haemophilus influenzae* e *Bordetella pertussis*). É altamente concentrada nos fagócitos e apresenta boa atividade antibacteriana contra patógenos respiratórios atípicos e intracelulares, como: *Chlamydophila (Chlamydia) pneumoniae*, *Legionella pneumophila* e microrganismos atípicos (*Mycoplasma pneumoniae*).

In vitro, a telitromicina demonstra atividade bactericida contra *Streptococcus pneumoniae*, incluindo cepas resistentes à penicilina G e à eritromicina A, *Chlamydophila (Chlamydia) pneumoniae*, *Legionella pneumophila*, *Streptococcus pyogenes* e *Haemophyllus influenzae*.

A atividade da telitromicina contra *Streptococcus pneumoniae* não depende da suscetibilidade dos isolados a outras classes antibacterianas, como, por exemplo, penicilinas, cefalosporinas, macrolídios, cotrimoxazol, tetraciclinas e fluorquinolonas. Ela também mantém boa atividade contra *Streptococcus pneumoniae*, com um mecanismo fundamental de resistência.

Toxicidade/interações/incompatibilidade/estabilidade

As reações adversas mais comuns são: diarreia, náuseas, vômitos, dor gastrintestinal, flatulência, aumento das enzimas hepáticas e da fosfatase alcalina, vertigem, dor de cabeça, alterações do paladar e candidíase vaginal. Outras menos frequentes são: constipação intestinal, anorexia, moniliase oral, estomatite, erupção cutânea, urticária, prurido, icterícia colestática, sonolência, insônia, nervosismo, parestesia, eosinofilia, visão embaçada, eczema, cãibras musculares, rubor, arritmia atrial, hipotensão e bradicardia. Não foram realizados estudos a longo prazo em animais para determinar o potencial carcinogênico, e não foram observados efeitos teratogênicos nos estudos com ratos e coelhos.

Não existe nenhuma interação com alimentos. *In vitro*, a telitromicina é uma inibidora da CYP2D6 e CYP3A4. A administração concomitante de medicamentos metabolizados, principalmente por essas enzimas, pode causar aumento das concentrações plasmáticas da digoxina. Não houve nenhuma alteração significativa nos parâmetros do eletrocardiograma (ECG), e não foi observado nenhum sinal de toxicidade por digoxina. Contudo, o monitoramento do nível de digoxina sérica deve ser considerado durante a administração concomitante de telitromicina em pacientes tratados com sinvastatina. Os pacientes devem ser cuidadosamente monitorados para se detectar qualquer sinal ou sintoma de miopatia, visto que o risco dessa patologia pode ser aumentado com níveis elevados de sinvastatinas.

A telitromicina pode produzir interação semelhante com lovastatina e menor interação com atorvastatina. Não há nenhuma interação farmacocinética clinicamente relevante entre telitromicina e teofilina administradas como formulação de liberação prolongada. Entretanto, a administração de ambos os fármacos deve ser separada por um intervalo de 1 h, para diminuir os efeitos gastrintestinais semelhantes. Relatou-se vasoconstrição grave ("ergotismo"), com possível necrose de extremidades, quando da associação de antibióticos macrolídios e alcaloides de *ergot* vasoconstritores.

Outras interações

Podem ser observadas elevações dos níveis séricos de quinidina, carbamazepina, ciclosporina, hexabarbital, disopiramida e fenitoína, quando administrados concomitantemente com telitromicina, que, no entanto, é incompatível com cisaprida, pimozida, astemizol e terfenadina. Essa composição também é contraindicada em pacientes com hipersensibilidade à telitromicina ou a qualquer macrolídio ou componente da fórmula.

Dosagem e administração

Em exacerbação bacteriana aguda da bronquite crônica, sinusite aguda, amigdalite e faringite, a dose é de 800 mg VO (dois comprimidos), 1 vez/dia, por 5 dias. Na pneumonia adquirida na comunidade, 800 mg VO (dois comprimidos), 1 vez/dia, por 7 a 10 dias.

Não é necessário ajuste posológico em pacientes idosos, com insuficiência renal leve ou moderada e insuficiência hepática leve, moderada ou grave sem insuficiência renal concomitante. Já em insuficiência renal grave com ou sem insuficiência hepática coexistente, a dose deve ser reduzida à metade. A farmacocinética dessa medicação ainda não foi estudada em pacientes pediátricos menores de 12 anos de idade.

A telitromicina não deve ser usada durante a gravidez, a não ser que os benefícios esperados superem os possíveis riscos letais. Ela é também contraindicada durante a lactação.

Ácido nalidíxico
Espectro

É bactericida para as bactérias gram-negativas do trato urinário, como *Escherichia coli*, *Proteus mirabilis*, *Proteus* sp., *Klebsiella* sp. e *Enterobacter* sp. As *Pseudomonas* sp. são resistentes ao ácido nalidíxico, que é pouco ativo contra gram-positivos, podendo ser usado contra *Shigella* sp.

Suas principais indicações são em infecções urinárias não complicadas, causadas por germes suscetíveis. É muito eficiente na shigelose, inclusive por germes resistentes a outros medicamentos.

Toxicidade/interações/incompatibilidade/estabilidade

São reações adversas: náuseas, diarreia, dor abdominal, colestase, prurido, urticária, fotossensibilidade, eosinofilia, febre, cefaleia, sonolência, mal-estar, vertigem, transtornos visuais, astenia e mialgias. Pode haver convulsão em pessoas com doença vascular cerebral, parkinsonismo ou epilepsia, além de trombocitopenia, leucopenia e anemia hemolítica. Na intoxicação por excesso de dose, pode ocorrer acidose metabólica, paraefeito importante em paciente com insuficiência renal.

Dosagem e administração

A dose usual é de 0,5 a 1 g VO, de 6 em 6 h. Deve ser administrado 1 h antes das refeições, mas pode ser tomado com alimentos para diminuir os efeitos gastrintestinais. Não deve ser usado em crianças menores de 3 meses de idade.

Na shigelose, a dose usual é 55 mg/kg/dia, divididos de 6 em 6 h, por 5 dias, ou por 7 a 10 dias nas infecções urinárias.

As quinolonas causam erosões das cartilagens de crescimento em animais de laboratório, mas esse efeito não foi encontrado em seres humanos.

Não é recomendado na gestação, mas é seguro na lactação. Em pacientes com insuficiência renal, a administração deve ser orientada pelo *clearance* de creatinina (Quadro 63.82), embora não seja recomendado.

QUADRO 63.82 Correção na insuficiência renal.

DCE (mℓ/min)*	> 50	10 a 50	< 10
Dose (%)	100	Não	Não

Clearance de creatinina. DCE: depuração da creatinina endógena.

Ácido pipemídico
Espectro

É ativo contra bactérias gram-negativas do trato urinário, como *Escherichia coli*, *Proteus mirabilis*, outras espécies de *Proteus*, *Klebsiella* sp. e *Enterobacter* sp., mas é pouco ativo contra germes gram-positivos. As *Pseudomonas* sp. são resistentes a ele.

É usado principalmente em infecções urinárias não complicadas, causadas por germes suscetíveis.

Toxicidade/interações/incompatibilidade/estabilidade

São reações adversas: náuseas, vômitos, dor abdominal, colestase, prurido, urticária, fotossensibilidade, eosinofilia, febre, cefaleia, sonolência, mal-estar, vertigem, transtornos visuais, astenia e mialgias. Pode haver convulsão em pessoas com doença vascular cerebral, parkinsonismo ou epilepsia, além de trombocitopenia, leucopenia e anemia hemolítica. Na intoxicação por excesso de dose, pode ocorrer acidose metabólica, paraefeito importante em pacientes com insuficiência renal.

Dosagem e administração

A dose usual é de 400 mg VO, de 12 em 12 h, ou 800 mg/dia, em dose única. O uso em crianças não é recomendado, bem como na gestação e na lactação. Em pacientes com insuficiência renal, a administração deve ser orientada pelo *clearance* de creatinina (Quadro 63.83). Não é recomendado pós-diálise.

QUADRO 63.83 Correção na insuficiência renal.

DCE (mℓ/min)*	> 50	10 a 50	< 10
Dose (%)	100	Não recomendado	Não recomendado

Clearance de creatinina. DCE: depuração da creatinina endógena.

Ácido oxolínico
Espectro

É ativo contra bactérias gram-negativas do trato urinário, como *Escherichia coli*, *Proteus mirabilis*, *Proteus* sp., *Klebsiella* sp. e *Enterobacter* spp., mas é pouco ativo contra germes gram-positivos. As *Pseudomonas* spp. são resistentes.

É usado principalmente em infecções urinárias não complicadas, causadas por germes suscetíveis.

Toxicidade/interações/incompatibilidade/estabilidade

As reações adversas são: náuseas, vômitos, dor abdominal, colestase, prurido, urticária, fotossensibilidade, eosinofilia, febre, cefaleia, sonolência, mal-estar, vertigem, transtornos visuais, astenia e mialgias. Pode haver convulsão em pessoas com doença vascular cerebral, parkinsonismo ou epilepsia.

Podem ocorrer ainda trombocitopenia, leucopenia e anemia hemolítica. Na intoxicação por excesso de dose, pode haver acidose metabólica (em paciente com insuficiência renal).

Dosagem e administração

A dose usual é de 750 mg VO, de 12 em 12 h. O uso em crianças não é recomendado, bem como na gestação e na lactação. Em pacientes com insuficiência renal, a administração deve ser orientada pelo *clearance* de creatinina (Quadro 63.84). A informação é parte integrante do medicamento, imprescindível ao seu emprego terapêutico, principalmente quando do seu uso na gravidez e na lactação, devido aos riscos potenciais ao feto e à criança (Quadros 63.85 e 63.86).

QUADRO 63.84 Correção na insuficiência renal.

DCE (mℓ/min)*	> 50	10 a 50	< 10
Dose (%)	12	Não recomendado	Não recomendado

Clearance de creatinina. DCE: depuração na creatinina endógena.

QUADRO 63.85 Antimicrobianos/vacinas e gestação.*

Sem evidências de riscos (risco B)		
Aciclovir	Anfotericina B	Cefalexina
Ácido nalidíxico	Azitromicina	Cefalotina
Amoxicilina	Carbenicilina	Cefamandol
Amoxicilina/clavulanato	Cefaclor	Cefazolina
Ampicilina/sulbactam	Cefadroxila	Cefepima
Cefprozila	Dicloxacilina	Penicilina benzatina
Ceftadizima	Didanosina	Penicilina G cristalina
Cefuroxima	Eritromicina	Penicilina G procaína

(continua)

582 Parte 3 **Microrganismos e Antimicrobianos**

QUADRO 63.85 Antimicrobianos/vacinas e gestação.* (*Continuação*)

Cefxima	Etambutol	Penicilina V
Ciclopirox	Fanciclovir	Piperaciclina
Cefetamete	Fosfomicina	Piperacilina + tazobactam
Cefonicida	Lincomicina	Piperazina
Cefoperazona	Linezolida	Polimixina B
Cefotaxima	Loracabef	Probenecida
Cefoxitina	Meropenem	Ritonavir
Cefpirona	Meticilina	Saquinavir
Cefpodoxima	Metronidazol	Sulbactam
Clindamicina	Nafelina	Sulfadiazina
Clorexidina	Nistatina	Sulfonamidas
Clotrimazol	Nitrofurantoína	Telitromicina
Cloxacilina	Oxacilina	Ticarcilina
Colimestato	Quinopristina + dalfopristina	Valaciclovir

Riscos não descartados (risco C)

Aciclovir	Ganciclovir	Metenamina
Amantina	Gatifloxacino	Miconazol
Amicacina	Gatifloxacino	Moxalactam
Aztreonam	Gentamicina	Neomicina
Bacitracina	Griseolfuvina	Nevirapina
Cetoconazol	Hexaclorofeno	Norfloxacino
Ciclosserina	Hidroxicloroquina	Novobiocina
Cinoxacino	Idoxuridina	Ofloxacino
Ciprofloxacino	Imipenem-cilastatina	Pamoato de pirantel
Claritromicina	Indinavir	Pamoato de pirvínio
Clofazimina	Interferona alfa	Paromomicina
Cloranfenicol	Interferona beta	Pentamidina
Cloroquina	Interferona gama	Perfloxacino
Dapsona	Iodoquinol	Pirazinamida
Diritromicina	Isoniazida	Pirimetamina
Ertapeném	Itraconazol	Primaquina
Espiramicina	Lamefloxacino	Quinacrina
Estreptomicia	Lamivudina	Quinidina
Flucitosina	Levofloxacino	Quinolonas
Fluconazol	Mebendazol	Rifampicina
Foscarnet	Mefloquina	Teicoplanina
Furazolidona	Meropenem	Telitromicina
Terconazol	Vacina – peste	Vacina *parainfluenza*
Tiabendazol	Vacina – poliovírus	Vacina pneumocócica
Ticarcilina/clavulanato	Vacina – poliovírus inativada	Vacina tifoide
Tobramicina	Vacina – raiva	Vancomicina
Trimetoprima	Vacina – tularemia	Vancomicina
Vacina – cólera	Vacina anti-hemófilos	Zalcitabina
Vacina – meningococo	Vacina BCG	Zidovudina

Evidência de risco (risco D)

Canamicina	Doxiciclina	Oxitetraciclina
Carbasona	Estreptomicina	Tetraciclina
Clortetraciclina	Iodo	Vacina – febre amarela
Demeclociclina	Minociclina	

QUADRO 63.86 Antimicrobianos e lactação.

Sem evidência de riscos		
Amicacina	Cefotaxima	Miconazol tópico
Amoxicilina	Cefotaxima	Nistatina
Ampicilina	Cefoxitina	Oxacilina
Aztreonam	Cefoxitina	Pamoato de pirantel
Canamicina	Ceftazidima	Pamoato de pirvínio
Carbenecilina	Ceftriaxona	Paromomicina
Cefaclor	Cloxacilina	Penicilina
Cefadroxila	Dicloxacilina	Piperazina
Cefalexina	Eritromicina	Tobramicina
Cefalotina	Estreptomicina	Trimetoprima
Cefamandol	Gentamicina	Vancomicina
Cefazolina	Griseofulvina	
Cefepima	Mandelato de metenamina	

Com segurança provável		
Aciclovir	Ciclosserina	Fluconazol
Ácido clavulânico	Clindamicina	Fosfomicina
Anfotericina B	Cloretraciclina	Hexaclorofeno
Bacitracina tópica	Clorexidina	Imipenem-cilastatina
Cefixima	Cloroquina	Interferona alfa
Cefoperazona	Colimestato	Interferona beta
Cefpodoxima	Dietilcarbamazina	Interferona gama
Ceftibuteno	Doxiliclina	Ioniazida
Cefuroxima	Espiramicina	Isoniazida
Lincomicina	Neomicina	Rifampicina
Lindano	Piperaciclina	Sulfassalazina
Loracarbefe	Pirazinamida	Teicoplanina
Mebendazol	Pirimetamina	Tetraciclinas
Meropenem	Proguanil	Ticarcilina/clavulanato
Minociclina (curto tempo)	Quinidina	Valaciclovir

Não recomendados		
Aciclovir	Fanciclovir	Ofloxacino
Cetoconazol	Flucitosina	Pentamidina
Cinoxacino	Furazolidona	Polimixina B
Ciprofloxacino	Ganciclivir	Primaquina
Claritromicina	Indinavir	Quinacrina
Cloranfenicol	Iodoquinol	Ribavirina
Didanosina	Itraconazol	Ritonavir
Diritromicina	Lamivudina	Saquinavir
Enxacina	Levofloxacino	Telitromicina
Ertapeném	Lomefloxacino	Tiabendazol
Esparfloxacino	Metronidazol	Vidarabina
Estavudina	Nevirapina	Zalcitabina
Etambutol	Norfloxacino	

Com segurança na ausência de deficiência de G6PD		
Ácido nalidíxico	Nitrofurantoína	Sulfizoxazol
Dapsona		

NOVOS ANTIBIÓTICOS

Nos últimos anos têm-se observado o surgimento de novos antibióticos para agentes gram-positivos, embora não com novos alvos, mas com outros modos de ação.

No atual cenário, tem sido observada a associação de antibióticos, como a combinação da ceftazidima com o avibactam indicada como terapia combinada que utiliza um novo inibidor de betalactamases. A ceftozalona combina-se com o tazobactam, e o meropenem mais RPX7009.

Um novo aminoglicosídio testado é a plazomicina, e há uma nova quinolona, delafloxacina.

A fosfomicina volta a ser resgatada e um novo agente antibacteriano contra microrganismos gram-positivos, a teixobactina (extraída de bactérias do solo), vem sendo desenvolvido.

Tedizolida

O fosfato de tedizolida é um profármaco de fosfato da classe das oxazolidinonas. A atividade antibacteriana da tedizolida é mediada pela ligação à subunidade 50S do ribossomo bacteriano, resultando em inibição da síntese das proteínas.

A tedizolida é principalmente ativa contra as bactérias gram-positivas. Tem ação bacteriostática contra os enterococos, estafilococos e estreptococos *in vitro*.

Posologia/diluição

O fosfato de tedizolida oral e intravenoso é um profármaco que é convertido rapidamente por fosfatases em tedizolida, a molécula microbiologicamente ativa.

Cada comprimido revestido por película contém 200 mg de fosfato de tedizolida. Os comprimidos revestidos por película ou o pó para concentrado para solução para perfusão de fosfato de tedizolida podem ser utilizados como terapêutica inicial.

Para a administração, a solução reconstituída deve ser diluída em 250 mℓ de solução de cloreto de sódio a 0,9%. Recomenda-se não agitar o saco. A solução resultante é uma solução límpida incolor ou amarelo-clara. A solução reconstituída deve ser administrada apenas como perfusão intravenosa. Lembrar que não pode ser administrada como um *bolus* intravenoso, nem pode ser misturada com outros medicamentos.

Administração/toxicidade/interações

Os pacientes que iniciam o tratamento com a forma farmacêutica parentérica podem mudar para a farmacêutica oral mediante indicação médica e situações clínicas associadas:

- Idosos (≥ 65anos): não é necessário qualquer ajuste posológico. Importante lembrar que experiência clínica em doentes ≥ 75 anos é limitada
- Comprometimento hepático: não é necessário qualquer ajuste posológico
- Comprometimento renal: não é necessário qualquer ajuste posológico
- População pediátrica: a segurança e a eficácia de fosfato de tedizolida em crianças e adolescentes com idade inferior a 18 anos ainda não foram estabelecidas

- Gravidez: não existem dados sobre a utilização em gestantes
- Amamentação: desconhece-se se o fosfato de tedizolida ou seus metabólitos são excretados no leite humano
- Reações de hipersensibilidade: o fármaco deve ser administrado com precaução em doentes com conhecida hipersensibilidade a outras oxazolidinonas, uma vez que pode ocorrer hipersensibilidade cruzada.

A diarreia associada ao *Clostridium difficile* (CDAD) associada ao fosfato de tedizolida foi descrita, podendo variar em gravidade, desde diarreia leve a colite gravíssima (fatal). O tratamento com antibacterianos altera a flora normal do cólon e pode permitir o desenvolvimento excessivo de *Clostridium difficile (C. difficile)*.

A CDAD deve ser considerada em todos os doentes que apresentem diarreia grave após utilização de antibióticos. É necessária uma história clínica cuidadosa, visto que foi notificado que a CDAD pode ocorrer mais de 2 meses após a administração de agentes antibacterianos. Atentar para o uso associado de medicamentos que inibam o peristaltismo, estando estes contraindicados nessa situação.

A tedizolida é um inibidor da monoamina oxidase (MAO) reversível e não seletivo *in vitro*.

Até o presente momento, a literatura disponível apresenta dados limitados sobre a compatibilidade da tedizolida com outras substâncias intravenosas; por conseguinte, não devem ser adicionados aditivos ou outros medicamentos aos frascos de utilização única de tedizolida ou administrados simultaneamente em perfusão.

Se a mesma via intravenosa for utilizada para a perfusão sequencial de vários medicamentos diferentes, a via deve ser enxaguada antes e depois com uma solução de cloreto de sódio a 0,9%. Também é recomendado não utilizar lactato de Ringer para perfusão nem solução de Hartmann.

Ceftolozana-tazobactam sódico

Ceftolozana/tazobactam sódico (CFT/TZB) é um medicamento aprovado pela Agência Nacional de Vigilância Sanitária (Anvisa), resultando de uma combinação de fármacos contendo sulfato de ceftolozana, um antibiótico da classe das cefalosporinas, e tazobactam sódico, um inibidor de betalactamase.

Está indicado para o tratamento de pacientes com 18 anos ou mais com as seguintes infecções causadas por microrganismos suscetíveis especificados:

- Infecções intra-abdominais complicadas: usado em combinação com metronidazol, é indicado para o tratamento de infecções intra-abdominais complicadas (IIAc) causadas pelos seguintes microrganismos gram-negativos e gram-positivos: *Enterobactercloacae, Escherichia coli, Klebsiella oxytoca, Klebsiella pneumoniae, Proteus mirabilis, Pseudomonas aeruginosa, Bacteroides fragilis, Streptococcus anginosus, Streptococcus constellatus* e *Streptococcus salivarius*.
- Infecções do sistema urinário complicadas, incluindo pielonefrite: indicado para o tratamento de infecções do trato urinário complicadas (ITUc), incluindo pielonefrite, com ou sem bacteriemia concomitante, causada pelos seguintes microrganismos gram-negativos: *Escherichia coli, Klebsiella pneumoniae, Proteus mirabilis* e *Pseudomonas aeruginosa*.

Posologia

A dose recomendada é de 1,5 g (1 g de ceftolozana e 0,5 g de tazobactam) para injeção administrada a cada 8 h por infusão intravenosa ao longo de 1 h em pacientes com idade a partir de 18 anos e *clearance* de creatinina (CrCL) > 50 mℓ/min (Quadro 63.87).

O tratamento dura entre 4 e 14 dias, dependendo da gravidade e do local da infeção.

A bula do CFT/TZB inclui um aviso sobre a diminuição da eficácia observada em pacientes com insuficiência renal, além dos efeitos adversos comuns: dor de cabeça, dor de estômago, prisão de ventre, diarreia, náuseas, vômitos, aumento das enzimas hepáticas, erupção na pele, febre, diminuição da pressão sanguínea, diminuição de potássio, aumento no número de plaquetas, tonturas, ansiedade, dificuldade em dormir, reações no local de administração.

O regime de dosagem deve ser ajustado em pacientes com *clearance* de creatinina ≤ 50 mℓ/min (Quadro 63.88).

Segurança clínica

- Pacientes pediátricos: a segurança e a eficácia em pacientes pediátricos não foram estabelecidas
- Idosos: em uma análise farmacocinética populacional de ceftolozana/tazobactam não foram observadas tendências clinicamente relevantes na AUC com relação à idade. Não se recomenda o ajuste de dose com base apenas na idade
- Insuficiência hepática: como a CFT/TZB não sofre metabolismo hepático, não se espera que o *clearance* sistêmico de CFT/TZB seja afetado pelo comprometimento hepático. Não se recomenda o ajuste de dose para indivíduos com insuficiência hepática
- Gravidez: não há dados sobre o uso de ceftolozana e tazobactam em gestantes. Como estudos de reprodução em animais nem sempre refletem a resposta em humanos, CFT/TZB deve ser usado durante a gestação apenas se o benefício potencial compensar o possível risco
- Lactantes: não se sabe se a ceftolozana e o tazobactam são excretados no leite humano. Deve-se decidir entre descontinuar a amamentação ou descontinuar/abster-se do tratamento, levando em consideração o benefício da amamentação para a criança e o benefício do tratamento para a mãe.

Preparação das doses

O pó para concentrado para solução para perfusão é reconstituído com 10 mℓ de água para preparações injetáveis ou com solução de cloreto de sódio a 9 mg/mℓ (0,9%) para injeção

QUADRO 63.88 Correção na insuficiência renal.

CrCL (mℓ/min)	Dose CFT/TZB
30 a 50	500 mg/250 mg, 8/8 h
15 a 29	250 mg/125 mg, 8/8 h
Doença renal em estágio final (DREF) sob hemodiálise (HD)	Dose única de 500 mg/250 mg, seguida de dose de manutenção 100 mg/50 mg, 8/8 h pelo período restante do tratamento (em dias de hemodiálise, administrar a dose o mais cedo possível após concluir a diálise)

por frasco para injetáveis; após reconstituição, o frasco para injetáveis deve ser agitado suavemente para dissolver o pó. O volume final é de aproximadamente 11,4 mℓ. A concentração resultante é de aproximadamente 132 mg/mℓ (88 mg/mℓ de ceftolozana e 44 mg/mℓ de tazobactam).

A solução reconstituída não se destina a injeção direta.

Para preparação da dose de 1 g de ceftolozana/0,5 g de tazobactam: retirar a totalidade do conteúdo (aproximadamente 11,4 mℓ) do frasco para injetáveis reconstituído utilizando uma seringa e adicioná-lo a um saco de perfusão contendo 100 mℓ de cloreto de sódio a 0,9% para injeção (solução salina normal) ou glicose a 5% para injeção.

As preparações seguintes dizem respeito aos ajustes de dose para doentes com função renal insuficiente:

- Para a preparação da dose de 500 mg de ceftolozana/250 mg de tazobactam: retirar 5,7 ℓ do conteúdo do frasco para injetáveis reconstituído e adicioná-los a um saco de perfusão contendo 100 mℓ de cloreto de sódio a 0,9% para injeção (solução salina normal) ou glicose a 5% para injeção
- Para a preparação da dose de 250 mg de ceftolozana/125 mg de tazobactam: retirar 2,9 mℓ do conteúdo do frasco para injetáveis reconstituído e adicioná-los a um saco de perfusão contendo 100 mℓ de cloreto de sódio a 0,9% para injeção (solução salina normal) ou glicose a 5% para injeção
- Para a preparação da dose de 100 mg de ceftolozana/50 mg de tazobactam: retirar 1,2 mℓ do conteúdo do frasco para injetáveis reconstituído e adicioná-lo a um saco de perfusão contendo 100 mℓ de cloreto de sódio a 0,9% para injeção (solução salina normal) ou glicose a 5% para injeção.

Armazenamento das soluções reconstituídas

Uma vez constituído com água estéril para injeção ou cloreto de sódio a 0,9% para injeção, a solução reconstituída pode ser

QUADRO 63.87 Posologia da CFT/TZB 1,5 g (1 g de ceftolozana e 0,5 g de tazobactam) por infecção em pacientes com CrCL acima de 50 mℓ/min.

Infecção	Dose	Frequência	Tempo de infusão (h)	Duração do tratamento
Infecções intra-abdominais complicadas*	1,5 g de CFT/TZB (1 g de ceftolozana/0,5 g de tazobactam)	A cada 8 horas	1	4 a 14 dias
Infecções do trato urinário complicadas, incluindo pielonefrite	1,5 g de CFT/TZB (1 g de ceftolozana/0,5 g de tazobactam)	A cada 8 horas	1	7 dias

*Usado em conjunto com 500 mg de metronidazol intravenoso a cada 8 h.

mantida por 1 h antes da transferência e diluição em bolsa de infusão apropriada. Após a diluição da solução com cloreto de sódio a 0,9% ou dextrose a 5%, o medicamento é estável por 24 h quando armazenado em temperatura ambiente ou por 7 dias quando armazenado sob refrigeração de 2 a 8°C.

Tanto a solução constituída quanto a infusão diluída de CFT/TZB não devem ser congeladas.

Após preparo com cloreto de sódio a 0,9% ou dextrose a 5%, manter em temperatura ambiente por 24 h ou sob refrigeração de 2 a 8°C por 7 dias.

CFT/TZB é um pó estéril para reconstituição, branco a amarelo, fornecido em embalagens de vidro (frascos).

Antes de usar, inspecionar o medicamento visualmente quanto a material particulado e descoloração. As infusões de CFT/TZB variam de soluções claras e incolores a soluções claras e ligeiramente amareladas. Alterações de cor nessa variação não afetam a potência do produto.

Meropenem-Vaborbactam

Meropenem e vaborbactam é uma combinação indicada para o tratamento de pacientes com 18 anos ou mais com infecções complicadas do trato urinário (ITUc), incluindo pielonefrite causada por bactérias suscetíveis como: *Escherichia coli, Klebsiella pneumoniae, e Enterobacter cloacae species complex*.

A dose recomendada é de 4 g (2 g de meropenem e 2 g de vaborbactam) administrados a cada 8 h por infusão intravenosa durante 3 h em pacientes com 18 anos de idade e mais, com uma taxa de filtração glomerular estimada (eGFR) maior ou igual a 50 mℓ/min/1,73 m^2.

A duração do tratamento é de até 14 dias. As reações adversas mais comuns nos pacientes que receberam meropenem-vaborbactam foram dor de cabeça, reações do local de infusão e diarreia.

A nova associação antibiótica está associada a riscos graves, incluindo reações alérgicas e convulsões, e não deve ser usado em pacientes com antecedentes de anafilaxia

Ceftazidima-avibactam

A ceftazidima-avibactam é uma combinação antibacteriana de dose fixa que foi desenvolvida para tratar infecções bacterianas gram-negativas graves. Consiste em uma combinação de avibactam e ceftazidima – uma cefalosporina antipseudomonas de terceira geração com um perfil de eficácia e segurança bem estabelecido.

Em estudos clínicos, a ceftazidima-avibactam mostrou-se tão eficaz como o padrão de carbapenêmico atual de cuidados para o tratamento de infecções por gram-negativas aeróbias graves, incluindo causadas por bactérias ceftazidima-resistentes.

É indicada em adultos para o tratamento das seguintes infecções: infeção complicada intra-abdominal, infeção complicada das vias urinárias, incluindo pielonefrite e pneumonia adquirida no hospital, incluindo pneumonia associada ao ventilador (PAV) e infeções devido a organismos aeróbios gram-negativos em doentes com opções de tratamento limitadas.

Cada frasco para injetáveis contém ceftazidima penta-hidratada equivalente a 2 g de ceftazidima e avibactam sódico equivalente a 0,5 g de avibactam.

Segurança clínica
- Idosos: em doentes idosos foi observada depuração reduzida de ceftazidima, principalmente devido ao decréscimo da depuração renal de ceftazidima associado à idade
- Insuficiência hepática: o compromisso hepático ligeiro a moderado não teve efeito sobre a farmacocinética de ceftazidima em indivíduos, aos quais foram administradas 2 g por via intravenosa, a cada 8 h, durante 5 dias, desde que a função renal não estivesse comprometida. Não foi estabelecida a farmacocinética de ceftazidima em doentes com comprometimento hepático grave. Não foi estudada a farmacocinética de avibactam em doentes com qualquer grau de comprometimento hepático.

Os eventos adversos mais comuns que ocorreram em pacientes tratados com ceftazidima-avibactam incluíram: a presença de anticorpos que fazem com que os glóbulos vermelhos morram precocemente (teste direto de Coombs positivo), náusea e diarreia, geralmente de intensidade leve ou moderada.

Delafloxacina

Delafloxacina (DLX) é uma nova fluoroquinolona (via oral ou via intravenosa), que tem demonstrado estar bem *in vitro* e *in vivo* na presença de patógenos principais associados a infecções da pele e do tecido e infecções do sistema respiratório adquiridas na comunidade.

DLX também mostra boa atividade contra um amplo espectro de microrganismos, incluindo aqueles resistentes a outras fluoroquinolonas, como o *Staphylococcus aureus* resistente à meticilina.

Suas propriedades farmacocinéticas e excelente atividade em ambientes ácidos fazem da DLX uma alternativa no tratamento dessas e de outras infecções.

Plazomicina

Os aminoglicosídios estão entre as classes mais antigas de antibióticos e demonstram um amplo espectro de atividade bacteriana. No entanto, o uso terapêutico de aminoglicosídios nos últimos anos tem sido limitado por preocupações de toxicidade (nefrotoxicidade e ototoxicidade) e aumento da resistência antimicrobiana.

A plazomicina é um aminoglicosídio de próxima geração que foi derivado sinteticamente da sisomicina e aumentou a atividade contra muitas bactérias gram-negativas MDR (multidrogarresistente).

A plazomicina é ativa contra cepas que têm ampla gama das enzimas modificadoras de aminoglicosídios (AME) mais relevantes clinicamente, sendo indicada para pacientes com infecções da corrente sanguínea ou pneumonia nosocomial devido a Enterobacteriaceae resistente a carbapenêmicos.

Tem-se mostrado com potencial de ser útil para o tratamento de isolados de *Acinetococus Baumannii* (*A. baumannii*) resistentes a carbapeném combinados com diferentes antibióticos, principalmente carbapenêmicos. Essas combinações podem ser sinérgicas em concentrações estáveis e têm o potencial de superar a heterorresistência aos carbapenêmicos, que é frequentemente observada nessa espécie.

Diversos estudos demonstraram o potencial da atividade *in vitro* da plazomicina contra cocos gram-positivos, principalmente *Staphylococcus aureus*, e contra uma coleção diversa de bacilos gram-negativos (Enterobacteriaceae e *Pseudomonas. aeruginosa*), mas há poucos dados sobre a atividade desse antibiótico contra *Acinetobacter baumannii*.

Relatos preliminares sugerem que esse agente possui valores de CIM inferiores aos da amicacina, mas são necessários mais dados para estabelecer a real atividade da plazomicina no tratamento de *A. baumannii* resistente a carbapenêmicos.

Em junho de 2018, a plazomicina foi aprovada pela FDA para o tratamento de infecções do trato urinário.

NOVOS ANTIBIÓTICOS E FUTURO

Sabe-se o quanto é demorado e dispendioso os processos de inovação e pesquisas para viabilizar novos antimicrobianos efetivos para os diversos processos infecciosos. Nos últimos dois anos, todos os esforços das indústrias farmacêuticas estiveram focados no desenvolvimento de novos medicamentos e/ou vacinas para o COVID-19, além de que foi observado grande uso de antimicrobianos em pacientes durante a pandemia do COVID-19 o que poderá ter como consequência o aumento da multirresistência antimicrobiana.

Entretanto, pesquisas vêm sendo realizadas com objetivos de oferecer novos fármacos para as infeções por microrganismos multirresistentes, como se observa nos estudos com a Halicina, que vem sendo proposta para o tratamento do Clostridium difficile, Acinetobacter baumannii e a Mycobacterium tuberculosis.

A halicina vem sendo proposta como um antibiótico criado a partir de um algoritmo obtido por meio de inteligência artificial. Em testes de laboratório, o fármaco teve ação em algumas das bactérias causadoras de processos infecciosos prevalentes no mundo, incluindo algumas cepas resistentes a todos os antibióticos conhecidos. Além disso, a halicina também foi capaz de eliminar infecções em dois modelos diferentes de camundongos.

O modelo de computador foi desenvolvido para detectar potenciais antibióticos usando mecanismos diferentes dos mecanismos dos medicamentos atuais. O algoritmo de aprendizado de máquina, inspirado na arquitetura do cérebro humano, também poderá ser utilizado para projetar novos medicamentos, com base no que ele aprendeu sobre as estruturas químicas que permitem que os medicamentos tenham ação sobre os microrganismos.

BIBLIOGRAFIA

American Medical Association. Antimicrobial chemoprophylaxis for ambulatory Patients. In: Drug Evaluations Annual. Antimicrobial prophylaxis in surgery. Medical Letter. 1997; 37:79-82.

AstraZeneca do Brasil Ltda. (2015). Zinforo (Ceftarolina fosamila). Disponível em: http://www.anvisa.gov.br/datavisa/fila_bula/frmVisualizarBula.asp?pNuTransacao=11198502015&pIdAnexo=3019052.

Agência Europeia de Medicamentos. Zerbaxa. Disponível em: https://www.ema.europa.eu/en/documents/product-information/zerbaxa-epar-product-information_pt.pdf.

Barman Balfour JA, Figgitt DP. Telithromycin adis new drug profile. Telitromicina: novo medicamento. Drugs. 2001; 61(6):815-29.

Barros E, Bittencourt H, Caramori ML et al. Antimicrobianos: consulta rápida. 3. ed. Porto Alegre: Artmed; 2001. p. 20-248.

Barros E, Bittencourt H, Caramori ML et al. Antimicrobianos: consulta rápida. 3. ed. Porto Alegre: Artes Médicas Sul; 1996.

Bassetti M, Della Siega P et al. Delafloxacin for the treatment of respiratory and skin infections. Expert Opin Investig Drugs; 2015; 24(3):433-42.

Bensaci M, Tan C, Pfaller MA et al. In vitro activity of tedizolid against gram-positive cocci isolates from patients hospitalized with pneumonia in the United States and Europe, 2014-2016. J Infec Dis Treat. 2018; 4(1):2.

Brasil. Ministério da Saúde. Formulação Terapêutica Nacional. Brasília, DF: 2008/Renamé 2006. p. 897.

Brasil. Ministério da Saúde. Secretaria de Ciência, Tecnologia, Inovação e Insumos Estratégicos em Saúde. Departamento de Assistência Farmacêutica e Insumos Estratégicos. Relação Nacional de Medicamentos Essenciais Rename 2022 [recurso eletrônico] / Ministério da Saúde, Secretaria de Ciência, Tecnologia, Inovação e Insumos Estratégicos em Saúde, Departamento de Assistência Farmacêutica e Insumos Estratégicos. – Brasília: Ministério da Saúde, 2022. 181p.

Briggs GC, Freeman RK, Yaffe SJ (eds.). Drugs in pregnancy and lactation: a guide to fetal and neonatal risk. 5. ed. Baltimore: Williams & Wilkins; 1998.

Candel FJ, Penuelas M. Delafloxacin: design, development and potential place in therapy. Drug Des Devel Ther 2017; 11:881-91.

Cardot E, Tillie-Leboln I, Jrannin P et al. Anaphylactic reaction to local administration of rifamycin SV. J Allergy Clin Immunol. 1995; 95:1-7.

Castanheira M, Huband MD, Mendes RE et al. Meropenem-vaborbactam tested against contemporary gram-negative isolates collected world wide during 2014, including carbapenem-resistant, KPC-producing, multidrug-resistant, and extensively drug-resistant. Enterobacteriaceae. Antimicrob Agents Chemother 2017; 61(9):e00567-17.

Champion RH, Burton JL, Burns DA et al. (eds.). Rook/Wilkinson/Ebling textbook of dermatology. 6. ed. Blackwell Science; 1998. p. 3519-63.

Conte JE. Manual of antibiotics and infections diseases. 8. ed. Baltimore: Williams & Wilkins; 1995.

Dajani AS, Taubert KA, Zuccaro G. Prevention of bacterial endocarditis recomendations by the American Heart Association. JAMA. 1997; 277:1794-801.

Dalla Costa F, Machado ARL, Fuchs FD. Profilaxia anti-infecciosa com antimicrobianos. In: Fuchs FD, Wannmacher L (eds.). Farmacologia clínica. 2. ed. Rio de Janeiro: Guanabara Koogan; 1998; 35:308-15.

Dellinger EP, Gross PA, BArret TL et al. Quality standard for antimicrobial prophylaxis in surgical procedures. Infection Control Hosp Epidemiology. 1994; 15:183-8.

Deresinski S. Counterpoint: vancomycin and Staphylococcus aureus – an antibiotic enters obsolescence. Clin Infec Dis. 2007; 44(15 June):1543.

DMBI Consultantes. Halicina: O superantibiótico descoberto via inteligência artificial. Disponível em: https://www.dmbi.org/en/news/halicina-the-super-antibiotic-discovered-via-artificial-intelligence/.

Dupeyron C, Mangeney N, Sedrati L et al. Rapid emergence of quinolone resistence in cirrhotic patients treated with norfloxacin to prevent spontaneous bacterial peritionis. Antimicr Agents Chemoter. 1995; 38:340-4.

Durack DT. Prevention of infective endocarditis. N Engl J Med. 1995; 322:38-44.

FDA (Food Drug Administration). Briefing document plazomicin sulfate injection meeting of the Antimicrobial Drugs Advisory Committee (AMDAC) May 02, 2018. Disponível em: https://www.fda.gov/downloads/AdvisoryCommittees/CommitteesMeetingMaterials/Drugs/AntiInfectiveDrugsAdvisoryCommittee/UCM606039.pdf

Flamm RK, Rhomberg PR, Huband MD et al. In vitro activity of delafloxacin tested against isolates of Streptococcus pneumoniae, Haemophilus influenzae, and Moraxella catarrhalis. Antimicrob Agents Chemother; 2016; 60:6381-85.https://doi.org/10.1128/AAC.00941-16.

Freedberg IM, Eisen AZ, Wolff KF et al. (eds.). Fitzpartrick's dermatology in general medicine. 5. ed. McGraw-Hill; 1999. p. 2732-6.

García-Salguero C, Rodríguez-Avial I, Picazo JJ et al. Could plazomicin alone or in combination be a therapeutical option against carbapenem-resistant Acinetobacter baumanii? Antimicrobi Agents Chemother. 2015.

Gilbert DN, Moellering RC, Eliopoulos GM et al. Guia de terapêutica antimicrobiana. Guia Sanford; 2008. p. 210.

Gilbert DN, Moellering RC, Sandre MA. The Sanford guide to antimicrobiol therapy. Hyde Park: Antimicrobiol Therapy Inc.; 1999. p. 112-9.

Gilia OH, Haltenstein A, Digranes A et al. Use of single dose ofloxacino to eradicate tonsilopharyngeal carriage of Neisseria meningitidis. Antimicr Agents Chemother. 1993; 37:2024-6.

Giugliani ERJ. Fármacos e alimentação. In: Fuchs FD, Wannmacher L. Farmacologia clínica. Rio de Janeiro: Guanabara Koogan; 1992.

Goldwater PN. Effect of cefotaxime or ceftriaxone treatment on nosopharyngeal haemophylus influenzae type b colonization in children. Antimicr Agents Chemother. 1995; 39:2150-2.

Gorbach SL, Bartlett JG, Blacklow NR. Infections disease. 2. ed. Philadelphia: WB Saunders Company; 1998.

Gorbach SL, Mensa J, Gatel JM. Pocket book of antimicrobial therapy and prevention. Baltimore: Williams & Wilkins; 1999. p. 295-332.

Gribbin B, Crook DWM. Infective endocarditis. In: Oxford textbook of medicine. 3. ed. Oxford: Oxford University Press; 1996. p. 2436-51.

Hair PI, Keam SJ. Deptomycin – a review of its use in the management of complicated skin and soft-tissue infections and Staphylococcus aureus bacteraemia. Drugs. 2007; 67(10):1483-512.

Hass AF, Grekin RC. Antibiotic prophylaxis in dermatologic sugery. J Am Acad Dematol. 1995; 32:155-76.

Isada CM, Kasten BL, Goldman MP et al. Infectious diseases handbook. 2. ed. Lexi-Comp Inc., American Pharmaceutical Association. 1997-1998.

Kaiser AB. Antimicrobial prophylaxis in surgery. N Engl J Med. 1986; 315:1129-38.

Kernodle DS, Kaiser AB. Postoperative infections and antimicrobial prophylaxis. In: Mandell GL, Bennet JE, Dolin R (eds.). Principles and practice of infections diseases. 4. ed. Nova York: Churchill Livingstone; 1995.

Kuchenbecker R, Sprinz E. Manejo da exposição ocupacional e não ocupacional do HIV. In: Sprinz E, Finkelstejn (eds.). Rotinas em HIV e AIDS. Porto Alegre: Artmed; 1999. 16:11-119.

Lee Y, Hong SK, Choi S et al. In vitro activity of tedizolid against gram-positive bacteria in patients with skin and skin structure infections and hospital-acquired pneumonia: a korean multicenter study. Ann LabMed 2015; 35(5):523-30.

M2 Farma. Lista de antibióticos atualizada - 2022. Disponível em: https://m2farma.com/blog/lista-antibioticos-atualizada-2022/.

Machado ARL. Drogas na gestação. In: Duncan BB, Schmidt MI, Giugliani EJR. Medicina ambulatorial. 2. ed. Porto Alegre: Artes Médicas Sul; 1996. p. 215.

Marx CM, Stoukides CA. Drug use by nursing mothers. In: Drug JP, Stark AR. Manual of neonatal care. 3. ed. Boston: Little Brown; 1991.

Mendonça JS. Telitromicina: o primeiro antibiótico dos ketolídeos. Drugs. 2001; 61(6):832-3.

Merck Sharp & Dohme Farmacêutica Ltda. Zerbaxa (2017). Bula do profissional de saúde. Disponível em:https://www.accessdata.fda.gov/drugsatfda_docs/nda/2014/206829Orig1s000SumR.pdf.

Miranda Filho DB, Rodrigues MM. Princípios gerais para indicação e critérios para início empírico de terapia antimicrobiana. In: Melo HRL et al. Condutas em doenças infecciosas. Rio de Janeiro: Medsi; 2004. p. 769-812.

MIT News. Inteligência artificial produz novo antibiótico. Disponível em: https://news.mit.edu/2020/artificial-intelligence-identifies-new-antibiotic-0220.

Mohr J, Murray BE. Point vancomycin is not obsolet for the treatment of infection caused by methicillin-resistant Staphylococcus aureus. Clin Infect Dis. 2007; 44(15 June):1536.

Moran GJ, Fang E, Corey GR et al. Tedizolid for 6 days versus linezolid for 10 days for acute bacterial skin and skin-structure infections (ESTABLISH-2): a randomised, double-blind, phase 3, non-inferiority trial. Lancet Infect Dis. 2014; 14(8):696-705.

Nichols RL. Surgical antibiotic prophylaxis. Med Clin North Am. 1995; 79:509-22.

Ortiz-Covarrubias A, Fang E, Prokocimer PG et al. Efficacy, safety, tolerability and population pharmacokinetics of tedizolid, a novel antibiotic, in Latino patients with acute bacterial skin and skin structure infections. Braz J Infect Dis. 2016; 20(2):184-92.

Page CP, Bohnen JMA, Fletcher JR et al. Antimicrobial prophylaxis for surgical wounds: guidelines for clinical care. Arch Surg. 1993; 128:79-88.

Pasternak J. Antibiotics for gram-negative infections. Einstein (São Paulo). 2015; vol.13 no.3. São Paulo.

Patel TS, Poque JM, Mills JP et al. Meropenem-vaborbactam: a new weapon in the war against infections due to resistant Gram-negative bacteria. Future Microbiol 2018.

Pea F, Brollo L, Viale P, Pavan F, Furlanyt M. Teicoplanin therapeutic drug monitoring in critically ill patients: a retrospective study emphasizing the importance of a loading dose. Journal of Antimicrobial Chemotherapy. 2003; 51:971-5.

Pelak BA, Citron DM et al. Comparative actives of ertopenem against bacterial pathogens from patients with acute pelvic infection. J Antimicrobial Chemoterapy. 2002; 50:735-41.

Pfaller MA, Shortridge D, Sader HS et al. Ceftolozane-tazobactam activity against drug-resistant Enterobacteriaceae and Pseudomonas aeruginosa causing healthcare-associated infections in Latin America: report from an antimicrobial surveillance program (2013-2015). Braz J Infect Dis. 2017; 21(6):627-37.

Pogue JM et al. Ceftolozane/Tazobactam vs Polymyxin or Aminoglycoside-based Regimens for the Treatment of Drug-resistant Pseudomonas aeruginosa. Clin Infect Dis. 2020; 71(2):304-10

Popovic M, Steinort D, Pillai S et al. Fosfomycin: and old, new friend? Review. Eur J Clin Microbiol Infect Dis. 2010; 29(2):127-42. Disponível em: https://www.ncbi.nlm.nih.gov/pubmed/19915879.

Prokocimer P, De Anda C, Fang E et al. Tedizolid phosphate vs. linezolid for treatment of acute bacterial skin and skin structure infections the establish-1 randomized trial. JAMA. 2013; 309(6):559-69.

Rosa MB, Reis AMM, Lima CR. A farmácia e o controle das infecções hospitalares. In: Gomes MJVM, Reis AMM. Ciências farmacêuticas: uma abordagem em farmácia hospitalar. São Paulo: Atheneu; 2006. p. 407-25.

Rusu A, Lungu IA. The new fifth-generation cephalosporins – a balance between safety and efficacy. Ro J Pharm Pract. 2020; 13(3):121-6.

Shorr AF, Lodise TP, Corey GR et al. Analysis of the phase 3 establish trials of tedizolid versus linezolid in acute bacterial skin and skin structure infections. Antimicrobial Agents and Chemotherapy. 2015; 59(5):864-71.

Shorr AF, Lodise TP, Corey GR, Deand C, Fang E, Das AF, Prokocimes P. Analysis of the phase 3 establish trials of tedizolid versus linezolid in acute bacterial skin and skin structure infections. Antimicrobial Agents and Chemotherapy. 2015; 59:864-71.

Silverman JA et al. Inhibition of daptomycin by pulmonary surfactant: in vitro modeling and clinical impact. J Infect Dis. 2005; 191:2149-52.

Sivextro. Anexo i resumo das características do medicamento. Disponível em: https://ec.europa.eu/health/documents/community-register/2015/20150323131017/anx_131017_pt.pdf.

Stamboulian D. Uso racional da telitromicina em infecções respiratórias. Drugs. 2001; 6(6):833.

Swartz MN. Cellulitis and subcutaneous tissue infections. In: Mandell GL, Bennet JE, Dolin RE (eds.). Principles and practice of infectious diseases. 4. ed. New York: Churchill Livingstone; 1995. p. 909-29.

Swedish-Norwegian Consensus Group. Complicated intra-abdominal infection in adult. Int J Antimicrobial Agents. 2002; 20:165-73. Antibiotic prophylaxis in sugery: summary or a Swedishnorwegian Consensus Conference. Scand J Dis. 1998; 30:547-57.

Temkin E, Torre-Cisneiros J, Beovic B et al. Ceftazidime-avibactam as salvagetherapy for infections caused by carbapenem-resistant organisms. Antimicrob Agents Chemother 2017;61:e01964-16.

Van Bambeke F. Delafloxacin, a non-zwitterionic fluoroquinolone in Phase III of clinical development: evaluation of its pharmacology, pharmacokinetics, pharmacodynamics and clinical efficacy. Future Microbiol. 2015; 10:1111-23.

Wagenlehner FM, Sobel JD, Newell P et al. Ceftazidime-avibactam versus doripenem for the treatment of complicated urinary tract infections, including acute pyelonephritis: RECAPTURE, a Phase 3 Randomized Trial Program. Clin Infect Dis. 2016; 63(6):754-62.

Yellin AE, Hasset JM et al. Ertapenem monotherapy versus combination therapy with ceftriaxone plus metronidazol for treatment of complicated intra-abdominal infection in adult. Int J Antimicrobial Agents. 2002; 20:165-73.

Capítulo 64

Antimicrobianos de Uso Tópico

Sylvia Lemos Hinrichsen ▪ Jocelene Tenório Godoi ▪ Tatiana de Aguiar Santos Vilella ▪
Juannicelle Tenório Godoi ▪ Emmanuelle Tenório Godoi ▪ Marcela Coelho de Lemos

O antimicrobiano ideal seria aquele que tivesse elevada atividade sobre os agentes microbianos cutâneos; baixa capacidade de induzir a resistência; boa tolerância e menores riscos de efeitos adversos; penetração; atividade mantida mesmo na presença de pus, secreções, variações de pH e oxigenação no local da infecção; facilidade de administração e de adesão ao tratamento; boa atividade sobre os microrganismos locais e baixo custo; e que não apresentasse resistência cruzada com antimicrobianos sistêmicos.

Os antimicrobianos tópicos mostram eficácia similar à dos antimicrobianos sistêmicos no tratamento de determinadas infecções de leve a moderada intensidade.

Entretanto, o seu uso deverá ser otimizado, baseado em evidências, pois há riscos de potenciais efeitos adversos, assim como de resistência microbiana.

Antimicrobianos tópicos têm sido usados no tratamento de infecções dermatológicas comuns, de leve a moderada intensidade, por serem administrados proximamente ao sítio de lesão e apresentarem menor potencial de risco. Embora com limitada evidência, mostram-se tão eficazes quanto os antimicrobianos sistêmicos em uma série de infecções de pele e tecidos moles. Já sua eficácia em quimioprofilaxia é bastante discutível, dando-se preferência a outras medidas de controle. As propriedades farmacodinâmicas e farmacocinéticas não justificam o uso disseminado e contínuo dos antimicrobianos tópicos em diversas infecções (do pé diabético à dermatite de fraldas), pois tal conduta resulta em elevado potencial para o desenvolvimento de resistência microbiana.

Em dermatologia, os antimicrobianos tópicos são usados no tratamento de infecções de tecidos moles superficiais (acne, piodermite, celulite, eritrasma, rosácea), prevenção de infecções em queimaduras, ferida operatória e aquelas relacionadas a cateter e de infecções recorrentes de pele e tecidos moles, bem como para erradicar o estado de portador nasal de *Staphylococcus aureus*.

No tratamento da *Cutibacterium acnes*, bactéria anaeróbica gram-positiva, o protocolo normalmente utiliza princípios ativos, como: ácido salicílico, retinoides, antibióticos tópicos e peróxido de benzoíla. A primeira linha de tratamento da acne vulgar, contudo, é o uso oral de antibióticos em associação ao uso tópico de peróxido de benzoíla e/ou retinoides.

As substâncias existentes no mercado para *uso tópico em dermatologia* são: ácido azelaico, ácido fusídico, aminoglicosídios, bacitracina, cloranfenicol, eritromicina, clioquinol, metronidazol, mupirocina, nitrofurazona, peróxido de benzoíla, polimixina B, rifampicina, sulfadiazina de prata e tetraciclinas (Quadro 64.1).

Em relação ao *uso tópico de antimicrobianos em oftalmologia*, é frequente a formulação de colírios à base de tobramicina, ofloxacino, norfloxacino e ciprofloxacino para casos de conjuntivite, cujo agente etiológico mais comum é o *Staphylococcus aureus*.

As infecções bacterianas superficiais são causadas, na sua maioria, por bactérias gram-positivas oriundas da microbiota endógena da pele palpebral e da conjuntiva e, em menor grau, por bactérias gram-negativas. Tais fatos, associados à benignidade dessas infecções e às elevadas concentrações que se podem atingir com antimicrobianos tópicos, fundamentam o uso empírico na seleção desses medicamentos. Caso o paciente relate previamente o uso de lentes de contato, o espectro de agentes infecciosos envolvidos obriga o ajuste do tratamento empírico, sendo aconselhável a coleta do material para estudo microbiológico, incluindo as próprias lentes de contato. O uso de lentes de contato, sobretudo se associado a maus hábitos de utilização como o uso prolongado, higiene deficiente ou o contato com água corrente, é fator preponderante na etiopatogênese de infecções por agentes específicos, como *Pseudomonas* e *Serratia*, obrigando à ponderação de determinados fármacos na terapêutica empírica. As conjuntivites e blefarites constituem-se nas infecções mais frequentes, sendo, sua maioria, causada pelo gênero *Staphylococcus*.

No tratamento da oftalmia neonatal causada por *Neisseria gonorrhoeae* utiliza-se penicilina sistêmica intravenosa ou ceftriaxona.

A *Chlamydia trachomatis* também está associada a causas de conjuntivite neonatal, tracoma ou conjuntivite de inclusão do adulto, em cujos tratamentos utilizam-se a tetraciclina tópica a 1% por 6 semanas, a tetraciclina oral ou a doxiciclina oral por 3 semanas. O *Haemophilus influenzae* é incluído no diagnóstico diferencial da conjuntivite química causada pelo nitrato de prata usado no método de *Credé*.

O tratamento da dacriocistite (processo inflamatório agudo do saco lacrimal) causada por *Staphylococcus* sp. e *Streptococcus pneumoniae* pode ser realizado com cefalotina ou amoxicilina orais. Na dacriocistite crônica está indicada a cirurgia.

No hordéolo (terçol) recomendam-se compressas quentes/mornas secas 3 a 4 vezes/dia, para acelerar a supuração. Os antibióticos tópicos (sulfas, neomicina, tobramicina) de 3 em 3 h podem ser benéficos na fase aguda. Após a supuração, os

590 Parte 3 **Microrganismos e Antimicrobianos**

QUADRO 64.1 Substâncias para uso tópico em dermatologia.

Substância	Atividade	Indicação	Comentários
Ácido azelaico	*Cutibacterium acnes; Staphylococcus epidermidis; Staphylococcus aureus*	Uso restrito no tratamento da acne; piodermites superficiais; rosácea; queda de cabelo; doenças hiperpigmáticas	Contraindicado na gravidez
Ácido fusídico	*Staphylococcus aureus* (incluindo meticilina-resistente); *Streptococcus* sp.; *Corynebacterium minutissimum*	Impetigo; piodermites; infecções profundas (paroníquia e furúnculos); eritrasma; carreadores nasais de *Staphylococcus aureus* meticilina-resistente	Pode causar dermatite de contato e lesões semelhantes à acantose nigricante; o uso amplo seleciona cepas de *Staphylococcus* resistentes por mutação cromossômica
Aminoglicosídios	Amplo espectro	Elevada toxicidade, podendo ser usados em piodermites, furunculose, impetigo, abscessos superficiais ou profundos, eczemas infectantes e úlceras	Atividade reduzida na presença de pus ou de metabolismo anaeróbio; ação desprezível contra *Streptococcus* sp.; a atividade contra *Staphylococcus* sp. só é significativa com a gentamicina e a tobramicina; o uso tópico seleciona resistência aos aminoglicosídios sistêmicos; o uso em áreas erosadas pode levar à sensibilização e à toxicidade sistêmica (se associado a insuficiência renal); dermatite de contato alérgica é frequente, principalmente nos pacientes com úlceras e dermatite de estase; são substâncias polares e hidrofílicas que não penetram na pele, podendo persistir a proliferação bacteriana por baixo do produto; a neomicina é o antimicrobiano mais frequentemente encontrado para uso tópico e um dos mais comuns sensibilizadores; contraindicado na gravidez
Bacitracina	Bactérias gram-positivas e gram-negativas	Piodermites, furunculose, impetigo, abscessos (superficiais ou profundos), eczemas e úlceras	Penetra pouco sob a pele; frequentes reações de hipersensibilidade; raramente induz a resistência; encontra-se associada a polimixina B ou neomicina. Contraindicada na gravidez
Clindamicina	*Cutibacterium acnes*	Usado no tratamento de acne e rosácea	Pode levar à colonização prolongada por estafilococos resistentes a macrolídios e glicosaminas; é rara a colite pseudomembranosa com o uso tópico
Clioquinol (iodocloridroxiquina)	Amplo espectro	Infecções bacterianas superficiais	Pode causar irritação na pele e interferir com exames da função tireoidiana; neuropatia periférica e atrofia óptica podem ser observadas
Cloranfenicol	Amplo espectro	Infecções cutâneas	Penetração na pele não bem definida; é comum dermatite de contato; pode haver, embora rara, aplasia medular, independentemente da dose e da via de administração; o uso tópico seleciona microrganismos resistentes; uso na gravidez só com orientação médica
Eritromicina	*Cutibacterium acnes*	Tratamento da acne e rosácea	Uso associado a peróxido de benzoíla retarda resistência
Metronidazol	Amplo espectro	Tratamento da rosácea	Ineficaz no tratamento de lesões inflamatórias da acne
Mupirocina	*Staphylococcus* sp. (incluindo produtores de betalactamases ou meticilina-resistentes); portadores crônicos de *Staphylococcus aureus*; gram-negativos	Impetigo; eczemas; queimados; úlceras com infecção secundária; portadores crônicos de *Staphylococcus aureus*	Tem pouco espectro de atividade sobre a flora normal da pele; no impetigo os resultados são semelhantes aos do uso sistêmico com eritromicina; potencial mínimo para induzir dermatite de contato; não apresenta resistência cruzada com outros antimicrobianos; uso prolongado pode selecionar cepas de *Staphylococcus* resistentes; tem baixa penetração na pele intacta ou com crostas; usada em grandes extensões de pele lesada pode levar à toxicidade sistêmica (acidose metabólica e insuficiência renal)

(continua)

QUADRO 64.1 Substâncias para uso tópico em dermatologia. (*Continuação*)

Substância	Atividade	Indicação	Comentários
Nitrofurazona	Amplo espectro	Feridas e dermatoses	Deve ser evitada na gestação por ser potencialmente sensibilizante
Peróxido de benzoíla	*Cutibacterium acnes*	Acne inflamatória	Ocorrência de dermatite de contato
Polimixina B	Bactérias gram-negativas aeróbias	Infecções cutâneas	Penetra pouco na pele; causa reações alérgicas (pouco comum); pode ser encontrada associada a bacitracina, neomicina ou tetraciclina
Rifampicina	Amplo espectro	Evitar uso tópico	Seleciona rapidamente germes resistentes à rifampicina; causa reações anafiláticas quando de uso tópico; evitar durante a gravidez
Sulfato de prata	Amplo espectro	Infecções de pele; úlcera dérmica	Pode ser absorvido em grandes extensões quando em quantidades significativas; pode causar hiperpigmentação local devido ao depósito de grânulos de prata quando usado repetidamente; há descrição de cepas resistentes de bactérias gram-negativas entéricas e *Pseudomonas aeruginosa*
Tetraciclinas	Amplo espectro	Infecções cutâneas	Seleciona bactérias resistentes; evitar durante a gravidez

corticosteroides tópicos (3 vezes/dia) associados ao antibiótico podem reduzir o processo inflamatório com maior rapidez.

Cerca de 70% das úlceras de córnea são infecciosas e o *Staphylococcus aureus* e o *Staphylococcus epidermidis* são os principais agentes etiológicos, seguidos da *Pseudomonas aeruginosa*. Cerca de 6% das úlceras são micóticas, sendo os principais responsáveis os fungos filamentosos *Fusarium solani* e *Aspergillus fumigatus*, seguidos de *Candida albicans*. O tratamento tópico geralmente é suficiente, devendo-se administrar antimicrobianos (colírios de antibiótico de 30 em 30 min, nos dois primeiros dias, e de hora em hora a partir do terceiro dia) à base de ofloxacino: 3 mg/mℓ; ciprofloxacino: 3 mg/mℓ; vancomicina: 50 mg/mℓ; ou cefalotina: 50 mg/mℓ, para bactérias gram-positivas; à base de tobramicina: 13 mg/mℓ ou amicacina: 10 mg/mℓ, nos casos de gram-negativos; e atropina a 1% de 8 em 8 h.

Nas úlceras micóticas utiliza-se colírio à base de netamicina a 5%, se fungo filamentoso, e anfotericina B a 1%, se levedura, de 30 em 30 min nos dois primeiros dias e de hora em hora a partir do terceiro dia.

Na *otite média crônica simples na fase supurativa*, os microrganismos mais frequentes são os *Staphylococcus*, coliformes e *Pseudomonas*.

O tratamento é feito com gotas otológicas com neomicina ou polimixina B, aminoglicosídios, ciprofloxacino ou ofloxacino (estes últimos com efetividade e menos efeitos colaterais, em especial o da toxicidade).

O uso tópico de ciprofloxacino ou ofloxacino tem mostrado eficácia comparável ou superior à neomicina, à polimixina B e aos aminoglicosídios, além de não produzir ototoxicidade.

Por isso, pode ser uma boa opção para o tratamento de pacientes com otite média crônica simples em fase supurativa.

Na *otite externa difusa aguda*, os patógenos mais frequentemente isolados são a *Pseudomonas aeruginosa* e o *Staphylococcus aureus*. A neomicina e a polimixina são os antibióticos usados no tratamento inicial desses pacientes. O ciprofloxacino é uma alternativa para os casos não responsivos ao tratamento inicial.

BIBLIOGRAFIA

Arantes TEF, Castro MMB, Cavalcanti RF et al. Flora bacteriana conjuntival após uso tópico de ciprofloxacina e gatifloxacina em cirurgia de catarata. Arq Bras Oftalmol. 2008; 71(2). Disponível em: www.scielo.br/scielo. php=S0004-27492008000200012&script=sci_arttext.

Barros AB, Sarruf FD, Fileto MB, Velasco MVR. Acne vulgar: aspectos gerais e atualizações no protocolo de tratamento. BWS Journal. 2020 outubro; 3, e201000125: 1-13.

Fernandes EI, Machado A, Kwito S, Costa SS. Uso tópico de antimicrobianos. In: Barros E, Bittencourt H, Caramori ML, Machado A. Antimicrobianos: consulta rápida. 3. ed. Porto Alegre. Artmed; 2001. p. 45-53.

Figueira L, Torrão L, Dinis AS, Palmares J. Princípios gerais da antibioticoterapia ocular. In: Antibioterapia na superfície ocular. 2. ed. Portugal. Medesign; 2010. p. 15-23.

Rocha LCM, Rosário PWS. Uso tópico de antimicrobianos. In: Martins MA. Manual de infecção hospitalar: epidemiologia, prevenção, controle. 2. ed. Rio de Janeiro: Medsi; 2001. p. 1033-5.

Simonart T, Dramaix M. Treatment of acne with topical antibiotics: lesons from clinical studies. Br J Dermatol. 2005; 153(2):395-403.

Tavares W. Princípios gerais sobre o uso clínico de antibióticos. In: Tavares W. Manual de antibióticos: Quimioterápicos, anti-infecciosos. 3. ed. São Paulo: Atheneu; 2001. p. 1215.

Wannmacher L. Antimicrobianos em dermatologia. In: Uso racional de medicamentos: temas selecionados. Brasília: OPAS/OMS/Mistério da Saúde; 2006; 13(12).

Capítulo 65

Tuberculostáticos

Sylvia Lemos Hinrichsen ▪ Jocelene Tenório Godoi ▪ Juannicelle Tenório Godoi ▪
Emmanuelle Tenório Godoi ▪ Tatiana de Aguiar Santos Vilella ▪ Marcela Coelho de Lemos

Casimiro de Abreu (1839-1860) foi um poeta brasileiro, autor da obra "Meus Oito Anos", um dos poemas mais populares da literatura brasileira, da segunda geração do romantismo. Levava uma vida boêmia, e assim contraiu tuberculose. Com a doença agravada foi para Nova Friburgo, no estado do Rio de Janeiro. Mas, aos 21 anos de idade, morreu na Fazenda Indaiaçu, no atual município de Casimiro de Abreu, Rio de Janeiro, no dia 18 de outubro de 1860 em consequência à tuberculose.

INTRODUÇÃO

A tuberculose, doença causada pelo *Mycobacterium tuberculosis*, ainda é um grave problema de saúde pública, especialmente nos países em desenvolvimento, embora, após a AIDS, sua incidência tenha aumentando nos países desenvolvidos.

O tratamento da tuberculose é feito com medicações tuberculostáticas, que são fornecidas pelo Ministério da Saúde do Brasil após notificação do caso. São vários os esquemas terapêuticos, com tempo de tratamento de 6 meses para as tuberculoses pulmonar e extrapulmonar, exceto para a forma meníngea, de 7 a 9 meses. Na tuberculose extrapulmonar a isoniazida poderá ser usada por até 12 meses, a critério médico.

A associação medicamentosa adequada, as doses corretas e o uso por tempo suficiente são os princípios básicos para o tratamento, evitando a persistência bacteriana e o desenvolvimento de resistência aos fármacos e, assim, assegurando a cura do paciente.

Pacientes hospitalizados com suspeita ou diagnóstico confirmado de TB ativa devem ser isolados em quartos privativos, com precauções contra transmissão aérea até que sejam considerados não infecciosos.

O indivíduo que entra em contato pela primeira vez com o bacilo de *Koch* não tem resistência natural, mas pode adquiri-la, se não estiver debilitado e/ou com a imunidade baixa, conseguindo eliminar o bacilo antes que ele se instale como doença.

Após o período de 15 dias, os bacilos se multiplicam facilmente nos pulmões, porque ainda não há proteção natural do organismo contra a doença. Se o sistema de defesa do organismo não conseguir debelar o bacilo, instala-se a tuberculose primária, caracterizada por pequenas lesões (nódulos) nos pulmões.

Com o avanço da doença e sem tratamento, ocorre o surgimento de lesões escavadas (cavernas tuberculosas), que infiltram e sangram, sendo clinicamente evidenciadas por tosse com sangue (hemoptise).

A prevenção usual da tuberculose é feita com a vacina BCG (bacilo de Calmette-Guérin), aplicada nos primeiros 30 dias de vida, que é capaz de proteger o indivíduo contra as formas graves da doença.

O esquema de tratamento da tuberculose é padronizado, deve ser realizado de acordo com as recomendações do Ministério da Saúde e compreende duas fases: a intensiva (ou de ataque) e a de manutenção. A fase intensiva tem o objetivo de reduzir rapidamente a população bacilar e a eliminação dos bacilos com resistência natural a algum medicamento. Uma consequência da redução rápida da população bacilar é a diminuição da contagiosidade. Para tal, são associados medicamentos com alto poder bactericida. A fase de manutenção tem o objetivo de eliminar os bacilos latentes ou persistentes e a redução da possibilidade de recidiva da doença. Nessa fase, são associados dois medicamentos com maior poder bactericida e esterilizante, ou seja, com boa atuação em todas as populações bacilares.

No Brasil, o esquema básico para tratamento da TB em adultos e adolescentes é composto por quatro fármacos na fase intensiva e dois na fase de manutenção. A apresentação farmacológica dos medicamentos, atualmente em uso, para o esquema básico é de comprimidos em doses fixas combinadas com a apresentação tipo 4 em 1 (RHZE) ou 2 em 1 (RH). A apresentação farmacológica do esquema RHZE, para a fase intensiva, constitui-se em: rifampicina (R), isoniazida (H), pirazinamida (Z) e etambutol (E), nas seguintes dosagens: R (150 mg), H (75 mg), Z (400 mg) e E (275 mg). Para a fase de manutenção, o esquema RH constitui-se em R (150 mg) e H (75 mg).

Essa recomendação e a apresentação farmacológica são as preconizadas pela Organização Mundial da Saúde e utilizadas na maioria dos países, para adultos e adolescentes. Para as crianças (abaixo de 10 anos) permanece a recomendação do Esquema RHZ.

Os casos que evoluem para falência do tratamento devem ser criteriosamente avaliados quanto ao histórico terapêutico, adesão aos tratamentos anteriores e comprovação de resistência aos medicamentos. Tais casos receberão o Esquema padronizado para Multirresistência ou Esquemas especiais individualizados, segundo a combinação de resistências apresentadas pelo teste de sensibilidade.

Um esquema para multirresistência (MDR) deve ser composto por, pelo menos, quatro fármacos com atividades efetivas que, preferencialmente, não tenham sido utilizados anteriormente. Quando a efetividade dos medicamentos é imprecisa ou o padrão de resistência é duvidoso, mais do que quatro medicamentos podem ser utilizados.

O tratamento da TB-MDR deve ser realizado por 18 a 24 meses, na dependência da curva da negativação bacteriológica, considerando-se também a evolução clínica e radiológica.

O abandono do tratamento tem sido a causa de tuberculose resistente.

O uso dos tuberculostáticos altera as provas de função hepática em praticamente todos os pacientes; porém, considera-se como aceitável um aumento de até três a cinco vezes os valores máximos das transaminases.

Recomenda-se também que, em pacientes desnutridos ou com menor massa corporal, seja utilizada a dose mínima possível das substâncias, o que diminui em muito a sua hepatotoxicidade.

MEDICAÇÕES TUBERCULOSTÁTICAS

Ácido para-aminossalicílico

- *Indicação / espectro:* sua importância no manejo de formas pulmonares e extrapulmonares da tuberculose tem diminuído progressivamente desde que substâncias mais ativas e mais bem toleradas têm sido desenvolvidas. É ativo contra o *Mycobacterium tuberculosis,* porém não inibe micobactérias não tuberculosas. O ácido para-aminossalicílico (PAS) sozinho tem pouco valor no tratamento da tuberculose
- *Reações adversas:* podem ser observados náuseas, vômitos, anorexia, dor epigástrica e diarreia em 10 a 30% dos pacientes. Os pacientes com úlcera péptica têm pouca tolerância à medicação e em 5 a 10% são vistas reações de hipersensibilidade (mal-estar; febre; dor articular; dor de garganta; erupção cutânea; alterações hematológicas, tais como leucopenia, agranulocitose, eosinofilia, linfocitose, síndrome da mononucleose atípica, plaquetopenia, anemia hemolítica aguda e síndrome de *Loeffler*)
- *Interações:* apresenta interação com a probenecida, que diminui a excreção renal desse agente. Não é, portanto, recomendado para pacientes com insuficiência renal, devendo ser administrado por via oral, após as refeições (causa irritação gástrica).

Ciclosserina

- *Indicação / espectro:* indicada nos casos de falência terapêutica, sendo ativa contra *Mycobacterium tuberculosis, Escherichia coli, Staphylococcus aureus* e *Nocardia* sp.
- *Reações adversas:* as reações, em geral, envolvem o sistema nervoso central (SNC) e surgem nas primeiras 2 semanas de tratamento, desaparecendo com a sua suspensão. Observam-se cefaleia, sonolência, disartria, vertigens, hiper-reflexia, distúrbios visuais, convulsões, tremores, confusão mental, nervosismo, irritabilidade, reações paranoides e depressivas (como tentativa de suicídio). Está contraindicada em pessoas com história de epilepsia e / ou com distúrbios psiquiátricos e em associação com a isoniazida.

Associada ao álcool, pode precipitar o surgimento de efeitos adversos, que podem ser prevenidos com o uso de piridoxina.

Estreptomicina

- *Indicação / espectro:* a estreptomicina (S) deverá ser reservada, sempre que possível, para o tratamento da tuberculose. O *Mycobacterium tuberculosis* e o *Mycobacterium kansasii* são frequentemente sensíveis, embora outras bactérias ocasionalmente o sejam
- *Reações adversas:* causa nefrotoxicidade e ototoxicidade. Há diminuição principalmente da função vestibular; bloqueio neuromuscular, em especial com o uso intrapleural ou intraperitoneal e em pacientes com miastenia *gravis* ou sob efeito de outros agentes neuromusculares ou anestésicos; neurite óptica e periférica (incomuns); anafilaxia e exantema (incomuns); eosinofilia, febre, discrasias sanguíneas, angioedema, dermatite esfoliativa, estomatite e choque anafilático (raros)
- *Interações:* apresenta sinergia contra *Enterococcus* sp. entre betalactâmicos e os aminoglicosídios. A associação de anfotericina B, cefalotina, vancomicina, anti-inflamatórios não esteroides, ciclosporina, enflurano e metoxiflurano aumenta a nefrotoxicidade. A cisplatina aumenta a nefrotoxicidade e a ototoxicidade; a digoxina tem seu efeito diminuído e o sulfato de magnésio e outros agentes bloqueadores neuromusculares podem aumentar o risco de apneia ou paralisia respiratória.

Etambutol

- *Indicação / espectro:* É usado juntamente com rifampicina, pirazinamida e isoniazida, no esquema RHZE. É ativo contra *Mycobacterium tuberculosis, M. kansasii* e *M. avium*
- *Reações adversas:* diminuição da acuidade visual, perda de percepção da cor verde, escotomas centrais, defeitos de campo visual periférico (neurite óptica); aumento de ácido úrico sérico, exantema, prurido, choque anafilático, neurite periférica, dor abdominal, dores articulares, trombocitopenia, febre, cefaleia, tonturas, confusão mental, desorientação e alucinações; a neurite óptica é o principal efeito adverso, que resulta em diminuição da acuidade visual e em perda da capacidade de diferenciar o vermelho do verde (a reação é proporcional à dose de etambutol, sendo observada em 15% dos pacientes que recebem 50 mg/kg/dia, em 5% dos que recebem 25 mg/kg/dia e em < 1% daqueles que recebem 15 mg/kg/dia). A intensidade da dificuldade visual está relacionada com a duração do tratamento. A recuperação em geral ocorre quando o etambutol é suspenso. Devem ser testadas a acuidade visual, assim como a capacidade para distinguir as cores, antes de iniciar o tratamento e periodicamente durante o seu uso
- *Interações:* apresenta interação com a isoniazida e a pirazinamida (possivelmente acentuando o aumento do ácido úrico sérico).

Etionamida

- *Indicação / espectro:* a etionamida (Et) deverá ser usada no tratamento da tuberculose em esquema de retratamento por falha terapêutica em associação a estreptomicina (S), etambutol (E) e pirazinamida (Z)

594 Parte 3 **Microrganismos e Antimicrobianos**

- *Reações adversas:* irritação gástrica, anorexia, náuseas, vômitos, sialorreia, dor abdominal, diarreia, gosto metálico, hipotensão postural, depressão, sonolência e astenia. Convulsão e neuropatia periférica são raras. Pode haver distúrbios olfatórios, visão borrada, diplopia, parestesias, cefaleia, agitação e tremores, erupção cutânea, púrpura, estomatite, acne, alopecia, menorragia, ginecomastia e impotência. Hepatite tem sido associada ao uso da medicação em quase 5% dos casos. Sinais e sintomas de hepatotoxicidade desaparecem quando o tratamento é interrompido. Deve-se avaliar se piridoxina é recomendada em pacientes sendo tratados com etionamida, pois inibe a aceitação da isoniazida.

Isoniazida (Hidrazida)

- *Indicação/espectro:* a isoniazida (hidrazida – H) está indicada no tratamento e na profilaxia da tuberculose. É usada juntamente com rifampicina (R), pirazinamida (Z) e etambutol (E), no esquema RHZE; é ativa contra a maioria das cepas de *Mycobacterium kasasii*, mas a sensibilidade depende de concentrações mais elevadas do medicamento. Quase todas as cepas de *Mycobacterium avium* e *Mycobacterium marinum* são resistentes
- *Reações adversas:* são observadas em 5,4% dos casos e incluem hepatotoxicidade, febre, icterícia, vasculite (associada a anticorpos antinucleares que podem aparecer durante o tratamento), artrite (dor lombar, envolvimento das articulações interfalangianas proximais bilaterais, artralgia em joelhos, cotovelos e punhos), síndrome ombro-mão, *rash* (morbiliforme, maculopapular, purpúrico e urticariforme), erupções cutâneas, agranulocitose, eosinofilia, trombocitopenia, anemia, metemoglobinemia, sensação de boca seca, epigastralgia, retenção urinária, pelagra (deficiência de vitamina B_6), neurite óptica e periférica, tonturas, zumbido, ataxia, parestesias, estupor, encefalopatia e reações psicóticas. Pode precipitar convulsões, principalmente em pacientes com distúrbios epilépticos. Apresenta interação com o álcool e a rifampicina (aumentam a hepatotoxicidade), além da fenitoína, que tem seu nível sérico aumentado; dissulfiram, podendo precipitar surto psicótico, e paracetamol, causando toxicidade grave. Antiácidos que contêm alumínio diminuem a absorção da medicação.

Está indicado o uso concomitante de vitamina B_6 nos casos de alcoolismo, desnutrição, HIV+ com estado geral ruim e neuropatia prévia. Há aumento na incidência de hepatite com a idade (> 45 anos), com o uso concomitante de rifampicina e com a ingestão de álcool.

Pirazinamida

- *Indicação/espectro:* a pirazinamida (Z) deverá ser reservada para o tratamento da tuberculose, associada a rifampicina (R), isoniazida (H) e etambutol (E), no esquema RHZE, ou associada à estreptomicina (S), à etionamida (Et) e ao etambutol (E)
- *Reações adversas:* hepatotoxicidade é a reação adversa mais comum da pirazinamida (especialmente quando a dose é de 40 a 50 mg/kg VO). Nesses casos, poderá ser observada doença hepática em 15% dos pacientes e icterícia em 2 a 3%.

Morte por necrose hepática é rara. A elevação das transaminases é a anormalidade mais precoce, por isso, todos os pacientes tratados com pirazinamida devem ser monitorados quanto à função hepática antes da sua administração e em intervalos regulares durante o período de tratamento. Se houver evidência de dano hepático significativo, interromper o uso. A medicação inibe a excreção de urato, acarretando hiperuricemia em praticamente todos os pacientes e a ocorrência de episódios agudos de gota. Outros efeitos observados são artralgia, anorexia, náuseas, vômitos, disúria, mal-estar e febre.

Rifampicina

- *Indicação/espectro:* a rifampicina (R) inibe quase todas as cepas de *Mycobacterium tuberculosis*, *Mycobacterium kansasii*, *Mycobacterium marinum*, *Mycobacterium scrofulaceum* e *Mycobacterium intracellulare* e algumas cepas de *Mycobacterium avium*. O *Mycobacterium fortuitum* é resistente. É ativa contra *Neisseria meningitidis*, *Staphylococcus aureus* e *Haemophilus influenzae* e inibe gram-negativos, como *Escherichia coli*, *Pseudomonas* sp., *Proteus* indol-positivo e negativo e *Klebsiella* sp. Também age contra *Legionella* sp., cocos gram-negativos e *Chlamydia* sp. O principal uso deverá ser no tratamento da tuberculose, associada a isoniazida (H), pirazinamida (Z) e etambutol (E), no esquema RHZE, embora possa ser usada, mas não como medicação isolada, no tratamento de infecções por *Staphylococcus* sp. (em situações especiais). É usada na profilaxia da meningite por *Haemophilus influenzae*. Pode ser indicada no tratamento da aspergilose invasiva associada à anfotericina B
- *Toxicidade/interações/incompatibilidade/estabilidade:* é, em geral, bem tolerada. Tinge os fluidos corporais (urina, saliva, lágrimas, fezes, suor) e as lentes de contato gelatinosas de laranja ou vermelho. Determina hepatotoxicidade grave ou transitória, principalmente na presença de doença hepática prévia, uso de isoniazida e de álcool. Náuseas, vômitos, diarreia, cólicas e síndrome hepatorrenal, além de anemia hemolítica, trombocitopenia e leucopenia podem ser observados. Necrose tubular aguda, nefrite intersticial, proteinúria de cadeias leves (lambda), calafrios, febre, mialgias, artralgia, eosinofilia, fadiga, sonolência, cefaleia, tontura, confusão, ataxia, agitação, hipoestesia generalizada, dor nas extremidades, fraqueza muscular, febre, prurido, exantema, urticária, diversos tipos de erupções cutâneas, hipersensibilidade na boca e na língua também são relatados. Pode haver insuficiência adrenal por aceleração do metabolismo dos corticosteroides.

O anticoncepcional oral tem seu efeito diminuído, podendo-se observar sangramento vaginal e gestação. Pode precipitar síndrome de abstinência em pacientes que fazem uso de metadona, por acelerar o seu metabolismo. Cumarínicos, sulfonilureias, digoxina, verapamil, ciclosporina, corticosteroides, teofilina, barbitúricos, halotano, fluconazol, cetoconazol, quinidina, propranolol, metoprolol e clofibrato têm seus efeitos diminuídos. Os imidazólicos também têm seus efeitos diminuídos e, por sua vez, diminuem o efeito da rifampicina. O ácido aminossalicílico retarda a absorção da rifampicina.

O ácido acetilsalicílico (AAS) pode retardar a absorção da rifampicina e, se for usado, deve ser dado com intervalo de 8 a 12 h. Não deve ser ingerida com a refeição (por sua maior eliminação via intestino quando com o alimento). Administrar l h antes ou 2 h após as refeições.

Terizidona

- *Indicação/espectro:* a terizidona é ativa contra *Mycobacterium tuberculosis*, *Escherichia coli*, *Staphylococcus aureus* e *Nocardia* sp. Está indicada apenas em caso de tuberculose com falha terapêutica. Há necessidade de tipificação da micobactéria e de teste de sensibilidade à medicação, previamente ao seu uso
- *Toxicidade/interações/incompatibilidade/estabilidade:* cefaleia, sonolência, disartria, vertigens, hiper-reflexias, distúrbios visuais, convulsões, tremores, confusão mental, nervosismo, irritabilidade, reações paranoides e depressivas com tentativas de suicídio podem ser observados durante o seu uso.

Tiacetazona

- *Indicação/espectro:* é ativa contra o *Mycobacterium tuberculosis* e o *Mycobacterium leprae*, estando indicada apenas em casos de tuberculose com falha terapêutica. Há necessidade de tipificação da micobactéria e de teste de sensibilidade à medicação para o seu uso
- *Toxicidade/interações/incompatibilidade/estabilidade:* observam-se náuseas, vômitos, tonturas, icterícia, anemia hemolítica e hipoplasia da medula óssea. Também pode ocorrer erupção cutânea leve ou mais grave, como dermatite esfoliativa, síndrome de Stevens-Johnson e síndrome de Lyell.

Deve ser administrada por via oral, em dose única. Tem boa absorção por via oral, apresentando metabolismo hepático e excreção renal.

Canamicina

- *Indicação/espectro:* pode ser usada no tratamento da tuberculose em combinação com outras substâncias, principalmente no tratamento de pacientes que apresentem espécies de microrganismos resistentes
- *Reações adversas:* são comuns paralisia neuromuscular, depressão respiratória, agranulocitose, anafilaxia, ototoxicidade e nefrotoxicidade. Os aminoglicosídios inibem o crescimento da micobactéria tuberculosa *in vitro* em concentrações menores ou iguais a 10 mg/mℓ. Tem espectro de atividade bem menor que os outros aminoglicosídios.

Amicacina

- Amicacina apresenta atividade antimicrobiana mais ampla do grupo dos aminoglicosídios, tendo seu principal uso em caso de microrganismos resistentes à gentamicina e à tobramicina. É efetiva contra várias espécies de micobactérias e medicação importante para o tratamento das micobactérias não tuberculosas. Também tem sido importante no tratamento de infecções micobacterianas atípicas disseminadas em pacientes com AIDS.

Como os outros aminoglicosídios, causa ototoxicidade e nefrotoxicidade.

Capreomicina

Tem ação micobacteriostática (*Mycobacterium tuberculosis/M. bovis*). A resistência bacteriana à capreomicina se desenvolve quando dada como única medicação. Apresenta resistência cruzada à canamicina e à neomicina. Sua indicação se restringe apenas ao tratamento da tuberculose pulmonar em casos de microrganismos resistentes.

Pode causar perda da audição, zumbidos, proteinúria transitória, cilindrúria, retenção de nitrogênio, insuficiência renal grave (rara), eosinofilia (comum), leucocitose, leucopenia, *rash* e febre.

Rifabutina

A rifabutina é um derivado da rifampicina com o mesmo mecanismo de ação.

Sua maior atividade é contra as micobactérias não tuberculosas, sendo ativa *in vitro* contra o complexo *Mycobacterium avium* (MAC) isolado de pacientes infectados ou não pelo HIV. Também inibe o crescimento de muitas espécies de *Mycobacterium tuberculosis* em concentrações menores ou iguais a 0,125 mg/mℓ. Apresenta resistência cruzada com a rifampicina em alguma extensão com *Mycobacterium avium* e *Mycobacterium tuberculosis*.

É absorvida no sistema gastrintestinal e eliminada na urina e na bile. Não é necessário ajuste em pacientes com diminuição da função renal. Seu uso restringe-se basicamente à prevenção da infecção por MAC nos pacientes infectados pelo HIV.

Podem-se observar *rash*, intolerância gastrintestinal, neutropenia, uveíte e artralgias quando usada em doses maiores que 450 mg/dia em combinação com claritromicina ou fluconazol. A medicação deve ser suspensa se houver sintomas visuais. Como a rifampicina, causa coloração alaranjada da pele, da urina, das fezes, da saliva, das lágrimas e das lentes de contato. Raramente provoca trombocitopenia, hemólise, miosite, síndrome *flu-like*, dor torácica e hepatite. Assim como a rifampicina, tem a propriedade de induzir as enzimas microssomais hepáticas, diminuindo a meia-vida de várias substâncias, como zidovudina, prednisona, digitoxina, quinidina, cetoconazol, propranolol, fenitoína, sulfonilureias e varfarina.

Rifapentina

Faz parte do grupo das rifamicinas.

Tem maior potencial contra *Mycobacterium tuberculosis* quando comparada com a rifampicina. Pode ser usada na terapia de curta duração e de uso intermitente para a tuberculose. Tem atividade intracelular cerca de quatro a cinco vezes maior que a rifampicina, sendo duas a quatro vezes mais potente do que ela contra as micobactérias intracelulares.

Quinolonas

As quinolonas estão reservadas para regimes com múltiplas substâncias para tratamento de tuberculose multirresistente e de algumas infecções micobacterianas atípicas como por MAC. Das quinolonas, o ciprofloxacino, o ofloxacino, o fleroxacino e o esparfloxacino têm atividade inibitória contra *Mycobacterium tuberculosis* e MAC *in vitro*.

O ciprofloxacino tem sido usado em regime de três substâncias (com claritromicina e amicacina) e quatro substâncias (com rifampicina, etambutol e clofazimina) para infecções por MAC nos pacientes infectados pelo HIV, com melhora dos sintomas. A melhora da bacteriemia tem sido por meio do regime de três substâncias. Seu uso na tuberculose tem sido restrito à tuberculose multirresistente, com a administração de ofloxacino em combinação com outras medicações tuberculostáticas.

BIBLIOGRAFIA

Brasil. Ministério da Saúde (MS). Controle da tuberculose: uma proposta de integração ensino-serviço. 5. ed. Rio de Janeiro. Funasa/CRPHF/SBPT; 2002.

Brasil. Ministério da Saúde. Secretaria de Vigilância em Saúde. Departamento de Vigilância das Doenças Transmissíveis. Manual de Recomendações para o Controle da Tuberculose no Brasil, 2019. 364 p.

Brasil. Ministério da Saúde (MS). Secretarias de Políticas de Saúde. Departamento de Atenção Básica. Manual técnico para o controle da tuberculose: cadernos de atenção básica. Brasília: MS; 2002.

Campelo AR, Albuquerque MFM, Sá Leitão CC. Tuberculose pulmonar. In: Figueira NA, Costa Júnior JL et al. Condutas em clínica médica. 2. ed. Rio de Janeiro: Medsi; 2001. p. 627-38.

Campos HS. Tratamento da tuberculose. Pulmão. 2007; 16(1):21-31.

II Consenso Brasileiro de Tuberculose. Diretrizes Brasileiras para Tuberculose 2004. Jornal Brasileiro de Pneumologia. 2004; 30 (Suppl 1): 24-38.

Gilbert DN. Guia Sanford para terapia antimicrobiana. 47. ed. Rio de Janeiro: Guanabara Koogan; 2017. p. 135-45.

Goodman & Gilman's. The pharmacological basis of therapeutics. 9. ed. New York: McGraw-Hill; 1996.

Henn LA, John AB. Tuberculostáticos. In: Barros E, Bittencourt H, Caramori ML, Machado A. Antimicrobianos: consulta rápida. 2. ed. Porto Alegre: Artmed; 2001. p. 253-68.

Torres Filho SR. Tuberculose. In: Tavares W, Marinho LAC. Rotinas de diagnóstico e tratamento das doenças infecciosas e parasitárias. 2. ed. São Paulo: Atheneu; 2007. p. 977-93.

Capítulo 66

Antifúngicos

Sylvia Lemos Hinrichsen ▪ Jocelene Tenório Godoi ▪ Juannicelle Tenório Godoi ▪
Emmanuelle Tenório Godoi ▪ Tatiana de Aguiar Santos Vilella ▪ Marcela Coelho de Lemos

INTRODUÇÃO

As infecções por fungos têm sido frequentes especialmente em pacientes críticos e/ou com algum tipo de imunodeficiência induzida ou adquirida (diabetes, leucemias, neoplasias, doenças do sistema reticuloendotelial (SRE), antibioticoterapia prolongada, quimioterapia, HIV/AIDS e transplantes).

O uso de medicamentos eficazes no tratamento das infecções fúngicas e o diagnóstico precoce são essenciais para o controle e a cura dessas micoses (superficiais, subcutâneas, profundas ou sistêmicas e oportunistas).

Não obstante, na recente introdução de derivados imidazólicos de baixa toxicidade e ação antifúngica sistêmica, a anfotericina B permanece na linha de frente contra as micoses disseminadas graves, especialmente no hospedeiro imunocomprometido.

O grupo dos antifúngicos foi enriquecido, na atualidade, com a descoberta das equinocandinas, que são novos antibióticos com ação contra fungos com resistência selecionada, encontrando-se em uso clínico a caspofungina.

ANFOTERICINA B (DESOXICOLATO)

É ativa contra *Candida* sp. (exceto *C. lusitaneae* e *C. gulliermondi*, que são resistentes – resistência intrínseca), *Cryptococcus neoformans, Blastomyces dermatitidis, Histoplasma capsulatum, Torulopsis glabrata, Coccidioides immitis, Paracoccidioides brasiliensis, Aspergillus* sp., *Trichosporon beigelii, Zygomycetes* e outros agentes da murcomicose, além de *Pseudoallescheria boydoii, Sporothrix schenckii* e *Fusarium* sp., que têm suscetibilidade variável. *Cladosporium carrionii* e *Fonseca pedrosi* são resistentes. Apresenta atividade limitada contra os protozoários *Leishmania donavani* e *Naegleria fowleri*.

Indicações

Candidíase; criptococose; aspergilose invasiva; blastomicose pulmonar grave ou extrapulmonar; histoplasmose pulmonar grave, crônica ou disseminada; coccidioidomicose grave, extrapulmonar ou em pacientes com insuficiência renal crônica, imunodeprimidos, nos neonatos e nas gestantes; esporotricose cutânea que não tenha respondido a outro tratamento ou em doença pulmonar, osteoarticular, do sistema nervoso central (SNC) e disseminada; paracoccidioidomicose resistente a outros agentes, infecções invasivas por *Fusarium* sp.

É o fármaco de escolha no tratamento de mucormicose, aspergilose invasiva, esporotricose extracutânea e criptococose, histoplasmose e coccidioidomicose sistêmicas na AIDS. É usada empiricamente em pacientes granulocitopênicos, com febre persistente, associada à terapia antimicrobiana.

Toxicidade/interações/incompatibilidade/estabilidade

As reações adversas variam com a via de administração: *intratecal*: febre, mielite transversa e cefaleia; *intra-articular*: irritação e dor; *intraperitoneal*: irritação, dor e fibrose peritoneal; *intraocular*: lesão retiniana; *intravenosa*: pode haver febre (80%), broncospasmo, anafilaxia, azotemia (80%), acidose tubular renal, espoliação renal de potássio e de magnésio, anemia hipocrômica e normocítica, trombocitopenia, leucopenia, eosinofilia, cefaleia e prostração, sensação de queimadura plantar (rara), convulsões, náuseas, vômitos, gastrenterite hemorrágica, insuficiência hepática aguda, gosto metálico na boca, hipotensão ou hipertensão, deterioração da função pulmonar e edema pulmonar, perda auditiva, diabetes insípido e flebite.

Em relação às interações, quando associada a aminoglicosídios, ciclosporina A e pentamidina, aumenta o risco de nefrotoxicidade. Os digitálicos podem ter suas toxicidades aumentadas em decorrência da hipopotassemia induzida pela anfotericina. Os bloqueadores neuromusculares têm sua atividade aumentada.

A anfotericina é incompatível com água bacteriostática e cloreto de sódio, não devendo ser misturada com outros medicamentos, incluindo eletrólitos, vitaminas, corticosteroides, anestésicos e anticoagulantes.

Quanto à estabilidade, a solução reconstituída é estável por 24 h em temperatura ambiente e por até 7 dias sob refrigeração. Após a diluição, a solução mantém a estabilidade por 24 h em temperatura ambiente e 48 h sob refrigeração. Durante o armazenamento, o pó liofilizado e as soluções devem ser protegidos da luz e do calor excessivos e mantidos sob refrigeração. Exposições rápidas à luz, por períodos inferiores a 24 h, não alteram significativamente a potência do fármaco.

Dosagem e administração

A dose varia com a doença em tratamento. Para a maioria dos casos, usa-se 0,5 a 1 mg/kg/dia, ou 1 a 1,5 mg/kg em dias alternados. Em infecções graves por fungos pouco sensíveis (como na aspergilose e na mucormicose) ou em infecções do SNC (sistema nervoso central), pode-se usar 1,5 mg/kg/dia. Infundir em 4 a 6 h, fazendo-se a diluição em soro glicosado a 5%, na concentração máxima de 1 mg para 10 mℓ. Pode ser administrada mais rapidamente, mas os efeitos adversos aumentam.

Na *aspergilose*: 1 a 1,5 mg/kg/dia, em dose invasiva e disseminada. Na *blastomicose*: a dose total é de 2 g para doença meníngea ou pulmonar grave ou outras formas de doença em pacientes imunodeprimidos. Na *candidíase*: 0,5 a 1 mg/kg/dia, com dose total de 250 a 1.000 mg. Em doença profunda (endocardite, osteomielite e endoftalmite), usar dose total de 2 g. Na *coccidioidomicose*: dose total de 1 a 1,5 g na maioria dos casos e 2,5 a 3 g ou mais em imunodeprimidos e pacientes com meningite ou doença recidivante. Na doença meníngea, usar a dose intravenosa (IV) associada à intratecal. Em pacientes com AIDS, usar dose de manutenção com 50 a 80 mg/semana nos casos de meningite. Na *criptococose*: 0,3 mg/kg/dia associada à flucitosina 150 mg/kg/dia durante 6 semanas. Em pacientes com AIDS, usar 0,5 a 1 mg/kg/dia durante 10 semanas, ou 0,3 mg/kg/dia com flucitosina 100 mg/kg/dia durante 6 semanas, com manutenção de 50 mg 2 vezes/semana ou 1 mg/kg 1 vez/semana. Na *esporotricose*: 0,5 mg/kg/dia com dose total de 2 a 2,5 g. Na *histoplasmose*: 0,5 a 0,6 mg/kg/dia com dose total de 30 a 35 mg/kg e 40 mg/kg em doença disseminada, meningite ou em pacientes imunodeprimidos, com manutenção de 50 a 80 mg, 1 vez/semana. Na *mucormicose*: 1 a 1,5 mg/kg/dia. Na *leishmaniose tegumentar americana*: 1 mg/kg em dias alternados (dose máxima diária de 50 mg), dose total de 1,2 a 1,8 g. No *calazar* (leishmaniose visceral): 1 mg/kg/dose (até 50 mg/dia), com dose total de 15 a 25 mg/kg. Na irrigação vesical, 50 mg de anfotericina B em 1 ℓ de água destilada, colocada em cateter de três vias em infusão de 6 em 6 h, com permanência de 30 a 90 min. Por exigir uso de sistema aberto de sondagem vesical, aumenta o risco de infecções urinárias, devendo ser evitado. No uso intratecal, 0,05 a 0,1 mg, diluído em 5 mℓ ou mais de liquor, aumentando até 0,5 mg para aplicações 3 vezes/semana, ou até 0,3 mg para aplicações diárias, continuando o tratamento com administração intratecal 2 a 3 vezes/semana. Na nebulização para prevenção ou tratamento de aspergilose em neutropênicos é preciso ter atenção, pois o uso é experimental, não podendo ser empregada a apresentação com desoxicolato (única disponível no mercado brasileiro atualmente): 10 mg diluídos em 5 mℓ de água destilada, administrados por nebulização com aparelho *Respirgard II*, de 12 em 12 h.

Não há necessidade de dose-teste. A infusão intravenosa pode ser obtida por diluição do pó liofilizado em soro glicosado, observando-se uma concentração final de 0,1 mg/mℓ para administração em veia periférica. Para pacientes com restrição hídrica, pode-se utilizar uma concentração máxima de 1 mg de anfotericina B por mℓ de solução, infundindo-se por veia central.

Em crianças, a dose é de 0,25 a 1,5 mg/kg, de 24 em 24 h.

Na gestação e na lactação, o fármaco provavelmente atravessa a barreira placentária (nefrotóxica para o feto). Usar apenas se realmente necessária (risco-benefícios). Parece ser segura na lactação.

Não há necessidade de ajuste para função renal, pois não é removida por hemodiálise ou por diálise peritoneal.

A anfotericina B tem pouca penetração no liquor, humor vítreo e líquido amniótico normais. Sobrecarga hídrica com NaCl antes da infusão diminui a toxicidade renal e o uso de 1 U de heparina por mℓ de solução diminui a incidência de flebite. A adição de 0,7 mg/kg de hidrocortisona na infusão pode abolir os calafrios e a febre, e o uso de fentanila na administração intratecal reduz a cefaleia. O uso de anti-histamínicos e antitérmicos ou anti-inflamatórios prévios ao início da infusão pode reduzir ou eliminar as reações adversas. Se ocorrerem calafrios, interromper a infusão e administrar 1 mg/kg intravenoso de meperidina.

ANFOTERICINA B | DISPERSÃO COLOIDAL

Apresenta o mesmo espectro da anfotericina B convencional, estando indicada para pacientes que necessitem do uso de anfotericina B e não tenham tolerado a preparação convencional.

Toxicidade/interações/incompatibilidade/estabilidade

As reações adversas são semelhantes às da anfotericina convencional, mas geralmente são menos frequentes e de menor intensidade.

As interações são as mesmas da anfotericina B (desoxicolato).

É incompatível com água bacteriostática, cloreto de sódio, eletrólitos, não devendo ser misturada com outros medicamentos. As soluções reconstituídas são estáveis por 24 h sob refrigeração.

Dosagem e administração

As doses usuais variam de 1 a 5 mg/kg/dia. O ritmo de infusão não deve ser superior a 0,5 mg/kg/h.

Deve-se administrar somente por infusão intravenosa após reconstituir o pó liofilizado com água destilada (50 mg de anfotericina B em 10 mℓ do diluente) e diluir em soro glicosado. A concentração da solução final deve ser de 0,625 mg/mℓ e o período de infusão, de 2 a 6 h.

Em crianças a dose é a mesma usada em adultos, 1 a 5 mg/kg/dia.

Em gestantes e na lactação, as doses são as mesmas da anfotericina B convencional.

Não há necessidade de ajuste para função renal ou de reposição na diálise.

Todas as preparações lipídicas de anfotericina B são extremamente dispendiosas e não mostraram eficácia superior à da anfotericina B convencional.

ANFOTERICINA B LIPOSSOMAL

Apresenta o mesmo espectro da anfotericina B convencional, estando indicada para os pacientes que não tenham tolerado a preparação convencional.

Toxicidade/interações/incompatibilidade/estabilidade

As reações adversas são semelhantes às da anfotericina B convencional, mas menos frequentes e de menor intensidade. É a preparação mais bem tolerada de anfotericina B.

As interações são as mesmas da anfotericina B (desoxicolato).

A anfotericina B lipossomal é incompatível com água bacteriostática e cloreto de sódio, não devendo ser misturada com outros medicamentos ou eletrólitos.

A solução reconstituída é estável por 24 h sob refrigeração e, após a diluição, por 6 h em temperatura ambiente.

Dosagem e administração

As doses usuais são de 1 a 6 mg/kg/dia. O ritmo de infusão não deve ser superior a 0,5 mg/kg/h.

Deve ser administrada somente por infusão intravenosa, após se reconstituir o pó liofilizado com 12 mℓ de água destilada e diluir a uma concentração final de 0,5 mg/mℓ. Infundir em 30 a 60 min, por meio de membrana filtrante com poros de 5 µ de diâmetro que acompanha o medicamento.

Em crianças, a dose é de 1 a 5 mg/kg/dia.

Na gestação e na lactação, as doses são as mesmas da anfotericina B (desoxicolato).

Não há necessidade de ajuste para função renal ou de reposição na diálise.

Todas as preparações lipídicas de anfotericina B são extremamente dispendiosas e não apresentam eficácia superior. Cada frasco contém 900 mg de sacarose.

FLUCONAZOL

O fluconazol é um derivado azólico ativo contra: *Candida* sp. (*C. glabrata* e *Issatchenkia orientalis* (antiga *Candida krusei*) são resistentes); *Cryptococcus neoformans; Coccidioides immitis; Histoplasma capsulatum; Blastomyces dermatitidis* e *Paracoccidioides brasiliensis.* Os zigomicetos, *Sporothrix schenkii, Fusarium* sp. e *Aspergillus* sp. apresentam resistência.

Indicações

Está indicado nas candidíases orofaríngea, esofágica, peritoneal, geniturinária, disseminada; meningite criptocócica, dermatofitoses superficiais e em certos casos de coccidioidomicose, assim como na profilaxia de infecções fúngicas sistêmicas em pacientes pós-transplantados de medula óssea. É o fármaco de escolha para o tratamento de manutenção da meningite criptocócica e no tratamento das infecções urinárias por cepas sensíveis de *Candida* sp.

Toxicidade/interações/incompatibilidade/estabilidade

As reações adversas são náuseas, vômitos, diarreia, dor abdominal, alteração transitória das provas de função hepática, necrose hepática, exantema alérgico (1%), eosinofilia, síndrome de *Stevens-Johnson,* necrólise epidérmica tóxica (síndrome de *Lyell*), anafilaxia, cefaleia e trombocitopenia, particularmente em pacientes com AIDS.

Em relação às interações, a hidroclorotiazida aumenta o nível sérico, enquanto a rifampicina diminui o nível sérico do fluconazol. Também estão aumentados os níveis séricos de anticoagulantes orais, ciclosporina, fenitoína, barbitúricos, hipoglicêmicos orais, digoxina, bloqueadores H_2, terfenadina e astemizol (prolongamento do intervalo QT e risco de *torsade de pointes*) e, possivelmente, da cisaprida (mesmo risco do astemizol).

O fluconazol é incompatível com ampicilina, gliconato de cálcio, ceftazidima, cefotaxima, cefuroxima, ceftriaxona, clindamicina, furosemida, imipenem, ticarcilina e piperacilina. Preferencialmente, não misturar com outros medicamentos.

Quanto à estabilidade, a solução se apresenta pronta para administrar. Durante o armazenamento, proteger da luz, do calor excessivo e do congelamento.

Dosagem e administração

As doses usuais variam de 50 a 400 mg/dia por via intravenosa ou por via oral. Para a candidíase oral: dose de ataque de 200 mg e manutenção com 100 mg/dia, por 10 a 14 dias. Na candidíase sistêmica: 200 a 400 mg/dia. Meningite por *Cryptococcus neoformans:* ataque de 400 mg e manutenção com 200 a 400 mg. Doses de até 1.200 mg/dia podem ser usadas nas criptococoses meníngeas refratárias. Candidíase vaginal: dose única de 150 mg oral é efetiva.

Por via oral, o alimento pode retardar o tempo para atingir o pico plasmático, porém não altera a quantidade de medicamento absorvida. A solução pronta para uso não deve ser administrada por via intramuscular. A infusão intravenosa deve ser infundida por um período de 60 a 120 min.

Em crianças, usar 3 a 6 mg/kg, de 24 em 24 h. Em casos muito graves, podem-se usar até 12 mg/kg/dia, especialmente se houver envolvimento do SNC.

Na gestação e na lactação, em animais, é teratogênico em doses altas. Usar somente se essencial. Cuidar na amamentação, pois os níveis no leite materno são desconhecidos.

Em relação ao ajuste para função renal, deve-se observar:

DCE (mℓ/min)*	> 50	10 a 50	< 10
Dose (%)	100	50	25

Clearance de creatinina.

Após a hemodiálise, repor dose de 50 mg. Para os pacientes em diálise peritoneal ambulatorial contínua ou hemodiálise venovenosa contínua, considerar DCE < 10 mℓ/min.

O fluconazol apresenta boas concentrações no escarro, parênquima pulmonar, saliva, urina, líquido peritoneal, bolhas, vagina, olhos, pele, fígado e próstata. No liquor, concentração de 50 a 90% do plasma, dependendo da presença de meninges inflamadas ou não.

FLUCITOSINA (5-FLUOROCITOSINA)

É ativa contra *Phialophora* sp.; *Cryptococcus neoformans; Rhodotorula* sp.; *Candida* sp.; *Torulopsis glabrata* e agentes da cromomicose, incluindo *Fonsecaea pedrosoi, Fonsecaea compactum* e *Cladosporium carrionii.* A maioria dos outros fungos é resistente ou tem sensibilidade variável. *Histoplasma capsulatum, Coccidioides immitis, Blastomyces dermatitidis* e *Pseudallescheria boydii* são, em geral, resistentes.

Indicações

Está indicada em associação com anfotericina B no tratamento de meningite criptocócica, infecções graves por *Candida sp.,* cromomicose e aspergilose invasiva. Seu uso isolado nessas situações leva frequentemente a resistência ao fármaco e recidiva. É o medicamento de escolha nas infecções por *Rhodotorula* sp. Seu uso associado a imidazólicos é aditivo ou indiferente.

Toxicidade/interações/incompatibilidade/estabilidade

As principais reações adversas são leucopenia, agranulocitose e trombocitopenia, principalmente nos pacientes em radioterapia, usuários de substâncias mielotóxicas ou portadores de disfunções hematológicas subjacentes; anemia hemolítica em pacientes com deficiência de G6PD. Os pacientes com AIDS são particularmente suscetíveis a reações hematológicas adversas. Também podem ocorrer exantema (1%), náuseas, vômitos, diarreia, dor abdominal, enterocolite grave, elevação reversível das enzimas hepáticas (5 a 7%), hepatite, confusão mental, polineuropatia, hipoglicemia e hipotensão. A toxicidade é mais frequente em pacientes com AIDS ou azotemia e com nível sérico > 100 mg/mℓ, principalmente relacionado aos paraefeitos hematológicos.

Dosagem e administração

As doses usuais são de 100 a 150 mg/kg/dia por via oral, divididos de 6 em 6 h. Meningite criptocócica: 150 mg/kg/dia por via oral, com anfotericina B 0,3 mg/kg/dia, por 6 semanas.

Alimentos podem diminuir a velocidade da absorção, mas não a quantidade final absorvida.

Em crianças, a dose varia de 100 a 150 mg/kg/dia, divididos de 6 em 6 h (via oral).

Na gestação e na lactação, tem seu uso contraindicado por ser possivelmente teratogênica (risco C).

Em relação ao ajuste para função renal, deverá ser feito como se segue:

DCE (mℓ/min)*	> 50	10 a 50	< 10
Dose (%)	12/24	12/24	24/48

*Clearance de creatinina.

A dose após a hemodiálise é normal. Em pacientes em diálise peritoneal ambulatorial contínua e hemodiálise venosa contínua, considerar DCE = 10 a 50 mℓ/min.

ITRACONAZOL

É ativo contra *Blastomyces dermatitidis, Cryptococcus neoformans, Histoplasma capsulatum, Aspergillus, Candida* sp. (cerca de 30% das cepas de *C. tropicalis* são resistentes), *tinea versicolor, Sporothrix schenckii, Paracoccidioides brasiliensis, Paracoccidioides immitis,*

Fonsecaea pedrosoi, Fonsecaea compactum, Penicillium marneffei e agentes da *feo-hifomicose* (*Cladosporium, Exophiala, Exserohilum, Bipolaris, Alternaria, Curvularia,Wangiella*). *Leishmania mexicana, Leishmania tropica* e *Leishmania major* também são sensíveis.

Indicações

Está indicado nas micoses superficiais, incluindo dermatofitoses, candidíases oral, vaginal e mucocutânea e *tinea vesicolor.* É útil no tratamento de esporotricose, paracoccidioidomicose, cromomicose, coccidioidomicose, histoplasmose e blastomicose. Boa atividade na aspergilose invasiva, sendo igual ou superior à da anfotericina B. Eficaz contra a forma cutânea de leishmaniose.

Toxicidade/interações/incompatibilidade/estabilidade

As principais reações adversas são náuseas, vômitos, diarreia, aumento transitório de transaminases, dor epigástrica, parestesia, fraqueza, tontura, cefaleia, diminuição da libido, impotência, hipopotassemia e, possivelmente, síndrome de excesso de mineralocorticoide (dose > 600 mg/dia), exantema, prurido e edema de membros inferiores.

Em relação às interações, antiácidos, bloqueadores H_2, omeprazol, anticolinérgicos e didanosina, fenitoína, carbamazepina e isoniazida reduzem os níveis séricos do itraconazol. Aumenta os níveis séricos de anticoagulantes orais, inibidores da protease do HIV, substâncias redutoras de colesterol, fenitoína, ciclosporina, barbitúricos, hipoglicemiantes orais, digoxina, bloqueadores dos canais de cálcio, quinidina, di-hidropiridinas, triazolam, metilprednisolona, bloqueadores H_2, terfenadina e astemizol (prolongamento do intervalo QT e riscos de *torsade de pointes*) e, possivelmente, da cisaprida (mesmo risco do astemizol). Pode aumentar a neurotoxicidade da vincristina e reduzir a eficácia dos anticoncepcionais orais. A associação com inibidores da HMG-CoA redutase pode levar a rabdomiólise.

Dosagem e administração

As doses usuais são de 100 a 200 mg por via oral, de 12 em 12 h. Há casos específicos, como *aspergilose,* 600 mg/dia, por 4 dias, depois 400 mg/dia, por 1 ano; *coccidioidomicose,* 400 mg/dia, por 9 a 12 meses; *criptococose,* 200 mg, de 12 em 12 h, por 2 a 6 meses; *cromomicose,* 100 a 200 mg/dia, por 18 meses; *esporotricose* não cutânea, 300 mg/dia, por 6 meses, depois 200 mg/dia de manutenção; *histoplasmose pulmonar em imunocompetentes,* 200 mg/dia, por 9 meses (200 mg, de 8 em 8 h, por 3 dias, seguidos de 200 mg, de 12 em 12 h, até resposta clínica nos casos graves); *histoplasmose pulmonar em imunocomprometidos,* tratar com anfotericina B e fazer manutenção com itraconazol, 200 mg/dia; *paracoccidioidomicose,* 50 a 100 mg/dia, por 6 meses.

Apesar de haver poucos dados na literatura, poderá ser feita a terapia aguda com fluconazol em altas doses (até 1.600 mg/dia durante 16 semanas).

Os principais efeitos colaterais encontrados foram: impotência e redução da libido com níveis normais de testosteronas; alterações das enzimas hepáticas; tremores e letargia.

A presença de alimento aumenta a biodisponibilidade, assim como bebidas ácidas (refrigerantes tipo cola, sucos cítricos).

Em crianças, a dose é de 4 mg/kg/dia, de 24 em 24 h.

Não há informações sobre o uso do fármaco na gestação em humanos. Em ratos, é embriotóxico e teratogênico. Usar somente se for essencial.

Não requer ajuste para função renal ou reposição na diálise.

Não é bem absorvido por sonda nasogástrica, em razão da necessidade de se abrir a cápsula. Gorduras aumentam a absorção.

CETOCONAZOL

É ativo contra *Candida* sp., *Blastomyces dermatitidis*, *Coccidioides immitis*, *Histoplasma capsulatum*, *Paracoccidioides brasiliensis*, *Cryptococcus neoformans* e *Pseudallescheria boydii*. Ativo também contra dermatófitos e *Malassezia furfur*.

Indicações

Está indicado nas infecções cutaneomucosas causadas por *Candida* sp., nas dermatofitoses e na pitiríase versicolor, por via tópica ou sistêmica. É um dos fármacos de escolha para o tratamento de blastomicose, histoplasmose, paracoccidioidomicose e pseudoalescheríase não meníngeas, em pacientes imunologicamente competentes, e de candidíase mucocutânea crônica.

Toxicidade/interações/incompatibilidade/estabilidade

As principais reações adversas são náuseas, vômitos, anorexia (20%), dor abdominal, diarreia, aumento de transaminases (5 a 10%), hepatite (1/10.000 pacientes), necrose hepática fatal, prurido (2%), exantema alérgico (4 a 10%), febre, anafilaxia, irregularidade menstrual (10%), alopecia, ginecomastia, diminuição da libido e da potência sexual e azoospermia.

Em relação às interações, rifampicina, didanosina, fenitoína, carbamazepina e isoniazida reduzem a concentração sérica do cetoconazol. Em pacientes com acloridria, hipocloridria, em uso de antiácidos, bloqueadores H_2, omeprazol ou naqueles com infecções pelo HIV ocorrem diminuição da absorção e redução dos níveis séricos de anticoagulantes orais, ciclosporina, fenitoína, barbitúricos, hipoglicemiantes orais, digoxina, bloqueadores H_2, terfenadina e astemizol (prolongamento do intervalo QT e risco de *torsade de pointes*) e, possivelmente, da cisaprida (mesmo risco do astemizol). Diminui os níveis séricos da rifampicina e pode diminuir a eficácia dos anticoncepcionais orais.

Dosagem e administração

As doses usuais são de 200 a 800 mg/dia por via oral, em dose única diária. *Paracoccidioidomicose:* 200 a 400 mg/dia, por 6 meses. *Blastomicose:* 400 a 800 mg/dia, por 6 a 12 meses. *Histoplasmose não meníngea:* 400 mg/dia, por 14 dias. *Candidíase vulvovaginal:* 200 a 400 mg/dia, por 5 dias. No tratamento de manutenção dos pacientes com AIDS que tenham apresentado candidíase oral ou esofágica graves: usar 200 mg/dia. Na *coccidioidomicose refratária:* usar 600 a 800 mg/dia.

Pode ser administrado com alimentos. As bebidas com pH baixo (refrigerantes tipo cola, sucos cítricos) aumentam a biodisponibilidade.

Em crianças: para menores de 2 anos, usar 3,3 a 6,6 mg/kg/dia em dose única. Após, 5 a 10 mg/kg/dia, de 12 em 12 h, ou de 24 em 24 h.

Evitar durante a gravidez ou a lactação. É teratogênica em ratos.

Não requer ajuste para função renal e não necessita de reposição na diálise, pois não é removida por hemodiálise ou por diálise peritoneal.

Não atinge concentrações adequadas no liquor. Evitar na insuficiência hepática grave. Pode-se aumentar a tolerância ingerindo a medicação junto com alimentos, ao deitar ou em doses divididas. A absorção oral depende da acidez gástrica, podendo ser aumentada em pacientes hipocloridricos pela ingesta simultânea de suco de limão, de cápsulas de ácido glutâmico ou de 240 mℓ de refrigerantes à base de cola.

TERBINAFINA

Tem ação contra diversas espécies de dermatófitos (*Trichosporon* sp., *Microsporum* sp. e *Epidermophyton* sp.), *Blastomyces dermatitidis*, *Histoplasma capsulatum*, *Sporothrix schenkii* e espécies de *Candida*. Em aplicação tópica, é ativo contra *Malassezia furfur*.

Indicações

Micoses superficiais por dermatófitos e por espécies de *Candida*. Na pitiríase versicolor, o tratamento por via sistêmica não é eficaz, embora topicamente a substância seja efetiva. Comparável ao itraconazol no tratamento sistêmico das onicomicoses por *Candida* sp. É uma alternativa para o tratamento da esporotricose cutânea.

Toxicidade/interações/incompatibilidade/estabilidade

As principais reações adversas são náuseas, vômitos, diarreia, erupções cutâneas (incluindo raros casos de síndrome de *Stevens-Johnson*) e alterações ou perda reversível do paladar, além de disfunção hepatobiliar.

Em relação às interações, tem eliminação acelerada por substâncias indutoras da atividade do citocromo e pode ser reduzida por substâncias como a cimetidina.

Dosagem e administração

Nas *micoses cutâneas:* topicamente, de 12 em 12 h ou de 24 em 24 h, por 2 a 6 semanas; sistemicamente, 250 mg, de 24 em 24 h, por 2 a 6 semanas. Nas *onicomicoses:* 250 mg, de 24 em 24 h, por 3 meses (alguns casos podem precisar de 6 meses de tratamento).

Para o uso em crianças, devem-se observar idade e peso. Nas crianças abaixo de 2 anos não há experiência com o uso do fármaco. Nas crianças de outras faixas etárias, as doses dependem do peso: abaixo de 20 kg, dose de 62,5 mg de 24 em 24 h; entre 20 e 40 kg, dose de 125 mg/dia; acima de 40 kg, as doses e os intervalos são os mesmos dos adultos.

Quanto ao uso na gestação e na lactação, estudos em animais não mostraram toxicidade fetal, mas o medicamento dificilmente pode ter seu uso justificado durante a gestação. A terbinafina é excretada no leite materno.

Não há informação disponível quanto à necessidade de reposição na diálise. Em relação ao ajuste para função renal, recomenda-se diminuir em 50% a dose em pacientes com depuração de creatinina endógena inferior a 50 mℓ/min.

GRISEOFULVINA

É ativa contra dermatófilos como *Microsporum canis, Microsporum audouinii, Epidermophyton floccosum, Trichophyton schoenleinii, Trichophyton verrucosum, Trichophyton rubrum* e *Trichophyton mentagrophytes*.

Indicações

Está indicada nas micoses de pele, do cabelo e das unhas. Pode ser usada para o tratamento de "pé de atleta", embora o tratamento tópico seja preferido.

Toxicidade/interações/incompatibilidade/estabilidade

As principais reações adversas são cefaleia (15%), algumas vezes grave, que desaparece com a continuação do tratamento; neurite periférica; letargia; confusão mental; diminuição do desempenho em atividades diárias; fadiga; síncope; vertigem; visão borrada; edema macular transitório e acentuação dos efeitos do álcool. Pode haver psicose, insônia e perda auditiva transitória. Há também náuseas, vômitos, diarreia, flatulência, xerostomia, estomatite angular, hepatotoxicidade, pirose, leucopenia, neutropenia, basofilia, monocitose, albuminúria e cilindrúria sem insuficiência renal (comuns), urticária, fotossensibilidade, exacerbação do lúpus, líquen plano, eritema, erupções tipo eritema multiforme, erupções vesiculares e morbiliformes, doença do soro e angioedema (raros). Também apresenta efeito estrógeno-símile em crianças.

Em relação às interações, o uso de barbituratos diminui a absorção da griseofulvina. A varfarina e os anticoncepcionais orais têm sua eficácia diminuída. A griseofulvina também aumenta os níveis séricos do etanol.

Dosagem e administração

As doses usuais são de 500 mg a 1 g ao dia, por via oral, em dose única ou dividida de 6 em 6 h. Em infecções graves ou extensas, usar de 1,5 a 2 g/dia durante pouco tempo, diminuindo para a dose usual quando houver resposta. A duração do tratamento varia com o local da infecção: no couro cabeludo, 1 mês; unhas das mãos, 6 meses; e unhas dos pés, 1 ano.

Aumenta a absorção quando usada por via oral com alimentos ricos em lipídios.

Em crianças, a dose diária é de 10 mg/kg/dia via oral.

Na gestação e lactação, em altas doses, é teratogênica em animais. Riscos não podem ser descartados. Não necessita de ajuste para função renal ou de reposição na diálise, pois não é removida por hemodiálise ou por diálise peritoneal.

Há depósito da substância nas células precursoras da queratina, obtendo-se, portanto, altas concentrações nos tecidos e nos anexos cutâneos. Em altas doses, é carcinogênica em animais, não devendo ser usada em infecções que respondem a tratamento tópico. A absorção é melhor na presença de gorduras, recomendando-se a administração com alimentos.

EQUINOCANDINAS

É uma classe de antifúngicos, cujas principais características são: baixa toxicidade, excelente tolerabilidade e ação *in vivo* e *in vitro* contra espécies de *Aspergillus* e *Candida*, incluindo as resistentes ao fluconazol. Atuam por inibição da beta-(1,3) D-glucana, enzima envolvida na síntese de um polissacarídio vital para formação da parede celular da célula fúngica.

A equinocandina é recomendada para terapia empírica, sobretudo de pacientes com recente exposição a azóis ou com doença moderada ou grave e instabilidade hemodinâmica.

Acetato de caspofungina

Antifúngico que interfere na produção de um componente da parede celular fúngica, essencial à vida e ao crescimento do fungo.

A caspofungina é uma equinocandina que exerce atividade contra espécies de *Aspergillus* (incluindo *Aspergillus niger, Aspergillus nidulans* e *Aspergillus terreus*) e de *Candida* (incluindo *Candida albicans, Candida dubliniensis, Candida glabrata, Candida guilliermondii, Candida kefyr, Issatchenkia orientalis* (antiga *Candida krusei*), *Candida lipolytica, Candida lusitaniae, Candida parapsilosis, Candida pseudotropicalis* e *Candida tropicalis*).

O acetato de caspofungina exerce atividade contra cepas de *Candida* com resistência intrínseca ou adquirida ao fluconazol, à anfotericina B ou à flucitosina compatível com seus mecanismos distintos de ação.

Indicações

É indicado para o tratamento de aspergilose invasiva em pacientes que apresentem resistência ou intolerância a outros tratamentos; tratamento empírico para infecção fúngica presumida em pacientes neutropênicos febris; tratamento de candidíase invasiva, incluindo candidemia em pacientes neutropênicos e não neutropênicos; e no tratamento da candidíase orofaríngea e/ou esofágica.

Toxicidade/interações/incompatibilidade/estabilidade

As principais reações adversas são febre, flebite, tromboflebite e/ou complicações na linha venosa, náuseas, vômitos, rubor da face e do pescoço, astenia, calafrios, edema, doença semelhante à gripe, mal-estar, dor abdominal, sensação de calor, taquicardia, vasculite, anorexia, diarreia, mialgia, cefaleia, parestesia, tremor, taquipneia, eritema, erupção cutânea, sudorese. As anormalidades laboratoriais encontradas são: aumento das transaminases (AST e ALT); aumento da ureia sanguínea e da fosfatase alcalina sérica; redução da albumina sérica, do bicarbonato, do cálcio, do potássio e do sódio; aumento da creatinina sérica, do ácido úrico sérico e da bilirrubina sérica total; redução da proteína sérica total; eosinofilia; redução de hematócrito e de hemoglobina, neutropenia, plaquetopenia, leucopenia; hematúria, aumento de cilindros urinários, aumento do pH urinário, proteinúria, eritrocitúria e leucocitúria.

A caposfungina reduz a concentração sanguínea de 12 h do tacrolimo. Para os pacientes que estejam recebendo as duas terapias, recomendam-se monitoramento padrão das concentrações sanguíneas e ajuste posológico apropriado do tacrolimo. O uso concomitante da caspofungina e da ciclosporina não é recomendado. Ao administrar acetato de caspofungina concomitantemente com os indutores do metabolismo e/ou os indutores/inibidores mistos efavirenz, nelfinavir, nevirapina, rifampicina, dexametasona, fenitoína ou carbamazepina, deve-se considerar aumento da dose diária da caspofungina para 70 mg, após a dose de carga usual de 70 mg.

Os frascos da medicação devem ser conservados fechados, em temperatura entre 2 e 8°C. Os frascos reconstituídos podem ser armazenados em temperatura até 25°C durante 24 h antes da preparação da solução para infusão. A solução final para infusão intravenosa pode ser armazenada na bolsa ou no frasco em até 25°C durante 24 h, ou durante 48 h quando mantida sob refrigeração em temperatura entre 2 e 8°C.

Dosagem e administração

Uma dose única de carga de 70 mg deve ser administrada no primeiro dia seguida por 50 mg/dia. A substância deve ser administrada por infusão intravenosa lenta, durante aproximadamente uma hora. A duração do tratamento deve basear-se na gravidade da doença subjacente, na recuperação da imunossupressão e na resposta clínica. Embora não haja informação que demonstre aumento da eficácia com doses mais altas, os dados disponíveis sobre segurança sugerem que o aumento da dose diária para 70 mg pode ser considerado em pacientes nos quais a caspofungina foi bem tolerada sem evidência de resposta clínica.

Não usar diluentes contendo glicose e não misturar nem proceder à infusão ou a outras medicações.

Pacientes com insuficiência hepática leve (escore de *Child-Pugh* de 5 a 6) não requerem ajuste posológico. Entretanto, para pacientes com insuficiência hepática moderada (escore de *Child-Pugh* de 7 a 9), após a dose inicial de carga de 70 mg, recomenda-se a administração de 35 mg/dia. Não há experiência clínica em pacientes com insuficiência hepática grave (escore de *Child-Pugh* de 9).

O acetato de caspofungina vem sendo estudado em crianças, mas seu uso ainda não está recomendado.

A caspofungina demonstrou cruzar a barreira placentária em estudos com animais. Portanto, não deve ser usada durante a gravidez, a menos que estritamente necessário. Não se sabe se essa medicação é excretada no leite humano; portanto, mulheres que estejam recebendo caspofungina não devem amamentar.

Não foram realizados estudos prolongados com animais para avaliar o potencial carcinogênico da substância.

A caspofungina não é dialisável.

Anidulafungina

É uma equinocandina indicada para o tratamento de infecções fúngicas graves causadas por espécies de *Candida* (esofagite, candidemia, abscessos abdominais e penitonite).

A anidulafungina deve ser administrada IV. Sua meia-vida é longa, permitindo a administração em dose única diária. É administrada na dose de 100 mg no primeiro dia e 50 mg nos dias subsequentes.

Tem boa segurança e tolerabilidade, embora algumas reações adversas possam ser observadas, tais como: diarreia (3,1%), hipopotassemia (3,1%) e aumento de enzima hepática – ALT (2,3%), além de cefaleia.

Micafungina

É um antifúngico (equinocandina) indicado para o tratamento de infecções fúngicas causadas por *Candida* sp. (candidemia, peritonite, abscessos e esofagite) e profilaxia de infecção por cândida em pacientes submetidos a transplante.

É uma equinocandina que apresenta propriedades antifúngicas, mecanismo de ação e farmacocinética similares aos da caspofungina.

É administrada em dose única IV, em infusão, por 1 h, na dose de 1 mg/kg/dia (50 mg, em adultos) para infecções por *C. albicans* e na dose de 2 mg/kg/dia (100 mg, em adultos), para as causadas por *Candida* não *albicans*. É muito bem tolerada e não necessita ajuste de dose na insuficiência renal. Reações tóxicas são raras, e as mais comuns: diarreia, náuseas, vômitos, cefaleia, hipopotassemia e trombocitopenia.

Apresenta interações com sirolimo, itraconazol e nefedipino, devendo esses fármacos ser reduzidos quando do uso concomitante.

Não há relatos de efeitos adversos em grávidas, estando o seu uso sob precaução e avaliação entre riscos *versus* benefícios.

Está contraindicada em pessoas sensíveis a micafungina/equinocandinas, assim como em hepatopatas e pacientes renais crônicos, uma vez que pode alterar a função hepática e renal. Isolados casos de anemia hemolítica e hemoglobinemia já foram relatados.

VORICONAZOL

Do fluconazol, o voriconazol herdou a hidrossolubilidade, o que lhe confere um perfil farmacocinético favorável, com distribuição plasmática e tissular adequada, incluindo o sistema nervoso central (SNC).

Como o fluconazol, o voriconazol atua por inibição da enzima do citocromo P450 fúngico, a 14α-esterol desmetilase, e apresenta as formulações oral e venosa, que permitem o tratamento sequencial de pacientes críticos.

A potência do voriconazol foi estendida com a adição de um grupo alfametil ao esqueleto propílico, e o espectro foi expandido com a substituição da porção 4-fluoropirimidina pelo anel triazólico.

A substância já foi utilizada com sucesso em pacientes com aspergilose cerebral, fusariose ocular e meningite por *Pseudallescheria boydii*.

Essas modificações resultam em potência de atividade e espectro de ação antifúngica expandidos contra *Candida* sp., *Aspergillus* sp. e vários outros patógenos emergentes refratários, como espécies de *Fusarium e Scedosporium*.

A principal característica do voriconazol é seu espectro de ação expandido. Diferentemente do fluconazol, sua molécula apresenta grande afinidade de inibição da enzima-alvo – a 14α-esterol desmetilase –, o que configura potência de inibição do ergosterol muito superior à do fluconazol e proporciona potente ação fúngica.

Além disso, apresenta amplo espectro de atividade antifúngica *in vitro*, incluindo *Aspergillus* sp., outros patógenos raros, como espécies de *Fusarium e Scedosporium*, e espécies clinicamente importantes de *Candida*, como a *Issatchenkia orientalis* (antiga *Candida krusei*), resistente ao fluconazol.

Indicações

Estudos de suscetibilidade *in vitro* demonstram eficácia contra *Candida albicans,* incluindo *Candida glabrata* e *Issatchenkia orientalis* (antiga *Candida krusei*), frequentemente resistentes ao fluconazol. Outras leveduras, como *Cryptococcus neoformans, Trychosporon beigelii* e *Malassezia furfur,* também mostraram sensibilidade. Entre os fungos filamentosos, é eficaz contra *Aspergillus* sp., *Fusarium e Scedosporium*, que são refratários à anfotericina B.

Tem atividade *in vitro* contra leveduras e fungos, sendo fungicida para uma gama de fungos filamentosos, incluindo *Aspergillus* sp., *Fusarium* sp. e *Scedosporium* sp.

Tem potente atividade *in vitro* contra uma ampla variedade de outras espécies fúngicas raras e emergentes que, embora não sejam frequentemente encontradas na prática clínica, são relevantes para atestar o quão amplo é o seu espectro antifúngico.

É rápida e quase completamente absorvido após a administração oral, com a $C_{máx}$ atingida em 1 a 2 h. A alta biodisponibilidade oral estimada (aproximadamente 96%) permite a passagem do uso intravenoso para oral.

A absorção não é afetada pelo pH gástrico; contudo, a formulação oral deve ser tomada pelo menos uma hora antes ou uma hora após a refeição.

A obtenção do estado de equilíbrio é conseguida com a administração de um esquema com dose de ataque, que atinge concentrações plasmáticas próximas do estado de equilíbrio em um dia.

A farmacocinética é não linear; assim, pode-se observar com doses crescentes um aumento proporcionalmente maior da exposição ao fármaco.

O volume estimado de distribuição no estado de equilíbrio é de 4,6 ℓ/kg, o que sugere extensa distribuição nos tecidos. A ligação às proteínas plasmáticas é estimada em 58%, e o volume de distribuição não é afetado pela disfunção hepática ou renal.

É metabolizado primariamente pelas izoenzimas hepáticas do citocromo P450, CYP2C19, CYP2C9 e CYP3A4. A CYP2C19 exibe polimorfismo genético. Apresenta um metabólito principal circulante – o N-óxido –, e diversos metabólitos secundários, e o N-óxido não contribui para a eficácia.

Aproximadamente 80% da dose é excretada pela urina, quase completamente sob a forma de metabólitos. Menos de 2% da dose única radiomarcada é excretada de forma inalterada na urina, e aproximadamente 20% são excretados nas fezes.

Toxicidade/interações/incompatibilidade/ estabilidade

Os agentes que inibem ou induzem as mesmas isoenzimas do citocromo P450 são passíveis de ter sua concentração plasmática afetada. Do mesmo modo, podem afetar a concentração plasmática desses agentes na coadministração.

No entanto, conforme demonstrado em estudos clínicos, não são necessários ajustes de dose ou monitoramento quando é administrado com cimetidina, rantidina, inadinavir, antibióticos macrolídios, micofenolato, prednisolona e digoxina (Quadros 66.1 e 66.2).

Como os outros derivados azólicos, o voriconazol apresenta diversas interações medicamentosas. Seu uso é contraindicado com terfenadina, astemizol, carbamazepina, cisaprida, fenobarbital, alcaloides ergóticos, pimozida, quinidina, sirolimo e rifampicina.

O uso concomitante com fenitoína ou rifabutina deve ser evitado, a menos que o benefício supere o risco.

Quanto aos medicamentos anti-HIV, não são necessários ajustes da dose, porém recomenda-se monitoramento. Tanto os inibidores da protease do HIV (diferentes do indinavir) quanto os análogos não nuclosídeos (NNRTI) devem ter sua toxicidade e/ou perda de eficácia avaliadas.

QUADRO 66.1 Agentes que requerem ajuste de dose e/ou monitoramento quando coadministrados com o voriconazol.

Agente coadministrado	Ajuste da dose	Monitorar
Tacrolimo*†	Reduzir a um terço	Níveis de tacrolimo
Ciclosporina*†	Reduzir à metade	Níveis de ciclosporina
Omeprazol†	Reduzir à metade	Não aplicável

*Quando a terapia com voriconazol é descontinuada, os níveis de ciclosporina ou tacrolimo devem ser frequentemente monitorados e a dose aumentada quando necessário. †A interação com esse agente foi estudada clinicamente.

QUADRO 66.2 Agentes para os quais se recomenda monitoramento e, se necessário, ajuste da dose, quando coadministrados.

Agente coadministrado	Ajuste inicial da dose	Monitorar alterações relacionadas com o agente
Estatinas*	Considerar redução	Toxicidade do fármaco, eventos adversos (EA)
Benzodiazepínicos*	Considerar redução	Toxicidade do fármaco, EA
Alcaloides de vinca†	Nenhum	Toxicidade do fármaco, EA
Sulfonilureias†	Nenhum	Glicose sanguínea
Varfarina‡ e outros anticoagulantes de curamina†	Nenhum	Tempo de protrombina

*A interação com esses agentes foi estudada *in vitro*, sugerindo-se interação clínica. †A interação com esses agentes não foi estudada, mas é sugerida pela sua farmacocinética. ‡A interação com esse agente foi estudada clinicamente.

Os principais eventos adversos observados em pacientes tratados com voriconazol foram alterações visuais transitórias, elevação reversível de enzimas hepáticas e reações cutâneas.

As alterações visuais podem ocorrer 30 min após administração oral ou intravenosa, mas revertem-se espontaneamente após outros 30 min.

Os distúrbios descritos são fotofobia, visão embaçada ou desfocada, percepção visual alterada ou aumentada e mudança visual de cor. Podem acometer cerca de 30% dos pacientes. É importante salientar que as avaliações realizadas durante os estudos clínicos demonstram que essas alterações são leves, transitórias e completamente reversíveis; não parece haver a longo prazo qualquer impacto sobre a estrutura ou a função ocular; os eventos foram responsáveis por pouco menos de 1% das descontinuações do tratamento.

Anormalidades das transaminases clinicamente significantes ocorreram em 13,4% dos pacientes que receberam voriconazol no programa clínico, podendo estar associadas a doses e/ou concentrações plasmáticas mais altas. Os resultados anormais observados em exames foram resolvidos, em sua maioria de caráter leve a moderado, com somente 1% das descontinuações devidas a esse evento. As reações de fotossensibilidade que parecem ocorrer com o tratamento a longo prazo acometem 2% dos pacientes e raramente levam à descontinuação.

Dosagem e administração

Deve ser administrado principalmente a pacientes imunocomprometidos com infecções progressivas e passíveis de causar a morte. É um agente antifúngico triazólico de amplo espectro indicado para tratamento de infecções fúngicas graves causadas por *Scedosporium* sp. e *Fusarium* sp.

Os comprimidos de voriconazol (Vfend®) devem ser tomados pelo menos uma hora antes ou após a refeição.

Quando por via intravenosa, requer reconstituição e subsequente diluição antes de ser administrado em infusão: administrar a uma velocidade máxima de 3 mg/kg/h durante 1 a 2 h; não administrar por injeção intravenosa em *bolus* (Quadro 66.3).

Não deve ser infundido na mesma linha ou cânula com outros produtos, nem mesmo na nutrição parenteral. Também não é compatível com infusão intravenosa de bicarbonato de sódio a 4,2%. Do mesmo modo, infusões de produtos de sangue e quaisquer suplementos de eletrólitos não devem ocorrer simultaneamente.

Aqueles que serão tratados com o voriconazol devem ser informados quanto à possibilidade de ocorrência de distúrbios visuais, geralmente leves, após a administração da substância (os pacientes que apresentam esse efeito devem ser informados de que o distúrbio é transitório e, geralmente, reverte-se dentro dos primeiros 60 min pós-dose). Os pacientes que estejam fazendo uso desse medicamento devem evitar expor-se à luz solar. Por via oral deve ser ingerido pelo menos uma hora antes ou após uma refeição.

Os dados disponíveis atualmente para determinação da posologia pediátrica ótima são ainda limitados, assim como a segurança e a eficácia em crianças não foram estabelecidas. Do mesmo modo, o uso em pacientes com idade menor que 2 anos ainda não foi determinado, tampouco a farmacocinética e a tolerabilidade das doses elevadas em pacientes pediátricos. Contudo, o esquema terapêutico mostrado no Quadro 66.4 tem sido utilizado nos estudos clínicos que envolvem populações pediátricas.

A administração oral não foi avaliada em crianças. Se o paciente pediátrico tiver a capacidade de engolir um comprimido de 50 mg, este poderá ser administrado, de modo a alcançar a dosagem mais próxima em mg/kg recomendada.

Contraindicações

Está contraindicado a pacientes com conhecida hipersensibilidade ao voriconazol ou a qualquer um dos componentes da fórmula. A coadministração de substratos do CYP3A4, tais como terfenadina, astemizol, cisaprida, pimozida ou quinidina, é contraindicada. O aumento da concentração plasmática desses fármacos pode levar ao prolongamento do intervalo QTc e a ocorrências, embora raras, de *torsade de pointes*.

A coadministração com rifampicina, carbamazepina e fenobarbital é contraindicada, uma vez que esses fármacos podem provocar um decréscimo significativo das concentrações de alcaloides ergóticos (ergotamina, di-hidroergotamina), os quais são substratos de CYP3A4, que é contraindicada, pois o aumento das concentrações plasmáticas desses fármacos pode levar ao ergotismo.

Também está contraindicada a coadministração de voriconazol e sirolimo, uma vez que o voriconazol pode causar aumento significativo das concentrações plasmáticas de sirolimo.

Seu uso deve ser feito com cautela em pacientes com hipersensibilidade a outros agentes azólicos.

Nos estudos clínicos, houve casos raros de reação hepática grave durante o tratamento, sendo observada essa reação principalmente em pacientes com condições clínicas subjacentes graves.

QUADRO 66.3 Posologia e administração no adulto.

	Intravenosa	Oral
		Pacientes com peso igual ou maior que 40 kg*
Esquema de dose de ataque (primeiras 24 h para 2 doses)	6 mg/kg a cada 12 h	400 mg a cada 12 h
Dose de manutenção (após as primeiras 24 h)	4 mg/kg 2 vezes/dia	200 mg 2 vezes/dia
Se necessário, a dose pode ser ajustada	–	300 mg 2 vezes/dia

*Doses orais devem ser divididas em adultos que pesem menos de 40 kg. No caso de pacientes que não tolerem tratamento com doses elevadas, a posologia da formulação intravenosa deve ser reduzida para 3 mg/kg e o aumento da dose na formulação oral deve ser de 50 mg adicionados à dosagem inicial.

QUADRO 66.4 Posologia e administração em pediatria (pacientes entre 2 e 12 anos).

	Intravenosa	Oral
Esquema de dose de ataque (primeiras 24 h para 2 doses)	6 mg/kg a cada 12 h	6 mg/kg a cada 12 h
Dose de manutenção (após as primeiras 24 h)	4 mg/kg 2 vezes/dia	4 mg/kg 2 vezes/dia

Ocorreram reações hepáticas transitórias, incluindo hepatite e icterícia em pacientes sem outros fatores de risco identificáveis. A disfunção hepática foi normalmente reversível com a descontinuação do tratamento.

Pacientes no início do tratamento ou que apresentam teste de função hepática alterado durante o uso dessa medicação devem ser monitorados com regularidade quanto ao desenvolvimento de lesões hepáticas mais graves. O controle deve incluir avaliação laboratorial da função hepática. A descontinuação do tratamento deve ser considerada se os sinais clínicos e sintomas forem consistentes com o desenvolvimento da doença hepática.

Os pacientes devem ser monitorados quanto a alterações na função renal. Esse controle inclui avaliação laboratorial, particularmente da creatinina sérica, e a não exposição do paciente à luz solar durante o tratamento.

A segurança e a eficácia em pacientes pediátricos, com idade inferior a 2 anos, ainda não foram estabelecidas.

OUTROS TRIAZÓLICOS DE SEGUNDA GERAÇÃO

Além do voriconazol, existem três outras substâncias que estão em desenvolvimento/pesquisas clínicas – o posaconazol, o ravuconazol e o oteseconazol. Essas medicações têm apresentação oral ou intravenosa e amplo espectro de ação para a maior parte das infecções fúngicas e menor toxicidade.

O posaconazol evoluiu do itraconazol, atuando no ergosterol. É lipossolúvel.

O ravuconazol também é uma substância de amplo espectro, que também poderá ser usada por via intravenosa. Como o voriconazol, é uma molécula que evoluiu do fluconazol, mas apresenta uma longa meia-vida plasmática, o que possibilitará maior espaçamento de doses.

Posaconazol

Indicações

O posaconazol está indicado no tratamento das seguintes infecções fúngicas invasivas nos adultos:

- *Aspergilose invasiva* em doentes com doença refratária à anfotericina B ou ao itraconazol ou em doentes com intolerância a esses medicamentos
- *Fusariose* em doentes com doença refratária à anfotericina B ou em doentes com intolerância à anfotericina B
- *Cromoblastomicose* e *micetoma* em doentes com doença refratária ao itraconazol ou em doentes com intolerância ao itraconazol
- *Coccidioidomicose em doentes com doença refratária* à anfotericina B, ao itraconazol ou ao fluconazol ou em doentes com intolerância a esses medicamentos. Por doença refratária entende-se a progressão da infecção ou a incapacidade de obter melhorias após um período mínimo de 7 dias de administração prévia de doses terapêuticas de um tratamento antifúngico eficaz.

Posologia e modo de administração

O tratamento deve ser iniciado por um médico experiente no tratamento de infecções fúngicas invasivas.

Deve ser administrado em uma dose de 400 mg (10 mℓ) 2 vezes/dia, juntamente com uma refeição, ou com 240 mℓ de um suplemento nutricional. Nos doentes que não conseguem tolerar uma refeição ou um suplemento nutricional, deve ser administrado em uma dose de 200 mg (5 mℓ) 4 vezes/dia. A suspensão oral tem de ser agitada antes da utilização.

A duração do tratamento deverá fundamentar-se na gravidade da doença subjacente do paciente, na sua recuperação de estados de imunossupressão e na resposta clínica.

- Uso em insuficiência renal: não há possibilidade de a insuficiência renal exercer qualquer efeito sobre a farmacocinética de posaconazol, não sendo recomendado qualquer ajuste posológico
- Uso em insuficiência hepática: os dados de farmacocinética em doentes com insuficiência hepática são limitados, não sendo, consequentemente, possível efetuar qualquer recomendação no que se refere a ajustes posológicos. No reduzido número de indivíduos com insuficiência hepática estudados, registrou-se um aumento da exposição e da semivida com redução da função hepática
- Uso em crianças: a segurança e a eficácia nas crianças e adolescentes com menos de 18 anos de idade não foram devidamente estabelecidas. Consequentemente, não se recomenda o uso de posaconazol nos doentes com menos de 18 anos de idade.

Contraindicações

Hipersensibilidade à substância ativa ou a qualquer dos excipientes.

Administração concomitante de alcaloides ergotamínicos.

Administração concomitante dos substratos do CYP3A4, terfenadina, astemizol, cisaprida, pimozida, halofantrina ou quinidina, dado que tal administração pode produzir aumentos das concentrações plasmáticas desses medicamentos, conduzindo a prolongamento do intervalo QTc e casos raros de *torsade de pointes*.

Administração concomitante de inibidores da UMG-CoA redutase, sinvastatina, lovastatina e atorvastatina.

Interações com medicamentos e outras formas de interação

Posaconazol é metabolizado por glicuronidação do UDP (enzimas de fase 2) e substrato, *in vitro*, para o efluxo da p-glicoproteína (P-gp). Assim, os inibidores (p. ex., verapamil, ciclosporina, quinidina, claritromicina, eritromicina etc.) ou indutores (p. ex., rifampicina, rifabutina, determinados anticonvulsivantes etc.) dessas vias de depuração poderão aumentar ou diminuir as concentrações plasmáticas de posaconazol, respectivamente.

A rifabutina (300 mg 1 vez/dia) reduziu a $C_{máx}$ (concentração plasmática máxima) e a AUC (área sob a curva de concentração plasmática *versus* tempo) de posaconazol em 57 e 51%, respectivamente. O uso concomitante de posaconazol e rifabutina e de indutores semelhantes (p. ex., rifampicina) deverá ser evitado, exceto nos casos em que os benefícios para o doente suplantem os riscos.

A fenitoína (200 mg 1 vez/dia) reduziu a $C_{máx}$ e a AUC de posaconazol em 41 e 50%, respectivamente. O uso concomitante de posaconazol e fenitoína e de indutores semelhantes (p. ex., carbamazepina, fenobarbital, primidona) deve ser evitado, exceto nos casos em que os benefícios para o doente suplantem os riscos.

Antagonistas dos receptores H_2 e inibidores da bomba de prótons: as concentrações plasmáticas de posaconazol ($C_{máx}$ e AUC) diminuíram 39% quando posaconazol foi administrado com cimetidina (400 mg 2 vezes/dia) devido à redução da absorção, possivelmente secundária à redução da produção ácida gástrica.

O uso concomitante de posaconazol e cimetidina deve ser evitado, exceto nos casos em que os benefícios para o doente suplantem os riscos. Não foi estudado o efeito de outros antagonistas dos receptores H_2 e inibidores da bomba de prótons, que possam suprimir a acidez gástrica durante várias horas, sobre os níveis plasmáticos do posaconazol, mas poderá ocorrer uma diminuição da biodisponibilidade, por isso deve-se evitar a administração concomitante, se possível.

OTESECONAZOL

Oteseconazol é um novo antifúngico azólico oral aprovado pelo Food and Drug Administration (FDA) dos Estados Unidos. É o primeiro produto pelo FDA para o tratamento da candidíase vulvovaginal recorrente.

Apresenta atividade potente contra ampla gama de espécies de Candida quando testado contra um painel de isolados clínicos de espécies comuns de levedura que causam infecções invasivas, incluindo isolados com suscetibilidade reduzida ao fluconazol, e excelente atividade contra C. albicans e C. glabrata em comparação com o fluconazol, bem como atividade contra cepas menos comuns. Para a maioria das espécies, o oteseconazol foi, em média, mais de 40 vezes mais potente que o fluconazol.

Ao contrário dos azóis anteriores, que contêm uma fração imidazol ou triazol que se liga ao citocromo P450 humano, o oteseconazol tem uma fração tetrazol (anel de cinco membros de quatro átomos de nitrogênio e um átomo de carbono), e se liga fortemente ao CYP51, uma enzima de que os fungos precisam para preservar a integridade de suas paredes celulares e crescer adequadamente.

BIBLIOGRAFIA

Barchiesi F, Schimizzi AM, Forthergill AW, Scalise G, Rinaldi MR. In vitro activity of the new echinocandin, Dis. 1999:18:302-4.

Barros E, Bittencourt H. Caramari MI, Machado A. Antimicrobianos: consulta rápida. 3. ed. Porto Alegre: Artes Médicas; 2000. 419 p.

Boutati EI, Anaissie EJ. Fusarium, a significant emerging pathogen in patients with haematologic malignancy: ten years' experience at a cancer center and implications for management. Blood. 1997; 90:999-1008.

Branchini NLM. Paciente em foco. Principais infecções fúngicas no paciente com infecção pelo HIV. São Paulo: Plan Mark; 2002. 68 p.

Colombo AL, Nucci M, Salomão R et al. Hygh rate of non-albicans candidemia in Brazilian terciary care hospitais. Diagn Microb Infec Dis. 1999; 26:113-8.

FDA Antiviral Drugs Advisory Committee Briefing Document for Voriconazol (Oral and Intravenous Formulations). New York, NY: Pfizer, Inc., October 4, 2001.

Filipina FB, Souza LC. Eficiência terapêutica das formulações lipídicas de anfotericina B. Revis Bras Ciênc Farm. 2006; 42(2):167-94.

Fortúm-Abete J. La micofugina en el tratamiento de la candidiasis invasiva em pacientes sometidos a transplante de órgano sólido. Revis Ibersam Micol. 2009; 26(1):65-68.

Gilbert DN. Guia Sanford para terapia antimicrobiana. 47. ed. Rio de Janeiro: Guanabara Koogan; 2017. p. 135-45.

Hoban DJ, Zhanel GG, Karlowsky JA. In vitro susceptibilies of Candida and Cryptococcus neoformans isolates from blood cultures of neutropaenic patients. Antimicrob Agents Chemother. 1999; 43:1463-4.

Johnson EM, Szekely A, Warnock DW. In vitro activity of variconazole, itraconazol and amphotericin B against filamentous fungi. J Antimicrob Agents Chemother. 1998; 42:741-5.

Krishnarao TV, Galgiani JN. Comparison of the in vitro activites of the echinocandin LY 303366, the pneumocandin MK-0991 and fluconazol against Candida species and Cryptococcus neoformans. 1997; 41:1957-60.

Lin SJ, Schranz J, Teutsch SM. Aspergillosis case-fatality rate: systematic review of the literature. Clin Infect Dis. 2001; 32:358-66.

Merck Sharp & Dohme Farmacêutica Ltda. Cancidas (Caspofungina). Bula do Médico.

Murphy M, Bernard EM, Ishimaru T, Armstrong D. Activity of voriconazole (UK-109, 496) against clinical isolates of aspergillus species and its effectiveness in a experimental model of invasive pulmonary aspergillosis. Antimicrob Agents Chemother. 1997; 41:696-8.

Nucci M, Colombo AL, Silveira F. Risk factors for death in patients with candidemia. Infect Control Hosp Epidemiol. 1998; 19:846-50.

Pfaller MA, Biekema DJ, Boyken L, Messer SA et al. Effectiveness of anidulafungina in erradicating candida species in invasive candidasis. Antimicrobiol Agents and Chemotherapy. 2005; 49(11):4795-7.

Pfizer. Ecalta (anidulafungina). Bula do Médico. 2012.

Pincelli TPH, Brandt HRC, Motta AL, Maciel FVR, Criado PR. Fusariose em paciente imunocomprometido: sucesso terapêutico com voriconazol. An Bras Dermatol. 2008; 83(4): 331-4.

Richardson MD, Johnson EM. The pocket guide to fungal infection. Oxford: Blackwell Science. 2000; 114 p.

Richardson MD, Warnock DW. Fungal infection diagnosis and management. 2. ed. Oxford: Blackwell Science; 1998. 249 p.

Santos J, Inaldo D, Souza IAM, Borges RG, Souza LBS, Santana WJ, Coutinho HD. Características gerais da ação do tratamento e da resistência fúngica ao fluconazol. Sci Med. 2005; 15(3):189-97.

Sobel JD. For the Mycoses Study Group. Practice guidelines for the treatment of fungal infections. Clin Infect Dis. 2000; 30:652.

Sobel JD, Nyirjesy P. Oteseconazole: an advance in treatment of recurrent vulvovaginal candidiasis. Future microbiology. 2021; 16(18): 1453-61.

Stevens DA, Kan VL, Judson MA et al. Practice guidelines for diseases caused by aspergillus. Clin Infect Dis. 2000; 30:696-709.

Tavares. Drogas antifúngicas. In: Antibióticos e quimioterápicos para o clínico. 3. ed. São Paulo: Atheneu; 2014. Cap 30:551-90.

Turner MS, Drew RH, Perfect JR. Emerging echinocandins for treatment of invasive fungal infections. Expert Opinion Emerging Drugs. 2006; 11(2):231-50.

Vilanueva A, Arathoon EG, Gotuzzo E et al. A randomized doublé-blind study of caspofungin versus anphotericin B for the treatment of candical esophagitis. Clin Inf Dis. 2001; 33:1529-35.

Capítulo 67

Antiparasitários

Sylvia Lemos Hinrichsen ▪ Jocelene Tenório Godoi ▪ Juannicelle Tenório Godoi ▪
Emmanuelle Tenório Godoi ▪ Niedja Maria Coelho Alves ▪ Tatiana de Aguiar Santos Vilella ▪
Marcela Coelho de Lemos

INTRODUÇÃO

As parasitoses intestinais ou enteroparasitoses, decorrentes de protozoários e/ou helmintos, representam um grave problema de saúde pública, especialmente em países subdesenvolvidos e/ou em desenvolvimento, onde a prevalência é decorrente da falta de saneamento básico e/ou más condições de higiene das pessoas.

Para que ocorra a parasitose são importantes:

- As condições do hospedeiro (idade, estado nutricional, fatores genéticos, culturais, comportamentais e profissionais)
- O parasita (estado imune do hospedeiro e os mecanismos de escape vinculados às transformações bioquímicas e imunológicas verificadas ao longo do ciclo de cada parasito)
- O ambiente (saneamento básico ausente ou inadequado, moradias precárias, consumo de água de má qualidade).

Os antiparasitários são medicamentos que têm como objetivo a eliminação de parasitas com eficiência e menos riscos para o hospedeiro.

MEBENDAZOL

É ativo contra *Ascaris lumbricoides, Necator americanus, Ancylostoma duodenale, Trichuris trichiura* e *Enterobius vermicularis.* Também demonstra atividade em doses elevadas contra *Taenia solium* e *Taenia saginata, Echinococcus granulosus* (hidatidose) e *Echinococcus multilocularis.*

Está indicado em ascaridíase, ancilostomíase, oxiuríase, tricuríase, hidatidose, teníase, *larva migrans* visceral, triquinelose e capilariose.

Os principais efeitos colaterais são: diarreia, dor abdominal, leucopenia, agranulocitose e hipospermia.

Dosagem e administração

A dosagem é a mesma para adultos e crianças. Na *ascaridíase* e *ancilostomíase*: 100 mg 2 vezes/dia durante 3 dias (repetir em 2 semanas); *tricuríase e ancilostomose*: 100 mg por via oral (VO) de 12 em 12 h, por 3 dias; *larva migrans visceral*: 100 a 200 mg, de 12 em 12 h, por 5 dias; *enterobiose e teníase*: 100 mg em dose única (repetir o tratamento em 2 semanas para ascaridíase e ancilostomíase); podem-se fazer 500 mg em dose única.

Seu uso deve ser evitado durante a gestação porque, apesar de escassos, os riscos fetais em animais são observados;

entretanto, os benefícios potenciais superam os riscos e mesmo em casos de diminuição da função renal não há necessidade de ajustes na dose.

ALBENDAZOL

É ativo contra *Ascaris lumbricoides, Ancylostoma* sp., *Trichuris trichiura, Strongyloides stercoralis* e *Enterobius vermicularis,* cistos de *Echinococcus* sp. (hidatidose) e *Taenia* sp. (menos ativo do que a niclosamida), incluindo neurocisticercose, *Microsporidium* sp. (*Enterocytozoon bieneusi* e *Septata intestinalis*).

Está indicado em teníase, cisticercose, hidatidose, ascaridíase, ancilostomíase, tricuríase, estrongiloidíase e microsporidiose, giardíase e himenolepíase.

Em dose única, geralmente é bem tolerado, podendo causar vertigem, cefaleia, dor epigástrica, sensação de boca seca, febre, prurido, vômitos e diarreia. No uso prolongado, podem ocorrer hepatite e icterícia obstrutiva, que são reversíveis com a suspensão do tratamento.

Dosagem e administração

Na *estrongiloidíase*: 400 mg/dia durante 3 a 7 dias, e repetido com 7 dias consecutivos; *helmintíases intestinais*: 400 mg, dose única; *hidatidose*: ciclos de 10 mg/kg/dia, divididos de 8 em 8 h, por 28 dias, com 2 semanas de intervalo (até cinco ciclos); *neurocisticercose*: 15 mg/kg/dia em 3 ingestões via oral, por 30 dias; *microsporidiose*: 200 a 400 mg, de 12 em 12 h, por 1 mês, e *giardíase*: 400 mg/dia, por 5 dias.

Para crianças, preconiza-se a dosagem de 10 mg/kg, em dose única nas helmintíases, ou por 5 dias no tratamento da giardíase. Evitar o uso na gestação e lactação.

Não é necessário ajuste da dose no caso de função renal prejudicada.

LEVAMIZOL E TETRAMISOL

São ativos contra o *Ascaris lumbricoides, Ancylostoma* sp., *Strongyloides stercoralis* e microfilárias. Têm pouco efeito sobre *Trichuris trichiura* e *Enterobius vermicularis.*

Os principais efeitos colaterais são: náuseas, vômitos, desconforto abdominal, fadiga, cefaleia, tonturas, insônia e confusão mental. Podem ocorrer, ainda, agranulocitose reversível, exantema cutâneo e febre.

Dosagem e administração

Em adultos, administrar dose única de 50 a 150 mg, e, em crianças, 80 mg via oral, sendo dose única para crianças menores de 7 anos.

PAMOATO DE PIRANTEL

É ativo contra *Enterobius vermicularis, Ascaris lumbricoides* e *Ancylostoma* sp.

Pode determinar distúrbios gastrintestinais, cefaleia, exantema, tonturas e febre.

Dosagem e administração

Para *ascaridíase*: 11 mg/kg, dose única; *enterobíase*: 11 mg/kg, dose única, repetir após 1 semana; *ancilostomíase*: 11 mg/kg, de 24 em 24 h, por 3 dias (dose máxima de 1 g).

Recomenda-se a mesma dosagem para adultos e crianças, excetuando-se as menores de 2 anos, para as quais o uso é desaconselhado, assim como para as gestantes. Não é encontrado no leite materno, sendo considerado seguro durante a lactação.

PRAZIQUANTEL

É ativo contra vermes achatados (cestódeos e trematódeos), tais como *Schistosoma* sp., *Fasciola hepatica*, *Paragonimus* sp., *Taenia solium* (inclusive na neurocisticercose), *Taenia saginata* e *Hymenolepis nana*.

Está indicado em teníase, cisticercose (inclusive neurocisticercose), esquistossomose e fasciolose.

Pode causar náuseas, vômitos, tonturas, dor abdominal, cefaleia e urticária, além de aumento da pressão intracraniana e edema cerebral no tratamento da neurocisticercose pela reação inflamatória associada.

O uso simultâneo com cimetidina, cetoconazol e miconazol induz aumento dos níveis séricos de praziquantel.

Dosagem e administração

Esquistossomose (*S. mansoni*): 40 a 75 mg/kg/dia, divididos de 12 em 12 h, por um dia; *teníase*: 10 a 20 mg/kg, dose única; *cisticercose*: 50 a 60 mg/kg/dia, divididos de 8 em 8 h, por 14 dias (podem ser usados corticosteroides nos dois primeiros dias para reduzir a resposta inflamatória).

Para crianças, doses idênticas às dos adultos. Pela falta de estudos em humanos e a observação de risco C nos estudos com animais, não há segurança estabelecida para as crianças menores de 4 anos e as gestantes devem usar com cautela. Não amamentar até 3 dias após o uso, pois aparece no leite em concentração aproximada de 25% do nível sérico materno.

Não necessita de ajuste para função renal e não deve ser usado em casos de cisticercose ocular.

QUININO

Atua na fase assexuada do *Plasmodium* sp. e também na babesiose.

Está indicado no tratamento da malária causada por *Plasmodium falciparum* resistente ao tratamento inicial com cloroquina.

Pode causar cinchonismo (zumbido, cefaleia, náuseas, dor abdominal, distúrbios visuais), anemia hemolítica, outras discrasias sanguíneas, fotossensibilidade, hipoglicemia, arritmias, hipotensão, febre e, raramente, cegueira, morte súbita (se injetado rapidamente) e hipotrombinemia.

Pode haver antagonismo com a cloroquina, não devendo ser misturado a outros medicamentos. Durante o armazenamento, manter as ampolas ao abrigo da luz.

Dosagem e administração

Tratamento parenteral (malária grave): di-hidrocloridrato de quinino com dose de ataque de 20 mg/kg, seguindo-se doses de 10 mg/kg, intravenosas, de 8 em 8 h (máximo: 1.800 mg/dia), infundidas lentamente em solução glicosada, até que a via oral esteja disponível. *Tratamento oral*: sulfato de quinino 650 mg, de 8 em 8 h, por 3 a 10 dias, associado à doxiciclina (200 mg/dia, por 5 dias), à clindamicina (900 mg, de 8 em 8 h, por 3 dias) ou à tetraciclina (250 mg, de 6 em 6 h, por 7 dias).

Para crianças, recomenda-se o *tratamento parenteral* com a mesma dosagem utilizada dos adultos. Via oral (malária e babesiose): 25 mg/kg/dia, divididos de 8 em 8 h, por 3 a 10 dias.

Deve ser evitado durante a gestação, mas se a parasitose em questão representar risco de morte para a mãe, seu risco/benefício deverá ser avaliado.

No caso de déficit renal, o ajuste deve ser:

DCE (mℓ/min)*	> 50	50 a 10	< 10
Intervalo (h)	8	8/12	24

*Clearance de creatinina.

TINIDAZOL

É ativo contra *Entamoeba histolyca*, *Giardia lamblia*, *Trichomonas vaginalis* e germes anaeróbios.

Está indicado nas infecções por germes anaeróbios, amebíase, giardíase, tricomoníase.

Os principais efeitos adversos são: gosto amargo, náuseas, vômitos, cefaleia, flatulência e diarreia. Apresenta interação com bebidas alcoólicas, ocorrendo o efeito *dissulfiram-símile*.

Dosagem e administração

Amebíase: 50 a 60 mg/kg/dia por via oral, de 24 em 24 h, por 3 a 5 dias; *giardíase:* dose única de 30 a 50 mg/kg por via oral (máximo 2 g).

Deve-se evitar o uso na gestação e na lactação. Não necessita de ajuste renal, exceto se houver insuficiência renal e hepática concomitantemente, devendo-se reduzir a dose.

SECNIDAZOL

Tem atividade amebicida, giardicida e tricomonicida.

É encontrado nas seguintes apresentações: comprimidos de 500 mg e 1.000 mg e suspensão oral reconstituída em 30 mg/mℓ.

TIABENDAZOL

Atua contra *Strongyloides stercoralis, larva migrans* cutânea e visceral, *Ancylostoma* sp., *Ascaris lumbricoides, Enterobius vermicularis* e, com menor atividade, contra *Trichuris trichiura*, embora o mebendazol seja mais ativo e apresente menos efeitos colaterais.

Pode causar náuseas, vômitos, vertigem, anorexia, diarreia, dor abdominal, leucopenia, cristalúria, alucinações, distúrbios olfatórios, eritema multiforme, síndrome de *Stevens-Johnson* e, raramente, choque, zumbidos, colestase intra-hepática, convulsões, edema angioneurótico e adenopatias.

Compete com as xantinas, como a teofilina, no metabolismo hepático, podendo elevar os níveis séricos a patamares tóxicos.

Dosagem e administração

Larva migrans cutânea: 50 mg/kg/dia por via oral, divididos de 12 em 12 h (até 3 g ao dia), por 2 a 5 dias. *Estrongiloidíase:* 50 mg/kg/dia por via oral, divididos de 12 em 12 h, por 2 dias (até 3 g ao dia). Em hiperinfecção (imunodeprimidos com larvas no escarro ou grande número de larvas nas fezes), prolongar por 2 a 3 semanas. *Larva migrans visceral:* 50 mg/kg/dia, divididos de 12 em 12 h, por 5 dias (até 3 g ao dia).

Em crianças as doses são iguais às dos adultos. Segurança e efetividade limitadas em crianças com menos de 13 e 14 kg. Não deve ser usado em gestantes porque não há estudos em seres humanos e os estudos em animais não existem ou mostram risco fetal.

Nos casos de queda da função renal, deverá ser ajustado:

DCE (ml/min)*	> 50	10 a 50	< 10
Dose (%)	100	50 a 100	Evitar

Clearance de creatinina.

Usar com cautela em hepatopatas.

ANTIMONIATO DE METILGLUCAMINA

É ativo contra *Leishmania* sp., estando indicado na leishmaniose.

Os efeitos colaterais são: dor abdominal, náuseas, vômitos, mal-estar, aumento das transaminases, nefrotoxicidade, astenia, mialgia, artralgia, febre, exantema cutâneo, tosse e pneumonia. Ocorrem alterações no eletroencefalograma – ECG (alterações no segmento ST e no prolongamento do intervalo QT). Podem ocorrer, raramente, arritmias atriais e ventriculares. Morte súbita está associada ao uso de altas doses.

Dosagem e administração

Na *leishmaniose visceral:* 20 mg/kg/dia intravenoso (IV) ou intramuscular (IM), por 15 dias, ou uma ampola IM, 2 vezes/semana, por 5 semanas. Na *leishmaniose cutânea:* 10 a 15 mg/kg/dia. Na *leishmaniose cutaneomucosa:* 15 a 20 mg/kg/dia, por 30 dias. Administrar diretamente em bolo por 5 min sem diluir ou diluir em 50 ml de soro glicosado (SG) a 5% e administrar em 20 min.

Não é recomendado em crianças com menos de 18 meses, em gestantes e na lactação. A principal via de excreção é a renal.

Contraindicado em pacientes com doenças hepática, renal ou cardíaca, tuberculose ou pneumonia. Cuidados com edema de glote, no início do tratamento, em pacientes com lesões na laringe e na faringe.

CAMBENDAZOL

É ativo contra *Strongyloides stercoralis, Lagochilascaris minor* e *Trichinella spiralis.*

Apresenta efeitos colaterais, tais como: dores abdominais, cefaleia, astenia, tonturas, diarreia e náuseas (raras). Potencializa a toxicidade das xantinas.

Dosagem e administração

Estrongiloidíase: 5 mg/kg por via oral, dose única; *lagoquilascariose:* 20 mg/kg/dia por via oral, por 5 dias, repetir quatro séries com intervalos entre 10 dias e 1 mês. Em caso de *lesão no sistema nervoso central* (SNC), usar 30 mg/kg/dia.

No caso de crianças com *estrongiloidíase,* 5 mg/kg por via oral, dose única; *lagoquilascariose,* 20 mg/kg/dia por via oral, por 5 dias, repetir quatro séries com intervalos entre 10 dias e 1 mês. Em caso de *lesão no SNC,* usar 30 mg/kg/dia.

Não é recomendado na gravidez e não necessita de ajuste renal.

BENZNIDAZOL

É ativo contra *Trypanossoma cruzi,* estando indicado no tratamento da doença de Chagas (na fase aguda e crônica recente). Em crianças e adolescentes com sorologia positiva, poderá ser indicado o tratamento.

Pode causar alterações cutâneas (dermatite fotossensível e eritema polimorfo), intolerância gástrica, mielossupressão e neurite periférica reversível, em geral no final do período de tratamento.

Dosagem e administração

Em adultos: 5 mg/kg/dia por via oral, de 12 em 12 h, por 60 dias; em crianças: usar 10 mg/kg/dia por via oral, de 12 em 12 h, por 60 dias.

É contraindicado na gravidez. Na fase aguda da doença de Chagas ou na fase crônica recente, o objetivo é a negativação da sorologia (xenodiagnóstico e reação em cadeia da polimerase – PCR). Na fase crônica, embora ocorra negativação do xenodiagnóstico, muitas vezes persistem positivas as reações imunológicas, não se podendo falar em cura clínica definitiva.

ATOVAQUONA

É ativa contra agentes da malária, *Pneumocystis jiroveci* e *Toxoplasma gondii.*

Está indicada no tratamento da malária causada por *Plasmodium falciparum* resistente à cloroquina, pneumocistose em indivíduos intolerantes ao cotrimoxazol e na toxoplasmose cerebral e ocular (provável ação sobre cistos).

Mais bem tolerada que as sulfas e a pentamidina, no tratamento da toxoplasmose e da pneumocistose.

Dosagem e administração

Malária: atovaquona 1.000 mg associada a 400 mg de proguanil por via oral (VO) de 24 em 24 h, por 3 dias. Na *pneumonia* por *Pneumocystis jiroveci*, em casos leves a moderados (PO_2 maior que 60 mmHg): 750 mg VO, de 8 em 8 h, por 21 dias; na *toxoplasmose,* 750 mg VO, de 6 em 6 h.

Há estudos relacionados com as combinações de atovaquona e proguanil no tratamento de infecções parasitárias por protozoários (malária, toxoplasmose) e infecções por *Pneumocystis jiroveci,* associação esta que objetiva evitar o surgimento de resistência farmacológica.

ARTEMISINA E DERIVADOS

Apresentam atividade rápida e potente, sendo ativos contra *Plasmodium* sp. e *Toxoplasma gondii.*

Estão indicados no tratamento da malária causada por *Plasmodium falciparum* resistente à cloroquina, especialmente na malária grave com alterações neurológicas.

Podem causar alterações gastrintestinais, prurido e hipotensão (rara), com artesunato. Não devem ser misturados com outros medicamentos.

O arteméter somente pode ser administrado por via intramuscular e deve ser protegido da luz e do calor excessivo durante o armazenamento. Havendo floculação de medicamento na ampola, pode-se aquecer levemente. O artesunato somente pode ser administrado em infusão intravenosa (informações sobre a diluição e o tempo de infusão não estão disponíveis). Deve ser reconstituído e imediatamente utilizado, descartando-se as sobras. Não administrar se a solução estiver cristalizada ou turva.

Dosagem e administração

Em adultos, as doses devem ser: artesunato (1 mg/kg por via intravenosa, nos tempos zero, 4, 24 e 48 h); arteméter (2,4 mg/kg, seguidos de 1,2 mg/kg/dia, por 4 dias).

No caso de crianças, o artesunato por via retal é eficaz no coma malárico. De forma geral, deve ser utilizado com cautela nas crianças e também nas gestantes, uma vez que foram verificados relatos de toxicidade embrionária em estudos envolvendo animais.

Deve ter uso exclusivo em malária resistente à cloroquina, sendo fornecido pelas Secretarias de Saúde dos estados. A tendência é o uso de fármacos combinados na malária por *P. falciparum.*

CLOROQUINA

É ativa contra as formas eritrocíticas do *Plasmodium falciparum*. Útil também na amebíase hepática (*Entamoeba histolytica*).

Está indicada no tratamento de malária, piroplasmose (babesiose) e amebíase hepática.

Pode causar cefaleia, náuseas, vômitos, visão turva, tonturas, fadiga e confusão mental e, raramente, despigmentação dos cabelos, opacidade corneana, perda de peso, insônia, leucopenia, mialgias, prurido, piora da psoríase, discrasias sanguíneas, psicose e fotofobia. Não deve ser misturada com outros medicamentos.

Na ocasião do surgimento da pandemia do novo coronavírus (SARS-Cov-2) no final do ano de 2019, a comunidade científica e médica viu-se imbuída da missão de descobrir novos medicamentos e vacinas para o combate ao vírus. Também ocorreu a testagem de produtos farmacêuticos já existentes, a exemplo dos antiparasitários cloroquina, hidroxicloroquina (um composto análogo à cloroquina), ivermectina e nitazoxanida, o que significaria na prática um ganho de tempo, mas os pesquisadores prontamente alertaram para os riscos a que a população estaria exposta.

No caso da cloroquina e da hidroxicloroquina, estudos demonstraram a falta de segurança na rotina clínica, bem como o potencial e fatal risco de arritmia cardíaca, um dos mais frequentes efeitos colaterais.

Dosagem e administração

Tratamento supressivo de malária em adultos: 600 mg por via oral, na primeira dose, e 300 mg por via oral, no segundo e terceiro dias; 250 mg por via intramuscular, de 6 em 6 h, caso a via oral não esteja disponível. Amebíase hepática (após uso de emetina ou di-hidroemetina): 600 mg/base por via oral, dose diária, por 2 dias, e, após, 300 mg/base por via oral, dose diária, por 2 a 3 semanas.

Tratamento supressivo de malária em crianças: 10 mg/kg/base na primeira dose, 5 mg/kg/base, 6 h após, e 5 mg/kg/base ao dia, por 2 a 3 semanas (até 300 mg/base ao dia).

Na gestação e lactação é segura, segundo a maioria dos autores. O ajuste renal não é necessário, porém pacientes com função renal muito baixa (DCE < 10 mℓ/min) e que requeiram tratamento prolongado devem receber 50% da dose.

Cada 10 mg de base equivalem a 16,6 mg de sal. Em geral, não se recomenda quimioprofilaxia nas áreas de transmissão de malária no Brasil. São recomendadas apenas medidas de proteção individual, tais como repelentes e mosquiteiros impregnados com inseticida.

DAPSONA

É ativa contra *Mycobacterium leprae* e *Pneumocystis jiroveci.*

Está indicada no tratamento da hanseníase, na profilaxia de infecções por *Pneumocystis jiroveci* e no seu tratamento, associada a outros fármacos, como a trimetoprima.

Os efeitos colaterais são: cefaleia, náuseas, anemia (interromper o tratamento se a contagem total de hemácias cair abaixo de 3 milhões), hematúria, cilindrúria, albuminúria, dermatite medicamentosa, anemia hemolítica com deficiência de G6PD, metaglobulemia, agranulocitose e neuropatia periférica.

Dosagem e administração

Em adultos com *hanseníase*: 100 mg/dia por via oral (inicia-se com uma dose menor); na profilaxia de *Pneumocystis jiroveci*, 25 a 50 mg por via oral, de 24 em 24 h, ou 100 mg por via oral, 2 vezes/semana; no tratamento de *Pneumocystis jiroveci,* 100 mg por via oral, de 24 em 24 h, por 21 dias (pode-se usar em combinação com trimetoprima).

No caso de crianças, administra-se 1 a 2 mg/kg/dia por via oral (máximo de 25 mg/dia), para crianças até 12 anos. Acima dessa idade, utilizam-se as mesmas doses para adultos.

DICLOROACETAMIDA

A teclozana é um derivado de dicloroacetamida, amebicida sintético que não contém metais pesados.

Atua contra *Entamoeba histolytica* na forma intraluminal, estando indicada para completar o tratamento da amebíase invasiva ou para o tratamento da amebíase intestinal crônica (portadores assintomáticos de cistos).

Dosagem e administração

Para adultos, 100 mg por via oral, de 8 em 8 h, por 5 dias.

Para crianças com menos de 7 anos, 50 mg por via oral, de 8 em 8 h, por 5 dias.

DIETILCARBAMAZINA

É ativa contra todas as filarioses (*Wuchereria bancrofti, Brugia* sp. e *Loa loa*) e atua também contra o *Lagochilascaris minor.*

Pode causar intolerância gástrica, cefaleia, insônia, mal-estar, anorexia, reações alérgicas (ocorrem 6 h após o início do tratamento e desaparecem em 6 dias), febre, calafrios, prostração, leucocitose, eosinofilia e, raramente, encefalopatia.

Dosagem e administração

No caso de adultos, *filariose:* 6 mg/kg/dia, de 8 em 8 h, por 2 a 4 semanas; *oncocercose com lesão ocular* (ivermectina é preferível): iniciar com 0,5 mg/kg em uma dose no primeiro dia, de 12 em 12 h no segundo dia, 1 mg/kg, de 8 em 8 h no terceiro dia, até atingir a dose habitual (6 mg/kg).

Em crianças, administram-se doses iguais às dos adultos.

Se houver reação de hipersensibilidade no início do tratamento, associar corticosteroides sistêmicos (9 a 12 mg de dexametasona ou equivalente por dia).

EMETINA

É útil no tratamento de abscesso hepático amebiano ou outras formas extraintestinais não responsivas ao metronidazol ou quando este não puder ser usado.

Está indicada no tratamento da amebíase hepática ou extraintestinal.

Pode causar os seguintes efeitos colaterais: arritmias cardíacas, dor precordial, fraqueza muscular, celulite no local da injeção, diarreia, vômitos, neuropatia periférica e insuficiência cardíaca. Não deve ser administrada com outros medicamentos.

Dosagem e administração

Para adultos, 1 mg/kg/dia (máximo de 60 mg/dia) por via intramuscular (IM), por até 5 dias. Para crianças, 1 mg/kg/dia IM, divididos de 12 em 12 h (máximo de 60 mg/dia), por até 5 dias. Não é recomendada na gestação e na lactação, assim como para cardiopatas, nefropatas e crianças abaixo de 5 anos de idade.

FURAZOLIDONA

É ativa contra *Giardia lamblia* e apresenta alguma atividade contra a *Isospora belli, Entamoeba histolytica, Balantidium coli* e *Trichomonas vaginalis,* além de algumas bactérias (*Shigella* sp., *Salmonella* sp. e *Escherichia coli*).

Pode causar náuseas, vômitos, diarreia, reações alérgicas (hipotensão, urticária, infiltrado pulmonar, febre e exantema cutâneo), hipoglicemia, cefaleia e, raramente, anemia hemolítica (em pacientes com deficiência de G6PD e neonatos), reação dissulfiram-símile e polineuropatia.

Dosagem e administração

Para adultos administram-se 100 mg VO, de 6 em 6 h, por 7 a 10 dias. No caso de crianças, 7 mg/kg/dia, em 2 a 4 doses, por 7 a 10 dias. Não recomendada durante a amamentação.

IVERMECTINA

É ativa contra *Onchocerca volvulus, Wuchereria bancrofti* e outras filárias. Age contra formas adultas e larvas de vários nematódeos, entre eles *Strongyloides stercoralis, Toxocara* sp. (*larva migrans* visceral). Não age contra trematódeos. Também é ativa contra *Sarcoptes scalci.*

Está indicada no tratamento individual e em massa nas áreas endêmicas. Provável eficácia em quadros determinados pela migração tecidual de larvas de nematódeos, como na *larva migrans* visceral e na hiperinfecção e disseminação da estrongiloidíase.

No início do tratamento, ocorrem sintomas provavelmente decorrentes da destruição maciça de parasitos (febre, cefaleia, tontura, prurido, edema cutâneo, adenopatias e hipotensão), os quais são menos frequentes do que com o uso de outros fármacos (dietilcarbazina).

Embora tenha sido levantada a possibilidade de uso para tratamento e profilaxia da COVID-19, em 2021 diversas entidades, sociedades e a própria Agência Nacional de Vigilância Sanitária (Anvisa) já haviam reforçado a falta de evidências e risco do uso indiscriminado de medicamentos *off-label,* como a ivermectina, cuja dose aprovada atualmente não seria suficiente para atuar na inibição viral.

Dosagem e administração

As doses habituais são 0,12 mg/kg para oncocercose (fármaco de escolha) e 0,4 mg/kg para filariose bancroftiana, em dose única via oral, repetindo de 6 em 6 ou de 12 em 12 meses. Em crianças, igual à dose dos adultos.

Não há evidências de efeito teratogênico.

O ajuste renal não é necessário, pois a excreção é fecal.

É também utilizada com sucesso no tratamento da escabiose refratária ao tratamento tópico.

NICLOSAMIDA

É ativa contra *Taenia saginata, Taenia solium, Diphyllobothrium latum, Hymenolepis nana* e também contra o *Enterobius vermicularis*.

Pode causar dor abdominal e náuseas.

Dosagem e administração

Em adultos, usar 2 g por via oral, dose única (em infecções por *T. solium*, é necessário o uso de laxantes 1 a 2 h após, como 15 a 20 g de sulfato de magnésio ou de sulfato de sódio). Em infecções por *H. nana*, usar dose de 2 g por via oral, de 24 em 24 h, por 7 dias.

Em crianças de 11 a 34 kg: 1 g por via oral, dose única; acima de 34 kg: dose única de 1,5 g por via oral; abaixo de 11 kg: 500 mg, dose única por via oral.

É segura durante a gestação (risco B) e não há evidências de risco em humanos (não há dados sobre o uso na lactação).

A destruição dos segmentos e a liberação dos ovos viáveis em pacientes infectados por *Taenia solium* implicam risco de autoinfecção, causando cisticercose, daí a necessidade do uso de laxantes.

OXAMNIQUINA

É ativa contra *Schistosoma mansoni*.

Pode causar vertigem, sonolência, aumento das transaminases, eosinofilia e, raramente, convulsões.

Dosagem e administração

Em adultos, dose única de 12 a 15 mg/kg. Em crianças acima de 30 kg: igual à dos adultos; abaixo de 30 kg: 20 mg/kg, divididos em 2 doses, com intervalo de 2 a 8 h.

Deve ser evitada na gestação e na lactação, pois é teratogênica em animais.

PENTAMIDINA

É ativa contra *Pneumocystis jiroveci, Trypanosoma brucei, Trypanosoma gambiense* (agentes da doença do sono na África) e contra algumas formas de *Leishmania* sp.

Está indicada no tratamento de pneumocistose, tripanossomíase africana e leishmaniose visceral de áreas com parasitos resistentes aos antimoniais (norte da África).

Podem ocorrer hipotensão, hipoglicemia (seguida por diabetes melito), vômitos, leucopenia, trombocitopenia, anemia, dor no local da injeção, distúrbios gastrintestinais, gosto metálico, dano renal reversível, agravamento do diabetes melito, choque, hipocalcemia, dano hepático, cardiotoxicidade (arritmias), *delirium*, exantema cutâneo e, raramente, anafilaxia, pancreatite aguda, hipercalcemia e reação *Jarisch-Herxheimer*.

Apresenta incompatibilidade com o cloreto de sódio.

Após a reconstituição, a solução é estável por 48 h em temperatura ambiente. As soluções diluídas mantêm-se estáveis por 24 h após a reconstituição devido à ausência de conservantes.

Dosagem e administração

Em adultos, *pneumocistose – tratamento*: 4 mg/kg/dia por via intravenosa, por 14 a 21 dias; *profilaxia*: 300 mg, 1 vez ao mês, por inalação em aparelho *Respigard II* ou equivalente; *Leishmania donavani*: 2 a 4 mg/kg/dia, em até 15 doses; *tripanossomíase africana*: 4 mg/kg/dia por via intramuscular, por 10 dias, e a mesma dose por via intramuscular, de 6 em 6 meses para profilaxia.

Em crianças, *pneumocistose*: 4 mg/kg/dia por via intravenosa, por 14 dias, e para profilaxia em crianças acima de 5 anos, com inalação de 300 mg, 1 vez por mês; e na *Leishmania donovani*: 2 a 4 mg/kg/dia, em até 15 doses.

O ajuste renal é feito:

DCE (mℓ/min)*	> 50	50 a 10	< 10
Intervalo (h)	24	24/36	48

*Clearance de creatinina.

PIRIMETAMINA

Em associação com sulfas está indicada no tratamento de infecções por *Plasmodium* sp., *Toxoplasma gondii, Pneumocystis jiroveci* e *Isospora belli*.

Pode ser usada na toxoplasmose (associada a uma sulfonamida) e já foi usada associada à sulfadiazina e ao quinino no tratamento da malária.

Pode causar discrasias sanguíneas, deficiência de ácido fólico e, raramente, exantema, vômitos, convulsões, choque e eosinofilia pulmonar, assim como hepatotoxicidade leve com o uso concomitante de lorazepam, ou com outros fármacos (sulfonamidas, trimetoprima, sulfametoxazol). Aumenta o risco de supressão medular.

Dosagem e administração

Em adultos: *Toxoplasmose*: 25 mg/dia por via oral, 3 a 4 semanas, associada a sulfadiazina, 2 a 6 g ao dia, divididos de 6 em 6 h, por 3 a 4 semanas. *Toxoplasmose cerebral em AIDS*: pirimetamina, dose de ataque de 200 mg, seguida de 50 a 100 mg por via oral, de 24 em 24 h, associada à sulfadiazina, 1 a 2 g por via oral, divididos de 6 em 6 h, por toda a vida. Após 3 a 8 semanas, pode-se tentar reduzir a dose de pirimetamina até 25 mg por via oral, de 24 em 24 h.

Em crianças: *tratamento do P. falciparum* resistente à cloroquina: crianças de 5 a 10 kg: meio comprimido por via oral; de 11 a 20 kg: um comprimido por via oral; 21 a 30 kg: um comprimido e meio por via oral; 31 a 45 kg: dois comprimidos por via oral; acima de 45 kg: dose de adulto.

Está contraindicada nos quatro primeiros meses de gravidez e deve ser usada com cuidado em gestantes (risco C). É excretada no leite materno, sendo provavelmente segura na lactação.

Na toxoplasmose ocular, recomenda-se o uso associado de corticosteroides. O ácido folínico, 15 mg/dia por via oral, em geral previne as discrasias sanguíneas que ocorrem com o uso prolongado da pirimetamina. Em caso de alergia à sulfa, substituí-la no tratamento da toxoplasmose cerebral por clindamicina 450 a 600 mg por via oral, ou 600 mg por via intravenosa, de 6 em 6 h, no tratamento na fase aguda, e 300 mg por via oral, de 6 em 6 h na supressão.

PIPERAZINA

É ativa contra *Ascaris lumbricoides* e *Enterobius vermicularis*, estando indicada no tratamento da ascaridíase (especialmente na oclusão intestinal por bolo de *Ascaris lumbricoides*) e oxiuríase/enterobíase.

Podem ocorrer distúrbios neurológicos transitórios, urticária, distúrbios gastrintestinais e, raramente, exacerbação de epilepsias, distúrbios visuais, ataxia e hipotermia.

Dosagem e administração

Em adultos: *ascaridíase:* 75 mg/kg (até 3,5 g), de 24 em 24 h, por 2 dias, repetir 2 semanas após. Na *oclusão por bolo de Ascaris lumbricoides,* administrar laxante 2 h após o uso de piperazina. *Oxiuríase:* 65 mg/kg (até 2,5 g), de 24 em 24 h, por 7 dias, repetindo 2 semanas após.

Nas crianças, doses iguais às dos adultos.

É segura durante a gravidez e no aleitamento.

Está contraindicada em pacientes com história de epilepsia. Por ser excretada por via renal, pode ocorrer nefrotoxicidade em pacientes com disfunção renal.

MEFLOQUINA

É ativa contra *Plasmodium* sp., estando indicada no tratamento da malária causada por *Plasmodium falciparum.*

Os efeitos colaterais apresentados são raros quando utilizada para profilaxia. Podem ocorrer vertigens, náuseas, vômitos, diarreia, dor abdominal, anorexia, *rash* cutâneo, bradicardia, prurido, astenia e elevação transitória das transaminases. Os efeitos colaterais são diminuídos pelo uso de comprimidos revestidos. Apresenta interações com cardiotônico e quinino.

Dosagem e administração

Em crianças e adultos: *profilaxia* (podendo não ser recomendada no Brasil) – doses semanais conforme o peso corporal: 15 a 19 kg, um quarto do comprimido por via oral; 20 a 30 kg, meio comprimido; 31 a 45 kg, três quartos do comprimido e, acima de 45 kg, um comprimido. Devem ser iniciados 2 semanas antes da viagem. *Tratamento:* 4 comprimidos por via oral, dose única (1.000 mg), ou 25 mg/kg, até o máximo de 1.000 mg.

Está contraindicada em crianças com peso corporal inferior a 15 kg. Dose igual à dos adultos, assim como na gestação, na lactação e na insuficiência renal.

Uso profilático deve ser acompanhado de contraceptivos em mulheres em idade fértil. Resposta terapêutica esperada (malária): afebril em 48 h e parasitemia zero a 3 dias.

PRIMAQUINA

É útil na erradicação da forma exoeritrocítica do *Plasmodium vivax* e do *Plasmodium ovale* no fígado, estando indicada no tratamento radical da malária por *P. vivax* e *P. ovale* e como complemento do tratamento supressivo com cloroquina ou outras alternativas.

Os efeitos colaterais observados são: cólicas abdominais, dor epigástrica, náuseas, anemia, cirrose (metemoglobinemia), leucocitose, hemólise em pacientes com deficiência de G6PD e, raramente, hipertensão e arritmias.

Dosagem e administração

Em adultos: 15 mg/base (26,5 mg/sal) por via oral, de 24 em 24 h, por 14 dias, ou 45 mg/base (74 mg/sal) por semana, por 8 semanas.

Em crianças: usar 0,3 mg/kg/dia/base, por 14 dias.

Não usar em gestantes porque não há estudos em seres humanos e os estudos em animais não existem ou mostram risco fetal. Atinge concentrações importantes no leite materno (risco C).

OXIPIRANTEL

É ativo contra *Trichuris trichiura.*

É encontrado em comprimidos (107 mg) e suspensão (11 mg/mℓ).

Dosagem e administração

Adultos/crianças: 6 a 8 mg/kg, dose única por via oral. Ocasionalmente pode causar náuseas, tonturas e cólicas abdominais.

Não necessita ajuste para a função renal, nem reposição na diálise.

NITAZOXANIDA

É ativa contra *Entamoeba histolytica/dispar, Giardia lamblia, Enterobius vermicularis, Ascaris lumbricoides, Strongyloides stercoralis, Ancilostoma, Trichuris trichiura, Taenia* sp., *Hymenolepsis nana, Blastocistis hominis, Balantidium coli, Isospora belli, Cryptosporidium parvum* e todas as suas espécies que acometam o homem.

O modo de ação da nitazoxanida contra helmintos ocorre por meio da inibição da polimerização da tubulina no parasito.

A nitazoxanida e seu metabólito, tizoxanida, inibem *in vitro* o crescimento do *Cryptosporidium parvum* e da *Giardia lamblia.* Sua atividade antiprotozoário parece ser devida à interferência na enzima piruvato-ferredoxina-oxidorredutase bloqueando a transferência de elétrons, podendo não ser a única via pela qual a nitazoxanida exibe atividades antiprotozoárias.

Deve ser empregada com cautela em pacientes com doença biliar, hepática, renal e doenças renal e hepática associadas. Como sua composição contém açúcar, deve ser ingerida com cautela por pacientes diabéticos. Seu emprego na gravidez e lactação deverá levar em consideração o risco *versus* benefício.

Em relação ao possível uso profilático e pós-exposição à COVID-19, apresentou altas concentrações plasmáticas e pulmonares, mas, assim como a ivermectina, observou-se a necessidade de adequação com relação à dose comumente utilizada, uma vez que colocaria em risco a segurança do paciente.

Interação medicamentosa

Seu uso com anticoagulantes do tipo cumarínicos, como a varfarina, e com o anticonvulsivante fenitoína deve ser avaliado com cautela. Não existem interações com o citocromo CYP-450.

Dosagem e administração

É encontrada em comprimidos de 500 mg e suspensão oral com 45 mℓ e 100 mℓ, tendo cada mℓ 20 mg.

Crianças a partir de 12 meses: para tratamento de helmintíase, amebíase, giardíase, isosporíase, balantidíase, bastocistose e criptosporidíase em pacientes sem imunodepressão: 7,5 mg/kg a cada 12 h por 3 dias, com alimentos.

Adultos e crianças acima de 12 anos: para tratamento de helmintíase, amebíase, giardíase, isosporíase, balantidíase, bastocistose e criptosporidíase em pacientes sem imunodepressão: 500 mg/2 vezes/dia durante 3 dias, com alimentos.

Reações adversas

Náuseas, algumas vezes acompanhadas de dor de cabeça, diminuição ou perda do apetite, vômitos ocasionais, mal-estar abdominal inespecífico e cólica abdominal. Alteração da cor da urina.

Recentes estudos têm mostrado a eficácia da nitazoxanida por 3 dias consecutivos nas gastrenterites virais por rotavírus e norovírus, em crianças acima de 12 meses (1 ano).

ANFOTERICINA

A anfotericina B lipossômica (lipossomal) é um antifúngico, mas tem sido considerada como o fármaco de escolha para infecções causadas por leishmaniose visceral.

Dosagem e administração

Leishmaniose visceral: 3 mg/kg/dia IV nos dias 1 a 5, 14 e 21, aumentando-se para 4 mg/kg nos dias 1 a 5, 10, 17, 24, 31 e 38 em pacientes imunocomprometidos.

METRONIDAZOL

Além de sua conhecida ação antibacteriana, também possui efetividade em tricomoníase, amebíase e giardíase.

Dosagem e administração

O metronidazol encontra-se disponível nas seguintes apresentações (ou formas farmacêuticas): comprimido, creme vaginal, solução injetável e pomada para uso tópico.

Os principais efeitos colaterais são: vômitos, cefaleia, náuseas, boca seca e gosto metálico; ocasionalmente relata-se desconforto na região abdominal.

Deve ser administrado com cautela em pacientes acometidos por doenças do SNC e a dosagem deve ser diminuída nos pacientes com doenças hepáticas. O uso no primeiro trimestre de gravidez deve ser evitado.

BIBLIOGRAFIA

Bartlett JG. Pocket book of infectious diseases therapy. Philadelphia: Lippincott Williams & Wilkins; 2002. 447 p.

Brasil. Ministério da Saúde (MS). Secretaria de Vigilância em Saúde. Departamento de Vigilância Epidemiológica. Leishmaniose visceral: recomendações clínicas para redução da letalidade/Ministério da Saúde. Secretaria de Vigilância em Saúde. Departamento de Vigilância Epidemiológica. – Brasília: MS; 2011. 78 p.: il. – (Série A. Normas e Manuais Técnicos). Disponível em: https://bvsms.saude.gov.br/bvs/publicacoes/leishmaniose_visceral_reducao_letalidade.pdf.

COLL, L. Não há evidências que cloroquina seja eficaz em prevenção ou tratamento da COVID-19, alerta pesquisador da Unicamp. Disponível em: https://www.unicamp.br/unicamp/index.php/noticias/2020/05/21/nao-ha-evidencias-que-cloroquina-seja-eficaz-em-prevencao-ou-tratamento-da.

Heckser CA, Silva VTC. Parasitoses intestinais. In: Figueira N et al. Condutas em clínica médica. 2. ed. Rio de Janeiro: Medsi; 2001. p. 580-602.

Koo L, Young LH. Management of ocular toxoplasmosis. International Ophthalmology Clinics. 2006; 46(2):183-93.

Laurance L. Brunton et al. Manual de farmacologia e terapêutica de Goodman & Gilman. Porto Alegre: AMGH; 2010. p. 661-694.

Low SC, Chan LL. MRI of ocular toxoplasmosis. Neurology. 2006; 66(11): 1660.

MENDES, ICM. Ivermectina pode ser usada como tratamento para COVID-19? Disponível em: https://pebmed.com.br/ivermectina-pode-ser-usada-como-tratamento-para-covid-19/.

Pelissari DM, Cechinel MP, Lima Júnior FEF. Tratamento da leishmaniose visceral e leishmaniose tegumentar americana no Brasil. Epidemiol Serv Saúde. 2011; 20(1):107-10.

Rossignos JF et al. Effect of nitazoxanide for treatment of severe rotavirus diarrhoea: randomised double-blind placebo controlled trial. Lancet. 2006; 368:124-9.

Rossignos JF, El-Gohary YM. Nitazoxanide in the treatment of viral gastroenteritis: a randomized double-blind placebo controlled clinical trial. Aliment Pharmacol Ther. 2006; 24:1423.

Tavares W. Manual de antibióticos e quimioterápicos anti-infecciosos. 3. ed. São Paulo: Atheneu; 2001. 1215 p.

Teixeira CG, Goulart AH. Antiparasitários. In: Barros E, Bittencourt H, Caramori ML, Machado A. Antimicrobianos. Consulta rápida. 3. ed. Porto Alegre: Artmed; 2001. p. 271-92.

VASQUES, MAA. et al. Abordagem profilática da nitazoxanida e ivermectina na COVID-19: Sumário de Evidências. Comunicação em Ciências da Saúde. 2020;31 (1):144-61.

Capítulo 68

Antivirais

Sylvia Lemos Hinrichsen ▪ Jocelene Tenório Godoi ▪ Juannicelle Tenório Godoi ▪
Emmanuelle Tenório Godoi ▪ Tatiana de Aguiar Santos Vilella ▪ Marcela Coelho de Lemos

INTRODUÇÃO

Os vírus (do latim *virus*, "veneno" ou "toxina") são classificados como pequenos agentes infecciosos, com genomas constituídos de uma ou várias moléculas de ácido nucleico-DNA ou RNA de fitas simples, cujo diâmetro varia de 20 a 300 nm.

Medicamentos antivirais são utilizados em processos infecciosos virais, atuando na replicação viral, inibição da síntese dos ácidos nucleicos ou proteínas dos vírus.

ACICLOVIR

Indicação

Indicado no tratamento e na profilaxia de infecções por herpes-zóster (varicela) e por citomegalovírus (CMV) em pacientes transplantados/ imunossuprimidos/ imunocompetentes.

Toxicidade, interações, incompatibilidade e estabilidade

Podem ser observados: sensação de queimação (quando do uso tópico), flebite, exantema, diaforese, hematúria, hipotensão, cefaleia, náuseas e vômitos, além de encefalopatia, letargia, obnubilação, tremores, confusão, alucinações, delírio, síndrome extrapiramidal, convulsões ou coma quando associados a insuficiência renal e a níveis séricos elevados da substância, que desaparecem com a suspensão do medicamento. A infusão intravenosa rápida pode levar à insuficiência renal aguda (IRA).

O aciclovir aumenta o efeito da meperidina e do metotrexato, e a probenecida eleva a toxicidade do aciclovir.

A solução reconstituída é estável por 12 h em temperatura ambiente e por até 24 h em temperatura ambiente quando diluída.

O aciclovir é incompatível com água bacteriostática, derivados do sangue, assim como com outras soluções proteicas e coloidais; diltiazem; dopamina; idarrubicina; meperidina e morfina.

Dosagem e administração

* Em adultos
  * *Herpes simples genital primário:* 400 mg via oral, de 8 em 8 h, ou 200 mg, 5 vezes/dia, por 10 dias
  * *Herpes genital recorrente:* 400 mg via oral, de 8 em 8 h, ou 200 mg, 5 vezes/dia, por 5 a 10 dias
  * *Herpes simples mucocutâneo em imunocomprometidos:* 5 mg/kg dose intravenosa, de 8 em 8 h, por 7 dias, ou 200 mg via oral, 5 vezes/dia, por 10 dias
  * *Encefalite herpética:* 10 mg/kg intravenoso, de 8 em 8 h, por 10 a 14 dias
  * *Infecções por varicela-zóster:*
    * ♦ Herpes-zóster no hospedeiro normal ou casos leves em imunocomprometidos: 800 mg via oral, 5 vezes/dia, por 7 a 10 dias
    * ♦ Herpes-zóster grave em imunocomprometidos: 10 a 12 mg/kg, de 8 em 8 h, por 7 a 14 dias (em idosos, 7,5 mg/kg/dose)
    * ♦ Varicela em imunocomprometidos: 10 a 12 mg/kg intravenoso, de 8 em 8 h
    * ♦ Varicela na gestante: 800 mg via oral, 5 vezes/dia, durante 7 dias
    * ♦ Pneumonia por varicela: 10 a 12 mg/kg intravenoso, de 8 em 8 h
  * *Profilaxia de citomegalovirose em transplantado/transplante de medula:* 500 mg/m^2, de 8 em 8 h, por 1 mês após o transplante
  * *Transplante renal:* 800 mg via oral, de 6 em 6 h, por 3 meses
* Em crianças
  * *Encefalite herpética:* 150 mg/m^2 ao dia ou 30 a 45 mg/kg/dia intravenoso, em três doses, por 14 a 21 dias
  * *Herpes simples mucocutâneo:* 750 mg/m^2 ao dia ou 15 a 20 mg/kg/dia intravenoso, em três doses, em pacientes graves, ou 200 mg via oral, 5 vezes/dia, nos casos leves
  * *Profilaxia:* 200 mg, de 6 em 6 h ou de 8 em 8 h, ou 400 mg, de 12 em 12 h
  * *Varicela ou zóster em imunocomprometidos:* 1.500 mg/m^2 ao dia ou 30 a 45 mg/kg/dia intravenoso, em três doses, por 7 a 10 dias
  * *Pneumonia por varicela:* 1.500 mg/m^2 ao dia ou 30 a 45 mg/kg/dia, em três doses, por 10 a 14 dias
  * *Profilaxia pós-contato com varicela:* em pacientes imunocomprometidos, 30 a 40 mg/kg/dia via oral, em três administrações diárias, iniciadas dentro de até 9 dias após contato e mantidas por 14 a 21 dias após a exposição
  * *Profilaxia de varicela ou zóster recorrente em pacientes com HIV:* 200 a 400 mg via oral, 5 vezes/dia
  * *Profilaxia de citomegalovirose em transplantados:* mesmas doses de adultos.

O aciclovir atinge níveis no líquido cefalorraquidiano (LCR) equivalentes a 50% do nível sérico.

Na gestação e na lactação, há riscos (risco C) que não podem ser descartados, mas os benefícios potenciais superam esses riscos, sendo provavelmente seguro na lactação.

Deve ser administrado exclusivamente em infusão intravenosa. Reconstituir pó liofilizado com 10 mℓ de água destilada e diluir a solução inicial com soros fisiológico (SF), glicosado, glicofisiológico ou *Ringer* com lactato de sódio, observando uma concentração final de 2,5 a 7 mg/mℓ. Para pacientes em restrição hídrica, pode-se utilizar uma concentração máxima de 10 mg/mℓ.

O ajuste renal deve ser feito conforme a dose ou o intervalo:

DCE (mℓ/min)*	> 50	10 a 50	< 10
Intervalo (h)	8/12	12/24	24

*Clearance de creatinina.

A reposição é feita com 5 mg/kg após hemodiálise, e na diálise peritoneal contínua com 2,5 mg/kg, de 24 em 24 h.

É encontrado comercialmente nas apresentações: comprimidos de 200 mg, 400 mg; creme dermatológico a 5% com 10 g; pomada oftálmica a 3% com 4,5 g; solução intravenosa de 250 mg.

GANCICLOVIR

Indicação/espectro

Indicado em infecções por herpes-vírus simples tipos 1 e 2, herpes-vírus 6 e vírus varicela-zóster. É um potente inibidor do citomegalovírus (CMV), estando indicado na profilaxia e no tratamento de infecção por CMV.

Toxicidade, incompatibilidade e estabilidade

Determina leucopenia; trombocitopenia (na maioria dos casos, reversível); neurotoxicidade com cefaleia; mudanças de comportamento; psicose; convulsões e coma; anemia; exantema; febre; alterações de provas da função hepática; azotemia; náuseas; vômitos; eosinofilia; e flebite. Potencializa a toxicidade medular de fármacos como sulfas, zidovudina (AZT) e quimioterápicos. A solução reconstituída é estável por 12 h em temperatura ambiente e, após diluição, a estabilidade é mantida por 5 dias em temperatura ambiente ou sob refrigeração.

Dosagem e administração

Deve ser contraindicado na gravidez e na lactação.

- Em adultos: 2,5 a 5 mg/kg, de 8 em 8 h ou de 12 em 12 h, por 14 a 21 dias, intravenoso, para pacientes imunossuprimidos (AIDS); dose de manutenção com 6 mg/kg intravenoso, 5 dias por semana, ou 5 mg/kg intravenoso, 7 dias por semana, em uma tomada diária. Dose oral (manutenção): profilaxia de citomegalovirose em pacientes transplantados de medula com dose de 5 mg/kg, de 12 em 12 h, por 7 a 14 dias ao se detectar excreção viral, seguidos de 5 mg/kg/dia, por 100 a 120 dias

(esquema preferido); alternativamente, o medicamento pode ser administrado logo após a realização do transplante, na dose de 5 mg/kg/dia durante 100 a 120 dias (diminuindo a ocorrência de citomegalovirose, mas não a mortalidade)
- Em crianças > 3 meses: indução com 10 mg/kg/dia, de 8 em 8 h ou de 12 em 12 h, por 14 a 21 dias, seguidos de dose de manutenção com 5 mg/kg intravenoso, de 24 em 24 h (7 dias por semana), ou 6 mg/kg/dia (5 dias por semana).

Deve ser interrompido o seu uso se neutropenia < 500 células/mm^3.

Em animais, foi observado potencial teratogênico, mutagênico e carcinogênico.

Deve ser administrado, exclusivamente, por infusão intravenosa. A concentração final deve ser de 5 mg/mℓ (reconstituir o pó liofilizado em 10 mℓ de água destilada, diluindo a solução inicial com soros fisiológico, glicosado ou *Ringer* com ou sem lactato de sódio).

Em pacientes com restrição hídrica deverá ser utilizada uma concentração máxima de 10 mg/mℓ.

A infusão deve ser feita em 60 min por meio de filtro que acompanha o medicamento.

O ajuste para a função renal deverá ser feito pelo *clearance* de creatinina (DCE mℓ/min/intervalo-h: > 50/8 a 12; 50 a 10/24; < 10/48 a 96 – dose após hemodiálise).

É encontrado comercialmente em frasco-ampola com 500 mg e em comprimidos de 1 g.

VALACICLOVIR

O valaciclovir (éter L-vanila do aciclovir) está indicado nas infecções pelo herpes-vírus simples (HS) e HZV.

É um profármaco do aciclovir que pode causar cefaleia e náuseas. Apresenta interação com cimetidina e probenecida, que aumentam os níveis séricos do aciclovir.

Quando administrado no início dos sinais e sintomas da recorrência do HS, tem efeito preventivo no desenvolvimento de lesões. No HZV, reduz a duração e a proporção de pacientes com dor associada (neurite pós-herpética), acelerando a sua resolução. Cefaleia e náuseas são as reações mais comuns.

Em adultos, pode ser usado no: *herpes genital*, 1 g, 2 vezes/dia, por 7 dias via oral, no episódio inicial, ou por 5 dias nos episódios recorrentes e no *herpes-zóster varicela (HZV)*, 1 g, 3 vezes/dia, por 7 dias.

Não há maiores informações sobre o seu uso em crianças. Não há evidências de riscos na gestação e lactação. O ajuste renal deve ser feito conforme a dose ou o intervalo:

DCE (mℓ/min)*	> 50	10 a 50	< 10
Dose (%)	100	100	50

*Clearance de creatinina.

Deve ser feita a dose após hemodiálise. Na diálise peritoneal contínua ou na hemodiálise venovenosa contínua deve-se considerar o DCE < 10 mℓ/min.

É encontrado comercialmente na forma de comprimidos de 500 mg para uso oral.

618 Parte 3 **Microrganismos e Antimicrobianos**

FANCICLOVIR

É ativo contra *herpes simples* e varicela-zóster vírus (HZV), sendo usado no *herpes-zóster e herpes simples* mucocutâneo.

No *herpes simples* (primeiro episódio), recomenda-se: 250 mg via oral, de 8 em 8 h, por 5 a 7 dias. No herpes-zóster: 500 mg, de 8 em 8 h, por 7 dias.

O ajuste para função renal deve ser:

DCE (mℓ/min)*	> 50	10 a 50	< 10
Dose (%)	100	50	25

*Clearance de creatinina.

Administrar dose normal após a diálise.

As principais reações adversas observadas são: cefaleia, náuseas e diarreia.

Não deve ser usado na gestação e na lactação, uma vez que não existem estudos mostrando ser seguro nessas condições. Há poucas informações sobre o seu uso em crianças.

É encontrado em comprimidos com 125 mg e 250 mg e pomada/tubo com 5 g.

RIBAVIRINA

É um antiviral que pode ser ativo contra diversos vírus de RNA (herpes A e B; *parainfluenza* tipos 1 e 3; rinovírus; estomatite vesicular; doença de *Newcastle*; vírus sincicial respiratório; sarcoma de *Moldney*; pan-encefalite japonesa; febre de *Lassa*; hepatites A e C; febre hemorrágica por hantavírus) e vírus de DNA (herpes 1 e 2; HZV; vacínia; mixoma; CMV; adenovírus tipos 3, 5 e 9; doença de *Marek*; rinotraqueíte infecciosa bovina; hepatite B). Tem ação virustática, evitando que novas partículas sejam produzidas.

Toxicidade, incompatibilidade e estabilidade

Pode antagonizar o efeito da zidovudina (AZT).

Determina anemia, desconforto intestinal, letargia, insônia, *rash* cutâneo e cefaleia.

Dosagem e administração

• Em adultos: 1.200 mg/dia, em duas doses via oral
• Em crianças: embora sem definições quanto à dose, fazer: 10 a 12 mg/kg/dia de 12 em 12 h. Está contraindicado na gestação (riscos fetais que superam os benefícios) e deve ser evitado na lactação.

Necessita de ajuste renal:

DCE (mℓ/min)*	> 50	10 a 50	< 10
Dose (%)	100	100	50

*Clearance de creatinina.

Não precisa ser reposto após diálise.

É encontrado em cápsulas com 100 mg/mℓ.

FOSCARNET

É ativo contra citomegalovírus, *herpes-vírus simples* tipos 1 e 2 e varicela-zóster vírus (HZV) em pacientes resistentes à terapêutica habitual ou pacientes que fazem neutropenia grave. Apresenta atividade também contra o HIV, os herpes-vírus 6 e 8 e o *Epstein-Barr* vírus (EBV) em casos graves. Parece ser mais eficiente que o ganciclovir na retinite por citomegalovírus.

Toxicidade, incompatibilidade e estabilidade

Apresenta nefrotoxicidade, hipo ou hipercalcemia, hipo ou hiperfosfatemia, hipomagnesemia, hipopotassemia, diminuição do cálcio iônico (com cálcio total normal), resultando em toxicidade neurológica e cardíaca, anemia, náuseas, convulsões, neuropatia periférica, arritmias, diabetes insípido, nefrogênico e úlceras penianas.

Tem interação com pentamidina (intravenosa) (nefrotoxicidade aumentada e hipocalcemia fatal); anfotericina B e aminoglicosídios (nefrotoxicidade aumentada).

É incompatível com cálcio, magnésio, vancomicina, anfotericina B, solução de *Ringer*, aciclovir, ganciclovir, pentamidina, sulfametoxazol + trimetoprima (SXT), não devendo, preferencialmente, ser misturado com outros medicamentos.

Dosagem e administração

• Adultos/crianças: 60 mg/kg/dose intravenosa, de 8 em 8 h (infusão por 1 h), por 14 a 21 dias, seguidos de dose de manutenção de 90 a 120 mg/kg IV, de 24 em 24 h (infusão por 2 h).

A solução diluída em bolsa de PVC é estável por 7 dias em temperatura ambiente ou sob refrigeração.

Para administração intravenosa direta deve-se usar um acesso venoso central sem diluir. A infusão intravenosa pode ser feita usando-se via periférica após diluição em soro fisiológico ou glicosado, observando-se uma concentração máxima de 12 mg/mℓ, sendo infundida em 60 a 120 min.

O ajuste para a função renal será:

DCE (mℓ/min)*	> 50	10 a 50	< 10
Dose (%)	50 a 100	10 a 50	Evitar

*Clearance de creatinina.

Deve ser feita uma dose após hemodiálise. Não está recomendado na gestação e na lactação.

É encontrado em solução injetável com 600 mg/250 mℓ ou 1.200 mg/500 mℓ.

CIDOFOVIR

É ativo contra herpes-vírus. Permanece ativo contra CMV resistente a ganciclovir e HS resistente a aciclovir. Parece ter atividade contra o vírus John Cunningham (VJC) (causador da leucoencefalopatia multifocal progressiva) e poxvírus (causador do molusco contagioso), pois as pessoas que apresentam essas doenças têm regressão ou estabilização do seu quadro quando utilizam o cidofovir. O seu principal uso é na retinite por CMV resistente ao ganciclovir.

Administração

A preparação deve ser diluída em 100 mℓ de SF a 0,9% e a dose deve ser infundida em bomba de infusão em uma hora.

É recomendável a administração de 1L de SF a 0,9% antes e após o medicamento para tentar diminuir a nefrotoxicidade. Probenecida deve ser utilizada na dose de 2 g, 3 h antes, e 2 g, 2 e 8 h após o término da infusão (total de 8 g), também para diminuir a toxicidade renal. A dose de indução é feita com 5 mg/kg intravenoso, a cada 7 dias, por 2 semanas. A manutenção é feita com 5 mg/kg intravenoso, a cada 2 semanas.

Após a diluição, a solução mantém a estabilidade por 24 h em temperatura ambiente ou sob refrigeração.

Não deve ser misturado com outros medicamentos e necessita de ajuste para função renal.

A dose do cidofovir deve ser ajustada conforme o aumento da creatinina (se aumento de 0,3 a 0,4 mg/dℓ, diminuir a dose para 3 mg/kg; se aumento maior ou igual 0,5 mg/ dℓ, suspender o medicamento) ou aparecimento de proteinúria (se = 2+, diminuir para 3 mg/kg; se > 3+, suspender o tratamento).

De preferência, não deve ser utilizado com creatinina > 1,5 mg/ dℓ ou DCE < 50 mL/min. Se DCE entre 10 e 50 mℓ/min, usar 3 mg/kg/dose, se estritamente necessário. Está contraindicado em pacientes com DCE < 10 mℓ/min. Não há dados disponíveis quanto à reposição na diálise.

Reações adversas

As reações adversas mais observadas são limitadas ao seu uso. É a mais tóxica das substâncias anti-CMV em uso clínico, apresentando nefrotoxicidade (reversível após a interrupção do tratamento), que pode ocorrer em cerca de 30% das vezes. Hidratação intravenosa e probenecida devem ser utilizadas para diminuir os riscos. A administração de outros fármacos nefrotóxicos (aminoglicosídios, anfotericina B, pentamidina e anti-inflamatórios não esteroides) deve ser, se possível, realizada somente após 7 dias do uso do cidofovir. A função renal deve ser monitorada dentro das 48 h anteriores de cada dose. O desenvolvimento de proteinúria é um sinal precoce de toxicidade. Mielotoxicidade e neutropenia podem ocorrer em 15% das vezes (o hemograma também deve ser monitorado), além de lesão tubular renal, manifestando-se como síndrome de Fanconi ou acidose metabólica. A probenecida também pode acarretar reação alérgica com cefaleia, *rash*, hipertermia e enjoos em até 50% das vezes (em geral após o segundo e o terceiro tratamento). Muitos pacientes apresentam intolerância gastrintestinal, o que limita o seu uso. A administração de probenecida com comida ou com antieméticos, anti-histamínicos e antipiréticos aumenta a tolerabilidade ao fármaco. É importante lembrar que a probenecida pode aumentar as concentrações e prolongar o tempo de meia-vida de muitas substâncias (como, por exemplo, zidovudina, teofilina, barbitúricos, benzodiazepínicos, paracetamol e aciclovir).

Deve-se, portanto, evitar o seu uso com outros medicamentos nefrotóxicos (anfotericina B, ciclovir e foscarnet) e probenecida.

Apresenta risco C na gestação. É mutagênico e teratogênico em animais de laboratório. Não há dados disponíveis na lactação.

Não existem estudos que substanciem o seu uso em crianças.

É encontrado comercialmente em frascos com solução concentrada de 375 mg/5 mℓ.

ENTECAVIR

Foi aprovado para o tratamento da hepatite B crônica, por sua ação sobre o vírus e baixo potencial de desenvolver resistência. Tem mostrado atividade contra cepas dos vírus resistentes à lamivudina.

É recomendado na dose única diária de 0,5 mg ou 1 mg, tomada fora da alimentação (1 h antes ou 2 h após a ingestão de alimentos) por tempo indeterminado, não inferior a 2 anos.

Efeitos adversos registrados incluem náuseas, vômitos, diarreia, cefaleia e tontura.

ADEFOVIR

É utilizado na terapia da infecção pelo vírus da hepatite B crônica. Reduções da replicação viral e melhora da função hepática também foram demonstradas em estudos de suporte feitos com número limitado de pacientes com hepatite B crônica que apresentavam evidências genotípicas de resistência à lamivudina, incluindo-se pacientes com doença hepática compensada ou descompensada e, ainda, pacientes coinfectados com o HIV.

Atua como profármaco o adefovir dipivoxila, e sua biodisponibilidade não é afetada pela ingestão de alimentos. É recomendado na dose diária de 10 mg em dose única, para adultos. A duração ideal do tratamento ainda é desconhecida.

SOFOSBUVIR

Trata-se de um análogo do nucleotídio inibidor da polimerase NS5B do vírus da hepatite C, uma enzima essencial para a replicação do vírus. O antiviral pode ser incorporado ao RNA do vírus e agir inibindo a sua replicação.

O sofosbuvir não deve ser administrado isolado, mas sim associado a outros medicamentos para o tratamento da hepatite C crônica.

Sua eficácia foi estabelecida em pacientes com infecção pelo vírus da hepatite C genótipos 1, 2 ou 3, incluindo aqueles infectados concomitantemente com HIV-1 e HCV. O tipo e a duração do tratamento dependem do genótipo do vírus e também da população de pacientes. As respostas de tratamento variam com base no hospedeiro e em fatores do vírus.

Os eventos adversos mais comuns ($\geq$ 20%) para a terapia combinada de sofosbuvir + ribavirina foram fadiga e cefaleia. Os eventos adversos mais comuns ($\geq$ 20%) para a terapia combinada de sofosbuvir + alfapeguinterferona + ribavirina foram fadiga, cefaleia, náuseas, insônia e anemia.

O tratamento combinado de sofosbuvir com a ribavirina ou com a alfapeguinterferona/ribavirina é contraindicado para gestantes ou mulheres que possam engravidar e para homens cujas parceiras estejam grávidas, por causa dos riscos de defeitos congênitos e morte fetal associados com a ribavirina.

É apresentado em comprimido de 400 mg.

SIMEPREVIR

É ativo contra o vírus da hepatite C. O simeprevir é um inibidor da protease NS3/4A do vírus da hepatite C, a qual é essencial para a replicação viral. Em um ensaio bioquímico, o simeprevir inibiu a atividade proteolítica das proteases NS3/4A do genótipo 1a e 1b recombinantes do vírus.

O simeprevir não deve ser administrado isolado, mas sim associado a outros medicamentos para o tratamento da hepatite C crônica.

Os eventos adversos mais comuns (> 10%) para a terapia combinada de simeprevir + sofosbuvir são prurido, erupção na pele, constipação intestinal, fotossensibilidade e aumento dos níveis de bilirrubina no sangue.

Esse medicamento não deve ser utilizado por gestantes ou mulheres que possam engravidar durante o tratamento.

É apresentado em comprimido de 150 mg.

DACLATASVIR

O daclatasvir é um inibidor seletivo de NS5A, uma proteína multifuncional que é um componente essencial do complexo de replicação do HCV. Está indicado em combinação com outros agentes para o tratamento da infecção crônica pelo vírus da hepatite C de genótipos 1, 2, 3 ou 4, virgens de tratamento ou experimentados, incluindo pacientes com cirrose compensada e descompensada, recorrência de HCV pós-transplante hepático e pacientes coinfectados com HCV/HIV.

Não deve ser utilizado como monoterapia; o tratamento e sua duração dependem do genótipo do vírus e da população de pacientes.

Os eventos adversos mais comuns (> 10%) para a terapia combinada de daclatasvir + sofobusvir + ribavirina são dor de cabeça, náuseas, anemia e fadiga.

É apresentado em comprimido de 30 mg e 60 mg.

INTERFERONA α-2a

Está indicada na leucemia do tipo *hairy cell* e no sarcoma de *Kaposi* (relacionado com a AIDS em maiores de 18 anos). É apresentada nas doses 3 MUI, 4,5 MUI e 9 MUI.

Em crianças com hemangiomatose pulmonar podem-se usar: 1 a 3 milhões de unidades/m^2/dia, 1 vez/dia; e em adultos com mais de 18 anos com leucemia do tipo *hairy cell*: dose de indução de 3 milhões de UI/dia, durante 16 a 24 semanas, e dose de manutenção de 3 milhões de UI, 3 vezes/semana (por até 20 semanas consecutivas) intramuscular ou subcutânea.

As reações adversas são fadiga, febre, mialgias, cefaleia, calafrios, náuseas, anorexia, diarreia, artralgias, nervosismo, insônia, sonolência e depressão. Ainda podem ocorrer alopecia, leucopenia, trombocitopenia e granulocitopenia.

Não há dados suficientes mostrando sua segurança na gestação e na lactação.

INTERFERONA α-2b

É ativa contra os vírus das hepatites B e C; herpes-zóster; citomegalovírus; *herpes simples* e papilomavírus.

Está indicada no tratamento da hepatite crônica ativa causada pelos vírus B e C, assim como em pacientes imunodeprimidos com *herpes-zóster*; no herpes labial e genital masculino e feminino e no tratamento do condiloma acuminado (papilomavírus).

Pode ser utilizada na dose de 2 milhões de UI/m^2 de área corporal subcutânea ou *intramuscular*, 3 vezes/semana (em dias alternados). No tratamento do condiloma acuminado, recomenda-se 1 milhão de UI por lesão, via intralesional, 3 vezes/semana, durante 3 semanas. No tratamento de herpes labial, genital e cutâneo, aplicar uma camada de pomada na lesão, de 3 em 3 h, até o seu desaparecimento.

Podem ocorrer com seu uso: fadiga, febre, mialgias, cefaleia, calafrios, náuseas, anorexia, diarreia, artralgias, nervosismo, insônia, sonolência e depressão, além de alopecia, leucopenia trombocitopênica e granulocitopenia.

Não há informação disponível sobre o uso em crianças.

- *Apresentações:* interferona α-2b humana recombinante: frasco-ampola com 1 milhão, 3 milhões, 5 milhões e 10 milhões UI; Interif® – pomada com 5.000 U/g.

ALFAINTERFERONAS PEGUILADAS

As alfainterferonas peguiladas são produzidas ao ser anexada uma grande molécula solúvel em água chamada polietilenoglicol (ou PEG) a uma molécula de alfainterferona, o que aumenta o tamanho da interferona em si, permitindo que ela seja absorvida pelo organismo de modo mais demorado (maior tempo de meia-vida) – o fármaco não tem que ser tomado com frequência.

A alfainterferona peguilada é mais eficiente na produção de resposta em pacientes com hepatite C crônica do genótipo 1.

Existem dois tipos de alfainterferonas peguiladas: a peginterferona α-2a e a peginterferona α-2b. Embora ambas sejam eficientes, existem diferenças no tamanho, no tipo de peguilação, na meia-vida, na eliminação pelo organismo e na dosagem. A dosagem da peginterferona α-2a é a mesma para todos os pacientes, dependendo do peso e da altura. A dosagem da peginterferona α-2b é individualizada com base no peso da pessoa.

O tratamento com peginterferona pode causar eventos adversos, como riscos para a gravidez, transtorno mental, suicídio e problemas circulatórios.

Peginterferona α-2b

Tem sido indicada no tratamento das hepatites B e C crônicas, podendo promover a cura (por meio da erradicação viral) em 70% dos casos, quando associada à ribavirina na hepatite C.

Estimula o sistema imunológico a combater o vírus C. Foi sintetizada a partir de um processo de peguilação (que envolve a ligação da molécula da interferona com polietilenoglicol [PEG]), que faz com que o medicamento permaneça por mais tempo agindo dentro do organismo, em níveis mais constantes, proporcionando maior eficácia terapêutica com uma só aplicação semanal.

É apresentada nas doses de 80 mg, 100 mg e 120 mg.

Perginterferona α-2a

Está indicada no tratamento da hepatite crônica C em pacientes cirróticos com doença hepática compensada e nos não cirróticos, assim como na hepatite B crônica.

Pode ser associada à ribavirina.

Dentre as ações adversas observadas estão: leucopenia, plaquetopenia, anemia (13%), febre (semelhante a síndrome gripal), exacerbação de doença autoimune (psoríase), doença da tireoide, alterações psiquiátricas e visuais, assim como cardiopulmonares.

É apresentada em frasco-ampola com 180 mg.

INTERFERONA β-1b

Reduz a frequência de exacerbações clínicas em pacientes ambulatoriais com diagnóstico de esclerose múltipla.

Doses usuais para adultos: 0,25 mg (8 milhões de unidades), contido em 1 mℓ de solução reconstituída injetada por via subcutânea em dias alternados.

Podem-se observar durante o seu uso fadiga, febre, mialgias, cefaleia, calafrios, náuseas e anorexia.

Não há dados suficientes mostrando sua segurança na gestação, na lactação e em crianças.

É encontrada na dose de 9,6 milhões UI.

OSELTAMIVIR

Está indicado no tratamento da *influenza* A e B não complicada em adultos com 2 dias ou menos de sintomas.

Doses usuais

Administram-se 75 mg via oral, 2 vezes/dia, por 5 dias, devendo ser iniciado nas primeiras 36 a 48 h do início dos sintomas.

DCE (mℓ/min)*	10 a 30	< 10
Dose (%)	75 mg, 1 vez/dia	Não há dados

Clearance de creatinina.

Não há dados sobre a reposição na diálise.

As principais reações adversas são: insônia, vertigens, náuseas e vômitos.

O uso de probenecida aumenta as concentrações séricas do oseltamivir, mas não são necessários ajustes de doses.

Apresenta risco C na gestação e não há dados sobre o seu uso na amamentação, assim como em crianças.

É encontrado em cápsulas com 75 mg.

ZANAMIVIR

É indicado no tratamento e na profilaxia da infecção pelos vírus influenza A e B, administrado sob a forma de inalação oral por meio de um aparelho apropriado denominado "Diskhaler". Na profilaxia da gripe, em períodos de surtos ou epidemias, é feita uma inalação 1 vez/dia, durante 4 semanas, sendo indicado em idosos e em crianças com alterações imunitárias. No tratamento da gripe, é administrado na dose de 10 mg (em duas inalações de 5 mg), 2 vezes/dia, durante 5 dias.

A tolerabilidade do zanamivir é boa, podendo ocorrer efeitos adversos em alguns pacientes, como tosse, náuseas, vômitos, cefaleia, broncospasmo e congestão nasal.

AMANTADINA

Atua especificamente contra o vírus influenza A.

Doses usuais

Administram-se 100 mg via oral, de 12 em 12 h, a 200 mg via oral, de 24 em 24 h.

Ajuste para função renal:

DCE (mL/min)*	> 50	50 a 10	< 10
Dose (%)	12/24	48/72	7 dias

Clearance de creatinina.

Não necessita de reposição na diálise.

Na superdosagem, ocorrem sensação de boca seca, midríase, psicose tóxica, retenção urinária, nervosismo, sensação de vazio na cabeça, dificuldade de concentração, insônia, náuseas e anorexia. Com o uso prolongado, podem surgir edema periférico, hipotensão ortostática e, raramente, insuficiência cardíaca, perda de visão e retenção urinária, além de alterações psiquiátricas em pacientes com doença de Parkinson e exacerbações psicóticas em pacientes com esquizofrenia.

Interage com anticolinérgicos, causando alucinações, confusão mental e pesadelos, com diurético (trianiereno + hidroclorotiazida), determinando alterações no sistema nervoso central (SNC), e com anti-histamínicos, aumentando a toxicidade no SNC.

Não recomendado na gestação (risco C) e na lactação.

Em crianças acima de 4 semanas, fazer: 2,2 a 4,4 mg/kg, de 12 em 12 h (não exceder 150 mg/dia), devendo-se diminuir a dose em idosos (1,4 mg/kg/dia). É encontrado em comprimidos com 100 mg.

MOLNUPIRAVIR

O molnupiravir é um antiviral para tratamento oral da COVID-19. É um pró-fármaco do derivado nucleosídeo sintético N4-hidroxicitidina e atua incorporando-se ao genoma do vírus, o que causa mutações que impedem a replicação viral. Recebeu autorização da Food and Drug Administration (FDA) dos Estados Unidos em dezembro de 2021 para uso emergencial em pacientes de alto risco para tratamento da COVID-19, adultos acima de 18 anos. A posologia é de oito cápsulas ao dia, totalizando 40 comprimidos.

PAXLOVID (NIRMATRELVIR + RITONAVIR)

O paxlovid é um antiviral para tratamento oral da COVID-19, com associação dos fármacos nirmatrelvir e ritonavir, que atua como um inibidor da protease 3CL do SARS-CoV-2, impedindo a replicação do vírus. Recebeu autorização da Food and Drug Administration (FDA) dos Estados Unidos em dezembro de 2021 para uso emergencial em pacientes de alto risco para tratamento da COVID-19 em adultos e crianças acima de 12 anos.

REMDESIVIR

O remdesivir é um medicamento antiviral de uso hospitalar indicado no tratamento para COVID-19, com recomendação para que seja iniciado após a confirmação do diagnóstico e até 7 dias após o início dos sintomas, devendo o tratamento durar até 3 dias. Esse medicamento atua impedindo a replicação viral, diminuindo o processo infeccioso.

O uso do remdesivir está indicado para pacientes adultos e adolescentes, com idade igual ou superior a 12 anos e peso corporal a partir de 40 kg, positivos para SARS-CoV-2 e que necessitam de oxigenoterapia. Além disso, está também indicado para pacientes adultos que não necessitam de suplemento de oxigênio e que apresentam risco aumentado de progredir para um quadro mais grave de COVID-19.

MARIBAVIR

O maribavir é um antiviral capaz de inibir a replicação do citomegalovírus (CMV), já que promove a inibição da síntese de DNA viral e saída do nucleocapsídeo das células infectadas. A inibição da replicação viral pelo maribavir ocorre em virtude da competição inibitória desse antiviral com a UL97 (serina/treonina proteína quinase), que está relacionada com a replicação do vírus e a saída do vírus das células, por ATP, que é essencial para a sobrevivência viral e a continuidade do processo infeccioso.

O uso do maribavir foi aprovado em 2021 pelo Food & Drug Administration (FDA), órgão regulamentador dos Estados Unidos, para ser utilizado como fármaco de escolha para pacientes adultos e a partir dos 12 anos com pelo menos 35 kg no tratamento de infecção por CMV pós-transplante que não respondem ao tratamento antiviral atualmente disponível, que envolve o uso de ganciclovir, valganciclovir, foscarnet ou cidofovir. Além disso, o uso de maribavir apresenta menor toxicidade em comparação aos antivirais usualmente indicados.

LETERMOVIR

Letermovir é um medicamento antiviral que atua no complexo da terminase pertencente ao citomegalovírus (CMV), que é fundamental para o processo de empacotamento do DNA viral no capsídeo. O uso desse medicamento tem sido recomendado para pacientes pós-transplante hematopoético na profilaxia da infecção por CMV, sendo indicado que o início seja feito até o dia 28 após o transplante. O letermovir é eficaz na prevenção da infecção quando utilizado até o dia 100 após o transplante, está associado a efeitos adversos leves e não está relacionado com nefrotoxicidade e/ou mielotoxicidade.

TECOVIRIMAT E BRINCIDOFOVIR

O tecovirimat e o brincidofovir são medicamentos antivirais aprovados em 2018 e 2021, respectivamente, pelo Food and Drug Administration (FDA) dos Estados Unidos para o tratamento da varíola, uma vez que são capazes de inibir a replicação viral. Esses medicamentos não foram testados em pessoas diagnosticadas com varíola, no entanto apresentaram atividade em animais com doenças semelhantes à varíola. Além disso, foram administrados em pessoas saudáveis e com outras infecções virais, no caso do brincidofovir, tendo sido observado efeitos colaterais leves.

Apesar de poderem ser indicados em caso de varíola, o uso desses medicamentos em caso de varíola dos macacos também pode ser recomendado, já que é uma doença causada por um vírus pertencente ao mesmo gênero, apresentando o mesmo mecanismo de ação.

BIBLIOGRAFIA

Abdelnabi R, Foo CS, Jonghe SD, Maes P, Weynand B, Neyts J. Molnupiravir Inhibits Replication of the Emerging SARS-CoV-2 Variants of Concern in a Hamster Infection Model. The Journal of Infectious Diseases 2021; 224 (1 September): 749-53.

Avery RK et al. Maribavir for Refractory Cytomegalovirus Infections with or without Resistance Post-Transplant: Results from a Phase 3 Randomized Clinical Trial. Clin Infect Dis. 2021. Disponível em: https://pubmed.ncbi.nlm.nih.gov/34864943/.

Anvisa. Anvisa aprova nova indicação de remdesivir para COVID-19. Disponível em: https://www.gov.br/anvisa/pt-br/assuntos/noticias-anvisa/2022/anvisa-aprova-indicacao-de-remdesivir-para-covid-19.

Barros E, Machado A. Antivirais. In: Barros E et al. Antimicrobianos. Consulta rápida. 3. ed. Porto Alegre: Artmed; 2001. p. 221-31.

Brasil. Ministério da Saúde (MS). Protocolo clínico e diretrizes terapêuticas para hepatite C e coinfecções. Brasília: MS, 2015.

Brasil. Ministério da Saúde. Veklury (Remdesivir). Disponível em: https://consultas.anvisa.gov.br/api/consulta/medicamentos/arquivo/bula/parecer/eyJhbGciOiJIUzUxMiJ9.eyJqdGkiOiIxNTEwNDMyNyIsIm5iZiI6MTY1Mzc3MjU2MiwiZXhwIjoxNjUzNzcyODYyfQ.rIZZzXL_b1SRqh8e5PJjAnwjQp1SHUVZsAggKJFNsxbCXpgCOXBym1hqTxRnjUBYKxDYHeaw1xnVth5sFbj6CQ/?Authorization=Guest.

Bristol-Myers Squibb Farmacêutica S.A. Daclatasvir – Bula do Profissional da Saúde – Rev0115; 2015.

BulasMed. Baraclude (Entecavir).

CDC. Monkeypox – Treatment. Disponível em: https://www.cdc.gov/poxvirus/monkeypox/treatment.html.

CDC. Smallpox – Prevention and Treatment. Disponível em: https://www.cdc.gov/smallpox/prevention-treatment/index.html.

Coronavirus (COVID-19) Update: FDA Authorizes First Oral Antiviral for Treatment of COVID-19. Disponível em: https://www.fda.gov/news-events/press-announcements/coronavirus-covid-19-update-fda-authorizes-first-oral-antiviral-treatment-covid-19.

DEF. Dicionário de especialidades farmacêuticas. DEF 2002/2003. JBM Editora de Publicações Científicas. 1066 p.

Food and Drug Administration (FDA). FDA Approves First Treatment for Common Type of Post-Transplant Infection that is Resistant to Other Drugs. 2021. Disponível em: https://www.fda.gov/news-events/press-announcements/fda-approves-first-treatment-common-type-post-transplant-infection-resistant-other-drugs.

Food and Drug Administration (FDA). Tecovirimat. Disponível em: https://www.accessdata.fda.gov/drugsatfda_docs/label/2018/208627s000lbl.pdf.

Gilead Sciences Farmacêutica do Brasil Ltda. Sofosbuvir – Bula do Médico R47; 2015.

Howell CD, Jeffers LS, Cassidy W et al. Peginterferon alfa-2a and ribavirin for chronic hepatitis c genotype 1 infections in black patients: safety, tolerability and impact on sustained virologic response. J Viral Hepatitis. 2006; 13(6):371-76.

Imlay HN, Kaul DR. Letermovir and maribavir for the treatment and prevention of cytomegalovirus infection in solid organ and stem cell transplant recipients. Clinical Infectious Diseases. 2021; 73(1):156-60.

Janssen-Cilag Farmacêutica Ltda. (2015). Olysio™ (simeprevir sódico).

Ligat G, et al. The human cytomegalovirus terminase complex as an antiviral target: a close-up view. FEMS Microbiology Reviews. 2018; 42(2):137-45.

Martino M, et al. Letemorvir prophylaxis for cytomegalovirus infection in allogeneic stem cell transplantation: a real-world experience. frontiers in oncology. 2021; 11.

Marty FM, et al. Letermovir prophylaxis for cytomegalovirus in hematopoietic-cell transplantation. the new england journal of medicine. 2017;2433-2444.

Mazzella G, Saracco G, Feiti D et al. Long-term results with interferon therapy in chronic type B hepatitis: a prospective randomized trial. Am J Gastroenterol. 1999; 94:2246-50.

McHutchinson JG, Gordon SC, Schiff ER et al. Interferon alfa-2b alone or in combination with ribavirin as initial treatment for chronic hepatitis C. New England J Med. 1998; 339:1485-92.

Medicina NET. Hepsera(adefovir). Disponível em: www.medicinanet.com.br/bula/2692/hepsera.htm.

Silva M, Poo J, Wagner F et al. A randomized trial to compare the pharmacokinetic, pharmacodynamic, and antiviral effects of peginterferon alfa-2b and peginterferon alfa-2a in patients with chronic hepatitis C (compare). J Hepatol. 2006; 45(2):204-13.

Silva DRL et al. HCMV UL97 phosphotransferase gene mutations may be associated with antiviral resistance in immunocompromised patients in Belém, PA, Northern Brazil. Rev Soc Bras Med Trop. 2018; 51(2):141-5.

Sprinz E, Finkelstein A. Condutas em HIV/AIDS. Porto Alegre: Artmed; 1999.

Tavares W. Drogas antivirais. In: Antibióticos e quimioterápicos para o clínico. São Paulo: Atheneu; 2014. p. 471-93.

UniProt. UniProtKB – P16788 (UL_HCMVA). Disponível em: https://www.uniprot.org/uniprot/P16788.

Capítulo 69

Penicilina | Sensibilidade

Gladys Reis e Silva de Queiroz ■ **Luiz Alexandre Ribeiro da Rocha** ■
Sylvia Lemos Hinrichsen ■ **Marcela Coelho de Lemos**

A penicilina cura os homens, mas é o vinho que os torna felizes.
(Alexander Fleming)

Antibiótico natural derivado do bolor produzido pelo fungo *Penicillium chrysogenum* (também conhecido como *P. notatum*), a penicilina foi descoberta por Alexander Fleming, médico e bacteriologista escocês, que trabalhou no St. Mary's Hospital, em Londres.

Durante a Primeira Grande Guerra (1914-1918), muitos combatentes morreram em consequência de infecções em ferimentos profundos, o que motivou as pesquisas de Fleming. Em 1922, ele identificou uma substância antibacteriana presente na lágrima e na saliva humanas, à qual deu o nome de lisozima.

Em 1928, quando desenvolvia pesquisas sobre estafilococos, Fleming descobriu a penicilina por acaso. Ele saiu de férias e esqueceu algumas placas com culturas de microrganismos em seu laboratório no hospital em Londres. Quando voltou, observou que uma das suas culturas de *Staphylococcus* tinha sido contaminada por um bolor e que em volta das colônias deste não havia mais bactérias. Fleming e seu colega, Dr. Pryce, descobriram um fungo do gênero *Penicillium* (do qual deriva o nome penicilina dado à substância) e demonstraram que o fungo produzia uma substância responsável pelo efeito bactericida. Fleming passou a empregar a penicilina em seu laboratório para selecionar determinadas bactérias, eliminando das culturas as espécies sensíveis à sua ação.

Devido às dificuldades de se produzir penicilina em quantidade suficiente para o tratamento de pacientes, a descoberta não despertou maior interesse na comunidade científica em um primeiro momento. Foi somente com a eclosão da Segunda Guerra Mundial, em 1939, que dois cientistas, Howard Florey e Ernst Chain, retomaram as pesquisas e conseguiram produzir penicilina com fins terapêuticos em escala industrial. Em 1940, na Inglaterra, a penicilina foi usada no primeiro paciente humano, um policial, vítima de grave infecção sanguínea. Estava iniciada uma nova era para a medicina, a dos antibióticos.

Com a evolução da antibioticoterapia, as cepas de *Staphylococcus aureus* tornaram-se cada vez mais resistentes à penicilina, devido à produção de betalactamases. Em 1946, 5% das cepas de *S. aureus* eram produtoras de betalactamase e, ao longo dos anos, observou-se que muitas outras bactérias também produziam essa enzima, dando início a outra fase da medicina: a dos antibióticos resistentes.

Por suas pesquisas, Fleming, Florey e Chain receberam o Prêmio Nobel de Medicina, em 1945.

INTRODUÇÃO

Em 2004, a Agência Nacional de Vigilância Sanitária incorporou ao seu escopo de atuação as ações previstas na Aliança Mundial para Segurança do Paciente, da Organização Mundial da Saúde, da qual o Brasil faz parte.

A Portaria do Ministério da Saúde nº 529, de 1º de abril de 2013, institui o Programa Nacional de Segurança do Paciente e a publicação da RDC nº 36, de 25 de julho de 2013, recomendou as ações para a segurança do paciente em serviços de saúde.

Atualmente, toda instituição de saúde conta com núcleos de segurança do paciente, uma instância criada para promover e apoiar a implementação de ações voltadas à segurança do paciente, composta por uma equipe multiprofissional nomeada pela governança institucional, com responsabilidades e poder para executar as ações do plano de segurança do paciente.

Em parceria com a *Joint Commission International*, a Organização Mundial da Saúde estabeleceu seis metas internacionais de segurança do paciente, visando à promoção de melhorias na assistência ao paciente em situações consideradas de maior risco. Todas as instituições de saúde adotam essas metas a fim de oferecer um ambiente cada vez mais seguro aos pacientes, acompanhantes e profissionais de saúde.

As seis metas internacionais de segurança do paciente são:

- Identificar corretamente o paciente
- Melhorar a comunicação entre profissionais de saúde
- Melhorar a segurança na prescrição, no uso e na administração de medicamentos
- Assegurar cirurgia em local de intervenção, procedimento e paciente corretos
- Higienizar as mãos para evitar infecções
- Reduzir o risco de quedas e úlceras por pressão.

Dentre elas, a terceira meta tem como objetivo padronizar procedimentos para garantir a segurança de armazenamento e a movimentação dos medicamentos, a fim de prevenir a administração inadvertida (e alergias) de medicamentos de alto risco com nome, grafia e aparência semelhantes.

No sentido de atender à terceira meta de segurança do paciente, as instituições de saúde devem implantar processos assistenciais focados na prescrição, incluindo o histórico de alergias relatadas pelo paciente, por familiares e/ou cuidadores. O registro desse histórico subsidia adequada análise farmacêutica das prescrições e dos cuidados de enfermagem, reduzindo a chance da dispensação e/ou administração de medicamento ao qual o paciente é alérgico.

IDENTIFICAÇÃO DE SENSIBILIDADE À PENICILINA

Em hospitais que usam prontuários e prescrições eletrônicas, as alergias do paciente devem ser registradas no sistema eletrônico e constar em todas as prescrições emitidas para o paciente. Caso essa ferramenta não esteja disponível, as instituições devem criar mecanismos de alerta em prontuários e outros, de modo a que o paciente alérgico a medicamentos seja facilmente identificado por todas as equipes multiprofissionais.

Alergias às penicilinas são cada vez mais reconhecidas como um problema de saúde pública, pois este é um grupo de antimicrobianos de extrema utilidade na terapêutica e na prevenção das doenças infecciosas e suas complicações. Portanto, a hipersensibilidade a antibióticos betalactâmicos, entre eles a penicilina, precisa ser devidamente investigada, excluindo-se as penicilinas de modo criterioso na terapêutica.

Em algumas situações, há substitutos disponíveis. No entanto, a indicação da penicilina pode ser indispensável, como no tratamento de endocardite enterocócica, abscesso cerebral, meningite bacteriana, neurossífilis, sífilis congênita, sífilis durante a gestação e sífilis associada ao HIV, pois não há alternativas mais eficazes.

Cerca de 8% da população dos EUA, e 11% dos pacientes hospitalizados nesse país, carregam história de alergia à penicilina. Desde 2014 a *American Academy of Allergy, Asthma and Immunology* recomenda que não sejam administrados antibióticos não-betalactâmicos em pacientes com história antes de uma avaliação apropriada. Essa recomendação é feita pelo fato de indivíduos com história de alergia à penicilina passarem mais tempo hospitalizados, por apresentarem infecções resistentes a antibióticos. Ao ser submetida a uma investigação alergológica, a minoria desses pacientes realmente apresenta alergia à penicilina. A frequência de reações de hipersensibilidade é observada em 0,7 a 10% dos pacientes tratados com penicilina, sendo a frequência de anafilaxia estimada entre 0,015 e 0,004%.

Alguns fatores são considerados de risco para o desenvolvimento de reações de hipersensibilidade às penicilinas. A atopia não predispõe o desenvolvimento de alergia à penicilina, mas doenças alérgicas descompensadas (como asma) em indivíduos sensíveis à penicilina constituem fator de risco para anafilaxia grave e fatal. Pacientes com reação prévia à penicilina apresentam maior risco de reação. No entanto, história de alergia à penicilina em passado mais distante está associada a menor risco de reação, fato explicado pela queda dos títulos de anticorpos IgE antipenicilina, maior em crianças do que em adultos. Estudos mostram que a maioria das reações ocorre em pacientes com idade entre 20 e 49 anos. Idade avançada pode predispor a desfechos fatais em maior frequência por conta de comorbidades cardiovasculares e respiratórias, ou uso de betabloqueadores, medicações que diminuem a resposta à epinefrina no tratamento de resgate. O sexo feminino é mais propenso a apresentar reação a penicilinas. A incidência de reações graves é maior quando da administração parenteral de penicilinas, se comparada com a administração oral.

Quando usadas por via tópica, as penicilinas são altamente imunogênicas, por isso são mais administradas por essa via. O uso frequente, em cursos repetidos, como os que ocorrem em pacientes com fibrose cística, é mais sensibilizante que o uso único prolongado.

Infecção pelo vírus Epstein-Barr, por citomegalovírus e herpes simples aumenta o risco de exantema maculopapular, induzido por amoxicilina ou ampicilina, assim como reações sistêmicas de hipersensibilidade não imediata estão também associadas à reativação desses vírus. O mecanismo é de hiperestímulo de células T, causado por exposição a esses agentes infecciosos.

A imunogenicidade (capacidade de induzir a produção de anticorpos) é fraca quando o peso molecular de uma substância é menor que 5.000 dáltons. Para produzir uma resposta imune específica, essa substância precisa conjugar-se a uma macromolécula, comumente uma proteína ou um polipeptídio, chamado de carreador. Tal conjugação deve ser forte, e a ligação comum no soro não é suficiente. A conjugação de qualquer substância ao carregador forma o hapteno. A penicilina é, portanto, uma substância química de baixo peso molecular e precisa ligar-se covalentemente a proteínas séricas ou teciduais (macromoléculas) para produzir complexos hapteno-proteína e induzir à resposta imune.

Todas as penicilinas contêm um anel betalactâmico e um anel tiazolidínico e se diferenciam pela natureza da cadeia lateral. O maior potencial imunogênico está no anel betalactâmico e nas cadeias laterais. Seus determinantes antigênicos são:

- Determinante antigênico maior, que corresponde a 95% dos antígenos penicilínicos e é constituído pelo grupo benzilpeniciloil (BPO), resultante da ruptura do anel betalactâmico e da ligação com proteínas plasmáticas e teciduais. Esse determinante está envolvido na maioria das reações tardias. A peniciloilpolilisina (PPL) é a principal fonte de determinantes maiores, padronizada para ser usada em testes cutâneos

- Determinante antigênico menor, que corresponde a 5% dos antígenos derivados da benzilpenicilina e inclui a própria penicilina e mais de dez metabólitos (benzilpenicilonato, benzilpeniloato, ácido benzilpeniciloico). Os determinantes menores ligados às células são os responsáveis pela reação de hipersensibilidade imediata (tipo I). Uma combinação de determinantes menores, referida como mistura de determinantes menores (MDM), tem sido usada para o teste cutâneo. Em serviços que não dispõem da MDM, uma solução de penicilina G, preparada na concentração de 10.000 unidades por $m\ell$, pode ser uma alternativa

- Cadeias laterais (R), que são reconhecidas pela IgE como determinantes alergênicos, principalmente a amoxicilina.

No Brasil, nem a PPL nem a MDM são comercializadas para a realização dos testes cutâneos, porém a investigação alergológica realizada é adequada e direcionada para a realidade do país. Em países que dispõem dos determinantes PPL e MDM tem havido necessidade de associar os testes com a diluição da benzilpenicilina e amoxicilina, pois a sensibilidade desses

626 Parte 3 **Microrganismos e Antimicrobianos**

testes comercializados tem diminuído, provavelmente pelo maior uso de outros derivados da penicilina (aminopenicilinas), como a amoxicilina.

Dessa maneira, além dos determinantes antigênicos formados a partir dos anéis betalactâmico e da cadeia lateral que possibilitam a diferenciação das diferentes penicilinas, as penicilinas como um todo também induzem à produção de anticorpos IgE clinicamente significativos. As diversas penicilinas podem, então, apresentar reatividade cruzada, não somente em virtude de seus anéis, mas também pelos determinantes comuns ou semelhantes na estrutura química da cadeia lateral.

TIPOS DE HIPERSENSIBILIDADE

As reações de hipersensibilidade às penicilinas podem ocorrer por qualquer um dos quatro mecanismos imunológicos efetores, descritos por Gell e Coombs, e estão indicadas no quadro 69.1.

As chamadas reações do tipo I (imediatas) tendem a ocorrer em 1 a 6 horas após ETC, pela ativação de células, como mastócitos e basófilos, mediadas por anticorpos da classe IgE específicos para o fármaco. Apresentam-se clinicamente por urticária, angioedema, broncospasmo (asma), edema de glote e anafilaxia.

As reações do tipo II, mediadas por anticorpos citotóxicos, ocorrem quando os antígenos ligam-se à superfície de células sanguíneas ou do interstício de órgãos e são reconhecidos por anticorpos específicos IgG ou IgM, com ativação do complemento e lise celular. As manifestações clínicas incluem as citopenias sanguíneas e, como anemia hemolítica, trombocitopenia e neutropenia.

As reações do tipo III, por imunocomplexos, são causadas por depósitos nos tecidos de complexos circulantes, formados por anticorpos IgG e IgM e seus antígenos específicos das penicilinas. Clinicamente, apresentam-se com reações similares à doença do soro, a reação de Arthus.

As reações do tipo IV, de hipersensibilidade tardia ou mediada por células, ocorrem após 1 hora da administração da droga, e são ETC, induzidas por vários subconjuntos de linfócitos T e representadas, por exemplo, pela dermatite de contato alérgica, pelos exantemas maculopapulares, eritema pigmentar fixo, e as erupções graves por fármacos (reação cutânea associada à eosinofilia e sintomas sistêmicos (DRESS), entre outras).

DIAGNÓSTICOS DAS REAÇÕES

O diagnóstico de alergia à penicilina deve ser adequadamente avaliado antes de se excluir o medicamento da prescrição médica. O diagnóstico deve basear-se em história clínica detalhada, seguida de exames *in vivo* e *in vitro*, se necessário, e realização de teste de provocação oral (TPO) ou dessensibilização (DSZ), se devidamente indicado para o caso. As reações imediatas ocorrem 1 a 6 horas após a administração do fármaco, sendo geralmente IgE-mediadas.

A coleta da história clínica compreende um interrogatório prévio e eficiente que oriente a real necessidade da indicação dos testes de sensibilidade à penicilina, por meio de um questionário da *European Network for Drug Allergy* (ENDA), padronizado mundialmente e traduzido para vários idiomas.

CONTRAINDICAÇÕES AO USO DA PENICILINA

São contraindicações ao uso da penicilina: reações cutâneas tardias graves (Síndrome de Stevens-Johnson, dermatite esfoliativa com descamação extensa da pele, necrólise epidérmica tóxica, DRESS), as citopenias, lesões de órgãos alvo (nefrite, hepatite, entre outras), e doença do soro-like.

A escolha do tratamento do paciente alérgico à penicilina e outras substâncias depende dos riscos e dos benefícios para o paciente em questão, individualizando cada caso e discutindo questões com toda equipe e com a participação do paciente ou seu responsável.

TESTES DIAGNÓSTICOS E TERAPÊUTICOS

Testes laboratoriais são usados como ferramenta extra para diminuir o risco de TPO positivo, tentando minimizar o risco de reação anafilática grave. Se possível pela técnica CAPFEIA,

QUADRO 69.1 Reações de hipersensibilidade à penicilina.

Tipo	Mecanismo	Alterações clínicas
I	IgE, basófilos, mastócitos Hipersensibilidade imediata	Urticária, angioedema, anafilaxia, edema de glote, asma*
II	Citotóxica Ab da classe IgG/IgM Complemento, SRE**	Anemia hemolítica, nefrite induzida por medicamentos Trombocitopenia
III	Imunocomplexo, Ag–Ac, complemento	Doença do soro Febre medicamentosa Erupções cutâneas e vasculites (algumas)
IV	Mediada por células (linfócitos T sensibilizados) Hipersensibilidade tardia	Dermatite de contato Erupções morbiliformes *Rash* maculopapular, nefrite intersticial, febre medicamentosa, eosinofilia, dermatite esfoliativa, síndrome de Stevens-Johnson

Fonte: adaptado de Mirakian et al., 2015. *Frequência: 0,7 a 10%; cerca de 20% das mortes relacionadas com fármacos na Europa e até 75% nos EUA são causadas por anafilaxia à penicilina. **SRE = sistema reticuloendotelial.

estão disponíveis os seguintes testes: IgE específica para penicilina G, penicilina V, amoxicilina e ampicilina. Esses testes têm boa especificidade e baixa sensibilidade. Quando positivos, não se progride a investigação alergológica.

Testes cutâneos de hipersensibilidade imediata (tipo I) constituem o método mais conveniente e adequado para avaliar a alergia à penicilina mediada por IgE em adultos e crianças. Para realizar os testes cutâneos e de provocação, o paciente deve aguardar 4 a 6 semanas após a data da reação que motivou a investigação alergológica. Paciente com história familiar mas sem história pessoal de alergia à penicilina não deve realizar investigação alergológica.

O preparo da MDM pode ser realizado com um frasco de penicilina G potássica, com apresentação de 1 ou 5 milhões/UI. A partir de dados da literatura, vem sendo usado o teste com solução de penicilina G na concentração final de 10.000 unidades/mℓ como alternativa à MDM.

No preparo do reagente (solução de penicilina G potássica 10.000/mℓ), duas soluções são preparadas: a de estoque, cuja validade é de 7 dias sob refrigeração (2 a 8°C); e a de solução diária (final), cuja validade é de 24 h (2 a 8°C). A solução do teste é na concentração de 1:10.000 UI/mℓ e é feita com soro fisiológico associada à penicilina G potássica. Pode-se fazer o teste cutâneo também com concentrações já padronizadas com amoxicilina e ampicilina, a depender das penicilinas envolvidas na história clínica.

Os testes com penicilina devem ser realizados por equipe treinada e em ambiente com suporte adequado para reversão de uma eventual reação anafilática, pois há relatos de reações sistêmicas adversas. Os testes devem ser realizados na superfície volar do antebraço, iniciando-se com o teste de puntura (prick test). Se o teste de puntura for negativo, é indicado o teste intradérmico de leitura imediata. Esses testes não têm valor e não devem ser realizados em pacientes com história de reação não IgE-mediada à penicilina. Algumas medicações devem ser descontinuadas antes da realização dos testes por interferirem na geração da reação, como anti-histamínicos (uma semana) e betabloqueadores (48 h). Os pacientes devem estar sem febre e sem qualquer doença infecciosa ou inflamatória.

O TPO é a sequência dos testes de puntura e intradérmico negativo e com IgE específicas já referidas também negativas com história clínica compatível de reação IgE mediada à penicilina. Para se realizar o TPO, o paciente ou o seu responsável deve assinar termo de consentimento livre e esclarecido. Para esse grupo de antibióticos, a dose deve ser parcelada e existem alguns esquemas de administração, a depender do protocolo e experiência em cada serviço. Assim, pode ser indicado que exista um intervalo entre as doses de 30 minutos, aferindo-se os sinais vitais periodicamente, em cerca de 4 doses crescentes até a dose cumulativa de 100% da dose terapêutica. O paciente deve ser observado por por 1 a 2 horas após a última etapa de TPO em ambiente hospitalar, com profissional habilitado e experiente, dispondo de material de resgate para possíveis reações anafiláticas no local.

No teste positivo ou negativo (puntura ou intradérmico), não se deve administrar penicilina (teste de provocação), sendo necessário avaliar a possibilidade de alternativa antibiótica ou a possibilidade de DSZ. Caso haja história de anafilaxia, a concentração para o teste intradérmico deve ser mais diluída (1:1.000 a 1:100) em relação à utilizada no teste de puntura, que deve ser realizado antes.

Em relação às reações tardias, em especial leves e em crianças, um estudo ETC prospectivo observacional em crianças de 0 a 16 anos de idade que apresentaram exantema maculopapular ou urticariforme de início tardio após uso de betalactâmicos (entre eles penicilinas, principalmente amoxicilina) evidenciou que apenas 6 (6,8%) das 88 crianças investigadas apresentaram TPO positivos. Por outro lado, 54 pacientes (65,9% do grupo com TPO negativo) apresentaram pelo menos um estudo viral positivo. Concluiu-se que a alergia a betalactâmicos é claramente superestimada em crianças com história de exantemas tardios, e que as infecções virais podem ter papel fundamental na etiologia desses exantemas. Nos casos de exantemas benignos não imediatos, associados ao uso dos betalactâmicos, os últimos consensos propõem o TPO direto, ou seja, sem a realização prévia de testes cutâneos. Essa estratégia também tem sido cogitada em pacientes adultos, com as mesmas características de reações, no caso, reações cutâneas tardias e leves.

O TPO deve ser realizado em ambiente hospitalar com equipe treinada e material de suporte para reversão de uma eventual reação anafilática.

DESSENSIBILIZAÇÃO DE PACIENTES ALÉRGICOS À PENICILINA

A DSZ é uma administração parcelada e padronizada de um medicamento com a finalidade de produzir tolerância a essa substância, mantida enquanto a substância é administrada de modo contínuo. No entanto, se for descontinuada por mais de 5 a 7 dias, o paciente volta a ter reação apresentada antes da DSZ. É reservada para situações clínicas nas quais os antibióticos alternativos falharam, não puderam ser administrados em função da alergia ou quando o antibiótico é terapia de primeira escolha.

A DSZ é um procedimento de risco e deve ser realizada somente sob consentimento livre e informado do paciente ou responsável, em ambiente hospitalar, por médico alergologista e imunologista habilitado e experiente, podendo ser executada por via oral ou intravenosa. A DSZ não é recomendada para pacientes com controle precário da asma, sinais vitais instáveis e com doença cardíaca ativa. Embora dispondo de estudos comparando os dois protocolos existentes, sabe-se que os dois protocolos de DSZ são efetivos.

Ainda existem polêmicas em relação à melhor via de DSZ. Para as gestantes portadoras de sífilis, acredita-se que a DSZ oral seja mais segura, apesar da existência de indícios de que a taxa de absorção da penicilina seja variável por via oral. Quanto à DSZ venosa, as vantagens são o fácil controle da dose e a possibilidade de rápida cessação em caso de reação. Na DSZ oral com penicilina, o tempo transcorrido é de 3 h e 45 min e a dose cumulativa, de 1,3 milhão de unidades (Quadro 69.2).

Durante o processo de DSZ, qualquer etapa que seja acompanhada de reação sistêmica leve (prurido, urticária, rinite ou sibilo discreto) deve ser repetida até que o paciente a tolere sem apresentar sintomas ou sinais sistêmicos. Em reações mais graves, como hipotensão, deve-se parar a etapa e voltar a uma

628 Parte 3 **Microrganismos e Antimicrobianos**

QUADRO 69.2 Protocolo de dessensibilização oral da penicilina.

| Dose* | Suspensão de penicilina V | | Dose cumulativa | |
	UI/ml	ml	Unidades (UI)	Unidades (UI)
1	1.000	0,1	100	100
2	1.000	0,2	200	300
3	1.000	0,4	400	700
4	1.000	0,8	800	1.500
5	1.000	1,6	1.600	3.100
6	1.000	3,2	3.200	6.300
7	1.000	6,4	6.400	12.700
8	10.000	1,2	12.000	24.700
9	10.000	2,4	24.000	48.700
10	10.000	4,8	48.000	96.700
11	80.000	1,0	80.000	176.700
12	80.000	2,0	160.000	336.700
13	80.000	4,0	320.000	656.700
14	80.000	8,0	640.000	1.296.700

Fonte: Macy et al., 2017. *Intervalo entre as doses: 15 min; tempo total necessário: 3 h e 45 min.

infusão mais diluída apenas quando o paciente já estiver estabilizado. Após a DSZ, o paciente deve iniciar, imediatamente, o tratamento indicado com penicilina.

ANAFILAXIA

Define-se anafilaxia como uma reação sistêmica aguda, grave, potencialmente fatal, com acometimento de vários órgãos e sistemas. Na maioria das vezes, é desencadeada por mecanismo imunológico mediado pela IgE, mas também pode ocorrer por outros mecanismos, como imunológico não IgE mediado e não imunológico.

O acometimento de dois ou mais órgãos e/ou sistemas leva ao diagnóstico de anafilaxia. De modo geral, clinicamente a anafilaxia apresenta-se com manifestações cutâneas acompanhadas de comprometimento variável dos sistemas respiratório, cardiovascular, gastrintestinal e nervoso. As manifestações cutâneas (rubor, prurido, urticária, angioedema etc.) surgem nas maioria das crises, mas também é possível ocorrer anafilaxia sem comprometimento cutâneo, o que pode atrasar e dificultar o diagnóstico.

O diagnóstico de anafilaxia é clínico, com base em anamnese e exame físico. A *World Allergy Organization* definiu critérios clínicos relacionados com a alta probabilidade diagnóstica de anafilaxia:

- Reação aguda, de evolução rápida (minuto a horas), com envolvimento de pele, tecido mucoso ou ambos (p. ex., urticária generalizada, prurido ou rubor facial, edema de lábios, língua ou úvula) acompanhada por ao menos um dos seguintes fatores:
  - Dificuldade respiratória (p. ex., edema laríngeo, broncospasmo, estridor, redução do pico de fluxo, hipoxemia)
  - Hipotensão arterial ou sintomas associados de disfunção de órgão-alvo (p. ex., hipotonia, sincope, incontinência)

- Dois ou mais dos seguintes elementos que ocorrem rapidamente após a exposição a provável alergênio:
  - Acometimento de pele, mucosa (prurido, rubor, urticária e/ou angioedema)
  - Comprometimento respiratório (dispneia, sibilância-broncospasmo, estridor, redução do pico de fluxo expiratório)
  - Redução da pressão sanguínea ou sintomas associados (hipotonia, sincope, incontinência)
  - Sintomas gastrintestinais (p. ex., cólicas abdominais, vômitos)
- Redução da pressão arterial após a exposição a provável alergênio:
  - Lactentes e crianças, pressão sistólica baixa (idade-específica) ou queda maior que 30% na pressão sistólica
  - Adultos, pressão sistólica abaixo de 90 mmHg ou queda maior do que 30% do seu basal.

A dosagem da triptase, restrita a poucos centros, auxilia na confirmação do diagnóstico. Os desencadeantes dependem da população estudada, mas em geral os mais implicados são medicamentos, alimentos, venenos de himenópteros e alergênios ambientais.

Há relatos sobre incidência e prevalência de reações anafiláticas agudas associadas à penicilina que variam de 0,7 a 10% das administrações. As reações anafiláticas à penicilina ocorrem mais frequentemente em adultos, embora alguns raros casos tenham sido descritos em crianças com menos de 12 anos de idade. Em situações de reações graves à penicilina observa-se risco dobrado de ocorrência após aplicação intramuscular ou intravenosa em relação à via oral, mas o uso de penicilina oral também pode induzir reação anafilática. História de rinite alérgica, asma, eczema ou atopia não são fatores de risco para o desenvolvimento de alergia à penicilina.

Embora a anafilaxia após a administração de penicilina seja um evento raro, essa ocorrência constitui uma emergência clínica, pois é uma reação alérgica grave e que pode levar a óbito. É importante, portanto, que diante de um quadro de anafilaxia a instituição de saúde realize um tratamento adequado e rápido. Intervenções imediatas nas vias respiratórias, respiração e circulação são o primeiro passo para manutenção dos sinais vitais. A rapidez na administração de epinefrina é mandatória para uma boa resposta, de modo que atrasos em sua aplicação ou a não administração relacionam-se com quadros fatais. As demais medicações, como corticosteroides e anti-histamínicos, entre outras, são consideradas de segundo plano.

BIBLIOGRAFIA

Alexander Fleming e a descoberta da penicilina. J Bras Patol Med Lab. 2009; 45(5). Jornal cover/nossa capa. Disponível em: https://www.scielo.br/j/jbpml/a/jY6NfbwqjkMQTbCdFBRbp4M.

Bernd LAG, Sá AB, Watanabe AS et al. Guia prático para manejo da anafilaxia – 2012. Rev Bras Alerg Imunopatol. 2012; 35(2):53-70.

Brasil. Ministério da Saúde (MS). Agência Nacional de Vigilância Sanitária. Portaria nº 529, de 1º de abril de 2013. Institui o Programa Nacional de Segurança do Paciente (PNSP). Brasília: Diário Oficial da União; 2013.

Brasil. Ministério da Saúde. Agência Nacional de Vigilância Sanitária. Resolução de Diretoria Colegiada (RDC) nº 36, de 25 de julho de 2013. Institui ações para a segurança do paciente em serviços de saúde e dá outras providências. Brasília: Diário Oficial da União; 2013.

Castells M. Diagnosis and management of anaphylaxis in precision medicine. J Allergy Clin Immunol. 2017; 140(2):321-33.

Dejarnatt A, Grant A. Anaphylaxis and anaphylactoid reactions. Immunol Allergy Clin North Am. 1992; 12(3):501-5.

Del Fio FS, Mattos Filho TR, Groppo FC. Resistência bacteriana. RBM Rev Bras Med. 2000; 57(10):1133-8.

Demoly P, Kropf R, Bircher A et al. Drug hypersensitivity: questionnaire. EAACI interest group on drug hypersensitivity. Allergy. 1999; 54(9): 999-1003.

Felix MM, Ensina LF, Queiroz GR et al. Destaques do I Workshop de Alergia a Medicamentos em Crianças. Braz J Allergy Immunol. 2015; 3(6):233-40.

Felix MMR, Kuschnir FC. Alergia à penicilina: aspectos atuais. Adolesc Saúde. 2011; 8(3):43-53.

Hinrichsen SL. Qualidade & segurança do paciente. Gestão de riscos. Rio de Janeiro: Medbook; 2012.

Idsoe O, Guthe T, Willcox RR et al. Nature and extend of penicillin side-reactions, with particular reference to fatalities from anaphylactic shock. Bull World Health Organ. 1968; 38(2):159-88.

Macy E. Penicillin allergy: optimizing diagnostic protocols, public health implications, and future research needs. Curr Opin Clin Immunol. 2015; 15(4):308-313.

Macy E, Romano A, Khan D. Practical management of antibiotic hypersensitivity in 2017. J Allergy Clin Immunol Pract Month. 2017; 5(3):577-86.

Malaman MF, Rodrigues AT, Felix MM et al. Recomendações para o diagnóstico das reações de hipersensibilidade imediatas aos antibióticos betalactâmicos. Rev Bras Alerg Imunopatol. 2011; 34(6):257-62.

Mirakian R, Leech SC, Krishna MT et al. Management of allergy to penicillins and other betalactams. Clin Exp Allergy. 2015; 45(2):300-27.

Nobel Prize. Sir Alexander Fleming – Biographical. In: Nobel Lectures, Physiology or Medicine 1942-1962. Amsterdam: Elsevier; 1964. Disponível em: https://www.nobelprize.org/prizes/medicine/1945/fleming/lecture/.

Pham MN, Ho HE, Desai M. Penicilin desensitization: Treatment of syphilis pregnancy in penicillin-allergic patients. Ann Allergy Asthma Immunol. 2017; 118(5):537-41.

Prado E, Silva MJB. Anafilaxia e reações alérgicas. J Pediatr (Rio J). 1999; 75(Suppl.2):S259-67.

Sociedade Brasileira de Pediatria. Departamento de Alergia. Anafilaxia. Guia Prático de Atualização. 2021; (1):1-9. Disponível em: https://www.sbp.com.br/fileadmin/user_upload/22970c-GPA-Anafilaxia_-_Atualizacao_2021.pdf.

Sole D, Ivancevich JC, Borges MS et al. Latin American Anaphylaxis Working Group Anaphylaxis in Latin America: a report of the online Latin American survey on anaphylaxis (OLASA). Clinics (São Paulo). 2011; 66(6):943-7.

Torres MJ, Blanca M. The complex clinical picture of beta-lactam hypersensivity: penicillins, cephalosporins, monobactams, carbapenems and clavams. Med Clin North Am. 2010; 94(4):805-20.

Capítulo 70

Terapêutica Infecciosa | Microrganismos e Antimicrobianos

Sylvia Lemos Hinrichsen ▪ Carlos Eduardo Ferraz Freitas ▪ Manoel José Alves da Costa ▪ Marcela Coelho de Lemos

INTRODUÇÃO

Os antimicrobianos são extremamente valiosos em todos os campos da saúde. E o seu desenvolvimento tem sido associado a importantes reduções na mortalidade por doenças transmissíveis e, ao longo do tempo, vem facilitando os avanços tecnológicos em terapia de câncer, transplante e cirurgia.

No entanto, esse recurso, por um uso não racional, indiscriminado, assim como pela diminuição do abastecimento de novos antimicrobianos e pelo aumento global da resistência antimicrobiana, vem sendo considerado como um problema mundial de grande impacto para a saúde das pessoas.

Assim, há necessidade urgente de gerenciar o uso de antimicrobianos para proteger os antimicrobianos remanescentes para futuras gerações. Nesse sentido, urge a conscientização do problema para que haja gestão antimicrobiana sensata e adequada para o benefício do indivíduo e da sociedade como um todo.

Sabe-se, entretanto, que se não houver consumo adequado dos antimicrobianos, existirão repercussões na microbiota do ambiente hospitalar e/ou da comunidade. Essa não racionalização faz com que os prescritores usem os antimicrobianos associados, com trocas frequentes, de amplo espectro, em dose, posologia e tempo de tratamento sem justificativas, o que, sem a menor dúvida, promoverá a seleção de bactérias resistentes e a ocorrência de reações adversas, causando o prolongamento do tempo de internação do paciente, afetando a sua qualidade de vida, além de aumento dos custos dos serviços em saúde.

Para correta utilização dos antimicrobianos, é necessário que existam avaliações periódicas clínicas e laboratoriais do paciente e do seu processo infeccioso, e principalmente do agente etiológico, visando fundamentar a escolha do antimicrobiano conforme o seu perfil de sensibilidade, e dando preferência àqueles de espectro restrito.

Nessa escolha, é fundamental que sejam considerados os microrganismos associados às infecções, além das características farmacocinéticas dos antimicrobianos, que propiciem concentrações suficientes para matar ou inibir o crescimento bacteriano, e também sua segurança, especialmente se houver condições clínicas que determinem maior vulnerabilidade aos riscos de adoecimentos, especialmente em gestantes, portadores de disfunção renal ou hepática, idosos ou crianças.

Assim, é fundamental que os microrganismos sejam identificados e a eles sejam oferecidas opções terapêuticas que possam ser utilizadas nos diversos processos infecciosos diagnosticados pelas equipes prescritoras segundo critérios que garantam um tratamento eficaz e eficiente (Quadros 70.1 a 70.3).

QUADRO 70.1 Microrganismos e antimicrobianos – opções terapêuticas.

Microrganismos	Características	Antimicrobianos	Alternativas
Acinetobacter (baumanii, calcoaceticus, haemolyticus, iwoffii, johnsonii, junii)	Bacilo gram-negativo aeróbio	Carbapenêmicos (imipenem, meropenem)	Colistina (10% das cepas são resistentes aos carbapenêmicos) Minociclina e tigeciclina mostram eficácia para algumas cepas
Actinobacillus (hominis, equuli, actinomycetemcomitans, ureae, suis)	Bacilo gram-negativo aeróbio	Ampicilina; amoxicilina; benzilpenicilina; penicilina V	Cefalosporinas de 3ª geração; cloranfenicol; eritromicina; doxiciclina
Actinomadura (madurae, pelletieri e outras)	Bactéria filamentosa; ramificada gram-positiva aeróbia	Sulfametoxazol-trimetoprima	Pode-se associar estreptomicina + dapsona
Actinomyces (israelli, viscosus, odontolyticus, naeslundii, pyogenes, meyeri, neuii, bernadiae)	Bactéria filamentosa; ramificada gram-positiva aeróbia	Ampicilina; benzilpenicilina	Doxiciclina; clindamicina; ceftriaxona; eritromicina

(continua)

Capítulo 70 Terapêutica Infecciosa | Microrganismos e Antimicrobianos **631**

QUADRO 70.1 Microrganismos e antimicrobianos – opções terapêuticas. (*Continuação*)

Microrganismos	Características	Antimicrobianos	Alternativas
Aerococcus (*viridans*, *urinae*)	Coco gram-positivo aeróbio	Penicilina; fluorquinolona	Cefalosporina de 1ª geração; vancomicina; macrolídios
Aeromonas (*hydrophila*, *cavie*, *veronii*, *shubertil*, outras)	Bacilo gram-positivo aeróbio	Fluorquinolona	Carbapenêmicos; ertapenem; cefalosporina de 3ª/4ª geração; aminoglicosídio; sulfametoxazol-trimetoprima; tetraciclina; gentamicina
Afipia (*felix*, *clevellandensis*, *broomae*)	Bacilo gram-negativo pleomórfico aeróbio	Eritromicina	Doxiciclina; claritromicina; azitromicina
Agrobacterium radiobacter	Bacilo gram-negativo aeróbio	Cotrimoxazol (sulfametoxazol-trimetoprima)	Cloranfenicol; aminoglicosídios fluorquinolona
Alcaligenes (*faecalis*, *piechaudii*, *xylosoxidans* subsp. *xylosoxidans*, *xylosoxidans* subsp. *denitrificans*)	Bacilo gram-negativo aeróbio	Piperacilina-tazobactam; carbapenêmicos (imipenem, meropenem)	Ceftazidima; sulfametoxazol-trimetoprima Fluorquinolonas em algumas cepas
Alloiococcus otitidis	Coco gram-positivo aeróbio	Eritromicina	Amoxicilina; cefalosporina 1ª geração
Anaerobiospirillum succiniciproducens	Bacilo gram-negativo anaeróbio	Cloranfenicol; cefalosporina	Doxiciclina; aminoglicosídio
Arcanobacterium haemolyticum	Bacilo gram-positivo aeróbio	Eritromicina; penicilina V; penicilina G; penicilina benzatina, doxiciclina	Tetraciclina; cefalosporinas de 1ª geração; vancomicina/teicoplanina
Bacillus anthracis	Bacilo gram-positivo aeróbio	Ciprofloxacino/levofloxacino ou doxiciclina + clindamicina (pode bloquear a toxina); benzilpenicilina	Penicilina G; rifampicina; amoxicilina
Bacillus sp. (*subtilis*, *cereus*, *pseudoanthracis*, outros)	Bacilo gram-positivo aeróbio	Vancomicina; clindamicina	Carbapenêmicos (meropenem); fluorquinolona
Bacteroides bivius	Bacilo gram-negativo anaeróbio	Metronidazol; cefoxitina; cefotetana	Cloranfenicol; ticarcilina-clavulanato; piperacilina-tazobactam; carbenicilina; mezlocilina; imipenem/meropenem; amoxicilina/clavulanato; ampicilina/sulbactam; trovafloxacino
Bacteroides (grupo fragilis: *fragilis*, *distasonis*, *ovatus*, *cacae*, *vulgatus*, *thetaiotaomicron*, *uniformis*, *stercoris*, *merdae*, *eggerthi*; outras espécies: *gracilis*, *forsythus*, *capillosus*, *tectum*, *putredinis*, *ureolyticus*)	Bacilo gram-negativo anaeróbio	Metronidazol	Ertapenem; cabapenêmicos (IMP/MER) cefoxitina; amoxicilina-clavulanato; doripenem; piperaciclina-tazobactam; amoxicilina/clorato
Bartonella bacilliformis	Bacilo gram-negativo aeróbio	Benzilpenicilina; cloranfenicol; tetraciclina e SMX e TMP (sulfametoxazol-trimetoprima)	Cloranfenicol; tetraciclina
Bartonella henselae	Cocobacilo gram-negativo de provável localização intracelular	Azitromicina; claritromicina	Doxiciclina; eritromicina; ciprofloxacino
Bartonella quintana	Cocobacilo intracelular	Fluorquinolonas/eritromicina ou doxiciclina; claritromicina	Ciprofloxacino Doxiciclina + gentamicina para endocardite
Bergeyella zoohelcum	Bacilo gram-negativo aeróbio	Amoxicilina-clavulanato	Fluorquinolonas; cotrimoxazol (sulfametoxazol-trimetoprima; aminoglicosídios
Bifidobacterium (*adolescent*, *dentrium*, outras)	Bacilo gram-positivo aeróbio	Penicilina	Clindamicina; eritromicina; azitromicina; claritromicina

(continua)

632 Parte 3 **Microrganismos e Antimicrobianos**

QUADRO 70.1 Microrganismos e antimicrobianos – opções terapêuticas. (*Continuação*)

Microrganismos	Características	Antimicrobianos	Alternativas
Bilophila wadsworthia	Bacilo gram-negativo anaeróbio	Metronidazol; clindamicina; cefoxitina	Carbapenêmicos (meropenem, imipenem); piperaciclina-tazobactam; ticarcilina-clavulanato
Bordetella bronchiseptica	Bacilo gram-negativo aeróbio	Penicilina antipseudomonas (carboxipenicilina)	Aminoglicosídios; doxiciclina; cloranfenicol
Bordetella pertussis e sp. (*pertussis*, *parapertussis*)	Bacilo gram-negativo	Eritromicina; claritromicina; azitromicina	Sulfametoxazol-trimetoprima Quinolonas
Borrelia burgdorferi (dependendo do estágio da doença); *Borrelia afzelli*; *B. garinii*	Bacilo gram-negativo aeróbio	Doxiciclina; amoxicilina; claritromicina; ceftriaxona; cefotaxina; penicilina G; cefuroxima	–
Borrelia spp. (*recurrentis*, *hispanica*, *mazzotti*, *venezuelensis* e outras)	Bacilo gram-negativo aeróbio	Doxiciclina; azitromicina	Eritromicina; penicilina G; cefalosporinas 1ª, 2ª e 3ª gerações
Brucella (*melitensis*, *abortus*, *suis*, *canis*)	Bacilo gram-negativo aeróbio	Doxiciclina + gentamicina ou doxiciclina + estreptomicina	Doxiciclina + rifampicina; ciprofloxacino + rifampicina; sulfametoxazol-trimetoprima + gentamicina
Burkholderia (*Pseudomonas*) *cepacia* e sp. (*cepacia*, *gladioli*, *peckettii*)	Bacilo gram-negativo aeróbio	Ceftazidima; meropenem/imipenem; sulfametoxazol-trimetoprima; ciprofloxacino	Fluorquinolona; cloranfenicol
Burkholderia (*Pseudomonas*) *mallei*	Bacilo gram-negativo aeróbio	Ceftazidima; carbapenêmicos (meropenem/imipenem)	Sulfametoxazol-trimetoprima Carbapenêmico (meropenem/imipenem)
Burkholderia (*Pseudomonas*) *pseudomallei*	Bacilo gram-negativo aeróbio	Ceftazidima; carbapenêmicos IMP/MER*	Piperacilina-tazobactam; sulfametoxazol-trimetoprima + cloranfenicol
Calymmatobacterium granulomatis	Cocobacilo gram-negativo peomórfico aeróbio	Doxiciclina; tetraciclina	Cotrimoxazol; ampicilina; gentamicina; eritromicina; azitromicina; claritromicina; sulfametoxazol; trimetoprima; fluorquinolona
Campylobacter fetus	Bacilo gram-negativo microaerófilo	Gentamicina Imipenem Meropenem	Cefalosporinas de 3ª geração; cloranfenicol; ampicilina
Campylobacter sp. (*jejuni*, *coli*, *lari*, *upsallensis*)	Bacilo gram-negativo microaerófilo	Eritromicina	Doxiciclina; clindamicina; azitromicina; claritromicina; quinolonas
Capnocytophaga canimorsus	Bacilo gram-negativo microaerófilo	Ampicilina/sulbactam Piperacilina/tazobactam Carbapenêmicos (meropenem, imipenem, estapenem)	Cefalosporina; clindamicina; fluorquinolonas; penicilina; doxiciclina
Capnocytophaga sp. (*ochracea*, *sputigena*, *gengivalis*, *cynodegmi*)	Bacilo gram-negativo microaerófilo	Ampicilina/sulbactam Piperacilina/tazobactam Carbapenêmicos (meropenem, imipenem, estapenem)	Imipenem; fluorquinolona; penicilina; cefoxitina; doxiciclina
Cardiobacterium sp. (*hominis*)	Bacilo gram-negativo	Penicilina + aminoglicosídio	Cefalosporina + aminoglicosídio
Cellulomas (*turbata*, *cellulans*)	Bacilo gram-positivo aeróbio	Vancomicina	Cefalosporina de 3ª geração; sulfametoxazol-trimetoprima
Chlamydia pneumoniae	Bactéria gram-negativa intracelular	Doxiciclina	Eritromicina; fluorquinolona; azitromicina; claritromicina
Chlamydia psittaci	Bactéria gram-negativa intracelular	Doxiciclina	Cloranfenicol; eritromicina; azitromicina; claritromicina

(continua)

Capítulo 70   Terapêutica Infecciosa | Microrganismos e Antimicrobianos   **633**

QUADRO 70.1 Microrganismos e antimicrobianos – opções terapêuticas. (*Continuação*)

Microrganismos	Características	Antimicrobianos	Alternativas
Chlamydia trachomatis	Bactéria gram-negativa intracelular	Azitromicina; doxiciclina	Eritromicina; levofloxacino; ofloxacino
Chromobacterium violaceum	Bacilo gram-negativo aeróbio	Fluorquinolona; doxiciclina	Cotrimazol; clindamicina; cloranfenicol
Chryseobacterium [Flavobacterium] (*meningosepticum*, *indologenes*, *odoratum* e outros)	Bacilo gram-negativo aeróbio	Vancomicina + rifampicina	Ciprofloxacino; cloranfenicol; levofloxacino; clindamicina; sulfametoxazol-trimetoprima
Chryseomonas luteola	Bacilo gram-negativo aeróbio	Ceftazidima ou cefalosporina de 4ª geração	Aminoglicosídio; imipenem; ciprofloxacino
Citrobacter (*freundii*, *koseri*, *amalonaticus* e outros)	Bacilo gram-negativo aeróbio	Carbapenêmicos, fluorquinolonas	Cefalosporinas de 4ª geração; aztreonam; aminoglicosídios; tetraciclina; sulfametoxazol-trimetoprima
Clostridium botulinum	Bacilo gram-positivo anaeróbio	Antitoxina; trivalente (A/B/C)	–
Clostridium difficile	Bacilo gram-positivo anaeróbio	Metronidazol	Vancomicina; bacitracina; nitazoxamida
Clostridium tetani	Bacilo gram-positivo	Gamaglobulina antitetânica; metronidazol; penicilina G	Clindamicina; carbapenêmicos
Clostridium sp. (*perfringens*, *septicum*, *ramosum*, *novyi*, *histolyticum*, *bifermentans*, *sordelli*, *butyricum*)	Bacilo gram-positivo anaeróbio	Clindamicina ± penicilina G; meropenem; ertapenem; piperacilina/tazobactam	Cloranfenicol; imipenem
Comamonas (*acidovirans*, *terrigena*, *testosteroni*)	Bacilo gram-negativo aeróbio	Semelhante a *Pseudomonas*	–
Corynebacterium diphtheriae	Bacilo gram-positivo aeróbio	Antitoxina diftérica e eritromicina	Penicilina G; clindamicina; rifampicina, doxiciclina; claritromicina
Corynebacterium jeikeium	Bacilo gram-positivo aeróbio	Vancomicina; linezolida	Penicilina G + aminoglicosídio; eritromicina; azitromicina; claritromicina
Corynebacterium minutissimum	Bacilo gram-positivo aeróbio	Eritromicina; penicilina; macrolídio (para eritrasma); vancomicina para infecções sistêmicas	Clindamicina; rifampicina; doxiciclina
Corynebacterium pseudotuberculosis	Bacilo gram-positivo aeróbio	Macrolídio**	Penicilina G
Corynebacterium ulcerans	Bacilo gram-positivo aeróbio	Macrolídio**	Penicilina G
Corynebacterium spp. (*bovis*, *xerosis*, *pilosum*, *striagium*, grupo G2, *pseudodiphthriticum*)	Bacilo gram-positivo aeróbio	Vancomicina (associada a aminoglicosídio se endocardite)	Penicilina G; macrolídio; rifampicina; cefalosporinas de 1ª geração
Coxiella burnetti Doença aguda Doença cutânea	Cocobacilo gram-negativo de crescimento intracelular	Doxiciclina; eritromicina; ciprofloxacino; doxiciclina + rifampicina	Fluorquinolonas em meningites Fluorquinolonas + doxiciclina
Edwardsiella tarda	Bacilo gram-negativo aeróbio	Fluorquinolona; tetraciclina	Ampicilina; macrolídio; cefalosporina; cloranfenicol; aminoglicosídio
Ehrlichia (*sennetsu*, *chaffeensis*, *equi*)	Bacilo gram-negativo aeróbio de crescimento intracelular	Doxiciclina	Rifampicina; tetraciclina; ciprofloxacino; ofloxacino
Eikenella corrodens	Bacilo gram-negativo microaeróbio	Amoxicilina-clavulanato; penicilina G; ampicilina	Doxiciclina; imipenem/meropenem/eritopenem; cefalosporinas de 2ª e 3ª gerações; ampicilina; tetraciclina; fluorquinolonas

(continua)

634 Parte 3 **Microrganismos e Antimicrobianos**

QUADRO 70.1 Microrganismos e antimicrobianos – opções terapêuticas. (*Continuação*)

Microrganismos	Características	Antimicrobianos	Alternativas
Enterobacter (aerogenes, cloacae, sakazakii, cancerogenus, amnigenus, asburieae, gergoniae, intermedius, hormaechei)	Bacilo gram-negativo aeróbio	Carbapenêmicos (imipenem, meropenem); ciprofloxacino; sulfametoxazol-trimetoprima; penicilina antipseudômonas	Cefepima; aminoglicosídio; cefalosporina de 3ª geração; aztreonam; piperacilina + tazobactam
Enterococcus (faecalis, faecium, durans, avium hidrea e outros)	Coco gram-positivo aeróbio	*E. faecalis*: amoxicilina; ampicilina; penicilina G + aminoglicosídio	Vancomicina + aminoglicosídio; nitrofurantoína (em unidade de tratamento intensivo – UTI); imipenem/meropenem; vancomicina + gentamicina ou estreptomicina
Erwinia agglomerans	Bacilo gram-positivo	Aminoglicosídio	Fluorquinolonas; cloranfenicol; cefalosporinas
Erysipelothrix rhusiopathiae	Bacilo gram-positivo	Penicilina G; ampicilina	Cefalosporina de 3ª geração; fluorquinolonas; imipenem/meropenem; ticarcilina; eritromicina
Escherichia coli	Bacilo gram-negativo aeróbio	Cefalosporinas; fluorquinolonas Ertapenem	Carbapenêmicos (imipenem/meropenem); carbapenêmicos (pacientes resistentes a fluorquinolonas); fosfomicina, nitrofurantoína
Eubacterium (lentum, nodatum, timidum e outros)	Bacilo pleomórfico gram-positivo anaeróbio	Penicilina G	Clindamicina; imipenem; metronidazol
Ewingella americana	Bacilo gram-negativo aeróbio	Sulfametoxazol-trimetoprima	Ticarciclina/clavulanato Cefotetana
Flavobacterium meningosepticum	Bacilo gram-negativo	Vancomicina	Sulfametoxazol-trimetoprima; eritromicina; clindamicina; imipenem/meropenem; fluorquinolonas
Flavimonas oryzihabitans	Bacilo gram-negativo aeróbio	Penicilina antipseudômonas	Ciprofloxacino; aminoglicosídio
Francisella philomiragia	Cocobacilo gram-negativo aeróbio	Cefalosporina de 3ª geração	Aminoglicosídios; fluorquinolonas; cloranfenicol
Francisella tularensis	Cocobacilo gram-negativo aeróbio	Estreptomicina; tobramicina; gentamicina	Cloranfenicol; ciprofloxacino; rifampicina; doxiciclina
Fusobacterium (nucleatum, necrophorum, mortiferum, varium, ulcerans, suici, periodonticum, alosis e outros)	Bacilo gram-positivo anaeróbio	Penicilina G	Clindamicina; cloranfenicol; metronidazol; cefoxitina; carbapenêmicos; cefotetam; ceftazol; imipenem/meropenem
Gardnerella vaginalis	Bacilo gram-negativo aeróbio	Metronidazol; clindamicina	–
Gemella (morbillorum, haemolysans)	Coco gram-positivo aeróbio	Penicilina G	Vancomicina; macrolídios**
Globicatella sanguinis	Coco gram-positivo aeróbio	Cefalosporina de 3ª geração	Quinolonas, aminoglicosídios
Haemophillus aphrophilus	Cocobacilo gram-negativo aeróbio	Ampicilina + gentamicina	Ceftriaxona + gentamicina; cefalosporina de 3ª geração + aminoglicosídio; penicilina G + aminoglicosídio
Haemophilus ducreyi	Cocobacilo gram-negativo aeróbio	Azitromicina; eritromicina; ceftriaxona	Ciprofloxacino
Haemophilus influenzae	Cocobacilo gram-negativo aeróbio	Ceftriaxona; cefotaxima	Fluorquinolona; sulfametoxazol-trimetoprima
Hafnia alvei	Bacilo gram-negativo aeróbio	Cefalosporina de 3ª geração; aztreonam	Carbapenêmicos; ciprofloxacino; aminoglicosídios; sulfametoxazol-trimetoprima; cefepima; piperacilina-tazobactam

(continua)

Capítulo 70   Terapêutica Infecciosa | Microrganismos e Antimicrobianos   **635**

QUADRO 70.1 Microrganismos e antimicrobianos – opções terapêuticas. (*Continuação*)

Microrganismos	Características	Antimicrobianos	Alternativas
Helicobacter pylori	Bacilo gram-negativo microaerófilo	Rabeprazol + amoxicilina (2 × por dia, por 5 dias), seguido de rabeprazol + claritromicina + tinidazol (por mais 5 dias)	Bismuto coloidal ou subcitrato de bismuto; ranitidina + claritromicina ou azitromicina + amoxicilina ou furazolidona
Kingella (*kingae, sutonella, indologenes, dentrificans*)	Cocobacilo gram-negativo aeróbio	Penicilina G e aminoglicosídio; Imipenem/meropenem	Cefalosporina de 3ª geração ou aztreonam associado a aminoglicosídio
Klebsiella ozaenae/ rhinoscleromatis	Bacilo gram-negativo aeróbio	Fluorquinolona	Rifampicina + sulfametoxazol-trimetoprima
Klebsiella (*pneumoniae* subsp. *pneumoniae, pneumoniae* subsp. *oxytoca, planticola*)	Bacilo gram-negativo aeróbio	Cefalosporina de 3ª ou 4ª geração; ciprofloxacino/ outras fluorquinolonas	Imipenem/meropenem/ ertapenem; amoxicilina-clavulanato; ticarcilina-clavulanato; piperacilina-tazobactam; aminogliosídio; ampicilina-sulbactam; carbenicilina; aztreonam; cefepima; sulfametoxazol-trimetoprima; tigeciclina
Kluyvera (*ascorbata, cryocrescens*)	Bacilo gram-negativo aeróbio	Cefalosporina de 3ª geração; aminoglicosídio	Carbapenêmicos (imipenem/ meropenem)
Kurthia (*zopfii, gibsonii, sibirica, gibsonii*)	Bacilo gram-negativo aeróbio	Penicilina G e aminoglicosídio	Cotrimoxazol; cloranfenicol; eritromicina
Lactobacillus (*salivarius, casei, acidophilus, plantarum, vaginalis, rhamnosus, reuteri* e outros)	Bacilo gram-negativo microaerófilo	Penicilina G; ampicilina ± gentamicina	Clindamicina; eritromicina
Leclercia adecarboxilata	Bacilo gram-negativo aeróbio	Fluorquinolonas	Cefalosporina de 2ª ou 3ª geração; aminoglicosídio; penicilina antipseudômonas
Legionella (*pneumophila, micdadei, domoffii, bozemanii, longbeachae, feeleii, wadsworthii*)	Bacilo gram-negativo aeróbio	Eritromicina + rifampicina; azitromicina; fluorquinolona	Doxiciclina; claritromicina
Leptospira interrogans (serovar: *iceterohaemorragiae, pomona, canicola, autumnalis, ballumm grippotyphosa* e outras)	Bacilo gram-negativo aeróbio	Penicilina G sódica; doxiciclina	Cefotaxima; ceftriaxona; cefalosporinas de 3ª geração; amoxicilina
Leptotrichia (*buccalis, sanguinegens*)	Bacilo gram-negativo aeróbio	Penicilina G	Cefalosporina; imipenem/ meropenem; clindamicina; eritromicina; tetraciclina; doxiciclina
Leuconostoc (*mesenteroides, pramesenteroides, lactis, citreum*	Coco gram-positivo aeróbio	Penicilina G/ampicilina ou clindamicina	Eritromicina
Listeria monocytogenes	Bacilo gram-positivo aeróbio	Ampicilina isolada ou associada a aminoglicosídio; benzilpenicilina	Sulfametoxazol-trimetoprima; eritromicina; amoxicilina
Methylobacterium (*mesophillicum, extorquens* e outros)	Bacilo gram-negativo aeróbio	Aminoglicosídio	Ciprofloxacino; imipenem
Mobiluncus (*curtisii, mulieris*)	Bacilo gram-negativo (variáveis) anaeróbio	Ampicilina; gentamicina	Amoxicilina/clavulanato; clindamicina
Moraxella (*branhamella; catarrhalis*)	Cocobacilo gram-negativo aeróbio	Amoxicilina-clavulanato; sulfametoxazol + trimetoprima	Cefalosporina de 2ª ou 3ª geração; fluorquinolonas; eritromicina; doxiciclina; claritromicina/azitromicina

(continua)

636 Parte 3 **Microrganismos e Antimicrobianos**

QUADRO 70.1 Microrganismos e antimicrobianos – opções terapêuticas. (*Continuação*)

Microrganismos	Características	Antimicrobianos	Alternativas
Morganella morganii	Bacilo gram-negativo aeróbio	Carbapenêmicos; cefepima; ciprofloxacino	Cefalosporina de 3ª geração; aztreonam; penicilina antipseudômonas; sulfametoxazol-trimetoprima; aminoglicosídio; amoxicilina/clavulanato; ticarcilina/clavulanato; ampicilina/sulbactam; piperacilina/tazobactam
(1) *Mycobacterium* (*genavenense*; *haemophylum*; *kansasii*; *marinum*; *scrofulaceum*; *ulcerans*; *szulgau*; *xenopi*; *mimoense*; *simieae*; *asiaticum*; *paratuberculosi*; *gordonae*; *smegamatis*; *gastri*; *terrae*; *flavesvens*; *neoaurum*; *thermoresistibile*; *celatum*; *brancari*; *intermedium*) (2) *Mycobacterium tuberculosis complex* (*tuberculosis, bovis, africanum*) (3) *Mycobacterium avium complex* (*avium* subsp. *avium pratuberculosis*; *avium* subsp. *silvaticum intracellulare*) (4) *Mycobacterium leprae*	Bacilo álcool-acidorresistente (BAAR) aeróbio	Medicamentos segundo protocolos e perfis de resistência	–
Mycobacterium (*fortuitum, chenolae, abscessus*)	Micobactérias de crescimento rápido (MCR). Apresentam-se como abscessos piogênicos, com supuração e reação inflamatória aguda, ou evoluem lentamente, com formação de nódulos, inflamação crônica, ulceração, formação de loja e fistulização	O antibiótico mais empregado, por uma abordagem empírica, é a monoterapia com claritromicina ($\geq$ 6 meses) que em casos de formas cutâneas localizadas/infecção sistêmica, pode ser associada a um aminoglicosídio (amicacina)	Fluorquinolonas (ciprofloxacino, ofloxacino, gatifloxacino e moxafloxacino) são empregadas quando o paciente apresenta reação negativa a claritromicina e/ou amicacina, mas não está recomendado pela frequência de cepas resistentes
Mycoplasma fermentans	Bactéria cocoide; sem parede; aeróbia	Doxiciclina	Ciprofloxacino
Mycoplasma pneumoniae	Bactéria cocoide; sem parede; aeróbia	Eritromicina; azitromicina; claritomicina	Doxiciclina; fluorquinolonas
Mycoplasma spp. (*hominis, genitalium, penetrans, pirum*)	Bactéria cocoide; sem parede; aeróbia	Doxiciclina	Clindamicina; fluorquinolonas
Neisseria gonorrhoeae	Diplococo gram-negativo aeróbio	Ceftriaxona; fluorquinolonas	Azitromicina; amoxicilina; doxiciclina; cefalosporinas de 1ª e 2ª geração
Neisseria meningitidis	Diplococo gram-negativo aeróbio	Benzilpenicilina; ampicilina	Ceftriaxona; cefuroxima; cefotaxima; cloranfenicol
Neisseria spp. (*lactamica, sicca, subflava, mucosa, flavescens, alongata, canis, cinerea, weaveri, polysaccharea*)	Diplococo gram-negativo aeróbio	Penicilina G; ampicilina	Cefalosporina de 3ª gerações
Nocardia (*asteroides, brasilienses, otitidiscaviarum, tranvalensis, nova, carnea, farcinica*)	Bactéria filamentosa; ramificada; gram-positiva aeróbia	Sulfadiazina; cotrimoxazol. Casos graves: imipenem/meropenem ou cefalosporina de 3ª geração associados a amicacina	Amoxicilina-clavulanato; cefotaxima. Abscesso cerebral: cefotaxima ou ceftriaxona + amicacina + cotrimoxazol (sulfametoxazol-trimetoprima); minociclina + sulfonamida
Ochrobactrum anthropi	Bacilo gram-negativo aeróbio	Cotrimoxazol (sulfametoxazol-trimetoprima)	Imipenem/meropenem; aminoglicosídio; fluorquinolona

(continua)

Capítulo 70 Terapêutica Infecciosa | Microrganismos e Antimicrobianos **637**

QUADRO 70.1 Microrganismos e antimicrobianos – opções terapêuticas. (*Continuação*)

Microrganismos	Características	Antimicrobianos	Alternativas
Oligella (*urethralis, ureolytica*)	Cocobacilo gram-negativo aeróbio	Aminoglicosídio	Cefalosporinas
Pantoea agglomerans	Bacilo gram-negativo aeróbio	Cefalosporina de 3ª geração; aztreonam	Carbapenêmicos (imipenem, meropenem, ertapenem); ciprofloxacino; aminoglicosídio
Pasteurella (*multocida* subsp. *multocida*, subsp. *gallicida* e subsp. *septica, haemolytica, pneumotropica, canis, aerogenes, gallinarium, dagmatis, urea, betlyae, caballi, stomatis* e *P-like*)	Bacilo gram-negativo aeróbio	Penicilina G sódica; amoxicilina-clavulanato; ampicilina; doxiciclina	Fluorquinolona; azitromicina; doxiciclina; ceftriaxona
Pediococcus (*acidilactici, pentosaceus, equinus* e outros)	Coco gram-positivo aeróbio	Penicilina G; ampicilina	Aminoglicosídio: imipenem/ meropenem
Peptococcus niger	Coco gram-positivo anaeróbio	Penicilina G	Clindamicina; cefoxitina; carbapenêmicos (imipenem, meropenem, iripenem)
Peptostreptococus (*magnus, asaccharolyticus, prevotii, micros, anaerobius, vaginalis* e outros)	Coco gram-positivo anaeróbio	Penicilina G	Clindamicina; cefoxitina; ampicilina/amoxicilina; cefalosporina de 1ª geração; imipenem/meropenem; metronidazol; cloranfenicol; macrolídios; moxifloxacino; gatifloxacino; vancomicina
Plesiomonas shigelloides	Bacilo gram-negativo aeróbio	Ciprofloxacino	Aztreonam; cefalosporinas de 1ª, 2ª, 3ª e 4ª gerações, sulfametoxazol-trimetoprima; tetraciclina; imipenem/ meropenem
Porphyromonas (*endodontalis, gingivalis, asaccharolytica, salivosa, macacae* e outros)	Bacilo gram-negativo anaeróbio	Clindamicina; metronidazol	Amoxicilina-clavulanato; ticarcilina-clavulanato; ampicilina-sulbactam; cefoxitina; carbapenêmicos
Prevotella (*bivia, corporis, disiens, buccalis, denticola, intermedia, loescheii, melaninogênica, oralis*)	Bacilo gram-negativo anaeróbio	Clindamicina; metronidazol	Amoxicilina-clavulanato; ticarcilina-clavulanato; ampicilina-sulbactam; cefoxitina; carbapenêmicos; cloranfenicol; trovafloxacino
Propionibacterium propinicum	Bacilo gram-positivo pleomórfico anaeróbio	Peniciclina; clindamicina	Eritromicina; doxiciclina
Propionibacterium sp. (*acnes* e outros)	Bacilo gram-positivo pleomórfico anaeróbio	Macrolídios (eritromicina; claritromicina; azitromicina; espiramicina; miocamicina; roxitromcina)	Clindamicina; tetraciclina; doxiciclina; penicilina
Proteus (*vulgaris, mirabilis, penneri, myxofaciens*)	Bacilo gram-negativo aeróbio	Ampicilina, fluorquinolonas; ertapenem	Cefalosporina de 3ª geração; aztreonam; imipenem/meropenem; aminoglicosídio; ampicilina; sulfametoxazol-trimetoprima; cefepima; tetraciclina
Providencia (*alcalifaciens, stuartii, rettgeri, rustigianii*)	Bacilo gram-negativo aeróbio	Fluorquinolonas; ertapenem	Cefalosporinas de 3ª geração; amicacina; imipenem/meropenem; sulfametoxazol-trimetoprima
Pseudomonas aeruginosa	Bacilo gram-negativo aeróbio	Ceftazidima; cefepima; carbapenêmicos (IMP/MER*) ciprofloxacino	Aminoglicosídio; aztreonam; piperaciclina-tazobacta; ticarcilina-clavulanato
Pseudomonas sp. (*putida, stutzeri, fluorescens* e outros)	Bacilo gram-negativo aeróbio	Imipenem/meropenem; fluorquinolonas	Ceftazidima; aminoglicosídios

(continua)

638 Parte 3 **Microrganismos e Antimicrobianos**

QUADRO 70.1 Microrganismos e antimicrobianos – opções terapêuticas. (*Continuação*)

Microrganismos	Características	Antimicrobianos	Alternativas
Psychorobacter immobilis	Cocobacilo gram-negativo	De acordo com antibiograma	
Rhodococcus equi	Bacilo pleomórfico gram-positivo aeróbio intracelular; ocasionalmente álcool-acidorresistente	Flurquinolonas; vancomicina	Imipenem/meropenem; rifampicina; eritromicina; doxiciclina; sulfametoxazol-trimetoprima
Rhodococcus spp. (*luteus, erythropolis, rhodochrous, subzopestinctus* e outros)	Bacilo gram-positivo aeróbio	Eritromicina, imipenem	Rifampicina; ciprofloxacino
Rickettsia conorii	Cocobacilo intracelular	Doxiciclina	Claritromicina; azitromicina; fluorquinolona
Rickettsia prowazekii	Cocobacilo intracelular	Doxiciclina	Cloranfenicol; flurquinolona
Rickettsia typhi	Cocobacilo intracelular	Doxiciclina	Cloranfenicol; flurquinolona
Rickettsia spp. (*rickettsii, sibirica, akari, tsutsugamushi*)	Cocobacilo intracelular	Doxiciclina	Cloranfenicol; flurquinolona
Rothia dentocariosa	Bacilo gram-positivo pleomórfico aeróbio	Penicilina + aminoglicosídio	Cefalosporina; eritromicina
Salmonella tifoparatíficas (ser. *typhi*, ser. *paratyphi A*, ser. *paratyphi B*, ser. *paratyphi C*) Gastroenteríticas (ser. *typhimurium*, ser. *infantis*, ser. *cholerasuis*)	Bacilo gram-negativo aeróbio	Ceftriaxona; fluorquinolonas; cloranfenicol	Amoxicilina-clavulanato; cefixima; sulfametoxazol-trimetoprima; azitromicina
Serratia (*marcescens, rubidaea, liquefaciens, ficaria, odorifera, plymuthica, fonticola, grimesii, proteamaculans*)	Bacilo gram-negativo aeróbio	Carbapenêmicos (IMP/MER)* fluorquinolonas; ertapenem	Aztreonam; gentamicina; tricamicina-clavulanato; piperacilina-tazobactam
Shewanella putrefaciens	Bacilo gram-negativo aeróbio	Aminoglicosídio + piperacilina-tazobactam	Cefalosporinas de 3ª geração
Shigella (*dysentheriae, flexneri, sonnei, boydii*)	Bacilo gram-negativo aeróbio	Fluorquinolonas; azitromicina	Ampicilina; sulfametoxazol-trimetoprima
Sphingobacterium (*Flavobacterium*) (*multivorum, spiritivorum* e outros)	Bacilo gram-negativo aeróbio	Ampicilina	Ofloxacino
Spirillum minus	Bacilo gram-negativo aeróbio	Penicilina G procaína	Doxiciclina; tetraciclina; estreptomicina
Staphylococcus aureus sensível à oxacilina	Coco gram-positivo	Oxacilina	Cefalosporinas de 1ª geração; teicoplamina; dalbovancina; fluorquinolona; vancomicina; clindamicina; eritromicina; imipenem; ertopenem; meropenem; quinupristina; dalfopristina; linezolida; vancomicina (se resistente à penicilina penicilinase-resistente)
Staphylococcus resistente à oxacilina	Coco gram-positivo aeróbio	Vancomicina; teicoplanina	Linezolida; rifampicina; cotrimoxazol (sulfametoxazol-trimetoprima)
Staphylococcus epidermidis	Coco gram-positivo aeróbio	Vancomicina/teicoplanina associado ou não a rifampicina	Dalbavancina; teicoplanina; daptomicina; telavancina
Stenotrophomonas (*Xanthomonas*) *maltophilia*	Bacilo gram-negativo aeróbio	Cotrimoxazol (TMP/SXT)	Ticarcilina-clavulanato; ciprofloxacino; minociclina; doxiciclina; sulfametoxazol-trimetoprima; ceftazidima

(*continua*)

Capítulo 70 Terapêutica Infecciosa | Microrganismos e Antimicrobianos **639**

QUADRO 70.1 Microrganismos e antimicrobianos – opções terapêuticas. (*Continuação*)

Microrganismos	Características	Antimicrobianos	Alternativas
Stomatococcus mucilaginosus	Coco gram-positivo aeróbio	Vancomicina	Penicilina G; macrolídios
Streptobacillus moniliformis	Bacilo gram-negativo aeróbio pleomórfico	Penicilina G; doxiciclina	Eritromicina; clindamicina
Streptococcus agalactiae (beta-hemolítico do grupo A)	Coco gram-positivo aeróbio	Penicilina G; clindamicina	Cefalosporina de 1ª, 2ª ou 3ª geração; macrolídios; vancomicina/teicoplanina
Streptococcus grupo *viridans* inclui grupo *S. mutans* (*mutans, sobrinus, rattus, cricetus*), grupo *S. salivarius* (*salivarius, intestinalis, vestibularis, termophilous*), grupo *S. sanguis* (*sanguis, gordonii, parasanguis, crista*), grupo *S. milleri* (*anginosus, constellatus, intermedius*), *bovis, ubesis, acidominimus*, espécies com deficiências nutricionais (*adjacens, defectivus*)	Coco gram-positivo aeróbio	Penicilina G; clindamicina ou amicacina	Macrolídios;** cefalosporinas de 1ª ou 2ª geração; clindamicina; vancomicina/teicoplanina
Streptococcus pneumoniae (sensível à penicilina)	Diplococo gram-positivo aeróbio	Penicilina G; cefotaxima; imipenem/meropenem; doxiciclina	Cefalosporina de 4ª geração; eritromicina; macrolídios; clindamicina; piperacilina + tazobactam; amoxicilina; fluorquinolonas; ampicilina + clavulanato
Streptococcus pneumoniae resistente à penicilina (CIM ≥ 2)	Coco gram-positivo aeróbio	Teicoplanina; vancomicina; moxifloxacino; gatifloxacino; levofloxacino; daptomicina; linezolida	Linezolida; quinupristina-dalfopristina
Streptococcus pyogenes (beta-hemolítico grupo A)	Coco gram-positivo aeróbio	Benzilpenicilina; penicilina V. Pode associar clindamicina	Todos os betalactâmicos/ eritromicina; azitromicina; claritromicina
Streptococcus spp. (grupo G: *canis, disgalactiae*, grupo C: *equi*, subsp. *equi*, *equi* subsp. *zooepidemicus, equisimilis*)	Coco gram-positivo aeróbio	Penicilina G	Macrolídios; cefalosporina de 1ª ou 2ª geração; clindamicina; vancomicina/teicoplanina
Treponema carateum	Bacilo gram-negativo microaerófilo	Penicilina G benzatina	Tetraciclina; doxiciclina; cloranfenicol
Treponema pallidum	Bacilo gram-negativo microaerófilo	Penicilina G benzatina. Neurossífilis: penicilina G sódica seguida de penicilina G benzatina	Doxiciclina; tetraciclina; ceftriaxona
Tropheryma whipplei	Bacilo gram-positivo intracelular	Penicilina G procaína + estreptomicina seguida de cotrimoxazol (sulfametoxazol-trimetoprima)	Tetraciclina; penicilina V
Tsukamurella paurometabola	Bacilo gram-positivo pleomórfico aeróbio	Moxifloxacino; cotrimoxazol	Imipenem/meropenem; amicacina; cefalosporina de 3ª geração; ciprofloxacino
Turicella otitidis	Bacilo gram-positivo	Eritromicina	
Ureaplasma urealyticum	Bactéria aeróbia sem parede	Macrolídios**	Doxiciclina; tetraciclina; ofloxacino
Veillonela parvula	Coco gram-negativo anaeróbio	Clindamicina; metronidazol	Cefoxitina; imipenem/ meropenem; cloranfenicol
Vibrio cholerae (sorologia 0:1 e 0:139)	Bacilo gram-negativo aeróbio	Doxiciclina	Fluorquinolona; eritromicina; sulfametoxazol-trimetoprima; furazolidona

(*continua*)

640   Parte 3   **Microrganismos e Antimicrobianos**

QUADRO 70.1 Microrganismos e antimicrobianos – opções terapêuticas. (*Continuação*)

Microrganismos	Características	Antimicrobianos	Alternativas
Vibrio spp. (*parahaemolyticus. mimicus, fluvialis, furnissii, cholerae* não 0:1, *vulnificus, alginolyticus, damsela, hollisae, cincinnatiensis*)	Bacilo gram-negativo aeróbio	Doxiciclina	Fluorquinolonas; ampicilina/ sulbactam; piperacilina/ tazobactam
Yersinia pestis	Bacilo gram-negativo aeróbio	Gentamicina; quinolonas; doxiciclina	Cloranfenicol Estreptomicina
Yersinia spp. (*enterocolitica, pseudotuberculosis, frederiksenii, intermedia, kristensenii, rohdei*)	Bacilo gram-negativo aeróbio	Fluorquinolonas; sulfametoxazol-trimetoprima	Cefalosporina de 3ª geração; gentamicina; doxiciclina
Yokenella regensburgei	Bacilo gram-negativo aeróbio	Cefalosporina de 3ª geração	Fluorquinolonas

*MER: meropenem; IMP: imipenem; CIM: concentração inibitória mínima. **Macrolídios: eritromicina; azitromicina; claritromicina; espiramicina; miocamicina; roxitromicina.

QUADRO 70.2 Microrganismos e sepse.

Infecção	Microrganismos*
Adquirida na comunidade	Cocos gram-positivos, Enterobacteriaceae
Adquirida no hospital – Não neutropênico	Bacilos gram-negativos, *Staphylococcus* sp.
– Neutropênicos	*Pseudomonas aeruginosa, Enterobacteriaceae*, fungos, *Staphylococcus aureus*
Cateter infectado	*Staphylococcus* sp. coagulase-negativos, *Staphylococcus aureus, Corynebacterium* sp., bacilos gram-negativos, fungos e *Bacillus* sp. (mais raros)
Queimados	*Pseudomonas aeruginosa*, Enterobacteriaceae, *Staphylococcus aureus*
Usuário de drogas ilícitas intravenosas	*Staphylococcus* sp.

*A frequência dos microrganismos depende da flora de cada instituição de saúde, devendo ser levado em consideração o seu perfil de sensibilidade para o uso racional de antimicrobianos.

QUADRO 70.3 Duração do tratamento antimicrobiano.

Tipo de infecção/localização	Agente etiológico	Duração*
Articular		
Bursite	*Staphylococcus aureus*	7 dias
Artrite séptica	*Staphylococcus aureus*	3 semanas
	Streptococcus sp.	2 semanas
	Haemophilus influenzae	2 semanas
	Neisseria gonorrhoeae	1 semana
	com prótese articular	≥ 6 semanas
Bacteriemia		
Com sepses por cateter	Bactérias gram-negativas	10 a 14 dias
Com enxerto vascular	*Staphylococcus aureus* (porta de entrada conhecida)	2 semanas
	Staphylococcus aureus (porta de entrada desconhecida)	4 semanas
	Bactérias	3 a 5 dias
	Candida sp.	≥ 10 dias a 4 semanas
Coração		
Endocardite	*Enterococcus* sp.	28 a 42 dias
	Streptococcus sp. penicilinossensíveis	14 a 28 dias
	Streptococcus penicilinorresistentes	4 semanas
	Staphylococcus aureus	4 semanas
	Polimicrobiana	4 semanas
	Com prótese valvar	≥ 6 semanas

(continua)

Capítulo 70   Terapêutica Infecciosa | Microrganismos e Antimicrobianos   **641**

QUADRO 70.3 Duração do tratamento antimicrobiano. (*Continuação*)

Tipo de infecção/localização	Agente etiológico	Duração*
Intra-abdominal		
Colecistite	–	3 a 7 dias (pós-colecistectomia)
Peritonite primária		10 a 14 dias
Peritonite (abscesso)		≤ 7 dias (após a cirurgia)
Faringe		
Faringite	*Streptococcus* sp.	10 dias
Difteria	*Neisseria gonorrhoeae*	1 dose
	Corynebacterium diphtheriae	14 dias
Fígado		
Abscesso bacteriano	–	4 a 16 semanas
Abscesso amebiano		10 dias
Gastrintestinal		
Diarreia	*Clostridium difficile*	7 a 14 dias
Diarreia dos viajantes	*Clostridium jejuni*	7 dias
Gastrite	*Entamoeba histolytica*	5 a 10 dias
Espru	*Giardia* sp.	5 a 10 dias
Doença de *Whipple*	*Salmonella* sp.	14 dias
	Shigella sp.	3 a 5 dias (ou dose única)
	H. pylori	3 a 5 dias ou ≥ 3 semanas
	Tropheryma whipplei	6 meses 1 ano
Óssea		
Osteomielite	Adultos (aguda)	42 dias intravenosa (IV)
	Adultos (crônica)	≥ 42 dias IV e/ou se velocidade de
	Crianças (aguda):	hemossedimentação (VHS) normal +
	– *Staphylococcus* sp.	≥ 2 meses por via oral (VO)
	– Enterobactérias	21 dias
	Crianças (aguda):	14 dias
	– *Haemophillus* sp.	
	– *Streptococcus* sp.	
Ouvidos		
Otite média (aguda)	–	10 dias
Próstata		
Prostatite (aguda/crônica)	–	2 semanas a 3 a 4 meses
Pulmão		
Bronquite crônica (exacerbação)	*Streptococcus pneumoniae*	7 a 10 dias
Pneumonia	*Legionella* sp.	21 dias
Tuberculose pulmonar	*Mycoplasma* sp.	2 a 3 semanas
Tuberculose extrapulmonar	*Nocardia* sp.	6 a 12 meses
Abscesso pulmonar	*Pneumococcus* sp.	Se paciente ficar febril: mínimo
	Pneumocystis carinii	3 a 5 dias
	Staphylococcus sp.	5 a 7 dias
	Mycobacterium tuberculosis	6 a 9 meses
		Até a radiografia ficar clara ou haver lesão residual menor estabilizada
Sínus		
Sinusite (aguda)	–	10 a 14 dias
Sistema nervoso central		
Abscesso cerebral	*Haemophillus influenzae*	4 a 6 semanas IV + 10 dias VO
Meningite	*Listeria* sp.	14 a 21 dias
	Neisseria meningitidis	7 dias
	Streptococcus pneumoniae	10 dias

(continua)

QUADRO 70.3 Duração do tratamento antimicrobiano. (*Continuação*)

Tipo de infecção/localização	Agente etiológico	Duração*
Trato urinário		
Cistite	–	1 dose ou 3 a 7 dias
Pielonefrite		14 dias
Vagina/uretra/cérvix		
Vaginose	Bacteriana	7 dias ou dose única
Doenças inflamatórias	*Candida albicans*	1 dose (fluconazol)
Uretrite	*Trichomonas*	7 dias ou dose única
	Gonocócica	1 dose
	Chlamydia sp.	7 dias ou dose única
	Chlamydia trachomatis	21 dias
	Treponema pallidum	10 a 14 dias
	Haemophilus ducreyi	7 dias
Doenças sistêmicas		
Meningocócica	*Neisseria meningitidis*	7 a 10 dias
Salmonelose	*Salmonella* sp.	10 a 14 dias
Tularemia	*Francisella tularensis*	7 a 14 dias
Doença de Lyme	*Borrelia burgdorferi*	14 a 21 dias
Listeriose	*Listeria monocytogenes*	14 a 21 dias
Gonococcemia/ meningococcemia	*Neisseria gonorrhoeae*	7 a 10 dias
Nocardiose	*Nocardia* sp.	6 a 12 meses
Actinomicose	*Actinomyces israelli*	4 a 6 semanas IV
	Actinomyces haeslundii	Seguida por VO: 6 a 12 meses
	Actinomyces odontolyticus	
Brucelose	*Brucella* sp.	6 semanas

BIBLIOGRAFIA

Bartlett JG. Pocket book of infectious disease therapy. Lippincott Williams & Wilkins. Philadelphia. 2005-6. Disponível em: http://books.google.com.br/books/about/2005 6 Pocket Book of Infectious Disease.html?ld=87dQqHJQmBU&redir esc=y.

Barros E, Bittencourt H, Caramori ML et al. Antimicrobianos. Consulta rápida. 4. ed. Porto Alegre. Artmed; 2009. p. 398.

Gilbert DN, Moellering RC, Eliopoulos GM et al. The Sanford guide to antimicrobial. Therapy. 2017. 129p.

Levin ASS. Universidade de São Paulo. Hospital das Clínicas. Guia de utilização de anti-infecciosos e recomendações para prevenção de infecções hospitalares. 5. ed. São Paulo. 2012-2014. 191p.

Mendell GL, Bennet J, Raphael D. Principles and practice of infectious diseases. Elsevier. 8. ed. 2015. Vol I/II. P. 4320. www.idscoiety.org-Infectious Diseases Society of America.

Índice Alfabético

A

Abscesso, 356
Accountability, 190
Accreditation Canada, 189
Acesso(s)
- ao cuidado, 206
- vasculares, 141
- - classificação, 141
- - complicações, 141
- - cuidados, 142
Acetato de caspofungina, 602
Aciclovir, 616
Acidente(s)
- de trabalho, 69
- organizacionais, 338
- vascular encefálico, 156
Ácido(s)
- azelaico, 590
- fusídico, 590
- nalidíxico, 580
- oxolínico, 581
- para-aminossalicílico, 593
- peracético, 260
- pipemídico, 581
Acinetobacter, 35, 326, 362, 440
- *baumannii*, 362
Ações indenizatórias, 309
Acondicionamento dos resíduos, 279, 280
Acreditação das operadoras de saúde, 196
Actinobacillus, 441
Adefovir, 619
Adequação da profilaxia antimicrobiana, 116
Aderência, 355
Agency for Healthcare Research and
  Quality (AHRQ), 189
Agente(s)
- biológicos perigosos, 402
- infeccioso, 360
- microbianos (bactérias)
- - de acordo com os diferentes níveis
     de risco, 20
- - gram-negativos e gram-positivos, 360
Água
- e microrganismos, 33
- em hemodiálise, 36
- no ambiente hospitalar, 31
AIDS, 86

Albendazol, 608
Alcaligenes/achromobacter, 440
Álcool, 42, 48
- etílico, 260
Alfainterferonas peguiladas, 620
Algas, 446
Alginato
- de cálcio, 125
- de prata, 127
Alimentos, 333
Alojamento conjunto, 166
- e COVID-19, 167
Alphavirus, 448
Alteração seletiva, 355
Amantadina, 621
Ambiente, 78, 131
- da unidade neonatal, 161
- de apoio, 176
- e infecções, 229
- protetor, 61
Amicacina, 533, 595
Aminoglicosídios, 532, 590
Aminopenicilinas, 565
Amostras clínicas, 356
Amoxicilina, 566
- + ácido clavulânico, 566
Ampicilina, 565
- sulbactam
- - uso oral, 567
- - uso venoso, 567
Anafilaxia, 628
Análise
- de causa-raiz, 337
- de modo e efeito de falha, 339
Anéis, pulseiras e brincos, 74
Anestesia e cirurgia, 206
Anfotericina, 615
- B, 597
- - convencional, 397
- - dispersão coloidal, 598
- - lipossomal, 598
Angina de Vincent, 462
Anidulafungina, 603
Antibioticoprofilaxia, 132, 314
Antibióticos, 531, 532, 573, 584
- bactericidas, 531
Antifúngicos, 597

Antimicrobianos, 369, 427
- de uso tópico, 589
- e lactação, 583
- opções terapêuticas, 630
- profiláticos, 514
- vacinas e gestação, 581
Antimoniato de metilglucamina, 610
Antiparasitários, 608
Antirretrovirais, 391
Antissepsia
- cirúrgica das mãos da equipe
    cirúrgica, 132
- da pele e de mucosas, 115
Antissépticos, 41
Antivirais, 616
Apendicite não perfurada, 516
Aphthovirus, 448
Arbecacina, 534
Área(s)
- críticas, 13
- de armazenamento e distribuição, 251
- de esterilização, 251
- de expurgo, 251
- de internação, 176
- de preparo, 251
- isolada, 61
- não críticas, 13
- semicríticas, 13
Arejador, 32
Arquitetura hospitalar, 11
Artemisina e derivados, 611
Artigos e equipamentos de assistência
    ao paciente, 78
Artroplastia, 517
Aspectos éticos e jurídicos dos processos
    infecciosos hospitalares, 309
Aspergilose, 507
Aspirações transtraqueal e transtorácica, 350
Aspirador de pó ou de líquidos, 233
Assistência
- à saúde, 51
- domiciliar, 110
- em saúde a pessoas vivendo com
    HIV/diagnóstico de AIDS, 86
Aterro
- industrial, 283
- sanitário, 283

644 Índice Alfabético

Atovaquona, 610
Auditoria da prescrição
  de antimicrobianos, 388
Autoclave
- com calor úmido, 281
- com solidificação, 281
- com vapor e micro-ondas, 282
Automação, 356
Avaliação da assistência prestada, 206
Avental, 53, 78, 234
- branco, 55
Azitromicina, 561
Aztreonam, 560

B

Bacillus, 433
Bacitracina, 590
Bactérias
- aeróbias, 444
- - gram-negativas, 434
- - gram-positivas, 429
- anaeróbias, 444
Bacteriemia, 473
Bacteriostáticos, 531
Baixa a adesão à higienização
  das mãos, 49
Baldes, 233
Banco de leite humano, 169
Banho pré-operatório, 115, 132
Barreiras primárias de contenção e
  equipamentos de proteção coletiva
  em laboratórios, 27
BCG, 418
Benznidazol, 610
Biossegurança, 1
- assistencial, 5
- conceito, 3, 4
- de pacientes internados em
    quartos compartilhados com
    banheiro único, 89
- e a imagem percebida, 8
- e a lei, 4
- e a pandemia de COVID-19, 5
- e interfaces, 4
- e profissionais de equipes
    multidisciplinares, 5
- em centro cirúrgico, 130
- em rotinas de laboratórios, 28
- no manuseio de roupas em serviços
    de saúde, 94
- símbolos da, 9
Blefarite, 463
Boas práticas, 230
Botas e sapatos, 234
Bow tie, 340
Brincidofovir, 622
Broncoscopia, 350
Broncoscopia com ponta de
  cateter protegida, 350
Brucella, 443
Bundles, 149, 295
- protocolos gerenciados, 149

Bunyavirus, 448
Burkholderia, 439
- *cepacia*, 34, 326
Busca
- ativa de dados, 318, 330
- da segurança, 202

C

Cadeia e modos de transmissão
  de microrganismos, 76
Calendário de vacinação do programa
  nacional de imunização, 413
Calor
- seco, 260
- úmido (vapor), 260
Cambendazol, 610
Campylobacter sp., 327
Canamicina, 595
Cancroide, 522
Candida auris, 83, 327, 398
Candidemia, 393
Candidíase, 507, 522
- oral, 462
Candidúria, 396
Capital humano, 192
Capreomicina, 595
Carbapenêmicos, 538
Carbenicilina, 568
Carros para transporte de lixo, 233
Carvão ativado com prata, 125
Caso(s)
- confirmados, 325
- coprimário, 325
- primário, 325
- prováveis/compatíveis, 325
- secundário, 325
- suspeitos, 325
Catapora, 421
Causalidade e investigação de
  eventos adversos, 340
Caxumba, 173, 421
Cefaclor, 544
Cefadroxila, 542
Cefalexina, 542
Cefalosporinas, 541
- de primeira geração, 542
- de quarta geração, 549
- de quinta geração, 550
- de segunda geração, 544
- de terceira geração, 546
- - sem ação antipseudômonas, 541
Cefalotina, 543
Cefazolina, 543
Cefepima, 549
Cefetamete pivoxila, 546
Cefixima, 546
Cefodizima, 549
Cefoperazona, 549
Cefotaxima, 546
Cefoxitina, 544
Cefpiroma, 550
Cefpodoxima, 547

Ceftarolina, 550
Ceftazidima, 547
Ceftazidima-avibactam, 586
Ceftobiprol, 551
Ceftolozana-tazobactam sódico, 584
Ceftriaxona, 548
Cefuroxima, 545
Celulite pré-septal ou orbital, 463
Central
- cirúrgico, 130
- - e Covid-19, 134
- de material esterilizado, 251
- - e controle de infecções, 252
- - e transporte, 252
Cetoconazol, 601
Checklist de cirurgia segura, 132, 343
Chlamydia
- *pneumoniae*, 457
- *psittaci*, 457
- *trachomatis*, 457
Ciclosserina, 593
Cidofovir, 618
Ciprofloxacino, 551
Cirurgia(s)
- cardíaca, 518
- de cabeça e pescoço, 517
- de obesidade mórbida, 516
- de revascularização miocárdica, 518
- de urgência do cólon/reto, 516
- eletivas, 517
- geral, 515
- ginecológica/obstétrica, 519
- infectadas, 515
- limpas, 515
- oftalmológicas, 519
- ortopédica, 517
- otorrinolaringológica, 518
- plástica, 517
- potencialmente contaminadas, 515
- segura, 198
- tipos de, 112
- urológica, 518
- vascular periférica, 518
Citomegalovírus, 172, 407, 452, 520
Citrobacter sp., 327, 436
Claritromicina, 561
Classificação
- bacteriana, 355
- de Wagner, 124
- dos agentes microbianos
- - fungos, 20
- - vírus, 21
- dos resíduos sólidos, 277, 279
Clindamicina, 573, 590
Clioquinol (iodocloridroxiquina), 590
Cloranfenicol, 574, 590
Clorexidina, 42, 477
Cloridrato e fosfato
  de tetraciclina, 572
Cloroquina, 611
Clostridium sp., 326
- *difficile*, 408, 465

Coaching, 371
Coberturas para feridas, tipos de, 125
Cobrança unificada, 196
Coccidioidomicose, 510
Cólera, 522
Coleta
- de anaeróbios, 356
- de dados, 319
- transporte e armazenamento
    dos resíduos, 280
Colistina, 578
Colonização, 52, 355
Comamonas, 441
Complexo
- MAC, 454
- *Mycobacterium tuberculosis*, 454
Complicações infecciosas
    em hospitais, 91
Compostos
- clorados, 260
- fenólicos, 260
Comunicação
- de surtos e a mídia, 327
- e informação, 206
Confirmação de um surto, 325
Conjuntivite, 302, 404, 463
- consequente à radiação, 214
Conjunto MOP, 232
Construções, 11, 210
Contaminação, 52
- com material biológico no
    laboratório, 29
Contingências, 207
Controle(s)
- das complicações infecciosas
    em hospitais, 91
- de formigas e baratas, 273
- de infecções, 91, 97, 199, 287
- - farmácia hospitalar e, 224
- - unidade de terapia intensiva e, 175
- de microrganismos, 246
- de moscas e cupins, 273
- de pragas e vetores no serviço
    de saúde, 270
- de roedores, 273
- e processo de armazenamento, 224
- glicêmico, 116
Coorte, 61
Coqueluche, 410, 421, 522
Coronavírus, 448
Corynebacterium sp., 327
Cosméticos, 333
COVID-19, 6, 156, 303, 411
- alojamento conjunto e, 167
- centro cirúrgico e, 134
- e precauções, 62
- e recém-nascidos, 306
- máscaras e pandemia de, 138
- recém-nascidos e, 164
- reprocessamento dos produtos médicos
    durante a pandemia de, 269
- UTI e, 178

- vacina contra, 420
Craniotomia eletiva/cirurgia de coluna
    com prótese, 518
Creches/escolas, 109
Criptococose, 507
- em pacientes com portadores do
    vírus HIV, 522
Cromoblastomicose, 508
Cromomicose, 508
Cryptococcus gattii, 507
Cuidado(s)
- centrado no paciente, 216, 218
- com o paciente, 132
Cultura(s)
- de vigilância, 248
- Lean, 185
Curativo(s), 123
- antiaderente, 126
- com colágeno, 126
- hidrocelular, 127
- - com prata, 127
Custos econômicos e infecção
    hospitalar, 312

D

Daclatasvir, 620
Dacriocistite, 463
Dapsona, 611
Definição
- de casos de surto, 325
- de infecção hospitalar, 313
- de riscos, 205
Delafloxacina, 586
Dengue, 59
Denúncia, 310
DEPOSE (Design, Equipment,
    Procedures, Operators, Supplies And
    Materials, And Enviroment), 340
Depósito de material e limpeza (DML), 233
Derivação ventriculoperitoneal, 518
Dermatite de contato, 214
Desafios
- da segurança do paciente, 192
- na gestão de pessoas, 181
Desbridamento
- autolítico, 124
- cirúrgico/instrumental com tesoura
    ou lâmina de bisturi, 125
- enzimático ou químico, 125
- mecânico, 125
Descolonização nasal, 132
Descrição das atividades, 386
Desinfecção química, 281
Desinfetantes, 241
Desoxicolato, 597
Dessensibilização de pacientes alérgicos
    à penicilina, 627
Diagnóstico(s)
- das reações de alergia à penicilina, 626
- de processos infecciosos
- - originados de
- - - cateter vascular, 350

- - - líquidos de uso parenteral, 351
- - - próteses, 351
- - respiratórios, 349
- - urinários, 350
- microbiológico, 355
Diarreia, 404
- aguda, 464
- nosocomial, 464
Dicloroacetamida, 612
Dietilcarbamazina, 612
Difteria, 421, 520
Direitos e deveres do paciente e
    dos familiares, 206
Diritromicina, 561
Disposição final, 283
Dispositivos ortopédicos, 487
DNA-strip (*point-of-care test*), 348
Doador de órgãos, 517
Doença(s)
- de Chagas, 172
- de Darling, 508
- de Hansen, 172
- de notificação compulsória, 319
- em unidades de assistência à saúde, 401
- evitadas pelo uso de vacinas, 421
- infecciosas, 214
- infectocontagiosas × complicações
    infecciosas, 293
- meningocócica, 410
- ocupacionais, 214, 401
- pneumocócica, 410, 421
- que não precisam de isolamento, 59, 61
Dores lombares, 214
Dose diária definida, 370, 389
Doxiciclina, 571
DTP/dTPA (difteria, tétano
    e coqueluche), 414

E

EBTIDA (*earnings before interest, taxes,
    depreciation and amortization*), 194
Educação, 387
Educação de pacientes, acompanhantes,
    cuidadores e famílias, 387
Educação dos profissionais de saúde, 387
Edwardsiella, 435
Embolia gasosa, 214
Emetina, 612
Encefalopatia espongiforme bovina, 64
Enceradeiras, 233
Endocardite infecciosa, 523
Endoftalmite, 463
Ensino, 182
Enterobacter spp., 35, 326, 362, 437
Enterobactérias, 410, 434, 441
Enterococcus sp., 326, 432
Enterocos, 409
Episclerite, 463
Equinocandinas, 602
Equipamentos, 56
- da unidade neonatal, 162

- de proteção
- - coletiva (EPC), 27, 232, 234
- - individual (EPI), 27, 86, 52, 71, 232
- e materiais usados nas atividades
  de higienização, 232
Equipe técnica multidisciplinar, 386
Ergonomia, 71
Eritromicina, 562, 590
Erro, 183, 202
Ertapenem sódico, 540
Escabiose, 404
Escada, 233
Escarro, 356
Escherichia coli, 326, 362, 434
Esclerite, 463
Escova de cerdas, 233
Esmalte escuro, 74
Espaço e conforto em centro
  cirúrgico, 133
Espectinomicina, 534
Espiramicina, 562
Esporotricose, 509
Esquema de vacinação
- da criança e do adolescente, 423
- do adulto e do idoso, 424
Estação de limpeza ou carro funcional, 233
Estafilococos, 409, 429
Esterilização, 260
- e desinfecção de instrumental
  cirúrgico, 259
Estilos de gerência, 372
Estreptococos, 409, 431
- beta-hemolíticos do grupo
- - A, 431
- - B, 432, 521
- não hemolíticos do grupo D, 432
Estreptograminas, 558
Estreptomicina, 534, 593
Estrutura(s)
- da unidade de terapia intensiva, 176
- e processos, 94
Estrutura física da central de material
  esterilizado, 251
Etambutol, 593
Ética, 183
- e controle de infecções relacionadas à
  assistência à saúde, 311
Etionamida, 593
Etiqueta respiratória (da tosse), 78
Evento
- adverso, 202
- sentinela, 202
Experiência de líder-coach, 374

F

Face shield, 140
Fanciclovir, 618
Farmácia hospitalar, 224
Farmacocinética, 370
Farmacodinâmica, 370
Farmacovigilância, 332
Fase

- analítica, 355
- pós-analítica, 355
- pré-analítica, 355
Fator(es)
- ambientais, 307
- maternos e obstétricos, 307
- neonatais, 307
Febre
- amarela, 59, 420, 421
- de causa desconhecida, 59
- Q, 98
- reumática, 519
Fenoximetilpenicilina potássica, 564
Ferida(s)
- cirúrgicas, 123
- contaminadas, 114
- e infecções locais e sistêmicas, 129
- infectadas, 114
- limpas, 114
- - contaminadas (potencialmente
    contaminadas), 114
- traumáticas, 123
- ulcerativas, 123
Ferramentas
- de pesquisa de cultura
  de segurança, 189
- do sistema *lean*, 195
Filme de poliuretano, 127
Fita hipoalergênica, 264
Flavobactérias, 441
Flavobacterium sp., 327
Flores, 12, 65
Flucitosina (5-fluorocitosina), 599
Fluconazol, 599
Fluorescência ultravioleta, 237
Fluorquinolonas, 551
Fluxo
- de caixa livre, 194
- de transmissão de microrganismos, 51
Fonte ou reservatório, 360
Formaldeído, 260, 264
Formulários de restrição e pré-autorização
  de antimicrobianos, 388
Foscarnet, 618
Fosfomicina trometamol, 575
Fraturas
- de mandíbula, 517
- expostas, 517
Função da equipe de controle
  de infecções, 312
Furazolidona, 612

G

Galactomanana, 348
Ganciclovir, 617
Gás óxido de etileno, 260
Gastroplastias, 492
Gatifloxacino, 554
Gaze impregnada com biguanida, 126
Genotipagem do HIV-1, 391
Gentamicina, 535
Gerência, 373

Gerenciamento
- da informação, 196
- de medicamentos, 226
- de resíduos
- - diagnósticos radioativos, 285
- - dos serviços de saúde, 275
- de riscos, 335
- - serviços de saúde, 29
Gestão
- com base nos *stakeholders*, 195
- das unidades sanitárias, 182
Glicopeptídios, 556
Glutaradeído, 260, 467
Gonorreia, 521
Gorro, 54, 234
Governança, 190
- clínica, 188
Grau de risco individual, 26
Griseofulvina, 602
Grupo de risco, 26

H

Habilidades esperadas de gerentes
  e líderes, 373
Haemophilus influenzae, 326, 443
Hafnia, 436
Hantavírus, 450
Helicobacter pylori, 443
Hemocultura, 356
Hemovigilância, 333
Hepatite
- A, 406, 416, 521
- B, 215, 406, 416, 521
- C, 215, 407, 521
Herpes simples, 172, 405, 521
Herpes-vírus humano 7, 451, 452
Herpes-zóster/varicela, 173
Hexaclorofeno, 42
Hidrazida, 594
Hidrocoloide, 125
Hidrogel, 126
High Efficiency Particulate
  Air (HEPA), 53
Higienização
- da ambulância, 239
- das mãos, 39, 40, 43, 47, 49, 78, 179, 242
- de unidades assistenciais, 237
- em ambiente cirúrgico, 239
Hipersensibilidade às penicilinas
  - tipos de, 626
Histoplasma capsulatum, 508
Histoplasmose, 508
Hospedeiro suscetível, 360

I

Identificação de sensibilidade
  à penicilina, 625
Impetigo/dermatite, 404
Implantação de política institucional
  para bactérias multirresistentes, 80
Implantes mamários, 491
Imunização, 413

Incidente, 202
Incineração, 282
Indicador(es)
- de acompanhamento, 370
- de consequências indesejadas, 389
- de consumo de antimicrobianos e custo, 389
- de processo, 389
- de prevenção da qualidade (PQI), 190
- de qualidade
- - *in-patient* (IQI), 190
- - pediátricos, 190
- de segurança do paciente (PSI), 190
- de uso de antimicrobianos, 381
- para o programa de gerenciamento de resíduos, 285
Indução, 532
Infarto agudo do miocárdio, 155
Infecção(ões), 355
- ambiente e, 12, 229
- causadas por procedimentos endoscópicos, 467
- cruzada, 291
- da corrente sanguínea, 474
- - cateteres, 145
- - relacionadas com cateteres vasculares, 145
- de cabeça e pescoço, 461
- de pele e partes moles, 492
- do acesso vascular, 496
- do ouvido, 464
- do sítio cirúrgico, 112, 113, 314, 477
- e dispositivos/biomateriais/próteses, 487
- e imunodepressão, 486
- e medicina hiperbárica, 502
- e serviço
- - de radiologia, 502
- - de radioterapia, 503
- e situações especiais, 352
- em neonatologia, 160, 305
- em neutropênicos e transplantados, 481
- em pediatria, 299, 301
- em politraumatizados, 495
- em pós-operatório de cirurgia cardiovascular, 478
- em queimados, 495
- em recém-nascidos, 299
- em serviço de anatomia patológica, 501
- endógena, 291
- exógena, 291
- fúngicas, 506
- - em cirurgia, 395
- inter-hospitalar, 291
- intoxicações alimentares, 464
- intracavitárias, 481
- neonatal, 498
- nosocomiais e síndrome da imunodeficiência adquirida, 495
- pneumocócica, 520
- por Sars-Cov-2, 303, 411
- por *Streptococcus pyogenes*, 98

- precoce de provável origem materna, 300
- primária de corrente sanguínea laboratorial clínica (IPCSLC), 476
- puerperal, 497
- recorrentes no sistema urinário, 520
- relacionada à assistência à saúde, 175, 289, 291, 305, 347, 365, 461
- respiratórias, 468
- tardia de origem hospitalar, 300
- transmitidas
- - pelo sangue, 499
- - por animais de laboratório, 501
- transplacentária, 300
- urinárias, 472
Influenza, 408, 417, 521
Insolação, 214
Instalações, 131
Interfaces
- do controle de infecções na gestão assistencial, 181
- do serviço de higienização, 240
Interferona
- α-2a, 620
- α-2b, 620
- β-1b, 621
Intoxicação química, 214
Inversão do ônus da prova, 310
Iodo, 42
Irradiação ultravioleta, 403
Isolamento, 57
Isoniazida, 594
Itraconazol, 600
Ivermectina, 612

J
Jaleco, 55

K
Kingella, 440
Kits para limpeza de vidros e tetos, 233
Klebsiella pneumoniae, 326, 362, 436

L
Laboratório
- de microbiologia, 246, 369
- no controle das infecções, 354
Legionella, 35, 326, 444
- *pneumophila*, 31
Legislação trabalhista, 70
Lei de defesa do consumidor, 310
Lentes intraoculares, 491
Leptospirose, 521
Lesões
- por esforço repetitivo (LER), 214
- por pressão, 123
Letermovir, 622
Levamizol, 608
Levofloxacino, 554
Liberação de resultados de exames bacteriológicos, 357
Liderança, 371, 372

Limpeza
- da área cirúrgica, 130
- e desbridamento, 124
- e desinfecção
- - de superfícies, 229, 235
- - - e importância no controle de infecções, 229
- - no ambiente de saúde, 234
- no domicílio, 240
Lincomicina, 574
Lincosaminas, 573
Linezolida, 559
Lipopeptídio, 558
Líquidos corporais, 356
Liquor, 356
Listeria, 433
Lixão (vazadouro ou lixeira), 283
Local da internação, 80
Lomefloxacino, 552, 555
Lucro líquido, 194
Luminex-Map, 348
Luvas, 52, 74, 78, 179, 234

M
Macrolídios, 561
Malária, 172
MALDI-TOFMS (*Matrix-assisted laser desorption/ionization –Time of flight mass spectometry*), 348
Manchester Patient Safety Framework (MaPSaF), 189
Manuseio de roupas em serviços de saúde, 94
Mapa de risco, 13
Mapeamento do fluxo de valor, 185
Máquinas lavadoras e extratoras, 233
Margem de EBITDA, 194
Maribavir, 622
Máscara(s), 53
- cirúrgica, 234
- com mistura de 70% poliéster e 30% resina, 140
- como barreira física, 136
- de algodão, 140
- de espuma de poliuretano laminado, 140
- de tecido, 139
- do tipo cirúrgico
- - facial, 137
- - tripla, 138
- do tipo N95, 136, 404
- e óculos de proteção, 78
- e pandemia de COVID-19, 138
- elastomérica, 139
- KN95, 140
- não recomendadas para uso, 140
Mastadenovirus, 451
Materiais
- da unidade neonatal, 162
- perfurocortantes, 78
Matriz de eventos e equipe de atendimento, 209, 210

Mebendazol, 608
Mecanismo de seleção, 532
Medicações tuberculostáticas, 593
Medicamentos, 206, 369
- e vacinas, 332
Medicina sem pressa, 218
Medida(s)
- de biossegurança
- - em unidade de isolamento, 76
- - no transporte de pacientes
    em ambulâncias, 83
- de precaução-padrão e especiais/
    isolamento, 77, 78
- de prevenção à infecção
- - em centro cirúrgico, 132
- - em unidade
- - - específicas, 99
- - - neonatal, 161
- de segurança e prevenção de acidentes
    com perfurocortantes, 243
Mefloquina, 614
Meningite, 421
- meningocócica, 526
- por *Bacillus cereus*, 98
- por *Neisseria meningitidis*, 526
Meningoencefalite causada por *Haemophilus
    influenzae* tipo B, 520
Meropenem, 539, 586
Metas internacionais para qualidade
    e segurança do paciente, 42
Metenamina, 576
Métodos de coleta de dados, 317
Métricas organizacionais, 194
Metronidazol, 575, 590, 615
Micafungina, 603
Micobactérias, 455
- de crescimento rápido, 119, 455
Micobacterioses atípicas em pacientes
    com portadores do vírus HIV, 522
Micoses, 506, 511
- oportunistas, 511
Micro-ondas, 282
Microbiologia, 354
- e infecções, 347
Microbioma, 355
Microbiota
- humana, 116
- normal, 355
- transitória, 355
Micrococcus, 433
Microrganismos, 427
- de interesse clínico, 429
- envolvidos em surtos, 326
- gram-negativos, 361
- gram-positivos, 361
- monitorados, 80
- multirresistentes, 365, 411
- opções terapêuticas, 630
- resistente, 532
Minociclina, 572
Miocamicina, 563
Mipenem-cilastatina, 538

MMR/SCR/tríplice viral (caxumba,
    sarampo, rubéola), 414
Mobiliário/móveis, 56
Modelo de um programa de *stewardship*
    de antimicrobianos, 385
Modo
- de gerenciamento, 276
- de transmissão, 360
Mollicutes, 457
Molnupiravir, 621
Monitoramento
- biológico, 261
- do PSA, 389
- físico, 261
- químico, 261
Monobactâmicos, 560
Moraxella, 440
- *catarrhalis*, 326
Moxifloxacino, 555
Mucormicose, 510
Mudanças na abordagem assistencial
    e no controle de infecções, 217
Multirresistência bacteriana, 365
Mupirocina, 590
Mycobacterium, 453
- *abscessus*, 35, 455
- *chelonae*, 35, 455
- *fortuitum*, 455
- *genavense*, 455
- *gordonae*, 35
- *haemophilum*, 455
- *immunogenum*, 455
- *kansasii*, 455
- *leprae*, 454
- *malmoense*, 455
- *marinum*, 455
- *massiliense*, 455
- *scrofulaceum*, 455
- *simiae*, 455
- *szulgai*, 455
- *tuberculosis*, 326
- *ulcerans*, 455
- *xenopi*, 455

N

Nairovirus, 448
Neisseria meningitidis, 327, 442
Neomicina, 536
Neonatal, 160
Netilmicina, 536
Neurocirurgia, 518
Neutropenia, 481
NGS (sequenciamento de nova
    geração), 348
Niclosamida, 613
Nitazoxanida, 614
Nitrofurantoína, 576
Nitrofurazona, 591
Nível(is)
- de biossegurança, 17
- - I, 17
- - II, 19

- - III, 19
- - IV, 22
- - em laboratórios, 27
- - física em serviços de saúde, 16
- de crise, 209
Norfloxacino, 552
Norma regulamentadora 32, 68
Normotermia, 116
Notificação e medidas de controle, 325
Notificado à vigilância sanitária, 325
Novas tecnologias diagnósticas, 369
Novos antibióticos e o futuro, 587
NR 32, 69, 74
- e uso de adornos em estabelecimentos
    de saúde, 72
- proteção à segurança e à saúde
    do trabalhador, 72
Núcleo de economia da saúde, 186

O

Óculos, 74
- de proteção, 234
Ofloxacino, 553
Óleo com ácido graxo essencial (AGE), 127
Onfalite, 301
Oportunidades de melhorias, 195
Orbivirus, 448
Ordenha do leite materno, 170
Organismos
- acelulares, 429
- unicelulares, 429
Ortoftaldeído, 260
Oseltamivir, 621
Oteseconazol, 607
Otite(s), 464
- externa difusa aguda, 591
- média
- - aguda recorrente, 520
- - crônica simples na fase supurativa, 591
Ouvidoria, 186
Oxacilina, 568
Oxamniquina, 613
Oxazolidinonas, 559
Oxigenoterapia hiperbárica, 128
Oxipirantel, 614

P

Paciente(s)
- com mieloma múltiplo, 522
- com neutropenia, 522
- imunocomprometidos, 518
- imunodeprimidos, 65
- zero, 325
Pacotes de medidas
- e controle de infecções na segurança
    do paciente, 149
- para controle de infecções, 295
- para redução de riscos, 152
Padrão(ões)
- de ensino-aprendizado para treinamentos
    de equipes multiprofissionais, 374
- microbiológico para a água potável, 34

Pagamento por desempenho, 196
Pamoato de pirantel, 609
Papaína, 125
Papilomavírus, 451
Paracoccidioidomicose, 511
Paramentação cirúrgica, 132
Parasitos, 445
- intracelulares, 457
Parotidite, 408
Parvovírus, 408, 451
Pasteurella, 441
Pastilhas de paraformaldeído, 264
Patógenos
- primários, 429
- secundários ou oportunistas, 429
Paxlovid (nirmatrelvir + ritonavir), 621
PCR (reação em cadeia da polimerase), 348
Pé diabético, 124
Peak learning, 373
Pediculose, 404
Pefloxacino, 553
Peginterferona α-2b, 620
Penicilina(s), 563, 568
- contraindicações ao uso da, 626
- G
- - benzatina, 565
- - cristalina, 563
- - procaína, 564
- sensibilidade, 624
- V, 564
Pensamento enxuto, 193
Pentamidina, 613
Perda auditiva, 214
Perginterferona α-2a, 620
Período(s)
- de incubação por doença, 60
- de trocas de dispositivos e materiais
    descartáveis, 503
Peróxido
- de benzoíla, 591
- de hidrogênio, 260
Pesquisa, 182
- de cultura de segurança/IQG Health
    Services, 189
Pessoal da unidade neonatal, 162
PFF2 valvuladas, 139
Phlebovirus, 448
Piperacilina/tazobactam, 569
Piperazina, 614
Pirazinamida, 594
Pirimetamina, 613
Planejamento do gerenciamento de
    resíduos de saúde, 275
Plano diagnóstico e terapêutico, 157
Plantas, 12, 65
- transgênicas, 458
Plasma, 282
Plazomicina, 586
Pneumocistose, 512
Pneumoconioses (silicose, asbestose), 214
Pneumocystis jiroveci, 520
Pneumonia(s)

- associada à ventilação mecânica, 153
- relacionadas com a assistência à
    saúde, 469
Polimixina
- B, 577, 591
- E, 578
Poliomielite, 408, 419
Políticas de qualidade e segurança
    do paciente, 206
Polyomavirus, 451
Ponta de cateter vascular, 356
Porta de saída, 360
Posaconazol, 606
Práticas
- assistenciais de equipes
    multiprofissionais, 80
- de aquisição, 186
- seguras de injeção, 78
Praziquantel, 609
Precauções
- com a placenta, 65
- com o corpo do paciente após
    o óbito, 63
- de contato, 78
- e casos suspeitos de doença
    infectocontagiosa, 65
- e prevenção de transmissão de
    microrganismos no ambiente de
    assistência à saúde, 51
- empíricas, 79, 412
- específicas, 52
- para bactérias multirresistentes, 80
- por aerossóis, 79
- por gotículas, 79
Precauções-padrão, 51, 52, 78
"Prédios verdes", 14
Premissas básicas de segurança, 29
Preparo pré-operatório da pele, 132
Prescrição de antimicrobianos, 227
Prevenção
- de infecções do sítio cirúrgico, 115
- de vetores, 272
- e controle de processos infecciosos em
    unidade de neonatologia, 160
Primaquina, 614
Príons, 458
Pristinamicina, 558
Problemas emergentes, 83
Procalcitonina, 348
Procedimentos
- cirúrgicos e mãos, 42
- da unidade neonatal, 163
- para que não ocorram infecções durante
    a hospitalização, 66
Processamento
- dos produtos, 259
- e controle de qualidade do leite
    humano, 171
Processo(s)
- de cicatrização, 123
- de esterilização e desinfecção de
    instrumental cirúrgico, 260

- de higiene e limpeza em serviços de
    saúde/hospital, 236
- infecciosos
- - causados por *Candida*, 393
- - hospitalares, 360
Produtos
- de limpeza e desinfecção ambiental, 236
- de risco
- - I, 334
- - II, 334
- saneantes, 334
Profilaxia
- antibiótica em endoscopia digestiva, 523
- antimicrobiana de infecções não
    cirúrgicas, 519
- após contato com agentes infecciosos, 526
- da endocardite infecciosa, 523
Programa
- de controle
- - de infecções e riscos, 385
- - médico de saúde ocupacional, 72
- de gerenciamento do uso de
    antimicrobianos/*stewardship*, 376
- de prevenção de riscos ambientais, 70, 71
- de *stewardship*, 367
- - em antimicrobianos, 381, 385
- educativos/motivacionais para a
    higienização das mãos, 44
Prontuário médico, 196
Propés, 54
Prótese(s)
- cardiovasculares, 489
- do sistema nervoso central, 490
- em diálise, 490
- geniturinárias, 489
Protetor(es)
- cutâneo, 126
- - para ostomias, 128
- de face, 53
- oculares, 53
Proteus, 437
Protocolo(s)
- clínicos, 388
- de cirurgia segura, 198
Pseudomonas, 326, 438
- *aeruginosa*, 34, 35, 362

Q

Qualidade, 312
- assistencial, 309
- como investimento, 334
- da água, 35
- e riscos, 330
Qualificação e educação de profissionais, 206
Quarto privativo, 78
Quaternário de amônia, 260
Queilite angular, 462
Queimaduras, 124
Queratite, 463
Quinino, 609
Quinolonas, 595
Quinupristina-dalfopristina, 558

R

Radiação ionizante, 282
Raiva, 408
Ralstonia pickettii, 34, 443
Recém-nascidos e COVID-19, 164, 306
Recomendações
- de boas práticas e segurança
  assistencial, 203
- durante contaminação com material
  biológico no laboratório, 29
- em áreas de isolamento, 58
- gerais em laboratórios, 27
- para os rejeitos
- - biológicos, 28
- - perfurocortantes, 28
- para prevenção e controle das
  enterobactérias produtoras de
  carbapenemases em ambiente
  hospitalar, 81
Recursos humanos, 176, 192
Redutor de vazão, 32
Reformas, 15, 210
Rejeitos
- biológicos, 28
- líquidos, 285
- perfurocortantes, 28
- sólidos, 285
Remdesivir, 622
Remoção dos pelos, 115, 132
Reovírus, 448
Reprocessamento de produtos
- para a saúde, 266
- médicos durante a pandemia de
  COVID-19, 269
Resíduos, 56
- comuns, 85, 280
- de diagnósticos radioativos, 284
- infectantes, 84, 280
- líquidos, 280
- perfurocortantes, 280
- químicos, 280
- radioativos, 280
- sólidos, 279
Resistência
- à polimixina mediada por plasmídeos
  (MCR-1), 83
- antimicrobiana, 365
- microbiana, 360
Resolução da diretoria colegiada nº 8, de
  27 de fevereiro de 2009, 262
Respingos de sangue e outros materiais
  infectantes, 84
Respiradores N95/PFF2, 136
Responsabilidade(s), 386
- civil, 309
- contratual, 310
- extracontratual, 310
- objetiva, 310
- subjetiva, 310
Retículo-histiocitose sistêmica, 508
Retrovírus, 453
Reumatismo, 214

Ribavirina, 618
Rickettsiae, 457
Rifabutina, 595
Rifamicina, 576
Rifampicina, 591, 594
Rifapentina, 595
Rinosporidiose, 511
Risco(s), 201
- biológico, 26, 70
- de acidentes, 26, 71
- de glosas, 187
- de reprocessamento, 266
- e medidas preventivas, tipos de, 26
- e oportunidades segundo tendências
  de gestão, 182
- e segurança no ambiente hospitalar, 220
- ergonômico, 26, 71
- físico, 26, 71
- químico, 26, 71
- relacionados com o trabalho em
  laboratórios, 26
- sanitário hospitalar, 329
- tipos de, 70
Rodos, 232
Roseolovírus, 452
Rota(s)
- ascendente, 306
- de infecções adquiridas, 306
- descendente, 306
- transplacentárias, 306
Rotavírus, 420, 448
Roteiro observacional de higiene e
  limpeza, 235
Rotinas de trânsito e saída de óbitos, 63
Rotulagem, 334
Roupas, 78
- e vestimentas cirúrgicas, 54
Roxitromicina, 563
Rubéola, 173, 407, 421

S

Sabões, 40
Saída de óbito, 64
Sala de rejeitos, 285
Salmonella sp., 326, 435
Salmonelose, 98
Salões de beleza, 74
Saneantes, 334
Sarampo, 173, 407, 421
Sars-Cov-2 (COVID-19), 83
Saúde do trabalhador, 70
Saúde ocupacional, 211, 402
Secnidazol, 577, 609
Secreção(ões)
- de feridas/úlceras, 356
- ocular, 356
Segurança, 201
- das instalações e infraestrutura, 206
- do paciente, 203
- na saúde, 341
Seleção das doadoras, 170
Sepse, 59, 155

- de início precoce, 306
- de início tardio, 306
Septicemias primárias, 350
Serratia, 326, 362, 437
- *marcescens*, 35
Serviço
- de anestesiologia, 107
- de clínica geral e cirúrgica, 108
- de geriatria, 108
- de higienização, 230
- - da própria instituição, 230
- - terceirizado, 230
- de psiquiatria, 108
Setor de queimados, 106
Shigella sp., 327, 435
Sífilis, 172, 521
Simbologia usada para identificação dos
  resíduos de serviços de saúde, 284
Símbolos da biossegurança, 9
Simeprevir, 619
Síndrome da imunodeficiência adquirida
  (AIDS), 86
Sinusites nosocomiais, 463
Sistema
- de vigilância, 329
- - sentinela, 330
- *lean*, 193
Sistematização do uso de antimicrobianos
  e *stewardship*, 379
Situações de riscos de transmissão de
  microrganismos, 54
SMART (*specific, mensurable, realistic,
  timely*), 340
Sofosbuvir, 619
Soluções
- alcoólicas na antissepsia das mãos, 46
- de iodo, 42
Squeeze, 74
Staphylococcus
- *aureus*, 327
- - resistente à meticilina (MRSA), 83, 361
- coagulase-negativo, 326, 431
Stenotrophomonas maltophilia, 34, 327,
  362, 439
Stewardship, 367, 371
- e equipes multiprofissionais, 374
- e indicadores, 380
- e prática, 371
Streptobacillus, 441
Streptococcus, 326
- *agalactiae*, 432
- *bovis*, 432
- *pneumoniae*, 327, 432
- *pyogenes*, 431
- *viridans*, 432
Sulfadiazina, 570
Sulfadoxina, 570
Sulfametoxazol + trimetoprima
  (cotrimoxazol), 570
Sulfato de prata, 591
Sulfonamidas, 569
Superinfecção, 355

Surtos infecciosos hospitalares, 323
Sustentabilidade, 188
Sutonella, 440

T

Talheres, pratos, copos, 56
Taxa
- de acidentes de trabalho, 285
- - relacionados com resíduos, 285
- - - perfurocortantes, 285
- de pessoal treinado em gerenciamento de resíduos de serviço de saúde, 285
Tecido multiúso para limpeza, 232
Técnicas invasivas, 356
Tecnologias diagnósticas em microbiologia, 348
Tecnovigilância, 331
Tecovirimat, 622
Tedizolida, 584
Teicoplanina, 557
Telefones celulares, 220
- e o controle de infecção, 221
- em áreas de saúde/hospitais, 220
Telitromicina, 579
Tendências da gestão assistencial, 181, 185
Terapêutica infecciosa, 630
Terapia
- multicamadas, 127
- tópica em feridas, 124
Terbinafina, 601
Terizidona, 595
Testes de genotipagem do HIV-1, 391
Tétano/difteria, 408, 421
Tetraciclinas, 571, 572, 591
Tetramisol, 608
Tiabendazol, 610
Tiacetazona, 595
Tianfenicol, 577
Ticarcilina/clavulanato, 569
Tinea pedis, 98
Tinidazol, 609
Tobramicina, 537
Tolerância, 532
Torneiras
- automáticas, 32
- temporizadas, 32
Toxoplasmose, 172
- em pacientes portadores do vírus HIV, 522
Transfusão ou doação de sangue, 333
Trânsito de óbito, 64
Translocação bacteriana, 119, 314
Transmissão
- de doenças e necessidade de isolamento, 59
- de processos infecciosos pela amamentação, 172
- pelo ar (aérea)/aerossóis, 57
- por contato (direto ou indireto), 56
- por gotículas, 57

Transplante(s)
- cardíacos, 486
- de coração-pulmão, 486, 517
- de medula óssea, 484
- hepático, 483, 517
- renal, 517
Transporte de pacientes e exames, 63
Tratamento de resíduos sólidos de saúde, 281
Trauma penetrante abdominal, 516
Triazólicos de segunda geração, 606
Tricotomia adequada, 116
Trifosfato de adenosina (ATP), 236
Troca de válvula, torácica/marca-passo definitivo, 518
Tromboembolismo venoso, 154
Tuberculose, 172, 402, 523
- associada à AIDS, 86
- e precauções, 61
Tuberculostáticos, 592

U

Úlceras vasculogênicas, 124
Unhas, esmaltes e microrganismos, 73, 74
Unidade
- de diálise, 103
- de isolamento, 76
- de neonatologia, 160
- de pronto atendimento (emergência), 103
- de terapia intensiva, 175
- materno-infantil, 99
Uretrite causada por *Chlamydia*, 522
Urocultura, 356
Uso
- de jalecos/batas individuais, 303
- do álcool na higienização das mãos, 48
- racional da água, 32
UTI e COVID-19, 178

V

Vaborbactam, 586
Vacina(s)
- bacilo de Calmette-Guérin (BCG), 418
- contra a febre amarela, 420
- contra COVID-19, 420
- contra o HVB, 449
- contra o rotavírus humano, 420
- contraindicações para uso de, 423
- e profissionais em situações especiais de riscos, 214
- e soros, 413
- em situações especiais e em adultos imunocompetentes, 423
- indicações (saúde ocupacional), tipos de 414
- meningocócica, 417
- não contempladas pelo programa nacional de imunização, 414

- para monkeypox/varíola dos macacos, 445
- pneumocócica 23-valente, 418
Valaciclovir, 617
Valas sépticas, 283
Valor econômico adicionado, 194
Válvula de exalação, 139
Vancomicina, 556
Vapor a baixa temperatura e formaldeído (VBTF), 260
Varicela, 415, 452, 521
Varicela-zóster, 404
Varíola, 406
Verificação da culpa, 310
Vetores no ambiente da saúde, 270, 271
Via(s)
- de infecção, 488
- de transmissão de microrganismos, 51, 56
Vibrio cholerae, 327
Vigilância, 309
- das epidemias, 157
- epidemiológica, 317, 330
- por componentes, 321
- tipos de, 330
Vírus, 446
- da coriomeningite linfocitária, 451
- da dengue, 449
- da febre amarela, 449
- da hepatite
- - A, 172, 449
- - B, 172, 449
- - C, 172, 449
- - D, 450
- - E, 450
- - G, 450
- da imunodeficiência humana (HIV-1), 173, 215, 407, 453
- da raiva, 450
- Ebola, 450
- Epstein-Barr, 452
- influenza, 448
- Junin, 451
- Lassa, 450
- linfotrópico da célula T humana (HTLV-1 e HTLV-2), 173
- Marburg, 450
- Norwalk, 448
- Sabiá, 451
- sincicial respiratório (RSV), 521
Volume de resíduos de serviço de saúde, 285
Vômitos, 84
Voriconazol, 603

Y

Yersinia, 436

Z

Zanamivir, 621